Infektionskrankheiten

In drei Bänden

Herausgegeben von

O. Gsell und W. Mohr

Band I

Krankheiten durch Viren

Teil 1

Krankheiten durch nachgewiesene Viren

Bearbeitet von

D. Blaškovič · H. E. Bock · G. Fanconi · B. Friolet
W. D. Germer · E. Gibbels · O. Gsell · G. Henneberg · H. Knüttgen
H. Libíková · B. Malamos · J. B. Mayer · W. Mohr · J. Oehme · E. Rossi
W. Scheid · G. Seifert · R. Siegert · G. Stüttgen · O. Tönz · K. Weisse

Mit 167 Abbildungen

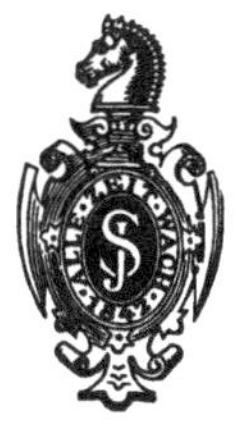

Springer-Verlag Berlin Heidelberg GmbH 1967

ISBN 978-3-642-48468-1 ISBN 978-3-642-87072-9 (eBook)
DOI 10.1007/978-3-642-87072-9

 Ursprünglich erschienen bei Springer-Verlag Berlin Heidelberg New York 1967
Softcover reprint of the hardcover 1st edition 1967 Library of Congress Catalog Card Number 66-27982.

Titel-Nr. 6015

Vorwort

Die Infektionskrankheiten wurden im Rahmen des „Handbuches der inneren Medizin" des Springer-Verlages zuletzt in den Jahren 1949—1951 bearbeitet. Die seither vergangenen 15 Jahre brachten aber gerade auf diesem Gebiet ganz erhebliche Fortschritte und Änderungen. Krankheitseinheiten wurden neu abgegrenzt und eine Reihe von Erregern — vorwiegend Viren — entdeckt. Durch die immunologische Forschung konnten manche Zusammenhänge geklärt werden. Neue diagnostische Methoden wurden in nicht geringer Zahl entwickelt. Infolge der Schutzimpfungen hat die Morbidität abgenommen; Chemotherapie und Antibiotica-Behandlung, zusammen mit dem Einsatz der Corticosteroide, vermochten die Mortalität und Letalität fast sämtlicher Infektionskrankheiten deutlich zu senken. Der Ablauf vieler Infektionskrankheiten erfuhr so einen erheblichen Wandel.

Wir glauben daher, daß es einem Bedürfnis entspricht, wieder eine dem heutigen Wissen entsprechende, eingehende *klinische* Darstellung der Infektionskrankheiten zu schaffen, umso mehr als heute aus den verschiedensten Sprachgebieten gewichtige mikrobiologische Werke vorliegen, aber eigentliche Schilderungen der durch die Infektionserreger hervorgerufenen Krankheiten selten sind.

Zahlreiche deutschsprechende Forscher, sowohl Kliniker als auch Mikrobiologen, haben sich auf unsere Anregung hin bereit gefunden, die ihnen besonders vertrauten Fachgebiete aufgrund des derzeitigen Standes unseres Wissens umfassend und unter besonderer Berücksichtigung der Klinik darzustellen. Es wurde Wert darauf gelegt, die Darstellungen der einzelnen Krankheiten im Aufbau möglichst gleichförmig zu gestalten, um eine rasche Orientierung zu ermöglichen.

Der Definition der einzelnen Krankheiten folgt ein Hinweis auf die Geschichte, die Beschreibung der Erreger und ihre Eigenschaften, daran schließt die Pathogenese und die pathologische Anatomie an. Besonders eingehend werden dann die Epidemiologie und die Klinik mit ihrer Symptomatologie, die Diagnostik und Differentialdiagnostik, sowie die Therapie behandelt. Abschließend konnte erfreulicherweise auch der Prophylaxe vermehrt Raum gewidmet werden.

Das Schrifttum der letzten 20 Jahre wurde so weit wie möglich aus allen Weltgebieten berücksichtigt. Die Basis für einzelne Darstellungen konnte dabei die 4. Auflage des Handbuches der inneren Medizin sein. Allerdings wurde bewußt von der dort üblichen ausführlichen Erörterung aller Thesen mit Zitierung der Argumente Für und Wider abgesehen. Es ist ein neues Werk entstanden, auch wenn einzelne Abbildungen aus dem früheren Handbuch übernommen und Hinweise auf die dort gebrachte ältere Literatur gegeben werden.

Unser Ziel war vor allem, das heute vorliegende Tatsachenmaterial festzuhalten und den Ärzten und Forschern einen Einblick in die Auswirkungen der so stürmisch vorangehenden mikrobiologisch-immunologischen Forschung zu geben. Die in diesen Bänden vereinigte Folge von Monographien der Infektionskrankheiten soll eine Grundlage für das Verständnis, die Erkennung sowie die Therapie dieser Leiden geben. Eine besonders ausführliche Darstellung erfuhren neu erkannte Krankheiten und solche, deren Ätiologie und Ablauf durch die Forschung der letzten Jahre besser erfaßt wurden. Die längst abgegrenzten Infektionen wurden dagegen kürzer gefaßt, aber auch hier wurde Wert darauf gelegt, daß alle durch Grundlagenforschung und epidemiologische Studien gewonnenen neueren Erkenntnisse Berücksichtigung fanden.

Band I enthält die Viruskrankheiten und dazu die Krankheiten durch die Psittakose-Lymphogranuloma inguinale-Trachomgruppe, durch die Coxiella und durch die Mykoplasmen; Band II die Krankheiten durch Bakterien, Band III dann die Protozoenkrankheiten, die Mykosen und die Rickettsiosen.

Dem Springer-Verlag sind wir für das verständnisvolle Eingehen auf unsere Wünsche und für die sorgfältige technische Ausgestaltung zu großem Dank verpflichtet.

Basel und Hamburg, Januar 1967 O. Gsell W. Mohr

Inhaltsverzeichnis

I. Krankheiten durch Viren

Inhaltsverzeichnis des zweiten Teiles

II. Krankheiten durch postulierte Viren

III. Krankheiten durch die Psittakose-Lymphogranuloma inguinale Trachomgruppe

IV. Krankheiten durch Coxiella

V. Krankheiten durch Mycoplasmen

VI. Adnex

Mitarbeiterverzeichnis von Band I/1

BLAŠKOVIČ, D., Prof. Dr., Institute of Virology, Czechoslovak Academy of Sciences, Mlynská dolina, Bratislava 9/CSR.

BOCK, H. E., Prof. Dr., Medizinische Universitätsklinik, 7400 Tübingen, Otfried-Müller-Straße.

FANCONI, G., Prof. Dr., Kinderspital, Zürich 7/Schweiz, Steinwiesstraße 75.

FRIOLET, B., Dr., Universitäts-Kinderklinik, Bern/Schweiz, Freiburgstr. 23.

GERMER, W. D., Prof. Dr., Wenckebach-Krankenhaus, Innere Abteilung, 1000 Berlin 42, Wenckebachstraße 23.

GIBBELS, E., Dr., Universitäts-Nervenklinik, 5000 Köln-Lindenthal.

GSELL, O., Prof. Dr., Medizinische Universitäts-Poliklinik, Basel/Schweiz, Hebelstraße 1.

HENNEBERG, G., Prof. Dr., Bundesgesundheitsamt, Robert-Koch-Institut, 1000 Berlin 65, Nordufer 20.

KNÜTTGEN, H., Dozent Dr., Tropenmedizinisches Institut, 7400 Tübingen, Wilhelmstraße 11.

LIBÍKOVÁ, Dr. H., Institute of Virology, Czechoslovak Academy of Sciences, Mlynská dolina, Bratislava 9/CSR.

MALAMOS, B., Prof. Dr., University of Athens, School of Medicine, Department of Clinical Therapeutics, Vass. Sofias - K. Lourou Str., Athen/Griechenland.

MAYER, J. B., Prof. Dr., Universitäts-Kinderklinik, 6650 Homburg/Saar.

MOHR, W., Prof. Dr., Bernhard-Nocht-Institut, Klinische Abteilung, 2000 Hamburg 4, Bernhard-Nocht-Straße 74.

OEHME, J., Prof. Dr., Kinderklinik, 3300 Braunschweig, Holwedestraße 16.

ROSSI, E., Prof. Dr., Universitäts-Kinderklinik, Bern/Schweiz, Freiburgstraße 23.

SCHEID, W., Prof. Dr., Universitäts-Nervenklinik Lindenburg, 5000 Köln-Lindenthal, Josef-Stelzmann-Straße 9.

SEIFERT, G., Prof. Dr., Pathologisches Institut der Universität, 2000 Hamburg 20, Martinistraße 52.

SIEGERT, R., Prof. Dr., Hygiene-Institut der Universität, 3550 Marburg/Lahn, Pilgrimstein 2.

STÜTTGEN, G., Prof. Dr., Universitäts-Hautklinik, 6000 Frankfurt/M., Ludwig-Rehn-Straße 14.

TÖNZ, O., Dr., Universitäts-Kinderklinik, Bern/Schweiz, derzeit: Department of Haematology, The Hospital for Sick Children, Great Ormond Street, London, W. C. 1.

WEISSE, K., Prof. Dr., Universitäts-Kinderklinik, 6000 Frankfurt/M., Ludwig-Rehn-Straße 14.

I. Krankheiten durch Viren

Klassifizierung und klinische Symptomatologie der Viruskrankheiten

Von O. Gsell, Basel

Wenn in einem Buch der Infektionskrankheiten über die Einteilung der menschlichen Virusaffektionen gesprochen werden soll, so scheint das Eingeständnis, das an den Beginn der Krankheitslehre über die Viren gestellt werden muß, für die Ärzte bedauerlich, nämlich die Einsicht, daß der Kliniker nicht mehr kompetent ist über Art und Wesen der Viren zu sprechen und auch nicht mehr berufen, eine Einteilung dieser Krankheiten zu bieten. Er muß sich beschränken die Symptomatologie, die Epidemiologie zu beschreiben, Prophylaxe und Therapie zu verbessern. Er kann dazu versuchen, gemeinsame Kennzeichen, die für die Reaktion des menschlichen Organismus auf diese kleinsten Erreger gemeinsam sind, heraus zu arbeiten. Schon an der 6. Internationalen Tagung der Mikrobiologischen Gesellschaft in Rom 1945 waren unter den 8 Merkmalen für die Einteilung der Virusaffektionen die klinischen Kennzeichen, wie auch die pathologisch-anatomischen Befunde, an 7. und 8. Stelle in der Bedeutung für die Klassifizierung genannt.

I. Die Fortschritte der letzten Jahre haben vor allem dank der Biochemie, der Molekularbiologie, der experimentellen Mikrobiologie, eingeleitet durch die Möglichkeit des Viruswachstums in Zellkulturen, die Kenntnisse über die Viren ganz wesentlich vertieft und geben nun auch erstmals eine Grundlage für die Taxonomie. Das internationale Subkomitee für die Taxonomie der Viren hat sich dabei klar dafür ausgesprochen, daß die binominalen Nomenklatur der übrigen Lebewesen hier nicht anwendbar ist (s. Lwoff, 1961). Die Schwierigkeit besteht noch immer darin, sich zu einigen, was unter *Virus* verstanden wird. Die *Definition* von S.M. Burnet 1960 lautete: ,,Viren sind Mikroorganismen, die in ihrer kleinsten infektiösen Form weniger als 0,4 μ im längsten Durchmesser betragen, welche sich nur vermehren können mittels lebender Zellen eines empfänglichen Wirtes und welche eine Umwandlung in eine nichtinfektiöse Form als einen notwendigen Schritt in ihrer Vermehrung durchmachen''. Man frug sich dann aber, was hier unter Mikroorganismus verstanden wird. Burnet sagte: ,,Vermehrungsfähiges Agens'' und fügte hinzu: ,,Virus enthält oder besteht aus Protein und Nucleinsäure, die insofern spezifisch sind, als sie sich von entsprechenden Stoffen, die unter der genetischen Kontrolle des Wirts produziert werden, unterscheiden''. Eine kurze Definition hat Lwoff 1959 gegeben: ,,Viren sind komplexorganisierte Einheiten, die aus ihrem genetischen Material reproduziert werden''. Die komplexe Organisation hatte er 1957 näher umschrieben und gesagt: ,,Viren sind infektiöse, potentiell pathogene Nucleoproteineinheiten, die nur eine Art von Nucleinsäuren besitzen und durch ihr genetisches Material allein reproduziert werden, die unfähig sind zu wachsen oder sich zu teilen und denen ein Lipmann-System fehlt''. (Übersetzung nach Poetschke.) Dieses fehlende System der synthetischen Stoffwechselleistung grenzt die Viren von Rickettsien und Bakterien ab.

Die chemischen und strukturellen Eigenschaften der Viruspartikel, hier angeführt nach den Übersichten von Andrewes 1964 und von Green 1965, ergaben für die nun als *Virion* bezeichneten infektiösen Partikel eine relativ einfache *Zusammensetzung aus Protein und einem der beiden Typen der Nucleinsäure*, entweder DNA oder RNA, wobei in der Nucleinsäure die genetische und infektiöse Komponente enthalten ist. Für die Zusammensetzung des einfachen Virion genügen eine der beiden Bestandteile, während die komplexen Virionen dazu noch Lipide und Polysaccharide und eventuell zusätzliche Komponenten enthalten, alle aber ohne eigene metabolische Enzyme. Diese einfache Zusammensetzung des Virion bedingt seine Abhängigkeit für die Reproduktion von lebenden Zellen, die ihrerseits beide Nucleinsäuren, verschiedenste Proteine, Enzyme, Lipide, Polysaccharide und andere Moleküle enthalten. Die virale Nucleinsäure ist umschlossen von einer Proteinhülle, dem *Capsid*. Diese Capside sind selbst wieder aufgebaut aus zahlreichen kleinen gleichwertigen Protein-Struktur-Einheiten, die in ihrer Form von icosahedralen Hüllen (*kubische Symmetrie*) oder von helikalen Röhren (*helikale Symmetrie*) organisiert sind. Diese Komponenten des Capsids werden unter dem Elektronenmikroskops an der Oberfläche des Virions gesehen und bei kubischer Symmetrie als *Capsomeren* bezeichnet. Die Bezeichnung Virus schließt dabei alle Phasen des Viruslebenscyclus ein, nämlich die intracelluläre Phase, in welcher das Virion zerfällt, die virale Nucleinsäure neue Partikel strukturierter Protein-Einheiten synthetisiert, wie auch die ruhende extracelluläre Phase. Viren, wie sie Lwoff definiert hat, enthalten demnach DNA oder RNA, aber nicht beide, vermehrten sich von ihrer Nucleinsäure aus und besitzen keine regeneratorischen Enzyme. Dadurch wird eine Abtrennung sowohl gegenüber den Rickettsien als auch der Psittakose- und Lymphogranulome venereum-Gruppe gegeben, die beide Typen von Nucleinsäure enthalten, durch binäre Teilung sich reproduzieren und metabolische Enzyme besitzen, deshalb heute nicht mehr zu den Viren gerechnet werden.

II. Eine *Einteilung der Viren* hat deshalb zuerst zwischen RNA und DNA enthaltenden Viren zu unterscheiden, zweitens die Größe und morphologische Form zu berücksichtigen und drittens dann die Anordnung der Protein-Untereinheiten nach kubischer oder helikaler Symmetrie mit einzubeziehen. Dazu wird viertens noch die Anwesenheit oder das Fehlen einer äußeren Hülle, die die Capside umschließt und fünftens die Sensitivität für Inaktivierung durch Äther, Chloroform oder Desoxycholsäure bewertet und endlich sechstens die Zahl der Capsomeren, wenn diese bestimmt worden sind. Daß dieses System in eine Kategorie pflanzliche und tierische Viren, die morphologisch gleich sind, bringt, ist begreiflich, wobei hier aber nur letztere verfolgt werden.

Auf dieser Grundlage ist es nun möglich geworden, die ungefähr 500 animalen Viren in *8 Hauptgruppen* einzuordnen, einerseits in *4 DNA-Virusgruppen* und anderseits in *4 RNA-Virusgruppen*, nämlich:

DNA-Virusgruppe:	*RNA-Virusgruppe:*
Pox-Viren	Myxo-Viren
Herpes-Viren	Arbo-Viren
Adeno-Viren	Reo-Viren
Papova-Viren	Picorna-Viren.

Die bisherigen Forschungen genügen aber nicht, um sämtliche Viren einzuordnen. Es liegen noch längst nicht über alle Viren detaillierte Angaben vor. Es kommen deshalb zu diesen 8 Gruppen noch eine Reihe *unklassifizierter Viren* hinzu, hierunter sind eingeschlossen die ätiologischen Agentien von Röteln, Exanthema subitum, Erythema infectiosum, Choriomeningitis lymphocytaria, Rabies, Infektiöse und Serum-Hepatitis, Mononucleosis infectiosa. Dazu sind auch noch die verschiedenen Tumor-Viren nicht soweit geklärt, um eine Zuordnung in der Taxonomie zu erlauben. Tab. 2 nach GREEN zeigt die Charakteristika der 8 Haupt-Virus-Gruppen.

Die einzelnen Gruppen, deren Glieder jeweils in den Kapiteln der zugehörigen Krankheiten eingehend beschrieben werden, seien hier nur noch angeführt nach ihrer Größenordnung, die von den Virionen mit 30 mμ des Poliomyelitusvirus bis

Tabelle 1. *Charakteristika der Hauptgruppen animaler Viren*

Virus-Gruppe	Größe mμ	Äther Sensitivität	Vorkommen einer Hülle	Capsid Symmetrie	Zahl der Capsomeren
		DNA-Viren			
Pox-Virus	150—300	+ oder —	+	helikal	...
Herpes-Virus	120—180	+	+	kubisch	162
Adeno-Virus	70— 85	—	—	kubisch	252
Papova-Virus	40— 55	—	—	kubisch	42
		RNA-Viren			
Myxo-Virus	80—200	+	+	helikal	...
Arbo-Virus	20—100	+	?	?	...
Reo-Virus	74	—	—	kubisch	92
Picorna-Virus	17— 30	—	—	kubisch	...

zu 300 mμ des Pockenvirus schwanken, was einer tausendfachen Differenz in der Masse zwischen den kleinsten und größten Viren ausmacht. Tab. 2 enthält die menschenpathogenen Viren der 8 Hauptgruppen.

1. Picorna-Virusgruppe mit einer Größe von 20—28 mμ. Sie hat ihren Namen von Pico = sehr klein, da sie die kleinsten aller Viren umfaßt und von RNA entsprechend ihrer Nucleinsäure-Zusammensetzung. Die Initialen können aber auch auf ihre Komponenten bezogen werden: P = Poliomyelitis, I = Insensitivity auf Äther, C = Coxsackie, O = Orphan, R = Rhino. Diese kleinsten Viren sind einfach zusammengesetzt nur aus RNA und Protein und leicht kristallisierbar.

2. Arbo-Virusgruppe mit einer Größe von 25—80 mμ, benannt nach ihrer Herkunft als *Ar*thropod *bo*rn viruses. Die ursprüngliche Bezeichnung Arbor wurde durch Arbo ersetzt, um mit dem Namen Arbor eine Beziehung zu Pflanzenviren zu vermeiden. Diese Gruppe ist nicht gleich einheitlich wie die übrigen und manche dieser Viren sind noch nicht genügend untersucht.

3. Papova-Virusgruppe mit Größe von 45—55 mμ. Nach dem Vorschlag von MELNIK 1962 erfolgte diese Namengebung für die Gruppe welche die *Pa*pilloma-Viren und die *Po*lyoma-Viren und die *Va*cuolating Agents umfaßt. Seither sind noch weitere Viren die Papilloma bedingen, hier zugeführt worden.

4. Adeno-Virusgruppe von mittlerer Größe um 70 mμ. Diese äther-resistenten DNA-Viren, die durch serologische Teste unterteilt werden, sind die ersten menschlichen Viren bei denen eine karzinogene Aktivität gefunden wurde. Hochgereinigte Präparate von Adenovirustyp 12 und 18 induzieren Tumorbildung bei neugeborenen Hamstern. Die Adenoviren sind auch die ersten Virionen, deren struktureller Aufbau dargelegt werden könnte, als ein Icosahedron von ca. 70 mμ Diameter mit 252 Capsomeren, angeordnet in 5:3:2 Symmetrie.

5. Reo-Virusgruppe mit Größe um 74 mμ. Diese im menschlichen und tierischen Respirations- und Intestinaltrakt gefundenen ätherresistenten, icosahedralen DNA-Viren weisen 92 Capsomeren auf und besitzen keine Hülle. Ihre Beziehung zu menschlichen Krankheiten ist deshalb von biologischem Interesse, da sie morphologisch in Größe und Struktur dem Wund-Tumor der Pflanzen ähnlich sind. Gleich diesen besitzen sie eine größere RNA als die übrigen RNA-Viren und ein zweigeteiltes Molekül. Serologisch ließen sich keine Beziehungen zueinander finden.

6. Myxo-Virusgruppe mit einer Größe zwischen 80—250 mμ. Bei diesen sphärischen, äthersensitiven RNA-Viren werden *zwei Untergruppen* unterschieden.

Tabelle 2. *Menschenpathogene Viren der 8 Hauptgruppen tierischer Viren*

I. *RNA-Viren*

Picorna-Virus-Gruppe

a) Enteroviren
Poliovirus (3 Serotypen)
Coxsackievirus A (24 Serotypen)
Coxsackievirus B (6 Serotypen)
Echovirus (30 Serotypen)

b) Rhinoviren (über 50 Serotypen)

c) Selten menschenpathogene tierische Viren:
Maul- und Klauenseuchevirus
Encephalomyocarditisviren

Reovirus-Gruppe (3 Serotypen)

Arbovirus-Gruppe

Gruppe A: Equine Encephalomyelitis (östliche
westliche
Venezuela)
Chikungunyavirus
O'Nyong-Nyongvirus
Mayarovirus
Urumavirus

Gruppe B: Gelbfieber
St. Louis-Encephalitis
Japan-B-Encephalitis
Murray Valley-Encephalitis
West-Nile-Virus
Ilhéus-Virus
Dengue-Virus
Zecken-Encephalitiden: Louping ill
Russische Frühsommer-Encephalitis
Kyasanur Wald-Krankheit
Hämorrhagische Fieber

Gruppe C: Brasilianische Stämme.

Nicht klassifizierte Viren:
Pappataci-Fieber
Rift Valley-Fieber
Colorado Zecken-Fieber
Hämorrhagische Fieber.

Myxo-Virus-Gruppe

Untergruppe 1:
Influenza A, B und C
Hühnerpest

Untergruppe 2:
Mumps
New-Castle-Krankheit
Para-Influenza (4 Serotypen)
Respiratory Syncytial-Virus
Masern

Fortsetzung Tabelle 2

II. *DNA-Viren*

Adeno-Virus-Gruppe

Menschliche Adenoviren (28 Serotypen)

Papova-Virus-Gruppe

Menschliche Papillome (Warzen)
Vacuolating Virus (SV-40)

Herpes-Virus-Gruppe

Herpes simplex
Herpes B simiae
Pseudo-Rabies
Varicellen — Herpes zoster
Cytomegalie

Pox-Virus-Gruppe

Variola
Vaccinia
Kuh-Pocken
Para-Vaccine
Molluscum contagiosum

Die eine umfaßt die Influenza- und die Hühnerpest-Viren von 80—100 mμ Größe, die zweite die Mumps-, Newcastle-Krankheit- und die Parainfluenza-Viren von 100—250 mμ, deren weitere Differenzierung in einem besonderen Kapitel, s. S. 333 dargelegt werden. Neuerdings sind in diese Gruppe auf Grund morphologischer Ähnlichkeiten die Viren der Masern, der Rinderpest, der Staupe und die Respiratory Syncythial-Viren zugeordnet worden.

Das komplexe Myxo-virus Virion enthält verschiedene Proteinkomponenten: 1. das innere Antigen, das alle RNA des Virions enthält, 2. die oberflächlichen Hämagglutinin-Einheiten, welche für die Fähigkeit der Myxoviren Erythrocyten zu agglutinieren verantwortlich sind. 3. die virale Neuraminidase, wahrscheinlich funktionierend bei der viralen Penetration oder Befreiung in und aus der Wirtszelle, also ein nicht metaboles Enzym, und 5. das äußere V-Antigen. In der Struktur hat die Abklärung ein inneres helikales Ribonucleoprotein (das lösliche Antigen) ergeben, das in eine Lipomucoproteinhülle mit radialen ,,spikes" eingepackt ist, wobei dieses innere Ribonucleinprotein einen Durchmesser von 9 mμ in der ersten Untergruppe, von 18 mμ in der zweiten Untergruppe besitzt, das ganze Virion dann einen Durchmesser von 80—100 in der ersten Gruppe, von 100—250 mμ in der zweiten Untergruppe aufweist.

7. Herpes-Virusgruppe mit einer Größe um 180 mμ. Diese relativ großen äthersensitiven DNA-Viren umschließen neben den Herpes-Viren des Menschen mehrere nur auf Tieren vorkommende Viren. Neuerdings konnte auch das Cytomegalie-Virus in diese Gruppe eingeordnet werden.

8. Pox-Virusgruppe. Diese großen Viren mit charakteristischer Quaderform und Durchmessern von 250—330 : 200—250 mμ sind in einer Reihe von Tieren gefunden worden und bedingen charakteristische Hautläsionen. In Größe und chemischer Komplexizität stehen sie den Erregern der Psittakosegruppe und den Bakterien nahe, haben aber nur einen Typ der Nucleinsäure und die einem Virus zukommende Reproduktionsweise. Wenn auch alle Pox-Viren Hüllen aufweisen, so sind einige davon ätherresistent, andere ätherempfindlich. Das Vaccinia-Virus war das erste tierische Virus, das gereinigt und chemisch analysiert worden ist, nur wenige Jahre nach der geglückten Kristallisation des Tabaccomosaik-Virus, von STANLEY 1935, womit die ,,Ära der chemischen Virologie" eröffnet worden ist.

III. Die allgemeine **Symptomatologie der Viruskrankheiten** kann nach den hier nur kurz angedeuteten Eigenschaften der Viren, ihrer verschiedenen chemischen Zusammensetzung und Struktur, endlich ihrer großen Zahl nurmehr eine grobe Differenzierung geben und muß sich vor allem darauf beschränken Unterschiede zu den bakteriellen Erkrankungen zu zeigen. Das gilt zum mindesten für die initialen Erhebungen am Krankenbett, d. h. für den Zeitpunkt bevor die Ergebnisse immunologischer Reaktionen vorliegen, welche erst im Verlauf der Erkrankung durch spezielle Laboratoriumsuntersuchungen übermittelt werden können. Die Gegenüberstellung zu der den Ärzten geläufigen Symptomen der bakteriellen Infektion gibt demnach für die Symptomatologie der Viruskrankheiten zuerst einmal fehlende Eigenschaften, also Kennzeichen, die bei viralen Infektionen nicht vorhanden sind und die deshalb dem Beobachter am Krankenbett auffallen.

Solche *fehlende, sog. negativen Zeichen* bei Verdacht auf Viruskrankheit sind:

1. Fehlen von Eiterung und Abscedierung.
2. Im Krankheitsverlauf Seltenheit von Schüttelfrost, von kritischer Entfieberung, von sofortigen Rezidiven infolge der meist stattfindenden viralen Immunitätsentwicklung.
3. Im Blutbild Fehlen von stärkerer Leukocytose und von toxischer Granulierung.
4. In therapeutischer Beziehung Fehlen des Effekts einer spezifischen Serumtherapie und Fehlen des Effekts der Sulfonamide und des Penicillins.

Das Fehlen dieser Symptome weist den Arzt daraufhin, daß hier nicht die übliche Infektion durch Bakterien, die ihm dank ihrer genauen Erfassung seit nun bald 100 Jahren wohl bekannt sind, vorliegt, sondern daß hier ein besonderes Krankheitsgeschehen besteht.

Werden nun Kennzeichen der Symptome, die den Virusinfektionen gemeinsam sind gesucht, so beginnen bereits die Schwierigkeiten. Die Kennzeichen gelten meist nur für Vollbilder der Erkrankung und geben damit eine gewisse Abstraktion aus der tatsächlichen Breite des Geschehens. Solche *positiven Symptome für eine*

Tabelle 3. *Klinische Kennzeichen der Viruskrankheiten*

1. Auftreten einer nicht eitrigen Entzündung
2. Zweiphasischer Krankheitsablauf
   a) Phase der Generalisation, der konstitutionellen Krankheitssymptome
   b) Phase der Organlokalisation,
   der Viruspneumonie, Virusmeningitis, Virushepatitis, usw.
3. Auftreten spezifischer Antikörper (Virale Immunität)
4. Sulfonamid- und Antibioticaresistenz (derzeit fehlende virale Chemotherapie)
5. Prophylaxe durch abgeschwächte, lebende Viren (Virale aktive Immunisierung)
6. Keimschädigung (Virale Embryopathie)

Viruserkrankung sind in sieben Punkten in Tab. 3 zusammengefaßt, wobei wir uns in den folgenden Ausführungen auf unsere Darlegungen im Buch von BIELING u. GSELL: „Die Viruskrankheiten des Menschen" 1964, beziehen.

1. Das *Auftreten einer nicht eitrigen Entzündung* ist bedingt durch die Grundeigenschaft der Viren, nämlich den Befall lebender Wirtszellen und ihre Vermehrung im Innern dieser Zellen des betroffenen Gastes. Es kommt dadurch zu einer *Zellschädigung degenerativer Natur.* Sie gibt sich in degenerativen Zellveränderungen an den parenchymatösen Organen und an den Capillarendothelien zu erkennen, führt in der Umgebung zu Ödem, aber nicht zu einer eigentlichen Gewebszerstörung und nicht zu einer Eiterung, wie sie als Reaktion des Körpers auf Bakterienbefall gesehen wird. Eine makroskopische Eiterbildung bleibt aus, resp. wird nur selten bei schwer-toxischer Infektion gesehen, wie z. B. an der Haut bei Pocken, auch hier nicht im Frühstadium. Die Rolle, welche die polymorphen Leukocyten als Transporteure von Fermenten an den Krankheitsort bei der Entstehung der Bakterien bedingten Entzündung spielen, tritt hier also zurück. Die virusbedingten Veränderungen zeigen sich, um nur einige Beispiele verschiedener Organe zu nennen, in der Leber in Form von Alteration der Leberzellen bis zu Nekrosen, in Ödem und lymphocytär-plasmacellulärer Infiltration des interlobären Gewebes, in der Lunge als ödematöse und monocytäre Exsudation in die Alveolen sowie interstitieller Verdickung mit Hyperämie und leichter Zellvermehrung, im zentralen Nervensystem als Meningitis serosa mit Hyperämie, Ödem und Lymphocytenvermehrung, als Encephalomyelitis mit Zelldegeneration, Ödem und Rundzellenanhäufung in der grauen Substanz. Im wesentlichen liegt demnach eine *seröse Entzündung* vor, wenn man diesen umstrittenen Begriff noch anwenden will, wobei die initiale seröse Exsudation regelmäßig von einer monocytären Zellvermehrung gefolgt ist, die aber längst nicht so intensiv wie bei der leukocytären eitrigen Entzündung vorhanden ist.

2. In der Gesamtreaktion des Organismus bei Virusbefall sind *zwei Phasen* zu unterscheiden, welche sich klinisch bereits an einem Doppelgipfel der Fieberkurve, also an einem *diphasischen Fiebertypus* zu erkennen geben.

Die *erste Reaktion* auf die Virusinfektion zeigt sich als eine verschieden lange *Phase der Generalisation* an mit der heute bereits häufig erfaßbaren Virämie und mit allgemeinen, nicht lokal begrenzten sogenannten *konstitutionellen Krankheitssymptomen.* Es sind dies Störungen vegetativer Art, wie Fieber, Unwohlsein, Frösteln, d. h. nicht eigentlicher Schüttelfrost, Schmerzen, vor allem Kopfweh, oft auch Myalgien. Das Unwohlsein geht in stärkerem Grad in Nausea und Erbrechen über. Diese einheitliche Reaktion ist aber für den Beobachter, d. h. für den Arzt, wie für den Patienten als Krankheitssymptom der ersten Tage noch zu wenig differenziert, um im Einzelfall ohne epidemiologische Kenntnisse Anhaltspunkte zu geben, welche spezielle Krankheit sich entwickeln wird. Man kann ganz allgemein von einem Infekt sprechen, ja man wird aus diesen Symptomen bereits einen Virusinfekt vermuten und gleich schon die Hilfe des Laboratoriums suchen, um diese Allgemeinsymptome in der Richtung der Virusaffektion zu präzisieren. Derzeit bietet hier die Zählung der weißen Blutkörperchen und die Blutbilddifferenzierung die beste Hilfe. Die Virusinfektionen weisen eine *Tendenz zu Leukopenie* auf. Zum mindesten findet sich nicht die bei Fieber durch bakterielle Infekte erwartete Leukocytose, so daß schon eine relative Leukopenie, also normale Leukocytenwerte trotz erhöhter Temperatur einen Hinweis auf eine eventuelle Virusinfektion geben. Die Differenzierung der Blutzellen zeigt gleichzeitig ein nur mäßiges Absinken der Lymphocyten auf 15—20 % und eine relativ geringe Vermehrung der Stabkernigen meist um 5—15 %, also eine nur *leichte Linksverschiebung*, nicht die beträchtliche Lymphopenie des bakteriellen Infektes, auch nicht dessen grobe Granulierung der Neutrophilen. Meist kommt es bei Virusinfektionen zu einer Vermehrung der jugendlichen Lymphocyten, einer sog. *lymphatischen Reaktion.* Es ist dies aber kein Frühsymptom, obschon einige unreife Lymphocyten oft bald schon erscheinen. Als Spätsymptom sind jugendliche und unreife Lymphocyten im peripheren Blut bei vielen Viruskrankheiten zu finden, meist nur in einigen Prozenten, in einzelnen Krankheiten beträchtlicher, so bei der Hepatitis epidemica, besonders intensiv bei der Monozytosis infectiosa. Es rechtfertigt sich aber nicht, bei diesen jugendlichen Lymphocyten von „Virocyten“ zu sprechen, wie dies allzu spekulativ getan wurde, da es sich hier nicht um eine spezifische Reaktion und nicht um einen Virusbefall dieser Zellen handelt.

Diese erste Phase der konstitutionellen Krankheitssymptome ist für die Virusinfektion deshalb besonders wichtig, da bei leichten Erkrankungen die ganze Reaktion des Körpers auf diese, an sich uncharakteristische Phase begrenzt bleibt. Der Organismus kann bereits mit diesen Symptomen den Virusinfekt überwinden. Klinisch handelt es sich dann um eine sog. *abortive Krankheitsform*, ein „minor illness", welche namentlich bei größeren Epidemien für Virusinfekte typisch ist, indem zahlenmäßig solche abortiven Krankheitsformen überwiegen können, und nur die schwereren Infekte das typische Krankheitsbild des speziellen Virusinfektes zeigen, also auch eine zweite Phase entwickeln.

Die *zweite Phase der Organerkrankungen* zeigt nun erst das für die einzelne Virusinfektion kennzeichnende klinische Bild. Hier differenzieren sich nun die einzelnen Viren in ihrer klinischen Auswirkung und zeigen organotrope Besonderheiten. Mit der zweiten Phase des Fieberverlaufes, wobei manchmal der Fieberrückgang nach Abschluß der Generalisationsphase und der erneute Anstieg sehr deutlich sind, manchmal aber das initiale Fieber unmerkbar in einen zweiten Fieberschub übergeht, zeigt sich die Reaktion des hauptsächlichst befallenen Organs. Je nach dem Organbefall läßt sich klinisch eine Krankheitsdifferenzierung machen. Es ist deshalb begreiflich, daß von ärztlicher Seite die ursprüngliche Einteilung der Viruskrankheiten auf der Organotropie der Erreger beruhte und daß von pneumotropen, dermatotropen, neurotropen, von pantropen Viren gesprochen wurde. Längst wird aber diese Einteilung der Vielfalt und den Besonderheiten der Viren nicht mehr gerecht und ist als überholt zu bezeichnen. Für die ärztliche Differenzierung am Krankenbett bleiben aber *organotrope Syndrome* weiterhin führend. Es ist deshalb die Kenntnis solcher viraler Organsyndrome und ihre Abgrenzung von andersartigen, nicht virusbedingten Organläsionen für den Arzt wesentlich. Es wird deshalb gesprochen von:

Viruspneumonien: Die viral bedingte Pneumonie, s. Teilband 2, hat im Gegensatz zur klassischen bakteriellen Pneumokokkenpneumonie ihre eigenen Symptome, so daß man sie als *atypische Pneumonie* besonders abgegrenzt hat. Es sind die klinischen Kennzeichen aber nicht allein auf virale Infekte begrenzt, sondern gelten gleich auch für die Pneumonie durch Rickettsien, so beim Q-Fieber, und durch Mycoplasmen, so bei der primär atypischen Pneumonie. Auch läßt die Feststellung einer Viruspneumonie noch keine weiteren Rückschlüsse auf die Art des Virus zu, da die Grippe und die verschiedenen respiratorischen Viren das gleiche klinische Bild und gleichartige Lungeninfiltrate bedingen.

Virusmeningitis: Das einheitliche Symptomenbild der Meningitis serosa, s. S. 44, läßt sich leicht von den bakteriellen eitrigen Meningitiden abgrenzen, findet sich aber auch durch andere Erreger, so durch nicht stark toxisch wirkende Bakterien, wie Tuberkelbacillen, und durch die Leptospiren, s. S. 40. Im Zusammenhang mit sonstigen Organsymptomen lassen sich manche Formen von Meningitis serosa auch nach dem viralen Erreger weiter differenzieren, so z. B. die Mumps-Meningitis, die Meningitis bei Poliomyelitis oder bei Herpes zoster. Meist aber sind aus dem Krankheitsbild allein noch keine weiteren Rückschlüsse auf die Art des viralen Erregers möglich. Ähnliches gilt auch für die

Virusencephalitis und *-encephalomyelitis*, gekennzeichnet durch das Befallensein ganzer Systeme, die Multiplizität der Herde und das vorwiegende Ergriffensein der grauen Substanz, wobei sich ein klarer Liquor findet. Ganz besonders häufig sind Arbo-Viren Ursache dieser Encephalomyetiden.

Viruspharyngitis oder noch weiter gefaßt der *virale Katarrhinfekt* gibt ein typisches klinisches Bild, das durch eine große Reihe von Viren, besonders die Rhino-Viren bedingt sein kann, s. S. 122. Die Abgrenzung zur Streptokokken-Pharyngitis ist schon deshalb schwierig, da Kokken als apathogene Keime in den schleimhautbedeckten Körperöffnungen parasitär vorkommen, da der Rachenabstrich stets Bakterien zeigt, die oft mit dem frischen Leiden in keinem Zusammenhang stehen. Ebenfalls schwierig ist bei Virusinfektion der oberen Atemwege die Unterscheidung, ob die erste Phase eines erst nachträglich erkennbaren Virusinfektes mit späterer Organerkrankung vorliegt, oder ob bereits die zweite Phase und damit eine meist banale Viruserkrankung durch einen der Picorna-Viren besteht. Die Schleimhäute der Nase, des Rachens, der oberen Luftwege sind oft die Stätte des Eindringens des Virus selbst. Die erste Virusvermehrung und Zellzerstörung in den oberflächlichen Schleimhäuten erfolgt im Gegensatz zu anderen primären Infektionsorten bereits mit faßbaren klinischen Lokalsymptomen. Leichte Katarrherscheinungen (Nasen-Rachen-Reizsymptome, vermehrte Hyperämie und Sekretion, Schluckweh, Hustenreiz) können deshalb sowohl der ersten Phase der konstitutionellen Krankheitssymptome entsprechen, wie auch der eigentlichen zweiten Organphase, wobei dann eine Diphasität der meist leichten Virusinfekte, seien es Rhino-Viren, Adeno-Viren oder Myxo-Viren kaum mehr zu erkennen ist.

Virusenteritis: Diese ist, wie in Teilband 2 näher ausgeführt wird, meist recht mühsam abzugrenzen von bakteriellen intestinalen Infekten, auch von toxischen Erkrankungen durch Lebensmittel und ebenso von Protozoen- oder Wurm-Infektionen. Außerdem läßt der Virusnachweis im Stuhl noch keinen sicheren Rückschluß auf eine ätiologische Bedeutung für eine Enteritis zu. Durchfall kann all diesen verschiedenen Ätiologien gemeinsam sein. Oft helfen epidemiologische Gesichtspunkte in der Differenzierung anfangs am meisten.

Virushepatitis: Sie zeigt in den klinischen Symptomen ein gut abgrenzbares Bild, namentlich bei voller Ausbildung wie sie der epidemischen Hepatitis zukommt, s. S. 753. Doch auch hier können nicht nur verschiedene Viren in Betracht kommen, sondern unter dem Namen infektiöse Gelbsucht schon lange bekannt eine Infektion durch Leptospiren, ferner dann Leberschädigungen durch nichtmikrobielle Gifte (so z. B. Medikamente), dann aber meist ohne die erste Phase der infektiösen Allgemeinerkrankung wie sie den Viren zukommt.

Virusexanthem: In einer Reihe von Virusinfektionen stehen Erscheinungen an der äußeren Haut, oft flüchtiger Natur in Form eines „rash", oft aber mit kennzeichnenden Blasen, Quaddeln, Knötchen oder Fleckbildungen, im Vordergrund. Das eigentliche Virusexanthem kommt in der zweiten Krankheitsphase zur Manifestation und läßt sich durch seine Charakteristika als Masern, Röteln, Exanthema subitum, als Herpes, als Varizellen, als Pocken meist gut abgrenzen. Die Schwierigkeit liegt aber darin, daß allergische Reaktionen auf Toxine verschiedenster Art, endogener oder exogener Natur, ähnliche Veränderungen an der Haut bedingen, daß auch Infektionen durch Bakterien (Scharlach), durch Protozoen oder Pilze zu Hautausschlägen Anlaß geben. Auffallend ist, daß bei den eigentlichen viralen Exanthemkrankheiten die Erreger heute noch nicht durch serologische Teste zu erfassen sind.

Virus-Myokarditis, *Virus-Perikarditis* (hier besonders durch Coxsackieviren) *Viruslymphadenitis* (Katzenkratzkrankheit, Röteln u. a.), *Virus-Conjunctivitis* (Adeno-Viren, Tric-Gruppe = Trachom und Inklusionsconjunctivitis, Picorna-Viren) sind weitere Organlokalisationen der zweiten Phase der Viruserkrankung. Dazu kommen die noch nicht genügend geklärten und noch umstrittenen Organlokalisationen der *Virus-Nephritis*, der *Virus-Urethritis*, der *Virus-Neuritis*, der *Virus-Orchitis*. Auffallend ist, daß die endokrinen Drüsen mit Ausnahme der Hoden keine virusbedingten Krankheiten bis anhin erkennen ließen.

3. Auftreten spezifischer Antikörper kann als Kennzeichen aller Virusinfektionen hervorgehoben werden. Sie bildet die Grundlage für die praktische Diagnostik viraler Erkrankungen, da die Virusisolierung längst nicht immer gelingt, vielfach komplizierte Methoden braucht und auch für sich allein noch nicht den Beweis für die Zugehörigkeit einer Krankheit zu dem aufgefundenen Virus gibt, wie dies gerade bei Isolierungen aus Stuhl und Sputum der Fall sein kann. Erst der Anstieg und Abfall spezifischer Serumantikörper, nicht aber der einmalige Test, erlauben meist die Zuteilung von Krankheitsbildern zu bestimmten viralen Erregern, weshalb auch die klinische Virologie eine ganze Reihe von Testen, so Komplementbindungsreaktionen, Neutralisationsteste, Kreuzimmunitätsversuche entwickelt hat. Die *virale Immunität* ist Folge der spezifischen Antikörperbildung, sie kann kurzdauernd sein wie bei Grippe, bei Rhino-Virus-Infektion, sie kann aber was mehrheitlich der Fall ist, über Jahre, ja das ganze Leben lang, anhalten. Diese Immunität ist typenspezifisch. Sie erklärt die für die Viruskrankheiten kennzeichnende *Seltenheit von zweimaligen Erkrankungen* durch den gleichen Erregertyp, auch die *Seltenheit von Rezidiven.* Das lokale Weiterleben von einzelnen Viren im Organismus kommt aber auch vor, ist aber auf nicht zahlreiche Viren beschränkt, so Herpes-Virus, Hepatitis-Virus, Varicellen-Zoster-Virus. *Chronische Virusinfektionen* sind im allgemeinen ungewöhnlich und nur für einzelne Viren wieder kennzeichnend, so für Papilloma-Virus, Adeno-Viren, Herpes Simplex-Virus, für das hypothetische Hepatitis-Virus, dann aber auch für Viren der Laboratoriumstiere, so z. B. für das Papova-Virus SV 40, störend bemerkt in Zellkulturen von Affengeweben.

4. Das *Fehlen eines spezifischen Therapeutikums* ist ein derzeitiges Kennzeichen der Viruserkrankung. Die *Sulfonamid- und Antibioticaresistenz* gilt für alle Viren. Die Entwicklung der Breitband-Antibiotica vor 20 Jahren hat bereits für die Bedsoniagruppe (früher große basophile Viren genannt), für die Rickettsien und Mycoplasmen ein die Lebensprozesse dieser Erreger spezifisch treffendes Therapeutikum in die Hand gegeben. Für die eigentlichen Viren konnten bis 1962 keine Medikamente mit überzeugender virostatischer oder virozider Wirkung gefunden werden. In den letzten Jahren sind aber aus einer Reihe von Inhibitoren der Virusvermehrung, resp. Hemmstoffen der viralen Nucleinsäuren einzelne virale Therapeutika mit noch sehr umschriebenem Effekt klinisch erprobt worden, so seit 1962 das JDU, das 5-jod-2-deoxyuridin als lokal wirksames Mittel bei Herpes corneae, das Thiosemicarbazonpräparat Marboran gegen Pocken, dieses noch in Prüfung und nicht allgemein anerkannt. Da antivirale Substanzen viele Möglichkeiten des Angriffs in die verschiedenen Phasen der viralen Reproduktion vom Eindringen bis zum Verlassen der Wirtszelle haben, sind die Zukunftsaussichten spezifischer Chemotherapeutika gegen Viruskrankheiten nicht ungünstig, wenn schon bei den meisten jetzt versuchten Präparaten die toxischen Wirkungen auf den Wirt zu groß waren. Daß auch die Abwehrstoffe der Wirtszellen aktiv bei der Verhinderung der Synthese von viralen Nucleinsäuren mitwirken, zeigen die jetzt laufenden Untersuchungen über *Interferon* als eines antiviral wirksamen Proteins, gebildet in der virusbefallenen Zelle, vorerst aber ohne therapeutisch verwendbaren Effekt.

5. Prophylaxe durch abgeschwächte lebende Viren, also eine *aktive Immunisierung* ist für die Virusleiden ein besonderes Kennzeichen. Es lassen sich theoretisch wohl alle Viren mit den heutigen Methoden der Adaptation auf Hühnerembryonen oder Gewebskulturen und über jahrewiederholte Passagen abschwächen, d. h., in der Eigenschaft ihrer Pathogenität für den Menschen vermindern bei Erhaltenbleiben der immunisierenden Fähigkeit. Seit der Jenner'schen Pockenschutzimpfung 1798 und der Pasteur'schen Antitollwutimmunisation 1885, beide mit lebendem, aber alteriertem Virus, ist die künstliche Immunisierung bei Viruskrankheiten nach längerem Stillstand seit 1930 systematisch weiterentwickelt worden und hat zu auffallenden Erfolgen der Prophylaxe gegen Virusinfektion geführt. Im Großen wurde sie zuerst mit der Gelbfiebervaccination entwickelt, dann mit der Impfung gegen verschiedene Arbo-Encephalitiden, dann gegen Grippe bis zur jetzt erfolgreichen Poliomyelitisschutzimpfung und der im Versuchsstadium befindlichen Vakzination gegen Masern, Röteln, Mumps und Adenoviren.

6. *Keimschädigung in den ersten Monaten der Schwangerschaft* ist namentlich für die kleinen Viren kennzeichnend und führt zur *viralen Embryopathie.* Bei Virusinfektion der Mutter im frühen Zeitpunkt einer Schwangerschaft kommt es nicht immer zum Keimtod, sondern zu bestimmten embryonalen Schädigungen, die zuerst von GREGG für die Röteln gesehen wurden und die bei dieser Virusinfektion auch am häufigsten auftreten. Die Mißbildungen sind verschieden je nach dem Zeitpunkt der Infektion der Mutter, nicht nach der Virusart. Meist kommt es bei Infektion in der 5. Lebenswoche des Embryo zu Katarakt, in der 5.—7. Woche zu Herzfehler, in der 5.—12. Woche zu Innerohrschäden und in der 8.—9. Woche zu Milchzahndefekten. Dabei ist das Auftreten solcher Schädigungen im Vergleich zur mütterlichen Infektion nicht häufig und auf die kleinen Viren beschränkt und auch außer den Röteln für die andern viralen Infekte noch in ihrer Bedeutung umstritten. Bakterien wie z. B. Spirochäten, Tuberkelbacillen führen ebenfalls zu Störungen der Frucht, aber nicht in der gleichen Art und zu einem späteren Zeitpunkt, zu Foetopathien. Nur die Rickettsien scheinen auch zu Embryopathien, mehr aber zu Fruchttod Anlaß zu geben.

Die klinische Symptomatologie kann für die Viruskrankheiten noch durch einige Erfahrungstatsachen, die für den Arzt bei der Beurteilung der Virusinfektion berücksichtigt werden müssen, ergänzt werden, und zwar durch folgende drei Punkte:

1. *Klinische Syndrome* viraler Art werden meist nicht nur durch ein einziges Virus, sondern ähnlich *durch eine ganze Reihe von Viren* bedingt. So sind die typischen Bilder der serösen Virus-Meningitis, der Virus-Pneumonie, der Virus-Pharyngitis durch verschiedene Viren und Viren aus verschiedenen Gruppen erzeugt.

2. *Eine Virusart* kann *mehrere Syndrome*, resp. verschiedene klinische Symptomeinheiten bewirken. So bedingen z. B. Echoviren sowohl Enteritiden, wie Meningitiden und Exantheme, Coxsackieviren Meningitis, als auch Herpangina, Myalgien und Myokarditiden.

3. Zwischen *viraler Infektion und viraler Krankheit* ist stets zu unterscheiden. Das Eindringen des Virus in die Zelle, seine dortige Vermehrung und die Produktion neuer Viruspartikel, die sich in der ,,virusindizierten Zelle“ zeigt, kann, muß aber nicht, zu einer Auswirkung auf den Gesamtorganismus führen. Es kann eine Krankheit entstehen, es kann aber auch nur eine latente Infektion oder überhaupt keine Reaktion des gesamten Körpers erfolgen. Im *cytopathologischen Effekt*, den ENDERS 1944 auf Grund von Gewebskulturstudien erstmals als wesentliche Folge der Virusinfektion hervorgehoben hat, bestehen große graduelle Unterschiede in seiner Auswirkung auf den Wirtsorganismus. Es finden sich alle Stufen von geringer, auf das innere Gefüge begrenzter Zellschädigung zu proliferativen und hyperplastischen Prozessen bis zur massiven Zelldestruktion mit toxischer Auswirkung, mit exsudativen und infiltrativ-mesenchymalen Reaktionen. Morphologisch lassen sich bei Virusinfektion Zelleinschlüsse im Kern oder Cystoplasma erkennen, sog. *Einschlußkörperchen.* Diese schon am längsten bekannten anatomischen Veränderungen einer Viruskrankheit sind aber nach den heutigen Kenntnissen nicht allein durch Viren bedingt. Sie haben auch in der Laboratoriumsdiagnose seit den neueren Methoden der Virusisolierung und des Antikörpernachweises nicht mehr die gleiche Bedeutung wie früher.

Ist der cytopathogene Effekt gering, so entsteht keine Krankheit. Ist er zwar leicht, aber doch generalisiert, so kann es zur Immunisierung ohne faßbare Krankheit kommen, zur sog. *inaparenten Virusinfektion.* Dieser von Nicolle 1936 geprägte Begriff ist vor kurzem von Gaedeke 1957 zusammenfassend dargestellt worden. Wird der cytopathogene Effekt stärker, so entwickeln sich all die verschiedenen Stadien von der abortiven Erkrankung bis zum Vollbild typischer Virusleiden.

Daß in Zukunft mit den Fortschritten der Virologie auch die Taxonomie, die jetzt bereits mit der Einordnung in Gruppen einen wesentlichen Anfang gemacht hat, weiter präzisiert werden wird, daß auch in den klinischen Krankheitsbildern noch Aufteilungen erfolgen werden, vor allem in der Richtung der Syndrome, läßt die heutigen Darlegungen als zeitbedingt, nicht als endgültig erscheinen. Die Wiedergabe des Standpunktes auf Grund der Forschung bis 1966 erhält aber ihre Berechtigung, da sie den heutigen Ärzten in ihrer Beurteilung der viralen Krankheiten für die Prophylaxe und die Therapie Richtlinien geben soll.

Literatur

Andrewes, C.H.: Minutes of meetings of the Subcommittee on Taxonomy of the viruses. Int. Bull. bact. Nomencl. **13**, 217 (1963). ~ Viruses of Vertebrates. London: Baillière, Tindall and Cox 1964. — **Burnet, S.M.**: Principals of animal virology, II. Edition. New York and London: Academic Press 1960. — **Gaedeke, R.**: Die inaparente Virusinfektion und ihre Bedeutung für die Klinik. Springer 1957. — **Green, M.**: Chemistry and Structure of Animal Virus Particles. Amer. J. Med. **38**, 651 (1965). — **Gsell, O.**: Klinische Charakteristika und Einteilung der Viruskrankheiten. Münch. med. Wschr. **104**, 1661 (1961). — **Gsell, O.**, in **R. Bieling** u. **O. Gsell**: Die Viruskrankheiten des Menschen, 6. Aufl., S. 86. Leipzig: Johann Ambrosius Barth 1964. — **Lwoff, A.**: The new provisional committee on Nomenclature of Viruses. Int. Bull. bact. Nomencl. **14**, 53 (1964). ~ The concept of virus. J. gen. Microbiol. **17**, 239 (1957). — **Lwoff, A., T. F. Anderson**, et **F. Jacob**: Remarques sur les characteristiques de la particule virale infectieuse. Ann. Inst. Pasteur **97**, 281 (1959). — **Poetschke, G.**, u. **O. Klamerth**: Virus und Virusinfektionen. In: Handbuch der allg. Pathologie, XI, 2. Teil, S. 315. Springer 1965.

Poliomyelitis

Von G. FANCONI, Zürich

Mit 17 Abbildungen

I. Geschichte

Lähmungen wohl poliomyelitischer Natur waren schon im Altertum bekannt. Auf einer Säule der 18. ägyptischen Dynastie (etwa 1500 Jahre v. Chr.) ist ein opfernder Priester dargestellt mit einer Atrophie und Verkürzung des Unterschenkels, wie sie nur bei einer im Kindesalter aquirierten poliomyelitischen Lähmung zustandekommen kann.

Ob des PAULUS VON ÄGINA (625—690) Beschreibung einer epidemischen „Kolik-Krankheit, die Lähmungen der Gliedmaßen hinterließ", eine Poliomyelitis war, ist nicht sicher zu entscheiden. Bei den Patienten, die davonkamen, gingen meist die Lähmungen zurück.

Zuverlässliche Beschreibungen des akuten Stadiums der P. stammen vom englischen Pädiater UNDERWOOD (1784) und unabhängig von ihm vom Italiener MONTEGGIA (1813). Beide Autoren berichten über „eine bisher nie beschriebene Krankheit", die durch einige Tage Fieber und nachfolgende Lähmungen der Beine gekennzeichnet ist.

Erst die genaue Darstellung des klinischen Bildes des paralytischen Zustandes durch den deutschen Orthopäden HEINE 1840 hat die imponierenden, je nach Lokalisation sehr wechselnden Symptome zu einer klinischen Einheit zusammengeschweißt. Der Name „Poliomyelitis" stammt von KUSSMAUL; damals waren nur die durch eine Entzündung der Vorderhörner des Rückenmarkes bedingten spinalen Lähmungen bekannt. 1884 haben STRÜMPELL und 1885 PIERRE MARIE die infektiöse Natur der P. vermutet; erst der Schwede MEDIN bewies dies 1887 durch die Beschreibung einer Epidemie. Es war deswegen durchaus berechtigt, wenn früher im deutschen Schrifttum vielfach von der *Heine-Medin'schen Krankheit* gesprochen wurde. 1907 hat WICKMANN die große schwedische Epidemie von 1905 epidemologisch genau analysiert und in erschöpfender Weise die Klinik der Anfangsstadien studiert.

Ende des 19. und im 20. Jahrhundert hat in der ganzen Welt zuerst und vor allem in den hochzivilisierten, eher dünn besiedelten Ländern (Norwegen und Schweden) die Zahl der P.-Fälle zugenommen. In den Gegenden, wo die P. häufig ist, ist der Interwall zwischen den Epidemien immer kleiner und kleiner geworden und schließlich wurde die P. endemisch bis sie durch die orale Impfung praktisch ab 1960 ausgerottet wurde (s. Abb. 3).

1908 gelang LANDSTEINER und POPPER die experimentelle Übertragung der P. auf Affen sowie der Nachweis, daß es sich um ein ultrafiltriertes Virus handelt. Bis vor wenigen Jahren glaubte man, daß als Versuchstiere nur die Affen in Frage kämen, was die Forschung außerordentlich erschwerte. Ein großer Fortschritt bedeutete die Entdeckung Armstrongs, daß das Poliovirus Typus 2 auf die Baumwollratte und die billige Maus übertragen werden kann. Aber erst die Züchtung der Polioviren auf der durch Antibiotica abgeschirmten Gewebskultur (ENDERS 1949) ermöglichte die virologische Diagnose allgemein einzuführen und wirksame Impfstoffe in Massen zu produzieren.

II. Die Erreger der Poliomyelitis

Der *Erreger* der P. gehört zu den kleinsten bisher identifizierten Viren (Abb. 1). Der Durchmesser beträgt ungefähr 28 Millimikrons (ein Serum-Albumin

Molekül 5,4, ein Staphylokokkus 1000 im Durchmesser!). Es besteht aus einem Molekül Desoxyribonucleinsäure und einer Proteinhülle. Seine Züchtung gelingt leicht in Gewebskulturen von menschlichen oder Affen-Zellen, z. B. auch in den Hela-Zellen, d. h. Zellen von einem Cervixadenom der Frau He-La, die seit Jahren in der ganzen Welt weitergezüchtet werden. Die Cytopathogenität der anderen viel weniger pathogenen Enteroviren, wie der Coxsackie- und Echoviren ist bedeutend geringer; auf He-La-Zellen z. B. vermehren sich nur die Polioviren.

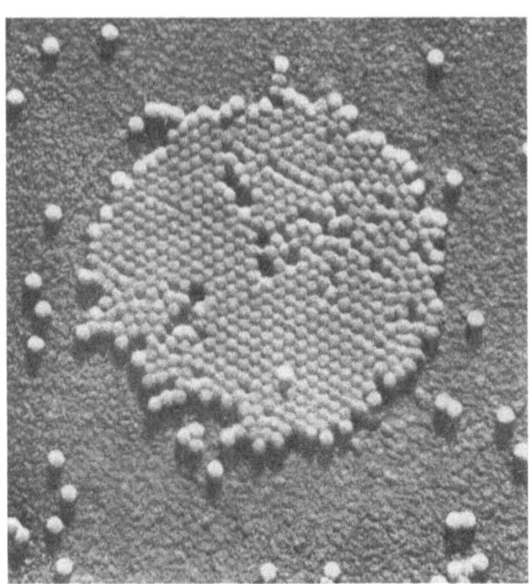

Abb. 1. Elektronenmikroskopische Aufnahme einer Kultur des Poliomyelitisvirus. Der Durchmesser des einzelnen Virus beträgt ungefähr 28 Millimikron (mμ)

Man unterscheidet heute *drei Virusstämme* mit verschiedener Tierpathogenität sowie verschiedenen antigenen Eigenschaften und die daher keine gegenseitige Immunität bedingen:

Typ I, früher *Brunhilde Typ* genannt (nach dem Namen des Schimpansen, der zur Charakterisierung der Gruppen gedient hat). Wie aus Tabelle 6 hervorgeht, ist er der weitaus pathogenste Typ, den man hauptsächlich bei Epidemien findet.

Typ II, früher *Lansing Typ* genannt; er ist am wenigsten menschen-pathogen und erzeugt auch bei Nagetieren Lähmungen.

Typ III, früher *Leontyp* genannt, nimmt, was die Menschenpathogenität anbetrifft, eine Mittelstellung zwischen Typ I und Typ II ein. In den letzten Jahren stiegen die Typ III-Erkrankungen sprunghaft an, sei es wegen einem Mangel an Immunität gegen den Typ III oder wegen einer Virulenzsteigung.

Die Polioviren gehören zur Familie der *Enteroviren* von denen man heute bereits 63 Type kennt; 3 Polioviren, 30 Coxsackie-Viren (Untergruppen A 24, B 6) und 36 Echoviren. Alle Enteroviren treten saisonbedingt auf: sie bevorzugen den Spätsommer. Einige davon wie der Poliovirus Typ I kann das schwere Bild der in wenigen Tagen letal verlaufenden paralytischen Poliomyelitis machen, andere sind harmlose Darmparasiten, denen vielleicht eine gewisse symbiotische Rolle zukommt; man hat sogar vom „Virus des Wohlbefindens“ gesprochen (Lennartz). Zwischen diesen Extremen finden sich viele Viren, die abortive Erkrankungen verursachen können, wie fieberhafte Infekte, Affektionen des Respirations- oder Verdauungstraktes, Exantheme (besonders die Echoviren), gelegentlich eine Meningitis. Diese kann ausnahmsweise mit leichten passageren Lähmungen einhergehen, so die Infektion mit Echo Typ 6 oder 9 oder Coxsackie A 7, das eine zeitlang in Rußland wegen seiner Neuropathogenität als Poliotyp 4 bezeichnet wurde.

Die Epidemiologie der Enteroviren kann nur verstanden werden, wenn man das Phänomen der *Interferenz* berücksichtigt. Unter Interferenz versteht man die Unterdrückung des Wachstums eines Virus durch ein anderes. Interferenzeffekte können epidemiologische Auswirkungen haben: der übliche Spätsommergipfel der P. bleibt aus, wenn gleichzeitig eine Bornholmsche Krankheit (Coxsackie B) auftritt. Ferner hängt der Erfolg einer Impfung mit einer Polio-Lebendvaccine von der Intensität der Infektion mit anderen Enteroviren ab. Ist sie groß, so kann sich das zur Impfung verwendete Virus infolge der Interferenz nicht vermehren und die Antikörperbildung bleibt aus. Deswegen soll man in der gemäßigten Zone, in den Sommermonaten, wenn viele andere Enteroviren den Darm der meisten Menschen besiedeln, keine Polioimpfungen vornehmen.

Die Entdeckung des *Interferons* durch LINDEMANN und ISAACS (1957), das in vielen Fällen von Interferenz eine wichtige Rolle spielt, hat die Forschung stark angeregt. Das Interferon ist ein Proteïn vom spezifischen Gewicht 20000—34000; es wirkt wahrscheinlich dadurch, daß die intercelluläre Virusvermehrung gehemmt wird. Möglicherweise bedeutet die Interferonbildung durch die Zellen des Makroorganismus ganz allgemein die erstmalige Auseinandersetzung zwischen Makroorganismus und Virus; die Antikörperbildung folgt erst später. Die oben erwähnten „Virus des Wohlbefindens" sind vielleicht die saprophytären Viren, die ständig die Bildung vom Interferon veranlassen und somit einen Schutz gegen pathogene Viren erzeugen.

Die Zahl der pathogenen und apathogenen Viren, die die höheren Wirbeltiere beherbergen können, ist Legion. Für viele besteht ein ganz spezifisches Wirtspektrum; die *Polioviren* kommen *nur beim Menschen und höheren Affen* vor, außer Typ II, der auch Nagetiere befallen kann.

Anderseits gibt es nur bei gewissen Tieren vorkommende pathogene Viren, z. B. das *Mengovirus*, das gelegentlich auch beim Menschen, z. B. in Uganda, eine septikämische Erkrankung macht, gelegentlich aber Paralysen erzeugt, die von poliomyelitischen kaum zu unterscheiden sind (DICK). Viel bekannter ist das Virus der *Zeckenencephalitis*, das bei vielen Säugetieren, Vögeln usw. vorkommt und auch beim Menschen pathogen wirken und z. T. poliomyelitisähnliche Erkrankungen auslösen kann. MITCHELL hält prinzipiell jedes tierische Virus auf der Basis seiner Mutabilität für einen potentiellen Krankheitserreger beim Menschen. Dagegen ist FRAUCHIGER (briefliche Mitteilung) von seiner früheren Ansicht, daß die Polioerreger auch bei Nutztieren Lähmungen bewirken können, abgekommen. Er schreibt: „Es ist wohl gesichert, daß die drei menschlichen P.-Virusstämme beim Nutztier nicht vorkommen".

SOMMERVILLE et al. konnten im Stuhl eines australischen Sittich (Budgengar), der sich von einer Beinparese erholt hatte und einen Knaben mit einer tödlichen Poliomyelitis angesteckt hatte, den Poliotyp I isolieren.

BURNET hat die Ansicht geäußert, daß das P.-Virus ursprünglich ein Darmparasit der Nager war und daß das klassische P.-Viren nur extreme Varianten eines gemeinsamen Ursprungs sind. Dazwischen stünden als Bastarden die mäuseadaptierten von der einen (Menschen) Seite und die in der Menschenadaptation begriffenen zoonotischen Viren von der anderen Seite.

Jedenfalls ist die Tatsache, daß es verschiedene P.-Stämme gibt, die keine gegenseitige Immunität bedingen und daß andere Viren poliomyelitisähnliche Erkrankungen hervorrufen können, epidemiologisch von allergrößter Bedeutung; die etwa 50 in der Literatur (ZELLWEGER) beschriebenen Fälle von zweimaliger P.-Erkrankung dürften wohl durch verschiedene Poliogruppen oder durch andere ausnahmsweise neuropathogen wirkenden Enteroviren bedingt sein.

Das P.-Virus ist relativ resistent gegen Kälte und viele chemische Desinfizien. In Wasser oder Glycerin kann es in gefrorenem Zustand Monate lang aufbewahrt werden, dagegen wird es bei + 50° abgetötet. — Im Gegensatz zu den meisten Viren ist es sehr empfindlich gegen Eintrocknung und wird durch Oxydationsmittel wie Chlor, Kaliumpermanganat und H_2O_2 abgetötet.

Der Virusnachweis außerhalb des Menschen und der Wirbeltiere. Voraussetzung für die Vermehrung der Viren ist die lebende Wirtszelle, jedoch kann sich das P.-Virus sehr lange außerhalb des Säugetierwirtkörpers halten. Bereits KLING* u. Mitarb. gelang der P.-Virusnachweis in *Abwässern*.

LEVADITI* konnte zeigen, daß gewöhnliches, nichtsterilisiertes Leitungswasser mit einer Emulsion von Rückenmarkssubstanz eines infizierten Affen noch nach 14 Tagen das P.-Virus lebend enthielt. TRASK und PAUL* konnten mit 4 l Abwasser eines Stadtteiles von New York bei einer täglichen Abwassermenge von 60 Mill. l zu einer Zeit, da die absolute P.-Mortalität in dem betreffenden Stadtteil 25 Patienten betrug, beim Rhesusaffen eine experimentelle P. erzeugen. KLING* u. Mitarb. fanden das Virus in den Abwässern von Stockholm sogar 4 Monate nach Abklingen der P.-Epidemie. Durch Titration der täglichen ausgeschiedenen Virusmenge im Stuhl sowie des Virusgehaltes im Abwasser konnte MELNICK* eine Virusträger- bzw. Ausscheiderquote von 6% der Bevölkerung von Manhattan errechnen. Die *Morbiditäts-*

zahl daselbst schwankte zwischen 0,6 und 4,6 auf 100000, demnach müßte die *Zahl der Virusträger 1000- bis 10000mal größer sein* als die *Zahl der gemeldeten P.-Kranken*, allerdings unter der Voraussetzung, daß in den Abwässern keine Virusvermehrung stattfindet.

Schon 1911 konnten FLEXNER und CLARK* mit *Fliegen*, die sich mit Rückenmark von an P. gestorbenen Affen abgesättigt hatten, beim Affen P. erzeugen. In den USA ist der Virusnachweis in Fliegen in der Umgebung von P.-Kranken mehrfach gelungen (PAUL und MELNICK*, TOOMEY* usw.), und zwar in der Musca domestica, in Wanzen, in der Phaenicia sericata usw., nicht aber in Moskitos.

Die Eintrittspforte des Poliomyelitisvirus und seine Ausbreitung im Organismus. Beim Affen gelingt es, sowohl intraperitoneal, wie intraneural, tonsillo-buccopharyngeal, cutan, naseotracheal, gastrointestinal, am sichersten jedoch intracerebral die P. zu übertragen: die intraneurale oder die intratonsilläre Virusinjektion

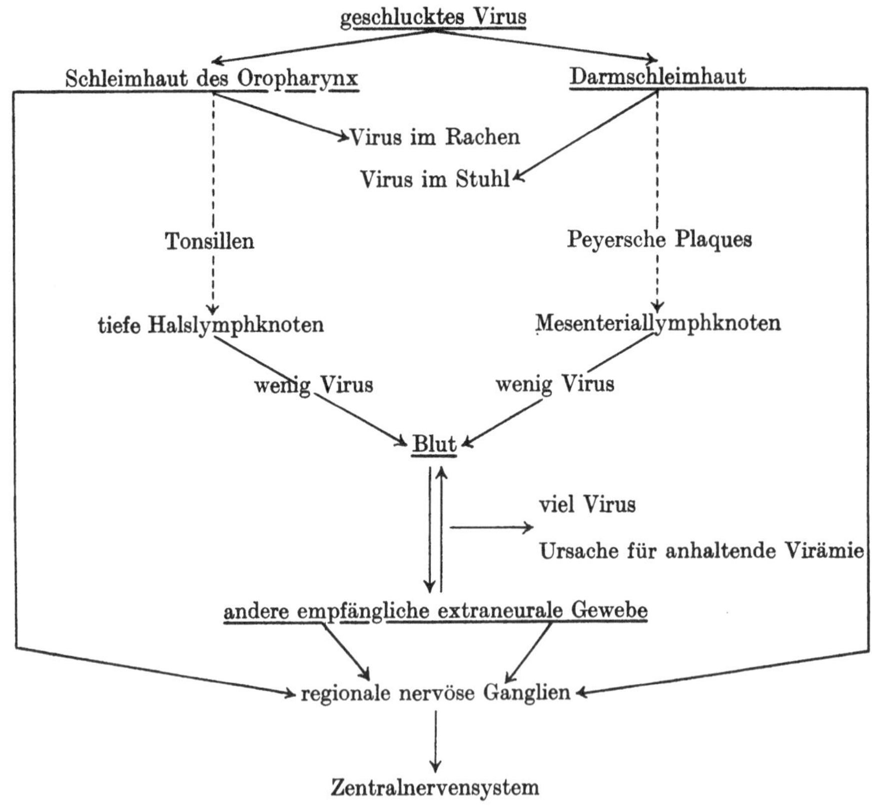

Abb. 2. Pathogenese der Polio [nach SABIN (5)]

erfordert eine zehnfach größere Dosis als die intracerebrale. Die verschiedenen Affenspecies reagieren nicht in gleicher Weise auf die einzelnen Impfmodi. Bei den niedrigen Affen, etwa dem Macacus rhesus, spielt als Eintrittspforte für die experimentelle P. der Nasenraum, bei den Primaten der Intestinaltrakt die Hauptrolle. Auch beim Menschen scheint die *nasale Eintrittspforte* nur *von geringer Bedeutung* zu sein. Während beim Rhesusaffen im Bulbus olfactorius stets typische anatomische Veränderungen gefunden werden, wurden solche bei mehrfachen Untersuchungen an menschlichen P.-Leichen vermißt (SABIN*, HOWE und BODIAN*, BURNET* usw.). Hingegen fanden diese und andere Autoren (TOOMEY*, MACCLURE* usw.) das P.-Virus fast regelmäßig im Coloninhalt, im Rachenspülwasser dagegen nur in den ersten 3 Tagen (HOWE*, BODIN* usw.) und nie im Nasenspülwasser (KESSEL*, STIMPERT*, SABIN* usw.). Dies beweist noch nicht, daß der *Darm die Eintrittspforte* ist, denn das anderswo aufgenommene Virus könnte in den Darmkanal ausgeschieden worden sein. SABIN* und WARD* konnten jedoch mehrfach zeigen, daß Affen, denen das P.-Virus in den Nervus ischiadicus injiziert worden war, es im Stuhl nicht ausschieden. Ferner fanden dieselben Autoren bei systematischen Untersuchungen vieler Organe von sieben an P. verstorbenen Menschen nur im Darm regelmäßig das P.-Virus, häufig im Rückenmark, im Hirnstamm und in der motorischen Rindenregion, sowie in den Tonsillen, und in den cervicalen und mesenterischen Lymphknoten, nie aber in der Nasenschleimheit, im Bulbus olfactorius, in der Frontal- und Occipitalrinde und in den übrigen Organen.

Jedoch in den Anfangsstadien der Erkrankung findet man die Viren auch im Rachen. Neuerdings hat SABIN ein Schema (s. S. 16) für die Virusausbreitung im Organismus verfaßt, der wohl der Wahrheit am nächsten kommt.

Vieles scheint für die *neurogene Ausbreitung* des P.-Virus im Organismus zu sprechen (s. auch unten), z. B. der tierexperimentelle Befund, daß das intraneural geimpfte Tier die ersten Zeichen einer parenchymalen Schädigung klinisch wie histologisch in den zu diesen Nerven gehörigen spinalen bzw. bulbären Zentren aufweist. Es ist jedoch heute erwiesen, daß sobald die klinischen Zeichen einer generalisierten Infektion, d. h. das Initialstadium sich eingestellt hat, eine *Viramie* besteht (s. Abb. 9). Wird nunmehr die Blutliquorschranke durchbrochen oder werden periphere Nerven verletzt, so dringt das Virus in das Zentralnervensystem ein und die zweite Phase der Krankheit, der Buckel des Dromedars (s. Abb. 9) beginnt.

Demgegenüber nimmt PETTE* an, daß das P.-Virus sich bereits im Vorstadium und somit auch bei den abortiven Formen im Zentralnervensystem auswirkt. Dafür sprechen auch histologische Befunde an Affengehirnen von SABIN und WARD* sowie von BODIAN und HOWE* (1945), die überrascht waren, wie weit die Läsionen über Gehirn und Rückenmark ausgebreitet waren, ohne daß klinische Symptome bestanden. Man nimmt zum Beispiel an, daß ein Drittel der motorischen Neurone ausfallen können, ohne daß die Funktion des Muskels beeinflußt zu sein braucht (LENNARTZ), nach LASSEN sogar die Hälfte. KALM* konnte regelmäßig und sehr frühzeitig Veränderungen im Zwischenhirn nachweisen, so daß die Annahme berechtigt ist, daß gewisse Symptome des Vorstadiums wie Fieber, Kopfschmerzen, Apathie und vegetative Regulationsstörungen bereits Ausdruck eines cerebralen Prozesses sind. Auch LARUELLE* konnte mit Hilfe der longitudinalen Schnittuntersuchung am Hirnstamm zeigen, daß sehr diffuse anatomische Läsionen bereits in der ,,präklinischen Phase" nachweisbar sind. Es erhebt sich nunmehr die Frage, ob die meningitische Phase (s. S. 29) wirklich ein Vorstadium der Krankheit ist oder ob sie nicht vielmehr ein sekundäres auf die Meningen übergreifendes Begleitsymptom der diffusen Encephalitis ist, die als solche gar nicht in Erscheinung tritt.

Sei dem wie es wolle, Tatsache ist, daß das P.-Virus eine große *Affinität für das Nervensystem* hat und innerhalb desselben eine ganz besondere Vorliebe für die motorischen Ganglienzellen des peripheren Neurons.

Außer dieser ,,*Querschnittsselektivität*" gibt es noch eine Segment- bzw. eine *Höhenselektivität*. Am häufigsten ist die Intumescentia lumbalis (Beinlähmung), am zweithäufigsten ist die Intumescentia cervicalis (Armlähmung) befallen. Wahrscheinlich ist die stärkere Beanspruchung der Bein- und Armmuskulatur gegenüber der Rumpfmuskulatur die Ursache der Höhenselektivität (s. auch S. 34 und 35 betreffs funktionelle Selektivität).

GRULEE und PANOS* fanden unter 243 P.-Formen mit Spinalparalysen, daß die Beine etwa zweimal häufiger befallen waren als die Arme, viermal häufiger als die Intercostalmuskulatur und elfmal häufiger als das Zwerchfell. Für die Lokalisation des Virus ist sicher auch die Eintrittspforte von Bedeutung. Schon 1909 beobachteten LEINER und WIESNER*, daß in den N.ischiadicus bzw. radialis geimpfte Affen zuerst Lähmungen an den Beinen bzw. an den Armen bekamen; von 16 Affen, die SABIN* intratonsillär impfte, erkrankten 13 bulbär. LEAKE* sah, daß wenn eine prophylaktische P.-Vaccination zu Lähmungen führte, diese immer zuerst an der Extremität auftrat, wo geimpft wurde.

Im Zentralnervensystem verschwindet das P.-Virus rasch durch Autosterilisation als erste Folge der Immunität (s. Abb. 9, S. 27). Im *Stuhl* dagegen kann es viel länger erhalten bleiben. Nach HORSTMANN, MELNICK und WENNER* gelang der P.-Virusnachweis im Stuhle in den ersten 2 Wochen in 70 % der Fälle, in der 3. und 4. in 50 %, in der 5. und 6. in 27 %, in der 7. und 8. in 13 % und in der 9.—12. Woche nur in 3 % der Fälle.

III. Epidemiologie der Poliomyelitis

Die paralytische Poliomyelitis hatte bis zu Ihrer Ausrottung durch die Impfung im letzten Dezenium eine Wandlung, eine *Pathomorphose* durchgemacht, die man folgendermaßen zusammenfassen kann:

1. Starke *Zunahme* der Fälle zuerst in den hochzivilisierten und dünn besiedelten Staaten, allmählich sich ausbreitend in allen Staaten der temperierten Zonen, im letzten Dezenium auch in den subtropischen und tropischen Ländern.

2. Übergang von *sporadischen*, als nicht infektiös imponierenden Vorkommen zum *epidemischen*, schließlich zum vorwiegend *endemischen* Ausbreitungstypus.

3. *Altersverschiebung:* es werden immer mehr ältere Individuen befallen.

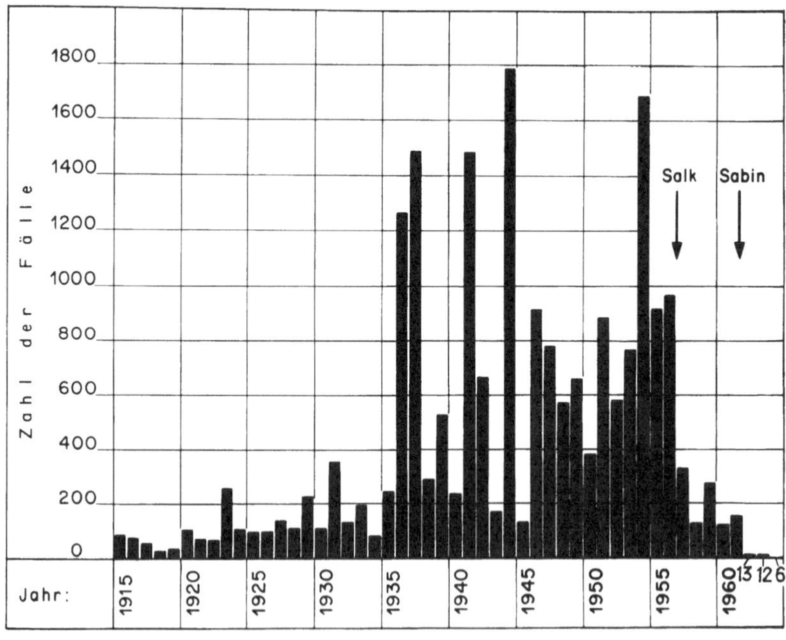

Abb. 3. Zahl der gemeldeten Poliomyelitisfälle in der Schweiz

Die P. ist in der Schweiz seit 1914 meldepflichtig. Die Zunahme der gemeldeten Fälle im Laufe der Jahre beruht zum Teil darauf, daß erst Mitte der dreißiger Jahre in zunehmendem Maße einerseits auch die aparalytischen, anderseits die bulbären und die encephalitischen Fälle gemeldet werden. Die bessere Diagnostik ist jedoch nicht die alleinige Ursache der Zunahme. Während bis 1945 Epidemiejahre mit Nichtepidemiejahren abwechselten, schwankte die Zahl der gemeldeten Fälle in den Jahren 1946—1957 zwischen 400 und 1600, die P. war gewissermaßen endemisch geworden, was besonders in den dicht besiedelten Teilen des Landes auffällig war. Seit 1957 ist die Zahl stark zurückgegangen als Folge der im Winter 1956/57 (Pfeil) einsetzenden Salk-Impfung. 1960/61 wurde systematisch oral nach SABIN geimpft; die Poliomyelitis wurde dadurch in der Schweiz praktisch ausgerottet (1962: 12 Lähmungsfälle, wovon 8 nicht und 4 ungenügend geimpft, 1963: 12 leichte Lähmungsfälle zum Teil ungenügend oder nicht geimpft). 1965 kein einziger Fall mehr.

Die Möglichkeit mit den Gewebskulturen rasch das Virus nachzuweisen, bzw. den Antikörpertiter zu bestimmen, zusammen mit den Befunden anläßlich der Impfung mit den abgeschwächten Viren, haben erlaubt, diese eigenartige Pathomorphose unserem Verständnis näher zu bringen.

Die P. ist sehr *kontagiös* etwa wie die Masern, aber die Hauptquelle der Infektion sind im Gegensatz zu den Masern nicht die voll entwickelten Krankheitsfälle, also die paralytischen, sondern die abortiven und die inapparenten Formen. Mit verschwindend kleinen Ausnahmen erfolgt die Übertragung von Mensch zu Mensch, aber wie das vor sich geht, ist heute noch unbekannt.

Da ich mich seit den 20er Jahren ununterbrochen mit dem P.-Problem beschäftigt habe, mögen einige *epidemiologische Besonderheiten* zunächst auf Grund persönlicher Erfahrung mitgeteilt werden:

Die P. ist in der Schweiz seit 1914 anzeigepflichtig (Abb. 3). Bis 1920 wurden fast nur sporadische Fälle gemeldet, die noch 1920 im Kinderspital (1 Fall in einem Jahr!) gar nicht isoliert wurden. Dann traten immer häufiger kleine, lokale Epidemien auf, welche die Gesamtzahl der Fälle pro Jahr sprunghaft in die Höhe trieben, so 1923, 1929, 1931, 1935. Erst im Jahre 1936 kam es zu einer explosionsartigen Ausbreitung in mehreren Kantonen, vor allem in der Ostschweiz. Zehn Jahre lang wechselten sog. Epidemiejahre mit Nichtepidemiejahren ab. Seit 1946 war die Zahl der jährlichen Meldefälle aus allen Landesteilen so hoch, daß man kaum mehr von Nichtepidemiejahren sprechen konnte. Während früher nur an wenigen Orten kleinere oder größere Epidemien auftraten, verteilten sich nunmehr die P.-Herde nahezu gleichmäßig über das ganze Land, ungefähr proportional der Bevölkerungsdichte. Die Einführung der Salk- und besonders der Sabinimpfung setzte glücklicherweise dieser unheimlichen Entwicklung ein Ende.

Ähnliches Verhalten wurde in allen zivilisierten Ländern beobachtet. Man fand auch ein umgekehrt proportionales Verhältnis zwischen P.-Frequenz und Säuglingssterblichkeit: wo diese unter 7—8 % gesunken ist, treten P.-Epidemien auf, was für die Schweiz ziemlich genau zutrifft. Die beiden Phänomene haben jedoch kausal nichts miteinander zu tun; sie sind beide die Folge der Hebung des Lebensstandardes.

Mit der Ausrottung der P. durch die Sabin-Vaccine sind die pathogenen Wildviren durch die *attenierten Viren* praktisch völlig verdrängt worden, was wesentlich zur Ausrottung der Krankheit beigetragen hat. Außerdem ist durch die orale Immunisierung der Gesamtbevölkerung auch der Nährboden für die Impfviren ausgeschaltet worden.

In der Ostslowakei konnte Tarabčák zeigen, daß durch die orale Impfung, die 95% aller Kinder im Alter von 2 Monaten bis 14 Jahre erfaßte, 2—3 Wochen nach der Impfung die Zahl der positiven Stuhlproben, die wilde, aber hauptsächlich atenuierte Polioviren enthielten, anstieg; von der 9. Woche an begann die Zahl der positiven Proben zu sinken und von der 16. Woche an wurden nur negative Befunde erhoben. Mit anderen Worten: dank der intestinalen Immunisierung wurde auch den atenuierten Polioviren das Terrain, um sich zu vermehren, entzogen. In einer solchen Population hört jegliche Spontanimmunisierung auf. Es besteht somit die Gefahr, daß wenn von auswärts Träger von Wildstämmen einwandern, eine Epidemie unter dem infolge des Nachlassens des Impfwillens Nicht-Immunisierten ausbrechen kann.

Nach Sabin (1963) brechen die natürlichen Infektionsketten für Wildviren ab, wenn 75 % der Vorschulkinder mit der Impfung erfaßt werden, nicht aber wenn hauptsächlich Schulkinder und nur wenige Vorschulkinder geimpft werden.

Es scheint, daß das Verschwinden gewisser Viren aus einer Population die „Pathogenität“ anderer Enteroviren anregt; dies würde erklären, warum in Dänemark Jahre mit Polioepidemien mit wenig Fällen von Pleurodynie (Coxsackie B) einhergingen und vice versa.

Von epidemischem Auftreten spricht HORSTMANN (USA), wenn 5 bis 10 Paralysisfälle auf 100000 Einwohner pro Jahr auftreten. In der Schweiz registrierten wir 35 Fälle pro 100000 im maximalen Epidemiejahr 1944. Den höchsten Jahresmorbiditätswert hat 1946 Island mit 436 auf 100000 aufgewiesen. Um über die *Morbiditätsverhältnisse* Klarheit zu bekommen, ist es jedoch besser nicht Großraum- sondern Klein- und Kleinstraumepidemien zu analysieren. ZELLWEGER* konnte 1941 zwei *Kleinraumepidemien* in der Nähe Zürichs studieren: in den zwei abseits großer Verkehrswege gelegenen Dörfern betrug die Morbiditätsziffer 2,3 % bzw. 20 %, wobei mehrheitlich inapparente Formen beobachtet wurden. Verglichen mit der höchsten Morbiditätsziffer von Großraumepidemien, etwa Island 1946, haben wir also in diesen Kleinraumepidemien Ziffern, die 40mal größer sind. Innerhalb der Kleinraumepidemien waren einzelne Häuser bzw. einzelne Familien (Kleinstraumepidemien) besonders stark betroffen, wobei die nächste Nachbarschaft verschont blieb.

Eigenartig ist auch die *Seltenheit von P.-Übertragungen in Spitälern*, so daß zu Beginn des Jahrhunderts ZAPPERT aus dieser Tatsache die Kontaktlehre WICKMANNS ablehnte. Um so aufschlußreicher sind die wenigen genau analysierten Spitalepidemien, wie etwa diejenigen von VISSER*: in einem Holländischen Kinderheim traten 2 Fälle von manifester P. auf, fast alle Kinder und ein Großteil des Pflegepersonals zeigten P.-typische Liquorveränderungen, obwohl nur ein Teil der Patienten Krankheitssymptome, und zwar meist nur ganz leichte, aufwies.

Im Kinderspital Zürich erlebten wir eine kleine Epidemie, die 19 Patienten im Alter von 2 Monaten bis $7^3/_4$ Jahren und 2 Pflegerinnen befiel. Ein Fall verlief encephalitisch, 3 Fälle mit schweren, 3 mit leichten passageren Lähmungen, 1 adynamisch und 13 Fälle rein meningitisch. Von diesen wiesen jedoch die meisten außer dem zweiphasischen Fieberverlauf und den Liquorveränderungen keine meningitischen Symptome auf. Es dürfte sich am ehesten um eine Übertragung durch erkranktes Pflegepersonal (mit Säuglingsstuhl beschmutzten Händen!) gehandelt haben.

Unsere epidemiologische Analyse erlaubt den Schluß, daß der *Familienraum*, besonders wenn Kinder unter zwei Jahren darin sind, eine viel *größere Bedeutung* für die Ausbreitung der P. hat *als* der Schulraum und daß große *Menschenansammlungen* (Turn-, Schießfeste usw.), auch wenn einzelne Teilnehmer bereits erkrankt sind, in der Regel nicht zur Ausbreitung der Seuche beitragen (ZELLWEGER*). Wenn ausnahmsweise nach einer großen Menschenansammlung Fälle gehäuft auftreten, so konnte meist gezeigt werden, daß die Infektion nicht durch direkten Kontakt von Mensch zu Mensch erfolgt war. So war in einer Marineoffizierschule in den USA die Infektion wahrscheinlich durch den Genuß von Rahm erfolgt, der nach der Pasteurisation mit Fliegen beschmutzt worden war.

WICKMANN (1905) und WERNSTEDT (1913) fanden, daß der Morbiditätsindex umgekehrt proportional der Größe der Städte ist und daß die Morbidität bei abnehmender *Bevölkerungsdichte* zunimmt. Dies trifft wohl nur zu, wenn man große Räume berücksichtigt. Die Analyse der verschiedenen Schweizer Epidemien zeigte uns jedoch, daß *keine Abhängigkeit* von der Siedlungsdichte besteht. Auch SABIN kommt zum Schluß, daß von der Bevölkerungsdichte unabhängige Faktoren für die gelegentlich hohen Morbiditätsziffern in dünn besiedelten Gegenden verantwortlich sind.

PAUL J.R. konnte bei der oralen Impfung mit atenuierten Viren zeigen, daß bereits 4 Tage nach der Impfung sowohl der Geimpfte als seine nächste Umgebung P.-Viren im Stuhle ausschieden. Man muß daraus schließen, daß bereits 24 bis 48 Stunden nach der Impfung die Virusvermehrung erfolgt. Der Virusnachweis in den Abwässern hat sich als der empfindlichere Indicator der Zirkulation von Enteroviren in einer Population als der Virusnachweis in den Stühlen (HORSTMANN).

Levaditi* (1931), Zonder* (1939) und andere behaupten, daß die P. am Fuße der Berge haltmache. Leider stimmt diese Behauptung nach unseren Erfahrungen in der Schweiz nicht. Wir erlebten Erkrankungen auch in der Höhe von 1800 m über dem Meer. Sabin lehnt auch eine Bevorzugung besonderer Rassen und Bevölkerungsschichten ab, so war der Morbiditätsindex in der Hawaii-Epidemie von 1940 in der kaukasischen Rasse 4,4, in der chinesischen 1,0 in der Epidemie von 1930 in San Francisco umgekehrt 3,5 bzw. 6,7.

Eine sichere Tatsache ist dagegen das *saisonbedingte Auftreten der P.*, wie es eindrucksvoll aus Abb. 4 hervorgeht. Die Häufung in den *Spätsommermonaten* ist besonders in den Epidemiejahren deutlich. In den Ländern der südlichen Hemisphäre tritt dementsprechend die Mehrzahl der Fälle in den warmen Monaten

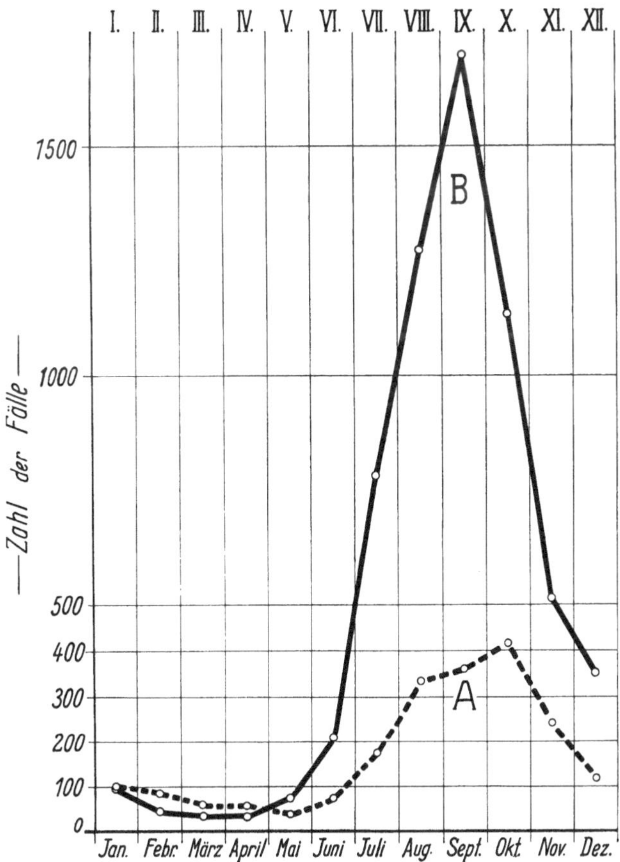

Abb. 4. Jahreszeitliche Verteilung der Poliomyelitis in Epidemiejahren (Kurve B) und in Nicht-Epidemiejahren (Kurve A) in der Schweiz (Fanconi)

Januar bis Juni auf, in äquatorialen Ländern sind die Fälle mehr oder weniger gleichmäßig über das ganze Jahr verteilt. In Gegenden, wo die P. sehr verbreitet und geradezu endemisch geworden ist, wie etwa in Kalifornien, wird die Bevorzugung bestimmter Jahreszeiten ähnlich wie in den Nichtepidemiejahren in der Schweiz immer undeutlicher. Warum die Polio-, sowie die übrigen Enterovirenepidemien die warme Jahreszeit bevorzugen, weiß man nicht.

Eingehende statistische Analysen, die wir gemeinsam mit dem Meteorologen Zingg* durchführten, ließen keinen sicheren Zusammenhang mit der Witterung nachweisen. Nach Lepine* soll die P. in trockenen Sommern, denen ein regenarmes Frühjahr vorausging, besonders häufig vorkommen.

Altersverteilung der Poliomyelitis. Wie schon der Name „Kinderlähmung“ sagt, befällt die P. vorwiegend das Kindesalter. Von großem Interesse ist die Alterspathomorphose der P. im Laufe des 20. Jahrhunders, d. h. die Verschiebung des Krankheitsalters nach den älteren Jahrgängen. Dieses Älterwerden der P.-Kranken ist besonders deutlich in Schweden, wo 1911 nur 12 %, 1953 dagegen 57 % Individuen älter als 20 Jahre betroffen wurden oder in Kopenhagen, wo 1934 nur 20 % der Erkrankten älter als 15 Jahre waren, 1937 27 %, 1942 44 % und 1944 53 %, oder in Berlin, wo 1920—1929 16 %, 1937—1943 21 % und 1946 39 % Erwachsene erkrankten (s. auch Abb. 5).

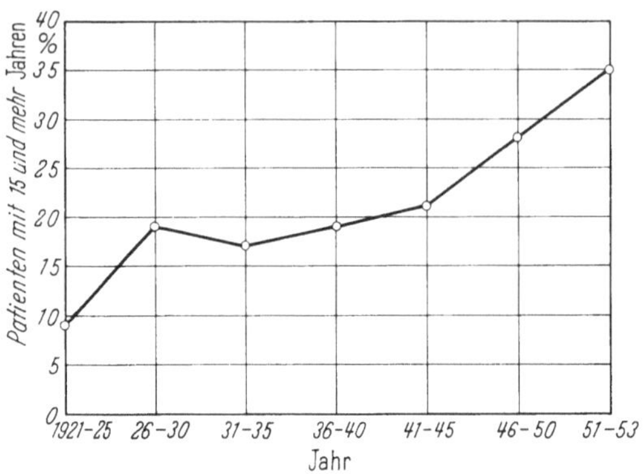

Abb. 5. Das zunehmende Alter der Poliomyelitis-Patienten in Connecticut, USA, 1921—1953 (J.R. PAUL, 1955)

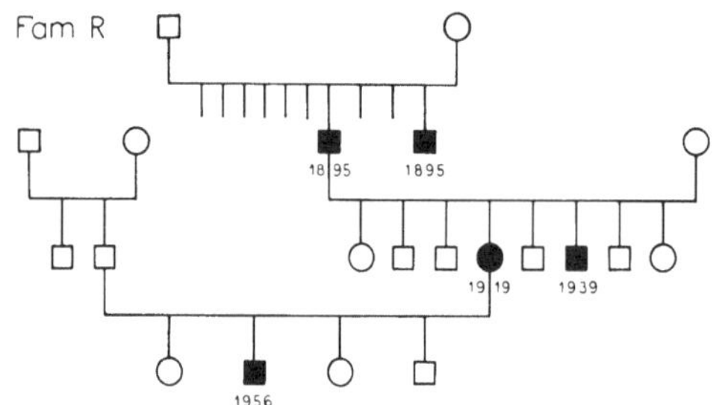

Abb. 6. Häufung von poliomyelitischen Lähmungen in verschiedenen Generationen einer Familie
Zeichenerklärung: ♂ = männlich, ♀ = weiblich

Was die *Geschlechtsverteilung* anbetrifft, sind sich alle Autoren darin einig, daß Männer etwas häufiger erkranken als Frauen. Für den Kanton Zürich fanden wir für die Jahre 1915—1941 unter 1411 Erkrankten das Verhältnis Männer zu Frauen wie 1,31 : 1. Diese Verhältniszahl stimmt schön überein mit derjenigen von WICKMANN (Schweden 1905) von 1,38 : 1, von ZAPPERT (Österreich 1908) 1,34 : 1, von WELLS (USA für 30000 Fälle) 1,3 : 1.

Aus der Abb. 9 geht hervor, daß von 100 infizierten Individuen nur 0,5 % Paralysen bekommen. Gewiß spielt die Virulenz des Poliovirus eine Rolle. Aus Tab. 6 geht klar hervor, daß der Typ I unvergleich virulenter als etwa Typ II ist. Man kommt also ohne die Annahme dispositioneller Faktoren nicht aus:

Endogene konstitutionelle Faktoren treten allerdings ganz in den Hintergrund. *Familiäres Auftreten* von P. in verschiedenen Epochen, so daß eine gemeinsame familiäre Infektionsquelle ausgeschlossen werden kann, ist zwar mehrfach beschrieben worden. In einem unserer Stammbäume (Abb. 6) traten 5 Lähmungsfälle in 3 Generationen auf. (5 unter 22 Geschwister). Ferner fand DUBOIS (1923) unter 310 paralytischen P.-Fällen 14mal die anamnetische Angabe früherer P.-Erkrankungen in der Familie; in unserem Krankengut von 1936—1941 war dies jedoch unter 716 Fällen nur 6mal der Fall. Man kann mit diesen kleinen Zahlen eine familiäre Disposition kaum beweisen. Auch die übrigen Untersuchungen im Zürcher Kinderspital (Blutgruppen, allergische und neuroallergische Diathese usw.) ergaben keine sicheren Anhaltspunkte dafür, daß endogene Faktoren zur P. disponieren. Dieser Meinung ist auch SPENCE* (1951).

Altersdisposition. Paralytische Fälle treten bei älteren Individuen häufiger auf. Nach HORSTMANN entfallen bei jungen Kindern 100 Ansteckungen auf einen paralytischen Fall, bei Erwachsenen nur 75. Die Untersuchungen anläßlich der oralen Polioimpfung haben gezeigt, daß die Kleinkinder unter 2 Jahren, obwohl sie bei Wildtypinfektionen prozentual weniger Lähmungen aufwiesen, die empfänglichsten für die Infektion und die erfolgreichsten Streuer der Polioviren sind. JARD konnte zeigen, daß nur 4 % der Individuen, die älter sind als 2 Jahre und die mit dem „chat-Strain Typ I" oral geimpft worden sind, die Umgebung ansteckten, während 40 % der Kinder zwischen 6 Monaten und 2 Jahren dies taten.

Die Salkimpfung, die in den USA in der Mitte der *50er* Jahre hauptsächlich Schulkinder betraf, hat zur Folge gehabt, daß von 1956—1961 wiederum die Altersgruppe zwischen 0 und 4 Jahren, wie in den unterentwickelten Ländern, am meisten Polioerkrankungen aufwies.

Die *Bedeutung exogener Faktoren für den Verlauf der P.* ist über alle Zweifel erhaben. Emett HOLD jun. konnte im Rattenversuch zeigen, daß eine proteinreiche Nahrung die Resistenz gegen bakterielle Infektionen steigert, dagegen diejenige gegen Virusinfektionen herabsetzt. Ähnlich sind die Versuche STOCKES* (s. auch S. 51) zu deuten, daß mit Vitamin B_1 ernährte Mäuse eine schwerere Poliomyelitis durchmachten als B_1-hypovitaminisierte Tiere. Dies gibt wohl mit eine Erklärung (neben der geringeren Spontanimmunisierung), warum die Poliomyelitis die besternährten und stärksten Individuen bevorzugt.

Schwangere Frauen sind besonders disponiert mit Lähmungen zu erkranken, wobei das unmittelbar nach Ausbruch der Krankheit geborene Kind gesund bleibt (eigene Beobachtung).

Traumata, Überanstrengung, Durchnässung, starke Besonnung, Reisen, vorangegangene *Operationen,* ja sogar an sich harmlose *Impfungen, Infektionskrankheiten* usw. schaffen eine Disposition für das Angehen der P. und vielfach auch für die Lokalisation der Lähmungen. Gefürchtet sind die Bulbärparalysen einige Tage bis Wochen nach einer Tonsillotomie. Nach verschiedenen amerikanischen Statistiken verliefen von 840 nicht tonsillotomierten Patienten nur 13,5 % bulbär, von 533 früher einmal tonsillotomierten 30,6 %. Von 128 innert eines Monats nach der Tonsillenoperation aufgetretenen Fällen verliefen sogar 84 = 69 % bulbär. Die enorme Zunahme der Tonsillotomien in den letzten Dezennien könnte daher der Grund der „Kopfwanderung" der P. (BAMATTER*) sein. Dagegen ließ sich kein Einfluß der Tonsillotomie auf die Häufigkeit der P. überhaupt nachweisen.

Großes Aufsehen haben die Mitteilungen von MCCLOSKEY* in Australien und von MARTIN*, London, hervorgerufen, daß *Schutzimpfungen,* ganz besonders gegen Keuchhusten, das Angehen der P. sehr fördert. Analysiert man die Zahlen genauer, so ist kein Grund, gegen diese Schutzimpfungen Sturm zu laufen, höchstens wird man in P.-Epidemiezeiten auf sie verzichten, genau wie man dann eine Tonsillotomie usw. unterlassen wird.

Auf Grund der vorliegenden Tatsachen lassen sich folgende *Hypothesen zur Erklärung der Epidemiologie und der Pathomorphose der P. im vergangenen Jahrhundert* aufstellen.

1. Bei schlechten Trink- und Abwasserverhältnissen, besonders bei hoher Bevölkerungsdichte, sind fäkal-orale Infektionen mit Enteroviren und speziell mit Polioviren in so frühem Alter möglich, daß dank der von der Mutter auf transplazentarem Wege stammende Schutzstoffe nur eine inapparente Infektion möglich ist. Ist einmal eine Durchimmunisierung erfolgt, so wird der betreffende Virusstamm und auch die atenuierten Viren, in den total durchimmunisierten Ländern wie in der Tschechoslowakei (s. S. 59), verschwinden. Jedoch werden nach einer gewissen Zeit, wenn wieder einige nicht immunisierte Individuen vorhanden sind, diese z. B. durch einen von auswärts zugereisten Virusträger angesteckt. Es werden dann besonders noch nicht geschützte Kleinkinder erkranken und infolge dieser „hyperendemischen" Verhältnisse (GEAR*) werden, wenn überhaupt, nur vereinzelte Kleinkinder mit Paralyse erkranken und vielfach wegen der hohen Sterblichkeit in diesem Alter ohne Diagnose dahingerafft werden. So

erklären sich am besten die Polioepidemien in den subtropischen und tropischen Ländern, besonders seit 1950.

2. Umgekehrt wird bei hochzivilisierten Populationen besonders in dünn besiedelten Gebieten, die fäkal-orale Infektion sehr erschwert. Die Bildung von Schutzstoffen erfolgt später, meist jenseits des Kleinkindalters. Die große Zahl nicht geschützter Individuen ermöglicht Epidemien und es werden in steigendem Maße ältere Individuen erstmals infiziert; sie erkranken in größerer Zahl und schwerer.

3. Die Zunahme des Reiseverkehrs fördert eine starke Durchmischung der Bevölkerung. Einerseits werden bei hyperendemischen Verhältnissen (s. oben unter 1) vor allem Kleinkinder erkranken, anderseits werden nicht immunisierte Erwachsene aus hochzivilisierten Ländern, die zum ersten Male in Kontakt mit P.-Virusträger kommen, schwer erkranken. Man denke etwa an die amerikanischen Soldaten, die während des zweiten Weltkrieges in Ägypten und anderswo schwer erkrankten.

4. Wie die Übertragung des Erregers auf den Menschen erfolgt, ist noch nicht ganz geklärt. Es ist unwahrscheinlich, schreibt LENNARTZ, daß irgend ein Tier als Reservoir für die Polioviren von Bedeutung ist. Die Tröpfcheninfektion spielt wohl eine untergeordnete Rolle und kommt wahrscheinlich nur bei hoch virulenten Poliostämmen vor. Viel häufiger ist die fäkale Infektion. Deswegen die Seltenheit der Infektion durch ältere Individuen, z. B. beim Knabenschießen in Zürich 1941 (ZELLWEGER*), oder auf dem Parteitag in Nürnberg 1938 (WINDORFER*), als durch Kleinkinder, die noch nicht sauber sind mit ihren Stuhlentleerungen und deswegen im Familienraum leicht ihre Umgebung infizieren (s. auch S. 20).

Außer beim Menschen hat man Polioviren in *Fliegen*, besonders in solchen, die Fakalien fressen, gefunden (s. S. 16). GUDNADOTTER glaubt sogar, daß die Polioviren im Insektenleibe sich vermehren können. Jedoch dürften die Fliegen nur eine untergeordnete Rolle beider Übertragungen der Polioviren spielen. (Über Polioübertragung durch Sittich s. S. 15).

IV. Die pathologische Anatomie der Poliomyelitis

Die wichtigsten pathologisch-anatomischen Veränderungen finden sich in den *motorischen Ganglienzellen der Vorderhörner*, in deren nächster Umgebung bald eine Infiltration mit polynucleären und mononucleären Zellen erfolgt. Dafür, daß die Ganglienzellveränderung das Primäre ist, spricht die Tatsache, daß diese vielfach ohne zellige Infiltration der Umgebung gefunden werden und daß in Gegenden ohne Ganglienzell-Läsionen wie etwa im Thalamus, infiltrative Vorgänge fehlen.

In den Ganglienzellen (Abb. 7) sieht man zuerst, wie in den mittleren perinucleären Partien die Tigroidschollen verschwinden (*Chromatolyse*); in einem späteren Stadium verklumpt das Kernchromatin. Schließlich verschwindet die Tigroissubstanz vollständig, der ganze Kern schrumpft zusammen, eosinophile Körperchen treten in ihm auf. Nun stellen sich in nächster Umgebung der geschädigten Ganglienzellen polymorphkernige Leukocyten und Makrophagen ein, die allmählich die Zelle „auffressen" (*Neuronophagie*). BODIAN* nimmt an, daß die Ganglienzellschädigung erst jetzt, wenn die Neuronophagie eingesetzt hat, irreversibel wird.

Die *zellige Infiltration*, die zuerst perivasculär, dann auch sonst in der grauen Substanz sich einstellt, ist in den ersten Tagen vorwiegend polynucleär, geht aber rasch in eine mononucleäre über, wobei die Lymphocyten vorherrschen. Die Infiltration kann mehrere Wochen anhalten, die perivasculäre sogar mehrere Monate.

Wenn die Zerstörung von Vorderhornganglienzellen großes Ausmaß angenommen hat, so kann es zu einem mäßigen, z. T. ödematösen Exsudat im Bereich der Vorderhörner kommen. Jedoch ist weder die zellige Infiltration noch das *Ödem* proportional der Schwere des bleibenden Schadens, denn die mesenchymale

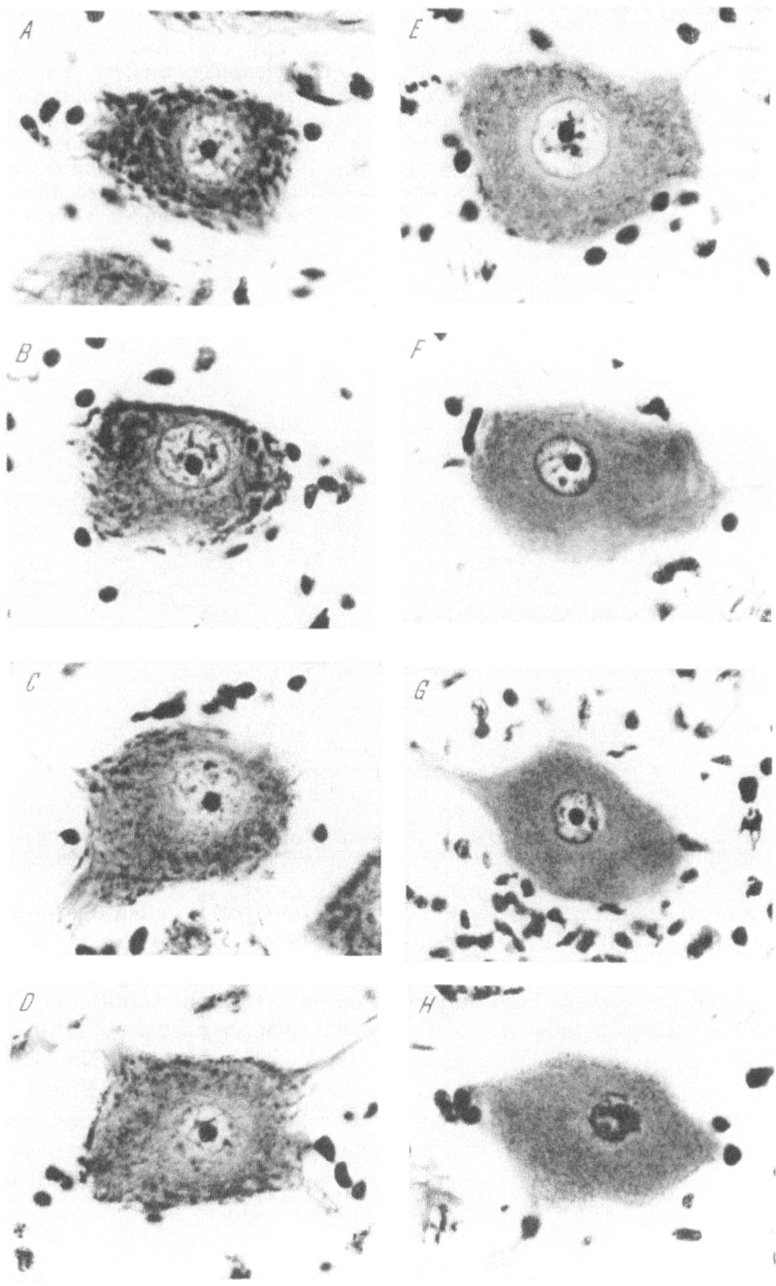

Abb. 7. Die verschiedenen regressiven Stadien in den motorischen Vorderhornganglienzellen beim Rhesusaffen (Nach BODIAN). *A* normale Ganglienzelle. *B—D* Erste Stadien der Regression. Die Nisslschen Tigroidschollen werden kleiner (Chromatolyse). *E* Fortgeschrittene Chromatolyse; nur noch in der Zellperipherie einige Reste von Tigroidschollen. Verklumpung des Kernchromatins. *F—H* Chromatolyse vollständig. Schrumpfung des Kernes, in welchem eosinophile Einschlüsse erscheinen. Im Bild *G* Anhäufung von Polyblasten um die Zelle

Reaktion hängt nicht nur vom Ausmaß der parenchymalen Schädigung der Ganglienzellen, sondern auch von der Reaktionsfähigkeit (Hyperergie) des Makroorganismus ab.

Bei der experimentellen P., sowie bei Menschen, die nicht an den Folgen einer P. ad exitum kamen, fand man ausgedehnte pathologische Veränderungen im ganzen Bereich der motorischen Bahnen bis hinauf zum Cortex und an vielen anderen Stellen des Zentralnervensystems, auch wenn keine klinischen Symptome bestanden. Dies rührt davon her, daß sehr viele Ganglienzellen zerstört sein müssen, bis eine Lähmung manifest wird, nach SHARRARD mindestens 20%; Beim Affen können sogar 50% der Ganglienzellen zerstört sein, ohne daß Lähmungen auftreten. PETTE* zieht daraus den Schluß, daß das P.-Virus sich auf dem Blutwege ausgebreitet haben müsse, denn nur so könne man sich erklären, daß die pathologisch-anatomischen Veränderungen ungefähr gleichzeitig in allen Teilen des Zentralnervensystems entstehen können. Dementsprechend führt PETTE die im Vorstadium auftretenden vegetativen Symptome (s. S. 36) auf eine frühzeitige Auswirkung des P.-Virus im Zwischenhirn zurück, denn hier fänden sich (KALM*) die ältesten histologischen Veränderungen (s. auch S. 17).

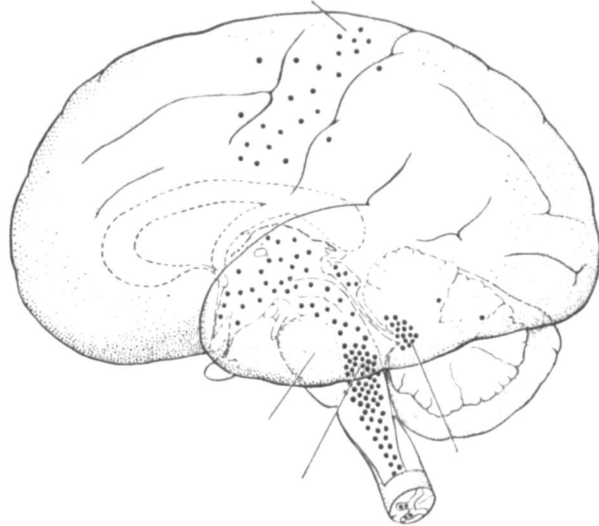

Abb. 8. Seitliche Ansicht des Gehirns mit Projektion des sagittalen Längsschnittes durch die Mitte des Hirnstammes. Die Dichte der schwarzen Punkte entspricht der Intensität der poliomyelitischen Läsion (Nach BODIAN)

Für den Anatomen ist also jeder Fall von abortiver P., auch die inapparente Form, wirklich „poliomyelitisch" in der eigentlichen Bedeutung des Wortes, ja sogar encephalitisch. Immerhin werden nur *bestimmte Teile des Zentralnervensystems* so *intensiv betroffen*, daß daraus klinische Symptome resultieren. BODIAN* hat diese besonders befallenen Regionen schematisch dargestellt (Abb. 8). Es handelt sich um den Gyrus praecentralis, das Zwischenhirn, die Nuclei vestibulares, die Formatio reticularis und die Dachkerne des Kleinhirns (Nuclei fastigii), welche eng mit den Vestibulariskernen verbunden sind. *Am intensivsten* sind die *bulbären motorischen Kerne* und die *Vorderhornganglienzellen* befallen. Die Veränderungen in der motorischen Region des Cortex sind so wenig ausgedehnt, daß höchstens flüchtige Symptome die Folge sind (s. S. 36).

V. Symptomatologie

Das Hauptsymptom der P. ist die *Muskellähmung*, aber nur ausnahmsweise stellt sie sich ohne Vorboten als „paralysis in the morning" ein. Die Analyse dieser *Vorsymptome* hat zur *Stadieneinteilung der Krankheit* geführt, die zwar allgemein anerkannt wird, ohne daß sich aber alle Autoren über die Deutung der einzelnen Stadien geeinigt hätten. Am klarsten gibt Abb. 9 diese Stadieneinteilung wieder, auf welcher wir eine plausible Deutung des in der Literatur überall gebrauchten Ausdruckes „Dromedartypus“ für den zweiphasigen Verlauf der Fieberkurve gegeben haben. Die Bezeichnung Dromedartypus soll amerikanischen Ursprungs sein (DRAPER ?).

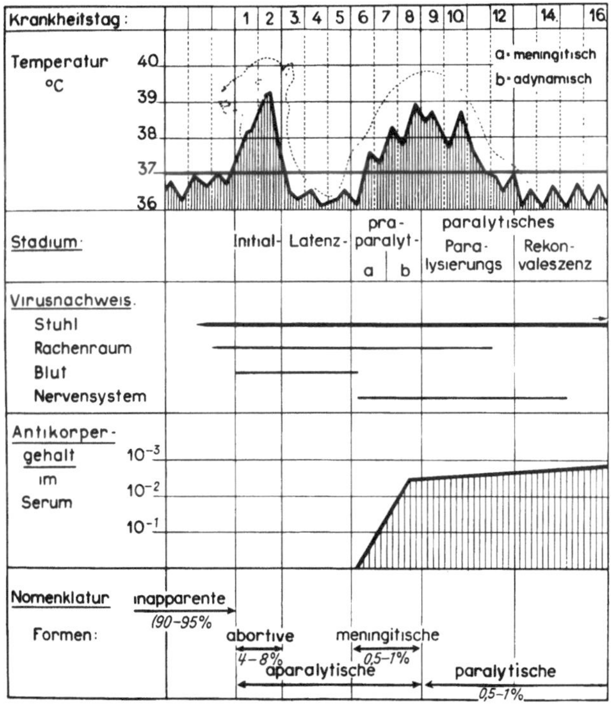

Abb. 9. Dromedartypus der Fieberkurve der Poliomyelitis nach FANCONI

Das *präparalytische Stadium* kann man in eine *meningitische* (a) und eine *adynamische* Phase (b) einteilen. Den ersten Teil des paralytischen Stadiums, solange die Lähmungen noch zunehmen, bezeichnet man als *Paralysierungsstadium*. Man darf die Stadien des zweiten Fieberschubes nicht als obligat aufeinanderfolgend betrachten; sie sind vielmehr Ausdruck der Intensität des Krankheitsprozesses. Die Meningitis ist nur ein Begleitsymptom der mesenchymalen Entzündung des Gehirns und des Rückenmarks. Bei leichteren Formen wird man klinisch nur die Meningitis wahrnehmen, bei schwereren auch die Lähmungen. Angaben über Virusnachweis und Antikörpergehalt im Serum nach BODIAN. In Klammern bei der Nomenklatur ist die ungefähre prozentuale Häufigkeit der verschiedenen Verlaufsformen angegeben.

1. Die Inkubationszeit

Man muß zwei Inkubationszeiten auseinander halten: erstens die Zeit vom Moment des Eindringens des Virus in den Körper bis zum Initialstadium (minor illness) und zweitens die Zeit bis zur Invasion des Nervensystems (mayor illness). Die künstliche Infektion mit der oralen Vaccine hat gezeigt, daß die Vermehrung des Virus nach 24—48 Std einsetzt und Virus im Rachen und in den Stühlen ausgeschieden wird. Also wird man die *erste Inkubationszeit* auf 2—4 Tage festsetzen, mit der oberen Grenze von 8—10 Tage und mehr (HORSTMANN). Auf Grund der Erfahrung am kranken Menschen nimmt man für die *zweite Inkubationszeit* 7—14, mit den Extremen 5—35 Tage an.

2. Initialstadium

Ein durch eine Latenzperiode deutlich abgesetztes Initialstadium ist keineswegs konstant; die Literaturangaben über seine Häufigkeit weichen stark voneinander ab. Je sorgfältiger die Anamnese aufgenommen wird, desto häufiger ist es in den Krankengeschichten vermerkt; wir konnten es in 271 (44,3 %) von 613 Fällen der Jahre 1937—1941 feststellen. In früheren Arbeiten sprachen wir von Vorkrankheit. Da aber die Akten über die Natur der Vorkrankheit noch nicht abgeschlossen sind, schließe ich mich der Nomenklatur von KELLER* an, der von *Initialstadium* spricht. Die *Symptome* dieses Initialstadiums, welches zur P. gehört, wären Fieber, Kopfweh, Müdigkeit, Schwächegefühl, Schweiß, Appetitlosigkeit, katarrhalische und intestinale Erscheinungen. Wir fanden in Zürich unter 271 genau analysierten Fällen nicht weniger als 40,9 % katarrhalische Erscheinungen und in 24,4 % Symptome von seiten des Darmkanals (Erbrechen [12,9 %], Bauchweh, Durchfall, Verstopfung).

DRAPER nahm an, daß es sich beim Initialstadium (*minor illness*) um das Stadium der Allgemeininfektion (General systemic infection period) handle und stellte sie der Invasion des Zentralnervensystems (central nervous system period oder mayor illness) gegenüber. Diese Gegenüberstellung würde dahinfallen, wenn es sich bestätigen sollte, daß bereits im Initialstadium pathologisch-anatomische Veränderungen im Zentralnervensystem speziell im Bereich des Zwischenhirnes sich finden (s. S. 17 und 26).

Vom poliomyelitisch-spezifischen Initialstadium muß man die *unspezifische Vorkrankheit* scharf *unterscheiden*, die als Wegbereiter für das Poliovirus wirkt. Spezifische Infektionskrankheiten wie Masern, Scharlach, Pertussis sowie Traumata, Anstrengungen, Abkühlungen, operative Eingriffe usw. können die Rolle der Vorkrankheit spielen (s. auch S. 23 über exogene Faktoren). Es ist denkbar, daß der Temperaturanstieg während der Vorkrankheit zu einer Selektion virulenter Poliostämme führt (LENNARTZ).

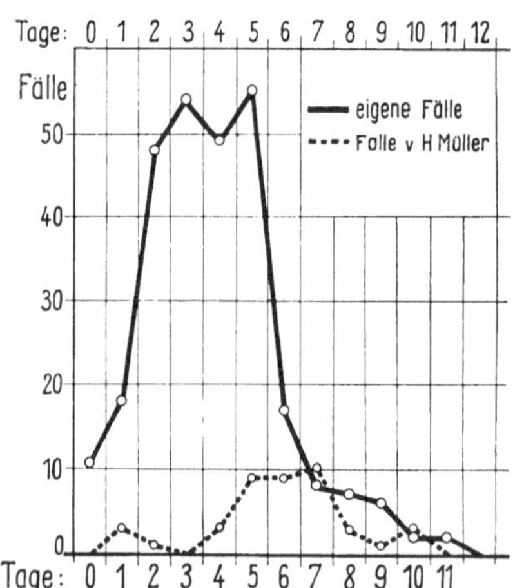

Abb. 10. Dauer der Latenzperiode (Aus FANCONI, ZELLWEGER und BOTSZSTEIN: Die Poliomyelitis und ihre Grenzgebiete)

3. Die Latenzperiode

Die Latenzperiode ist das fieber- und symptomfreie Intervall zwischen dem Initialstadium und dem meningitischen Stadium. Ihre Dauer schwankt in der Regel zwischen 1—9 Tagen (s. Abb. 10). In den bulboencephalitischen und letal verlaufenden Fällen ist sie durchschnittlich am kürzesten, sie kann sogar verschwinden, indem das Vorstadium unmittelbar in das präparalytische übergeht. Bei den spinalen Formen ist sie etwas länger, am längsten ist sie bei den nicht paralytischen Formen. Beträgt die Latenzperiode mehr als eine Woche, so dürfte es sich nicht um das spezifische Initialstadium, sondern um eine unspezifische Vorkrankheit als „Pfortenöffnen" handeln.

4. Das präparalytische Stadium

Das präparalytische Stadium läßt sich in eine rein meningitische und eine adynamische Phase (FANCONI) einteilen, allerdings sind viele Symptome, wie die Muskelschmerzen, der Tremor usw. beiden Phasen gemeinsam.

a) Meningitische Phase. Sie geht in der Regel mit einem erneuten Fieberanstieg einher. Es handelt sich um eine abakterielle Meningitis (s. S. 40), die zwar akut einsetzt, aber nur ganz ausnahmsweise das schwere dramatische Krankheitsbild der bakteriellen eitrigen Meningitis erreicht.

Die *subjektiven Symptome* sind Kopf-, Glieder-, Nacken- und Rückenschmerzen. Die Kopfschmerzen werden oft in die Stirne lokalisiert. Sehr häufig stellen sich Schmerzen in den Extremitäten und anderen Körperpartien ein. Diese sog. *prämonitorischen Schmerzen* werden aber keineswegs nur in den später von Lähmungen befallenen Körperteilen angetroffen, wie mancherseits behauptet wird. Kein Wunder, daß besonders in Epidemiezeiten Kinder mit einem Rheumatismus verus incipiens unter der Diagnose P. eingewiesen werden. Wegen der Schmerzen liegen die Patienten möglichst bewegungslos auf dem Rücken, schreien auf bei jeder passiven oder aktiven Bewegung.

Verschiedene Autoren, wie SPENCE*, trennen ein besonderes, dem meningitischen vorausgehendes Stadium als "*stage of muscular discomforts*" ab; es sei durch Muskelschmerzen und Muskelsteifigkeit charakterisiert. Für die Frühdiagnose einer P. ist es sehr wichtig, nach Muskelsteifigkeiten zu fahnden, die eventuell nur an einzelnen Muskeln wie Waden- oder Armmuskeln (Biceps) zu finden sind. Der betroffene Muskel fühlt sich steif an und man spürt einen deutlichen Widerstand, wenn man ihn streckt. Ein eigentlicher Spasmus besteht jedoch nicht. Da aber bereits entzündliche Liquorveränderungen vorhanden sind, ist es wohl überflüssig, den muscular discomfort als ein besonderes Stadium vom meningitischen abzutrennen. Nach CAUGHEY und MALCOLM* (1950) fanden sich Tonusänderungen einzelner Muskeln, die sich oft wie Spasmen anfühlen, in allen Fällen einer P.-Epidemie in New Zealand. Wenn die Muskelschmerzen am Thorax lokalisiert sind, können sie das Bild einer Bornholmschen Krankheit vortäuschen.

In 70% unserer Fälle bestanden im meningitischen Stadium katarrhalische Symptome, wie Pharyngitis, Tonsillitis usw.

Bei anderen Kindern geht das meningitische Stadium mit *abdominalen Symptomen* einher, die das klinische Bild manchmal so beherrschen, daß eine Appendicitis vorgetäuscht wird. Wir haben selber erlebt, daß in diesem Stadium eine Appendektomie vorgenommen wurde. Vereinzelt wurden Durchfälle beobachtet (GSELL*, SCHAEFER*). Das umgekehrte, daß eine Dysenterie die Poliomyelitismaske anzieht, kommt wohl häufiger vor, allerdings findet man bei der Dysenterie nur ausnahmsweise Liquorveränderungen, am ehesten noch eine Eiweißvermehrung und eine pathologische Goldsolreaktion (s. auch S. 43). *Erbrechen* dagegen kommt seltener vor als bei der tuberkulösen Meningitis und bei den eitrigen Meningitiden, wohl infolge der geringen Erhöhung des Liquordruckes.

Nicht selten ist eine *Pollakisurie*, besonders in den ersten 3 Tagen des meningitischen Stadiums; wahrscheinlich handelt es sich um meningitische Reizsymptome. Besteht, wie wir es einige Male beobachtet haben, außerdem noch eine Pyurie, so ist es naheliegend, daß die Diagnose „akute Pyelitis" statt „Poliomyelitis" gestellt wird.

Verschiedenartige *Exantheme* wurden mehrfach im Beginn und Verlauf einer P. beobachtet. Unter 613 Fällen der Jahre 1937—1941 fanden wir nur 7mal solche Exantheme, und zwar sowohl im meningitischen als auch im paralytischen Stadium sowie in der Rekonvaleszenz. Wir glauben, daß es sich nicht um P.-spezifische Exantheme, sondern um Zufallsbefunde gehandelt hat. In einzelnen meningitischen Fällen lag vielleicht eine Echo 9-, 16- oder 18-Infektion vor, die sehr häufig mit rubeoliferen Exanthemen einhergeht.

Der bei der Meningitis epidemica und der Pneumonie so häufige *Herpes febrilis* ist bei der P. so *selten*, daß sein Auftreten differentialdiagnostisch gegen P. spricht. Wir erlebten ihn unter 651 Fällen nur 9mal. Zweimal trat die Bläscheneruption im Vorstadium, 4mal im Verlauf der 2. Fieberphase und 3mal nach der Abfieberung auf. Drei unserer 9 Fälle blieben meningitisch, einer präparalytisch, einer bekam schwere Lähmungen, 3 verliefen encephalitisch und einer kam unter dem Bilde der bulbären Paralyse ad exitum. Ohne Virusnachweis ist es in allen diesen Fällen, besonders wenn Lähmungen fehlen, nicht mit absoluter Sicherheit möglich, eine selbständige Herpeserkrankung des Zentralnervensystems auszuschließen (s. auch S. 44).

Fieber fehlt sozusagen nie. Es erreicht innerhalb 1—2 Tagen die maximale Höhe, der Verlauf der Fieberkurve entspricht dem Buckel eines Dromedars; intermittierende oder gar septische Fieberverläufe gehören zu den Seltenheiten. Die Abfieberung geschieht lytisch. Weder die Fieberhöhe noch die Dauer des Fiebers lassen sichere prognostische Schlüsse zu. Immerhin wiesen alle über das präparalytische Stadium hinausgehenden Formen im Durchschnitt höheres Fieber auf, am höchsten war es bei den encephalitischen Formen. Während eine starke Fieberreaktion im Initialstadium eher ein günstiges Zeichen ist, ist sie während des zweiten Fieberschubes eher ungünstig. Ich habe ein einziges Mal einen völlig fieberfreien Verlauf einer paralytischen P. erlebt mit initialer Tachykardie, prämonitorischen Krämpfen am Bein und geringem Liquorbefund.

Der *Puls* ist in der Regel adäquat dem Fieber. In 14 % unserer Fälle fanden wir eine ausgesprochene Bradykardie, so daß mehrmals die Fehldiagnose Meningitis tuberculosa gestellt wurde. Auch kommt es häufig zu einer Erhöhung des Blutdruckes schon im meningitischen Stadium. Beides, Bradykardie und Erhöhung des Blutdruckes müssen wir als Zeichen einer Beteiligung der vegetativen Zentren oder des Myokards (s. auch S. 36) deuten.

Die *klassischen Meningitissymptome* gehören zu den Kardinalsymptomen des meningitischen Stadiums. Allerdings erreichen sie nie solche Grade wie bei der eitrigen oder der fortgeschrittenen tuberkulösen Meningitis. Bei der P. wie bei den Virusmeningitiden überhaupt muß man die meningitischen Zeichen suchen, bei den eiterigen Meningitiden drängen sie sich auf. Die schon lange bekannten Zeichen wie Nackenstarre, Opisthotonus, Kernig- und Lasseguesches Zeichen können fehlen oder nur angedeutet sein, deshalb ist das Suchen nach feineren meningitischen Zeichen, die erst beim Studium der P. entdeckt wurden, sehr wichtig. Es bleibe allerdings dahingestellt, ob diese Zeichen nur durch die Meningitis oder durch die Muskelschmerzen bedingt sind. Dazu gehört:

1. Das *Amoss-sign* oder *Dreifußphänomen*: es besteht in der Unmöglichkeit, im Bett zu sitzen ohne Zuhilfenehmen der Arme, die in charakteristischer Weise hinter dem Gesäß auf das Bett abgestützt werden.

2. Das *Spine-sign* oder *Kniekü߀phänomen:* es ist positiv, wenn der Patient mit dem besten Willen nicht imstande ist, bei leicht gebeugten Beinen die Knie mit dem Munde zu berühren.

3. Man kann dieses Zeichen auch so modifizieren, daß man die gestreckten Knie fixiert und schaut, ob und wie weit der Patient *aufsitzen* kann.

Der *Dermographismus ruber* ist häufig etwas verstärkt, aber nicht so wie bei der Meningitis purulenta und tuberculosa. Charakteristisch ist für das meningitische Stadium eine gewisse *Hyperreflexie*, die vielleicht auf einer Verminderung der pyramidalen und extrapyramidalen Hemmungen beruht. Die von vielen Autoren als sehr charakteristisch bezeichnete *Hauthyperästhesie* (E. MUELLER*, SCHÄFER* usw.) war in unserem Krankengute nicht so auffällig, nur in 5,7 % unserer 630 Fälle war sie stark ausgesprochen. Neben der Hauthyperästhesie ist der *Druck- und Dehnungsschmerz* der Muskeln und der großen Nervenstämme häufig. Das gleiche wie für die Hauthyperästhesie gilt für die *Schweiße*, wir haben sie bei weitem nicht so häufig gesehen, wie sie in der Literatur beschrieben werden. Nur selten, etwa bei einer encephalitischen Form oder bei hohem Fieber bei einem dysencephalen Kind, stellen sich *Krämpfe* ein.

Das rein meningitische Stadium dauert bei den fortschreitenden Fällen im allgemeinen nur sehr kurze Zeit; schon nach wenigen Stunden bis höchstens 2—3 Tage treten die ersten präparalytischen und paralytischen Zeichen auf, und zwar in der Regel noch auf der Höhe des Fiebers.

b) Das adynamische oder präparalytische Stadium im engeren Sinne des Wortes. Die von FANCONI vorgeschlagene Abgrenzung der adynamischen oder präparalytischen Phase im engeren Sinne von der meningitischen hat sich als diagnostisch sehr wertvoll erwiesen, denn der Nachweis adynamischer Symptome beim Vorliegen einer abakteriellen Meningitis spricht sehr für P. Das adynamische Stadium ist durch folgende Symptome charakterisiert:

α) Die *allgemeine Muskelschwäche*, die Herabsetzung der Kraft der aktiven und des Muskelwiderstandes bei passiven Bewegungen. Der Händedruck wird kraftlos. Läßt man das Kind sich aufsetzen, so klettert es mit Hilfe seiner Arme an den Stäben des Bettgeländers oder an der Bettdecke hoch. Ein eindrucksvolles Symptom der Adynamie ist die Nackenschlaffheit. Hebt man, ohne daß der Kranke die Absicht merkt, ihn an den Schultern hoch, so fällt der für die hypotonische Nackenmuskeln zu schwere Kopf vorübergehend schlaff zurück, wobei oft durch die Innervation des Platysmas die untere Gesichtshälfte angstvoll verzerrt wird.

β) *Geringfügige Innervationsstörungen.* Am augenfälligsten sind die klinisch noch nicht als Paresen imponierenden Störungen im Innervationsgebiet des Nervus facialis, weil die geringsten Störungen die Mimik auffallend verändern. Dazu gehört auch eine vorübergehende *Urinverhaltung* (nach THIEFFERY* in 40 %

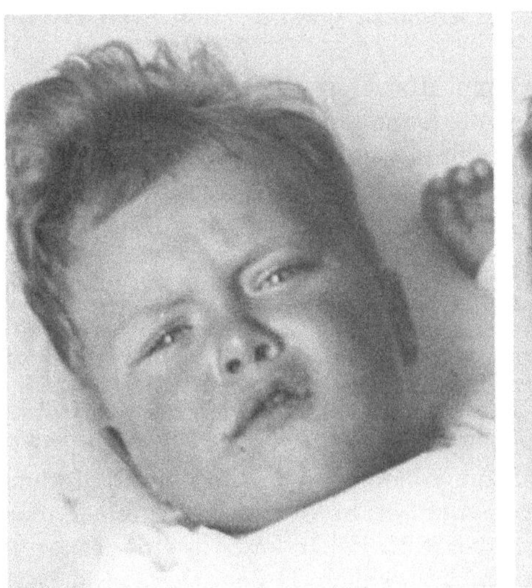

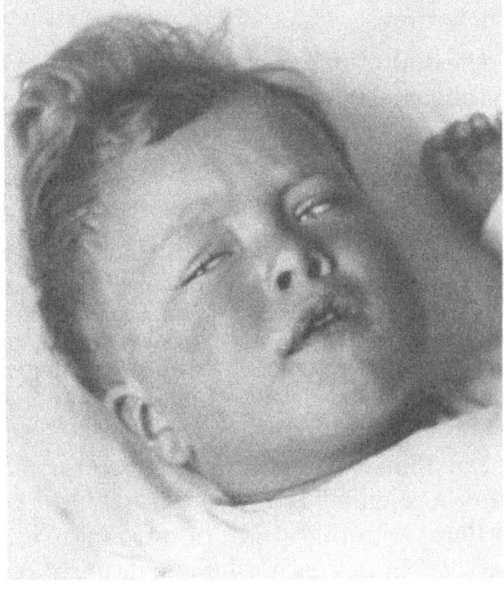

Abb. 11. Facies poliomyelitica. 2jähriger Knabe mit ausgedehnten spinalen Lähmungen am 6. Tag des Paralysierungsstadiums, 2 Tage vor der Abfieberung. Im Liquor sind die Zellen bereits auf 31/mm zurückgegangen, die Pandyreaktion ist positiv

der Fälle), ferner das *Nabelwandern* (FANCONI): bei Aufforderung, den Kopf in Rückenlage zu heben, wird der Nabel nicht wie normalerweise fixiert, sondern er weicht nach oben oder unten oder nach der Seite ab, als Zeichen einer muskulären Korrelationsstörung beim Anspannen der Bauchdecken.

γ) *Reflexdifferenzen und Areflexie* bei erhaltener Motilität. Schon die älteren P.-Forscher (WICKMANN, E. MUELLER) machten die Beobachtung, daß die Abschwächung und das Schwinden der zuerst gesteigerten (s. S. 30) Reflexe dem Auftreten der Lähmungen vorausgeht. Gelegentlich macht die Krankheit bei diesen Reflexstörungen halt. Ausnahmsweise können die Eigenreflexe der Beine auch während des paralytischen Stadiums gesteigert werden, wahrscheinlich weil die Pyramidenbahnen im Rückenmark oder weiter oben durch die gliös-mesenchymalen Reaktionen vorübergehend geschädigt werden.

δ) *Der Tremor* ist ein häufiges präparalytisches Zeichen. Nach DRAPER ist ein ataktischer Tremor das erste klinische Zeichen des Befallenseins der Vorderhornganglienzellen, das vor der Muskelschlaffheit auftritt. Besonders der feinschlägige Tremor kann aber bloß ein meningitisches Zeichen sein, dementsprechend kam es in 48 von unseren 87 Fällen, bei denen der Tremor auffällig war, nicht zu Lähmungen.

ε) Wichtig ist die *Facies poliomyelitica* (kongestioniertes Aussehen mit leichter Cyanose der Wangen und Lippen mit blaßem Munddreieck, die Augen glasig, leblos, die Gesichtszüge schlaff). Die Facies poliomyelitica (Abb. 11) ist die Resultante aus der vegetativen Störung (s. S. 36) und der Adynamie.

ζ) In schweren Fällen besteht eine merkwürdige *verdrießliche Stimmung* mit deutlicher *Apathie*, vor allem eine Abwehr gegen jede aktive oder passive Bewegung. Bei älteren Kindern ist eine gewisse *Euphorie* häufig und charakteristisch.

5. Das Paralysierungsstadium

In der Mehrzahl der Fälle beginnen die Lähmungen zwischen dem 2. und 4. Tag des zweiten Fieberschubes (nach unserer Zusammenstellung bei 83,4 % von 144 Lähmungsfällen). Die Lähmungen werden manifest meist auf der Höhe des Fiebers oder während des Fieberabfalls; nur in 9,5 % unserer Fälle nach erfolgter Abfieberung.

Die Lähmungen eines Muskels oder einer Muskelgruppe erfolgt nicht momentan schlagartig, sondern die Entwicklung von der ersten leichten Funktionsstörung (Adynamie) bis zur kompletten schlaffen Lähmung dauert meistens einige Stunden bis höchstens 2—3 Tage. Außerdem werden die einzelnen Muskelgruppen selten simultan, sondern meist sukzessive befallen, so daß es einige Tage dauert, bis das volle Lähmungsbild in Erscheinung tritt.

Immer wieder wird in der neueren Literatur (besonders der USA) von *Muskelspasmen* im Laufe des paralytischen Stadiums gesprochen. In der Tat fühlen sich gelegentlich gewisse Muskeln wie verhärtet an. THIEFFERY* glaubt, daß es sich um die schmerzhafte Spannung gewisser gesunder oder nur wenig geschädigter Muskeln handelt, deren Antagonisten gelähmt sind. Wahrscheinlicher ist es, daß die auf S. 29 erwähnte Steifigkeit einzelner Muskeln während des präparalytischen Stadiums bis weit in die Rekonvaleszenz hinein andauern kann.

Die Phase vom Lähmungsbeginn bis zur vollen Entwicklung des Lähmungsbildes bezeichnet HOEN* als *Paralysierungsstadium;* in 84 seiner 134 Fälle dauerte das Paralysierungsstadium nur einen Tag, bei je 19 Fällen hatte es eine Dauer von 2—3 Tagen, länger als 4 Tage dauerte es nur bei wenigen Fällen. Der Verlauf kann foudroyant sein; wir haben Fälle erlebt, bei denen vom Krankheitsbeginn bis zum Exitus nur einige Stunden vergingen.

Die Lähmungen sind nur selten symmetrisch. Wie in jedem Vorlähmungsstadium kann die P. in jeder Phase des Paralysierungsstadiums haltmachen, dementsprechend sehen wir alle Grade der Lähmungen, beginnend mit leichtesten partiellen Funktionsstörungen einzelner Muskeln bis zur vollständigen schlaffen Lähmung des ganzen Körpers.

Auch bei sorgfältiger Untersuchung können leichtere Lähmungen im akuten Stadium übersehen werden, ja gelegentlich werden sie erst nach Jahr und Tag entdeckt, wenn sich statische Störungen oder gar Deformierungen z. B. eine Skoliose einstellen. Es ist deswegen dringend angezeigt, jeden aparalytischen Fall nach einigen Monaten von einem, wenn möglich spezialisierten Arzt kontrollieren zu lassen, um beginnende Deformierungen rechtzeitig zu behandeln.

6. Die Rekonvaleszenz

Sie beginnt mit der Abfieberung bzw. mit dem Ende des Paralysierungsstadiums und dauert nicht nur Monate, sondern 2 Jahre und mehr, besonders wenn eine zielgerichtete Therapie einsetzt und die Muskeln, die infolge Nicht-Gebrauches verkümmert sind, wieder aktiviert (s. auch S. 54). Die motorischen Folgen der verschiedenen Muskellähmungen interessieren mehr den Orthopäden als den Internisten. Neben den motorischen Ausfallserscheinungen kommen in der Rekonvaleszenz auch trophische Störungen vor, die sogar mit Geschwüren einhergehen können. Tritt die P. im frühen Kindesalter auf, so können gelähmte Extremitäten stark im Wachstum zurückbleiben. Allerdings besteht zwischen dem Grad der Wachstumsstörung und der Lähmung keine genaue Parallelität (ZELLWEGER und MORF*).

Die verschiedenen Verlaufsformen der Poliomyelitis

Die Infektion mit den Polioviren kann völlig stumm verlaufen oder in jedem Stadium der Krankheit halt machen. Mit SABIN sollte man von *inapparentem* Verlauf sprechen, wenn sie völlig stumm verläuft; es entspricht dieser Verlauf der

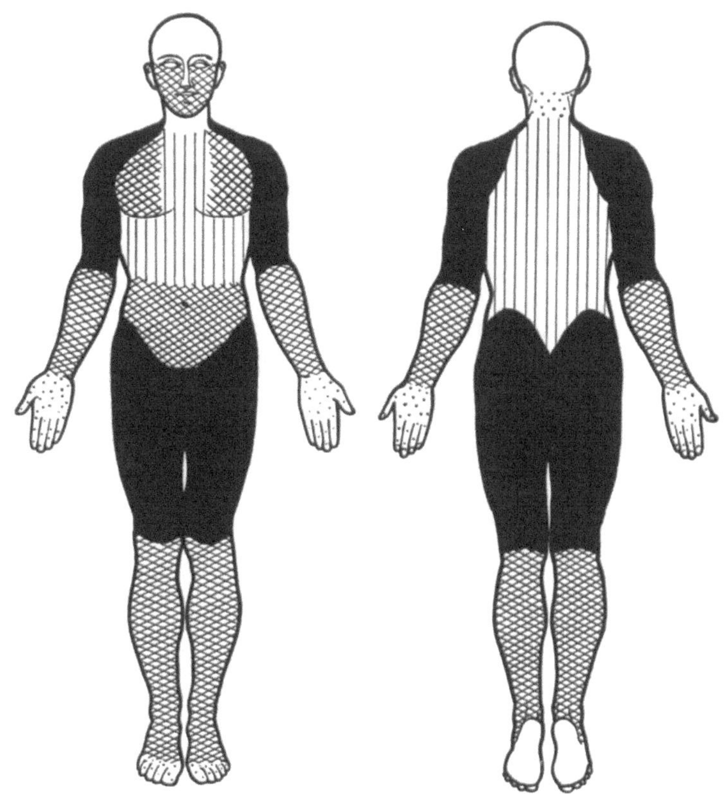

Abb. 12. Häufigkeit der Lokalisation der spinalen Lähmungen. Je dunkler, desto häufiger (Nach FANCONI, ZELLWEGER und BOTSZSTEIN: Die Poliomyelitis und ihre Grenzgebiete)

stillen Feiung v. PFAUNDLERS, weil sie immunisiert ohne Krank zu machen. Macht die Infektion im Initialstadium halt, so spricht man vom *abortiven* Verlauf. Die abortiven Fälle und diejenigen, die zwar Liquorveränderungen machen aber ohne

Lähmungen also präparalytisch verlaufen, faßt SABIN als „nonparalytic", *aparalytische* Fälle zusammen.

Wahrscheinlich stellt sich beim inapparenten Verlauf in der Regel, wie dies der Fall ist nach oralen Impfungen mit den attenuierten Viren Typ I und III, keine Virämie ein. Nur bei der Impfung mit Typ II fanden HORSTMANN u. Mitarb. in 12 von 19 Fällen eine Virämie, die aber keine Gefahr bedeutete.

a) Spinale Form der Poliomyelitis. Die spinale Form der P. ist die klassische und am besten bekannte Verlaufsform. Sie wird nur dann lebensbedrohlich, wenn sie die Intercostalmuskulatur und das Zwerchfell ergreift, so daß es zu Atemstörungen kommt. Hier kann die eiserne Lunge sehr Gutes leisten. Eigenartig ist, daß bleibende Blasen- und Mastdarmlähmungen gar nicht zum Bilde der P. gehören. Sie können zwar als vorübergehende Störungen vorkommen, wobei es sich wahrscheinlich weniger um Störungen der entsprechenden Vorderhornganglienzellen als vielmehr um solche der höher gelegenen vegetativen Zentren handelt.

Wie bereits erwähnt (s. S. 17), besteht eine ausgesprochene *Höhenselektivität* des poliomyelitischen Prozesses (Abb. 12). An den Extremitäten werden die proximalen Muskelgruppen weit häufiger als die distalen befallen, und zwar werden innerhalb der proximalen Muskelgruppen wiederum mit einer gewissen Prädilektion folgende Muskel betroffen: am Bein Ileosoas, Quadriceps und Abductoren häufiger als etwa die Beuger des Knies; am Arm Deltoides und Triceps häufiger als der Biceps.

Die distalste Extremitätenmuskulatur wird ausgesprochen selten gelähmt. Dies hängt damit zusammen, daß in proximalen Muskeln wegen der weniger differenzierten Motorik eine viel größere Anzahl Fibrillen von einer Vorderhornganglienzellen innerviert werden (z. B. in einem M. glutaeus nur 165—180) als etwa in einem Muskel der Finger. Jedoch werden auch gewisse an den Extremitäten distal gelegene Muskeln mit Vorliebe befallen; so an der Hand diejenigen des Daumenballens, des Thenars, an den Unterschenkeln und Füßen die M. tibialis, peronaei und die langen Zehenflexoren. Nach SHARRARD hängt dies mit der Ausdehnung in der Höhe der Säule mit den entsprechenden Vorderhornganglienzellen zusammen. Je kürzer die Säule, desto intensiver und häufiger die Lähmungen. Dies ist diagnostisch wichtig: im Zweifelsfalle spricht die Lähmung oder auch nur die Schwäche dieser Muskeln für P. Jedoch können als Seltenheit alle möglichen Muskeln befallen sein.

b) Die bulbopontine Form der Poliomyelitis. Prognostisch viel ungünstiger als die spinalen sind die bulbopontinen Formen der P. In den Jahren 1936—1941 fanden wir bulbäre Symptome in 37,3 % unserer 315 Lähmungsfällen; nur in 11,7 % waren sie isoliert; häufiger waren sie mit spinalen oder encephalitischen Symptomen kombiniert. Die bulbären Formen scheinen bei älteren Patienten häufiger vorzukommen (WACKER*).

BAKER* teilt die bulbopontinen Formen in 4 Klassen ein: 1. The cranial nerve nuclei group, 2. The respiratory center group, 3. The circulatory center group, 4. The encephalitic group. Meistens handelt es sich um Mischformen. Für das therapeutische Vorgehen ist die Einleitung LASSENS (s. S. 52) viel brauchbarer.

Die Prognose ist günstig, wenn nur obere Hirnnerven (III, V, VI, VII und VIII) betroffen sind; viel gefährlicher ist die Mitbeteiligung der unteren Hirnnerven, d. h. des 10., 11. und 12., weil damit der Schluckakt, die Atmung und der Blutkreislauf gestört werden. Ein Frühsymptom der *Schlucklähmung* ist das Gurgeln als Folge des erschwerten Schluckens des Speichels; besonders im fortgeschrittenen Stadium stellt sich leicht eine Aspirationspneumonie ein. Relativ günstig ist die *isolierte Gaumenparese*, die nur zu einer stark näselnden Sprache und Verschlucken durch die Nase führt.

Das Auseinanderhalten einer Lähmung des *Nervus vagus* und des Glossopharyngeus ist klinisch recht schwierig. Auch liegen diese Kerne in der Medulla dicht nebeneinander und werden deswegen anatomisch als Nucleus ambiguus zusammengefaßt. Obwohl die Ganglienzellen des motorischen Vaguskernes dicht benachbart liegen, werden seine verschiedenen Innervationsgebiete unabhängig voneinander befallen; so häufig die Schlucklähmungen sind, so selten ist die Reccurenslähmung, die ich überhaupt nie zu Gesicht bekommen habe. Gerade beim Nervus vagus drängt sich das Problem auf, welche Bedeutung der Funktion einer Muskelgruppe für die Lokalisation der poliomyelitischen Lähmung unabhängig vom Sitz im Zentralnervensystem zukommt, mit anderen Worten das Problem, ob neben der Querschnitts- und Höhenselektivität (s. S. 17) noch eine *funktionelle Selektivität* besteht.

Am gefährlichsten sind die bulbären Formen mit *Beteiligung der vegetativen Zentren der Atmung und der Zirkulation.* Die Atembewegungen werden von einer ganzen Hierarchie von Neuronen reguliert, die untersten befinden sich im Rückenmark, die obersten im Cortex (willkürliche Regulation) und im Hypothalamus (Adaptation der Atmung an die Thermoregulation, an Gemütsbewegungen usw.); die für die Erhaltung des Lebens wichtigsten Zentren befinden sich jedoch im *Bulbus* und im *Pons.* Die Läsion letzterer und der benachbarten Kreislaufzentren durch das P.-Virus führt eine Störung der Atmung und des Kreislaufes herbei, die langsam oder schlagartig einsetzen kann. Die Atmung wird unregelmäßig, oberflächlich, auch bei intakter Atemmuskulatur. Zuweilen beobachtet man den Cheyne-Stokesschen Atemtypus. Der Puls wird unregelmäßig, fadenförmig. Als Zeichen des zentralen Regulatorenkollapses stellen sich enorme *Schweißausbrüche* ein, Cyanose oder livider Hautverfärbung. Die *Kollapszustände* treten anfallweise auf und wechseln mit Zeiten ab, in denen während Stunden ohne Stimulation und Sauerstoff Atmung und Kreislauf ausreichend funktionieren. Diagnostische Schwierigkeiten können entstehen, wenn die Läsion der vegetativen Zentren isoliert, auftritt.

So sahen wir bei einem 3jährigen Knaben 12 Tage nach einer Tonsillektomie eine perakute, fast afebril verlaufende P., mit isolierter Schädigung des Kreislaufes und des Schluckaktes. Autoptisch waren nur die Vaguskerne, besonders auf der rechten Seite lädiert, histologisch bestand daselbst eine etwa $^1/_2$ mm große Erweichung und um diesen Herd herum zahlreiche, teils perivasculäre Infiltrate und geringere Infiltrate in den übrigen Abschnitten des Hirnstammes und im oberen Halsmark. In diesem Fall traten final leichte klonische Zuckungen in den Armen auf. Wir haben sie als hypoxämisch aufgefaßt.

Die *Hypoxämie* spielt in der Symptomatik der bulbären Paralysen sowie der Atemmuskellähmungen eine bedeutende Rolle. Sie ist die Hauptursache einer Reihe von Symptomen wie Unruhe, Angstzuständen, Schlaflosigkeit, Tachykardie, Erhöhung des Blutdruckes, Euphorie usw. Bei fortgeschrittener Hypoxämie stellt sich Bewußtseinstrübung bis zum Koma ein.

Die Hypoxämie kann auf verschiedenen Wegen entstehen: 1. Durch das Oberflächlichwerden der Atmung infolge der spinalen Atemmuskellähmungen bzw. der Läsion des Atemzentrums. Je oberflächlicher die Atmung wird, um so mehr macht sich der schädliche Raum (beim Erwachsenen etwa 150 ccm) bemerkbar, da er nahezu gleich bleibt, ob tief oder oberflächlich geatmet wird, und um so eher kommt es zur Hypoxämie, 2. Durch die Häufung von Speichel im Rachen, 3. durch die Zungenlähmung, wobei die Zunge die Atemwege verlegt, 4. durch Aspiration, 5. durch Lungenkomplikationen, wie Lungenatelektasen, Pneumonien usw. Daß „encephalitische“ Symptome vielfach anoxämisch bedingt sind, geht aus der verblüffenden Wirkung der Sauerstoffzufuhr hervor.

Die Bulbärparalyse ist wohl die gefährlichste Form der P. Wenn aber ein Kind sie übersteht, so ist die Wahrscheinlichkeit einer Restitutio ad integrum viel größer als bei den spinalen Formen.

c) Die encephalitische Form der Poliomyelitis (Polioencephalitis). Die cerebrale Form der Kinderlähmung, wie sie von STRUEMPEL 1884 beschrieben worden ist, d. h. eine Encephalitis acuta, gefolgt von spastischen Dauerparesen, hat nach der Auffassung der heutigen Autoren nichts mit der P. zu tun. Es wäre aber falsch, das Vorkommen einer encephalitischen Form der P. abzulehnen, denn in 19% unserer 375 Lähmungsfälle der Jahre 1936—1941 kam es im akuten Stadium der P. zu flüchtigen encephalitischen Symptomen, welche, wie es für die P. charakteristisch ist, fast nur die Motorik, sowohl die pyramidale wie die extrapyramidale, nicht aber die Sensibilität betrafen. Viele dieser flüchtigen Symptome sind allerdings nicht direkt durch das P.-Virus, sondern durch die Hypoxämie bedingt (s. oben).

Die encephalitischen Formen zeichnen sich durch höheres Fieber (bis 40° und darüber) aus. Gelegentlich beginnt die Polioencephalitis mit *Krämpfen* und *Zukkungen*. Es ist nicht richtig, wenn behauptet wird, daß eine Erkrankung, die mit Krämpfen einsetzt, niemals eine P. sein könne.

Hyperpyrexie, Pulsbeschleunigung, profuse Schweiße, Schlafstörungen lassen an eine *Läsion der vegetativen Zentren* denken (s. S. 26). *Bewußtseinstörungen* kommen ziemlich häufig vor. Die Kinder sind entweder benommen, können aber auch psychotische Wahnideen, Haluzinationen, Affektausbrüche aufweisen. Häufig sind *Sprachstörungen* in Form einer motorischen Aphasie. Flüchtige *Pyramidensymptome* können auftreten, ebenso *extrapyramidale Störungen*, wie Rigor, Katalepsie, Hyperkinesen, Ataxie usw.

Die encephalitischen Symptome dauern selten länger als 1—2 Wochen. Bleibende Residuen (s. jedoch S. 37) und zwar sowohl spastische Lähmungen als auch Parkinson-Symptome sprechen unseres Erachtens retrospektiv gegen die Diagnose P. Die Prognose im großen und ganzen ist trotz des eindrucksvollen Bildes quoad sanationem gut, quoad vitam hängt sie von der Mitbeteiligung der bulbären Zentren ab.

d) Die sog. neuritische und polyneuritische Form der Poliomyelitis welche bereits von WICKMANN und WERNSTEDT erwähnt wird, dürfte jedenfalls sehr selten sein. Vielfach liegt nach meiner Erfahrung eine Verwechslung mit einer Polyradiculoneuritis vor, die nichts mit P. zu tun hat (s. S. 47).

e) Die vegetativ-nervösen Störungen der Poliomyelitis wurden zwar bereits vor 40 Jahren von WICKMANN, MUELLER u. a. beobachtet, sie blieben aber z. T. wohl unter dem erschütternden Eindruck der motorischen Ausfallserscheinungen wenig beachtet. Flüchtige vegetativ-nervöse Störungen kommen bereits im Initialstadium vor, so Schweiße, Pollakisurie, Obstipation; sie hängen vielleicht mit den von PETTE* und KALM* gefundenen, frühzeitigen Veränderungen im Zwischenhirn (s. S. 26) zusammen. Häufiger sind neurovegetative Störungen im meningitischen und präparalytischen Stadium, wie Schweiße, Pollakisurie, Tachykardie bzw. Bradykardie und, worauf wohl zuerst DE TONI* aufmerksam gemacht hat, Blutdrucksteigerung. Massiv werden die vegetativ-nervösen Störungen erst bei den bulbären und encephalitischen Formen, wenn profuse Schweiße, Cutis marmorata, Akrocyanose, stärkste Pulsschwankungen das klinische Bild beherrschen. Zum Teil sind aber diese Symptome durch die Hypoxämie bedingt.

Nach Untersuchungen von ZELLWEGER* ist die *Blutdruckerhöhung* ein recht häufiges Symptom der akut-entzündlichen Phase der P. und kommt sowohl bei leichtem meningitischem als auch bei schwerem spinal-paralytischem oder bulbo-encephalitischem Verlauf vor. Die Blutdrucksteigerung verschwindet in der Regel nach wenigen Tagen wieder. Sie wird auf eine Beteiligung der blutdruckregulierenden Zentren am poliomyelitischen Prozeß zurückgeführt. Oft ist sie die Folge der Anoxämie (s. S. 35).

ZELLWEGER hat 2 Fälle von Kombination einer paralytischen P. mit einer *Akrodynie* beschrieben; er glaubt, daß diese die Folge einer besonderen Lokalisation des P.-Virus im Zwischenhirn ist.

VI. Komplikationen der Poliomyelitis

Unter den Komplikationen der P. spielen die Lungenkomplikationen weitaus die wichtigste Rolle; in erster Linie der massive *Lungenkollaps* eines ganzen Lungenflügels bzw. eines Lungenlappens. Grundbedingung für die Entstehung des Lungenkollapses sind Lähmungen der Atemmuskulatur; aber nach unseren Erfahrungen bedarf es noch anderer begünstigender bzw. auslösender Faktoren. Als solche seien erwähnt: 1. Eine Mehrproduktion von Bronchialsekret, das die Bronchien verlegt und infolge des kraftlosen Hustens nicht hinausbefördert wird, 2. ein pleuritischer Schmerz, 3. ein Krampf der Bronchialmuskulatur auf allergisch-asthmatischer Grundlage.

Der massive Lungenkollaps kommt besonders in der Altersstufe von 2—4 Jahren vor. Die linke Lunge wird etwa zweimal häufiger befallen als die rechte. Die Neigung zu Rezidiven ist außerordentlich groß. Die beste Behandlung des einfachen Lungenkollapses ist das Verbringen des Kindes an den Respirator; meistens ist innerhalb von wenigen Minuten der Lungenkollaps behoben. Bei Versagen dieser Therapie empfehlen amerikanische Autoren (STIMSON*) die Bronchoskopie mit Absaugen des obturierenden Bronchialsekretes.

Leider kommt es recht häufig zu einer *atelektatischen Pneumonie*, die nicht ganz leicht vom einfachen Lungenkollaps zu differenzieren ist. Jedenfalls ist es angezeigt, bei jedem Lungenkollaps Antibiotica und Chemotherapeutica zu geben.

In den letzten Jahren hat man nachweisen können, daß die P.-Viren auch das *Myokard* in Mitleidenschaft ziehen, beim Menschen in 26 % der Fälle, wenn das Myokard genau untersucht wurde (zit. nach LEPINE*). Man kann sich demnach mit Recht fragen, ob die Myokarditis als Komplikation oder als häufiges Symptom der P. betrachtet werden muß. Jedenfalls zeigt das Elektrokardiogramm häufig pathologische Veränderungen, nämlich in 40 % von 52 eigenen daraufhin untersuchten Fällen (FRISCHKNECHT und ZELLWEGER*).

Spätfolgen der Encephalitis, die übrigens auch nach scheinbar rein spinalen Formen auftreten können, sind wochendauernde *Schlafstörungen* wohl infolge einer Änderung des Schlaf-Wachrhythmus.

Gelegentlich stellen sich als postencephalitische Störungen noch andere unspezifische Symptome ein, wie mangelnde Ausdauer, affektive Labilität, herabgesetzte Konzentrationsfähigkeit, Gedächtnisabnahme, chronische Müdigkeit, Trotzeinstellungen, Fingertremor ein (P. WALTHER). Neben diesen *psychorganischen Störungen* treten häufig *psychoreaktive Störungen* auf, wie Depressionen, Minderwertigkeitsgefühle etc.

Auch *innensekretorische Störungen* sind beobachtet worden (P. WALTHER), so ein *addisonähnliches Bild* (Pseudoaddison) mit starker Bräunung der belichteten Körperteilen, Hypotension unter 110 mm Hg bei Erwachsenen, Adynamie. Diese Symptome können akut auftreten nach intensiver Besonnung oder unter der Belastung einer Thermalkur, und bald wieder zurückgehen.

Häufig stellt sich eine *Adipositas* ein, gelegentlich von Cushinoïdem Typus, wobei die durch die Lähmung bedingte Inaktivität eine wesentliche, aber sicher nicht die alleinige Rolle spielt.

Diese inkretorischen Störungen faßt P. WALTHER als Folgen von Koordinationsstörungen von Diencephalon und Hypophyse auf.

VII. Die Diagnose der Poliomyelitis

Die *virologischen Methoden* des Erregernachweises sind heute dank der Gewebskultur die führenden diagnostischen Methoden:

1. Der *Virusnachweis* im Stuhl, seltener im Liquor, Rachen oder Blut, gelingt mit Hilfe der Gewebskulturen wegen der großen Cytopathogenität der Polioviren in einem gut eingerichteten Laboratorium in 2—3 Tagen.
2. Der *Neutralisationstest.*
3. Die *komplementbindenden Antikörper* entstehen schneller, verschwinden aber auch schneller als die neutralisierenden Antikörper.

Da viele Viruskrankheiten inapparent verlaufen und einen hohen Antikörpertiter hinterlassen, genügt der Nachweis eines erhöhten Titers noch nicht für die Diagnose einer vorliegenden Krankheit, sondern nur die *Zweizeitenteste*, d. h. der Titeranstieg in der Rekonvaleszenz.

Eine P. ist mit der Gewebskultur leicht zu erkennen. Sind aber sporadisch andersartige Enteroviren im Spiele, dann ist die Differentialdiagnose sehr schwer, denn jeder der 60 Coxsackie- und Echoviren erzeugt spezifische Antikörper. Die Situation wird einfacher, wenn eine bereits bekannte Epidemie vorliegt, z. B. eine Echo 9-Epidemie, denn dann untersucht man von vornherein mit dem entsprechenden Serum.

Das *Initialstadium der P.* ist so uncharakteristisch, daß man nur in Epidemiezeiten an eine P. denken und virologische Untersuchungen veranlassen wird. Verdächtig ist ein zweiphasiger Fieberverlauf (Dromedartypus) der zwar auch bei anderen Virosen und bei Leptospirosen (s. S. 42 f.) vorkommt. Man gewöhne sich daran, bei jedem zweiphasigen Fieberverlauf das Amoss-sign, das Spine-sign usw. zu prüfen sowie nach „Muskelspasmen" (s. S. 29) zu fahnden. Sind diese Symptome vorhanden, so ist ein P. wahrscheinlich.

Das wichtigste diagnostische Mittel ist im *meningitischen und im paralytischen Stadium* die **Lumbalpunktion.** Fehlen Liquorveränderungen, insbesondere die Pleocytose, so kann man wohl im Zweifelsfalle eine P. ausschließen. Charakteristisch für die P. ist im Beginne eine Dissociation cyto-albuminique, nach der 2. Woche umgekehrt eine Dissociation albumino-cytologique. Schon am 1. Tag des meningitischen Stadiums findet man einen klaren oder leicht opalescenten Liquor mit normalem oder leicht erhöhtem Druck, Eiweißwerte zwischen 30 und 75 mg-% und Zellzahlen zwischen 50 und 500 je Kubikmillimeter. Die Pleocytose ist in der Regel in den ersten 2 Tagen vorwiegend polynucleär, später fast ausschließlich mononucleär. Die Granulocyten sind rascher zur Stelle, haben aber nur eine kurze Lebenszeit; die Mononucleären kommen langsamer, bleiben aber viel länger am Leben. Ende der ersten und anfangs der zweiten Woche geht die Zellzahl zurück, dagegen steigt das Eiweiß auf Werte bis 100 mg-% und darüber an. Nur ganz ausnahmsweise kommen hohe Zellzahlen vor, die höchste, die wir fanden, betrug am 2. Tag des meningitischen Stadiums 2130, davon 215 Mononucleäre, 1960 Polynucleäre.

Leider hat sich die *Tryptophanreaktion* als differentialdiagnostisches Kriterium gegenüber der Meningitis tuberculosa nicht bewahrt; einerseits fanden wir sie oft negativ im Beginn der Meningitis tuberculosa, andererseits bei 185 Poliomyelitis-Kranken (1941) in 23% der Fälle positiv. Wichtiger ist der *Liquorzucker*: 80% unserer Fälle hatten einen normalen Zuckergehalt, in 15% war der Wert erhöht und nur in 1—5% erniedrigt, während er bei der Meningitis tuberculosa außer in den Anfangsstadien regelmäßig erniedrigt ist. Leichte Veränderungen der *Goldsolreaktion* kommen regelmäßig vor, tiefe Zacken aber, sowie ausgesprochene Links- oder Rechtszacken sprechen gegen P.

Bei den paralytischen und letalen Fällen kommen höhere Zellzahlen- und Eiweißwerte häufiger als bei den nichtparalytischen vor; die Ausnahmen von dieser Regel sind aber so zahlreich, daß im konkreten Falle keine prognostischen Schlüsse gezogen werden dürfen. Besonders bei der bulbären oder bolboencephalitischen P. sprechen starke Liquorveränderungen für einen bösartigen Verlauf, denn gerade bei diesen Formen wird in der Regel der Liquor am wenigsten alteriert.

Diagnostisch weniger brauchbar sind die **hämatologischen Befunde.** Das P.-Virus vermehrt sich nur in den lebenden Zellen und nicht in der extracellulären Flüssigkeit; es bewirkt also, im Gegensatz zu den Bakterien, mehr Gewebs- als humorale Veränderungen. In der Tat findet man in den meisten Fällen von P., auch wenn sie ein recht schweres Krankheitsbild bieten, nahezu *normale Werte* der Senkungsgeschwindigkeit und der Leukocytenzahl und eine nahezu normale prozentuale Verteilung. Dies läßt sich differentialdiagnostisch sehr gut verwerten gegenüber bakteriellen Erkrankungen, die mit Meningismus oder Meningitis einhergehen. Bei der Differenzierung gegenüber anderen Viruskrankheiten hingegen läßt uns die Blutuntersuchung im Stich, da das Fehlen starker Blutveränderungen fast allen Viruskrankheiten gemeinsam ist. Gelegentlich findet man allerdings eine stärkere Beschleunigung der Senkungsgeschwindigkeit eine Leukocytose, eine Linksverschiebung usw., was bei den spinalen und letalen Formen etwas häufiger ist als bei den nicht paralytischen, aber auch von dieser Regel gibt es zahllose Ausnahmen, so daß im konkreten Falle aus dem Blutbefund keine Prognose gestellt werden kann.

VIII. Prognose der Poliomyelitis

Es gibt kaum eine Infektionskrankheit, bei der die Voraussage des späteren Verlaufes so große Schwierigkeiten macht wie die P. Steht die Diagnose einer P. im präparalytischen Stadium fest, so kann niemand voraussagen, ob der Patient die Krankheit überhaupt überstehen, ob er schwere Lähmungen davontragen oder ob die P. abortiv verlaufen wird. Weder der Habitus des Patienten, noch die erbliche Belastung, noch das Alter spielen in der Prognose eine namenswerte Rolle. Über die prognostische Bedeutung des Fiebers s. S. 30, der Liquorveränderungen s. oben.

Bei der P. haben wir nicht nur die zwei Alternativen: Heilung oder Tod, sondern eine ganze Reihe von Verlaufsmöglichkeiten, denn die Krankheit kann in jedem Stadium haltmachen (s. Abb. 9, S. 27).

Statistiken aus verschiedenen Ländern und aus verschiedenen Zeiten lassen sich nicht ohne Weiteres vergleichen. Zum Beipiel wurden in der schweiz. Statistik (Abb. 1) bis 1925 die zerebralen Fälle nicht zur Poliomyelitis gerechnet. Erst seit 1936 wurden fast alle abakteriellen Meningitiden hinzugezählt, obwohl wir heute wissen, daß andere Enteroviren etc. (s. Tab. 3) auch eine Meningitis erzeugen können. Desgleichen wurden die meisten akuten entstandenen isolierten Facialisparesen auch mitgezählt, obwohl man annehmen muß (s. S. 48), daß die meisten nicht poliomyelitischer Natur sind.

Die folgende Tabelle 1 zeigt jedoch Verschiedenheiten im Verlauf verschiedener Epidemien, die sich nicht allein durch diagnostische Abweichung erklären lassen.

Tabelle 1

	Kinderspital Zürich		Toronto (Rhoder)
	1936—1942 (537 Fälle)	1954 (304)	625 Fälle
rein meningitisch	52,0%	37,7%	29,5%
spinal	29,0%	44,1%	42,5%
bulbär oder encephalitisch	12,0%	8,8%	28,0%
Todesfälle	7,0%	2,6%	—
isolierte Facialisparese	—	6,8%	—
biphasischer Verlauf	44,3%		17,0%

Die Abnahme der Todesfälle in Zürich, von 7 % auf 2,6 % erklärt sich hauptsächlich aus den viel besseren Möglichkeiten auch schwere bulbäre Formen am Leben zu erhalten, Möglichkeiten, die vor 1942 noch gar nicht bestanden (s. S. 52).

Die Angaben über die *Letalität* in den verschiedenen Statistiken sind deswegen schwer zu vergleichen, weil es nicht leicht ist, die Gesamtzahl der P.-Kranken zu erfassen; in vielen Statistiken sind keine oder nur wenige meningitische und abortive Fälle berücksichtigt, in anderen sehr viele. Am meisten wird eine Letalität von 8—10 % angegeben.

Bezieht man die Letalität nur auf die paralytischen Formen, so kommt man auf höhere Zahlen, die je nach dem Jahrgang schwanken, z. B. im Kinderspital Zürich zwischen 14 und 18%. Erwachsene haben eine größere Letalität, so betrug sie im Krankengut der medizinischen Universitätsklinik Zürich 1941 15,6% aller Fälle und, nur auf die paralytischen Fälle bezogen, sogar 24,5%, das sind 6,8% mehr als im Kinderspital.

Für die Prognose quoad vitam ist die Lokalisation von großer Bedeutung. Am gefährlichsten sind die bulbopontinen Formen, von denen nach unserer Erfahrung vor der Einführung des Engström-Respirators und der Tracheotomie ein Drittel starben. Prognostisch ungünstig sind auch vasomotorische Störungen, wie profuse Schweiße, Cutis marmorata, Akrocyanose, Pulsirregularitäten usw. Sind Lähmungen aufgetreten, so ist es keineswegs leicht, die Prognose quoad restitutionem zu stellen. Es gibt Kinder, die nur eine ganz isolierte Lähmung aufweisen, die aber das ganze Leben bestehen bleibt; andere Patienten, die zuerst nahezu am ganzen Körper gelähmt erscheinen, können fast vollständig wieder hergestellt werden.

Zieht man ein Fazit aus den vielen vorliegenden Statistiken, so kann man sagen, daß je nach dem epidemischen Genius und je nach der Behandlungsmöglichkeiten die *Letalität* der mit Lähmungen einhergehenden Poliomyelitis *zwischen 6 und 20%*, die Wahrscheinlichkeit der klinischen Heilung zwischen 60 und 70%, und diejenigen des Zurückbleibens von *Dauerlähmungen* zwischen *20—30%* schwankt.

Die Prognose einer Lähmung hängt erstens vom zugrunde liegenden pathologisch-anatomischen Prozeß ab. Klinisch gleiche Lähmungen können bedingt sein: 1. nur von rasch reversiblen gliös-mesenchymalen Reaktionen, oder 2. von einer langsam reparablen Tigrolyse in den Ganglienzellen (s. Abb. 7, S. 25), oder schließlich 3. von einer irreparablen Neuronophagie. Ferner hängt das Ausmaß der klinischen Heilung davon ab, in welchem Grade andere Muskeln oder Muskelgruppen für die gelähmten Muskeln einspringen können, und schließlich wie weit durch eine zielgerichtete Therapie die Inaktivitätsatrophie schwer geschädigter und wenn sich selbst überlassen, nicht gebrauchter Muskeln aufgehalten werden kann. Für die Restitution der Lähmungen in der Rekonvaleszenz kommt auch der psychischen Struktur des Patienten, seiner Energie, seinem Gesundungswillen usw., eine große Bedeutung zu.

IX. Differentialdiagnose

A. Differentialdiagnose des präparalytischen Stadiums und der Meningitis serosa

Im *Initialstadium* der P. kann die Diagnose mit Sicherheit nur gestellt werden, wenn der Virusnachweis gelingt und der Zweizeitentest (s. S. 37) positiv ausfällt. Man wird an sie denken, wenn die epidemiologischen Bedingungen vorhanden sind und wenn etwa in der Umgebung des P.-Patienten auffallend viele „grippale" Infekte (Sommer-Grippen!) auftreten.

Aber auch im *präparalytischen Stadium* ist die Diagnose keineswegs leicht. Die von FANCONI vorgeschlagene Unterteilung des präparalytischen Stadiums in ein meningitisches und adynamisches (s. Abb. 9 und S. 27) hat sich für die Abtrennung der poliomyelitischen von den übrigen abakteriellen Meningitiden als wertvoll bewiesen. Gelingt es uns nämlich, bei einer abakteriellen Meningitis Adynamie-Symptome nachzuweisen, so gewinnt die Diagnose P. sehr an Wahrscheinlichkeit; fehlen sie, so kommt neben Meningitis tuberculosa eine ganze Schar nichteitriger Formen in Frage (s. Tab. 2).

Sowohl im Hinblick auf die Prognose als ganz besonders wegen der Notwendigkeit der Einleitung einer möglichst frühzeitigen antibiotischen Therapie ist die rechtzeitige Erkennung einer **tuberkulösen Meningitis** von allergrößter Bedeutung. In den meisten Fällen wird die Anamnese — akuter Beginn bei der P., schleichend bei der Meningitis tuberculosa — die Differentialdiagnose zu stellen erlauben.

Es gibt aber immer wieder Fälle, bei denen sogar Röntgenbilder und Augenhintergrundsbefunde (Chorioideatuberkeln!) im Stiche lassen und trotz genauer Liquoranalyse der Nachweis der Tuberkelbazillen zunächst nicht gelingt. Das eine Mal täuscht eine Pulsverlangsamung und das psychische Verhalten bei einer P. eine Meningitis tuberculosa vor, das andere Mal läßt man sich umgekehrt durch die hochgradige Adynamie der Muskulatur mit Erlöschen aller Sehnenreflexe bei einer Meningitis tuberculosa zur Diagnose P. verleiten. Im Zweifelsfalle beginne ich sofort mit der Tbc-spezifischen antibiotischen Therapie.

Leider sind einerseits die charakteristischen Liquorveränderungen der Meningitis tuberculosa, nämlich die Strumpfbildung, die stärkere Eiweißvermehrung, die positive Tryptophanreaktion und die Verminderung der Chloride und des Zuckers gerade in den differential-diagnostisch wichtigen ersten Tagen noch nicht ausgesprochen. Andererseits kann ein Fibrinstrumpf und eine positive Tryptophanreaktion auch bei einer P. vorkommen. Einzig die frühzeitig vorhandene und progressive Verminderung des Liquorzuckers und Liquorchlorids spricht eindeutig gegen die P. (s. auch S. 38).

Die diagnostischen Schwierigkeiten sind noch größer, wenn eine *Meningitis concomitans* bei einem tuberkulösen Herd in der Nähe der Meningen oder eine *Meningitis tuberculo-allergica* vorliegt. Mehrmals wurden uns Kinder mit der

Tabelle 2. *Einteilung der abakteriellen Meningitiden (M)*

I. *Bakterielle M., bei denen der Nachweis des Erregers nicht gelingt:*
   1. Bakterienarme M.: Meningokokken, Bangsche Krankheit usw.
   2. Rest-M. = Heilungsstadium bakterieller M. (Pneumo- und Streptokokken).

II. *M. bei Spirochaetosen und Leptospirosen:*
   1. M. luica
   2. M. bei der Weilschen Krankheit
   3. Schweinehüterkrankheit (BOUCHER-GSELL)
   4. Feldfieber-M. (Leptosira grippothyposa) usw.

III. *M. concomitans seu sympathica seu collateralis* bei
   1. Extracerebralem eitrigen Prozeß in der Nähe der Meningen (Otitis, Sinusitis, Osteomyelitis des Schädels und der Wirbelsäule).
   2. Intracerebralem Eiterherd (Hirnabszeß, Solitärtuberkel, Gumma).
   3. M. circumscripta
      a) purulenta: Pneumokokken-M. der Konvexität mit nicht oder kaum verändertem Lumballiquor.
      b) Chronisch-seröse M. = chronische Arachnoiditis — Pseudotumor (oft rezidivierend).
   4. Zerfallenden Hirntumoren, leukämischer Infiltrate oft mit enormer albumino-cytologischer Dissoziation usw.

IV. *Toxische und allergische M.*
   1. Bei der Serumkrankheit und nach intralumbaler Seruminjektion bei serum-überempfindlichen Individuen.
   2. Nach Vergiftung mit Blei, Spirozid, CO usw.
   3. Bei Auto-Intoxikation (Urämie, Coma diabeticum, acetonaemicum, hepaticum) oft mit Encephalosen kombiniert.
   4. Bei Helminthiasis (méningite vermineuse, Ascariden-, Cysticercen-M.).
   5. Menignismus bei akuten Infektionskrankheiten: Pneumonie, Pyelitis, Typhus, Dysenterie, Pertussis, Grippe, Hepatitis epidemica.
   6. M. bei postinfektiösen Polyneuritiden (post-diphtherisch, post-dysenterisch) bis zum Guillain-Barréschen Syndrom (s. S. 47).
   7. M. tuberculotoxica, z.B. als Initialsymptom der Tuberkulose.
   8. M. bei Rheumatismus verus ?, benigner Granulomatose (BESNIER-BOECK usw.).

V. *Physikalische bedingte M.* nach
   1. einfacher Lumbalpunktion.
   2. Lufteinblasung.
   3. Schädeltrauma (Hydrocephalus tramaticus acutus, aseptische M. der Neugeborenen ?).
   4. Insolation.

   Anhang. Akute meningitische Zustände bei Schädelmißbildungen, z. B. bei Hydrocephalus, bei verstärkten Impressiones digitatae (Neigung zu Fieberkrämpfen usw.).

VI. *Virus-M.* (s. Tab. 3 auf S. 44).

Diagnose P. eingeliefert, bei denen wir nachträglich die Diagnose einer Meningitis tuberculoallergica bei Primärtuberkulose stellen mußten, weil wahrscheinlich infolge der rasch sich entwickelnden Allergie es auch im Bereich der Meningen zu unspezifischen entzündlichen Reaktionen kam. Die Prognose der Meningitis tuberculo-allergica ist zwar auch ohne spezifische Behandlung gut; selbstverständlich wird aber die spezifische Therapie eingeleitet.

Außer der tuberkulösen Meningitis, wenn der Erregernachweis nicht gelingt, gibt es eine große Schar „abakterieller Mengitiden", die eine P. vortäuschen können (s. Tab. 2).

QUINCKE, der Erfinder der Lumbalpunktion, bezeichnete die Meningiten mit klarem Liquor insgesamt als *Meningitis serosa*, wobei er auch den Meningismus (ohne Liquorveränderungen) mit einbezog. Die Umgrenzung des Begriffes Meningitis serosa hat viele Wandlungen durchgemacht. So schränkt ihn W. NELSON („serous or aseptic meningitis") auf die konkomittierende Meningitis ein. Um Mißverstände zu verhüten, werde ich im folgenden den Namen Meningitis serosa meiden und den von mir 1939 vorgeschlagenen Namen *„abakterielle" Meningitis* gebrauchen.

Bakterienarme Meningitiden. Pyogene Bakterien, besonders Meningokokken, können ganz im Beginn nur diskrete Liquorveränderungen ähnlich wie die Viren machen. Solche atypischen Befunde wird man um so häufiger erleben, je mehr durch pyogene Erreger erzeugte Meningitiden schon im Anfangsstadium vor Stellung der Diagnose mit Chemotherapeutica und Antibiotica behandelt werden (anbehandelte Meningitis!). Auch die Bangsche Krankheit kann, wenn auch selten, eine diskrete Meningitis erzeugen; das Fieber bleibt längere Zeit hoch, ein Agglutinationstiter höher als 1:80 ist beweisend. Nach OHM* kann mitunter eine subakute Hirnhautreizung mit Lymphocyten im Punktat die einzige Manifestation des Morbus Bang sein (s. auch S. 49).

Die **Meningitiden bei Leptospirosen** sind von GSELL ausführlich beschrieben worden. Es genüge der Hinweis, daß man in jedem Fall von abakterieller Meningitis daran denke und nach Ablauf der Krankheit das Blut auf spezifische Agglutinine untersuchen lasse.

Auch eine **Meningitis concomitans** kann gelegentlich eine P. vortäuschen. Es handelt sich hier um Krankheitsformen, bei denen die Meningen durch einen bakteriellen, entzündlichen Herd oder einen zerfallenden Tumor usw. in der Nachbarschaft, etwa nach Art eines kollateralen Ödems, in Mitleidenschaft gezogen werden. Eine scharfe Abtrennung von den bakteriellen Formen gibt es allerdings nicht.

Mehrere Fälle von Meningitis concomitans wurden uns als P. eingewiesen, besonders dann, wenn ein Eiterherd zunächst versteckt blieb, etwa bei einer Lymphadenitis profunda colli abscendens, bei Hirnabszeß oder bei einer Meningitis circumscripta. Solange der Eiterherd sich noch in einer gewissen Entfernung von den Meningen befindet, besteht vor allem eine Eiweißvermehrung, während die Pleocytose geringfügig und vorwiegend mononucleär bleibt. Bei zerfallenden Hirntumoren ist die Proteinorachie besonders hoch.

Toxische und allergische Meningitiden. Akute, heftige, d. h. toxische oder allergische Allgemeinreaktionen gehen häufig mit einer kurzdauernden Begleitpleocytose im Liquor einher. So fanden LAVERGNE und ABEL* in Fällen von heftiger *Serumkrankheit* zugleich mit dem Ausbruch einer Urticaria eine mäßige Zellvermehrung. Hierher sind zweifelsohne zu rechnen die gelegentlichen Meningitiden nach *intralumbalen Seruminjektionen*, ferner die Meningitis bei der *Ectodermose érosive pluriorificielle* und wahrscheinlich auch die Meningitis bei gewissen *Vergiftungen* etwa mit Fleisch, Spirocid, Kohlenoxyd usw., ferner die *„méningite vermineuse"*, die besonders in der französischen Literatur eine gewisse Rolle spielt.

Häufiger kommen toxische und allergische Meningitiden im Verlauf von *bakteriellen Infektionen* vor. Es ist im konkreten Falle oft schwer zu unterscheiden, ob eine bakterienarme oder bakteriotoxische Reaktion vorliegt. Gelegentlich handelt es sich nur um einen Meningismus bzw. Encephalomeningismus, der mit einem *Meningealhydrops* (Zunahme des Druckes und des Zuckerwertes bei Abnahme des Eiweißgehaltes) einhergeht. Wir haben solche Zustände bei Pneumonien, beim Scharlach und vor allem im Verlauf der *Dysenterie* beobachtet.

Im Herbst 1941 wurde die Schweiz gleichzeitig von einer P.- und einer Dysenterieepidemie heimgesucht, so daß wir recht häufig vor der Differentialdiagnose der beiden Krankheiten gestellt wurden. Die neurologischen Komplikationen der *Dysenterie* stellen sich zwischen dem 1. und 4. Tag, gelegentlich sogar vor Beginn der Abdominalerkrankung ein. Auch wenn ein ausgesprochener Meningoencephalismus vorliegt, sind meistens keine Liquorveränderungen vorhanden. Was die Differentialdiagnose gegenüber der P. sehr erschwert, ist die Tatsache, daß gelegentlich, allerdings sehr selten, im Verlauf der Dysenterie schlaffe Lähmungen auftreten.

Über die *Meningitis tuberculo-allergica* s. S. 41/42.

Unter den **physikalisch bedingten Meningitiden** werden diejenigen nach *Schädeltraumata* nur selten differentialdiagnostische Schwierigkeiten gegenüber einer P. machen.

Immerhin kann bei einem dyskranialen und dysencephalen Kind ein relativ geringfügiges Trauma, sei es einen Hydrocephalus traumaticus acutus ohne qualitative Liquorveränderungen, sei es gelegentlich das Bild einer abakteriellen Meningitis mit allerdings geringfügigen Liquorveränderungen, hauptsächlich einer Eiweißvermehrung, auslösen. Die Differentialdiagnose wird im konkreten Falle noch dadurch erschwert, daß zweifellos Beziehungen zwischen Kopftrauma und P. bestehen, indem das Trauma die Invasion des Zentralnervensystems durch das P.-Virus erleichtert (s. auch S. 23).

Ferner kann die *Insolation* (Sonnenstich) wie ein Schädeltrauma sowohl eine meningeale Reizung erzeugen als auch die Invasion des Zentralnervensystems durch das P.-Virus fördern. Das Fehlen von Prodromi und sämtlicher präparalytischer und paralytischer Symptome spricht im Zweifelsfalle gegen P.

Die Frage, ob eine lege artis durchgeführte *Lumbalpunktion* eine abakterielle Meningitis erzeugen kann, so daß bei einer zweiten Punktion, etwa anläßlich eines erneuten Fieberanstieges, eine P. vorgetäuscht wird, ist noch nicht restlos geklärt.

Meningismen nach einer Lumbalpunktion kommen bei stoffwechsellabilen Kindern gelegentlich vor, besonders wenn sich dem Meningismus ein acetonämisches Erbrechen beigesellt. Dagegen fanden wir kaum je Liquorveränderungen bei Kindern, die wegen P.-Verdacht eingewiesen wurden, wenn wir nach einigen Tagen erneut eine Punktion vornahmen. SCHAEFER* hat bei 15 gesunden Kindern ohne Infekt 2 Tage hintereinander punktiert und bei allen Kindern im Alter von 6—12 Monaten bei der zweiten Punktion eine deutliche Lymphocytenvermehrung bis 27 Zellen je Kubikmillimeter bei unverändertem Eiweißgehalt festgestellt. Jenseits des 1. Lebensjahres dagegen war die Zellvermehrung, wenn überhaupt vorhanden, viel geringer und überstieg nur bei einem Jungen die Zahl von 10 pro mm^3. Demnach sind wir berechtigt, wenigstens beim Kind jenseits des ersten Lebensjahres eine P.- bzw. eine Enterovirus- oder Leptospiren-Meningitis zu diagnostizieren, wenn bei P.-Verdacht die erste Lumbalpunktion einen normalen Liquorbefund ergibt, die zweite Punktion, die man etwa wegen eines neuen Fieberanstieges einige Tage später ausführt, eine Zellvermehrung usw. zeigt.

Alle bisher besprochenen abakteriellen Meningitiden werden gelegentlich mit der Diagnose P. ins Spital eingeliefert, aber bei genauer Untersuchung lassen sie sich leicht von der P. unterscheiden. Schwieriger oder ohne virologische Untersuchungen unmöglich wird die Differentialdiagnose, wenn es sich um *Virusmeningitiden* handelt, da diese ähnliche klinische Bilder wie die P. erzeugen.

Noch vor wenigen Jahren mußten wir uns oft mit der Diagnose „*idiopathische, gutartige, mononucleare Meningitis*" begnügen, wenn es aus epidemiologischen Gründen eine P. wenig wahrscheinlich war.

Die erste Mitteilung über eine Epidemie von heilbarer lymphocytärer Meningitis geht auf das Jahr 1910 zurück (LAUBRY, VIDAL und GUILLAIN). Es ist das Verdienst WALLGRENS 1925, das Krankheitsbild eingehend studiert und den Namen, „*gutartige aseptische Meningitis*" vorgeschlagen zu haben. WALLGREN wollte damit hervorgehen, daß man mit den üblichen bakteriologischen Untersuchungsmethoden im Liquor keine Erreger findet. Bald erhoben sich Stimmen, welche behaupteten, daß es sich in den Wallgrenschen Fällen von gutartiger, aseptischer Meningitis meist oder gar immer (COMBY, 1938) um eine P. handle. Der

Tabelle 3. *Einteilung der Virus-Meningitiden*

1. *Enteroviren*-Meningitiden kommen bei allen 3 Virusspezies vor, wenn auch bei Coxsackie- und Echoviren seltener als bei Polioviren. Bei den
   a) *Polioviren,*
   b) *Coxsackieviren, Gruppe A,* besonders bei Typus 7 (in Rußland als Poliotypus 4 bezeichnet, s. S. 50) und Typus 9.
   c) *Coxsackieviren, Gruppe B,* insbesondere bei der Myalgia epidemica (Bornholmschen Krankheit), bei der nach LINDBERG* (1937) eine Meningitis in 4% der Fälle auftritt.
   d) *Echoviren,* besonders bei Typus 2, 3, 4, 5, 6, 9, 14 und 16.
2. Bei *Mumps* (auch als M. parotidea sine parotitide).
3. Bei *Pfeifferschem Drüsenfieber.*
4. Bei *Herpes* (M. herpetica).
5. Bei *Stomatitis aphthosa.*
6. Bei *Hepatitis epidemica.*
7. Bei der *Choriomeningitis lymphocytaria Armstrong.*
8. Bei den *durch Arthropoden übertragenen* neurotropen Krankheiten, wie Encephalitis St. Louis, equina, japonica, Zeckenencephalitis (Louping-ill usw.). Gelegentlich tritt nur die Meningitis klinisch in Erscheinung.
9. Bei den *postinfektiösen Encephalomyelitiden* (nach Masern, Röteln, Varicellen, nach Vaccinationen usw.) kann als Symptom der neuroallergischen Reaktion ebenfalls nur die Meningitis in Erscheinung treten. In diesen Fällen ist es praktisch nie gelungen, Viren im Liquor nachzuweisen.

Nachweis der zahlreichen Viren, welche solche Meningitiden auslösen können, hat jedoch die Frage zugunsten des pluralistischen Standpunktes endgültig entschieden. Dementsprechend konnte S. KILRICK in 96 % von 124 Fällen von paralytischer P. Polioviren nachweisen, dagegen in 88 aparalytischen Meningitiden nur in 43 %.

Je nach dem oder den Symptomen, die dem betreffenden Autor am charakteristischen erscheinen, wurde jeweils der Name geprägt. Bald wurde der akute Verlauf, bald die Gutartigkeit, bald der Liquorbefund, etwa dessen Klarheit oder Lymphocytose oder Sterilität, bald das epidemische Auftreten besonders hervorgehoben. ECKSTEIN sprach von *M. serosa epidemica,* WALLGREN von *M. aseptica benigna* oder von *M. aseptica acuta,* MAURIAC von *„heilbarer Form der akuten M. mit Lymphocytose* des Liquors, ROCH von *M. lymphocytaria benigna acuta,* FANCONI von *idiopathischer gutartiger mononucleärer M.* Das Adjektiv „mononucleär" ist „lymphocytär" vorzuziehen, da sich im Meningogramm keineswegs alle Mononucleären als Lymphocyten entpuppen; die Monocytoiden (wahrscheinlich Histiocyten) können sogar gegenüber den Lymphocyten überwiegen. In den meisten Fällen kann man noch das Epitheton „akut" hinzufügen; daneben gibt es subakut und auch chronisch verlaufende Formen (BANNWARTH*, ZELLWEGER*, die sich nicht immer scharf von den akuten abtrennen lassen. Die meisten Fälle sind gutartig, und daher war das Adjektiv „benign" berechtigt.

Heute sind alle diese Namen überflüssig, da man in fast allen Fällen, wenn man ein gutes virologisches Laboratorium zur Verfügung hat, die ätiologische Diagnose stellen kann.

Die *Coxsackie-* und *Echoviren-Meningitiden* sind wie die Poliomyelitis saisonbedingt, d. h. Sommer- und Herbstkrankheiten. Wegen der Interferenz der verschiedenen Enteroviren ist bald das eine, bald das andere Virus ätiologisch vorherrschend. Wird ein Virus z. B. durch Immunisierung unterdrückt, so vermehrt sich ein anderes um so mehr. Dementsprechend fand E. ADAM in der Tschechoslowakei in den Spätsommermonaten 1960 und 1961, nachdem durch die orale Impfung die Polioviren ausgerottet worden waren, daß die Zahl der durch andere Enteroviren verursachten abakteriellen Meningitiden, zugenommen hatte.

Leichter ist die Diagnose, wenn die Meningitis sich als Komplikation einer wohl charakterischen Viruskrankheit hinzugesellt. Wohl am häufigsten ist die *Meningitis parotidea*, die auch sine paratitide auftreten kann; durch Hauttests und Komplementbindungsreaktionen kann man den Beweis erbringen, daß das Parotitisvirus im Spiele ist. Da mittels dieser spezifischen Reaktionen gezeigt werden kann, daß ca. 50 % der Menschen die Parotitis epidemica inapparent durchmachen, dürfte unter der falschen Flagge einer gutartigen, mononucleären idiopathischen Meningitis manche Mumpsmeningitis gesegelt haben. Die Meningitis parotidea macht meistens so geringfügige Symptome, daß man sie suchen muß.

Tabelle 4. *Differentialdiagnose der nichteitrigen Meningitiden*

Krankheit	Liquorbesonderheiten	Neurologische Besonderheiten	Anamnese und Klinik	Beweise
Meningitis tuberculosa	relativ starke Eiweißvermehrung, Strumpfbildung. Sinken des Liquorzuckers und der Chloride	stärkere meningitische und Hirndrucksymptome	langsamer Beginn, geringes Fieber, Bradykardie, positive Tuberkulinproben	1. Bazillen im Liquor, 2. miliare Herde in den Lungen 3. Chorioideatuberkel
„Bakterienarme", nichteitrige Meningitis	vorwiegend polynucleäre Pleocytose	meist akut und hochfebril	häufig Vorbehandlung mit Antibiotica	
Meningitis concomitans	gelegentlich Dissociation albumino-cytologique	Herdsymptome		prompte Heilung nach Beseitigung des Herdes
Leptospirenmeningitis	mononucleäre Pleocytose, oft verspätet auftretend		meist zweigipflige Temperaturkurve, Herpes labialis, Enantheme, Conjunctivitis, Epidemiologie	spezifische Agglutinationsreaktion; Blut- oder Liquorkulturen
Meningitis poliomyelitica	in den ersten 2 Tagen vorwiegend polynucleär, dann mononucleär	Zeichen der Adynamie (Abschwächung und Ungleichwerden der Reflexe usw.), „Muskelspasmen"	meist Dromedartypus der Fieberkurve, Epidemiologie	späteres Auftreten von Lähmungen
Meningitis parotidica	mononucleäre Pleocytose, geringe Eiweißvermehrung	auffallend geringe oder keine meningitische Zeichen	Ansteckungsquelle	Speicheldrüsenschwellung nach, während oder vor der Meningitis, Komplementbindungsrekation

Gelegentlich wird man durch den positiven Liquorbefund bei vollständig fehlenden meningitischen Symptomen völlig überrascht. Man denke deswegen immer an Meningitis, wenn in der Rekonvaleszenz eines Mumps erneut Fieber auftritt (zweiphasiger Verlauf); die Meningitis kann aber auch einige Tage vor der Parotisschwellung oder während derselben, ja sogar, wie wir eben sahen, ohne sie auftreten.

Viel seltener als der Mumps macht das *Peiffersche Drüsenfieber* eine abakterielle Meningitis. GLANZMANN* spricht zwar nur von einer pseudomeningitischen

Form des Drüsenfiebers. GSELL* hat aber 1936 6 Fälle beschrieben, die mit beträchtlicher Vermehrung der Zellzahl und des Eiweißes im Liquor einhergingen. Auch wir haben 1944 3 Fälle eingehend beschrieben; der eine Fall wurde mit der Diagnose P. eingewiesen.

Die Berechtigung, von einer *Meningitis herpetica* zu sprechen, leiten wir von der Häufigkeit her, mit der eine idiopathische, mononucleäre, benigne Meningitis dem Ausbruch eines Herpes simplex oder zoster vorausgeht oder ihm nachfolgt. Mehrere typische Fälle der Meningitis herpetica haben wir 1939 und 1944 beschrieben. Gelegentlich kann die Herpesmeningitis mehrmals rezidivieren (PETTE*).

Allerdings kommt der Herpes febrilis bei so vielen fieberhaften Erkrankungen vor und ist die abakterielle Meningitis ein so häufiges Ereignis, daß das Zusammentreffen beider rein zufälliger Natur sein könnte. Es ist jedoch auffallend, daß sich bei vielen abakteriellen Meningitiden bekannter Ätiologie, etwa bei der Meningitis poliomyelitica oder parotidea sehr selten ein Herpes einstellt. Für die Praxis ist diese Tatsache von großer Bedeutung. Das Aufschießen eines Herpes bei einer abakteriellen Meningitis spricht demnach gegen eine P. und auch gegen eine Meningitis tuberculosa, eher für eine bakterienarme Meningokokkenmeningitis oder für eine Leptospirose (Schweinehüterkrankheit), denn diese Krankheiten gehen nicht selten mit einem Herpesausschlag einher (s. auch S. 29).

Daß auch die *Stomatitis aphthosa* und die *Hepatitis epidemica* eine Meningitis, zum mindesten Meningismen machen können, sei nebenbei erwähnt. Mehrmals wurden uns während einer P.-Epidemie Fälle von Hepatitis epidemica im Initialstadium als P. eingewiesen (MARKOFF*, ZIEGLER*).

Tabelle 4 faßt die wichtigsten Symptome der bei uns häufigsten serösen Meningitiden zusammen.

B. Differentialdiagnose des paralytischen Stadiums der Poliomyelitis

Sind einmal schlaffe Lähmungen aufgetreten, so ist die Diagnose P. in den meisten Fällen so gut wie sicher. Doch gibt es eine Reihe Krankheiten, die eine paralytische P. vortäuschen können, besonders wenn der Patient erst einige Zeit nach dem Abklingen des akuten Stadiums zur Untersuchung gelangt.

1. Schlaffe Lähmungen der Neugeborenenperiode und des frühen Säuglingsalters

Am schwersten ist die Differentialdiagnose gegenüber der P. beim *Säugling*, denn in diesem Alter verläuft die P. oft atypisch: das eine Mal unter dem Bilde einer mehr oder weniger ausgesprochenen Toxikose, das andere Mal als symptomenarmer leichter Infekt, so daß man durch das Auftreten der Lähmungen, die gelegentlich erst nach einigen Tagen entdeckt werden, überrascht wird. In allen Fällen von Säuglings-P. fehlen stärkere meningitische Zeichen.

Anderseits gibt es im Säuglingsalter eine Reihe von Zuständen, die mit schlaffen Lähmungen einhergehen, so die *Myatonia congenita* (OPPENHEIM) und die nahe verwandte *progressive spinale Muskelatrophie* (HOFFMANN-WERDING), die *angeborenen Kern, Nerven- und Muskeldefekte*, die *geburtstraumatischen Lähmungen*, der *atonisch-astatische Typus der cerebralen Kinderlähmung* (FOERSTER), die *Parrotsche lueische Epiphysenlösung* usw.

2. Schlaffe Lähmungen im Verlauf von Meningitiden nichtpoliomyelitischer Natur

Die *Meningitis tuberculosa* sowie die *Meningitis purulenta* können gelegentlich mit schlaffen Lähmungen einzelner Muskeln verlaufen; erst der Liquorbefund klärt die Diagnose auf. Auch die *Arachnoiditis circumscripta* (Pseudotumor) kann an eine P. denken lassen; der meist schubweise, schleichende Verlauf spricht gegen P.

3. Polyradikulitische Lähmungen

Die weitaus wichtigste Differentialdiagnose im paralytischen Stadium der P. ist die *Polyradikulitis*. Es gibt Autoren, und dazu gehörten auch wir bis 1938, welche die Polyradikulitis als eine besondere, protrahiert verlaufende Form der P. auffaßten. Noch 1950 zweifelte SCHAEFER* an der Berichtigung einer scharfen

Tabelle 5. *Differentialdiagnose der Poliomyelitis und Polyradikulitis*

	Polyradikulitis	Poliomyelitis
Vorgeschichte	oft allergische Diathese	völlige Gesundheit
Vorkrankheit	unspezifischer Infekt oder andere unspezifische Noxe	in 50% der Fälle typisches Initialstadium
Intervall zwischen Vorkrankheit und Beginn der neurolog. Symptome	mehrere Tage bis Wochen	2—5 (1—10) Tage
Beginn der neurologischen Symptome	unmerklich, langsam zunehmend, afebril, gelegentlich in Schüben	akut, febril bis hochfebril
Neurologische Symptome:		
meningitische Zeichen	können fehlen, aber auch stark ausgesprochen sein;	+
Sensibilität	oft Parästhesien, Hyper- und Hypästhesien	gelegentlich Hyperästhesie im akuten Stadium
Lähmungen:		
Entwicklung	langsam zunehmend, selten akut einsetzend	nach 1—2 Tage dauerndem adynamischem Stadium folgt 1 bis 3 Tage dauerndes Paralysierungsstadium (s. Abb. 9)
Intensität	selten über den schwersten Grad der Adynamie hinausgehend	alle Übergänge von leichter Adynamie bis zur kompletten schlaffen Lähmung
Ausbreitung, Lokalisation	symmetrisch, meist aszendierend, distal stärker	asymmetrisch, aszendierend, deszendierend oder plurifokal (nucleäre Lähmung), proximal stärker
Heilungstendenz	gut	wechselnd, 20—30% bleibende Residuen
Liquorpathologie	Dissociation albumino-cytologique	Dissociation cyto-albuminique wenigstens im Beginn
Verlaufsformen:		
schwer	Landrysche Paralyse	Bulbärparalyse und Atemmuskellähmung
mittelschwer	Gullain-Barrésches Syndrom	paralytische Form
leicht	Forme fruste mit Schwächegefühl, besond. der Beine	präparalytische und meningitische Form
Ätiologie	neurallergisch	Viruskrankheit
Ansteckungsfähigkeit	—	+
Isolierung	nicht notwendig	isolierungspflichtig
Jahreszeitliches Auftreten	vorwiegend im Frühjahr	Spätsommer und Frühherbst
Epidemisches Auftreten	—	+
Prognose	10% letale Formen 90% Heilung	10—20% letale Formen 20—30% Lähmungsresiduen 60—70% Heilung

Trennung der beiden Krankheitsbilder. Mit PETTE* und seinen Schülern sind wir der Auffassung, daß die Polyradikulitis in ihren verschiedenen Erscheinungsformen (Landrysche Paralyse, Guillain-Barré-sches Syndrom, forme fruste), ähnlich wie die serogenetische Neuritis und Polyneuritis eine *neuro-allergische Reaktion ist.*

Man nimmt an, daß Viren, tote Impfstoffe, aber auch einfache chemische Substanzen, z.B. Schwermetalle, als Hapteme gewisse Proteine des Nervensystems, speziell das Myelin, so verändern, daß sie körperfremd werden und als Autoallergene die Bildung von Antikörpern veranlassen. Für diese Auffassung sprechen die Tierexperimente von KABAT et al., denen es gelang, allergische Encephalomyelitiden, Neuritiden und Polyradikulitiden mit dem Homogenisat von Nerven zu erzeugen.

Für die allergische Natur der Polyradikulitis spricht klinisch der afebrile Verlauf, das fast regelmäßige Fehlen der Pleocytose im Liquor bei starker Eiweißvermehrung (Dissociation albumino-cytologique), die leichte Eosinophilie, das häufige Vorausgehen allergischer Manifestationen, sowie eines Infektes, also einer sensibilisierenden Vorkrankheit, der gelegentlich fließende Übergang einerseits in die postinfektiöse, etwa in eine postdiphtherische Polyneuritis, andererseits in neuroallergische Spätencephalomyelitiden, schließlich die nicht seltene Kombination mit einer Akrodynie, also einer typischen neuroallergischen Krankheit.

Wir haben versucht, tabellarisch die Differentialdiagnose zwischen Polyradikulitis und P. festzuhalten (Tab. 5).

4. Polyneuritische Lähmungen

Die *postdiphtherische Polyneuritis* hat so viele Berührungspunkte mit der eben geschilderten Polyradikulitis (beide können zu einer Landryschen Paralyse führen), daß man wohl berechtigt ist, an eine nahe pathogenetische Verwandtschaft zu glauben. Der Beginn anschließend an eine Diphtherie ist noch schleichender als bei der Polyradikulitis, ferner kombiniert sie sich immer mit typischen Hirnnervenlähmungen (Gaumensegel-, Akkomodations-, Abducenslähmungen usw.), so daß man nur selten an eine P. denken wird.

Die *Polyneuritis diabetica*, bei *Porphyrie* usw. werden kaum je mit einer P. verwechselt, weil sie mit neuralgieformen Schmerzen als Hauptsymptom einhergehen.

5. Dagegen kann bei den **isolierten neuritischen Lähmungen** die Differentialdiagnose gegenüber einer P. recht schwierig werden, besonders wenn die Lähmungen akut mit Fieber einsetzen. Diagnostisch wichtig ist, daß neuritische Lähmungen in der Regel mit einem normalen Liquor einhergehen oder höchstens nur mit einer geringen Vermehrung des Gesamteiweißes.

Einmal wurde uns ein 14jähriger Knabe mit einer allmählich sich entwickelnden *Überanstrengungsneuritis* im Gebiete des unteren Armplexus links nach forciertem Rudern mit konsekutiver Atrophie und Wachstumshemmungen des Vorderarms als P. eingewiesen. Dagegen werden *Lähmungen infolge lokaler Schädigung; der Nerven*, etwa nach einer medikamentösen Injektion (Cibazol usw.) oder durch die Kompression bei hämophilen Blutungen kaum je zu einer Verwechslung mit P. Anlaß geben.

Eine besondere Betrachtung erfordert die *isolierte Facialisparese*, denn sie kann die einzige Manifestation einer bulbären P. sein. Die Differentialdiagnose gegenüber der isolierten Facialisparese anderer Genese ist um so schwieriger, als gerade die leicht verlaufenden bulbären P.-Formen gelegentlich mit sehr geringen Liquorveränderungen einhergehen. Entsteht eine Facialisparese plötzlich, aus voller Gesundheit und ohne Zeichen einer akuten Infektion, ohne Liquorveränderungen, so handelt es sich kaum um eine P. Hier kommt die sog. *idiopathische* oder *rheumatische Facialisparese* in Frage.

Interessant ist die Beobachtung von ADAM u. Mitarb., daß in der Tschechoslowakei nach der Ausrottung der P. in den Jahren 1960 und 1961 die Häufigkeit der isolierten Facialisparese nicht ab-, sondern sogar eher zugenommen hat. Gegen die Vermutung HENNEBERGS, daß diese durch die Sabinimpfung bedingt gewesen sei, spricht die gleichmäßige Verteilung der Fälle über das ganze Jahr, also keine Saisonbedingtheit wie bei der P., und daß keine Häufung unmittelbar nach den Massenimpfungen, die nur im Winter oder Frühjahr während wenigen Wochen durchgeführt wurden, beobachtet wurde.

Bannwart*, Pette* und Zellweger* haben ein Krankheitsbild eingehend beschrieben unter dem Namen „*allergische Meningitis*", welche häufig mit Paresen im Bereich der Kopfnerven, besonders des N. facialis, einhergeht. Der Beginn ist schleichend, der Verlauf kann sich über Monate, ja Jahre hinziehen, wobei der Liquor immer eine Zell- und Eiweißvermehrung aufweist. Die Lähmungen der Gesichtsmuskeln kann monatelang anhalten. Die Krankheit ist durchaus gutartig und hat sicher mit der P. nichts zu tun.

6. Schlaffe Lähmungen bei spezifischen Infektionskrankheiten. Nur ganz ausnahmsweise stellen sich bei den neurologischen Komplikationen der Masern, Varicellen, Mumps, Keuchhusten, schlaffe Lähmungen ein. Auch die seltenen para- und postinfektiösen Myelitiden machen viel eher das leicht deutbare Bild der Querschnittsmyelitis als dasjenige der asymmetrischen, nur die peripheren motorischen Nerven lädierenden P.

7. Schlaffe Lähmungen nach der Einverleibung von Chemikalien werden kaum mit einer Poliomyelitis verwechselt werden. Wir sahen mehrfach (Mahler*) im Verlauf einer Säuglingslues, welche mit hohen *Spirociddosen* behandelt wurde, Lähmungen beider Unterschenkel sich einstellen. Kennt man die Anamnese nicht genau, so können sie gelegentlich trotz der Symmetrie für poliomyelitisch gehalten werden. Auch Vergiftungen mit *Cholinesterase-Blocker* (Insektizide auf der Basis von Alkylphosphaten, sowie das Maschinenschmieröl Triortocresylphosphat (TOP), sind besonders gefährlich und führen zu einer Anhäufung von Acetylcholin mit typischen Vergiftungserscheinungen. Die chronische Vergiftung ist gekennzeichnet durch schwere polyneuritische Symptome infolge Zerfall der Markscheiden, vor allem der peripheren, motorischen Neuronen („Ölsoldaten" in der Schweiz, Massenvergiftung in Marokko). Es bleiben irreparable symmetrische Lähmungen, vor allem der Füße und Unterschenkel zurück.

8. Schlaffe Lähmungen bei Rückenmarkstraumata *(Hämatomyelie)*, die gelegentlich erst Stunden oder Tage (Spätblutungen) nach dem Trauma sich einstellen, können gelegentlich eine P. vortäuschen. Sensibilitätsstörungen, Blasen- und Mastdarmlähmungen sprechen aber gegen P.

9. Pseudolähmungen bei akuten Knochen- und Gelenkaffektionen können dagegen recht häufig eine P. vortäuschen. Wie häufig wird, besonders wenn eine P.-Epidemie besteht, der erste Schub eines *akuten Rheumatismus* falsch gedeutet, das Schonen der Extremitäten wird als Lähmung, die Schmerzen in den Gelenken als poliomyelitische Hyperästhesie gedeutet. Auch eine beginnende *Osteomyelitis*, die zur Schonung einer Extremität führt, wurde vielfach als P. ins Spital geschickt. In solchen Fällen ist die Lumbalpunktion entscheidend.

Neuerdings hat Debono über eine *Brucellosis*epidemie auf Malta berichtet, in der die Arthralgie und die Arthritis eine paralytische und eine Bang-Meningitis eine präparalytische Poliomyelitis vortäuschen (s. auch S. 42).

10. Hysterische Lähmungen. Die Angstpsychose, welche ältere Kinder und oft auch Ärzte auf der Höhe einer P.-Epidemie erfaßt, schafft einen überaus günstigen Boden, auf welchem hysterische Lähmungen gedeihen können. Kinder mit hysterischer Veranlagung werden dermaßen beeindruckt, daß sich anläßlich eines grippalen Infektes bei geringfügigen äußeren Anlässen, wie Schwierigkeiten in der Schule oder zu Hause, sehr leicht psychogene Lähmungen einstellen. Die Anamnese, der normale neurologische Befund, vor allem aber das ganze Benehmen des Patienten läßt meist rasch die richtige Diagnose stellen, die dann durch die spektakuläre suggestive Heilung bestätigt wird.

11. Nachdem die Poliomyelitis in den meisten zivilisierten Ländern ausgerottet ist, spielen in zunehmendem Maße **poliomyelitis-ähnliche Zustände, die durch andere Enteroviren** bedingt sind, eine Rolle. Eine schöne Übersicht der Infektionen mit Enteroviren hat H. LENNARTZ gegeben, die ich in folgender Tab. 6 zusammenfassen möchte.

Tabelle 6

Enterovirus	Auf eine Nervenzellschädigung kommen X-Infektionen	Neuropathogenität
Polio Typ I	100—1000	
Typ III	1000—10000	
Typ II	10000—1000000	
Coxsackie A7	?	
Coxsackie: übrige	?	
Echo	?	
attenuierte Polio Typ III	2,5 Millionen*	
attenuierte Polio Typ I	6,25 Millionen*	
attenuierte Polio Typ II	50 Millionen*	

* Zahlen aus den USA 1964

Die Neuropathogenität der Coxsackie- und Echoviren ist viel geringer als diejenige der Polioviren, besonders von Typ I. ROSSI et al. haben eine Coxsackie-Epidemie A7 in Bern beschrieben: die Lähmungen waren leicht und flüchtig. Nach TSOUKER et al. sind in Rußland poliomyelitisähnliche Erkrankungen durch andere Enteroviren, nach der Ausrottung der P. gar nicht selten beobachtet worden. Wie bereits erwähnt (s. S. 44) wurde das Coxsackie-A7-Virus wegen seiner Neuropathogenität als Poliotyp IV aufgefaßt. Nach TSOUKER et al. verlaufen die Coxsackie- und Echoviren-Meningitiden akuter, Hautexantheme sind häufiger, der Verlauf ist oft rezidivierend, adynamische Symptome fehlen. Sie beschreiben acht paralytische Fälle mit rascher Rückbildung der Lähmungen; sie fanden als Erreger Coxsackie A7, B1, B3, B5, Echo 7 und 9.

X. Therapie der Poliomyelitis

Therapie des Frühstadiums. Leider kennen wir noch keine Medikamente weder Chemotherapeutica noch Antibiotica, die imstande wären, dem P.-Virus in seinem Zerstörungswerk im Zentralnervensystem Einhalt zu gebieten. Die Vielheit und Mannigfaltigkeit der immer wieder vorgeschlagenen Behandlungsmethoden und Mittel beweisen, daß *keine* wirklich befriedigen.

Da man in den Anfangsstadien der Krankheit keine Möglichkeit hat, vorauszusagen, in welcher Phase die Krankheit haltmachen wird, und bei einmal ausgebrochenen Lähmungen, wie weit sie sich zurückbilden bzw. ausdehnen werden, sind wir nicht in der Lage, im Einzelfalle die Wirksamkeit einer Therapie zu beurteilen. Nur die statistische Methode mit alternierenden Reihen kann uns weiterbringen, und zwar nur, wenn große Serien von Behandelten und Unbehandelten aus der gleichen Epidemie und unter sonst gleichen Bedingungen miteinander verglichen werden. Solche systematische Untersuchungen haben leider ergeben, daß das *Rekonvaleszentenserum*, *Bluttransfusionen*, *Heilsera tierischer Herkunft* (Petitsches Pferdeserum), die *Sulfonamide*, das *Penicillin*, das *Streptomycin*, das *Kalium chloricum*, das *Pyramidon* in großen Dosen usw. *keinen meßbaren Einfluß* auf den poliomyelitischen Prozeß gehabt haben.

Immer wieder versuchte man durch besondere *physikalisch-therapeutische Maßnahmen* die Entzündungsvorgänge im Nervensystem einzudämmen und die Regenerationsvorgänge zu fördern. 1910 empfahlen LEREBOUILLET* und BEAUJARD* in fortgeschrittenen Fällen die Röntgentherapie des Rückenmarkes. LEFEBURE* konnte davon *keinen Erfolg* sehen. Eine Zeitlang wurde die Diathermie sowie die Kurzwellenbehandlung des Rückenmarks im akuten Stadium empfohlen. Wir sind davon ganz abgekommen, nachdem wir zweimal bei Kleinkindern langwierige Verbrennungen am Rücken erlebt haben.

Die Freiburger Klinik hat 1958 die kombinierte Therapie mit *Cortison* und *Butazolidin* empfohlen. Sie wurde auch 1964 von P. WALTHER als die einzige wirksame Therapie gegen die bulbär-encephalitischen Veränderungen empfohlen. Man gibt Corticosteroide in hohen Dosen, z.B. 4mal täglich 15 mg Prednison, um die entzündlichen Prozesse im Nervensystem einzudämmen und dies obwohl im Affenversuch die gleichzeitig mit der künstlichen Infektion verabreichten Corticosteroide den Verlauf der Poliomyelitis erschweren. Wahrscheinlich sind beim schwerkranken Menschen, wenn man mit den Corticosteroiden anfängt, die Abwehrkräfte des Makroorganismus (s. Abb. 9) bereits wirksam und nun gilt es vor allem die Schäden der Entzündung einzudämmen.

Es lag nahe, *Vitamine*, von denen man eine Beeinflussung des Nervensystems erwarten konnte, in großen Dosen anzuwenden. Unsere Versuche mit Vitamin B_1 (Aneurin) haben nichts sicheres gezeigt (s. auch S. 23).

Angesichts des Versagens der ätiologischen Therapie in den Anfangsstadien der P. müssen wir unsere ganze Aufmerksamkeit auf die *symptomatische Therapie* werfen. In erster Linie bedarf der P.-Kranke einer absoluten *Bettruhe*, da jegliche Überanstrengung die Lähmungen fördert. Wichtig ist es, ihn so zu lagern, daß er einerseits möglichst wenig Schmerzen spürt, andererseits Kontrakturen vermieden werden, zwei Anforderungen, die sich nicht immer vereinigen lassen, denn die schmerzfreie *Lagerung* mit gebeugten Knien und Hüften ist leider sehr geeignet,

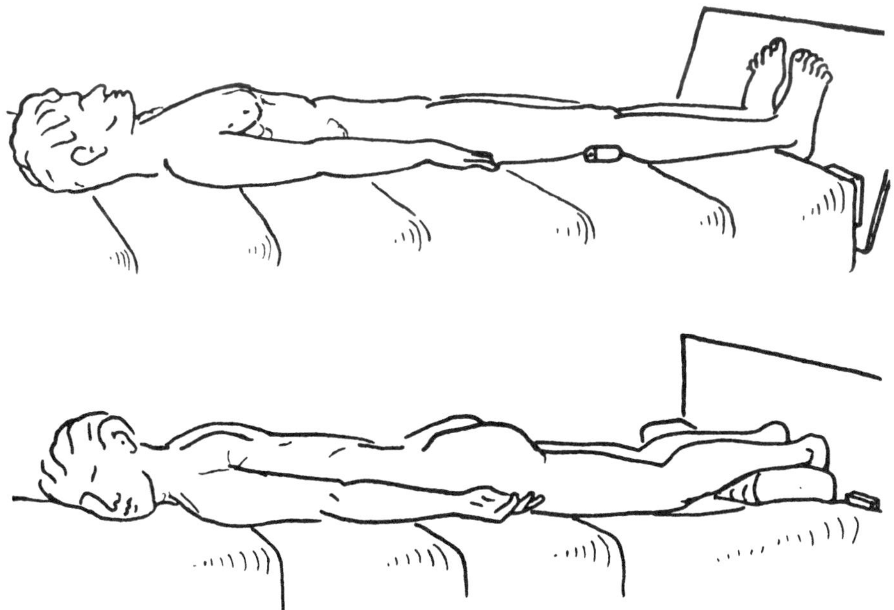

Abb. 13. Lagerung des gelähmten Poliomyelitikers zur Verhütung von Kontrakturen und von Decubitus (Aus POL LE COEUR)

schwerwiegende Kontrakturen zu erzeugen. Man lagere deswegen den Patienten in Rückenlage und sobald wie möglich mit gestreckten Beinen und rechtwinklig gestützten Füßen. Nur am ersten Tag lege man unter die Knie, eventuell auch unter den Oberschenkel Kissen oder Sandsäcke. Die Kontrakturgefahr ist bei jungen Kindern besonders groß, gelegentlich muß man die Glieder in Schienen (eventuell angepaßte Gipsschienen) wenigstens stundenweise fixieren. Es ist sehr wichtig, von Zeit zu Zeit, um einen Decubitus zu vermeiden, den Patienten in Bauchlage zu bringen, wobei man durch Kissen unter den Sprunggelenken die Spitzfußstellung vermeidet. (Abb 13).

Wir pflegen gleich zu Beginn *heiße feuchte Wickel* nach der Methode der *Schwester Kenny* über die gelähmten Körperteile zu legen. Die Gelenke werden frei gelassen, um so bald wie möglich aktive und passive Bewegungen ausführen zu können. Im Gegensatz zu den Vorschriften von Schwester Kenny, die die Wickel 2stündlich, in schweren Fällen sogar halbstündlich erneuern läßt, applizieren wir sie nur 3—4mal täglich, um dem Kinde die nötige Ruhe zu lassen und um in Epidemiezeiten das Personal etwas zu entlasten. Lassen die Schmerzen nach, etwa nach 3—4 Wochen, und kann die aktive Bewegungstherapie einsetzen, so hören wir mit den zeitraubenden heißen Packungen auf (s. auch S. 54). Sobald der Patient abgefiebert ist, lassen wir ihn täglich längere Zeit in warmem Wasser *baden*, was er sehr angenehm empfindet; außerdem können im Wasser die Glieder ohne Anstrengung bewegt und so die Inaktivitätsatrophie bekämpft werden.

Behandlung der Atemmuskellähmung und der bulbären Formen. Während im Frühstadium der rein spinalen Formen die Therapie nicht viel auszurichten vermag, ist sie, wenn lebenswichtige Funktionen wie Atmung, Zirkulation und Schluckakt betroffen werden, von ausschlaggebender Bedeutung. Deswegen ist es wichtig, daß der Arzt rechtzeitig das Einsetzen der Störung dieser Funktionen entdeckt. Vorboten sind Schlaflosigkeit und Unruhe, wobei aber jegliche größere Bewegung vermieden wird.

Man unterlasse dann nie, die *Atmung* genau zu *kontrollieren*, ob sie beschleunigt oder asymmetrisch oder paradox wird, ob Hilfsmuskeln wie der Sternocleidomastoideus, der Platysma, die Scaleni usw. mitbenützt werden. Man achte darauf, wie kräftig der Patient hustet und phoniert; man lasse ihn möglichst laut sprechen, man achte, wie lange er zählen kann ohne zu inspirieren usw. Die beginnende Schlucklähmung erkennt man an der näselnden Sprache und am Verschlucken durch die Nase bei Gaumensegellähmung; ferner am „Gurgeln", wenn der Speichel nicht richtig verschluckt werden kann, bei Läsion des Constrictor pharyngis.

Die Läsion des Kreislaufzentrums verrät sich durch Tachykardie, bei Reizung durch Brachykardie, wodurch eine Meningitis tuberculosa vorgetäuscht werden kann (s. S. 40), ferner durch die arterielle Hypertension (s. auch S. 35), durch Schweißausbrüche usw.

Sobald Atemstörungen und/oder bulbäre Symptome auftreten, soll der Patient in eine *besondere Abteilung* mit speziell geschultem Personal, wenn möglich mit einem Anästhesieologen, gebracht werden. Diese Abteilung hat mit verschiedenen Respiratoren, Absaugvorrichtungen, Schaukelbett, fahrbarem Röntgenapparat, Bronchoskop etc. ausgestattet zu sein.

LASSEN unterscheidet nach F. NEUKIRCH nach therapeutischen Gesichtspunkten vier Kategorien von lebensbedrohten Poliomyelitikern:

1. Trockene Fälle mit herabgesetzter, aber suffizierter Ventilation. Diese Patienten bedürfen zunächst nur einer genauen *Kontrolle.*

2. Trockene Fälle mit insuffizierter Atmung. Sie gehören in die *eiserne Lunge,* sei es in einem Tankrespirator oder in einen Panzerrespirator.

3. Naße Fälle, wenn der Speichel nicht mehr geschluckt werden kann, aber mit normaler oder herabgesetzter, aber noch suffizierter Atmung. Bei diesen genügt oft die *Drainagelagerung*, eine Art Quinke'sche Lagerung, sowie die Ernährung mit der Sonde. Man warte jedoch nicht zu lange mit der Tracheotomie.

4. Naße Fälle mit insuffizierter Atmung: die *Tracheotomie und* die Überdruckventilation mit *automatisch arbeitenden Respiratoren* (Engström, Dräger etc.) ist dringend angezeigt. Damit ist es möglich, vielen Patienten das Leben zu erhalten, die früher nicht zu retten waren.

Immer wieder wird die Frage aufgeworfen, ob die Anwendung der künstlichen Lungen letzten Endes berechtigt sei, ob es einen Sinn habe, so schwer gelähmte Patienten mit Hilfe eines künstlichen Atmungsapparates am Leben zu halten; die Überlebenden müßten wegen der ausgedehnten Lähmungen ein Leben, das nicht mehr lebenswert sei, führen; ferner würden viele nach Jahr und Tag an Lungenkomplikationen besonders an atelektatischer Pneumonie infolge der mangelhaften Ventilation der Lunge (fragilité pulmonaire!) oder an einer Nephrolithiasis mit nachfolgender Niereninsuffizienz dahinsterben. Die Frage der Nützlichkeit der Respiratoren auf weite Sicht müssen wir heute eindeutig bejahen, denn häufig erlebt man, daß nach Überstehen der anoxämischen Periode die Patienten wieder völlig hergestellt werden oder nur so geringfügige Lähmungen zurückbehalten, daß die Atemfunktion kaum beeinträchtigt ist. Die Hypoxämie schafft einen Circulus vitiosus; je schwächer die Atemmuskulatur, desto intensiver wird die Hypoxämie, je intensiver diese ist, desto schlechter ernährt wird die Atemmuskulatur; der Respirator unterbricht diesen Circulus.

Allerdings besteht die Gefahr des zu ausgiebigen Gebrauches des *Respirators* darin, daß die Atemmuskulatur infolge der Inaktivität sich schlechter erholt als ohne künstliche Atmung. Im Kinderspital Zürich befolgen wir die Regel, daß man sobald und solange wie möglich, den Patienten aus dem Respirator herausnimmt, damit er gezwungen ist, mit den eigenen Muskeln zu atmen, und zwar an der frischen Luft bzw. am Sauerstoffapparat; jeden Tag wird die Zeitspanne außerhalb des Respirators verlängert. Hauptsächlich während der Nacht wird der Patient noch im Respirator gelassen, weil die Hypoxämie den für die Gesundung so wichtigen Schlaf sehr stört.

Beim *Gebrauch des Respirators* muß man darauf achten, daß der Patient weder zu wenig, noch zu stark ventiliert wird. Bei zu geringer Ventilation bleibt die Hypoxämie weiter bestehen und Atelektasen können entstehen. Die Hyperventilation anderseits führt zu einer Erhöhung der Alkalireserve, gelegentlich zu tetanischen Zuständen und zu einem verstärkten Kalkverlust durch den Urin.

Nach L. BINET* kann man folgende Regeln befolgen, die allerdings von Fall zu Fall zu variieren sind: *Rythmus* beim Erwachsenen 18, beim Kind 24, beim Säugling 30 (und darüber). Depression (tiefster Druck) beim Erwachsenen —16 bis 20 mm Hg, beim Kind —10 bis 15 mm Hg. Pression (höchster Druck) beim Erwachsenen, und beim Kind Atmosphärendruck oder ganz wenig darüber hinaus.

Therapie der poliomyelitischen Lähmungen. Ein Buch der Infektionskrankheiten ist nicht der Ort, wo die Therapie der poliomyelitischen Lähmungen behandelt werden soll; man lese in einem Werk über physikalische Therapie oder Orthopädie oder Chirurgie nach. Der Internist und der Pädiater, der seiner Vorbildung und seiner Einstellung gemäß eher gewohnt ist, den ganzen Menschen ins Auge zu fassen, soll aber den Gelähmten, wenn er ihn über das akute Stadium hinweggebracht hat, nicht ganz aus der Hand geben, denn zu groß ist die Gefahr, daß man ihn sich selbst in seiner körperlichen Hilflosigkeit überläßt und als Krüppel behandelt. Die Persönlichkeit des Poliomyelitikers ist in der Regel (s. jedoch S. 37) keineswegs tangiert. Auch ein schwer körperlich Behinderter kann Vorzügliches leisten, wenn man ihm hilft, den richtigen Beruf zu wählen und ihn nicht körperlich und geistig verkümmern läßt. Bei der physikalischen Therapie und der orthopädischen Behandlung kommt es nicht nur darauf an, was man macht, sondern daß man überhaupt etwas macht, daß der Gelähmte weiß, daß man ihm hilft und daß man ferner seinen Genesungswillen anspornt. Dann wird man gelegentlich erleben, daß er gleichsam als Überkompensation der körperlichen Unzulänglichkeit Großartiges leistet, wozu er vielleicht bei gesundem Körper die Energie nicht aufgebracht hätte; man denke nur an den Präsidenten F. O. Roosevelt.

Eine wichtige Aufgabe des Arztes und der Heiltherapeutin ist die *Verhütung schlechter motorischer Gewohnheiten und von Kontrakturen.*

Die Frage, ob man einen gelähmten Patienten in den ersten 4—6 Wochen völlig immobilisieren oder ob man frühzeitig mit der Bewegungstherapie beginnen soll, ist zugunsten der *frühzeitigen*, zuerst rein passiven, später auch aktiven *Bewegungstherapie* entschieden worden (s. S. 52). Allerdings muß der Therapeut sehr genau darauf achten, daß die Muskeln nicht übermüdet werden. Diese Grundregel gilt auch später. Gar nicht so selten haben wir erlebt, daß das Aussetzen einer allzu ermüdenden Therapie paradoxerweise von einer wesentlichen Besserung der Motilität erfolgt war.

Folgende physikalisch-therapeutische Maßnahmen kommen in Betracht:

1. Die *Lagerung*, vor allem zur Vermeidung von Kontrakturen, falschen Stellungen usw. Wir bedienen uns schon frühzeitig zu diesem Zwecke selbstangefertigter und angepaßter Gipsschienen (s. auch S. 51). Besonders gefährlich ist das Sitzen, besonders das lange Sitzen in der Schule, das auch bei leichten Lähmungen die Entstehung von Skoliosen fördert.

2. *Die Hydrotherapie.* Feuchtwarme Packungen nach der Methode der Schwester Kennys kommen nicht nur in den ersten Wochen der Krankheit, solange Schmerzen bestehen, in Frage, sondern auch später, um Kontrakturen zu überwinden. Schon frühzeitig beginnen wir mit der *Bädertherapie*, die auch bei der späteren Dauerbehandlung des Poliomyelitikers Gutes leistet. Bewegungsübungen im warmen Wasser von etwa Körpertemperatur treffen zwei Fliegen mit einem Schlag: erstens fördert die Wärme die Muskeltätigkeit, zweitens erlaubt das Wasser, alle Bewegungen fast ohne Kraftanwendung und mit großer Amplitude auszuführen, und so können Muskelbündel betätigt werden, die außerhalb des Wassers meist der Inaktivitätsatrophie anheimfallen.

3. Mit der *Massage* sowie mit der *Wärmelampenbestrahlung* bzw. mit dem *Heißluftkasten* usw. wird eine bessere Durchblutung sowohl der Haut als auch der Muskulatur erzielt. Mit der Massage warten wir gewöhnlich, bis das Kind abgefiebert ist und die Muskeln nicht mehr druckempfindlich sind. Die Bedeutung der Massage wird meist überschätzt; falsch angewendet lockert sie in unliebsamer Weise die Gelenke und fördert das Entstehen von Schlottergelenken.

4. *Die Bewegungstherapie* ist weitaus die wichtigste Therapie der poliomyelitischen Lähmungen, und zwar in erster Linie die *aktive Kinesetherapie.* Glücklicherweise sind im gelähmten Muskel selten sämtliche Muskelfasern betroffen. Es ist Aufgabe des Heilgymnasten, die oft nur spärlich erhaltenen noch innervierten Muskelfasern vor der Inaktivitätsatrophie zu bewahren. In der Regel reichen diese wenigen Fasern nicht aus, um eine Bewegung des dazugehörigen Gelenkes zustande zu bringen. Der Heilgymnast versuche das Gelenk so zu entlasten, daß er mit relativ geringer Muskelkraft bewegt werden kann. Dies erreicht man durch geeignete Haltung der Gliedmaßen, Stützen in Schlingen usw., oder am einfachsten, indem man das Glied unter Wasser bewegen läßt, da im Wasser die Wirkung der Schwerkraft weitgehend aufgehoben ist.

Besonders das Kind soll die aktive Bewegungstherapie als Spiel empfinden. Dazu sind Velos, Bälle, Springseile, kleine Leitern für die Finger und Arme, schwedische Sprossenwände, Schreibmaschinen und alle möglichen Gegenstände des täglichen Lebens von Nutzen. Der bettlägerige Patient soll zuerst lernen, sich selbst im Bett umzudrehen, dann soll er versuchen, sich in sitzende Stellung aufzurichten; er darf aber wegen der Gefahr unliebsamer Kontrakturen nicht zu lange in sitzender Stellung verweilen. Dann soll man ihn anhalten, am Boden *Kriechübungen* zu machen, die ihm das Gefühl geben, nicht mehr am gleichen Ort festgenagelt zu sein, und die außerdem den Kontrakturen entgegenwirken. Am wichtigsten ist, daß der Kranke in aufrechte Stellung gebracht und möglichst bald zu *Gehversuchen* angehalten wird. Wenn nötig, wird man ihn durch Gurten am Hals und unter den Schultern aufhängen, wobei sich die Hände an parallelen Barren oder noch besser an einem Eulenburgwagen aufstützen. Dann wird man Krücken, schließlich Stöcke zu Hilfe nehmen und auf das Ziel hinarbeiten, daß der Patient sich ohne jegliche Hilfsmittel fortbewegt. Die aufrechte Haltung ist die beste Korrektur von Kontrakturen.

Der Heiltherapeut gebe acht, daß besonders allzu kräftige und energische Patienten sich nicht nur auf die Benützung einiger weniger besonders kräftiger Muskeln beschränken, sondern sich die Mühe nehmen, alle noch erhaltenen Muskeln zu beanspruchen, damit diese nicht der Inaktivitätsatrophie anheimfallen. Alle Möglichkeiten sollen ausgeschöpft werden. Auch in Orthopädiekreisen ist man weitgehend davon abgegangen, komplizierte Bewegungsapparate zu gebrauchen; je einfacher die Methode, desto besser.

5. Die *Elektrotherapie* mag in der Behandlung einzelner Muskeln und in einzelnen Fällen Gutes leisten. In einem Großbetrieb kann sie nicht individuell genug

gestaltet werden, weswegen wir sie nur gelegentlich anwenden; am ehesten noch bei isolierten Lähmungen wie die des M. facialis, des Fibularis, des Tibialis anterior usw. Ihre Hauptaufgabe ist, die Inaktivitätsatrophie hintanzuhalten.

6. Die *orthopädische Behandlung im engeren Sinne* soll hier nur kurz gestreift werden. Man halte sich immer vor Augen, daß Muskeln sich noch nach Jahren erholen können, man meide deswegen zu frühe Operationen sowie die zu frühe Anschaffung komplizierter Gehapparate, die die Bewegung vieler Muskeln hindern. Bei jedem operativen Eingriff halte man sich vor Augen, daß man dadurch nur eine mangelhafte Funktion gegen eine andere austauscht, daß unter Umständen das, was verlorengeht, wertvoller ist als das, was man gewinnt.

COLONNA (Philadelphia) unterscheidet vier Arten von *Orthopädischen Operationen:*

1. Die *Fasziotomie* und die *Tenotomie*, wobei verkürzte Sehnen und Bänder durchschnitten werden, um Verunstaltungen zu verhüten und um sinnvolle Bewegungen zu ermöglichen.

2. *Muskel- und Sehnentransplantation*, wobei gut erhaltene Muskeln gelähmte zu ersetzen haben. An den Beinen bleibt der Erfolg häufig wegen des Automatismus des Gehaktes aus; der transplantierte Muskel kann sich in diesen Automatismus nicht einordnen.

3. Die *Arthrodese*, d. h. die Versteifung von Gelenken an schwer gelähmten, haltlosen Gliedern.

4. Die *Arthroplastie*, wodurch Verrenkungen behoben werden, die durch das Versagen jener Muskeln bewirkt werden, die normalerweise ein Gelenk zusammenhalten.

Eines der wichtigsten Probleme ist die *Verhütung der Skoliose*, die nach HARRINGTON bei 300 von 4000, nach SAAL sogar bei 150 von 500 Poliomyelitispatienten beobachtet sind.

GROSSIORD (Paris) frägt sich angesichts der Komplexität des Wirbelsäulenwachstums, warum nicht jede Poliomyelitis eine Skoliose bedinge; alle ehrlichen Statistiker, schreibt er, geben an, daß ungefähr ein Drittel der von Lähmungen befallenen Poliomyelitiker später eine Skoliose aufweisen. Die Verhütung geschieht durch Übungen, Lagerungen (Gipsbett!) und Tragen von Stützapparaten. Heute kann man auch operativ schöne Resultate erzielen, z. B. durch Versteifung des verkrümmten Abschnittes nach vorher möglichst weitgehender Korrektur durch das Milwaukeecorsett usw. Bei frühkindlichen Skoliosen kann man schon das 5—6jährige Kind operieren, wenn möglich aber soll man die Operation jenseits des 10. Jahres vornehmen.

Soziale Aspekte der Poliomyelitis

Aus dem eben Gesagten über die Therapie der P. ergibt sich, daß *zweierlei P.-Zentren* notwendig sind:

1. Eine mit Apparaten (Respiratoren usw.) und mit geübtem Personal ausgestattete *Station für die Akutkranken* (s. S. 52); diese Station muß am besten einer Abteilung für Infektionskranke (Zürich) oder einer neurologischen Klinik (Brüssel) oder einer orthopädischen Klinik (Saõ Paulo) angegliedert werden.

2. Ein *Rekonvaleszentenheim* mit gut ausgebauter physikalischer Therapie (Übungssäle, Warmwasserbäder, Unterwassermassage usw.), zureichender psychologischer und pädagogischer Betreuung, Berufsberatung usw. In dieser Station soll der Internist bzw. Pädiater mit dem Orthopäden, dem Physikotherapeuten, dem Psychologen bzw. Psychiater eng zusammenarbeiten. Wichtig ist, daß der Gelähmte irgendwie in den Arbeitsprozeß wieder eingegliedert wird.

In England z. B. muß jeder Betrieb mit mehr als 20 Angestellten zum mindesten einen körperlich Behinderten (handicapped) anstellen. Interessanterweise sind nach einer Statistik der New Yorker Universität von 1947 die Betriebsunfälle bei den körperlich Behinderten erheblich niedriger als bei den Arbeitern in der Vollkraft ihrer Leistungsfähigkeit. Für die Kosten solcher langdauernden Kuren können nur ausnahmsweise die Angehörigen aufkommen. Krankenkassen, Fürsorgeorganisationen, letzten Endes der Staat, besondere Invalidenversicherungen wie die schweizerische müssen hier mithelfen.

XI. Die Prophylaxe der Poliomyelitis

Historisches

Da die P. eine Dauerimmunität hinterläßt, lag der Versuch nahe, passiv oder aktiv zu immunisieren. Die Versuche mit *passiver Immunisierung* sind leider fehlgeschlagen.

Moro empfahl 1930 20—30 ccm *Elternblut* intramuskulär zu injizieren und zwar auf breiter Basis. Der Erfolg blieb aus; dafür wurden einige rhesus-negative Mädchen mit rhesus-positivem Blut sensibilisiert, so daß bereits ihr erstes Kind an einer Rhesusinkomptabilität schwer erkrankte (eigene Beobachtungen).

Auch die *Gamma-Globulin-Prophylaxe* hat nicht gehalten, was man hoffte, wie aus Tabelle 7 hervorgeht.

Tabelle 7. *Gamma-Globulin-Prophylaxe in USA nach* Hammon, Corvill *und* Stockes

	1951/52	1953
Zahl der mit Gamma-Globulin gespritzten Kinder	27000	235000
davon mit Lähmungen erkrankt	26	48
Zahl der Kontrollen (Placebo)	27000	235000
davon mit Lähmungen erkrankt	64	43

Trotz dieser Zahlen äußerte sich Hammon 1954 auf der internationalen Poliomyelitiskonferenz in Rom eher optimistisch: Ein Schutz sei nur zu erwarten, wenn das Gamma-Globulin 2—4 Wochen vor dem zu erwartenden Ausbruch der Lähmungen gegeben werde. In der letzten Woche vor Ausbruch der Lähmungen ist es nutzlos, ebenso, wenn es 8 oder mehr Wochen vor der Infektion gespritzt wird. Wenn man bedenkt, wie schwierig und kostspielig es ist, menschliches Gamma-Globulin für die Immunisierung einer ganzen Population zu bekommen, so ist es wohl richtig den Ärzten und Eltern, die um Rat fragen, zu sagen, daß das Gamma-Globulin nahezu wirkungslos ist und daß man es nur für ganz besonders gelegene Fälle reservieren muß.

Der erste Versuch mit einer *aktiven Immunisierung* mit abgeschwächten (?) Viren (Leake* 1935 in den USA) hatte einen völligen Mißerfolg: 12 geimpfte Kinder erkrankten an schweren, z. T. tödlichen Lähmungen. Das Problem konnte erst wieder in Angriff genommen werden, als die Möglichkeit bestand (Enders 1949) die Polioviren in Gewebskulturen in beliebiger Menge zur Vermehrung zu bringen. Am *12. April 1955* wurde in den USA die *Salk-Vaccine* freigegeben und seit *1958* begann der Siegeszug der *attenuierten Lebendvaccine*, die in vielen Ländern die schreckliche Krankheit völlig ausgerottet hat.

Kein Wunder, daß der gewaltige Erfolg, den die Polioimpfung in der ganzen Welt erzielt, eine unübersehbare Literatur zur Folge gehabt hat. Die Bibliothek des Centre international de l'Enfance von Paris hat mir nur aus den letzten $3^1/_2$ Jahren über 1000 Literaturhinweise ausgesucht. Es kommt gar nicht in Frage, daß ich auch nur einen Bruchteil davon hier zitiere und muß den Lesern, die sich noch mehr in die Probleme vertiefen wollen, auf die *Berichte der Europäischen Vereinigung gegen die Poliomyelitis* hinweisen, die seit 1953 jährlich bei Masson und Co., Paris, zum Teil in englischer, zum Teil in französischer Sprache erschienen sind, sowie auf das von Prof. Chumakov herausgegebene Buch "Oral live Poliovirus Vaccine Moskau 1961" (Academy of Med. Sciences of the USSR).

Bevor ich an die Besprechung der verschiedenen Polioimpfungen herangehe, seien die *Anforderungen, die man an jegliche prophylaktische Impfung stellen muß*, kurz besprochen:

Einerseits muß es sich um eine schwere Erkrankung handeln, die man bekämpfen will; dies ist, oder besser war bei der P. in höchstem Maße der Fall. Ich sage

„war", denn nachdem die P. in vielen Staaten ausgerottet ist, meinen viele Menschen die Impfung sei nunmehr überflüssig (s. jedoch S. 64) genau so wie seit Jahrzehnten viele Menschen und darunter auch viele Ärzte der Meinung sind, die Pockenschutzimpfung gehöre der Geschichte an. Die Schrecken der P. sind noch zu gut in Erinnerung, damit Ärzte gleichgültig werden, aber viele Laien beginnen es schon zu werden

Anderseits erwarten wir von einer Impfung, daß sie 1. die Krankheit nicht selber auslöst, was bei der Lebendvaccine theoretisch möglich wäre, 2. daß sie wirksam ist, 3. daß sie in genügender Menge erhältlich ist, 4. daß sie preislich erschwinglich ist, 5. daß sie leicht anwendbar ist und 6. daß keine Nebenerscheinungen, etwa allergischer Natur auftreten.

Glücklicherweise sind all diese Anforderungen besonders bei der Sabin-Vaccine praktisch erfüllt.

Die Impfung mit der Formalin-inaktivierten Salk-Vaccine

Der *Salk'sche Impfstoff* wird erhalten, indem Gewebskulturen der 3 Poliotypen getrennt gezüchtet und dann mit Formalin inaktiviert werden.

Der Impfstoff besteht aus einer Mischung der drei Kulturen. Ist die Inaktivierung zu intensiv, so gehen die antigenen Eigenschaften verloren; ist sie nicht genügend, so können noch lebende Viren eine Krankheit erzeugen (s. Abb. 14). Technische Fehler können einerseits eine gefährliche, anderseits eine nutzlose Vaccine auf den Markt bringen. Auch darf die Vaccine nicht zu alt sein und nicht der Wärme ausgesetzt werden, wenn sie ihre antigene Eigenschaft behalten soll. Der vorsichtige SVEN GARD vermutet sogar, daß die Inaktivierungskurve asymptomatisch verlaufe, d. h. daß es unmöglich sei sämtliche Viren zu inaktivieren, daß also theoretisch eine Poliomyelitis durch die Impfung ausgelöst werden könne. Allerdings hat SVEN GARD diese theoretischen Bedenken überwunden, denn er hat die gesamte Bevölkerung Schwedens mit dem von ihm modifizierten Salk-Impfstoff mit großem Erfolg geimpft und bis 1965 ist er dieser Impfung treu geblieben.

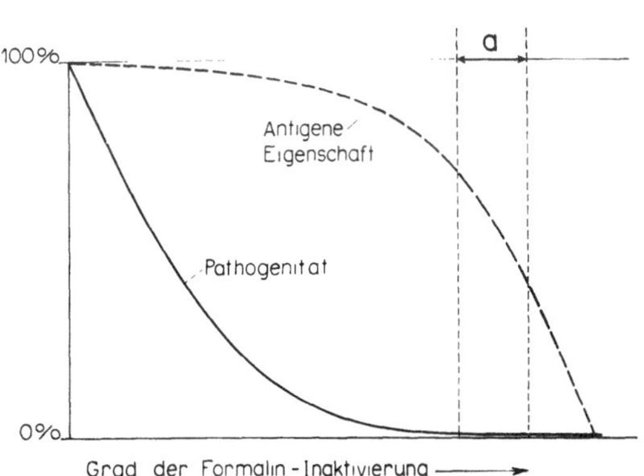

Abb. 14. Theoretische Überlegung über die Folgen der Inaktivierung der Salk-Vaccine. Nur in dem schmalen Bereich *a* ist der Impfstoff brauchbar

Den besten Schutz erzielt man, wenn man 4 Wochen nach der ersten subkutanen Impfung eine zweite und 7 Monate nach der zweiten eine dritte vornimmt. Leider ist schon nach 1 Jahr eine Boosterimpfung nötig, die wahrscheinlich alle Jahre wiederholt werden muß (s. auch S. 61). G. DICK empfiehlt die Salkvaccine mit der gleichen Spritze wie die Diphterie-, Tetanus- und Keuchhustenvaccine als Tetraimpfung zu geben (s. S. 62).

Die erste Begeisterung, die der urbi et orbi verkündete Francis Rapport vom 12. April 1954 auslöste, wurde rasch gedämpft durch die *Cutter-Katastrophe* des Sommers 1954: mehr als hundert Personen erkrankten mit Lähmungen, weil der Impfstoff ungenügend inaktiviert war. Die Amerikaner ließen sich dadurch nicht entmutigen; verschärften jedoch die Kontrolle des Impfstoffes und konnten bereits 1955 und 1956 über günstige, statistisch einwandfreie signifikante Erfolge berichten.

In der *Schweiz*, vor allem dank dem Optimismus der Schweiz. Vereinigung gegen die P., der neben Ärzten auch Gesundheitsbeamte, Krankenkassenverwalter,

Politiker etc. angehören, wurde die staatlich weitgehend subventionierte Salkimpfung auf freiwilliger Basis, aber mit intensiver Propaganda im November 1956 auf breiter Basis eingeführt und bedingte einen Abfall der gemeldeten P.-Fälle auf 150—200 pro Jahr (s. Abb. 3).

Jedoch ist es außer in Schweden *nicht gelungen* mit der Salkimpfung die *P. auszumerzen* und auch in ordentlich durchgeimpften Populationen können Epidemien ausbrechen, so in Israel 1958, in Ungarn, Queensland (Patrik), wo hauptsächlich eine Typ III-Epidemie ausbrach (178 Fälle mit 3,9% Letalität). Dies hängt damit zusammen, daß der Salkimpfstoff wohl eine humorale Immunität, die das Zentralnervensystem schützt, nicht aber eine lokale intestinale Resistenz erzeugt. Ferner beschränkt sich die Immunisierung auf das geimpfte Individium, während bei der Impfung mit lebenden Vaccinen auch Kontaktpersonen immunisiert werden. Die weit verbreitete intestinale Immunität bedingt, daß sowohl die Wildviren als auch attenuierte Viren keinen Boden mehr finden; worin sie sich vermehren könnten. Sie verschwinden deswegen einige Monate nach der Impfung aus der Population (s. auch S. 61). Allerdings vermutet Sven Gard, daß auch die inaktivierten Vaccine die Zirkulation des Wildvirus wesentlich einschränken kann, was tatsächlich in den Jahren 1962 und 1963 in Schweden der Fall war: die starke Abnahme der Polioviren konnte bei der Untersuchung sowohl in Stühlen als auch in Abwässern nachgewiesen werden. Skovranek schreibt jedoch, daß trotz ausgedehnter Salkimpfung die Gefahr von Epidemien weiter besteht und in der Tat traten 1958 und 1959 in der Tschechoslowakei kleinere Spätsommerepidemien (s. Abb. 15), die erst nach der Einführung der Salkimpfung völlig unterdrückt wurden.

Ein weiterer Nachteil der Salkvaccine ist die *kurze Dauer des Impfschutzes.* Zwar konnten Salk, ferner Brown et. al. zeigen, daß noch nach 3 Jahren der Antikörpertiter zwar zurückgegangen, aber noch recht hoch war. Löffler und Vogt konnten dies in der Schweiz nicht bestätigen. Jedenfalls empfehlen die meisten Autoren eine 4. oder Booster-Impfung 1 Jahr nach der 3. Impfung vorzunehmen und evtl. alle Jahre zu wiederholen. Sehr lehrreich sind die Erfahrungen in Dänemark (Tab. 8), das 1952 von einer schrecklichen Polioepidemie heimgesucht wurde und deswegen der psychologische Boden vorbereitet war, um 1956 und 1957 eine Durchimpfung nach Salk auf breitester Basis durchzuführen. Der Impfschutz hielt aber nur 3 Jahre an, so daß man im Frühjahr 1963 dazu überging, planmäßig mit Typ I oral zu impfen. Abb. 16 zeigt für die Schweiz eine Senkung durch die Salkvaccine auf 2,4, erst auf die Lebendvaccination auch 0,1/100000 Personen.

Tabelle 8. *Gemeldete Fälle von paralytischer Poliomyelitis in Dänemark*

	1952	1953	1954	1955	1956	1957	1958	1959	1960	1961	1962
Anzahl	2450	684	72	28	32	5	66	9	4	141	191
auf 100000 Einw.	56,5	15,7	1,6	0,6*	0,7*	0,1*	1,5	0,2	0,1	3,1	4,2

* Salk-Impfung: Insgesamt 98% der Jugendlichen bis 14 Jahre, 70—80% der Personen unter 40 Jahren erfaßt.

Die Impfung mit abgeschwächter (attenuierter) Lebendvaccine

Da alle bisherigen erfolgreichen antiviralen Impfungen mit Lebendvaccine durchgeführt werden (Pocken, Gelbfieber etc.), lag es nahe auch bei der P. nach nicht pathogenen abgeschwächten Viren Ausschau zu halten, die ihre antigenen

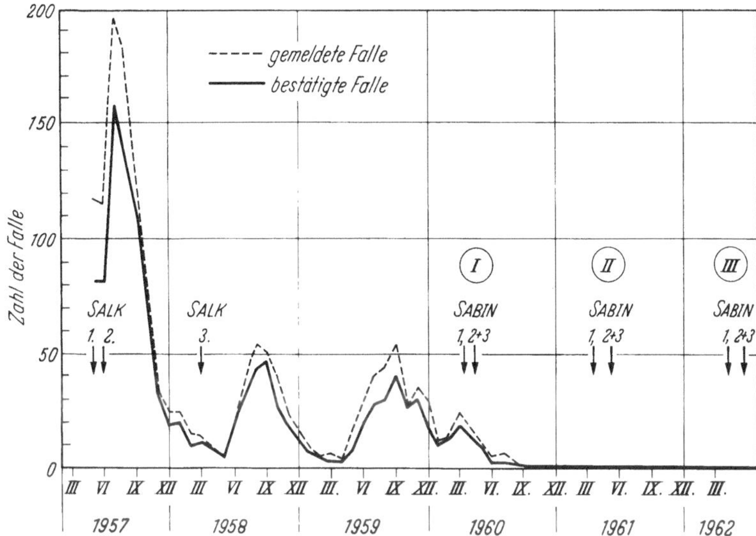

Abb. 15. Die Ausrottung der Poliomyelitis in der Tschechoslowakei in den Jahren 1957—1962 (nach V. SKOVRANEK)

Die *Salk-Impfung* verminderte wesentlich die Zahl der Lähmungsfälle, war aber nicht imstande, die Spätsommergipfel zu unterdrücken. Erst die *orale Impfung nach* SABIN vermochte die Krankheit ganz auszurotten. Anfangs März 1960 wurden 3,5 Millionen Jugendliche zwischen 2 Monaten und 14 Jahren mit Typ 1, 6 Wochen später mit Typen 2+3 oral geimpft. Im Frühjahr 1961 wurden alle Kinder zwischen 2 Monaten und 15 Jahren (3,7 Millionen) in gleicher Weise wiedergeimpft. Seither wurden nur die Säuglinge neu, und nur die 1—2jährigen (0,822 Millionen) wieder geimpft.

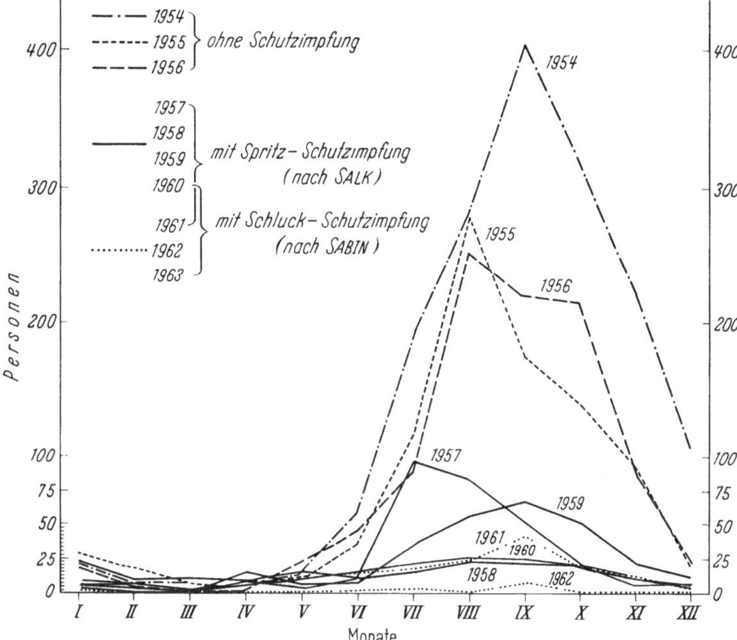

Abb. 16. Monatliche Poliomyelitisfälle 1954—1963 in der Schweiz

Durch die prophylaktische Schutzimpfung ist der Sommergipfel *zum Verschwinden gebracht* worden. Er war bereits erheblich niedriger ab 1957, 1959 aber noch deutlich. In den Jahren 1958, 1960, 1962 und 1963 ist er nicht mehr nachweisbar (1963 und 1964 nicht eingezeichnet, da pro Monat nicht mehr als zwei Erkrankungen) (GSELL).

Eigenschaften nicht eingebüßt haben. Die ersten, die mit einem solchen attenuierten Impfstoff arbeiteten, waren KOPROWSKI, der die Abschwächung mit Mäusepassagen erzielte, und COX, welcher einen Impfstoff auf den Markt brachte, der

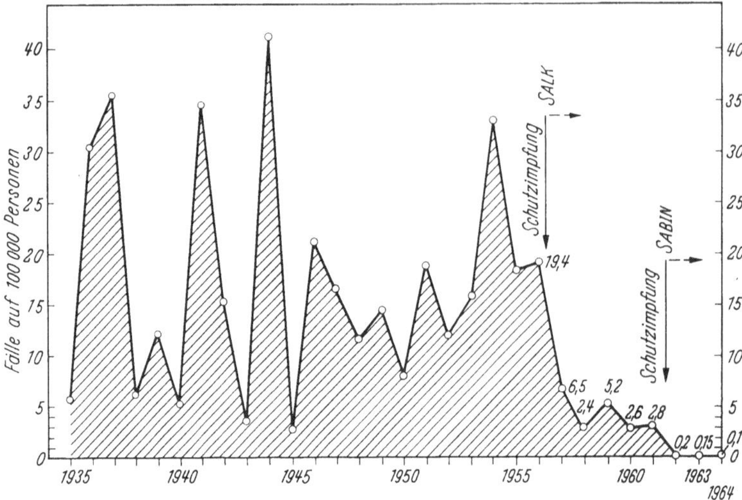

Abb. 17. Poliomyelitis-Morbidität in der Schweiz pro Jahr auf 100000 Einwohner

Seit Beginn der aktiven Immunisierung gingen die jährlichen Erkrankungen auf 100000 Einwohner von hohen Werten 1951—1957 um durchschnittlich 19,9 auffallend zurück, mit Einsetzen der Trinkimpfung ab 1962 unter 0,2, bis 1965 keine Fälle mehr auftraten (GSELL).

Tabelle 9. *Erkrankungen an Kinderlähmung im Bundesgebiet* (ab 1963 mit Berlin-West)

Jahr	Insgesamt	auf 100000 der Bevölkerung
1946	947	2,2
1947	3296	7,3
1948	5404	11,7
1949	1733	3,7
1950	2830	5,9
1951	1269	2,6
1952	9517	19,6
1953	2242	4,6
1954	2713	5,6
1955	2869	5,8
1956	4109	8,2
—➤ 1957	2271	4,5
1958	1556	3,0
1959	2060	3,9
1960	4139	7,8
=➤ 1961	4667	8,6
1962*	291	0,5
1963*	240	0,4
1964*	51	0,09

—➤ Einsetzen der Salk-Impfung

=➤ Einsetzen der oralen Impfung

durch Adaptation an Hühnerembryonen und vielfach wiederholte Passagen abgeschwächt war. Am meisten und heute fast ausschließlich verwendet ist die *Sabin-*

Vaccine, die aus klinisch leicht verlaufenden menschlichen Erkrankungen gewonnen wurde. In den USA, Großbritannien, Rußland etc. ist heute nur die Sabin-Vaccine zugelassen.

In den Ländern mit systematischen Durchimpfungen mit dem Sabin-Impfstoff ist die P. praktisch ausgerottet. Die Mortivitätszahlen sind dann unter 0,1 auf 100000 Einwohner (s. Tab. 9). Zu diesen glücklichen Ländern gehören seit 1962 die Schweiz (s. Abb. 3 und Abb. 17), seit 1964 Westdeutschland (s. Tab. 9) und schon seit 1961 die Tschechoslowakei (Abb. 15) sowie andere Oststaaten (Ungarn, Polen, D.D.R.). Der Einwand, daß die Abnahme, ja die Ausrottung der P. in den gut durchgeimpften Ländern nur die Folge der periodischen Schwankungen im Auftreten der Krankheit sei, wird entkräftet durch das Fortbestehen, ja sogar durch die Zunahme der P.-Fälle in benachbarten, ungenügend durchgeimpften Ländern. Zum Beispiel registrierte man 1961 in der damals noch sehr mangelhaft durchgeimpften Bundesrepublik 3462 Fälle gegen nur 3 Fälle in der total durchgeimpften D.D.R. 1963 hatten die nicht durchgeimpften Mittelmeerländer noch hohen Befall im Gegensatz zur Elimination in den systematisch durchgeimpften übrigen Ländern Europas (Tab. s. GSELL).

Empfehlenswerte Impfmethoden

Sowohl die Salk- als auch ganz besonders die Sabin-Vaccine sind nur kurz haltbar und verlieren rasch ihre Wirksamkeit. Am besten sind deswegen staatlich kontrollierte Massenimpfungen in einer limitierten Periode des Winters, wenn die Interferenz mit anderen Enteroviren am kleinsten ist.

In Übereinstimmung mit den Empfehlungen der American Academy of Pediatrics vom November 1964 möchte ich folgende verschiedene Methoden empfehlen:

1. Methode. Theoretisch am besten begründet, besonders für noch nicht geimpfte Individuen, also für Säuglinge, ist folgendes Vorgehen: im Abstand von 6—8 Wochen wird zuerst Typ I, dann Typ III und schließlich Typ II oral verabreicht. Bei Säuglingen fange man vom Beginn des dritten Lebensmonates an. Leider läßt der Impfwille von der ersten Impfung bis zur dritten erheblich nach. Deswegen fange man immer mit dem virulentesten Typ I an und schließe ab mit dem harmlosesten Typ II. Nach einem Jahr gebe man eine trivalente Boosterdosis.

2. Methode. Man beginnt mit der Vaccine Typ I und nach 6—8 Wochen gibt man Typ II und III zusammen.

3. Methode. Es wird von vornherein der trivalente Impfstoff verabreicht und zwar 2—3mal im Abstand von 6—8 Wochen, und nach einem Jahr wiederum einmal als Boosterimpfung. Bei den polyvalenten Vaccinen besteht die Gefahr, daß wegen der Interferenz jeweils nur einer der Typen sich vermehrt und immunisiert. Anderseits ist für den Arzt und besonders für den Laien, der außerhalb der Massenaktion individuell impft, leicht verwirrend, wenn er 3 oder gar 4 verschiedene Impfstoffe auseinander halten muß.

Welche Methode, ob die 1., die 2. oder die 3. man anwendet, soll man zwischen dem 12. und 15. Lebensmonat noch einmal eine trivalente Dosis geben. Ferner, da man über die Dauer des Impfschutzes noch keine Erfahrung hat, ist es dringend zu raten, allen bereits geimpften Kindern *beim Schuleintritt noch einmal* die trivalente Vaccine zu geben.

Sehr wichtig ist es, daß *jeden Winter* auch außerhalb der Massenimpfung Impfstoff zur Verfügung steht und jedenfalls alle *Noch-nicht-geimpften*, vor allem die *Säuglinge* erfaßt werden. Wegen der transplacentar auf die Neugeborenen übergehenden mütterlichen Antikörper, die das intestinale Angehen des Impfvirus verunmöglichen, ist es besser erst vom 3. Monat an die Säuglinge zu impfen (Rossi).

Sabin glaubt allerdings, daß man auch Neugeborene impfen könne, nur müsse man höhere Impfdosen verwenden. Auch Belian et al. (Leipzig) berichten, daß die Schluckimmunisierung Neugeborener am 1. Lebenstag unabhängig von der lokalen Darmwandimmunität einen Anstieg neutralisierender Antikörper, also einen Schutz zur Folge hat.

Es gibt Autoren (G. Dick), die eine *Vorimpfung mit Salkvaccine*, die als Tetraimpfung gleichzeitig mit der Diphterie-, Tetanus- und Pertussisvaccine gespritzt werden kann, empfehlen; so könne man alle Säuglinge, auch die im Spätwinter geborenen und deswegen von der Massenimpfung nicht erfaßten rechtzeitig immunisieren. Jedoch ist die Frage, ob eine solche Kombination so vieler Impfungen in der gleichen Spritze, die Einzelimmunisierung beeinträchtigt, noch nicht endgültig gelöst.

In *Rußland* (Chumakov) wird alle Jahre allen Kindern von 3 Monaten bis 7—15 Jahre die trivalente Vaccina verabreicht, mit der Begründung, daß die Massenimpfungen nicht immer alle Individuen (z. B. Kranke, Abwesende usw.) erfassen kann. Im ersten Jahr wird der trivalente Impfstoff 4mal im Abstand von 6—12 Wochen gegeben, in den folgenden Jahren je 2mal. In einem kommunistischen Staate sind solche häufigen Wiederholungen der Impfungen eher möglich als in der freien Welt, wo Ärzte und Publikum leicht der vielen Impfungen überdrüssig werden.

Die Impfschäden

Es ist gar nicht zu umgehen, daß unmittelbar nach einer Massenimpfung das eine oder das andere Individuum an irgend etwas erkrankt. Das Publikum, oft auch der Arzt, neigt dazu, das post hoc als propter hoc zu deuten und damit das Kausalitätsbedürfnis zu befriedigen. Schär und Goffe konnten in einem ländlichen Kanton der Schweiz zeigen, daß die Zahl der gemeldeten Impfkomplikationen in einem Großversuch, der 43000 Personen umfaßte, bei der Placebogruppe die gleiche war, wie bei den oral mit Sabinvaccine geimpften Kindern. In Cincinnati wurden während einer Impfkampagne an der 180000 Kinder teilnahmen, 3 Fälle von Polyneuritis oder Encephalomyelitis konstatiert; der Zufall wollte, daß alle 3 nicht geimpft worden waren; wäre es umgekehrt gewesen, hätte man mit Wahrscheinlichkeit von Impfschäden gesprochen.

Trotzdem müssen wir *eventuelle Impfschäden* in Betracht ziehen; man kann sie folgendermaßen einteilen:

1. Virusbedingte Schäden durch:
   a) die attennierten Polioviren selbst, sei es daß sie selber pathogen wirken, sei es, daß sie andere neutrotrope Viren aktivieren;
   b) die gleichzeitig mitgespritzte Viren, insbesondere das Virus SV 40.
2. Nicht viral bedingt, in erster Linie allergische Reaktionen auf die anderen Bestandteile der Gewebskultur (Affenniereneiweiß, Antibiotica, Formalin usw.).
3. Die Impfung vermindere die Resistenz gegen andere nicht virale Erreger.
4. Die attenuierten Polioviren könnten bei der *schwangeren Frau* den Embryo in den ersten 3 Monaten der Gravidität schädigen.

Wäre dies der Fall, müßte 3—9 Monate nach einer Massenimpfung, die meistens jeweils in einer einzigen Woche durchgeführt wird, wobei auch Kontaktpersonen, also auch schwangere Frauen infiziert werden, eine Häufung von Aborten oder Mißgeburten auftreten. Dies ist weder in der Tschechoslowakei noch in der Schweiz beobachtet worden. Die Angaben von Just et al. (unter 29 Frauen, die während der ersten 3 Monate der Gravidität oral geimpft wurden, traten 6 Aborte oder Totgeburten auf) konnten in Dänemark 1963/64 an genauem Zahlenmaterial nicht bestätigt werden. Man kann vorsichtshalber schwangere Frauen von der Impfung dispensieren, obwohl man weiß, daß die Schwangerschaft die Anfälligkeit des Zentralnervensystems für die Polioviren steigert (s. S. 23).

In Deutschland sind es vor allem Pette, Schaltenbrand und Sitzmann sowie Windorfer, die auf die Impfschäden hingewiesen haben. Pette teilte mir jedoch 1963 mündlich mit, daß sie in keiner Weise die Impfkampagne beeinträchtigen sollten. Dies ist auch nach Joppich (1964) tatsächlich nicht der Fall gewesen.

Theoretisch besteht die Möglichkeit der *Rückmutation* des attenuierten zum pathogenen Virus. Eine solche ist bis heute bei oralen Impfungen nicht beobachtet worden, weder in den URSS mit 91 Millionen Geimpften bis Mitte 1963 oder in den USA, wo bis Juni 1964 je 100 Millionen Dosen von Typ I, II und III abgegeben wurden. Im Ganzen wurden bis dahin in den USA 87 Fälle von paralytischen Krankheiten in den ersten 30 Tagen nach der oralen Impfung gemeldet; von diesen könnten 57 Folgen der Impfung sein, jedoch in keinem Falle konnte einwandfrei der Kausalzusammenhang nachgewiesen werden. Trotzdem habe ich auf Tab. 6, S. 50 diese Zahlen für die Berechnung des Risikos zugrunde gelegt.

Nach Haas wurden in der Bundesrepublik bei knapp 4 Millionen Impfungen 152 Schadenfälle angemeldet, darunter 9 mit neurologischen Symptomen. Nur bei 5 Fällen kam eine spezielle Kommission zum Schlusse, daß ein Kausalzusammenhang mit der Impfung nicht widerlegt werden könne.

Die Tatsache, daß nach der Impfung mit Typ III am meisten Lähmungen gesehen wurden (s. Tab. 6, S. 50), mit anderen Worten, daß der attenuierte Typ III am wenigsten stabil ist, war der Grund, warum im Jahre 1962 nicht in allen Ländern Westdeutschlands mit Typ III geimpft wurde. Diese Unterlassung hat die katastrophale Folge gehabt, daß in Baden-Württemberg im Spätherbst 1963 eine Typ-III-Epidemie ausbrach; bis zum 22. November 1963 waren 97 Fälle gemeldet worden, von denen 5 starben und 14 künstlich beatmet wurden (schriftliche Mitteilung von Vivell). Dies hat zur Folge gehabt, daß dann nicht nur im verschont gebliebenen Bayern, sondern in ganz Westdeutschland im Frühjahr 1964 auch mit Typ III geimpft wurde. Da die postvaccinalen Lähmungen besonders nach Typ III fast nur bei Erwachsenen auftraten, empfiehlt die American Academy of Pediatrics für 1964/65, nur Jugendliche bis zum 18. Altersjahr zu impfen, vorausgesetzt, daß nahezu 100% der Vorschulkinder geimpft sind. Sollte jedoch eine Polioepidemie ausbrechen, so sollen alle Altersklassen, mit dem für die Epidemie verantwortlichen Typus vacciniert bzw. revacciniert werden und zwar in jeder Jahreszeit. Sabin hält diese Einschränkung für unbegründet.

In der Bundesrepublik (Joppich) wurden 1962 unter 22 Millionen Sabin-Impfungen 22 Fälle mit schlaffen Lähmungen gemeldet, nur bei 3 davon blieben Lähmungen zurück, 13 sind vollständig geheilt, von 6 liegen keine Mitteilungen vor. Der Nachweis, daß diese Lähmungen durch das geimpfte Virus verursacht sind, ist keineswegs erbracht, obwohl nur Lähmungen, die zwischen dem 5. und 42. Tag nach der Impfung auftraten, berücksichtigt wurden.

Die Möglichkeit einer kurz vor der Impfung erfolgten Infektion mit einem Wildvirus oder mit einem anderen Enterovirus, die gelegentlich Lähmungen verursachen ist nicht ausgeschlossen. Aber auch wenn wir annehmen, daß eine (meist passagene!) Lähmung auf 1 Million Geimpfte vorkommt, was sicher viel zu hoch geschätzt ist (s. Tab. 6, S. 50), so steht dies in gar keinem Verhältnis zum Nutzen der Immunisierung. Trotzdem ist es unsere Pflicht, die Möglichkeit, die eine „Pathogenität" der Impfviren veranlassen könnten, ins Auge zu fassen und wenn möglich auszuschalten. Da die attenuierten Polioviren andere neutrotrope Viren aktivieren könnten, soll man die Sabin-Impfung nicht gleichzeitig mit anderen Impfungen ausführen, die lebende, gelegentlich neutrotrope Viren enthalten. Man soll mindestens einen Monat Abstand einschalten zwischen der Pocken-, Masern- und Polioimpfung. Auch soll man die Impfung bei Masern-, Varizellen, Mumps- etc. gefährdeten oder bereits erkrankten Kindern unterlassen. Ferner soll man während und die erste Zeit nach der Impfung Streßzustände meiden, denn (s. S. 23) man weiß, daß diese die Neuropathogenität der Polioviren erhöhen. Andere Kontraindikationen gibt es nicht.

K. Simon konnte bei der Polioimpfung mit Typ I und II von 408 Kindern mit aktiver Tuberkulose in keinem Falle eine ungünstige Beeinflussung konstatieren.

Viel geschrieben wurde über das *Affenvirus SV 40*, das bei gewissen Tieren karzinogen sein soll und häufig mit der Salk-, gelegentlich auch mit der Sabinvaccine, gespritzt wurde. Das SV-40-Virus erzeugt bei Injektionen in neugeborene Hamster, aber nur bei diesen, krebsartige Geschwüre. Es gibt allerdings auch andere, offensichtlich harmlose Viren, mit denen der Mensch oft in Berührung kommt, welche im Tierversuch unter bestimmten Versuchsbedingungen Tumoren erzeugen können. Zur Beruhigung kann gesagt werden, daß in den Impfstoffen der letzten Jahre die Verunreinigung mit SV 40 beseitigt worden ist. Außerdem hat man eine tumorerzeugende Wirkung des SV 40 beim Menschen noch nie beobachtet.

Über nicht viral bedingte, in erster Linie *allergische Reaktionen auf die anderen Bestandteile der Gewebskulturen* wurde verschiedentlich berichtet. Bei der oralen Applikation sind diese Gefahren erheblich kleiner als bei der gespritzten Salk-Vaccine; aber auch bei dieser waren sie minimal.

Immerhin hat PETTE in Stockholm 1963 auf die Möglichkeit hingewiesen, daß neuroallergische Reaktionen, z. B. eine disseminierte Encephalomyelitis, auch durch die orale Sabin-Vaccine ausgelöst werden könnte. Er zitierte allerdings die Beobachtung der Forschergruppe in Prag (ADAMS u. Mitarb.), daß die Myelitis, die Encephalomyelitis, die Polyneuritis usw. genau gleich häufig vorkamen in den Jahren vor und nach der Ausrottung der Poliomyelitis und fügt hinzu, daß die Zahl möglicher postvaccinaler neuroallergischer Krankheiten gegenüber der enormen Zahl der Impfungen verschwindend klein sei.

Ich komme zum Schluß. Die systematische, alle Jahre in den Wintermonaten zu organisierende Massenimpfung mit der Sabin-Lebendvaccine, die alle drei Typen umfassen soll, ist die Methode der Wahl, um die Poliomyelitis eine der in ihren Folgen schrecklichsten Krankheiten auszurotten.

Jedoch seien wir vorsichtig! Überraschungen sind nicht ausgeschlossen: Erstens könnten andere Enteroviren durch *Mutation* sehr pathogen werden und gegen solche würde die Sabinvaccine erfolglos sein. Zweitens könnte im Wildpoliovirus eine Mutation des Hüllenproteins, des Trägers der antigenen Eigenschaften eintreten, dann würde der Impfstoff wirkungslos bleiben, weil er den mutierten Viren nichts anhaben kann. Ähnliche Mutationen der Proteinhülle erklären am ehesten das mehrfache Versagen der Impfstoffe gegen die Maul- und Klauenseuche. Allerdings hat man dies bis heute mit der Polio-Vaccine noch nicht erlebt.

Schließlich bringt das *Nachlassen des Impfwillens* auch große Gefahren mit sich. In einer durch die orale Impfung von Polioviren befreiten Population bleibt jegliche spontane Immunisierung aus. Wenn beim Nachlassen des systematischen Impfens die Zahl der Nichtgeimpften besonders unter den Jüngsten, immer mehr ansteigt, kann ein ins Land reisender Wildvirusträger die Epidemie unter diesen auslösen. Außerdem konnte SABIN zeigen, daß nach mehreren menschlichen Darmpassagen die Nachkommenschaft von Vaccinestämmen zum Teil eine höhere Neurovirulenz zeigen. Dies bedeutet jedoch keine Gefahr, wenn fast alle noch empfänglichen Individuen bei der Massenimpfung gleichzeitig erfaßt werden. Was aber beim Nachlassen des Impfwillens? Seien wir also auf der Hut.

Literatur

Die mit * bezeichneten Autoren sind in der 4. Auflage des Handbuches der inneren Medizin erwähnt.

Zusammenfassende Arbeiten

Symposia I—X der Europ. Assoc. Poliom. and allied Diseases. Paris: Masson et Co. 1953—1965.

Papers and discussions of the Intern. Poliom. Conf. Philadelphia: J.P. Lippenott.

Fanconi, G., H. Zellweger u. **Botszstein**: Die Poliomyelitis und ihre Grenzgebiete. Basel: Benno Schwabe & Co. 1945.

Paul, J.R.: Epidemiology of Poliom. UNO-monograph No. 26, 9—29. Genf 1955.

Raettig, H.: Poliomyelitis-Immunität (Bibliographie). Stuttgart: Gustav Fischer 1963.

Einzelarbeiten

Bolin, W. A., B. Böthig, B. Büll u. **H.C. Hempel**: Orale Immunisierung Neugeborener mit Typ I Sabin. Dtsch. Gesundh.-Wes., Jahrg. 19, 723.

Deboro, J.E.: Brucellosis simulating acute auterior poliomyelitis. Lancet **1**, 1132 (1964). — **Dick, J.W.A., et al.**: Mengo-Virus. Lancet **2**, 286 (1958. — **Dick, J.W.A.**: Development of combined vaccines. Europ. Symp. G. P. Stockholm 1963.

Fanconi, G.: Der heutige Stand des Kampfes gegen die Poliomyelitis. Schweiz. med. Wschr. **94**, 405—411 (1964).

Gard, S.: Field and laboratory experiences with the chat strain Type I poliovirus. Scientif. Publ. No. 50, Pan Americ. San. Bureau 1960, p. 187. ~ Exit poliomyelitis — what weset? Gall. J. Biol. Med. **34**, 277 (1961-1962). — **Grossiard, A.**, et **G. Beaupère-Duval**: Préventions des déformations et spécialement de la scoliose poliomyelitique. Symp. Européen de la Poliomyelite, Stockholm 1963. — **Gsell, O.**: 10 Jahre Schutzimpfung gegen die Poliomyelitis. Schweiz. med. Wschr. **94**, 382 (1964); **95**, 541 (1965). — **Gudnadottir, M. G.**: Studies on the fate of Type I poliovirus in flies. J. exp. Med. **113**, 159 (1961). — **Gust, M.**, and **A. Bürgin-Wolff**: Vaccination during pregnancy with Sabin vaccine. Europ. Symp. Stockholm 1963.

Haas, R.: Die orale Polioschutzimpfung. Hippokrates (Stuttg.) **34**, 843 (1963). — **Holt, L.**: Emmett Jun. Postgrad. Med. **27**, 783 (1960). — **Horstman, D. M.**, **E. M. Opton**, **K. Klemperer**, **B. Slado**, and **J. Vignec**: Viraemia in infants vaccinated with oral poliovirus vaccine (Sabin). Amer. J. Hyg. **79**, 47 (1964). — **Horstmann, D. M.**: Epidemiology of P. and allied diseases (1962). Europ. Ass. P., Vol. VIII, Symp. Prag 101 (1962).

Jsaacs, A., and **J. Lindemann**: Virusinterference I. The interferon. Proc. roy Soc. B **147**, 258 (1957).

Kibrik, S.: Yearbook of Pediatrics 1962—1963, p. 126.

Lennartz, H.: Die Infektion mit Enteroviren. Ergebn. inn. Med. Kinderheilk. **20**, 89 (1963). **Lindemann, J.**: Handbuch der Mikrobiologie. Lehmann und Haas, Kap. 7 (1965).

Magoffin, R. L., **E. H. Lenette**, and **N. S. Schmidt**: Association of Coxsackie Viruses with Illnesses Resembling Mild Paralytic Poliomyelitis. Pediatrics **28**, 602 (1961).

Neukirch, F.: Über die Behandlung der lebensbedrohenden P. Helv. paediat. Acta **9**, 381 (1954).

Patrick, P. R.: Poliomyelitis in a vaccinated community the 1961—1962. Queensland epidemy. Med. J. Aust. **50**, II, 838 (1963).

Rossi, E., **M. Reutsch** u. **U. Kreck**: Die poliomyelitisähnlichen paretischen Erkrankungen. Schweiz. med. Wschr. **89**, 688 (1959).

Sabin, A.: Problems in the development and use of oral poliovirus vaccine. Clin. Pharmacol. Ther. **4**, 573 (1963). — **Schär, M.**, and **A. P. Goffe**: Controlled trial with Sabin vaccine in Switzerland. Europ. Assoc. Poliom., Vol. VII (Symp. of Oxford 126). — **Schaltenbrand, G.**, u. **A. C. Hopf**: Neurologische Komplikationen nach Schluckimpfungen. Nervenarzt **35**, 120 (1964). — **Sharrard, W. J. W.**: The distribution of the motorell distruction in P. Europ. Symp. G. P., Stockholm 1963. — **Simon, K.**: Polioschluckimpfung und Tuberkulose. Dtsch. med. Wschr. **88**, 2251 (1963). — **Sitzmann, F. C.**, u. **A. Windorfer**: Zur Frage der Impfkomplikationen nach Poliomyelitisschluckimpfung (Typ II und III). Z. Kinderheilk. **89**, 1 (1964). — **Sommerville, R. G.**, **J. C. Monro**, and **C. C. Cuthbert**: Poliovirus Type I isolated from Budgerigar. Lancet **1**, 512 (1958).

Tarabcak, M.: Wirkung von Massenimpfungen mit lebender Poliovaccine auf das Vorkommen von enteralen Viren. Bratisl. lek. Listy **44**, 129 (1964). — **Trouker, Varochilova, Lichtchinskaia, Beliaéva** u. **Andrériva**: Zur Folge der poliomyelitisähnlichen Erkrankungen. Zh. Neuropat. Psikhiat. **63**, 1471 (1963), (russisch).

Walther, P. (Bern): Encephalitis und Postencephalitis bei Poliomyelitis. Jahresvers. d. Schweiz. Vereinigung gegen die P., 31. Oktober 1964, Olten.

Statist. Bull. Metrop. Life Insur. Co., July 1956. Age trends in Poliomyelitis.

Coxsackie-Virus-Krankheiten

Von E. Rossi, Bern*

Mit 8 Abbildungen

I. Definition

Der Begriff der Coxsackieviren umfaßt eine Gruppe von Enteroviren, die 1948 zum ersten Mal von Dalldorf und Sickles aus Stuhlproben zweier Kinder mit spinaler Kinderlähmung isoliert wurden. Der Name stammt daher, daß die Erstisolierung in der kleinen Stadt *Coxsackie,* am unteren Hudson (USA), erfolgte. Typisch für diese Viren ist vor allem die selektive Pathogenität für Mäusesäuglinge (bzw. ganz allgemein für Nagetiere im Säuglingsalter). Pathologisch-anatomisch zeigen die Versuchstiere hauptsächlich degenerative Muskelveränderungen, vor allem Nekrosen ohne entzündliche Komponente.

Da den drei Virusgruppen Poliomyelitis, Coxsackie- und Echo-Viren zahlreiche Eigenschaften gemeinsam sind, wurde der Oberbegriff Enteroviren eingeführt.

II. Geschichte

Seit langem sind klinische Bilder und wohl definierte Krankheiten bekannt, die viele Jahre später als Coxsackie-Viren-Infektionen betrachtet werden konnten. So wurde die Pleurodynie oder „*akute epidemische Myalgie*" oder „*epidemische Myositis*" ("*devil's grip*" = Teufelsgriff) usw. 1930 bis 1932 auf der dänischen Insel Bornholm von Sylvest beschrieben. 1947 wurden Coxsackie-Viren der Gruppe B isoliert. Die Herpangina wurde erstmals 1920 von Zahorsky (USA) beschrieben, 1939 von Levine u. Mitarb. als „*vescicular pharyngitis and stomatitis*" und 1941 von Breese als „*aphtous pharyngitis*" bezeichnet. 1951 konnten Huebner u. Mitarb. in Stuhl und Rachen solcher Patienten Coxsackie-Viren der Gruppe A nachweisen.

Außer der erwähnten zwei Kinder mit Poliomyelitis-ähnlichem Lähmungsbild, die zur Entdeckung der Coxsackie-Viren-Gruppe führten, muß noch die von Chumakov u. Mitarb. (1956) in Rußland beschriebene Epidemie erwähnt werden. Die für Polio typischen Lähmungserscheinungen der erkrankten Kinder, sowie die typischen histologischen Veränderungen beim Affen, führten die russischen Autoren zur Annahme, daß es sich um eine neue Form von Polio-Infektion handle. Sie wurde als „*Polio Typ 4*" bezeichnet. Kontrolluntersuchungen von Habel und anderen Autoren führten aber zur Schlußfolgerung, daß die Krankheit durch „*Coxsackie Typ 7*" verursacht wurde.

Beachtenswert in dieser ersten Phase der experimentellen und klinischen Untersuchungen sind die häufig vorhandenen *Mischinfekte Polio/Coxsackie-Viren* der beiden Gruppen A und B und die vielfach festgestellte Interferenz. Man nahm deswegen an, daß das Vorhandensein der „Coxsackie A" den Verlauf der Polio verschlimmere, während „Coxsackie B" eine hemmende Wirkung entfalte.

Um nur auf die wichtigsten klinischen Krankheitsbilder einzugehen, sei noch die *Coxsackie-Myokarditis* erwähnt. Sie wurde zum ersten Mal 1952 von Gear und Measroch in einer Neugeborenen-Abteilung in Johannesburg beobachtet und später durch diese, sowie durch Javett u. Mitarb. beschrieben (1956). Die Coxsackie-Myokarditis hat sich bald in ganz Europa verbreitet und wurde das erste Mal von Van Creveld und De Jager in Holland (1956) festgestellt.

---

* Ich danke meinem ehemaligem Assistenten, Dr. M. Rentsch, der die Erfahrungen, die in der Kinderklinik Bern mit den Coxsackie-Virus-Infektionen gemacht wurden, zusammengestellt hat. Seine Monographie war für die Abfassung der vorliegenden Arbeit sehr wertvoll.

III. Erreger

1. Eigenschaften: Das Coxsackie-Virus hat einen Durchmesser von 20—30 mμ. Es gehört somit zu den kleinen Viren. Auf Grund der Klinik und der Histopathologie der experimentellen Krankheit werden die Coxsackie-Viren in zwei Hauptgruppen A und B geteilt.

Gruppe A: Es werden heute 24 verschiedene Sero-Typen unterschieden. Bei Mäusesäuglingen bis zum zwölften Lebenstag verursachen die subcutan, oral, intraperitoneal, intravenös oder intracerebral verabreichten Viren nach einer Inkubationszeit von 2—5 Tagen eine zunehmende Muskelhypotonie, die bis zur vollständigen Bewegungsunfähigkeit führt. Sie ist als Folge einer degenerativen Veränderung der Skeletmuskulatur zu betrachten. Das Endstadium ist durch eine generalisierte Paralyse, Dyspnoe oder Apnoe infolge schlaffer Lähmung der Interkostalmuskulatur charakterisiert (GIFFORD und DALLDORF, GODMAN u. Mitarb., MELNICK u. Mitarb., DALLDORF und SICKLES). Histologisch findet sich eine Auftreibung kleiner Faserabschnitte, sowie Verklumpungen der Myofibrillen. Bei Zunahme solcher Veränderungen kommt es zu ausgedehnter hyaliner Degeneration, zu Ödem und zu monozellulären Infiltraten, was den Zerfall der Muskelfasern zur Folge hat. A-Infektionen führen in der Regel zu keinen Veränderungen im Zentralnervensystem und in den übrigen parenchymatösen Organen.

Beim Menschen verursachen die Coxsackie-Viren der „Gruppe A" Herpangina, aseptische Meningitiden, Paralysen und Exantheme.

Die „*Gruppe B*" umfaßt sechs verschiedene Immuntypen. Die Inkubationszeit der experimentellen Infektionen ist länger als bei der Gruppe A und beträgt ca. 10 Tage. Die Coxsackie-Viren der „Gruppe B" zeigen im Gegensatz zur „Gruppe A" einen ausgesprochenen Neurotropismus, der sich klinisch in Unruhe, erhöhter Irritabilität, Tremor, Ataxie, Krämpfen, Rollbewegungen, Torsionsspasmen, Strecklähmungen und nur selten schlaffen Paresen ausdrückt. Histologisch sind nur Herdnekrosen und nie diffuse massive Veränderungen der Skelettmuskulatur nachweisbar, dafür aber diffuse Degenerations- und Destruktionsherde im Zentralnervensystem, vor allem im Bereiche der Meningen und des Nervenparenchyms mit besonderer Beteiligung des Stammhirnes. Man stellt u. a. monozelluläre perivasculäre Infiltrate, Ganglienzellendegeneration und Gliaproliferation fest (GIFFORD und DALLDORF, PAPPENHEIMER u. Mitarb., GODMAN u. Mitarb., PEERS u. Mitarb.). Eine weitere typische Erscheinung ist die Panniculitis, d. h. eine eigenartige, diffuse z. T. nekrotisierende Entzündung des subcutanen Fettgewebes. Seltener wird auch eine Hepatitis, Pankreatitis und Myokarditis, sowie Milz- und Lymphdrüsenveränderungen erwähnt.

Das Vorliegen der Trias: „herdförmige Myositis", „meningoencephalo-myelitische Prozesse" und die „Fettgewebsnekrosen und Infiltration" sind für DALLDORF typisch für das Vorliegen einer experimentellen Coxsackie-B-Infektion.

Beim Menschen führt die Coxsackie-B-Infektion zu einem äußerst bunten klinischen Bild wie: Myalgia epidemica, Meningitis aseptica, Enteritis, Myokarditis, Encephalitis, Paralysen, Exantheme usw.

2. Morphologie: Die Coxsackie-Viren sind etwa gleich groß wie Polio- und Echo-Viren. Es werden mit Filtrationsverfahren Mittelwerte von 15—23 mμ und mit Ultrazentrifuge solche von 24—32 eruiert. (MELNICK u. Mitarb.). Elektronenmikroskopische Untersuchungen ergeben etwas größere Zahlen, d. h. 36—38 mμ. MATTERN und DUBUY gelang es, die kristallisierten Viren elektronenmikroskopisch darzustellen: sie sind kugelig und haben einen Eiweißmantel. Das Coxsackie-Virus ist sowohl hinsichtlich der Thermostabilität, wie der pH-Empfindlichkeit dem Poliomyelitis-Virus ähnlich.

Nach ROBINSON und nach MELNICK ist der Widerstand gegenüber Temperatur und pH-Änderungen groß. So überlebten Coxsackie-Viren je nach Milieu bei Zimmertemperatur pH-Schwankungen zwischen 2,3—9,4 während 1—7 Tagen, wobei auch Schwankungen des Ca und Mg eine Rolle spielen könnten. Das Virus erträgt Temperaturen von 49° ohne nachweisbaren Titerverlust über einige Stunden. Seine Vermehrungsfähigkeit wird nach 30 min bei 55° zerstört. Unterkühlt in Glycerin aufbewahrt überlebt es jahrelang. Die Coxsackie-Viren sind außerordentlich empfindlich auf Formol, zeigen dagegen eine starke Resistenz gegenüber Antibiotika, Alkohol und Äther (BEEMAN u. Mitarb.).

IV. Epidemiologie

Das Coxsackie-Virus ist ubiquitär und wurde, sowohl in Alaska (BANKER) als auch in Süd-Afrika (GEAR) gefunden. Klinisch manifeste Coxsackie-Virus-Infektionen wurden allerdings überwiegend in den gemäßigten Zonen festgestellt. Epidemien sind gegen Ende des 19. Jahrhunderts in Irland, Norwegen, Nordamerika, Schweiz und in den 20er und 30er Jahren dieses Jahrhunderts in Skandinavien und West-Europa (Bornholm'sche Krankheit) beobachtet worden.

Die Infektion tritt in jedem *Alter* auf. Das männliche *Geschlecht* ist etwas häufiger befallen als das weibliche. Das Virus wird häufiger bei Kindern gefunden als beim Erwachsenen, so daß die Rate der gesunden Virusträger mit zunehmendem Alter absinkt. RAMOS-ALVAREZ sowie SABIN fanden bei jüngeren Kindern beträchtlich höhere Zahlen als bei Schulkindern. Kinder der niedrigeren sozialen Schichten sind zwei- bis dreimal häufiger befallen als diejenigen der höheren.

In der Regel treten die Coxsackie-Epidemien etwas früher auf als diejenigen der Poliomyelitis. Sporadische Fälle werden dagegen in allen *Jahreszeiten* beobachtet, inbegriffen die Wintermonate. Es scheint, daß sowohl im Tierversuch, wie auch epidemiologisch gewisse Wechselbeziehungen zwischen Coxsackie-Infektionen, hauptsächlich zwischen Bornholm'scher Krankheit und Poliomyelitis bestehen, indem sie umgekehrt proportional häufig auftreten. Andererseits kommen bei gewissen Epidemien sowohl Coxsackie- als auch Polio-Viren vor, was die Unterscheidung in bezug auf Ätiologie und Klinik erschwert. Zudem wurden einerseits innerhalb der gleichen Epidemie immunologisch mehrere Virustypen (JOHNSSON) beobachtet, andererseits aber konnten ganz verschiedene klinische Bilder demselben Coxsackie-Virus-Typ, besonders der B-Gruppe, zugeschrieben werden. Nur etwa die Hälfte der Coxsackie-Virus-Infektion führt zu einer manifesten Erkrankung; die restlichen Infektionen verlaufen symptomlos, wodurch die epidemiologischen Studien beträchtlich erschwert werden. Auch das Alter des Patienten spielt für die Art der klinischen Manifestation eine Rolle. So kann das Coxsackie-Virus B bei jungen Säuglingen eine diffuse interstitielle Myokarditis verursachen, während es beim älteren Kind viel eher zu einer Perikarditis (die sog. „benigne Perikarditis") führt.

Die Coxsackie-Virus-Infektion ist eine *Schmier- und Schmutzinfektion* und wird von Mensch zu Mensch übertragen. Der Erreger findet sich am Beginn der Erkrankung im Rachensekret und im Blut. Mit dem Stuhl kann er bis zu 5—6 Wochen ausgeschieden werden. Tritt eine Meningitis aseptica auf, so ist das Virus auch im Liquor nachweisbar. Manchmal wird es auch im Abwasser und auf Fliegen gefunden. Die *Kontagiosität* ist groß, so daß innerhalb einer Familie z. B. 90% aller Mitglieder nach dem Auftreten einer manifesten Erkrankung Zeichen der Infektion aufweisen. Die ausgiebige Durchseuchung der Bevölkerung mit einem bestimmten Typ führt zu dessen raschen Verschwinden. Er wird von andern immunologisch verschiedenen Typen abgelöst. Außer den Kranken kann das Virus auch durch gesunde Virusträger verbreitet werden. Insekten und verschmutzte Gewässer spielen sehr wahrscheinlich für die Verbreitung der Infektion eine geringe Rolle. Die epidemiologische Erfassung dieser Erkrankung wird durch das häufige Auftreten von *Doppelinfektionen* und *Interferenzerscheinungen* erschwert.

Das Vorliegen der beiden Viren — Poliomyelitis und Coxsackie — bei der gleichen Krankheit führt DALLDORF und andere Autoren zur Annahme, daß sich die beiden Erreger gegenseitig beeinflussen können. DALLDORF bezeichnete das Phänomen der gegenseitigen Abschwächung und Potenzierung, das auch von VIVELL eingehend geprüft wurde, als *"sparing effect"*. Es wird angenommen, daß Coxsackie-Virus Typ A den Verlauf einer Polio erschwert, während Coxsackie-Virus Typ B zur Abschwächung der Poliomyelitis-Virulenz führt. KELLER und VIVELL nahmen folgende pathogenetische Vorgänge bei der Coxsackie-Infektion an: das im Darm lokalisierte Virus führt durch Eindringen in die Blutbahn zu einer Virämie und gelangt in die Muskulatur, um von dort (eventuell über die neuromuskulären Synapsen) das Zentralnervensystem zu erreichen. Während dieser Generalisationsphase entstehen dann die immunologischen Abwehrreaktionen, die zur Autosterilisation führen.

V. Diagnostische Hilfsmittel

Die Diagnose wird anhand der Laboratoriumsbefunde gestellt.

1. Virusuntersuchungen

Das Coxsackie-Virus wird in der Regel während 4—6 Wochen (HUEBNER u. Mitarb.), gelegentlich aber auch über 2 Monate oder noch länger im Stuhl ausgeschieden (MELNICK u. Mitarb., FREUDENBERG u. Mitarb.). Im Rachenspülwasser findet sich das Virus nur im Anfang der Erkrankung und ist auch weniger häufig zu isolieren. Immerhin sind ca. 50—60 % aller Stuhlisolierungen positiv. Seltener wird das Virus auch aus Liquor und bei Todesfällen aus Gehirn und Herzmuskel isoliert. Die Viren vermehren sich nur auf explantierten Geweben (Gewebekulturen) von Primaten, insbesondere aber in Säuglingsmäusen. Die Mäusesäuglinge sind unerläßlich für die Isolierung der Coxsackie-Viren Typ A. Die B-Gruppe vermehrt sich sowohl auf Baby-Mäusen als auch auf Affennierengewebe. DOSTAL (1961) hat die Laboratorium-Differentialdiagnose der verschiedenen Enteroviren schematisch wie folgt zusammengefaßt:

Tabelle 1

	Affen-niere	Hela-Zellen	Säugende Mäuse	Affen
Poliomyelitis-Virus	+	+	—	+
Coxsackie-Virus $A_{1-6,\ 8,\ 10-20,\ 22-23}$	—	—	+	—
Coxsackie-Virus $A_{7,\ 9,\ 21,\ 24}$ B_{1-6}	+	(±)	+	—
Echo-Virus	+	(±)	—	—

Für den direkten Nachweis ist der Stuhl oder das Gewebematerial nach Möglichkeit gefroren ins virologische Labor zu senden.

2. Serologische Untersuchungen

Es muß betont werden, daß alle serologischen Untersuchungen nur dann einen Sinn haben, wenn sie zweimal durchgeführt werden, damit der für die Diagnose unerläßliche Titeranstieg festgestellt werden kann. Während der Krankheit bilden sich sowohl neutralisierende wie komplementbindende Antikörper.

a) *Neutralisierende Antikörper* treten schon vom fünften Krankheitstag an auf (DALLDORF und SICKLES), erreichen rasch hohe Titerwerte und sind sehr lange, manchmal während des ganzen Lebens vorhanden (MELNICK u. Mitarb.). Nach KELLER und VIVELL weisen 90 % der Neugeborenen diaplacentär übertragene

Antikörper auf, deren Titer wie üblich im Verlauf der folgenden 6 Monate absinkt, um in den folgenden Jahren infolge der Durchseuchung wieder anzusteigen. 80 % der Kinder dieser untersuchten Serie waren im Alter von 7 Jahren wieder positiv. Im Verlauf des Jahres wechselt die Anzahl der positiven Antikörperbestimmungen und erreicht ihr Maximum im Frühherbst (HUEBNER u. Mitarb.).

b) *Komplementbindende Antikörper* sind der Ausdruck einer früher durchgemachten Infektion. Sie treten etwas später auf und verschwinden nach 3—6 Monaten. Interessanterweise steigt nicht nur der Titer der homologen Antikörper, sondern auch derjenige anderer Coxsackie-Typen an. Diese Untersuchung kann deswegen nichts über den Virustyp aussagen.

VI. Klinik der Coxsackie-Virus-Infektion

RENTSCH faßt die verschiedenen Coxsackie-Virus-Infektionen folgendermaßen zusammen:

Tabelle 2. *Krankheitsbilder bei Coxsackie-Virus-Erkrankungen*

Coxsackie-A-Viren:	*Coxsackie-B-Viren:*
1. Herpangina	1. Pleurodynie oder Bornholmer Krankheit
2. Aseptische Meningitis	2. Aseptische Meningitis
3. Paralytische Erkrankungen	3. Encephalitis
4. Enzephalitis	4. Paralytische Erkrankungen
5. „Sommergrippe"	5. Myokarditis und Enzephalomyokarditis
6. Exanthematische Erkrankungen	6. Perikarditis acuta benigna
7. Unklare fieberhafte Erkrankungen	7. Exanthematische Erkrankungen
8. Dermatomyositis?	8. Unklare fieberhafte Erkrankungen
9. Seltenere Erkrankungen (Parotitis, Nephritis)	9. Brechdurchfall mit oder ohne Toxikose
	10. Enteritis
	11. Pseudocroup
	12. Seltenere Affektionen (Hepatitis, Pankreatitis, Orchitis, Nephritis, Myositis, Kapsulitis, akute benigne Peritonitis, interstitielle Pneumonie)

Zahlreiche dieser Krankheitsbilder sind selten und können von ähnlichen Erscheinungen anderer Ätiologie nicht unterschieden werden. Wir werden uns deswegen auf einige für Coxsackie-Viren besonders typische Affektionen konzentrieren.

1. Herpangina

Die Herpangina wurde 1920 erstmals von ZAHORSKY in den USA beschrieben, 1951 bewies HUEBNER durch die Isolierung des Virus, daß es sich um eine Coxsackie-Virus-A-Infektion handelt, wobei vor allem die Typen A2 A4 A5 A6 A10 beteiligt sind. Die Krankheit kann sporadisch und epidemieartig auftreten, befällt fast nur Säuglinge und junge Kinder, wurde aber auch im Erwachsenenalter beobachtet.

Symptomatologie

Nach einer Inkubationszeit von 2—6 Tagen beginnt die Krankheit meist sehr akut mit Kopf-, Muskel-, Bauchschmerzen und Dysphagie. Häufig besteht während 1—5 Tagen hohes intermittierendes Fieber. Gelegentlich werden Nackensteifigkeit und Erbrechen beobachtet. Typisch ist der Lokalbefund: auf dem vorderen Gaumenbogen, an der Uvula, den Tonsillen und seltener auch am Pharynx, am weichen Gaumen und an der Zunge treten kleine stecknadel- bis linsengroße Bläschen auf, die von einem roten Hof umgeben sind. Die Bläschen platzen und erscheinen gräulich belegt. Die umgebende Schleimhaut ist stark gerötet.

Komplikationen

Die Herpangina kann zusammen mit einer Meningitis aseptica oder mit einer Bornholm'schen Krankheit auftreten (Johnson, Windorfer, Crisalli). Im allgemeinen treten keine Komplikationen auf, und nur selten kommt es zu einem langdauernden schubweisen Verlauf.

Differentialdiagnostisch

muß in erster Linie an die genau gleich aussehende bläschenförmige Angina bei anderen Viruserkrankungen wie Masern, Mononucleosis infectiosa gedacht werden. Wichtig ist die Differentialdiagnose zur Stomatitis aphtosa. Allerdings ist diese ausgeprägter und findet sich eher im Bereich der vorderen Mundhöhle, vor allem auf Gingiva, Wangenschleimhaut und Zunge.

Therapie

Die Behandlung ist rein symptomatisch und beschränkt sich auf Antipyretica, Analgetica, Antibiotica zur Verhütung von Superinfektionen und diätetische Maßnahmen (breiige und lauwarme Nahrung).

2. Meningitis aseptica

Die Enteroviren sind sehr häufig Ursache einer aseptischen Meningitis. Darunter versteht man nach Wallgren (1925) eine gutartig verlaufende Meningitis verschiedener Ätiologie, die meningitische Zeichen und Liquorpleocytose mit Überwiegen der mononucleären Zellen aufweist und deren Liquorkulturen bakteriologisch negativ sind. Die durch Enteroviren bedingten aseptischen Meningitiden treten besonders im Spätsommer und Herbst auf.

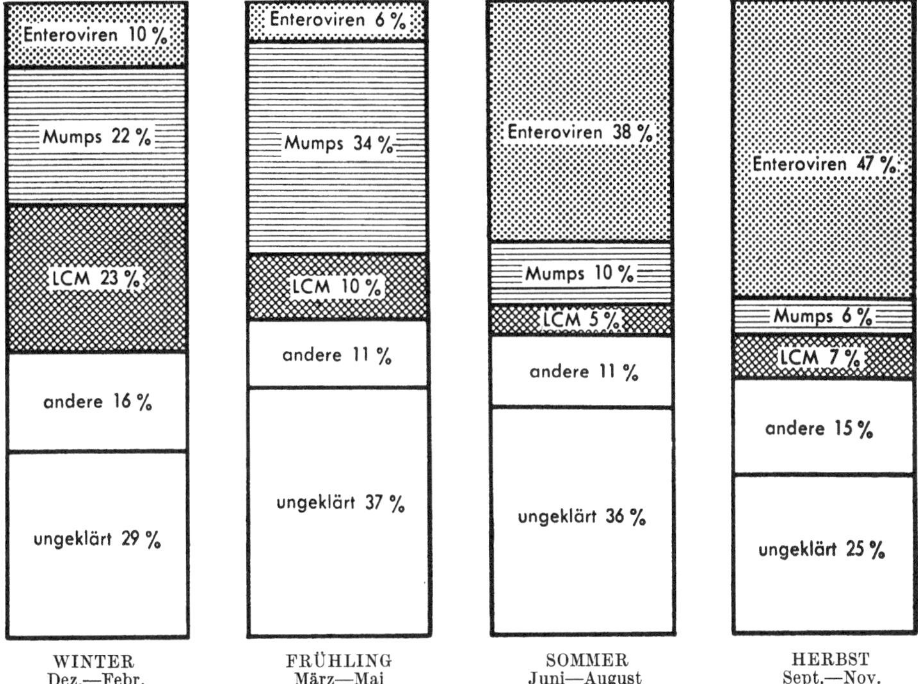

Abb. 1. Jahreszeitliche Verteilung der Meningitis- und Encephalitisfälle hinsichtlich Ätiologie bei 569 Fällen (Meyer u. Mitarb.)

Schon seit langem war das gleichzeitige Auftreten von Meningitis und Bornholm'scher Krankheit bekannt (SYLVEST, LINDBERG). GSELL hat für diese Formen den Begriff von Meningitis serosa myalgica vorgeschlagen, wobei Kopfschmerzen und Erbrechen Zeichen der meningealen Komplikation der Pleurodynie sind.

Außer zahlreicher Stämme der Gruppe A (Typ 1, 2, 3, 4, 7, 9, 10), die von verschiedenen Autoren bei aseptischer Meningitis isoliert wurden (DALLDORF, MELNICK u. Mitarb., HAMMON u. Mitarb., LENNETTE u. Mitarb., JOHNSON, VERLINDE u. Mitarb.) sind auch solche der Gruppe B gefunden worden. (Am häufigsten Typ 2, 3, 4; Typ 1 und Typ 5 wurden im Liquor wiederholt isoliert.)

Symptomatologie

Mit Ausnahme der Meningitis aseptica, kombiniert mit Pleurodynie oder Herpangina, kann die Krankheit nicht von anderen Enteroviren-Meningitiden unterschieden werden.

RENTSCH faßt die Klinik der Coxsackie-Virus-Meningitiden wie folgt zusammen:

Tabelle 3. *Klinik der Coxsackievirus-Meningitiden*

Prodromalzeichen (2—5 Tage):

Müdigkeit, Anorexie, Nausea, Kopfweh, Fieber, gelegentlich Gliederschmerzen, Bauchschmerzen, Halsweh, Dysphagie.

Hauptsymptome der "major phase" (2—4 Tage):

Fieber, starke Kopfschmerzen, Erbrechen, meningitische Zeichen, Nacken- und Rückenschmerzen, gelegentlich Apathie, selten kleinfleckiges flüchtiges Exanthem (5—7%).

Liquorbefunde:

Pleozytose von 50—200 mm³, selten über 500 mm³; Überwiegen der Mononukleären (ca. 75%); Eiweiß normal bis leicht erhöht (selten über 80 mg%); Liquorzucker normal.

Laborbefunde:

Leukozyten im Blut uncharakteristisch: normal, vermehrt oder vermindert; öfters Linksverschiebung, Neutrophilie und toxische Granulationen; Blutsenkung mäßig beschleunigt (20—30 mm in der ersten Stunde).

Verlauf:

meist monophasisch, seltener biphasisch (10—20%); vollständige Erholung in 5—10 Tagen.

Auftreten:

gehäuft im Sommer und Herbst.

Therapie:

rein symptomatisch.

Die Prodromalzeichen werden in der Regel in 60—70 % der Fälle beobachtet (WALKER u. Mitarb., MCLEAN). Nur in ca. 12—20 % ist die Fieberkurve biphasisch, wobei das fieberfreie Intervall 12—48 Std beträgt. Der Verlauf der Krankheit ist komplikationslos. Das klinische Bild normalisiert sich nach 1—2 Wochen.

Differentialdiagnostisch muß an eine nicht virale Meningitis gedacht werden. Kinder mit aseptischen Meningitiden machen in der Regel einen weniger schwer kranken Eindruck. Die Liquoruntersuchung ergibt in diesem Fall im Gegensatz zur tuberculösen und bakteriellen Meningitis normale Zuckerwerte und nur wenig erhöhte Eiweißwerte. Besteht Unsicherheit in der Diagnosestellung soll im Sinne einer Tbc-Meningitis bzw. einer bakteriellen Meningitis behandelt werden. Die Unterscheidung der verschiedenen Typen der Enteroviren ist nicht schwierig aber kostspielig. Bei der *Echo-Meningitis* findet man stärkere Liquorpleocytose, die Eiweißwerte sind höher und anamnestisch sind starke Stirnkopfschmerzen und

Retrobulbärschmerzen zu verzeichnen, was bei den Coxsackie-Formen weniger der Fall ist. Eine gleichzeitige Parotisschwellung erleichtert die Differentialdiagnose gegenüber der *Mumpsmeningitis*. Die Zellzahl im Liquor — es liegen vorwiegend mononucleäre Zellen vor — ist stark erhöht. Erhöhung der Amylase in Blut und Urin können für die Diagnose wertvoll sein.

Die *Therapie* ist symptomatisch.

3. Meningo-Encephalitis

Obwohl eine klare Trennung zwischen Meningitis und Encephalitis kaum möglich ist, werden in diesem Kapitel trotzdem jene Formen betrachtet, die Streckkrämpfe, Koma, Lähmungserscheinungen zentraler Natur, Ataxie, Tremor, Charakterveränderung usw. zeigen, und die für eine Beteiligung der Hirnsubstanz sprechen. Die Enteroviren, genau wie zahlreiche andere Viren, können eine Vielfalt sowohl leichter als auch schwerster klinischer Erscheinungen hervorrufen.

In der von LENNETTE u. Mitarb. aufgestellten Statistik wiesen 207 von 1407 Patienten mit Affektionen des Zentralnervensystems eine Coxsackie-Infektion auf. Bei 21 Patienten, d. h. in 10 % lag eine Encephalitis vor, bei 156 eine aseptische Meningitis und bei 24 Lähmungen. Meistens handelte es sich um Coxsackie-Viren

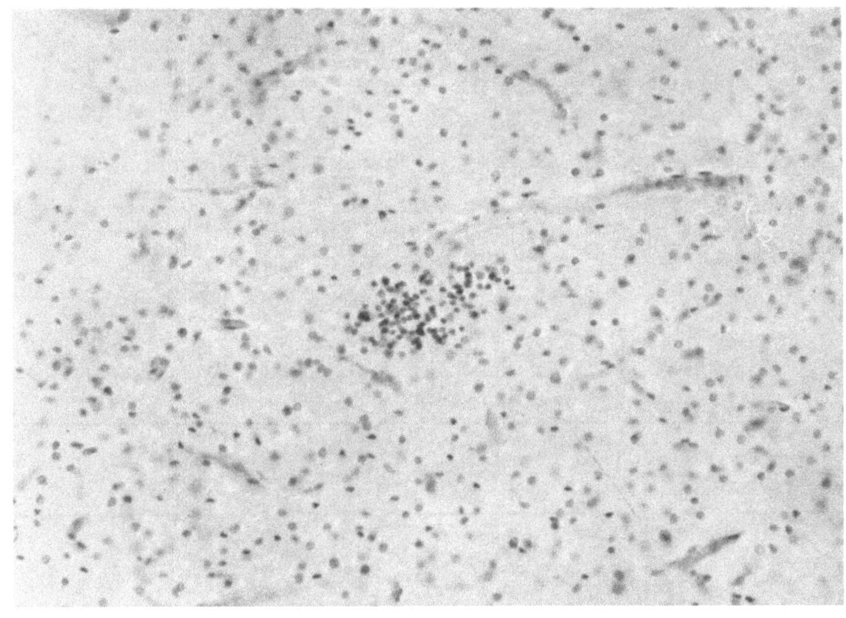

Abb. 2. F.A. ♀ 1 Jahr, Krg. Nr. 3341. Coxsackie-Encephalitis; Lymphocyteninfiltrat im Marklager des Großhirns (Hämatoxylin-Eosin-Färbung, 288mal)

vom Typ A_2, B_2, B_4, B_5. Die gleichen Autoren fanden, daß in den USA 20 % aller Encephalitiden durch Coxsackie-Viren verursacht sind. Diese haben nach Angaben der Literatur praktisch immer einen gutartigen Verlauf, was allerdings mit unseren Erfahrungen nicht übereinstimmt. Bei den von uns beobachteten 6 Patienten mit Coxsackie-Encephalitis — zweimal der Gruppe A und viermal der Gruppe B — nahm die Krankheit dreimal einen letalen Verlauf, einmal blieb eine spastische Tetraplegie zurück, und nur zweimal kam es zu einer restitutio ad integrum (Abb. 2). Das Coxsackie-Virus wurde überall im Stuhl und bei den letal verlaufenen Fällen auch im Gehirn gefunden.

4. Die paralytischen Formen der Coxsackie-Infektion

Die Beurteilung der Ätiologie von Infektionskrankheiten mit Lähmungen ist häufig dadurch erschwert, daß sowohl Polio- und Echo-, als auch Coxsackie-Viren gefunden werden. Die Diagnose einer Coxsackie-Infektion kann deswegen erst gestellt werden, wenn andere Enteroviren fehlen und wenn die entsprechenden serologischen Untersuchungen positiv bzw. negativ ausfallen. Die schon erwähnte

Tabelle 4. *Lähmungserscheinungen bei Coxsackievirus-Infektionen*
(Kinderspital Bern, 1958—1960)

Kr.-G. Nr.	Fall	Name	Sex	Alter	Salk-Impfung	Erkrankungsbeginn	Lokalisation der Lähmungen	Verlauf	Virustyp
2601	1	Sch. B.	♀	$7^{10}/_{12}$	3mal	27. 10. 58	symmetrische Bein- und Rumpfparesen, flüchtige Blasenparese	diskrete Restparesen nach 3 Jahren	A_7
2671	2	K. Chr.	♂	$6^{6}/_{12}$	3mal	15. 11. 58	Schultergürtel- und Armparese rechts	schwere Restparese nach 3 Jahren	A_7
2831	3	S. J.	♂	4	1mal	29. 11. 58	flüchtige symmetrische Bein- und Blasenparese	vollständige Restitutio nach 7 Tagen	B_4
2955	4	C. U.	♂	$1^{10}/_{12}$	—	19. 1. 59	Augenmuskelparesen	vollständige Restitutio nach 2 Wochen	B
3013	5	M. Chr.	♀	$2^{3}/_{12}$	—	30. 1. 59	symmetrische Beinparesen	vollständige Restitutio nach 3 Wochen	B_4
3468	6	G. Chr.	♀	$9^{3}/_{12}$	3mal	25. 4. 59	symmetrische Bein-, Arm- und Rumpfparesen	vollständige Restitutio nach 6 Wochen	B_5
3690	7	K. J.	♂	3	—	11. 6. 59	symmetrische Beinparesen Parese der Gefäßmuskulatur	vollständige Restitutio nach 6 Wochen	B_5
3722	8	W.T.	♀	$7^{5}/_{12}$	3mal	17. 6. 59	flüchtige Blasenparese	vollständige Restitutio nach 6 Tagen	B_4
3983	9	R. S.	♀	3	3mal	15. 8. 59	periphere Fazialisparese	vollständige Restitutio nach 4 Wochen	
6099	10	M. M.	♂	2	—	27. 10. 60	Schultergürtel- und Armparese links, Bauchdeckenparese	Restparesen nach einem Jahr	A_7

Tabelle 5
Laboratoriumsbefunde bei zehn Lähmungsfällen als Folge einer Coxsackievirus-Infektion
(Kinderklinik Bern, 1958—1960)

Fall	Blutsenkung (mm)	Blutbildbefunde Leukocyten (mm³)	Stabkernige (%)	Segmentk. (%)	toxische Granula	Liquorbefunde Zellen (mm³)	Mononukleäre (mm³)	Polynukleäre (mm³)	Eiweiß (mg%)	Zucker (mg%)
1	6/14	11400	6,5	68,0	(+)	200/3	174/3	26/3	72	40
2	16/32	8000	13,0	54,0	—	248/3	120/3	128/3	48	73
3	75/112	13400	27,0	53,0	(+)	94/3	82/3	12/3	24	60
4	28/54	6000	21,0	39,0	(+)	26/3	26/3	0	24	61
5	16/50	12700	61,5	27,0	(+)	42/3	16/3	26/3	24	71
6	13/32	11300	2,5	84,0	(+)	26/3	19/3	7/3	36	70
7	4/10	9300	16,0	40,5	(+)	31/3	22/3	9/3	60	62
8	27/50	9600	21,0	40,0	+	768/3	592/3	176/3	144	58
9	10/15	6600	18,0	47,0	(+)	179/3	158/3	21/3	24	47
10	8/18	9000	5,0	29,0	—	13/3	12/3	1/3	24	62
Mittelwerte	20/39	9700	19,0	48,0	(+)	164/3	122/3 (75%)	42/3	48	60

poliomyelitisähnliche Epidemie mit Lähmungserscheinungen, die 1952 in Rußland beobachtet wurde, zeigte eine eindeutige Coxsackie-Virus A_7 Ätiologie. In der Folge sind immer wieder solche Fälle beschrieben worden (Steigman, Kilbourne und Goldfield, Stanley u. Mitarb., Crisalli u. Mitarb.), und wir konnten selber 1958—1960 zehn gesicherte Fälle beobachten (Rossi, Rentsch, Krech). In der von Magoffin u. Mitarb. beschriebenen Kasuistik (497 Patienten mit paralytischen Zeichen) wurde in 5 % ein Coxsackie-Virus isoliert. Die Symptomatologie unserer zehn Patienten ist in Tab. 4 zusammengefaßt (RENTSCH).

Die Krankheit beginnt schleichend und weniger dramatisch als bei der Poliomyelitis. Sonst unterscheidet sie sich aber kaum von der Polio, außer daß sie einen gutartigeren Verlauf hat. Zudem fehlen die facies poliomyelitica, der Tremor, die starke Aufregung. Die Art des Auftretens der Paresen erinnert gelegentlich an das Bild der Neuronitis, wobei diese aber andere Liquorveränderungen zeigt. (Eiweiß erhöht, Zellzahl normal oder nur leicht erhöht.) Die Schultergürtelparesen haben einen weniger günstigen Verlauf als Paresen anderer Lokalisation.

Tabelle 6
Lokalisation der Paresen bei 75 Lähmungsfällen

1.	Beinparesen	einseitig	21
		beidseitig	8
2.	Armparesen	einseitig	13
		beidseitig	3
3.	Schultergürtel	einseitig	15
		beidseitig	1
4.	Fazialisparese		13
5.	Bauchdeckenparese		12
6.	Nackenmuskelparese		12
7.	Hüftmuskelparesen		12
8.	Bein- und Armparesen		9
9.	Blasenlähmung		5
10.	Schlaffe Tetraplegie		4
11.	Guillain-Barré-Syndrom		4
12.	Atemmuskelparese		3
13.	Augenmuskelparese		2
14.	Rückenmuskelparese		2
15.	Landrysche Paralyse		1

Tabelle 7
Isolierte Virustypen bei 94 Lähmungsfällen

Virustyp	Anzahl
A_7	27
B_4	12
B_5	12
B_2	10
A_9	4
B_3	3
A_2	1
A_8	1
$B_4 + B_5$	1
$A_2 + A_5$	1
B (nicht typisiert)	15
A (nicht typisiert)	1

Nach gewissen Arbeiten (MAGOFFIN u. Mitarb., GRIST) wird in allen Fällen im Gegensatz zur Polio der biphasische Verlauf der Fieberkurve vermißt. Dies deckt sich allerdings nicht mit unserer Erfahrung. Die Lokalisation der Lähmungen (Tab. 6) ist recht verschieden. Es scheint aber, daß die Schultergürtelmuskulatur besonders häufig und schwer betroffen wird. Verschiedene Typen sowohl der Gruppe A als auch der Gruppe B sind bei den paretischen Formen isoliert worden (Tab. 7). Interessanterweise sind Knaben (80 %) viel häufiger betroffen als Mädchen (RENTSCH).

5. Epidemische Pleurodynie oder akute epidemische Myalgie oder Bornholm'sche Krankheit

Diese typische Form der Coxsackie-Affektion wurde eingehend auf der dänischen Insel Bornholm 1930—1932 beschrieben. Wegen der charakteristisch heftigen Thoraxschmerzen wird sie auch „*Teufelsgriff*" genannt. Die Krankheit ist im Norden schon seit zwei Jahrhunderten bekannt und hat sich dann in allen Ländern verbreitet, wobei sie epidemisch, endemisch oder sporadisch auftritt. Die Epidemien werden besonders im Spätsommer und Frühherbst beobachtet. Das Virus, das 1957 als „Coxsackie der Gruppe B" (besonders B_1 und B_5) erkannt wurde, wird durch Kontakt- und Schmierinfektion übertragen, wobei die gesunden Träger eine wesentliche Rolle spielen. Die Hauptinfektionsquelle ist der Stuhl. Die Krankheit hinterläßt eine Dauerimmunität. Junge Säuglinge sind durch die diaplacentär übertragenen Antikörper vor der Infektion geschützt. 1960 haben WINDORFER und REISS diese Frage sehr eingehend studiert. Die Krankheit befällt besonders Kinder (4—11 Jahre) und Jugendliche.

Symptomatologie

Die Krankheit beginnt meist perakut mit heftigen Muskelschmerzen, besonders am Thorax, aber auch am Bauch, Rücken und Extremitäten. Die Schmerzen treten in der Regel anfallsweise auf und dauern mehrere Stunden oder Tage. Die thorakale Form ist die häufigste Manifestation. Die Patienten klagen über stechende Schmerzen, die zu Atemstörungen führen. Die Atmung wird stöhnend, oberflächlich. Es treten Angstgefühle, Cyanose und sogar Erstickungsanfälle auf. Husten und Sprechen verursachen heftige Schmerzen. Diese sind überwiegend an der Thoraxbasis und bei der abdominellen Form im Oberbauch, besonders rechts lokalisiert. Beide Formen können zusammen vorkommen. Sind die heftigen Schmerzen im rechten Unterbauch kann sogar an eine Appendicitis gedacht werden (Pseudoappendicitis). Das Abdomen ist während des Anfalles bretthart, wird aber nach der Attacke wieder weich (im Gegensatz zur Appendicitis). Da das Blutbild sowohl eine Leukopenie mit Lymphocytose als auch eine Leukocytose zeigen kann, ist die Differentialdiagnose im Anfall oft sehr schwierig. Die Senkungs-Reaktion ist leicht erhöht, der Urin normal. Schmerzen in den Extremitäten können zu Schonhaltungen führen, die eine Paralyse vortäuschen (Pseudoparalyse), die aber von den ebenfalls beobachteten echten Paresen bei Coxsackie-Infektionen zu unterscheiden sind. Der Allgemeinzustand ist kaum beeinträchtigt und bildet einen starken Gegensatz zum schweren Bild während der Attacken. Weiterhin fehlt meist eine Pharyngitis und Tonsillitis. Selten liegt eine Conjunctivitis vor. Gelegentlich wird ein kleines flüchtiges Exanthem beobachtet („exanthematische Erscheinungen", S. 85). Hingegen ist fast immer eine generalisierte Muskelhypotonie mit oder ohne Abschwächung der Reflexe vorhanden, auch Charakterveränderungen gehören zum Bild. WARIN und DAVIES haben die Häufigkeit der Symptome folgendermaßen zusammengestellt:

Tabelle 8

Häufigkeit der Symptome bei 262 Fällen von Bornholmer Krankheit (WARIN und DAVIES)

Symptomatologie	in % der Patienten
Schmerzen im Abdomen und Thorax	
Abdomen allein	52,6
Thorax allein	19,8
Abdomen und Thorax	18,9
Schwere Kopfschmerzen	34,3
Andere Symptome	
Erbrechen	15,2
Lichtscheu	11,8
Frösteln oder Schüttelfrost	11,4
Halsschmerz und Entzündung	10,3
Schmerzen in den Beinen	6,8
Nackenschmerzen	4,9
Schwindel	4,2
Bewußtseinstrübung	2,6
Parästhesie und Hyperästhesie	1,7
Komplikationen	
Benigne Meningitis, nachgewiesen	2,6
Benigne Meningitis, wahrscheinlich	3,4
Orchitis: 10% der männlichen Erwachsenen	
Rückfälle	30,5

Komplikationen

Dazu gehören eher selten trockene Pleuritiden, Perikarditiden und gelegentlich meist nicht zur Sterilität führende Orchitiden und Pneumonien. Sehr selten ist dagegen die Beteiligung anderer Organe wie Niefen, Pankreas, Leber usw. In 4 % der Bornholm'schen Krankheit sind cerebrale Komplikationen beobachtet worden.

Differentialdiagnose

Das bunte klinische Bild stellt selbstverständlich eine Reihe differentialdiagnostischer Probleme. Ganz besonders ist an eine Appendicitis, beim Säugling an eine Aspiration und beim Erwachsenen an einen Herzinfarkt zu denken. Manchmal (eigene Beobachtung) kann die Coxsackie-Infektion das Bild eines hysteriformen Anfalles vortäuschen.

Prophylaxe

Sie besteht wie bei anderen Enterovirus-Erkrankungen in der Vermeidung von Anstrengungen. Die Coxsackie-Infektion läßt sich nicht verhüten.

Therapie

Die Therapie muß sich auf die energische Bekämpfung der Schmerzen (von der Acetylsalicylsäure zu Novalgin, Dolantin usw.) beschränken. Heiße Wickel werden als schmerzlindernd angegeben. Wichtig ist die Bettruhe, da das zu frühe Aufstehen zu Rückfällen führen kann.

6. Coxsackie-Myokarditis

Geschichte

Virus-Myokarditiden nach Parotitis, Masern, Mononukleosis infectiosa usw. sind im Kindesalter häufig zu beobachten. Eine besondere Form ist gekennzeichnet durch eine fast ausschließlich lymphocytäre Reaktion, begleitet von degenerativen Veränderungen der Muskelfasern. Klinisch ist der plötzliche Beginn mit rasch zunehmenden Herz-Insuffizienzzeichen und mit schlechter Prognose für etwa die Hälfte der Fälle typisch.

Da die Ätiologie dieser Form lange Zeit unbekannt blieb, sind etliche Synonymen geschaffen worden, wie interstitielle Myokarditis, idiopathische Myokarditis, akute Fiedler'sche Myokarditis. Es ist das Verdienst FIEDLERS, schon 1899 diese spezielle Form der Myokarditis von anderen Myokarditiden bekannter Ätiologie abgegrenzt zu haben. STOEBER (1952) berichtete über eine ausgedehnte und sehr genau verfolgte Epidemie, bei der 140 Säuglinge zwischen 1937 und 1944 in München an einer typischen interstitiellen Myokarditis erkrankten und zum größten Teil ad exitum kamen. Obwohl die damals durchgeführten viralen Untersuchungen zu keinem positiven Resultat führten, wurde schon damals an die Möglichkeit einer Coxsackie-Ätiologie gedacht. In der Folge wurden ähnliche Beobachtungen in verschiedenen Gegenden gemacht (WILE und REINGOLD, 1944; LIND und HULTQUIST, 1949; KELLER, 1945; WILLIAMS u. Mitarb., 1953; SAPHIR und COHEN, 1957).

In den letzten 10 Jahren haben sich Beschreibungen dieser Art gehäuft, hauptsächlich nachdem 1952 in Johannesburg GEAR u. Mitarb. das Coxsackie-Virus bei einer von JAVETT u. Mitarb. beobachteten Neugeborenen-Epidemie isoliert hatten. Es handelte sich um 10 Neugeborene, wovon 6 unter den Symptomen einer akuten Myokarditis ad exitum kamen. Das histologische Bild zeigte eine interstitielle Myokarditis. (Die Resultate wurden 1956 publiziert). Eine ähnliche Epidemie bei Neugeborenen haben in Südrhodesien MONTGOMERY u. Mitarb. 1956 beschrieben. In Europa wurden die ersten ähnlichen Krankheitsbilder in Holland gesehen (VAN CREVELD und DE JAGER, VERLINDE u. Mitarb.). In den Vereinigten Staaten stammen die ersten Veröffentlichungen aus Boston (KIBRICK und BENIRSCHKE, 1956; KIBRICK, 1958). Das Bild der „Myokarditis interstitialis" ist oft von encephalitischen, hepatitischen oder anderen Veränderungen parenchymatöser Organe begleitet. RENTSCH konnte in der Literatur bis 1961 75 virologisch gesicherte Fälle sammeln.

Neugeborene oder junge Säuglinge werden vorwiegend befallen. Der jüngste Patient war 1 Tag alt (KIBRICK und BENIRSCHKE, RAPMUND u. Mitarb.), der älteste 5jährig (McLEAN). In neuester Zeit wurden allerdings auch Coxsackie-Myokarditiden bei Erwachsenen beobachtet. Diese zeigen jedoch alle einen gutartigen Verlauf und sind fast immer von einer sog. „*pericarditis acuta benigna*" begleitet (BRODIE und MARCHESSAULT, MÜLLER und KASOVA, WOODWARD u. Mitarb.). Von unseren sechs virologisch gesicherten Patienten war der jüngste 14 Tage und der älteste 4 Jahre alt. Die Letalität beträgt zwischen 43 % und 57 %. Fast immer verläuft die Krankheit perakut und der Exitus tritt nach wenigen Stunden oder Tagen auf. Je jünger das Kind, desto ernster die Prognose.

Ätiologie

Es wurden ausschließlich Coxsackie-Viren der Gruppe B, Typ 2, 3, 4, 5 gefunden. Es sind aber auch Fälle bekannt bei denen Typen der Gruppe A vertreten sind (RENTSCH).

Histologisch findet sich ein Ödem des Interstitiums und diffuse oder herdförmige vorwiegend aus Lymphocyten bestehende Rundzellinfiltrate mit wenig neutrophilen Leukocyten, Plasmazellen, Histiozyten und oft großen mononukleären

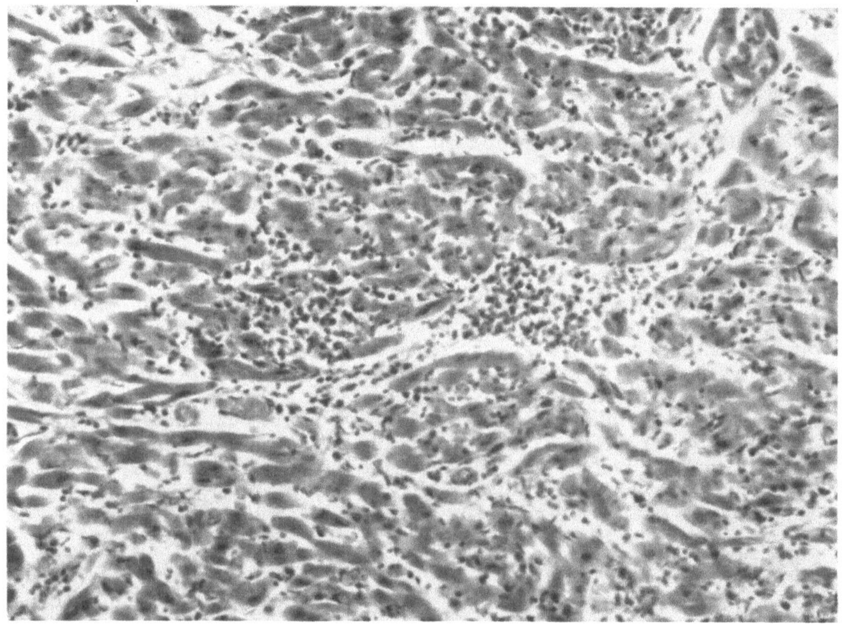

Abb. 3. R.R. ♀ 11 Monate, Krg. Nr. 3951. Coxsackie-Myokarditis; Histologie des Myokards; Querstreifung der Muskelfasern etwas undeutlich, teils feintropfig verfettet, stellenweise ödematös; dichte diffuse Infiltrate von Lymphocyten, einigen Plasmazellen und neutrophilen Leukocyten; Infiltrate ebenfalls perivasculär

Zellen. Die Muskelfasern sind trüb geschwollen, feintropfig degeneriert, atrophisch und teils nekrotisch. Die Kerne sind pyknotisch und zeigen Karyolyse mit Kernfragmenten oder sind vollständig aufgelöst. Bei den subakut oder chronisch verlaufenden Formen kommt es zu einer bindegewebigen Proliferation, die zum Bild des „Schwielenherzens" führen kann. Das Endokard ist oft verdickt. Gelegentlich werden Verkalkungen und Hämorrhagien beobachtet. In den anderen Organen treten ähnliche interstitielle Infiltrate und degenerative Veränderungen der Zellen auf. So sind interstitielle Pneumonien, Hepatitiden, Pankreatitiden beobachtet worden. Endokrine Drüsen werden seltener betroffen als exokrine (Parotitiden, usw.).

Symptomatologie

Die Krankheit beginnt mit unspezifischen Prodromalzeichen, wie Müdigkeit, Anorexie, katarrhalischen Erscheinungen der oberen Luftwege, Erbrechen oder Diarrhoe. Fieber fehlt in der Regel und überschreitet 38° nur sehr selten. Das volle Krankheitsbild stellt sich dann oft abrupt ein mit Blässe, Cyanose und einer generalisierten Muskelhypotonie, die wir in unseren Beobachtungen nie vermißt haben, sowie ängstlicher Unruhe oder Apathie. Besonders typisch ist die Tachykardie mit Galopprhythmus und der dumpfe erste Ton. Geräusche können, vor allem zu Beginn, fehlen. Zudem bestehen Zeichen von Rechts- und Linksinsuffizienz. Meningismus und Konvulsionen werden gelegentlich beobachtet.

Tabelle 9. *Klinik der Coxsackie-Myokarditis*

Prodromalzeichen:

Müdigkeit, Anorexie, katarrhalische Erscheinungen der oberen Luftwege; Erbrechen, seltener Durchfälle, in der Regel kein oder wenig Fieber.

Allgemeine Zeichen:

ängstliche Unruhe, Apathie, Blässe, Zyanose, generalisierte Muskelhypotonie.

Pulmonale Zeichen:

Tachypnoe, Dyspnoe, stridoröse Atmung, pertussoider Husten, feuchte Rasselgeräusche.

Kardiovasculäre Zeichen:

Tachykardie, Galopprhythmus, dumpfer erster Herzton, zu Beginn kein Geräusch, Hepatomegalie, evtl. Ödeme, Oligurie, Ileuserscheinungen.

Sekundäre Zeichen:

gelegentlich Meningismus und Konvulsionen.

Das *Laboratorium* läßt uns weitgehend im Stich. Die Leukocytenzahl ist normal oder leicht erhöht, das gleiche gilt für die Senkungsreaktion. Reine kardiale Formen zeigen eine Erhöhung der Glutamat-Oxalacetat-Transaminase (SGOT), der Kreatinkinase und der Lactat-Dehydrogenase, während die Glutamat-Pyruvat-Transaminase (SGPT) normal bleibt.

Tabelle 10. *Befunde bei Coxsackie-Myokarditis*

Blutbild:

Leukocyten normal bis leicht erhöht, Neutrophilie, Linksverschiebung, toxische Granulationen.

Blutsenkung:

normal bis leicht erhöht.

Enzymatische Untersuchungen:

Oxalazetat-Transaminase erhöht; bei gleichzeitigem Befall von Leber und Pankreas sind die Pyruvat-Transaminase und Amylase ebenfalls erhöht.

Elektrokardiogramm:

in den ersten 12—24 Std normal, T-Zacke später abgeflacht, biphasisch oder negativ, ST-Strecke gesenkt, evtl. low voltage, evtl. Zeichen einer Perikarditis.

Röntgenbild:

Herz in toto vergrößert, besonders die linken Abschnitte, Lungenstauung.

Durchleuchtung:

Herzpulsationen vermindert.

Das *Elektrokardiogramm* muß wiederholt kontrolliert werden, da die für einen Myokardschaden typischen Veränderungen gelegentlich erst 24 Std nach Beginn der Krankheit auftreten (Abb. 4). Die Normalisierung des Elektrokardiogramms muß vor der Entlassung des Patienten gefordert werden.

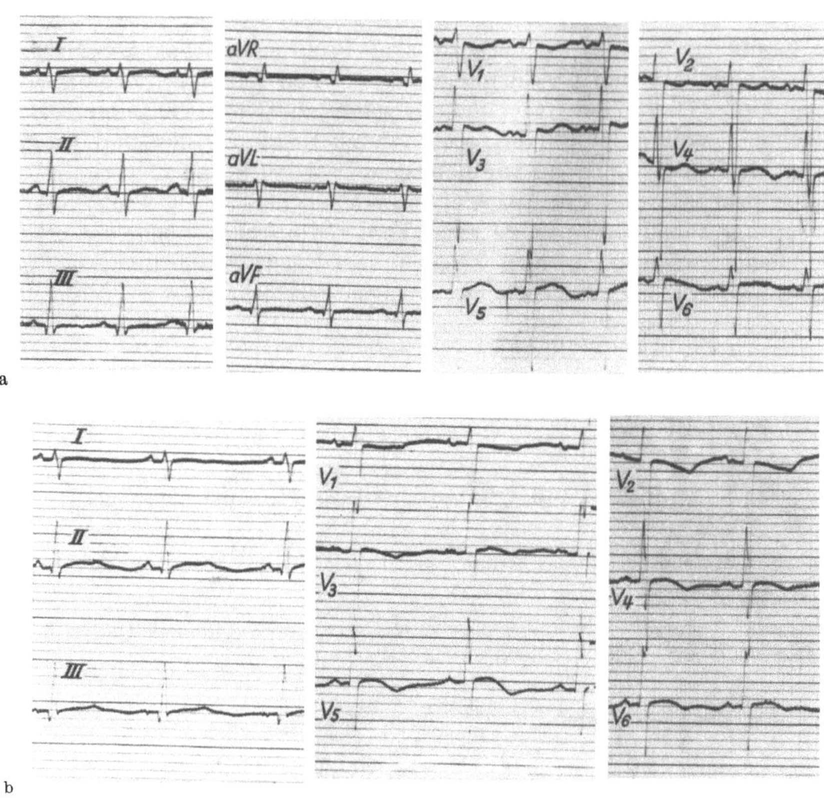

Abb. 4. W.U. ♀ 12 Monate, Krg. Nr. 3786. Coxsackie-Myokarditis; EKG-Befunde a) beim Spitaleintritt; b) 24 Stunden nach Spitaleintritt

Tabelle 11. *Therapie der Coxsackie-Myokarditis beim Säugling*

Digitalisierung:
Cedilanid 0,06 mg/kg oder Acylanid 0,04 mg/kg in 24 Stunden als Sättigungsdosis i.v., hernach $^1/_5$ dieser Sättigungsdosis als Erhaltungsdosis.

Antibiotika:
Tetracycline oder Chloramphenicol 50—100 mg/kg/24 Std. i.m. oder i.v.

Steroide:
Prednisolon 25—50 mg sofort i.v.; je nach Schwere des Falles in 2/4/8stündigen Intervallen zu wiederholen.

Sedation:
Pantopon 0,1—0,2 cc i.m. (Vorsicht); Chlorpromazin 1—2 mg/kg/24 Stunden i.m.; Thioridazin 2—4 mg/kg/24 Stunden.

Sauerstoff:
Sauerstoffzelt, Croupette.

Eventuell Diuretika:
Hydrochlorothiazid 3×6,25—12,5 mg/die.

Kochsalzarme Diät und absolute Bettruhe.

Bei der Coxsackie-Myokarditis können außer der Tachykardie die typischen Zeichen eines Myokard-Schadens vorliegen: St-Senkung, Abflachung und Inversion der T-Wellen, Verlängerung der PQ- und QT-Zeit, gelegentlich low voltage (Abb. 5).

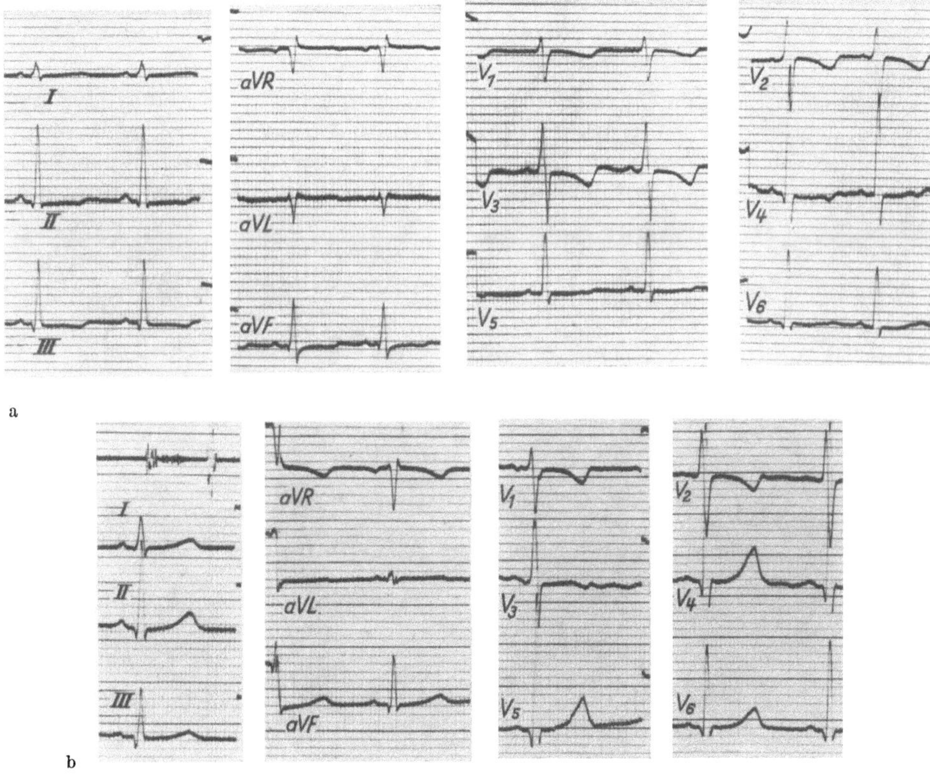

Abb. 5. R.R. ♀ 2 Jahre, Krg. Nr. 3590. Coxsackie-Myokarditis; EKG-Befunde a) beim Spitaleintritt; b) beim Spitalaustritt

Bei chronischem Verlauf bleiben diese Veränderungen jahrelang weiter bestehen. Gelegentlich, besonders bei älteren Patienten, wird klinisch eine sekundäre Perikarditis beobachtet. Diese verursacht im Elektrokardiogramm eine charakteristische ST-Hebung.

Das *Röntgenbild* zeigt stets eine totale Herzvergrößerung und eventuell pleuropneumonische Herde oder Herzinsuffizienzerscheinungen.

Die *Therapie* besteht in der raschen Digitalisierung, hohen Steroiddosen, breitspektrigen Antibiotica, Sauerstoff, Diuretika, salzloser Diät und strengster Bettruhe.

7. Coxsackie-Perikarditis

Das Auftreten einer Perikarditis im Verlauf einer typischen Pleurodynie ist schon seit langem bekannt (Bing, Dalsgaard-Nielsen). Barnes und Burchell konnten 1942 eine Epidemie einer akuten benignen Perikarditis, die genau dem Bild der Coxsackie-Perikarditis entsprach und damals ätiologisch nicht abgeklärt wurde, mitteilen. Weinstein hat dann 1957 zum ersten Mal die Coxsackie-Ätiologie bei einer gutartig verlaufenden Perikarditis erfassen können. Solche Beobachtungen sind in der Folge häufig gemacht worden (McLean u. Mitarb., 1959; Gordon u. Mitarb, 1959; Null und Castle, 1959 usw.). Zweimal beobachteten wir eine solche Form (Rentsch).

Rentsch konnte 1961 in der Literatur 34 ätiologisch gesicherte Fälle finden. Man darf heute als höchst wahrscheinlich annehmen, daß die akute benigne Perikarditis, die 10 % der Perikarditiden im Kindesalter ausmacht (Rossi und Friderich), von Coxsackie-Viren verursacht wird.

Während bei Säuglingen die Myokarditis überwiegt und in etwa 50 % der Fälle einen letalen Ausgang hat, tritt interessanterweise die Coxsackie-Perikarditis überwiegend *bei älteren Kindern* auf und zeigt einen *günstigeren Verlauf*. Wieviel die Coxsackie-Perikarditis zur Entstehung einer „Pericarditis constrictiva" beitragen

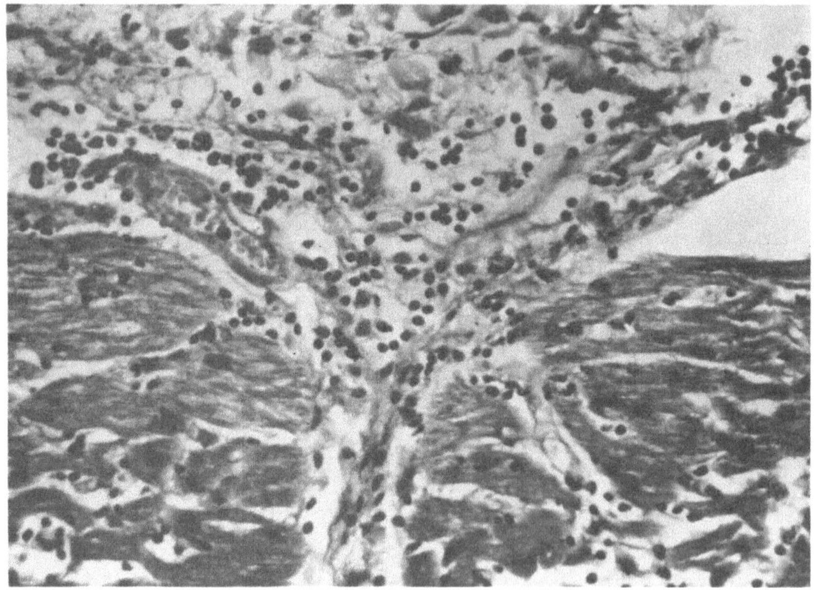

Abb. 6. R.R. ♀ 11 Monate, Krg. Nr. 3951. Coxsackie-Myokarditis und Perikarditis

kann, bleibt noch offen, wurde aber wiederholt zur Diskussion gestellt und wartet auf objektive Bestätigung. Die Coxsackie-Perikarditis im Erwachsenenalter findet sich fast ausschließlich beim männlichen Geschlecht; vor der Pubertät ist die Inzidenz bei beiden Geschlechtern etwa gleich. Der jüngste Patient war 10 Monate alt (Kagan und Bernkopf, 1957); das bevorzugte Alter liegt zwischen 20 und 30 Jahren.

Ätiologie

Auch hier ist in der Regel das Coxsackie-Virus der Gruppe B (besonders Typ 2, 3, 4, 5) vertreten, während Viren der Gruppe A nur ausnahmsweise gefunden werden.

Symptomatologie

Nach Prodromalzeichen, ähnlich denjenigen bei der Coxsackie-Myokarditis, tritt das Vollbild akut auf mit retrosternalen und epigastrischen Schmerzen (die häufig anfallsweise auftreten), Dyspnoe, Reizhusten, Herzvergrößerung, perikarditischem Reiben, leisen Herztönen; oft ist die Krankheit von einer Pleuritis oder einer Pleuro-Pneumonie begleitet.

Rezidive treten sehr gerne auf, zeigen aber einen gutartigeren Verlauf als diejenigen vom Morbus rheumaticus.

Tabelle 12. *Klinik der Coxsackie-Perikarditis*

Prodromalzeichen:

Müdigkeit, Kopf-, Hals- und Bauchschmerzen, flüchtige rheumatoide Schmerzen.

Vollbild:

Retrosternale Schmerzen (häufig anfallsweise), Rückenschmerzen, Pleuraschmerzen, oft Oberbauchschmerzen, selten Schulterschmerzen, Dyspnoe, Reizhusten, Herzvergrößerung (Perikarderguß), perikarditisches Reiben, leise Herztöne, schlecht palpabler Spitzenstoß, Einflußstauung bei schweren Fällen, oft Begleit-Pleuritis- oder Pneumonie, typische EKG-Veränderungen (oft nur bescheiden)

Laborbefunde:

Leukocyten mäßig bis stark erhöht; Blutsenkung deutlich, seltener stark beschleunigt, C-reaktives Protein positiv; Antistreptolysin-Titer normal, keine hämolytischen Streptokokken der Gruppe A.

Rezidive:

öfters; jedesmal gutartiger und kurzdauernder.

Tabelle 13

Differentialdiagnose zwischen der akuten benignen und der rheumatischen Perikarditis

	Akute benigne Perikarditis	Rheumatische Perikarditis
Rheumatismus in der Familie	ausnahmsweise	sehr häufig
Akute Polyarthritis	—	+
Noduli rheumatici. Leiner, Chorea minor	—	öfters
Rheumatoide, flüchtige Schmerzen	+	+
Endokarditis	—	+
Myokarditis	selten	+
Radiologische Herzvergrößerung	+ bedingt durch die Perikarditis	+ bedingt durch die Pankarditis
Normalisierung der Herzvergrößerung	rasch und vollständig	langsam, die Herzvergrößerung, bedingt durch die Hypertrophie bleibt bestehen
Begleit-Pleuritis	häufig	gelegentlich
EKG-Veränderungen	Zeichen der Perikarditis	Zeichen der Perikarditis und Myokarditis
Leukocytose	+	+
Blutsenkung	erhöht, selten normal	stark erhöht
CRP	+	+
AST	normal	erhöht
Rachenabstrich	keine oder selten hämolytische Streptokokken	hämolytische Streptokokken, Gruppe A
Rückbildung der patholog. Zeichen	rasch	langsam
Wirksamkeit der Steroide	+	+
Prognose	günstig	zweifelhaft, oft schlecht

Differentialdiagnostisch muß wegen der epigastrischen Schmerzen an Herzinfarkt, perforiertes Magenulcus, Cholecystitis, Appendicitis oder sogar Peritonitis gedacht werden. Die Tatsache, daß die Perikarditis häufig epidemieartig oder im

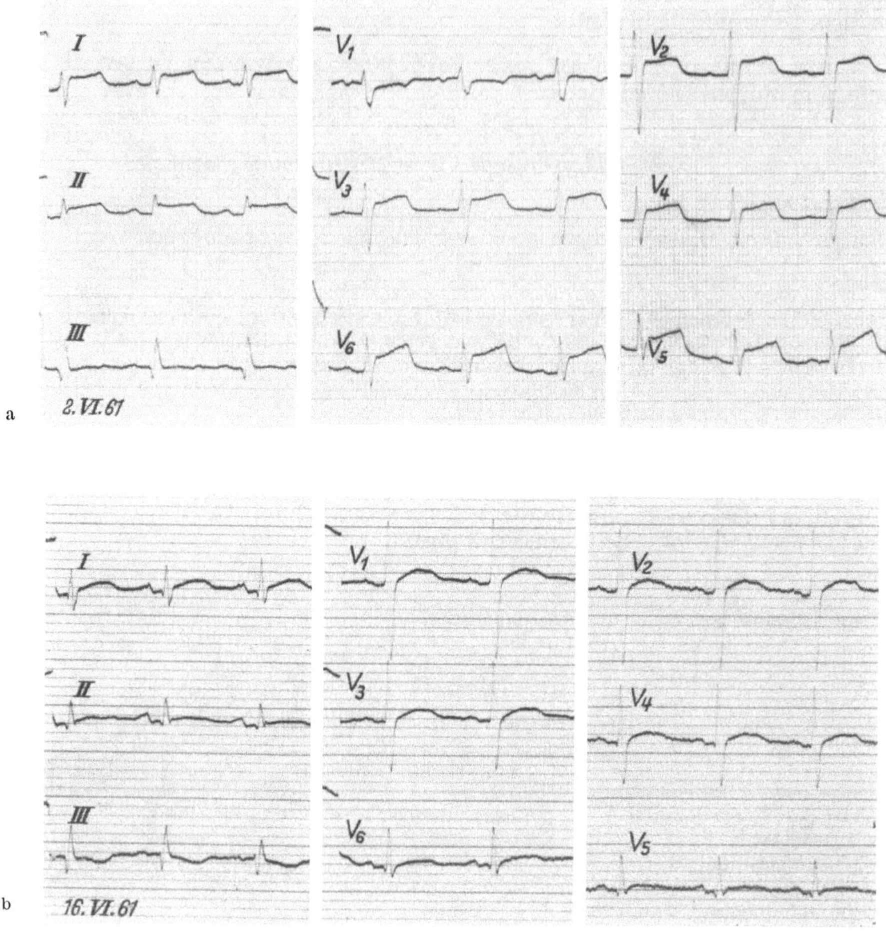

Abb. 7

Rahmen einer Pleurodynieepidemie auftritt, erleichtert die Differentialdiagnose. Bei Kindern ist in erster Linie die rheumatische Ätiologie auszuschließen.

Das *Elektrokardiogramm* weist die für die Perikarditis typischen Außenschichtschäden auf. Es werden folgende vier Stadien unterschieden: das frische Stadium der ST-Hebung; 2. Stadium der T-Abflachung; 3. Stadium der T-Negativität; 4. Stadium der Normalisierung.

Röntgenologisch ist stets eine mächtige Herzvergrößerung zu beobachten.

Die *Laboratorium-Untersuchungen* ergeben häufig eine Leukocytose mit Neutrophilie, eine mäßig erhöhte Blutsenkung (20—30 mm in der ersten Stunde), gelegentlich ein stark positives C-reaktives Protein und einen normalen Antistreptolysintiter.

Die *Therapie* ist symptomatisch: Steroide, Antibiotica, Sedativa, Analgetica und Digitalis, eventuell Diuretika und Sauerstoff werden je nach dem klinischen Bild und Verlauf angewendet.

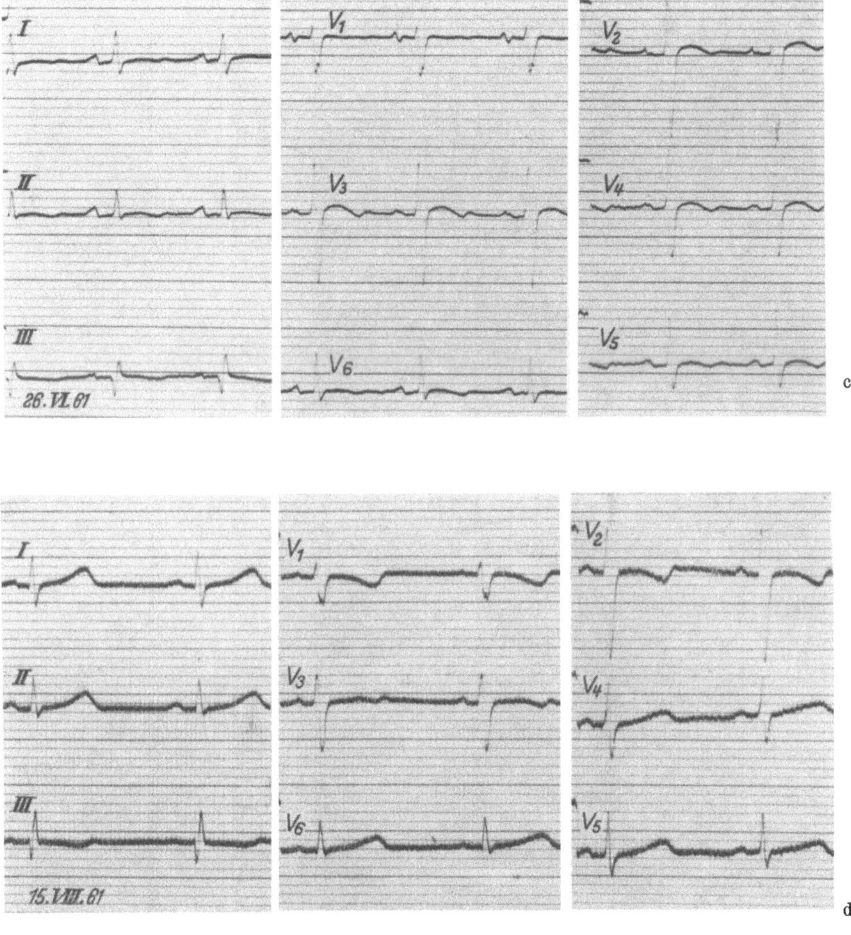

Abb. 7. S.E. ♂ $4^{6}/_{12}$ Jahre, Krg. Nr. 7233. Coxsackie-Perikarditis
(a—d) Die verschiedenen EKG-Stadien im Verlaufe der Perikarditis

8. Exanthematische Krankheiten bei Coxsackie-Infektion

Besonders bei Erkrankungen durch Erreger der Gruppe A, aber wahrscheinlich auch der Gruppe B können Exantheme auftreten (Wenner und Te Yong Lou). Typ 9 der Gruppe A verursacht ein rubeoliformes Exanthem, manchmal aber auch Blasen oder maculo-papulöse Hauterscheinungen (Lerner u. Mitarb.). Typ 16 verursacht dagegen außer einer Herpangina in der Mundschleimheit generalisierte vesiculo-ulceröse Läsionen.

Die Affektion hat eine kurze Inkubationszeit und weist während 2—3 Tagen Fieber und Anorexie auf. Das Exanthem ist teils maculo-papulös, teils vesiculär, befällt Hände und Füße und z. T. auch Extremitäten und Rumpf. Eine große Epidemie wurde 1958 in Toronto (Robinson u. Mitarb.) und in Kalifornien beobachtet (Magoffin u. Mitarb., 1961). Typ 1 und Typ 3 der Gruppe B können ebenfalls fieberhafte, exanthematische Erkrankungen verursachen, wobei der eine eher zu einem rubeoliformen, der andere eher zu einem vesiculären Exanthem führt.

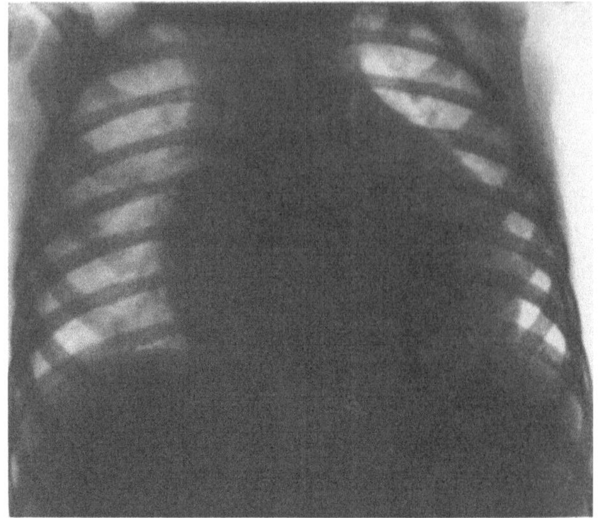

a

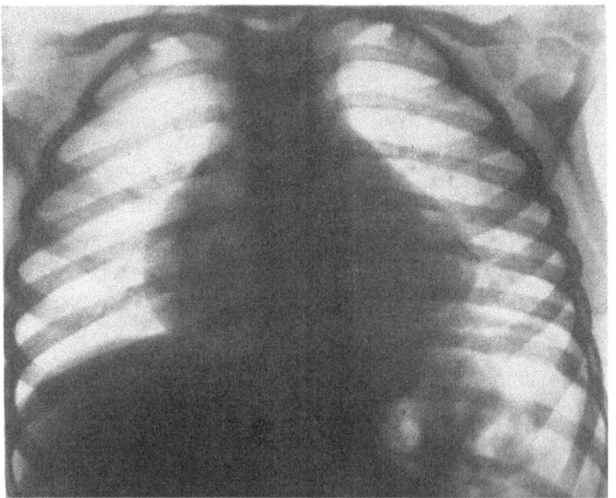

b

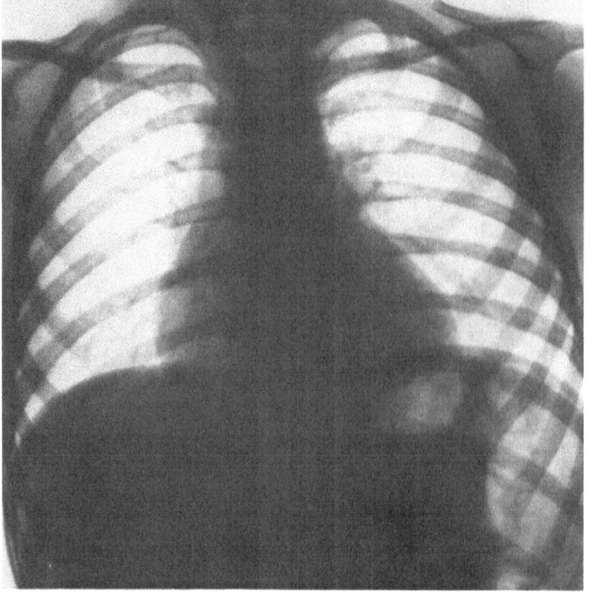

c

Abb. 8. S.E. ♂ $4^{6}/_{12}$ Jahre, Krg. Nr. 7233. Coxsackie-Perikarditis; Herzkonfiguration im Verlauf der Erkrankung: a) 3. 6., beim Spitaleintritt; b) 3. 7., während des Spitalaufenthaltes; c) 14. 8., beim Spitalaustritt

Literatur

Archetti, I., e **M. Bortolozzi**: Un virus del tipo Coxsackie, isolato durante un'epidemia clinicamente non precisata; nota preliminare. R.C. Ist. sup. Sanità **17**, 999 (1953).

Babott jr., F.L., and **J.E. Gordon**: Modern measles. Amer. J. med. Sci. **228**, 334 (1954). — **Banker, D.D.**, and **J.L. Melnick**: Isolation of Coxsackie (C-Virus) from North Alaskan Eskimos. Amer. J. Hyg. **54**, 421 (1951). — **Barnes, A.R.**, and **H.B. Burchell**: Acute pericarditis simulating acute coronary occlusion; a report of fourteen cases. Amer. Heart J. **23**, 247 (1942). — **Bates, T.**: Poliomyelitis in pregnancy, fetus and newborn. Amer. J. Dis. Child. **90**, 189 (1955). — **Beeman, E.A., R.J. Huebner**, and **R.M. Cole**: Studies of coxsackie viruses; laboratory aspects of group A viruses. Amer. J. Hyg. **55**, 83 (1952). — **Bernheim, M., R. François, A. Perrin, Y. Loaec**, et **L. Genevet**: Syndrome de Debré-Fibiger observé à sa phase terminale; importance de l'hyperkaliémie, des troubles cardiaques et des lésions de myocardite parenchymateuse. Pédiatrie **9**, 361 (1964). — **Bing, H.J.**: Epidemic pericarditis. Ugeskr. Laeg **95**, 522 (1933). — **Bischoff, G.**: Zum klinischen Bild der Glycogen-Speicherungskrankheit (Glykogenose). Z. Kinderheilk. **52**, 722 (1932). — **Borden, C.W.**: Acute myocarditis; report of a case with observations on the etiologic factor. Amer. Heart J. **39**, 131 (1950). — **Bowden, K.M.**, and **E.L. French**: Unexpected death in infants and young children. Med. J. Aust. **1951**, 925—933. — **Brannon, E.S., A.J. Merrill, J.V. Warren**, and **E.A. Stead jr.**: Cardiac output in patients with chronic anemia as measured by the technique of right atrial catheterization. J. clin. Invest. **24**, 332 (1945). — **Breese, B.B.**: Aphtous pharyngitis. Amer. J. Dis. Child. **61**, 669 (1941). — **Brent, L.B., A. Aburano, D.L. Fisher, Th. J. Moran, J.D. Myers**, and **W.J. Taylor**: Familial muscular subaortic stenosis, an unrecognized form of "idiopathic heartdisease", with clinical and autopsy observations. Circulation **21**, 167 (1960). — **Brodie, H.R.**, and **V. Marchessault**: Acute benign pericarditis caused by Coxsackie virus group B. New Engl. J. Med. **262**, 1278 (1960).

Campbell, M., and **M. Turner-Warwick**: Two more families with cardiomegaly. Brit. Heart J. **18**, 393 (1956). — **Chumakov, M.P., M.K. Voroshilova, V.L. Zhevandrova, L.L. Mironova, F.G. Itselis**, and **L.A. Robinson**: Isolation and study of immunologic type IV poliomyelitis virus. Probl. Virol. (N.Y.) **1**, 16 (1956). — **Cori, G.T.**, and **J. Larner**: Action of amylo-1.6-glucosidase and phosphorylase on glycogen and amylopectin. J. biol. Chem. **188**, 17 (1951). — **Courville, C.B.**, and **V.R. Mason**: The heart in acromegaly. Arch. intern. Med. **61**, 704—713 (1938). — **Creveld, S. van**: Over een byzondere stoornis in de koolhydraatstofwisseling in den kinderleeftyd. Mschr. Kindergeneesk. **15**, 349 (1928). — **Creveld, S. van**, and **H. de Jager**: Myocarditis in newborns, caused by Coxsackie virus, clinical and pathological data. Ann. paediat. (Basel) **187**, 100—112 (1956). — **Crisalli, M.**, e **S. Scarabicchi**: Le malattie da virus Coxsackie (casistica personale). Minerva pediat. **9**, 1 (1957). — **Cushing, H.**, and **L.M. Davidoff**: The pathological findings in four autopsied cases of acromegaly with a discussion of their significance. Monograph 22, New York, Rockefeller Inst. of Med. Res. 1927.

Dalldorf, G., and **G.M. Sickles**: An unindetified filtrable agent isolated from the feces of children with paralyses. Science **108**, 61 (1948). — **Dalsgaard-Nielsen, T.**: Pericarditis in Sylvest-Bing's disease (acute epidemic myositis). Ugeskr. Laeg. **95**, 522 (1933). — **Debré, R.**, et **G. Sémelaigne**: Stéatose hypertrophique du foie chez un nourrisson. Presse méd. **43**, 857 (1935). — **De Goes, P., D. de Paola, M. Bruno-Lobo**, e **L.D. Dias**: Miocardite por virus Coxsackie do grupo A. An. Microbiol. (Rio de J.) **7**, 13 (1959). — **De la Chapelle, C.E.**, and **C.E. Kossmann**: Myocarditis. Circulation **10**, 747—765 (1954). — **Delaney, T.B.**, and **F.H. Fukunaga**: Myocarditis in newborn infant with encephalomeningitis due to Coxsackie virus group B, type 4. New Engl. J. Med. **259**, 234 (1958). — **Dostal, V.**: Die Diagnostik der Enteroviren. Klinische Probleme der Poliomyelitis und verwandter Viruskrankheiten. Berlin: Springer 1961, S. 35.

Emery, A.E.H.: Clinical manifestations in two carriers of Duchenne Muscular dystrophy. The Lancet, May 25, 1963, pp. 1126—1128. — **Evans, W.**: Familial cardiomegaly. Brit. Heart J. **11**, 68—82 (1949).

Feer, E.: Kropfherz und Thymusherz der Neugeborenen und Säuglinge. Mschr. Kinderheilk. **25**, 88 (1923). — **Fiedler, A.**: Über akute interstitielle Myokarditis. Festschrift zur Feier des 50jährigen Bestehens des Stadtkrankenhauses zu Dresden-Friedrichstadt **2**, 3 (1899). — **Finland, M., F. Parker jr., M.W. Barnes**, and **L.S. Jolliffe**: Acute myocarditis in influenza A infections; two cases of non-bacterial myocarditis, with isolation of virus from the lungs. Amer. J. med. Sci. **209**, 455 (1945). — **French, A.J.**, and **C.V. Weller**: Interstitial myocarditis following the clinical and experimental use of sulfonamide drugs. Amer. J. Path. **18**, 109—121 (1942). — **Friedberg, C.K.**: Diseases of the Heart, p. 930. Philadelphia and London: W.B. Saunders Co. 1950. — **Friedreich, N.**: Über degenerative Atrophie der spinalen Hinterstränge. Arch. Path. Anat. **26**, 391 (1863). — **Freudenberg, E., F. Roulet** u. **R. Nicole**: Kongenitale Infektion mit Coxsackie-Virus. Ann. paediat. (Basel) **178**, 150 (1952).

Gear, J.H.S.: Coxsackie-virus infections of the newborn. Progr. med. Virol. **1**, 106 (1958). — **Gear, J.H.S., V. Measroch**, and **F.R. Prinsloo**: The medical and public health importance of the Coxsackie viruses. S. Afr. med. J. **30**, 806 (1956). — **Gierke, E. v.**: Hepato-Nephromegalia Glykogenica (Glykogenspeicherkrankheit der Leber und Nieren). Beitr. path. Anat. **82**, 497 (1929). — **Gifford, R.**, and **G. Dalldorf**: The morbid anatomy of experimental Coxsackie virus infection. Amer. J. Path. **27**, 1047 (1951). — **Gloor, R.**: Die familiäre Kardiomegalie. Cardiologia (Basel) **38**, 296 (1961). — **Godman, G.C., H. Bunting**, and **J.L. Melnick**: The histopathology of Coxsackie-virus infection in mice. Amer. J. Path. **28**, 233 (1952). — **Goldfield, M., N.H. Boyer**, and **L. Weinstein**: Electrocardiographic changes during the course of measels. J. Pediat. **46**, 30 (1955). — **Gordon, R.B., E.H. Lennette**, and **R.S. Sandrock**: The varied clinical manifestations of Coxsackie-virus infections; observations and comments on an outbreak in California. Amer. Med. Ass. Arch. Ing. Med. **103**, 63 (1959). — **Grenier, B.**: Les myocardites aiguës primitives de l'enfant et les virus Coxsackie. Paris: Masson & Cie. 1958. — **Grist, N.R.**: Poliomyelitis-like disease in 1959; a combined scottish study. Brit. med. J. **2**, 597 (1961). — **Gsell, O.**: Meningitis myalgica: Meningitis serosa bei myalgia epidemica. Schweiz. med. Wschr. **79**, 241 (1949).

Habel, K., and **L. Loomis**: Coxsackie A_7 virus and russian "Polio-virus type 4". Proc. Soc. exp. Biol. (N.Y.) **95**, 597 (1957). — **Hammon, W.M., S.Y. David, E.H. Ludwig, R.A. Pavia**, and **G.E. Sather**: A study of certain nonpoliomyelitic and poliomyelitis enterovirus infections. J. Amer. med. Ass. **167**, 734 (1958). — **Herrmann, G.R., E.J. Marchand, G.H. Greer**, and **M.R. Hejtmancik**: Pericarditis; clinical and laboratory data of 130 cases. Amer. Heart J. **43**, 641 (1952). — **Hers, H.G.**: α-Glucosidase deficiency in generalized glycogen-storage disease (Pompe's disease). Biochem. J. **86**, 11—16 (1963). — **Hosier, D.M.**, and **W.A. Newton jr.**: Serious Coxsackie infection in infants and children; myocarditis, meningoencephalitis, and hepatitis. Amer. J. Dis. Child. **96**, 251 (1958). — **Huebner, R.J., E.A. Beeman, R.M. Coole, P.M. Beigelman**, and **J.C. Strong**: The importance of Coxsackie viruses in human disease, particularly herpangina and epidemic pleurodynia. New Engl. J. Med. **247**, 285 (1952). — **Huebner, R.J., R.M. Coole, E.A. Beeman**, and **J.A. Bell**: Herpangina. Etiological studies of a specific infectious disease. J. Amer. med. Ass. **145**, 623 (1951).

Javett, S.M., S. Heymann, B. Mundel, W.J. Pepler, H.J. Lurie, J. Gear, V. Measroch, and **Z. Kirsch**: Myocarditis in the newborn infant. A study of an outbreak associated with Coxsackie group B virus infection in a maternity home in Johannesburg. J. Pediat. **48**, 1 (1956). — **Jeune, M.**, et **A. Charrat**: Les syndromes cortico-surrénaux congénitaux; l'hyperplasie surrénale congénitale. Pédiatrie **8**, 307 (1953). — **Johnson, T.**: Family infections by Coxsackie virus. Arch. ges. Virusforsch. **6**, 216 (1955). — **Jurow, S.S.**, and **V.B. Dolgopol**: Interstitial pneumonia and focal myocarditis in poliomyelitis. Amer. J. med. Sci. **226**, 393 (1953).

Kagan, H., and **H. Bernkopf**: Pericarditis caused by Coxsackie virus B. Ann. paediat. **189**, 44 (1957). — **Keller, H.**: Über die idiopathische Myokarditis im Kindesalter und ihre Differentialdiagnose. Helv. paediat. Acta **1**, 57 (1945). — **Keller, H.**, u. **O. Vivell**: Poliomyelitisähnliche Krankheitsbilder und ihre Erreger beim Menschen. Eine Übersicht über den gegenwärtigen Stand der Forschung auf dem Gebiet der Para- und Pseudopoliomyelitis-(Coxsackie-)Viren. Ergebn. inn. Med. Kinderheilk. **5**, 1 (1954). — **Keye, J.D.**: Death in potassium deficiency. Report of a case including morphologic findings. Circulation **5**, 766 (1952). — **Kibrick, S.**: Severe generalized disease occurring in the newborn period and due to infection with Coxsackie virus, group B. Pediatrics **22**, 857 (1958). — **Kibrick, S.**, and **K. Benirschke**: Acute aseptic myocarditis and meningoencephalitis in the newborn children infected with Coxsackie virus, group B, type 3. New Engl. J. Med. **255**, 883 (1956). ~ Severe generalized disease in the newborn due to Coxsackie virus, group B. Amer. Med. Ass. J. Dis. Child. **96**, 498 (1958). — **Kilbourne, E.D.**, and **M. Goldfield**: Coxsackie viruses and "viruslike" disease of adult; three-year study in contagious disease hospital. Amer. J. Med. Ass. **21**, 175 (1956). — **Kugel, M.A.**, and **E.G. Stoloff**: Dilatation and hypertrophy of the heart in infants and in young children with myocardial degeneration and fibrosis (so-called congenital idiopathic hypertrophy). Amer. J. Dis. Child. **45**, 828 (1933).

La Chapelle, de, C.E., and **C.E. Kossmann**: Myocarditis. Circulation **10**, 747—765 (1954). — **Lennette, E.H., R.L. Magoffin, N.J. Schmidt**, and **A.C. Hollister jr.**: Viral disease of the central nervous system. J. Amer. med. Ass. **171**, 1456 (1959). — **Lerner, A.M., J.O. Klein, H.S. Levin**, and **M. Finland**: Infections due to Coxsackie virus group A, type 9, in Boston, 1959, with special reference to exanthems and pneumonia. New Engl. J. Med. **263**, 1265 (1960). — **Levin, S., G.S. Baens**, and **T. Weinberg**: The heart in pseudohypertrophic muscular dystrophy. J. Pediat. **55**, 460 (1959). — **Levine, H.D., S.O. Haerr**, and **J.C. Allanson**: Vesicular pharyngitis and stomatitis; an unusual epidemic of possible herpetic origin. J. Amer. med. Ass. **112**, 2020 (1939). — **Lewis, W.**: The question of a specific myocardial lesion in hyperthyroidism (Basedow's disease). Amer. J. Path. **8**, 255 (1932). — **Lind, J.**, and **G.T. Hultquist**: Isolated myocarditis in newborn and young infants. Amer. Heart J. **38**, 123 (1949). — **Lindberg, G.**: Myalgia epidemica im Kindesalter. Acta paediat. **19**, 1 (1936). ~ Myalgia epidemica und Poliomyelitis. Klin. Wschr. **17**, 532 (1938).

MacDonald, A.M., and **P. MacArthur**: Foetal vaccinia. Arch. Dis. Childh. **28**, 311 (1953). — **MacMahon, H.E.**: Hyperplasia and regeneration of the myocardium in infants and children. Amer. J. Path. **13**, 845 (1937). — **Magoffin, R.L., E.W. Jackson**, and **E.H. Lennette**: Vesicular stomatitis and exanthem. J. Amer. med. Ass. **175**, 441 (1961). — **Manca, C.**: Miocardite da parotite epidemica. Arch. ital. Anat. Istol. pat. **3**, 707 (1932). — **Manning, J.A., F.J. Sellers, R.S. Bynum**, and **J.D. Keith**: The medical management of clinical endocardial fibroelastosis. Circulation **29**, 60 (1964). — **Marzullo, E.R.**, and **S. Franco**: Myxedema with multiple serous effusions and cardiac involvement (myxedema heart). Case report. Amer. Heart J. **17**, 368 (1939). — **Mattern, C.F.T.**, and **H.G. Dubuy**: Purification and crystallization of Coxsackie virus. Science **123**, 1037 (1956). — **McClintock, J.C., T.F. Frawley**, and **J.H.P. Holden**: Hyperthyroidism in children; observations in 50 treated cases, including an evaluation of endocrine factors. J. clin. Endocr. **16**, 62 (1956). — **McLean, D.M.**: Patterns of infection with enteroviruses. J. Pediat. **54**, 823 (1959). — **Melnick, J.L.**: Studies on Cocksackie viruses; properties, immunological aspects and distribution in nature. Bull. N.Y. Acad. Med. **26**, 342 (1950). — **Melnick, J.L., N. Ledinko, A.S. Kaplan**, and **L.M. Kraft**: Ohio strains of a virus pathogenic for infant mice (Coxsackie group); simultaneous occurence with poliomyelitis virus in patients with "summer grippe". J. exp. Med. **91**, 185 (1950). — **Melnick, J.L., E.W. Shaw**, and **F.C. Curnen**: Virus isolated from patients diagnosed as nonparalytic poliomyelitis of aseptic meningitis. Proc. Soc. exp. Biol. (N.Y.) **71**, 344 (1949). — **Meyer, H.M., jr., R.T. Johnson, I.P. Crawford, H.E. Dascomb**, and **N.C. Roger**: Central nervous system syndromes of viral etiology; a study of 713 cases. Amer. J. Med. **29**, 334 (1960). — **Montgomery, J., J. Gear, F.R. Prinsloo, M. Kahn**, and **Z.G. Kirsch**: Myocarditis of newborn, outbreak in a maternity home in Southern Rhodesia, associated with Coxsackie group B virus infection. S. Afr. med. J. **29**, 608 (1956). — **Müller, J.**, u. **V. Kasova**: Myocarditis der Erwachsenen bei der Coxsackie-B_3-Viruserkrankung. Wien. Z. inn. Med. **15**, 260 (1960).

Nadas, A.S.: Pediatric Cardiology, 2nd edit., p. 328. Philadelphia: W.B. Saunders Co. 1963. — **Null, F.C., jr.**, and **C.H. Castle**: Adult pericarditis due to Coxsackie virus group B, type 5. New Engl. J. Med. **261**, 937 (1959).

Oberndorfer, S.: Herzhypertrophien im frühesten Kindesalter. Münch. med. Wschr. **13**, 2035 (1906); Verh. Ges. Kinderheilk. **23**, 181 (1906). — **Otto, P., E. Schmidt** u. **F.W. Schmidt**: Enzymspiegel im Serum bei körperlicher Arbeit und ambulanten Patienten. Klin. Wschr. **42**, 75 (1964).

Pappenheimer, A.M., J.B. Daniels, S.F. Cheever, and **T.H. Weller**: Lesions caused in suckling mice by certain viruses isolated from cases of so called non-paralytic poliomyelitis and of pleurodynia. J. exp. Med. **92**, 169 (1950). — **Peers, J.H., S.E. Ranson**, and **R.J. Huebner**: The pathologic changes produced in chick embryos by yolk sac inoculation of group A Coxsackie virus. J. exp. Med. **96**, 17 (1952). — **Pompe, J.C.**: Over idiopatische hypertrophie van het hart. Ned. T. Geneesk. **76**, 304 (1932). — **Pratt-Thomas, H.R.**: Diffuse gummatous myocarditis. Arch. Path. **36**, 80 (1943). — **Putschar, W.**: Über angeborene Glykogenspeicherkrankheit des Herzens "Theraurismosis glycogenica" (v. Gierke). Beitr. path. Anat. **90**, 222 (1932).

Ramos-Alvarez, M.: Cytopathogenic enteric viruses associated with undifferentiated diarrheal syndromes in early childhood. Ann. N.Y. Acad. Sci. **67**, 326 (1957). — **Rapmund, G., J.R. Gauld, N.G. Rogers**, and **G.E. Holmes**: Neonatal myocarditis and meningoencephalitis due to Coxsackie virus group B, type 4; virological study of a fatal case with simultaneous aseptic meningitis in the mother. New Engl. J. Med. **260**, 819 (1959). — **Rentsch, M.**: Die Coxsackievirus-Infektionen im Kindesalter. Praxis **53**, 2, 38, 161, 232, 270 (1964). ~ Die Coxsackievirus-Infektionen im Kindesalter. Bern: Hallwag 1964. — **Riesenfeld, A.**: Über primäre Herzhypertrophie im frühen Kindesalter und ihre Beziehung zum Status thymico-lymphaticus. Jb. Kinderheilk. **86**, 419 (1917). — **Robinson, L.K.**: Effect of heath and of pH on strains of Coxsackie virus. Proc. Soc. exp. Biol. (N.Y.) **75**, 580 (1950). — **Robinson, C.R., F.W. Doane**, and **A.J. Rhodes**: Report of an outbreak of febrile illness with pharyngeal lesions and exanthem. Toronto, summer 1957 — Isolation of group A Coxsackie virus. Canad. med. Ass. J. **79**, 615 (1958). — **Rosenberg, D.H.**: Acute myocarditis in mumps (epidemic parotitis). Arch. intern. Med. **76**, 257 (1945). — **Rossi, E.**: Herzkrankheiten im Säuglingsalter. Stuttgart: Georg Thieme 1954. — **Rossi, E.**, and **J. Friderich**: Betrachtungen über die Differentialdiagnose der akuten benignen und der rheumatischen Perikarditis im Kindesalter. Helv. paediat. Acta **10**, 603 (1955). — **Rossi, E.**, u. **M. Rentsch**: Die nicht rheumatischen und nicht kongenitalen Herzerkrankungen. Mschr. Kinderheilk. **109**, 77 (1961). — **Rossi, E., M. Rentsch** u. **U. Krech**: Die poliomyelitisähnlichen paretischen Erkrankungen. Schweiz. med. Wschr. **89**, 688 (1959). — **Roy, S.B., M.L. Bhatia, V.S. Mathur**, and **S. Virmani**: Hemodynamic effects of chronic severe anemia. Circulation **28**, 346 (1963). — **Russels, D.S.**: Myocarditis in Friedreich's ataxia. J. Path. Bact. **58**, 739 (1946).

Sabin, A.: Comment in Year Book of Pediatrics 1957—58, S. 269. — **Sandberg, A.A., H.H. Hecht**, and **F.H. Tyler**: The heart in muscular dystrophy. Amer. J. Med. **13**, 495 (1952). — **Sant'Agnese, P.A. di., D.H. Andersen**, and **H.H. Mason**: Glycogen storage disease of the heart. 2. Critical review of the literature. Pediatrics **6**, 607 (1950). — **Saphir, O.**, and **N.A. Cohen**: Myocarditis in infancy. Arch. Path. **64**, 446 (1957). — **Saphir, O., S.A. Wile**, and **I.M. Reingold**: Myocarditis in children. Amer. J. Dis. Child. **67**, 294 (1944). — **Scarzella, M.**, e **E. Benassi**: L'ipertrofia del timo dell'infanzia. Milano: Ambrosiana 1946. — **Schiebler, G.L., P. Adams jr.**, and **R.C. Anderson**: Familial cardiomegaly in association with the Wolff-Parkinson-White syndrome. Amer. Heart J. **58**, 113 (1959). — **Schlesinger, B.**, and **B. Landtman**: Electrocardiographic studies in cretins. Brit. Heart J. **11**, 237 (1949). — **Schulman, J.L.**, and **H. Ratner**: Idiopathic hypoparathyroidism with bony demineralization and cardiac decompensation. Pediatrics **16**, 848 (1955). — **Shinefield, H.R.**, and **T.E. Townsend**: Transplacental transmission of western equine encephalomyelitis. J. Pediat. **43**, 21 (1953). — **Šikl, H.**: Eosinophile Myokarditis als idiosynkrasisch-allergische Erkrankung. Frankfurt. Z. Path. **49**, 283 (1936). — **Sohval, A.R.**: Gumma of the heart. Report of two cases. Arch. Path. **20**, 429 (1935). — **Stanley, N.F., D.C. Dorman**, and **J. Ponsford**: Studies on Australian strains of Coxsackie virus. Aust. J. exp. Biol. med. Sci. **31**, 21 (1953). — **Steigman, A.J.**: Poliomyelitis properties of certain non-polio virus; enterovirus and Heine-Medin disease. J. Mt Sinai Hosp. **25**, 391 (1958). — **Stoeber, E.**: Über das „Schwielenherz" des Säuglings. Z. Kinderheilk. **65**, 114 (1948). ~ Weitere Untersuchungen über epidemische Myokarditis (Schwielenherz) des Säuglings; erste Mitteilung. Z. Kinderheilk. **71**, 319 (1952). ~ Zweite Mitteilung. Z. Kinderheilk. **71**, 592 (1952). — **Sylvest, E.**: Epidemic myalgia. London: Humphrey Milford 1934. ~ Epidemic myalgia, Bornholm disease. London: Oxford University Press 1934.

Taussig, H.B., and **E.H. Oppenheimer**: Severe myocarditis of unknown etiology. Bull. Johns Hopk. Hosp. **59**, 155 (1936). — **Thilenius, O.G.**, and **B.J. Grossman**: Friedreich's ataxia with heart disease in children. Pediatrics **27**, 246 (1961).

Van Creveld, S., and **H. De Jager**: Myocarditis in newborns, caused by Coxsackie virus. Ann. paediat. **187**, 100 (1956). — **Verlinde, J.D., H.A.E. van Tongeren**, and **A. Kret**: Myocarditis in newborns due to group B Coxsackie virus; virus studies. Ann. paediat. (Basel) **187**, 113 (1956). — **Vischer, M.**: Beiträge zur Myokarditis im Kindesalter besonders zur isolierten akuten Myokarditis und zur Frage der Myokarditis bei Status thymolymphaticus. Abh. Kinderheilk., Beih. **2**, 1 (1924). — **Vivell, O.**: Über Interferenzerscheinungen bei Infektionskrankheiten. Ergebn. inn. Med. Kinderheilk. **2**, 680 (1951). ~ Zur Epidemiologie der Coxsackie-A-Virus-Infektionen in Deutschland. Dtsch. med. Wschr. **81**, 405 (1956).

Walker, S.J., G.A. McNaughton, and **D.M. McLean**: Coxsackie-B_5-virus-infections in children. Canad. J. publ. Hlth. **50**, 461 (1959). — **Wallgren, A.**: Une nouvelle maladie infectieuses du système nerveux central? Acta paediat. **4**, 158 (1925). — **Warin, J.F., J.B.M. Davies, F.K. Sanders**, and **A.D. Vizoso**: Oxford epidemic of Bornholm disease. Brit. med. J. **1**, 1345 (1953). — **Wegelin, C.**: Schilddrüse. In: Handbuch der speziellen pathologischen Anatomie und Histologie, Bd. VIII, S. 1. Berlin: Springer 1926. — **Weinstein, S.B.**: Acute benign pericarditis associated with Coxsackie virus group B, type 5. New Engl. J. Med. **257**, 265 (1957). — **Wendkos, M.H.**, and **J. Noll jr.**: Myocarditis caused by epidemic parotitis. Amer. Heart J. **27**, 414 (1944). — **Wenner, H.A.**, and **Te Yong Lou**: Virus diseases associated with cutaneous eruptions. Progr. med. Virol. **5**, 219 (1963). — **Wile, S.A.**, and **J.M. Reingold**: Myocarditis in children. Amer. J. Dis. Child. **67**, 294 (1944). — **Williams, H., R.H. O'Reilly**, and **A. Williams**: Fourteen cases of idiopathic myocarditis in infants and children. Arch. Dis. Childh. **28**, 271 (1953). — **Williams, J.W.**: Multiple gummas of the heart in the new born. Amer. J. Path. **6**, 573 (1930). — **Windorfer, A.**: Die Bornholmer Krankheit. Kinderärztl. Prax. **21**, 256 (1953). ~ Coxsackie-Infektionen. Hndb. Kinderheilk. **5**, 252 (1963). — **Windorfer, A.**, and **D. Reiss**: Die Bornholmer Krankheit. Ergebn. inn. Med. Kinderheilk. **13**, 243 (1960). — **Wood, R.S., W.J. Taylor, M.W. Wheat jr.**, and **G.L. Schiebler**: Muscular subaortic stenosis in childhood. Report of occurrence in three siblings. Pediatrics **30**, 749 (1962). — **Woodward, T.E., F.R. McCrumb, jr., T.N. Carey**, and **Y. Togo**: Viral and rickettsial causes of cardiac disease, including the Coxsackievirus etiology of pericarditis and myocarditis. Ann. intern. Med. **53**, 1130 (1960).

Zahorsky, J.: Herpetic sore throat. Sth. med. J. (Bgham., Ala.) **13**, 871 (1920).

ECHO-Viruskrankheiten

Von ELLEN GIBBELS und WERNER SCHEID, Köln

I. Definition

Als ECHO-Viren werden solche Viren bezeichnet, die in ihren morphologischen Eigenschaften im wesentlichen den Poliomyelitis- und Coxsackie-Viren entsprechen, die wie diese beim Menschen vorkommen, im Intestinaltrakt ausgeschieden werden — also aus dem Stuhl zu isolieren sind — und denen ein spezifisches klinisches Syndrom bisher noch nicht zugeordnet werden konnte. Die Bezeichnung „ECHO“ leitet sich aus den Anfangsbuchstaben folgender Wörter ab: „Enteric“ — im Intestinaltrakt vorkommend —, „Human“ — den Menschen befallend —, „Cytopathogenic“ — für die Zellen bestimmter Gewebekulturen pathogen —, „Orphan“ — zu deutsch „Waisenkinder“, weil diese Viren nach ihrer Entdeckung zunächst nicht zugeordnet werden konnten und hinsichtlich ihrer Pathogenität für den Menschen manche Rätsel aufgaben.

In der Virussystematik haben die ECHO-Viren heute gemeinsam mit den Poliomyelitis- und Coxsackie-Viren ihren Platz bei den sog. *Enteroviren* gefunden, die wiederum mit den *Rhinoviren* zu den sog. *Picornaviren* zusammengeschlossen wurden (s. Tab. 2 S. 4 und 124). Von jeder dieser Virusgruppen sind mehrere Typen bekannt, die sich jeweils durch nur leicht voneinander abweichende Eigenschaften, vor allem aber durch ihre besondere Antigenstruktur unterscheiden. Allein zu der ECHO-Virusgruppe gehören bis heute nicht weniger als 31 Typen. Es ist damit zu rechnen, daß diese Zahl noch weiter zunimmt.

II. Geschichte

Im Rahmen ausgedehnter Untersuchungen über die Poliomyelitisviren in den USA berichteten erstmals ROBBINS, ENDERS u. Mitarb. im Jahre 1951 über die Isolierung zweier unbekannter Viren aus dem Stuhl von Kindern mit einer sog. aparalytischen Poliomyelitis. Diese Erreger gehörten weder zur Poliomyelitis- noch zur Coxsackie-Virusgruppe. Bald mehrten sich ähnliche Beobachtungen aus allen Teilen der Welt, und zwar wurden derartige Viren im Zusammenhang mit unterschiedlichen klinischen Bildern und auch von Gesunden gewonnen (MELNICK et al., 1953; RAMOS-ALVAREZ und SABIN, 1954; u. a.). Alle Stämme boten weitgehend gemeinsame Eigenschaften, so daß es gerechtfertigt erschien, in ihnen die Vertreter einer neuentdeckten Virusgruppe zu sehen. Da aber eine Zuordnung zu bestimmten nosologischen Einheiten nicht getroffen werden konnte, prägte DURAN-REYNALS (1956) von der Yale University, New Haven, den treffenden Namen „*Orphan-Viren*“, der rasch Eingang in das Schrifttum fand. Bereits im Jahre 1955 wurden von einer nordamerikanischen Forschergruppe nach vergleichenden Untersuchungen an bis dahin isolierten Virusstämmen 13 Typen anerkannt, die sich sämtlich durch ihr immunbiologisches Verhalten voneinander unterschieden, indem sie nämlich im befallenen Organismus die Bildung jeweils eigener typenspezifischer neutralisierender Antikörper bewirkten. Die 13 Typen erhielten durch eine fortlaufende Numerierung ihren festen Platz in der jetzt als „*ECHO-Viren*“ bezeichneten Erregergruppe (*Committee on the ECHO-Viruses*, 1955). Inzwischen wurden vornehmlich von nordamerikanischen Virologen weitere, bisher unbekannte ECHO-Virusstämme isoliert, so daß bereits im Jahre 1957 das Komitee die Zahl der anerkannten ECHO-Virustypen auf 19 erhöhte (*Committee on the Enteroviruses*, 1957). Zugleich wurde die Erregergruppe mit den Poliomyelitis- und den Coxsackie-Viren zu der Familie der Enteroviren des Menschen zusammengeschlossen. Im Jahre 1962 waren bereits 28 Typen anerkannt (MELNICK et al., 1962); im Jahre darauf stieg die Zahl der Standardstämme, auch Prototypstämme genannt, die als repräsentativ für ihren Typus zu gelten haben, auf 32 (Tab. 1), während sich bereits weitere Anwärter für neue ECHO-Virustypen in einer Warteliste anreihten (*Panel of the Picornaviruses*, 1963).

Tabelle 1. *Prototypen der ECHO-Viren*

(nach: Committee on the ECHO-Viruses, 1955; Committee on the Enteroviruses, 1957; MÜLLER, 1961a; WENNER, 1962)

ECHO-Virustyp	Bezeichnung des Prototyps	Isolierung			Autoren
		Zeit	Ort	Diagnose	
1	Farouk	1951	Ägypten	gesund	MELNICK u. ÅGREN, 1952; MELNICK et al., 1953; Committee on the ECHO Viruses, 1955
2	Cornelis		Connecticut	abakterielle Meningitis	MELNICK et al., 1953; Committee on the ECHO Viruses, 1955
3	Morrisey		Connecticut	abakterielle Meningitis	
4	Pesascek		Connecticut	abakterielle Meningitis	
5	Noyce		Maine	abakterielle Meningitis	
6	D'Àmori		Rhode Island	abakterielle Meningitis	
7	HE1 Wallace	1953	Ohio	gesund	RAMOS-ALVAREZ u. SABIN, 1954
8	HE2 Bryson	1953	Ohio	gesund	
9	HE3 Hill	1953	Ohio	gesund	
11	Gregory		Ohio	gesund	RAMOS-ALVAREZ u. SABIN, 1956
12	Travis-2-85-4	1953	Philippinen	gesund	HAMMON et al., 1959a
13	del Carmen 11-4 (p1)		Philippinen	gesund	HAMMON et al., 1959b
14	Tow		Rhode Island	abakterielle Meningitis	MELNICK u. Mitarb.
15	Charleston 96-51		West-Virginia	gesund	ORMSBEE u. MELNICK, 1957
16	Harrington	1951	Massachusetts	abakterielle Meningitis	KIBRICK u. ENDERS
17	CHHE-29		Mexico City	gesund	RAMOS-ALVAREZ u. SABIN
18	Metcalf	1955	Ohio	Diarrhoe	RAMOS-ALVAREZ u. SABIN, 1958
19	Burke	1955	Ohio	Diarrhoe	
20	JV 1	1956	Washington D.C.	respirator. Erkrankung	ROSEN et al., 1958
21	Farina			abakterielle Meningitis	ENDERS u. Mitarb.
22	101 (Harris)	1956	Ohio	Diarrhoe	RAMOS-ALVAREZ u. SABIN, 1958; WIGAND u. SABIN, 1962a
23	92 (Williamson)	1956	Ohio	Diarrhoe	
24	93 (de Camp)	1956	Ohio	Diarrhoe	
25	JV 4				ROSEN u. Mitarb.
26	11-3-6	1953	Philippinen	gesund	HAMMON et al., 1960
27	1-36-4	1953	Philippinen	gesund	
28	2060	1954		respirator. Erkrankung	PELON et al., 1956, 1957; PELON, 1961
29	JV 10				ROSEN u. Mitarb.
30	Bastianni	1958	New York	abakterielle Meningitis	PLAGER u. DECHER, 1963
31	Caldwell	1955	Kansas City	abakterielle Meningitis	CHIN
32	PR-10		Puerto Rico	Diarrhoe	BRANCHE u. YOUNG, 1961

Mit dieser raschen Ausweitung der Gruppe tauchten zugleich Schwierigkeiten der Klassifikation auf. Die bei der anfänglichen Definition gestellten Forderungen an die Eigenschaften der ECHO-Viren mußten überprüft und abgeändert werden. So war noch im Jahre 1955 neben bestimmten immunbiologischen, morphologischen und physikalischen Eigenschaften (s. S. 93f) die Zugehörigkeit zur ECHO-Virusgruppe von der Apathogenität für saugende Mäuse abhängig. Von dieser Forderung rückte man im Jahre 1957 wieder ab, da in allen Teilen der Welt mäusepathogene ECHO-9-Stämme isoliert worden waren. Auch der *Typ ECHO 10* erwies sich als mäusepathogen und mußte darüber hinaus wegen abweichender morphologischer und biologischer Eigenschaften wieder *aus der ECHO-Gruppe entfernt* und einer ganz neuen Virusgruppe, den Respiro-Enteroviren — abgekürzt „*REO-Viren*" — zugeordnet werden (Hsiung, 1958; Sabin, 1959). Schließlich tauchte der Verdacht auf, daß es sich bei den Typen ECHO 1 und 8 (Melnick et al., 1962) sowie ECHO 29 und 32 (Schmidt et al., 1964) um Varianten nur jeweils eines Typus handelt.

III. Erreger

a) Eigenschaften und Morphologie: Wie bei allen Enteroviren ist auch für die ECHO-Viren auf Grund elektronenoptischer Messungen und der Ultrafiltration ein Partikeldurchmesser von etwa 20—30 mμ anzunehmen (Benyesh et al., 1958; Ashkenazi und Melnick, 1962; Mayor, 1964). Das Virus enthält einen Kern von Ribonukleinsäure, der von einer lipoidfreien Proteinhülle umgeben ist (Sprunt et al., 1959; Melnick et al., 1962). Daher wird es von Äthyläther nicht angegriffen (*Committee on the ECHO-Viruses*, 1955). Infolge ihrer Thermolabilität sind die ECHO-Viren nur bei Temperaturen von mindestens —70° C über mehrere Jahre mit geringem Titerverlust zu halten. Bei —20° C tritt während des gleichen Zeitraums bereits ein stärkerer Infektiositätsverlust auf (Wenner, 1959; Kamitsuka et al., 1961). Temperaturen von +37° C inaktivieren die einzelnen Virustypen in einem unterschiedlichen Ausmaß. Die Halbwertzeiten liegen zwischen 2 (ECHO 20) und 40 Std (ECHO 6) (Lehmann-Grube und Syverton, 1959). In einer Lösung mit höherer Konzentration vor allem zweiwertiger Kationen (Wallis und Melnick, 1962) sowie durch die Einwirkung von Cystin (Pohjanpelto, 1961) nimmt die Temperaturempfindlichkeit ab.

Offenbar ist die Infektiosität auch wesentlich vom pH der Umgebung abhängig. So wird der zytopathologische Effekt in der Gewebekultur durch saures Milieu gehemmt, durch alkalisches gefördert (Barron und Karzon, 1957). — Die Stabilität der ECHO-Viren scheint bei einem höheren Grad der relativen Luftfeuchtigkeit zuzunehmen (Buckland, 1963). — Eine Hämagglutination menschlicher Erythrocyten der Blutgruppe 0 ist bisher für Stämme der ECHO-Virustypen 3, 4, 6, 7, 11, 12, 13, 19, 20, 21, 22, 23, 24, 29 und 30 nachgewiesen worden (Dardanoni und Zaffiro, 1958; Lahelle, 1958; Philipson, 1959; Dardanoni, 1960; Marinesco et al., 1961; Hsiung, 1962; Kern und Rosen, 1964; u. a.). Einige Autoren konnten zeigen, daß die hämagglutinierende Fähigkeit bei verschiedenen Stämmen eines ECHO-Virustypus variiert und sogar durch Gewebekulturpassagen abzuändern ist (Goldfield et al., 1957; Maurseth et al., 1960; Bussell et al., 1962b; Gilgenkrantz et al., 1962; Maisel et al., 1962; Gaudin et al., 1963).

b) Kultur und Wachstumscharakter: Wie alle Viren vermehren sich die ECHO-Viren ausschließlich in lebenden Zellen. Die Empfänglichkeit der üblichen Gewebekulturen gegenüber den einzelnen ECHO-Virustypen ist unterschiedlich und hängt sogar von den Bedingungen ab, unter denen die Zellen in den einzelnen Laboratorien gezüchtet werden. Als besonders empfindlich gelten Affennierenzellen von Macacus rhesus oder Cynomolgus (Hsiung und Melnick, 1958; Hsiung, 1962; u. a.). Von den Geweben menschlicher Herkunft sind Amnionzellen (Kelly und Sanderson, 1962; Lehmann-Grube, 1962; u. a.), Nierenzellen (Hsiung, 1959; Likar, 1961) und fibroblastenartige Zellstämme (Stulberg et al., 1958; u. a.) insgesamt eher geeignet als die Tumorzellstämme HeLa oder KB (Archetti et al., 1957; Albano et al., 1961; Maisel et al., 1962; u. a.).

Auf Grund des jeweiligen Zellspektrums sind die ECHO-Viren 1—27 — für die übrigen stehen entsprechende Untersuchungen noch aus — in 3 Gruppen zu unterteilen. Die zur Gruppe A gehörigen Typen ECHO 1—6, 8, 11, 12—18, 20, 26 und 27 wachsen gut in Rhesusnieren-

und primären menschlichen Amnionzellen, nicht aber in Nierenzellen der Art Erythrocebus patas. Die ECHO-Viren der Gruppe B, nämlich die Typen ECHO 7, 12, 19 und 22—25 vermehren sich ebensogut in Patas- wie in Rhesusnierenzellen und menschlichem Amnion. Das ECHO-21-Virus ist bisher der einzige Vertreter der Gruppe H (Human), die sich besser in menschlichen Zellen als in Affennierengewebe züchten läßt (HSIUNG, 1962).

Nach der Verimpfung auf eine empfängliche Gewebekultur werden die Viren von den Zellen offenbar mittels bestimmter Rezeptoren adsorbiert (CHOPPIN und PHILIPSON, 1961; HOLLAND, 1961; PHILIPSON und BENGTSON, 1962; u. a.), dringen in die Zellen ein und werden zu nicht-infektiösen Formen umgewandelt. Während einer gewissen Zeit, der sog. Eklipsephase, ist darum der größte Teil des infektiösen Virus nicht mehr nachzuweisen. Mit der intracellulären Vermehrung und Reifung der Viruspartikel gehen morphologische Veränderungen der Zelle bis zu deren völliger Auflösung Hand in Hand.

Elektronenoptische Untersuchungen haben gelehrt, daß wenige Stunden nach der Infektion der Zelle die ersten Strukturveränderungen an Kern und Cytoplasma erkennbar werden. Dann erscheinen im Zellplasma granulierte Massen offenbar freier Ribonucleinsäure. Später sind in Gruppen liegende Viruspartikel auszumachen, die mit dem Untergang der Zelle in das umgebende Medium übertreten (DOSTAL, 1959; NÚÑIEZ-MONTIEL et al., 1961; RIFKIND et al., 1961; DUFY et al., 1962). — Beobachtungen der infizierten Zelle mit dem *Lichtmikroskop* lassen erkennen, daß die ECHO-Viren 1—24 mit Ausnahme der Stämme ECHO 22 und 23 an Kern und Zytoplasma gleichartige Veränderungen bewirken, die nur durch ihren Entwicklungsrhythmus zu unterscheiden sind (BERNKOPF und ROSIN, 1957; LINOLI, 1957; SHAVER et al., 1958, 1961; SAVINOV und ROGOVA, 1961; BARSKI, 1962). Die Betrachtung bei geringerer Vergrößerung zeigt, wie sich die Zellen meist zunächst in der Peripherie des Zellrasens abrunden und stärker lichtbrechend werden. Diese, je nach Menge und Art des verimpften Virus nach wenigen bis mehreren Tagen auftretenden Veränderungen breiten sich herdförmig aus, bis schließlich der gesamte Zellrasen ergriffen ist. In diesem Stadium, das abhängig von den unterschiedlichen Wachstumscyclen der einzelnen ECHO-Virustypen früher oder später erreicht wird (SOMMERVILLE et al., 1958), ist die Virusernte am größten. Endlich lösen sich die Zellen von der Glasfläche ab und schwimmen frei im Medium. — Bei einzelnen ECHO-Virusstämmen, so bei den Typen 22, 23 und 28, wird infolge eines langsameren Vermehrungscyclus eine völlige Zerstörung des Zellrasens nicht erreicht (HOLPER et al., 1960; KAMITSUKA et al., 1961; WIGAND und SABIN, 1962a; u. a.).

Wenn es mit Hilfe der sog. *Plaque-Technik* gelingt, auf einem Zellrasen einzelne Viruspartikel mittels einer Agarschicht zu fixieren und die dann von dem einzelnen Viruspartikel ausgehenden herdförmigen Gewebsveränderungen zu beobachten, so ergeben sich innerhalb der ECHO-Gruppe durch die Morphologie der Plaques vor allem in Affennierenzellen von Macacus rhesus und Cynomolgus erhebliche Unterschiede, die zur Identifizierung des Erregers beitragen können (HSIUNG und MELNICK, 1957; HAMMON et al., 1960; MAISEL und MOSCOVICI, 1961; HSIUNG, 1962; WIGAND und SABIN, 1962a, c). Innerhalb einzelner Stämme kommen allerdings Plaque-Varianten vor (WIGAND, 1962).

c) **Tierexperimente:** Trotz umfangreicher Untersuchungen konnten bisher lediglich bei der saugenden Maus und allenfalls bei höheren Affen Krankheitserscheinungen durch experimentelle Infektionen mit ECHO-Viren hervorgerufen werden. Bei Babymäusen erzeugen einige ECHO-9-Stämme primär oder nach Gewebekulturpassagen ein Krankheitsbild, das mit Lähmungen und histologischen Veränderungen in der quergestreiften Muskulatur der Tiere einhergeht, wie sie bei Infektionen mit Coxsackie-A-Viren gesehen werden (BOISSARD et al., 1957; GODTFREDSEN und v. MAGNUS, 1957, 1959; LAFOREST et al., 1957; MCLEAN und MELNICK, 1957; NIHOUL et al., 1957; EGGERS und SABIN, 1958, 1959; ARCHETTI et al., 1959, 1961; GÄDECKE, 1959; LI, 1959; COCHRAN et al., 1960; u. a.). Experimentell infizierte Affen boten nur ausnahmsweise leichtes Fieber, eine Meningitis oder gar Lähmungen einzelner Extremitäten. In solchen Fällen waren die Ergebnisse histologischer Untersuchungen unbefriedigend, indem nur uncharakteristische Auffälligkeiten an verschiedenen Stellen von Hirn, Rückenmark oder Meningen angetroffen wurden, meist nach Art umschriebener entzündlicher Infiltrate, granulomatöser oder aber degenerativer Veränderungen (ARNOLD und ENDERS, 1959; HAMMON et al., 1959b, 1960, 1961; YOSHIOKA und HORSTMANN, 1960; KAMITSUKA et al., 1961; WIGAND und SABIN, 1962a; LOU und WENNER, 1963). PETTE u. Mitarb. (1960, 1961) konnten bei Affen nach der Infektion mit den ECHO-Typen 4, 6, 9 und 16, die besonders für Lähmungen angeschuldigt werden, Krankheitserscheinungen nicht beobachten und bei der histologischen Untersuchung allenfalls mechanisch bedingte oder als lokale Impffolge anzusprechende Veränderungen nachweisen.

d) Antigene Eigenschaften: Die ECHO-Viren sind imstande, neutralisierende und komplementbindende Antikörper beim Menschen, beim Affen und auch in gewissem Umfang beim Meerschweinchen und Kaninchen hervorzurufen (WENNER, 1959; HALONEN, 1961; KAMITSUKA et al., 1961). Einige ECHO-Virustypen besitzen hämagglutinierende Eigenschaften (s. S. 93) und vermögen die Bildung hämagglutinationshemmender Antikörper anzuregen. Schließlich sind sogar gegen den ECHO-Typ 19 gerichtete präzipitierende Antikörper in Immunseren von Menschen und Kaninchen erfaßt worden (CRAMBLETT et al., 1962).

Die Antigene werden von der infizierten Zelle in Verbindung mit dem infektiösen Viruspartikel gebildet. Das neutralisierende Antigen ist offenbar an die infektiöse Einheit gebunden. Das komplementfixierende Antigen besitzt dagegen einen um die Hälfte kleineren Partikeldurchmesser als das infektiöse Viruspartikel, von diesem abweichende physikalische Eigenschaften sowie einen anderen Entstehungscyclus (FABIYI und WENNER, 1963; FABIYI et al., 1964). Auch für das hämagglutinierende Antigen ist ein eigenständiger Bildungscyclus zu unterstellen (LAHELLE, 1958; BUSSELL et al., 1962b; GAUDIN et al., 1963; HALPEREN et al., 1964).

Die im befallenen Organismus gebildeten Antikörper erscheinen zu verschiedenen Zeiten, am frühesten — nämlich bereits in den ersten Tagen nach der Infektion — die hämagglutinationshemmenden, unmittelbar darauf die neutralisierenden und wenig später die komplementbindenden Antikörper (SABIN et al., 1958; BUSSELL et al., 1962a; BELL et al., 1964). Maximale Titer werden in der 2. Woche nach Krankheitsausbruch erreicht. Dann fällt der Titer der hämagglutinationshemmenden Antikörper rasch bis zu einer gewissen Höhe ab und bleibt anschließend offenbar über längere Zeit recht stabil (BUSSELL et al., 1962a). Für die neutralisierenden Antikörper ist dagegen nur eine allenfalls allmählich eintretende Titerminderung über Monate und Jahre nachzuweisen (WETTENDORF, 1957; KRECH, 1959; NEVA und MALONE, 1959; BELL et al., 1964; u. a.). Alles deutet darauf hin, daß sie für die Dauer des Lebens im Serum erfaßbar bleiben (GIBBELS und SCHEID, 1961, 1963a).

Nur ausnahmsweise waren nach einer gesicherten Virusausscheidung neutralisierende Antikörper nicht nachzuweisen (CHIN et al., 1957; ORMSBEE und MELNICK, 1957; LEPOW et al., 1960; GERBAUT et al., 1962). In solchen Fällen bleibt die Möglichkeit offen, daß bei einer flüchtigen Besiedlung des Magen-Darmtraktes eine Auseinandersetzung des gesamten Organismus mit dem Erreger ausgeblieben ist. — Als besonders schwacher Antikörperbildner erweist sich das ECHO-4-Virus (MALHERBE und HARWIN, 1957; BARRON und KARZON, 1960; KRECH, 1960; YOHN und HAMMON, 1960; GIBBELS und SCHEID, 1961; KAMITSUKA et al., 1961; u. a.). — Die Titer der komplementfixierenden Antikörper fallen nach der 2. Krankheitswoche über Monate rasch ab oder verschwinden sogar völlig (BELL et al., 1964; u. a.).

Die neutralisierenden Antikörper sind weitgehend typenspezifisch gegen den infizierenden Virusstamm gerichtet (SCHMIDT et al., 1962a). *Kreuzreaktionen* werden vor allem zwischen ECHO 1 und 8 sowie 12 beobachtet (WIGAND, 1960; KAMITSUKA et al., 1961; BERG et al., 1962; u. a.). Einige Stämme der ECHO-Typen 5, 6, 7, 9, 11, 13 und 22 besitzen als sog. *Prime-Stämme* eine breitere Antigenwirkung als der Prototypstamm, indem ihre Hyperimmunseren den Prototypstamm stärker neutralisieren als das Hyperimmunserum des Prototypstammes die Prime-Stämme (MELNICK und SABIN, 1959; WIGAND, 1960; u. a.). — In der

Komplementbindungsreaktion und im Hämagglutinationshemmungstest sind mannigfaltige Kreuzreaktionen mit heterologen Virustypen der ECHO- oder sogar der Enterovirusgruppe zu verzeichnen. Dies spricht für eine geringere Spezifität der komplementbindenden und hämagglutinierenden Antigene (Robba und Virat, 1961; Bussell et al., 1962a, b; Schmidt et al., 1962b; u. a.).

IV. Pathologisch-anatomische Befunde

Über die pathologisch-anatomischen Befunde bei ECHO-Viruserkrankungen läßt sich heute wegen der überwiegend gutartigen Krankheitsverläufe beim Menschen Genaueres noch nicht aussagen. Nur wenige Todesfälle wurden verzeichnet, wobei die ätiologische Rolle der ECHO-Viren meistens fraglich blieb. Die im Affenexperiment beobachteten Veränderungen (s. S. 94) lassen sich schon wegen der meist andersartigen Infektionsbedingungen nicht ohne weiteres auf den Menschen übertragen.

Steigman (1958) berichtete über ein 2 Jahre altes Kind, das mit einem meningealen Syndrom, einem Exanthem sowie bulbospinalen Lähmungen erkrankte und am 18. Tag verstarb. Aus dem Rückenmark konnte ein ECHO-2-Virusstamm isoliert werden. Die histologische Untersuchung ergab Veränderungen wie bei einer Poliomyelitis. Der Autor beschrieb Rundzellinfiltrate in den Meningen, einen Nervenzelluntergang im Mittelhirn, besonders im Bereich der Substantia nigra einer Seite und des kontralateralen Nucleus ruber, sowie ferner in der Brücke. Am Rückenmark waren die Vorderhornzellen fast völlig geschwunden und durch Gitterzellen, Lymphocyten und polymorphkernige Elemente ersetzt. Eine serologische Bestätigung der ECHO-2-Infektion fehlt bei diesem Fall.

V. Pathogenese

Nachdem die Erreger in den Oropharynx oder die tieferen Abschnitte des Magen-Darmtraktes gelangt sind, werden sie von den Epithelien offenbar mit Hilfe besonderer Rezeptoren adsorbiert, dringen in die Zellen ein und beginnen dort ihren Vermehrungscyclus. Wenn der Körper nicht infolge eines bereits vorausgegangenen Kontaktes mit dem Erreger durch spezifische Antikörper geschützt ist, breitet sich die *Infektion im Oropharynx und im Magen-Darmtrakt* weiter aus. 24—48 Std nach der Exposition konnten die Erreger bereits im Stuhl nachgewiesen werden (Rosen, 1963). In den meisten Fällen kommt es bald zusätzlich zu einem Übertritt der Viren in die Blutbahn, zum Stadium der *Virämie*. Die in der Literatur mitgeteilten Ergebnisse über Virusisolierungen aus dem Blut lassen darauf schließen, daß das virämische Stadium frühestens 3 Tage vor Auftreten der ersten Krankheitssymptome beginnt und spätestens 3 Tage nach Ausbruch der klinischen Erscheinungen abgeklungen ist (Francis und Ceballos, 1959; Yoshioka und Horstmann, 1959, 1960; Wigand und Sabin, 1962b; u. a.). Auf dem Höhepunkt des virämischen Stadiums sind die ersten *klinischen Erscheinungen*, und zwar *nach wechselnden Inkubationszeiten* von weniger als 24 Std bis zu etwa 12 Tagen zu erwarten (Jackson et al., 1960; Buckland et al., 1961; Cramblett et al., 1962; Landsman und Bell, 1962; u. a.). Mit dem Blut erreichen die Erreger den gesamten Organismus. An welcher Stelle eine weitere Virusvermehrung erfolgt, ist noch nicht sicher zu entscheiden. Berichte über Isolierungen von ECHO 1, 7, 9 oder 11 aus dem Gehirn, der Leber oder der Lunge von plötzlich Verstorbenen — meist handelte es sich um überraschende Todesfälle bei Säuglingen — helfen hier nicht weiter (Cooper et al., 1961; Kelen et al., 1963; Moore et al., 1964). Wahrscheinlich werden aber solche *Organe* bevorzugt betroffen sein, deren Störungen das Krankheitsbild im Einzelfall prägen. Nach dem klinischen Spektrum sind in diesem Zusammenhang neben dem Magen-Darmtrakt, der in jedem Fall die Virusvermehrung weiter unterhält, auch gelegentlich die oberen Luftwege, die Haut, die

Meningen, das Zentralnervensystem sowie vielleicht die quergestreifte willkürliche Muskulatur zu nennen. Nur über die dem Untersucher zugänglichen Orte der Virusvermehrung ist jedoch Genaueres auszusagen (NIHOUL et al., 1957; SABIN et al., 1958; KARZON et al., 1961; WIGAND und SABIN 1962b; u. a.). Demnach kommt es wohl bei jeder ECHO-Virusinfektion zu einer Vermehrung des Erregers im *Oropharynx*, vornehmlich in der Pharynxhinterwand, und zwar während eines maximalen Zeitraumes von 2 Tagen *vor* bis zu 21 Tagen *nach* Ausbruch der klinischen Erscheinungen und mit einem Höhepunkt innerhalb der ersten 4—8 Tage nach Krankheitsbeginn. Die stärkste Virusausscheidung im *Stuhl* ist im Verlauf der ersten Woche nach dem Auftreten der Symptome zu beobachten. Der Virusnachweis gelingt aber häufig noch während der 2., seltener während der 3. Woche. In Ausnahmefällen wurde über ECHO-9-Isolierungen aus dem Stuhl noch nach 4 und 5 Wochen, vereinzelt sogar während der 7.—8. Woche nach Krankheitsausbruch berichtet. HENIGST (1959) wies ECHO-7-Virus bis zu 14 Wochen im Stuhl nach; ROSEN u. Mitarb. (1958) erfaßten eine ECHO-20-Ausscheidung über einen Zeitraum von 20 Wochen. — Mitunter ist das Virus auch aus dem *Liquor* zu gewinnen. Zahlreiche derartige Befunde — meist von Fällen mit einer abakteriellen Meningitis — liegen für die Typen ECHO 4, 6 und vor allem 9, aber auch 14 vor; nur vereinzelt gelang es dagegen, ECHO-Virus vom Typus 2, 5, 7, 8, 11, 15, 18, 19 und 23 aus dem Liquor zu isolieren (Literatur s. S. 107 f). Positive Befunde sind am häufigsten in der 1. Woche, seltener auch während der 2. Woche nach Krankheitsbeginn zu erzielen. — Abweichend von der üblichen Reihenfolge ist das Virus mitunter eher im Stuhl als im Rachen oder länger im Rachen als im Stuhl nachzuweisen (ITOH und MELNICK, 1957; YOSHIOKA und HORSTMANN, 1960; ROSEN, 1963). Das Abklingen der Virusvermehrung und damit der klinischen Erscheinungen beruht offenbar auf der zunehmenden Bildung neutralisierender Antikörper, die schon wenige Tage nach Krankheitsausbruch mit den serologischen Untersuchungsmethoden faßbar werden (s. S. 95).

VI. Epidemiologie

Aus den Ergebnissen virologisch-serologischer Untersuchungen in allen Teilen der Erde ist zu schließen, daß die ECHO-Viren *weltweit verbreitet* sind (GELFAND, 1961). Allenfalls isolierte Bevölkerungsgruppen auf abgelegenen Inseln oder in arktischen Regionen mögen von dem einen oder anderen Typ der Erregergruppe über einige Generationen hinweg verschont bleiben. In allen übrigen Gebieten ist auf Grund der ausgiebig wechselnden Kontakte unter den Menschen — noch gefördert durch das moderne Verkehrswesen — dafür gesorgt, daß die einzelnen ECHO-Virustypen mehr oder weniger stark endemisch verbreitet bleiben, häufig zu inapparenten Infektionen, aber auch zu sporadischen Erkrankungen und unter besonderen Bedingungen immer wieder zu mehr oder minder ausgedehnten Epidemien führen.

Die besten Aufschlüsse über das *Vorkommen* der ECHO-Viren in einem bestimmten Gebiet geben *serologische Untersuchungen*, die auf den Nachweis spezifischer neutralisierender Antikörper abzielen. Derartige Immunstoffe sind bei allen solchen Individuen zu erwarten, die irgendwann in ihrem Leben mit dem entsprechenden Virustyp infiziert worden sind.

Besondere Beachtung verdienen für uns die in der Deutschen Bundesrepublik durchgeführten Untersuchungen. HENIGST (1959, 1962, 1963) fahndete im Münchener Gebiet nach neutralisierenden Antikörpern gegen die Typen ECHO 1—14, mit Ausnahme des Typus 4, sowie gegen den Typ ECHO 25 und konnte zeigen, daß bis auf ECHO-13-Antikörper spezifische Immunstoffe gegen sämtliche berücksichtigten Virusstämme in der Bevölkerung vorhanden waren. Wie eigene Untersuchungen über die neutralisierenden Antikörper gegen die ECHO-

Viren 1—27, mit Ausnahme des Typus 21, an der Bevölkerung in Westdeutschland lehren, sind sämtliche Stämme auch in diesen Gebieten unterschiedlich stark verbreitet. Lediglich ECHO-4-Antikörper konnten — offenbar auf Grund methodischer Gegebenheiten — nicht erfaßt werden (GIBBELS und SCHEID, 1961, 1963a, b). Eine abgelaufene Infektion durch das ECHO-22-Virus war bei 82% der Probanden zu unterstellen. Mehr als die Hälfte der Untersuchten zeigten Antikörper gegen die Typen ECHO 7, 12, 16, 19, 23 und 25. Bei 25—50% der westdeutschen Bevölkerung waren ECHO-2-, -3-, -6-, -8-, -9-, -11-, -13-, -14-, -15-, -17-, -18-, -20- und -26-Antikörper zu ermitteln. Nur bei 23% der Fälle fanden sich Hinweise auf eine vorausgegangene Infektion mit den Typen ECHO 1 und 5, bei 13% mit dem ECHO-24-Virus. ECHO-27-Antikörper wurden bei 1% der Probanden angetroffen.

Die Antikörper-Untersuchungen in aller Welt lassen nicht nur erkennen, daß die einzelnen ECHO-Virustypen ungeheuer stark verbreitet sind, sondern auch, daß die *Zahl der Antikörperträger* für jeden ECHO-Virustyp durchweg *mit zunehmendem Alter ansteigt* (SAUTHOFF et al., 1958; HENIGST, 1959, 1962, 1963; KRECH, 1960; GIBBELS und SCHEID, 1961, 1963a; KALTER, 1962; RAKE et al., 1963; u. a.). Eine Sonderstellung nehmen nur die Neugeborenen und Säuglinge ein, indem sie noch mit dem diaplazentar übertragenen mütterlichen Antikörpersatz ausgestattet sind, der erst im Alter von etwa 3—10 Monaten schwindet (SAUTHOFF und MITTELSTRASS, 1957a; KRECH, 1960; CRAMBLETT et al., 1961). — Nach bisher noch nicht widerlegten Anschauungen gilt die mit der Infektion einsetzende Entwicklung neutralisierender Antikörper zugleich als Anzeichen dafür, daß eine *Immunität* gegenüber dem entsprechenden Erreger erworben ist.

Ausnahmsweise mag allerdings nach einer abgelaufenen Infektion durch einen wenig virulenten Stamm später nochmals eine flüchtige Ausbreitung des gleichen Erregers im Magen-Darmtrakt erfolgen und damit ein erneuter Anstieg der schon vorhandenen Antikörper einsetzen. Klinische Erscheinungen sind hiermit jedoch durchweg nicht verbunden. Auffallend häufig wurden derartige *Reinfektionen* mit dem ECHO-7-Virus beobachtet (HENIGST, 1959; DARDANONI und ZAFFIRO, 1960).

Aus der altersabhängigen Zunahme der Antikörperträger — und damit der immunen Individuen — läßt sich folgern, daß die *Empfänglichkeit* für eine Infektion vor allem im jüngeren Alter und zumal *bei Kleinkindern am größten* ist. Dementsprechend schneiden die Kinder bei umfangreichen Fahndungen nach ECHO-Virusausscheidungen mit der höchsten Isolierungsrate ab (SABIN, 1956; LÉPINE et al., 1962; u. a.) und weisen bei Epidemien durchweg die höchste Erkrankungsrate auf (HENNESSEN, 1957; LEHAN et al., 1957; LEPOW et al., 1960; u. a.). Allerdings gilt im allgemeinen, daß die klinischen Erscheinungen bei Kindern geringfügiger als bei Erwachsenen ausgeprägt sind und zumal Affektionen des Zentralnervensystems und seiner Hüllen — wie nach Infektionen mit den Poliomyelitisviren — bei Erwachsenen stärkere Ausmaße erreichen (KRECH, 1960; KARZON et al., 1961; HOBSON et al., 1962; u. a.).

Bei Kindern breiten sich die ECHO-Viren aber nicht nur deshalb besonders gut aus, weil diese Altersklasse noch nicht durch neutralisierende Antikörper geschützt ist, sondern auch darum, weil hier besonders günstige Bedingungen für die *Übertragung* des Virus gegeben sind. Die Hauptrolle bei der Weitergabe der ECHO-Viren spielt nämlich die fekale Kontamination nach Art der *Schmier- und Schmutzinfektion* (GELFAND, 1961). Diese wird um so eher vonstatten gehen, je intimer sich der zwischenmenschliche Kontakt gestaltet und je nachlässiger die hygienischen Regeln befolgt werden. Beides trifft vor allem für Kinder — namentlich solche im Spielalter — zu. Es ist verständlich, daß aus den gleichen Gründen ECHO-Virusinfektionen in stärkerem Maße bei den sog. unteren als bei den mittleren und höheren Bevölkerungsschichten nachzuweisen sind (HONIG et al., 1956; MELNICK, 1957). Mangelnde hygienische Bedingungen begünstigen ferner eine fekale Kontamination der *Nahrungsmittel*, sei es durch ungewaschene Hände, sei es durch Fliegen (RIORDAN et al., 1961). Eine Ausbreitung des Virus auf dem

Wege der *Tröpfcheninfektion* scheint nur eine geringe Rolle zu spielen (SABIN et al., 1958) und ist allenfalls für solche ECHO-Viren zu unterstellen, die zu respiratorischen Erscheinungen führen. Schließlich sei noch ein ungewöhnlicher Übertragungsmodus erwähnt, nämlich die Ausbreitung der Erreger über das *Trinkwasser*. Mit den menschlichen Exkrementen gelangen die ECHO-Viren in Abwässer (KELLY, 1957; BLOOM et al., 1959; LAPINLEIMU und PENTTINEN, 1963) oder Jauchegruben und können unter entsprechenden Voraussetzungen in Trinkwasseranlagen geraten (MARTI, 1957). Eine Übertragung des Virus von Mensch zu Mensch über blutsaugende Arthropoden im virämischen Stadium ist grundsätzlich möglich, aber noch nicht erwiesen. Obwohl gewisse Anzeichen dafür bestehen, daß ECHO-Viren neben den zahlreichen tierischen Orphan-Viren (KALTER, 1960) auch bei Säugetieren vorkommen (MOSCOVICI et al., 1957; GELFAND, 1961), fehlen bisher gesicherte Beobachtungen über eine Ausbreitung des Erregers auf diesem Wege.

Die Epidemiologie der ECHO-Viren wird nicht nur durch die Anzahl empfänglicher Personen und die hygienischen Bedingungen geprägt, sondern auch durch *klimatische Einflüsse*. In tropischen Gebieten ist eine gleichmäßige endemische Verbreitung der ECHO-Viren nachzuweisen (VANDEPUTTEN, 1960). Dagegen findet sich in gemäßigten Zonen eine ausgedehnte jahreszeitliche Häufung der ECHO-Virusinfektionen mit einem Maximum während der Sommermonate (D'ALESSANDRO et al., 1960; LENNETTE et al., 1962a; u. a.). KRECH (1960) konnte sogar die vorübergehende Eindämmung einer ECHO-9-Epidemie beim Einbruch einer Kaltwetterfront verzeichnen.

Aus allen Teilen der Welt liegen Berichte über einen *starken Wechsel der jeweils vorherrschenden ECHO-Virustypen* vor, und zwar nicht nur von Jahr zu Jahr (McLEAN, 1959; WEHRLE et al., 1959; SVEDMYR, 1963; u. a.), sondern sogar von Monat zu Monat (SHEKOYAN, 1961; DROUHET und CELERS, 1963; u. a.). Dieser Wechsel, der auch die übrigen Enteroviren einbezieht, ist offenbar vor allem durch die jeweils gegebene Anzahl der empfänglichen Personen bedingt. Eine größere Epidemie durch einen bestimmten Erregertyp hinterläßt auf Grund einer umfangreichen Durchseuchung eine weitgehend resistente Bevölkerung. Das entsprechende Virus wird demgemäß erst nach einigen Jahren wieder einen bedeutenderen Krankheitsausbruch hervorrufen können, wenn nämlich inzwischen neue, noch nicht immune Jahrgänge herangewachsen sind.

Schließlich mag für das zeitliche Vorherrschen des einen oder anderen Erregertyps auch eine gegenseitige Beeinflussung der einzelnen Vertreter der Enterovirusgruppe anzuschuldigen sein. Nicht selten werden nämlich besonders Kinder von mehreren Enteroviren gleichzeitig oder nacheinander infiziert (D'ALESSANDRO et al., 1960; MOFFET und CRAMBLETT, 1962; u. a.). Dann kann es zu mannigfachen Interferenzerscheinungen kommen, die die Verbreitung und die pathogenen Eigenschaften der einzelnen Erreger fördern oder hemmen (ITOH und MELNICK, 1959; KRECH, 1959; HALE et al., 1960; SOMMERVILLE, 1960; DARDANONI et al., 1962; INGRAM et al., 1962; KONO et al., 1963; CORDS und HOLLAND, 1964).

Ähnlich wie bei den übrigen Enteroviren führen Infektionen mit den ECHO-Viren keineswegs regelmäßig zu klinisch faßbaren Erscheinungen. Immer konnten *inapparente ECHO-Virusinfektionen* im Rahmen größerer Gruppenuntersuchungen (HONIG et al., 1956; SABIN, 1956; MONACI et al., 1957b; ORMSBEE und MELNICK, 1957; MOSCOVICI et al., 1959; SHEKOYAN, 1961; u. a.) oder in der Umgebung gesicherter ECHO-Viruserkrankungen nachgewiesen werden (Literatur s. Tab. 2). Wenn es zu *klinischen Erscheinungen* kommt, fällt ein erheblicher Wechsel in der Symptomatik sporadischer wie auch epidemischer Erkrankungen auf, und zwar nach Infektionen mit ein und demselben ECHO-Virustyp. Mit Recht kann darum von einem *proteusartigen Charakter* der ECHO-Viren gesprochen werden. Eine Zusammenstellung der bisher auf Grund virologisch-serologischer Untersuchungen

Tabelle 2. *Die bisher auf Grund virologisch-serologischer Untersuchungen gesicherten ECHO-Virusepidemien*

Erreger	Jahr	Ort	Vorherrschendes klinisches Bild	Autoren
ECHO 4	*1955*	Marshalltown, Iowa, USA	Abakterielle Meningitis	Chin et al., 1957; Lehan et al., 1957; Wenner, 1957
	1956	Südschweden	Abakterielle Meningitis und Exanthem	Johnsson et al., 1958a
		Schweiz	Abakterielle Meningitis	Buser et al., 1957; Krech, 1957, 1960; Schnyder et al., 1957
	1957	Südafrika	Abakterielle Meningitis	Malherbe u. Harwin, 1957
		Australien	Abakterielle Meningitis und Exanthem	Forbes, 1958
	1960	Südafrika	Abakterielle Meningitis	Howarth et al., 1961; Wilson et al., 1961
ECHO 6	*1954*	Schweden	Abakterielle Meningitis	v. Zeipel u. Svedmyr, 1957; Johnsson et al., 1957, 1958b
	1955	Massachusetts, USA	Abakterielle Meningitis	Kibrick et al., 1957
		Südnorwegen	Abakterielle Meningitis	Lahelle, 1957a, b
		Connecticut, USA	Abakterielle Meningitis	Davis u. Melnick, 1956, 1958
		New York, USA	Abakterielle Meningitis	Karzon et al., 1956, 1962; Karzon u. Barron, 1962; Winkelstein et al., 1957
	1957	München, Hospitalinfektion	Unspezifischer Infekt und abakterielle Meningitis	Sachtleben u. Munk, 1961
	1958	Niederländisch Neu-Guinea	Abakterielle Meningitis und Exanthem	Neeb et al., 1959; Verlinde et al., 1959
	1960/61	Mailand	Unspezifischer Infekt	Giovanardi et al., 1962
ECHO 7	*1959*	Minnesota, USA	Abakterielle Meningitis	Kleinman et al., 1962
	1960	Finnland	Gastroenteritis u. abakt. Meningitis	Lapinleimu u. Penttinen, 1963
		Departement Seine et Oise, Frankreich, Hospitalinfektion	Unspezifischer Infekt	Couvreur et al., 1963
	1961	Nordost-Schottland	Abakterielle Meningitis und Exanthem	Bell et al., 1963
ECHO 9	*1955*			
	Juni/Okt.	Marche, Italien	Abakterielle Meningitis	Archetti et al., 1956, 1959
	Sept./Dez.	East-Suffolk, England	Abakterielle Meningitis	Boissard et al., 1957; Garnett et al., 1957
	Okt./Nov.	Cambridge, England	Abakterielle Meningitis	McLean u. Melnick, 1957; McLean u. Cameron, 1957
	1956			
	Juli/Dez.	Coventry, England	Abakterielle Meningitis und Exanthem	Galpine et al., 1958
	Juni/Okt.	Lancashire, England	Abakterielle Meningitis und Exanthem	Lyle, 1959; Stones, 1958
	Juli/Aug.	Huntingdon, England	Abakterielle Meningitis und Exanthem	McLean u. Melnick, 1957
	Sept.	Sheffield, England	Abakterielle Meningitis und Exanthem	Tyrrell u. Snell, 1956

ECHO 9	Juli/Nov.	Ost-Schottland	Abakterielle Meningitis und Exanthem	JAMIESON et al., 1958
		Niederlande	Abakterielle Meningitis und Exanthem	VERLINDE u. WILTERDINK, 1958
	Juni/Nov.	Belgien	Abakterielle Meningitis und Exanthem	NIHOUL u. QUERSIN-THIERY, 1957; NIHOUL et al., 1957; DEJOUX, 1957
	Juli/Nov.	Marburg	Abakterielle Meningitis	DIETRICH, 1957
	Sommer	Magdeburg	Abakterielle Meningitis und Exanthem	BROHL et al., 1957
	Sommer/ Herbst	Niedersachsen	Abakterielle Meningitis und Exanthem	WOHLRAB u. HÖPGEN, 1957
	Juli/Okt.	Berlin	Abakterielle Meningitis und Exanthem	v. OLDERSHAUSEN, 1957
	Sommer	Westdeutschland	Abakterielle Meningitis und Exanthem	HENNESSEN, 1956, 1957
	Sommer	Norddeutschland	Abakterielle Meningitis	LENNARTZ et al., 1957
	Febr./Sept.	Nordrhein-Westfalen	Abakterielle Meningitis und Exanthem	TRÜB u. POSCH, 1957
	Spätsommer/ Herbst	Freiburg	Abakterielle Meningitis	SAUTHOFF u. MITTELSTRASS, 1957b
	Aug./Dez.	Schweden	Abakterielle Meningitis und Exanthem	JOHNSSON, 1957; BERGLUND et al., 1958; WESSLÉN et al., 1958
	Okt./Dez.	Dänemark	Abakterielle Meningitis	GODTFREDSEN u. v. MAGNUS, 1957
	Sommer	Toronto, Canada	Abakterielle Meningitis und Exanthem	LAFOREST et al., 1957; CLARKE et al., 1959
	Mai	Luzern, Schweiz	Abakterielle Meningitis	SCHNYDER et al., 1957; PULVER, 1959
	Juli/Sept.	Aargau, Schweiz	Abakterielle Meningitis	BAUMANN et al., 1957; BAUMANN, 1959; MARTI, 1957
		Schweiz	Abakterielle Meningitis	KRECH, 1957
	1957			
	Juli	Davos, Schweiz	Abakterielle Meningitis und Exanthem	WISSLER u. KRECH, 1957
		Dänemark	Abakterielle Meningitis	GODTFREDSEN, 1959; GODTFREDSEN u. v. MAGNUS, 1959
	April/Juni	Norwegen	Abakterielle Meningitis	FLUGSRUD et al., 1958
	Frühj./Herbst	Schweden	Abakterielle Meningitis	BERGLUND et al., 1958; WESSLÉN et al., [1958]
	Febr./März	Halifax, Canada	Abakterielle Meningitis und Exanthem	FAULKNER et al., 1957
	Febr./Aug.	Neufundland	Abakterielle Meningitis und Exanthem	DAVIES et al., 1958
	März/Sept.	Ost-Canada	Abakterielle Meningitis und Exanthem	MCLEOD et al., 1958
	Juni/Okt.	Toronto, Canada	Abakterielle Meningitis und Exanthem	CLARKE et al., 1959
	Sommer	Wisconsin, USA	Abakterielle Meningitis und Exanthem	SABIN et al., 1958; LEPOW et al., 1960
	Sommer	Minnesota, USA	Abakterielle Meningitis und Exanthem	PRINCE et al., 1958; ST. GEME et al., 1959
	Juni	Connecticut, USA, Hospital-infektion	Abakterielle Meningitis und unspezifischer Infekt	YOSHIOKA u. HORSTMANN, 1959, 1960
	1955—1957	Südafrika	Abakterielle Meningitis	GEAR u. MEASROCH, 1958

Fortsetzung nächste Seite

Tabelle 2 (Fortsetzung)

Erreger	Jahr	Ort	Vorherrschendes klinisches Bild	Autoren
ECHO 9	*1958*	Dänemark	Abakterielle Meningitis und Exanthem	Trier, 1959
		Genf, Schweiz	Fieberhaftes Exanthem	Martin du Pan et al., 1959
	Jan./Sept.	Massachusetts, USA	Abakterielle Meningitis und Exanthem	Frothingham, 1959; Kibrick u. Enders, 1959; Solomon et al., 1959
		Syracuse, N.Y., USA	Abakterielle Meningitis	Wehrle et al., 1959
	Mai	Dade County, USA	Fieberhaftes Exanthem	Takos et al., 1960
	April/Juli	Hawaii	Abakterielle Meningitis	Johnson et al., 1960
	1960	Edinburgh, Schottland	Abakterielle Meningitis	Constable u. Howitt, 1961
		Glasgow, Schottland	Unspezifischer Infekt, abakterielle Meningitis und Exanthem	Landsman u. Bell, 1962; Bell et al., 1964
		Sheffield, England	Abakterielle Meningitis und Exanthem	Hobson et al., 1962
		Moskau, UdSSR	Abakterielle Meningitis	Iampol'skaia, 1962
ECHO 11	*1958*	Stockholm, Schweden	Abakterielle Meningitis	v. Zeipel et al., 1960
		Texas, USA	Abakterielle Meningitis	Elvin-Lewis u. Melnick, 1959
	1959	Crema, Italien, Hospitalinfektion	Gastroenteritis	Bergamini u. Bonetti, 1960; Giovanardi u. Bergamini, 1964
		Parma, Italien, Hospitalinfekt.	Respiratorische Erkrankung	Laurinsich et al., 1962
	1960	Boston, Massachusetts, USA	Gastroenteritis	Klein et al., 1960
ECHO 14	*1959*	Mantua, Italien	Gastroenteritis	Grosso u. Bergamini, 1960; Giovanardi u. Bergamini, 1964
		Frankreich, Hospitalinfektion	Gastroenteritis	Lépine et al., 1960
ECHO 16	*1951*	Massachusetts, USA	Abakterielle Meningitis	Kibrick et al., 1957
		Massachusetts, USA	Fieberhaftes Exanthem	Neva u. Enders, 1954; Neva et al., 1954
	1954	Pennsylvania, USA	Fieberhaftes Exanthem	Neva, 1956; Neva u. Zuffante, 1957
	1960	Departement Seine et Oise, Frankreich, Hospitalinfektion	Fieberhaftes Exanthem	Couvreur et al., 1963
ECHO 18	*1956*	New York, USA, Hospitalinfekt.	Säuglingsdiarrhoe	Eichenwald et al., 1958
ECHO 19	*1960/61*	USA	Respiratorische Erkrankung	Cramblett et al., 1962
ECHO 20	*1956*	Washington, D.C., USA, Waisenhausinfektion	Respiratorische Erkrankung	Cramblett et al., 1958; Rosen et al., 1958
ECHO 22	*1961*	Augsburg, Hospitalinfektion	Säuglingsdiarrhoe	Bauer et al., 1963
ECHO 30	*1959*	Schottland	Abakterielle Meningitis	Duncan, 1960, 1962

erfaßten *ECHO-Virusepidemien* veranschaulicht, wie die einzelnen Erregertypen in bestimmten Gebieten zeitweise vorherrschen, sich nach Art von Infektionswellen auf andere Regionen ausbreiten und hierbei nicht selten einen gewissen Wandel in der klinischen Symptomatik erkennen lassen (Tab. 2).

Neben den ECHO-Virustypen 4, 6, 7, 11, 14, 16, 18, 19, 20, 22 und 30 nimmt das *ECHO-9-Virus* eine *Sonderstellung* ein, indem es während der Jahre 1955—1958 eine weltweite *Pandemie* verursachte (Tab. 2). Sie begann im Jahre 1955 offenbar in Europa. Etwa zugleich konnten bereits in Südafrika häufige Erkrankungen verzeichnet werden. Schon im Jahre 1956 war Kanada betroffen, im folgenden Jahr dehnte sich die Infektionswelle auf die USA aus. Erst mit dem Jahre 1958 erloschen allmählich die Epidemien auf allen Kontinenten. Zu einem größeren Krankheitsausbruch konnte es im Jahre 1960 dann wieder auf den Britischen Inseln kommen, nachdem dieses Gebiet zuletzt in den Jahren 1955 und 1956 stärker betroffen war.

VII. Klinik

a) Symptomatologie und Verlauf: Den ECHO-Viren ist *kein spezifisches klinisches Syndrom* zuzuordnen. In Verbindung mit nachgewiesenen Infektionen sind bisher mancherlei uncharakteristische und vieldeutige Erscheinungsbilder beschrieben worden, die vom leichten fieberhaften Infekt über respiratorische,

Tabelle 3. *Das bisher bekannte klinische Spektrum der einzelnen ECHO-Virustypen*

ECHO-Virus-typ	Unspezifische Infekte	Erkrankungen des oberen Respirations-traktes	Gastroente-ritische Erscheinungen	Exantheme	Abakterielle Meningitiden	Encephalo-myelitiden
1	—	+	—	—	+	+
2	—	—	+	+	++	++
3	—	—	—	—	+	—
4	++	++	++	++	+++	++
5	—	—	+	+	+	—
6	++	+	++	++	+++	++
7	++	++	++	++	+++	++
8	—	—	+	—	+	—
9	++	—	++	+++	+++	+++
11	++	+	++	+	+++	++
12	—	—	+	—	+	+
13	—	—	+	—	+	+
14	+	+	++	+	++	+
15	—	—	+	—	++	—
16	++	+	+	+++	+++	+
17	—	—	—	—	+	—
18	++	—	++	++	++	+
19	+	++	++	—	++	+
20	++	++	+	—	+	—
21	—	+	+	—	—	+
22	+	+	++	—	+	—
23	—	—	+	—	++	—
24	—	—	+	—	—	—
25	—	—	—	—	+	—
26	—	—	—	—	—	—
27	—	—	—	—	—	—
28	—	+++	—	—	—	—
29	—	—	—	—	—	—
30	+	—	—	—	++	+
31	—	—	—	—	++	+
32	—	—	+	—	—	—

+ = Zusammenhang fraglich
++ = Zusammenhang hinreichend wahrscheinlich
+++ = Zusammenhang gesichert

gastrointestinale oder exanthematische Erkrankungen bis zur abakteriellen Meningitis, zur Myelitis oder zur Encephalitis reichen. Darüber hinaus kommen mannigfaltige Verknüpfungen zwischen den angeführten Syndromen vor. Auch die Erwartung, daß wenigstens dem einzelnen ECHO-Virustyp ein bestimmtes dieser unspezifischen Krankheitsbilder zuzuordnen sei, muß enttäuscht werden. Eine Zusammenstellung der Syndrome bei Infektionen mit den verschiedenen ECHO-Virustypen auf Grund der uns bis heute zugänglichen Literatur (Tab. 3) lehrt schon bei einem flüchtigen Blick, wie der Kliniker sich hier in einem Labyrinth befindet, dem er allenfalls mit Hilfe des Virologen entrinnen kann. Darüber hinaus ist zu beachten, daß sich unsere Kenntnisse über das klinische Spektrum der einzelnen ECHO-Virustypen ausschließlich auf die bisher durchgeführten virologisch-serologischen Untersuchungen stützen. Je stärker diese Methoden in Zukunft herangezogen werden, um so eher ist zu erwarten, daß vielerlei Syndromgruppen den einzelnen ECHO-Virustypen in noch größerem Maße als bisher zuzuordnen sind. Im folgenden seien die wesentlichen Züge der ECHO-Viruserkrankungen kurz dargestellt.

Die *Inkubationszeit* beträgt 24 Std bis zu 12 Tagen. *Prodromi* mit Abgeschlagenheit und allgemeinem Mißbehagen mögen den akuten Erscheinungen vorausgehen. Oft setzt die *Erkrankung* aber auch schlagartig aus voller Gesundheit heraus ein. Dann kommt es zu einem Temperaturanstieg wechselnden Ausmaßes. Leichte Halsschmerzen, Übelkeit mit Erbrechen, Diarrhoen oder Kopfschmerzen mögen hinzutreten, gelegentlich auch eine leichte conjunctivale Injektion oder eine Vergrößerung meist nuchaler, selten sämtlicher Lymphknoten. Milz- oder Leberschwellungen gehören zu den Ausnahmen. Häufig klagen die Kranken über mehr oder minder ausgeprägte Muskelschmerzen, oft vorwiegend in den unteren Extremitäten. Wenn diese Myalgien die Interkostalmuskulatur betreffen, kommt es zum Syndrom der Pleurodynie, das früher nur Coxsackie-Virusinfektionen vorbehalten schien (Johnson und Buescher, 1960; Kantor und Hsiung, 1962; u. a.). — Blutbild und Blutsenkung weisen nur selten — und dann allenfalls leichteste — Veränderungen auf. So ist mitunter eine geringfügige Beschleunigung der Blutsenkung zu verzeichnen. Gelegentlich findet sich eine leichte Leukocytose, eine Linksverschiebung, manchmal nur ein relatives Überwiegen der segmentkernigen, der lymphocytären oder auch monocytären Elemente, häufiger eine Leukopenie oder Lymphopenie. Der Urin ist meistens normal. Vorwiegend bei ECHO-9-Infektionen wurden flüchtige Albuminurien oder gar Hämaturien verzeichnet. — Oft bleibt es bei dieser wenig alarmierenden Symptomatik. Das Fieber und durchweg auch die übrigen Erscheinungen klingen nach etwa 2—5 Tagen wieder ab, der „*unspezifische*" *fieberhafte Infekt* ist überwunden.

In solchen Fällen konnten angesichts der Harmlosigkeit der Symptome nur vereinzelt virologisch-serologische Untersuchungen die ECHO-Virusätiologie erhärten, etwa für die Typen

ECHO 4 (Chin et al., 1957; Lehan et al., 1957),
ECHO 6 (Winkelstein et al., 1957; Sachtleben und Munk, 1961; Giovanardi et al., 1962; Karzon et al., 1962),
ECHO 7 (Couvreur et al., 1963),
ECHO 9 (Krech und Wulff, 1957; Petersen, 1957; Sabin et al., 1958; u. a.),
ECHO 18 (Kelen et al., 1963),
ECHO 20 (Buckland et al., 1961).

Grundsätzlich ist aber zu unterstellen, daß sämtliche Erreger der ECHO-Virusgruppe ähnliche Erscheinungen verursachen können.

Manchmal wird die Erkrankung darüber hinaus durch vordringliche Symptome von seiten des einen oder anderen Organsystems geprägt. Eine stärkere *Beteiligung der oberen Luftwege* verrät sich durch eine deutliche pharyngeale Injektion mit Halsschmerzen, manchmal auch eine Schwellung der Nasenschleimhäute mit anschließendem Schnupfen, gelegentlich einen leichten Husten. Diese *respiratorischen Erscheinungen* mögen sich dann den eingangs genannten Symptomen beigesellen oder aber neben dem mäßigen Fieber allein das Feld beherrschen.

Sie sind vor allem bei *ECHO-28-Erkrankungen* zu erwarten (Pelon et al., 1956; Price, 1956; Mogabgab und Pelon, 1957; Price et al., 1959; Jackson et al., 1960; Hamre und Procknow, 1961; u. a.), aber auch bei manchen Infektionen mit den Typen

ECHO 4 (Karzon et al., 1961),
ECHO 7 (McIntosh und Sommerville, 1959; Albano und Salvaggio, 1960; Lépine et al., 1962; Couvreur et al., 1963),
ECHO 19 (Cramblett et al., 1962),
ECHO 20 (Cramblett et al., 1958; Rosen et al., 1958; Wilt et al., 1960; Buckland et al., 1961).

Weniger überzeugende Zusammenhänge bestehen bislang für die Typen

ECHO 1 (Thieffry et al., 1961),
ECHO 6 (Johnsson et al., 1958b; Drouhet, 1960b; Wilt et al., 1960; Karzon et al., 1962),
ECHO 11 (Philipson und Wesslén, 1958; Buckland et al., 1959; McAllister, 1960; Laurinsich et al., 1962),
ECHO 14 (Gerbaut et al., 1962; Lépine et al., 1962),
ECHO 16 (Couvreur et al., 1963),
ECHO 21 (Gerbaut et al., 1962; Lépine et al., 1962),
ECHO 22 (Wigand und Sabin, 1962a; Bauer et al., 1963).

Mitunter rücken *Symptome von seiten des Magen-Darmtraktes* in den Vordergrund. Mit Fieber und allgemeinem Krankheitsgefühl stellen sich etwa Übelkeit und Erbrechen, vor allem aber *enteritische Störungen* ein mit häufiger Entleerung wässriger Stühle. Unspezifische Allgemeinerscheinungen, wie Halsröte, Kopfschmerzen oder auch stärkere Myalgien, bereichern oft das Bild. Besonders häufig werden enteritische Symptome bei Kleinkindern und bei Säuglingen angetroffen. Die Vermutung liegt nahe, daß es sich zumal bei den Säuglingen dann weniger um den Ausdruck besonderer pathogener Erregereigenschaften als vielmehr um die übliche Reaktion des Organismus im Rahmen einer Infektionskrankheit handelt. In solchen Fällen ist zunächst oft ein Gewichtsstillstand zu verzeichnen; dann erscheinen — mitunter ohne Temperaturerhöhung — wässrige Stühle. Ernstere Störungen des Wasser- und Ionenhaushaltes können folgen, die mitunter sogar zum Tode führen. — Bei älteren Kindern oder bei Erwachsenen ist dagegen ein extrem gutartiger Verlauf der Erkrankung zu beobachten, indem sie meist nach 2—3 Tagen folgenlos abklingt.

Derartige *gastrointestinale* oder oft sogar ausschließlich *diarrhoische Syndrome* fanden sich vor allem bei Erkrankungen durch die Virustypen

ECHO 4 (Lavillaureix et al., 1960),
ECHO 6 (Ramos-Alvarez und Sabin, 1958; Reitano und Dardanoni, 1961; Sachtleben und Munk, 1961; Karzon et al., 1962; Young et al., 1962),
ECHO 7 (Monaci et al., 1957a; Ramos-Alvarez und Sabin, 1958; Sommerville, 1958; McIntosh und Sommerville, 1959; Reitano und Dardanoni, 1961; Cramblett et al., 1962; Lapinleimu und Penttinen, 1963),
ECHO 9 (Grosso und Bergamini, 1960; Wilt et al., 1960; Giovanardi und Bergamini, 1964),
ECHO 11 (Monaci et al., 1957a; Ramos-Alvarez und Sabin, 1958; Buckland et al., 1959; Bergamini und Bonetti, 1960; Klein et al., 1960; Reitano und Dardanoni, 1961; Young et al., 1962; Giovanardi und Bergamini, 1964),
ECHO 14 (Ramos-Alvarez und Sabin, 1958; Grosso und Bergamini, 1960; Lépine et al., 1960; Giovanardi und Bergamini, 1964),
ECHO 18 (Eichenwald et al., 1958; Ramos-Alvarez und Sabin, 1958),
ECHO 19 (Ramos-Alvarez und Sabin, 1958; Reitano und Dardanoni, 1961; Cramblett et al., 1962),
ECHO 22 (Reitano und Dardanoni, 1961; Shaver et al., 1961; Bauer et al., 1963).

Weniger eindeutig sind ursächliche Beziehungen mit den Typen

ECHO 2 (RAMOS-ALVAREZ und SABIN, 1958),
ECHO 5 (YOUNG et al., 1962),
ECHO 8 (RAMOS-ALVAREZ und SABIN, 1958; WILT et al., 1960; REITANO und DARDANONI, 1961; YOUNG et al., 1962),
ECHO 12 (RAMOS-ALVAREZ und SABIN, 1958),
ECHO 13 (SOMMERVILLE et al., 1958; LÉPINE et al., 1962; PRAKASH, 1962),
ECHO 15 (YOUNG et al., 1962),
ECHO 16 (NEVA, 1956; COUVREUR et al., 1963),
ECHO 20 (BUCKLAND et al., 1961),
ECHO 21 (REITANO und DARDANONI, 1961; GERBAUT et al., 1962; LÉPINE et al., 1962),
ECHO 23 (WIGAND und SABIN, 1962a),
ECHO 24 (RAMOS-ALVAREZ und SABIN, 1958; WIGAND und SABIN, 1962a),
ECHO 32 (BRANCHE und YOUNG, 1961).

Zu den Erscheinungen des eingangs geschilderten unspezifischen fieberhaften Infektes können sich, zumal bei Kindern, nicht-juckende *Exantheme* hinzugesellen, die als maculös, papulös, maculopapulös, auch als morbilliform, rubeoliform, selten sogar als skarlatiniform oder petechial beschrieben werden. Oft beginnen sie im Gesicht, vor allem an den Wangen, und breiten sich anschließend auf Hals und obere Brustpartien aus. Manchmal werden Rumpf und Extremitäten vorwiegend oder ausschließlich befallen. Selbst Handteller und Fußsohlen bleiben mitunter nicht verschont. Gelegentlich sind die Hauterscheinungen generalisiert. Dann und wann werden auch Veränderungen der Mundschleimhaut nach Art eines Enanthems, kleiner Bläschen oder Ulzerationen gesehen. — Das Exanthem erscheint häufig zugleich mit dem Fieberanstieg oder folgt ihm wenig später; selten eilt es ihm voraus. In anderen Fällen entwickelt es sich erst mit oder nach dem Abfall der erhöhten Temperatur. Im allgemeinen klingen die Hauterscheinungen bereits nach mehreren Stunden bis wenigen Tagen ab. Weder aus der Art noch aus der Lokalisation oder den zeitlichen Bindungen an den Fieberverlauf sind Hinweise auf den ätiologisch wirksamen ECHO-Virustyp möglich.

Fieberhafte exanthematische Erkrankungen wurden bisher beobachtet in Verbindung mit gesicherten Infektionen durch die Typen

ECHO 4 (JOHNSSON et al., 1958a; SANFORD und SULKIN, 1959; DROUHET, 1960b; KRECH, 1960; KARZON et al., 1961),
ECHO 6 (NEEB et al., 1959; VERLINDE et al., 1959; KARZON et al., 1962),
ECHO 7 (BELL et al., 1963),
ECHO 9 (Literatur s. Tab. 2, ferner THIVOLET et al., 1961; LÉPINE et al., 1962; LERNER et al., 1962),
ECHO 16 (Literatur s. Tab. 2),
ECHO 18 (MEDEARIS und KRAMER, 1959; GERBAUT et al., 1962; LÉPINE et al., 1962).

Wahrscheinlich sind ebenfalls anzuschuldigen die Typen

ECHO 2 (SABIN et al., 1958; STEIGMAN, 1958),
ECHO 5 (SELWYN und HOWITT, 1962),
ECHO 11 (GERBAUT et al., 1962; LÉPINE et al., 1962; LERNER et al., 1962),
ECHO 14 (SABIN et al., 1958; GERBAUT et al., 1962).

Das Syndrom der *abakteriellen Meningitis* wurde im Zusammenhang mit ECHO-Virusinfektionen besonders häufig angetroffen, wohl nicht zuletzt darum, weil angesichts ernsterer Erkrankungen die Hilfe des Virologen eher in Anspruch genommen wird. — Nach uncharakteristischen Prodromi oder aber aus völliger Gesundheit heraus kommt es durchweg zu einem starken allgemeinen Krankheitsgefühl mit mäßigem bis hohem Fieber, dem sich sogleich oder wenig später heftige Kopfschmerzen, oft auffällig retrobulbär betont, sowie Übelkeit oder Erbrechen hinzugesellen. Mitunter sind ferner leichte katarrhalische Erscheinungen, eine conjunctivale Injektion, eine Halsrötung, Lymphknotenschwellungen oder enteritische Symptome zu verzeichnen. Gelegentlich klagen die Kranken über eine

Lichtscheu, oft über starke Muskelschmerzen vorwiegend in den unteren Extremitäten. Nicht selten entwickelt sich zugleich ein Exanthem. — Bei den häufigen *biphasischen Verläufen* setzt nach 1—2 Tagen eine auffällige Besserung bis zur fast völligen Beschwerdefreiheit ein. Das Intervall beträgt aber allenfalls wenige Tage. Dann kommt es schlagartig wiederum zu heftigen Kopfschmerzen, Brechreiz und Erbrechen sowie meist bereits nach einigen Stunden zu einer Nackensteifigkeit. Monophasische Krankheitsverläufe bieten dagegen eine kontinuierliche Steigerung der Symptome, bis das *Vollbild des meningitischen Stadiums* erreicht ist. Die Kranken sind dann von heftigen, weitgehend den üblichen Analgetika trotzenden, vornehmlich retrobulbär und in den Nacken lokalisierten Kopfschmerzen, von einem anhaltenden Brechreiz und häufig von Erbrechen gequält. Bei der Untersuchung finden sich neben erhöhten Temperaturen und den bereits erwähnten Symptomen eine mehr oder minder ausgeprägte Nackensteifigkeit, oft auch die Zeichen nach BRUDZINSKI und KERNIG. In schweren Fällen nimmt der Kranke reflektorisch eine Entlastungshaltung nach Art der Chien-de-fusil-Stellung ein.

Wenn der *Liquor* bereits in einem frühen Stadium entnommen wird, zeigt sich eine mehr oder minder ausgeprägte *Pleocytose,* zu der anfangs vornehmlich segmentkernige Elemente beitragen. Das Gesamteiweiß ist allenfalls leicht vermehrt, der Liquorzucker durchweg normal. Manchmal bildet sich ein Spinngewebsgerinnsel aus. Sind bereits mehrere Tage seit dem Einsetzen der meningealen Symptome verstrichen, so wird die Pleocytose vor allem von Lymphocyten bestritten. Die Zellzahl beträgt im Durchschnitt mehrere 100 pro mm^3, liegt aber im Einzelfall unabhängig vom Erregertyp zwischen 20 und etwa 1000, selten höher. Auffällig starke Pleocytosen wurden häufig — aber nicht regelmäßig — bei ECHO-9-Virusinfektionen verzeichnet. Die Eiweißvermehrung mag jetzt etwas ausgeprägter sein, überschreitet aber nur in Ausnahmefällen einen Wert von 50—100 mg %.

Meist empfinden die Kranken die Liquorentnahme als sehr erleichternd, indem Kopfschmerzen und Erbrechen oft schlagartig nachlassen. Eine Besserung sämtlicher Symptome wird sich aber ohnedies bald anbahnen. Der gesamte Krankheitsverlauf nimmt in der Regel nicht mehr als 1—2 Wochen in Anspruch. Selten kommt es nach einigen Tagen zu einem flüchtigen Rezidiv des meningitischen Syndroms. *Nach dem Abklingen* des Fiebers und der meningealen Erscheinungen verbleiben vor allem bei Erwachsenen oft noch für längere Zeit *vegetative Fehlregulationen* mit Schlafstörungen, häufigem Schwitzen, Kollapsneigung, Schwindelgefühl, Appetitlosigkeit, vermehrter Reizbarkeit oder witterungsabhängigen Kopfschmerzen.

Verantwortlich für *abakterielle Meningitiden* sind vor allem die Virustypen

ECHO 4 (Literatur s. Tab. 2),
ECHO 6 (Literatur s. Tab. 2, ferner MEYER et al., 1957; WILT et al., 1960; MAEKAWA et al., 1961),
ECHO 7 (v. ZEIPEL und SVEDMYR, 1957; MCINTOSH und SOMMERVILLE, 1959; DROUHET, 1960a, b; MELNICK et al., 1961; THIEFFRY et al., 1961; KLEINMAN et al., 1962; LENNETTE et al., 1962a; BELL et al., 1963),
ECHO 9 (Literatur s. Tab. 2, ferner THIVOLET et al., 1961; MCLEAN et al., 1962),
ECHO 11 (ELVIN-LEWIS und MELNICK, 1959; DROUHET, 1960a, b; KLEIN et al., 1960; WILT et al., 1960; v. ZEIPEL et al., 1960; MELNICK et al., 1961; KLEINMAN et al., 1962; LENNETTE et al., 1962a),
ECHO 16 (KIBRICK et al., 1957; MELNICK et al., 1961; LÉPINE et al., 1962).

Hinreichend gesicherte Einzelbeobachtungen liegen vor für

ECHO 2 (MEYER et al., 1957; BARRON et al., 1958; SABIN et al., 1958; STEIGMAN, 1958; THIEFFRY et al., 1961; LENNETTE et al., 1962a),
ECHO 14 (DAVIS und MELNICK, 1958; DROUHET, 1960a; MCLEAN et al., 1960, 1962; GERBAUT et al., 1962; KARZON und BARRON, 1962; LENNETTE et al., 1962a; LÉPINE et al., 1962; LEPOW et al., 1962; KELEN et al., 1963),

ECHO 15 (JOHNSON et al., 1960),
ECHO 18 (ECKERT et al., 1960; LENNETTE et al., 1962a; KELEN et al., 1963),
ECHO 19 (FAULKNER und OZERE, 1960),
ECHO 23 (JHALA, 1962),
ECHO 30 (COONEY et al., 1962; DUNCAN, 1960, 1962; LENNETTE et al., 1962b; PLAGER und DECHER, 1963),
ECHO 31 (CHIN, 1962; LENNETTE et al., 1962c).

Ob die folgenden Virustypen tatsächlich als Ursache des meningealen Syndroms anzuschuldigen sind, muß vorerst noch offenbleiben:

ECHO 1 (HAMMON et al., 1957),
ECHO 3 (HAMMON et al., 1958; PULVER, 1959; DROUHET, 1960a, b),
ECHO 5 (v. ZEIPEL und SVEDMYR, 1957; DAVIS und MELNICK, 1958; GODTFREDSEN und v. MAGNUS, 1959; KLEINMAN et al., 1962; LENNETTE et al., 1962a),
ECHO 8 (ENJALBERT et al., 1962),
ECHO 12 (HAMMON et al., 1958, 1959a; KLEINMAN et al., 1962),
ECHO 13 (HAMMON et al., 1961),
ECHO 17 (KARZON et al., 1961; MELNICK et al., 1961; LENNETTE et al., 1962a),
ECHO 20 (WILT et al., 1960; KARZON et al., 1961),
ECHO 22 (DROUHET, 1962),
ECHO 25 (LÉPINE et al., 1962).

Ausnahmsweise treten im Verlauf der ECHO-Virusinfektionen Symptome von seiten des Zentralnervensystems nach Art einer Myelitis oder Encephalitis, durchweg verbunden mit den Erscheinungen einer Meningitis, auf. Meist handelt es sich um *poliomyelitisähnliche Krankheitsbilder*.

Als leichteste Form *meningo-myelitischer Syndrome* gilt eine flüchtige Abschwächung der Eigenreflexe im meningitischen Stadium. Bei schwereren Bildern tritt eine nur wenige Tage anhaltende Schwäche in mehr oder minder umschriebenen Muskelgruppen dieser oder jener Extremität hinzu. Die Verteilung ist oft asymmetrisch. Häufig sind die Beine betroffen. Meist handelt es sich um geringfügige, mehr subjektive als objektiv faßbare Störungen. Selten werden höhergradige schlaffe Paresen mit Reflexverlust beobachtet. Nur ausnahmsweise kommt es zu Lähmungen der Atemmuskulatur, häufiger zu Bauchwandparesen. Eine flüchtige Retentio urinae kann sich infolge einer Bauchmuskelschwäche oder entzündlicher Vorgänge in den entsprechenden Rückenmarkssegmenten entwickeln. Wie bei der Poliomyelitis ist das sensible System so gut wie niemals beeinträchtigt. — Gelegentlich sind zusätzlich oder ausschließlich die motorischen Hirnnerven befallen; so wurden periphere Facialisparesen, Schluckstörungen und auch Doppeltsehen verzeichnet. — Bei ausgeprägteren Lähmungen kann die Rückbildung einige Wochen in Anspruch nehmen. Bleibende motorische Ausfälle gehören zu den Seltenheiten.

Bisher liegen Berichte über *bulbospinale Lähmungen* mit einer Beteiligung der Atemmuskulatur sowie der bulbären Zentren nur von 2 Fällen mit jeweils tödlichem Ausgang vor, und zwar nach Infektionen mit ECHO 2 (STEIGMAN, 1958) und ECHO 11 (STEIGMAN und LIPTON, 1960). Bei derartig schweren Krankheitsbildern ist grundsätzlich die Möglichkeit einer nicht nachgewiesenen zusätzlichen Infektion, etwa mit einem Poliomyelitisvirus, oder auch eine andersartige Erkrankung — vielleicht eine rein motorische Polyneuritis — zu erwägen.

Die noch selteneren *encephalitischen Krankheitsbilder* werden durchweg ebenfalls von einer Meningitis begleitet. Leichte Formen bieten eine mäßige einfache Bewußtseinstrübung mit Schläfrigkeit. Nur vereinzelt wurden stärkere Grade, dann gelegentlich mit produktiven Symptomen nach Art der Halluzinationen und der motorischen Unruhe, beobachtet. Hirnorganische Anfälle oder Hyperkinesen können zur Symptomatik beisteuern. Ausnahmsweise entwickeln sich auch Herdsymptome, etwa eine cerebellare Ataxie, Blickparesen oder Halbseitenerscheinungen mit Reflexsteigerung und Pyramidenbahnzeichen.

Auch bei den anscheinend gesicherten schwereren encephalitischen Bildern ist äußerste *Vorsicht hinsichtlich der ätiologischen Zuordnung* geboten. Immer besteht auch hier die Möglichkeit, daß es sich bei nachgewiesenen ECHO-Virusinfektionen nur um einen Zufallsbefund handelt, außerdem aber eine andersartige Infektion oder ein sonstiger Prozeß vorliegt. So konnte ein von Verlinde und Wilterdink (1958) beschriebener Fall mit tödlichem Ausgang auf eine Doppelinfektion mit ECHO 9 und Poliomyelitisvirus vom Typus 2 zurückgeführt werden (Pette und Valenciano, 1961; Pette et al., 1961; Verlinde et al., 1961).

Meningomyelitische oder meningoencephalitische Krankheitsbilder konnten bisher am häufigsten bei den ohnedies zahlreich erfaßten ECHO-9-Infektionen beobachtet werden (Archetti et al., 1956; Brohl et al., 1957; Dejoux et al., 1957; Dietrich, 1957; Nihoul et al., 1957; v. Oldershausen, 1957; v. Zeipel und Svedmyr, 1957; Berglund et al., 1958; Galpine et al., 1958; Gear und Measroch, 1958; MacLeod et al., 1958; Sabin et al., 1958; Foley et al., 1959; Lyle, 1959; McAllister et al., 1959; Rossi et al., 1959; Sanford und Sulkin, 1959; Wehrle et al., 1959; Lavillaureix et al., 1960; McAllister, 1960; v. Oldershausen et al., 1960; Sauthoff und Mittelstrass, 1960; Plager und Harrison, 1961; Lapinleimu et al., 1962; Lennette et al., 1962a). Mit hinreichender Wahrscheinlichkeit sind auch die folgenden ECHO-Virustypen anzuschuldigen:

ECHO 2 (Steigman et al., 1953; Barron et al., 1958; Steigman, 1958),
ECHO 4 (Buser et al., 1957; Lehan et al., 1957; Forbes, 1958; Hammon et al., 1958; Sanford und Sulkin, 1959; Krech, 1960; Lavillaureix et al., 1960; Karzon et al., 1961; Kelen et al., 1963),
ECHO 6 (Davis und Melnick, 1956, 1958; Karzon et al., 1956; Kibrick et al., 1957; v. Zeipel und Svedmyr, 1957; Wiesmann et al., 1958; Francis und Ceballos, 1959; Sanford und Sulkin, 1959; Wehrle et al., 1959; Drouhet, 1960a, b; Maekawa et al., 1961; Thieffry et al., 1961; Karzon et al., 1962),
ECHO 7 (Drouhet, 1960a, b; Sauthoff und Mittelstrass, 1960; Melnick et al., 1961; Salvaggio et al., 1961; Jhala, 1962; Kleinman et al., 1962; Lapinleimu et al., 1962),
ECHO 11 (McAllister, 1960; Steigman und Lipton, 1960; Godtfredsen und Hansen, 1961; Lapinleimu et al., 1962).

Die Rolle der folgenden Virustypen bedarf in diesem Zusammenhang noch weiterer Klärung:

ECHO 1 (Drouhet, 1960a, b; Thieffry et al., 1961),
ECHO 12 (Drouhet, 1960a, b),
ECHO 13 (Hammon et al., 1961),
ECHO 14 (Drouhet, 1960b; Gerbaut et al., 1962; Lennette et al., 1962a; Kelen et al., 1963),
ECHO 16 (Kibrick et al., 1957; Hammon et al., 1958),
ECHO 18 (Sabin et al., 1958),
ECHO 19 (Faulkner und Ozere, 1960),
ECHO 21 (Wigand, 1960),
ECHO 30 (Cooney et al., 1962; Duncan, 1960; Lennette et al., 1962b),
ECHO 31 (Lennette et al., 1962c).

Ob der Nachweis einer ECHO-Virusinfektion bei einer Parotitis (Wilterdink et al., 1959), bei einer Perikarditis (Johnson und Buescher, 1960; Lou und Wenner, 1963) und in Verbindung mit einem Ikterus (Lapinleimu und Penttinen, 1960; Shaver et al., 1961; Wigand und Sabin, 1962a) auf einem rein zufälligen Zusammentreffen beruht, muß noch offenbleiben.

Typische Komplikationen sind bei ECHO-Viruserkrankungen nicht bekannt. Auch sichere Keimschädigungen durch eine Infektion während der Gravidität waren bisher nicht zu verzeichnen (MacLeod et al., 1958; Rantasalo et al., 1960).

b) Diagnose und Differentialdiagnose: Der Verdacht auf eine ECHO-Viruserkrankung muß bei jedem fieberhaften Infekt auftauchen, zumal wenn sich gastrointestinale Störungen, hier vor allem eine Diarrhoe, oder aber ein Exanthem hinzugesellen. Auch leichtere Symptome von seiten der oberen Luftwege, so eine Pharyngitis oder eine Rhinitis, weisen in die gleiche Richtung. Eine ECHO-Virusinfektion sollte ferner immer dann erwogen werden, wenn sich unter Fieber, vielleicht zusätzlich auch unter einer oder mehreren der bereits genannten Erscheinungen eine abakterielle Meningitis entwickelt. Selbst bei encephalitischen oder myelitischen Syndromen im Rahmen eines fieberhaften Infektes ist die Möglichkeit einer ECHO-Viruserkrankung zu erörtern. Der Verdacht wird erhärtet, wenn in der Umgebung des Kranken gleichartige Fälle vorkommen oder solche, die dem sonstigen klinischen Spektrum der ECHO-Virusinfektionen entsprechen. Niemals kann aber eine ätiologisch begründete Diagnose allein auf Grund der ausnahmslos unspezifischen klinischen Syndrome gestellt werden. Noch weniger gelingt auf diese Weise gar der Rückschluß auf einen bestimmten der bisher bekannten ECHO-Virustypen. Die vorherrschende Symptomatik kann hier allenfalls bescheidene Hinweise liefern (Tab. 3).

Stets ist zu bedenken, daß eine Vielzahl von Erregern ähnliche oder gleichartige Erscheinungen hervorzurufen vermag. Unter dem Bilde des *unspezifischen fieberhaften Infektes* können Infektionen mit fast sämtlichen menschenpathogenen Virusarten verlaufen. Für Symptome von seiten des *oberen Respirationstraktes* sind neben den Erregern des sog. Common cold vor allem die Rhinoviren, die Adenoviren und einige Myxoviren anzuschuldigen. Im Zusammenhang mit *gastrointestinalen Erscheinungen* müssen vornehmlich alle Vertreter der Enterovirusgruppe sowie die Enterobakterien berücksichtigt werden. Fieberhafte *Exantheme* treten nicht nur im Rahmen von Infektionen mit einigen Coxsackie- und ECHO-Virustypen auf, sondern lenken den Verdacht ebenfalls auf andere exanthematische Erkrankungen, vor allem Masern und Röteln. Handelt es sich um *meningitische Erscheinungen*, so ist zunächst auf Grund des gesamten klinischen Bildes und der Liquorbefunde eine bakterielle Meningitis — zumal durch Pneumokokken, Meningokokken und Tuberkelbakterien — auszuschließen. Unter den abakteriellen Meningitiden sind dann vornehmlich Infektionen mit den Poliomyelitis- und Coxsackie-Viren — hier besonders die Typen A 7, A 9 und die Vertreter der Gruppe B — ferner der Mumps, die Lymphocytäre Choriomeningitis, die von Arthropoden übertragenen Virusinfektionen und nicht zuletzt die Leptospirosen und Pilzerkrankungen zu erwägen. *Myelitische und encephalitische Syndrome* verlangen grundsätzlich gleiche Überlegungen wie die abakteriellen Meningitiden, stellen darüber hinaus aber oft noch umfangreichere differentialdiagnostische Aufgaben, die tief in das Gebiet der Neurologie und Psychiatrie hineinreichen und daher nur in einer Spezialklinik zu lösen sind.

Die sorgfältige klinische Beobachtung einschließlich differentialdiagnostischer Überlegungen kann also allenfalls den Weg zur Diagnose bahnen. Eine *eindeutige Klärung* ist dagegen nur *mit Hilfe virologisch-serologischer Untersuchungen* zu erreichen, die darauf abzielen, den Erreger aus Blut, Rachenabstrich, Stuhl oder Liquor zu isolieren und im Serum einen Anstieg homologer neutralisierender Antikörper zu erfassen. — Lediglich innerhalb der ersten 3 Tage nach Krankheitsbeginn ist ein Virusnachweis im *Blut* zu erwarten (s. S. 96). Während der 1., allenfalls noch der 2. oder 3. Krankheitswoche sollte *Pharynxsekret* — am besten mehrfach — durch einen Abstrich von der Rachenhinterwand mittels eines sterilen Watteträgers gewonnen werden. Haselnußgroße *Stuhlproben* aus dem gleichen Zeitraum, möglichst gesondert von mehreren Tagen, bieten die besten Aussichten für eine Virusisolierung. Handelt es sich um eine abakterielle Meningitis, so ist der *Liquor* aus der 1., allenfalls aus der 2. Krankheitswoche für den Erregernachweis zu entnehmen. — Das Untersuchungsmaterial muß dem Viruslaboratorium unverzüglich nach der Entnahme zugesandt werden. Wenn dies nicht sogleich möglich ist, sollte es sofort in einer Tiefkühlanlage eingefroren oder im Kühlschrank — hier allenfalls für Stunden — bei $+4°$ C aufbewahrt werden. Für einen längeren Transportweg eignen sich mit Trockeneis gefüllte Thermosgefäße.

Im *Viruslaboratorium* wird das Material zunächst eingefroren, später aufgearbeitet und auf geeignete Gewebekulturen, am besten parallel in primäre Affennieren- und menschliche Amnionzellen, verimpft (KELLY und SANDERSON, 1962). Von der üblichen Technik abweichende Maßnahmen sind angezeigt, wenn auf die Isolierung eines ECHO-28-Stammes abgezielt wird (MOGABGAB und HOLMES, 1961; PELON, 1961). — Beim täglichen Mikroskopieren der Kulturen kündigt sich die geglückte *Isolierung* durch das Auftauchen eines cytopathologischen Effektes an (s. S. 94). Wenn die zellzerstörende Wirkung des isolierten Agens ihren Höhepunkt erreicht hat, wird das virushaltige Gewebekulturröhrchen bei —20° C eingefroren, der Inhalt auf gesunde Zellen weitergegeben und das Virus so mittels einer beliebigen Anzahl von Gewebekulturpassagen vermehrt. — Als nächster Schritt folgt die *Typisierung* des Erregers. Hierzu werden 100 TcD_{50} des isolierten Agens mit üblicherweise 20, in besonderen Fällen bis zu 1000 Neutralisationseinheiten eines Hyperimmunserums inkubiert (WIGAND, 1960; KAMITSUKA et al., 1961). Da das Virus grundsätzlich mit Hyperimmunseren sämtlicher Enterovirustypen angesetzt werden muß, kann eine Zusammenstellung bestimmter Serumkombinationen im Typisierungsgang wertvolle methodische Erleichterungen gewähren (LIM und BENYESH-MELNICK, 1960; SCHMIDT et al., 1961; HAMBLING et al., 1963). Jedes Virus-Serumgemisch ist anschließend auf eine geeignete Zellkultur zu verimpfen; durch tägliches Mikroskopieren wird geprüft, welches der bekannten Hyperimmunseren in der Lage ist, den cytopathologischen Effekt des Virus zu unterdrücken. Der positive Neutralisationseffekt ordnet den unbekannten Erreger dem bekannten neutralisierenden Hyperimmunserum zu. Die Möglichkeit von Zwei- oder Mehrfachinfektionen muß durch besondere Verfahren berücksichtigt werden, die auch die Verimpfung des isolierten Agens auf Babymäuse einschließen (LENNETTE et al., 1961). Jede Typisierung ist durch sorgfältige Kontrollversuche zu bestätigen. — In manchen Laboratorien werden zur Typisierung des Erregers auch die fluoreszenz-serologischen Methoden herangezogen (MÜLLER, 1961b, 1962; SHAW et al., 1961).

Die Isolierung eines bestimmten ECHO-Virustyps genügt nicht zur Diagnose der ECHO-Viruserkrankung. Immer kann es sich um einen Zufallsbefund handeln (s. S. 99). Das isolierte Agens ist erst dann als sichere Ursache der Erkrankung anzuschuldigen, wenn sich zugleich ein signifikanter Anstieg im Titer entsprechender *neutralisierender Serumantikörper* während des Krankheitsverlaufs fassen läßt. Um den *Titeranstieg* nachzuweisen, bedarf es allerdings geeigneter Serumproben. Darum ist dem Kranken möglichst unmittelbar nach Ausbruch der klinischen Erscheinungen eine Menge von etwa 10—20 ml Venenblut zu entnehmen und dem Viruslaboratorium zu übermitteln. Das 2. Serum sollte aus der 2. Krankheitswoche stammen (s. S. 95). Zusätzliche spätere Serumeinsendungen sind begrüßenswert, da sie erlauben, den Titerverlauf noch einige Zeit zu verfolgen. — Beim üblichen Neutralisationsverfahren werden jeweils 100 TcD_{50} des homologen Virusstammes — im allgemeinen auch des entsprechenden Prototypstammes — mit verschiedenen Verdünnungen des Patientenserums zunächst 1 Std bei Zimmertemperatur inkubiert. Dann schließt sich die Verimpfung des Virus-Serumgemisches auf geeignete Zellkulturen an. Durch tägliches Mikroskopieren ist nach einem cytopathologischen Effekt zu fahnden. Als Titer wird schließlich diejenige Serumverdünnung bezeichnet, die eben noch in der Lage ist, eine vollständige Neutralisation des Virus in der Gewebekultur zu bewirken. Die Seren aus der frühen und aus der späten Krankheitsphase müssen getrennt im gleichen Untersuchungsgang angesetzt werden.

Zur Typisierung des Erregers und zum Nachweis neutralisierender Antikörper kann auch die *Plaque-Technik* dienen; sie empfiehlt sich zumal bei Mehrfachinfektionen und zur Erfassung neutralisierender Antikörper gegenüber dem Typ ECHO 4 (s. S. 95). — Weitere diagnostisch-serologische Verfahren, wie die *Komplementbindungsreaktion* (Archetti et al., 1957; Halonen et al., 1958a, b, 1959; Godtfredsen, 1960; Robba, 1961; u. a.) sowie der *Hämagglutinationshemmungstest* (Dardanoni und Zaffiro, 1959; Zaffiro, 1959; Gilgenkrantz et al., 1962; u. a.) sind infolge der größeren Unspezifität der entsprechenden Antigene durch zahlreiche heterologe Kreuzreaktionen belastet und darum zur Routinediagnostik der ECHO-Viruserkrankungen dem Neutralisationsverfahren unterlegen.

c) Prophylaxe und Therapie: Da ECHO-Viruserkrankungen im allgemeinen harmlos verlaufen, sind besondere *prophylaktische Maßnahmen* nicht erforderlich. Zumal im Kindesalter ist sogar davon abzuraten. Je früher die Infektion erworben wird, um so weniger droht die Gefahr einer Affektion des Nervensystems. Eine Infektion zu verhindern scheint darum allenfalls im Erwachsenenalter sinnvoll, etwa bei verdächtigen Umgebungserkrankungen oder während einer Epidemie. Dann sollte auf besonders peinliche Beachtung hygienischer Regeln Wert gelegt werden. Während einer Epidemie ist vom Besuch der öffentlichen Schwimmbäder abzuraten.

Durch umständliche Verfahren wäre es natürlich möglich, wie bei der Poliomyelitis abgeschwächte Erregerstämme zu Immunisierungszwecken heranzuzüchten. Die klinische Bedeutung der ECHO-Viren ist jedoch vorläufig noch nicht so groß, daß die aufgewendeten Mühen in einem tragbaren Verhältnis zu dem Erfolg stünden. Dies mag sich ändern, wenn durch die Zurückdrängung der Poliomyelitis das Gleichgewicht unter den Enteroviren gestört wird. Einige Zeichen weisen bereits darauf hin, daß den ECHO- und Coxsackie-Viren in Zukunft vielleicht größere Aufmerksamkeit als bisher zu zollen ist (Lennette et al., 1959; Bergamini und Gianelli, 1961; Giovanardi et al., 1961; Evans, 1963).

Bei der *Therapie* der ECHO-Viruserkrankungen muß sich der Arzt auf rein *symptomatische Maßnahmen* beschränken. Antibiotika und Chemotherapeutika versprechen, wie bei den meisten Viruserkrankungen, keinerlei Gewinn. Wenn auch Couvreur u. Mitarb. (1963) bei glukokortikoidbehandelten Kindern besonders milde Krankheitssymptome während einer ECHO-Epidemie verzeichnen konnten, muß doch vor einer derartigen gezielten Therapie im Zusammenhang mit ECHO-Virusinfektionen vorerst gewarnt werden.

Literatur

Albano, A., e **L. Salvaggio**: Sindrome similinfluenzale da virus ECHO tipo 7. Boll. Ist. sieroter. ital. **39**, 479 (1960). — **Albano, A., L. Salvaggio**, e **F. Campanella**: Ulteriori osservazioni sulla suscettibilità delle cellule KB e delle cellule HeLa in colture rotanti e stazionarie al virus poliomielitico ed ai virus Coxsackie ed ECHO. Boll. Ist. sieroter. milan. **40**, 601 (1961). — **D'Alessandro, G., L. Dardanoni, P. Brancato**, e **A. Gullo**: Somministrazione di virus polio 1 attenuato LSc di Sabin a bambini viventi in comunità con alta frequenza di infezioni enterovirali. Riv. Ist. sieroter. ital. **35**, 425 (1960). — **Archetti, I., G.R. Dubes**, and **H.A. Wenner**: A comparative study of the prototyp Hill strain of ECHO virus, type 9, and several Coxsackie-like viruses related to it antigenically. Arch. ges. Virusforsch. **9**, 73 (1959). — **Archetti, I., A. Felici, F. Russi**, e **C. Fuá**: Untersuchungen über die ätiologische Bestimmung der Meningoneuraxitis Marchigiana, ausgeführt während der Sommer-Herbst-Epidemie 1955. Sci. med. ital. **5**, 327 (1956). — **Archetti, I., D. Steve-Bocciarelli**, e **A. Violante**: Studio al microscopio elettronico della miosite dei topi neonati inoculati con virus ECHO 9 e osservazioni sulla struttura del virus. R.C. Ist. sup. Sanità **24**, 826 (1961). — **Archetti, I., J. Weston**, and **H.A. Wenner**: Adaptation of ECHO viruses in HeLa cells; their use in complement fixation. Proc. Soc. exp. Biol. (N.Y.) **95**, 265 (1957). — **Arnold, J.H.**, and **J.F. Enders**: Disease in macacus monkeys inoculated with ECHO viruses. Proc. Soc. exp. Biol. (N.Y.) **101**, 513 (1959). — **Ashkenazi, A.**, and **J.L. Melnick**: Topics in microbiology. Enteroviruses — a review of their properties and associated diseases. Amer. J. clin. Path. **38**, 209 (1962).

Barron, A.L., and **D.T. Karzon**: Effect of pH on cytopathogenicity of orphan viruses. Proc. Soc. exp. Biol. (N.Y.) **94**, 393 (1957). ~ Characteristics of ECHO 4 (Shropshire) virus isolated during epidemic of aseptic meningitis. Fed. Proc. **19**, 406 (1960). — **Barron, A.L., D.T. Karzon**, and **B.F. Pollock**: Isolation of ECHO virus type 2 from the cerebrospinal fluid in aseptic meningitis. Amer. J. Dis. Child. **95**, 235 (1958). — **Barski, G.**: The significance of in vitro cellular lesions for classification of enteroviruses. Virology **18**, 152 (1962). — **Bauer, H., R. Wigand, W. Globig** u. **A.R. Ababio**: Säuglings-Enteritis bei Infektion mit ECHO-Virus Typ 22. Arch. ges. Virusforsch. **12**, 701 (1963). — **Baumann, Th.**: Meningitis serosa durch ECHOvirus 9. Schweiz. med. Wschr. **89**, 686 (1959). — **Baumann, Th., M. Barben, R. Marti, A. Hassler** u. **U. Krech**: Erkrankungen durch ECHO Virus Typ 9 (eine epidemiologische, klinische und virologisch-serologische Studie). Schweiz. med. Wschr. **87**, 307 (1957). — **Bell, E.J., J. Stott**, and **C.A.C. Ross**: Laboratory diagnosis of ECHO type 9 virus infection. Arch. ges. Virusforsch. **14**, 148 (1964). — **Bell, T.M., N.S. Clark**, and **W. Chambers**: Outbreak of illness associated with E.C.H.O. type 7 virus. Brit. med. J. 1963 **II**, p. 292. — **Benyesh, M., E.C. Pollard, E.M. Opton, F.L. Black, W.D. Bellamy**, and **J.L. Melnick**: Size and structure of ECHO, poliomyelitis and measles viruses determined by ionizing radiation and ultrafiltration. Virology **5**, 256 (1958). — **Berg, G., N.A. Clarke**, and **P.W. Kabler**: Interrelationships among ECHO virus types 1, 8, and 12. J. Bact. **83**, 556 (1962). — **Bergamini, F.**, e **F. Bonetti**: Episodo epidemico di gastroenterite acuta da virus ECHO-11 in un brefotrofio. Boll. Ist. sieroter. milan. **39**, 510 (1960). — **Bergamini, F.**, e **F. Gianelli**: Contributo allo studio della eziologia di alcune affezioni acute del sistema nervoso centrale (poliomielite, paralisi del facciale, encefalite, meningite asettica). Boll. Ist. sieroter. milan. **40**, 236 (1961). — **Berglund, A., M. Böttiger, T. Johnsson**, and **S.E. Westermark**: An outbreak of aseptic meningitis with a rubella-like rash probably caused by ECHO virus type 9. Arch. ges. Virusforsch. **8**, 294 (1958). — **Bernkopf, H.**, and **A. Rosin**: Cytopathologic changes in tissue cultures of human amniotic cells infected with poliomyelitis, Coxsackie and ECHO viruses. Amer. J. Path. **33**, 1215 (1957). — **Bloom, H.H., W.N. Mack, B.J. Krueger**, and **W.L. Mallmann**: Identification of enteroviruses in sewage. J. infect. Dis. **105**, 61 (1959). — **Boissard, G.P.B., L.J. Stokes, A.D. Macrae**, and **F.O. McCallum**: Isolation of viruses related to ECHO virus type 9 from outbreaks of aseptic meningitis. Lancet **I**, 500 (1957). — **Branche, W.C.**, and **V.M. Young**: Characterization of two viral agents isolated from infants with gastroenteritis. Fed. Proc. **20**, 440 (1961). — **Brohl, I., K. Helmstaedt, H. Lennartz** u. **G. Maas**: Zu den Virus-Meningitis-Epidemien. Z. ärztl. Fortbild. **51**, 499 (1957). — **Buckland, F.E.** (zit. nach **Taylor-Robinson, D.**): Studies on some viruses (Rhinoviruses) isolated from common colds. Arch. ges. Virusforsch. **13**, 281 (1963). — **Buckland, F.E., M.L. Bynoe, L. Philipson**, and **D.A. Tyrrell**: Experimental infection of human volunteers with the U-virus — a strain of ECHO virus type 11. J. Hyg. (Lond.) **57**, 274 (1959). — **Buckland, F.E., M.L. Bynoe, D.T.** and **H.L. Rosen**, and **D.A. Tyrrell**: Inoculation of human volunteers with ECHO virus type 20. Brit. med. J. **I**, 397 (1961). — **Buser, M., U. Krech** u. **S. Moeschlin**: Zur Klinik und Verbreitung des Orphan Virus (ECHO-Virus). Bericht über einen Fall mit paralytischer Myelitis durch ECHO-Virus Typ 4. Helv. med. Acta **24**, 434 (1957). — **Bussell, R.H., D.T. Karzon, A.L. Barron**, and **F.T. Hall**: Hemagglutination-inhibiting, complement-fixing and neutralizing antibody responses in ECHO 6 infection including studies on heterotypic responses. J. Immunol. **88**, 47 (1962a). — **Bussell, R.H., D.T. Karzon**, and **F.T. Hall**: Hemagglutination and hemagglutination-inhibition studies with ECHO viruses. J. Immunol. **88**, 38 (1962b).

Chin, T.D.Y. (zit. nach **Wenner, H.A.**): The ECHO viruses. Ann. N.Y. Acad. Sci. **101**, 398 (1962). — **Chin, T.D.Y., G.W. Beran**, and **H.A. Wenner**: An epidemic illness associated with a recently recognized enteric virus (ECHO type 4). Amer. J. Hyg. **66**, 76 (1957). — **Choppin, P.W.**, and **L. Philipson**: The inactivation of enterovirus infectivity by the sulfhydryl reagent p-chloromercuribenzoate. J. exp. Med. **113**, 713 (1961). — **Clarke, M., M. Hunter, G.A. McNaughton, D. v. Seydlitz**, and **A.J. Rhodes**: Seasonal aseptic meningitis caused by Coxsackie and ECHO viruses, Toronto 1957. Canad. med. Ass. J. **81**, 5 (1959). — **Cochran, K.W.**, and **J.T. Headington**: Characteristics and chemoprophylaxis of ECHO-9' virus infection in mice. Fed. Proc. **19**, 406 (1960). — **Committee on the ECHO viruses**: Enteric cytopathogenic human orphan (ECHO) viruses. Science **122**, 1187 (1955). — **Committee on the Enteroviruses, National Foundation for Infantile Paralysis**: The Enteroviruses. Amer. J. publ. Hlth **47**, 1556 (1957). — **Constable, F.L.**, and **L.F. Howitt**: Outbreak of E.C.H.O. type 9 infection in a children's home. Brit. med. J. **I**, 1483 (1961). — **Cooney, M.K., L.C. McLaren**, and **H. Bauer**: A newly-recognized enterovirus, with affinity for primary human amnion cells, isolated from cases of aseptic meningitis. Amer. J. Hyg. **75**, 301 (1962). — **Cooper, M.R., J.M. Lesiak, D. Belbin**, and **N.A. Labzoffsky**: Isolation of enteric viruses during the poliomyelitis season in Ontario, 1956—1959. Canad. med. Ass. J. **84**, 200 (1961). — **Cords, C.E.**, and **J.J. Holland**: Interference between enteroviruses and conditions effecting its reversal. Virology **22**, 226 (1964). — **Couvreur, J., C.M. Cook, C. Chany**, et **J. Gerbeaux**: Une épidémie d'exanthème à virus ECHO de type 16 en milieu hospitalier avec bilan d'une enquête longitudinale. Arch. ges. Virusforsch. **13**, 215 (1963). — **Cramblett, H.G., H.L. Moffet, G.K. Middletongk, J.F. Black, H. Shulenberger**, and

A. Young: ECHO 19 virus infections. Clinical and laboratory studies. Arch. intern. Med. **110**, 574 (1962). — **Cramblett, H.G., L. Rosen, R.H. Parrott, J.A. Bell, R.J. Huebner,** and **N.B. McCullough**: Respiratory illness in six infants infected with a newly recognized ECHO virus. Pediatrics **21**, 168 (1958). — **Cramblett, H.G., F.D. Wilken, M. Langmack,** and **J. Porter**: Patterns of transplacental transfer of neutralizing antibodies against ECHO virus types 1, 2, 8, 11 and 20. Amer. J. Hyg. **73**, 90 (1961).

Dardanoni, L.: La reazione di emoagglutinazione nei virus ECHO. Riv. Ist. sieroter. ital. **35**, 320 (1960). — **Dardanoni, L., P. Brancato,** e **A. Gullo**: Ulteriori indagini sull'attecchimento di virus poliomielitico attenuato (tipo 1, ceppo LSc di Sabin) in bambini viventi in comunità ad alto livello di infezioni enterovirali. Riv. Ist. sieroter. ital. **37**, 428 (1962). — **Dardanoni, L.,** e **P. Zaffiro**: Sul potere emoagglutinante di virus appartenenti al gruppo ECHO. Boll. Ist. sieroter. milan. **37**, 346 (1958). ~ Identificazione di virus ECHO a mezzo della reazione di emoagglutino-inibizione. Boll. Ist. sieroter. milan. **38**, 441 (1959). ~ Alcuni casi di reinfezione da virus ECHO 7. Riv. Ist. sieroter. ital. **35**, 564 (1960). — **Davies, J.W., A. McDermott,** and **D. Severs**: Epidemic virus meningitis due to ECHO 9 virus in Newfoundland. Canad. med. Ass. J. **79**, 162 (1958). — **Davis, D.C.,** and **J.L. Melnick**: Association of ECHO virus type 6 with aseptic meningitis. Proc. Soc. exp. Biol. (N.Y.) **92**, 839 (1956). ~ Poliomyelitis and aseptic meningitis. A two-year field and laboratory study in Connecticut. J. Lab. clin. Med. **51**, 97 (1958). — **Dietrich, F.**: Abakterielle Meningitis (Bericht über 25 Erkrankungen durch ECHO-Virus Typ 9). Ärztl. Wschr. **1957**, S. 985. — **Dejoux, J.**: Symptomatologie, épidémiologie d'une affection à virus ECHO, apparue en Belgique en 1956. Brux.-méd. **37**, 295 (1957). — **Dostal, V.**: Über die Vermehrung des ECHO-Virus Typ 9 in Affennierengewebekulturen. Schweiz. med. Wschr. **89**, 687 (1959). — **Drouhet, V.**: Infections à virus entériques chez les enfants et syndromes cliniques associés. Ann. Inst. Pasteur **98**, 562 (1960a). ~ Sur le diagnostic virologique et sérologique des infections à Entéro-virus. Path. et Biol. **8**, 17 (1960b). ~ zit. nach **Wigand, R.,** u. **A.B. Sabin**: Properties of ECHO types 22, 23, and 24 viruses. Arch. ges. Virusforsch. **11**, 224 (1962). — **Drouhet, V.,** et **J. Celers**: Études sur la diffusion de certains virus ECHO en France. Arch. ges. Virusforsch. **13**, 205 (1963). — **Dufy, P.E., A. Bell,** and **M.G. Menefee**: Morphology of ECHO 4 virus grown in monkey kidney tissue culture. Virology **16**, 350 (1962). — **Duncan, I.B.R.**: Aseptic meningitis associated with a previously unrecognised virus. Lancet **II**, 470 (1960). ~ Biological and serological properties of Frater virus — a cytopathogenic agent associated with aseptic meningitis. Arch. ges. Virusforsch. **11**, 248 (1962). — **Duran-Reynals, F.** zit. nach Diagnostic procedures for virus and rickettsial diseases: ECHO-viruses. Amer. publ. Hlth Ass. N.Y. 1956.

Eckert, G.L., A.L. Barron, and **D.T. Karzon**: Aseptic meningitis due to ECHO virus type 18. Amer. J. Dis. Child. **99**, 1 (1960). — **Eggers, H.J.,** and **A.B. Sabin**: Factors determining mouse pathogenicity of ECHO 9 virus. Fed. Proc. **17**, 510 (1958). ~ Factors determining pathogenicity of variants of ECHO 9 virus for newborn mice. J. exp. Med. **110**, 951 (1959). — **Eichenwald, H.F., A. Ababio, A.M. Arky,** and **A.P. Hartman**: Epidemic diarrhea in premature and older infants caused by ECHO virus type 18. J. Amer. med. Ass. **166**, 1563 (1958). — **Elvin-Lewis, M.,** and **J.L. Melnick**: ECHO 11 virus associated with aseptic meningitis. Proc. Soc. exp. Biol. (N.Y.) **102**, 647 (1959). — **Enjalbert, L., M.-B. Lareng, L. Lapchine, J. Didier,** et **M. Genard**: Virologie du liquide céphalo-rachidien. Étude systematique de 289 prélèvements sur cultures de tissus. Ann. Inst. Pasteur **102**, 153 (1962). — **Evans, D.G.**: Prevention of enteric and respiratory virus infections. Arch. ges. Virusforsch. **13**, 84 (1963).

Fabiyi, A., R. Engler, and **D.C. Martin**: Physical properties of infectious unit, hemagglutinin and complement-fixing antigen of ECHO virus 19. Arch. ges. Virusforsch. **14**, 621 (1964). — **Fabiyi, A.,** and **H.A. Wenner**: Relationships between infectious virus, hemagglutinin and complement-fixing antigen of ECHO virus type 19. Proc. Soc. exp. Biol. (N.Y.) **113**, 81 (1963). — **Faulkner, R.S., A.J. McLeod,** and **C.E. van Rooyen**: Virus meningitis — seven cases in one family. Canad. med. Ass. J. **77**, 439 (1957). — **Faulkner, R.S.,** and **R.L. Ozere**: Aseptic meningitis due to type 19 ECHO virus infection. New Engl. J. Med. **263**, 551 (1960). — **Flugsrud, L., A.M. Abrahamsen,** and **O. Lahelle**: An outbreak of aseptic meningitis associated with a virus related to ECHO type 9. Acta med. scand. **162**, 129 (1958). — **Foley, J.F., T.D. Chin,** and **C.R. Gravelle**: Paralytic disease due to infection with ECHO virus type 9; report of a case with residual paralysis. New Engl. J. Med. **260**, 924 (1959). — **Forbes, J.A.**: Meningitis in Melbourne due to E.C.H.O. virus: Part I. Clinical aspects. Med. J. Aust. **45**, 246 (1958). — **Francis, R.D.,** and **R. Ceballos**: Viremia in ECHO type 6 virus infection. Proc. Soc. exp. Biol. (N.Y.) **101**, 479 (1959). — **Frothingham, T.E.**: ECHO virus type 9 associated with three cases simulating meningococcemia. New Engl. J. Med. **259**, 484 (1959).

Gädecke, R.: Lokalisation eines ECHO-9-Virus in Geweben infizierter Säuglingsmäuse mittels fluoreszierender Antikörper. Schweiz. Z. allg. Path. **22**, 751 (1959). — **Galpine, J.F., T. Morrison Clayton, J. Ardley,** and **N. Baster**: Outbreak of aseptic meningitis with exanthem. Brit. med. J. **I**, 319 (1958). — **Garnett, D.G., A. Burlingham,** and **O. van Zwanenberg**: An outbreak of aseptic meningitis of virus origin in East Suffolk. Lancet I, 500 (1957). — **Gaudin, G., A. M. Barral,** et **R. Sohier**: Quelques remarques et suggestions à propos de l'hémagglutination des virus ECHO. Arch. ges. Virusforsch. **13**, 211 (1963). — **Gear, J.**, and **V. Measroch**: Cases of meningo-encephalitis due to the Coxsackie A-like ECHO 9 virus. S. Afr. med. J. **32**, 1062 (1958). — **Gelfand, H. M.**: The occurrence in nature of the Coxsackie and ECHO viruses. Progr. med. Virol. **3**, 193 (1961). — **Gerbaut, P., J. Lorrain, A.-M. Worms,** et **F. Jeandin**: Aspects cliniques de 26 cas d'infections à virus ECHO. Presse méd. **70**, 1345 (1962). — **Gibbels, E.**, u. **W. Scheid**: Über das Verhalten neutralisierender Antikörper gegenüber 14 ECHO-Virustypen bei Kindern und Erwachsenen aus Westdeutschland. Zbl. Bakt., I. Abt. Orig. **182**, 425 (1961). ~ Neutralisierende Antikörper gegenüber 11 ECHO-Virustypen im Serum von Erwachsenen aus Westdeutschland. Zbl. Bakt., I. Abt. Orig. **189**, 124 (1963a). ~ ECHO-Virusinfektionen und ihr Vorkommen in Westdeutschland. Dtsch. med. Wschr. **88**, 1349 (1963b). — **Gilgenkrantz, S., M. T. le Moyne,** et **E. de Lavergne**: Étude du pouvoir hémagglutinant dans le groupe des virus ECHO. Ann. Inst. Pasteur **102**, 670 (1962). — **Giovanardi, A.**, and **F. Bergamini**: Contribution to the knowledge of enteropathies of viral origin. Arch. ges. Virusforsch. **14**, 15 (1964). — **Giovanardi, A., F. Bergamini,** and **F. Gianelli**: Paralytic syndromes due to enteroviruses in subjects vaccinated and non vaccinated against poliomyelitis. VIIth Symposium, Oxford, 17—20 Sept. 1961, Europ. Association poliomyelitis and allied diseases, Vol. VII, p. 216. — **Giovanardi, A., F. Bergamini, E. Grosso, M. L. Profeta,** e **F. Gianelli**: Osservazioni sulla incidenza delle infezioni da enterovirus nell'infanzie secondo le statistiche del centro di virologia dell'Università di Milano. Riv. Ist. sieroter. ital. **37**, 362 (1962). — **Godtfredsen, A.**: Strains of Coxsackie virus type A-9 and ECHO virus type 9 recovered from cerebrospinal fluids. Acta path. microbiol. scand. **46**, 217 (1959). ~ Typing of freshly isolated strains of polio, ECHO, and Coxsackie viruses by complement fixation. Acta path. microbiol. scand. **49**, 189 (1960). — **Godtfredsen, A.**, and **B. Hansen**: A case of mild paralytic disease due to ECHO virus type 11. Acta path. microbiol. scand. **53**, 111 (1961). — **Godtfredsen, A.**, and **H. v. Magnus**: Isolation of ECHO virus type 9 from cerebrospinal fluids. Dan. med. Bull. **4**, 233 (1957). ~ Routine diagnosis of enteroviruses using tissue culture techniques. Experiences in Denmark during 1956—1958. Dan. med. Bull. **6**, 264 (1959). — **Goldfield, M., S. Srihongse,** and **J. P. Fox**: Hemagglutinins associated with certain human enteric viruses. Proc. Soc. exp. Biol. (N.Y.) **96**, 788 (1957). — **Grosso, E.**, e **F. Bergamini**: Sindrome gastrointestinale infantile epidemica da enterovirus (ECHO-14, ECHO-9 e poliovirus di tipo 3). Boll. Ist. sieroter. milan. **39**, 495 (1960).

Hale, J. H., L. H. Lee, and **P. S. Gardner**: A study of interference among enteroviruses during a mass immunization campaign with attenuated poliovirus type 2. Poliomyelitis. Papers and Discussions presented at the fifth Int. Poliomyelitis Conf., Copenhagen/Denmark, July 26—28, 1960. Philadelphia, Montreal: J. B. Lippincott Company, p. 336. — **Halonen, P.**: Immunization with ECHO viruses grown in monkey kidney cell culture. Specific and non specific responses of mice, guinea pigs and rabbits. Ann. Med. exp. Fenn. **39**, 15 (1961). — **Halonen, P., R. J. Huebner,** and **H. C. Turner**: Preparation of ECHO complement-fixing antigens in monkey kidney tissue culture and their purification by fluorocarbon. Proc. Soc. exp. Biol. (N.Y.) **97**, 530 (1958a). — **Halonen, P., L. Rosen,** and **R. J. Huebner**: Typing of ECHO viruses by a complement fixation technic. Proc. Soc. exp. Biol. (N.Y.) **98**, 105 (1958b). ~ Homologous and heterologous complement fixing antibody in persons infected with ECHO, Coxsackie and poliomyelitis viruses. Proc. Soc. exp. Biol. (N.Y.) **101**, 236 (1959). — **Halperen, S., H. J. Eggers,** and **I. Tamm**: Complete and coreless hemagglutinating particles produced in ECHO 12 virus-infected cells. Virology **23**, 81 (1964). — **Hambling, M. H., P. M. Davis,** and **A. D. Macrae**: The typing of enteroviruses in tissue culture by neutralization with composite antiserum pools. J. Hyg. (Lond.) **61**, 479 (1963). — **Hammon, W. McD., E. H. Ludwig, G. Sather,** and **D. S. Yohn**: Comparative studies on patterns of family infections with polioviruses and ECHO type 1 on an American military base in the Philippines. Amer. J. publ. Hlth **47**, 802 (1957). — **Hammon, W. McD., D. S. Yohn, E. H. Ludwig, R. A. Pavia, G. E. Sather,** and **L. W. McCloskey**: A study of certain nonpoliomyelitis and poliomyelitis enterovirus infections. Clinical and serologic associations. J. Amer. med. Ass. **167**, 727 (1958). — **Hammon, W. McD., D. S. Yohn,** and **R. A. Pavia**: ECHO virus type 12, isolation and characteristics. Proc. Soc. exp. Biol. (N.Y.) **100**, 743 (1959a). ~ Isolation and characterization of prototype viruses ECHO-26, ECHO-27, Coxsackie B-6. Proc. Soc. exp. Biol. (N.Y.) **103**, 164 (1960). — **Hammon, W. McD., D. S. Yohn, R. A. Pavia,** and **G. E. Sather**: ECHO virus type 13. I. Isolation and characteristics. Proc. Soc. exp. Biol. (N.Y.) **100**, 425 (1959b). ~ ECHO virus type 13. II. Epidemiologic aspects and clinical associations. Amer. J. trop. Med. **10**, 62 (1961). — **Hamre, D.**, and **J. J. Procknow**: Virological studies on acute respiratory disease in young adults. I. Isolation of ECHO 28. Proc. Soc. exp. Biol. (N.Y.) **107**, 770 (1961). — **Henigst, W.**: Beitrag zur Epidemiologie der ECHO-viren. Dtsch. med. Wschr. **I**, 1022 (1959). ~ Virologische und serologische Befunde bei gehäuft auftretenden Echovirus Typ 8-Infektionen. Z. ges. Hyg. **148**, 557 (1962). — **Hennessen, W.**: Über das epidemische Auftreten einer bisher unbekannten Virusmeningitis und ihren Erreger.

Dtsch. med. Wschr. **II**, 2088 (1956). ~ Untersuchungen über das Virus der epidemischen Meningitis (ECHO-Virus 9). Z. ges. Hyg. **144**, 125 (1957). — **Hobson, D., J.M. Hoskins, J. Horner, A.H. Clarke,** and **F.B.G. Wood**: Clinical, epidemiological, and virological aspects of echovirus type 9 infection in Sheffield, 1960. Brit. J. prev. soc. Med. **16**, 84 (1962). — **Holland, J.J.**: Receptor affinities as major determinants of enterovirus tissue tropisms in humans. Virology **15**, 312 (1961). — **Holper, J.C., L.F. Miller, Y. Crawford, J.C. Sylvester,** and **G.S. Marquis**: Further studies on multiplication, serology and antigenicity of 2060 and JH viruses. J. infect. Dis. **107**, 395 (1960). — **Honig, E.I., J.L. Melnick, P. Isacson, R. Parr, I.L. Myers,** and **M. Walton**: An endemiological study of enteric virus infections. (Poliomyelitis, Coxsackie, and Orphan viruses isolated from normal children in two socio-economic groups). J. exp. Med. **103**, 247 (1956). — **Howarth, W.H., W. du T. Naudé, W.B. Becker, H.H. Malherbe,** and **R. Harwin**: A closed epidemic of acute aseptic meningitis caused by ECHO virus type 4. II. Laboratory studies. S. Afr. med. J. **35**, 333 (1961). — **Hsiung, G.D.**: Some distinctive biological characteristics of ECHO-10 virus. Proc. Soc. exp. Biol. (N.Y.) **99**, 387 (1958). ~ Use of human kidney cultures in the study of enteroviruses. Proc. Soc. exp. Biol. (N.Y.) **102**, 612 (1959). ~ Further studies on characterization and grouping of ECHO viruses. Ann. N.Y. Acad. Sci. **101**, 413 (1962). — **Hsiung, G.D.,** and **J.L. Melnick**: Morphologic characteristics of plaques produced on monkey kidney monolayer cultures by enteric viruses (poliomyelitis, Coxsackie, and ECHO groups). J. Immunol. **78**, 128 (1957). ~ Adsorption, multiplication and cytopathogenicity of entero-viruses (poliomyelitis, Coxsackie, and ECHO groups) in susceptible and resistant monkey kidney cells. J. Immunol. **80**, 45 (1958).

Iampol'skaia, E.I.: On the clinical picture of lesions of the nervous systeme in ECHO virus infection in children. Zh. Nevropat. Psikhiat. **62**, 966 (1962). — **Ingram, V.G., M.L. Lepow, R.J. Warren,** and **F.C. Robbins**: Behavior of Sabin type 1 attenuated poliovirus in an infant population infected with ECHO 14 virus. Pediatrics **29**, 174 (1962). — **Itoh, H.,** and **J.L. Melnick**: The infection of chimpanzees with ECHO viruses. J. exp. Med. **106**, 677 (1957). ~ Double infections of single cells with ECHO 7 and Coxsackie A 9 viruses. J. exp. Med. **109**, 393 (1959).

Jackson, G.G., H.F. Dowling, and **W.J. Mogabgab**: Infectivity and interrelationships of 2060 and JH viruses in volunteers. J. Lab. clin. Med. **55**, 331 (1960). — **Jamieson, W.M., M. Kerr,** and **R.G. Sommerville**: ECHO type-9 meningitis in East Scotland. Lancet **I**, 581 (1958). — **Jhala, C.I.**: Viral isolations from central nervous system infections in pediatric practice. Indian J. med. Sci. **16**, 787 (1962). — **Johnson, R.T.,** and **E.L. Buescher**: The laboratory in the study of enterovirus epidemics. Amer. J. publ. Hlth **50**, 937 (1960). — **Johnson, R.T., H.E. Shuey,** and **E.L. Buescher**: Epidemic central nervous system disease of mixed enterovirus etiology. I. Clinical and epidemiologic description. Amer. J. Hyg. **71**, 321 (1960). — **Johnsson, T.**: A non-typable cytopathogenic agent as the probable cause of a family outbreak of aseptic meningitis. Arch. ges. Virusforsch. **6**, 233 (1955). ~ A new clinical entity? Lancet **I**, 590 (1957). — **Johnsson, T., M. Böttiger,** and **A. Löfdahl**: An outbreak of aseptic meningitis with a rubellalike rash probably caused by ECHO virus type 4. Arch. ges. Virusforsch. **8**, 306 (1958a). — **Johnsson, T., E. Lycke, B. Wictorin,** and **B. Jönsson**: Studies of an epidemic of aseptic meningitis in association with Coxsackie and ECHO viruses. II. Serological and clinical observations. Arch. ges. Virusforsch. **8**, 285 (1958b).

Kalter, S.S.: Animal "Orphan" enteroviruses. Bull. Wld Hlth Org. **22**, 319 (1960). ~ A serological survey of antibodies to selected enteroviruses. Bull. Wld Hlth Org. **26**, 759 (1962). — **Kamitsuka, P.S., M.E. Soergel,** and **H.A. Wenner**: Production and standardization of ECHO reference antisera. I. For 25 prototypic ECHO viruses. Amer. J. Hyg. **74**, 7 (1961). — **Kantor, F.S.,** and **G.-D. Hsiung**: Pleurodynia associated with ECHO virus type 8. New Engl. J. Med. **266**, 661 (1962). — **Karzon, D.T.,** and **A.L. Barron**: An epidemic of aseptic meningitis syndrome due to ECHO virus type 6. I. Correlation of enterovirus isolation with illness. Pediatrics **29**, 409 (1962). — **Karzon, D.T., A.L. Barron, W. Winkelstein,** and **S. Cohen**: Isolation of ECHO virus type 6 during outbreak of seasonal aseptic meningitis. J. Amer. med. Ass. **162**, 1298 (1956). — **Karzon, D.T., G.L. Eckert, A.L. Barron, N.S. Hayner,** and **W. Winkelstein**: Aseptic meningitis epidemic due to ECHO 4 virus. Amer. J. Dis. Child. **101**, 610 (1961). — **Karzon, D.T., N.S. Hayner, W. Winkelstein,** and **A.L. Barron**: An epidemic of aseptic meningitis syndrome due to ECHO virus type 6. II. A clinical study of ECHO 6 infection. Pediatrics **29**, 418 (1962). — **Kelen, A.E., D. Belbin, J.M. Lesiak,** and **N.A. Labzoffsky**: Isolation of enteric viruses in Ontario during 1960—1962. Canad. med. Ass. J. **89**, 921 (1963). — **Kelly, S.**: Enteric virus isolations from sewage. Acta med. scand. **159**, 63 (1957). — **Kelly, S.,** and **W.H. Sanderson**: Comparison of various tissue cultures for the isolation of enteroviruses. Amer. J. publ. Hlth **52**, 455 (1962). — **Kern, J.,** and **L. Rosen**: Factors affecting hemagglutination by enteroviruses. Proc. Soc. exp. Biol. (N.Y.) **115**, 536 (1964). — **Kibrick, S.,** and **J.F. Enders**: Disease due to ECHO virus type 9 in Massachusetts, 1958. New Engl. J. Med. **259**, 482 (1959). — **Kibrick, S., L. Meléndez,** and **J.F. Enders**: Clinical associations of enteric viruses with particular reference to agents exhibiting properties of the ECHO group. Ann. N.Y. Acad. Sci. **67**, 311 (1957). — **Klein, J.O., A.M. Lerner,** and **M. Finland**: Acute gastroenteritis associated with

ECHO virus, type 11. Amer. J. med. Sci. **240**, 749 (1960). — **Kleinman, H., D.G. Ramras, M.K. Cooney,** and **L. Boyd**: Aseptic meningitis due to ECHO virus type 7. New Engl. J. Med. **267**, 1116 (1962). — **Kono, R., C. Hamada, M. Hoshino, T. Fukada, Y. Ashihara,** and **H. Yaoi**: Studies on mixed infection with poliovirus type 1 and ECHO virus type 7 in monkeys and cell cultures. Amer. J. Hyg. **78**, 89 (1963). — **Krech, U.**: Über das Vorkommen von „ECHO-Virus" in der Schweiz. Schweiz. med. Wschr. **87**, 558 (1957). ~ Der Antikörper-Nachweis bei Virusdoppelinfektionen. Schweiz. Z. allg. Path. **22**, 664 (1959). ~ Untersuchungen über den Nachweis von ECHO-Virus-Infektionen in der Schweiz. Path. et Microbiol. (Basel) **23**, 759 (1960). — **Krech, U.,** u. **H. Wulff**: Untersuchungen über die Pathogenität von ECHO Virus Typ 9. Schweiz. Z. allg. Path. **20**, 651 (1957).

Laforest, R. A., G. A. McNaughton, J. Beale, M. Clarke, N. Davis, I. Sultanian, and **A.J. Rhodes**: Outbreak of aseptic meningitis (meningo-encephalitis) with rubelliform rash in Toronto 1956. Canad. med. Ass. J. **77**, 1 (1957). — **Lahelle, O.**: ECHO-virus in spinal fluid of aseptic meningitis. Nord. Med. **57**, 424 (1957a). ~ Aseptic meningitis caused by ECHO virus. J. Hyg. (Lond.) **55**, 475 (1957b). ~ Capacity of certain ECHO virus 6 strains to cause hemagglutination. Virology **5**, 110 (1958). — **Landsman, J.B.,** and **E.J. Bell**: E.C.H.O. type 9 infection in 1960. A study in general practice. Brit. med. J. **I**, 12 (1962). — **Lapinleimu, K.,** and **K. Penttinen**: Report on enterovirus isolations in the State Serum Institute in Finland (Sept. 1959 — March 1960). Ann. Med. exp. Fenn. **38**, 465 (1960). ~ Virus isolations from sewage in Finland in 1960—1961. Arch. ges. Virusforsch. **13**, 72 (1963). — **Lapinleimu, K., K. Penttinen,** and **R. Tammilehto**: Virus isolations in the State Serum Institute 1. 1. 1960—30. 3. 1961. Acta path. microbiol. scand. **154**, 361 (1962). — **Laurinsich, A., V. Monaci,** e **G. Giovanelli**: Ricerche virologiche in soggetti sani ed in casi di malattia nei primi 3 anni di vita. Riv. Ist. sieroter. ital. **37**, 366 (1962). — **Lavillaureix, J., E. Reeb, A. Surjus,** et **M. Fischer**: Les entérovirus en Alsace au cours des années 1958—1959. Strasbourg méd. **11**, 794 (1960). — **Lehan, P.H., E.W. Chick, I.L. Doto, T.D.Y. Chin, R.H. Heeren,** and **M.L. Furcolow**: An epidemic illness associated with a recently recognized enteric virus (ECHO virus type 4). Amer. J. Hyg. **66**, 63 (1957). — **Lehmann-Grube, F.**: Comparative susceptibility of mammalian cells in culture to prototype enteroviruses. Arch. ges. Virusforsch. **11**, 276 (1962). — **Lehmann-Grube, F.,** and **J.T. Syverton**: Thermal stability of ECHO viruses in cell culture medium. Amer. J. Hyg. **69**, 161 (1959). — **Lennartz, H., G. Maas** u. **G. Kersting**: Zur Ätiologie der abakteriellen Meningitis. Ergebnisse einer virologischen Untersuchung der Meningitisepidemien im Sommer und Herbst 1956. Klin. Wschr. **35**, 327 (1957). — **Lennette, E.H., R.L. Magoffin,** and **E.G. Knouf**: Viral central nervous system disease. An etiologic study conducted at the Los Angeles County General Hospital. J. Amer. med. Ass. **179**, 687 (1962a). — **Lennette, E.H., R.L. Magoffin, N.J. Schmidt,** and **A.C. Hollister**: Viral disease of the central nervous system. Influence of poliomyelitis vaccination on etiology. J. Amer. med. Ass. **171**, 1456 (1959). — **Lennette, E.H., N.J. Schmidt, R.L. Magoffin, J. Dennis,** and **A. Wiener**: The Price virus. An unclassified enterovirus isolated from patients with central nervous system disease. Proc. Soc. exp. Biol. (N.Y.) **110**, 769 (1962b). — **Lennette, E.H., N.J. Schmidt, R.L. Magoffin,** and **A. Wiener**: Recovery of a newly recognized enterovirus from patients with aseptic meningitis. New Engl. J. Med. **266**, 1358 (1962c). — **Lennette, E.H., A. Wiener, I. Hoshiwara, J. Woodie,** and **R.L. Magoffin**: A comparative study of monkey kidney cell cultures and suckling mice for the recovery of enteroviruses from patients with central nervous system disease. J. Lab. clin. Med. **58**, 634 (1961). — **Lépine, P., E. de Lavergne, S. Gilgenkrantz, M.C. Carré,** et **J. Maurin**: Isolement de 65 souches de virus ECHO chez divers sujets. Considérations biologiques. Presse méd. **70**, 1279 (1962). — **Lépine, P., J. Samaille, J. Maurin, O. Dubois,** et **M.-C. Carré**: Isolement du virus ECHO 14 au cours d'une épidémie de crèche de gastro-entérites. Ann. Inst. Pasteur **99**, 161 (1960). — **Lepow, M.L., D.H. Carver,** and **F.C. Robbins**: Clinical and epidemiologic observations on enterovirus infection in a circumscribed community during an epidemic of ECHO 9 infection. Pediatrics **26**, 12 (1960). — **Lepow, M.L., D.H. Carver, H.T. Wright, W.A. Woods,** and **F.C. Robbins**: A clinical, epidemiologic and laboratory investigation of aseptic meningitis during the four-year period, 1955—1958. I. Observations concerning etiology and epidemiology. New Engl. J. Med. **266**, 1181 (1962). — **Lerner, A.M., J.D. Cherry,** and **J.O. Klein**: Virological studies of summer exanthems. Arch. intern. Med. **110**, 687 (1962). — **Li, C.P.**: Experimental variation in mouse virulence of ECHO 9 virus. Proc. Soc. exp. Biol. (N.Y.) **102**, 223 (1959). — **Likar, M.**: Use of human embryonic and baby kidney cultures in the study of enteroviruses. Path. et Microbiol. (Basel) **24**, 415 (1961). — **Lim, K.A.,** and **M. Benyesh-Melnick**: Typing of viruses by combination of antiserum pools. Application to typing of enteroviruses (Coxsackie and ECHO). J. Immunol. **84**, 309 (1960). — **Linoli, O.**: Studio sulla citopatogenicità del virus ECHO tipo 9 sull'epitelio renale di scimmia coltivato in vitro. Atti Accad. Fisiocr. Siena Sez. med.-fis. **4**, 386 (1957). — **Lou, T.Y.,** and **H.A. Wenner**: Experimental infections with enteroviruses. IV. Pathogenicity of ECHO virus type 9 for cynomolgus monkeys. Arch. ges. Virusforsch. **12**, 241 (1963). — **Lyle, W.H.**: An outbreak of disease believed to have been caused by ECHO 9 virus. Ann. intern. Med. **51**, 248 (1959).

Maekawa, M., K. Ogino, H. Sawami, and **T. Fujiwara**: Case report of ECHO virus type 6 meningitis. Acta. Sch. med. Univ. Kioto **37**, 292 (1961). — **Maisel, J.,** and **C. Moscovici**: Plaque formation with ECHO virus types 15 to 24. J. Immunol. **86**, 635 (1961). — **Maisel, J., C. Moscovici,** and **M. La Placa**: Susceptibility of human tumor cells to ECHO viruses and loss of hemagglutinating capacity of some of the adapted viruses. Arch. ges. Virusforsch. **11**, 209 (1962). — **Malherbe, H.,** and **R. Harwin**: An outbreak of aseptic meningitis associated with ECHO virus type 4. S. Afr. med. J. **31**, 1261 (1957). — **Marinesco, G., G. Şorodoc, D. Sărăţeano,** et **S. Dumitresco**: Étude des propriétés agglutinantes de certaines souches de virus ECHO, à l'égard des hématies humaines de divers groupes et des hématies de certaines espèces animales. Rev. Sci. méd. (Buc.) **6**, 61 (1961). — **Marti, H.R.**: Die Ausbreitung einer Epidemie gutartiger Virusmeningitis im aargauischen Dorf Zetzwil. Schweiz. Z. allg. Path. **20**, 646 (1957). — **Martin du Pan, R., A. Gampert, J. Guinand-Doniol, R. Rychner, M. Paccaud,** et **J.-J. Dreifuss**: Considerations à propos d'une nouvelle fièvre éruptive «l'exanthème ECHO». Praxis **48**, 198 (1959). — **Maurseth, A., L. Flugsrud,** and **O. Lahelle**: Variation of hemagglutination within ECHO 6 strains. Acta path. microbiol. scand. **50**, 444 (1960). — **Mayor, H.D.**: Picornavirus symmetrie. Virology **22**, 156 (1964). — **McAllister, R.**: ECHO virus infections. Pediat. Clin. N. Amer. **7**, 927 (1960). — **McAllister, R.M., K. Hummeler,** and **L.L. Coriell**: Acute cerebellar ataxia. Report of a case with isolation of type 9 ECHO virus from the cerebrospinal fluid. New Engl. J. Med. **261**, 1159 (1959). — **McIntosh, E.G.,** and **R.G. Sommerville**: An analysis of 24 strains of ECHO virus type 7. Arch. ges. Virusforsch. **9**, 261 (1959). — **McLean, D.M.**: Patterns of infection with enteroviruses. J. Pediat. **54**, 823 (1959). — **McLean, D.M.,** and **D. Cameron**: Aseptic meningitis due to infection with ECHO virus type 9. J. Hyg. (Lond.) **55**, 464 (1957). — **McLean, D.M., E.J. McQueen,** and **G.A. McNaughton**: Infections with enteroviruses in Toronto, 1961. Canad. med. Ass. J. **86**, 359 (1962). — **McLean, D.M.,** and **J.L. Melnick**: Association of mouse pathogenic strain of ECHO virus type 9 with aseptic meningitis. Proc. Soc. exp. Biol. (N.Y.) **94**, 656 (1957). — **McLean, D.M., S.J. Walker,** and **G.A. McNaughton**: Enterovirus infections in Toronto, 1959. Canad. med. Ass. J. **82**, 661 (1960). — **McLeod, A.J., R.S. Faulkner,** and **G.E. van Rooyen**: ECHO 9 virus infections in eastern Canada: clinical and laboratory studies. Canad. med. Ass. J. **78**, 661 (1958). — **Medearis, D.N. jr.,** and **R.A. Kramer**: Exanthem associated with ECHO virus type 18 viremia. J. Pediat. **55**, 367 (1959). — **Melnick, J.L.**: The ECHO viruses and their classification. Poliomyelitis. Papers and Discussions presented at the fourth Int. Poliomyelitis Conf. Philadelphia, Montreal: J.B. Lippincott Company, p. 187. — **Melnick, J.L.,** and **K. Ågren**: Poliomyelitis and Coxsackie viruses isolated from normal infants in Egypt. Proc. Soc. exp. Biol. (N.Y.) **81**, 621 (1952). — **Melnick, J.L., M. Benyesh-Melnick, R. Peña,** and **M. Yow**: Effectiveness of Salk vaccine. Analysis of virologically confirmed cases of paralytic and nonparalytic poliomyelitis. J. Amer. med. Ass. **175**, 1159 (1961). — **Melnick, J.L., G. Dalldorf, J.F. Enders, H.M. Gelfand, W. McD. Hammon, R.J. Huebner, L. Rosen, A.B. Sabin, J.T. Syverton,** and **H.A. Wenner**: Classification of human enteroviruses. Virology **16**, 501 (1962). — **Melnick, J.L., J.T. Riordan, E.C. Curnen,** and **A.D. Macrae**: Tissue-culture pathogenic agents other than poliomyelitis virus isolated from cases of suspected poliomyelitis. Fed. Proc. **12**, 454 (1953). — **Melnick, J.L.,** and **A.B. Sabin**: The ECHO virus group. In: Viral and rickettsial infections of man. Ed. **Th. M. Rivers** and **F.L. Horsfall.** Philadelphia, Montreal: J.B. Lippincott Comp., 3rd Edition 1959. — **Meyer, H.M., N.G. Rogers, M.L. Miesse,** and **I.P. Crawford**: Aseptic meningitis caused by orphan viruses and other agents. Ann. N.Y. Acad. Sci. **67**, 332 (1957). — **Moffet, H.L.,** and **H.G. Cramblett**: Viral isolations and illnesses in young infants attending a well-baby clinic. New Engl. J. Med. **267**, 1213 (1962). — **Mogabgab, W.J.,** and **B. Holmes**: 2060 and JH viruses in secondary monkey kidney cultures. J. infect. Dis. **108**, 59 (1961). — **Mogabgab, W.J.,** and **W. Pelon**: Problems in characterizing and identifying an apparently new virus found in association with mild respiratory disease in recruits. Ann. N.Y. Acad. Sci. **67**, 403 (1957). — **Monaci, V., L. Salvaggio,** e **O. Andreoni**: I virus citopatogeni nelle gastroenteriti infantile. Boll. Ist. sieroter. milan. **36**, 380 (1957a). — **Monaci, V., L. Salvaggio,** e **F. Bonetti**: Sulla presenza di virus citopatogeni nelle feci di bambini sani. Boll. Ist. sieroter. milan. **36**, 376 (1957b). — **Moore, M.L., L.E. Hooser, E.V. Davis,** and **R.A. Siem**: Sudden unexpected death in infancy. Isolations of ECHO type 7 virus. Proc. Soc. exp. Biol. (N.Y.) **116**, 231 (1964). — **Moscovici, C., A. Ginevri, A. Felici, G. Mancini, D. Balducci,** e **L. Castelli**: Virus 1956. R.C. Ist. sup. Sanità **20**, 1137 (1957). — **Moscovici, C., A. Ginevri,** and **C.H. Kempe**: The distribution of poliomyelitis and ECHO viruses in a children's institution. Amer. J. Dis. Child. **98**, 139 (1959). — **Müller, F.**: Der fluoreszenz-serologische Nachweis der Komplementbindung als virologisch-diagnostische Methode bei Enterovirus-Infektionen. Klin. Wschr. **39**, 380 (1961a). ~ Die Gruppe der ECHO Viren, Eigenschaften, Pathogenität und Stellung in der Humanbiologie. Ergebn. Mikrobiol. **34**, 275 (1961b). ~ Quantitative Untersuchungen über den direkten und indirekten fluoreszenz-serologischen Nachweis der Komplementbindung an Enterovirus-Antikörper-Komplexe. Arch. ges. Virusforsch. **11**, 400 (1962).

Neeb, H., R.A. de Haas, J.D. Verlinde, H.A. van Tongeren, en **J.B. Wilterdink**: „Biak-Koorts", een $ECHO_6$-virusinfectie. Ned. T. Geneesk. **103**, 2361 (1959). — **Neva, F.A.**: A second outbreak of Boston exanthem disease in Pittsburgh during 1954. New Engl. J. Med. **254**, 838 (1956). — **Neva, F.A.**, and **J.F. Enders**: Cytopathogenic agents isolated from patients during an unusual epidemic exanthem. J. Immunol. **72**, 307 (1954). — **Neva, F.A., R.F. Feemster**, and **I.J. Gorbach**: Clinical and epidemiological features of unusual epidemic exanthem. J. Amer. med. Ass. **155**, 544 (1954). — **Neva, F.A.**, and **M.F. Malone**: Persistence of antibodies to ECHO-16 viruses following Boston exanthem disease. Proc. Soc. exp. Biol. (N.Y.) **102**, 233 (1959). — **Neva, F.A.**, and **S.M. Zuffante**: Agents isolated from patients with Boston exanthem disease during 1954 in Pittsburgh. J. Lab. clin. Med. **50**, 712 (1957). — **Nihoul, E.**, and **L. Quersin-Thiry**: A new clinical entity? Lancet **I**, 269 (1957). — **Nihoul, E., L. Quersin-Thiry**, and **A. Weynants**: Echo virus type 9 as the agent responsible for an important outbreak of aseptic meningitis in Belgium. Amer. J. Hyg. **66**, 102 (1957). — **Núñez-Montiel, O., J. Weibel**, and **J. Vitelli-Flores**: Electron microscopic study of the cytopathology of ECHO virus infection in cultivated cells. J. biophys. biochem. Cytol. **11**, 457 (1961).

Oldershausen, H.F. v.: Klinische Beobachtungen über eine neuartige primäre aseptische Meningoencephalitis („epidemische Virusmeningoencephalitis"). Dtsch. med. Wschr. **I**, 442 (1957). — **Oldershausen, H.F. v., L. Grützner** u. **G. Friedebold**: Über poliomyelitisähnliche paretische Verlaufsformen nach ECHO-Virusinfektion. Klin. Wschr. **38**, 923 (1960). — **Ormsbee, R.A.**, and **J.L. Melnick**: Biologic and serologic characteristics of ECHO viruses from West Virginia. J. Immunol. **79**, 384 (1957).

Panel for Picornaviruses: Picornaviruses: classification of nine new types. Science **141**, 153 (1963). — **Pelon, W.**: Classification of the "2060" virus as ECHO 28 and further study of its properties. Amer. J. Hyg. **73**, 36 (1961). — **Pelon, W., W.J. Mogabgab, I.A. Phillips**, and **W.E. Pierce**: Cytopathogenic agent isolated from recruits with mild respiratory illnesses. Bact. Proc. **56**, 67 (1956). ~ A cytopathogenic agent isolated from naval recruits with mild respiratory illnesses. Proc. Soc. exp. Biol. (N.Y.) **94**, 262 (1957). — **Petersen, K.B.**: Isolation of ECHO virus from 2 cases of "minor illness" in adults. Dan. med. Bull. **4**, 236 (1957). — **Pette, H., G. Maass, L. Valenciano** u. **K. Mannweiler**: Tierexperimentelle Untersuchungen zur Neuropathogenität der ECHO-Virustypen 4, 6 und 16. Klin. Wschr. **38**, 916 (1960). ~ Zur Frage der Neuropathogenität von Enteroviren. Arch. ges. Virusforsch. **10**, 408 (1961). — **Pette, H.**, and **L. Valenciano**: Experimental investigations as to neuropathogenicity of entero viruses. VIIth Symposium, Oxford, Sept. 17—20, 1961; Europ. Association poliomyelitis and allied diseases Vol. VII, p. 173. — **Philipson, L.**: Studies on the mechanism of haemagglutination by ECHO-viruses. I. Evidence for enzymatic degradation by chymotrypsin of the receptor for ECHO-viruses. Arch. ges. Virusforsch. **9**, 251 (1959). — **Philipson, L.**, and **S. Bengtsson**: Interaction of enteroviruses with receptors from erythrocytes and host cells. Virology **18**, 457 (1962). — **Philipson, L.**, and **T. Wesslén**: Recovery of a cytopathogenic agent from patients with non-diphtheric croup and from day-nursery children. Arch. ges. Virusforsch. **8**, 77 (1958). — **Plager, H.**, and **W. Decher**: A newly-recognized enterovirus isolated from cases of aseptic meningitis. Amer. J. Hyg. **77**, 26 (1963). — **Plager, H.**, and **F.F. Harrison**: Paralysis associated with ECHO virus type 9. N.Y. med. J. **61**, 798 (1961). — **Pohjanpelto, P.**: The effect of cystine on enteroviruses. Acta path. microbiol. scand. **51** (Suppl. 144), 197 (1961). — **Prakash, C.V.**: Entero-viruses in infantile diarrhoea in India. Part I: Investigations carried out in Bombay. Indian J. med. Res. **50**, 343 (1962). — **Price, W.H.**: The isolation of a new virus associated with respiratory clinical disease in humans. Proc. nat. Acad. Sci. (Wash.) **42**, 892 (1956). — **Price, W.H., H. Emerson, I. Ibler, R. Lachaine**, and **A. Terrell**: Studies on the JH and 2060 viruses and their relationship to mild upper respiratory disease in humans. Amer. J. Hyg. **69**, 224 (1959). — **Prince, J.T., J.W. St. Geme jr.**, and **W.F. Scherer**: ECHO-9 virus exanthema. J. Amer. med. Ass. **167**, 691 (1958). — **Pulver, W.**: Beobachtung von 2 APC-Virus-Meningitiden. Schweiz. med. Wschr. **89**, 687 (1959).

Rake, G.W., R. Sharma, and **G.H. Werner**: Studies on the 2060-JH viruses. II. Seroepidemiological survey of infections with the 2060 agent in a group of families. Arch. ges. Virusforsch. **12**, 58 (1963). — **Ramos-Alvarez, M.**, and **A.B. Sabin**: Characteristics of poliomyelitis and other viruses recovered in tissue culture from healthy American children. Proc. Soc. exp. Biol. (N.Y.) **87**, 655 (1954). ~ Intestinal viral flora of healthy children demonstrable by monkey kidney tissue culture. Amer. J. publ. Hlth **46**, 295 (1956). ~ Enteropathogenic viruses and bacteria. Role in summer diarrheal diseases of infancy and early childhood. J. Amer. med. Ass. **167**, 147 (1958). — **Rantasalo, I., K. Penttinen, L. Saxén**, and **A. Ojala**: ECHO 9 virus antibody status after an epidemic period and the possible teratogenic effect of the infection. Ann. Paediat. Fenn. **6**, 175 (1960). — **Reitano, G.**, e **L. Dardanoni**: Enterobatteri ed enterovirus in casi di diarrea infantile in Sicilia. Riv. Ist. sieroter. ital. **36**, 28 (1961). — **Rifkind, R.A., G.C. Godman, C. Howe, C. Morgan**, and **H.M. Rose**: Structure and development of viruses as observed in the electron microscope. J. exp. Med. **114**, 1 (1961). — **Riordan, J.T., J.R. Paul, I. Yoshioka**, and **D.M. Horstmann**: The detection of poliovirus and other enteric viruses in flies. Results of tests carried out during an oral poliovirus vaccine field trial. Amer. J. Hyg. **74**, 123 (1961). — **Robba, L.**: Preparazione di antigeni per la deviazione del complemento nella diagnosi sierologica di alcune affezioni da virus ECHO. Boll. Ist. sieroter. milan. **40**, 87 (1961). — **Robba, L.**, et **J. Virat**: Les réactions croisées dans la déviation du complément pour le diagnostic sérologique des affections à entérovirus avec les antigènes Coxsackie groupe B et ECHO. Ann. Inst. Pasteur **100**, 524 (1961). — **Robbins, F.C.**, **J.F. Enders**, **T.H. Weller**, and **G.L. Florentino**: Studies on the cultivation of poliomyelitis viruses in tissue culture. V. Direct isolation and serologic identification of virus strains in tissue culture from patients with nonparalytic and paralytic poliomyelitis. Amer. J. Hyg. **54**, 286 (1951). — **Rosen, L.**: Respiratory enterovirus and reovirus infections. Arch. ges. Virusforsch. **13**, 272 (1963). — **Rosen, L.**, **J.H. Johnson**, **R.J. Huebner**, and **J.A. Bell**: Observations on a newly recognized ECHO virus and a description of an outbreak in a nursery. Amer. J. Hyg. **67**, 300 (1958). — **Rossi, E.**, **M. Rentsch** u. **U. Krech**: Die poliomyelitisähnlichen paretischen Erkrankungen. Schweiz. med. Wschr. **89**, 688 (1959).

Sabin, A.B.: The significance of viruses recovered from the intestinal tracts of healthy infants and children. Ann. N.Y. Acad. Sci. **66**, 226 (1956). ~ Reoviruses. A new group of respiratory and enteric viruses formerly classified as ECHO type 10 is described. Science **130**, 1387 (1959). — **Sabin, A.B.**, **E.R. Krumbiegel**, and **R. Wigand**: ECHO type 9 virus disease. Amer. J. Dis. Child. **96**, 197 (1958). — **Sachtleben, P.**, u. **K. Munk**: Zur Klinik der ECHO-6-Virus-Infektion. Mschr. Kinderheilk. **109**, 303 (1961). — **Salvaggio, L.**, **A. Albano**, e **A. Criscuolo**: Rinvenimento del virus ECHO-7 in casi clinicamente diagnosticati come poliomielite paralitica. Boll. Ist. sieroter. milan. **40**, 640 (1961). — **Sanford, J.P.**, and **S.E. Sulkin**: The clinical spectrum of ECHO-virus infection. New Engl. J. Med. **261**, 1113 (1959). — **Sauthoff, R.**, **E. Hansert** u. **H.K. Mittelstrass**: Studie zur Altersabhängigkeit der Seroimmunität gegen die Poliomyelitisviren und das ECHO Virus Typ 9. Klin. Wschr. **36**, 362 (1958). — **Sauthoff, R.**, u. **H.K. Mittelstrass**: Neutralisierende Antikörper in menschlichen Seren gegen ECHO Virus Typ 9. Klin. Wschr. **35**, 311 (1957a). ~ Virusisolationen in Gewebekulturen bei aparalytischer Poliomyelitis und abakteriellen Meningitiden. Klin. Wschr. **35**, 51 (1957b). ~ Klinische Symptomatik bei ECHO-Virusinfektionen. Mschr. Kinderheilk. **108**, 110 (1960). — **Savinov, A.P.**, and **V.M. Rogova**: Morphological studies of the cytopathogenic effect of Polio, Coxsackie and ECHO viruses in tissue culture. Zh. Nevropat. Psikhiat. **61**, 341 (1961). — **Schmidt, N.J.**, **J. Dennis**, **S.J. Hagens**, and **E.H. Lennette**: Studies on the antibody responses of patients infected with ECHO viruses. Amer. J. Hyg. **75**, 168 (1962a). — **Schmidt, N.J.**, **J. Dennis**, and **E.H. Lennette**: Complement fixing antibody responses to ECHO virus types 12 and 19 of patients with enterovirus infections. Proc. Soc. exp. Biol. (N.Y.) **109**, 364 (1962b). — **Schmidt, N.J.**, **R.W. Guenther**, and **E.H. Lennette**: Typing of ECHO virus isolates by immune serum pools. The "intersecting serum scheme". J. Immunol. **87**, 623 (1961). — **Schmidt, N.J.**, **H.H. Ho**, **C.J. King**, **J. Dennis**, and **E.H. Lennette**: Antigenic relationship between ECHO virus types 29 and 32. Proc. Soc. exp. Biol. (N.Y.) **116**, 77 (1964). — **Selwyn, S.**, and **L.F. Howitt**: A mosaic of enteroviruses. Poliovirus, Coxsackie and ECHO infections in a group of families. Lancet **II**, 548 (1962). — **Shaver, D.N.**, **A.L. Barron**, and **D.T. Karzon**: Cytopathology of human enteric viruses in tissue culture. Amer. J. Path. **34**, 943 (1958). ~ Distinctive cytopathology of ECHO viruses types 22 and 23. Proc. Soc. exp. Biol. (N.Y.) **106**, 648 (1961). — **Shaw, E.D.**, **A. Newton**, **A.W. Powell**, and **C.J. Friday**: Fluorescent antigen-antibody reactions in Coxsackie and ECHO enteroviruses. Virology **15**, 208 (1961). — **Shekoyan, L.A.**: Carriers of cytopathogenic intestinal viruses in healthy children. I. The incidence of carriers of cytopathogenic enteroviruses in healthy children. Vop. Virus. **7**, 102 (1961). — **Solomon, P.**, **L. Weinstein**, **T.W. Chang**, **M.S. Artenstein**, and **C.T. Ambrose**: Epidemiologic, clinical, and laboratory features of an epidemic of type 9 ECHO virus meningitis. J. Pediat. **55**, 609 (1959). — **Sommerville, R.G.**: Enteroviruses and diarrhoea in young persons. Lancet **II**, 1347 (1958). ~ Interference phenomena between ECHO virus types 1, 2, 7 and 11. Arch. ges. Virusforsch. **10**, 1 (1960). — **Sommerville, R.G.**, **E.G.S. McIntosh**, and **H.G. Carson**: The growth cycle of ECHO viruses in tissue culture. I. Maturation and release of ECHO virus types 1, 2, 7 and 11, from monolayer cultures of monkey kidney cells. Brit. J. exp. Path. **39**, 589 (1958). — **Sprunt, K.**, **W.M. Redman**, and **H.E. Alexander**: Infectious ribonucleic acid derived from enteroviruses. Proc. Soc. exp. Biol. (N.Y.) **101**, 604 (1959). — **Steigman, A.J.**: Poliomyelitic properties of certain non-polio viruses: enteroviruses and Heine-Medin disease. J. Mt Sinai Hosp. **25**, 391 (1958). — **Steigman, A.J.**, **U.P. Kokko**, and **R.J. Silverberg**: Unusual properties of a virus isolated from the spinal cord of a child with fatal poliomyelitis. Amer. J. Dis. Child. **86**, 509 (1953). — **Steigman, A.J.**, and **M.M. Lipton**: Fatal bulbospinal paralytic poliomyelitis due to ECHO 11 virus. J. Amer. med. Ass. **174**, 178 (1960). — **St. Geme, J.W.**, **J.T. Prince**, **W.F. Scherer**, and **W. Krivit**: A clinical study of an exanthem due to ECHO virus type 9. J. Pediat. **54**, 459 (1959). — **Stones, P.B.**: Isolation of ECHO virus type 9 during an outbreak of meningo-encephalitis. Brit. med. J. **II**, 1514 (1958). — **Stulberg, C.S.**, **R.H. Page**, and **L. Berman**: Comparative behavior of 16 ECHO virus types in fibroblast-like and epithelial-like human cell strains. Proc. Soc. exp. Biol. (N.Y.) **97**, 355 (1958). — **Svedmyr, A.**: Variation of dominant types of enteroviruses during a sequence of years. Arch. ges. Virusforsch. **13**, 167 (1963).

Takos, M.J., M. Weil, and **M.M. Sigel**: Outbreak of ECHO 9 exanthema traced to a children's party. Amer. J. Dis. Child. **100**, 360 (1960). — **Thieffry, S., M. Arthuis, Ch. Martin, J. Celers, V. Drouhet,** et **A. Boué**: Étude clinique virologique et sérologique systématique de 473 cas d'affections du système nerveux par les entérovirus (Poliomyélite, Coxsackie, ECHO). VII. Symposium. Europ. Association poliomyelitis and allied diseases, Oxford, Sept. 17—20, 1961, Vol. VII, p. 185. — **Thivolet, J., G. Gaudin,** et **J. Terraillon**: Petite épidemie familiale due au virus ECHO de type 9. Path. et Biol. **9**, 1897 (1961). — **Trier, S.**: Meningitis fremkaldt af ECHO 9 virus. En epidemi med 30 tilfaelde i Ringkjøbing Amt 1958. Ugeskr. Laeg. **121**, 1390 (1959). — **Trüb, C.L.P.,** u. **J. Posch**: Zur Epidemiologie der abakteriellen Meningitis (seröse Virus-Meningitis) 1956 im Regierungsbezirk Düsseldorf, Land Nordrhein-Westfalen. Medizinische **I**, 139 (1957). — **Tyrrell, D.A.J.,** and **B. Snell**: Recovery of a virus from cases of an epidemic exanthem associated with meningitis. Lancet **II**, 1028 (1956).

Vandeputte, M.: Endémicité des virus entériques à Léopoldville. Bull. Wld Hlth Org. **22**, 313 (1960). — **Verlinde, J.D., H.A. van Tongeren, J.B. Wilterdink, H. Neeb,** and **R.A. de Haas**: "Biak fever" an epidemic illness associated with ECHO 6 virus. Trop. geogr. Med. **11**, 276 (1959). — **Verlinde, J.D.,** and **J.B. Wilterdink**: Neuropathogenicity of non-polio enteroviruses with special reference to ECHO 9 virus. Folia psychiat. neerl. **61**, 670 (1958). — **Verlinde, J.D., J.B. Wilterdink,** and **R.P. Mouton**: Presence of two interfering enteroviral agents (ECHO virus type 9 and Polio virus type 2) in the human central nervous system. Arch. ges. Virusforsch. **10**, 399 (1961).

Wallis, C., and **J.L. Melnick**: Cationic stabilization — a new property of enteroviruses. Virology **16**, 504 (1962). — **Wehrle, P.F., M.E. Judge, M.C. Parizeau, O. Carbonaro, M. Miller,** and **S. Zinberg**: Disability associated with ECHO virus infections. N.Y. med. J. **59**, 3941 (1959). — **Wenner, H.A.**: Benign aseptic meningitis. Poliomyelitis. Papers and Discussions presented at the fourth Int. Poliomyelitis Conf. Philadelphia, Montreal: J.B. Lippincott Comp., p. 207. ~ ECHO-Viren; ein Überblick über ihre Natur und derzeitige Bedeutung in der klinischen Medizin. Klin. Wschr. **37**, 313 (1959). — **Wesslén, T., S. Eriksson, A. Ehinger,** and **B. Zetterberg**: Epidemic of aseptic meningitis associated with ECHO virus type 9. Arch. ges. Virusforsch. **8**, 183 (1958). — **Wettendorf, P.**: La persistance des anticorps anti-virus ECHO 9, chez d'anciens malades, et leur présence chez des sujets sains. Acta clin. belg. **12**, 251 (1957). — **Wiesmann, E., R. Hegglin** u. **W. Wiesmann**: Zur Ätiologie und Differentialdiagnostik der Meningitis serosa. Schweiz. med. Wschr. **88**, 679 (1958). — **Wigand, R.**: Schwierigkeiten bei der Neutralisation von Enteroviren. Zbl. Bakt. **177**, 504 (1960). ~ Morphologic and antigenic characteristics of plaque mutants of the prototype strain of ECHO 19 virus. Arch. ges. Virusforsch. **11**, 718 (1962). — **Wigand, R.,** and **A.B. Sabin**: Properties of ECHO types 22, 23 and 24 viruses. Arch. ges. Virusforsch. **11**, 224 (1962a). ~ Properties of epidemic strains of ECHO type 9 virus and observations on the nature of human infection. Arch. ges. Virusforsch. **11**, 683 (1962b). ~ Antigenic purity and plaque properties of the prototype strains of ECHO virus types 7—11 and 17 and 18. Arch. ges. Virusforsch. **11**, 708 (1962c). — **Wilson, A.A., H. Peisach,** and **W.H. Howarth**: A closed epidemic of acute aseptic meningitis caused by ECHO virus type 4. I. Epidemiological and clinical studies. S. Afr. med. J. **35**, 330 (1961). — **Wilt, J.C., W.L. Parker, A.L. Owens,** and **W. Stackiw**: Enterovirus infections in Manitoba, 1959. Canad. med. Ass. J. **83**, 839 (1960). — **Wilterdink, J.B., J. Versteeg,** en **A. Kuiper**: Isolatie van $ECHO_9$-virus uit het speeksel van ontstoken speekselklieren. Ned. T. Geneesk. **103**, 1847 (1959). — **Winkelstein, W., D.T. Karzon, A.L. Barron,** and **N.S. Hayner**: Epidemiologic observations on an outbreak of aseptic meningitis due to ECHO virus type 6. Amer. J. Publ. Hlth **47**, 741 (1957). — **Wissler, H.,** u. **U. Krech**: Eine exanthematische Form der ECHO-Virus-Typ-9-Infektion. Praxis **46**, 1128 (1957). — **Wohlrab, R.,** u. **W. Höpken**: Epidemiologische Beobachtungen und Virusbefunde bei der sog. epidemischen, abakteriellen Meningitis 1956. Medizinische **I**, 251 (1957).

Yohn, D.S., and **W. McD. Hammon**: ECHO-4 viruses: improved methods and strain selection for identification and serodiagnosis. Proc. Soc. exp. Biol. (N.Y.) **105**, 55 (1960). — **Yoshioka, I.,** and **D.M. Horstmann**: Viremia in ECHO 9 virus infection. Fed. Proc. **18**, 606 (1959). ~ Viremia in infection due to ECHO virus type 9. New Engl. J. Med. **262**, 224 (1960). — **Young, V.M., R.B. Lindberg, A. Ortiz, D. Jahiel, M.R. Sochard,** and **J.J. Hemphill**: Studies of infectious agents in infant diarrhea. Trop. Med. Hyg. **11**, 380 (1962).

Zaffiro, P.: La reazione di emoagglutino-inibizione nei virus ECHO (tipi 3, 7, 10, 11, 12 e 19). Boll. Ist. sieroter. milan. **38**, 435 (1959). — **Zeipel, G. v., M. Ohlson, O. Kahlmeter,** and **A. Svedmyr**: Isolation of echo 11 virus from the cerebrospinal fluid of cases of aseptic meningitis. Acta path. microbiol. scand. **49**, 249 (1960). — **Zeipel, G. v.,** and **A. Svedmyr**: A study of the association of ECHO viruses to aseptic meningitis. Arch. ges. Virusforsch. **7**, 355 (1957).

Infektionen durch Rhinoviren, RS-Virus und Reo-Viren, Virusschnupfen und Viruskatarrh

Von W. D. GERMER, Berlin

Mit 3 Abbildungen

I. Definition

Der *Schnupfen*, auch Erkältungskrankheit, und von den Angloamerikanern *Common Cold* genannt, ist eine infektiöse katarrhalische Entzündung der oberen und mittleren Luftwege, die als Nasenschleimhautentzündung (Coryza) oder als Rachenkatarrh (Tonsillo-Pharyngitis) sowie auch als Katarrh der mittleren Luftwege (Laryngo-Tracheitis oder -Bronchitis) in Erscheinung treten kann. Der Virusschnupfen ist eine der häufigsten Krankheiten des Menschen und damit von größter volkswirtschaftlicher Bedeutung.

Etwa 30—40 % der Schnupfenerkrankungen des Erwachsenenalters werden durch *Rhinoviren* hervorgerufen, d. h. durch einen der zahlreichen Vertreter der *ERC*- (*E*CHO 28-, *R*hino-, *C*oryza-Virus)-*Gruppe*. Der Rest und viele Schnupfenerkrankungen des Kindesalters haben als Erreger eine Reihe verschiedener, antigen-differenter Viruselemente.

Durch bakterielle Sekundärinfektion kann ein Virusschnupfen insbesondere für Kleinkinder, alte Menschen und anderweitig Erkrankte zu einer ernsten Gefahr werden.

Die *RS-Virus-Infektion* verläuft beim Erwachsenen als Rezidiverkrankung in der Regel als Schnupfen, führt aber als Primärinfektion beim Säugling und Kleinkind oft zu tiefergreifenden Entzündungen in Form einer Bronchiolitis oder Bronchopneumonie.

Die *Reo-Virus-Infektion* bleibt in der Regel latent, sie kann aber auch — besonders bei Kleinkindern — als fieberhafter Schnupfen, Rachen- oder Darmkatarrh verlaufen.

II. Geschichte

Die Virusnatur des Schnupfenerregers ist bereits 1914 experimentell belegt worden. KRUSE konnte schon damals mit filtriertem, bakterienfreien, mit physiologischer Kochsalzlösung verdünnten Nasensekret eines Schnupfenkranken durch Einträufeln in die Nasenhöhle bei 4 von 12 und später bei 15 von 36 gesunden Personen akuten Schnupfen hervorrufen. Dieser Befund wurde im Jahre 1930 von DOCHEZ u. Mitarb. bestätigt und dahingehend erweitert, daß auch Schimpansen auf diese Weise experimentell infizierbar sind. Bis heute sind Menschenaffen, die häufig auch unter natürlichen Bedingungen erkranken, die einzigen Versuchstiere für Schnupfen geblieben.

Das 1946 ins Leben gerufene Schnupfen-Forschungszentrum in Salisbury in England hat im Laufe der Jahre durch Übertragungsversuche an mehreren tausenden von freiwilligen Versuchspersonen viele wichtige epidemiologische und klinische Fragen der Schnupfenerkrankung klären können (GERMER, 1960).

Während zunächst jedoch alle Versuche, das Schnupfenvirus in vitro anzuzüchten, scheiterten, gelang es im Jahre 1953 ANDREWS u. Mitarb. einen Stamm des Schnupfenvirus in rollierten Kulturen von menschlicher embryonaler Lunge, die in Enders'scher Nährflüssigkeit gehalten wurden, zu passagieren. Material der 4., 6., 7., 9. und 10. Passage erzeugte bei Freiwilligen Schnupfen. Material späterer Passagen dagegen erwies sich als steril. Trotz erheblicher Bemühungen und zahlreicher Modifikationen der Züchtungsbedingungen ist es dann in den folgenden Jahren zunächst nicht mehr gelungen, das positive Ergebnis von 1953 zu reproduzieren. Erst *1962* wurde das *Andrews'sche Common Cold-Virus von 1953 reisoliert* (TYRRELL u. Mitarb.).

Ebenfalls im Jahre 1953 wurden die ersten *Adenoviren* entdeckt und zunächst als wichtige Schnupfenerreger angesehen (SAUTHOFF, VAN DER VEEN). Es zeigte sich jedoch bald, daß diese typenreiche Gruppe von Viruselementen — außer unter besonderen epidemiologischen Umständen — für *nicht mehr als 5%* der schnupfenartigen Infektionen des oberen Respirationstraktes des Menschen ätiologisch verantwortlich ist. Einige Jahre *später* war durch Isolierung weiterer antigendifferenter Viruselemente klar zu Tage getreten, daß das Symptom „Schnupfen" durch eine *große Anzahl* sehr *verschiedener Virusarten* hervorgerufen werden kann, u. a. von Arten, deren einzelne Vertreter beim Menschen auch ganz andere Krankheiten oder auch latente Infektionen hervorrufen (HAAGEN, HUEBNER, VIVELL, VIVELL u. Mitarb.).

Die ersten Viruselemente, die der heutigen Definition: *Rhinovirus* der International Enterovirus Study Group von 1963 entsprechen, sind die als *JH und 2060* bezeichneten Stämme *des ECHO 28-Virus* (KIBRICK, TYRRELL und CHANOCK).

Modifikationen der Technik der Gewebekultur wie Rollierung in der Drehtrommel und Senkung der pH-Wertes auf 7,0 sowie Bebrütung der Kulturen bei 33° anstatt bei 37° C und Verwendung von Zellen menschlicher Herkunft ermöglichten später die in vitro-Anzüchtung einer ganzen Anzahl von *Rhinoviren*, d. h. *Schnupfenviren*. Bisher sind mehr als 30 verschiedene Serotypen bekannt. Mit der Isolierung weiterer Typen ist zweifellos zu rechnen (DEIBEL, HAMPARIAN u. Mitarb., 1961 u. 1963; KETLER u. Mitarb.; MOGABGAB, TYRRELL, TAYLOR-ROBINSON).

III. Erreger

Schnupfen wird — wie bereits angedeutet — hervorgerufen durch 1. Rhinoviren, 2. taxonomisch sehr verschiedenartige Viruselemente — von denen einige (Influenza- und Parainfluenzaviren, Adenoviren, Coxsackieviren u. a.) bereits in anderen Kapiteln dieses Handbuches eingehend besprochen worden sind.

In Tabelle 1 sind die wichtigeren Viruselemente aufgeführt, die in erster Linie Infekte der Luftwege verursachen.

Tabelle 1. *Die respiratorischen Viren*

1. Myxovirusgruppe:	a) Influenza: Typ A, B, C b) Parainfluenza: Typ 1, 2, 3, 4 c) Respiratory syncytial Virus
2. Adenovirusgruppe:	Typ 1—7, 14, 15, 21
3. Picornavirusgruppe: (s. Tab. 2)	a) Coxsackie-Virus A: Typ 2, 4, 5, 6, 8, 10, 21 (Coe-Virus) b) Rhinovirus: Typ 1—30
4. Reovirusgruppe:	Typ 1, 2, 3

Im folgenden sollen nur die Virologie und Klinik der Rhinoviren sowie die des RS- und der Reo-Viren besprochen werden.

1. Die Rhinoviren gehören in die stamm- und typenreiche Gruppe der Picorna-Viren, deren Vertreter in der Tab. 2 aufgeführt sind (MELNICK). Wie ersichtlich, erscheint das klinische Syndrom Schnupfen bei 2, das der akuten fieberhaften Erkältungskrankheit bei 3 Spezies der Picorna-Viren.

Die Schnupfenviren umfassen Virusstämme, die sich in ihrer Antigenität, Cytopathogenität und Kultivierbarkeit sowie vermutlich auch in ihrer klinischen Symptomatologie unterscheiden.

Die Vertreter der ERC-Gruppe oder *Rhinoviren* haben eine Reihe von Eigenschaften mit den Enteroviren gemein, so die Größe (20—30 mμ), den RNS-Gehalt, die Ätherresistenz und den cytopathischen Effekt in der Gewebekultur. Im Gegensatz zu den säurestabilen Enteroviren sind Rhinoviren jedoch säurelabil, d. h. sie

Tabelle 2. *Die Picorna-Viren des Menschen und die dazugehörigen Krankheitsbilder*

Genus	Spezies und Serotypen	Klinisches Syndrom
*P*oliomyelitisviren *I*nsensitivityviren (gegen Äther unempfindlich)	Polio-Virus Typ 1—3	Poliomyelitis Pharyngitis Akute fieberhafte Erkältungskrankheit
*C*oxsackieviren *O*rphanviren (ECHO-Viren) *R*hinoviren (ERC-Gruppe)	Coxsackie-Virus A Typ 1—24	Herpangina Aseptische Meningitis Pharyngitis Schnupfen
*R*NA (Ribonukleinsäure-haltige Viren) *P*ico (sehr kleine Viren)	Coxsackie-Virus B Typ 1—6	Pleurodynie Aseptische Meningitis Myokarditis neonatorum Perikarditis Akute fieberhafte Erkältungskrankheit
	ECHO-Virus Typ 1—27	Aseptische Meningitis Boston Exanthem Diarrhoea neonatorum Akute fieberhafte Erkältungskrankheit
	Rhino-Virus Typ 1—30	Schnupfen

vertragen eine Säurebehandlung von 30 min bei einem pH-Wert von 3,0 nicht. Auch vermehren sich Rhinoviren nicht im Darm und erscheinen aus diesem Grunde auch in der Regel nicht in den Faeces. Sie sind für ihr Fortkommen demnach auf die katarrhalischen Ausscheidungen der oberen Luftwege angewiesen.

Die ERC-Gruppe zerfällt in *zahlreiche* (mehr als 30) verschiedene *Serotypen*, die immunologisch nicht miteinander verwandt sind. Viele Rhinovirus-Stämme wachsen nur in Gewebekulturen menschlichen Ursprungs, während andere Stämme auch in Affengewebekulturen gedeihen (Gwaltney und Jordan).

Ein Standardzüchtungssystem für viele Rhinovirusstämme sind menschliche, embryonale, diploide Lungenfibroblasten. Diejenigen Vertreter der Rhinoviren, die nur auf menschlicher embryonaler Niere und/oder Lungenfibroblasten bzw. menschlichen Krebszellenstämmen gedeihen, werden als *H = human-Stämme* bezeichnet, während jene Vertreter, die sich auch in Affennierenzellen unter Ausbildung eines cytopathischen Effektes vermehren können, *M = monkey-Stämme* genannt werden.

H-Stämme sind bisher häufiger als M-Stämme von Menschen mit Schnupfen isoliert worden. Die H-Stämme sind im Gegensatz zu den Enteroviren gegenüber einer Erhitzung auf 50° C für 30 min relativ unempfindlich, während die M-Stämme eine Mittelstellung einnehmen. Einige der H- und M-Stämme sind auch an die kontinuierlich wachsenden, malignen HeLa-, KB-, HEp-2- und MK-Zellsysteme adaptiert worden.

Tabelle 3 faßt einige allgemeine Eigenschaften der Rhinoviren und der Enteroviren zusammen (Hamparian u. Mitarb., 1963).

Der *cytopathische Effekt*, den die Rhinoviren hervorrufen, ist zunächst herdförmig begrenzt. Es bilden sich kleine Gruppen von Zellen mit winkliger Form und fadenförmigen oder tropfenartigen Cytoplasmaausstülpungen. Später runden

Tabelle 3. *Vergleich einiger Eigenschaften der ERC(ECHO 28-Rhino-Coryza)-Viren mit denen von ECHO- und Coxsackie-Viren*

Eigenschaften	ERC-Viren					Enteroviren		
	ECHO 28	Rhino-Virus		Coryzavirus		ECHO 1—27	Coxsackie	
		H	M	H	M		A	B
Züchtbarkeit auf:								
menschlichen Zellsystemen	+	+	+	+	+	+	meist +	+
Affen-Zellsystemen	+	—	+	—	+	+	meist —	+
Widerstandsfähigkeit								
pH = 3,0	—	—	—	—	—	+	+	+
Hitze (50° C, 30 min)	+	+	wechselnd	+	wechselnd	—	—	—
Äther	+	+	+	+	+	+	+	+
Nucleinsäuretyp	RNA	RNA	RNA	RNA	RNA	RNA	RNA	RNA
Größe: mμ	16	<64	<64	18—28	18—28	25—30	25—30	25—30

sich die Zellen ab und lösen sich in granuläre Massen auf. Schließlich fließen die Herde zusammen, so daß die gesamte Zellschicht degeneriert. Bei geringem Virustiter können sich die anfänglichen Herde aber auch wieder zurückbilden, so daß eine tägliche Beobachtung der Kulturen notwendig ist, um ein positives Anzüchtungsergebnis nicht zu übersehen. Die relativ lange Zeit bis zur Ausbildung eines cytopathischen Effektes (3—4 bis zuweilen 10 Tage) ermöglicht es, die anfangs entstehenden Gruppen nekrotischer Zellen als Mikroplaques zu zählen und so eine Titerbestimmung der Viruskonzentration durchzuführen (PARSONS und TYRRELL).

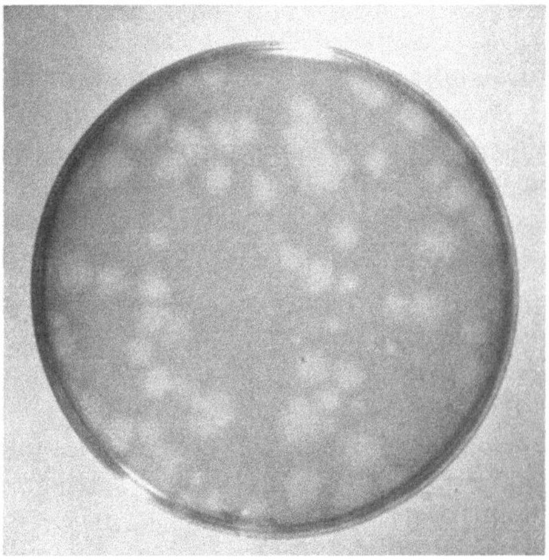

Abb. 1. Plaquesbildung eines Schnupfenvirus (Rhino-Coryza V). 3. Tag nach Inokulation einer Monolayer-Kultur von KB-Zellen. Überschichtung mit Agar, Färbung mit Neutralrot. Wir verdanken den Virusstamm Herrn Dr. R. DEIBEL, Albany, N.Y.

Die Mikroplaquesauszählung kann auch zur Titration des neutralisierenden Antikörpers herangezogen werden. Dabei werden Virus und das zu testende, zuvor bei 56° C für 30 min inaktivierte Serum gemischt, 1—2 Std bei Zimmertemperatur belassen und dann auf das Zellsystem aufgebracht. Die Verminderung der Zahl der Mikroplaques gegenüber den Kontrollen gilt als Maß für das Neutralisierungsvermögen des Serums.

Die Methode kann sowohl zur serologischen Analyse von frisch isolierten Stämmen dienen, als auch zur Aufstellung eines Antikörperkatasters oder zur Feststellung experimentell erreichbarer Antikörpertiter in Freiwilligenversuchen verwendet werden.

Neuerdings ist für die gleichen Zwecke auch eine Makroplaquesmethode eingeführt worden (PORTERFIELD).

2. Das RS (respiratory syncytial)-Virus wurde erstmalig bei schnupfenkranken Schimpansen und ihrem Wärter isoliert und als CCA (Chimpanzee coryza agent) bezeichnet (MORRIS u. Mitarb.). Später wurde dasselbe Virus bei zwei Kindern mit Bronchiolitis gefunden und wegen der typischen Syncytialbildung in der Gewebekultur der Name RS-Virus in Vorschlag gebracht. Einige biologische und physikalische Daten des RS-Virus sind in der folgenden Tabelle zusammengefaßt.

Tabelle 4

Bisher bekannte biologische und physikalische Eigenschaften des Respiratory-Syncytial-Virus (HILLEMAN)

A. Biologische Eigenschaften	B. Biophysikalische und biochemische Eigenschaften
1. Wachstum unter Ausbildung eines cytopathischen Effektes in primären und kontinuierlichen menschlichen Zellkulturen, in menschlichen Zellstämmen und in Affennierenzellkulturen.	1. Größe: 90—120 mμ
2. Der cytopathische Effekt ist durch die Bildung von Syncytial- und Riesenzellen ausgezeichnet.	2. Inaktiviert durch 20% Äther
3. Die Virusproteine werden im Zellcytoplasma gebildet. Es treten eosinophile intraplasmatische Einschlußkörperchen auf.	3. Ribonucleinsäure-Virus
4. Apathogenität für Mäuse, Meerschweinchen, Kaninchen sowie embryonierte Hühnereier.	4. Säurelabil bei pH 3,0
5. Keine Hämagglutination oder Hämadsorption.	5. Lösliches, komplementbindendes Antigen durch Zentrifugieren trennbar vom infektiösen Viruspartikel
6. Antigenmäßig homogen. Nur *ein* Serotyp.	

Das RS-Virus steht taxonomisch durch Größe, RNA-Gehalt, Äther- und Säurelabilität sowie sein lösliches Antigen den Myxoviren nahe, unterscheidet sich jedoch von dieser Gruppe sowohl durch das Fehlen von Hämagglutinations- und Hämadsorptionsfähigkeit als auch durch seine Tierapathogenität. Eine Züchtung des RS-Virus in Hühnerembryonen ist bisher nicht gelungen. Auffallend ist die Thermolabilität des Erregers, die sich sowohl gegenüber Wärme wie Einfrieren und Auftauen zu erkennen gibt. Aus diesem Grunde gelingt die Virusisolierung aus frischem Untersuchungsmaterial, das innerhalb weniger Stunden auf Kulturen menschlicher Zellen verbracht werden muß, viel besser als nach der sonst bei Viren üblichen Konservierung durch Einfrieren.

3. Die Reo (respiratory-entero-orphan)-Viren wurden durch SABIN im Jahre 1959 auf Grund physikalischer und biologischer Besonderheiten als eine eigene Gruppe von den ECHO-Viren abgegrenzt, mit deren Typ 10 sie ursprünglich identifiziert worden waren (LEADING ARTICLES).

Die Reo-Viren sind ca. 75 mμ groß, d. h. erheblich größer als die Picorna-Viren. Sie enthalten Ribonucleinsäure, sind ätherresistent und relativ stabil gegen Erhitzung (DROUHET, VASQUEZ und TOURNIER). Elektronenoptisch hat das Virus die Form eines Icosahedrons. Es besteht aus einem ribonucleinsäurehaltigen Kern, der von einer Proteinhülle umgeben ist. Diese Hülle besteht aus 92 kubischen Untereinheiten (DEIBEL, GOMATOS u. Mitarb.). Reoviren hämagglutinieren. Durch Neutralisations- oder Hämagglutinationshemmungstest lassen sich 3 Typen des Reo-Virus unterscheiden. Die 3 Typen haben ein gemeinsames komplementbindendes Antigen.

Typ 1 und 2 agglutinieren menschliche Erythrocyten der Gruppe 0, aber keine Rindererythrocyten. Typ 3 dagegen agglutiniert Rinder-, aber nur gelegentlich Menschen-Erythrocyten. Die Reo-Virus-Hämagglutination ist von der durch Enteroviren, Myxoviren, Adenoviren und Polyomaviren hervorgerufenen Agglutination verschieden (GOMATOS und TAMM, LERNER u. Mitarb.). In der Gewebekultur treten nach der Infektion mit Reo-Viren eosinophile cytoplasmatische Einschlußkörperchen auf. Später kommt es zu Plaquesbildung.

Säuglingsmäuse erkranken nach einer Infektion mit Reo-Viren und weisen pathologische Veränderungen in Zentralnervensystem, Herz und Leber auf (STANLEY).

IV. Pathologisch-anatomische Befunde

Die Schleimhäute des Nasenrachenbereiches zeigen bei Virusschnupfen Hyperämie und Schwellung. Das anfänglich wässrige Nasensekret ist zellarm. Später enthält es lebende Flimmerepithelzellen, die mit Eitrigwerden des Sekretes verschwinden. Dafür treten segmentkernige Leukocyten auf. Unter ödematöser Schwellung und Auflockerung sowie zelliger Infiltration der Submukosa geht im Laufe der Erkrankung ein Teil der Ziliarepithel- und Basalzellen der Nasenschleimhaut zu Verlust. Die Restitution des Epithels beginnt etwa am 4. Krankheitstag und ist um den 14. Tag vollendet (BAUR).

V. Pathogenese

Schnupfen ist eine *Lokalinfektion*. Das Virus haftet nach der Kontakt- oder Tröpfchenübertragung im Epithel des Nasen-Rachenraumes und vermehrt sich dort. Ein Übertreten des Erregers ins Blut erfolgt ähnlich wie bei den übrigen respiratorischen Viren einschließlich der Influenzaviren nicht. Da die Schnupfenerreger säurelabil sind, können sie in der Regel den sauren Magensaft nicht passieren und erscheinen aus diesem Grunde nur sehr selten im Stuhl.

Eine Infektion mit dem Schnupfenvirus ist nicht gleichbedeutend mit Krankheit. Man muß vielmehr aus epidemiologischen Beobachtungen folgern, daß es verhältnismäßig häufig Virusträger oder Keimausscheider gibt, die zur Infektionsquelle für ihre Umgebung werden können. Ob es nach einer erfolgreichen Übertragung des Schnupfenvirus zu einer manifesten Erkrankung oder aber zu einer inapparenten Infektion kommt, hängt von einer Reihe *konditionierender Faktoren* ab, die heute nur z. T. bekannt sind.

Aus Inokulationsversuchen an menschlichen Freiwilligen geht hervor, daß sowohl für die Häufigkeit des Angehens einer experimentell gesetzten Infektion, als auch für die Verlaufsschwere der dann resultierenden Krankheit die Anwesenheit und Titerhöhe präexistierender Serum-Antikörper von Bedeutung sind.

Auch unspezifische Faktoren werden bei der Resistenz gegen bzw. Anfälligkeit für Virusschnupfen eine Rolle spielen, so z. B. die Beschaffenheit der Nasenschleimhaut, ihre Durchblutung, die Höhe und Art ihres Epithels, die Zusammensetzung und Menge der sie bedeckenden Schleimschutzschicht, ihr etwaiger Interferon-Gehalt usw. Der „typische" Verlauf einer Schnupfenerkrankung wird am besten deutlich an einer experimentell erfolgreichen Übertragung eines Schnupfenvirus auf eine menschliche Versuchsperson wie es die nachfolgende Abb. 2 veranschaulicht.

Wie ersichtlich, beginnt die Krankheit 1 Tag nach der Inokulation und dauert ca. 3 Tage. Am 2. Krankheitstag wurden 20 g Nasensekret produziert. Neben der Rhinitis traten allgemeines Unwohlsein und Halsschmerzen auf. Der Virusnachweis im Nasenrachenspülwasser gelang vom 1.—13. Krankheitstag. Präinfektiös fehlten Antikörper. Nach 3 Wochen wurde ein Titeranstieg auf 1:128 beobachtet. Eine experimentelle Reinfektion mit dem homologen Virusstamm einen Monat nach der Erstinfektion verlief erfolglos.

Entsprechend ihrem Charakter als Lokalinfektion hat die Schnupfenerkrankung *nur wenige Allgemeinsymptome* (s. Klinik). Fieber ist selten. Die Blutsenkungsgeschwindigkeit wird meist nur geringfügig beschleunigt. Im Blutbild findet sich eine mäßige Leukocytose mit Anstieg der segmentkernigen Leukocyten und Abfall der Lymphocyten.

Immunelektrophoretische Untersuchungen von Nasensekreten während des Ablaufs eines natürlichen oder experimentell induzierten Virusschnupfens haben gezeigt, daß es bei inapparentem Verlauf innerhalb der ersten 48 Std nach der

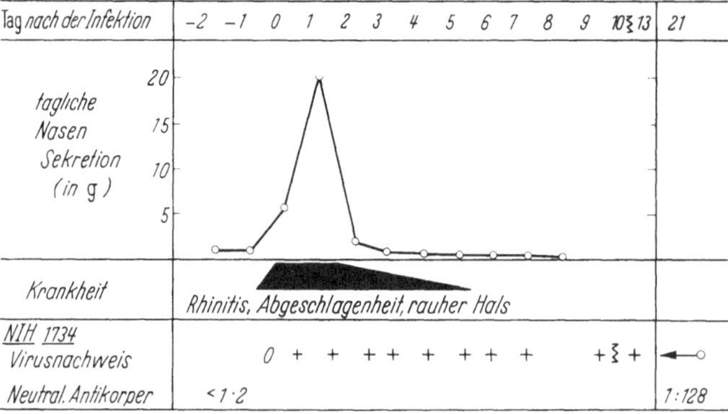

Abb. 2. Schnupfenerkrankung bei einem 38jährigen Mann nach Inokulation eines H-Stammes des Rhinovirus (CATE u. Mitarb.)

Virusinokulation zur Ansammlung spezifischer Antikörper auf der Mukosa kommt. Dadurch konnten ein Fortschreiten der Infektion sowie das Auftreten klinischer Symptome verhindert werden.

Es gibt aber auch gegenteilige Beobachtungen, die zeigen, daß der durch Antikörper vermittelte Infektions- bzw. Manifestationsschutz begrenzt ist. Eine Beziehung zwischen Dauer der Virusausscheidung und Höhe des sich postinfektiös entwickelndem Antikörper besteht offenbar nicht (TAYLOR-ROBINSON und BYNOE).

VI. Epidemiologie

Schnupfen hat eine weltweite Verbreitung. Mehr als 60 % aller 20—30jährigen Menschen haben Antikörper gegen Rhinoviren in ihrem Serum, auch selbst in abgelegenen Gegenden der Erde (TAYLOR-ROBINSON).

Die Krankheit tritt endemisch auf, außer bei isoliert lebenden Wohngemeinschaften, unter denen ein epidemisches Auftreten beobachtet worden ist. In den gemäßigten Breiten kommt es jedoch während der Frühjahrs- und Herbstmonate zu einer gewissen Krankheitshäufung (HILLEMAN u. Mitarb.). Versuche, diese saisonabhängigen Morbiditäts-Maxima mit Änderungen der Temperatur, Niederschlagsmenge, Luftfeuchtigkeit und anderen klimatischen Faktoren in Beziehung zu setzen, haben zu keinem überzeugenden Resultat geführt (BAUR).

Auch ob Abkühlung, Zugluft und dergleichen die Anfälligkeit für Schnupfen steigern, ist noch unentschieden. Unter experimentellen Bedingungen konnte weder nach Unterkühlung des gesamten Körpers noch in einer unterkühlten Umgebung ein Krankheitsausbruch durch Aktivierung latenter Schnupfenviren erzielt werden. Auch eine größere Empfänglichkeit der Versuchspersonen wurde nicht beobachtet (JACKSON u. Mitarb.).

Schnupfen ist eine der häufigsten Erkrankungen des Menschen und damit von großer volkswirtschaftlicher Bedeutung. Man muß damit rechnen, daß ein Drittel aller durch Krankheit verlorenen Arbeitstage und zwei Drittel aller versäumten Schultage auf das Konto Virusschnupfen gehen (GWALTNEY und JORDAN).

Kein Lebensalter ist verschont, jedoch nimmt die Infektionshäufigkeit mit steigendem Alter ab und ist am größten während des Schul- und Jünglingsalters.

Die *Übertragung* erfolgt in der Regel unmittelbar von Mensch zu Mensch durch Tröpfchen- oder Kontaktinfektion. Jedoch kommen Taschentücher, Bekleidungsstücke und Gebrauchsgegenstände verschiedener Art als Vehikel gelegentlich in Frage. Für die Ausbreitung der Infektion spielen auch gesundbleibende Keimträger eine bedeutsame Rolle.

Die *Virusausscheidung* und damit die Infektiosität beginnt bei Schnupfenkranken 24 Std vor Ausbruch der Krankheit, sie erreicht ihren Höhepunkt während der ersten 2—3 Tage, um dann während der nächsten 11—14 Tage abzusinken. Es sind Virusausscheidungen bis 20 Tage nach Krankheitsbeginn beobachtet worden (CATE u. Mitarb.).

Eine Beziehung zwischen Höhe des entstehenden Antikörpers und Dauer der Virusausscheidung besteht offenbar nicht. Die individuelle Empfänglichkeit ist für das Angehen der Infektion wichtiger als die Intensität des Viruskontaktes.

Die *Befallshäufigkeit* des Einzelnen mit Schnupfen wird bestimmt einerseits durch die große Anzahl von Serotypen des Schnupfenvirus, andererseits durch die verschieden lange Persistenz der Antikörper. Die M-Stämme des Rhinovirus und das ECHO 28-Virus sind antigen wirksamer als die H-Stämme. Entsprechend persistieren die Antikörper gegen die erstgenannten Vertreter der ERC-Gruppe länger als gegen die letzteren (MOGABGAB, TAYLOR-ROBINSON).

Über die absolute Häufigkeit der Erkältungsinfektion lassen sich keine exakten Zahlen angeben, da die meisten Fälle nicht in ärztliche Behandlung kommen. Epidemiologische Längsschnittsuntersuchungen haben ergeben, daß mit einer jährlichen durchschnittlichen Befallsrate von mindestens 3—4 Erkrankungen je Person zu rechnen ist (STALLONES und LENNETTE, GRAYSTON, OSEAJOHN).

Die folgende Abb. 3, der Untersuchungen und Erhebungen bei insgesamt 7566 Fällen von „grippalem Infekt“ aus USA, England und Holland zugrundeliegen, unterstreicht die Bedeutung der Rhinoviren sowie des RS-Virus und in geringerem Umfange auch der Reo-Viren als Ursache für Infekte der Luftwege in Gegenüberstellung zu anderen Erregern.

Getrennt aufgeführt sind kindliche und erwachsene, sowie ambulante und stationäre Patienten.

Bei den ambulanten Fällen verlief die Erkrankung in der Regel leicht und war auf die oberen Atemwege beschränkt, bei den stationären Patienten dagegen war die Krankheit im allgemeinen schwer und bezog die unteren Luftwege ein.

Wie aus Abb. 3 ersichtlich, spielen die *Rhinoviren* ihre Hauptrolle *im Erwachsenenalter* neben dem Eaton-Agens der Pleuropneumonie sowie den Influenzaviren.

Das *RS-Virus* ist dagegen in der Kindheit die häufigste Ursache einer Atemwegserkrankung (CHANOCK und JOHNSON). In mehreren Untersuchungsgruppen in USA wurden bis zu 16 % aller Infektionen des oberen Respirationstraktes und bis zu 33 % aller Infektionen der unteren Atemwege bei Kleinkindern durch dieses Virus hervorgerufen. Die meisten 4jährigen Kinder verfügen über RS-Virus-Antikörper im Serum.

Die RS-Virus-Infektion tritt alljährlich in jeweils zeitlich scharf begrenzten Perioden auf im Gegensatz zu Influenza, die in zwei- bis dreijährigen Intervallen — vornehmlich im Winter — und im Gegensatz zu Parainfluenza- und Adenovirusinfektionen, die das ganze Jahr über vorkommen (DEIBEL, HILLEMAN). Im Erwachsenenalter ist die RS-Virus-Infektion wesentlich weniger häufig als in der Kindheit. Mehrere Untersuchungsgruppen in USA fanden 0—5,5 % der Respirationstrakterkrankungen des Erwachsenen durch das RS-Virus verursacht.

Reoviren infizieren den Menschen offenbar häufig, da mehr als 50 % aller 50jährigen Serum-Antikörper gegen Reoviren aufweisen. Die 3 Reovirustypen

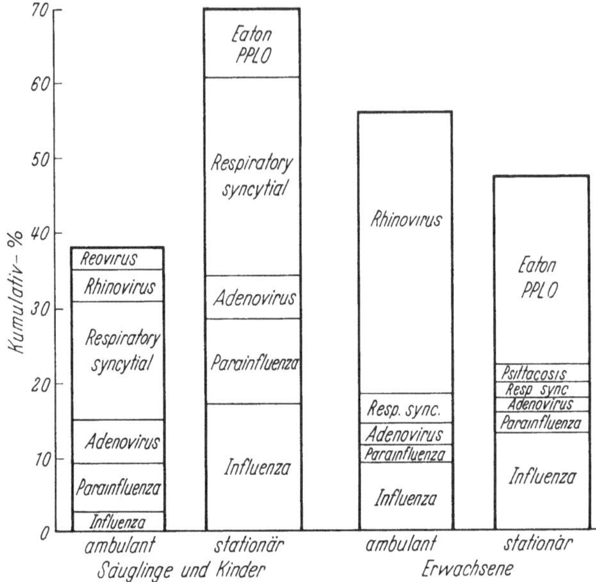

Abb. 3. Relation der zahlenmäßigen Bedeutung der nichtbakteriellen Erreger von Erkrankungen der Luftwege entsprechend Alter und Schwere des Krankheitsverlaufes (nach HILLEMAN u. Mitarb.)

sind virologisch und serologisch bei verschiedenen Haustieren und Laboratoriumstieren nachgewiesen worden, jedoch besteht vorerst kein Anhalt, daß das Virus vom Tier auf den Menschen übertragen wird (KNIGHT u. Mitarb.).

Die Reovirusinfektion scheint im Winter häufiger vorzukommen als im Sommer. Epidemiologisch ist der Ausscheidungsmodus der Reoviren nicht nur mit dem Nasenrachensekret, sondern auch mit den Faeces von Bedeutung (KELEN u. Mitarb.).

VII. Klinisches Bild

1a) Symptomatologie der Rhinovirusinfektion

Die Klinik des Virusschnupfens ist erst in den letzten Jahren durch eine Reihe von exakt kontrollierten experimentellen Übertragungsversuchen auf menschliche Freiwillige mittels einiger definierter Typen des Rhinovirus in die richtige Perspektive gerückt worden.

Aus diesen Untersuchungen geht hervor, daß Rhinovirusinfektionen insbesondere im Erwachsenenalter, häufig asymptomatisch verlaufen (TAYLOR-ROBINSON und BYNOE), während demgegenüber ca. $^1/_3$ der Schnupfenvirusinfektionen im Kindesalter zu einer Einbeziehung auch des unteren Respirationstraktes führen und als Croup, Bronchitis oder Bronchopneumonie verlaufen können. Zwischen diesen beiden Extremen: asymptomatische Infektion und Bronchopneumonie liegt die typische Schnupfenerkrankung (BLOOM u. Mitarb.). Die Inkubation des Schnupfens beträgt — wechselnd nach Virus-Stamm und -Menge, Besonderheiten des Wirts und speziellen Umgebungsbedingungen 1-3-4 Tage.

Der Krankheitsbeginn ist in der Regel abrupt. Führendes Symptom ist eine Rhinitis mit kitzelndem oder kratzenden Gefühl in Nase und Rachen sowie einer Vermehrung der Nasensekretion.

Das Nasensekret ist zunächst klar und wässrig. Seine Menge kann bestimmt werden durch den zusätzlichen Verbrauch von Papier-Taschentüchern. Bei exakter Wägung der Sekretmenge ergab sich in einer Versuchsreihe von 27 Versuchspersonen innerhalb von 2 Tagen eine durchschnittliche Steigerung der Sekretmenge um 8,5 g (wechselnd von 0,0—85,5 g). Es bestand dabei eine enge Beziehung zwischen Sekretmenge und Schwere des Krankheitsverlaufs (CATE u. Mitarb.). Später wird das Nasensekret mucopurulent, dann rein purulent. So kommt es zu einer Verstopfung der Nase und zur Behinderung der Nasenatmung. Gleichzeitig entwickelt sich als Ausdruck einer Pharyngitis ein Wundheitsgefühl im Hals. Niesen ist ein häufiges Symptom. Die Geruchs- und Geschmacksempfindungen sind gestört. Das Nasensekret verursacht Rötung und Wundsein der Naseneingänge und oft auch der Oberlippe.

Ca. 30—40 % der schnupfenkranken Erwachsenen und 90—100 % der kindlichen Patienten husten. Zuweilen tritt eine Konjunktivitis auf mit konjunktivaler Injektion, Photophobie und vermehrtem Tränenfluß.

An Allgemeinsymptomen werden beobachtet: mehr oder weniger ausgesprochenes Krankheitsgefühl, Abgeschlagenheit, Kopfschmerzen, Benommenheit, Anorexie und Frösteln. Bei der Minderzahl der Erkrankten besteht kurzdauerndes Fieber (DOWLING und LEFKOWITZ). Tab. 5 zeigt die Symptome bei 38 experimentell mit Rhinoviren infizierten freiwilligen Versuchspersonen (CATE u. Mitarb.).

Tabelle 5

Symptome und Zeichen bei 38 Freiwilligen nach intranasaler Infektion mit Rhinovirus

	Symptome	Zeichen
Allgemeinsymptome:	Kopfschmerzen . . . 66% Abgeschlagenheit . . 50% Frösteln, Schweiße . 39% Myalgien 24%	Fieber 16%
Oberer Respirationstrakt:	Vermehrte Nasen- sekretion . . . . .100% Nasenverstopfung . 92% Niesen 76%	Vermehrtes Nasen- sekret . . . . . . .100% Entzündung der Nasenschleimhaut . . 97% Pharyngeale Injektion 24%
Unterer Respirationstrakt:	Husten . . . . . . 66% Dyspnoe 21%	Cervicale Adenopathie 26% Injizierte Konjunktiva 16%
Gastrointestinaltrakt:	Anorexie . . . . . . 21% Erbrechen . . . . . 5% Durchfall 5%	

HILLEMAN u. Mitarb. fanden bei 20 Erwachsenen und 15 Kindern bei Rhinovirusinfektion folgende Infekte:

Tabelle 6. *Klinische Diagnose bei Rhinovirusinfektion*

Diagnose	Fallzahl	
	Erwachsene (20)	Kinder (15)
Schnupfen	20 (100%)	10 (67%)
Bronchitis.	—	3 (20%)
Croup	—	1 (7%)
Bronchopneumonie	—	1 (7%)

Während bei allen Erwachsenen Patienten die Infektion als typischer Schnupfen verlief mit Rhinitis, rauhem Hals, Abgeschlagenheit und Husten, hatten 5 der 15 kindlichen Kranken Zeichen der Einbeziehung auch der unteren Luftwege. 9 der 15 Kinder hatten Fieber. 3 der infizierten Kinder erkrankten gleichzeitig an Asthma.

1b) Symptomatologie der RS- (respiratory-syncytial) Virusinfektion

Die RS-Virusinfektion beginnt in der Regel mit Schnupfen, Husten und Fieber, wozu sich bei Säuglingen sehr häufig die Zeichen einer Bronchitis, Bronchiolitis und Bronchopneumonie gesellen. Die exspiratorische Dyspnoe ist ein recht charakteristisches Symptom (Holzel u. Mitarb., Parrot u. Mitarb.). Inspiratorisch kann die Luft peripher in die Alveolen einströmen, bei der Exspiration kommt es jedoch in den entzündlich verengten kleinen Bronchiolen zu einer mechanischen Behinderung des Luftstromes und damit zum Bilde des obstruktiven, alveolären Emphysem. Die Atmung ist gepreßt-keuchend. Wenn die Bronchiolitis alle Lungenabschnitte befällt, entsteht ein lebensbedrohliches, auch als *Bronchitis capillaris* bezeichnetes Bild.

Die Krankheit wird jedoch meist relativ rasch überwunden, sie kann aber auch — besonders durch bakterielle Sekundärinfektionen — meist mit Haemophilus influenzae oder hämolysierenden Streptokokken schwerer verlaufen und auch tödlich enden. Ein schwerer Verlauf ist auch trotz präexistierender Serum-Antikörper möglich (Reilly u. Mitarb., 1961/62).

Die RS-Virus-Infektion des Erwachsenen ist in der Regel eine Reinfektion, die auf Grund früherer Auseinandersetzungen mit dem antigen homogenen Virus häufig asymptomatisch oder leicht verläuft und mehr oder weniger einem Schnupfen gleichen kann. Die folgende Tabelle zeigt die Symptomatik bei

a) 100 mit Schnupfenviren infizierten jungen Erwachsenen sowie bei

b) 20 von 41 experimentell erfolgreich mit RS-Virus infizierten Erwachsenen (Kravetz u. Mitarb.).

Tabelle 7

Symptomatik	a) des Schnupfens bei 100 jungen Erwachsenen	b) der RS-Virusinfektion bei 20 von 41 experimentell infizierten Erwachsenen
Vermehrte Nasensekretion	100%	100%
Nasenverstopfung	99%	100%
Niesen	97%	100%
Halsschmerzen	96%	85%
Abgeschlagenheit	81%	85%
Kopfschmerzen	78%	75%
Husten	76%	60%
Anorexie	50%	50%
Myalgie	22%	25%

Die Symptomatik ist praktisch identisch. Die RS-Virus-Krankheit begann im Durchschnitt 4,9 Tage nach der Inokulation und dauerte durchschnittlich 5,5 Tage. Die Versuchspersonen, die infiziert werden konnten, schieden das Virus aus und bildeten neutralisierende und komplementbindende Antikörper.

1c) Symptomatologie der Reo-(respiratory-entero-orphan) Virusinfektion

Über die Klinik der Reo-Virusinfektion ist bisher wenig bekannt. Die Mehrzahl der Infektionen scheint asymptomatisch zu verlaufen, jedoch ist ein gewisser Prozentsatz der Reo-Virusinfektionen — wie Beobachtungen unter natürlichen Bedingungen sowie Experimente an Freiwilligen ergeben haben — mit einer schnupfenartigen Erkrankung verbunden (JACKSON u. Mitarb.; LERNER u. Mitarb., 1962; ROSEN u. Mitarb., 1960/63) (LUTHARDT).

2. Komplikationen

Unkomplizierter Virus-Schnupfen dauert einige Tage bis etwa 2 Wochen. Rhinoviren können wie andere respiratorische Viren Wegbereiter oder Schrittmacher für nachfolgende andersartige Infektionen sein (GROSSGEBAUER).

Im Anschluß an die akute Erkrankung kommt es besonders bei Kleinkindern, alten Menschen oder anderweitig Erkrankten nicht selten zu *bakteriellen Sekundärinfektionen*, die sich nicht nur auf den Nasenrachenraum und die Nebenhöhlen beschränken, sondern auch auf die Bronchien und Lungen sowie auf das Mittelohr übergreifen und zu ernsteren Komplikationen führen können.

3. Diagnose

Als optimale Bedingungen für die Anzüchtung von *Rhinoviren* gelten:

1. Verwendung von Nasenrachen-Spülwasser. Dieses Ausgangsmaterial ist dem Abstrich überlegen (CATE u. Mitarb.).
2. Verwendung von Untersuchungsmaterial aus dem akuten Krankheitsstudium. Nasenspülwasser, das erst 10—14 Tage nach Beginn der Erkrankung untersucht wird, ist meist virusfrei.
3. Verwendung von menschlichen, embryonalen Nierenzellen oder diploiden Lungenfibroblastenstämmen als Kulturmedium. Gelegentlich gelingen jedoch Erstisolierungen auf menschlichen Krebszellen (KB-Zellen) besser.
4. Verwendung der Drehtrommel für rollierte Kulturen.
5. Verwendung von Bebrütungstemperaturen von 33—34° C.
6. Einstellung des pH-Wertes des Kulturmediums auf 7,0—7,3.

Die Mikroplaqueszählmethode in rollierten Röhrenkulturen, die mit einem Gemisch von Virussuspension und Serum beschickt werden, hat sich nicht nur zur quantitativen Bestimmung des neutralisierenden Antikörpers, sondern auch zur Typenbestimmung der Rhinoviren bewährt (TAYLOR-ROBINSON).

Die Laboratoriumsdiagnose der *RS-Virusinfektion* stützt sich auf den Virusnachweis und die Beobachtung von Antikörpertiteranstiegen. Zur Virusisolierung sind Rachenabstriche, die so früh wie möglich nach Krankheitsbeginn gewonnen werden sollten, geeigneter als Nasenabstriche. Das Material muß bei 4° C aufbewahrt und innerhalb weniger Stunden in die Gewebekultur (z. B. HeLa-, KB- oder WI-Zellen bzw. Affennierenzellen) gebracht werden. Der zytopathische Effekt erscheint in der Regel nicht vor dem 14. Bebrütungstag.

Die Identifizierung des isolierten Virus erfolgt durch den Neutralisationstest oder die Komplementbindungsreaktion. Serologisch läßt sich eine RS-Virusinfektion durch einen Titeranstieg der neutralisierenden oder komplementbindenden Antikörper in der Rekonvaleszenz nachweisen. Ein vierfacher oder höherer Titeranstieg wird als signifikant angesehen (HAMRE). Säuglinge unter 4 Monaten reagieren serologisch oft unzureichend, bei älteren Kindern sind Antikörperanstiege in 60—90% der RS-Virusinfektionen je nach Empfindlichkeit der Testmethode nachgewiesen worden. Die neutralisierenden Antikörper bleiben vermutlich lebenslänglich nachweisbar.

Reo-Viren können in Gewebekulturen von Affennieren, menschlichem Amnion und embryonalen Nieren sowie in stabilen Zellstämmen wie HeLa-, KB- und L-Zellen unter Plaquesbildung gezüchtet werden. Sie sind häufiger in den Faeces als im Nasenrachensekret nachzuweisen (JOHNSON u. Mitarb.). Die Virusidentifizierung bzw. der serologische Infektionsnachweis erfolgen mittels Neutralisations- und Hämagglutinationshemmungstest (ROSEN u. Mitarb.).

4. Differentialdiagnose

Der Virusschnupfen ist von *rhinitischen Symptomen infolge von Allergien* (z. B. Heuschnupfen), von funktionellen *vasomotorischen Störungen* der Schleimhäute, von lokalen Entzündungen durch gewerbliche Gifte und übergreifenden Nebenhöhlenkatarrhen abzugrenzen. Alle diese Rhinitiden treten im Unterschied zum Virusschnupfen nicht epidemisch und nicht offensichtlich im Zusammenhang mit einer Erkältung auf.

Hinter der Symptomatologie eines Virusschnupfens können sich eine Reihe anderer Infektionen durch primär respiratorische oder aber auch *andere Viren* verbergen. So kann in Epidemiezeiten das *Influenzavirus* für einen beträchtlichen Teil der banalen Schnupfenfälle verantwortlich sein. Auch geht ein gewisser Prozentsatz der Schnupfenerkrankungen des Erwachsenenalters jeweils zurück auf Reinfektionen mit dem RS-Virus oder den *Parainfluenzaviren* s. S. 403 (Kapikian u. Mitarb.). Während die Erst-Infektion mit diesen Erregern in der frühen Kindheit häufig zu ernsten Erkrankungen des unteren Respirationstraktes führt, ruft eine Reinfektion beim Erwachsenen meist nur einen leichten, oft afebrilen Katarrh der oberen Luftwege hervor.

Das *Eaton Agens (Mycoplasma pneumoniae)* kann eine „Erkältungskrankheit" hervorrufen (Couch u. Mitarb., 1964), ebenso das *Coxsackie A-21* oder Coe-Virus (Spickard u. Mitarb.).

Infektionen mit Entero- und Adenoviren sowie den Erregern von Mumps, Masern, Röteln, Windpocken, Pocken usw. können als „Schnupfen" beginnen oder auch verlaufen. Auch β-hämolysierende Streptokokken können eine schnupfenartige Erkältungskrankheit hervorrufen (Germer, 1964; Hamre und Procknow).

Eine klinische Differentialdiagnose ist somit in der Regel nicht möglich. Die sichere ätiologische Schnupfendiagnose beruht allein auf der Virusisolierung.

5. Prophylaxe

Schnupfenkranke sollten im Interesse der Allgemeinheit 1—2 Tage das Zimmer hüten und besonders von Kleinkindern und alten Menschen isoliert bleiben. Von besonderer Wichtigkeit sind Husten- und Niesdisziplin sowie die Beachtung der Nasentoilette (Papiertaschentücher).

Die Rhinoviren sind für eine Desinfektionsprophylaxe wenig geeignete Objekte, da sie wie auch die anderen respiratorischen Viren durch Kontakt- und Tröpfcheninfektion übertragen werden. Da bisher auch keine chemoprophylaktischen oder -therapeutischen Mittel zur Verfügung stehen, konzentriert sich das Interesse auf immunprophylaktische Maßnahmen.

Sowohl der Influenza- wie der Adenovirus-Impfstoff haben sich unter geeigneten Bedingungen bewährt (Bell u. Mitarb.; Couch u. Mitarb., 1963; Meiklejohn). Ein besonders wichtiges Anliegen ist zweifellos die Herstellung einer Vaccine, die gegen die im Kleinkindesalter so bedeutsame RS-Virus-Infektion gerichtet ist. Die Homogenität dieses Erregers vereinfacht das Vorhaben. Besondere praktische Vorteile bietet offenbar der sog. Äther-Tween-Impfstoff gegen RS-Virusinfektionen, der analog dem entsprechenden Masernimpfstoff hergestellt wird (Waterson). Auch gegen Parainfluenza-Viren wird man bald impfen können. Der Typenreichtum der Rhinovirusgruppe erschwert dagegen vorerst eine Vaccinebereitung beträchtlich (Maas).

6. Therapie

Die Behandlung des Schnupfens ist — ähnlich wie die Therapie der übrigen virusbedingten Erkrankungen der oberen und unteren Luftwege — nach wie vor rein symptomatisch.

Im Anfangsstadium wird eine Schwitzkur nach vorheriger Einnahme von Acid. acetylosalicycum oder Aminophenazon und heißem Lindenblütentee als angenehm empfunden. Eine Abschwellung der Nasenschleimhaut läßt sich durch Ephedrin (0,5—2 % in isotonischer NaCl-Lösung), durch 3 % kolloidale Silberlösungen oder durch Präparate wie Privin, Otriven und Tyzine erzielen. Bei Kleinkindern ist mit ephedrinhaltigen Tropfen, Privin und Tyzine Vorsicht geboten. Sekretionshemmend sind ätherische Öle z. B. als Salbe (Rp. Mentholi 0,03, Ungt. camphorat. 1,5, Ungt. boric. ad 10,0) oder als Mentholspiritustropfen (Spiritus menthae), die ins Taschentuch getropft und von dort eingeatmet werden. Zum Lösen des Katarrhs im Schleim-Eiter-Stadium sind Dampfinhalationen z. B. mit Kamille, Eukalyptus oder Menthol geeignet. Von UV-Bestrahlung oder Kopflichtbädern ist dagegen abzuraten.

Bisher gibt es kein chemotherapeutisch oder antibiotisch wirkendes Mittel, das gegen Rhinoviren oder andere respiratorische Viruselemente wirksam ist bzw. als Prophylaktikum gegen etwaige Komplikationen verwendet werden kann (WAGNER).

Eine antibiotische Therapie ist erst dann angezeigt, wenn bakterielle Sekundärinfektionen aufgetreten sind (GERMER, 1954).

Die Antihistaminika, die anfänglich als Schnupfenheilmittel sehr gepriesen wurden, haben ähnlich wie die Ascorbinsäure in kontrollierten Versuchen, sowohl bei experimentell mit Schnupfenviren infizierten Freiwilligen wie bei natürlich an Schnupfen Erkrankten versagt (COWAN und DIEHL, LORRIMAN und MARTIN, Report Med. Res. C.).

Literatur

Andrewes, C.H., D.M. Chaproniere, A.E.H. Gompels, H.G. Pereira, and **A.T. Roden**: Propagation of common cold virus in tissue cultures. Lancet **2**, 546—551 (1953).

Baur, A.: Schnupfen. Hdb. Inn. Med., 4. Aufl. **1**, 441—449. Berlin-Göttingen-Heidelberg: Springer 1952. — **Bell, J.A., W.P. Rowe,** and **L. Rosen**: Acute respiratory diseases of viral etiology. Amer. J. publ. Hlth. **52**, 902—907 (1962). — **Bloom, H.A., B.R. Forsyth, K.M. Johnson,** and **R.M. Chanock**: Relationship of rhinovirus infection to mild upper respiratory disease. J. Amer. med. Ass. **186**, 38—45 (1963).

Cate, Th. R., R.B. Couch, and **K.M. Johnson**: Studies with rhinovirus in volunteers: production of illness, effect of naturally acquired antibody, and demonstration of a protective effect not associated with serum antibody. J. clin. Invest. **43**, 56—57 (1964). — **Chanock, R.M.,** and **K.M. Johnson**: Infectious disease: respiratory viruses. Ann. Rev. Med. **12**, 1—18 (1961). — **Couch, R.B., R.M. Chanock, Th. R. Cate, D.J. Lang, V. Knight,** and **R.J. Huebner**: Immunization with types 4 and 7 adenovirus by selective infection of the intestinal tract. Amer. Rev. respir. Dis. **88**, 394—403 (1963). — **Couch, R.B., Th. R. Cate,** and **R.M. Chanock**: Infection with artificially propagated Eaton agens. J. Amer. med. Ass. **187**, 442—447 (1964). — **Cowan, D.A.,** and **H.S. Diehl**: Antihistaminic agents and ascorbic acid in the early treatment of the common cold. J. Amer. med. Ass. **143**, 421—424 (1950).

Deibel, R.: Neuere Ergebnisse bei Viren des Respirationstraktes. Ergebn. Mikrobiol. **37**, 162—215 (1963). — **Dochez, A.R., G.S. Shibley,** and **K.C. Mills**: Experimental transmission of the common cold to anthropoid apes and human beings by means of a filtrable agent. J. exp. Med. **52**, 701—711 (1930). — **Dowling, H.F.,** and **L.B. Lefkowitz, jr.**: Clinical syndromes in adults caused by respiratory viruses. Amer. Rev. resp. Dis. **88**, 61—72 (1963). — **Drouhet, V.**: Lèsions cellulaires provoquées par les Reo-Virus (Virus ECHO 10). Anticorps fluorescents et ètude cytochimique. Ann. Inst. Pasteur **98**, 618—621 (1960).

Germer, W.D.: Viruserkrankungen des Menschen. Stuttgart: Georg Thieme 1954. ~ Das Schnupfen-Virus. Dtsch. med. Wschr. **85**, 1985—1986 (1960). ~ Der grippale Infekt. Öst. Ärzteztg **19**, 302—307 (1964). — **Gomatos, P.J.,** and **I. Tamm**: Reactive sites of reovirus type 3 and their interaction with receptor substances. Virology **17**, 455—461 (1962). — **Gomatos, P.J., J. Tamm, S. Dales,** and **R.M. Franklin**: Reovirus type 3: Physical characteristics and interaction with L cells. Virology **17**, 441—454 (1962). — **Grayston, J. Th.**: Studies in civilian populations. Amer. Rev. resp. Dis. **88**, 94—109 (1963). — **Grossgebauer, K.**: Virus-Schnupfen (Ergebnisse und Probleme). Materia medica Nordmark. **XVI/1**, 15—33 u. **XVI/2**, 63—74 (1964). — **Gwaltney, J.M., jr.,** and **W.S. Jordan, jr.**: The present status of respiratory viruses. Med. Clin. N. Amer. **47**, 1155—1170 (1963).

Haagen, E.: Viruskrankheiten des Menschen, Bd. 1/5, S. 538—550. Darmstadt: Steinkopff 1963. — **Hamparian, V.V., A. Ketler**, and **M.R. Hilleman**: The ECHO 28-Rhinovirus-Coryzavirus (ERC). Group of Viruses. Amer. Rev. resp. Dis. **88**, 269—276 (1963). ~ Recovery of new viruses (Coryzavirus) from cases of common cold in human adults. Proc. Soc. exp. Biol. (N.Y.) **108**, 444—453 (1961). — **Hamparian, V.V., M.R. Hilleman**, and **A. Ketler**: Contributions to characterization and classification of animal viruses. Proc. Soc. exp. Biol. (N.Y.) **112**, 1040—1050 (1963). — **Hamre, D.**: Critique of methods for recovery of respiratory viruses. Amer. Rev. resp. Dis. **88**, 306—312 (1963). — **Hamre, D.**, and **J.J. Procknow**: Virologic studies on common cold among young adult medical students. Amer. Rev. resp. Dis. **88**, 277—281 (1963). — **Hayflick, L.**: A comparison of primary monkey kidney, heteroploid cell lines, and human diploid cell strains for human virus vaccine preparation. Amer. Rev. resp. Dis. **88**, 387—393 (1963). — **Hilleman, M.R.**: Respiratory syncytial virus. Amer. Rev. resp. Dis. **88**, 181—189 (1963). — **Hilleman, M.R., Ch.M. Reilly, J. Stokes, jr.**, and **V.V. Hamparian**: Clinical-epidemiologic findings in coryzavirus infections. Amer. Rev. resp. Dis. **88**, 274—276 (1963). — **Holzel, A., L. Parker, W.H. Patterson, L.L.R. White, K.M. Thompson**, and **J.O.H. Tobin**: The isolation of respiratory syncytial virus from children with acute respiratory disease. Lancet **1**, 295—298 (1963). — **Huebner, R.J.**: Viral respiratory diseases in the Americas. Amer. Rev. resp. Dis. **88**, 1—13 (1963).

International Enterovirus Group. Picornavirus Group: Virology **19**, 114—116 (1963).

Jackson, G.G., R.L. Muldoon, G.C. Johnson, and **H.F. Dowling**: Contributions of volunteers to studies on the common cold. Amer. Rev. resp. Dis. **88**, 120—127 (1963). — **Johnson, K.M., H.H. Bloom, B. Forsyth, M.A. Mufson, P.A. Webb**, and **R.M. Chanock**: The role of enteroviruses in respiratory disease. Amer. Rev. resp. Dis. **88**, 240—245 (1963).

Kapikian, A.Z., J.A. Bell, F.M. Mastrota, R.J. Huebner, D.C. Wong, and **R.M. Chanock**: An outbreak of parainfluenza 2 (croup-associated) virus infection. J. Amer. med. Ass. **183**, 324—330 (1963). — **Kelen, A.E., D. Beltin, J.M. Lesiak**, and **N.A. Labzoffsky**: Isolation of enteric viruses in Ontario during 1960—1962. Canad. med. Ass. J. **89**, 921—926 (1963). — **Ketler, A., V.V. Hamparian**, and **M.R. Hilleman**: Characterization and classification of ECHO 28-Rhinovirus-Coryzavirus agents. Proc. Soc. exp. Biol. (N.Y.) **110**, 821—831 (1962). — **Kibrick, S.**: Current status of Coxsackie and ECHO viruses in human disease. Progr. med. Virol. **6**, 27—70 (1964). — **Knight, V., P.J. Gerone, W.R. Griffith, R.B. Couch, Th.R. Cate, K.M. Johnson, D.J. Lang, H.E. Evans, A. Spickard**, and **J.A. Kasel**: Studies in volunteers with respiratory viral agents. Amer. Rev. resp. Dis. **88**, 135—143 (1963). — **Kravetz, H.M., V. Knight, R.M. Chanock, J.A. Morris, K.M. Johnson, D. Rifkind**, and **J.P. Utz**: Respiratory syncytial virus infection in adult volunteers: III. Production of illness and clinical observations in adult volunteers. J. Amer. med. Ass. **176**, 657—663 (1961). — **Kruse, W.**: Die Erreger von Husten und Schnupfen. Münch. med. Wschr. **61**, 1547 (1914).

Leading-Articles: Reo Viruses. Lancet **1**, 92 (1963). — **Lerner, A.M., J.D. Cherry**, and **M. Finland**: Haemagglutination with reoviruses. Virology **19**, 58—65 (1963). — **Lerner, A.M., J.D. Cherry, J.O. Klein**, and **M. Finland**: Infections with reoviruses. New Engl. J. Med. **267**, 947—952 (1962). — **Lorriman, G.**, and **W.J. Martin**: Trial of Antistin in the Common cold. Brit. med. J. **II**, 430—431 (1950). — **Luthardt, Th.**: Reoviren in: Virus- und Rickettsieninfektionen des Menschen, Herausgeb. R. Haas u. O. Vivell, München: Lehmann 1965.

Maas, G.: Prophylaxe der Infektionen durch respiratorische Viren. Dtsch. med. Wschr. **88**, 2436—2437 (1963). — **Meiklejohn, G.**: Present and future of inactivated virus vaccines. Amer. Rev. resp. Dis. **88**, 372—378 (1963). — **Melnick, J.L.**: Current needs for standard reagents for research in viral disease. Amer. Rev. resp. Dis. **88**, 360—365 (1963). — **Mogabgab, W.J.**: Muriviruses and others associated with mild upper respiratory illnesses in adults. Amer. Rev. resp. Dis. **88**, 246—261 (1963). ~ Additional respirovirus type related to GL 2060 (ECHO 28) virus from military personnel. Amer. J. Hyg. **76**, 160—172 (1962). — **Morris, J.A., R.E. Blount**, and **R.E. Savage**: Recovery of cytopathogenic agent from chimpanzees with coryza. Proc. Soc. exp. Biol. (N.Y.) **92**, 544—548 (1956).

Oseajohn, R.: The use of family groups in the study of respiratory disease. Amer. Rev. resp. Dis. **88**, 110—113 (1963).

Parrot, R.H., A.J. Vargosko, H.W. Kim, and **R.M. Chanock**: Clinical syndromes among children. Amer. Rev. resp. Dis. **88**, 73—76 (1963). — **Parsons, R.**, and **D.A.J. Tyrrell**: A plaque method for assaying some viruses isolated from common cold. Nature (Lond.) **189**, 640—642 (1961). — **Porterfield, J.S.**: Titration of some common cold viruses (rhinoviruses) and their antisera by a plaque method. Nature (Lond.) **194**, 1044—1047 (1962).

Reilly, Ch.M., S.M. Hoch, J. Stokes, jr., L. McChelland, V.V. Hamparian, A. Ketler, and **M.R. Hilleman**: Clinical and laboratory findings in cases of respiratory illness caused by coryzaviruses. Ann. intern. Med. **57**, 515—525 (1962). — **Reilly, Ch.M., J. Stockes, jr., L. McChelland, V.V. Hamparian, A. Ketler**, and **M.R. Hilleman**: Studies of acute respiratory illness caused by respiratory syncytial virus. New Engl. J. Med. **264**, 1176—1182 (1961). — **Rosen, L., H.E. Evans**, and **A. Spickard**: Reovirus infections in human volunteers. Amer. J. Hyg. **77**, 29—37

(1963). — **Rosen, L., J.F. Hovis, F.M. Mastrota, J.A. Bell,** and **R.J. Huebner**: An outbreak of infection with a type 1 reovirus among children in an institution. Amer. J. Hyg. **71,** 266—274 (1960). — **Report by a special committee of the medical research council**: Clinical trials of antihistaminic drugs in the prevention and treatment of the common cold. Brit. med. J. **II,** 425—431 (1950).

Sabin, A.B.: Reoviruses, a new group of respiratory and enteric viruses formerly classified as ECHO type 10 is described. Science **130,** 1387—1389 (1959). — **Spickard, A., H. Evans, V. Knight,** and **K. Johnson**: Acute respiratory disease in normal volunteers associated with Coxsackie A-21 viral infection. III. Response to nasopharyngeal and enteric inoculation. J. clin. Invest. **42,** 840—852 (1963). — **Sauthoff, R.**: Adenovirus-Infektionen. Hdb. d. Kinderheilk. **5,** 132—145. Berlin-Göttingen-Heidelberg: Springer 1963. — **Stallones, R.A.,** and **E.H. Lennette**: The value of military populations for studies of viral respiratory disease. Amer. Rev. resp. Dis. **88,** 89—93 (1963). — **Stanley, N.F.**: Relationship of hepatoencephamyelitis virus and reoviruses. Nature (Lond.) **189,** 68 (1961).

Taylor-Robinson, D.: Laboratory and volunteers studies on some viruses isolated from common colds (rhinoviruses). Amer. Rev. resp. Dis. **88,** 262—268 (1963). — **Taylor-Robinson, D.,** and **M.L. Bynoe**: Inoculation of volunteers with H rhinoviruses. Brit. med. J. **1,** 540—544 (1964). — **Tyrrell, D.A.J., M.L. Bynoe, F.E. Buckland,** and **L. Hayflick**: The cultivation in human embryo cells of a virus (D.C.) causing colds in man. Lancet **2,** 320—321 (1962). — **Tyrrell, D.A.J.**: The use of volunteers. Amer. Rev. resp. Dis. **88,** 128—134 (1963). — **Tyrrell, D.A.J.,** and **R.M. Chanock**: Rhinoviruses (a description). Science **141,** 152—153 (1963).

Vasquez, C., and **P. Tournier**: The morphology of reovirus. Virology **17,** 503—510 (1962). — **van der Veen, J.**: The role of adenoviruses in respiratory disease. Amer. Rev. resp. Dis. **88,** 167—180 (1963). — **Vivell, O.**: Fortschritte der virologischen Erforschung von Respirationstrakterkrankungen. Behringwerk-Mitt. **38,** 76—108 (1960). — **Vivell, O.**: RS-Virus in Virus- und Rickettsieninfektionen des Menschen, Herausgeb. R. Haas u. O. Vivell, München: Lehmann 1965. — **Vivell, O., M. Axmann** u. **G. Lips**: Die Epidemie von Respirationstrakterkrankungen im Winter 1961/62. Dtsch. med. Wschr. **87,** 1996—2003 (1962).

Wagner, R.: Clinical and biologic approaches to the therapy of viral diseases. Amer. Rev. resp. Dis. **88,** 404—414 (1963). — **Waterson, A.P.**: Recent advances in the study of measles. Vortrag gehalten am 5. Jahrestreffen d. deutsch-engl. Ärztevereinigung Berlin, 1964.

Maul- und Klauenseuche

Von W. Mohr, Hamburg

Mit 1 Abbildung

I. Definition

Die Maul- und Klauenseuche (MKS) ist eine sehr ansteckende Tierkrankheit (Zoonose), die — wie der deutsche Name sagt — seuchenhaft, mit einem im Maul und an den Klauen sitzenden Bläschenausschlag auftritt. Sie befällt vorwiegend Wiederkäuer, wie Rinder, Schafe, Ziegen, wird aber auch bei Schweinen und Wildschweinen, sowie beim Rotwild (Hirsche und Rehe), ferner bei Rentieren, Kamelen, Büffeln u. a. Wiederkäuern, gefunden — praktisch ausschließlich bei Paarhufern. Einhufer sind nicht empfänglich, nur gelegentlich werden auch Hunde und Katzen befallen.

Synonyma sind Aphthenseuche, Stomatitis epidemica, epizootische Stomatitis. — Englisch: foot and mouth disease; Französisch: Fièvre aphteuse animale; Spanisch: la glosopeda; Italienisch: Afta epizootica.

Nach der bisherigen Kenntnis tritt die MKS *beim Menschen nur gelegentlich* als Krankheit auf. Ob es häufiger zu einer Infektion ohne Krankheitserscheinungen kommt, bleibt z. Z. noch dahingestellt. Im internationalen Krankheitsverzeichnis wird sie unter Nr. 096 geführt, im deutschen hat sie die Nr. 169.

II. Geschichte

Die Schwierigkeit, das Krankheitsbild von anderen ähnlichen Krankheitszuständen abzugrenzen, bringt es mit sich, daß man nicht genau sagen kann, wann diese Erkrankung zum ersten Mal beim Menschen festgestellt wurde. Zwar sind in der Mitte des 19. Jahrhunderts Beobachtungen mitgeteilt, die in das Gebiet dieser Krankheit hineingehören könnten, doch läßt sich von der menschlichen Krankheit eine präzise Erstbeschreibung nicht sicher ermitteln.

Historisch bedeutungsvoll ist aber, daß es 1897 Loeffler und Frosch waren, denen es erstmalig gelang, die Filtrierbarkeit des die Krankheit erregenden Virus nachzuweisen bzw. das Virus überhaupt zu identifizieren. In der Folgezeit sind verschiedentlich im Schrifttum menschliche Erkrankungen als MKS geschildert worden, zunächst aber ohne daß es möglich gewesen wäre, die Zusammenhänge der beim Menschen gefundenen klinischen Erscheinungen mit dieser Tierinfektion zu sichern und durch den Virusnachweis oder eine serologische Reaktion zu erhärten. Diese Möglichkeiten der exakten Diagnostik ergaben sich erst in den letzten Jahrzehnten mit dem Ausbau der serologischen und immunbiologischen Technik. Hierdurch wird voraussichtlich auch in Zukunft die Möglichkeit bestehen, Aussagen über die Verbreitung der Infektion beim Menschen sowie über das Verhältnis zwischen Infektionsempfänglichkeit und Auftreten von Krankheitserscheinungen zu machen.

III. Erreger

Der Erreger ist ein 10—30 Millimy (mμ) großes Virus, das somit zu einem der kleinsten Viren überhaupt gehört. Neben einer mehr kugeligen Form kann es auch ein birnen- oder keulenförmiges Aussehen haben und teilweise in Ketten oder Ringen gelagert sein. Zum Sichtbarmachen ist die Färbemethode mit Eosin-Methylenblau besonders geeignet. Auch fluorescenzmikroskopische Darstellung ist möglich.

Die elektronenoptischen Untersuchungen ergaben, daß das MKS-Virus ein sphärisches Nucleokapsit ist mit einem Durchmesser von 23 mμ. Dieses Kapsit besteht nach den Untersuchungen von Breese und Trautmann aus 42 Kapsomeren. Die Nucleinsäure des MKS-Virus gehört nach Mussgay und Strohmaier dem Ribosetyp zu. Das Virus zerfällt im sauren Milieu in verschiedene, serologisch nachweisbare Untereinheiten. Die Virus-Nucleinsäure wird dabei frei (Mussgay). Brown und Cartwright konnten diese Beobachtung bestätigen, daß das MKS-Virus bei pH 6 in Ribonucleinsäure und Protein dissoziert wird. — Die Untereinheiten sollen identisch sein mit nichtinfektiösen, virusspezifischen, komplementbindenden S-Antigenen, die sich in der MKS-virusinfizierten Zelle finden.

Das MKS-Virus ist resistent gegen Äther, Aceton und Chloroform. Es wird durch Formalin, Natronlauge, Beta-Propiolakton und Äthylenoxyd inaktiviert.

Gegen Austrocknung und Fäulnis erweist es sich als sehr resistent. In einem pH-Milieu zwischen 2,5 und 3,5 sowie 6,5 und 10,0 konnte eine Stabilität festgestellt werden. In der bei 18° C langsam getrockneten Blasenflüssigkeit hält sich das Virus bei Aufbewahrung unter gleichen Temperaturbedingungen über 2 Jahre ansteckungsfähig. Bei Temperaturen unter 10° C kann sich das Virus lange infektionsfähig halten. In der Blasenlymphe und in Milch dagegen geht das Virus rasch zugrunde. In Epithelfetzen jedoch hält es sich wiederum lange und ist äußerst widerstandsfähig. Starker Ammoniakgehalt der Stalljauche schädigt das Virus. Durch die verschiedenen Erhitzungsverfahren der Milch werden die Viren ebenfalls vernichtet. Bei Säuerung der Milch geht das Virus allerdings nur langsam zugrunde und hält sich bei Zimmertemperatur bis zu 24 Std. In gekühlter, ungesalzener Süßrahmbutter bleibt es 25 Tage, in gesalzener sogar 45 Tage virulent. Außer im Inhalt der Epithelblasen wird das Virus auch im Speichel, in der Milch (wie schon erwähnt), aber auch im Harn und Kot gefunden.

Man kann verschiedene *MKS-Virustypen* unterscheiden, die sich immunologisch unterschiedlich verhalten. Bisher sind die *Typen O, A und C* bekannt. Von diesen drei Typen konnten im Laufe der Zeit mehrere *Subtypen* oder Varianten bei den einzelnen Seuchenzügen isoliert werden. Außerdem gibt es die *Typen SAT I, SAT II und SAT III*, die in Afrika und im Nahen Osten gefunden werden, und schließlich noch den Typ Asia I, der im Mittleren und Fernen Osten vorkommt. — Beim Typ SAT I gibt es auch noch antigendifferente Stämme, wie Hyslop, Davie und Carter angeben. Ein Typenwandel ist nach den Beobachtungen von Demnitz möglich. Eine Kreuzimmunität gibt es nicht.

Die ersten Züchtungsversuche außerhalb des Tierkörpers gelangen 1930/32 Hecke auf embryonaler Meerschweinchenhaut, die in Tropfkulturen in Meerschweinchenplasma mit embryonalem Extrakt gehalten wurde. — Die weiteren Untersuchungen ergaben, daß sich Kulturen beliebig lange fortführen ließen. So konnten Maitland und Striegler 62 Passagen in 366 Tagen durchführen. Auch auf dem Allantochorion vom Hühnerembryo ist die Fortzüchtung des Virus möglich.

Von den *Labortieren* sind für das MKS-Virus *empfänglich:* Meerschweinchen und weiße Mäuse sowie verschiedene Geflügelarten. Durch intracerebrale Infektion von Mäusen war es möglich, nach 973 Passagen das Virus in ein neurotropes Virus umzuwandeln, das seine pathogene, aber nicht seine immunisierende Eigenschaft verloren hatte. Mit dem so veränderten Virus läßt sich aber ein sicherer Impfschutz nicht erreichen. Nagel und Hoffmann erzielten mit dem Typ B bei Mäusepassagen Bilder, die klinisch und histologisch der Poliomyelitis anterior acuta ähnelten. Heute wird das MKS-Virus in den verschiedensten *Gewebekulturen* von Kälber-, Schweine- und Lammnieren zur Vermehrung gebracht. In den infizierten Gewebekulturzellen läßt sich mit fluorescierenden Antikörpern ein virusspezifisches Antigen nur im Cytoplasma aufzeigen.

Zum *Nachweis des Virus* benutzt man heute hauptsächlich die Gewebekultur, sodann aber auch die Isolierung des Virus in saugenden Mäusen. Besondere Bedeutung kommt der Komplementbindungs-Reaktion (KBR) zu, denn mit Hilfe von Standard-Immunseren kann von eingesandtem Aphtenmaterial in sehr kurzer Zeit durch die KBR eine Typen-Diagnose gestellt werden. — Schließlich findet neben der KBR auch noch der Neutralisationstest in Gewebekulturen oder an säugenden Mäusen Verwendung.

Der Nachweis solcher neutralisierender Antikörper beim Menschen ist in letzter Zeit verschiedentlich gelungen; so konnten POPA u. Mitarb. neutralisierende Antikörper, bei der Mehrzahl der Personen nachweisen, die mit MKS-Virus in Berührung gekommen waren, während zehn Kontrollpersonen, die niemals einen solchen Kontakt hatten, völlig negativ reagierten. PILZ, GARBE und BECK konnten ebenfalls solche neutralisierenden Antikörper bei vier Personen (zwei Tierpflegern, einem Tierarzt und einem Schlachter) nachweisen, die außerdem noch nach Behandlung von erkrankten Tieren Blasenbildung an den Händen zeigten. Bei dreien von diesen konnte auch der Virusnachweis durch die Inokulation von Bläscheninhalt aus den Läsionen an den Händen auf junge Mäuse oder in die Zunge von Rindern geführt werden.

IV. Pathologisch-anatomische Befunde

Die histopathologische Untersuchung der *Haut*, sowohl bei künstlich gesetzten Infektionen als auch bei natürlichen Infektionen (HEINIG und NEUMERKEL) zeigt eine *Hyperkeratose*. Die hyperkeratotische Schicht ist vom Stratum granulosum durch ein eiweißreiches *Ödem* mit einzelnen segmentkernigen Leukocyten getrennt. Manche Zellen der basalen Epidermisschichten zeigen vakuolige Struktur des Cytoplasmas bis zur hydropischen Quellung des Zelleibes. Das gesamte Stratum germinativum ist ödematös aufgelockert. Stellenweise findet man die Epidermis vom Stratum papillare des Corium gering abgehoben unter Bildung kleiner Blasen. Das obere Corium und besonders das Stratum papillare werden dicht entzündlich infiltriert gefunden von segmentkernigen Leukocyten und Lymphocyten. Diese *Infiltrate* liegen besonders perivasal.

Über den entzündlich infiltrierten Bezirken hat das Stratum granulosum der Epidermis die Granulation eingebüßt als Ausdruck der degenerativen Veränderungen.

Da die MKS im allgemeinen beim Menschen leicht verläuft und die beiden von MOLLOW und PENTSCHEW, sowie FAHR beschriebenen Sektionsfälle nicht sicher als ausschließlich durch die MKS bedingt bezeichnet werden müssen, erübrigt es sich, hier die bei diesen Fällen erhobenen Sektionsprotokolle zu besprechen.

Die pathologisch-anatomischen Veränderungen an den *Schleimhäuten* entsprechen praktisch weitgehend dem von der Haut beschriebenen Bild. Auch hier findet sich unter einer Hyperkeratose die Bildung multipler Bläschen im Rete malpighi sowie eine entzündliche Infiltration mit eiweiß- und fibrinreichem Exsudat.

Schließlich sei noch auf die elektronenmikroskopischen Untersuchungen von LÜBKE über die Pathogenese und die pathologisch-anatomischen Veränderungen bei der MKS-Myokarditis bei Mäusen hingewiesen. Nach seinen Befunden scheint die intracelluläre Ödembildung das primäre pathogenetische Prinzip bei der Infektion mit dem MKS-Virus darzustellen, sowohl bei der Bildung der Virusbläschen im Epithel der Haut und Schleimhaut, als auch bei der Entstehung der Fasernekrosen in der Herzmuskulatur.

Die Abheilung der Haut- und Schleimhautveränderungen erfolgt im allgemeinen ohne Narbenbildung. Nur bei bakterieller Superinfektion besteht die Gefahr tieferer Ulcerationen und Narbenbildung.

V. Pathogenese

Die Übertragung auf den Menschen erfolgt am häufigsten wohl durch Bläscheninhalt und Speichel der Tiere, seltener durch Faeces und Urin. Das Virus gelangt mit diesen Sekreten in oberflächliche Hautläsionen. Aufgrund von eigenen, zusammen mit WAHL gemachten Beobachtungen bei dem Seuchenzug 1950/52 in Schleswig-Holstein spielt aber auch die orale Aufnahme des Virus durch rohe Milch oder Produkte aus der rohen Milch infizierter Tiere — z. B. durch Schlagsahne —, schließlich aber auch durch den Genuß von Fleisch infizierter Tiere eine Rolle. Nicht entschieden ist die Frage, ob die Infektion der Milch solcher erkrankten Tiere durch Virämie erfolgt, oder durch sekundäres Eindringen des Erregers —

z. B. von MKS-Herden am Euter — in die Milch, in der er sich bei Hortung der Milch bei Raumtemperatur bzw. Kühlraumtemperatur längere Zeit halten kann (siehe oben!).

Auch eine Übertragung durch mit dem Virus infizierte Gegenstände ist möglich. Die Empfänglichkeit des Menschen für die Virusinfektion ist nach der Ansicht einzelner Autoren gering, denn menschliche Krankheitsfälle sind selten, auch bei schweren Seuchenzügen unter den Tierbeständen. Sogar bei dem Versuch der Selbstinfektion (Pape) ist es nur selten zum Ausbruch einer Erkrankung gekommen.

Die Beobachtung von Melendez scheint dafür zu sprechen, daß unter bestimmten Umständen ein MKS-Stamm für den Menschen pathogen werden kann. Bei einer Person, die schon über 10 Jahre mit MKS-Virus-haltigem Material gearbeitet hatte, trat ein Bläschenausschlag an den Händen auf, und aus dem Inhalt einer Blase ließ sich MKS-Virus vom Typ 0 isolieren. Antikörper gegen die beiden anderen Typen A und C waren nicht nachweisbar.

Auch die Beobachtung von Garbe, Hussong und Pilz über das Auftreten einer MKS-Infektion mit Blasenbildung an den Händen und Erosionen an der Zunge bei einem Tierpfleger auf einer MKS-Versuchsstation scheint dafür zu sprechen, daß besondere Umstände zusammenkommen müssen, um eine Infektion angehen zu lassen. Hier handelte es sich um eine Infektion mit dem Typ C. Der Betreffende hatte erst kurze Zeit mit diesem Virusstamm gearbeitet. Die Eintrittspforte des Virus war wahrscheinlich eine Läsion an der Handinnenfläche.

Ob allerdings nicht doch in einem größeren Maß Infektionen möglich sind oder erfolgen, müßte noch durch eingehende Untersuchungen mittels serologischer Teste (Komplementbindungsreaktion u. ä.) geklärt werden. Die letzten Untersuchungen (siehe oben!) scheinen in dieser Richtung zu sprechen.

Eine Übertragung von Mensch zu Mensch, wie sie z. B. auch von Magnusson versucht wurde, fiel negativ aus. Es ist anzunehmen, daß neben der Exposition eine gewisse Disposition vorhanden sein muß. Wieweit Menschen als Virusträger bei der Verbreitung eine Rolle spielen können, ist auch noch nicht geklärt. Immerhin sind Beobachtungen zu verzeichnen, daß Angehörige von Personen, die an MKS erkrankt waren, ebenfalls erkrankten, und daß auch Angehörige von nicht an MKS erkrankten Personen, die aber Kontakt mit kranken Tieren hatten, Krankheitserscheinungen zeigten. — Eine über längere Zeit gehende Dauerausscheidung von Virus konnte Magnusson in einem Fall berichten, und auch von Geiger werden diese Möglichkeiten diskutiert.

Maul- und Klauenseuche bei den Tieren

Die Krankheit befällt vor allem Paarhufer, wie Rinder, Schweine, Ziegen, Schafe; unter den Wildtieren besonders Hirsche und Rehe sowie Wildschweine. Von den anderen Wiederkäuern sind vor allem Kamele und Büffel betroffen. Einhufer sind nicht empfänglich; ausnahmsweise nur erkranken Hunde und Katzen.

Die Infektion erfolgt vorwiegend durch direkten Kontakt bei der gemeinsamen Benutzung von Futterraufen, Tränken, Streu u. ä. Sie kann aber auch sicher durch belebte oder unbelebte Zwischenträger übertragen werden.

Nach einer Inkubationszeit von 2—3 Tagen kommt es durch Vermehrung des Virus zunächst an der Eintrittspforte zur Entstehung einer primären Blase. Von hier aus gelangt das Virus in die Blutbahn. Der Virämie folgt die Entwicklung der Sekundärblasen. Diese treten nach 1- bis 2tägigem, hohem Fieber auf. Die bevorzugten Stellen für die Entwicklung der Sekundärblasen sind der hintere Teil der Zunge, der zahnlose Rand des Oberkiefers, die Innenseite der Lippen und der Gaumen. Eine Sekundärinfektion der geplatzten Blasen ist selten. Gelegentlich können sie auch an anderen Schleimhäuten auftreten. Gleichzeitig entstehen Aphthen an der Haut der Klauenkrone, des Ballens und des Klauenspaltes sowie am Euter. Diese Blasen platzen und können sich dann häufig bakteriell sekundär infizieren. Durch diese Sekundärinfektion entstehen Komplikationen im Krankheitsverlauf, wie eitrige Geschwürsbildungen, Arthritiden, Phlegmonen und bakterielle Septikämien. Diese Komplikationen verlängern die gewöhnlich nur 1 Woche betragende Krankheitsdauer erheblich. Die Mortalität beträgt unter günstigen hygienischen Bedingungen nur 0,2—0,5 %.

Eine besonders schwere Verlaufsform der Virusinfektion wird bei Jungtieren gelegentlich beobachtet. Hier kann es zur Entwicklung einer akuten Myokarditis mit anschließender Degeneration kommen, aber auch myositische Herde in Skelettmuskeln wurden beobachtet. Die Prognose kann bei dieser Komplikation erheblich getrübt sein. Bei der Sektion finden sich typische pathologisch-anatomische Bilder. Der Herzmuskel zeigt lokalisierte weiße Streifen mit Neigung zu rascher Verkalkung. Diese bösartige Verlaufsform der MKS, die gelegentlich auch bei erwachsenen Tieren gehäuft auftritt, bedingt, daß manche Seuchenzüge der MKS 50—70 % Mortalität aufweisen.

Wenn diese letzteren Verläufe auch seltener sind, so hat die MKS doch als Tierseuche für die Landwirtschaft eine erhebliche Bedeutung, einmal wegen der Verluste durch Nachkrankheiten, sodann wegen der Abnahme des Körpergewichtes der Tiere, der Verminderung des Milchertrages, der Sperrmaßnahmen u. a. m.

VI. Epidemiologie

Die MKS ist eine kosmopolitische Zoonose. Der hohe Ansteckungsindex und die wenig stabilen immunologischen Verhältnisse sind die Ursache, daß immer wieder große Epizootien *bei den Paarhufern* auftreten. Diese *Seuchenzüge*, die sehr rasch vorwärtsschreiten und sich über große Gebiete erstrecken, gehen meist von Osten nach Westen. Aber auch ein umgekehrter Weg wird beobachtet. Im Gebiet der Bundesrepublik wiesen vor allem Niedersachsen und Schleswig-Holstein in den letzten 25 Jahren hohe Durchschnittsverseuchungen auf (GEIGER).

Einen schweren Seuchenzug brachten die Jahre 1937—1939. Nach einer gewissen Pause traten 1946 und 1947 nur vereinzelte Fälle auf, dann aber folgte 1948 im Juni ein vom Saargebiet über Südwestdeutschland nach Nordhessen, 1950 nach Württemberg sich ausbreitender Seuchenzug, der dann 1951/52 praktisch die ganze Bundesrepublik erfaßt hatte und 1952 auch Norddeutschland, besonders Schleswig-Holstein, heimsuchte. Hier wurden sehr bösartige und atypische Erkrankungen beobachtet. Diese Epizootie ist nach RAMON eine der schwersten, die Europa bisher heimgesucht haben.

Im Verlauf dieser Tierseuchenzüge kommt es dann immer wieder zu *einzelnen menschlichen Erkrankungen*. Daß ein besonderer Personenkreis in erster Linie gefährdet ist, nämlich das *Stallpersonal oder* der Kreis, der mit der *Wartung der Tiere* — Melken usw. — beauftragt ist, ist selbstverständlich. Trotzdem aber ist die Zahl der Erkrankungen unter diesem Personenkreis relativ sehr gering. Daß die Infektionsrate höher liegt als die Erkrankungsrate, wird von manchen vermutet, jedoch sind diese Fragen heute noch nicht eindeutig geklärt. Nach FRENKEL sind *bis 1964* nur insgesamt 18 bzw. *21 Fälle von menschlicher MKS* einwandfrei gesichert worden.

Gerade die Beobachtungen bei der Epidemie in Schleswig-Holstein 1951/52 haben gezeigt, daß entgegen früheren Ansichten die orale Infektion durch ungekochte und unpasteurisierte Milch und ihre Produkte, sowie auch der Genuß von Fleisch erkrankter Tiere als Infektionsweg doch eine Rolle spielt. Eine Übertragung von Mensch zu Mensch ist bisher noch nicht sicher bewiesen, doch ist gerade in letzter Zeit wiederholt die Frage der Virusträgerschaft eines Menschen und eine dadurch mögliche Weiterverbreitung des Virus auf andere Menschen, vor allem aber auf Tiere, zur Diskussion gestellt worden.

VII. Klinisches Bild

Die Inkubationszeit beträgt 3—8 Tage. Von einigen Autoren werden 2 Tage als Mindestzeit und 18 Tage als Höchstzeit angegeben.

Die Prodromalerscheinungen sind uncharakteristisch und bestehen in Mattigkeit, Kopf-, Kreuz-, weniger Gliederschmerzen und meist nicht sehr hohem Fieber. Als Frühsymptom wird eine Trockenheit im Mund und ein Brennen angegeben. Die Schleimhäute sind stärker gerötet. MAGNUSSON sah bei einer Reihe gesicherter Fälle in Schweden 2—3 Tage vor dem Auftreten der eigentlichen Krankheitserscheinungen solche Rötung des Mundes und Rachens und weist darauf hin, daß diese Patienten über uncharakteristische Halsschmerzen geklagt hätten.

Der von einzelnen Untersuchern beobachtete *zweiphasige Krankheitsverlauf* tritt lange nicht bei allen Fällen klar hervor. Die erste Phase ist charakterisiert durch das Auftreten der lokalen Primärblase, die zweite Phase ist die Phase der Virämie mit der Generalisation der Infektion und der daran sich anschließenden Entwicklung der Sekundärefflorescenzen.

Die *Primärblase* sitzt an dem Eintrittsort der Infektion. Dieser kann sich in der Mundhöhle befinden, z. B. bei Infektion durch Milch oder an der Melkhand bei Personen, die sich beim Melken infiziert haben. — Bei seinen Kranken — vier Melker und drei Viehwärter — sah MAGNUSSON Primärherde besonders oft an der Melkhand. Er beobachtete bei dieser Gruppe 5, 10 und mehr Bläschen, die zwischen den Fingern und an der Handinnenfläche lokalisiert waren. Die linsen- bis bohnengroßen, von einem roten Randbezirk umgebenen Blasen enthielten ein serösklares, schwach bernsteingelbes Sekret, das in mäßiger Zahl Leukocyten und vereinzelt Lymphocyten, aber keine Bakterien, aufwies. Die Schmerzhaftigkeit dieser Stellen war sehr groß, so daß die Erkrankten dadurch sogar im Schlaf gestört wurden.

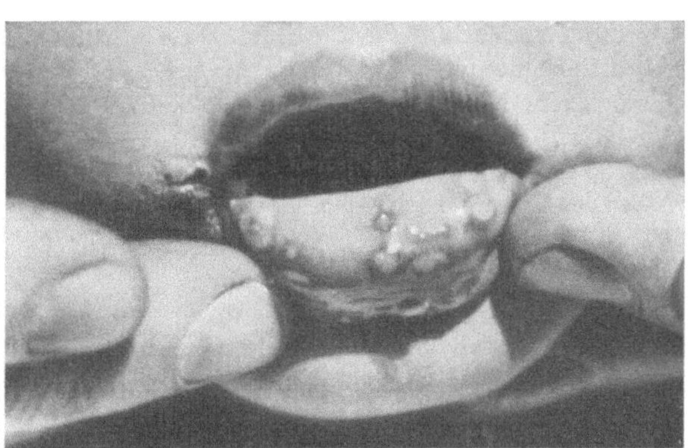

Abb. 1. Bläschenförmige Eruptionen an der Zungenspitze und im rechten Mundwinkel bei Maul- und Klauenseuche (nach WAGNER, Tierärztliche Hochschule Hannover)

Das *Generalisationsstadium* mit Eintritt des Fiebers folgt der ersten Phase meist nach 1—2 Tagen. Jetzt treten auf *Lippen, Wangenschleimhaut, Zunge und Rachen* linsengroße *Bläschen* auf. Sie sind meist größer als die Herpesbläschen und enthalten klares, später etwas milchig getrübtes Sekret. Diese Trübung wird verursacht durch die Gegenwart von Leukocyten und Fibrin. Die Bläschen werden stets als sehr schmerzhaft angegeben. Diese Schmerzhaftigkeit beeinträchtigt das Essen und Trinken und wirkt sich bei Kindern besonders ungünstig aus.

Bei der Lokalisation an den äußeren Lippenrändern und an der Nasenöffnung kann es durch Sekundärinfektion zu geschwürigen Veränderungen kommen. Auffallend ist ein ausgesprochen starker Speichelfluß. Gleichzeitig mit diesen in der Mundhöhle aufschießenden Bläschen stellen sich bei vielen Kranken, aber lange nicht bei allen, *Blasen an den Zehen, den Fingern, der Innenhand* (praktisch nie des Handrückens), *den Fußsohlen und den Fußrändern*, gelegentlich auch an den weiblichen Brüsten, ein. Diese Blasen sind stecknadelkopf- bis linsengroß und von einem roten Hof umgeben. Die Gliedmaßen sonst und der Rumpf sind frei von Erscheinungen.

Der Bläschenausschlag lokalisiert sich gelegentlich auch auf die Genitalschleimhaut. Seltener kommt es zu einer Absiedelung an die Augenbindehaut. Vereinzelt diagnostizierte man Zeichen eines beginnenden Lungeninfiltrates (HANSON u. Mitarb.) — Gastrointestinale Erscheinungen, wie Appetitlosigkeit, Brechreiz und Durchfall werden bei der MKS der Kinder gelegentlich beschrieben (GERLACH). Es erhebt sich dabei die Frage, inwieweit diese Erscheinungen durch das Virus direkt ausgelöst sind.

Vereinzelt wird auch über Blutungen aus der Nase, dem Magen-Darm-Kanal und den Harnwegen berichtet. Bei Männern und Knaben kann es zu Orchitiden kommen. Gelegentlich wird eine Entzündung des Nagelbettes beobachtet; dabei können die Herde so lokalisiert sein, daß es zum Verlust der Nägel kommt. In anderen Fällen bildet sich eine ödematöse Schwellung und Entzündung der Zunge. Einen derartigen Fall hat GRÄFF (1955) beschrieben, bei dem auch die Isolierung des Typs Vallée A5 gelang. Hier zeigten sich am harten und weichen Gaumen, der Wangen- und Lippenschleimhaut, dem Zahnfleisch Geschwüre mit schmierigen Belägen und an der Zunge tief ausgestanzte Epitheldefekte. Dabei hatte sich ein erheblicher Speichelfluß eingestellt, sowie eine derbe druckschmerzhafte Drüsenschwellung im Verlauf des Sternocleido-mastoideus bis zur Supraclaviculargrube. Auch die submentalen Drüsen waren geschwollen, und im weiteren Verlauf wurde hier noch eine Myokardschädigung festgestellt.

Auch unter unserem Beobachtungsgut aus den Jahren 1951/52 findet sich ein Fall einer 34jährigen Bauersfrau, die außer den Efflorescenzen an der Mundschleimhaut Blasenbildung zwischen den Fingern, an der Handinnenfläche, den Fußsohlen und Zehen hatte. Die Temperaturen lagen zwischen 38° und 38,4°, im Elektrokardiogramm waren Veränderungen der Erregungsrückbildung nachzuweisen, die sich erst nach 3 Wochen zurückbildeten.

Solche *schwereren Verläufe* sind unter den bisher mitgeteilten menschlichen Erkrankungsfällen selten. Immerhin aber muß man diese Möglichkeiten berücksichtigen, wenn auch die ganz schweren Verlaufsfälle, wie sie im älteren Schrifttum von MOLLOW und PENSCHEW, sowie FAHR beschrieben worden sind, zu den ausgesprochenen *Seltenheiten* gehören dürften. Vergleicht man die Darstellung der zwei tödlich ausgegangenen, schweren Fälle mit den Schilderungen der Krankheitsbilder, wie sie von MAGNUSSON, GRÄFF, WAHL, HEINIG und NEUMERKEL, VERGE und DHENNIN sowie LEWIN u. Mitarb. gegeben worden sind, so kann man sagen, daß primär in diesen Fällen auch eine MKS vorgelegen haben kann, daß aber für den schweren Verlauf nicht die MKS allein, sondern eine *bakterielle Superinfektion* verantwortlich zu machen sein dürfte. Denn wenn auch Kleinkinder — worauf SROKA hinweist — besonders schwer erkranken und später noch über längere Zeiträume zu Virusträgern und -ausscheidern werden können, so sind doch tödliche Erkrankungen durch das MKS-Virus allein auch in diesem Lebensalter bisher nicht beobachtet worden. In Parallele zu den Erkrankungen der Jungtiere und der Tatsache, daß sehr junge Meerschweinchen, Kaninchen, 1 Tag alte Kücken und Babymäuse schwer erkranken können, gelegentlich sogar mit tödlichem Ausgang, warnt FRENKEL davor, in Zeiten einer Epizootie Kleinkinder rohe Milch oder Milchprodukte von infizierten Viehbeständen genießen zu lassen.

Die Temperaturen klingen meist nach 2 oder 3 Tagen ab. Selten kommt es zu einem zweiten Fieberanstieg am 5. Krankheitstag (HANSON u. Mitarb.). Innerhalb der folgenden 5—14 Tage überhäuten sich die Schleimhautläsionen im Mund und bilden sich die Hautveränderungen zurück.

Wahrscheinlich gibt es — worauf KLING und HOYER schon 1926 hinwiesen — eine weitere Verbreitung der Infektion unter den Menschen als bisher angenommen wurde. Nur daß es nicht zu Erkrankungen kommt, sondern lediglich zu einer Infektion *ohne* Symptome. Der Nachweis solcher *latenten Infektionen*, bei denen über längere Zeit (1—60 Tage nach KLING und HOYER) eine Virusausscheidung erfolgen kann, ohne daß der Ausscheidende erkrankt, ist sehr schwer.

Komplikationen

Die wichtigste Komplikation dürfte die bakterielle Sekundärinfektion der Hauteffloreszenzen sein, von der ausgehend dann Lymphangitiden oder Lymphadenitiden sich einstellen können. Daß eine Sepsis sich aus einer solchen Sekundärinfektion entwickelt, dürfte zu den ausgesprochenen Seltenheiten gehören. In einigen Fällen wird ein schwaches, flüchtiges, masernähnliches Exanthem an den Unterarmen und Unterschenkeln, seltener am Rumpf, beschrieben. Milz- oder Leberschwellungen kommen kaum vor. Auch Nierenschädigungen werden nicht beobachtet. Vereinzelt sind Kreislaufstörungen mit Hypotonie und Bradykardie mit dieser Virusinfektion in Beziehung gebracht worden. — Ob es zu neurologischen Komplikationen kommen kann, erscheint zwar möglich, dürfte aber doch im großen und ganzen sehr selten sein. Immerhin hat MAGNUSSON einen Fall, der auch virologisch gesichert werden konnte, beobachtet, der einen leichten Meningismus, sowie starke Kopf-, Rücken- und Nackenschmerzen aufwies und 213 Zellen im Liquor hatte, allerdings ohne Eiweißvermehrung.

Auch BIRKMAYER glaubt, eine solche leichte encephalitische Verlaufsform annehmen zu müssen und bringt eine doppelseitige Facialisparese mit einer MKS-Infektion in Beziehung. — Schließlich sei noch auf eine neuere Mitteilung von BSTEH (1962) hingewiesen: Nachdem eine Mutter in der 9.—11. Schwangerschaftswoche eine Stomatitis epidemica durchgemacht hatte, beobachtete er das Auftreten einer Embryopathie mit folgenden Erscheinungen:

1. Wachstumsverzögerung um 30%,
2. Hydrocephalus externus,
3. anormale Fontanellen,
4. Hemmungsmißbildung des Gesichtsschädels,
5. Mißbildung beider Ohrmuscheln,
6. Extreme Stenose des äußeren Gehörgangs,
7. Mißbildung der Felsenbeine,
8. Fehlender Foveolarreflex (Hemmungsmißbildung der Maculae?).

Ob es sich hierbei allerdings wirklich um eine MKS-Stomatitis gehandelt hat, ist serologisch nicht bewiesen.

Diagnostische Hilfsmittel

Zur Abgrenzung der menschlichen MKS von anderen, ähnlich aussehenden Haut- und Schleimhautprozessen, und zur Sicherung der Diagnose stehen uns drei Wege zur Verfügung:

1. *Erregernachweis im Tierversuch:* Der Inhalt der verdächtigen Bläschen wird auf die scarifizierte Planta des Meerschweinchens gebracht. Handelt es sich um eine MKS, so treten nach 4—5 Tagen Bläschen auf. — Bessere Resultate liefert der Übertragungsversuch auf junge Schweine (SCHNEIDER). Hierbei wird das zu untersuchende Material in die Zunge intraepithelial injiziert. Mit dieser Methode haben u. a. auch MAGNUSSON und seine schwedischen Mitarbeiter gearbeitet und ihre Fälle gesichert.

2. *Komplementbindungsreaktion:* Die Methodik hierfür haben TRAUB und MÖHLMANN ausgearbeitet. Der KBR-Titer kann beim Menschen sehr hoch ansteigen. Diese hohen Titeranstiege führten immer wieder zu Zweifeln an der Spezifität

der Reaktion (Möhlmann, Fuchs, Schneider), so daß sie hinter dem Tierversuch und dem Meerschweinchenschutzversuch an Wert zurücktritt.

3. *Meerschweinchenschutzversuch:* Zur Durchführung dieses Versuches wird das zu untersuchende Serum in absteigender Menge je zwei Meerschweinchen injiziert, die gleichzeitig mit dem vorher durch KBR ermittelten Virustyp infiziert werden. Als Antikörpertiter wird diejenige Menge Patientenserum angesehen, die bei dem Versuchstier die Generalisation der Erkrankung verhindert. Die hierbei ermittelten Titer der menschlichen Erkrankungsfälle lagen zwischen 0,4 und 2,0 ml. Das heißt also: diese Menge Patientenserum reichte aus, um die Tiere vor der Generalisation der MKS zu bewahren (Flaum, Schneider, Magnusson).

Diagnose und Differentialdiagnose

Das Auftreten der menschlichen Krankheitserscheinungen im Zusammenhang mit einer Epizootie, die Lokalisation des Prozesses an Händen und Füßen sowie an den Mundschleimhäuten legt die Diagnose nahe.

Klinisch sind die Mundschleimhautveränderungen von solchen bei *Herpes oder Herpangina* dadurch zu unterscheiden, daß sie nicht an der Außenseite der Lippen auftreten oder an der Rachenhinterwand. Die Abgrenzung gegenüber dem sog. „*Stevens-Johnson-Syndrom*" kann ebenso Schwierigkeiten bereiten, wie in manchen Fällen die Unterscheidung von einem *Exanthema multiforme.* Nur genaue Anamnesen bringen hier Klärung, sowie die virologischen, oben beschriebenen Untersuchungsmaßnahmen.

Besondere Schwierigkeiten bereitet — worauf auch Verge und Dehnnin hinweisen — die Abgrenzung gegenüber der im französischen Schrifttum als „*Aphthose epidemique*" bezeichneten Erkrankung, die wohl identisch ist mit dem von Alsop u. Mitarb. in Birmingham, von Robinson et al. in Toronto sowie von Levin et al. in Südafrika (Johannesburg) beobachteten, durch *Coxsackie A 16* hervorgerufenen Krankheitsbild. Dieses Krankheitsbild wird vorwiegend bei Kindern bis zu 10 Jahren beobachtet und geht einher mit Fieber, bläschenartigen Läsionen im Mund und Pharynx, bläschenartigem Hautausschlag an den Händen und Füßen, seltener mit einem maculo-papulösen Rash, Halsdrüsenschwellung, sowie in einzelnen Fällen auch mit gastro-intestinalen Erscheinungen, Symptomen von Seiten des Respirationstraktes oder auch einer Conjunctivitis. Hier hilft vor allem die anamnestische Erhebung weiter: epidemisches Auftreten bei fehlendem Tierkontakt und Fehlen einer Infektionsquelle (Milch infizierter Tiere), sowie serologische Untersuchungen mittels der Komplementbindungsreaktion und die Isolierung des Virus aus dem Stuhl. Familiäres Auftreten bei Fehlen eines Kontaktes mit verseuchten Tierbeständen spricht auch eindeutig gegen eine MKS und für die „Aphthose epidemique" (Rimbaud).

Gegenüber einer *Bakterien-Spirillen-Infektion* kann die Untersuchung des Mundabstrichs helfen. Es kann Schwierigkeiten bereiten, den Prozeß gegenüber der *Behcetschen Erkrankung* abzugrenzen, doch sind bei letzterer die Erscheinungen viel langwieriger und die Ulcerationen flächiger. Das gleichzeitige Auftreten gastro-enteritischer Störungen spricht für eine MKS.

Prognose: Sie ist im allgemeinen gut. Der Krankheitsverlauf erstreckt sich meist über 5—8 Tage, selten bis zu 15 Tagen. Schwere Verläufe von 3—4 Wochen sind eine große Ausnahme. Ausgedehnte Komplikationen können allerdings die Prognose ändern. Auch bei sehr kleinen Kindern kann die Prognose ungünstiger sein, zumal wenn es durch die schmerzhaften Veränderungen in der Mundschleimhaut zu Störungen der Nahrungsaufnahme mit den daraus sich ergebenden, oft schwerwiegenden Folgen kommt.

Prophylaxe

Die große wirtschaftliche Bedeutung der MKS hat dazu geführt, daß ihre Bekämpfung gesetzlich geregelt wurde. Die MKS ist meldepflichtig! Die veterinärpolizeilichen Richtlinien sehen strenge Absonderungsmaßnahmen vor, so bei Erstausbrüchen Tötung infizierter Viehbestände, Sperre über Einzelgehöfte und ganze Ortschaften, Verbot gemeinsamen Weideganges, Kettenzwang für alle Hunde, Verbot von Jahrmärkten, Tiermärkten, Körungen usw. Die Milch aus verseuchten Tierbeständen darf nur in gekochtem oder pasteurisiertem Zustand in den Handel gebracht werden. Es hat sich gezeigt, daß eine Simultan-*Impfung* der noch nicht infizierten Tiere in den verseuchten Beständen zur Abkürzung des Seuchenverlaufs beiträgt. Auch hat die Durchführung einer sog. Ringimpfung, die man um die verseuchten Höfe und Dörfer legt, zu einer Vermeidung der Ausbreitung geführt. Man verwendet einen Adsorbatimpfstoff nach SCHMIDT, WALDMANN und KÖBE, der Virus aus Aphthendecken enthält, das an Aluminiumhydroxyd adsorbiert und durch Zusatz von Glykokollpuffer und Formol sowie 48stündigem Bebrüten bei 25° C abgeschwächt ist, ohne aber seine antigenen Eigenschaften dadurch verloren zu haben. Die voll ausgebildete Immunität tritt allerdings erst 14 Tage nach der Impfung ein. Die durch die Adsorbat-Vaccine geschaffene aktive Immunität hält mindestens 6—8 Monate an. Allerdings kann das spontane Auftreten eines anderen Virustyps den geschaffenen Impfschutz nicht selten durchbrechen. — Neben dem Adsorbat-Impfstoff wird in letzter Zeit auch der Einsatz eines Lebendimpfstoffes aus Gewebskulturen und bebrüteten, embryonierten Hühnereiern (FRENKEL) diskutiert.

Durch die Überimpfung auf diese Nährmedien, auch durch Mäuse- oder Kaninchenpassagen kann das erreicht werden, verliert das Virus seine pathogene Eigenschaft bzw. werden die Virusstämme abgeschwächt, ihre immunisierenden Eigenschaften bleiben aber erhalten (DEMNITZ). Auch Vaccine aus Virus, kultiviert auf Nierenzellkulturen vom Kalb oder Schwein, auf hängende Tropfenkultur wurde versucht. Die Inaktivierung erfolgte in diesen Fällen mit Formalin.

Umfangreichere Vorbeugungsmaßnahmen für den Menschen erübrigen sich bei dem relativ leichten Verlauf der Erkrankung. Personen, die infizierte Tiere betreuen, sollten vorhandene Hautwunden durch Verbände schützen. Schutzimpfungen beim Menschen sind nicht erforderlich. — Bei der Bekämpfung der Tierseuche darf nicht unberücksichtigt bleiben, daß der Mensch als Virusträger oder Dauerausscheider eine Rolle spielen kann (KLING, HUSS und OLIN, SROKA). In diesem Zusammenhang sei auch nochmals auf die oben schon erwähnten Untersuchungen von POPA u. Mitarb. verwiesen.

Das Ziel, die Tierseuche auszurotten, scheint theoretisch erreichbar, doch stehen der praktischen Realisierung noch verschiedenste Faktoren im Weg.

Therapie

Da es sich um eine Infektion mit einem sehr kleinen Virus handelt, ist von einem Antibiotikum keinerlei Wirkung zu erwarten, es verhindert höchstens eine bakterielle Sekundärinfektion. Die außerordentlich günstige Wirkung des kombinierten Sulfonamidpuders bei Tieren hängt wohl in erster Linie mit der bakteriziden Wirkung zusammen bzw. mit der Verhinderung bakterieller Begleitreaktionen. — Verschiedene Chemotherapie-Versuche wurden unternommen (VERGE, FERANDA, BUU-HOI, DHENNIN und DHENNIN), ebenso Preventivmaßnahmen mit Gabe von gereinigten Lactoglobulin-Antikörpern (THOMAS und LECLERC).

Zur *lokalen Behandlung der Aphthen* im Mund empfiehlt sich eine sorgfältige und häufige Mundpflege, etwa mit halbstündigen Spülungen mit einer 2%igen Wasserstoffsuperoxydlösung in Verbindung mit 1% Essigsaurer Tonerde oder

3 % Kalium chloricum. Auch das Versprayen von Wasserstoffsuperoxydlösung auf die entzündeten Schleimhäute wird als angenehm empfunden. Ferner werden Pinselungen mit Neosalvarsan-Glycerin, 10 % Borax-Lösung, 0,5% Argentum-Nitricum-Lösung, sowie 1 % Kaliumpermanganat-Lösung angeraten. Einige Autoren empfehlen hohe Vitamin C-Gaben, 500—1000 mg pro Tag, per os oder intravenös. Bestehen gastrointestinale Störungen, so sind Präparate wie Resulfon oder Mexaform „S" angebracht in einer Dosierung von 3—5 mal ein bis zwei Tabletten pro Tag über 4—5 Tage. Selbstverständlich muß dann eine entsprechende Diät eingehalten werden; überhaupt empfiehlt sich während des Vorherrschens der stomatitischen Erscheinungen eine flüssige, am besten nur gekühlte Nahrung. Die beim Tier vorkommenden Hepatitiden werden beim Menschen nicht beobachtet, es erübrigt sich deshalb eine Leberschutztherapie.

Die Empfehlung von TATO, SMITH-BUNGE usw., bei Stomatitis aphthosa mit Emetin hydrochlorid zu behandeln, erübrigt sich. Es hieße, ein zu differentes Mittel bei einer harmlosen Infektion ansetzen, die praktisch immer von selber ausheilt.

Bei stärkeren Schmerzen sollte eine schmerzlindernde und unter Umständen sedierende Therapie durchgeführt werden. Bei den seltenen kardialen Störungen kann eine Glykosidbehandlung notwendig werden.

Die Lokalbehandlung an Händen und Füßen wird vor allem die Sekundärinfektion von diesen Stellen fernhalten müssen: Abdecken der erkrankten Hautpartien, feuchte Umschläge mit Rivanol-Lösung, 1 %ig, oder Chloramin-Lösung, 0,5 %ig. Bei starkem Juckreiz ist eine Antihistamin- oder Cortisonhaltige Salbe anzuraten. Die Gabe von Gammaglobulinen, vorbeugend oder auch in der Therapie, wäre in Erwägung zu ziehen. Erfahrungen hiermit liegen bisher nicht vor.

Eine Schutzimpfung für den Menschen wurde bisher nicht entwickelt.

Literatur

Alsop, J., T.H. Flewett, and **J.R. Foster:** "Hand-foot-and-mouth disease" in Birmingham in 1959. Brit. med. J. **1960 II,** 1708.

Beck, W., u. **P. Cohrs:** Allergische seröse Glossitis des Rindes bei Maul- und Klauenseuche. Dtsch. tierärztl. Wschr. **1953,** 65. — **Birkmayer, W.:** Ein Fall von doppelseitiger Facialisparese nach Maul- und Klauenseuche. Wien. klin. Wschr. **1940,** 233. — **Brown, F.,** and **B. Cartwright:** Dissociation of foot- and mouth-disease virus into its nucleic acid and protein components. Nature (Lond.) **192,** 1163 (1961). — **Bsteh, P.:** Erstmalige Beobachtung einer Virus-Embryopathie nach Stomatitis epidemica. Zbl. Gynäk. **84,** 1121 (1962). — **Buhl, K.:** Der Maul- u. Klauenseuche-Gang 1951/52 und seine Abwehrmaßnahmen in Westdeutschland. Mh. Tierheilk. **1952,** 495.

Church, R.: Virus infection of the skin. Practitioner **192,** 629 (1964).

Demnitz, A.: Neuere Erkenntnisse der Maul- und Klauenseuche-Forschung. Berl. Münch. tierärztl. Wschr. **1951,** 214. — **Demnitz, A.,** u. **B. Schneider:** Beobachtungen über die Typenumwandlung bei der Maul- und Klauenseuche. Mh. Tierheilk. **1951,** 257.

Fahr, Th.: Über einen rasch tödlich verlaufenden Fall von Maul- und Klauenseuche beim Menschen. Derm. Wschr. **1923,** 34. — **Flaum, A.:** Foot-and-mouth disease in man. Lund Medical Society 1939. — **Frenkel, H.S.:** Research on foot and mouth disease. III. The cultivation of the virus on a practical scale in explantations of bovine tongue epithelium. Amer. J. vet. Res. **12,** 187 (1951). ~ Foot and Mouth Disease. In: Zoonoses (J. van der Hoeden, edit.). Amsterdam-London-New York: Elsevier Publ. Comp. 1964.

Gädeke, R.: Maul- und Klauenseuche. In: Handbuch d. Kinderheilkunde, Bd. 5, Infektionskrankheiten, S. 272 (Hgg. von Opitz u. Schmid). Berlin-Heidelberg-New York: Springer 1963. — **Garbe, H.G., H.J. Hussong** u. **W. Pilz:** Ein Beitrag zur Kasuistik der Maul- und Klauenseuche des Menschen. Vet.-med. Nachr. **3,** 136 (1959). — **Gerlach, F.:** Über einen Fall von Maul- und Klauenseuche beim Menschen und den Wert der diagnostischen Impfung von Meerschweinchen. Wien. klin. Wschr. **37,** 210 (1924). — **Gräf, H.:** Zwei Fälle von Maul- und Klauenseuche bei Kindern. Medizinische **1955,** 83. — **Graves, J.H.:** Foot-and-mouth disease vaccine —

the production of antigen in cultural cells in the absence of serum. Amer. J. vet. Res. **24**, 183 (1963).

Hanson, R.P., A.F. Rasmussen jr., C.A. Brandly, and **I.W. Brown**: Human infection with virus of vesicular stomatitis. J. Lab. clin. Med. **36**, 754 (1950). — **Heinig, A.,** u. **H. Neumerkel**: Beitrag zur Maul- und Klauenseuche beim Menschen. Dtsch. Gesundh.-Wes. **19**, 485 (1964). — **Henderson, W.M.**: Aphthous fever in the Americans. Bol. Ofic. sanit. panamer. **49**, 482 (1960). — **Hobohm, K.O., S. Rivenson** u. **E.P. de Banchero**: Experimentelle Grundlagen einer immunochromatographischen Technik zur Typisierung des Maul- und Klauenseuche-Virus. Zbl. Bakt., I. Abt. Orig. **182**, 135 (1961). — **Hyslop, N.S., J. Davie,** and **S.P. Carter**: Antigenic differences between strains of foot-and-mouth disease virus of type SAT_1. J. Hyg. (Lond.) **61**, 217 (1963).

Kling, C., R. Huss, et **G. Olin**: Présence du virus de la fièvre aphteuse dans le contenu intestinal d'un sujet humain vivant dans un milieu infecté. C.R. Soc. Biol. (Paris) **131**, 478 (1939).

Lerner, A.M.: New viral exanthems. Ann. intern. Med. **60**, 703 (1964). — **Levin, S., V. Measroch, W. Pech,** and **H.H. Malherbe**: Hand-foot-and-mouth disease. S. Afr. med. J. **36**, 502 (1962). — **Loeffler, F.,** u. **P. Frosch**: Summarischer Bericht über die Ergebnisse der Untersuchungen der Kommission zur Erforschung der Maul- und Klauenseuche beim Institut für Infektionskrankheiten in Berlin. Zbl. Bakt., I. Abt. Orig. **22**, 257 (1897). — **Lucam, F.,** and **M. Fedida**: A new quantitative method for the evaluation of immunity of foot-and-mouth disease. Arch. belges Méd. soc. **17**, 521 (1959). — **Luebke, A.**: Ultramikroskopische Befunde bei den Frühstadien der Myocarditis bei Maul- und Klauenseuche. Virchows Arch. path. Anat. **333**, 487 (1960).

Magnusson, H.: Fälle von Maul- und Klauenseuche beim Menschen. Berl. Münch. tierärztl. Wschr. **2**, 421 (1939). — **Melendez, L.**: Isolation and Identification of foot-and-mouth disease virus from vesicles of the skin of a human. Bol. Ofic. sanit. panamer. **50**, 135 (1961). — **Möhlmann, H.**: Über das Zustandekommen der aktiven Immunität der Maul- und Klauenseuche. Zbl. Bakt., I. Abt. Orig. **158**, 168 (1952). — **Möhlmann, H.,** u. **F. Fuchs**: Über die Beziehungen zwischen Virus und komplementbindendem Antigen der Maul- und Klauenseuche. Arch. exp. Vet.-Med. **6**, 101 (1952). — **Möhlmann, H., F. Fuchs, D. Schmidt** u. **W. Winkler**: Zur Massenzüchtung von Maul- und Klauenseuche-Virus an der Rinderzunge. Arch. exp. Vet.-Med. **7**, 1 (1953). — **Mohr, W.**: Die Maul- und Klauenseuche. In: Klinik der Gegenwart, Bd. 6, S. 75. München-Berlin: Urban & Schwarzenberg 1958. ~ Die Anthropozoonosen. Mkurse ärztl. Fortbild. **11**, 10 (1961). — **Mohr, W.,** u. **K. Enigk**: Maul- und Klauenseuche. In: Handbuch d. inn. Med., 4. Aufl., Bd. I, 1, 781. Berlin-Heidelberg-New York: Springer 1952. — **Mollow, W.,** u. **A. Pentschew**: Klinik und pathologische Anatomie der Maul- und Klauenseuche beim Menschen. Arch. Schiffs- u. Tropenhyg. **34**, 234 (1930). — **Mussgay, M.**: Menschliche Infektionen durch tierpathogene Viren. In: Virus- und Rickettsien-Infektionen des Menschen, S. 977 (hrsg. von R. Haas u. O. Vivell). München: J.F. Lehmann 1965. ~ Über den Mechanismus der pH-Inaktivierung des Virus der Maul- und Klauenseuche. Mh. Tierheilk. **11**, 185 (1959). — **Mussgay, M.,** u. **K. Strohmaier**: Gewinnung eines infektiösen Prinzips von Ribonukleinsäure-Charakter aus Homogenaten mit dem Maul- und Klauenseuche-Virus infizierter Jungmäuse. Zbl. Bakt., I. Abt. Orig. **173**, 163 (1958).

Nocross, N.L., and **G.C. Poppensiek**: Conglutinating complement absorption test as applied to foot-and-mouth disease. J. Bact. **81**, 478 (1961).

Pilz, W., H.G. Garbe, and **W. Beck**: Maul- und Klauenseuche beim Menschen. Vet.-med. Nachr. **1962**, 224. — **Platt, H.**: The localization of lesions in experimental foot-and-mouth disease. Brit. J. exp. Path. **41**, 150 (1960). — **Popa, M., R. Iftimovici,** and **V. Dohotaru**: Incidence of specific neutralizing antibodies in persons in contact with foot-and-mouth disease virus. Lucr. Inst. Pasteur Bucarsti **7**, 79 (1963).

Ramon, G.: The campaign against the aphthosis epizootic. C.R. Acad. Sci. (Paris) **251**, 1108 (1960). ~ Aphthosis epizootic disease, its eradication. C.R. Acad. Sci. (Paris) **252**, 3525 (1961). — **Rimbaud, P., J. Ravoire,** et **F. Duntze**: Aphthose familiale épidémique. Bull. Soc. franç. Derm. Syph. **67**, 250 (1960).

Schneider, B.: Ein Beitrag zur Diagnose der Maul- und Klauenseuche beim Menschen. Berl. Münch. tierärztl. Wschr. **1951**, 131. — **Skinner, H.H.**: Propagation of strains of foot-and-mouth disease virus in unweaned white mice. Proc. roy. Soc. Med. **44**, 1041 (1951). ~ Some techniques for producing and studying attenuated strains of the virus of foot-and-mouth disease. Bull. Int. Epizoot. **53**, 634 (1960).

Tato, J.C., S.M. Smith Bunge, B.M. del Puerto, A. Koltan, D. Bures, and **T.I. Escaray**: New therapeutic focus in the treatment of herpetic stomatitis or aftosa with Emetine hydrochloride. Pren. méd. argent. **48**, 1021 (1961). — **Thely, M., J. Choay, L. Dhennin,** and **L. Dhennin**: Virostasis induced in vivo by non-infectious ribonucleic acid. C.R. Acad. Sci. (Paris) **256**, 1048

(1963). — **Thomas, J.A.**, and **J. Leclerc**: The prevention of foot-and-mouth disease in cattle by intravenous injection of purified lactoglobulin antibodies. C.R. Acad. Sci. (Paris) **255**, 2534 (1962). — **Traub, E.**, u. **W.I. Capps**: Über eine Methode zur raschen Übertragung von Maul- und Klauenseuche-Virus auf Hühnerembryonen. Tierärztl. Umsch. **1953**, 430. — **Traub, E.**, u. **H. Möhlmann**: Typenbestimmung bei Maul- und Klauenseuche mit Hilfe der Komplementbindungsprobe. I. Mitt.: Versuche mit Seren und Antigenen von Meerschweinchen. Zbl. Bakt., I. Abt. Orig. **1943**, 283.

Verge, J., et **L. Placidi**: Les relations étiologiques entre les infections aphteuses de l'homme et la fièvre aphteuse animale. Maroc méd. **33**, 786 (1954). — **Verge, J.**, et **L. Dhennin**: La fièvre aphteuse animale, ses rapports avec l'aphtose humaine. Rev. Path. gén. **60**, 83 (1960). — **Verge, J.**, **R. Ferranda**, **N.P. Buu-Hoi**, **L. Dhennin**, **M. Sy**, and **L. Dhennin**: Preliminary note on experimental chemotherapy of aphthous fever. C.R. Acad. Sci. (Paris) **250**, 3541 (1960). — **Verge, J.**, **L. Dhennin**, et **L. Dhennin**: La fièvre aphteuse est-elle transmissible a l'homme? Concours méd. **83**, 3611 (1961). — **Vetterlein, W.**: Das klinische Bild der Maul- und Klauenseuche beim Menschen, aufgestellt aus den bisher experimentell gesicherten Erkrankungen. Arch. exp. Vet.-Med. **8**, 541 (1954). ~ Der Nachweis von Antikörpern gegen Maul- und Klauenseuche im Serum gesunder, besonders infektionsexponierter Menschen. Zbl. Bakt., I. Abt. Orig. **162**, 4 (1955).

Wahl, H.G.: Der Nachweis der Maul- und Klauenseuche beim Menschen. Z. Tropenmed. Parasit. **4**, 26 (1952). — **Waldmann, O.**, u. **H.G. Petermann**: Variationen des Maul- und Klauenseuche-Virus. Zbl. Bakt., I. Abt. Orig. **157**, 551 (1952).

Arbovirusinfektionen

Von Dionýz Blaškovič und Helena Libíková, Bratislava

Mit 22 Abbildungen

I. Einleitung und Einteilung

Die *Arboviren* — als Abkürzung für *ar*thropode-*bo*rne viruses — d. h. durch Gliederfüßler übertragene Viren — stellen Gruppen von verschiedenartigen Viren vor. Die Gesamtzahl der untereinander unterschiedlichen Arbovirusarten oder Typen überstieg im Jahre 1965 die Zahl 150, wovon mehr als 50 eine klinisch manifeste Erkrankung bei Mensch und Tier hervorrufen. Es handelt sich um Virusarten, deren Existenz und Überdauern in der Natur nicht an den Menschen als solchen gebunden ist, obwohl dessen Eingriff in die Naturbedingungen die während der Evolution entstandenen und gegenseitig bedingten Beziehungen zwischen der Flora und Fauna bedeutend beeinflussen und damit den gesetzmäßigen Kreislauf von pathogenen und nichtpathogenen Mikroorganismen in der Natur ändern, ja sogar stören kann. Für die pathogenen Arbovirusarten (d. h. pathogen für Mensch und Tier) gelten die Thesen von der Lehre E. N. Pawlowski (1939, 1956, 1961) über die Bedeutung der Naturherde der Infektionen: Naturherd der Infektion ist ein Gebiet vom bestimmten geographischen Landschaftstypus mit Biotopen, in welchen es im Verlauf der Evolution zur Entwicklung bestimmter gegenseitiger Beziehungen zwischen den Arten gekommen ist, und zwar zwischen dem Krankheitserreger (Mikroorganismus) einerseits und seinem Überträger andererseits. Letztere übertragen den Krankheitserreger vom Tier, welches als Donor der Infektion wirkt, auf das Tier, welches den Rezipienten darstellt, und zwar unter Umweltbedingungen, die sich günstig oder störend auf eine weitere Zirkulation des Erregers in solchen Biocoenosen auswirken.

Die Arboviren wurden in fünf Kontinenten isoliert, betont sei aber, daß die *Mehrzahl aus tropischen und subtropischen Zonen* stammt.

Aus dem obenerwähnten ist ersichtlich, daß die Arbovirusinfektionen bei Menschen und Tieren ein biologisch hochinteressantes und vom Standpunkt des allgemeinen Gesundheitswesen wichtiges Problem vorstellen. Diese Interessen, und zwar das wissenschaftliche wie auch das praktisch-medizinische, erlangen in der Gegenwart eine steigende Aktualität, die noch lange überdauern wird, da die Anzahl der neuentdeckten Arboviren Hand in Hand mit dem Bestreben der Erforschung von neuen oder wenig bevölkerten Gebieten des Erdkreises schreitet. Die Suche nach Rohstoffquellen und Ackerland, in Gebieten, die vor kurzem noch Dschungel oder Taiga, Steppe oder Wüste waren, sowie Erlangung von Ansiedlungsmöglichkeiten, organischen Stoffen für die Ernährung der rapid wachsenden Menschenpopulation — das alles und vieles mehr führt den Menschen in Gebiete, die vor kurzem nur von verstreuten Einwohnerstämmen bewohnt oder noch gänzlich unbewohnt waren.

Doch auch die gegenwärtigen Kulturgebiete sind nicht frei von Arboviren, ob diese nun ständig in der Natur zirkulieren oder aber gelegentlich eingeschleppt werden. Auch in der europäischen, agrarkultivierten Natur finden sich Relikte von ursprünglichen oder wenig veränderten Gegenden, wo die biocoenotischen Wechselbeziehungen (d.h. trophische, topische und phoretische) zwischen den Tieren und ihren blutsaugenden Parasiten (Zecken, Mücken) zusammen mit den Mikroorganismen aufrecht erhalten werden. In unserem Falle sind es jene Virusarten, die auch in den eingetretenen Verhältnissen weiter in der Natur zirkulieren.

Die Eingliederung des nichtimmunen Menschen in den Naturherd der Arbovirusinfektionen kann zu seiner *Infektion* führen und letztere kommt meistens *durch den biologischen Virusvektor* zustande. Doch nicht jede Arbovirusinfektion muß auf den Menschen unbedingt durch blutsaugende Gliederfüßler übertragen werden. Bei einigen Arbovirusinfektionen kann die Eintrittspforte der Atemweg oder der Verdauungskanal sein. Bei der Mehrzahl der Infektionen entwickeln sich keine klinisch manifesten Erkrankungen. Auch hier haben die gleichen immunologischen Gesetzmäßigkeiten wie bei anderen Virusinfektionen ihre Gültigkeit. Tatsache aber bleibt, daß bei einigen Arbovirusinfektionen ein alarmierender Krankheitsverlauf verzeichnet wird. Es bestehen Epidemien und es ist bekannt, daß manche Arbovirusinfektionen eine hohe Mortalität und langandauernde Arbeitsunfähigkeit zur Folge haben. Auch von diesem Standpunkt aus gesehen stellen viele Arbovirusinfektionen immer noch bedeutende Gesundheitsprobleme auf.

Vom Standpunkt der Klassifikation gehören die Arboviren (nach den biochemischen Studien einiger ihrer Mitglieder) zu einer Gruppe Viren, die eine *Nucleinsäure vom Ribose-Typ* und vielleicht eine *kubische Symmetrie* der Viruskapside aufweisen; die Zahl der *Kapsomeren* ist noch nicht festgestellt. Außer dem *Nucleoprotein* enthalten alle Arboviren auch *essentielle Lipoide* und werden durch lipoidlösende Mittel inaktiviert (Äther, Chloroform, Natriumdeoxycholat, THEILER, 1957). Diese Eigenschaft hilft zu ihrer Identifikation (CASALS, 1961); das entscheidende Kriterium für die Eingliederung eines neuen Virus unter die Arboviren ist aber seine Beziehung zum Vektor und die biologische Übertragung durch den Vektor auf den empfänglichen Wirt.

Was die *Größe der Viruspartikel* betrifft, bestehen unter den Arboviren bedeutende Unterschiede (Tab. 1). Die Mehrzahl von ihnen gehört zu den kleinen Viren (mit 15—50 mμ Durchmesser), doch einige von ihnen erreichen Durchmesser von den mittelgroßen Viren (70—122 mμ). Nach elektronoptischen Darstellungen (siehe Bilder im weiteren Text), ist bei den Arboviren eine *innere Struktur* nachweisbar, charakterisiert durch einen dichten zentralen Nucleoid, der von einer helleren, in einigen Fällen doppelschichtigen Außenhülle umgeben ist. Einige der Arboviren wurden in den infizierten Zellen in Form von Präkursoren von kleinerem Durchmesser als die reifen Viruspartikel nachgewiesen, die sich im Cytoplasma, insbesondere um die Vacuolen herum aufhäufen. Es erscheint, daß die *Vacuolen* eine bedeutende Rolle sowohl bei der Reifung der Viruspartikel,

Tabelle 1. *Übersicht der Größe der Arboviren*

Untergruppe A		40—50 mμ
Untergruppe B	Dengue 1—4 Gelbfieber	35 mμ
	SLE JBE	20—30 mμ
	WN MVE Wesselsbron	30—40 mμ
	ZE OHF Langat Powassan	30—38 mμ
	Ntaya	81—122 mμ
Bunyamwera	Bunyamwera Guaroa Wyeomyia	70—122 mμ
Kleine Untergruppen	California	60—125 mμ
	Bwamba	75—113 mμ
	Turlock	120—180 mμ
Ungruppierte Viren	CTF	35—50 mμ
	RVF	60—75 mμ

Data nach der elektronenmikroskopischen Untersuchung bzw. nach der Ultrafiltration oder Ultrazentrifugation.

als auch bei dem Austreten dieser spielen. Die Vacuolen, die nur im Durchschnitt sphärisch erscheinen, bilden nämlich ein System von Höhlen, welche untereinander zusammenhängen und bis zu der Oberfläche der Zelle führen. So kann das Virus die Zelle verlassen, ohne daß es zu einer Zellendestruktion kommt.

Eine wichtige Eigenschaft der Arboviren ist das *Hämagglutinin* (SABIN, 1951), obwohl dieses im allgemeinen nur unter speziellen Experimentbedingungen nachweisbar ist (pH, Temperatur, Erythrocyten von ausgebrüteten Hühnchen, Gänsen usw.). Das Hämagglutinin kann aus Gehirnaufschwämmungen oder bei anderen Typen der Arboviren aus dem Blut der Mäusesäuglinge oder aus dem Medium infizierter Gewebekulturen vorbereitet werden. Nach der Verwandtschaft, resp. Unterschiedlichkeit des Hämagglutinin teilte CASALS (1957) die Arboviren in mehrere große oder kleine Gruppen ein (Tab. 2, 3). Die Hämagglutininverwandtschaft unter den einzelnen Virustypen wird mehr oder weniger auch von einer Verwandtschaft des KB-Antigen gefolgt. Bei wiederholten antigenen Anregungen durch den gleichen Virustyp oder durch anverwandte Typen der Arboviren bilden sich *Antikörper*, welche auch gegen mehr entfernte Arbovirustypen derselben Untergruppe effektiv sind (CASALS, 1963). Die Ausnützung dieser Erscheinung für aktive Immunisierung wird in Erwägung gezogen (PRICE u. Mitarb., 1963).

Eine antigene Verwandtschaft besteht unter Arboviren aus verschiedenen Gebieten, ja sogar aus verschiedenen Weltteilen. Diese Tatsache führt zu Überlegungen über den Ursprung und Evolution der Arboviren (SABIN, 1959). Einige der Arbovirustypen weisen aber eine ganz eigenartige antigene Struktur auf und können zu keinen anderen eingereiht werden. Diese bleiben „ungruppiert“.

Die *virologische Diagnostik* der Arboviren findet mittels direkten oder indirekten Virusnachweis statt. Als unmittelbarer Beweis dient die Virusisolation auf intracerebral infizierten Mäusesäuglingen oder auf Zellkulturen. Für den indirekten Nachweis von Arboviren können die Neutralisationteste in vivo und in vitro verwendet werden, weiters HIT und KBR (CLARKE und CASALS, 1958), mittels welcher die zugehörigen Antikörpertypen nachweisbar sind. Es muß eine Konversion aus der Negativität zur Positivität, resp. wenigstens ein signifikanter Anstieg des Antikörperniveaus in der Rekonvaleszenz nachweisbar sein. Bei den Isolationsversuchen aus den Vektoren werden Aufschwemmungen aus den Mücken, resp. aus den verschiedenen Stadien der Zecken untersucht, und bei der Isolation aus Reservoirtieren wird ihr Blut verwendet, welches am besten mittels Venenpunktion aus lebenden Tieren entnommen wird. Bei den abgeschossenen oder in den Fallen eingegangenen Tieren können leicht nichtspezifische Inhibitoren zur Wirkung kommen (VAN TONGEREN, 1962; HARDY u. Mitarb., 1964).

Die Einführung der Gewebekulturen in die Diagnostik der Arboviren (SCHERER und SYVERTON, 1954; MOORE, 1957) ist vielversprechend, insbesondere bei jenen Viren, die ohne Adaptation einen kompletten CPE hervorrufen (z. B. Arboviren der Untergruppe A). Bei Arboviren der Untergruppe B, die nur teilweise cytopathisch sind, müssen spezielle Züchtungsmethoden verwendet werden (siehe weiter). Der Plaque-Test sowie der Metabolismus-Inhibition-Test (Farb-Test) finden ebenfalls ihre Anwendung in der Diagnostik der Arboviren (DULBECCO, 1952; PORTERFIELD, 1959; BROWN, 1958; LIBÍKOVÁ und VILČEK, 1961). Von den verschiedenen Zelltypen finden bei den Arboviren am meisten die Hühnerembryo-Zellen Verwendung, desweiter die Hamsterembryo- und Enten-Nierenzellen (HERDERSON, 1961) und einige Linien der menschlichen Krebszellen HeLa (BUCKLEY, 1964).

Eine wertvolle Methode in der Arbovirusforschung stellen die immunologischen Übersichten vor, bei welchen Sera von gesunden Menschen und Tieren

Tabelle 2. *Übersicht der Arboviren der Untergruppe A, B, C, Bunyamwera und des Komplex California*

Untergruppe	Europa	Asien	Afrika	Nord-Amerika	Süd-Amerika	Central-Amerika	Australien
A (übertragen durch Mücken)	—	Chicungunya Sindbis Bebaru Getab	Chicungunya O'nyong-nyong Middelburg Semliki Sindbis Ndumu	EEE WEE —	EEE WEE VEE Aura, Mayaro, Una, Uruma Mucambo, Pixuna	EEE — —	Sindbis — —
B (übertragen durch Mücken)		Dengue Typ 1 Dengue Typ 2 Dengue Typ 3 Dengue Typ 4 West Nile, Japanische Encephalitis B Bussuquara Meningoence- phalitis des Truthahns	Gelbfieber Zika West Nile Ntaya Spondweni Uganda S Wesselsbron Usutu	Gelbfieber St. Louis-Ence- phalitis Modoc Fledermaus Speicheldrüsen- Virus	St. Louis Ence- phalitis Ilhéus	Gelbfieber Dengue Typ 2 St. Louis-Ence- phalitis Ilhéus	Encephalitis des Murray- Tals Kunjin Kokobera Edge Hill Stratford
B (übertragen durch Zecken)	Zeckenen- cephalitis (Westtyp) Louping ill	Zeckenence- phalitis (Osttyp) Omsksches hämorrhagisches Fieber, Negishi, Krankheit des Kyasanur-Waldes	—	Powassan	—	—	—
C (übertragen durch Mücken)	—	—	—	—	Oriboca, Caraparu Marituba Murutucu Apeu, Itaqui	Caraparu	—
Bunyamwera (übertragen durch Mücken)	Čalovo	Chittoor Batai	Bunyamwera Germiston Ilésha	Cache Valley Tensaw	Cache Valley Guaroa, Kairi Wyeomyia Maguari Sororoca	Cache Valley Kairi	—
Komplex California (übertragen durch Mücken)	Ťahyňa	—	Lumbo	Kalifornische Encephalitis Trivittatus	Melao	Melao	—

In Tafel 2 u. 3 sind auch Ergebnisse aus „1963 Annual Report of the Rockefeller Foundation Virus Laboratories, New York".

Tabelle 3. *Übersicht der kleinen Untergruppen und der ungruppierten Arboviren*

Untergruppe		Europa	Asien	Afrika	Nord-Amerika	Süd-Amerika	Central-Amerika	Australien
Bwamba	Kleine Gruppen (übertragen durch Mücken oder aus Mücken isoliert)	—	—	Bwamba Pongola	—	—	—	—
Simbu		—	Sathuperi Akabane	Simbu Ingwavuma	—	Manzanilla (Tr.)	Oropouche	—
Guamá		—	—	—	—	Guama, Catú Bimiti (Tr.), Moju	—	—
Capim		—	—	—	—	Capim, Guajara Bush-bush (Tr.)	—	—
Tacaribe		—	—	—	—	Tacaribe (Tr.) Junín, Bolivianisches hämorrhagisches Fieber	—	—
Phlebotomus-Fieber		Naples Sicilianische Stämme	Virusstämme aus Iran	—	—	Icoarachi Itaporanga, Bujaru Anhanga, Candiru	—	—
Turlock		—	—	—	Turlock	—	—	—
Anopheles A		—	—	—	—	Anopheles A Lukuni (Tr.)	—	—
Bakau		—	Bakau Ketapang	—	—	—	—	—
Koongol		—	—	—	—	—	—	Koongol Wongal
Timbo		—	—	—	—	Timbo, Chaco	—	—
Ungruppiert übertragen durch Zecken oder aus Zecken isoliert		Dalcairnie aus Schottland tschechoslowakische Stämme aus Ixodes ricinus	Kemerovo Kaisodi und andere	Nairobische Schafkrankheit Quaranfil Chenuda und andere	Colorado Zeckenfieber Silverwater Hughes	—	—	—
Ungruppiert übertragen durch Mücken oder aus Mücken isoliert		—	—	Rift-Tal-Fieber Witwatersrand und andere	Hart Park	Cali, Tacaiuma und mehrere weitere Stämme	—	Mapputa

Zu den kleinen Gruppen gehören noch afrikanische Krankheit der Pferde und „blue tongue“ der Schafe. — (Tr.) aus Trinidad.

untersucht werden. Mittels dieser Methode wird die Anzahl der positiv reagierenden Personen in den einzelnen Altersgruppen festgestellt und somit eine Übersicht über die Distribution und Intensität der Zirkulation der Arboviren gewonnen (siehe z. B. SMITHBURN, 1952, 1954; KOKERNOT u. Mitarb., 1956; STANLEY und CHOO, 1961; BRUNO-LOBO u. Mitarb., 1961; ILYENKO u. Mitarb., 1964). Noch breitere Massenanwendung dieser Methode wird in Zukunft dank Einführung von Neutralisations- und HI-Testen in vitro, die ökonomisch und schnell durchführbar sind, möglich sein.

Wie bereits erwähnt wurde, ist die Zirkulation eines Arbovirus in der Natur ein Prozeß, in welchem drei Komponenten teilnehmen: das Reservoirtier als Donor und Rezipient des Virus (JOHNSON, 1960; EKLUND, 1964), der biologische Vektor und das eigentliche Virus.

Die Wahrscheinlichkeit einer effektiven Übertragung des Virus aus dem Wirt *Reservoirtier* = *Donor* hängt mit der Infektiosität des letzteren zusammen, d. h. ob sich bei ihm eine langfristige Virämie mit genügend hohem Virusniveau entwickelt, die eine Ansteckungsmöglichkeit des Vektor beim Blutsaugen sicherstellt. Der Zustand der Empfänglichkeit der Wirtstiere gegenüber dem zugehörigen Arbovirus ist ein biologischer Faktor, welcher in der Regulation des in der Natur zirkulierenden Virusquantums teilnimmt. Auf der einen Seite spielt die Population der nichtimmunen Wirtstiere nicht nur bei der Persistenz des Virus in der Natur seine Rolle, sondern auch bei der Vorbereitung von Epidemien oder Epizootien. Auf der anderen Seite kommt die erworbene Immunität bei langlebenden Tieren als ein Faktor zur Geltung, welcher das Gleichgewicht der Viruszirkulation in der Natur erhält, oder aber ihre Intensität vermindert, bedingt durch die Virusmengen im Vektor. Durch Immunisierung der Wirte, und zwar der Haustiere im boskematischen Typ der Infektionsherde (z. B. bei der Zeckenencephalitis — BLAŠKOVIČ edit. 1962) könnte dieser Faktor zielentsprechend ausgenützt werden. Einige der Tiere, an welchen infektiöse Vektoren parasitieren, können infolge ihrer natürlichen, nichtspezifischen Resistenz für das Arbovirus eine ,,Sackgasse" vorstellen: es entwickelt sich bei ihnen nach Infektion keine Virämie, obwohl, insbesondere nach wiederholtem Kontakt mit dem Virus, sich Antikörper bilden können.

Die Beziehung des Virus zum *biologischen Vektor* ist dadurch bedingt, daß der letztere langfristig oder lebenslänglich infektiös bleibt und in einigen Fällen die Übertragung auf weitere Generationen gesichert wird. Falls sich der nichtinfektiöse Vektor durch das virämische Blut des Reservoirtieres beim Saugen angesteckt hat, kommt es zur Infektion des Rezipienten nach der sog. ,,extrinsic" Inkubationszeit, im Verlaufe deren sich das Virus im Vektor bis zum nötigen Niveau vermehrt hat. Der Vermehrungsprozeß des Virus im Vektor ist u. a. auch von der Außentemperatur abhängig. Es bestehen somit sehr enge Beziehungen zwischen dem Virus und dem Vektor; diese wurden eingehend studiert von HURLBUT und THOMAS, 1960; PHILIP und BURGDORFER, 1961; PETRISCHTSCHEVA, 1962; REEVES und HAMMON, 1962; REEVES, 1962, 1965; BLAŠKOVIČ und ŘEHÁČEK, 1962; ŘEHÁČEK, 1965. Sie unterscheiden sich grundsätzlich von der mechanischen Übertragung der Mikroorganismen durch Arthropoden.

Unter den Faktoren, die die Übertragung der Infektion im natürlichen Infektionsherd bestimmen, spielt die Lebensweise der Tiere und Menschen eine bedeutende Rolle. Die *ökologischen Beziehungen der Wirtstiere zu den Überträgern* entwickeln sich im Verlaufe einer langdauernden Evolution. In einigen Fällen sind sie mehr spezifisch, z. B. ein bestimmtes Reservoir-Tier lebt in einem ganz bestimmten Biotop; manche Mückenarten leben nahe der Erde, andere wieder in den Baumgipfeln, saugen nur an bestimmten Wirtstieren usw. Der Mensch ändert durch seine Tätigkeit die Biotopen und Lebensbedingungen der Reservoirtiere und Vektoren, und zwar im Sinne einer Zerstörung der entstandenen Wechselbeziehungen (agrotechnische Eingriffe, Desinsektion, Desanimalisation), oder aber einer Neubildung (neue Siedlungen, neue Wasserflächen usw.). Die Vektoren suchen unter neuentstandenen Bedingungen als ihre Nahrungsquelle neue Wirte, diese können gegen das Virus empfänglich oder unempfänglich sein.

Das *Klima und Mikroklima* beeinflußt alle lebenden Organismen, die in der Zirkulation der Arboviren in der Natur teilnehmen; sie determinieren die Saisonabhängigkeit der Arbovirusinfektionen, den Vermehrungscyclus und die Entwicklungsstadien der Vektoren. Hier haben alle Komponenten ihren Anteil, die das Klima, resp. Mikroklima bestimmen: Lufttemperatur, Feuchtigkeit, Sonnenstrahlung, Tag- und Nachtzeit usw.

Die Stabilität des Virus spielt in der Übertragung eine wichtige Rolle und zwar in jenen Fällen, wo das Virus in ein Milieu außerhalb des Organismus gelangt. Zur Zeit ist eine Anzahl von Arbovirusinfektionen bekannt, bei denen die Übertragung auf den Menschen nicht unmittelbar durch das Virus allein erfolgt (Übertragung mit der Milch, Staubteilchen usw.).

Es muß uns klar sein, daß die oben angeführten Faktoren nicht vollzählig sind und daß jeder einzelne allein nicht entscheidend ist. Die Wechselbeziehungen untereinander und ihre gegenseitigen Kombinationen ergeben eine Vielfalt von Möglichkeiten, die die erfolgreiche Übertragung auf den Menschen determinieren. Es ist ersichtlich, daß die Aufgaben zur Vorausbestimmung und zur Kontrolle der zugehörigen Infektionen sehr kompliziert sind (zit. SMITH, 1964; REEVES und HAMMON, 1962).

Die rein medizinische Stellungnahme zu den Arboviren hat sich im Verlaufe der letzten Jahre weiter entwickelt. Außer den Infektionen, die alarmierend waren, z. B. das Gelbfieber, die durch Zecken und durch Mücken übertragene Encephalitiden, wandten sich die Interessen auch dem Fieber mit hämorrhagischem Syndrom zu und weiter zu jenen Infektionen des Menschen, bei welchen das klinische Krankheitsbild noch nicht geklärt ist.

Die Komplexforschung, die durch die koordinierte Tätigkeit von Epidemiologen, Epizootologen, Klinikern und Virologen einerseits und von Zoologen und Parasitologen andererseits sichergestellt wird, ist eine bewährte Arbeitsmethode, die auf eine ökonomische Weise und binnen einer relativ kurzen Zeit die Lösung ätiologischer und epidemiologischer Probleme sowohl bei bereits bekannten, als auch bei neuen menschlichen Arbovirusinfektionen ermöglicht.

Abkürzungen

CPE = cytopathischer Effekt
HIT = Hämagglutination-Inhibitionstest
HI = Hämagglutination inhibierend
KBR = Komplementbindungsreaktion
KB = komplementbindend
ZNS = zentrales Nervensystem
WEE = Pferdeencephalomyelitis, Typ West
EEE = Pferdeencephalomyelitis, Typ Ost
VEE = Venezuel. Pferdeencephalomyelitis
JBE = Japanische B-Encephalitis
SLE = St. Louis Encephalitis
WN = West Nile
MVE = Murray Tal Encephalitis
ZE = Zeckenencephalitis
LI = schottländ. Encephalitis der Schafe
OHF = Omsk'sches hämorrhagisches Fieber
KFD = Krankheit des Kyasanur Waldes
CTF = Zeckenfieber Colorado
RVF = Rift-Tal Fieber

Literatur

Blaškovič, D.: Note on the problem of the prevention of tickborne encephalitis. J. Hyg. Epidem. (Praha) **3**, 132 (1959). — **Blaškovič, D.**, edit.: Význam cielenej imunizácie domácich zvierat pre prírodné ohnisko kliešťovej encefalitídy, S. 120, Slovenská Akadémia vied Bratislava 1962. — **Blaškovič, D.**, and **J. Řeháček**: Ticks as virus vector in eastern Europe. In: Biological

Transmission of Disease Agents, S. 135. New York and London: Academic Press 1962. — **Brown, L. V.**: Studies on western equine encephalomyelitis virus in tissue cultures. I. The color change of phenol red in cultures of chick embryo tissue as a visible method for assay of western equine encephalomyelitis. Amer. J. Hyg. **67**, 214 (1958). — **Bruno-Lobo, M., G. Bruno-Lobo,** and **J. Travassos**: Studies on arboviruses. II. Serological survey for antibodies against certain group A and B viruses in normal human inhabitants of Rio de Janeiro. An. Microbiol. (Rio de J.) **9**, A 155 (1961). — **Buckley, S.M.**: Applicability of the HeLa (Gey) strain of human malignant epithelial cells to the propagation of arboviruses. Proc. Soc. exp. Biol. (N.Y.) **116**, 354 (1964).

Casals, J.: The arthropod-borne group of animal viruses. Trans. N.Y. Acad. Sci., series 2, **19**, 219 (1957). ~ Procedures for identification of arthropod-borne viruses. Bull. Wld Hlth Org. **24**, 723 (1961). ~ Relationship among arthropod-borne animal viruses determined by cross-challenge tests. Amer. J. trop. Med. Hyg. **12**, 587 (1963). — **Clarke, D.H.**, and **J. Casals**: Techniques for hemagglutination and hemagglutination-inhibition with arthropod-borne viruses. Amer. J. trop. Med. Hyg. **7**, 561 (1958). — **Chamberlain, R.W.**: Vector relationship of the arthropod-borne encephalitis in North America. Ann. N.Y. Acad. Sci. **70**, art **3**, 312 (1958).

Dulbecco, R.: Production of plaques in monolayer tissue cultures by single particles of an animal virus. Proc. nat. Acad. Sci. (Wash.) **38**, 747 (1952).

Eklund, C.M.: Role of mammals in maintenance of arboviruses. Proc. Intern. Congr. trop. Med. Malaria 7th **3**, 16 (1964).

Hardy, J.L., W.F. Scherer, and **D.W. Warner**: Arbovirus neutralizing substances in avian plasmas. II. Studies on their mechanism of release and specificity after collection of plasma by shooting and cardiac puncture of birds. Amer. J. trop. Med. Hyg. **13**, 867 (1964). — **Henderson, J.R.**: Applications of primary cell cultures in the study of animal viruses. Yale J. Biol. Med. **33**, 350 (1961). — **Hurlbut, H.S.**, and **J.I. Thomas**: The experimental host range of the arthropod-borne animal viruses in arthropods. Virology **3**, 391 (1960).

Ilyenko, V.I., N. Mirzoeva, O. Daniyarov, M.C. Aminova, Z.B. Davidenko, and **A.A. Smorodintsev**: Experiences with serological research on transmissible infections in the southern Republics of the U.S.S.R. J. Hyg. Epidem. (Praha) **8**, 229 (1964).

Johnson, H.N.J.: Public Health in relation to birds: Arthropod-borne viruses, S. 121. Trans. N. Amer. Wildlife Conf. 25th Washington: Wildlife Management Institute 1960.

Kokernot, R.H., K.C. Smithburn, and **M.P. Weinbren**: Neutralizing antibodies to arthropod-borne viruses in human beings and animals in the Union of South Africa. J. Immunol. **77**, 313 (1956).

Libíková, H., and **J. Vilček**: Assay of the tick-borne encephalitis virus in HeLa cells. II. Neutralizing tests using the cytopathic and metabolic inhibition effects. Acta virol. **5**, 379 (1961).

Miles, J.A.R.: Some ecological aspects of the problem of arthropod-borne animal viruses in the western Pacific and south-east Asia regions. Bull. Wld Hlth Org. **30**, 197 (1964). — **Moore, A.E.**: Latency of induced virus infection. Ann. N.Y. Acad. Sci. **68**, 394 (1957).

Pawlowski, E.N.: Über den Naturherd-Charakter der Infektions- und parasitären Krankheiten (russisch), S. 98. Vestn. Akad. med. Nauk (1939). ~ Základní these učení o přírodní ohniskovosti lidských chorob. Prírodné ohniská nákaz, S. 15 (D. Blaškovič, edit.). Sloven. Akad. vied Bratislava (1956). — **Pavlovskij, J.N.**: Allgemeine Probleme der Parasitologie und Zoologie (russisch). Izdat. Leningrad, Moskau: Akad. nauk SSSR 1961. — **Petrischstscheva, P.A.**: Überträger der Erreger der Naturherd-Krankheiten (russisch). Gosudarstv. Izdat. Moskau: Med. Liter. 1962. — **Philip, C.B.**, and **W. Burgdorfer**: Arthropod vectors as reservoirs of microbial disease agents. Ann. Rev. Entomol. **6**, 391 (1961). — **Porterfield, J.S.**: Plaque production with yellow-fever and related arthropod-borne viruses. Nature **183**, 1069 (1959). — **Price, W.H., J. Parks, J. Ganaway, R. Lee,** and **W. O'Leary**: A sequential immunization procedure against certain group of arboviruses. Amer. J. trop. Med. Hyg. **12**, 624 (1963).

Reeves, W.C.: Mosquitoes and virus diseases. In: Biological Transmission of Disease Agents, S. 75 (red. K. Maramorosch). New York and London: Academic Press 1962. — **Reeves, W.C.**, and **W. McD. Hammon**: Epidemiology of the arthropod-borne viral encephalitides in Kern County, California 1943—1952, S. 257. Berkeley and Los Angeles: University of California Press 1962. — **Reeves, W.C.**: Ecology of mosquitoes in relation to arboviruses. Ann. Rev. Entomol. **10**, 25 (1965). — **Řeháček, J.**: Development of animal viruses and rickettsiae in ticks and mites. Ann. Rev. Entomol. **10**, 1 (1965).

Sabin, A.B.: Hemagglutination by viruses affecting the human nervous system. Fed. Proc. **10**, 573 (1951). ~ Survey of knowledge and problems in field of arthropod-borne virus infections. Arch. ges. Virusforsch. **9**, 1 (1959). — **Scherer, W.F.**, and **J.T. Syverton**: The viral range in vitro of a malignant human epithelial cell (strain HeLa, Gey). II. Studies with encephalitis viruses of eastern, western, West Nile, St. Louis and Japanese B types. Amer. J. Path. **30**, 1075 (1954). — **Smithburn, K.C.**: Neutralizing antibodies against certain recently isolated viruses in the sera of human being residing in East Africa. J. Immunol. **69**, 223 (1952). ~ Neutralizing antibodies against arthropod-borne viruses in the sera of long-time residents of Malaya and Borneo. Amer. J. Hyg. **59**, 157 (1954). — **Smith, C. E. G.**: Factors in the transmission of virus infections from animals to man. Sci. Basis Med. Ann. Rev. 125 (1964). — **Stanley, N. F.**, and **S. B. Choo**: Serological epidemiology of arboviruses in Western Australia. Med. J. Aust. **48**/II, 781 (1961).

Theiler, M.: Action of sodium desoxycholate on arthropod-borne viruses. Proc. Soc. exp. Biol. (N.Y.) **96**, 380 (1957). — **Tongeren van, H. A. E.**: Experimental infection of coots (Fulica atra) with Russian spring-summer encephalitis virus. In: Biology of viruses of the tick-borne encephalitis complex, S. 383 (red. H. Libíková). Praha: ČSAV 1962). — **Traub, R.**: Some considerations of mites and ticks as vectors of human disease. In: Biological Transmission of Disease Agents, S. 123 (red. K. Maramorosch). New York and London: Academic Press 1962.

II. Arboviren der Untergruppe A

Unter den Mitgliedern dieser Gruppe, die zu den *von Mücken übertragenen Viren* gehören, waren anfangs nur die Erreger der nordamerikanischen Encephalomyelitiden der Pferde bekannt, die im Neutralisationstest zwei strikt unterschiedliche Typen vorstellen. Später kamen weitere Viren aus Südamerika, Afrika und Asien hinzu. Obwohl im HIT Gruppe Kreuzreaktionen nachgewiesen werden, welche die Grundlage zur Klassifikation bilden, bestehen zwischen den Arboviren A markante antigene Unterschiede. Es werden kleinere Komplexe im Rahmen der Untergruppe gebildet und es werden sogar antigene Unterschiede zwischen den verschiedenen Stämmen eines Types festgestellt (Subtypen).

Die Bedeutung der Viren der nordamerikanischen Encephalomyelitiden für den Menschen war schon vor langer Zeit bekannt. Doch die Entdeckungen einer Anzahl neuer menschlicher Erkrankungen, deren Erreger die Arboviren A sind, haben die Bedeutung dieser Untergruppe in der menschlichen Pathologie unterstrichen.

Pferdeencephalomyelitiden

Die Encephalomyelitiden der Pferde Typ West und Ost stellen schwere, akute Arbovirusinfektionen bei Pferden und Mauleseln vor und sind insbesondere auf dem amerikanischen Festland verbreitet. Die Überträger der Krankheitserreger sind verschiedene Mückenarten. Diese können die Infektion auch auf Menschen übertragen. Der antigene Charakter des westlichen Typs unterscheidet sich von dem östlichen Typ.

1. Pferdeencephalomyelitis – Typ West

(Western Equine Encephalomyelitis — WEE)

Die Pferdeencephalomyelitis Typ West wurde bei Menschen von Meyer (1932) festgestellt. Howitt (1938) isolierte das Virus aus dem Gehirn eines Verstorbenen mittels intracerebraler Infektion und weiteren erfolgreichen Übertragungen auf Mäusen. Der Verlust der an Encephalomyelitis eingegangenen Pferde und Mauleseln verursachte im vorigen, aber auch noch in diesem Jahrhundert sehr bedeutende wirtschaftliche Schäden.

Morphologie, physikalische und chemische Eigenschaften des WEE-Virus

Das Virus ist ein sphärisches Partikel von 40—55 mμ Durchmesser (nach Ultrafiltration, Sharp u. Mitarb., 1943). Bei elektronenoptischen Untersuchungen wurde ein dichter Innenkörper und eine Außenmembran nachgewiesen. Der dichte Innenkörper ist von 30 mμ und das ganze Virusteilchen von 45—48 mμ Durchmesser (Abb. 1; Morgan u. Mitarb., 1961). Die Viruspräkursoren von 22 mμ Durchmesser werden am Rande der cytoplasmischen Vakuolen differenziert. Im weiteren findet man sie in den Vakuolen eingedrungen und mit denen werden sie aus dem Cytoplasma entfernt. Beim Durchtritt durch die Cytoplasmamembran werden die Viruspartikeln mit dem „Mantel" ausgestattet (Morgan u. Mitarb., 1961). Sie enthalten ein beträchtliches Quantum Lipoide (54%), 4% Kohlenhydrate; den Rest bilden Ribonucleoproteine. Beim Virus wurde ein Hämagglutinin und Hämolysin nachgewiesen (KARABATSOS, 1963).

Die maximale pH-Stabilität des Virus ist zwischen pH 6,5—8,5. In Aufschwemmungen von Mäusegehirn kann es auf 70° C erwärmt werden, in gereinigtem Zustand auf 60° C/10 min. 0,4% Formalin inaktiviert das Virus im Verlaufe von 2 Tagen bei 20° C und im Verlaufe weiterer 2 Tage bei 50° C (nach OLITSKY und CASALS, 1959).

Züchtung, Pathogenität und diagnostische Methoden

Das Virus vermehrt sich intensiv im Gehirngewebe der Maus und in Hühnerembryonen. Beim Studium dieses Virus hat man schon vor langer Zeit nachgewiesen, daß es sich in Gewebekulturen vermehren kann, wobei Fragmente von Skeletmuskeln der Hühnerembryonen

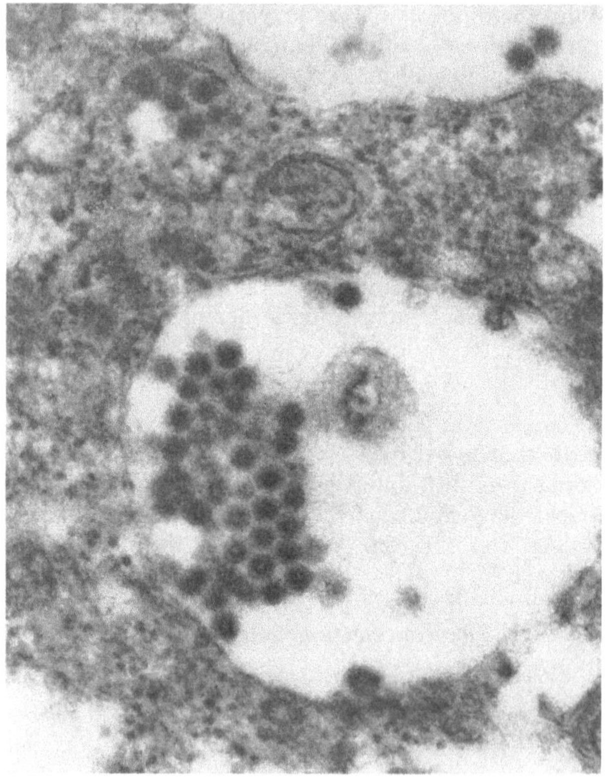

Abb. 1. Ultradünnschnitt der Zelle mit WEE-Virus infiziert. Viruspartikel in einer Vakuole (nach MORGAN u. Mitarb., 1961)

verwendet wurden (HUANG, 1942). Diese haben ihre Anwendung in den Titration- und Virusneutralisationsversuchen gefunden. Eine Anzahl von verschiedenen Arten der Zell-Primokulturen sowie Linien wurden für Viruszüchtung verwendet. Am häufigsten verwendet man Hühnerembryozellen (BROWN, 1958), auf welchen das Virus einen kompletten cytopathischen Effekt und metabolische Inhibition hervorruft. Das Virus verursacht Plaquebildung (DULBECCO, 1952), welche zur Virustitration ausgenützt wird. Die Population der Virusstämme ist nicht homogen, unmittelbar oder bei nachfolgender Einwirkung von mutagenen Stoffen können kleine und große Plaques entstehen, aus diesen werden die Viren isoliert, und nach dem Klonen zu genetischen Studien verwendet (QUERSIN THIRY, 1961; DUNAYEVICH u. Mitarb., 1961).

Viele Arten der im Laboratorium gehaltenen und freilebenden Tiere erkranken nach Infektionen mit den Viren der WEE. Nach intracerebraler Infektion entwickeln sich encephalomyelitische Symptome bei weißen Mäusen, Meerschweinchen, Baumwollratten, Hamstern, Kaninchen, Affen, Tauben, Ziegen, Hunden, beim Rindvieh u. a. Zur peripheren Virusverabreichung sind weiße Mäuse und syrische Hamster empfänglich. Nach Infektion tritt bei ihnen eine Virämie auf.

Bei *Mäusen* entwickeln sich 2—6 Tage nach Infektion meningoencephalitische Symptome und ein letaler Verlauf tritt bei ihnen vom 2. Tag nach Infektion auf. Im histologischen Bild überwiegen meningoencephalitische Erscheinungen, die einen ähnlichen Charakter aufweisen wie bei menschlichen Infektionen.

Die *Hühnerembryonen* tötet das Virus bei jeder Art der Verabreichung im Verlaufe von 24 Std und es treten Hämorrhagien und Nekrosen auf. Die ausgebrüteten Hühnchen sind in den ersten 12 Std nach dem Aushecken zur Infektion sehr empfänglich und unterliegen. Nach 1 und mehr Tagen werden sie gegen Infektion resistent.

Die Diagnose der Krankheit stützt sich auf Virusisolation und serologische Reaktionen. Die geeignetste Art der Virusisolation ist die intracerebrale Verabreichung des untersuchten Materials bei Mäusesäuglingen und abgestillten Mäusen. Doch sind auch erwachsene Mäuse sehr empfänglich. Zur Primoisolation des Virus aus Mücken (Aufschwemmungen) erweisen sich Gewebekulturen aus Hühnerembryonen als erfolgreich (Welsch u. Mitarb., 1958), sogar die Gewebekulturen aus Hamsternieren sind empfindlicher als die intracerebrale Virusisolation auf 3 Wochen alten Mäusen (Scrivani und Reeves, 1962).

Die serologische Diagnostik beruht auf der Erkenntnis, daß nach Erkrankungen, und zwar sowohl klinisch manifesten als auch latenten und inapparenten Infektionen, sich Antikörper im Organismus bilden. Die Virusneutralisationsteste können sowohl auf Kulturen von Hühnerembryo-Zellen (Hemmung des cytopathischen Effekt) als auch auf Mäusen (klassische Methode) ausgeführt werden. Geeignet sind auch der HIT und die KBR. Die KB-Antikörper entwickeln sich langsamer.

Klinisches Bild, Pathologie und Pathogenese

Die Inkubationszeit dauert 5—10 Tage, kann aber auch 4—21 Tage lang sein. Die Krankheitserscheinungen sind verschieden: von nur angedeuteten Infektions-Allgemeinerscheinungen bis zu schweren komatösen Zuständen mit letalem Ende.

In der ersten — wahrscheinlich virämischen — Phase treten, außer Fieber und starken Kopfschmerzen Magendarmstörungen auf. Mit diesen kann die Erkrankung enden. Falls die Infektion weiterschreitet, kommt es zum weiteren starken Fieberanstieg und Auftreten von Symptomen einer von ZNS bedingten Kopf- und Muskelschmerzen, Schlaflosigkeit, Sprachstörungen, Ataxie, Amnesie, Krampfzustände und Koma sowie Psychestörung.

Diese akute Phase dauert 7—10 Tage und ihre Erscheinungen unterscheiden sich nicht von z. B. der Encephalitis St. Louis, oder von anderen akuten Encephalitiden.

Man verzeichnet eine angedeutete Leukocytose im Blut, im Liquor Pleocytose 10—400 Elemente/mm^3 anfangs vom polynucleären, später monocytären Charakter.

Das histologische Bild des ZNS weist bei Verstorbenen diffuse sowie herdmeningoencephalitische Schädigungen auf. Das Rückenmark wird nicht betroffen; falls es aber zu Läsionen kommt, werden diese in dem oberen cervikalen Abschnitt nachgewiesen. In Meningen finden sich lymphocytäre Infiltrationen, in der grauen Substanz Herdschädigungen, bedingt durch Wucherung der Gliaelemente, und schwammartige Degeneration der Nervenzellen und perivasculäre Infiltration. Es entstehen Neuronennekrosen und Neuronophagie. In der weißen Substanz treten Erweichungsherde ohne Infiltration auf. Gefäße sind desöfteren thrombotisch.

Die natürliche Infektion des Menschen entsteht hauptsächlich dann, wenn an ihm infizierte Mücken Culex tarsalis Blut saugen. Das Virus, das sich reichlich in Gewebe- und Organzellen vermehrt, gelangt ins Blut und verursacht das virämische Stadium der Erkrankung. Falls das Virus in das ZNS eindringt, entwickelt sich eine Encephalitis und Encephalomyelitis, die eine sehr ernste Prognose hat. In Ausnahmefällen tritt eine Infektion durch Virusinhalation auf; diese findet in Laboratorien statt.

Ökologie, Epidemiologie und Prophylaxe

Die Naturherde der WEE sind in Kanada, U.S.A., Mexiko, Trinidad, Britisch-Guayana und Argentinien verbreitet, und zwar nicht nur ausschließlich in den westlichen Gebieten der zugehörigen Staaten (CHAMBERLAIN u. Mitarb., 1958). Der wichtigste, epidemiologisch bedeutendste *Virusüberträger* ist die *Mücke Culex tarsalis,* obwohl das Virus in der Natur auch aus den Mücken C. quinquefasciatus, C. peus, Aëdes melanimon und aus den Milben Ornithonyssus sylvarum und Dermanyssus americanus isoliert wurde.

Die Viruszirkulation ist in der Natur durch eine bedeutende Anzahl von *Reservoirtieren* sichergestellt, die den Mücken als Nahrungsquelle dienen und nach der Infektion entwickelt sich bei ihnen eine Virämie mit hohem Virustiter (EKLUND, 1964). Obwohl spezifische Antikörper bei vielen Arten von Säugetieren, einschließlich Haustieren nachgewiesen wurden, stellen *Vögel* das wichtigste Reservoir des Virus vor, und zwar sowohl das Geflügel (Hühner) als auch die freilebenden Vögel. An allen parasitieren massenhaft die Mücken C. tarsalis. Im Gebiete von Kern (Kalifornien) wird die höchste Mückendurchseuchung in den Monaten Juni und Juli verzeichnet. Selbstverständlich ist die Virusvermehrung in den Mücken je nach den klimatischen Verhältnissen verschieden (Temperaturfaktor, REEVES und HAMMON, 1962).

Die *Pferde* spielen ebenso wie die *Menschen* in der Zirkulation des Virus eine unbedeutende Rolle, doch sind sie gegen Infektion sehr empfänglich.

Die Infektionen bei Pferden und Menschen, die Epidemien, resp. Epizootien, sind das Endergebnis von vielen klimatischen (physikalischen), biologischen Faktoren, die diese Infektionen, zusammen mit der Vermehrung von pathogenen Virusvarianten, determinieren. Die Zirkulierung des Virus in der Natur kann sowohl qualitativ (es zirkulieren nämlich gleichzeitig auch andere Virusarten, z.B. St. Louis) als auch quantitativ bewertet werden und zwar bei Anwendung von Isolationsversuchen und weiters mittels Bestimmung von Erscheinen und Anstieg der Antikörper bei kurz- und langlebigen Tieren im untersuchten Biotop.

Die epidemiologischen Angaben beruhen auf ökologischen Studien. Es ist von Bedeutung, wie die Verhältnisse im Naturherd der Infektion bewertet werden, d.h. ob es sich um einen Herd handelt, wo die Bewohner schon lange ansässig sind, oder ob die Infektion neu eingeschleppt wurde. Die Antwort des Organismus bei Menschen und Tieren ist, falls er empfänglich ist, ähnlich wie bei anderen Arbovirusinfektionen.

Im endemischen Herd im Kreis Kern, Kalifornien (REEVES und HAMMON, 1962), der systematisch im Verlauf von mehreren Jahren studiert wurde, schwankt die Morbidität zwischen 0—50 auf 100000 Bewohner, und die Altersverteilung ist wie folgt: weniger als 1 Jahr 99/100000, zwischen 15—19 Jahren 4/100000 und über 60 Jahre 10/100000. Am häufigsten erkranken Dorfbewohner, d. h. die Bauern sind am meisten betroffen. Die Mehrzahl von manifesten Erkrankungen verzeichnet man bei neu eingewanderten Personen, und zwar in den ersten 2 Jahren nach Ankunft, insbesondere bei Kindern. Personen, die in diesem Gebiet mehr als 15—20 Jahre ansässig sind, erkranken nur ausnahmsweise. Im allgemeinen sind Antikörper bei ihnen bereits vorhanden (subklinische Infektionen kommen oft vor; FROESCHLE und REEVES, 1964; LAVECK u. Mitarb., 1955).

Die Erkrankungen treten im *Frühsommer* auf; im Alter bis zu 20 Jahren sind beide Geschlechter gleich vertreten; in den älteren Altersgruppen erkranken öfter Männer (Landarbeit bei Männern, Hausarbeit bei Frauen). Die Infektionen traten bei Landbewohnern öfter auf als bei Stadtbewohnern.

Es bestehen keine Zweifel über den Infektionsweg bei Menschen, wie bereits erwähnt wurde. Ungeklärt aber bleibt die Frage, wo das Virus überwintert; es wurde nämlich in den überwinternden Mücken nicht nachgewiesen. Ob es während dieser Jahreszeit in den Schlangen überdauert, welche eine persistente Infektion aufweisen, oder ob auch andere Tiere hier eine Rolle spielen, kann z. Z. nicht entschieden werden (THOMAS und EKLUND, 1960; GEBHARDT u. Mitarb., 1964).

Die *Prophylaxe* beruht auf Bekämpfung von Mücken und Immunisierung der Pferde mit einem formolisierten Impfstoff, der aus infizierten Hühnerembryonen vorbereitet wird. Auch bei WEE entwickeln sich die Forschungen über eine abgeschwächte, lebendige Vaccine (JOHNSON, 1963).

Literatur

Brown, L. V.: Studies of WEE virus in tissue cultures. I. Color changes of phenol red in cultures of chick embryo tissue as a visible method for assay of WEE virus and its antibody. Amer. J. Hyg. **67**, 214 (1958). — **Chamberlain, R.W., W.D. Sudia, P.P. Borbutis,** and **M.D. Bogue**: Recent isolations of arthropod-borne viruses from mosquitoes in Eastern United States. Mosquito News **18**, 305 (1958). — **Dulbecco, R.**: Production of plaques in monolayer tissue cultures by single particles of an animal virus. Proc. nat. Acad. Sci. (Wash.) **38**, 747 (1952). — **Dunayevich, M., H.N. Johnson,** and **W. Burleson**: Selection of a clone of western equine virus which is not pathogenic for young adult mice. Virology **15**, 205 (1961). — **Eklund, C.M.**: Role of mammals in maintanance of arbo viruses. Proc. Intern. Congr. trop. Med. Malaria 7th **3**, 164 (1964). — **Froeschle, J.E.,** and **W.O. Reeves**: Serologic epidemiology of Western equine and St. Louis encephalitis virus infection in California. II. Analysis of inapparent infections in residents of an endemic area. Amer. J. Epid. **81**, 44 (1964). — **Gebhardt, L.P., G.J. Stanton, D.W. Hill,** and **G.C. Collett**: Natural overwintering hosts of the virus of western encephalitis. New Engl. J. Med. **271**, 172 (1964). — **Howitt, B.F.**: Viruses of equine and St. Louis encephalitis in relationship to human infections in California. Amer. J. publ. Hlth. **29**, 1083 (1938). — **Huang, C.H.**: Titration and neutralization of western strain of equine encephalomyelitis virus in tissue culture. Proc. Soc. exp. Biol. (N.Y.) **51**, 396 (1942). — **Johnson, H.N.**: Selection of a variant of western encephalitis virus of low pathogenicity for study as a live virus vaccine. Amer. J. trop. Med. Hyg. **12**, 604 (1963). — **Karabatsos, N.**: Hemolytic properties of Eastern and Western equine encephalomyelitis viruses. J. Immunol. **91**, 76 (1963). — **Laveck, G.D., J.F. Winn,** and **S.F. Welch**: Inapparent infection with Western equine encephalitis virus: epidemiologic observations. Amer. J. publ. Hlth. **45**, 1410 (1955). — **Meyer, K.F.**: A summary of recent studies on equine encephalomyelitis. Ann. intern. Med. **6**, 645 (1932). — **Morgan, C., C. Howe,** and **H.M. Rose**: Structure of viruses as observed in the electron microscope. V. Western equine encephalomyelitis virus. J. exp. Med. **113**, 219 (1961). — **Olitsky, P.K.,** and **J. Casals**: Arthropod-borne group A virus infections of man. In: Viral and rickettsial infections of man, S. 287 (T.M. Rivers and F.L. Horsfall, eds.). Philadelphia and Montreal: J.B. Lippincott Co. 1959. — **Quersin-Thiry, L.**: Nutritive requirements of a small plaque mutant of western equine encephalitis virus. Brit. J. exp. Path. **42**, 511 (1961). — **Reeves, W.C.,** and **W. McD. Hammon**: Epidemiology of the arthropod-borne viral encephalitides in Kern County, California 1943 to 1952. Berkeley and Los Angeles: University of California Press 1962. — **Scrivani, R.P.,** and **W.C. Reeves**: Comparison of hamster kidney and chick embryo tissue cultures with mice for primary isolation of western equine and St. Louis encephalitis viruses. Amer. J. trop. Med. Hyg. **11**, 539 (1962). — **Sharp, D.G., A.R. Taylor, D. Beard,** and **J.M. Beard**: Morphology of the eastern and western strains of the virus of equine encephalomyelitis. Arch. Path. **36**, 167 (1943). — **Thomas, L.A.,** and **C.M. Eklund**: Overwintering of western equine encephalomyelitis virus in experimentally infected garter snakes and transmission to mosquitoes. Proc. Soc. exp. Biol. (N.Y.) **105**, 52 (1960). — **Welsh, H.H., B.J. Neff,** and **E.H. Lennette**: Isolation and identification of western equine encephalomyelitis virus from mosquitoes by tissue culture methods. Amer. J. trop. Med. Hyg. **7**, 187 (1958).

2. Pferdeencephalomyelitis – Typ Ost

(Eastern Equine Encephalomyelitis — EEE)

Die Krankheit, die bei Pferden durch das EEE-Virus verursacht wird, ist als eine selbständige Einheit beschrieben. Das Virus wurde aus Pferden im Jahre 1933 isoliert. Von Menschen ist das Virus im Jahre 1938 isoliert worden (zit. nach OLITSKY und CASALS, 1959).

Morphologie, physikalische und chemische Eigenschaften des EEE-Virus

Das Virus ist ein sphärisches Partikel von 40 mμ Durchmesser und ähnlichen biologischen Eigenschaften wie das WEE-Virus. Seine Nucleinsäure ist ebenfalls von Ribose-Typ und ihre Infektiosität wurde von WECKER und SCHÄFER (1957) nachgewiesen und ihre Eigenschaften weiter studiert von MAYER u. Mitarb. (1961), MAYER und SOKOL (1961). Die intracelluläre Vermehrung ist ähnlich wie beim WEE- und VEE-Virus. Es besitzt auch ein Hämagglutinin und Hämolysin. Es werden zwei antigene Varianten unterschieden — die Nord- und die Südamerikanische (CASALS, 1964).

Viruszüchtung, Pathogenität und diagnostische Methoden

Im Gehirngewebe der weißen Mäuse und im Hühnerembryo erreicht das Virus hohe Titer, 10^8—10^{10}/0,03 ml. Es vermehrt sich reichlich in Primokulturen und Kulturen von Zell-Linien und bewirkt einen cytopathischen Effekt. Dieser wird bei Virusneutralisationstesten ausgenützt. Auf Einschichtkulturen von Hühnerembryo-Zellen bewirkt das EEE-Virus Plaque-Bildung.

Die Empfänglichkeit bei Laboratoriums- sowie freilebenden Tieren gegen das Virus EEE ist sehr groß und übertrifft die des WEE-Virus (empfänglich sind Schafe, Igel). Im allgemeinen ist die Invasionsfähigkeit des Virus größer, es tötet die Mäuse nach intracerebraler Infektion in 48—72 Std. Histologische Befunde weisen auf eine schwere Schädigung des ZNS (ALBRECHT, 1957). Es ist hochpathogen auch nach extraneuraler Applikation für Mäusesäuglinge und tötet auch einige Vogelarten (z. B. Fasane; JUNGHERR und WALLIS, 1958, siehe weiter).

Die Empfänglichkeit der Hühnchen gegen das Virus sinkt mit dem Alter. Sie ist bei *Fasanen* sehr ausgeprägt, und zwar sowohl in Experimenten als auch in natürlichen Bedingungen. Die klinischen Erscheinungen bestehen einerseits aus Systemsymptomen, andererseits sind neurologische Symptome vorhanden. Diese sind durch die Veränderungen im ZNS bedingt: Herdnekrosen, Mikrogliose, Neuronendegeneration, perivasculäre Infiltration. Die Nekrosebildung, insbesondere im Rostrum, ist für die Infektion des Virus EEE pathognomisch (JUNGHERR u. Mitarb., 1958).

Bei *Krähen* verläuft die Infektion symptomlos und zwar bei intracerebraler als auch peroraler Infektion und nach der letzteren wird das Virus im Kot 1—4 Tage p.i. ausgeschieden. Bei *Tauben* kann nach subkutaner, intrakardialer und intracerebraler Infektion eine klinisch manifeste Erkrankung auftreten. Die Ausscheidung des Virus mit dem Kot einiger Vögel, die eine symptomlose gutartige Infektion überstehen, kann bei den Infektionen des Menschen von Bedeutung sein (KARSTAD u. Mitarb., 1959).

Die Pathogenese der Infektion ist identisch mit der bei WEE, Laborinfektionen sind sehr oft tödlich.

Die Diagnostik beruht auf Virusisolation bei intracerebraler Verabreichung des verdächtigen Materials auf weiße Mäuse. Für Isolationsversuche, insbesondere aus Mücken und Organen der Reservoirtiere können auch die Gewebekulturen aus Hühnerembryo-Zellen ihre Verwendung finden.

Der serologische Nachweis vom Antikörperanstieg gegen das EEE-Virus wird mittels Neutralisationstest auf Hühnerembryo-Zellen oder auf Mäusen bei intracerebraler Infektion, resp. mit Hilfe von KBR und HIT ausgeführt.

Klinisches Bild und Pathologie der EEE

Die Krankheit verläuft in zwei Phasen. Die 1—2 Tage andauernde Phase der allgemeinen Infektion weist ähnliche Symptome auf, wie man sie bei den akuten Encephalitiden anderen Ursprungs verzeichnet. Nach einem kurzen Rückfall treten in der zweiten Phase schwere Bewußtseinsstörungen, Erbrechen, Lähmungen, Ödem der Extremitäten, Cyanose, komatöse Zustände auf. Falls die Patienten genesen, bleiben fast regelmäßig Residualerscheinungen — psychische Labilität, Lähmungen und mentale Störungen, bestehen.

Histologisch charakterisiert sich diese Infektion durch eine diffuse Encephalitis des gesamten Gehirns, insbesondere aber am Gehirnstamm und basalen

Ganglien; am Rückenmark werden keine Schädigungen verzeichnet. An Neuronen treten destruktive Prozesse ein und es entstehen encephalomyelitische Herde. In Infiltraten sind polynucleäre Leukocyten.

Ökologie, Epidemiologie und Prophylaxe

Die Naturherde dieser Seuche sind in Ost-Kanada und Amerika, in Mexiko, Panamá, Trinidad, in der Dominikanischen Republik, in Kolumbien, Brasilien, Venezuela und auf den Philippinischen Inseln und Thailand verbreitet.

Den EEE ähnliche Viren wurden auch in Europa isoliert.

Isolierungen erfolgten aus Mücken und Gehirnen von Vögel in Polen (PRZESMYCKI u. Mitarb., 1965), des weitern aus kleinen Nagetieren und anderem Material in der Tschechoslowakei (LIBÍKOVÁ, 1957; BÁRDOŠ, 1957; DANEŠ und KIMERLINGOVÁ, 1958), wobei aber die ursprünglich isolierten Virusstämme infolge irrtümlicher Bezeichnung der Prototypenviren als WEE geführt wurden (s. BLAŠKOVIČ, 1958). Bei den in diesen Ländern ausgeführten serologischen Untersuchungen der Blutproben von Menschen und Haustieren wurden HIT-Antikörper gegen die Arboviren A, u.a. auch gegen EEE im niedrigen Prozentsatz nachgewiesen (z.B. ČUPKOVÁ, 1964). Antikörper gegen die Viren A wurden auch in der Kasachstanischen Republik in der UdSSR festgestellt (ANANJAN und KARPOVA, 1964). Die epidemiologische und klinische Bedeutung dieser Befunde ist noch nicht geklärt.

Der *Überträger* der Seuche ist die *Mücke Aedes sollicitans*. Das Virus wurde in der Natur aus Culex taeniopus in Trinidad, Anopheles crucians (U.S.A.), Mansonia perturbans, Aedes mitchellae, Culiseta melanura, auch aus Milben Dermanyssus gallinae und den Gemischen von Läusen Eomenacanthus straminens und Menopon pallidum, isoliert (zit. nach OLITSKY und CASALS, 1959). Culex restuans und Aedes triseriatus sollen in Epizootien von Fasanen eine wichtige Rolle spielen (WALLIS u. Mitarb., 1958). Welches von diesen genannten Ektoparasiten der eigentliche und beständige Überträger ist, wurde bisher noch nicht bewiesen. In Hinsicht darauf ist auch die Viruszirkulation im Naturherd nicht gänzlich geklärt. Es ist nicht bekannt, ob nur ein oder mehrere Vektoren vorhanden sind.

Auf Grund der nachgewiesenen spezifischen Antikörper bei freilebenden Tieren, insbesonders aber bei Vögeln (*Taube* — Columba livia, *Fasanen* — Phasianus colchicus, *Ente* — Anas sp., Alutoris graeca), weiters bei Affen, der Ratte (Rattus sp.) nimmt man an, daß ein sehr *weiter Bereich von Wirtstieren* vorhanden ist, und daß die *Vögel die bedeutendste Rolle* als Reservoir spielen können. Die Pferde stellen wahrscheinlich nur ein blindes, ausnahmsweise auftretendes Glied in der Zirkulation des Virus in der Natur vor, ähnlich wie der Mensch.

Im Vordergrund der Interessen steht in der Ökologie des Virus EEE die Frage, wie und *wo* das *Virus überwintert.* Die Vögel, die während der Aktivität der Mücken in Sommermonaten so wichtige Wirte des Virus sind, scheinen ohne Bedeutung zu sein (KISSLING u. Mitarb., 1957). Dies gilt auch für das Virus WEE. Die Studien über die zwei- bis dreiwöchige Virämie mit einem hohen Virus-Titer nach experimenteller Infektion bei Schlangen und Schildkröten könnten aufschlußreich sein, falls diese Erscheinung in der Viruszirkulation auch in der Natur bewiesen wird (HAYES u. Mitarb., 1964). Die Frage über das Überwintern des EEE-Virus, als auch anderer in der Natur von Mücken übetragener Viren bleibt hinsichtlich der gemäßigten Zonen noch offen und ist wahrscheinlich von mehreren Faktoren abhängig (REEVES, 1961).

Die *Infektionen bei Menschen* treten später oder aber gleichzeitig mit den Epizootien bei Pferden auf. Sie werden in bestimmten Jahreszeiten und zwar im Hochsommer und Frühherbst verzeichnet (Juli—Oktober). Sporadische Fälle treten vor oder nach dieser Saison auf. Im Verlauf der Epidemien erkranken am häufigsten *Kinder*; 70% aller Fälle bilden Kinder unter 10 Jahre (70%), 25% Kinder erkranken im Alter unter 1 Jahr; beide Geschlechter werden gleichmäßig betroffen. Bei einem Teil der Fälle verläuft die Infektion inapparent, doch das Prozent ist sehr gering.

Zum *Schutz* der Pferde wird eine formolisierte Vakzine aus Hühnerembryonen verwendet und zwar zusammen mit dem WEE-Virus (bivalent). Weiter wurde die Möglichkeit einer Vakzine aus dem Virusmaterial von Gewebekulturen studiert. Das Personal der Laboratorien, in denen mit dem Virus gearbeitet wird, sollte geimpft werden. Die Kontrolle der Mücken wird mit allgemein bekannten Methoden ausgeführt.

Literatur

Albrecht, P.: Natural foci of the western type of North American equine encephalomyelitis. III. Morphology of experimental infections with Czechoslovak strains of the virus of equine encephalomyelitis. Acta virol. **1**, 113 (1957). — **Ananjan, S. A.**, and **M. E. Karpova**: Serologische und virologische Charakteristik zweier Naturherde der Arbovirusinfektionen aus Gruppe A. In: Zeckenencephalitis, Kemerovo-Zeckenfieber, hämorrhagische Fieber und andere Arbovirus-Infektionen, S. 203 (russisch). Medgiz Moskva 1964. — **Bárdoš, V.**: Isolation of the WEE virus from the brain of Apodemus flavicotlis. Acta virol. **1**, 198 (1957). — **Blaškovič, D.**: Natural foci of equine encephalomyelitis in Czechoslovakia. An announcement. Acta virol. **2**, 198 (1958). — **Casals, J.**: Antigenic variants of Eastern equine encephalitis virus. J. exp. Med. **119**, 547 (1964). — **Čupková, E.**: Informative serological study of the incidence of arbovirus infections in Czechoslovakia. J. Hyg. Epidem. (Praha) **8**, 521 (1964). — **Daneš, L.**, and **M. Kimerlingová**: A fatal case of infection by the WEE virus in man. Acta virol. **2**, 32 (1958). — **Hayes, R. O.**, **J. B. Daniels**, **H. K. Maxfield**, and **R. E. Wheeler**: Field and laboratory studies on eastern encephalitis in warm- and cold-blooded vertebrates. Amer. J. trop. Med. Hyg. **13**, 595 (1964). — **Jungherr, E. L.**, **C. F. Helmboldt**, **S. F. Satriano**, and **R. E. Luginbuhl**: Investigation of eastern equine encephalomyelitis. III. Pathology in pheasants and incidental observation in feral birds. Amer. J. Hyg. **67**, 10 (1958). — **Jungherr, E. L.**, and **R. C. Wallis**: Investigation on eastern equine encephalomyelitis. I. General aspects. Amer. J. Hyg. **67**, 1 (1958). — **Karstad, L.**, **J. Spalatin**, and **R. P. Hanson**: Experimental infections of wild birds with the viruses of eastern equine encephalitis, Newcastle disease and vesicular stomatitis. J. infect. Dis. **105**, 188 (1959). — **Kissling, R. E.**, **D. D. Stamm**, **R. W. Chamberlain**, and **W. D. Sudia**: Birds as winter hosts for eastern and western encephalomyelitis viruses. Amer. J. Hyg. **66**, 42 (1957). — **Libíková, H.**: Isolation and identification of viruses WEE from ticks and small mammals in East Slovakia and serological investigations. Acta virol. **1**, 93 (1957). — **Mayer, V.**, and **F. Sokol**: Quantitative study on the infectivity of ribonucleic acid (RNA) isolated from brains of mice infected with Eastern equine encephalomyelitis (EEE) virus. Z. Naturforsch. **16**, 725 (1961). — **Mayer, V.**, **F. Sokol**, and **J. Vilček**: Effect of interferon on the infection with eastern equine encephalomyelitis (EEE) virus and its ribonucleic acid (RNA). Acta virol. **5**, 264 (1961). — **Olitsky, P. K.**, and **J. Casals**: Arthropod-borne group A virus infections of man. In: Viral and rickettsial infections of man, S. 292 (T. M. Rivers and F. L. Horsfall, eds.). Philadelphia and Montreal: J. B. Lippincott Co. 1959. — **Przesmycki, F.**, **Z. Wróblewska-Mularczykova**, and **Z. Zóltowski**: New arboviruses in Poland. In: Theoretical questions on natural foci of diseases, S. 399 (B. Rosický and K. Heiberger, eds.). Prague: Cz. Acad. Sci. 1965. — **Reeves, W. C.**: Overwintering of arthropod-borne viruses. Progr. med. Virol. **3**, 59. Basel-New York: S. Karger 1961. — **Wallis, R. C.**, **E. L. Jungherr**, **R. E. Luginbuhl**, **C. F. Helmoldt**, **S. F. Satriano**, **L. A. Williamson**, and **A. L. Lamson**: Investigation of eastern equine encephalomyelitis. V. Entomologie and ecologic studies. Amer. J. Hyg. **67**, 35 (1958). — **Wecker, E.**, u. **W. Schäfer**: Eine infektiöse Komponente von Ribonukleinsäurecharakter aus dem Virus der amerikanischen Pferdeencephalomyelitis (Typ Ost). Z Naturforsch. **12b**, 415 (1957).

3. Venezuelische Encephalomyelitis der Pferde

(Venezuelan Equine Encephalomyelitis — VEE)

Die venezuelische Encephalomyelitis der Pferde ist eine akute Arbovirusinfektion, die Pferde und Maulesel befällt, durch Mücken übertragen wird und ist z. Z. auf dem amerikanischen Kontinent und Trinidad beschrieben. Die Infektion tritt auch bei Menschen auf und zwar sporadisch und in Epidemien.

Ein nachträglicher Bericht über Epizootien bei Pferden und Menschen stammt aus dem Jahre 1935 aus Kolumbien. Drei Jahre später isolierten Beck und Wyckoff, und im Jahre 1939 Kubeš und Rios aus den Gehirnen eingegangener Pferde den Erreger der Krankheit (zit. Olitsky und Casals, 1959). Seit dieser

Zeit wurde das Virus in mehreren Staaten Ost- und Mittelamerikas sowie auf den Inseln des Karibischen Meeres isoliert und serologisch bestätigt. Die in diesen Staaten auftretenden Infektionen und Epidemien stellen ein bedeutendes Problem im Gesundheitswesen vor.

Morphologie, physikalische und chemische Eigenschaften des Virus

Das Virus hat einen Durchmesser von 40—50 mμ und seine Morphologie wurde elektronenoptisch von MUSSGAY und WEIBEL (1962) studiert. Die Reifung des Virus findet auf den die cytoplasmischen Vakuolen umhüllenden Membranen statt. Der dichte zentrale Innenkörper von ca. 30 mμ ist von einer weniger dichten Schicht umhüllt (Virushülle). Die unmittelbar isolierten Virusstämme unterscheiden sich in ihren antigenen Eigenschaften von dem klassischen Virusstamm, der im Jahre 1938 isoliert wurde. Man nimmt an, daß in der Natur Virusstämme mit unterschiedlicher Virulenz, auch nichtpathogene, existieren. Die Mucambo- und Pixuna-Viren, die im Amazonasgebiet isoliert wurden, sind dem VEE-Virus verwandt und alle drei Viren stellen eine Komplexgruppe von Arbo-A-Viren dar (SHOPE u. Mitarb., 1964).

Außer den hochpathogenen Varianten von VEE-Virus konnte mittels wiederholter Übertragungen des Virusstammes auf den KB-Zellen eine abgeschwächte Variante gewonnen werden (MUSSGAY und SUÁREZ, 1962).

Züchtung, Pathogenität des VEE-Virus

Das Virus vermehrt sich reichlich im Gehirngewebe der *Mäuse*, auf welchen das Virus ursprünglich isoliert wurde, und im *Hühnerembryo*, das zur Vorbereitung eines Impfstoffes gegen die VEE dient. Viele Arten der Gewebekulturen sind zur Züchtung des Virus geeignet: angefangen von den Kulturen aus Fragmenten des menschlichen Uterus (GAJDUSEK u. Mitarb., 1954) bis zu den Kulturen der Hühnerembryo-Zellen, den HeLa-, L-, KB-, Meerschweinchenherz-Zellen u. a.

Das Virus ist pathogen für Mäuse, Meerschweinchen, Ratten, Hunde, Schafe, Ziegen und teilweise auch Tauben; *Pferde, Maulesel* und *Esel* sind ebenfalls sehr empfänglich. In Experimenten entwickelt sich bei Pferden nach intracerebraler, subkutaner und Inhalationsinfektion eine tödliche Encephalomyelitis. Das Virus wird bei den erkrankten Tieren im nasopharyngealen Sekret und in der Milch, selbstverständlich im Hirn und anderen Organen, festgestellt. Eine andere Form, ohne Encephalitis, stellt die akute Infektion mit Schädigungen der parenchymatösen Organe vor.

Die *Krankheit der Pferde* charakterisiert sich mit Leukopenie, die bei letalen Fällen am deutlichsten ist (BYRNE und BUESCHER, 1964). Bei Obduktion sind die makroskopischen Befunde gering. Im mikroskopischen Bild findet man regelmäßig schwere Schädigungen der hemopoetischen Organe und ihrer Elemente. Im Pankreas sind Nekroseherde ohne Begleitentzündung, die Langerhans'schen Inseln sind nicht betroffen. In Leber und Nieren sind degenerative Schädigungen. Falls das Tier mit encephalitischen Symptomen eingeht, findet man Gehirngefäßschädigungen: das Endothel ist aufgeschwollen, perivaskuläres Ödem und lymphocytäre Infiltration. Die Neuronenschädigungen sind gering, es kommt zu Nissl-Substanzschwund (KISSLING u. Mitarb., 1956). Bei Vögeln verläuft die Infektion inapparent (CHAMBERLAIN u. Mitarb., 1956).

Außer den experimentellen Infektionen infizieren sich Pferde und Mäuse höchstwahrscheinlich durch Inhalation des Virus in den natürlichen Bedingungen.

Klinisches Bild und Pathologie der VEE

Die Inkubationszeit beträgt 3—5 Tage (bei einer Laborinfektion bestätigt, KOPROWSKI und COX, 1947). Die Krankheit beginnt plötzlich mit Fieber, Schüttelfrost, Schwächegefühl, Kopfschmerzen und Magen-Darmbeschwerden. Selten treten Tremor, Diplopie und Apathie gegen Umgebung auf. Diese Symptome gleichen den Allgemeinerscheinungen bei akuten Infektionskrankheiten, dauern 3—8 Tage, dann tritt eine leichte Besserung ein, gefolgt von aufflammenden, schweren Symptomen. Nur sehr selten verlaufen die schweren Encephalitiden tödlich und es fehlen daher Befunde über pathologische Veränderungen bei Menschen.

Ökologie, Epidemiologie und Prophylaxe der VEE

Das VEE Virus ist in Equador, Kolumbien, Panamá, Venezuela, Brasilien, Trinidad, Argentinien und wahrscheinlich in Bolivien verbreitet. SCHERER u.

Mitarb. (1964) beschrieben die VEE in Mexiko. Als *Überträger* (auf Grund positiver Isolationen) kommen *einige Mückenarten* in Betracht — Culex taeniopus (in Panamá und Trinidad), Culex vomerifer (Panamá, Trinidad), Culex mojuensis (Brasilien) und Culex accelerans (Trinidad) (GALINDO, 1964). Außerdem ist das Geschlecht Aedes auch als Vektor angesehen (Aedes taeniorhynchus und Aedes triseriatus, sowie Mansonia titillans (zit. nach OLITSKY und CASALS, 1959).

Wirte, bei denen eine inapparente Infektion mit Virämie auftritt, sind *kleine Wirbeltiere und Vögel*. Nach den in Trinidad ausgeführten Untersuchungen sind die Wirte des Virus Oryzomys und Zygodontomys; Proechimys und Nectomys sind mit dem VEE-Virus in Brasilien infiziert, doch beherbergen sie auch andere Viren, deren Vektoren Mücken sind (CAUSEY, 1964). Die Vögel spielen in der Zirkulation des VEE-Virus wahrscheinlich nicht jene Rolle, wie es bei WEE und EEE der Fall ist (CHAMBERLAIN u. Mitarb., 1956).

Pferde und Maulesel sind in die Viruszirkulation ausnahmsweise eingeschaltet, sie weisen im Verlaufe der Virämie so hohe Titer auf, daß sie als Virusreservoir dienen können.

Die *Epidemiologie* dieser Seuche ist sehr interessant. Bis zum Jahre 1961 wurde die VEE als eine leichte, sporadisch auftretende Erkrankung angesehen, die insbesondere in Laboratorien auftritt. Klinisch wurde sie als eine ungefährliche Infektion bewertet mit Symptomen einer akuten Entzündung der Luftwege, bedingt durch Inhalation des infektiösen Materials. Nach dem Jahre 1961 traten Epidemien in den Städten entlang des Amazonas-Flusses und in Venezuela auf. Es zeigte sich, daß die Erkrankungen einen schweren Verlauf, insbesondere bei Kindern unter 15 Jahre, haben können, doch sind sie allgemein einer Grippeinfektion ähnlich. Das Virus wird auf Menschen nicht nur durch Mücken und Einatmen von infektösem Material, sondern auch bei Genuß von Stutenmilch übertragen.

Bei Untersuchungen wurde eine intensive Durchseuchung der Bevölkerung mit dem VEE-Virus nachgewiesen.

Zur *Prophylaxe* verwendet man einen Formalin-Impfstoff aus Hühnerembryonen. Man ist bemüht ein attenuiertes Virus zu züchten, welches eine stabilere und sichere Immunität bewirken würde (BERGE u. Mitarb., 1961; KUEHNE u. Mitarb., 1962; MCKINNEY u. Mitarb., 1963). Die Mückenkontrolle ist ein Teilbestand der Prophylaxe bei dieser Seuche.

In der Epidemiologie bleiben noch viele Fragen ungeklärt: welche von den Mücken in der Verbreitung des Virus die wichtigste Rolle spielen und wie das Programm der Schutzimpfung ausgeführt sein sollte.

Literatur

Berge, T.O., I.S. Baubs, and **W.D. Tigertt:** Attenuation of Venezuelan equine encephalomyelitis virus by in vitro cultivation in guinea pig heart cells. Amer. J. Hyg. **72**, 209 (1961). — **Byrne, R.J.,** and **F.L. Buescher:** Classification of clinical forms of animal arboviruses: Western equine encephalomyelitis, Eastern equine encephalomyelitis and Venezuelan equine encephalomyelitis. Proc. Intern. Congr. trop. Med. Malaria 7th **3**, 198 (1964). — **Causey, C.E.:** The role of small mammals in maintenance of arboviruses in the Brazilian Amazon forest. Proc. Intern. Congr. trop. Med. Malaria 7th **3**, 169 (1964). — **Gajdusek, D.C., R.O. Anslow, E.J. Hubbell,** and **R.H. Yager:** Tissue culture studies of Venezuelan equine encephalomyelitis virus. I. Propagation in human uterine tissue. J. Immunol. **72**, 224 (1954). — **Galindo, P.:** Culex mosquitoes of the subgenus Melanoconion and allied subgenera as hosts of arboviruses. Proc. Intern. Congr. trop. Med. Malaria 7th **3**, 159 (1964). — **Chamberlain, R.W., R.K. Sikes,** and **D.B. Nelson:** Infection of Mansonia perturbans and Psorophora ferox mosquitoes with Venezuelan equine encephalomyelitis virus. Proc. Soc. exp. Biol. (N.Y.) **91**, 215 (1956). — **Chamberlain, R.W., R.E. Kissling, D.D. Stamm, D.B. Nelson,** and **R.K. Sikes:** Venezuelan equine encephalomyelitis in wild birds. Amer. J. Hyg. **63**, 261 (1956). — **Kissling, R.E., R.W. Chamberlain, D.B. Nelson,** and **D.D. Stamm:** Venezuelan equine encephalomyelitis in horses. Amer. J. Hyg.

63, 274 (1956). — **Koprowski, H.**, and **H.R. Cox**: Human laboratory infection with Venezuelan equine encephalomyelitis virus. New Engl. J. Med. **236**, 647 (1947). — **Kuehne, R.W., W.D. Sawyer**, and **W.S. Gochenour, jr.**: Infection with aerosolized attenuated Venezuelan equine encephalomyelitis virus. Amer. J. Hyg. **75**, 347 (1962). — **McKinney, R.W., T.O. Berge, W.D. Sawyer, W.D. Tigerrt**, and **D. Crozier**: Use of an attenuated strain of Venezuelan equine encephalomyelitis virus for immunization in man. Amer. J. trop. Med. Hyg. **12**, 597 (1963). — **Mussgay, M.**, and **O. Suárez**: Studies with a pathogenic and attenuated strain of Venezuelan equine encephalitis virus and Aëdes-aegypti (L) mosquitoes. Arch. ges. Virusforsch. **12**, 387 (1962). — **Mussgay, M.**, and **J. Weibel**: Electron microscopic and biological studies on the growth of Venezuelan equine encephalitis virus in KB cells. Virology **16**, 52 (1962). — **Scherer, W.F.** et al.: Venezuelan equine encephalitis virus in Veracruz, Mexico, and the use of hamsters as Sentinels. Science **145**, 274 (1964). — **Shope, R.E., O.R. Causey, A.H. Paes de Andreade**, and **M. Theiler**: The Venezuelan equine encephalomyelitis complex of group A arthropod-borne viruses including Mucambo and Pixuna from the Amazon region in Brazil. Amer. J. trop. Med. Hyg. **13**, 723 (1964). — **Olitsky, P.K.**, and **J. Casals**: Arthropod-borne group A virus infections of man. In: Viral and rickettsial infections of man, S. 295 (T.M. Rivers and F.L. Horsfall, eds.). Philadelphia and Montreal: J.B. Lippincott Co. 1959.

4. Virus Mayaro

Bei den Bewohnern von *Trinidad* traten im Jahre 1954 mild verlaufende Fieberinfektionen auf. Mittels intracerebraler Verabreichung von Patientenblut auf neugeborene Mäuse wurde ein Virus isoliert, das nach dem Bezirk, wo es entdeckt wurde, Mayaro genannt wurde (Anderson u. Mitarb., 1957). Weitere identische Virusstämme wurden gleichzeitig während einer Epidemie im Flußgebiet Guamá des Staates Pará, *Brasilien* isoliert, bei welcher ca. 50 Personen erkrankten (Casals und Whitman, 1957; Causey und Maroja, 1957). Antikörper gegen das Mayaro Virus wurden in West-Indien (Downs und Anderson, 1958), in Kolumbien und Equador (Groot, 1964; Sanmartin u. Mitarb., 1963) und in Venezuela und Britisch-Guayana festgestellt.

Das Virus ist durch Seitz-EK-Schichten filtrierbar und bildet Plaques auf der Linie der Hamsterembryo-Nierenzellen. Für neugeborene Mäuse ist es nach intracerebraler und intraperitonealer Applikation pathogen. Die Inkubationszeit beträgt ca. 2—3 Tage. Bei erwachsenen Mäusen tritt keine manifeste Erkrankung auf. Die Meerschweinchen gehen manchmal nach intracerebraler Infektion ein. Den antigenen Eigenschaften nach ist das Virus *mit* dem *Semliki-Wald-Virus und* dem *Chicungunya-Virus verwandt*. Diese drei Viren bilden eine Untergruppe unter den Arboviren A. Es bestehen aber auch antigene Beziehungen zum VEE-Virus; es müssen darum bei der Diagnostik diese in Betracht gezogen werden.

Klinisch charakterisiert sich die Erkrankung durch leichtes Fieber, Kopfschmerzen und allgemeine Infektionskrankheitserscheinungen, Magen-Darmstörungen und Muskelschmerzen, insbesondere im Rücken. Manchmal treten Schwindelgefühle und leichter Icterus als Ausdruck einer Hepatitis auf. Diese Phase dauert 2—3 Tage.

Das Virus wurde aus der Mücke Mansonia venezuelensis in Trinidad isoliert (Aitken u. Mitarb., 1960).

Literatur

Aitken, T.H.G., W.G. Downs, C.R. Anderson, and **L. Spence**: Mayaro virus isolated from a Trinidadian mosquito Mansonia venezuelensis. Science **131**, 986 (1960). — **Anderson, C.R., W.G. Downs, G.H. Wattley, N.W. Ahin**, and **A.A. Reese**: Mayaro virus: a new human disease agent. II. Isolation from blood of patients in Trinidad. Amer. J. trop. Med. Hyg. **6**, 1012 (1957). — **Causey, O.R.**, and **O. Maroja**: Mayaro virus. III. Investigation of an epidemic of acute febrile illness on the river Guamá, in Pará. Brazil and isolation of Mayaro virus as causative agent. Amer. J. trop. Med. Hyg. **6**, 1017 (1957). — **Downs, W.G.**, and **C.R. Anderson**: Distribution of immunity to Mayaro virus infection in the West Indies. West Indian Med. J. **7**, 190 (1958). — **Casals, J.**, and **L. Whitman**: Mayaro virus: a new human disease agent. I. Relationship to other arbor viruses. Amer. J. trop. Med. Hyg. **6**, 1004 (1957). — **Groot, H.**: Estudios sobre virus transmilidos por arthropodes en Columbia. Rev. Acad. Colombiana Cienc. Exact. Fis. Nat. **12**, 46 (1964). — **Sanmartin, C., A. Dueñas**, and **G. Llanos**: Serological survey of the pacific lowlands of Columbia and Ecuador for arboviruses. Personal presentation at the meeting of Pan Amer. Health Organ., Rio de Janeiro, Sept. 5, 1963.

5. Sindbis Virus

Das Virus Sindbis bekam seinen Namen nach dem Bezirk im *Nildelta*, wo es im Jahre 1953 isoliert wurde (TAYLOR u. Mitarb., 1955). Es wurde aus mehreren Mücken der Art Culex und aus dem Blut der Krähe Corvus corone sardonicus isoliert (TAYLOR und HURLBUT, 1953; WORK u. Mitarb., 1955). Das Virus wurde im Jahre 1953 auch in *Indien* isoliert (SHAH u. Mitarb., 1960). Am Anfang des Jahres 1954 trat eine Epizootie beim Rindvieh in *Süd-Afrika* auf. Aus Mücken, die in der Nähe der Tierzucht eingefangen wurden, isolierte man ein Virus mit ähnlichen Eigenschaften wie das Virus Sindbis (WEINBREN u. Mitarb., 1956). Antikörper gegen das Sindbis-Virus wurden auch in Sera von Haustieren in Togoland nachgewiesen (KOKERNOT u. Mitarb., 1961).

Die Viruspartikel haben einen Durchmesser von 40—48 mμ (bei Filtration durch Gradocolmembranen). CLARKE (1964) teilt die isolierten Stämme in *3 Untertypen* ein: a) australischer, b) fernöstlicher (Malaya, Indien, Philippinen), c) afrikanischer (Ägypten und Süd-Afrika).

Die Viren vermehren sich reichlich im Gehirngewebe neugeborener *Mäuse*, aus welchen das Virus nach Passagen isoliert wurde. Das Virus wird auf diese Tiere adaptiert und wird für sie pathogen; ansonsten aber sinkt die Pathogenität für Mäuse bei deren zunehmendem Alter sehr stark ab.

Auf Gewebekulturen aus Hühnerembryozellen verursacht das Virus Plaque-Bildung. Kaninchen sind unempfänglich, ebenso Affen und einige Vögel, obwohl bei ihnen die Virämie festgestellt wurde. Die Hamster sind gegen die Infektion empfänglich und unterliegen dieser.

Das pathologisch-anatomische Bild ist bei infizierten neugeborenen Mäusen den Coxsackie-Infektionen sehr ähnlich. Die Muskelfasern zerteilen sich, fragmentieren, die Querstreifung der Myofibrillen verschwindet und die Kerne der Muskelzellen degenerieren. Im ZNS tritt eine eigenartige Encephalitis auf mit Neuronendegeneration und Nekrosen ohne Infiltration und Ödem.

Das Virus vermehrt sich sehr gut in einigen Arten der *Mücken* Culex und wird von ihnen beim Blutsaugen auf neugeborene Mäuse übertragen.

Klinisch ist diese Virusinfektion noch nicht beschrieben worden, obwohl Menschen mit dem Virus in Kontakt treten und Antikörper gegen das Virus gebildet werden. Die Mücken Culex übertragen das Virus auf verschiedene Arten von freilebenden und Haustieren, bei welchen spezifische Antikörper gebildet werden. Die serologischen Übersichten, die bei den Bewohnern vom Nildelta durchgeführt wurden, haben gezeigt, daß bei ca. 30% der Bewohner Antikörper vorhanden sind. In Süd-Afrika (WEINBREN u. Mitarb., 1965) waren bei den Einwohnern Antikörper ca. in 9% nachgewiesen. BALDUCCI u. Mitarb. (1965) stellten in 94 Sera von Haustieren aus Parma (Italien) HI-Antikörper gegen das Sindbis-Virus fest; die positiven Reaktionen waren niedrig, mit durchschnittlichem Titer 1:20 und wenig höher.

Literatur

Balducci, M., M.T. Moretti, V. Giannini, and **P. Gatti**: Antibodies to arthropod-borne viruses in animal sera collected in Parma province, Italy. Boll. Ist. sieroter. milan. **44**, 53 (1965). — **Clarke, D.H.**: Antigenic variation and geographic distribution of arboviruses. Proc. Intern. Congr. trop. Med. Malaria 7th **3**, 175 (1964). — **Kokernot, R.H., K.C. Smithburn,** and **E. Kluge**: Neutralizing antibodies against arthropod-borne viruses in the sera of domestic guadrupeds ranging in Togoland, Union of South Africa. Ann. trop. Med. Parasit. **55**, 73 (1961). — **Shah, K.V., H.N. Johnson, T.R. Rao, P.K. Rajagopalan,** and **B.S. Lamba**: Isolation of five strains of Sindbis virus in India. Indian J. med. Res. **48**, 300 (1960). — **Taylor, R.M.,** and **H.S. Hurlbut**: Isolation of Coxsackie-like viruses from mosquitoes. J. Egypt. med. Ass. **36**, 489 (1953). — **Taylor, R.M., H.S. Hurlbut, T.H. Work, J.R. Kingston,** and **T.E. Frothingam**: Sindbis virus: a newly recognized arthropod-transmitted virus. Amer. J. trop. Med. Hyg. **4**, 844 (1955). — **Weinbren, M.P., B.S. Hons, R.H. Kokernot,** and **K.C. Smithburn**: Strains of sindbis-like virus isolated from culicine mosquitoes in the Union of South Africa. I. Isolation and properties. S. Afr. med. J. **30**, 631 (1956). — **Work, T.H., H.S. Hurlbut,** and **R.M. Taylor**: Indigenous wild birds of the Nile Delta as potential West Nile virus circulating reservoir. Amer. J. trop. Med. Hyg. **4**, 872 (1955).

6. Semliki Wald Virus

(Semliki Forest Virus-SFV)

Smithburn und Haddov, 1944 (zit. nach Olitsky und Casals, 1959) isolierten aus den Mücken Aedes abnormalis, die in *Uganda* eingefangen wurden, ein Virus, welches wiederholt isoliert werden konnte, doch keine Erkrankungen beim Menschen verursachte.

Die Größe des Virus ist ca. 50 mμ. In Gewebekulturen aus Hühnerembryozellen bewirkt es einen cytopathischen Effekt (Porterfield, 1962). Es kann in Hühnerembryonen gezüchtet werden. Dem Antigen nach ist das Virus ähnlich den Viren Chicungunya und Mayaro.

Die isolierten Virusstämme sind nach intracerebraler oder subkutaner Infektion pathogen für weiße Mäuse. Es entwickelt sich Virämie und Encephalitis. Gegen die intracerebrale Infektion sind Affen, Kaninchen und Meerschweinchen empfänglich, aber die extraneurale Infektion ruft keine klinischen Symptome hervor. Auch die weißen Wistar-Ratten sind empfänglich. Der Infektion aber unterliegen nur die Versuchtstiere, welche jünger als 23 Tage sind (Ross und Austin, 1962).

Es wurde nachgewiesen, daß bei einigen Mückenarten sich das Virus vermehren und auf Mäusesäuglinge übertragen werden kann. Anopheles quadrimaculatus und Anopheles albimanus übertrugen das Virus auf Mäuslein nach 6—17 Tagen p.i. (Collins, 1963). Aedes aegypti infizierten Mäuse im Alter von einer Woche und zwar nach $6^1/_2$ Wochen nach Ansaugen des Virus (Woodal u. Mitarb., 1959).

Antikörper gegen dieses Virus wurden außer in Uganda auch bei Bewohnern von Malaya, Borneo, Indien, Süd-Afrika und Brasilien nachgewiesen.

Literatur

Cheng Ping-Yao: Purification, size, and morphology of a Mosquito-borne animal virus, Semliki Forest Virus. Virology **14**, 124 (1961). — **Collins, W. E.**: Studies on the transmission of Semliki forest virus by Anopheline mosquitoes. Amer. J. Hyg. **77**, 109 (1963). — **Porterfield, J.S.**: Tissue culture techniques applied to viruses of the tick-borne encephalitis complex: an approach through the study of other group B viruses. In: The Biology of viruses of tick-borne encephalitis complex, S. 131 (H. Libíková, edit.). Praha: Cz. Acad. Sci. 1962. — **Olitsky, P.K.**, and **J. Casals**: Arthropod-borne group A virus infections of man. In: Viral and rickettsial infections of man (T.M. Rivers and F.L. Horsfall, eds.). Philadelphia and Montreal: J.B. Lippincott Co. 1959. — **Ross, R.W.**, and **F.J. Austin**: The Wistar rat as host for Semliki Forest Virus. Ann. trop. Med. Parasit. **56**, 506 (1962). — **Woodal, J.P.**, **D.S. Bertram**, and **E.R. Nye**: Transmission of Semliki forest virus. Proc. Intern. Congr. trop. Med. Malaria 6th **5**, 220 (1959).

7. Chicungunya

Chicungunya ist eine akute Virusinfektion der tropischen Zone Afrikas und Asiens, charakterisiert durch so intensive Gelenk- und Muskelschmerzen, daß die Patienten im Verlaufe der akuten Phase invalide werden. Es treten zwei klinisch unterschiedliche Formen auf, und zwar mit und ohne hämorrhagischem Syndrom.

Zum erstenmal wurde Chicungunya in den Jahren 1952—53 in *Tanganjika* als eine unangenehm schmerzhafte Erkrankung des Bewegungsapparats, insbesondere der Gelenke beschrieben. Die Übersetzung der lokalen Krankheitsbezeichnung ist zweideutig: „sich krümmen vor Schmerzen“ oder „Knochen brechen“. Die Virusätiologie wurde von Ross (1956) durch Isolation des Virus aus dem Blut der Patienten während der akuten Phase bestätigt. Es wurde auch aus den Mücken Aedes aegypti und Culex fatigans isoliert (Lumsden, 1955).

Morphologie, physikalische und chemische Eigenschaften des Chicungunya-Virus

Nach Clarke (1963) können antigen 2 Untertypen des Virus unterschieden werden: der *afrikanische* und der *thailändische*. Diese Einteilung entspricht in groben Zügen der geographischen Verbreitung des Virus, wobei der thailändische Untertyp mit dem hämorrhagischen Syndrom in Zusammenhang gebracht wird, der insbesondere bei der Epidemie im Jahre 1958 in Thailand ausgeprägt war.

Züchtung, Pathogenität und diagnostische Methoden

Das Virus vermehrt sich im Gehirngewebe von Mäusesäuglingen, mittels welchem es auch zum erstenmal isoliert wurde. Es vermehrt sich ferner auf Hühnerembryozellkulturen, auf welchen es Plaque-Bildung bewirkt (PORTERFIELD, 1962), auf Zellen der Hamsternieren und der Affennieren, wo es einen kompletten CPE nach 3—5 Tagen hervorruft (HAMMON und SATHER, 1962).

Es ist für Mäusesäuglinge, und zwar nach intracerebraler und intraperitonealer Applikation, pathogen. Die Mäuschen erliegen nach 2—5 Tagen. Nach vielen Passagen (mehr als 160) kann das Virus auch auf erwachsene Mäuse adaptiert werden. Meerschweinchen und Kaninchen sind nicht empfänglich.

Die Labordiagnostik beruht auf der Virusisolation aus der akuten Krankheitsphase (erste 3 Tage), wobei den Mäusesäuglingen intracerebral und zugleich subkutan (0,1 ml) Krankenserum injiziert wird. Bei den Tieren entwickeln sich Krankheitserscheinungen und sie gehen am 2.—3. Tag ein. Das Virus kann auch unmittelbar auf Gewebekulturen isoliert werden.

Der serologische Nachweis wird mittels des Neutralisationstestes in Gewebekulturen von Hamsternierenzellen durchgeführt, des weitern mittels HIT und KBR. Das Ansteigen von HI-Antikörper wird 14 Tage nach dem Krankheitsbeginn nachgewiesen, ebenso der virusneutralisierende Antikörper. Die KB-Antikörper bilden sich auch zu dieser Zeit, doch höhere Werte erreichen sie später.

Klinik und Pathologie der Chicungunya

Bei der Chicungunya können, wie schon erwähnt klinisch zwei Formen unterschieden werden; die Grundsymptome sind bei beiden Formen gleich, bei der einen aber steht das hämorrhagische Syndrom im Vordergrund.

Die Inkubationszeit beträgt 1—12 Tage, meistens 2—4 Tage. Die Krankheit beginnt plötzlich mit Fieber (39—40,5° C), Kopf- und Muskelschmerzen, und zwar am ganzen Körper. Es tritt Photophobie auf. Am meisten charakteristisch sind aber Gelenkschmerzen, die den Patienten immobilisieren. Des öftern entwickelt sich ein makulo-papulöser oder den Masern ähnlicher Ausschlag. Ein unerwünschtes Symptom ist der Schock, denn in diesen Fällen ist die Prognose zweifelhaft. Das Fieberstadium dauert eine Woche, doch kommt es manchmal zu neuem Aufflammen der Gelenkschmerzen, aber ohne Fieberanstieg. Diese schmerzlichen Rezidiven können sich wiederholen und bis zu 4 Monaten dauern (OLITSKY und CASALS, 1959; GEAR, 1963). Im Blut findet sich eine Leukopenie (4000 bis 5000 Leukocyten in 1 mm^3).

Die Krankheit *ähnelt* im Allgemeinen *der Dengue*. Sie befällt öfters Kinder unter 5 Jahre und hat bei ihnen einen schwereren Verlauf.

Die Krankheitsform mit dem *hämorrhagischen Syndrom* wurde während der Epidemie auf den Philippinen und Thailand im Jahre 1956 beschrieben (HAMMON u. Mitarb., 1960; HALSTEAD u. Mitarb., 1963). Die charakteristischen Merkmale des hämorrhagischen Syndroms sind: Blutungen am weichen Gaumen, Nasenbluten, Haematemesis, Haematome, Melaena, Haemoptysis.

Die Letalität kann schwer geschätzt werden. Die *Epidemien* in *Manila* 1958 und in *Thailand*, die im allgemeinen ein identisches Krankheitsbild aufweisen, wurden von *zwei Arten des Dengue-Virus* (mehrere Typen) *sowie Chicungunya-Virus* hervorgerufen, ebenso auch die Epidemien in *Calcutta* im Jahre 1964 (SHAH u. Mitarb., 1964a; SARKAR u. Mitarb., 1964; PAVRI u. Mitarb., 1964). In *Bangkok* wurden während der Epidemie von den klinisch diagnostizierten und hospitalisierten 2418 Fällen 240 Todesfälle verzeichnet, was einen hohen Prozentsatz ergibt (ca. 10%). Diese Zahl kann aber nicht bewertet werden, und zwar einerseits aus den obenerwähnten Gründen und andererseits auch deswegen nicht, weil der ganze epidemiologische Prozeß nicht erfaßt werden konnte (ambulante, leichte und inapparente Infektionen — Proc. Symposium on Haemorrhagic Fever 1962).

Ökologie, Epidemiologie und Prophylaxe

Der bedeutendste *Vektor* des Chicungunya-Virus ist die Mücke *Aedes aegypti*. Die Verbreitung dieser Mücke in den verschiedenen Weltteilen lenkt die Aufmerksamkeit auf die mögliche Einschleppung des Erregers in neue Gebiete. Z. Z. ist die Ökologie des Virus sowie der Reservoirtiere eine offene Frage. Geographisch ist das Virus verbreitet in *Afrika*, und zwar Tanganjika, Uganda, Süd-Afrika, weiters in *Asien*, und zwar Philippinen, Thailand, Indien (Gebiet von Calcutta und östliche Meeresküste). Es ist sehr wahrscheinlich, daß sich die Gebiete, in denen das Virus Chicungunya zirkuliert, noch weiter ausdehnen werden.

Von den weiteren Mückenarten wurde das Virus Chicungunya aus Culex fatigans, Aedes africanus, Aedes polynesiensis, Anopheles stephensis isoliert, doch die Isolationen sind nicht besonders bedeutend, da diese Mücken das Virus nur ausnahmsweise übertragen. In Indien wurde das Virus auch aus Aedes albopictus isoliert, doch das Virus hält sich in der Mücke nur bis zu 14 Tagen nach Ansaugen (Rao u. Mitarb., 1964; Shah u. Mitarb., 1964b; Rao, 1964).

Nach dem Überstehen der Infektion, und zwar auch inapparenter, bilden sich im Blut spezifische Antikörper. Die *serologischen Übersichten* ermöglichen es das Ausmaß der Epidemien festzustellen, falls Angaben über das Auftreten von Antikörpern vor der Epidemie bekannt sind. Auf Grund der serologischen Analysen der in den Jahren 1955—60 entnommenen Blutproben konnte der Schluß gezogen werden, daß die im Jahre 1963 in Calcutta aufgetretene Epidemie der hämorrhagischen Fieber, an denen auch das Virus Chicungunya seinen Anteil hatte, keine von Osten neu eingeschleppte Seuche vorstellt. Antikörper wurden ca. in 4% nachgewiesen (Pavri, 1964).

Die *Infektion beim Menschen* kommt in allen Altersgruppen vor, am häufigsten aber bei Kindern unter 5 Jahre. Es ist nicht entschieden, ob bei einigen Rassen eine erhöhte Empfänglichkeit gegen die Infektion auftritt.

Vor Beginn der Epidemien der hämorrhagischen Fieber in Thailand traten allgemein Einzelfälle von März bis Mai auf, die Morbiditätskurve erreichte ihren Höhepunkt im September, dann sank sie. In Afrika war der Epidemiebeginn im Juli 1952, sie endete ungefähr im März, das Maximum war im November (Olitsky und Casals, 1959). In Calcutta hat die Epidemie ihren Höhepunkt im Oktober erreicht (Rao und Anderson, 1964). Der Verlauf der Epidemien in Indien war ähnlich (Maximum der Fälle im November).

Es gibt keine spezifische Prophylaxe. Es bewähren sich nur Maßnahmen zur Kontrolle der Mückenpopulation.

Literatur

Clarke, D.H.: Antigenic variation and geographic distribution of arboviruses. Proc. Intern. Congr. trop. Med. Malaria 7th **3**, 175 (1963). — **Gear, J.H.S.**: Clinical aspect of Chicungunya. Proc. Intern. Congr. trop. Med. Malaria 7th **3**, 204 (1963). — **Halstead, S.B., Ch. Yamarat**, and **J.E. Scanlon**: The Thai hemorrhagic fever epidemic of 1962. Preliminary report. J. med. Ass. Thailand **46**, 449 (1963). — **Hammon, W. McD., A. Rudnick**, and **G.E. Sather**: Viruses associated with epidemic fevers of the Philippines and Thailand. Science **131**, 1102 (1960). — **Hammon, W.McD.**, and **G.E. Sather**: Chicungunya and unidentified viruses from Thai, Symposium on haemorrhagic fever, S. 39. Bangkok: Post Publishing Co. 1962. — **Lumsden, W.H.R.**: An epidemic of virus disease in Southern Province Tanganyika Territory in 1952—1953. General description and epidemiology. Trans. roy. Soc. trop. Med. Hyg. **49**, 33 (1955). — **Olitsky, P.K.**, and **J. Casals**: Arthropod-borne group A virus infections of man. In: Viral and rickettsial infections in man, S. 286 (T.M. Rivers and F.L. Horsfall, eds.). Philadelphia and Montreal: J. B. Lippincott Co. 1959. — **Pavri, K.M.**: Presence of chicungunya antibodies in human sera collected from Calcutta and Jamshedpur before 1963. Indian J. med. Res. **52**, 698 (1964). — **Pavri, K.M., G. Banerjee, C.R. Anderson**, and **B.K. Aikat**: Virological and serological studies of cases of haemorrhagic fever in Calcutta: material collected by the Institute of Postgraduate Medical Education and Research (IPG ME) Calcutta. Indian J. med. Res. **52**, 692 (1964). — **Porterfield, J.S.**: Tissue culture technique applied to viruses of the tick-borne encephalitis complex: an approach through the study of other group B viruses. In: The Biology of viruses of the tick-borne encephalitis complex, S. 131 (H. Libíková, edit.). Praha: Cz. Acad. Sci. 1962. — **Rao Ramachandra, T.**: Vectors of dengue and chicungunya viruses: a brief review. Indian J. med. Res. **52**, 719 (1964). — **Rao Ramachandra, T.**, and **Ch.R. Anderson**: Concluding review on the papers on the outbreak of febrile illness with haemorrhagic manifestations in Calcutta. Indian J. med. Res. **52**, 721 (1964). — **Rao Ramachandra, T.**, **K.R.P. Singh**, and **K.M. Pavri**: Laboratory transmission of an Indian strain of chicungunya virus. Curr. Sci. **33**, 235 (1964). — **Ross, R.W.**: The Newala epidemic. III. The virus: isolation, pathogenic properties and relationship to the epidemic. J. Hyg. (Lond.) **54**, 177 (1956). — **Sarkar, J.K.**, **K.M. Pavri**, **S.N. Chatterjee**, **S.K. Chakravarty**, and **C.R. Anderson**: Virological and serological studies of cases of haemorrhagic fever in Calcutta. Material collected by the Calcutta School of Tropical Medicine. Indian J. med. Res. **52**, 684 (1964). — **Shah Keerti, V.**, **C.J. Gibbs**, and **G. Banerjee**: Virological investigation of the epidemic of haemorrhagic fever in Calcutta: isolation of three strains of chicungunya virus. Indian J. med. Res. **52**, 676 (1964a). — **Shah Keerti, V.**, **K. Gilotra Sushil**, **C.J. Gibbs**, and **L.E. Rozeboom**: Laboratory studies of transmission of chicungunya virus by mosquitoes: a preliminary report. Indian J. med. Res. **52**, 703 (1964b). — **Symposium** on haemorrhagic fever, Seato Medical Research Monograph No. 2. Bangkok: Post Publishing Co. 1962.

8. O'nyong-nyong (ONN)

In *Uganda* trat im Jahre 1959 eine akute Infektionserkrankung auf, bei welcher ein Arbovirus-Erreger nachgewiesen wurde, der zur A-Gruppe gehört (WILLIAMS und WOODAL, 1961). Die Krankheit war hoch infektiös, denn in kürzester Zeit verbreitete sie sich aus dem nord-westlichen Winkel Uganda im ganzen Land und weiter nach Kenya und Kongo. Es erkrankten im Verlaufe von einem Jahr ca. 5 Millionen Menschen. Dies ist z. Z. die verbreitetste, schriftlich registrierte Arbovirus-Epidemie (CHAMBERLAIN, 1963). Das Wort O'nyong-nyong heißt „Gelenk-Brechen".

Morphologie, physikalische und chemische Eigenschaften des Virus ONN

Das Virus ist durch die Seitz-Entkeimungsschichten filtrierbar. Das Hämagglutinin, welches aus der Gehirnvirussuspension isoliert ist, zeigt sich als labil und es ist deshalb für HI-Test weniger geeignet.

Das Antigen des ONN-Virus ist mit den Viren Chicungunya und Semliki (SF) verwandt.

Züchtung, Pathogenität und diagnostische Methoden

Das Virus isolierte man ursprünglich durch intracerebrale Verabreichung des Patientenserums (entnommen im Fieberstadium der Erkrankung) eintägigen weißen *Mäusen*. Nach Verabreichung sind gewöhnlich als einzige Infektionssymptome ein Zurückbleiben in Entwicklung und Körpergewicht gegenüber den Kontrolltieren, sowie *Hautausschläge*, aufgetreten. An der Stelle des Ausschlages entwickelte sich eine fleckförmige *Alopezie* (WALKER u. Mitarb., 1962). Nur nach mehrmaligen intracerebralen Übertragungen konnte das Virus auf infantile Mäuse adaptiert werden und es wurde für sie pathogen. Es erscheint von Interesse, daß das Virus, welches auf Mäusen isoliert wurde, bei unmittelbarer Infektion der Hühnerembryo-Zellkulturen mit dem Menschenserum auf denselben eine Plaque-Bildung verursachte (PORTERFIELD u. Mitarb., 1960). Diese Tatsache munterte die Virologen von neuem auf, außer der klassischen Methode der Arbovirus-Isolation auf neugeborenen und älteren Mäuschen, die Primo-Isolation dieser Viren auch auf Zellkulturen auszuführen.

Der erwähnte Ausschlag und die Alopezie auf eintägigen Mäusen dauern ca. 10 Tage an, wobei der Defekt nur langsam verdeckt wird. Diese Symptome werden als diagnostische Hilfsmittel für den Laborbeweis des Virus bewertet. Alle Mäuse, bei denen Alopezie auftritt, bilden auch spezifische Antikörper, doch Alopezie tritt nicht bei allen Mäusen auf.

Bei serologischer Diagnostik werden HIT- und VN-Test bei Hemmung der Plaque-Bildung auf Hühnerembryozellen verwendet.

Klinik

Das klinische Bild dieser Erkrankung ist ähnlich der Chicungunya-Virus-Infektion, und wurde ursprünglich als solche auch angesehen. Der Krankheitsbeginn ist plötzlich, mit Fieber, Kopfschmerzen, Lymphknotenentzündung, Schmerzen und Ödem der Gelenke. Die Menschen sind immobil. Als Begleiterscheinungen treten gewöhnlich am 4. Tag der Infektion auch juckende Exantheme auf, insbesondere auf Brust und Schultern. Diese Symptome dauern 5—7 Tage und es kommt zur völligen Genesung. Die Krankheit befällt alle Altersgruppen ohne Unterschied im Geschlecht. Die Krankheit ist gutartig, Todesfälle wurden nicht verzeichnet.

Ökologie und Epidemiologie

Die Krankheit ist z. Z. nur in *Afrika* aufgetreten. Ihr explosiver Charakter wies auf einen möglichen respiratorischen oder alimentären Infektionsweg hin, doch später wurde nachgewiesen, daß sie im kausalen Zusammenhang mit den Mücken *Anopheles* steht. Aus A. funestus und A. genubiae wurden mittels Passagen auf Mäusen Virusstämme ONN isoliert. Der Zusammenhang zwischen der Infektion und den erwähnten Arten von Mücken wurde unumstritten bewiesen.

Literatur

Chamberlain, R.W.: Anopheles as arbovirus vectors. Proc. Intern. Congr. trop. Med. Malaria 7th Vol.III., 160—161 (1963). — **Porterfield, J.S., M.C. Williams**, and **J.P. Woodall**: A plaque technique for the primary isolation of arthropod-borne viruses. Nature **188**, 252—253 (1960). — **Walker, G.M., J.P. Woodall, A.J. Haddow**, and **M.C. Williams**: O'Nyong-Nyong fever: an epidemic virus disease in East Africa. VI. Alopecia in mice experimentally infected with O'Nyong-Nyong virus. Trans. roy. Soc. trop. Med. Hyg. **56**, 496—503 (1962). — **Williams, M.C.**, and **J.P. Woodall**: O'Nyong-Nyong fever: an epidemic virus disease in East Africa. II. Isolation and some properties of the virus. Trans. roy. Soc. trop. Med. Hyg. **55**, 135 (1961).

9. Virus Middelburg

Aus Mücken Aedes caballus und Aedes sp. isolierten Kokernot u. Mitarb. (1957) ein Virus, welches sie nach der Provinz Cape in *Süd-Afrika* benannten. Antikörper gegen dieses Virus wurden desöfteren in den Sera von Haustieren in Togoland nachgewiesen (Kokernot u. Mitarb., 1961).

Das Virus ist für Mäuse pathogen. Neugeborene Tiere tötet es nach intraperitonealer und intracerebraler Infektion, die Erwachsenen sind dagegen resistent. Lämmer sind empfänglich, überleben aber die Infektion.

Das Virus ruft bei Kindern Bildung von Antikörpern hervor, bei Erwachsenen in natürlichen Infektionsherden werden diese regelmäßig nachgewiesen.

Literatur

Kokernot, R.H., B. de Meillon, H.E. Palerson, C.S. Heyman, and **K.C. Smithburn**: Middelburg virus: a hitherto unknown agent isolated from Aedes mosquitoes during an epizootic in sheep in the Eastern Cape province. S. Afr. J. med. Sci. **22**, 145 (1957). — **Kokernot, R.H., K.C. Smithburn**, and **E. Kluge**: Neutralizing antibodies against arthropod-borne viruses in the sera of domestic quadrupeds ranging in Togoland, Union of South Africa. Ann. trop. Med. Parasit. **55**, 73 (1961).

III. Arboviren der Untergruppe B

Die Untergruppe B stellt die größte Arbovirengruppe vor. Es gehören zu ihr sowohl Viren, die von Mücken, als auch jene, die von Zecken übertragen werden.

Die einzelnen Typen von Arboviren B, die *von Mücken* übertragen werden, sind die Erreger des Gelbfiebers, Dengue, menschlicher Encephalitiden sowie leichter Fiebererkrankungen ohne einer ausgeprägten Symptomatologie. Es bestehen zwar unter ihnen antigene Kreuzreaktionen, die ihre Einordnung ermöglichen, doch wird die Selbständigkeit einzelner Typen bei Anwendung der üblichen serologischen Teste nachgewiesen.

Die Arboviren B, welche *von Zecken* übertragen werden, sind in dem Komplex der Zeckenencephalitis vereinigt, und zwar inklusive die Erreger der hämorrhagischen Fieber und der schottischen Schafencephalitis. Dem Antigen nach sind sie gegenseitig sehr nahe verwandt und zur Unterscheidung einzelner Typen müssen höchst feine serologische Methoden verwendet werden.

Gelbfieber (s. S. 266) und *Dengue* (s. S. 295) werden gesondert besprochen.

1. Japanische B Encephalitis (JBE)

Die japanische Encephalitis B stellt eine Arboviruserkrankung vor, welche bei Menschen, aber auch bei Haustieren (Pferde, Schweine) auftritt. Diese werden durch Biß infektiöser Mücken angesteckt.

Naturherde von JBE sind auf dem ganzen Gebiet *Ostasiens* von Norden nach Süden verstreut, und zwar in der Sowjetunion, in Japan, Mongolei, China, Korea, Indien, Vietnam und Malaya, weiters auf einigen ostasiatischen Inseln (Olitsky und Clarke, 1959). Die Geschichte der JBE hat ihren Anfang in *Japan*: die Epidemie des sog. „Joshivara cold" im Jahre 1904 war ein Vorzeichen für Encephalitisepidemien, die in den Jahren 1924, 1935 und 1948 auftraten. Nach den

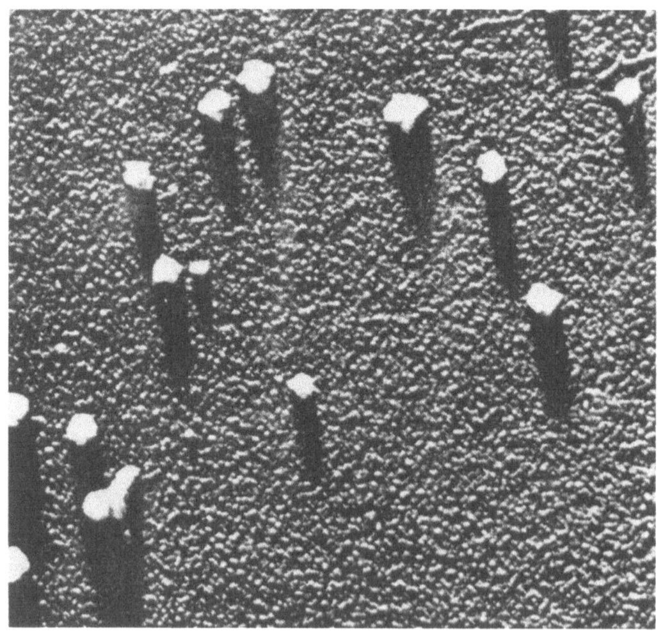

Abb. 2. Gereinigte Partikel des JBE-Virus (nach Nishimura und Kitaoka, 1964)

ersten, nicht ganz erfolgreichen Versuchen auf Kaninchen und Katzen ist es Webster gelungen das Virus der JBE auf Mäuse zu übertragen und im Jahre 1935 übertrug sie Hayashi auf Affen. Das klinische und Sektionsmaterial aus den Epidemien der Jahre 1924 und 1935 bearbeiteten Wake, Ogata, Miyake, Kawatami, und so wurde das Gesamtbild der JBE als nosologische Einheit klargestellt (zit. Rooyen und Rhodes, 1948; Smorodincev und Drobyschevskaya, 1954; Miyake, 1964).

Morphologie und Struktur des JBE-Virus

Bei Gradocolmembran-Filtration wurde die Größe des JBE-Virus mit 10 bis 30 mμ bestimmt, doch elektronenoptische Studien gereinigter Präparate ergaben größeren Durchmesser 40—50 mμ (Nishimura und Kitaoka, 1964, s. Abb. 2; weitere Zit. Ota, 1965). In Ultradünnschnitten von infizierten Zellen wurden elektronoptisch Viruspartikel mit einem Durchmesser von 32—40 mμ nachgewiesen, dessen zentrales Nucleoid einen Durchmesser von 25 mμ beträgt, das Viroplasma ist 30 A, und die Außenmembran 20 A breit. Diese Viruspartikel entwickeln sich mittels „knospen“ aus den Membranen der Zellvacuolen und werden in deren Lumina eingelagert. Die Vacuolen wandern zur Zelloberfläche und die Viruspartikel gelangen ohne Zellschädigung aus der Zelle heraus. In den infizierten Zellen wurden keine Präkursoren von kleineren Durchmessern nachgewiesen (Ota, 1965).

Das gereinigte JBE-Virus enthält ca. 30—35% Protein, 7% Nucleinsäuren und 55—60% Lipoide, und zwar Cholesterol, Phospholipoide und andere (Nozima u. Mitarb., 1964). Aus den Gehirnen der mit dem JBE-Virus infizierten Mäusen wurde mittels Phenolextraktion infektiöse *Ribonucleinsäure* isoliert (Nakamura, 1961; Nakamura und Ueno, 1963, 1964; Igarashi u. Mitarb., 1963), die auf Hühnerembryozellkulturen Plaque-Bildung induzieren kann. Die

Tabelle 4. *Züchtung des JBE-Virus auf primären Zellkulturen*

Zell-Typ	Nachgewiesener CPE	Nachgewiesene Plaque-Bildung	Literaturangaben
Hühnerembryozellen . . .	nach Passagen		Bhatt und Work, 1957
	+		Porterfield, 1960
		+	Huei-Yü, 1960
			Nagai und Hammon, 1964
Affennierenzellen	nach Passagen		Bhatt und Work, 1957
	variabel		Banta, 1958
Hamsternierenzellen . . .			Kissling, 1957
		+	Diercks und Hammon, 1958
	+		Rhim und Hammon, 1963
			Nagai und Hammon, 1964
Entennierenzellen		+	Henderson, 1961
Schafembryonierenzellen			Gaidamovich und
	+		Obuchova, 1960
Schweineembryonierenzellen	+		Lee u. Mitarb., 1958

Infektiosität des kompletten JBE-Virus wird durch Äther, Chloroform, n-Butanol und Natriumdeoxycholat inaktiviert. Im Gegensatz dazu wird die Infektiosität der isolierten Ribonucleinsäure durch diese Stoffe entweder gar nicht oder nur teilweise zerstört (Nakamura und Ueno, 1963). Das JBE-Virus hat ein *Hämagglutinin*, das sowohl in den Mäusegehirnaufschwemmungen (Sabin und Buescher, 1950) als auch im Medium der infizierten Zellkulturen (Kundin und Dierks, 1960; Gaidamovich und Muou, 1964) nachgewiesen wurde. Das aus den Mäusegehirnen gewonnene Hämagglutinin ist nicht homogen und enthält eine rasch- und eine langsamsedimentierende (Igarashi u. Mitarb., 1963), resp. eine infektiöse (virusgebundene) und eine nichtinfektiöse Komponente (Nishimura und Kitaoka, 1964).

Züchtung, experimentelle Pathogenität und Diagnostik

Das JBE-Virus wird erfolgreich in Hühnerembryonen gezüchtet. Benützt werden zehntägige Embryonen, die in den Dottersack inokuliert werden. Das Virus vermehrt sich in verschiedenen Geweben, den höchsten Virustiter bestimmt man aber im Embryokörper.

Die ersten Angaben über die Züchtung des JBE-Virus in vitro erschienen vor mehr als 25 Jahren; später bewiesen Scherer und Syverton (1954) die Vermehrung des JBE-Virus in HeLa-Zellen. Erfolgreich erwies sich dann insbesondere die Züchtung auf verschiedenen Primokulturen (Tab. 4). Von den Zell-Linien wurden vielfach die schon erwähnten HeLa-Zellen verwendet, auf welchen entweder ein markanter (BUCKLEY, 1959) oder ein variabler, undeutlicher oder fehlender CPE festgestellt wurde. Ein markanter CPE wurde weiters auf Salkscher Zell-Linie aus dem Cynomolgusherzen, SCH (FAN-TSI-MIN, 1959), auf der Linie Detroit 6 (MCCOLLUM und FOLEY, 1957) und auf den Zell-Linien aus Schweinenieren (INOUE und OGURA, 1962; KATO und INOUE, 1962) und Affennieren (FUJINAGA u. Mitarb., 1964) festgestellt, auf welchen auch Plaque-Bildung nachgewiesen wurde.

Aus den oben angeführten Arbeiten geht hervor, daß sich das JBE-Virus gut in Zellkulturen in vitro vermehrt, nach kurzer Latenzperiode aus den Zellen in das Nährmedium ausgeschieden wird, wo es des öfteren einen Titer 10^8 LD_{50} per ml erreicht. Regelmäßig, aber unter besonderen Versuchsbedingungen, wird die Plaque-Bildung nachgewiesen. Der CPE in Zellkulturen mit flüssigem Nährmedium ist weniger regulär und findet schwerlich seine Verwendung im Neutralisationstest. Vom theoretischen Standpunkt aus gesehen befaßte sich mit der cytopathischen Aktivität des JBE-Virus und mit der Interferonbildung in den infizierten Zellen SCHERER (1964) und GROSSBERG und SCHERER (1964).

Nach intracerebraler Infektion ruft das JBE-Virus bei Mäusen, jungen *Ratten, Hamstern und Affen* eine tödliche *Encephalomyelitis* mit Lähmungen hervor (OLITSKY und CLARKE, 1959). Die Inkubationsperiode bei Mäusen dauert 3—8 Tage. Gegenüber peripherer Infektion sind insbesondere Mäusesäuglinge empfänglich, doch verzeichnet man Unterschiede zwischen den einzelnen Virusstämmen und die ZNS-Störungen scheinen in Zusammenhang mit dem Ausmaß der peripheren Virusvermehrung während der primären Infektionsphase zu stehen (HUANG und WONG, 1963). Unter den Haustieren verzeichnet man bei den *Pferden* eine inapparente Infektion, oder aber eine Encephalitis, die nach peripherer Infektion auftreten kann. Bei *Schweinen* können nach Infektion Fehlgeburten, und bei *Ferkeln* ein plötzlicher Tod post partum verzeichnet werden. Bei jungen *Ziegen* treten histologisch nachweisbare Gehirnschädigungen auf (LIANG-SUEI u. Mitarb., 1964). Bei *Vögeln* — sogar bei jungen — kommt es größtenteils nur zu inapparenten Infektionen.

Die *virologische Diagnostik* der JBE stützt sich hauptsächlich auf die Serodiagnostik. Die Virusisolation gelingt selten aus dem Blut im akuten Stadium, desöftern aber aus dem Obduktionsmaterial (ZNS) der im frühen Stadium Verstorbener. Die Zellkulturen finden gegenwärtig in der diagnostischen Praxis nur wenig Verwendung. Zur Isolierung des JBE-Virus werden saugende weiße Mäuse verwendet, die intracerebral infiziert werden. Es bestehen aber reale Voraussetzungen zur Anwendung der Zellkulturen für Isolierungsversuche, so z. B. der Hühnerembryozellkulturen, in welchen die Anwesenheit des Virus durch Interferenz mit dem Sindbis-Virus (Arbovirus der Untergruppe A) nachweisbar ist, wie es VILČEK (1964) verzeichnet hat.

Zur serologischen Diagnostik der JBE wird der *Neutralisationstest, HIT und KBR* angewendet.

Der Neutralisationstest kann an intracerebral inoculierten Mäusen durchgeführt werden (methodische Details siehe z. B. BUESCHER u. Mitarb., 1959). Die Versuche von PORTERFIELD (1960), MIURA und SCHERER (1962) weisen auf die Möglichkeit hin, für den Antikörpernachweis gegen das JBE-Virus den Plaque-Inhibitions-Test anzuwenden. Weiters wird zur Diagnostik die Inhibition des CPE in Zellkulturen mit flüssigen Medien vorgeschlagen (FAN-TSI-MIN und FOKINA, 1960; OBUCHOVA, 1964).

Nach BUESCHER u. Mitarb. (1959a) eignet sich zur Routine-Diagnostik der JBE vorzugsweise der HIT in Fällen, wo Blutproben vom Anfangsstadium der Infektion zur Verfügung stehen. Die KBR ist dagegen in jenen Fällen anzuwenden, wo die erste Blutprobe relativ später entnommen wurde; die KB-Antikörper werden nämlich später gebildet und so kann die Konversion bewiesen werden. Es gibt mehrere Methoden zur Vorbereitung nicht infektiöser Antigene für diese serologischen Teste (KITAOKA und NISHIMURA, 1963; MELNIKOVA und OBUCHOVA, 1963; DUAN SUAN MYOU, 1964). Bei der Bewertung der Ergebnisse muß man aber in Betracht ziehen, daß der HIT auch Kreuz-Reaktionen mit anderen Arboviren der Untergruppe B registriert.

Die neutralisierenden Antikörper werden sehr früh (in der ersten Woche) gebildet und ihr Titeranstieg wird darum nur selten festgestellt. 5 Jahre nach Infektion wurden fast in allen Fällen neutralisierende und HI-Antikörper nachgewiesen. Die KBR war dagegen nur in 25 % der Kranken positiv.

Klinisches Bild, Pathogenese und histologische Befunde

Die seit längerer Zeit ausgeführten serologischen Übersichte haben bewiesen, daß die Infektion mit dem JBE-Virus in den meisten Fällen inapparent, als eine leichte Systemerkrankung verläuft. Die Symptome sind Fieber, Kopfschmerzen, Müdigkeit und Unwohlsein.

Mehrere Epidemien der JBE wurden in Japan, UdSSR und China in Hinsicht auf klinische Bilder und pathologisch-histologische Befunde der manifesten Form untersucht. Seit dem Jahre 1933 wird die JBE als eine generalisierte toxisch-entzündliche Erkrankung anerkannt, bei welcher außer dem ZNS auch viscerale Organe betroffen werden. Hämorrhagien als Folge einer Kapillartoxikose und das Gehirnsubstanzödem sind regelmäßige Krankheitserscheinungen. Im Vergleich zu anderen, durch Mücken übertragbaren Encephalitiden ist man zur Schlußfolgerung gelangt (Miyake, 1964), daß die JBE in Japan vor dem zweiten Weltkrieg, den histologisch-pathologischen Befunden nach der EEE (s. S. 163) ähnlich war, nach dem Krieg aber mehr an die WEE (S. 159) erinnert.

Die Inkubationsperiode dauert 4—14 Tage. Meistens kommt es zu einem plötzlichen Ausbruch der Krankheit, das *meningo-encephalitische Syndrom* kann sich im Verlauf von 24 Std manifestieren. In einigen Fällen verzeichnet man ein kurzes Prodromalstadium, nicht länger als 2 Tage anhaltend. Auf Grund umfangreicher sowjetischer Untersuchungen (Graščenkov, 1964) unterscheidet man *vier Stadien der JBE:* 1) Das *Initialstadium* dauert 2—3 Tage und charakterisiert sich durch hohes Fieber, Symptome einer Allgemeininfektion und Toxikose, Bewußtseinstörungen, massive Virusdissemination in das Gehirnparenchym als Folge schwerer Kapillarstörungen und daraus resultierenden *Gehirnödem.* 2) Das *Akutstadium* dauert weitere 2 Tage, die Initialstadium-Symptome sind ausgeprägter mit anschließenden lokalen Gehirnschädigungen, Hämorrhagien, Hyperämie der Skleren, des Gesichtes und Brustkorbes, Störungen der Gehirnmezenchymalbarrieren führen zur unmittelbaren Wirkung des Virus in den Neuronen und den Kerngruppen der Bulbus- und Hypothalamussubcorticalen Bereiche. 3) Im *subakuten Stadium,* das weitere 3 Tage andauert, kommt es zum Fieberabfall, Besserung der Bewußtseinstörungen, Entfaltung der Gehirnsymptome und manchmal zu frühen Komplikationen (Pneumonie, Pyelocystitis, Thrombophlebitis). 4) Das *Stadium der Rekonvaleszenz* dauert 4—7 Wochen. Die Temperatur ist normal oder leicht erhöht, man verzeichnet residuale Gehirnläsionen und desöfteren mentale Störungen schizoiden Charakters.

Besonderer Erwähnung verdienen die *Lungenerscheinungen:* Tanabe spricht von einer „Interalveolitis", Kowamata von „Pneumonia interstitialis alveoloseptica" — es handelt sich um eine erhöhte zelluläre Infiltration der Alveolarsepten, in einigen Fällen mit Hämorrhagien im Alveolarlumen (zit. Miyake, 1964).

Im Blutbild tritt bereits am Anfang der Erkrankung eine auffallende Leukocytose ein, durchschnittlich 14000, selten mehr (bis zu 32000), welche die Normalwerte nach 1—2 Wochen erreicht. Im Liquor, der ungetrübt erscheint, ist eine mäßige Pleocytose (10—400 Zellen) (zit. Olitsky und Clarke, 1959).

Bei der *Sektion* kann man desöfteren mit dem freien Auge nekrotische Herde im Gehirn nachweisen. Auf Grund der Untersuchungen von den Jahren 1958—59 wurde das histologische Bild nachfolgend charakterisiert: perivasculäre Zellinfiltration, lokalisierte Proliferation der Glia, Neuronophagie und Nekrose, Ödem, Hämorrhagien, pseudolaminäre Cortikalnekrose und Kalzifikation der Kapillarwände. In Anbetracht der Lokalisation der Schädigungen handelt es sich um eine *Diencephalo-Mesencephalitis* (zit. Miyake, 1964). Ein ähnliches Bild ergaben die Untersuchungen der JBE in der UdSSR; auch hier waren die Schädigungen des Hypothalamus und Mesencephalon schwerwiegender als der Prozeß im Cortex und anderen Gehirnbezirken (GRAŠČENKOV, 1964).

Die Therapie der JBE ist rein symptomatisch, es gibt keine Kausaltherapie. Erwähnt seien die erfolgreichen Erfahrungen der chinesischen Kliniker mit der Hibernisation (Department of Pediatrics, Tzekung, First People's Hospital, SZECHUAN, 1959) und die Anwendung volkstümlicher chinesischer Drogen (HSÜEH-CHANG, 1960).

Ökologie, Epidemiologie und Prophylaxe der JBE

Der wichtigste Vektor des JBE-Virus ist *Culex tritaeniorhynchus*, doch wurde das Virus auch aus anderen Arten der Genera Culex und Aedes isoliert und seine Übertragung bewiesen.

Die Unterschiede in der Epidemiologie der JBE in verschiedenen Gebieten können vielleicht dadurch erklärt werden, daß noch ein anderer Vektor zur Geltung kommt. In Zusammenhang damit ist wahrscheinlich auch die Erscheinung zu bewerten, daß Epidemien ohne Epizoonosen und vice versa auftreten; es ist möglich, daß unter diesen Verhältnissen jene Art von Mücken zur Geltung kommt, die nur an bestimmten Arten der Wirte saugt. Obwohl das Virus der JBE in Mücken bis zu 3 Monaten überlebt, ist sein Überwintern in Mücken unter natürlichen Bedingungen zwar nicht ausgeschlossen, doch nicht bestätigt (zit. OLITSKY und CLARKE, 1959; MILES, 1964; LIBÍKOVÁ, 1960). Die Epidemien und Epizoonosen der JBE stehen nicht in Korrelation mit der maximalen Mückenvermehrung, sondern hängen von der im Verlauf der Saison wachsenden Anzahl der *infizierten* Mücken ab. Maximalwerte der Virusdurchseuchung der Mücken sind 1:20 bis 1:2 (BUESCHER u. Mitarb., 1959b).

In der Mückensaison können als Infektionsquelle für die Mücken Haustiere (insbesondere *Pferde und Schweine*), aber auch Menschen von Geltung werden (DROBYSCHEVSKAYA, 1954). Zweifelsohne kann ein Kreislauf des Virus auftreten: Pferd — Mücke — Pferd, ebenso bei Schweinen. Pferde und Schweine können experimentell durch virusinfizierte Mücken angesteckt werden und die bei ihnen entstehende Virämie ist zur Infektion weiterer Mücken genügend hoch. In durchseuchten Gebieten werden bei Pferden und Schweinen Antikörper, je nach Alter, bis zu 70—85 % nachgewiesen (BAWELL u. Mitarb., 1950), desweitern werden in den ersten Lebensmonaten mütterliche Antikörper festgestellt (SCHERER u. Mitarb., 1959a).

Die *Persistenz* des Virus der JBE *in Naturherden* kann, nach experimentellen Ergebnissen (LA MOTTE, 1958), durch das Überwintern in *Fledermäusen* bedingt sein, die in Höhlen gemeinsam mit dem Überträger Culex pipiens wohnen und die während der Hibernation zeitlang das JBE-Virus beherbergen. Über die Rolle der *Vögel* als Virusreservoir wird viel diskutiert. Nach den Untersuchungen in Japan kommt es bei Nestlingen zur Masseninfektion, und zwar im Spätsommer. Antikörper wurden am häufigsten bei Reihern der Familie Ardeidae nachgewiesen, welche auch von Vektoren meist befallen sind. Bei ausgebrüteten Vögeln wurden mütterliche Antikörper gegen das Virus der JBE festgestellt (SCHERER u. Mitarb., 1959b; BUESCHER u. Mitarb., 1959b).

Das Auftreten der JBE ist bei *Menschen* in den gemäßigten Zonen an *warme Monate* gebunden, in den Tropen treten sporadische Erkrankungen und Epidemien ohne Bezug zu den Jahreszeiten auf. In Ostgebieten der UdSSR wird höchste Inzidenz der JBE im späten Sommer und Herbst registriert. Auf Grund der Untersuchungen bei der japanischen Bevölkerung (BAWELL u. Mitarb., 1950) findet der Kontakt der Menschen mit dem JBE-Virus früh und oft statt: 10—14 jährige Kinder haben Antikörper bereits in 50 %. In einigen Gebieten sind bei 100 % der Personen, die älter als 40 Jahre sind, Antikörper anwesend. Instruktiv sind in dieser Hinsicht die Untersuchungen amerikanischer Soldaten in Korea: von 300 Personen wurden nach Saisonende bei 9,3 % Antikörper gegen das JBE-Virus festgestellt und das Verhältnis der inapparenten Infektionen zu evidenten Encephalitiden war 25:1 (HALSTEAD und GROSS, 1962). Ähnlich haben 50 von 261 dienstpflichtigen Amerikanern in Okinawa in einer einzigen Saison inapparente Infektionen durchgestanden (HSICH u. Mitarb., 1963).

Die *Prophylaxe* der JBE richtet sich vor allem auf aktive Immunisation, da die Vektoren- und Reservoirkontrolle meistens schwierig ist. Seit 1941 wird in der UdSSR und in Amerika eine Formalinvaccine aus Mäusegehirnen verwendet. Erfolgreich war auch der Impfstoff aus Hühnerembryonen (zit. OLITSKY und CLARKE, 1959); INOUE (1964) empfiehlt die Darstellung eines inaktivierten Impfstoffes aus der abgeschwächten „m" Mutante des Virusstammes Mukai, wobei als Virusquelle das Medium der infizierten Zellkulturen dienen soll.

Zur Zeit wird an der Herstellung eines lebenden Impfstoffes gegen die JBE gearbeitet. Der Virusstamm OCT-541 des JBE-Virus wurde aus Culex tritaeniorhynchus isoliert und seine natürliche niedrige Virulenz wurde weiters durch Passagen bei niedrigen Temperaturen (24° C) und Klonen an Zellkulturen von Hamsternieren abgeschwächt. Unter Versuchsverhältnissen wurde dieser Virusstamm schon als Impfstoff bei Personen überprüft und obwohl er im menschlichen Organismus eine vollkommen reguläre Vermehrung nicht aufweist, können beim wiederholten Injizieren bessere Ergebnisse erzielt werden, als bei Anwendung jedweder inaktivierter Vaccine (HAMMON und RHIM, 1963).

Literatur

Banta, J.E.: Cultivation of Dengue, Western equine encephalomyelitis, Japanese encephalitis and West Nile viruses in selected mammalian cell cultures. Amer. J. Hyg. **67**, 286 (1958). — **Bhatt, P.N.**, and **T.H. Work**: Tissue culture studies on arboviruses of the Japanese B-West-Nile-complex. Proc. Soc. exp. Biol. (N.Y.) **96**, 213 (1957). — **Bawell, M.B., R.E. Deuel, M. Matumoto**, and **A.B. Sabin**: Status and significance of inapparent infection with virus of Japanese B encephalitis in Japan in 1946. Amer. J. Hyg. **51**, 1 (1950). — **Buckley, S.M.**: Propagation, cytopathogenicity and hemagglutination-hemadsorption of some arthropod-borne viruses in tissue culture. Ann. N.Y. Acad. Sci. **81**, 172 (1959). — **Buescher, F.L., W.F. Scherer, S.E. Grossberg, R.M. Chanock**, and **P. van Buren, jr.**: Immunologic studies of Japanese encephalitis virus in Japan. I. Antibody responses following overt infection of man. J. Immunol. **83**, 582 (1959a). — **Buescher, F.L., W.F. Scherer, M.Z. Rosenberg, I. Gresser, J.L. Hardy, H.L. Bullock**: Ecologic studies of Japanese encephalitis virus in Japan. II. Mosquito infection. Amer. J. trop. Med. Hyg. **8**, 651 (1959b). — **Buescher, F.L., W.F. Scherer, M.Z. Rosenberg, L.J. Kutner**, and **H.E. McClure**: Immunologic studies of Japanese encephalitis virus in Japan. IV. Maternal antibody in birds. J. Immunol. **83**, 614 (1959c).

Clarke, D.H., and **J. Casals**: Techniques for hemagglutination and hemagglutination-inhibition with arthropod-borne viruses. Amer. J. trop. Med. Hyg. **7**, 561 (1958).

Department of Pediatrics, Tzekung, First People's Hospital, Szechuan: Artificial hibernation in treatment of epidemic encephalitis type B. China med. J. **78**, 419 (1959). — **Dierks, F.H.**, and **W. McD. Hammon**: Hamster kidney cell tissue cultures for propagation of Japanese B encephalitis virus. Proc. Soc. exp. Biol. (N.Y.) **97**, 627 (1958). — **Drobyschevskaya, A.I.**: Über das Reservoir des Virus der japanischen Encephalitis im Blut der Menschen und Pferde im endemischen Herd in der vorepidemischen und epidemischen Periode (russisch). In: Neurovirusinfektionen, S. 188 (A.A. Smorodincev, edit.) 1954. — **Duan Suan Myou**: Vorbereitung von nichtinfektiösen Hämagglutininen aus dem Virus der japanischen Encephalitis (russisch). Vop. Virus. **9**, 35 (1964).

Fan Tsi Min: Züchtung der Viren der japanischen und West Nile Encephalitis in Gewebekulturen (russisch). Vop. Virus. **4**, 208 (1959). — **Fan Tsi Min**, u. **K.V. Fokina**: Anwendung von Gewebekulturen zur Serodiagnostik der japanischen Encephalitis (russisch). Vop. Virus. **5**, 109 (1960). — **Fujinaga, K., R.K. Gershon**, and **A.M. Prince**: Comparative evaluation of stable line monkey kidney cells for study of Japanese encephalitis virus. Jap. J. exp. Med. **34**, 1 (1964).

Gaidamovitsch, S.Ya., u. **V.P. Obuchova**: Sensitivität der Schafembryo-Nierenepithelkulturen auf Viren der japanischen und Zeckenencephalitis (russisch). Vop. Virus. **5**, 304 (1960). — **Gaidamovitsch, S.Ya.**, et **D.S. Muou**: Quelques propriétés des hemagglutinines du virus de l'encephalite japonaise B. Bull. Wld Hlth Org. **30**, 173 (1964). — **Graščenkov, N.J.**: Japanese encephalitis in the USSR. Bull. Wld Hlth Org. **30**, 161 (1964). — **Grossberg, S.E.**, and **W. Scherer**: Inapparent viral infection of cells in vitro. II. An interferon produced in chicken embryonic cell cultures inoculated with Japanese encephalitis virus. Amer. J. Path. **45**, 519 (1964).

Hammon, W.McD., and **J.S. Rhim**: Progress report on Japanese B encephalitis OCT-541 attenuated virus strain. Amer. J. trop. Med. Hyg. **12**, 616 (1963). — **Halstead, S.B.**, and **C.R. Grosz**: Subclinical Japanese encephalitis. I. Infection of Americans with limited residence in Korea. Amer. J. Hyg. **75**, 190 (1962). — **Henderson, J.R.**: Applications of primary cell cultures in the study of animal viruses. II. Variations in host responses to infection by certain arthropod-borne viruses. Yale J. Biol. Med. **33**, 350 (1961). — **Hsich, W.C.**, **C.K. Wallace**, **S.P. Wang**, and **F.A. Rasmussen, jr.**: Inapparent infection with Japanese encephalitis of American servicemen in Okinawa in 1960. Amer. J. trop. Med. Hyg. **12**, 413 (1963). — **Huang, C.H.**, and **C. Wong**: Relation of the peripheral multiplication of Japanese B encephalitis virus to the pathogenesis of the infection in mice. Acta virol. **7**, 322 (1963). — **Hsüeh-Chang, Ch.**: Epidemic type B encephalitis; Its clinical manifestation and treatment with traditional chinese medicine. China med. J. **80**, 548 (1960). — **Huei-Yü, K.**: Tissue culture of Japanese B encephalitis virus. I. The cytopathogenicity and multiplication of the virus in monolayer cell culture of chick embryo. China med. J. **80**, 21 (1960).

Igarashi, A., **H. Kitano**, and **K. Fukai**: An infectious and ribonuclease-sensitive fraction from mouse brain infected with Japanese B encephalitis virus. Biken's J. **6**, 21 (1963). — **Igarashi, A.**, **H. Kitano**, and **K. Fukai**: Heterogenicity in the hemagglutinating agent of Japanese B encephalitis virus. Biken's J. **6**, 25 (1963). — **Inoue, K.J.**, and **R. Ogura**: Studies on Japanese B encephalitis virus. III. Propagation and assay of Japanese B encephalitis virus in stable line of porcine kidney cells. Virology **16**, 205 (1962). — **Inoue, K.J.**: An attenuated mutant of Japanese encephalitis virus. Bull. Wld Hlth Org. **30**, 181 (1964).

Kato, H., and **K.J. Inoue**: Studies on Japanese B encephalitis virus. IV. Plaque assay of Japanese B encephalitis virus in a stable line of porcine kidney cells. Virology **18**, 500 (1962). — **Kissling, R.E.**: Growth of several arboviruses in tissue culture. Proc. Soc. exp. Biol. (N.Y.) **96**, 290 (1957). — **Kitaoka, M.**, and **M.C. Nishimura**: Noninfectious hemagglutinin and complement-fixing antigen of Japanese B encephalitis. Virology **19**, 238 (1963). — **Kundin, W.D.**, and **F.H. Dierks**: Demonstration of Japanese encephalitis virus hemagglutinin in hamster kidney cell culture fluids. Virology **10**, 153 (1960).

La Motte, L.C.: Japanese B encephalitis in bats during simulated hibernation. Amer. J. Hyg. **67**, 101 (1958). — **Liang-Suei, Y.**, **Ch. Chien-Yeh**, and **Ch. Hung-Yi**: Histopathology of Experimental Japanese Type B Encephalitis in goats. Chin. med. J. **83**, 511 (1964). — **Lee, H.W.**, **R.W. Hinz**, and **W.F. Scherer**: Porcine kidney cell cultures for propagation and assay of Japanese encephalitis virus. Proc. Soc. exp. Biol. (N.Y.) **99**, 579 (1958). — **Libíková, H.**: The problem of the transmissible encephalitis in the light of the natural focus theory. J. Hyg. Epidem. (Praha) **4**, 66 (1960).

McCollum, R.W., and **J.F. Foley**: Japanese B encephalitis virus in tissue culture. Proc. Soc. exp. Biol. (N.Y.) **94**, 556 (1957). — **Melnikova, E.E.**, u. **V.R. Obuchova**: Inaktivation der Viren der Zecken- und japanischen Encephalitis in KB Antigenen aus Gewebekulturen (russisch). Vop. Virus. **8**, 738 (1963). — **Miles, J.A.R.**: Some ecological aspects of the problems of arthropod-borne animal viruses in the Western pacific and south-east Asia regions. Bull. Wld Hlth Org. **30**, 197 (1964). — **Miura, T.**, and **W.F. Scherer**: Comparison of chicken embryonic cell cultures and mice for detecting neutralizing antibody to Japanese encephalitis virus. Use of microcultures for virus- and serum-dilution neutralization tests. Amer. J. Hyg. **76**, 197 (1962). — **Miyake, M.**: The pathology of Japanese encephalitis. Bull. Wld Hlth Org. **30**, 153 (1964).

Nagai, K., and **W. McD. Hammon**: Plaque studies with certain group B arboviruses. Japanese B encephalitis virus strains on hamster kidney and chick embryo tissue culture. Proc. Soc. exp. Biol. (N.Y.) **117**, 154 (1964). — **Nakamura, M.**: Infectious ribonucleic acid derived from mouse brains infected with two kinds of arbovirus group B. Nature **191**, 624 (1961). — **Nakamura, M.**, and **Y. Ueno**: Infectious ribonucleic acid of Japanese B encephalitis virus: optimal conditions for its extraction and for plaque formation in chick embryo cell monolayers, and some biologic properties. J. Immunol. **91**, 136 (1963). ~ Infectious ribonucleic acid (RNA) of Japanese B encephalitis virus: high yields of RNA and its stabilization. Proc. Soc. exp. Biol. (N.Y.) **117**, 700 (1964). — **Nishimura, Ch.**, and **M. Kitaoka**: Purification of Japanese encephalitis virus and its antigenic particles from infected suckling mouse brains. Jap. J. med. Sci. Biol. **17**, 295 (1964). — **Nozima, T.**, **H. Mori**, **Y. Minobe**, and **S. Yamamoto**: Some properties of Japanese encephalitis virus. Acta virol. **8**, 97 (1964).

Obuchova, V.R.: Methodik des Neutralisationstestes zum Nachweis der Antikörper gegen japanische Encephalitis in Kulturen aus Schafembryonieren (russisch). Vop. Virus. **9**, 39 (1964). — **Olitsky, P.K.**, and **D.H. Clarke**: Japanese B encephalitis. In: Viral and Rickettsial Infections of Man, S. 312 (T.M. Rivers and F.L. Horsfall, eds.). London: Pitman Med. Publ. Co., Ltd. 1959. — **Ota, Z.**: Electron microscope study of the development of Japanese B encephalitis virus in porcine kidney stable (PS) cells. Virology **25**, 372 (1965).

Porterfield, J.S.: A simple plaque-inhibition test for the study of arthropod-borne viruses. Bull. Wld Hlth Org. **22**, 373 (1960).

Rhim, J.S., and **W.McD. Hammon**: Quantitative studies of Japanese B encephalitis virus in hamster kidney cell cultures. Proc. Soc. exp. Biol. (N.Y.) **112**, 419 (1963). — **Rooyen, C.E. van**, and **A.J. Rhodes**: Virus Diseases of Man, S. 1100. New York: Th. Nelson and Sons 1948.

Sabin, A.B., and **E.L. Buescher**: Unique physico-chemical properties of Japanese B encephalitis virus hemagglutinin. Proc. Soc. exp. Biol. (N.Y.) **74**, 222 (1950). — **Scherer, W.F.**, and **J.T. Syverton**: The viral range in vitro of a malignant human epithelial cells (strain HeLa, Gey). II. Studies with encephalitis virus of the eastern, western, West Nile, St. Louis and Japanese B types. Amer. J. Path. **30**, 1075 (1954). — **Scherer, W.F.**, **J.T. Moyer**, and **T. Izumi**: Immunologic studies of Japanese encephalitis virus in Japan. V. Maternal antibodies, antibody responses and viremia following infection of swine. J. Immunol. **83**, 620 (1959a). — **Scherer, W.F.**, and **E.L. Buescher**: Ecologic studies of Japanese encephalitis virus in Japan. V. Avian factors. Amer. J. trop. Med. Hyg. **8**, 689 (1959b). — **Scherer, W.F.**: Inapparent viral infection of cells in vitro. I. Conversion of inapparent to apparent infection by environmental alteration of chicken embryonic cells in cultures inoculated with Japanese encephalitis virus. Amer. J. Path. **45**, 393 (1964). — **Smorodincev, A.A.**, u. **A.J. Drobyschevskaya**: Aktuelle Fragen in der Ätiologie und Immunologie der japanischen Encephalitis (russisch). In: Neurovirusinfektionen, S. 180 (A.A. Smorodincev, edit.) 1954.

Vilček, J.: Use of interference for the assay of group B arboviruses in chick embryo cells. Acta virol. **8**, 417 (1964).

2. St. Louis Encephalitis (SLE)

Im Jahre 1933 brach in der Umgebung von St. Louis und Kansas City in Montana in den U.S.A. eine große Epidemie von Encephalitiden bei Menschen aus (es waren mehr als 1100 Fälle). Ein Jahr vorher war eine ähnliche Epidemie in Illinois. Obwohl am Anfang angenommen wurde, daß es sich um die Economo-Encephalitis handelt, wurde die richtige Ätiologie dieser Krankheit raschestens (1933) mittels Virusisolation auf Affen und Mäusen sichergestellt. In den weiteren Jahren wiederholten sich die Epidemien der SLE im Bezirk St. Louis und man erbrachte Beweise über das Auftreten von SLE in vielen Staaten von Mittel- und Westamerika (zit. Olitsky und Clarke, 1959). In einigen Gebieten (z. B. im Yakima-Tal) wurde das Nebeneinanderauftreten von Naturherden der SLE und WEE festgestellt (Hammon u. Mitarb., 1942). In den letzten Jahren wurde das Virus der SLE in Florida (die Epidemie in Tampa Bay, Chamberlain u. Mitarb., 1964), in Houston 1964, in Jamaica (Belle u. Mitarb., 1964), Panamá (Galindo u. Mitarb., 1964), in Brasilien (Causey u. Mitarb., 1964) und in Trinidad (Aitken u. Mitarb., 1964) isoliert.

Morphologie und Struktur des Virus der SLE

Bei Filtration durch Gradokolmembranen wurde die Größe des SLE-Virus bestimmt — sie beträgt 20—30 mμ. Die genauere Morphologie des Virus ist noch nicht bekannt. Ebenso wie die anderen Arboviren ist das Virus der SLE gegen die Wirkung von Natriumdeoxycholat und Äther empfindlich und es besitz ein Hämagglutinin, welches erstmals von Chanock und Sabin (zit. Sabin, 1951) in den Gehirnen infizierter Mäuse bewiesen wurde.

Züchtung, experimentelle Pathogenität und Diagnostik

Das SLE-Virus wird in 10—12tägigen Hühnerembryonen gezüchtet, die in den Dottersack oder auf die Chorionallantoismembran injiziert werden. Das Virus vermehrt sich in der Chorionallantois und im Embryonenkörper. Es tötet das Embryo, obwohl der Virustiter nicht hoch ist.

Huang (1943) bewies die Vermehrung des SLE-Virus in Hühnerembryozellen ohne das Auftreten von CPE, wobei die Vermehrung des SLE-Virus mittels Interferenz mit dem WEE-Virus indiziert wurde. Diese ungewöhnlich weitsichtige Arbeit blieb zu jener Zeit alleinstehend. Erst viel später wurde festgestellt, daß sich das SLE-Virus in HeLa-Zellen, Detroit-6-Zellen und Hamsternierenzellen vermehrt (zit. Mussgay, 1964) und auf Hühnerembryozellkulturen unter dem Agarmedium nicht sehr klare Plaques bildet, deren Deutlichkeit durch Zugabe von DEAE-Dextran oder Protamin in das Medium der Agarschicht erhöht werden kann; ähnliche Ergebnisse wurden auch auf Entenembryozellen erreicht (Miles und Austin, 1963).

Neuerlich befaßten sich mit der SLE-Viruszüchtung auf Hühnerembryozellen NAGAI u. Mitarb. (1965). Ein empfindlicher Plaque-Test wurde auf einer Linie der Krebszellen KB ausgearbeitet (SCHULZE und SCHLESINGER, 1963). Weiters wurde das SLE-Virus auch auf den Diploidzellen von Hamsternieren (BHK 21) kultiviert, wo nach Passagen unter flüssigem Medium ein CPE auftrat (SELLERS, 1963).

Bemerkt sei, daß sich das SLE-Virus auch im Tumorgewebe in vivo, in soliden Tiertumoren und im Ehrlichschen Ascitestumor der Mäuse vermehrt (KOPROWSKI und NORTON, 1950; SHARPLESS u. Mitarb., 1950; KOPROWSKA und KOPROWSKI, 1953), wobei die Größe des vorhandenen Tumors meistens nicht beeinflußt wird, das Virus zerstört aber die Lebensfähigkeit der Tumorzellen.

Die *biologischen Teste* mit dem SLE-Virus werden größtenteils auf weißen Mäusen durch intracerebrale Inokulation ausgeführt. Einige empfindliche Mäusestämme werden auch extraneural infiziert. Säuglinge sind bei peripherer Verabreichung des Virus viel empfänglicher als erwachsene Mäuse. Bei Ratten, Hamstern und Affen tritt nach cerebraler Infektion nur mit einigen SLE-Virusstämmen eine Encephalitis auf (nicht immer fatal), bei Meerschweinchen, Kaninchen, Hühnern und Enten wird nur eine inapparente Infektion nachgewiesen. Bei Pferden entwickelt sich nach intracerebraler Infektion in einigen Fällen eine manifeste Encephalitis.

Für die *Virus-Isolierung* aus infektiösem Material eignen sich weiße Mäusesäuglinge, die cerebral injiziert werden. Vereinzelte Isolierungsversuche des SLE-Virus auf Hühnerembryozellkulturen blieben erfolglos (BELLE u. Mitarb., 1964). Im Gegensatz dazu erwiesen sich Kulturen der Hamsternieren-Zellen als ein ausgezeichnetes Milieu für die Isolation des SLE-Virus von Mücken (76 gewonnene Virusstämme), aber auch aus dem Blut von Hühnchen, die im Freien den Mücken exponiert wurden (18 gewonnene Stämme). Diese in den Jahren 1956 bis 1959 in Kern County in Kalifornien ausgeführten Versuche beweisen endgültig in Hinsicht der Empfindlichkeit die Superiorität der Methode in vitro im Vergleich zu den Isolationsversuchen auf Mäusen (SCRIVANI und REEVES, 1962). Ähnliche Ergebnisse konnte auf experimentellem Material auch ALBRECHT (1965) nachweisen, und zwar bei Kombination des Virusnachweises in vitro und der Identifizierung mittels Immunofluorescenz.

Im Gegensatz zu den allgemein erfolgreichen Isolierungsversuchen des SLE-Virus aus Vektoren wird nur selten das *Virus aus Menschenmaterial*, und zwar aus dem Blut, oder aber ZNS bei tödlichen Fällen isoliert; die Versuche der Isolation aus der Rückenmarkflüssigkeit bleiben erfolglos. Darum kommt hauptsächlich die *Serodiagnostik* zur Geltung. Verwendet werden Neutralisationstest, HIT und KBR. Der Neutralisationstest wird immer noch auf erwachsenen Mäusen intracerebral (ist aber wenig empfindlich), oder aber auf Mäusesäuglingen mittels peripherer Injektion (wobei sogar ein niedriger Antikörperanstieg bewiesen wird) — ausgeführt. Bei HIT und KBR werden die bei Arboviren üblichen Methoden verwendet. Insbesondere schätzt man die KBR, da das späte Auftreten von KB-Antikörpern es ermöglicht auch in denjenigen Fällen den Titeranstieg festzustellen, wo die erste Blutabnahme mehrere Tage nach Krankheitsbeginn erfolgte (zit. siehe OLITSKY und CLARKE, 1959).

Klinisches Bild, Pathogenese und histologische Befunde

Die SLE-Virusinfektion verläuft bei Kindern wesentlich leichter als bei Erwachsenen und älteren Personen. Die subklinische Form der SLE weist ein mehrere Tage andauerndes Fieber und Kopfschmerzen auf, manchmal tritt ein Meningismus hinzu. Bei manifester *Encephalitisform* kommt es nach 4—21tägiger Inkubationsperiode plötzlich zu hohem Fieber, Kopfschmerzen, Halsstarre, Sprach- und Bewußtseinsstörungen, Photophobie, manchmal treten Tremor und Lähmungen, andersmal Konvulsionen auf. Die Krankheit kulminiert nach 1—2 Tagen und desöfteren kommt es zu plötzlicher, erstaunlicher Besserung. Die Mortalität ist aber hoch (10—30 %). Im Blutbild kann eine Leukopenie auftreten oder aber eine gemäßigte Leukocytose. Der Liquorbefund wird durch eine geringe Pleocytose mit dem Auftreten von polymorphonucleären Zellen im frühen, und mononucleären Zellen im späteren Stadium charakterisiert. 5—10 % der Rekonvaleszenten klagen nach manifester SLE auf Tremor, niedrige Arbeitsfähigkeit, Gangstörungen, die als Folgeerscheinungen der Infektion auftreten (zit. SHINNER,

1963). Das Zahlenverhältnis von manifesten und inapparenten SLE-Infektionen schwankt. BRODY u. Mitarb. (1959) geben 1:16 bis 1:500 an.

Die *Pathogenese* der SLE ist durch ein virämisches Stadium charakterisiert, in dessen Verlauf das Virus in das Gehirn eindringt und weiters zu den Nervenzellen in allen Teilen des ZNS gelangt. Im Vordergrund stehen perivasculäre Schädigungen. Das Ausmaß der Neuronenschädigungen hängt wahrscheinlich vom Virusstamm ab. Die regelmäßig auftretende Schädigung der Purkinje-Zellen ist durch ihre erhöhte Empfindlichkeit zur Hypoxie bedingt, die bei der SLE als Folge der cerebralen Kongestion, respiratorischer Depression und Pneumonie verschiedenen Grades auftritt.

Der *histologische Befund* ist durch Kongestion in der mesodermalen Komponente gekennzeichnet und durch perivasculäre Zellansammlungen mit fokaler Proliferation der Mikroglia und Lymphocyten. Die fokale Destruktion der Neurone tritt deutlich von dem Hintergrund leichterer, diffuser Neuronenschädigungen hervor. Gehirn- und Rückenmarksödem sowie kleinere Blutungen vervollständigen das Bild (zit. SHINNER, 1963; OLITSKY und CLARKE, 1959).

Ökologie, Epidemiologie und Prophylaxe

Die SLE tritt in *westlichen Staaten der U.S.A. in ruraler Form* auf (der wichtigste *Vektor* ist hier *Culex tarsalis*), in den *östlichen Staaten* dagegen *in urbaner Form*, wo als *Vektor* die Mücken *Culex pipiens-quinquefasciatus* bewiesen werden. Das SLE-Virus wurde aber auch aus vielen anderen Mückenarten (der Genera Culex, Aëdes und Psorophora) isoliert und experimentell wurden manche als Überträger des SLE-Virus bestätigt (CHAMBERLAIN u. Mitarb., 1959; SUDIA und CHAMBERLAIN, 1964). Was die SLE-Virusdurchseuchung der Mücken anbetrifft, findet man neuere Angaben, wonach z. B. im Verlauf der SLE-Epidemie in Florida im Jahre 1962 aus 25400 Mücken 19 Stämme des SLE-Virus isoliert wurden (CHAMBERLAIN u. Mitarb., 1964). Es erscheint interessant, daß man die Mücken im Larvenstadium experimentell infizieren kann und das Virus gelangt transstadial in das Imaginalstadium (COLLINS, W.E., 1963). Vereinzelt findet man auch Angaben über die Beziehungen des SLE-Virus zu Milben und Zecken, doch eine praktische Bedeutung wurde nicht bestätigt.

Die Frage der wichtigsten *Reservoirtiere* wurde noch nicht endgültig geklärt. Bei freilebenden, resp. Hausvögeln wurden Antikörper gegen das SLE-Virus nachgewiesen, es kann nach Infektion auch eine Virämie auftreten. Das SLE-Virus wurde von natürlich infizierten *Vögeln* mehrmals isoliert (RANZENHOFFER u. Mitarb., 1957; GAINER u. Mitarb., 1964; GALINDO u. Mitarb., 1964). Die Bedeutung der Nagetiere ist nicht klar, Antikörper wurden bei ihnen festgestellt, doch die Virämie wurde nicht experimentell studiert. Die Tatsache, daß 15—17 % der Einzeltiere aus den verschiedenen Arten der Mäuse, Ratten, Kaninchen und Thomomys talpoides in Kontakt mit dem Virus SLE gelangen (dieses bezeugt die Anwesenheit von Antikörpern, EKLUND, 1964), ist bestimmt ein Antrieb zur Klärung der Bedeutung von *kleinen Säugetieren* in der Zirkulation des SLE-Virus. Verschiedene Fledermausarten können eine effektive Virusquelle vorstellen, da man bei ihnen im Experiment nach subkutaner Infektion eine 15 bis 30tägige Virämie nachweist (SULKIN u. Mitarb., 1963). In urbanen Zonen der SLE kann ein Cyclus Mensch—Mücke—Mensch auftreten (zit. siehe LIBÍKOVÁ, 1960).

In Gebieten mit SLE-Fällen werden bei der gesunden Bevölkerung *Antikörper* in 10—70 % nachgewiesen (OLITSKY und CLARKE, 1959). Eine interessante epidemiologische und epizootologische Übersicht der SLE erbrachten die Untersuchungen in Kentucky (RANZENHOFFER, 1957). In einer Bevölkerungsgruppe von 1500 Personen waren 13 klinische Fälle der SLE (2 davon tödlich) evidiert und 16% der Personen überstanden eine inapparente Infektion; Antikörper wurden weiters bei 54% Hühnern, 42% Pferden und 71% Kleinvögeln nachgewiesen.

Die *Prävention* der SLE richtet sich hauptsächlich auf die Bekämpfung der Überträger. Eine spezifische Prophylaxe wurde zwar experimentell erforscht, sie fand aber keine praktische Applikation. Perspektiv erscheinen die Angaben von PRICE u. Mitarb. (1963), daß bei Schutzimpfungen der Affen mit dem attenuierten Virus des Gelbfiebers und dem West-Nile-Virus eine Immunität auch gegen die Viren der SLE und JBE entsteht.

Literatur

Aitken, T.H.G., W.G. Downs, L. Spence, and **A.H. Jonkers**: St. Louis encephalitis virus isolations in Trinidad, West Indies, 1953—1962. Amer. J. trop. Med. Hyg. **13**, 450 (1964). — **Albrecht, P.**: Detection of group B arboviruses in chick embryo cell cultures by the fluorescent antibody method. Acta virol. **9**, 338 (1965). — **Belle, E.A., L.S. Grant,** and **W.A. Page**: The isolation of St. Louis encephalitis virus from Culex nigripalpus mosquitoes in Jamaica. Amer. J. trop. Med. Hyg. **13**, 452 (1964). — **Brody, J.A., K.F. Burns, G. Browning,** and **J.D. Schattner**: Apparent and inapparent attack rates for St. Louis encephalitis in a selected population. New Engl. J. Med. **261**, 644—646 (1959). — **Causey, R., R.E. Shope,** and **M. Theiler**: Isolation of St. Louis encephalitis virus from arthropods in Pará, Brazil. Amer. J. trop. Med. Hyg. **13**, 449 (1964). — **Collins, W.E.**: Transmission of St. Louis encephalitis virus by larval-infected Culex quinquefasciatus mosquitoes. Ann. Entomol. Soc. Amer. **56**, 237 (1963). — **Chamberlain, R.W., W.D. Sudia,** and **J.D. Gillet**: St. Louis encephalitis virus in mosquitoes. Amer. J. Hyg. **70**, 227 (1959). — **Chamberlain, R.W., W.D. Sudia, P.H. Coleman,** and **L.D. Beadle**: Vector studies in the St. Louis encephalitis epidemic, Tampa Bay Area, Florida. Amer. J. trop. Med. Hyg. **13**, 456 (1964). — **Eklund, C.M.**: Role of mammals in maintenance of arboviruses. Proc. Intern. Congr. trop. Med. Malaria 7th **3**, 151 (1964). — **Gainer, J.H., W.G. Winkler, A.L. Lewis, W.L. Jennings,** and **P.H. Coleman**: Isolations of St. Louis encephalitis virus from domestic pigeons, Columba livia. Amer. J. trop. Med. Hyg. **13**, 472 (1964). — **Galindo, P., P.H. Peralta, R.B. Mackenzie,** and **H.K. Beye**: St. Louis encephalitis in Panama. A review and a progress report. Amer. J. trop. Med. Hyg. **13**, 455 (1964). — **Hammon, W.McD., W.C. Reeves, B. Brookman,** and **C.M. Gjullin**: Mosquitoes and encephalitis in the Yakima Valley, Washington. V. Summary of case against Culex tarsalis Coquillet as a vector of the St. Louis and western equine viruses. J. infect. Dis. **70**, 278 (1942). — **Huang, C.H.**: Titration of St. Louis encephalitis virus and Jungeblut-Sanders mouse virus in tissue culture. Proc. Soc. exp. Biol. (N.Y.) **54**, 158 (1943). — **Koprowska, I.,** and **H. Koprowski**: Morphologic and biologic changes in a mouse ascites tumor following induced infection with certain viruses. Cancer Res. **13**, 651 (1953). — **Koprowski, H.,** and **T.W. Norton**: Interference between certain neurotropic viruses and transplantable mouse tumors. Cancer **3**, 874 (1950). — **Libíková, H.**: The problem of the transmissible encephalitis in the light of the natural focus theory. J. Hyg. Epidem. (Praha) **4**, 66 (1960). — **Miles, J.A.R.,** and **F.J. Austin**: The formation of plaques in tissue culture by arboviruses. Aust. J. exp. Biol. med. Sci. **41**, 199 (1963). — **Mussgay, M.**: Growth cycle of arboviruses in vertebrate and arthropod cells. Progr. med. Virol. **6**, 193 (1964). — **Nagai, K., G. Sather,** and **W. Hammon**: Plaque studies with certain group B arboviruses. III. St. Louis virus on chick embryo tissue culture. Proc. Soc. exp. Biol. (N.Y.) **118**, 1065 (1965). — **Olitsky, P.K.,** and **D.H. Clarke**: Arthropod-borne group B virus infections of man. In: Viral and rickettsial infections of man, S. 307 (T.M. Rivers and F.L. Horsfall, eds.). London: Pitman Med. Publ. Co., Ltd. 1959. — **Price, W.H., J. Parks, J. Ganaway, R. Lee,** and **W. O'Leary**: A sequential immunization procedure against certain group B arboviruses. Amer. J. trop. Med. Hyg. **12**, 624 (1963). — **Ranzenhoffer, E.R., E.R. Alexander, L.D. Beadle, A. Bernstein,** and **R.C. Pickard**: St. Louis encephalitis in Calvert City, Kentucky, 1955. An epidemiologic study. Amer. J. Hyg. **65**, 147 (1957). — **Sabin, A.B.**: Hemagglutination by viruses affecting the human nervous system. Fed. Proc. **10**, 573 (1951). — **Scrivani, R.P.,** and **W.C. Reeves**: Comparison of hamster and chick embryo tissue cultures with mice for primary isolation of Western equine and St. Louis encephalitis viruses. Amer. J. trop. Med. Hyg. **11**, 539 (1962). — **Sellers, R.F.**: The use of a line of hamster kidney cells (BHK 21) for growth of arthropod-borne viruses. Trans. roy. Soc. trop. Med. Hyg. **57**, 433—437 (1963). — **Sharpless, G.R., M.C. Davies,** and **H.R. Cox**: Antagonistic action of certain neurotropic viruses toward a lymphoid tumor in chickens with resulting immunity. Proc. Soc. exp. Biol. (N.Y.) **73**, 270 (1950). — **Shinner, J.J.**: St. Louis encephalomyelitis. Arch. Path. **75**, 309 (1963). — **Schulze, I.T.,** and **R.W. Schlesinger**: Plaque assay of Dengue and other group B arthropod-borne viruses under methyl cellulose overlay media. Virology **19**, 40 (1963). — **Sudia, W.D.,** and **R.W. Chamberlain**: Experimental infection of Culex nigripalpus

Theobald with the virus of St. Louis encephalitis. Amer. J. trop. Med. Hyg. **13**, 469 (1964). — **Sulkin, S. E., R. Aller**, and **R. Sims**: Studies of arthropod-borne virus infections in Chiroptera. I. Susceptibility of insectivorous species to experimental infections with Japanese B and St. Louis encephalitis viruses. Amer. J. trop. Med. Hyg. **12**, 800 (1963).

3. West-Nile-Fieber

Das Virus West-Nile wurde erstmals in *Uganda* aus dem Blut eines Menschen mit leichter Fiebererkrankung isoliert (SMITHBURN u. Mitarb., 1940). Im Verlauf der nachfolgenden Jahre wurde auf Grund von Isolierungsversuchen und serologischen Übersichten festgestellt, daß es auf dem ganzen Gebiet *Afrikas*, im *Mittleren Osten* sowie in *Indien* verbreitet ist. Für die Beschreibung des klinischen Bildes des WN-Fiebers wurden die Epidemien in *Israel* von großer Bedeutung

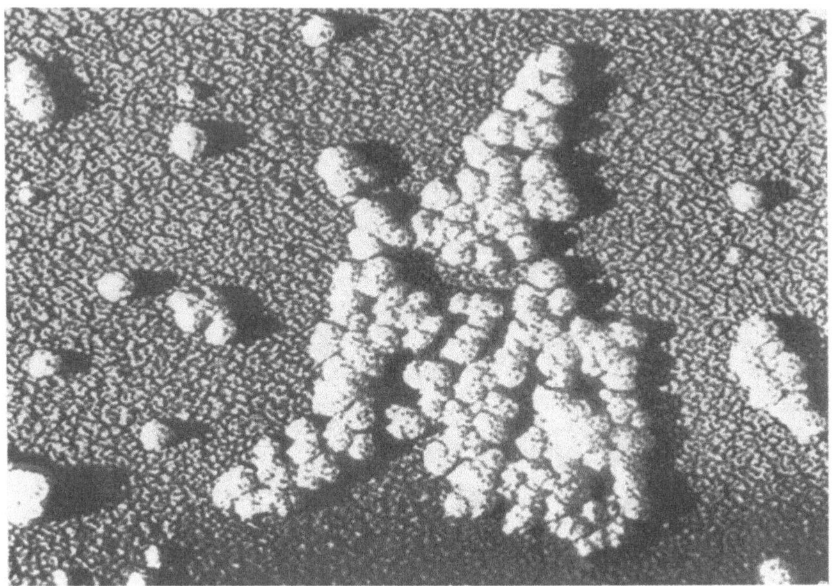

Abb. 3. Gereinigtes Virus West Nile im Elektronenmikrograph (nach LAVILLAUREIX, 1960)

(BERNKOPF u. Mitarb., 1953; GOLDBLUM u. Mitarb., 1954). Beachtenswert ist die Mitteilung von der WN-Virus-Isolation in *Frankreich*, und zwar vom Mensch und auch aus Mücken (HANNOUN u. Mitarb., 1964). SABIN (1959) stellte die Hypothese auf, daß das WN-Virus ein „Stamm"-Virus sein könnte, aus welchem sich die übrigen Arboviren der Untergruppe B, sowohl die viscerotropen als auch die encephalitogenen, entwickelt haben könnten.

Morphologie und Struktur des WN-Virus

Nach Filtrationsergebnissen ist die Größe der WN-Viruspartikel 20—30 mμ, elektronmikroskopische Bilder der gereinigten Präparate (Abb. 3), zeigen Partikel von 35—40 mμ Durchmesser (LAVILLAUREIX, 1960). In Ultradünnschnitten infizierter Zellen erscheint das WN-Virus als rundliches Gebilde von 30 mμ Durchmesser mit einem dichten Nukleoid und einfacher Membran (Abb. 4, SOUTHAM u. Mitarb., 1964). Das WN-Virus besitzt ein Hämagglutinin, welches in Mäusegehirnen (SABIN, 1951) und im Medium infizierter Zellkulturen (SALMINEN, 1962) nachweisbar ist. Die infektiöse Ribonucleinsäure des WN-Virus wurde von COLTER u. Mitarb. (1957) isoliert.

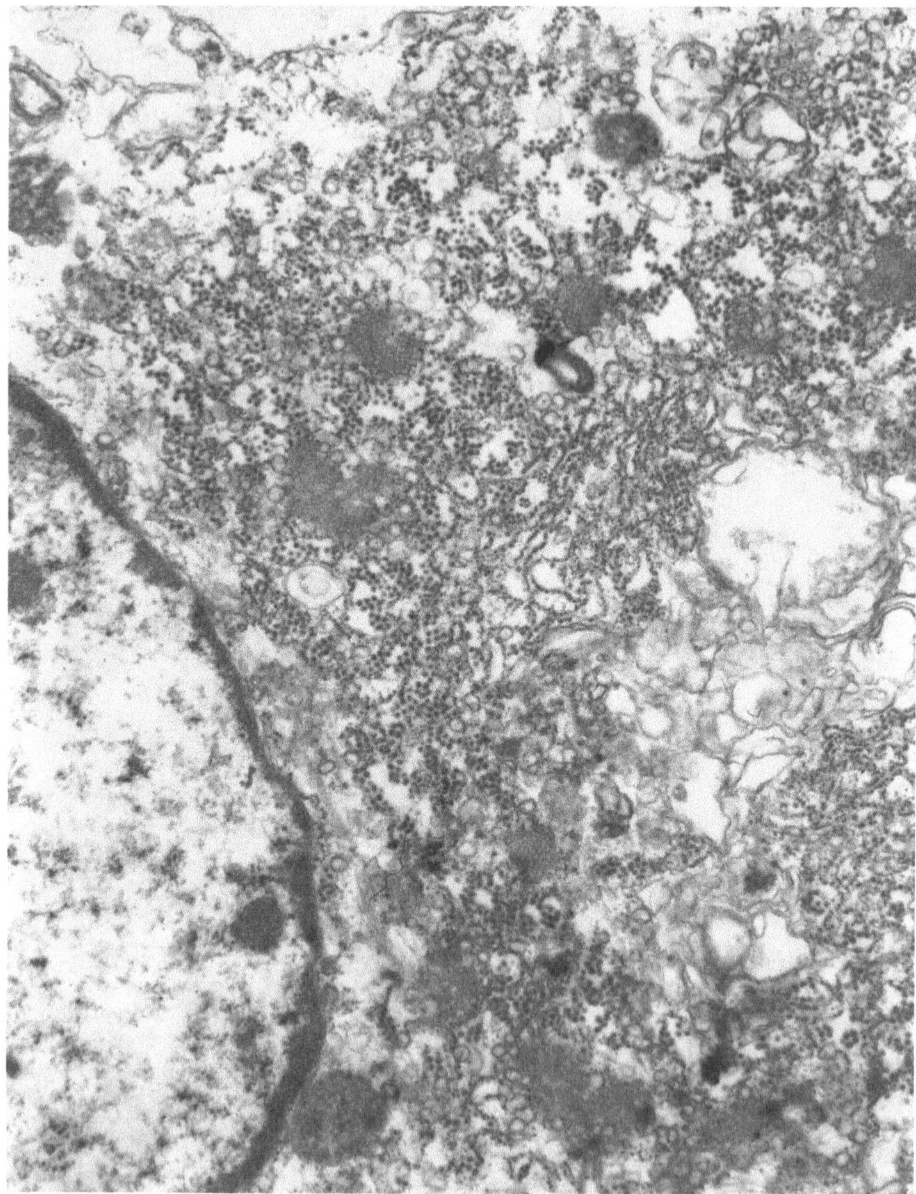

Abb. 4. Ultradünnschnitt der Zelle mit dem Virus West Nile infiziert. Im Cytoplasma angesammelte Viruspartikel (nach SOUTHAM u. Mitarb., 1964)

Züchtung, experimentelle Pathogenität und Diagnostik

Das WN-Virus vermehrt sich in *Hühnerembryonen*, nach Injizieren in den Dottersack tritt das Absterben des Embryo so regulär auf, daß diese Methode für Virustitration Anwendung findet.

In Hühnerembryozellen, in Affen- und Hamsternierenzellen, in HeLa- und Detroit-6-Zellen vermehrt sich das WN-Virus unter CPE-Bildung, dessen Regelmäßigkeit und Intensität variabel sind (zit. LAVILLAUREIX, 1960). Von den weiteren Zell-Typen wurden Enten- und Affennieren-Zellen, Nierenzellen von weißen und Baumwollratten sowie von Meerschweinchen, aber auch viele Zell-Typen menschlichen Ursprungs verwendet (zit. MUSSGAY, 1964). Das WN-Virus wurde weiters in vitro auf Mückengewebekulturen gezüchtet (PELEG und TRAGER, 1963).

Nach intracerebraler Infektion ruft das WN-Virus eine fatale Infektion bei Mäusen, Hamstern, neugeborenen Ratten und Affen hervor. Bei Kaninchen, Meerschweinchen, erwachsenen Ratten und einigen Haustieren entsteht nur eine inapparente Infektion. Nach peripherer Infektion tritt bei Hamstern und neugeborenen Mäusen eine Encephalitis auf. Bei Hühnern und Tauben kann (nicht unbedingt) eine fatale Infektion entstehen.

Die Diagnostik der menschlichen Erkrankungen stützt sich auf *Isolierungsversuche* an Mäusesäuglingen (aus dem Blut im Fieberstadium) und weiters auf den Beweis des *Antikörperanstiegs* in der Rekonvaleszenz, wobei man aber in Betracht nehmen soll, daß nach der WN-Virusinfektion Antikörper auch gegen das JBE-Virus u. a. gebildet werden (zit. OLITSKY und CLARKE, 1959). Der HIT ist als der höchstempfindlichste zu bewerten (SOUTHAM und GREENE, 1958). Zellkulturen haben bisher in der Routinediagnostik des WN-Fiebers noch keine Anwendung gefunden.

Klinisches Bild, Pathogenese und histologische Befunde bei WN-Fieber

Bei *inapparenten Infektionen* tritt als einziges Symptom erhöhte Temperatur auf. Nach den Untersuchungsergebnissen bei Epidemien in Israel ist das *vollausgebildete klinische Bild* w. f.: Nach einer Inkubation von 3—6 Tagen treten die Krankheitssymptome plötzlich auf. Die Temperatur steigt bis zu 39,5° bei gleichzeitig auftretenden schweren Kopf- und Rückenschmerzen. Bei der Mehrzahl der Erkrankten tritt ein *maculös-papulöses Exanthem* auf, manchmal Halsstarre, in einigen Fällen entwickelt sich eine *meningoencephalitische Krankheitsform* mit diskreten Encephalitissymptomen. Auch können Verdauungsorganstörungen und Adenopathien verzeichnet werden (zit. LAVILLAUREIX, 1960). Im Blutbild verzeichnet man eine Leukopenie mit relativer Lymphocytose und bei Fällen mit ZNS-Schädigungen im cerebrospinalen Liquor Pleocytose und Proteinsteigerung.

Die *Pathogenese* wurde nach Infizierung mit dem WN-Virus bei Kranken mit fortgeschrittenem Krebs studiert (SOUTHAM und MOORE, 1954a, b); man basierte dabei auf experimentellen Angaben über den onkolytischen Effekt des WN-Virus. Eindeutige therapeutische Resultate wurden nicht erreicht, bei 9 von 78 Patienten aber entwickelte sich eine Encephalitis. Es wurde nachgewiesen, daß bei Kranken trotz Anwesenheit von Antikörpern gegen das WN-Virus eine Virämie auftritt (SOUTHAM und GREENE, 1958). Die pathogenetischen Studien auf Mäusen und Hühnern weisen auf die Bedeutung des Mesenchymalgewebes für die Vermehrung des WN-Virus nach periphärer Infektion hin (KUNDIN u. Mitarb., 1962; KUNDIN, 1962).

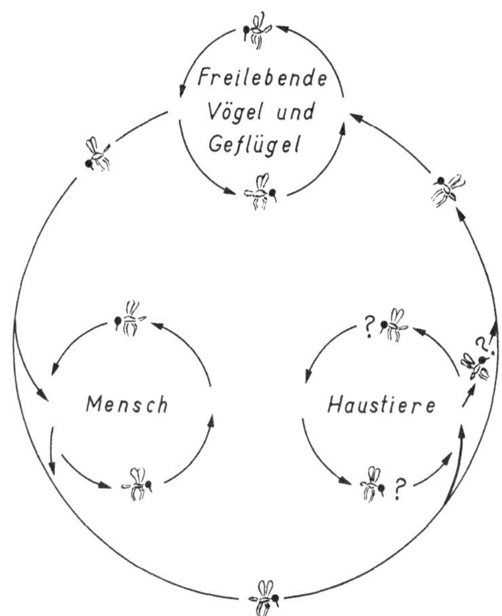

Abb. 5. Hypothetische Cyclen des West-Nile-Virus (nach TAYLOR u. Mitarb., 1956)

Ökologie, Epidemiologie und Prävention des WN-Fiebers

Der wichtigste Vektor des WN-Virus (Abb. 5) ist in *Ägypten Culex univittatus*, in *Israel* möglicherweise *C. molestus;* auch andere Mückenarten (aus dem Genus Culex, Aëdes, Anopheles) übertragen in Versuchsbedingungen das WN-Virus. Man nimmt an, daß die Virus-Übertragung durch Culex pipiens in kalten Monaten möglicherweise die Überwinterung des Virus bedingt. Experimentelle Übertragung wurde auch durch Zecken Ornithodorus (verschiedene Arten) nachgewiesen, und das WN-Virus wurde aus natürlich infizierten Zecken Argas reflexus isoliert; die Bedeutung der Zecken in der Zirkulation des WN-Virus in der Natur ist aber noch nicht geklärt (Taylor u. Mitarb., 1956; Hurlbut, 1956; Vermeil u. Mitarb., 1960; Schmidt und Said, 1964). Als *Reservoir* des WN-Virus werden in Ägypten die *überwinternden Vögel* angesehen, insbesondere Passer domesticus, Corvus corone sardonicus und Bubulcus ibis, bei welchen experimentell der *Cyclus Vogel—Mücke—Vogel* nachgewiesen wurde. Bei den in der Natur lebenden Vögeln werden desöfteren Antikörper gegen das WN-Virus festgestellt (bei Corvus corone sardonicus bis 80 %) und es gelingt auch das Virus aus ihnen zu isolieren (Work u. Mitarb., 1955). In Ägypten werden desöfteren Antikörper auch bei Pferden (15—67 % nach Alter), bei Eseln (10—47 %) und Mauleseln (44 %) nachgewiesen. Da aber bei diesen nach experimenteller Infektion nur eine niedrige Virämie auftritt, werden sie als „Sackgasse" in der Viruszirkulation angesehen (Schmidt und El Mansoury, 1963).

In *Israel* hat das WN-Fieber einen *epidemischen*, in *Ägypten* einen mehr *endemischen Charakter*. In Ägypten wurden Antikörper bei 61 % der Bevölkerung nachgewiesen, in Sudan bei 40 %. Die Infektion mit dem WN-Virus tritt bei Menschen hauptsächlich im Kindesalter auf; in endemischen Gebieten Unter-Ägyptens wurden bei Kindern im Alter von 0—14 Jahren Antikörper in 70 %, bei Bewohnern über 15 Jahre sogar bis zu 95 % nachgewiesen (Taylor u. Mitarb., 1956).

Die *Prävention* des WN-Fiebers besteht hauptsächlich in der Bekämpfung des Vektors. Eine aktive Immunisierung wurde noch nicht durchgeführt, obwohl das WN-Virus von diesem Standpunkt aus im Vordergrund steht, und zwar als ein Virusstamm, der bei Immunisierung gegen mehrere Arboviren der Untergruppe B eine bedeutende Stelle einnimmt (Price u. Mitarb., 1961, 1963).

Literatur

Bernkopf, H., S. Levine, and R. Nerson: Isolation of West Nile virus in Israel. J. infect. Dis. **93**, 207 (1953). — **Colter, J.S., H.H. Bird, A.W. Moyer, and R.A. Brown**: Infectivity of ribonucleic acid from virus-infected tissues. Virology **4**, 522 (1957). — **Goldblum, N., V.V. Sterk, and B. Paderski**: The clinical features of the disease and the isolation of West Nile virus from the blood of nine human cases. Amer. J. Hyg. **59**, 89 (1954). — **Hannoun, C., R. Panthier, J. Mouchet, et J.P. Eouzan**: Isolement en France du virus West-Nile a partir de malades et du vecteur Culex modestus Ficalbi. C. R. Acad. Sci. (Paris) **259**, 4170 (1964). — **Hurlbut, H.S.**: West Nile virus infection in arthropods. Amer. J. trop. Med. Hyg. **5**, 76 (1956). — **Kundin, W.D., Ch. Liu, P. Hyssell, and S. Hamachige**: Studies on West Nile virus infection by means of fluorescent antibodies. 1. Arch. ges. Virusforsch. **12**, 514 (1962). — **Kundin, W.D.**: Studies on West Nile virus infection by means of fluorescent antibodies. 2. Arch. ges. Virusforsch. **12**, 529 (1962). — **Lavillaureix, J.**: Contribution a l'étude des relations virus-cellule-hôte. Etude morphologique, biologique et histopathologique du virus West Nile. Arch. Anat. (Strasbourg) **43**, Fasc. 1/4 (1960). — **Mussgay, M.**: Growth cycle of arboviruses in vertebrate and arthropod cells. Progr. med. Virol. **6**, 193 (1964). — **Olitsky, P.K., and D.H. Clarke**: Arthropod-borne group B virus infections of man: West Nile fever. In: Viral and Rickettsial Infections of Man, S. 321 (T.M. Rivers and F.L. Horsfall, eds.). London: Pitman Med. Publ. Co., Ltd. 1959. — **Peleg, F.J., and W. Trager**: Cultivation of insect tissues in vitro and their application to the study of arthropod-borne viruses. Amer. J. trop. Med. Hyg. **12**, 820 (1963). — **Price, W.H., R.W. Lee, W.F. Gunkel, and W. O'Leary**: The virulence of West Nile virus and TP 21 virus and their application to a group B arbovirus vaccine. Amer. J. trop. Med. Hyg. **10**, 403 (1961). — **Price, W.H., J. Parks, J. Ganaway, R. Lee**, and **W. O'Leary**: A sequential immunization procedure against certain group B arboviruses. Amer. J. trop. Med. Hyg. **12**, 624 (1963). — **Sabin, A.B.**: Hemagglutination by viruses affecting the human nervous system. Fed. Proc. **10**, 573 (1951). ~ Survey of knowledge and problems in field of arthropod-borne virus infections. Arch. ges. Virusforsch. **9**, 1 (1959). — **Salminen, A.**: A method for the production of arbovirus hemagglutinins in tissue culture. Acta path. microbiol. scand. Suppl. **154**, 343 (1962). — **Schmidt, J.R.**, and **H.K. El Mansoury**: Natural and experimental infection of Egyptian equines with West Nile virus. Ann. trop. Med. Parasit. **57**, 415 (1963). — **Schmidt, J.R.**, and **M.I. Said**: Isolation of West Nile virus from the African bird Argasid, Argas reflexus hermanni, in Egypt. J. Med. Entomol. **1**, 83 (1964). — **Smithburn, K.C., T.P. Hughes, A.W. Burke**, and **J.H. Paul**: A neurotropic virus isolated from the blood of a native of Uganda. Amer. J. trop. Med. Hyg. **20**, 471 (1940). — **Southam, C.M.**, and **A.E. Moore**: Induced virus infections in man by the Egypt isolates of West Nile virus. Amer. J. trop. Med. Hyg. **3**, 19 (1954a). ~ Anti-virus antibody studies following induced infection of man with West Nile, Ilheus and other viruses. J. Immunol. **72**, 446 (1954b). — **Southam, Ch.M.**, and **E.L. Greene**: Clinical application of the hemagglutination-inhibition test for West Nile virus antibodies. J. infect. Dis. **102**, 174 (1958). — **Southam, C.M., F.H. Shipkey, V.I. Babcock, R. Bailey**, and **R.A. Erlandson**: Virus biographies. I. Growth of West Nile and Guaroa viruses in tissue culture. J. Bact. **88**, 187 (1964). — **Taylor, R.M., T.H. Work, H.S. Hurlbut**, and **F. Rizk**: A study of the ecology of West Nile virus in Egypt. Amer. J. trop. Med. Hyg. **5**, 579 (1956). — **Vermeil, C., J. Lavillaureix**, et **E. Reeb**: Sur la conservation et la transmission du virus West Nile par quelques arthropodes. Bull. Soc. Path. exot. **53**, 273 (1960). — **Work, T.H., Hurlbut, H.S.**, and **R.M. Taylor**: Indigenous wild birds of the Nile delta as potential West Nile virus circulating reservoirs. Amer. J. trop. Med. Hyg. **5**, 872 (1955).

4. Murray-Tal-Encephalitis

(Murray valley encephalitis, MVE)

In den Jahren 1917—18 erkrankten in *Neu-Süd-Wales* 132 Personen an Encephalitis, die man zu jener Zeit als „*Australische Erkrankung*" bezeichnete. Sie trat in 74 % bei den Kindern unter 15 Jahre auf und bei 71 % der Patienten hatte sie einen fatalen Verlauf. Der Krankheitserreger wurde zwar auf Affen übertragen, aber er konnte nicht bewahrt werden. Im Jahre 1922 wurden ähnliche Epidemien

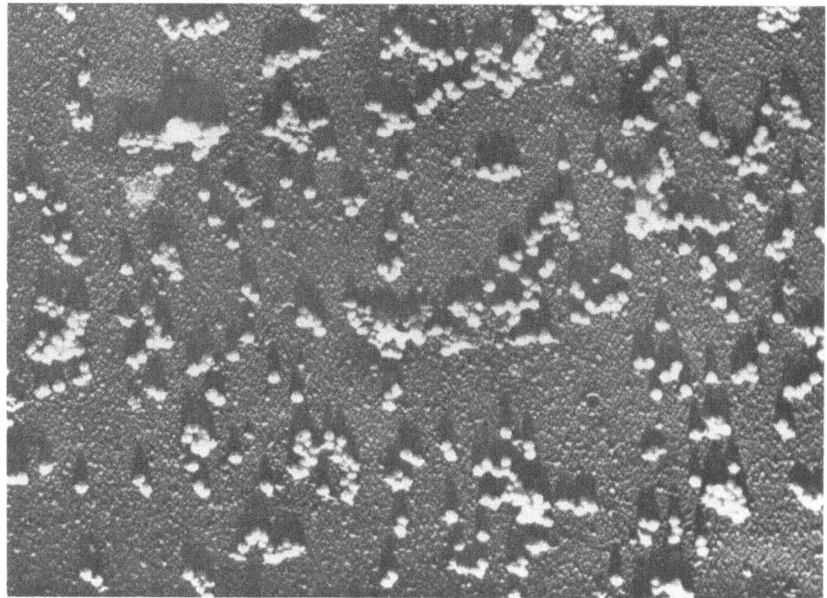

Abb. 6. Elektronenmikroskopische Abbildung des gereinigten MVE-Virus (nach ADA u. Mitarb., 1961)

in *Queensland* verzeichnet. In Broken Hill trat im Jahre 1951 eine virologisch bereits kontrollierte Epidemie von Encephalitis auf, die „*Murray Valley*" benannt wurde. Auf Grund klinischer, histologischer und epidemiologischer Befunde der „Australischen Erkrankung" und der MVE kann geschlossen werden, daß es sich um identische Erkrankungen handelt (zit. ANDERSON, 1954).

Morphologie und Struktur des MVE-Virus

In dem gereinigten Virusmaterial, das aus Gehirnen von Mäusesäuglingen mittels kombinierter Reinigungsmethoden gewonnen wurde, sind charakteristische runde Partikel (25 mμ im Diameter) nachweisbar (Abb. 6), die 7,8% Ribonucleinsäure und 11% Lipide enthalten. Äther, Chloroform und Butanol reduzieren beträchtlich die Infektiosität des MVE-Virus. Diese ist, falls es sich um integrale Viruspartikel handelt, wahrscheinlich durch das Vorhandensein intakter Virus-Phospholipide bedingt. Die isolierte Ribonucleinsäure ist infektiös (ADA und ANDERSON, 1959; ADA u. Mitarb., 1961; ANDERSON und ADA, 1961; ADA u. Mitarb., 1962). Das MVE-Virus enthält ein Hämagglutinin (McDONALD, 1952), welches beim Reinigungsverfahren nicht angegriffen wird.

Züchtung, experimentelle Pathogenität und diagnostische Methoden

Das MVE-Virus ist für *Hühnerembryonen* bei jedem üblich angewandten Inoculationsweg pathogen, es vermehrt sich in verschiedenen Geweben und tötet die Embryonen nach 2—3 Tagen p.i. Auf der Chorionallantois bilden sich kleine Knötchen und in den Embryonen entstehen Hämorrhagien.

Das MVE-Virus kann in Hamsternieren sowie Hühnerembryo-Zellen gezüchtet werden, wobei ein CPE auftritt (zit. MUSSGAY, 1964).

Auf Kulturen von Hühner- und Entenembryozellen verursacht das MVE-Virus eine Plaquebildung (AUSTIN, 1963; MILES und AUSTIN, 1963).

Nach cerebraler Inoculation ruft das MVE-Virus bei jungen Mäusen, Affen und Hühnchen eine fatale Encephalitis hervor. Neugeborene Mäuse sind auch gegen periphere Infektion empfindlich. Bei einigen australischen Haus- und freilebenden Tieren tritt nach Infektion nur eine Virämie auf.

Die Diagnose der MVE stützt sich auf die Virusisolation (aus dem ZNS) auf Mäusesäuglingen oder Hühnerembryonen und weiters auf den Titeranstieg der KB-, HI- oder neutralisierender Antikörper im Serum der Erkrankten (zit. ANDERSON, 1954).

Klinisches Bild und histologische Befunde

Eine klinisch manifeste Form der MVE beginnt nach einer 1—3 wöchentlichen Inkubationszeit plötzlich mit Fieberanstieg, Unwohlsein, Kopfschmerzen, dann tritt Reizbarkeit und Halsstarre hinzu. Man verzeichnet semikomatöse Zustände der Encephalitis, der Kranke kann keine Willensbewegungen ausführen, und im Verlauf von weiteren 2 Wochen tritt der Tod oder aber Genesung ein. In einigen Fällen hat die Erkrankung einen progressiven Charakter und später kommt es zum Exitus; in anderen Fällen bleiben paralytische oder mentale Störungen als Folgeerscheinungen bestehen. Im Liquor wird eine geringe Pleocytose — ca. 100 Zellen/1 mm^3 nachgewiesen. Bei Kleinkindern ist der Verlauf stürmischer, mit Auftreten von Konvulsionen.

Die subklinische Form der MVE erscheint als leichtere Erkrankung mit angedeuteten neurologischen Symptomen.

Bei *histologischen Untersuchungen* findet man Infiltration der Hirnhäute, Anhäufung von reaktiven Zellen in der grauen Gehirnsubstanz, perivaskuläre Zellansammlungen in grauer und teilweise auch in weißer Substanz und in den Meningen. Die generalisierte Neuronendestruktion wird von Neuronophagie begleitet (wahrscheinlich besonders in den ersten Tagen der Erkrankung), auffallend ist das Verschwinden der Purkinje-Zellen (ROBERTSON, 1952; ROBERTSON und McLORINAN, 1952; zit. ANDERSON, 1954). Im Allgemeinen erinnert die MVE in vielen Richtungen an die JBE.

Ökologie, Epidemiologie und Prophylaxe

Das MVE-Virus wurde aus natürlich infizierten Mücken *Culex annulirostris* und Aëdes normanensis isoliert; die erstere Art wird als wichtiger Vektor des MVE-Virus angesehen. Diese Isolierung des MVE-Virus aus dem Vektor wurde erst vor kurzem veröffentlicht (DOHERTY u. Mitarb., 1961), obwohl seit dem Jahre 1951 intensive Studien zur Erforschung des MVE-Vektors ausgeführt wurden.

Experimentelle Infektion mit dem MVE-Virus war bei mehreren Mückenarten der Gattungen Culex und Aëdes erfolgreich und experimentelle Übertragungsversuche ergaben die besten Ergebnisse mit der Mückenart Culex tritaeniorrhynchus (111 erfolgreiche von 317 Übertragungsversuchen; ALTMAN, 1963).

Antikörper gegen das MVE-Virus wurden beim Opossum, bei Füchsen, Pferden und Hunden nachgewiesen. Als wichtiges *Reservoir* des MVE-Virus werden aber *freilebende Vögel* angesehen. Antikörper wurden bei 11 Arten von Wasser- und bei 8 Arten von Landvögeln festgestellt. Bei Hühnern und Tauben tritt Virämie auf. Zirkulation des MVE-Virus wurde unter Vögeln in enzootischen Infektionsherden auch in jenen Jahren festgestellt, die frei von Epidemien waren. Man nimmt an, daß die Vögel- zusammen mit Mückenvermehrung zur hohen Konzentration von infizierten Vögeln führen kann, die nach dem Verlassen der Nester die Infektion weiterverbreiten. In gemäßigten Zonen Australiens wurden aber keine enzootischen Herde bewiesen. Klimatische Faktoren (häufige Regenperioden in Nord- und Ost-Australien) beeinflussen wahrscheinlich das Auftreten der MVE. Einerseits vermehren sich reichlich die Vektoren, d. h. Mücken, andererseits werden die Wasserflächen größer; die Vögel (Reservoire) ziehen nach dem Süden und so können wahrscheinlich Naturherde der MVE in neuen Lokalitäten entstehen.

In einigen tropischen Gebieten Australiens werden bei 85—90 % der Bevölkerung Antikörper gegen das MVE-Virus nachgewiesen, in anderen Gebieten ist aber die *Virusdurchseuchung* viel niedriger (z. B. 4,5 % in Viktoria, 20 % im Gebiet Mildura). Auch Haustiere sind im Kontakt mit dem Virus der MVE: In durchseuchten Zonen wurden Antikörper bei 11 % der Pferde festgestellt (diesbezügliche Angaben siehe ANDERSON, 1954; MILES, 1964; LIBÍKOVÁ, 1960).

Die *Prävention* der MVE konzentriert sich gegenwärtig auf die Bekämpfung der Mücken und auf das Verhüten der Menschen gegen Mückenstich. Schutzimpfungen wurden nicht ausgeführt.

Literatur

Ada, G.L., and S.G. Anderson: Yield of infective "ribonucleic acid" from impure Murray Valley encephalitis virus after different treatments. Nature **183**, 793 (1959). — **Ada, G.L., S.G. Anderson, and A. Albot:** Purification of Murray Valley encephalitis virus. J. gen. Microbiol. **24**, 177 (1961). — **Ada, G.L., A. Albot, S.G. Anderson, and F.D. Collins:** Particle count and some chemical properties of Murray Valley encephalitis virus. J. gen. Microbiol. **29**, 165 (1962). — **Altman, R.M.:** The behaviour of Murray Valley encephalitis virus in Culex tritaeniorhynchus giles and Culex pipiens quinquefasciatus say. Amer. J. trop. Med. Hyg. **12**, 425 (1963). — **Anderson, S.G.:** Murray Valley encephalitis and Australian x-disease. J. Hyg. (Lond.) **52**, 447 (1954). — **Anderson, S.G., and G.L. Ada:** The action of phospholipase A and lipid solvents on Murray Valley encephalitis virus. J. gen. Microbiol. **25**, 451 (1961). — **Austin, F.J.:** A plaque assay method for Murray Valley encephalitis virus. Aust. J. exp. Biol. med. Sci. **41**, 205 (1963). — **Doherty, R.L., J.G. Carley, M.J. Mackerras, and P. Travethan:** Isolation of Murray Valley encephalitis and other viruses from mosquitoes in North Queensland. Aust. J.

Sci. **23**, 302 (1961). — **Libíková, H.**: The problem of the transmissible encephalitis in the light of the natural focus theory. J. Hyg. Epidem. (Praha) **4**, 66 (1960). — **MacDonald, F.**: Haemagglutination with the virus of Murray Valley encephalitis (MVE). Brit. J. exp. Path. **33**, 537 (1952). — **Miles, J. A. R.**, and **F. J. Austin**: The formation of plaques in tissue culture by arboviruses. Aust. J. exp. Biol. med. Sci. **41**, 199 (1963). — **Miles, J. A. R.**: Some ecological aspects of the problems of arthropod-borne animal viruses in the Western pacific and Southeast Asia regions. Bull. Wld Hlth Org. **30**, 197 (1964). — **Mussgay, M.**: Growth cycle of arboviruses in vertebrate and arthropod cells. Progr. med. Virol. **6**, 193 (1964). — **Robertson, E. G.**: Murray Valley encephalitis: pathological aspects. Med. J. Aust. **1**, 107 (1952). — **Robertson, E. G.**, and **M. Lorinan**: Murray Valley encephalitis: clinical aspects. Med. J. Aust. **1**, 103 (1952).

5. Virus Ilhéus

isolierte man in *Mittel- und Süd-Afrika* aus Mücken und auch aus dem Blut von Menschen. Seine Anwesenheit wurde in Brasilien, in Honduras, Guatemala, auf Trinidad und Jamaika bestätigt.

Nach Ultrafiltration hat das Virus Ilhéus einen Durchmesser von 18—26 mm. Es besitzt ein Hämagglutinin, welches in Gehirnen von Mäusesäuglingen nachgewiesen werden kann, und nach welchem es zu den Arboviren der Untergruppe B eingereiht wird. Es vermehrt sich in Hühnerembryonen, doch meistens tötet es sie nicht, in verschiedenen Typen von Gewebekulturen wird es reproduziert, in einigen Fällen entwickelt sich ein cytopathischer Effekt. Es ist pathogen für weiße Mäuse, bei anderen Labortieren ruft es meistens eine immunisierende Infektion hervor. Bei einigen freilebenden Säugetieren bewirkt das Virus Ilhéus eine Virämie, dies würde in Hinsicht seiner Zirkulation in der Natur von Bedeutung sein (siehe auch Rhodaniche und Galindo, 1963).

Beurteilt nach der Virusisolation und den immunologischen Übersichten finden desöfteren Infektionen durch das Virus Ilhéus bei *Menschen* statt, z. B. auf *Trinidad* und in *Brasilien* (zit. Olitsky und Clarke, 1959; Spence u. Mitarb., 1962).

Als Vektor kommen in Betracht die *Mücken* des Genus Psorophora und Sabethes, aus welchen das Virus Ilhéus isoliert wurde.

Literatur

Olitsky, P. K., and **D. H. Clarke**: Arthropod-borne group B virus infections of man: Ilhéus virus infection. In: Viral and rickettsial infections of man, S. 324—325 (T. M. Rivers and F. L. Horsfall, eds.). London: Pitman Med. Publ. Co., Ltd. 1959. — **Rodaniche, E.**, and **P. Galindo**: Ecological observation on Ilhéus virus in the vicinity of Almirante, Republic of Panama. Amer. J. trop. Med. Hyg. **12**, 924—928 (1963). — **Spence, L.**, **O. R. Anderson**, and **W. G. Downs**: Isolation of Ilhéus virus from human beings in Trinidad, West Indies. Trans. roy. Soc. trop. Med. Hyg. **56**, 504—509 (1962).

6. Virus Spondweni

Im Verlaufe von Forschungsexpiditionen in *Tongaland* in Afrika wurde im Jahre 1955 das Virus Spondweni aus den Mücken Taeniorhynchus uniformis isoliert (Kokernot u. Mitarb., 1957); später wurde es in Lumbo in *Mozambique*, und zwar aus den Mücken des Genus Aëdes isoliert (McIntosh u. Mitarb., 1962). Es ist pathogen für Mäuse, immunisiert die Affen Vervet, Meerschweinchen und Kaninchen.

Beurteilt nach der Anwesenheit von Antikörpern bei den Bewohnern in Tongaland kann es auch bei Menschen Infektionen hervorrufen.

Literatur

McIntosh, B. M., **M. P. Weinbren**, **C. B. Worth**, and **R. H. Kokernot**: Isolation of viruses from mosquitoes collected at Lumbo, Mozambique. III. Isolation of Spondweni virus from Aedes (Ochlerotatus) fryeri (Theobald) and or Aedes (Aedimorphus) fowleri (D'Emmerez de Charmoy).

Amer. J. trop. Med. Hyg. **11**, 685—686 (1962). — **Kokernot, R. H., K. C. Smithburn, J. Muspratt,** and **B. Hodgson:** Studies on Arthropod-borne viruses of Tongaland. VIII. Spondweni virus, an agent previously unknown, isolated from Taeniorhynchus (Mansonioides) uniformis Theo. S. Afr. J. med. Sci. **22,** 103—112 (1957).

7. Virus Wesselsbron

Die Infektion durch das Virus Wesselsbron stellt eine schwere *Erkrankung bei graviden und neugeborenen Schafen* vor, fallweise treten leichte Erkrankungen auch bei Menschen auf. Der erste Virusstamm Wesselsbron wurde im Freistaat *Oranien* aus einem toten Lamm isoliert (WEISS u. Mitarb., 1956), und kurz darauf wurden weitere Stämme aus dem Blut eines Erkrankten und aus Mücken in *Natal* isoliert (SMITHBURN u. Mitarb., 1957; KOKERNOT, u. Mitarb. 1960).

Das *Virus* hat nach Ultrafiltrationsversuchen einen Durchmesser von ca. 30 mμ, es besitzt ein Hämagglutinin, welches in den Gehirnen von Mäusesäuglingen nachgewiesen wird. Es vermehrt sich in Hühnerembryonen ohne sie zu töten, auf Kulturen von Hühnerembryozellen bewirkt es einen cytopathischen Effekt. Es ist nach cerebraler Applikation für erwachsene Mäuse pathogen, für saugende auch nach peripherer. Rindvieh, Pferde, Schweine, Meerschweinchen, Kaninchen, Affen Cercopithecus überstehen nur eine immunisierende Infektion (zit. OLITSKY und CLARKE, 1959).

Bei schwangeren *Schafen* bewirkt das Virus Wesselsbron Fehlgeburten, neugeborene Lämmer tötet es. In der Leber erkrankter Tiere treten nekrotische Schädigungen auf. Bei erwachsenen, nichtgraviden Tieren tritt wahrscheinlich oft eine leichte Infektionsform auf, die einen Zustand der Immunität zur Folge hat.

Fälle manifester Erkrankungen *bei Menschen* sind vereinzelt und haben den Charakter einer Fiebererkrankung mit Kopf-, Kreuz- und Gelenkschmerzen. Man nimmt an, daß die Verbreitung des Virus Wesselsbron in den Gebieten *Süd-Afrikas* sehr groß ist und der Kontakt von Menschen und Tieren mit dem Virus in einigen Lokalitäten sehr intensiv. So wurden z. B. in Tongaland, in den Tiefebenen neutralisierende Antikörper gegen das Virus Wesselsbron bei 32,4 % Menschen, 49,3 % Vieh, 27 % Schafen, 55 % Ziegen festgestellt (SMITHBURN und DE MEILLON, 1958). Diese Tatsache weist auf seine intensive Zirkulation hin.

Die *Mücken* Aëdes (Banksinella) circumluteolus wurden als experimenteller Vektor des Virus Wesselsbron nachgewiesen (MUSPRATT u. Mitarb., 1957).

Literatur

Kokernot, R. H., K. C. Smithburn, H. E. Paterson, and **B. de Meillon:** Further isolations of Wesselsbron virus from mosquitoes. S. Afr. med. J. **34,** 871—874 (1960). — **Muspratt, J., K. C. Smithburn, H. E. Paterson,** and **R. H. Kokernot:** Studies on arthropod-borne viruses of Tongaland. X. The laboratory transmission of Wesselsbron virus by the bite of Aedes (Banksinella) circumluteolus Theo. S. Afr. J. med. Sci. **22,** 121—126 (1957). — **Olitsky, P. K.,** and **D. H. Clarke:** Arthropod-borne group B virus infections of man: Wesselsbron. In: Viral and rickettsial infections of man, S. 335—336 (T. M. Rivers and F. L. Horsfall, eds.). London: Pitman Med. Publ. Co., Ltd. 1959. — **Smithburn, K. C., R. H. Kokernot, M. P. Weinbren,** and **B. de Meillon:** Studies on arthropod-borne viruses in Tongaland. IX. Isolation of Wesselsbron virus from a naturally infected human being and from Aedes (Banksinella) circumluteolus Theo. S. Afr. J. med. Sci. **22,** 113—120 (1957). — **Smithburn, K. C.,** and **B. de Meillon:** Ecology of certain arthropod-borne viruses in Southern Africa. Proc. Intern. Congr. trop. Med. Malaria 6th **5,** 21—33 (1958). — **Weiss, K. E., D. A. Haig,** and **R. A. Alexander:** Wesselsbron virus — a virus not previously described, associated with abortion in domestic animals. Onderstepoort J. Vet. Res. **27,** 183—195 (1956).

8. Virus Ntaya

wurde aus Gemischen von verschiedenen Mückenarten in *Uganda* in Afrika isoliert und experimentell wurde seine Vermehrung in den Mücken des Genus Aëdes bewiesen.

Nach Ultrafiltrationsversuchen hat das Virus Ntaya einen Durchmesser von 81—122 mμ und gehört somit zu den wenigen Arboviren, die die Größe der sog. mittleren Viren aufweisen.

Im Gehirn infizierter Mäusesäuglinge ist ein Hämagglutinin nachweisbar. Das Virus Ntaya tötet Hühnerembryonen, bei Mäusen entwickelt sich nach cerebraler Applikation eine tödliche Infektion. In Zellkulturen vermehrt sich das Virus Ntaya meistens ohne CPE, positive Ergebnisse wurden z. B. bei Anwendung von Zellkulturen aus den Nieren von peking'schen Enten beschrieben.

Antikörper gegen das Virus Ntaya wurden im Serum von Personen aus verschiedenen Ländern nachgewiesen, doch es handelt sich wahrscheinlich um Kreuzreaktionen nach Infektionen mit anderen Arboviren der Untergruppe B (z. B. durch das Virus West Nile). Aus diesem Grund ist z. Z. das Virus Ntaya noch *nicht* zu den Arboviren, die *menschliche Infektionen verursachen*, eingereiht worden (zit. Olitsky und Clarke, 1959; Mussgay, 1964).

Literatur

Mussgay, M.: Growth cycle of arboviruses in vertebrate and arthropod cells. Progr. med. Virol. **6**, 193 (1964). — **Olitsky, P. K.,** and **D. H. Clarke:** Arthropod-borne group B virus infections of man: Ntaya virus. In: Viral and rickettsial infections of man, S. 334—335 (T. M. Rivers and F. L. Horsfall, eds.). London: Pitman Med. Publ. Co., Ltd. 1959.

9. Zeckenencephalitis (ZE)

Die Zeckenencephalitis ist eine Virusinfektion des Menschen, deren seltene, aber um so manifestere Folgeerscheinung die Meningoencephalitis ist. Der Mensch wird infiziert durch den Biß infektiöser Zecken, bei Genuß roher Milch, oder seltener, durch Inhalation von virushaltigem Material. Auf Vorschlag von Tschumakov (1964) und Blaškovič (1966) unterscheiden wir bei der ZE eine östliche und westliche Form. Als *östliche Form* bezeichnen wir die sog. Encephalitis des weiten Ostens, die Tajgaencephalitis oder *russische Frühsommer-Encephalitis.* Als *westliche Form* bezeichnen wir Erkrankungen, die im Westen der UdSSR ursprünglich als Louping ill (Zilber und Schubladze, 1945) oder als *Zweiwellen-Meningoencephalitis* (Smorodincev, 1954) beschrieben wurden und weiters die sog. *Zentraleuropäische Encephalitis*, die unter diesem oder einem anderen Namen in den europäischen Staaten in Erscheinung trat. Diese zwei Formen unterscheiden sich untereinander durch den biologischen Vektor — bei der *östlichen* ist es die Zecke *Ixodes persulcatus*, bei der *westlichen Ixodes ricinus*. Die Erreger der einen und anderen Form kann man, z. B. bei Anwendung des Präzipitationstestes im Agar und anderer präziser serologischer Methoden (Clarke, 1962, 1964), oder der Immunofluorescenz-Methode in Kombination mit Mikrophotometrie (Kunz, 1964) unterscheiden; zwischen dem östlichen und westlichen Subtyp des ZE-Virus bestehen bestimmte Unterschiede auch in Hinsicht der experimentellen Pathogenese bei Schafen und Affen (siehe weiter).

Die östliche Form der Zeckenencephalitis wurde im Jahre 1935 als selbständige klinische Einheit von Panov (1938) erkannt, das klinische Bild beschrieben Krolj u. Mitarb., (1939) und andere (zit. Smorodincev, 1939). Seit Zilber u. Mitarb. (1939) im Jahre 1937 die Ätiologie und Epidemiologie dieser schweren Erkrankung in Ostsibirien und dem Weiten Osten geklärt haben, wurde durch systematische Forschungen das Vorkommen von Zeckenencephalitis in anderen Gebieten der Sowjetunion registriert, so z. B. in verschiedenen Gebieten der RFSSR (zit. Ivanova, 1959; Graščenkov, 1964), in Weißrussischer SSR (Votjakov, 1959), in Ukrainischer SSR (Vigovskij, 1964), Lettischer SSR (Judelovitsch u. Polikarpova, 1961) und es sammeln sich Angaben über saisongebundene Encephalitiden in weiteren sibirischen Sowjetischen Republiken (zit. auch Smorodincev, 1958).

Ähnlicherweise kommen kurz nach der Entdeckung der ZE in der Tschechoslowakei (Gallia, Rampas und Hollender, 1949) weitere Beweise über das Vorkommen der ZE in Ungarn (FORNOSI und MOLNÁR, 1954), Polen (PRZESMYCKI u. Mitarb., 1954), Jugoslawien (VESENJAK-ZMIJANAC u. Mitarb., 1955), Österreich (GRINSCHGL, 1955; RICHLING, 1955), Finnland (OKER-BLOM, 1956), Schweden (SVEDMYR u. Mitarb., 1958), Dänemark (FREUNDT, 1963), in der Deutschen Demokratischen Republik (SINNECKER, 1961), der Deutschen Bundesrepublik (SCHEID u. Mitarb., 1964), in Bulgarien (VAPCAROV, 1954; ANDONOV u. Mitarb., 1964) und in Rumänien (DRAGANESCU, 1960). Antikörper gegen das ZE-Virus bei Menschen wurden auch in Belgien, Italien und Griechenland festgestellt.

Morphologie und Struktur des ZE-Virus

Bei Sedimentation (SLONIM und ŠTĚPÁNEK, 1956) und auf elektronenoptischen Bildern von gereinigten Virus-Präparaten (SOKOL u. Mitarb., 1962) wurde der Durchmesser der ZE-Viruspartikel mit ca. 30 mμ festgestellt (Abb. 7). In Ultra-

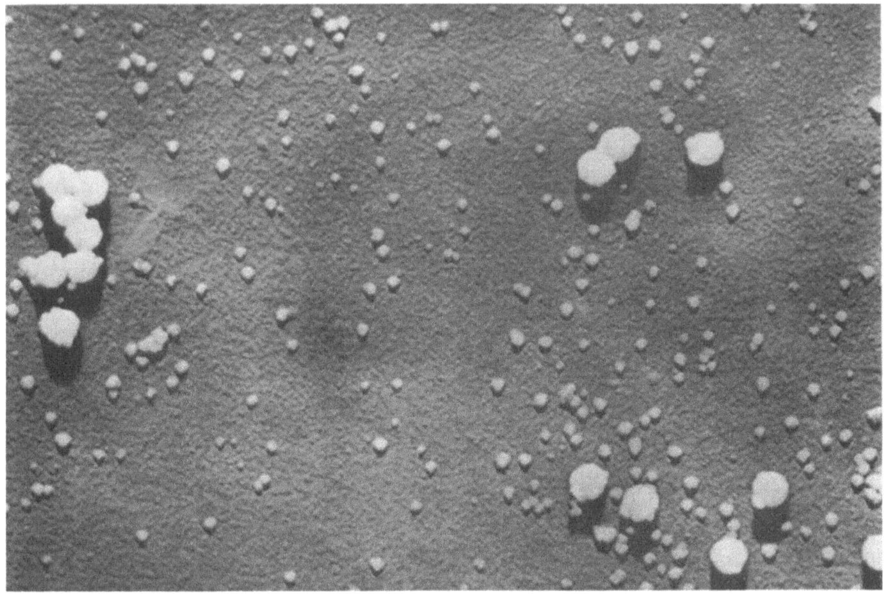

Abb. 7. Gereinigter Virus der Zeckenencephalitis im Elektronenmikrograph. Latex-Partikel 1880 A im Durchmesser (nach SOKOL u. Mitarb., 1962)

dünnschnitten infizierter Zellen haben die Partikel einen Durchmesser von 25 mμ, man sieht einen dichten Zentralkörper und eine wenig dichtere Außenschicht (KOVAC u. Mitarb., 1961). Aus dem gereinigten Virusmaterial von Mäusegehirnen und Gewebekulturen wurde infektiöse Ribonucleinsäure isoliert (SOKOL u. Mitarb., 1960, 1961). Das teilweise gereinigte Virus enthält ca. 21 % Nucleinsäuren.

Das ZE-Virus wird beim Kochen und durch Pasteurisation in der Milch bei 72° C nach 10 sec inaktiviert; Temperaturen von 40—45° C während 15—20 min Dauer genügen aber nicht zur Virusinaktivierung (GREŠÍKOVÁ-KOHÚTOVÁ, 1959a; GREŠÍKOVÁ u. Mitarb., 1961). Nach 24stündiger Exposition bei pH von 2,75—11,55 bleibt das ZE-Virus nocht aktiv, optimales pH ist 7,6—8,2 (GREŠÍKOVÁ-KOHÚTOVÁ, 1959b). Das Virus ist auch gegen die Wirkung der Magensäure ziemlich resistent (POGODINA, 1958). Man nimmt an, daß die Stabilität des ZE-Virus in einem nicht geringen Maß von der Milieuzusammensetzung abhängig ist (z. B. vom Puffer-Typ, BLOEDHORN, 1963; BLOEDHORN und ACKERMANN, 1961).

Das ZE-Virus wird durch Formalin (SLONIM, 1961; DANEŠ und BENDA, 1960), Wasserperoxyd (ANANEV, 1959), Betapropiolakton (SEMENOV und REZEPOVA, 1961) und durch den photodynamischen Effekt von Methylenblau (BLINOVA, 1962) inaktiviert.

Den Nachweis von *Hämagglutinin* beim ZE-Virus aus Mäusegehirnen beschrieb SABIN (1951), weitere Untersuchungen wurden von mehreren Autoren durchgeführt (z. B. CASALS, 1962); es wird auch in den Gewebekulturflüssigkeiten nachgewiesen (GAJDAMOVITSCH u. Mitarb., 1962; SALMINEN, 1962; LIKAR u. Mitarb., 1962). Das Hämagglutinin des ZE-Virus wird durch einige lipoide Inhibitoren gehemmt, die aus dem Serum oder Erythrocyten gewonnen werden; ähnlich wirken auch einige Lipoidstoffe, insbesondere in Gegenwart von Cholesterol (SALMINEN u. Mitarb., 1960a,b; SALMINEN, 1960).

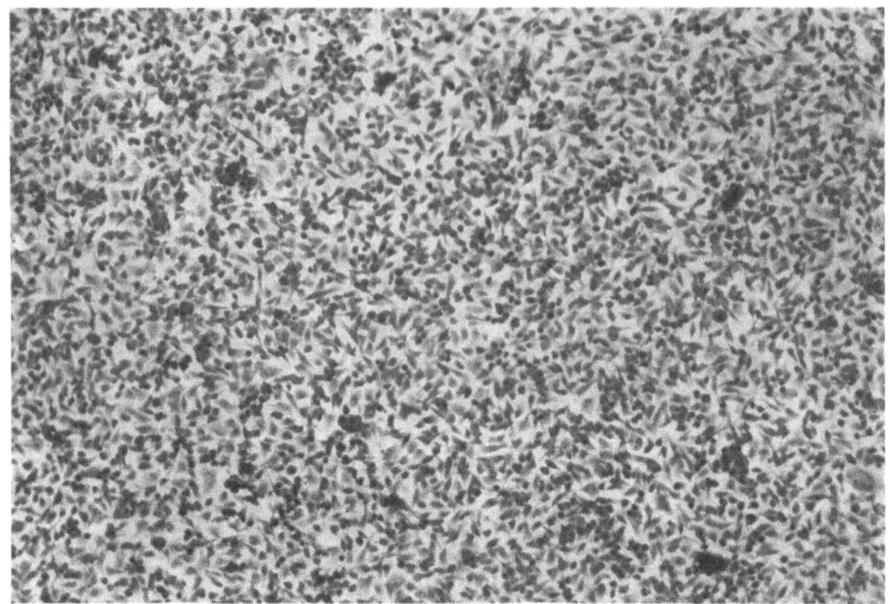

Abb. 8—11. Verschiedenes Ausmaß des CPE der ZE-Komplex-Viren auf HeLa-Zellen

Abb. 8. Nichtinfizierte Kultur der HeLa-Zellen

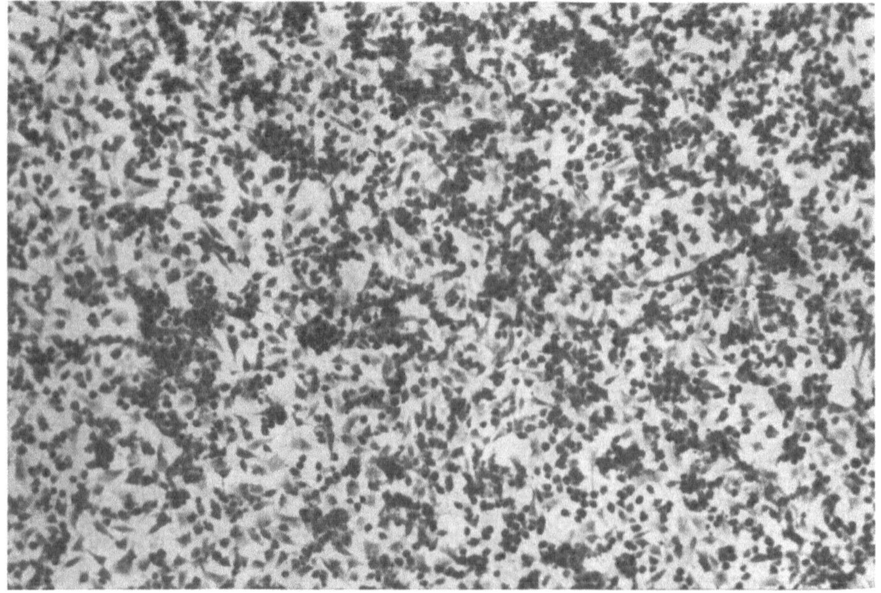

Abb. 9. Partieller CPE mit unadaptiertem Virusstamm

Züchtung, experimentelle Pathogenität und diagnostische Methoden

Das ZE-Virus vermehrt sich gut *in Hühnerembryonen*, bei Inoculation in den Dottersack sterben diese ab (Slonim, 1956). Die höchste letale Aktivität des Virus erreicht man bei Verwendung 4tägiger Hühnerembryonen (Slonim und

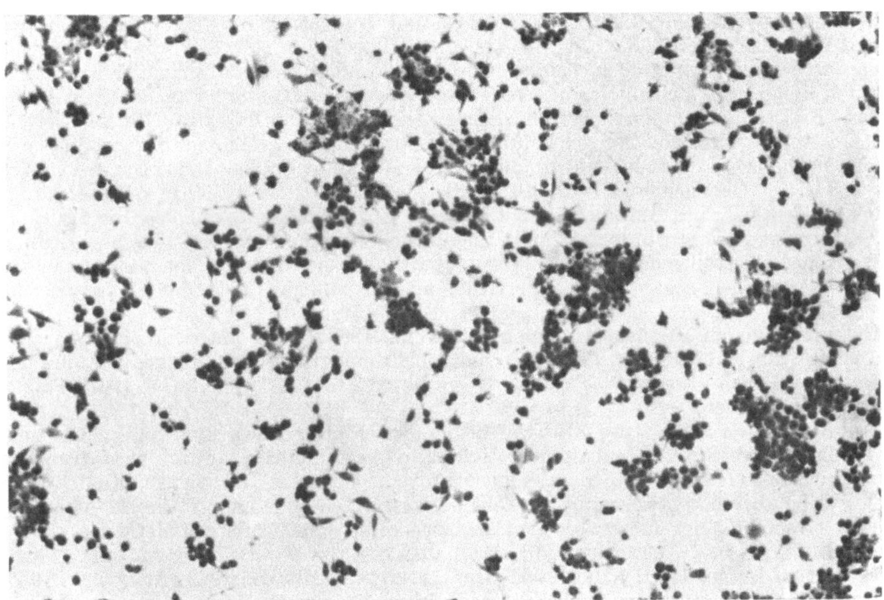

Abb. 10. Totaler CPE der selektierten cytopathischen Virus-Varianten nach Infektion synchron mit der Zelleinsaat (nach H. Libíková)

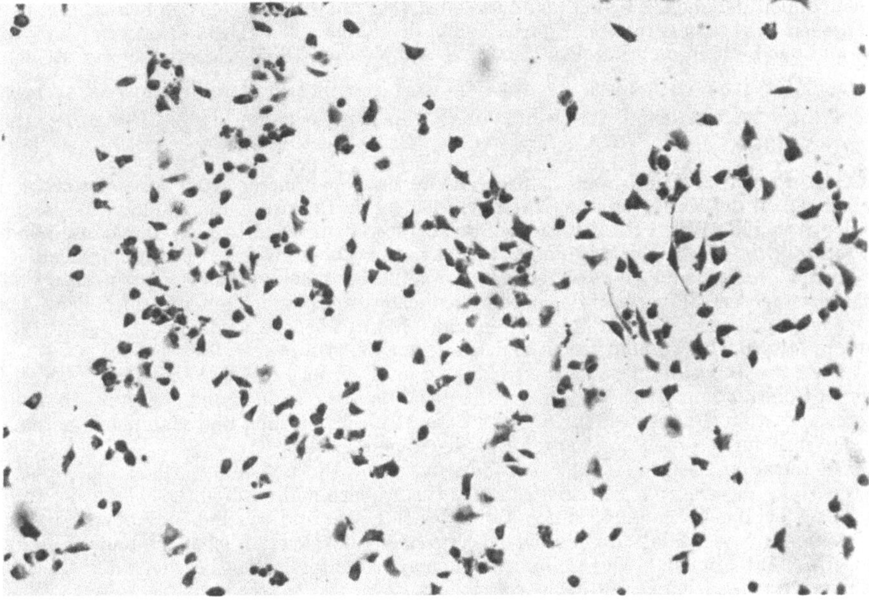

Abb. 11. Totaler CPE der selektierten cytopathischen Virus-Varianten nach Infektion synchron mit der Zelleinsaat (nach H. Libíková)

RÖSSLEROVÁ, 1965). Mit Hilfe der Immunofluorescenz wurde das Virus in den Zellen aller drei Keimblätter des Hühnerembryos nachgewiesen (ALBRECHT, 1960).

In der Literatur findet man zahlreiche Angaben über Züchtung des Zeckenencephalitis-Virus *in Zellkulturen*.

Fast allen gemeinsam ist die Feststellung, daß sich die nichtadaptierten Virusstämme in Zellen ohne Auftreten von totalem CPE vermehren. Falls Zelldestruktion auftritt, ist sie meistens nur unvollständig (Abb. 8—11); eine totale Zellschädigung wird nur bei hoher Infektions-Multiplizität pro Zelle erreicht. Einige Zell-Typen, wie z. B. die Primokulturen und Linien aus Schweinenierenzellen (insbesondere embryonalen), weiters Linien der Krebszellen Detroit 6, einige HeLa-Zellenlinien und andere sind aber gegenüber der cytopathischen Aktivität des ZE-Virus viel empfindlicher als andere Zellen. Die Intensität des CPE kann erhöht werden, wenn die Virusinfektion der Kulturen synchron mit der Zelleinsaat durchgeführt wird und erst nachfolgend die Zellen angezüchtet werden (LIBÍKOVÁ, 1956, 1959; BUCKLEY, 1959, Abb. 10-11). Die Übersicht von Zellkulturen, die zur Züchtung des ZE-Virus erfolgreich angewendet wurden, siehe bei LIBÍKOVÁ, 1962, 1963; MOTAJOVÁ und LIBÍKOVÁ, 1965. Die Beziehung des ZE-Virus zu Zecken wurde an Hand erfolgreicher Viruszüchtung in wachsenden Zellkulturen aus Zeckengeweben dokumentiert (ŘEHÁČEK, 1963); diese sind bei der Bestimmung von kleinen Virusmengen sogar viel empfindlicher als alle anderen Methoden (ŘEHÁČEK und KOŽUCH, 1964).

Unter besonderen Versuchsbedingungen (MAYER, 1962d) wird mit dem ZE-Virus unter Agarmedium auf Hühnerembryo-Zellrasen und auf Primokulturen oder Linien der Schweineembryo-Nierenzellen (LOGINOVA-PARINA, 1964; ANDZHAPARIDZE u. Mitarb., 1964) Plaque-Bildung nachgewiesen.

Der *Reproduktionscyclus* des ZE-Virus beginnt nach einer Adsorption (optimal 90 min/37° C) mit mehrere Stunden anhaltender Eklipse, dann kommt es zur Kompletisierung der reifen Viruspartikel ca. 8—11 Std post inoculationem (bei hoher Infektionsmultiplizität pro Zelle), welche aber fast gleichzeitig die Zelle verlassen. Die Bildung der Viruskomponenten kann bei Anwendung der fluoreszierenden Antikörper und cytochemischen Methoden verfolgt werden (LIBÍKOVÁ und ALBRECHT, 1961; GAJDAMOVITSCH u. Mitarb., 1961; MAYER, 1962b; ALBRECHT und LEŠŠO, 1962; KUNZ, 1962; DESJATSKOVA u. Mitarb., 1963; ALBRECHT, 1965).

Der nur teilweise auftretende CPE beim ZE-Virus kann unter anderem mit der Bildung von Interferon zusammenhängen. Dieser wurde beim ZE-Virus von VILČEK (1960, 1961) und von MORIMOTO u. Mitarb. (1962, 1963) beschrieben. Die *Interferenz* kann mit dem ZE-Virus auch im Plaque-Test nachgewiesen werden (ZÁVADA und MAYER, 1964). Ohne Schwierigkeiten kann man mit dem ZE-Virus eine persistente Infektion der Zellkulturen hervorrufen. Dies wurde auf den Linien der menschlichen Amnion-Zellen (MAYER, 1962a,b,c), der Schweineembryo Nierenzellen (ANDZHAPARIDZE u. Mitarb., 1962), der Krebszellen HEp2 (ZALKIND u. Mitarb., 1963) und der L-Mäuseembryozellen (STANČEK und VILČEK, 1965) wiederholt festgestellt.

Das ZE-Virus ruft nach cerebraler und peripherer Inoculation eine fatale *Encephalitis bei weißen Mäusen* hervor (ZILBER u. Mitarb., 1939; POGODINA und SAVINOV, 1964).

In der Frage der Pathogenität, insbesondere nach peripherer Infektion ist sowohl die Empfindlichkeit der Mäusestämme (KOLMAN, 1955, zit. in LIBÍKOVÁ und ALBRECHT, 1959), als auch der Stamm des Virus (LIBÍKOVÁ u. Mitarb., 1964) von Bedeutung. Weiße Mäuse können auch peroral (POGODINA, 1960a,b) und auf Atemwegen (DANEŠ u. Mitarb., 1962) infiziert werden. Im allgemeinen sind Mäusesäuglinge empfindlicher (insbesondere bei peripherer Infektion), als erwachsene Mäuse. Mit der unterschiedlichen Empfänglichkeit verschiedener Mäusestämme und auch verschiedener Mäusearten zum ZE-Virus befaßte sich auch MÁLKOVÁ (1960), RADDA u. Mitarb. (1964), SCHINDLER und KRAMPITZ (1964).

Bei den *übrigen kleinen Versuchstieren* findet das ZE-Virus günstige Vermehrungs-Möglichkeiten im Gehirn vom syrischen Hamster (SLONIM, 1953; POGODINA und SAVINOV, 1964) und von jungen Ratten (PEŠEK, 1961). Im Gehirn der Meerschweinchen und Kaninchen vermehrt sich das Virus nur schwach und kann nicht übertragen werden.

Affen Macaccus rhesus (ZILBER, 1962a; ILJENKO und POKROVSKAYA, 1960, 1962) erliegen nach cerebraler Virusinoculation einer Encephalitis, wobei ein klinisch unterschiedlicher Infektionsverlauf bei der Erkrankung durch Viren des östlichen und westlichen Subtypus nachgewiesen wird. (Unterschiede wurden auch bei cerebraler Infektion der Schafe gefunden; ZILBER, 1962b.) BENDA u. Mitarb. (1960) stellten eine höhere Empfänglichkeit bei den Affen Macaccus cynomolgus im Vergleich zu Macaccus rhesus fest.

Ziegen, Schafe und Kühe weisen nach peripherer Infektion des ZE-Virus keine Krankheitserscheinungen auf (nach cerebraler Infektion unterliegen Lämmer und Zicklein manchmal der Encephalitis), aber es kommt zu Virämie und das Virus wird mit der Milch ausgeschieden

(SMORODINCEV, 1954; GREŠÍKOVÁ, 1958a,b). Fatale Encephalitis entwickelt sich nach peripherer Infektion auch bei Ferkelchen (POGODINA u. Mitarb., 1964). Bei Hühnchen ruft das ZE-Virus pathologische Schädigungen im Gehirn hervor, meistens von chronischem Charakter (ANDONOV, 1958; LIBÍKOVÁ und ALBRECHT, 1959).

Im Zusammenhang mit dem Verhalten des ZE-Virus auf Zellkulturen und bei Versuchstieren ist zu erwähnen, daß aus Laborstämmen des ZE-Virus mit Hilfe verschiedener Methoden *Varianten* abgeleitet wurden, die Unterschiede in der Pathogenität für Tiere, in cytopathischer Aktivität, in der Größe der induzierten Plaques, Thermoresistenz und in den Adsorptions- und Elutionseigenschaften aufweisen (MAYER, 1963, 1964, 1965; MAYER und SLÁVIK, 1965; LIBÍKOVÁ, 1963; LIBÍKOVÁ und STANČEK, 1965).

Die Möglichkeiten einer *Labordiagnostik* der ZE (zit. BÁRDOŠ, 1961) sind mannigfaltig; es wurden billige und rasche Methoden ausgearbeitet, in die Praxis eingeführt und bereits bewertet. Ihre Anwendung in der Routinearbeit sollte aber viel intensiver sein als bisher.

Bei der klassischen Methode der *ZE-Virusisolation* wird das Blut (resp. Liquor) von Kranken im akuten Krankheitsstadium intracerebral Mäusesäuglingen oder jungen Mäusen injiziert. Bei Verhütung von Kontaminationsmöglichkeiten mit Labor-Stämmen des ZE-Virus sind 2—3 blinde Passagen empfehlenswert. Ebenso erfolgreich wie auf Mäusen wurden im untersuchten Infektionsmaterial sehr kleine Mengen der ZE-Viren auch durch Inoculation der Zellkulturen aus Menschen-, Hühner- oder Schafembryonen nachgewiesen. Positive Ergebnisse der Virusisolation wurden sowohl aus dem Untersuchungsmaterial von Menschen (VON ZEIPEL, 1959; LEVKOVITSCH und ZASUCHINA, 1960; GAJDAMOVITSCH u. Mitarb., 1964; DUBOV, 1962) als auch aus Zecken und kleinen Nagetieren erlangt (LIBÍKOVÁ u. Mitarb., 1962b, 1964).

Bei *serologischer Diagnostik* der ZE wird der Neutralisationstest, HIT, sowie KBR angewendet.

Beim *Neutralisationstest* wird der Neutralisations-Index des Serums entweder durch intracerebralen oder durch den empfindlicheren (aber weniger spezifischen) intraperitonealen Test an Mäusen bestimmt. Als verläßlicher und empfindlicher Indicator von Antikörpern gegen das ZE-Virus wird auch der Neutralisationstest auf Hühnerembryonen bewertet, den neuestens SLONIM und RÖSSLEROVÁ (1966) präzisiert haben. Die Zeckenencephalitis gehört zu den nicht zahlreichen Arbovirusinfektionen, bei welchen die Neutralisationteste in vitro in Massenmaßstäben angewendet wurden. Es wurde hauptsächlich mit Zell-Linien, und zwar mit HeLa-Zellen gearbeitet (LIBÍKOVÁ u. Mitarb., 1960; KÄÄIRIÄINEN u. Mitarb., 1961; LIBÍKOVÁ und VILČEK, 1959, 1960, 1961; KUNZ und MORITSCH, 1961; LIBÍKOVÁ und VALENTOVÁ, 1962; MOLNÁR, 1963, 1964). Dabei fand auch der *Metabolismus-Inhibitions-Test* (der sog. *Farb-Test*) seine Anwendung (LIBÍKOVÁ und VILČEK, 1959, 1962) KÄÄIRIÄINEN, 1962; KARASOVA u. Mitarb., 1964).

Weiters wurden Zell-Linien Detroit 6 und Salksche Affennieren-Zellen (von ZEIPEL und SVEDMYR, 1958; ZASUCHINA, 1960; LIBÍKOVÁ u. Mitarb., 1962a) sowie Schweinenieren-Zellen (MÁLKOVÁ und MARHOUL, 1962) und andere verwendet. Die Neutralisationsteste in vitro sind mit dem ZE-Virus dann am präzisesten, wenn sie mit selektierten (z. B. durch Passagen in vitro) Virusvarianten durchgeführt werden, die sich durch hohe cytopathische Aktivität auszeichnen (LIBÍKOVÁ, 1963). Weiterhin wurde ein Neutralisationstest mit dem ZE-Virus auf Hühnerembryozellen vorgeschlagen, kombiniert mit Hämagglutininnachweis (TSIRKIN und GAJDAMOVITSCH, 1964).

Der Beweis vom Anstieg des Antikörperniveaus gegen das ZE-Virus ist an die frühzeitige erste Blutabnahme in den ersten Krankheitstagen gebunden. Beim Doppelphasenverlauf soll dies vor dem Eintreten der neuralen Phase geschehen, denn bereits an ihrem Anfang erreicht das Niveau der neutralisierenden Antikörper einen hohen Titer (LIBÍKOVÁ u. Mitarb., 1965). Der *HIT* erweist sich bei der ZE sowohl in der Diagnostik als auch bei den immunologischen Übersichten als vorteilhaft (ILJENKO, 1961; WORK, 1962; TSIRKIN u. Mitarb., 1963) umsomehr, da standardisierte, nichtinfektiöse Antigene für HIT produziert werden (SEMENOV und REZEPOVA, 1962; REZEPOVA, 1963).

Die *KBR* erfordert eine sehr präzise Standardisation aller Komponenten (SLONIM, 1953; SLONIM u. Mitarb., 1954). Nicht immer führt sie in der Praxis zu befriedigenden Ergebnissen, die Titer der KB-Antikörper sind manchmal bei den nachgewiesenen ZE-Fällen niedrig oder abwesend, und außerdem verschwinden sie aus dem Serum bald nach dem Überstehen der Krankheit. Dies alles hängt teilweise mit den Schwierigkeiten in der Vorbereitung von KB-Antigenen von konstanter Qualität zusammen. Mehrere Vorschriften wurden zur Vorbereitung nichtinfektiöser Antigene aus dem ZE-Virus für die KBR angeführt (ŽÁČKOVÁ und ŽÁČEK, 1959; ČUPKOVÁ, 1960; TJUSCHNAKOVA u. Mitarb., 1960; MELNIKOVA und TSIRKIN, 1964).

Klinisches Bild und pathologische Befunde

Bereits die ersten Mitteilungen über das klinische Bild der Zeckenencephalitisfälle, die in verschiedenen Gebieten der östlichen und westlichen Teile der UdSSR auftraten und in der Monographie von PANOV (1956) analysiert wurden, weisen auf den *unterschiedlichen Charakter* dieser Infektion *betreffs der Schwere* der Krankheitserscheinungen *wie auch des Verlaufes* hin. In den östlichen Taiga-Gebieten der UdSSR hatte die Erkrankung einen plötzlichen Beginn und meistens einen stürmischen Verlauf; charakteristisch ist auch die hohe Letalität. Der Infektionsverlauf in zwei Phasen wurde nicht erwähnt, beschrieben wurde nur ein Einphasen-Verlauf von unterschiedlicher Dauer und Charakter.

In den westlichen Gebieten der UdSSR sowie in Europa wurde auf einen milderen Verlauf und niedrigere Letalität hingewiesen. Einen benignen Krankheitsverlauf verzeichnen insbesondere die durch Milchgenuß hervorgerufenen Infektionen. Nach Ansicht von PANOV (1956) könnte der unterschiedliche Verlauf der Zeckenencephalitis mit dem Krankheitsüberträger (s. S. 209) im Zusammenhang stehen. Schließlich müssen die pathogenen Eigenschaften des Virus und der Zustand des Makroorganismus in Betracht genommen werden. So z. B. tritt bei physisch schwer arbeitenden Personen oder jenen, die unter ungünstigen klimatischen Verhältnissen arbeiten (starke Sonnenstrahlung) ein schwerer Krankheitsverlauf auf.

In qualitativer Hinsicht ist die *Symptomatologie der östlichen und westlichen Typen* höchstwahrscheinlich ohne Unterschiede; es werden aber *quantitative Unterschiede* verzeichnet. In Kürze seien jene Formen erwähnt, die als östlicher Typ für die UdSSR von PANOV (1956) und als westlicher Typ für europäische Formen von HENNER und HANZAL (1963) beschrieben wurden.

Die Inkubationsdauer beträgt bei beiden Typen 7—14 Tage, meistens 10 bis 12 Tage, ausnahmsweise 3—21 Tage.

Der *östliche Typ* (*russische Frühsommerencephalitis*, PANOV, 1956; GRAŠČENKOV, 1964) charakterisiert sich durch einen stürmischen Krankheitsbeginn bei Fehlen von Prodromen und setzt plötzlich aus voller Gesundheit ein. Nur bei 9 % treten Prodromalsymptome, wie Kopfschmerzen und Schwäche (1—2 Tage) auf, nachher folgen steigende Kopfschmerzen, Nausea und Erbrechen, Schmerzen in Nacken und Gliedern, Bauchschmerzen, Reizbarkeit, Ohrensausen und Angstgefühle. Diese Erscheinungen sind Vorzeichen einer Nervenschädigung.

Die Temperatur steigt plötzlich über 39° C, es treten psychische Störungen auf, deliriumähnliche Zustände, erniedrigtes Fassungsvermögen, Schläfrigkeit bei vollem Bewußtsein und bei Orientierungsfähigkeiten. Dann folgen Sopor bis Bewußtlosigkeit, epileptiforme Krämpfe. Bei malignem Verlauf kommt es zum Koma und Tod. Nach Erscheinen von Symptomen, die allgemein bei akuten Infektionen verzeichnet werden, gesellen sich *meningeale und Gehirnstörungssymptome* hinzu, niedriger Puls, Halsstarre, das Kernig- und Brudzinskyzeichen ist positiv. Das Fieber dauert 4—10 Tage und die Fieberkurven sind verschieden: mit lytischem Abfall oder intermittent septisch, oder aber kontinuierlich mit lytischem Schwund. Von den übrigen Organen treten Schädigungen des Herzgefäßsystems auf (anfangs langsamer Herzschlag, später normal, Blutdrucksteigerung, manchmal Symptome als Folge degenerativer Herzmuskelprozesse). In den Atmungsorganen treten Katarrhe der oberen Luftwege, und bei schweren Zuständen Bronchopneumonie auf.

Am Magendarmkanal treten Nervenregulationsstörungen auf (Erbrechen, Obstipation oder seltener Durchfälle). Manchmal erscheinen schon am ersten Krankheitstag Symptome als Folge einer Herdschädigung im ZNS. Selten entwickeln sich im Anfangsstadium Lähmungen vom Typ der Landry-Paralyse.

Die Blutkörpersenkungsgeschwindigkeit ist anfangs erhöht — 15—30 Std, in der zweiten Hälfte der akuten Phase normal. Die Erythrocytenzahl ist normal, die der Leukocyten meistens (ca. bei 60 %) normal, bei den restlichen leicht erhöht. Es tritt Aneosinophilie, Lymphopenie und Vermehrung der stäbchenförmigen Leukocyten auf.

Psychische Störungen erscheinen in allen Krankheitsstadien, d. h. im akuten, Rekonvaleszenz- und Residualstadium.

Im akuten Stadium ist es Niedergeschlagenheit, Apathie, Schläfrigkeit; die Kranken begreifen nicht die Fragen, verwechseln Begriffe, erkennen Bekannte nicht. Nach Fieberabfall schwindet auch die Schläfrigkeit, die Meningealsymptome nehmen ab. Falls vom Anfang tiefe Bewußtlosigkeit auftritt, ist der Zustand sehr ernst. Die *Letalität* bei solchen Fällen beträgt ca. 60 %. Manchmal kommt es zu Phantasiestörungen, Halluzinationen, auf Depressionen folgt Euphorie.

Der *Liquor* ist klar, die Eiweißstoffe wenig erhöht 0,6—1 %. Beim abortiven Verlauf ist diese Erhöhung von kurzer Dauer, sonst dauert sie einige Monate lang an. Die Globulinreaktionen sind im akuten Stadium positiv, die Kolloidreaktionen sind von meningealem und encephalitischem Charakter. Die Liquorelemente sind vermehrt, 5—300/mm^3, meistens 40—120/mm^3. Zwischen dem 20.—40. Krankheitstag nähern sie sich den Normalwerten, doch können erhöhte Werte bis zu 3 Monaten andauern. Man findet hauptsächlich Lymphocyten und polynucleäre Leukocyten, manchmal plasmatische und endotheliale Zellen.

Bewegungsstörungen sind mannigfaltig, zu ihnen gehören epileptiforme *Krämpfe*, fibrilläre, myoklonische und tickartige Krämpfe im Gesicht und den Extremitäten, niedriger Muskeltonus, *Hemiparesen* bei gleichzeitigen epileptiformen Krämpfen. Alle oben erwähnten Bewegungsstörungen klingen im Verlauf von 1—2 Wochen allmählich ab. Weitere Bewegungsstörungen sind epileptiforme Krämpfe vom Jacksonschen Typ und Hemiparesen von zentralem Charakter und verschiedenem Grad bis zum Auftreten von Lähmungen poliomyelitischen Charakters. Betroffen sind eine oder mehrere Extremitäten, desöftern die oberen. Sensibilitätsstörungen sind nicht selten. Es kommt auch zu Schädigungen von Gehirnnervenkernen, wobei insbesondere Lähmungen an Facialis und Hypoglossus, seltener am Oculomotorius und Trigeminus auftreten.

Charakteristisch ist auch die *Schädigung des vegetativen Nervensystems* (vasomotorische Labilität, Thermoregulationsstörungen, Appetitlosigkeit, Dermographismus, Kopfschmerzen usw.).

Die Symptomatologie der Zeckenencephalitis ist somit mannigfaltig und hängt von konkreten Infektionsbedingungen ab (Eintrittspforte der Infektion, Quantum und Eigenschaften des Virus, Zustand des infizierten Organismus). Allgemein können die Krankheitserscheinungen in 4 *Syndrome* eingeteilt werden:

1. *Meningitisches Syndrom* — mit überwiegenden Symptomen einer serösen Meningitis.

2. *Meningoencephalitisches Syndrom* — im Vordergrund steht eine Meningoencephalitis oder fokale Meningoencephalitis mit klinischen Symptomen einer Gehirn- oder subcorticalen Kernschädigung, Hämiparesen, kapsulären und Monoparesen zentralen Charakters, Jacksonsche oder Koschewniksche Epilepsie, sowie Symptome der Kleinhirnschädigung.

3. *Polioencephalitisches Syndrom* — dieses ist durch Funktionsstörungen nach Schädigung der grauen Substanz des Rückenmarks und der Kerne in der Medula oblongata charakterisiert. Es treten folgende Formen auf: a) polioencephalitische mit Herdlokalisation im Bulbus und Pons, b) poliomyelitische mit überwiegenden Anzeichen einer Schädigung der Rückenmarkvorderhörner, insbesondere der cervikalen Intumescenz, weniger der unteren Lendensegmente, c) Landrysche akute, aufsteigende Paralyse.

4. *Leichte Formen* — schwach ausgeprägte meningeale Zeichen und Symptome einer Allgemeininfektion (erhöhte Temperatur).

Je nach der Fortdauer und dem Charakter der Krankheitserscheinungen unterscheidet man a) eine *prodromale Phase* (selten tritt sie selbständig auf), b) *akute Phase* im Verlauf des Fiebers, welche 8—10 Tage, selten 12 Tage dauert, c) *subakute Phase*, deren Dauer schwer feststellbar ist; in ihrem Verlauf sinkt das Fieber, aber es treten manchmal Rezidiven auf, d) *Phase der Rekonvaleszenz*, diese dauert bis 2 Jahre und in ihrem Verlauf kommt es zu einer bestimmten Besserung der Störungen, e) *Phase der Residualzustände* — mit irreparablen Erscheinungen je nach Ausmaß und Lokalisation der Herdschädigungen.

Tödlicher Krankheitsverlauf tritt in der akuten Phase oder sogar in den ersten Krankheitstagen auf, weiters in der subakuten Phase nach Fieberabfall. 90 % der Todesfälle treten in den ersten 10 Tagen der Krankheit auf.

Je nach *Krankheitsschwere* bezeichnet man die Zeckenencephalitisformen als a) *abortiv*, b) *mittelschwer* mit Meningitissymptomen und allgemein benignem Verlauf, c) *schwer* mit langsamer Rekonvaleszenz, Invalidität und hoher Letalität. Abortive und inapparente Infektionen treten in allen Zeckenencephalitisherden auf und weiters bei teilweise immunen Personen nach Schutzimpfungen. Bei letzteren treten auch mittelschwere Krankheitsformen auf.

Der *westliche Typ* (sog. *mitteleuropäische Encephalitis*) ist durch einen *Doppelphasenverlauf* charakterisiert (Henner u. Mitarb., 1961; Henner und Hanzal, 1963). Die *erste Phase* ist das Stadium der *Virämie* und dauert 4—6 Tage. In ihrem Verlauf verzeichnet man Allgemeinerscheinungen, die am Anfang aller Infektionskrankheiten auftreten: Temperaturerhöhung, Kopfschmerzen, Benommenheit oder nur Unwohlsein, resp. nichtspezifische gastrointestinale Störungen und Katarrh der oberen Luftwege. Manchmal endet die Infektion mit dieser Phase (abortive Form). Serologische Übersichten bei Bewohnern in der Nähe von Zeckenencephalitisherden, zusammen mit epidemiologischen Anamnesen der Untersuchten haben erwiesen, daß *in der überwiegenden Mehrzahl inapparente Infektionen* auftreten, oder solche, die mit der virämischen Phase enden (d. h. die betroffenen Personen suchen keine ärztliche Hilfe auf). Superinfektionen bei teilweise immunem Organismus in Naturherden der ZE wirken hemmend auf die Entwicklung von schwerem Krankheitsverlauf.

Bei 60—75 % klinisch manifester Formen kommt es nach einigen Tagen dauernder Besserung zur Entwicklung der *zweiten Phase*, und zwar der *Phase von Nervensymptomen*. Die Symptomatologie dieser Phase sowie der 4 Formen des westlichen Zeckenencephalitis-Typ wurde bei den Infektionen des östlichen Typs erwähnt, von der sie sich nicht unterscheidet. Es handelt sich um folgende

Tabelle 5
Pathogenese der Mitteleuropäischen Zeckenencephalitis und Konfrontation klinischer Erscheinungen

1. Stadium der initialen und primären Virusvermehrung

Klinische Bezeichnung	Infektion durch Zecken-Biß	Infektion durch Genuß roher Milch	Infektion durch Einatmung
Inkubationsstadium	Die Zecke verursacht beim Saugen eine entzündliche Reaktion (Toxine) und Infiltration. Die Zellen des Infiltrates, Fibroblasten und Muskelfaser mm arrectores sind möglicherweise die erste Stelle der Virusvermehrung Von hier aus gelangt das Virus a) direkt ins Blut, b) auf Lymphwegen (freies Virus und an die Zellen des Infiltrat gebundenes Virus) in regionale Lymphdrüsen, wo es sich neuerdings vermehrt. Weiters gelangt es auf dem Wege des Ductus thoraciens in den Blutstrom	Das Virus wird von den Epithelialzellen der oberen Abschnitte des Verdauungskanals adsorbiert, in welchem es sich vermehrt; von hier aus gelangt es in die regionalen Lymphdrüsen, wo es sich neuerdings vermehrt (und gegelangt weiter ins Blut) Das in den Verdauungskanal ausgeschiedene Virus kann durch die Wirkung der Magensäure inaktiviert werden	Das Virus vermehrt sich in den sensorischen Zellen der Nasenschleimhaut. Auf dem Wege der Nervenfasern kann es in die zugehörigen Ganglien und ZNS gelangen. In diesen Fällen fehlt die sog. erste Krankheitsphase Der entzündliche Prozeß der Nasenschleimhaut bewirkt die Verbreitung des Virus in regionale Lymphdrüsen, von wo es auf Lymphwegen ins Blut gelangt
Klinische Erscheinungen im Verlauf der Inkubationszeit (Krankheitsprodrome)	Lokale Entzündung, lokale erhöhte Empfindlichkeit bewirkt durch Infiltration	Lokale katarrhale Symptome in den oberen Verdauungsorganen und oberen Luftwegen?	Lokale katarrhale Symptome?

2. Virämisches Stadium

Erste Phase der Krankheit	Das Virus zirkuliert im Blut, wahrscheinlich vermehrt es sich auch in den Blutelementen (Lymphocyten, Megakaryocyten, junge hämoblastische Zellen). Es wird von verschiedenen Gewebe- und Organzellen adsorbiert, wo es sich auch vermehrt
Klinische Symptome der ersten Phase	Temperaturanstieg: Leichte Kopfschmerzen. Katarrhale Erscheinungen der oberen Luftwege

3. Stadium der Viruslokalisation

Zweite Phase der Krankheit	Das Virus vermehrt sich in verschiedenen Gewebesystemzellen und verursacht morphologische und/oder funktionelle Störungen von verschiedenem Ausmaß. Es handelt sich um eine Allgemeininfektion in deren Verlauf verschiedene Symptome auftreten. Die Verdauungsstörungen (Durchfall, Obstipation, Erbrechen) sind durch Schädigungen der mesenterialen vegetativen Ganglien bedingt. Schweißausbrüche oder Hauttrockenheit, Salivation, Sphinkterstörungen sind ebenfalls durch Schädigungen des vegetativen Nervensystems bedingt. Muskelschmerzen und Nervenschmerzen sind durch Schädigungen der Muskelzellen und Entzündung peripherer Nerven bedingt
Meningeale Form	Das Virus gelangt in die Zellen der Meningen und verursacht ihre Entzündung. Liquorbefunde und klinische Symptome weisen auf die Entwicklung des meningealen Syndroms hin
Encephalitische Form	Das Virus vermehrt sich in verschiedenen Gehirnabschnitten und verursacht die degenerative und entzündliche Reaktionen in der Großhirnrinde, im Gehirnstamm und Kleinhirn. Verstreute Entzündungsherde treten in den basalen Ganglien und Hypothalamus auf. Bei dieser Encephalitisform tritt auch Meningitis auf. Klinisch manifestiert sie sich mit meningealem Syndrom, Fieber, verschiedenen Graden von Bewußtseinsstörungen, Delirium. Gehirnnervenlähmungen sind nicht selten. Leichte Störungen des Kleinhirns sind durch neocerebellare Symptome charakterisiert. Es entwickelt sich ein leichtes extrapyramidales Syndrom mit Tremor der Hände, Hypomimie, Bradykardie. Fallweise treten motorische Störungen auf (leichte pyramidale Erscheinungen, asymmetrische Erhöhung von Muskelreflexen)
Encephalomyelitische Form	Außer den Encephalitiserscheinungen bewirkt das Virus Schädigungen in den Rükkenmarkvorderhörnen, manchmal auch Seitensträngen; in der weißen Substanz ist die Entzündung weniger ausgeprägt. Die graue Substanz ist am häufigsten in C5-6- und seltener in L-2-4-Segmenten betroffen. Es entwickeln sich schlaffe Lähmungen der Extremitäten mit typischen Atrophien der proximalen Muskeln und Auslöschen von Reflexen. Am häufigsten sind eine, und zwar die obere Extremität und auch der Nacken betroffen

Formen: a) *virämische*, b) *meningitische*, c) *encephalitische* und d) *encephalomyelitische Form*. Der Infektionsverlauf ist leicht oder mittelschwer, selten schwer mit unterschiedlicher Letalität. Außer den erwähnten Formen wurde auch eine *chronische Verlaufsform* beschrieben, welche schleichend ohne ein akutes Stadium beginnt. Die Symptomatologie entspricht einer Poliomyelitis anterior chronica oder amyotrophischen Lateralsklerose (ČERNÁČEK, 1957; PANOV, 1962; KUIMOV und DUBOV, 1958).

Die experimentelle Pathogenese der Zeckenencephalitis des westlichen Typs und die Konfrontation mit den klinischen Befunden ist auf der Tab. 5 zusammengefaßt (BLAŠKOVIČ, 1963).

Die *Diagnose* der Infektion ist bei präziser epidemiologischer und klinischer Anamnese nicht ausgeschlossen, falls es sich um einen Kranken handelt, der in der Nähe eines Naturherdes der Zeckenencephalitis wohnt, oder in einem nachweisbaren Kontakt mit diesem vor der Inkubationsperiode war. Doch als verläßlich diagnostizierte Fälle können nur jene gelten, die virologisch bestätigt wurden.

Differentialdiagnostisch muß die Zeckenencephalitis von anderen Virusmeningoencephalitiden (Echo, Coxsackie, Parotitis, lymphocytäre Chorionmeningitis und Herpes), von der basilaren Meningitis, Leptospirosen, insbesondere aber von der Poliomyelitis unterschieden werden.

Die *Therapie* ist nur symptomatisch. Bei meningitischen, meningoencephalitischen Formen ist Bettruhe und Hospitalisierung nicht nur begründet, sondern unerläßlich und darf vor dem Abklingen der Temperaturerhöhung, der meningitischen Symptome und im Verlauf von akuten, schweren Nervensystemstörungen nicht unterbrochen werden.

Im virämischen Stadium injiziert man intramuskulär Immunserum von Rekonvaleszenten. In der akuten Phase werden Salicylpräparate, Antibiotika (Penicillin, Tetracyklin u. a.) zur Vermeidung von bakteriellen Infektionen, insbesondere in schweren Fällen, sowie bei Gefahr einer Bronchopneumonie oder Aktivierung chronischer Infektionsprozesse, angeordnet.

Im akuten Stadium wird medikamentöse Therapie angewendet, die allgemein bei entzündlichen Prozessen des Nervensystems verordnet ist: C Vitamin, Vitamine der B-Gruppe, hypertonische Glucose i. v. (HENNER, 1961).

Das *pathologisch-anatomische Bild* ist wie folgt charakterisiert: Die Haut und Schleimhäute der in der akuten Krankheitsphase Verstorbenen ist cyanotisch. Die Meningen sind geschwollen, die Blutgefäße injiziert, die Sinuse prall mit Blut gefüllt. Die Gehirnsubstanz ist erweicht, auf Schnittflächen sieht man kleine Hämorrhagien, am reichlichsten finden sie sich in subcorticalen Abschnitten, in Gebieten des Gehirnstammes und in der grauen Rückenmarksubstanz. Was andere Organe betrifft, treten Bronchopneumonien der basalen Lungenpartien und degenerative Schädigungen des Myokard auf.

Histologisch (ROBINZON und SERGEEVA, 1939, 1940) können die Befunde im Nervensystem als diffuse Schädigungen von infiltrativem, proliferativem und degenerativem Charakter bewertet werden. Die Befunde sind verschieden, und zwar hängen sie davon ab, wann nach Erscheinen von klinischen Symptomen der Exitus eintritt. Je früher die Krankheit tödlich endet, um so markanter sind die Entzündungserscheinungen. Vom 6. Tag nach Krankheitsbeginn an treten die Entzündungserscheinungen allmählich zurück und nach 11 Tagen sind sie nur schwach angedeutet. Um so mehr treten die degenerativen und proliferativen Veränderungen in den Vordergrund, die sich durch Neuronophagie, Demyelinisation der Nerven fasern, deren Zerfall, weiters durch Verdichtung der Oligodendroglia und Astrocytenwucherung, charakterisieren.

Am meisten betroffen sind die cervicalen Segmente, wo massive Nekrosen der Rückenmark-Vorderstränge auftreten. Die infiltrativen und nekrotischen Prozesse betreffen den Pons varoli, die Medula oblongata und das Mittelhirn. Hier kommt es am häufigsten zur Schädigung der motorischen Kerne der Gehirnnerven, der Substantia nigra, des Nucleus ruber und der Oliva. Unterschiedliche Ausmaße von Schädigungen findet man im Zwischenhirn, in den subcorticalen Zentren und im Kleinhirn, an den Kernen der Basis der dritten Kammer und im Nucleus caudatus. Nicht immer und nicht gleich stark ist die Rinde des Großhirns durch entzündliche und degenerative Schädigungen betroffen. In der weißen Gehirnsubstanz kommt es zu Entzündungserscheinungen, doch fehlen Gehirnbahnenschädigungen. An peripheren Nerven tritt Verdickung der Markscheiden und Proliferation des Nervenbindegewebes auf.

Das histologische Bild erinnert an die Befunde bei Poliomyelitis; bei der Zeckenencephalitis sind Veränderungen in der Olive und Kleinhirnrinde charakteristisch, und zwar in den Purkinjeschen Zellen (Fingerland und Vortel, 1961). Bei protrahiert verlaufenden Encephalitiden ist das Bild weniger ausgeprägt und kennzeichnet sich durch exsudative Gefäßschädigungen, herdförmige Nervenzellschädigungen, wo schwammige Degenerationen im Corpus striatum und cinereum, und der Kleinhirnrinde auftreten (Bednář, 1961).

Die makroskopischen und mikroskopischen pathologisch-anatomischen Veränderungen an sich sind für die Diagnostik der tödlich verlaufenden Krankheit nicht ausschlaggebend. Der virologische Nachweis ist unerläßlich. Es bestehen auch keine qualitativen Unterschiede zwischen den Befunden bei Zeckenencephalitiden des östlichen und westlichen Typs (Grinschgl u. Mitarb., 1961).

Experimentelle Pathogenese

Die Dynamik und Qualität der Veränderungen im Körper des Hühnerembryos und der weißen Maus, welche in verschiedenen Zeitabschnitten nach der Infektion auftreten, sowie der Beweis der allmählichen Virusvermehrung in verschiedenen Organen, wurden von Albrecht (1960, 1963) und von Blaškovič und Albrecht (1963) bei Anwendung der Methode der fluorescierenden Antikörper beschrieben und dienen zum besseren Verständnis der Pathogenese der Zeckenencephalitis beim Menschen.

In diesen Studien wird zu den unterschiedlichen Infektionswegen Stellung genommen: Zeckenbiß, Genuß infektiöser Milch und Inhalation von infektiösem Aerosol. Die erwähnten Arbeiten ergänzen die Studien über die Pathogenität des ZE-Virus, die von Schubladze (1939) eingeleitet, und weiters von mehreren Autoren ausgeführt wurden, wobei die primäre Virusverbreitung aus der Stelle der Infektion auf Blut- und Lymphwegen im Organismus nachgewiesen wurde.

Das *Zeckenencephalitis-Virus* befällt alle Organe. Es ist *pantrop*. Es vermehrt sich in Organ- und Gewebezellen, die von allen drei Keimblättern abgeleitet wurden. Die Lokalisation des Virus in verschiedenen Organen der Maus 2 und 4 Tage nach subkutaner Infektion, ist auf Abb. 12—13 veranschaulicht.

Das ZE-Virus vermehrt sich insbesondere im Cytoplasma der Nervenzellen und betrifft fast gleichmäßig alle Bereiche des Zentralnervensystems, des vegetativen und sensitiven Nervensystems. Die in einigen Abschnitten der peripheren Nerven anwesende Fluorescenz war in den Gebieten der Schwanschen Zellen lokalisiert.

Regelmäßig nachweisbar ist die Virusvermehrung im Schleimhautepithel der Mundhöhle in der Gegend nahe dem Lippenwinkel, in diffusen Zellen der Magen- und Darmschleimhaut, in den Langerhansschen Inseln und dem exkretorischen Pankreasabschnitt, in den Nieren, der Ohrspeicheldrüse u. a. Das Virus vermehrt sich weiters auch in den Zellen der quer gestreiften und glatten Muskeln sowie des hämopoetischen Gewebes.

Die bei den Studien der experimentellen Pathogenese der ZE gewonnenen Erkenntnisse erlauben, mit einem gewissen Vorbehalt in Hinsicht des Modells

(Hühnerembryo, Maus), die *Rekonstruktion der Pathogenese bei Menschenerkrankungen*, und zwar folgendermaßen:

Als *erste Stelle* der Virusvermehrung könnten die Fibroblasten sowie Zellen der glatten Muskel (Mm. arectores pilorum) angesehen werden, und zwar an jener Stelle, wo das Virus *beim Zeckenbiß in den Körper eindringt*. Das unmittelbare Eindringen des Virus in den Blut- und Lymphkreislauf im Herd der Entzündung (die weitere Rolle vom lymphatischen System

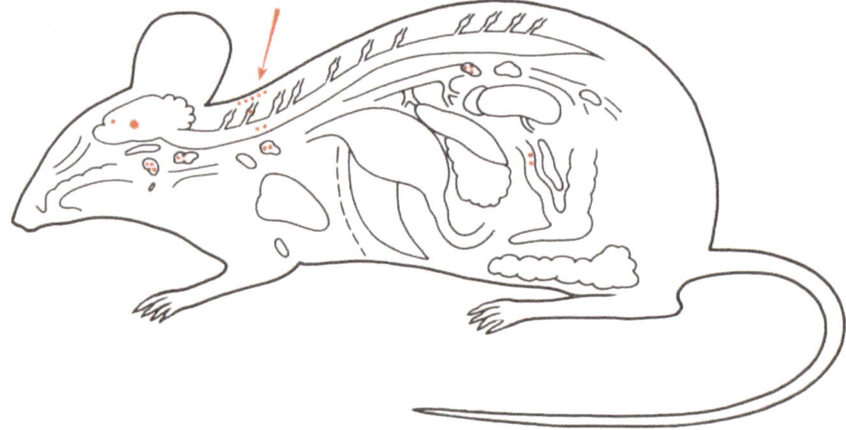

Abb. 12—13. Subcutan (in der Nackengegend) mit Zeckenencephalitis-Virus infizierte Maus. Immunohistologischer Nachweis von Virusverbreitung in den Organen (nach P. ALBRECHT)

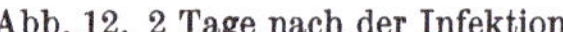

Abb. 12. 2 Tage nach der Infektion

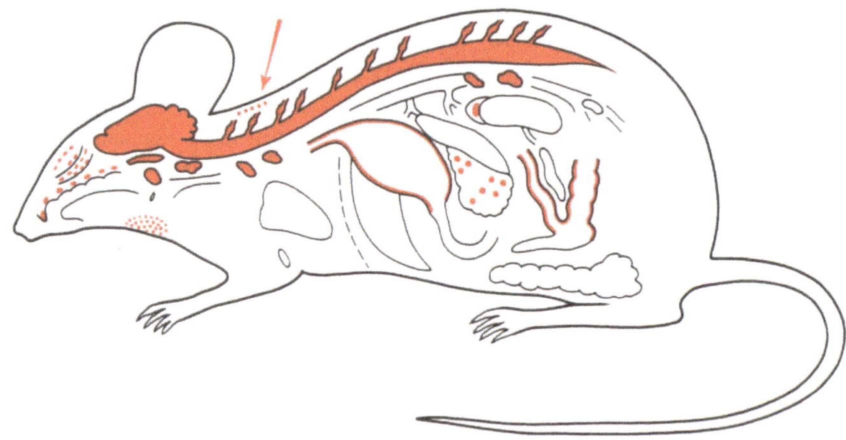

Abb. 13. 4 Tage nach der Infektion

siehe MÁLKOVÁ, 1960a,b) gewährleistet die Virusverbreitung im ganzen Organismus und seine Vermehrung in den Zellen verschiedener Organe; dadurch kommt es zur *Virämie*, und nach dem Eindringen des Virus in die Zellen des Nervensystems entwickelt sich schließlich auch das charakteristische Bild der *Encephalomyelitis*. Obwohl das qualitative Bild der experimentellen Pathogenese bei Mäusen nach Verabreichung des ZE-Virus und zwar sowohl des östlichen als auch des westlichen Typs ohne nachweisbare Unterschiede ist, könnte die hohe Pathogenität bei den Infektionen des östlichen Typs sowie die hohe Letalität — im Gegensatz zu den Virusinfektionen des westlichen Typs — so erklärt werden, daß bei den Virusstämmen des östlichen Typs eine erhöhte Invasionsfähigkeit in das ZNS besteht, die ihrerseits durch hohe Affinität des Virus zum peripheren Nervensystem bedingt ist. Diese Annahme bekräftigen auch die obenerwähnten Versuche von ILYENKO und POKROVSKAYA (1960).

Bei der Erklärung der Pathogenese auf *alimentärem Wege* wird angenommen, daß die primäre Virusvermehrung in den Zellen der Mundschleimhaut sowie der oberen Abschnitte des Verdauungssystems stattfindet, von wo aus das Virus in die Lymphwege und Drüsen gelangt und nach weiterer Vermehrung in den Blutkreislauf eindringt.

Bei *Inhalations-Infektion* wird die Virusvermehrung sowohl in den epithelialen als auch neurosensorischen Zellen der Nasenschleimhaut vorausgesetzt. Aus den letzteren könnte das Virus unmittelbar in das ZNS eindringen. Auf Grund dieser Vorgänge könnte der relativ schwere Verlauf der Laborinfektionen erklärt werden, wobei auch die Menge des eingeatmeten Virus mitbestimmend ist.

Ökologie, Epidemiologie und Prophylaxe der ZE

Vektor und Reservoir des Virus der Zeckenencephalitis vom *östlichen Typ* ist die Zecke *Ixodes persulcatus* (Tschumakov und Zeitlyonok, 1939; Schubladze und Serdjukova, 1939; Smorodincev, 1939). Als Gelegenheitsüberträger können die Zecken Hämaphysalis concinna und Dermacentor silvarum auftreten (Smorodincev, 1958).

Vektor und Reservoir des Virus der Zeckenencephalitis vom *westlichen Typ* ist die Zecke *Ixodes ricinus* (Abb. 14). Gelegentlich wurde auch das Virus aus der Zecke Dermacentor marginatus isoliert (Libíková und Mačička, 1955).

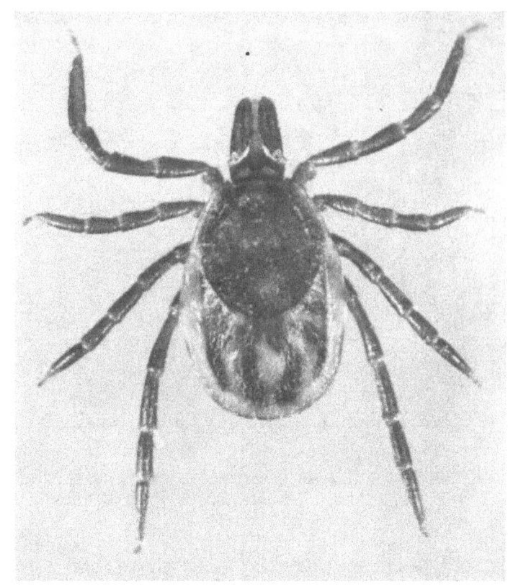

Abb. 14. Die Zecke Ixodes ricinus ♀

Die geographische Verbreitung der wichtigsten Überträger vom Virus des östlichen und westlichen Typs ist auf Abb. 15 angeführt. Es ist zu ersehen, daß in der UdSSR Gebiete auftreten, wo sich die Anwesenheit beider Überträger überkreuzt. Diese Tatsache kann bei der Bewertung der klinischen Formen von großer Bedeutung sein.

Beim *östlichen Typ* der Zeckenencephalitis wurde bewiesen, daß alle Entwicklungsstadien der Zecke Ixodes persulcatus, sogar nach Hibernation, das Virus auf empfängliche Tiere übertragen können. Die Infektion der Zecken findet in der Natur statt, wenn die hungrigen, sich im Entwicklungsstadium befindenden Zecken auf einem wild lebenden Tier mit Virämie Blut saugen. Hungrige infektiöse Larven, Nymphen und Imagos, die gelegentlich am Menschen saugen, können das Virus übertragen. Sie sind am aktivsten in den Frühlingsmonaten und Ende Sommer bei Tages-Durchschnittstemperaturen von 10—12° C, was dem Ende des Monats April und Anfang Mai, August und Anfang September entspricht. Bei den in Taiga-Gebieten gesammelten Zecken wurde das Virus in 5—25% isoliert. Transovariale Übertragungen wurden wiederholt nachgewiesen (Smorodincev, 1958).

Der *westliche Typ* des ZE-Virus wird gleicherweise auf empfängliche Wirte durch alle Zeckenentwicklungsstadien übertragen. Auch eine transovarielle Übertragung wurde nachgewiesen, doch ist sie nicht so hoch wie bei der Zecke Ixodes persulcatus (ca. 6% unter experimentellen Bedingungen; Benda, 1958b). Die Virusdurchseuchung von Zecken in den Gebieten von Mittel-Europa ist bedeutend niedriger als in den Taiga-Gebieten. Dieses bestätigen die relativ niedrigen Prozente der Virusisolationen aus Zecken in Mittel-Europa (Libíková u. Mitarb., 1963; Radda u. Mitarb., 1963). Doch müssen auch diese Angaben mit Vorsicht bewertet werden. Die quantitative Virusdurchseuchung der Zecken schwankt im Verlaufe von einigen Jahren. Dies bewirken biotische und abiotische Faktoren, die ihrerseits verschiedene biocoenotische Wechselbeziehungen der Zecken und Wirtstiere beeinflussen (Blaškovič, 1960). Diese Beziehungen sind auf der Abb. 16 wiedergegeben.

Obwohl das Prozent der positiven transovariellen Übertragungen beim westlichen Virus-Typ nicht hoch ist, genügt sein Vorhandensein als solches zur Erklärung der Viruspersistenz in den betreffenden Naturherden.

Versuche der experimentellen Übertragung durch Mücken und Flöhe waren erfolglos (Slonim und Kramář, 1955; Řeháček, 1961), obwohl das ZE-Virus aus ihnen gelegentlich isoliert wurde (TAYTSCH und WRÓBLEWSKA, 1958). Es wurde beschlossen, daß Mücken das Virus gelegentlich mechanisch übertragen könnten (ŻOLTOWSKI und WRÓBLEWSKA, 1961).

In der *Erhaltung des Virus in Naturherden* der ZE spielen die wild lebenden Tiere, insbesondere *warmblütige Wirbeltiere* eine bedeutende Rolle. Diese stellen das *Virusreservoir* im Verlaufe der Virämie vor, welche für die Viruserhaltung

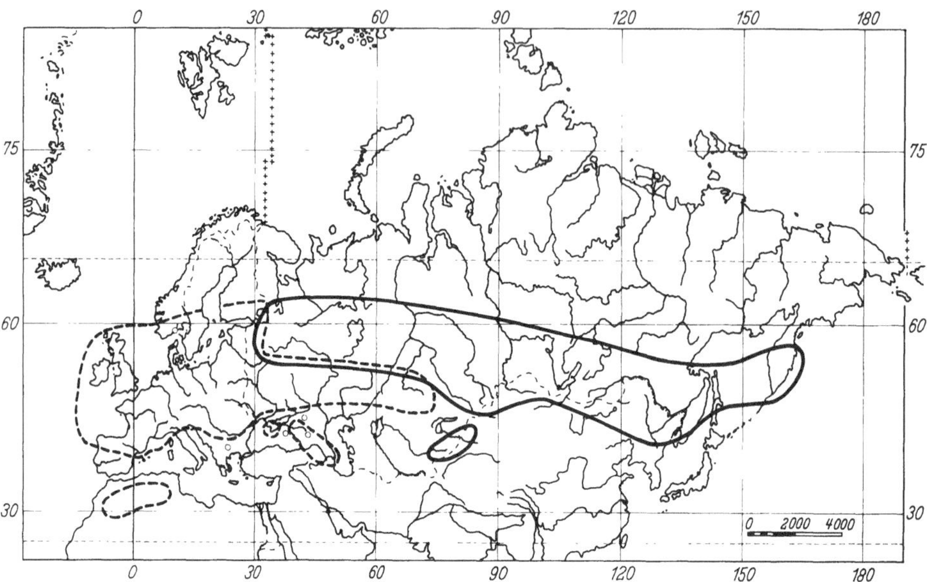

Abb. 15. Geographische Distribution der Zecken Ixodes ricinus (gestrichelte Linie) und Ixodes persulcatus (volle Linie) (nach SMORODINCEV, 1958)

um so bedeutender ist, je intensiver sie ist und je länger sie andauert. Den Beweis über die Bedeutung der wild lebenden Tiere für die Viruszirkulation im Naturherd erbringt die Konfrontation der Isolierungsversuche mit den serologischen Unter-

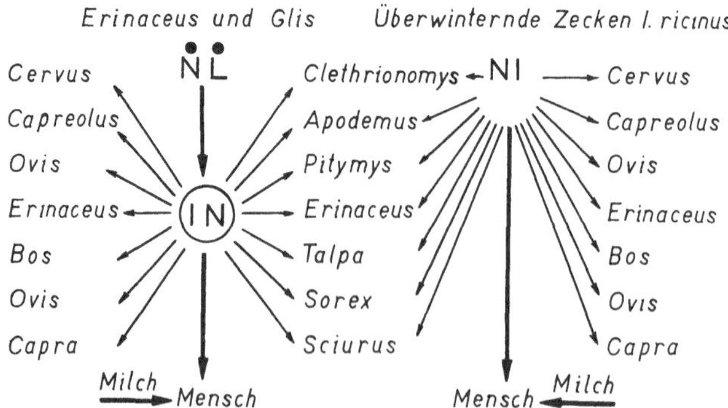

Abb. 16. Die Möglichkeit der Übertragung des ZE-Virus im Frühling in Mittel-Europa (siehe D. BLAŠKOVIČ und J. NOSEK, 1965). Schwarze Punkte bedeuten infizierte Entwicklungsstadien der Zecke I. ricinus auf den Heterothermen (Igel, Siebenschläfer) während der Posthibernationsvirämie

suchungen bei verschiedenen Tierarten und experimenteller Pathogenität. Beim Virus des östlichen Typs saugen die erwachsenen Zecken an Elentieren, Hirschen, Wildschweinen, Wölfen und Hasen, von den Haustieren auf Kühen, Ziegen,

Pferden, Hunden und Katzen. Auf großen Tieren saugen aber alle Entwicklungsstadien der Zecken. Die Larven saugen hauptsächlich auf kleinen Nagetieren und Insektenfressern, die Nymphen außer auf diesen auch auf Hasen und Eichhörnchen. Prinzipiell gilt dies auch für die Viren des westlichen Typs (Abb. 17).

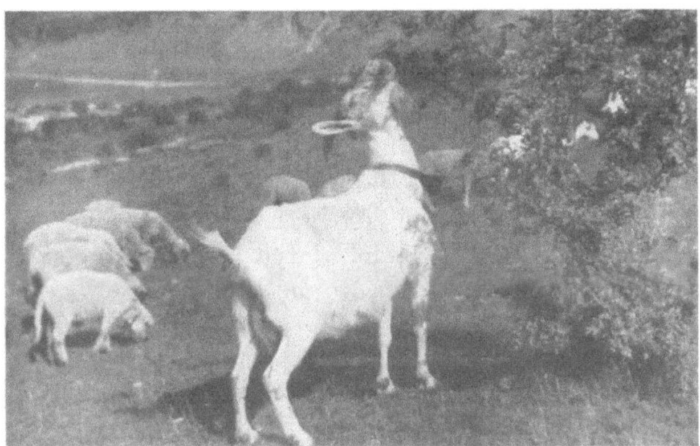

Abb. 17. Naturherde der Zeckenencephalitis in Mittel-Europa (Aufnahmen: J. Nosek). Boskematischer (Weiden-) Typ des Naturherdes in der Ost-Slowakei (ČSSR)

Unterschiede bestehen in den Tierarten, die in den Biotopen der östlichen und westlichen Gebiete leben und ein notwendiges Glied in der Viruszirkulation in der Natur vorstellen. In der UdSSR finden die Zecken *Ixodes persulcatus* ihre Nahrungsquelle auf 55 *Arten von Säugetieren und 59 Arten von Vögeln* (Popov, 1958).

Die Bedeutung der *Vögel* in der Viruszirkulation ist nicht eindeutig geklärt. Parasitologische Studien und der Nachweis von spezifischen Antikörpern gegen das ZE-Virus bei lebend gefangenen Vögeln zeigen, daß diese eine Nahrungsquelle für Zecken bilden. Aber die Angaben über die Dauer der Virämie bei experimenteller Infektion von Spatzen, Drosseln, Fasanen und Raubvögeln bringen überzeugende Beweise, daß die erwähnten Vogelarten nach wiederholtem Saugen von Zecken kein bedeutendes Glied in der Viruszirkulation in der Natur vorstellen (Grešíková u. Mitarb., 1962a,b; Řeháček u. Mitarb., 1963; Ernek und Lichard, 1964). Dagegen weist die 8 Tage dauernde Virämie bei experimentell infizierter *Ente* Anas platyrhyncha, und weiters hohe Virusmengen im Gehirn der Enten Anas querquedula (Ernek, 1959), darauf hin, daß diese Vogelarten nicht nur ein wichtiges Virusreservoir in bestimmten Naturherden vorstellen könnten, sondern auch als ein eventueller Virusüberträger bei Flügen auf weite Distanzen von Bedeutung wären. Außerdem können einige *Insektenfresser* (Siebenschläfer, Maulwurf, Igel; Kožuch u. Mitarb., 1963), die eine, den ganzen Winter lang überdauernde Virämie aufweisen, seine weitere Zirkulierung sicherstellen. Es parasitieren an ihnen Zeckenlarven, die im Frühling das Virus auf nicht immune kleine Nagetiere und größere wild lebende Tiere sowie Haustiere übertragen (Nosek und Grulich, 1966). Die Fledermäuse und Kaltblüter dienen zwar als Nahrungsquelle für Zecken, aber nur ausnahmsweise spielen sie eine Rolle in der Viruszirkulation in der Natur (Nosek u. Mitarb., 1961, 1962; Grešíková und Albrecht, 1959; Vorobjeva, 1965).

Die *Zirkulation des ZE-Virus* ist also *in der Natur* auch ohne das Eingreifen des Menschen gesichert. Doch dank seiner Tätigkeit konnten ursprüngliche primäre Naturherde der ZE entweder ganz liquidiert oder aber auf kleinere—größere Gebiete konzentriert werden. Dies ist vor sehr langer Zeit geschehen, als der Mensch die Wälder in Felder und Wiesen verwandelte. Je intensiver die *agrotechnischen Eingriffe* waren und der Ackerboden von Gebüsch gereinigt wurde, desto intensiver war die Liquidierung von Naturherden der Infektion. Dort, wo Inseln von primären Herden überdauerten, oder wo sich Verhältnisse ähnlich denen der primären bildeten, d. h. überall dort, wo die biocoenotischen Beziehungen Zecke—Wirtstiere weiterbestehen, kann noch heute ein Naturherd der ZE vorhanden sein. Seine Existenz kann aber andererseits vom Menschen dadurch gesichert werden, daß an Stelle von dezimierter oder ausgerotteter Wildtiere in diesen Lokalitäten (Berglehnen, Waldrand und Wald) *Haustiere* (Schafe, Ziegen, Kühe) weiden. Dadurch werden Nahrungsquellen für Zecken gesichert. Unbewußt kommt es auch zur Verbreitung der Infektionsmöglichkeiten durch Genuß von roher Milch infizierter Tiere.

Auf Grund der Beziehungen von Zecken zu großen Tieren können die *Naturherde der ZE* folgendermaßen eingeteilt werden: a) *Theriodische* (*Wildtiertyp*), charakterisiert durch reichliche Anwesenheit von wilden Tieren (Rehen, Hirsche, Damwild, Wildschweine, Hasen). In diesen Herden infiziert sich der Mensch nur durch Zeckenbiß; b) *Boskematische Herde* (*Weiden-Typ*), die aus ursprünglichen Typen durch Bearbeitung entstanden sind. In diesen Herden infiziert sich der Mensch sowohl durch Zeckenbiß als auch durch Genuß von roher Milch. c) Der gemischte *theriodisch-boskematische* Typ, wo die Infektion auf beiden Wegen möglich ist.

In *Europa* existieren primäre Zeckenencephalitisherde wahrscheinlich nur in natürlichen Reservationen (z.B. der Urwald Bialowieża in Polen), die Mehrzahl bilden sekundäre Herde. Präzise Studien über die Struktur der Naturherde haben aber erwiesen, daß z.Z. die Gebiete der Naturherde aus einem System von Mikroherden gebildet sind, und daß stellenweise Orte auftreten, wo das Virus nicht zirkuliert. Die gegenseitigen Beziehungen Parasit—Wirt sind stabilisiert. Das Virus wird in andere Gebiete bei Migration von seinen Reservoirtieren, resp. Vektoren verschleppt (Rosický, 1959).

Die *Epidemiologie* der ZE ist *von dem Zustand* (Aktivität) *des Naturherdes abhängig*, aus welchem sich die Infektion verbreitet. Grundsätzlich muß gesagt werden, daß in den europäischen Verhältnissen die potenzielle Gefahr der menschlichen Infektionen von Jahr zu Jahr schwankt.

Der Mensch infiziert sich a) durch Zeckenbiß, b) durch Genuß roher Milch, c) durch Einatmen von infektiösem Material. Die letztere Infektionsart tritt fast ausschließlich in virologischen Laboratorien auf, wobei insbesondere bei der Bearbeitung von virushaltigem Material ein Aerosol entsteht und das Virus eingeatmet wird. Ähnlicherweise könnte sich auch das Pflegepersonal von Haustieren infizieren, wenn es in verschlossenen Räumen Heustaub einatmet an dem Zeckenkot haftet.

Der *Zeckenbiß* und *Genuß von infektiöser Milch*, insbesondere der *Ziegenmilch*, ist ein typischer *Infektionsmodus* in europäischen Naturinfektionsherden, einschließlich der westlichen und nordwestlichen Gebiete der UdSSR. Infektion durch Zeckenbiß überwiegt in den Naturherden der ZE in den Gebieten östlich vom Ural. Es wurde aber bewiesen, daß auch der östliche Typ des ZE-Virus in der Milch infizierter Haustiere ausgeschieden wird. Die Ursache, warum keine Infektionen bei Menschen auftreten, ist wahrscheinlich darin zu sehen, daß die Haustiere in ständigem und massenhaftem Kontakt mit den Zecken sind und somit in der Zeit ihrer ersten Laktation bereits immun sind und das Virus nicht ausscheiden (Libíková u. Mitarb., 1963).

Bei *Genuß von roher Milch* treten *familiäre Mikroepidemien* auf, obwohl auch explosive Epidemien nicht ausgeschlossen sind. So z. B. war es im Jahre 1951 in der Stadt Rožňava in der südöstlichen Slowakei. Bei Distribution von Milch, welcher virushaltige Ziegenmilch von Familien mit Milch-Mikroepidemien beigemischt wurde, infizierten sich wegen Versagen des Pasteurisationsapparates nach epidemiologischen Angaben 660 Personen, wobei 271 von ihnen mit Symptomen der Meningoencephalitis hospitalisiert wurden (Blaškovič, 1954; Raška und Bárdoš, 1954).

Die *Infektion* hat einen *Saisoncharakter*. Diesem entsprechend finden wir einen oder zwei Höhepunkte auf der Kurve der Zeckenpopulationsgradiente

(LOEW u. Mitarb., 1964; PRETZMANN u. Mitarb., 1964). In den Verhältnissen von Europa sind es bei der Zecke Ixodes ricinus Mai—Juni und September—Oktober. Der zweite Höhepunkt ist niedriger als der erste. Diese Zusammenhänge sind auf

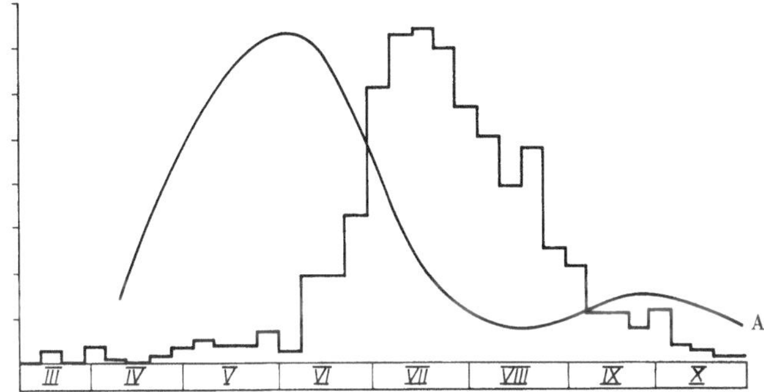

Abb. 18. Epidemie der Zeckenencephalitis im Flußgebiet Sázava (Mittel-Böhmen, ČSSR) im Jahre 1953. Das saisongebundene Vorkommen der Zecken Ix. ricinus in diesem Gebiet veranschaulicht die Kurve A (nach K. RAŠKA, 1961)

der Kurve aufgezeichnet, die die Verhältnisse in dem Naturherde in dem Flußgebiet Sázava in Mittel-Böhmen darstellt (RAŠKA, 1961, Abb. 18).

Außer dem Saisoncharakter der Morbidität, der im Verlaufe eines Jahres auftritt, können in bestimmten Gebieten Schwankungen der Morbidität auch während längerer Zeitabschnitte festgestellt werden (Tab. 6, BLAŠKOVIČ u. Mitarb., 1966).

Tabelle 6. *Übersicht über die Anzahl von Erkrankungen, gemeldet als Virus-Meningoencephalitis in den Jahren 1953—1963 in ČSSR und Slowakei*

Jahr	ČSSR		Slowakei	
	Insgesamt	Morbidität je 100000 Einwohner	Insgesamt	Morbidität je 100000 Einwohner
1953	2083	16,3	267	7,4
1954	1592	12,3	241	6,6
1955	1230	9,4	343	9,2
1956	804	6,1	121	3,2
1957	934	7,0	84	2,2
1958	865	6,4	110	2,8
1959	409	3,0	110	2,8
1960	1175	8,6	217	5,4
1961	621	4,5	57	1,4
1962	373	2,7	88	2,1
1963	777	5,6	92	2,1

Obwohl diese Tabelle Angaben über Saison-Meningoencephalitiden von früher enthält und eine genaue virologische Diagnostik erst seit dem Jahre 1956 durchgeführt wurde, stimmen die Höhepunkte der Zeckenincidenz des Jahres 1953 und 1955 mit der erhöhten Anzahl von ZE-Fällen überein, die sowohl klinisch als auch epidemiologisch und virologisch sichergestellt wurden.

An ZE erkranken Personen im *Alter über 15—20 Jahren.* Dies ist einerseits aus der Analyse der Altersgruppen von Erkrankten ersichtlich (KARPOV und FEDOROV, 1963; BLAŠKOVIČ u. Mitarb., 1962; Tab. 7) und andererseits auch aus den serologischen Übersichten, die in den Gemeinden nahe dem ZE-Naturherd durchgeführt wurden (LIBÍKOVÁ u. Mitarb., 1960). Erwähnenswert erscheint, daß als Indicator von dem Kontakt des Organismus mit dem Virus außer dem

Menschen auch einige langlebende weidende Haustiere dienen können. Die epidemiologische Analyse von Personen, bei welchen serologische Untersuchungen durchgeführt wurden (GROLL u. Mitarb., 1965), zeigen ganz deutlich, daß die Bewohner aus den dem Naturherd der ZE nahegelegenen Gemeinden im Verlaufe von Jahren wiederholt mit kleinen Virusdosen in Kontakt kommen. Doch diese

Tabelle 7
Übersicht über das Alter der Erkrankten mit Zecken-Encephalitis im Infektionsherd Tomsk

Jahre	Lokalität	0–2	3–6	7–14	15–19	20–29	30–39	40–49	50–59	60 Jahre u. älter
1957	Tomsk	—	1,4	9,9	25,4	26,8	16,9	15,5	1,4	2,7
	Herd im ganzen	0,5	4,8	15,7	14,6	22,8	21,6	12,4	5,4	2,2
1958	Tomsk	—	3,8	26,6	11,4	22,8	13,9	13,9	6,3	1,3
	Herd im ganzen	0,4	10,9	22,2	11,3	15,7	15,7	11,3	9,8	2,9
1959	Tomsk	—	7,9	11,9	11,9	26,7	19,9	11,9	8,9	0,9
	Herd im ganzen	1,0	7,7	16,1	6,3	25,5	19,2	14,3	8,1	1,8

rufen keine bemerkenswerte Erkrankung hervor, oder aber verläuft die Infektion symptomlos. Bei diesen Bewohnern entwickelt sich eine Immunität mit Bildung von virusneutralisierenden Antikörpern (Tab. 8).

Die *Beschäftigung* spielt eine bedeutende Rolle in der Morbidität. Zum Vergleich sind die Angaben aus dem Fernen Osten (OLSCHEWSKAYA, zit. nach KARPOV

Tabelle 8. *Morbidität und Beschäftigung* (nach Angaben von V.L. OLSCHEWSKAYA)

Jahr	1937		1936		1935		bis 1935		zusammen			
Beschäftigung	erkrankt	gestorben	erkrankt	gestorben	erkrankt	gestorben	erkrankt	gestorben	erkrankt	%-Zahl	gestorben	%-Zahl
Arbeiter ohne Qualifikation	19	10	29	5	15	5	5	—	68	34,0	21	30,9
Arbeiter der Feilenfabrik, Feilenhauer	6	1	2	—	4	2	1	—	13	6,5	3	23,0
Arbeiter mit Qualifikation Schlosser, Zimmermann	4	—	2	—	3	1	1	—	10	5,0	1	10,0
Hausfrauen	12	1	11	5	9	1	3	—	35	17,5	7	20,0
Kinder	9	1	9	1	14	2	5	1	37	18,5	5	13,5
Andere Beschäftigung .	12	2	10	3	8	2	—	—	30	15,0	7	23,3
Beschäftigung unbekannt	—	—	—	—	4	3	3	1	7	3,5	4	—
Zusammen	62	15	63	15	57	16	18	2	200	100	48	24,0

und FEDOROV, 1963) und aus Mittel-Europa (BLAŠKOVIČ u. Mitarb., 1966) gegenübergestellt. In den letztgenannten Gebieten waren von den in den Jahren 1960 bis 1963 an ZE Erkrankten 68,7 % *Waldarbeiter und Bauer*n (Tab. 9).

Die *Letalität* schwankt erheblich, sie ist unterschiedlich in verschiedenen Herdtypen und in verschiedenen Jahren. Beim östlichen Typ erreicht sie je nach Infektionsverlauf 11—26 % und mehr, in nordwestlichen Gebieten der UdSSR und im Ural 1,5—3 % (PANOV, 1956). In Österreich war die Letalität im Jahre 1954 zwischen 2—4,5 % (GRINSCHGL, 1955). In der oben erwähnten Epidemie durch Milch in Rožňava (Blaškovič, 1954) ist von den 660 Infizierten kein Erkrankter an Zeckenencephalitis gestorben.

Die *Prophylaxe* der Zeckenencephalitis ist sowohl unspezifisch als auch spezifisch.

Die unspezifische Prophylaxe wird durch persönliche Schutzmaßnahmen gegen den Zeckenbiß erreicht, d. h. Schutzkleidung und Zeckenentfernung nach Exposition in Naturherden der ZE, weiters durch Abkochen von Ziegenmilch.

Tabelle 9. *Analyse der Fälle von tschechoslowakischer Zecken-Meningoencephalitis nach Beschäftigung in den Jahren 1960—1963 im Gebiet „Tribeč" (46 Erkrankungen in der Altersgruppe von 15—59 Jahren)*

Beschäftigung	Anzahl der Erkrankungen in den Jahren					
	1960	1961	1962	1963	1960—1963 insgesamt	%
Bauern und Waldarbeiter	6	2	18	7	33	68,7
Andere Berufe	2	2	6	5	15	31,3
Zusammen	8	4	24	12	48	100,0

Bemerkung: Die spezifische durchschnittliche Morbidität bei Bauern und Waldarbeitern beträgt 20,6/100000, bei anderen Berufen 2,3/100000.

Sie besteht auch in agrotechnischen, chemischen und biologischen Eingriffen in die Natur zur Verminderung der Anzahl, oder Ausrottung der Zecken im Naturherd der Infektion, oder aber der kleinen Nagetiere auf welchen Zecken parasitieren.

Unter agrotechnischen Eingriffen versteht man solche, die durch entsprechende Bodenbearbeitung den kleinen Nagetieren und Zecken weiteres Verbleiben in Natur unmöglich machen.

Chemische Mittel, wie z.B. Verstäubung von 10% DDT aus Flugzeugen in Dosen von 30—50 kg auf 1 ha Waldfläche können die Zecken ausrotten (Gortschakovskaya und Preobrazhenskaya, 1958). Verstäuben soll man dann, wenn die Zecken bereits aktiv (Februar bis April), aber die nützlichen Insekten (z.B. Bienen) noch nicht aktiv sind. Weideflächen soll man nicht mit DDT verstäuben, denn es wird von den Haustieren beim Grasen verzehrt. Die Verbreitung von natürlichen Zecken-Feinden, und zwar Hunterellus hookeri oder Ixodiphagus texanus (Karpov und Fedorov, 1963) führt auch zur Verminderung der Zeckenpopulation.

Bei Immunisierung von Haustieren (Kühe, Ziegen, Schafe), die in Naturherden der ZE weiden, verhindern wir die Virusausscheidung durch Milch (Grešíková, 1957a,b,c, 1958a,b) und gliedern in die Natur immune Wirte der Zecken ein, bei denen nach Virusinfektion durch Zeckenbiß keine Virämie auftritt und die durch spezifische Antikörper das Virusquantum im Körper der blutsaugenden Zecken beeinflussen können (Benda, 1958a,b).

Bei *kurzfristiger Prophylaxe* wird menschliches immunes Rekonvaleszentenserum im Prodromalstadium oder in der ersten Krankheitsphase, besser noch in der Inkubation verabreicht (bei Laborinfektionen). Der Krankheitsverlauf ist nach rechtzeitiger Verabreichung von Immunserum leichter.

Langfristige Prophylaxe wird mittels *Vaccination und Revaccination mit Formol-inaktiviertem Virus* erreicht.

Der ursprüngliche Schutzimpfstoff war 1%, später 5%ige Formol (1:2000) — inaktivierte Aufschwemmung von infizierten Mäusehirnen, die in 2—3 Dosen bei Waldarbeitern im Taiga-Gebiet angewendet wurde (Smorodincev u. Mitarb., 1940). Nach Vaccination traten Lokalreaktionen auf, bei einem Fall von 168000 Vaccinierten kam es zum Exitus (siehe Karpov und Fedorov, 1963).

In Rücksicht auf die sensibilisierende Aktivität der Gehirnsubstanzen, die demyelisierende Prozesse verursachen, wurde eine aus Hühnerembryonen vorbereitete Vaccine vorgeschlagen (SCHUBLADZE und ANDZHAPARIDZE, 1954). Dieses Verfahren wurde aber bald durch die *gegenwärtig* angewandte *Formol-Vaccine aus dem in Hühnerembryo-Zellkulturen gezüchteten Virus* ersetzt (LEVKOVITSCH und ZASUCHINA, 1960; ILYENKO, 1960; DANEŠ und BENDA, 1960a, b, c,; BENDA und DANEŠ, 1960).

Gaben der Vaccine a 1 ml und eine booster-Dose 1 Jahr nach der ersten stellen das gegenwärtige Schema der Schutzimpfung gegen diese Infektion vor (TSCHUMAKOV u. Mitarb., 1965). Die immunogene Kapazität der Vaccine wird durch Adsorption an Aluminiumhydroxyd erhöht.

Die Schutzimpfung wird bei Neuankömmlingen in Taiga-Gebiete, bei den dort arbeitenden Personen und bei den in Laboratorien Arbeitenden ausnahmslos durchgeführt.

Literatur

Albrecht, P.: Study of Tick-borne Encephalitis Infection in Chick Embryos. Acta virol. **4**, 150 (1960). ~ Vizualizácia antigénov metódou fluorescenčných protilátok, S. 157. Praha: Čs. Zdrav. 1963. ~ Detection of Group B Arboviruses in Chick Embryo Cell Cultures by the Fluorescent Antibody Method. Acta virol. **9**, 338 (1965). — **Albrecht, P.**, and **J. Leššo**: Cytology of HeLa Cells Infected with Tick-borne Encephalitis Virus. In: Biology of Viruses of the Tick-borne Encephalitis Complex, S. 177 (red. H. Libíková). Praha: ČSAV 1962. — **Ananev, V.A.**: Effekt des Hydrogenhyperoxyds auf das Zeckenencephalitis-Virus (russisch). Vop. Virus. **4**, 6 (1959). — **Andonov, P.S.**: Pathogenität des Zeckenencephalitis-Virus für Hühner (russisch). Vop. Virus. **3**, 276 (1958). — **Andonov, P.S., S. Rangelova, V. Vassilenko, I. Todorov**, et **M. Roussakiev**: Recherches sur l'étiologie des méningites virotiques aseptiques et sur certaines maladies proches, effectuées en 1960. In: Encephalites actuelles (red. A. Kreindler et G. Usunoff). Sofia: Éditions de l'Académie Bulgare des Sciences 1964. — **Andzschaparidze, O.G., N.N. Bogomolova** u. **C.J. Zalkind**: Chronische Infektion der Zellen durch das Zeckenencephalitis-Virus. I. Eigenschaften der Zellen der chronischinfizierten Kulturen (russisch). Vop. Virus. **7**, 650 (1962). — **Andzschaparidze, O.G., R.G. Desjatskova** u. **L.G. Stepanova**: Über Möglichkeit der Anwendung der Plaque-Methode zur quantitativen Bestimmung des Zeckenencephalitis-Virus und seiner RNS (russisch). Vop. Virus. **9**, 335 (1964).

Bárdoš, V.: Virologisch-diagnostische Methoden der Zeckenencephalitis in der Tschechoslowakei. In: Zeckenencephalitis in Europa, S. 131 (red. H. Libíková). Berlin: Akademie-Verlag 1961. — **Bednář, B.**: Tick-borne Encephalitis with a Protracted Course. In: Encephalitides, S. 17 (L. van Bogaert, J. Rademaker, J. Hozay, and A. Lowenthal, eds.). Amsterdam, London, New York, Princeton: Elsevier Publ. Comp. 1961. — **Benda, R.**: The Common Tick Ixodes ricinus L. as a Reservoir and Vektor of Tick-borne Encephalitis. I. Survival of the Virus (Strain 3 B) During the Development of the Tick Under Laboratory Conditions. J. Hyg. Epidem. (Praha) **2**, 314 (1958b). ~ Experimentální přenos virusu československé klíšťové encefalitidy na kozy sáním infekční samičky klíštěte. Čs. Epidem. **7**, 1 (1958a). — **Benda, R.**, and **L. Daneš**: Study of the Possibility of Preparing a Vaccine Against Tick-borne Encephalitis Using Tissue Culture Methods. III. Experimental Principles for Safety Tests of Virus Inactivation in Formolized Liquids. Acta virol. **4**, 296 (1960). — **Benda, R., L. Daneš**, a **M. Fuchsová**: Citlivost opic druhu Mac. Cynomolgus a Mac. Rhesus k viru klíšťové encefalitídy. Čs. Epidem. **9**, 1 (1960). — **Blaškovič, D.** (edit.): Epidémia encefalitídy v rožňavskom prírodnom ohnisku nákaz, S. 315. Bratislava: Vydavateľstvo SAV 1954. — **Blaškovič, D.**: On the Problem of the Epidemiology of Tick-borne Encephalitis. J. Hyg. Epidem. (Praha) **4**, 278 (1960). — **Blaškovič, D.** (edit.): Význam cielenej imunizácie domácich zvierat pre prírodné ohnisko kliešťovej encefalitídy, S. 120. Slovenská akadémia vied Bratislava 1962. — **Blaškovič, D.**, a **P. Albrecht**: Kliešťová encefalitída ako model arbovírusových encefalitíd. Lék. Obz. **12**, 527 (1963). — **Blaškovič, D.**: Clinical Aspects of Central-European Tick-borne Encephalitis as Representative of the Tick-borne Encephalitides. Proc. Intern. Congr. trop. Med. Malaria 7th **3**, 205 (1963). — **Blaškovič, D.**, and **J. Nosek**: Structure of the Natural Focus of Tick-borne Encephalitis in the Region of Zlaté Moravce. In: Theoretical Questions of Natural Foci of Diseases, S. 97 (B. Rosický and K. Heiberger, eds.). Prague: Čs. Acad. Sci. 1965. — **Blaškovič, D., G. Pučeková, L. Kubínyi, S. Stupalová**, and **V. Oravcová**: An Epidemiological Study on Tick-borne Encephalitis in the Tribeč Region in the Period from 1953—1963. Bull. Wld Hlth Org. (1966, im Druck). — **Blaškovič, D.**: The Public-Health Importance of Tick-borne Encephalitis in Europe. Bull. Wld Hlth Org. (1966, im Druck). — **Blinova, M.N.**: Inaktivierung des Zeckenencephalitis-Virus durch den photodynamischen Effekt des Methylenblau (russisch). Vop. Virus. **7**, 59 (1962). — **Bloedhorn, H.**, u. **R. Ackermann**: Untersuchungen zur Wärmestabilität des Virus der Zentraleuropäischen Encephalitis. Arch. ges. Virusforsch. **10**, 522 (1961). — **Bloedhorn, H.**: Über die Stabilität des Virus der Zentraleuropäischen Encephalitis (CEE) in Phosphat- und Trispuffer. Zbl. Bakt., I. Abt. Orig. **190**, 149 (1963). — **Buckley, S.M.**: Propagation, Cytopathogenicity and Hemagglutination-Hemadsorption of some Arthropod-borne Viruses in Tissue Culture. Ann. N.Y. Acad. Sci. **81**, 172 (1959).

Casals, J.: Antigenic Relationships Among Arthropod-borne Viruses; Effect on Diagnosis and Cross Immunity. In: Biology of Viruses of the Tick-borne Encephalitis Complex, S. 53 (red. H. Libíková). Praha: ČSAV 1962. — **Černáček, J.**: Les séquelles et les formes chroniques de l'encéphalite due aux tiques et de la chorioméningite lymphocytaire. G. Mal. infett. **9**, 102 (1957). — **Cirkin, Ju.M., F.V. Krasovskij** u. **V.V. Kuljabko**: Anwendung des Hemagglutination-Inhibitionstestes bei der Diagnostik der Zeckenencephalitis und zur Bestimmung der immunologischen Struktur der Bevölkerung in Pseudoherden (russisch). Med. Parazit. (Mosk.) **41**, 567 (1963). — **Clarke, D.H.**: Antigenic Relationships Among Viruses of the Tick-borne Encephalitis Complex as Studied by Antibody Absorption and Agar Gel Precipitin Techniques. In: Biology of Viruses of the Tick-borne Encephalitis Complex, S. 67 (red. H. Libíková). Praha: ČSAV 1962. ~ Antigenic Variation and Geographic Distribution of Arboviruses. Proc. Intern. Congr. trop. Med. Malaria 7th **3**, 27 (1964). — **Čupková, E.**: Príprava neinfekčného lyofilizovaného antigénu kliešťovej encefalitídy pre komplementfixačnú reakciu. Čsl. Hyg. Epid. Mikrobiol. **9**, 106 (1960).

Daneš, L., and **R. Benda**: Study of the Possibility of Preparing a Vaccine Against Tick-borne Encephalitis, Using Tissue Cultures Methods. II. The inactivation of tick-borne encephalitis virus in liquids prepared from tissue cultures. Immunogenic properties. Acta virol. **4**, 82 (1960a). ~ Study of the Possibility of Preparing a Vaccine against Tick-borne Encephalitis, Using Tissue Culture Methods. I. Propagation of Tick-borne Encephalitis Virus in Tissue Cultures for Vaccine Preparation. Acta virol. **4**, 25 (1960b). ~ Study of the Possibility of Preparing a Vaccine against Tick-borne Encephalitis Using Tissue Culture Methods. IV. Immunization of Humans with Test Samples of Inactivated Vaccines. Acta virol. **4**, 335 (1960c). — **Daneš, L., J. Libich**, and **R. Benda**: Experimental Air-borne Infection of Mice with Tick-borne Encephalitis Virus. Acta virol. **6**, 37 (1962). — **Desjatskova, P.G., E.E. Rozina** u. **O.G. Andzschaparidze**: Dynamik der Entwicklung des infektiösen Prozesses bei der Inokulation des Zeckenencephalitis-Virus und seiner RNS (russisch). Vop. Virus. **8**, 590 (1963). — **Draganescu, M.**: Asupra unor caracteristici ale virusului encefalitei de capusa izolat in R.P.R. Stud. Cercet. Inframicrob. **11**, 417 (1960). — **Dubov, A.V.**: The Use of Tissue Culture Methods for the Serological and Virological Diagnosis of Tick-borne Encephalitis. Acta virol. **6**, 58 (1962).

Ernek, E.: Chrapačka väčšia ako potenciálny rezervoár vírusu kliešťovej encefalitídy. Vet. Čas. **8**, 8 (1959). — **Ernek, E.**, and **M. Lichard**: Role of the English Sparrow (Passer domesticus) in the Circulation of Tick-borne Encephalitis Virus. J. Hyg. Epidem. (Praha) **8**, 375 (1964).

Fingerland, A., and **V. Vortel**: Tick Encephalitis. In: Encephalitides, S. 23 (L. van Bogaert, J. Rademaker, J. Hozay, and A. Lowenthal, eds.). Amsterdam, London, New York, Princeton: Elsevier Publ. Comp. 1961. — **Fornosi, F.**, u. **E. Molnár**: Zeckenencephalitis in Ungarn. Die Isolation und Eigenschaften des Virus (russisch). Acta microbiol. Acad. Sci. hung. **1**, Fasc. 1—3, 9 (1954). — **Freundt, E.A.**: The Western Boundary of Endemic Tick-borne Meningo-encephalitis in Southern Scandinavia. Acta path. microbiol. scand. **57**, 87 (1963).

Gajdamovitsch, S.Ja., A.I. Lvova u. **S.M. Klimenko**: Detektion des Zeckenencephalitis-Virus in Gewebekulturen bei Anwendung der Methode der fluoreszierenden Antikörper (russisch). Vop. Virus. **6**, 399 (1961). — **Gajdamovitsch, S.Ja., Duan Suan-Myou** u. **N.G. Titova**: Hemagglutinine der Viren der japanischen und Zeckenencephalitis aus Schafembryo-Nierenzellkulturen (russisch). Vop. Virus. **7**, 43 (1962). — **Gajdamovitsch, S.Ja., N.G. Titova, Ju.K. Dorofeova** u. **G.I. Medvedeva**: Isolierung und Identifikation des Zeckenencephalitis-Virus in Gewebekulturen (russisch). Vop. Virus. **9**, 344 (1964). — **Gallia, F., J. Rampas**, a **J. Hollender**: Laboratorní infekce encefalitickým virem. Čas. Lék. čes. **88**, 225 (1949). — **Gortschakovskaya, N.N.**, u. **N.K. Preobrazhenskaya**: Verhalten der Zecke Ixodes persulcatus und der anderen Zecken bei der DDT-Bestäubung von Wäldern im Zeckenencephalitis-Herd (russisch). Vop. Virus. **3**, 265 (1958). — **Graščenkov, N.J.**: Tick-borne Encephalitis in the USSR. Bull. Wld Hlth Org. **30**, 187 (1964). — **Grešíková, M.**: Vylučovanie vírusu kliešťovej encefalitídy kozím mliekom. Vet. Čas. **6**, 177 (1957a). ~ Izolácie vírusu kliešťovej encefalitídy z krvi a mlieka subkutánne infikovanej kravy. Čs. Mikrobiol. **2**, 387 (1957b). ~ Vylučovanie vírusu kliešťovej encefalitídy mliekom oviec. Čs. Mikrobiol. **2**, 386 (1957c). ~ Recovery of the Tick-borne Encephalitis Virus from the Blood and Milk of Subcutaneously-Infected sheep. Acta virol. **2**, 113 (1958a). ~ Excretion of the Tick-borne Encephalitis Virus in the Milk of Subcutaneously Infected Cows. Acta virol. **2**, 188 (1958b). — **Grešíková-Kohútová, M.**: The Effect of Heat on Infectivity of the Tick-borne Encephalitis Virus. Acta virol. **3**, 215 (1959a). ~ Effect of pH on Infectivity of the Tick-borne Encephalitis Virus. Acta virol. **3**, 159 (1959b). — **Grešíková, M.**, and **P. Albrecht**: Experimental Pathogenicity of the Tick-borne Encephalitis Virus for the Green Lizard (Lacerta viridis Laurenti 1768). J. Hyg. Epidem. (Praha) **3**, 258 (1959). — **Grešíková, M., I. Havránek**, and **F. Görner**: The Effect of Pasteurisation on the Infectivity of Tick-borne Encephalitis Virus. Acta virol. 5, 31 (1961). — **Grešíková, M., O. Kožuch, J. Řeháček, J. Nosek, a P. Albrecht**: Význam vtákov v ohnisku kliešťovej encefalitídy. III. Experimentálna infekcia drozdov čiernych (Turdus merula L. 1758) vírusom kliešťovej encefalitídy. Vet. Čas. 11, 533 (1962a). — **Grešíková, M., J. Nosek, J. Řeháček**, and **P. Albrecht**: The Role of Birds in Natural Focus of Tick-borne Encephalitis. II. Experimental Infection of Great Tits (Parus maior) with Tick-borne Encephalitis Virus. J. Hyg. Epidem. (Praha) 6, 339 (1962b). — **Grinschgl, G.**: Virus Meningo-encephalitis in Austria. 2. Clinical Features, Pathology and Diagnosis. Bull. Wld Hlth Org. 12, 535 (1955). — **Grinschgl, G., W. Kovac**, and **F. Seitelberger**: Spring-summer Encephalomyelitis in Austria. In: Encephalitides, S. 3 (L. van Bogaert, J. Rademaker, J. Hozay, and A. Lowenthal, eds.). Amsterdam, London, New York, Princeton: Elsevier Publ. Comp. 1961. — **Groll, E., J. Krausler, Ch. Kunz** u. **H. Moritsch**: Untersuchungen über die Morbidität und stille Durchseuchung einer Population in einem Endemiegebiet der Frühsommer-Meningo-Encephalitis (Tick-borne Encephalitis). Arch. ges. Virusforsch. XV, 2, 152 (1965).

Henner, K. u. Mitarb.: Speciální neurologie. 5. podstatně přepracované a rozšířené vydání, S. 352. Praha: Čs. Zdrav. 1961. — **Henner, K.**, et **F. Hanzal**: Les encéphalites européenes à tiques. Rev. neurol. 108, 697 (1963).

Ilyenko, V.I., and **O.A. Pokrovskaya**: Characteristics of the Course of Experimental Infection in Monkeys Inoculated with Tick-borne and Bi-phasic Encephalitis and Louping ill Viruses. Acta virol. 4, 75 (1960). — **Ilyenko, V.I.**: A Contribution to the Methods of Producing a Tissue Culture Formolized Vaccin Against Tick-borne Encephalitis. Acta virol. 4, 37 (1960). ~ Methodik des Hemagglutination-Inhibitionstestes mit dem Zeckenencephalitis-Virus (russisch). Vop. Virus. 6, 495 (1961). — **Ilyenko, V.I.**, and **O.A. Pokrovskaya**: Clinical Picture in Macaccus Rhesus Monkeys Infected with Various Strains of tick-borne Encephalitis Virus. In: Biology of Viruses of the Tick-borne Encephalitis Complex (red. H. Libíková), S. 266. Praha: ČSAV 1962. — **Ivanova, L.M.**: Zeckenencephalitis und ihre Bekämpfung in der Russischen FSSR (russisch). Med. Parazit. (Mosk.) 28, 294 (1959).

Judelovitsch, I.S., u. **L.I. Polikarpova**: Zur Frage der Epidemiologie des Zeckenencephalitis-Virus in der Lettischen SSR (russisch). Med. Parazit. (Mosk.) 39, 301 (1961).

Kääriäinen, L., E. Hirvonen, and **N. Oker-Blom**: Geographical Distribution of Diphasic Tick-borne Encephalitis in Finland. Ann. Med. exp. Fenn. 39, 316 (1961). — **Kääiriäinen, L.**: Discussion. In: Biology of Viruses of the Tick-borne Encephalitis Complex (red. H. Libíková), S. 215. Praha: ČSAV 1962. — **Karasova, P.S., L.K. Kuranova** u. **B.F. Semenov**: Der Farbtest bei der Zeckenencephalitis (russisch). Vop. Virus. 9, 119 (1964). — **Karpov, S.P.**, u. **J.V. Fedorov**: Epidemiologie und Prophylaxe der Zeckenencephalitis (russisch). Tomsk: Izdatelstvo Tomskogo Universiteta 1963. — **Kovac, W., Ch. Kunz** u. **L. Stockinger**: Die elektronmikroskopische Darstellung des Virus der Frühsommer-Meningoencephalitis (FSME) in HeLa-Zellen. Arch. ges. Virusforsch. 11, 544 (1961). — **Kožuch, O., J. Nosek, E. Ernek, M. Lichard**, and **P. Albrecht**: Persistence of Tick-borne Encephalitis Virus in Hibernating Hedgehogs and Dormice. Acta virol. 7, 430 (1963). — **Krolj, M.B., I.S. Altschuler, I.S. Glazunov, J.S. Sergeeva** u. **A.N. Schapoval**: Klinik der Frühsommer-Encephalitis (russisch). Arch. biolog. nauk., Tom LVI, 2, 60 (1939). — **Kuimov, D.T.**, u. **A.V. Dubov**: Amyotrophische Lateralsklerose als Syndrom der Zeckenencephalitis (russisch). Nevropat. i Psichiat. 58, 282 (1958). — **Kunz, Ch.**, u. **H. Moritsch**: Zur serologischen Diagnostik der Frühsommer-Meningoencephalitis (FSME). Arch. ges. Virusforsch. 11, 568 (1961). — **Kunz, Ch.**: Fluoreszenz-serologische Untersuchungen an virusinfizierten Zellen. Zbl. Bakt., I. Abt. Orig. 184, 362 (1962). ~ The Use of the Immunofluorescent Method and Microphotometry for the Differentiation of Arboviruses. Virology 24, 672 (1964).

Levkovitsch, E.N., u. **G.D. Zasuchina**: Zeckenencephalitis Vakcine aus Gewebekulturen. I. Auswahl von Gewebekultur, Systemen und Dynamik der Virusinaktivierung mittels Formalin (russisch). Vop. Virus. 6, 33 (1960). — **Libíková, H.**, u. **O. Mačička**: Über die Eigenschaften des Zeckenencephalitis-Virus, isoliert aus Zecken Dermacentor marginatus Sulz. I. Konferenz der tschechoslowakischen Virologen, Smolenice, Tschechoslowakei 1955. — **Libíková, H.**: (1956), zit. in A.A. Smorodincev, 1958. ~ Viruses of the Tick-borne Encephalitis Group in HeLa Cells. Acta virol. 3 (Suppl.), 41 (1959). — **Libíková, H.**, a **P. Albrecht**: Patogenita vírusu kliešťovej encefalitídy izolovaného na Slovensku z Dermacentor marginatus Sulz., pre niektoré laboratórne, domáce a voľne žijúce zvieratá. Vet. Čas. 8, 461 (1959). — **Libíková, H.**, and **J. Vilček**: A Simple Neutralization Test for Viruses of the Tick-borne Encephalitis Group, Depending on a Complete Cytopathic Effect in HeLa Cells. Acta virol. 3, 181 (1959). ~ Assay of the Tick-borne Encephalitis Virus in HeLa Cells. I. Cytopathic Effect and Metabolic Inhibition. Acta virol. 4, 165 (1960). — **Libíková, H., D. Blaškovič, J. Vilček, J. Řeháček, M. Grešíková, O. Mačička, E. Ernek**, and **V. Mayer**: Incidence of Antibodies against Tick-borne Encephalitis Virus in Man and Domestic Animals in a Small Village in a Natural Focus of Infection. J. Hyg. Epidem. (Praha) 4, 327 (1960). — **Libíková, H.**, and **P. Albrecht**: Reproduction of Tick-borne Encephalitis Virus in HeLa Cells. Nature 192, 4804,

779 (1961). — **Libíková, H.**, and **J. Vilček**: Assay of the Tick-borne Encephalitis Virus in HeLa Cells. II. Neutralisation Tests Using the Cytopathic and Metabolic Inhibition Effects. Acta virol. **5**, 379 (1961). — **Libíková, H.**: Recent Progress in the Biology of Viruses of the Tick-borne Encephalitis Complex. In: Biology of Viruses of the Tick-borne Encephalitis Complex (red. H. Libíková), S. 40. Praha: ČSAV 1962. — **Libíková, H.**, a **N. Valentová**: Metodické poznatky o aplikácii neutralizačných testov in vitro s vírusom kliešťovej encefalitídy v terénnom pokuse. In: Význam cielenej imunizácie domácich zvierat pre prírodné ohnisko kliešťovej encefalitídy (red. D. Blaškovič), Biologické práce VIII/9, S. 11. Bratislava: SAV 1962. — **Libíková, H.**, and **J. Vilček**: Metabolic Inhibition Test for the Tick-borne Encephalitis Complex Viruses. In: Biology of Viruses of the Tick-borne Encephalitis Complex (red. H. Libíková), S. 212. Praha: ČSAV 1962. — **Libíková, H.**, **V. Smidová**, and **N. Valentová**: Neutralisation Test with a Cytopathic Variant of Tick-borne Encephalitis (TE) Virus in Stable Cell Lines. Acta virol. **6**, 91 (1962a). — **Libíková, H.**, **J. Řeháček**, and **V. Mayer**: Comparison of Different in vitro and in vivo Methods for the Detection of Small Quantities of Various Tick-borne Encephalitis Viruses. In: Biology of Viruses of the Tick-borne Encephalitis Complex (red. H. Libíková), S. 201. Praha: ČSAV 1962b. — **Libíková, H.**: Assay of the Tick-borne Encephalitis Virus in HeLa Cells. III. Selection and Properties of Virus Antigens for an in vitro Neutralization Test. Acta virol. **7**, 516 (1963). — **Libíková, H.**, **M. Grešíková**, **J. Řeháček**, **E. Ernek**, a **J. Nosek**: Imunologické prehľady v prírodných ohniskách kliešťovej encefalitídy. Bratisl. lek. Listy **43**, 40 (1963). — **Libíková, H.**, **J. Řeháček**, **V. Mayer**, **O. Kožuch**, and **E. Ernek**: Tick-borne Encephalitis Viruses Recovered by Different Methods from Ixodes persulcatus Ticks. J. Hyg. Epidem. (Praha) **8**, 77 (1964). — **Libíková, H.**, and **D. Stanček**: Description of Three Different Lines of one Strain of the Tick-borne Encephalitis Virus. Acta virol. **9**, 481 (1965). — **Libíková, H.**, **A. Króo**, and **J. Tesařová**: Immunogenesis of Tick-borne Encephalitis Correlated to the Clinical Course of the Infection. II. Colloquium on Actual Encephalitides, Warsaw, Sept. 1965. — **Likar, M.**, **S.M. Buckley**, and **D.H. Clarke**: Improved Conditions for the Production of Arthropod-borne Viral Hemagglutinins in Infected HeLa Cell Cultures. Virology **18**, 648 (1962). — **Loew, J.**, **A. Radda**, **G. Pretzmann** u. **G. Studynka**: Untersuchungen in einem Naturherd der Frühsommer-Meningo-Encephalitis (FSME) in Niederösterreich. 4. Mitteilung. Ergebnisse der ökologischen Untersuchungen an einer Population von Ixodes ricinus Zecke im Jahre 1963. Zbl. Bakt., I. Abt. Orig. **194**, 133 (1964). — **Loginova-Parina, N.V.**: Über die Methodik der Plaque-Bildung durch die Viren der Zeckenencephalitis-Gruppe und einige Möglichkeiten ihrer Anwendung (russisch). Vop. Virus. **9**, 25 (1964).

Málková, D.: Susceptibility of Inbred Mice of Strain C57BL/10 -H-2^d to Tick-borne Encephalitis Virus. Folia microbiol. (Praha) **5**, 414 (1960). ~ The Role of Lymphatic System in Experimental Infection with Tick-borne Encephalitis. I. The Tick-borne Encephalitis Virus in the Lymph and Blood of Experimentally Infected Sheep. II. Neutralizing Antibodies in Lymph and Blood Plasma of Experimentally Infected Sheep. Acta virol. **4**, 233 (1960a, b). ~ Role of the Lymphatic and Blood Circulation in the Distribution of Tick-borne Encephalitis Virus in the Organism of a Susceptible and Non-susceptible Animal. In: Biology of Viruses of the Tick-borne Encephalitis Complex (red. H. Libíková), S. 271. Praha: ČSAV 1962. — **Málková, D.**, and **Z. Marhoul**: A Neutralization Test with Tick-borne Encephalitis Virus in Pig Kidney Cells. Acta virol. **6**, 374 (1962). — **Málková, D.**, **Z. Marhoul**, **V. Fraňková**, and **V. Černý**: Cytopathic Effect of Tick-borne Encephalitis Virus in Pig Kidney Cells and its Application in the Neutralization Test. In: Biology of Viruses of the Tick-borne Encephalitis Complex (red. H. Libíková), S. 205. Praha: ČSAV 1962. — **Mayer, V.**: "Partial" Cytopathic Effect of Tick-borne Encephalitis Virus — a Consequence of Persistent Infection of Stable Cell Lines. Acta virol. **6**, 92 (1962a). ~ Interaction of Mammalian Cells with Tick-borne Encephalitis Virus. II. Persisting Infection of Cells. Acta virol. **6**, 317 (1962b). ~ Interactions of Mammalian Cells with Tick-borne Encephalitis Virus. I. Propagation Rate and Cytopathic Effect of Tick-borne Encephalitis Virus in Selected Cells and Maintenance Media. Acta virol. **6**, 239 (1962c). ~ Studies of the Tick-borne Encephalitis Virus Chick Embryo Cell System by the Plaque Method. Acta virol. **6**, 309 (1962d). — **Mayer, V.**: Study of the Virulence of Tick-borne Encephalitis Virus. I. Experimentally Obtained Line of Tick-borne Encephalitis Virus with Changed Pathogenicity for Young Mice and its Immunogenicity. Acta virol. **7**, 421 (1963). ~ Study of the Virulence of Tick-borne Encephalitis Virus. III. Biological Evaluation of Large-Plaque and Small-Plaque Variants of Viruses of the Tick-borne Encephalitis Complex. Acta virol. **8**, 507 (1964). ~ Study of the Virulence of Tick-borne Encephalitis Virus. IV. Thermosensitivity of Viruses and its Relationship to other Genetic Markers. Acta virol. **9**, 397 (1965). — **Mayer, V.**, and **I. Slávik**: Chromatography of Tick-borne Encephalitis Virus Variants on Hydroxylapatite. Virology **26**, 368 (1965). — **Melnikova, E.E.**, u. **J.M. Tsirkin**: Anwendung eines komplementbindenden Diagnostikums aus Gewebekulturen zur Untersuchung von Sera der Zeckenencephalitis-Kranken (russisch). Vop. Virus. **9**, 158 (1964). — **Molnár, E.**: A Serological Study of the Incidence of Tick-borne Encephalitis in Hungary. Acta microbiol. Acad. Sci. hung. **10**, 365 (1963/64). — **Morimoto, T.**, **T. Omori**, and

M. Matumoto: Growth of Russian Spring Summer Encephalitis (RSSE) Virus in Monolayer Cell Cultures of Porcine Kidney, Bovine Embryo Kidney and Chicken Embryo. Arch. ges. Virusforsch. **13**, 511 (1963). ~ Interference of Russian Spring Summer Encephalitis Virus with Newcastle Disease Virus in Cell Culture of Bovine Embryonic Kidney. Jap. J. exp. Med. **82**, 163 (1962). — **Motajová, J.**, and **H. Libíková**: Reproduction of Tick-borne Encephalitis Virus in a Human Diploid Cell Strain. Acta virol. **9**, 464 (1965).

Nosek, J., M. Grešíková, and **J. Řeháček**: Persistence of Tick-borne Encephalitis Virus in Hibernating Bats. Acta virol. **5**, 112 (1961). — **Nosek, J., M. Grešíková, J. Řeháček, O. Kožuch**, and **P. Albrecht**: The Role of Birds in Natural Focus of Tick-borne Encephalitis. IV. Experimental Infection of Pheasants (Phasianus colchicus) with Tick-borne Encephalitis Virus. J. Hyg. Epidem. (Praha) **6**, 478 (1962). — **Nosek, J.**, and **I. Grulich**: Relationship between TBE Virus and the Ticks and Mammals of the Tribeč Mountain Range. Bull. Wld Hlth Org. (1966, im Druck).

Oker Blom, N.: Propagation of Louping-Ill Virus in Malignant Human Epithelial Cells, Strain HeLa. Ann. Med. exp. Fenn. **34**, 199 (1956).

Panov, A.G.: Die Klinik der Frühsommer-Encephalitis (russisch). Neuropathologia i psichiatria, V. 7, 32 (1938). ~ Zeckenencephalitis (russisch), S. 283. Moskva: Medgiz 1956. ~ Einführung in die Neurologie (russisch), S. 304. Moskva: Medgiz 1962. — **Pešek, J.**: Die Isolierung des Zeckenencephalitis-Virus an Säuglingsratten. In: Zeckenencephalitis in Europa (red. H. Libíková), S. 145. Berlin: Akademie-Verlag 1961. — **Pogodina, V.V.**: Die Stabilität des Zeckenencephalitis-Virus gegen den Magensaft (russisch). Vop. Virus. **3**, 271 (1958). ~ Experimentelle Forschung der Pathogenese der Zeckenencephalitis bei der alimentaren Infektion. Dynamik der Distribution des Virus im Organismus enteral infizierter weißer Mäuse (russisch). Vop. Virus. **3**, 272 (1960a). ~ Experimentelle Forschung der Pathogenese der Zeckenencephalitis bei der alimentaren Infektion. Studium der Wege der Virus-Ausscheidung aus dem Organismus weißer Mäuse (russisch). Vop. Virus. **3**, 279 (1960b). — **Pogodina, V.V.**, and **A.P. Savinov**: Variation in the Pathogenicity of Viruses of the Tick-borne Encephalitis Complex for Different Animal Species. I. Experimental Infection of Mice and Hamsters. Acta virol. **8**, 424 (1964). — **Pogodina, V.V., E.N. Levkovich, I.M. Rodin**, and **L.G. Karpovich**: Variation in the Pathogenicity of Viruses of the Tick-borne Encephalitis Complex for Different Animal Species. II. Evaluation of Neurovirulence for Lambs and Piglets as a Strain Marker. Acta virol. **8**, 521 (1964). — **Popov, V.M.**: Waldzecken und ihre Ekologie in West-Sibirien (russisch). Trudy Tomskogo N.I.I.V.S., Tomsk 9, 1958. — **Pretzmann, G., A. Radda** u. **J. Loew**: Studien zur Ökologie von Ixodes ricinus L in einem Endemiegebiet der Frühsommer-Meningoencephalitis (FSME) im Bezirk Neunkirchen (Niederösterreich). Z. Morphol. Oekol. Tiere **54**, 393 (1964). — **Przesmycki, F., Z. Taytsch, R. Semkow, R. Walentinowitz-Stanczyk, Z. Kamieniecka** u. **J. Kirkowska**: Zeckenencephalitis-Forschung. II. Experimentelle Infektion der Affen mit dem Zeckenencephalitis-Virus (polnisch). Przegl. epidem. 8, 215 (1954).

Radda, A., J. Loew u. **G. Pretzmann**: Untersuchungen in einem Naturherd der Frühsommer-Meningoencephalitis (FSME) in Niederösterreich. Zbl. Bakt., I. Abt. Orig. **190**, 281 (1963). — **Raška, K.**, a **V. Bárdoš**: Čsl. klíšťová encefalitida. Státní zdravot. nakladatelství Praha 1954. — **Raška, K.**: Epidemiologie der Zeckenencephalitis in der Tschechoslowakei. In: Zeckenencephalitis in Europa (red. H. Libíková), S. 43. Berlin: Akademie-Verlag 1961. — **Řeháček, J.**: Transmission of Tick-borne Encephalitis Virus by Fleas. J. Hyg. Epidem. (Praha) **5**, 282 (1961). ~ Propagation of Tick-borne Encephalitis (TE) Virus in Tick Tissue Cultures. Ann. Épiphyties **14**, nohors série III, 199 (1963). — **Řeháček, J., M. Grešíková, J. Nosek**, and **P. Albrecht**: The Role of Birds in Natural Focus of Tick-borne Encephalitis. I. Experimental Infection of Buzzard (Buteo buteo) and the Kestrel (Falco tinnunculus) with Tick-borne Encephalitis Virus. J. Hyg. Epidem. (Praha) **7**, 145 (1963). — **Řeháček, J.**, and **O. Kožuch**: Comparison of the Susceptibility of Primary Tick and Chick Embryo Cell Cultures to Small Amounts of Tick-borne Encephalitis Virus. Acta virol. **8**, 470 (1964). — **Rezepova, A.I.**: Standardisation der Bedingungen des Hemagglutination-Inhibitionstestes mit nichtinfektiösem Antigen des Zeckenencephalitis-Virus (russisch). Vop. Virus. 8, 180 (1963). — **Richling, E.**: Virus Meningo-encephalitis in Austria. I. Epidemiological Features. Bull. Wld Hlth Org. **12**, 521 (1955). — **Robinzon, I.A.**, u. **J.S. Sergeeva**: Pathologisch-anatomische Veränderungen im Nervensystem bei Frühsommer(Taiga)-Encephalitis (russisch). Arch. biol. Nauk **56**, 71 (1939). ~ Lokalisation der Entzündungsveränderungen bei der Frühsommer-Meningoencephalitis (russisch). Nevropat. i Psichiat. **9**, 31 (1940). — **Rosický, B.**: Notes on Classification of Natural Foci of Tick-borne Encephalitis in Central and Southwest Europe. J. Hyg. Epidem. (Praha) **3**, 249 (1959).

Sabin, A.B.: Hemagglutination by viruses affecting the human nervous system. Fed. Proc. **10**, 573 (1951). — **Salminen, A.**: Removal of Tick-borne Encephalitis Virus Receptors from Erythrocytes by Extraction with Lipid Solvents. Ann. Med. exp. Fenn. **38**, 281 (1960). — **Salminen, A., O.V. Renkonen**, and **O. Renkonen**: Nature of Lipid Inhibitors of Tick-borne Encephalitis Virus

Hemagglutination. Ann. Med. exp. Fenn. **38**, 447 (1960a). ~ Nature of Lipid Inhibitors of Tick-borne Encephalitis Virus Hemagglutination. II. Inhibitory Activity of Authentic Lipids and their Mixtures. Ann. Med. exp. Fenn. **38**, 456 (1960b). — **Salminen, A.**: A Method for the Production of Arbovirus Hemagglutinins in Tissue Culture. Acta path. microbiol. scand., Suppl. **154**, 343 (1962). — **Semenov, B.F.**, u. **A.I. Rezepova**: Effekt des beta-Propiolakton auf das Zeckenencephalitis-Virus (russisch). Vop. Virus. **6**, 432 (1961). ~ Methode der Vorbereitung nichtinfektiösen Virus der Zeckenencephalitis für den Hemagglutinations-Inhibitionstest in Produktions-Bedingungen (russisch). Vop. Virus. **7**, 55 (1962). — **Scheid, W., R. Ackermann, H. Bloedhorn, R. Löser, G. Liedtke** u. **M. Škrtič**: Untersuchungen über das Vorkommen der Zentraleuropäischen Encephalitis in Süddeutschland. Dtsch. med. Wschr. **89**, 2313 (1964). — **Schindler, R.**, u. **H.E. Krampitz**: Über Unterschiede in der Empfänglichkeit verschiedener Mäusestämme und -Arten gegenüber dem Virus der Frühsommer-Meningo-Encephalitis (FSME). Z. Tropenmed. Parasit. **15**, Nr. 1, 29 (1964). — **Schubladze, A.K.**: Pathogenese der Frühsommer-Encephalitis. I. Mitteilung (russisch). Arch. biol. Nauk **56**, 83 (1939). — **Schubladze, A.K.**, u. **G.V. Serdjukova**: Die Zecke Ixodes persulcatus als Überträger der Frühsommer-Encephalitis (russisch). Arch. biol. Nauk **56**, 12 (1939). — **Schubladze, A.K.**, u. **O.G. Andzschaparidze**: Prophylaxe der Zeckenencephalitis (russisch). Zh. Mikrobiol. (Mosk.) **74** (1954). — **Sinnecker, H.**: Zur Verteilung sowie klinischen Differenzierung von postvaccinalen Encephalitiden und Zeckenencephalitisfällen. Zbl. Bakt., I. Abt. Orig. **182**, 461 (1961). — **Sokol, F., H. Libíková**, and **J. Žemla**: Properties of Infectious Ribonucleic Acid Derived from Brains of Mice Infected with Tick-borne Encephalitis Virus. Acta virol. **4**, 65 (1960). — **Sokol, F., J. Žemla, V. Mayer**, and **H. Libíková**: Infectious Ribonucleic Acid from Purified Tick-borne Encephalitis Virus. Acta virol. **5**, 132 (1961). — **Sokol, F., J. Žemla, H. Libíková**, and **M. Rosenberg**: Purification of Tick-borne Encephalitis Virus from Mouse Brain Suspensions. In: Biology of Viruses of the Tick-borne Encephalitis Complex (red. H. Libíková), S. 113. Praha: ČSAV 1962. — **Slonim, D.**: Poznámka k serologické diagnostice některých našich virusových neuroinfekcí. Čs. Hyg. Epidem. Mikrobiol. **2**, 366 (1953). — **Slonim, D., R. Štejfa**, a **A. Zedníková**: Příspěvek k serologické diagnostice některých našich virusových neuroinfekcí. Čs. Hyg. Epidem. Mikrobiol. **3**, 35 (1954). — **Slonim, D.**, a **J. Kramář**: Pokus o průkaz přenosu virusu čsl. klíšťové encefalitidy komáry našich krajů. Čs. Hyg. Epidem. Mikrobiol. **4**, 176 (1955). — **Slonim, D.**: Virus československé klíšťové encefalitidy v kuřecím zárodku. II. sdělení o virusu čsl. kl. encefalitidy. Čs. Hyg. Epidem. Mikrobiol. **5**, 3 (1956). — **Slonim, D.**, a **J. Štěpánek**: Elektronová mikroskopie purifikátů virusu čs. klíšťové encefalitidy. Čs. Hyg. Epidem. Mikrobiol. **5**, 173 (1956). — **Slonim, D.**: Probleme der Schutzimpfung gegen die Zeckenencephalitis. In: Zeckenencephalitis in Europa (H. Libíková, edit.), S. 153. Berlin: Akademie-Verlag 1961. — **Slonim, D.**, and **V. Rösslerová**: Pathogenicity of Tick-borne Encephalitis Virus for the Chicken Embryo. I. Influence of Chicken Embryo Age and Incubation Temperature on the Lethal Activity of the Virus. Acta virol. **9**, 473 (1965). ~ Pathogenicity of Tick-borne Encephalitis Virus for the Chicken Embryo. III. Titration of Infectious Activity of Virus and of Specific Neutralization Antibodies in Chicken Embryos. Acta virol. **10**, 49 (1966). — **Smorodincev, A.A.**: Ergebnisse der dreijährigen Forschungsarbeit sowjetischer Mediziner über Frühsommer (Taiga-, Zecken-, Endemische) Encephalitis (russisch). Arch. biol. Nauk **56**, 11 (1939). — **Smorodincev, A.A., E.N. Levkovich**, and **N.L. Dankowski**: Attempt to Protect People Living in the Endemic Area Spring-Summer Encephalitis Infection by Means of Inactivated Virus Vaccine (russisch). Arch. biol. Nauk **59**, 92 (1940). — **Smorodincev, A.A.** (edit.): Neurovirus-Infektionen (russisch), S. 3. Leningrad: Medgiz 1954. ~ Tick-borne Spring-Summer Encephalitis. In Progress med. Virol. **1**, 210. Basel-New York: S. Karger 1958. — **Stanček, D.**, and **J. Vilček**: The Role of Interferon in Tick-borne Encephalitis Virus-Infected L Cells. II. Persistent Infection. Acta virol. **9**, 9 (1965). — **Svedmyr, A., G. von Zeipel, B. Holmgren**, and **J. Lindahl**: Tick-borne Meningoencephalomyelitis in Sweden. Arch. ges. Virusforsch. **8**, 565 (1958).

Taytsch, Z.F., a **Z. Wroblewska**: Badanie naturalniego ogniska zapalenia mózgu w puszczy Bialowieskiej. Przegl. epidem. **4**, 339 (1958). — **Tjuschnakova, M.K.**, u. **M.C. Zagromova**: Zur Frage der Produktion eines Diagnostikums für die Komplementbindungsreaktion bei der Zeckenencephalitis (russisch). Vop. Virus. **5**, 204 (1960). — **Tschumakov, M.P.**, u. **N.A. Zeitlenok**: Zeckenencephalitis in einer Uralprovinz (russisch). Arch. biol. Nauk **56**, 112 (1939). — **Tschumakov, M.P.**: Über die Klassifikation und Nomenklatur der Viren in der Antigen-Untergruppe der Zeckenencephalitis. In: Zeckenencephalitis, Kemerovo Zeckenfieber, hämorrhagische Fieber und andere Arbovirusinfektionen, S. 3. Moskau: Akademie der medizinischen Wissenschaften 1964. — **Tschumakov, M.P., D.K. Lwov, A.V. Gagarina, L.M. Vitner, I.M. Rodin, V.A. Zaklinskaya, L.G. Goldfarb** u. **M.K. Chanina**: Studium der Effektivität der Zeckenencephalitis Vakzine. 1. Mitteilung. Wirkung immunogener Vakzineeigenschaften; Effektivität der Vakzinierung und Revakzinierung (russisch). Vop. Virus. **10**, 168 (1965). — **Tsirkin, J.M.**, and **S.Ja. Gaidamovitsch**: Improved laboratory Diagnosis of Tick-borne Spring-Summer Encephalitis. 2. Virus Neutralization Tests in Chick Embryo Cell Cultures Based on Haemagglutination. Acta virol. **8**, 249 (1964).

Vapcarov, L., A. Torgonov, Z. Spasov, D. Biko u. **M. Dragiev**: Zweiwellen-Meningoencephalitis in Süd-Bulgarien. Sovr. Med. **1954 II**, 86. — **Vesenjak-Zmijanac, J., M. Bedjanić, S. Rus,** and **J. Kmet**: Virus-Meningo-Encephalitis in Slovenia. 3. Isolation of Causative Agent. Bull. Wld Hlth Org. **12**, 513 (1955). — **Vigovskij, A.I.**: Isolierung des Virus-Erregers der Zeckenencephalitis vom kranken Menschen in West-Ukraine (russisch). Vop. Virus. **9**, 163 (1964). — **Vilček, J.**: An Interferon-like Substance Released from Tick-borne Encephalitis Virus-Infected Chick Embryo Fibroblast Cells. Nature (Lond.) **187**, 73 (1960). ~ Studies on an Interferon from Tick-borne Encephalitis Virus-Infected Cells (IF). I. Appearence of IF in Infected Chick Embryo Cell Cultures. Acta virol. **5**, 278 (1961). — **Vorobjeva, M.S.**: Experimentelle Forschung der humoralen Immunität bei Reptilien nach Infektion mit Zeckenencephalitis-Virus (russisch). Vop. Virus. **10**, 36 (1965). — **Votjakov, V.I.**: Zeckenencephalitis und ihre Bekämpfung in der Weißrussischen SSR (russisch). Med. Parazit. (Mosk.) **28**, 301 (1959).

Work, T.H.: HAI-antibodies of Man and Animals in the Serological Epidemiology of Tick-borne Encephalitis Complex Virus Infections. In: Biology of Viruses of the Tick-borne Encephalitis Complex (red. H. Libíková), S. 430. Praha: ČSAV 1962.

Zalkind, J.S., O.G. Andzschaparidze, N.N. Bogomolova, and **A.M. Fokina**: Morphological and Cytochemical Study of HEp-2 Cell Cultures Persistently Infected with Tick-borne Encephalitis Virus. Acta virol. **7**, 48 (1963). — **Žáčková, Z.**, a **K. Žáček**: Některé problémy jednodušší a bezpečnější přípravy encefalitických komplementfixačních antigenů. J. Hyg. Epidem. (Praha) **8**, 89 (1959). — **Zasuchina, G.D.**: Anwendung der Gewebekultur-Methode für Zeckenencephalitis-Diagnose (russisch). Vop. Virus. **5**, 250 (1960). — **Závada, J.**, and **V. Mayer**: A Hypothesis to explain some Quantitative Peculiarities of the Plaque Titration of Tick-borne Encephalitis Virus. Acta virol. **8**, 104 (1964). — **Zeipel, G. von**, and **A. Svedmyr**: Growth of Viruses of the Russian Spring-Summer-Louping-ill Group in Tissue Culture. Arch. ges. Virusforsch. **8**, 370 (1958). — **Zeipel, G. von**: Isolation of Viruses of the Russian Spring-Summer Encephalitis-Louping Ill Group from Swedish Ticks and from a Human Case of Meningoencephalitis. Arch. ges. Virusforsch. **9**, 460 (1959). — **Zilber, L.A.**: Endemische Frühjahr(Früh-Sommer)-Zeckenencephalitis. Arch. biol. Wissenschaften **56**, Nr. 11, 9 (1939). — **Zilber, L.A.**, u. **A.K. Schubladze**: Über den Zusammenhang des Virus der fernöstlichen Encephalitis und des Virus der schottländischen Encephalitis. Über die schottländische Encephalitis in der UdSSR (russisch). Zh. Mikrobiol. (Mosk.) **16**, 23 (1946). — **Zilber, L.A.**: Comparative Study on Monkeys of the Far-Eastern and Western Tick-borne Encephalitis Strains. J. Hyg. Epidem. (Praha) **6**, 128 (1962a). ~ Comparative Study of Far-Eastern and Western Encephalitis Strains on Sheep. J. Hyg. Epidem. (Praha) **6**, 113 (1962b). — **Żoltowski, Z.**, a **Z. Wróblewska-Mularczyk**: Wstępne badania nad rolą komarów v przenoszeniu wirusa kleszczowego zapalenia mózgu. Med. dosw. i mikrobiol. **13**, 241 (1961).

10. Louping Ill (LI)

(Schottische Encephalitis der Schafe)

Louping ill ist seit mehr als 100 Jahren als eine *Virus-Meningoencephalitis der Schafe in Schottland und Nord-England* bekannt, welche bedeutende wirtschaftliche Verluste bei den Schafzüchtern verursacht. Die Erkrankung wurde zuerst mittels Gehirn- und Rückenmark-Aufschwemmungen von eingegangenen auf gesunde Schafe und Schweine übertragen. Später wurde die Virusätiologie der Krankheit sichergestellt — das Virus wurde in Infektionsmaterial-Filtraten auf weiße Mäuse übertragen (zit. van Rooyen und Rhodes, 1948). Bei *Menschen* wurden anfangs nur Laborinfektionen beschrieben, später aber wurden auch natürliche menschliche Infektionen nachgewiesen, insbesondere bei dem Pflegepersonal der Schafe (Davison u. Mitarb., 1948; Brewis u. Mitarb., 1949; Lawson u. Mitarb., 1949; Likar und Dane, 1958; Ross, 1961).

Morphologie und Eigenschaften des LI-Virus

Die Teilchen des Virus LI haben (bei Filtrationsversuchen) die Größe von 15—20 mμ. Das Virus LI besitzt ein Hämagglutinin. Auf Grund der antigenen Eigenschaften gehört es zu den Virusstämmen des ZE-Komplexes (Casals, 1962), gleichzeitig aber wird es mittels präziserer Methoden als ein selbständiger Typ von den übrigen Virusstämmen des Komplexes unterschieden (Clarke, 1962).

Züchtung, Pathogenität und Diagnostik des LI-Virus

Das LI-Virus wird auf *Hühnerembryonen* gezüchtet, die es nach Injizieren in den Dottersack so regelmäßig abtötet, daß dieser Test als quantitativer Virusnachweis verwendet wird. Vor mehr als 30 Jahren wurde das LI-Virus auf Gewebekulturen Maitlandschen Typs gezüchtet (Rivers und Ward, 1932—33). Neuerdings verwendete Oker-Blom (1956) und dann andere für seine Züchtung HeLa-Zellen, Williams (1958) Schweinenieren-Zellen, weiters wurde es auf Zellen Detroit 6, einer Zell-Linie aus menschlichem Angiosarkom und aus menschlichem Amnion gezüchtet (Levkovitsch und Karpovitsch, 1960; Libíková, 1963). Auf den erwähnten Zell-Linien ruft das LI-Virus einen mehr oder weniger deutlichen CPE hervor, insbesondere nach Adaption durch mehrere Passagen. Ohne CPE vermehrt sich das Virus auch in Hühnerembryozellen (Libíková u. Mitarb., 1962; Grešíková und Kožuch, 1965), wo es auch Plaque-Bildung induziert (Porterfield, 1962a,b).

Das LI-Virus erweist sich pathogen nach cerebraler und peripherer Infektion bei weißen Mäusen, die es unter Encephalitis-Symptomen abtötet. Nach intracerebraler Injektion hat es bei Affen, Goldhamstern, Lämmern und Ferkeln eine ähnliche Wirkung (zit. van Rooyen und Rhodes, 1948; Pogodina und Savinov, 1964; Pogodina u. Mitarb., 1964; Dow und McFerran, 1964).

Bei Isolierungsversuchen wird das infektiöse Material jungen Mäusen intracerebral injiziert. Für die Serodiagnostik stehen, ähnlich wie bei den anderen Viren des ZE-Komplexes, der Neutralisationstest (in vivo und in vitro), KBR und HIT zur Verfügung.

Klinisches Bild und Pathogenese des LI

Die Schafe werden durch den Biß infizierter Zecken angesteckt (McLeod und Gordon, 1932), wobei das Virus aus der Zecke in die Bißwunde eindringt. Es wird angenommen, daß es zur Infektion auch dann kommen kann, wenn die Wunden mit virushaltigem Zeckenkot verunreinigt werden und das Virus dann in die Blutbahn gelangt. Das weitere Schicksal des Virus wurde nicht in Details untersucht, doch wird es wahrscheinlich ähnlich sein, wie bei der Pathogenese der Zeckenencephalitis (s. S. 207).

Die Pathogenese der menschlichen Infektionen, und zwar der natürlichen (durch Zeckenbiß), so wie der Laborinfektionen wird wahrscheinlich auch der Zeckenencephalitis ähnlich sein. Die Infektion des Menschen durch Genuß von Milch ist nicht erwiesen worden, obwohl die Virusausscheidung in der Milch im und nach dem virämischen Stadium bei infizierten Haustieren bewiesen wurde (Grešíková und Řeháček, 1959; Grešíková u. Mitarb., 1960).

Die *Klinik der voll ausgebildeten Infektion bei Schafen* ist sehr charakteristisch. Sie hat zwei Fieberwellen. In der ersten ist das Schaf traurig, das Virus kann aus dem Blut isoliert werden (virämisches Stadium). In der zweiten Fieberwelle entwickeln sich Symptome einer Meningoencephalitis: das Tier zittert, es treten Paresen einer oder mehrerer Extremitäten auf, Erscheinungen von cerebellarer Ataxie, das Schaf bemüht sich aufzuspringen. Die Letalität ist hoch, doch die Mehrzahl der Infektionen verläuft inapparent.

Pathologisch-histologisch wird eine akute Meningoencephalitis mit ausgeprägtem Befund im Kleinhirn nachgewiesen, die Purkinjeschen Zellen sind nekrotisch, zerfallen, es entwickelt sich Neuronophagie und Gliawucherung.

Das *klinische Bild menschlicher Erkrankungen* ist nur bei Einzelfällen gründlicher beschrieben worden. van Rooyen und Rhodes (1948) erwähnen nur 5 bestätigte Fälle von Laborinfektionen, weitere Fälle bei natürlicher Infektion wurden, wie es schon erwähnt wurde, später beschrieben. Auch hier ist ein *Zwei-Phasen-Verlauf* zu verzeichnen und die Symptomatologie ist ähnlich wie bei dem westlichen Typ der Zeckenencephalitis (s. S. 204). Es ist schwer zu erklären, warum so lange die menschlichen Infektionen durch das LI-Virus die Aufmerksamkeit bei Ärzten nicht erweckt haben.

Die in Laboratorien mit dem LI-Virus arbeitenden Personen infizieren sich insbesondere bei der Vorbereitung des Impfschutzstoffes. Falls sie vacciniert waren, ist der Krankheitsverlauf leicht (Edward und O'Reilly, 1962).

Ökologie, Epidemiologie und Prophylaxe des LI

LI ist in Schottland und auf den naheliegenden Inseln von Nordwest-England, weiters in Irland verbreitet, und zwar auf Berg- und Heideweiden, die als typische Biotopen der *Zecke Ixodes ricinus* bekannt sind. Obwohl die biocoenotischen Beziehungen dieser Zecke zu den kleineren und größeren freilebenden Wirbeltieren (Säugetiere und Vögel) stabilisiert erscheinen, sind *Schafe*, die langdauernd auf bestimmten Gebieten gezüchtet werden, seine *häufigsten Wirte* (VARMA, 1964). Außer der Zecke Ixodes ricinus, die als Überträger des Virus bewiesen ist, können auch die Zecken Ixodes trianguliceps, und möglich auch Ixodes hexagonus in den Naturherden des LI gelegentlich das Virus übertragen. Die transstadiale Übertragung des Virus ist bei Ixodes ricinus bewiesen worden.

Die Erkrankung hat bei Schafen einen Saisoncharakter. Sie tritt im Frühjahr und im Frühsommer auf. Die durchgestandenen Infektionen, sowohl manifeste wie inapparente, führen zur Bildung von Antikörpern, die mit den allgemein angewandten Methoden nachgewiesen werden. Die Epidemiologie des LI wird in den letzten Jahren intensiv studiert (SMITH u. Mitarb., 1964).

Die Epidemiologie der menschlichen Erkrankungen erweckt z. Z. keine Aufmerksamkeit. Einige bedeutende Tatsachen wurden bereits erwähnt.

Für die *Immunoprophylaxe* der Schafe wird ein Schutzimpfstoff gegen das LI aus infizierten Schafgehirnen produziert. Das Virus wird in den Gehirnaufschwemmungen durch Formalin inaktiviert. Die Vaccine schützt gegen das Auftreten einer Meningoencephalitis, gelegentlich aber können allgemeine Krankheitserscheinungen auftreten. Nach der Vakzination werden die Antikörper nur dann gebildet, wenn diese in mehreren Cyclen durchgeführt wurde. Der größte Wert der Schutzimpfung beruht darin, daß es die Lämmer vor tödlichen Erkrankungen schützt (SMITH u. Mitarb., 1964). Die ganz jungen Lämmchen sind gegen die Infektion durch immune Milch ihrer Mütter geschützt.

EDWARD und O'REILLY (1962) haben gute Erfahrungen mit der Schutzimpfung der an das LI-Virus exponierten Menschen mit einer formolisierten Vaccine aus Mäusegehirnen.

Außer Schutzimpfung und agrotechnischer Regulierung der Weideplätze werden z. Z. keine anderen Mittel zur Senkung der Morbidität bei Schafen und Menschen verwendet. Am Problem wird aber intensiv gearbeitet.

Literatur

Brewis, E.G., C. Neubauer, and **E.W. Hurst:** Another case of louping-ill in man. Isolation of the virus. Lancet **1949 I,** 689. — **Casals, J.:** Antigenic relationship among arthropod-borne viruses; Effect on diagnosis and cross immunity. In: The Biology of viruses of the tick-borne encephalitis complex (H. Libíková, edit.), S. 53. Praha: Cz. Acad. Sci. 1962. — **Clarke, D.H.:** Antigenic relationship among viruses of the tick-borne encephalitis complex as studied by antibody absorption and agar gel precipitin techniques. In: The Biology of viruses of the tick-borne encephalitis complex (H. Libíková, edit.), S. 67. Praha: Cz. Acad. Sci. 1962. — **Davison, G., C. Neubauer,** and **E.W. Hurst:** Meningoencephalitis in man due to the louping-ill virus. Lancet **1948 II,** 453. — **Dow, C.,** and **J.B. McFerran:** The neuropathology of experimental louping-ill in pigs. Res. Vet. Sci. **5,** 32 (1964). — **Edward, D.G. ff.,** and **K.J. O'Reilly:** Ten years experience of a vaccine against louping-ill in man. In: The Biology of viruses of the tick-borne encephalitis complex (red. H. Libíková), S. 344—347. Praha: Cz. Acad. Sci. 1962. — **Grešíková, M., P. Albrecht,** and **E. Ernek:** Studies on attenuated and virulent louping ill virus. In: The Biology of viruses of the tick-borne encephalitis complex, S. 294. Praha: Cz. Acad. Sci. 1960. — **Grešíková, M.,** and **O. Kožuch:** Kultivácia vírusu louping ill na tkanivových kultúrach z kuracích embryonálnych buniek za rôznych podmienok. Čs. Epidem. **14,** 31 (1965). — **Grešíková, M.,** and **J. Řeháček:** Isolierung des Zeckenenzephalitisvirus aus Blut und Milch von Haustieren (Schaf und Kuh) nach Infektion durch Zecken der Gattung Ixodes ricinus. Arch. ges. Virusforsch. **9,** 360 (1959). — **Lawson, J.H., N.G. Manderson,** and **E.W. Hurst:** Louping-ill meningoencephalitis. A further case and a serological survey. Lancet **1949 II**, 696. — **Levkovitsch, E.N.**, u. **L.G. Karpovitsch**: Cytopathischer Effekt der Viren der Zeckenenzephalitis-Gruppe an einer Zell-Linie aus menschlichem Angiosarkom (russisch). Vop. Virus. **6**, 45 (1960). — **Libíková, H.**: Assay of the tick-borne encephalitis virus in HeLa cells. III. Selection and properties of virus antigens for an in vitro neutralization test. Acta virol. **7**, 516 (1963). — **Libíková, H., J. Řeháček**, and **V. Mayer**: Comparison of different in vitro and in vivo methods for the detection of small quantities of various tick-borne encephalitis viruses. In: The Biology of viruses of the tick-borne encephalitis complex (H. Libíková, edit.), S. 261. Praha: Cz. Acad. Sci. 1962. — **Likar, M.**, and **D.S. Dane**: An illness resembling acute poliomyelitis caused by a virus of the russian spring-summer encephalitis-louping ill group in northern Irland. Lancet **1958 I**, 456. — **Mac Leod, J.**, and **W.S. Gordon**: Studies in louping ill. II. Transmission by sheep tick Ixodes ricinus L. J. comp. Path. **45**, 245 (1932). — **Oker-Blom, N.**: Propagation of louping-ill virus in malignant human epithelial cells strain HeLa. Ann. Med. exp. Fenn. **34**, 199 (1956). — **Pogodina, V.V.**, and **A.P. Savinov**: Variation in the pathogenicity of viruses of the tick-borne encephalitis complex for different animal species. I. Experimental infection of mice and hamsters. Acta virol. **8**, 424 (1964). — **Pogodina, V.V., E.N. Levkovich, I.M. Rodin**, and **L.E. Karpovich**: Variation in the pathogenicity of viruses of the tick-borne encephalitis complex for different animal species. II. Evaluation of neurovirulence for lambs and piglets as a strain marker. Acta virol. **8**, 521 (1964). — **Porterfield, J.S.**: The cultivation of viruses of the tick-borne complex in tissue culture. An approach through the study of other group B viruses. In: The Biology of viruses of the tick-borne encephalitis complex (H. Libíková, edit.), S. 131. Praha: Cz. Acad. Sci. 1962a. ~ The application of the plaque inhibition test to viruses of the tick-borne encephalitis complex. In: The Biology of viruses of the tick-borne encephalitis complex (H. Libíková, edit), S. 208. Praha: Cz. Acad. Sci. 1962b. — **Rivers, T.M.**, and **S.M. Ward**: Cultivation of louping ill virus. Proc. Soc. exp. Biol. (N.Y.) **30**, 1300 (1932—1933). — **Ross, C.A.C.**: Louping-ill in the west of Scotland. Lancet **1961 II**, 527. — **Van Rooyen, C.E.**, and **A.J. Rhodes**: Virus diseases of man, S. 1148. New York: Thomas Nelson and Sons 1948. — **Smith, C.E.G., D.A. McMahon, K.J. O'Reilly, W.L. Wilson**, and **J.M. Robertson**: The epidemiology of louping-ill in Ayrshire: the first year of studies in sheep. J. Hyg. Camb. **62**, 53 (1964). — **Varma, M.G.R.**: The acarology of louping ill. Acarologia, S. 241. Fort Collins, USA: C.R. Ier Congrès Int. d'Acarologie 1964. — **Williams, H.E.**: Growth and titration of louping ill virus in monolayer tissue culture of pig kidney. Nature (Lond.) **181**, 497 (1958).

11. Omsksches hämorrhagisches Fieber (OHF)

Das OHF wurde von Tschumakov (1948) als eine selbständige nosologische Einheit beschrieben, charakterisiert durch ein *hämorrhagisches Syndrom* und somit unterscheidet es sich im bezug zur Klinik grundsätzlich von der ZE. Als Erreger dieser Krankheit wurde ein Virus (Mitglied des ZE-Komplexes) nachgewiesen. Naturherde des OHF wurden außer dem Gebiet von Omsk auch im Gebiet von Novosibirsk und Kurgansk nachgewiesen (Fedorova u. Mitarb., 1964; Busygin, 1964; Gavrilovskaya und Tschumakov, 1964).

Morphologie und Struktur des OHF-Virus

Das OHF-Virus erscheint in Ultradünnschnitten von infizierten Zellen als sphärisches Partikel mit einem dichten Nucleoid von 25 mμ Durchmesser und einer helleren peripheren, aus zwei Schichten bestehenden Zone, die ca. 6 mμ breit ist (Schestopalova u. Mitarb., 1965).

Das OHF-Virus erhält sich ausgezeichnet im lyophylisierten Zustand (14 Jahre!), ist gegen die Wirkung von Äther und Natriumdeoxycholat empfindlich und es scheint, daß es thermoresistenter als andere Virusstämme des ZE-Komplexes ist: bei 56° C/20 min wird es nicht gänzlich inaktiviert und es soll sich teilweise auch nach 2,5 min langem Kochen erhalten (Gavrilovskaya u. Mitarb., 1964). Ähnlich wie die anderen Virusstämme des ZE-Komplexes besitzt auch das OHF-Virus ein Hämagglutinin (Casals, 1962).

Bei Anwendung empfindlicher serologischer Teste wurden antigene Unterschiede zwischen dem OHF-Virus und anderen Mitgliedern des ZE-Komplexes nachgewiesen (Clarke, 1962); unter den verschiedenen Stämmen des OHF-Virus wurden aber weitere deutliche antigene Variationen festgestellt: Subtyp I und Subtyp II (Clarke, 1964).

Züchtung, experimentelle Pathogenität und Diagnostik

Das OHF-Virus kann auf Linien der Krebszellen HeLa, Detroit 6, KB, weiters auf Zell-Linien aus menschlichem Angiosarkom, aus menschlichem Amnion und aus Affenherz (SCH) gezüchtet werden (LIBÍKOVÁ, 1959; LEVKOVITSCH und KARPOVITSCH, 1960, 1962; KARPOVITSCH, 1960; GAVRILOVSKAYA, 1964; GAVRILOVSKAYA u. Mitarb., 1964). Es bewirkt meistens einen ziemlich deutlichen CPE, unter bestimmten Bedingungen sogar einen totalen (LIBÍKOVÁ, 1963). Weiters können zur Züchtung des OHF-Virus Primokulturen aus menschlichen und Hühner-Embryonen, aus Nieren von Schwein-, Kuh- und Schaf-Embryonen, aber auch Affen-Nierenzellen verwendet werden.

Das OHF-Virus ist bei intracerebraler und auch nach peripherer Injektion für *weiße Mäuse* pathogen und ruft bei ihnen eine fatale *Encephalitis* hervor, die praktisch von Infektion mit dem ZE-Virus nicht zu unterscheiden ist. Weiters ist es für Goldhamster pathogen, bewirkt auch Encephalitiden bei Lämmern und Ferkeln (POGODINA und SAVINOV, 1964; POGODINA u. Mitarb., 1964).

Das hochempfängliche freilebende Tier ist die *Moschusmaus*, welche sowohl *durch* infizierte *Zecken*, als auch durch Injizieren (alle üblichen Methoden) von infektiösem Material *infiziert* werden kann. In der Natur treten *große Epizootien* auf. Diese Erscheinung erweckte bei den Forschern den Verdacht, daß die Übertragung des Virus auch auf eine andere Art als nur durch Biß der Zecke *Dermacentor pictus* erfolgen kann. Tatsächlich wurde bewiesen, daß die Infektion durch Virus-Inhalation erfolgen kann und daß sich gesunde Tiere von angesteckten infizieren können, falls sie in einem Käfig gehalten werden. Infektiös ist auch der Harn kranker Tiere. Auf Grund der Obduktionsbefunde bei Tieren ist nachgewiesen, daß das Virus pantrop ist, es vermehrt sich ausgiebig in Organen und weist eine besondere Affinität zum hämopoetischen und Blutgefäßsystem auf (FEDOROVA, 1964).

Zur Isolierung des OHF-Virus werden intracerebral junge weiße Mäuse injiziert. Außer der klassischen Methode auf Mäusen wurde zwecks immunologischer Übersichten auch der Neutralisationstest auf Kulturen aus Schweineembryo-Nierzenzellen (GAVRILOVSKAYA und TSCHUMAKOV, 1964) und HIT verwendet (BUSYGIN, 1964).

Klinisches Bild des OHF

Die Krankheit beginnt plötzlich mit Kopfschmerzen, Erbrechen, Muskelschmerzen (besonders der Glieder). Die Skleren sind injiziert, Conjunctivitis und Röte der Gesichtshaut treten auf. Es entwickelt sich Gingivitis, Pharynx und weicher Gaumen sind gerötet, Mund trocken mit Mundgeruch, auf der Schleimhaut des weichen Gaumens ist ein Enanthem. Zum hämorrhagischen Syndrom gehören weiters Epistaxis, Hämatemesis und Gebärmutterblutungen. Das Fieber dauert 5—15 Tage, allgemein 2 Tage. Bei einem Viertel der Fälle tritt eine zweite Fieberphase der Krankheit auf.

Typisch ist weiters die Lymphadenopathie, Katarrhe der Luftwege enden gelegentlich mit Bronchopneumonie. Es treten Arrythmie und in einigen Fällen Myokarditis auf.

Am Anfang weist man Erythrocytenvermehrung mit erhöhtem Hämoglobin in Erythrocyten nach. Nach Fieberabfall wird Anämie festgestellt. Im Blut ist Leukopenie mit Aneosinophilie, Lymphopenie, Monocytopenie. In Granulocyten sind toxische Granulationen. Im Knochenmark (KLEIN, 1951) eine allgemeine Schädigung der Reifung von Blutelementen mit deutlicher Promyelocytenreaktion, erhöhte Retikulocytenzahl und Reduktion reifer Neutrocyten. Das Ausmaß von Störungen der Blutelementebildung weist auf die Schwere der Krankheit hin.

Auf der Höhe der Fieberphase entwickelt sich Somnolenz, Störungen der Muskel-, Haut- sowie der autonomen Reflexe, Bradykardie, Hyposalivation und depressive Zustände.

Die Rekonvaleszenz ist von langer Dauer mit Begleiterscheinungen wie Kopfschmerzen, Schwindelgefühle, Nachtschweiß und Schwäche.

Die Erkrankung hat im allgemeinen einen benignen Verlauf, die Letalität beträgt 1 % (Achrem-Achremovitsch, 1948; Bilibin, 1950; Visikovskij, 1951). Bei Kindern ist die Erkrankung seltener, hat einen stürmischen Anfang aber ihr Verlauf ist wesentlich leichter als bei Erwachsenen (Tatarincev u. Mitarb., 1952).

Ökologie, Epidemiologie und Prävention des OHF

Die *Naturherde* des OHF befinden sich in mehreren Gebieten *östlich vom Ural.* In der Natur tritt als *Vektor* des OHF-Virus die Zecke *Dermacentor pictus* auf. Die Ausbreitung der Herde entsteht nicht nur bei Migration von Zecken durch Vermittlung ihrer tierischen Wirte, sondern durch Migration der *Moschusmaus*, des bedeutendsten *Infektionsreservoirs* in See- und Flußgebieten. Bei Moschusmäusen mit überstandener natürlicher Infektion (im Verlauf der Epizootien gehen sehr viele ein) wurden im Blut spezifische Antikörper nachgewiesen. Ein weiteres empfängliches Tier, das in den Waldsteppen-Gebieten in der Viruszirkulation eine bestimmte Rolle spielt, ist *Microtus gregalis Pall.*

Bei der Ausbreitung des Virus auf weite Entfernungen könnten die Zugvögel in Erwägung kommen (Netskyi u. Mitarb., 1964).

Die serologischen Analysen bei Personen, die in der Nähe der Herde wohnen, sowie bei langlebigen Haustieren (Kühe, Schafe, Ziegen) spiegeln deutlich die Aktivität des Naturherdes wieder, welche von Jahr zu Jahr schwankt. Der Naturherd kann gedämpft sein, kann ganz auslöschen oder im Gegenteil sich entwickeln (Busygin, 1964; Gavrilovskaya und Tschumakov, 1964).

Epidemiologisch charakterisiert sich das OHF damit, daß es in bestimmten Jahreszeiten auftritt. Seine ursprüngliche Benennung war *Frühling-Herbst-Fieber.* Die zwei Höhepunkte, die es in Frühling und Herbst aufweist, hängen wahrscheinlich mit den zwei Populationsmaximen einiger Stadien des Überträgers zusammen (Fediuschin und Netskyi, 1948). Klinische Formen treten hauptsächlich bei Heranwachsenden und Erwachsenen auf (Mehrzahl im 20. Lebensjahr, Kinder unter 15 Jahre bilden kaum ein Viertel aller Erkrankten).

Außer durch *Zeckenbiß* ist eine *Kontakt-Infektion* bei Moschusrattenjägern und bei Personen, die das Fell der infizierten Tiere bearbeiten, möglich (Fedorova u. Mitarb., 1964).

Spezifische *Prophylaxe* durch eine formolisierte Vaccine, die ähnlich wie diejenige gegen Zeckenencephalitis aus einem lokal-isolierten Virusstamm vorbereitet wurde, konnte im Jahre 1948 bei den Bewohnern des Gebietes Omsk mit gutem Erfolg bewertet werden (Tschumakov, 1949).

Literatur

Achrem-Achremovitsch, R.M.: Früh-Herbst-Fieber im Gebiet von Omsk (russisch). Arbeiten des Omskschen medizinischen Institutes **13**, 3 (1948).

Bilibin, A.F.: Omsksches und Krymsches hämorrhagisches Fieber. Semiotik und Diagnostik der Infektionskrankheiten (russisch), S. 200. Moskva: Medgiz 1950. — **Busigyn, F.F.:** Die Charakteristik des aktuellen Zustandes der Herde vom Omskschen hämorrhagischen Fieber (nach den Ergebnissen der serologischen Untersuchungen). In: Zeckenencephalitis, Kemerovo-Zeckenfieber, hämorrhagische Fieber und andere Arbovirus-Infektionen (russisch). Moskva: Akad. med. Wiss. UdSSR 1964.

Casals, J.: Antigenic relationship among arthropod-borne viruses; effect on diagnosis and cross immunity. In: The Biology of viruses of the tick-borne encephalitis complex (red. H. Libíková), S. 53. Praha: ČSAV 1962. — **Clarke, D.H.:** Antigenic relationships among viruses of the tick-borne encephalitis complex as studied by antibody adsorption and agar gel precipition technique. In: The Biology of viruses of the tick-borne encephalitis complex (H. Libíková, edit), S. 67. Praha: ČSAV 1962. ~ Antigenic variation and geographic distribution of arboviruses. Proc. Intern. Congr. trop. Med. Malaria 7th **3**, 27 (1964).

Fedorova, T.N.: Vergleichende Studien über die Viren der Zeckenencephalitis und des Omskschen härmorrhagischen Fiebers im Experiment auf Moschusmäusen und die Erforschung der Tröpfcheninfektion bei der Moschusmaus. In: Zeckenencephalitis, Kemerovo-Zeckenfieber, hämorrhagische Fieber und andere Arbovirus-Infektionen (russisch), S. 307. Moskva: Akad. med. Wiss. UdSSR 1964. — **Fedorova, T.N., E.S. Pospelov, V.G. Fedorov** u. **N.N. Charitonova**: Erforschung des Naturherdes vom Omskschen hämorrhagischen Fieber in der Provinz Novosibirsk. In: Zeckenencephalitis, Kemerovo-Zeckenfieber, hämorrhagische Fieber und andere Arbovirus-Infektionen (russisch), S. 310. Moskva: Akad. med. Wiss. UdSSR 1964. — **Feduschin, A.V.**, u. **G.J. Netskyi**: Arbeiten der parasitologischen Gruppe einer Expedition der Omskschen Provinz, Abteilung des Gesundheitsamtes und Omskschen Medizinischen Institutes M.I. Kalinin über die Forschungen des Früh-Herbst-Fieber im Bezirk Saragat im Jahre 1946 (russisch). Trudy omskowo medizinskowo instituta **13**, 59 (1948).

Gavrilovskaja, I.N.: Bestimmung des Spektrums der Empfänglichkeit verschiedener Gewebekulturen gegen das Virus des Omskschen hämorrhagischen Fiebers. In: Zeckenencephalitis, Kemerovo-Zeckenfieber, hämorrhagische Fieber und andere Arbovirus-Infektionen (russisch), S. 304. Moskva: Akad. med. Wiss. UdSSR 1964. — **Gavrilovskaja, I.N., V.J. Karmyscheva** u. **M.P. Tschumakov**: Cytologische Untersuchung der Linie von Schweineembryo-Nierenzellen nach Infektion mit dem Virus des Omskschen hämorrhagischen Fiebers (OHF). In: Zeckenencephalitis, Kemerovo-Zeckenfieber, hämorrhagische Fieber und andere Arbovirus-Infektionen (russisch), S. 305. Moskva: Akad. med. Wiss. UdSSR 1964. — **Gavrilovskaya, I.N.**, u. **M.P. Tschumakov**: Anwendung des Neutralisations-Tests in Gewebekulturen für serologische Untersuchungen beim Omskschen hämorrhagischen Fieber. In: Zeckenencephalitis, Kemerovo-Zeckenfieber, hämorrhagische Fieber und andere Arbovirus-Infektionen (russisch), S. 314. Moskva: Akad. med. Wiss. UdSSR 1964. — **Gavrilovskaya, I.N., M.P. Tschumakov** u. **A.P. Belyaeva**: Charakteristik der biologischen Eigenschaften des Stammes Goloschubina des Virus des Omskschen hämorrhagischen Fiebers. In: Zeckenencephalitis, Kemerovo-Zeckenfieber, hämorrhagische Fieber und andere Arbovirus-Infektionen (russisch), S. 302. Moskva: Akad. med. Wiss. UdSSR 1964.

Karpovitsch, L.G.: Über die Züchtung des Virus des Omskschen hämorrhagischen Fiebers in Gewebekulturen. In: Neurovirusinfektionen (russisch). Vop. med. Virus. **6**, 41. Moskva 1960. — **Klein, Yu.S.**: Knochenmark bei hämorrhagischem Fieber (russisch). Klin. Med. (Mosk.) **29**, 77 (1951).

Levkovitsch, E.N., u. **L.G. Karpovitsch**: Cytopatischer Effekt der Viren der Zeckenencephalitis-Gruppe in der Linie der menschlichen Angiosarkom-Zellen. In: Neurovirusinfektionen (russisch), S. 45. Vop. med. Virus. **6**. Moskva 1960. ~ Study on biological properties of viruses of the tick-borne encephalitis complex in tissue cultures. In: The Biology of viruses of the tick-borne encephalitis complex (H. Libíková, edit.), S. 161. Praha: ČSAV 1962. — **Libíková, H.**: Viruses of the tick-borne encephalitis group in HeLa cells. Acta virol. **3** (Suppl.) 41 (1959). ~ Assay of the tick-borne encephalitis virus in HeLa cells. III. Selection and properties of virus antigens for an in vitro neutralization test. Acta virol. **7**, 516 (1963).

Netskyi, G.I., Fedorova, T.N., O.E. Rzhachova, O.N. Danilov, F.F. Busigyn, G.B. Malkov u. **I.I. Bogdanova**: Erforschung der Bedeutung von Zugvögeln in der Verbreitung der Arboviren im Zusammenhang mit dem Problem des Omskschen hämorrhagischen Fiebers in West-Sibirien. In: Zeckenencephalitis, Kemerovo-Zeckenfieber, hämorrhagische Fieber und andere Arbovirus-Infektionen (russisch), S. 309. Moskva: Akad. med. Wiss. UdSSR 1964.

Pogodina, V.V., Levkovich, E.N., J.M. Rodin, and **L.G. Karpovich**: Variation in the pathogenicity of the tick-borne encephalitis complex for different animal species. II. Evaluation of neurovirulence for lambs and piglets as a strain marker. Acta virol. **8**, 521 (1964). — **Pogodina, V.V.**, and **A.P. Savinov**: Variation in the pathogenicity of viruses of the tick-borne encephalitis complex for different animal species. I. Experimental infection of mice and hamsters. Acta virol. **8**, 424 (1964).

Schestopalova, N.M., V.N. Reingold, J.N. Gavrilovskaya, A.P. Belyaeva u. **M.P. Tschumakov**: Elektronenmikroskopische Untersuchungen der Morphologie und Lokalisation des Virus des Omskschen hämorrhagischen Fiebers in infizierten Gewebekultur-Zellen. Vop. Virus. **10**, 425 (1965).

Tatarintsev, M.N., V.P. Biszarina u. **R.M. Kverel**: Zur klinischen Charakteristik des Omskschen hämorrhagischen Fiebers bei Kindern (russisch). Pediatria **6**, 49 (1952). — **Tchumakov, M.P.**: Results of the study made of Omsk hämorrhagic fever by an expedition of the Institute of Neurology (russisch). Vestn. Akad. med. Nauk **2**, 19 (1948). ~ Material des Neurologischen Institutes über die Forschungsarbeiten des Omskschen hämorrhagischen Fiebers (russisch). Vestn. Akad. med. Nauk **3**, (1949).

Visikovskyi, S.V.: Die hämorrhagischen Fieber. In: Terapeutitscheskyi sprawotschnik v dwuch Tomach (V.F. Zelenina u. N.A. Kuschakova, eds.), russisch, S. 386. Moskva: Medgiz 1951.

12. Kyasanur Wald-Krankheit

(Kyasanur Forest Disease, KFD)

Die Krankheit des Kyasanur Waldes ist eine akute Virusinfektion des Menschen und einiger Arten von Affen und tritt derzeit in Indien, im Staate Mysore auf.

In den Jahren 1956 und 1957 trat im Bezirk Shimoga, Staat Mysore, Indien, eine akute Infektionskrankheit bei Menschen und Affen auf, die an das Gelbfieber erinnerte, welches in diesem Gebiet nicht bekannt war. Das aus dem Blut und Organen verkommener Affen wie auch von zwei akuten Fällen menschlicher Erkrankung isolierte Virus wurde als zugehörig zu der B-Gruppe der Arboviren identifiziert (Work und Trapido, 1957a, b; Work, 1958).

Morphologie und Eigenschaften des Virus

Das Virus KFD gehört seinen antigenen Eigenschaften nach zu den Viren des Komplexes der Zeckenencephalitis (Work, 1958) und stellt ein selbständiges Mitglied vor (Clarke, 1962). Es ist gegen Natriumdesoxycholat und Äther empfindlich, relativ stabil bei 4—8° C, doch zur langfristigen Aufbewahrung sind Temperaturen von —50 bis —70° C nötig. Es besitz ein Hämagglutinin, welches aus dem Gehirn der Mäusesäuglinge vorbereitet wird.

Das Virus ist ein gutes Antigen, bewirkt Bildung von neutralisierenden, KB- und HI-Antikörpern.

Züchtung, experimentelle Pathogenität und Diagnostik

Das Virus vermehrt sich im Nervengewebe von *weißen Mäusen*, und zwar bei saugenden und erwachsenen. Nach intracerebraler und auch nach intraperitonealer Infektion ruft es tödliche Erkrankungen hervor. Es vermehrt sich auch im Hühnerembryo.

In Kulturen von Hühnerembryo-Zellen tritt eine reichliche Virusvermehrung ein (Bhatt, 1962), es kommt zur Plaque-Bildung (Porterfield, 1962) und seine Vermehrung in diesen Systemen bietet genügende Virusmengen zur Herstellung einer Vaccine (Daneš, 1962).

Es vermehrt sich auch in HeLa- und Detroit-6-Zellen, wo es ebenfalls die Bildung eines CPE bewirkt, und dieser kann erfolgreich für neutralisierende Reaktionen verwendet werden (Buckley, 1959; Libíková, 1961).

Durchlaufende Passagen des Virus auf Hühnerembryo-Zellen oder Affennieren-Zellen führten bei dem ursprünglichen Stamm P 9605 zur Herabsetzung seiner Virulenz für Mäuse, falls diese peripher injiziert wurden. Ebenso sank die Pathogenität gegen Macacca radiata.

Hochpathogen ist das Virus *für zwei Affenarten*, die in dem Naturherd der KFD leben, und zwar *Macacca radiata* und *Presbytis entellus*. Ihr plötzliches Eingehen in Wälder war eine von den Ursachen, die zum Studium dieser Infektion führten. Die Tiere gehen ein mit Erscheinungen degenerativer Prozesse in verschiedenen Organen und mit Encephalitis-Symptomen (Iyer u. Mitarb., 1960). In der Milch stillender kranker Affen wird das Virus unregelmäßig nachgewiesen (Shah, 1965).

Die *virologische Diagnostik* stützt sich auf die *Virusisolation* aus dem zur Untersuchung bestimmten Material, welches zeitgehend verschieden ist: Aus dem Blut (im Verlauf der virämischen Stadien), Liquor, und aus mehreren Organen bei Obduktion. Bei Reservoirtieren gelingt es nur ausnahmsweise das Virus aus dem Blut zu isolieren. Aus kranken oder eingegangenen Affen wird dasselbe Material verarbeitet wie bei Menschen. Es wird intracerebral jungen oder erwachsenen Mäusen injiziert. Für Virusisolation können auch Gewebekulturen aus Hühnerembryozellen Verwendung finden.

Serologische Teste beinhalten die Neutralisation auf Mäusen oder Gewebekulturen (Hühnerembryozellen, HeLa- oder Affennierenzellen); weiters KBR und HIT. Bei Menschen, die bis dahin keine Arbo-B-Infektion durchgemacht haben, erscheinen zuerst virusneutralisierende, dann HI- und zuletzt erst KB-Antikörper, doch auch diese nicht regelmäßig. Bei Personen mit anamnestischer Arbo-B-

Infektion erscheinen die KF- und HI-Antikörper dagegen früher, als die virusneutralisierenden. Am meisten spezifisch sind die virusneutralisierenden Antikörper.

Klinisches Bild und pathologisch-histologische Befunde

Nach einer ca. 8tägigen Inkubation beginnt die Erkrankung plötzlich mit Fieber, Kopf- und Muskelschmerzen, Schwäche, Conjunctivitis, Diarrhoe, Nausea. Am ca. 3. Tag tritt Nasen- und Zahnfleischbluten auf sowie Magen- und Darmblutungen. Die *Blutungen* sind aber keine regelmäßige Erscheinung (Work u. Mitarb., 1957; Lakshmana Rao, 1958; Shah und Narasimha Murthy, 1960).

Es treten Bradykardie und niedriger Blutdruck, manchmal Photophobie, Halsstarre, axillare Adenopathie auf. Verzeichnet werden auch neurologische Störungen (Webb und Lakshmana Rao, 1961).

Die Krankheit weist *2 Phasen* auf, die zweite tritt 9—21 Tage nach der ersten auf. Die Rekonvaleszenz ist langfristig, kürzestens einen Monat. Während der Rekonvaleszenz klagen die Patienten auf Schwäche, Muskelzittern.

Die Blutanalyse erweist *erniedrigte Blutgerinnung*, *Leukopenie* im Verlaufe der Fieberphase, diese wird nach Ablauf der akuten Phase von leichter Leukocytose abgelöst. *Thrombocytopenie* tritt auf. Gelegentlich wird Phagocytose der Erythrocyten, Leukocyten und Thrombocyten nachgewiesen.

Todesfälle sind selten. Bei Sektionen wurden Blutungen im Lungenparenchym, in der Magendarmschleimhaut festgestellt. Histologisch findet man degenerative Veränderungen in den großen parenchymatösen Organen, hämorrhagische Pneumonien, Anzeichen einer Hepatitis.

Ökologie, Epidemiologie und Prophylaxe

Menschliche Erkrankungen und Affenletalität sind bisher auf einem relativ nicht sehr großen Gebiet von ca. 1500 km² des Staates *Mysore* im tropischen Gürtel aufgetreten. Auch dieses Gebiet stellt keinen kontinuierlichen Natur-Infektionsherd vor, sondern ist von Lokalitäten durchwoben, wo kein Virus nachgewiesen wurde.

Das Virus wurde in der Natur aus 7 Arten Hämaphysalis isoliert, doch am häufigsten, und zwar von Anfang der Erforschungen des KFD aus der Zeckenart *Haemaphysalis spinigera* (Trapido u. Mitarb., 1959). Experimentelle Übertragung wurde bei 4 Arten festgestellt (Singh u. Mitarb., 1964). Weitere Virusisolationen aus den Zecken Dermacentor, Rhipicephalus und Mücken sind sporadisch und epidemiologisch wahrscheinlich ohne Bedeutung. Die Zecken Hämaphysalis *parasitieren* am öftesten *auf zwei Affenarten*, und zwar *Macacca radiata* und *Presbytis entellus*, die bei Infektion eingehen können.

Weiters wurde das Virus aus Rattus rattus wrightonii und Rattus blanfordi, Suncus murinus isoliert, die als Zeckenwirte auftreten und in der Viruszirkulation in natürlichen Infektionsherden eine Rolle spielen.

Die Virusisolationen waren nur in der *trockenen Saison* erfolgreich, d. h. im Dezember bis Mai, und zwar nur aus *Nymphen, resp.* aus *erwachsenen Zecken.* Die Larvenstadien werden in der Zeit von Oktober bis Januar gesammelt. Beide Entwicklungsstadien finden sich im Gewächs nahe der Erde (Abb. 19), dagegen sind die erwachsenen auf Gebüsch- und Baumblättern bedeutend höher zu finden. Deswegen parasitieren die ersten zwei Stadien überwiegend auf kleinen Wirbeltieren inklusive Vögel, die auf dem Boden nesten. Die *Dschungelhenne* Gallus sonneratii nimmt wahrscheinlich in der Viruszirkulation teil. Die restlichen zeckendurchseuchten Tiere treten wahrscheinlich hauptsächlich als *Zeckenwirte* auf, doch weisen sie keine bedeutende Virämie auf, die zur Viruserhaltung in der Natur notwendig ist. Bei vielen Arten der frei lebenden Tiere wurden Antikörper gegen das KFD nachgewiesen, doch die Dauer der signifikanten Virämie wurde bei ihnen nicht systematisch untersucht und somit werden wahrscheinlich nur einige von ihnen in der Viruszirkulation von Bedeutung sein (TRAPIDO und WORK, 1957).

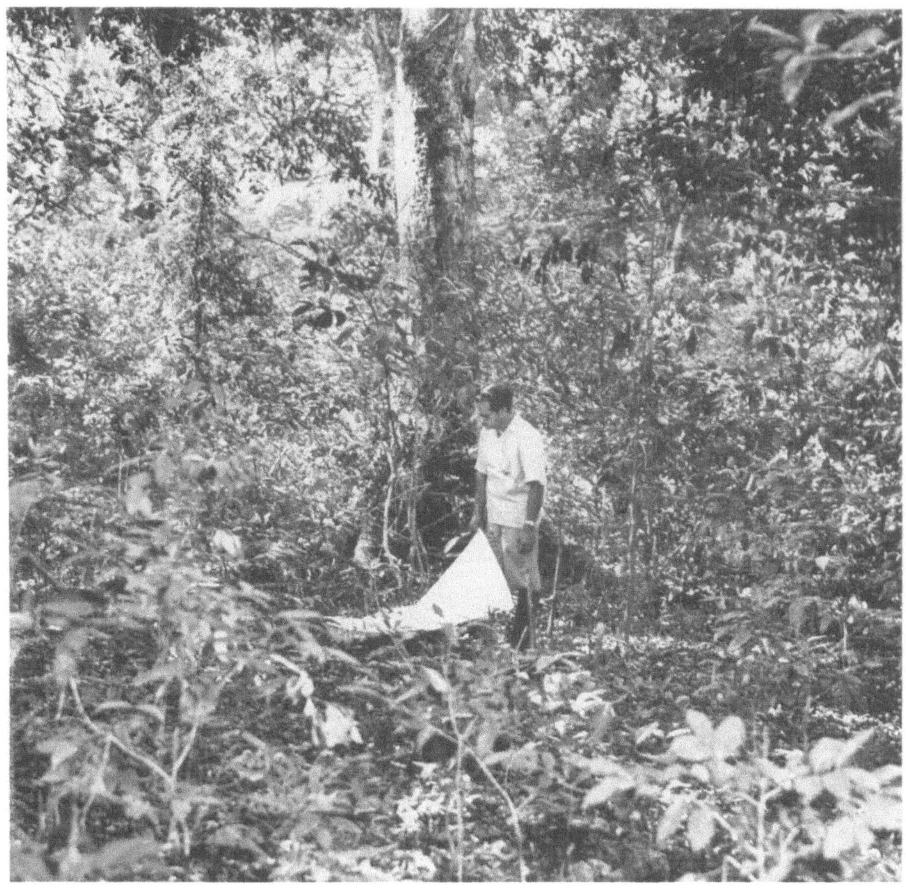

Abb. 19. Biotop vom Vektor der Kyasanur-Krankheit Haemaphysalis spinigera und das Zeckensammeln

Eine sehr bedeutende Rolle hat in der Viruszirkulation das *Rindvieh*, welches im Wald weidet und dort massenhaft auch von infizierten Zecken angefallen wird, was auch aus dem Nachweis von spezifischen Antikörpern im Blut ersichtlicht ist.

Eine transovariale Übertragung wurde nach natürlicher Infektion bei der Zecke Haemaphysalis spinigera im Experiment nicht bewiesen (SINGH u. Mitarb., 1963); dieses stimmt mit den vergeblichen Versuchen (bis auf eine unbedeutende Ausnahme) überein, das Virus aus den Larven zu isolieren (RAO, 1963). Die endgültige Lösung der Frage über das Überdauern des Virus in der Natur bleibt somit offen. Von wo aus sich die nichtinfektiösen Larven der Zecke H. spinigera infizieren wissen wir nicht.

Die *KFD* ist eine Saisonerkrankung. Die Mehrzahl der Personen erkrankt in der Zeitspanne *Januar—Mai*, obwohl sporadische Fälle im Verlaufe des ganzen Jahres auftreten können. In der erwähnten Jahreszeit ist die Aktivität bei den Nymphen der Zecke H. spinigera am höchsten.

Die *Zahl der Erkrankungen* ist in den einzelnen Jahren nicht gleich, außerdem kann ein allmähliches Ausbreiten der Infektion aus bekannten Herden in benachbarte, vom Virus bisher nicht verseuchte, nachgewiesen werden. In den Jahren 1962 und 1963 war die Anhäufung der menschlichen Fälle im Westen und Südwesten vom Naturherd der Infektion festgestellt worden.

Vom März 1957 bis Ende Dezember 1963 wurden auf Grund virologischer Diagnostik 244 Fälle verzeichnet.

Die *Sterblichkeit* beträgt bei virologisch überprüften Fällen 5 %. Es ist eine *Krankheit der Bauern* und ihrer Familienmitglieder. Beim Aufenthalt *im Wald,* und zwar meistens beim Sammeln von Holz, werden sie von *Zecken* angefallen und *infiziert.* Die Infektiosität der Zecken ist ungewöhnlich hoch.

Gleichzeitig mit den *Epidemien der Menschen,* resp. vorher, treten *Epizootien bei Affen* auf.

Die Frage wird aufgeworfen, ob die KFD eine ganz neue Arbo-B-Infektion ist oder nicht, und wodurch das plötzliche Auftreten gerade in dem betreffenden Gebiet (das geographisch gut definiert ist) des Staates Mysore verursacht wurde.

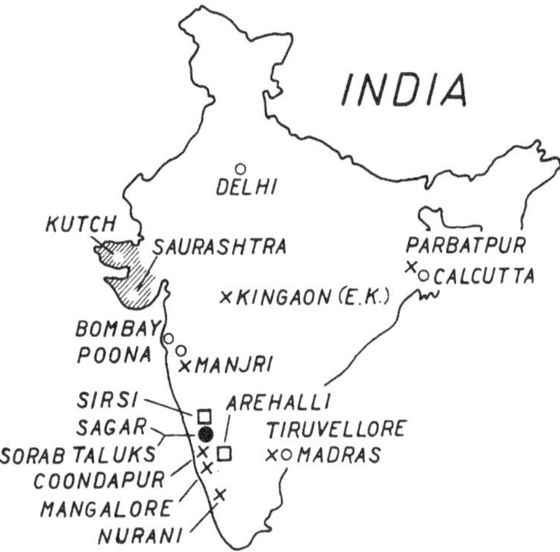

Abb. 20. Landkarte von Indien. Bezeichnet ist die Verbreitung von KFD und der anverwandten Viren:

● Gebiete mit bekannten Erkrankungen von Menschen;

//// Gebiete, in denen Antikörper bei Menschen und Tieren nachgewiesen wurden (keine Berichte über Erkrankungen);

× Isolierte Lokalitäten, in denen Antikörper gegen KFD und anverwandte RSSE-Viren nachgewiesen wurden;

□ Isolierte Lokalitäten, in denen KFD-Aktivität bei Tieren nachgewiesen wurde

Smithburn u. Mitarb. (1954) wiesen bei *serologischen Untersuchungen* in Südwest-Indien, und zwar aus den Gebieten Saurasthra und Kutsch Antikörper gegen Arbo-B-Viren bei Menschen nach (Abb. 20). Dieses würde bedeuten, daß in Indien die Viren der Arbo-B-Gruppe bereits vor dem Auftreten der KFD anwesend waren. Die neueren serologischen Übersichten mit Anwendung des Virus KFD als Antigen haben gezeigt, daß in der Nähe von Poona bei Calcutta, auf der westlichen Küste des Staates Mysore sowie in dem Nachbarstaat Kerala Antikörper gegen dieses Virus vorhanden sind. Klinische Fälle stammen aber nur aus dem Gebiet des Naturherdes der Infektion im Staate Mysore.

Es wurden Versuche einer spezifischen *Prophylaxe* der Bevölkerung gegen die Infektion unternommen, und zwar mit einer Formalininaktivierten Vaccine, die aus Gehirnen von Mäusen, infiziert mit dem Virus der Zeckenencephalititis vorbereitet wurde. Die Analyse der Versuche von mehr als 10000 Geimpften erwies keine befriedigende Immunogenität dieser Vaccine gegen KFD-Virus. Ein homologer Virusstamm könnte effektiver sein (Aniker u. Mitarb., 1962).

Literatur

Aniker, S.P., T.H. Work, T. Chandrasekbaraiya, D.P. Murthy Narasimha, F.M. Rodrigues, R. Ahmed, K.G. Kulkarni, S.H. Rahman, H. Mausharmani, and **H.A. Prasanna**: The administration of formalin inactivated RSSE virus vaccine in the Kyasanur forest disease area of Shimoza district, Mysore state. Indian J. med. Res. **50**, 147 (1962). — **Bhatt, P.N.**: Chick embryo tissue culture for the study of Kyasanur forest disease virus. In: The Biology of viruses of the tick-borne encephalitis complex (H. Libíková, edit.), S. 195. Praha: Cz. Acad. Sci. 1962. — **Buckley, S.M.**: Propagation, cytopathogenicity and hemagglutination-hemadsorption of some arthropod-borne viruses in tissue culture. Ann. N.Y. Acad. Sci. **81**, 172 (1959). — **Clarke, D.H.**: Antigenic relationships among viruses of the tick-borne encephalitis complex as studied by antibody absorption and agar gel precipitin techniques. In: The Biology of viruses of the tick-borne encephalitis complex (H. Libíková, edit.), S. 67. Praha: Cz. Acad. Sci. 1962. — **Daneš, L.**: Contribution to the study of antigenic relationship between tick-borne encephalitis and Kyasanur forest disease virus. In: The Biology of viruses of the tick-borne encephalitis complex (H. Libíková, edit.), S. 81. Praha: Cz. Acad. Sci. 1962. — **Iyer, C.G.S., T.N. Work, D.P. Murthy Narasimha, H. Trapido,** and **P.K. Rajagopalan**: Kyasanur forest disease. VII. Pathological findings in monkeys Presbytis entellus and Macaca radiata. Indian J. med. Res. **48**, 276 (1960). — **Lakshmana Rao, T.**: Clinical observation of Kyasanur forest disease cases. J. Indian med. Ass. **31**, 113 (1958). — **Libíková, H.**: A neutralization test with the Kyasanur forest disease (KFD) virus in HeLa cells. Acta virol. **5**, 195 (1961). — **Porterfield, J.S.**: Tissue culture techniques applied to viruses of the tick-borne encephalitis complex, an approach through the study of other group B viruses. In: The Biology of viruses of the tick-borne encephalitis complex (H. Libíková, edit.), S. 131. Praha: Cz. Acad. Sci. 1962. — **Rao Ramachandra, T.**: Potentiality of transovarial transmission of Kyasanur forest disease virus by tick. Proc. Intern. Congr. trop. Med. Malaria 7th, 161 (1963). — **Shah, K.V.**: Experimental infection of lactating monkeys with Kyasanur forest disease (KFD) virus. Acta virol. **9**, 71 (1965). — **Shah, K.V.**, and **D.P. Murthy Narasimha**: Investigation of the possibility of transmission of Kyasanur forest disease virus from mother to child by milk or across placenta. Acta virol. **4**, 329 (1960). — **Singh, K.R.P., M.K. Pavri,** and **C.R. Anderson**: Experimental transovarial transmission of Kyasanur forest disease virus in Haemaphysalis spinigera. Nature **199**, 513 (1963). ~ Transmission of Kyasanur forest disease virus by Haemaphysalis turturis, Haemaphysalis papuana and Haemaphysalis minuta. Indian J. med. Res. **52**, 566 (1964). — **Smithburn, K.C., J.A. Kern,** and **P.B. Gatue**: Neutralizing antibodies against certain viruses in the sera of residents of India. J. Immunol. **72**, 248 (1954). — **Trapido, H., P.K. Rajagopalan, T.H. Work,** and **M.G.K. Varma**: Kyasanur forest disease. Isolation of Kyasanur forest disease virus from naturally infected ticks of the genus Haemaphysalis. Indian J. med. Res. **47**, 133 (1959). — **Trapido, H.,** and **T.H. Work**: Non human vertebrates as hosts and disseminators of Kyasanur forest disease. Proc. Pacific Sci. Congr. Pacific Sci. Assoc. 9th **17**, 85 (1957). — **Webb, H.E.,** and **R. Lakshmana Rao**: Kyasanur forest disease. A general clinical study in which cases with neurological complications were observed. Royal Soc. Trop. Med. Hyg. **3**, 281 (1961). — **Work, T.H.**: Virological aspects of Kyasanur forest disease. J. Indian med. Ass. **31**, 111 (1958). ~ Russian Spring-Summer virus in India. Kyasanur forest disease. In: Progress in medical virology, S. 248, vol. I. Basel-New York: S. Karger 1958. — **Work, T.H.,** and **H. Trapido**: Kyasanur forest disease. A new virus disease in India. Indian J. med. Sci. **11**, 341 (1957a). ~ Kyasanur forest disease: a new infection of man and monkeys in tropical India by a virus of the Russian Spring-Summer complex. Proc. Pacific Sci. Congr. Pacific Sci. Assoc. 9th **17**, 80 (1957b). — **Work, T.H., H. Trapido, D.P. Murthy Narasimba, R. Lakshmana Rao, P.N. Bhatt,** and **K.G. Kulkarni**: Kyasanur forest disease. A preliminary report on the nature of the infection and clinical manifestations in human beings. Indian J. med. Sci. **11**, 619 (1957).

13. Virus Langat

Bei Studien der Viren in Arthropoden isolierte Smith (1956) aus Zecken *Ixodes granulatus* in *Malaya* mehrere Virusstämme, die den Viren des ZE-Komplexes antigen verwandt sind. Die Beziehung des Virus Langat zu Zecken wurde auch in experimentellen Arbeiten bestätigt; es besteht eine transstadiale Übertragung und die Mäusesäuglinge und Ratten wurden durch den Biß der Zecke Haemaphysalis spinigera Neumann infiziert (Varma und Smith, 1962). Es ist aber noch *nicht bewiesen*, daß das Virus Langat *bei Menschen* Erkrankungen verursacht (zit. Work, 1963).

Im negativ gefärbten Purifikat des Langat-Virusstammes TP-21 sind auf elektronenoptischen Bildern Partikel von 32—37 mμ Durchmesser nachzuweisen. Mittels Chromatographie auf Calciumphosphat-Kolonnen sind beim selben Stamm zwei Typen von Hämagglutinin und KB-Antigen festgestellt worden, deren Elutions- und Sedimentations-Eigenschaften sich voneinander unterscheiden (SMITH, 1962).

Virus Langat kann in *Hühnerembryonen*, in Kulturen von Hühnerembryo-Zellen (u. a.) gezüchtet werden, wo es Plaque-Bildung aufweist (PORTERFIELD, 1962a; MAYER, 1964; LIBÍKOVÁ und STANČEK, 1965). Diese kann im Plaque-Neutralisationstest verwendet werden (PORTERFIELD, 1962b). Das Virus Langat erweist sich pathogen für *weiße Mäuse* insbesondere nach cerebraler, vielweniger aber nach peripherer Injektion, und nach beiden Applikationsweisen von kleinen Dosen des Virus tritt bei Mäusen eine Immunität ohne Entwicklung fataler Encephalitis auf. Im Vergleich zu anderen Viren des ZE-Komplexes hat es also eine niedrigere Virulenz (SHAH u. Mitarb., 1962). Dies erweist sich auch bei der Infektion von Affen, Meerschweinchen (bewertet nach minimaler Virämie), Hamstern, Lämmern und Ferkeln (POGODINA u. Mitarb., 1964), welche nach Infizierung entweder gar keine Krankheits-Symptome oder aber nur erhöhte Temperaturen aufweisen.

Auf Grund dieser Erscheinungen ist anzunehmen, daß das Langat-Virus ein entsprechender Kandidat für die Vorbereitung eines lebendigen Impfstoffes gegen die Virusinfektionen des ZE-Komplexes und andere Arboviren der Untergruppe B sein könnte (PRICE u. Mitarb., 1963a, b, c). In vorläufigen Versuchen wurde das Virus Langat Freiwilligen injiziert, und zwar solchen mit, und jenen ohne Antikörper gegen das ZE-Virus. Eine markante Antikörperbildung wurde bei vaccinierten Personen nachgewiesen (ILYENKO und SMORODINCEV, 1964).

Literatur

Ilyenko, V.I., and **A.A. Smorodincev**: Comparative value of immunogenic potency of the standard killed formol vaccine and live vaccine from Malaya strain TP-21 against tick-borne encephalitis. Proc. Intern. Congr. trop. Med. Malaria 7th **3**, 32 (1964). — **Libíková, H.**, and **D. Stanček**: Description of three different lines of one strain of the tick-borne encephalitis virus. Acta virol. **9**, 481 (1965). — **Mayer, V.**: Study of the virulence of tick-borne encephalitis virus. III. Biological evaluation of large-plaque and small-plaque variants of viruses of the tick-borne encephalitis complex. Acta virol. **8**, 507 (1964). — **Pogodina, V.V., E.N. Levkovich, I.M. Rodin**, and **L.G. Karpovich**: Variation in the pathogenicity of viruses of the tick-borne encephalitis complex for different animal species. II. Evaluation of neurovirulence for lambs and piglets as a strain marker. Acta virol. **8**, 521 (1964). — **Porterfield, J.S.**: Tissue culture techniques applied to viruses of the tick-borne encephalitis complex; an approach through the study of other group B viruses. In: The Biology of viruses of the tick-borne encephalitis complex (H. Libíková, edit.), S. 131. Praha: Cz. Acad. Sci. 1962a. ~ The application of the plaque inhibition test of viruses of the tick-borne encephalitis complex. In: The Biology of viruses of the tick-borne encephalitis complex (H. Libíková, edit.), S. 208. Praha: Čs. Acad. Sci. 1962b. — **Price, W.H., W. O'Leary, R. Lee, J. Park**, and **J. Ganaway**: Studies of the virulence of Langat virus propagated in chick embryo or hamster kidney tissue cultures. Amer. J. trop. Med. Hyg. **12**, 782 (1963a). — **Price, W.H., J.J. Park, J. Ganaway, W. O'Leary**, and **R. Lee**: The ability of an attenuated isolate of Langat virus to protect primates and mice against other members of the Russian spring-summer virus complex. Amer. J. trop. Med. Hyg. **12**, 787 (1963b). ~ A sequential immunization procedure against certain group B arboviruses. Amer. J. trop. Med. Hyg. **12**, 624 (1963c). — **Shah, K.V., G.A. Cole, S.B. Russ, C.L. Needy**, and **E.L. Buescher**: Relative avirulence in laboratory rodents of the Malayan virus TP21. In: The Biology of viruses of the tick-borne encephalitis complex (H. Libíková, edit.), S. 303. Praha: Cz. Acad. Sci. 1962. — **Smith, C.E.G.**: A virus resembling Russian spring-summer encephalitis virus from an Ixodid tick in Malaya. Nature (Lond.) **178**, 581 (1956). ~ Chromatography of a tick-borne arbor virus on calcium phosphate columns. In: The Biology of viruses of the tick-borne encephalitis complex (H. Libíková, edit.), S. 98. Praha: Cz. Acad. Sci. 1962. — **Varma, M.G.R.**, and **C.E.G. Smith**: Studies of Langat virus (TP21) in Haemaphysalis spinigera Neumann. In: The Biology of viruses of the tick-borne encephalitis complex (H. Libíková, edit.), S. 397. Praha: Cz. Acad. Sci. 1962. — **Work, T.H.**: Tick-borne viruses. A review of an arthropod-borne virus problem of growing importance in the tropics. Bull. Wld Hlth Org. **29**, 59 (1963).

14. Virus Negishi

Im Sommer 1948 wurden *in Tokyo* zwei Virusstämme (Negishi und K 13) *isoliert*, und zwar aus cerebrospinalem Liquor, resp. Gehirn Verstorbener, die mit der *klinischen Diagnose der japanischen Encephalitis B* hospitalisiert waren (ANDO

u. Mitarb., 1952). Okuno u. Mitarb. (1961) revidierten die vorliegenden früher ausgeführten japanischen Arbeiten über die Identifizierung dieser zwei Viren, die sich beide als identisch erwiesen und stellten die Zugehörigkeit des Virus Negishi zu den anderen Viren des ZE-Komplexes fest. Das Virus Negishi wird im Rahmen dieses Komplexes als eine selbständige Einheit angesehen. In den informativen serologischen Übersichten in der Kanto-Ebene ist ein außergewöhnlich seltener Kontakt der Menschen mit dem Virus Negishi oder dem Zeckenencephalitisvirus nachgewiesen worden. Es wird vermutet, daß das Virus nach Tokyo eingeschleppt wurde, hier eine Epidemie ausgerufen, aber keine Möglichkeiten zur weiteren Auswirkung seiner Pathogenität gefunden hat.

Literatur

Ando, K., K. Kuratsuka, S. Arima, N. Hironata, J. Honda, and **K. Tshii:** Studies on the viruses isolated during epidemic of Japanese B encephalitis in 1948 in Tokyo area. Kitasato Arch. exp. Med. **24,** 49 (1952). — **Okuno, T., A. Oya,** and **T. Ito:** The identification of Negishi virus, a presumably new member of Russian spring-summer encephalitis virus family isolated in Japan. Jap. J. med. Sci. Biol. **14,** 51 (1961).

15. Virus Powassan

Das Virus Powassan wurde erstmals *aus* dem *Gehirn eines* tödlichen *Encephalitis-Falles* bei einem 5jährigen Knaben in *Ontario* in Kanada isoliert (McLean und Donohue, 1959). Bald wurde erwiesen, daß sich das Virus von den durch Mücken übertragbaren Encephalitis-Viren unterscheidet und dem ZE-Komplex angehört (Casals, 1960). Naturherde des Powassan-Virus wurden außer in Ontario auch in *Colorado*, *Süd-Dakota* und im *Staate New York* festgestellt (zit. McLean u. Mitarb., 1964).

Morphologisch erscheint das Powassan-Virus in infizierten Zellen als 36—38 mμ großes Partikel entlang der Zellmembran und in cytoplasmatischen Vesikeln gelagert. Das Virus Powassan enthält ein Hämagglutinin, daß außer in Gehirnen von Mäusesäuglingen auch im Nährmedium aus infizierten Zellkulturen nachweisbar ist.

Das Virus Powassan wird auf Zellkulturen gezüchtet, die bei den anderen Viren des ZE-Komplexes Verwendung finden. Falls das Virus Powassan eine cytopathische Aktivität aufweist, ist diese erst nach mehreren Passagen in vitro und unter besonderen Bedingungen markant (z.B. auf der Linie der Affennierenzellen; Abdelwahab u. Mitarb., 1964).

Das Virus Powassan erweist sich pathogen für weiße Mäuse (nach cerebraler und peripherer Infektion), Goldhamster, Lämmer und Ferkelchen, bei denen sich nach cerebraler Infektion eine tödliche Encephalitis entwickeln kann (Pogodina und Savinov, 1964; Pogodina u. Mitarb., 1964).

Diagnostische Methoden representiert die *Virusisolation* auf intracerebral infizierten weißen Mäusen, für die *Serodiagnostik* verwendet man Neutralisationtest, HIT und KBR (siehe McLean u. Mitarb., 1964).

Über das *klinische Bild* menschlicher Infektionen, deren Erreger das Virus Powassan ist, stehen nur spärliche Angaben zur Verfügung, obwohl inapparente Infektionen bei Menschen sichergestellt wurden. So wurden z. B. in Nord-Ontario bei 3 % Gesunden neutralisierende Antikörper gegen das Virus Powassan festgestellt und ein ähnlicher Nachweis war bei einem Kind aus dem Staate New York (McLean u. Mitarb., 1960; Whitney, 1963).

Die Frage über den biologischen *Vektor* des Virus Powassan steht noch offen. Seine Beziehung zu *Zecken* ist aber bewiesen, und zwar durch die Isolierung aus Dermacentor andersoni in Nord-Colorado (Thomas u. Mitarb., 1960) und aus Ixodes marxi in der Umgebung von Powassan (McLean und Larke, 1963). Auf Grund der Virusisolierung aus dem Blut Tamiasciurus hudsonicus und weiters auch des Antikörpernachweises kann eine Zirkulation des Powassan-Virus unter *freilebenden kleinen Wirbeltieren* angenommen werden. In verschiedenen Lokalitäten Ontarios wurden neutralisierende Antikörper bei 11—12 % T. hudsonicus, 55 % Marmota monax, 33 % Erethison dorsatum, 18 % von Burunduken und 2,7 % Lepus americanus nachgewiesen (McLean u. Mitarb., 1960, 1961; McLean und Larke, 1963; McLean u. Mitarb., 1964). Im Staate New York reagierten mit dem Virus Powassan bis zu 50 % Sera von Füchsen und Waschbären (Whitney, 1963).

Literatur

Abdelwahab, K.S.E., J.D. Almeida, F.W. Doane, and **D.M. McLean**: Powassan virus: morphology and cytopathology. Canad. med. Ass. J. **90**, 1068 (1964). — **Casals, J.**: Antigenic relationship between Powassan and Russian spring-summer encephalitis viruses. Canad. med. Ass. J. **82**, 355 (1960). — **McLean, D.M.,** and **W.L. Donohue**: Powassan virus: isolation of virus from a fatal case of encephalitis. Canad. med. Ass. J. **80**, 708 (1959). — **McLean, D.M., L.W. MacPherson, S.J. Walker,** and **G. Funk**: Powassan virus: surveys of human and animal sera. Amer. J. publ. Hlth. **50**, 1539 (1960). — **McLean, D.M., S.J. Walker, L.W. MacPherson, T.H. Scholten, K. Ronald, J.C. Wyllie,** and **E.J. McQueen**: Powassan virus: investigations of possible natural cycles of infection. J. infect. Dis. **109**, 19 (1961). — **McLean, D.M.,** and **R.P.B. Larke**: Powassan and Silverwater viruses: ecology of two Ontario arboviruses. Canad. med. Ass. J. **88**, 182 (1963). — **McLean, D.M., A. de Vos,** and **J.E. Quantz**: Powassan virus: field investigations during the summer of 1963. Amer. J. trop. Med. Hyg. **13**, 747 (1964). — **Pogodina, V.V.,** and **A.P. Savinov**: Variation in the pathogenicity of viruses of the tick-borne encephalitis complex for different animal species. I. Experimental infection of mice and hamsters. Acta virol. **8**, 424 (1964). — **Pogodina, V.V., E.N. Levkovich, I.M. Rodin,** and **L.G. Karpovich**: Variation in the pathogenicity of viruses of the tick-borne encephalitis complex for different animal species. II. Evaluation of neurovirulence for lambs and piglets as a strain marker. Acta virol. **8**, 521 (1964). — **Thomas, L.A., R.C. Kennedy,** and **C.M. Eklund**: Isolation of a virus closely related to Powassan virus from Dermacentor andersoni collected along north Cache la Poudre River, Colorado. Proc. Soc. exp. Biol. (N.Y.) **104**, 355 (1960). — **Whitney, E.**: Serologic evidence of group A and B arthropod-borne virus activity in New York State. Amer. J. trop. Med. Hyg. **12**, 417 (1963).

IV. Arboviren der Untergruppe C

In den Jahren *1954—1959* wurde eine breit angelegte und höchst interessante *Erforschung der Arboviren im Gebiet der Amazonas-Mündung in Brasilien* (Abb. 21) durchgeführt. In verschiedenen Waldgegenden des Amazonas-Flußgebietes und Pará wurde die Anwesenheit der Arboviren so untersucht, daß die Sentinel-Affen und Sentinel-Mäuse (d. h. in Käfigen eingeschlossene) unmittelbar in den Wäldern den Mücken ausgesetzt wurden. Die Isolationsversuche zum Virusnachweis wurden aus dem Blut dieser Tiere, aber auch daselbst eingefangener freilebender Tiere und aus Mücken ausgeführt. Außerdem wurden Blutproben von Menschen abgenommen, die in diesen Lokalitäten arbeiteten und eine Fieberkrankheit aufwiesen und auch aus diesem Material wurden Virusisolations-Versuche ausgeführt (Causey u. Mitarb., 1961). Im Verlaufe der 4jährigen systematischen Arbeit von *Belém* aus, wurden auf die oben angeführte Weise 451 Virusstämme isoliert. Einige von ihnen gehören zu den Arboviren der Untergruppen A, B oder Bunyamwera, andere in den Komplex California, drei Stämme bildeten eine neue Minor-Gruppe Guamá (s. S. 249), ein Stamm blieb ohne Einteilung und ca. 200 Virusstämme wurden in eine neue Untergruppe C eingereiht.

Die *Untergruppe C* wurde von Casals und Whitman (1961) gebildet, wobei sie die mehr als 70, von Causey u. Mitarb. isolierten Virusstämme in *5 Serotypen* eingeteilt haben. Diese weisen natürlich untereinander Kreuzreaktionen auf. Die Übersicht über die Serotypen sowie einige Angaben über ihren Ursprung, die Beziehungen zum Vektor und Wirt sind auf der Tab. 10 zusammengestellt. Eingereiht wurde hierher auch das *Virus Itaqui*, welches einen weiteren *6. Serotyp* vorstellt. Es gehören zu diesem mehrere Virusstämme, der erste wurde im Jahre 1956 isoliert (SHOPE u. Mitarb., 1961). Es muß bemerkt werden, daß ein dem Typ Caraparu verwandtes Virus auch auf Trinidad (JONKERS u. Mitarb., 1964) isoliert wurde.

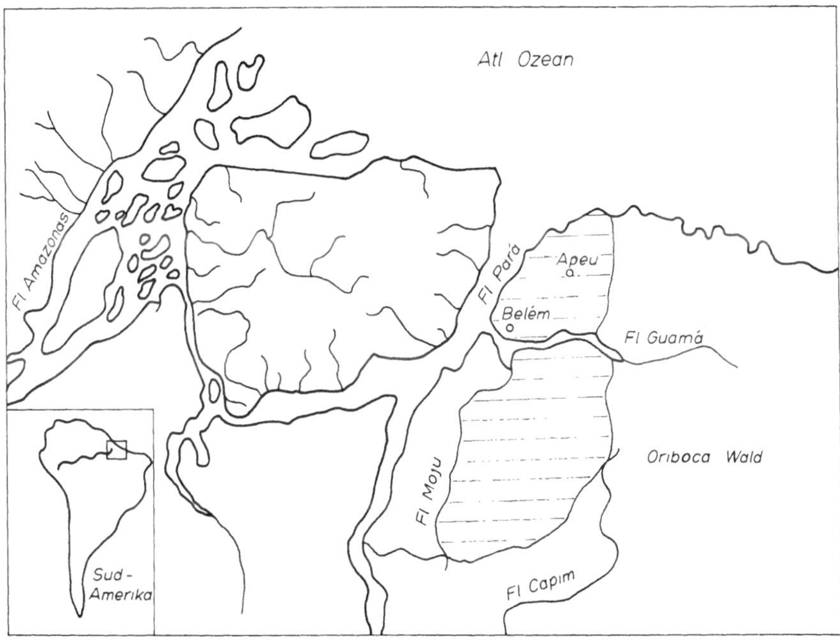

Abb. 21. Landkarte des Gebietes der Amazonas-Mündung (nach CAUSEY u. Mitarb., 1961)

Die *serotypische Differenzierung* der Arboviren aus der Untergruppe C geschieht mittels Feststellung der Beziehungen zwischen den HI- und KB-Antigenen, deren gegenseitige Verwandtschaft unter den einzelnen Stämmen nicht immer parallel verläuft. Die Kombination von Kreuz-HIT und KBR, wie sie SHOPE und CAUSEY (1962) vorschlagen, hilft deswegen bei schneller Typisation.

Die Arboviren der Untergruppe C besitzen ein *Hämagglutinin*, welches vorteilhaft aus dem Serum der Mäusesäuglinge vorbereitet wird, wo es reichlicher vorhanden ist als im Gehirn

Tabelle 10. *Arboviren der Untergruppe C*

Bezeichnung des Typs	Isolation von			Isolation aus Vektoren und Reservoiren
	Sentinel-Affen	Sentinel-Mäusen	Menschen	
Oriboca	+	+	+ bei 14,6—25% Menschen waren neutralisierende Antikörper vorhanden	Mücken Sabethini, Mansonia, Psorophora
Marituba	+		+	
Apeu	+		+	
Murutucu	+	+	+	Mücken Sabethini, Blut Nectomys und Bradypus
Caraparu	+	+	+	Mücken Aedes und Sabethini, Blut Oryzomys laticeps (Trinidad-Stamm)
Itaqui	+	+	+	wilde Ratte Proechimys

(Casals und Whitman, 1961). Die Viren sind für *Mäusesäuglinge* bei intracerebraler und intraperitonealer Infektion *pathogen*; bei Infektion von erwachsenen Mäusen sind einige Stämme weniger pathogen.

Die *Züchtung* der Arboviren C ist hauptsächlich auf Zell-Linien erfolgreich: auf menschlichen Krebszellen HeLa (auf einigen Klonen mit CPE, auf anderen ohne) Detroit 6, HEp1, HEp2 und auf der Zell-Linie aus dem Darm des menschlichen Embryos (Buckley und Shope, 1961). Der Neutralisationstest in vitro kann bei der Diagnostik der Arboviren C gänzlich die Teste auf Mäusen ersetzen und zeigt mit den Sera immunisierter Tiere Resultate, die mit den Ergebnissen der HIT übereinstimmen.

Die Arboviren der Untergruppe C wurden desöfteren aus dem Blut natürlich infizierter *Menschen* isoliert. Die Krankheitserscheinungen sind bei allen Typen ähnlich: einige Tage dauerndes Fieber, Schüttelfrost, Schwäche, Kopf-, Kreuz-, Muskel- und Gelenkschmerzen, Conjunctivitis kombiniert mit Photophobie, in

Tabelle 11. *Viren der Bunyamwera-Gruppe*

Virus-bezeichnung	Isoliert aus	Lokalität	Autoren
Bunyamwera	Aedes sp. Aedes circumluteolus Patienten-Blut	Bwamba, Uganda Tongaland, Südafrik. Union	Smithburn u. Mitarb., 1946 Kokernot u. Mitarb., 1958
Cache Valley	Culiseta inornata Anopheles crucians	Utah Florida	Holden und Hess, 1959 Chamberlain u. Mitarb., 1964
Chittoor	Anopheles barbirostris Anopheles tessellatus Anopheles subpictus Culex bitaeniorrhynchus	India, Chittoor, Poona	Singh und Pavri, im Druck
Čalovo	Anopheles maculipennis	Tschechoslowakei	Bárdoš und Čupková, 1962
Germiston	Culex rubinotus C. theileri	Südafrikanische Union	Kokernot u. Mitarb., 1960
Guaroa	—	Kolumbien	Groot u. Mitarb., 1959
Ilésha	Blut des Menschen	West Nigeria, Afrika	Macnamara (zit. Okuno, 1961)
Kairi	mehrere Arten von Waldmücken	Trinidad	Anderson u. Mitarb., 1960
Wyeomyia	Wyeomyia melanocephala	Kolumbien	Roca Garcia, 1944

einigen Fällen Entzündung der oberen Atemwege, oder Nausea und Magenbeschwerden, Schwindelgefühl resp. Verwirrung (Causey u. Mitarb., 1961). Im Falle einer Laborinfektion durch das Virus Apeu war der Fieberverlauf zweiphasig (Gibbs u. Mitarb., 1964).

Die Zirkulation der Arboviren C in der Natur bestätigen die Isolationen aus den Mücken und aus dem Blut einiger frei lebender kleiner Säugetiere (Tab. 11). Diese Angaben werden sicher von anderen neuen Erkenntnissen im Verlaufe der weiteren Studien der Arboviren der Untergruppe C ergänzt.

Literatur

Buckley, S. M., and R. E. Shope: Comparative assay of arthropod-borne group C virus antibodies by tissue culture neutralization and hemagglutination-inhibition tests. Amer. J. trop. Med. Hyg. **10**, 53 (1961). — **Casals, J., and L. Whitman**: Group C: a new serological group of hitherto undescribed arthropod-borne viruses. Immunological studies. Amer. J. trop. Med. Hyg. **10**, 250 (1961). — **Causey, O. R., C. E. Causey, O. M. Maroja, and D. G. Macedo**: The isolation of arthropod-borne viruses including members of two hitherto undescribed serological groups in the Amazon region of Brazil. Amer. J. trop. Med. Hyg. **10**, 227 (1961). — **Gibbs, C. J., E. A. Bruckner**, and **S. Schenker**: A case of Apeu virus infection. Amer. J. trop. Med. Hyg. **13**, 108 (1964). — **Jonkers, A. H., L. Spence, W. G. Downs**, and **C. Brooke Worth**: Laboratory studies with wild rodents and viruses native to Trinidad. II. Studies with the Trinidad Caraparu-like agent TRVL 34053-1. Amer. J. trop. Med. Hyg. **13**, 728 (1964). — **Shope, R. E., C. E. Causey**, and **O. R. Causey**: Itaqui virus, a new member of arthropod-borne group C. Amer. J. trop. Med. Hyg. **10**, 264 (1961). — **Shope, R. E.**, and **O. R. Causey**: Further studies on the serological relationships of group C arthropod-borne viruses and the application of these relationships to rapid identification of types. Amer. J. trop. Med. Hyg. **11**, 283 (1962).

V. Bunyamwera-Gruppe

Die Gruppe wurde nach der Bezeichnung des Virus benannt, das zuerst aus Mücken und viel später aus dem Blut eines Kranken in *Afrika* isoliert wurde. Casals und Whitman (1960) bildeten die Bunyamwera-Gruppe, wobei sie zu dem ursprünglichen Virus drei weitere zufügten. Auf der Tab. 11 sind Angaben über diese, als auch über neuerisolierte Mitglieder dieser Gruppe zusammengefaßt. Über die Beziehung zum Komplex California vermittels des Virus Guaroa s. S. 242.

Morphologie der Viren der Bunyamwera-Gruppe

Bei Filtration durch Gradokol-Membranen wurde die Größe des Bunyamwera-Virus von 70—105 mμ bestimmt (Smithburn und Burgher, 1953). Das Virus Guaroa (Abb. 22) wurde in Ultradünnschnitten infizierter Zellen als elipsoide Partikel im Durchmesser 70—90 mμ, mit dichtem Nucleoid und einer einfachen Membran beschrieben (Southam u. Mitarb., 1964). Die Viren der Bunyamwera-Gruppe sind somit *größer als andere Arboviren*, sie sind aber gegen die Wirkung von Äther und Natriumdeoxycholat empfindlich. Das Hämagglutinin des Bunyamwera-Virus wurde zuerst aus dem Serum gewonnen (zit. Theiler und Clarke, 1959), vorteilhafter aber wird es aus Gehirnen neugeborener Mäuse vorbereitet. Bei einigen Virusstämmen aus der Bunyamwera-Gruppe konnte das Hämagglutinin nicht nachgewiesen werden.

Züchtung, experimentelle Pathogenität und Diagnostik der Viren der Bunyamwera-Gruppe

Das Bunyamwera-Virus kann auf *Zellkulturen* (Hamsternieren-Zellen, HeLa, HEp2) gezüchtet werden und es weist einen bestimmten onkolytischen Effekt auf (zit. Theiler und Clarke, 1959; Mussgay, 1964). Das Virus Čalovo vermehrt sich reichlich in Hühnerembryozellen und in Hamster-Nierenzellen, wobei ein CPE nach 48 resp. 72 Std auftritt. In einer Zelllinie aus Schweinenieren verursacht das Virus Čalovo einen starken CPE und Plaque-Bildung (Šefčovičová, 1965). Beim Studium des Reproduktionscyclus des Guaroa-Virus (Southam u. Mitarb., 1964) wies man auf die überraschende Unterschiedlichkeit der Bildung der Virus-Ribonukleinsäure und des Virus-Antigens im Vergleich zu anderen Arboviren hin; es wird angenommen, daß sich das Guaroa-Virus in den Invaginationen der Zellmembran kompletisiert.

Das *Virus Čalovo* erwies sich pathogen für Hühnerembryonen, welche es 3—5 Tage nach Inoculation in den Dottersack tötet. Das *Virus Kairi* konnte dagegen auf keine Art in Hühnerembryonen durch mehrere Passagen übertragen werden.

In der *Pathogenität für weiße Mäuse* unterscheiden sich die verschiedenen Viren der Bunyamwera-Gruppe untereinander. Einige töten die Mäuse erst nach mehreren Passagen bei intracerebraler Injektion, andere dagegen töten sie ohne vorhergehende Adaptation sogar nach intraperitonealer Injektion. Nach bisherigen Berichten bewirken sie eine Infektion mit nachfolgender Immunität bei einigen Affenarten, bei Kaninchen, Meerschweinchen und erwachsenen Ratten, dagegen tötet das Virus Čalovo Goldhamster nach intracerebraler Injektion. Bei Ratten, Schweinen, Pferden, Kälbern und Kaninchen werden nach der Infektion durch das Virus Čalovo Antikörper gebildet und im Blut können fallweise sehr kleine Virusmengen nachgewiesen werden (Bárdoš, 1965).

Zur *Isolierung* der Viren aus der Bunyamwera-Gruppe eignen sich als empfänglichstes Testobjekt *weiße Mäusesäuglinge*, die intracerebral injiziert werden; zweckmäßig erscheinen zwei bis drei blinde Passagen. Zur *Serodiagnostik* werden die bei Arboviren üblich ausgeführten Neutralisationsteste, HIT und KBR verwendet. Es wird angenommen, daß auch bei dieser Virusgruppe die KB-Antikörper aus dem Blut rascher verschwinden (zit. Kokernot u. Mitarb., 1960).

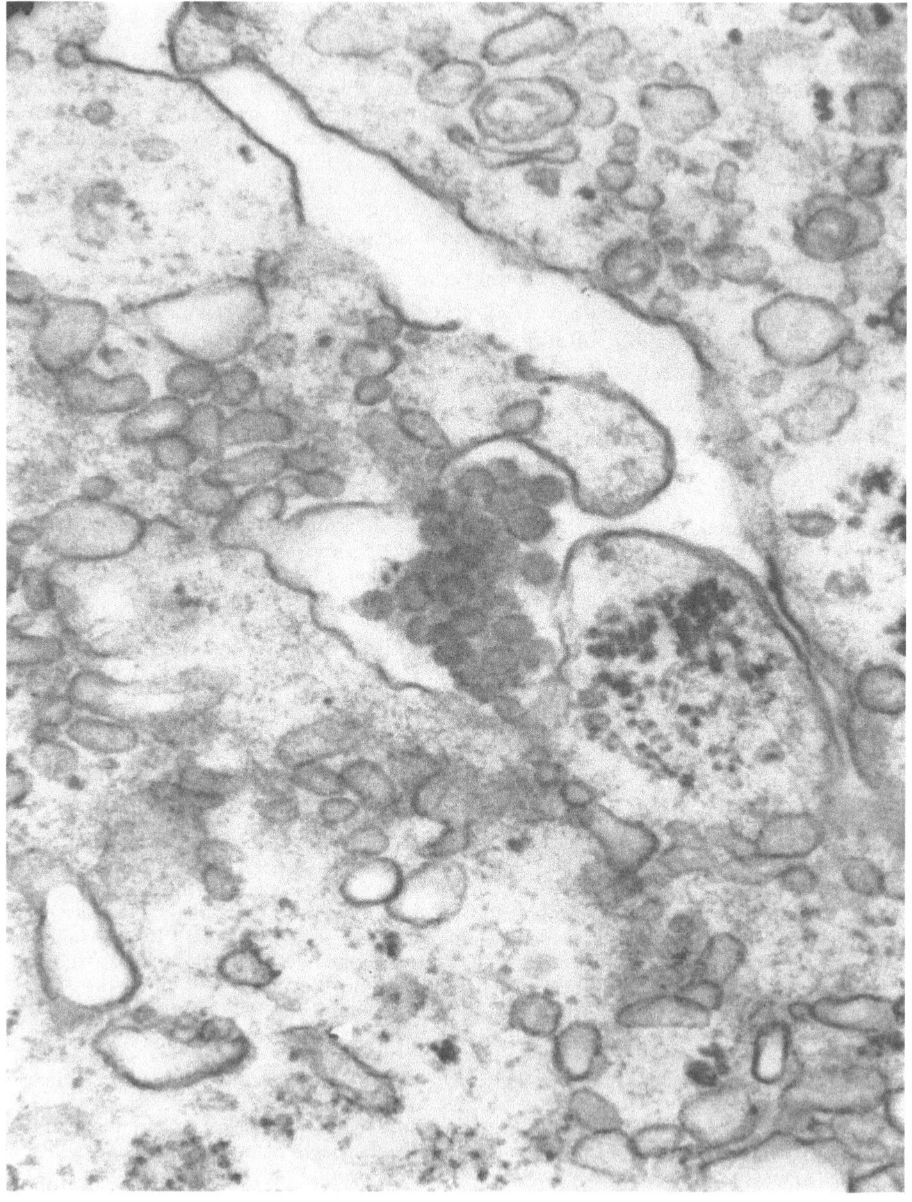

Abb. 22. Virus Guaroa im Ultradünnschnitt infizierter Zelle. Ansammlung von Viruspartikeln in der Invagination der Plasmamembrane (nach SOUTHAM u. Mitarb., 1964)

Klinisches Bild bei den Infektionen durch Viren der Bunyamwera-Gruppe

Bunyamwera-Virus (der erste Repräsentant der Gruppe) wurde *aus dem Blut eines Menschen mit benigner Krankheitsform* isoliert, wobei nur Fieber, Kopfschmerzen und Halsstarre auftraten. Andererseits aber verursachte dasselbe Virus, nachdem es Patienten mit inoperablem Krebs injiziert wurde, in einem Falle schwere, aber nicht tödliche Encephalitis. Das Virus Germiston (Tab. 11) verursachte zwei *Laborinfektionen*, wobei Fieber, Schwäche, starke Kopf-, Glieder- und Kreuzschmerzen verzeichnet wurden (KOKERNOT u. Mitarb., 1960).

Ökologie und Epidemiologie der Viren aus der Bunyamwera-Gruppe

Der Bezug der Viren aus der Bunyamwera-Gruppe zu den Mücken wird schon damit dokumentiert, daß sie fast alle bei *Isolationen aus Mücken* entdeckt wurden. Falls es sich aber um Einlinge handelt, die bereits Blut gesaugt haben, ist die Virusanwesenheit allein noch kein Beweis dafür, daß die betreffenden Mücken auch die eigentlichen biologischen Vektoren dieser Viren sind. Die experimentelle Übertragung wurde beim Cache Valley-Virus (AITKEN und SPENCE, 1963) und beim Kairi-Virus, und zwar von vier Mückenarten aus Trinidad beschrieben (AITKEN u. Mitarb., 1964).

Die *Reservoire* der Viren der Bunyamwera-Gruppe in der Natur sind nicht bekannt. In Zusammenhang mit dem Germiston-Virus wird vermutet, daß bei seiner Zirkulation in der Natur die *Vögel* Bubulcus ibis eine gewisse Rolle spielen. Im Rahmen der Studien über Beziehungen der *Fledermäuse* zu Arboviren (WILLIAMS u. Mitarb., 1964) wurden vereinzelt Antikörper gegen das Bunyamwera-Virus nach natürlicher Infektion und eine mehrtägige intensive Virämie nach experimenteller Infektion bei afrikanischen Fledermäusen der Genus Tadarida nachgewiesen. Für die endgültige Klärung der Bedeutung von Fledermäusen im Cyclus der Viren aus der Bunyamwera-Gruppe in der Natur sind weitere Studien erforderlich. Der Kontakt der *Haustiere* mit dem Virus Chittoor (Tab. 11) wurde in der Umgebung von Poona in Indien bestätigt; eine serologische Konversion wurde bei 42 aus 121 untersuchten Haustieren festgestellt (Rindvieh, Fohlen, Pferde) (SINGH und PAVRI, im Druck).

Antikörper gegen das Bunyamwera-Virus wurden in immunologischen Übersichten bei Personen in *verschiedenen Gebieten von Afrika*, aber auch in *Indien, Malaya und Borneo* nachgewiesen (zit. THEILER und CLARKE, 1959). Bei Untersuchungen in *Trinidad* wurden nur vereinzelt Antikörper gegen das Kairi-Virus bei Menschen und Affen festgestellt, aber von 19 untersuchten Blutproben von Eseln waren in 11 Antikörper anwesend. Antikörper gegen das Virus Čalovo wurden auch im Blut gesunder Menschen nachgewiesen.

Die antigenen Unterschiede zwischen den Viren der Bunyamwera-Gruppe spiegeln sich auch in den Beobachtungen wieder, daß z. B. Antikörper gegen das Bunyamwera-Virus keine Schutzwirkung bei Laborinfektionen mit dem Germiston-Virus aufwiesen. Andererseits können sich bei immunologischen Übersichten die Kreuzreaktionen zwischen den verschiedenen Mitgliedern der Gruppe geltend machen.

Literatur

Aitken, T.H.G., and **L. Spence**: Virus transmission studies with Trinidadian mosquitoes. Part. III. Cache Valley virus. West Indian Med. J. **12**, 128 (1963). — **Aitken, T.H.G., L. Spence**, and **R. Manuel**: Virus transmission studies with Trinidadian mosquitoes. 4. Kairi Virus J. Med. Entomol. **1**, 50—52 (1964). — **Anderson, C.R., T.H.G. Aitken, L.P. Spence**, and **W.G. Downs**: Kairi virus, a new virus from Trinidadian forest mosquitoes. Amer. J. trop. Med. Hyg. **9**, 70—72 (1960). — **Bárdoš, V.**: O ekológii arbovírusov v Československu, S. 153—164. Bratislava: SAV 1965. — **Bárdoš, V.**, and **E. Čupková**: The Čalovo Virus — the second virus isolated from mosquitoes in Czechoslovakia. J. Hyg. Epidem. (Praha) **6**, 186—192 (1962). — **Casals, J.**, and **L. Whitman**: A new antigenic group of arthropod-borne viruses: The Bunyamwera group. Amer. J. trop. Med. Hyg. **9**, 73—77 (1960). — **Chamberlain, R.W., W.D. Sudia, P.H. Coleman**, and **L.D. Beadle**: Vector studies in the St. Louis encephalitis epidemic, Tampa Bay Area, Florida. Amer. J. trop. Med. Hyg. **13**, 456—461 (1964). — **Groot, H., A. Oya, C. Bernal**, and **P. Barreto-Reyes**: Guaroa virus, a new agent isolated in Columbia, South America. Amer. J. trop. Med. Hyg. **8**, 604—609 (1959). — **Holden, P.**, and **A.D. Hess**: Cache Valley virus, a previously undescribed mosquito-borne agent. Science **130**, 1187 (1959). — **Kokernot, R.H.**,

K. C. Smithburn, B. de Meillon, and H. E. Paterson: Isolation of Bunyamwera virus from a naturally infected human being and further isolations from Aedes (Banksinella) Circumluteolus Theo. Amer. J. trop. Med. Hyg. **7**, 579—584 (1958). — **Kokernot, R. H., K. C. Smithburn, H. E. Paterson,** and **B. M. McIntosh:** Isolation of Germiston virus, a hitherto unknown agent, from culicine mosquitoes, and a report of infection in two laboratory workers. Amer. J. trop. Med. Hyg. **9**, 62—69 (1960). — **Mussgay, M.:** Growth cycle of arboviruses in vertebrate and arthropod cells. Progr. med. Virol. **6**, 193—267 (1964). — **Okuno, T.:** Immunological studies relating two recently isolated viruses. Germiston virus from South Africa and Ilesha virus from West Africa, to the Bunyamwera group. Amer. J. trop. Med. Hyg. **10**, 223—226 (1961). — **Roca-Garcia, M.:** The isolation of three neurotropic viruses from forest mosquitoes in eastern Colombia. J. infect. Dis. **75**, 160—169 (1944). — **Singh, K. R. P.,** and **K. M. Pavri:** Isolation of Chittoor virus from mosquitoes and demonstration of serological conversion in domestic animals at Manjri, Poona, India (in litteris). — **Smithburn, K. C., A. J. Haddow, A. F. Mahaffy:** A neurotropic virus isolated from Aëdes mosquitoes caught in the Semliki forest. Amer. J. trop. Med. Hyg. **26**, 189—208 (1946). — **Smithburn, K. C.,** and **J. C. Burgher:** Ultrafiltration of recently isolated neurotropic viruses. J. Bact. **66**, 173 (1953). — **Southam, Ch. M., F. H. Shipkey, V. I. Babcock, R. Bailey,** and **R. A. Erlandson:** Virus biographies. I. Growth of West Nile and Guaroa viruses in tissue culture. J. Bact. **88**, 187—199 (1964). — **Šefčovičová, L.:** Use of pig kidney stable cells in experiments on Čalovo virus, an arbovirus of the Bunyamwera group. Acta virol. **9**, 469 (1965). — **Theiler, M.,** and **D. H. Clarke:** Miscellaneous arthropod-borne virus infections of man: Bunyamwera virus. In: Viral and rickettsial infections of man, S. 396 (T. M. Rivers and F. L. Horsfall, eds.). Philadelphia-Montreal: J. B. Lippincott Co. 1959. — **Williams, M. C., D. I. H. Simpson,** and **R. C. Shepherd:** Bats and arboviruses in East Africa. Nature **203**, 670 (1964).

VI. Kleine Untergruppen der Arboviren

1. Der California-Komplex

Im Jahre 1943 wurde aus *Mücken* in Kalifornien ein Virus mit encephalitogenen Eigenschaften für Mäuse isoliert, welches als Virus *kalifornischer Encephalitis* bezeichnet wurde. Im Verlaufe der Jahre sammelten sich Angaben über seine Zirkulation in der Natur und schließlich wurde seine Bedeutung in der Ätiologie menschlicher Erkrankungen sichergestellt. Das *Virus California* und andere, ihm anverwandte Viren, isoliert in *Nord-Amerika*, auf *Trinidad*, in *Afrika* und auch in *Europa*, wurden in die *Minor-Gruppe der Arboviren* eingereiht

Tabelle 12. *Viren aus dem Komplex California*

Virusbezeichnung	Quelle bei erster Isolierung	Lokalität	Autoren
California encephalitis . . .	Aedes dorsalis	Kalifornien	Hammon und Reeves, 1952
Trivittatus	Aedes trivittatus	Nord-Dakota	Eklund, pers. Mitteilung
Ťahyňa	Aedes vexans Aedes caspius	Östliche Tschechoslowakei	Bárdoš und Danielová, 1959
Lumbo	Aedes pembaensis	Nordöstliches Mozambique	Kokernot u. Mitarb., 1962
Melao.	Aedes scapularis	Trinidad	Spence u. Mitarb., 1962

(Tab. 12), welche als *California* bezeichnet wurde (Casals, 1962). Whitman und Shope (1962)wiesen auf die eigenartige Beziehung der Viren California zu den anverwandten Viren der Gruppe Bunyamwera hin; als Übermittler tritt hier das *Virus Guaroa* auf (s. S. 239), welches gewissermaßen ein *intermediäres Virus* zwischen den zwei Gruppen ist, da es dem Hämagglutinin nach eine nahe Beziehung zum Virus California und dem KB-Antigen nach zum Virus Bunyamwera hat.

a) *Kalifornische Encephalitis*

Das *Virus California* wurde in den Jahren 1943—44 von HAMMON und REEVES (1945) aus Aedes dorsalis und Culex tarsalis in Kern County (Kalifornien) isoliert. Trotz intensiver Nachforschungen wurde dann im Verlaufe von Jahren kein ähnliches Virus aus *Mücken* isoliert, bis im Jahre 1959 BURGDORFER u. Mitarb. (1961) einen weiteren Virusstamm aus dem Kaninchen Lepus americanus in Montana isolierten. In letzter Zeit wurde die Aktivität des Virus California in Colorado, Texas, Wisconsin und in Süd-Kanada festgestellt (zit. GREŠÍKOVÁ u. Mitarb., 1964).

Die bei Ultrafiltration ermittelte Größe der Partikel des California-Virus beträgt 60—125 mμ. Es besitzt ein Hämagglutinin, ist bei cerebraler Infektion pathogen für Mäuse, Baumwollratten und Hamster, bei anderen Tieren bewirkt es nach subkutaner Infektion eine Virämie (zit. THEILER und CLARKE, 1959). Die diagnostischen Teste auf Mäusen, HIT und KBR werden mittels der bei Arboviren üblichen Methoden ausgeführt.

Im Jahre 1945 wurde das Virus California als *Erreger von* drei Fällen *menschlicher Encephalitis* in *Californien* impliziert, doch wurde es von Kranken nicht isoliert. Andererseits isolierten LIKAR und CASALS (1963) ein Virus aus der Gruppe California in *Slowenien* und zwar aus dem Blut zweier Gesunder im Verlauf von Untersuchungen im Zusammenhang mit immunologischen Übersichten. Doch erst THOMPSON u. Mitarb. (1965) bewiesen endgültig die Pathogenität des California-Virus für den Menschen, als sie ihn aus dem Gehirn eines vierjährigen Mädchens aus *Wisconsin* isolierten, welches an Encephalitis gestorben ist. Das klinische Bild war in diesem Falle durch hohes Fieber, starke Kopfschmerzen, Erbrechen, generalisierte Konvulsionen und leichte Halsstarre charakterisiert, und der Tod trat infolge Versagens der Atmung und des Kreislaufs am 6. Tag nach Krankheitsbeginn ein. Der pathologische Befund erwies Lungenödem, kleine Hämorrhagien im Lungengewebe, lymphocytäre Hyperplasie im Darm. Im ZNS wurden Kongestion der Leptomeningen und Schädigungen insbesondere in der Großgehirnrinde und basalen Ganglien festgestellt. Es handelte sich um Neuronendegeneration und entzündliche Herdschädigungen. An Gefäßen waren perivasculäre Ansammlungen von Zellen. Im Rückenmark traten minimale Veränderungen auf. Die Familie des verstorbenen Mädchens wurde später von weiteren Infektionen durch California-Virus betroffen, in einem Fall trat eine evidente Encephalitis mit benignem Verlauf auf, in restlichen Fällen handelte es sich um leichte subklinische Formen der Infektion. Ein weiterer Bericht über Erkrankungen bei Menschen, verursacht durch das California-Virus, betrifft 17 Fälle von Neuroinfektionen, die in den Jahren 1960—1964 hospitalisiert wurden und bei denen man einen Titeranstieg der Antikörper gegen das Virus California nachgewiesen hat. Alle Patienten waren *Kinder* im Alter unter 12 Jahre aus Wisconsin und wurden wegen des relativ ernsten Zustandes hospitalisiert.

Außer diesen klinischen Beobachtungen findet sich ein reichliches Material über den *Kontakt von Menschen mit dem California-Virus* vor, welches mittels immunologischer Übersichten gewonnen wurde und Untersuchungen der *Sera von gesunden Menschen oder Kranken*, die *mit verschiedenen Neuroinfektionen* hospitalisiert wurden, beinhaltet. In *Kalifornien*, insbesondere in *Kern County* untersuchte man so 188, im anderen Fall 292 Kranke mit Neuroinfektionen, wobei festgestellt wurde, daß bei 11 % resp. 8 % dieser Personen das Serum California-Virus neutralisierte (zit. THOMPSON und EVANS, 1965). GREŠÍKOVÁ u. Mitarb. (1964) bewiesen HI- (und auch neutralisierende) Antikörper bei 37 % von 118 gesunden Bewohnern von Kern County, wobei sie bei Personen, die älter als 40 Jahre waren, sogar 46,9 % erreichten. Es ist interessant, daß mit dem Ťahyňa-Virus (siehe weiter) sogar 51 % von den erwähnten 118 Sera reagierten. In *Wiscon-*

sin wurden Antikörper gegen California-Virus bei 35,4 % von 144 untersuchten Waldarbeitern festgestellt; aus der Gesamtzahl von 635 Bewohnern reagierten Sera von 25,9 %, dabei wurde auch ein Zusammenhang mit der Art der Beschäftigung und der Dauer des Aufenthaltes im Freien festgestellt (THOMPSON und EVANS, 1965).

Die *Beziehung* des Virus California *zu Mücken* wurde bereits in der ursprünglichen Isolation der ersten Virusstämme aus den Mücken Aedes und Culex bewiesen (siehe oben) und wurde weiters dadurch bestätigt, daß vier Mückenarten experimentell infiziert wurden und daß weiters das Virus experimentell auf empfängliche Wirte durch Aedes dorsalis übertragen wurde (zit. THEILER und CLARKE, 1959).

Die Bedeutung der Isolation des Virus California aus den Zecken Haemaphysalis leporispalustris und Dermacentor andersoni (NEWHOUSE u. Mitarb., 1963) kann vorläufig nicht bewertet werden, da die Zecken von kleinen Nagetieren gesammelt wurden und es sich um ein Virus handeln könnte, das zufallsweise von den Zecken mit dem Blut des Wirtes angesaugt wurde.

Betreffens der *Reservoirtiere* ist wohl von größter Bedeutung die erwähnte Isolation des Virus California aus kranken Kaninchen Lepus americanus in West-Montana (BURGDORFER u. Mitarb., 1961). NEWHOUSE u. Mitarb. (1963) haben dann bei der gleichen Art in einigen Lokalitäten Antikörper bis zu 92 % festgestellt.

Neutralisierende Antikörper wurden weiters bei Pferden, Kühen, zwei Zieseln- und zwei Kaninchen-Arten, sowie bei 50 % Rehböcken in Wisconsin nachgewiesen (zit. THOMPSON und EVANS, 1965; NEWHOUSE u. Mitarb., 1963). Dieses Verzeichnis von Wirtstieren wurde von sieben weiteren Arten kleiner Säugetiere erweitert, bei welchen Antikörper gegen das Virus California in Kern County nachgewiesen wurden (GREŠÍKOVÁ u. Mitarb., 1964). Erwähnt seien hier insbesondere die Arten Dipodomys nitratoides, Dipodomys heermanni, Peromyscus maniculatus, Citellus nelsoni (bei der letztgenannten Art waren Antikörper bis zu 20 % anwesend, während aus der Gesamtzahl der 608 untersuchten Sera von kleinen Säugetieren nur 7 % positiv reagierten). In Hinsicht auf die Kurzlebigkeit und hohe alljährige Population bei den kleinen Säugetieren, weisen diese Befunde einerseits auf den z.Z. endemischen Zustand des Virus California in Kern County und andererseits auf die mögliche Bedeutung dieser Tiere in der Viruszirkulation in der Natur hin.

b) Virus Ťahyňa

Im Verlauf der systematischen Erforschung der Arboviren in der *Ost-Slowakei* (Tschechoslowakei) wurden im Jahre 1958 aus den Mücken Aedes vexans und Aedes caspius fünf Stämme eines Virus isoliert, welcher *Ťahyňa* benannt wurde (BÁRDOŠ und DANIELOVÁ, 1959). Seine Zugehörigkeit zu den Arboviren der Untergruppe A und B wurde von den oben genannten Autoren und von PORTERFIELD (1961) ausgeschlossen und später wurde das Virus von CASALS (1962) in die Gruppe California eingereiht.

Das Virus Ťahyňa verhält sich ähnlich wie viele andere Arboviren: der Infektiositätsverlust tritt nach 30 min bei 58—60° C ein, es wird mit Äther, Chloroform, Natriumdeoxycholat und Freon inaktiviert. Es vermehrt sich in Hühnerembryonen, die es nach Injizieren in den Dottersack tötet (BÁRDOŠ, 1961).

Weiters vermehrt es sich reichlich in den Kulturen der Hühnerembryo-Zellen (in deren Cytoplasma es mittels fluoreszierender Antikörper dargestellt wurde; WALLNEROVÁ und ALBRECHT, 1964), in Primokulturen der Hamsternieren-Zellen (ŠEFČOVIČOVÁ, 1962), in der Zell-Linie aus Kaninchen-Lungengewebe (ŠEFČOVIČOVÁ, 1964) und in HeLa-Zellen (KUNZ und BUCKLEY, 1964). In den erwähnten Kultur-Typen tritt ein markanter bis kompletter CPE auf. In Hühnerembryo-Zellen wird Plaque-Bildung (und ihre spezifische Neutralisation, PORTERFIELD, 1961; MAYEROVÁ und MAYER, 1964) festgestellt.

Das Virus Ťahyňa bewirkt eine fatale *Encephalitis* (mit markanter Neuronenschädigung) *bei* erwachsenen *Mäusen und syrischen Hamstern* nur nach intracerebraler, bei Mäusesäuglingen und saugenden weißen Ratten auch nach extraneuraler Inoculation. Bei erwachsenen weißen

Ratten, Meerschweinchen, Kaninchen, Pferden und Schweinen tritt nur eine inapparente Infektion auf (BÁRDOŠ u. Mitarb., 1961). Bei kleinen Ferkelchen ist die Virämie höher, als bei den Abstellferkelchen (BÁRDOŠ und JAKUBÍK, 1961; BÁRDOŠ u. Mitarb., 1966).

Zur *Isolation* des Virus Ťahyňa (bisher *nur aus Mücken*) wurden weiße Mäusesäuglinge intracerebral injiziert. Zur *Serodiagnostik* werden KBR, HIT (ČUPKOVÁ, 1961) sowie Neutralisationsteste in vivo und in vitro angewendet, insbesondere auf Kulturen der Hühnerembryo-Zellen (z. B. BÁRDOŠ u. Mitarb., 1962). Anempfohlen und erprobt wurden auch Neutralisationsteste auf Zell-Linien, wobei gleichzeitig Zelleinsaat und Inoculation von Virus-Serumgemisch erfolgte (KUNZ und BUCKLEY, 1964; ŠEFČOVIČOVÁ, 1965), wie es sich bei den Viren des Zeckenencephalitis-Komplexes bewährt hat.

Von dem *klinischen Bild menschlicher Erkrankungen* mit dem Virus Ťahyňa stehen z. Z. vorläufige Angaben zur Verfügung. Ein bedeutender Teil der Bewohner, insbesondere in den Lokalitäten, die wiederholt von Mückenkalamitäten betroffen werden, hat im Blut *Antikörper gegen das Virus Ťahyňa*. Dies trifft

Tabelle 13. *Ťahyňa-Virus neutralisierende Antikörper im Blut von Bewohnern in verschiedenen Staaten Europas*

Land	Anzahl der Untersuchten	% positiv Reagierender
Albanien	112[1]	1,7[1]
Finnland	100[1]	5,0[1]
Holland	119[1]	0,0[1]
Italien	100[1]	9,0[1]
Jugoslawien	50[1]	8,0[1]
Österreich	84[1]	61,9[1]
	65[2]	54,0[2]
Tschechoslowakei		
Lokalitäten mit alljährlichen Mückenkalamitäten	99[1]	30,3[1]
	197[3]	56,3[3]
Lokalitäten mit gelegentlichen Mückenkalamitäten	175[1]	13,1[1]
	279[3]	38,7[3]
Lokalitäten ohne Mückenkalamitäten	245[1]	2,4[1]
	314[3]	18,7[3]
Ungarn	91[1]	50,5[1]

Nach Angaben in den Mitteilungen von: [1] BÁRDOŠ, 1961; [2] KUNZ u. Mitarb., 1964; [3] MAYEROVÁ und BAGÁR, 1964

nicht nur in verschiedenen Gebieten der *ČSSR* zu, sondern auch in *Österreich*, *Ungarn*, weniger in Jugoslawien, Italien und Finnland (BÁRDOŠ und ŠEFČOVIČOVÁ, 1961; KUNZ u. Mitarb., 1964, Tab. 13). Es handelt sich wahrscheinlich um durchgestandene subklinische Infektionen.

In *Süd-Mähren*, wo das Virus Ťahyňa ebenfalls in Mücken nachweisbar ist (KOLMAN u. Mitarb., 1964), wurde es auf Grund serologischer Untersuchungen in epidemisch auftretenden Pneumonie-Fällen impliziert, die insbesonders im Sommer auftreten (BÁRDOŠ und SLUKA, 1963; BÁRDOŠ, 1965). Serologische Untersuchungen bei ambulanten Patienten (MITTERMAYER u. Mitarb., 1965) lassen vermuten, daß das Ťahyňa-Virus eine ätiologische Bedeutung in Erkrankungen mit Fieber, Kopfschmerzen, Myalgien, weiters mit einer Pharyngitis, Rhinitis und Conjunctivitis haben kann. Z. Z. wurde aber das Virus Ťahyňa *weder von kranken noch gesunden Personen isoliert* und die möglichen klinischen Erscheinungen bei menschlichen Infektionen mit diesem Arbovirus werden weiterhin erforscht.

Nach den experimentellen Ergebnissen über die Persistenz und die Übertragung von Maus auf Maus des Virus Ťahyňa bei den *Mücken Aedes vexans* (ŠIMKOVÁ u. Mitarb., 1960), stellen diese Mücken seinen *biologischen Vektor* vor. Dieses bestätigen auch die wiederholten Virus-Isolationen von dieser Mückenart in verschiedenen Gebieten der Tschechoslowakei (BÁRDOŠ und DANIELOVÁ, 1961; KOLMAN u. Mitarb., 1964). Nach den Isolationen des Virus Ťahyňa aus Mücken in den Jahren 1958 und 1960, waren von 1000 Mücken Aedes vexans 0,34—0,39 und Aedes caspius 2,77 infiziert.

Bezüglich der Viruszirkulation in der Natur (BÁRDOŠ, 1965) lassen die Angaben über eine markante Virämie bei experimentell-infizierten *Hasen, Kaninchen und Igeln* (ŠIMKOVÁ, 1963, 1964) vermuten, daß diese Tiere das *Reservoir* des Virus Ťahyňa in der Natur vorstellen könnten. Antikörper gegen das Virus Ťahyňa wurden bei einer Reihe von Haus- und freilebenden Tieren festgestellt

Tabelle 14. *Ťahyňa-Virus neutralisierende Antikörper im Blut von Haustieren in der Tschechoslowakei*

Tier-Art	Zahl der Untersuchten	%-Zahl Positiver
Pferde in Sumpfgebieten . . .	102	62,7
Pferde in Berggebieten . . .	60	20,0
Schweine in Sumpfgebieten . .	88	18,1
Schweine in Berggebieten . .	46	0,0
Kühe in Sumpfgebieten . . .	156	8,9
Hunde	9	11,1

Nach BÁRDOŠ und ADAMCOVÁ, 1960

(Tab. 14). Das Vorhandensein von virusneutralisierenden Substanzen im Blut kleiner Vögel (BÁRDOŠ u. Mitarb., 1960), welches in engem Zusammenhang mit dem Mückenbefall dieser zu sein schien, wird in dem Sinne interpretiert, daß es sich wahrscheinlich um nichtspezifische Inhibitoren handelt; die *Vögel* stellen in der Zirkulation des Virus Ťahyňa wahrscheinlich eine „Sackgasse“ vor — nach experimenteller Infektion verschwindet das Virus bald aus ihrem Organismus und es tritt keine Virämie auf (BÁRDOŠ, 1965).

c) *Virus Melao*

isoliert von *Mücken* in *Trinidad* (Tab. 12), vermehrt sich in Hühnerembryonen und kann in ihnen durch Passagen übertragen werden, doch tötet es sie nicht.

Die Versuche der Viruszüchtung in Kulturen von Hamsternieren-Zellen blieben erfolglos. Das Melao-Virus tötet die Mäusesäuglinge nach cerebraler und peritonealer, nicht aber nach subkutaner Infektion und ruft bei ihnen eine Virämie hervor. Bei eintägigen Hühnchen entwickelt sich dagegen nach der Infektion keine Virämie. Bei Hamstern tritt eine inapparente immunisierende Infektion auf, Meerschweinchen sind nicht empfänglich. Beweise über den *Kontakt der Menschen* und Affen mit dem Virus Melao wurden z. Z. *noch nicht erbracht.* Das Virus Melao vermehrt sich in den Mücken Aedes aegypti (experimentell infiziert) und kann bei ihnen durch Passagen übertragen werden (SPENCE u. Mitarb., 1962).

d) *Virus Lumbo*

Aus *Mücken*, die in den Jahren 1959 und 1960 im südöstlichen *Mozambique* (Tab. 12) eingefangen worden sind, wurden 11 Stämme eines *Virus* isoliert, das sich als pathogen für erwachsene Mäuse und Hamster nach intracerebraler, nicht aber nach intraperitonealer Infektion erwies. Bei experimentell infizierten Affen

(Vervet) und Meerschweinchen entsteht nur eine immunisierende Infektion ohne klinische Erscheinungen. Mittels *Neutralisationstest* mit dem Virus Lumbo wurden 128 Personen aus Lumbo und Ndumu im nördlichen Natal untersucht und bei 16 von ihnen wurden Antikörper festgestellt. Somit ist der *Kontakt des Menschen* mit dem Virus *sichergestellt* worden (KOKERNOT u. Mitarb., 1962).

Literatur

Bárdoš, V., and **V. Danielová**: The Ťahyňa virus — a virus isolated from mosquitoes in Czechoslovakia. J. Hyg. Epidem. (Praha) **3**, 264 (1959). — **Bárdoš, V.**: Immunological study of antibodies neutralizing Ťahyňa virus in the sera of inhabitants of Czechoslovakia. J. Hyg. Epidem. (Praha) **4**, 54 (1960). — **Bárdoš, V.**, a **J. Adamcová**: Zisťovanie substancií neutralizujúcich vírus Ťahyňa metódou filtračných kotúčov (paper disks) v sérach vtákov. Čs. Epidem. **9**, 543 (1960). ~ Protilátky neutralizujúce arbovírus Ťahyňa v sérach domácich zvierat na Slovensku. Vet. Čas. **9**, 349 (1960). — **Bárdoš, V.**, **J. Adamcová**, and **F. Balát**: The study of natural focal character of the "Ťahyňa" virus by serological examinations of birds. J. Hyg. Epidem. (Praha) **4**, 282 (1960). — **Bárdoš, V.**: The Ťahyňa virus. I. Study of its resistance to the action of some physical factors and chemical agents. Acta virol. **5**, 50 (1961). — **Bárdoš, V.**, and **L. Šefčovičová**: The presence of antibodies neutralizing Ťahyňa virus in the sera of inhabitants of some European, Asian, African and Australian countries. J. Hyg. Epidem. (Praha) **5**, 501 (1961). — **Bárdoš, V.**, a **V. Danielová**: Štúdia vzťahu vírus Ťahyňa — Aedes vexans v prírodných podmienkách. Čsl. Epidem. **6**, 389 (1961). — **Bárdoš, V.**, **E. Čupková**, and **L. Šefčovičová**: The Ťahyňa virus. II. Characteristics of some biological properties and preliminary immunological classification. Acta virol. **5**, 93 (1961). — **Bárdoš, V.**, and **J. Jakubík**: Experimental infection of pigs with Ťahyňa virus. Acta virol. **5**, 228 (1961). — **Bárdoš, V.**, **J. Adamcová**, **L. Šefčovičová**, a **J. Červenka**: Protilátky neutralizujúce vírus Ťahyňa u obyvateľov rozličných vekových skupín v oblasti masového výskytu komárov. Čs. Epidem. **11**, 238 (1962). — **Bárdoš, V.**, a **F. Sluka**: Akútne infekcie ľudí vyvolané vírusom Ťahyňa. Čas. lék. čes. **102**, 394 (1963). — **Bárdoš, V.**: O ekológii arbovírusov v Československu. Bratislava: SAV 1965. — **Bárdoš, V.**, **E. Čupková**, and **J. Jakubík**: Determination of Ťahyňa virus concentration treshold producing viremia in suckling pigs. Acta virol. **10**, 55 (1966). — **Burgdorfer, W.**, **V.F. Newhouse**, and **L.A. Thomas**: Isolation of California encephalitis virus from the blood of a snowshoe hare (Lepus americanus) in western Montana. Amer. J. Hyg. **73**, 344 (1961).

Casals, J.: Antigenic relationship among arthropod-borne viruses; effect on diagnosis and cross immunity. In: Biology of Viruses of the Tick-borne Encephalitis Complex (red. H. Libíková), S. 53. Praha: ČSAV 1962. ~ Immunological relationship between Ťahyňa and California encephalitis viruses. Acta virol. **6**, 140 (1962). — **Čupková, E.**: Komplement-fixačná reakcia a hemaglutinačne inhibičný test s vírusom Ťahyňa. Čs. Epidem. **10**, 255 (1961).

Grešíková, M., **W.C. Reeves**, and **R.P. Scrivani**: California encephalitis virus: an evaluation of its continued endemic status in Kern County, California. Amer. J. Hyg. **80**, 229 (1964).

Hammon, W.D., and **W.C. Reeves**: Recent advances in the epidemiology of the arthropod-borne virus encephalitides. Including certain exotic types. Amer. J. publ. Hlth. **35**, 994 (1945). ~ California encephalitis virus a newly described agent. II. Isolation attempts to identify and characterize the agent. J. Immunol. **69**, 493 (1952).

Kokernot, R.H., **B.M. McIntosh**, **C.B. Worth**, **T. de Morais**, and **M.P. Weinbren**: Isolation of viruses from mosquitoes collected at Lumbo, Mozambique. I. Lumbo virus, a new virus isolated from Aedes (Skusea) pembaensis Theobald. Amer. J. trop. Med. Hyg. **11**, 678 (1962). — **Kolman, J.M.**, **D. Málková**, **A. Němec**, **A. Smetana**, **Z. Hájková**, and **J. Minář**: The isolation of the Ťahyňa virus from the mosquito Aedes vexans in southern Moravia. J. Hyg. Epidem. (Praha) **8**, 380 (1964). — **Kunz, Ch.**, and **S.M. Buckley**: Propagation and cultural characteristics of Ťahyňa virus and other members of the California complex in HeLa (Gey) cells. Amer. J. trop. Med. Hyg. **13**, 734 (1964). — **Kunz, Ch.**, **S.M. Buckley**, and **J. Casals**: Antibodies in man against Ťahyňa and Lumbo viruses determined by hemagglutination-inhibition and tissue culture neutralization test. Amer. J. trop. Med. Hyg. **13**, 738 (1964).

Likar, M., and **J. Casals**: Isolation from man in Slovenia of a virus belonging to the California complex of arthropod-borne viruses. Nature **197**, 1131 (1963).

Mayerová, A., a **B. Bagár**: Analýza výskytu protilátok proti virusu Ťahyňa v populácii Západoslovenského kraja. Brat. lek. listy **44/II**, 309 (1964). — **Mayerová, A.**, and **V. Mayer**: Improved plaque assay of Ťahyňa virus (Complex of California encephalitis). Acta virol. **8**, 95 (1964). — **Mittermayer, T.**, **M. Bilčíková**, **J. Jašš**, a **M. Tarabčák**: Klinické prejavy infekcií vyvolaných vírusom Ťahyňa u ambulantných pacientov na východnom Slovensku. Bratisl. lék. Listy **45**, 636 (1965).

Newhouse, V.F., W. Burgdorfer, J.A. McKiel, and J.D. Gregson: California encephalitis virus. Serologic survey of small wild mammals in northern United states and southern Canada and isolation of additional strains. Amer. J. Hyg. **78**, 123 (1963).

Porterfield, J.S.: Studies with Ťahyňa virus. Acta virol. **5**, 274 (1961).

Spence, L., C.R. Anderson, T.H.G. Aitken, and W.G. Downs: Melao virus, a new agent isolated from Trinidadian mosquitoes. Amer. J. trop. Med. Hyg. **11**, 687 (1962). — **Šefčovičová, L.**: Some data on the cultivation of Ťahyňa virus in tissue cultures. Acta virol. **6**, 32 (1962). ~ Kultivácia vírusu Ťahyňa v línii buniek králičieho pľúcneho tkaniva a jej využitie pre vírus-neutralizačný test. Predbežné zdelenie. Čs. Epidem. **13**, 153 (1964). ~ Cultivation of Ťahyňa virus in stable cell lines. Acta virol. **9**, 495 (1965). — **Šimková, A., V. Danielová, and V. Bárdoš**: Experimental transmission of the Ťahyňa virus by Aedes vexans mosquitoes. Acta virol. **4**, 341 (1960). — **Šimková, A.**: Quantitative study of experimental Ťahyňa virus infection in potential reservoir animals. Acta virol. **7**, 414 (1963). ~ Ťahyňa virus in hedgehogs. Acta virol. **8**, 285 (1964).

Theiler, M., and D.H. Clarke: Miscellaneous arthropod-borne virus infections of man: California encephalitis virus. In: Viral and Rickettsial Infections of Man (T.M. Rivers and F.L. Horsfall, jr., eds.), S. 395. London: Pitman Med. Publ. Co. Ltd. 1959. — **Thompson, W.H., Kalfayan, B., and R.O. Anslow**: Isolation of California encephalitis group virus from a fatal human illness. Amer. J. Epidem. **81**, 245 (1965). — **Thompson, W.H., and A.S. Evans**: California encephalitis virus studies in Wisconsin. Amer. J. Epidem. **81**, 230 (1965).

Wallnerová, Z., and P. Albrecht: Detection of Ťahyňa virus in tissue cultures by the fluorescent antibody technique. Acta virol. **8**, 474 (1964). — **Whitman, L., and R.E. Shope**: The California complex of arthropod-borne viruses and its relationship to the Bunyamwera group through Guaroa virus. Amer. J. trop. Med. Hyg. **11**, 691 (1962).

2. Bwamba

Im Verlaufe der Forschungen in *Uganda*, die zur Untersuchung der Dschungel-Form des Gelbfiebers geführt wurden, isolierten Smithburn u. Mitarb. (1941) 9 Virusstämme aus dem Blut von *Waldarbeitern*, die von einer unbekannten *Fieberkrankheit* mit Kopf- und Kreuzschmerzen betroffen wurden. Es erwies sich, daß diese Virusstämme untereinander immunologisch identisch sind und in keiner Verwandtschaft mit den anderen Arboviren stehen. Man nannte sie *Bwamba* und später wurden sie in die kleine Gruppe der gleichen Bezeichnung eingereiht (zit. Casals, 1962), und zwar zusammen mit dem *Virus Pongola*, das in *Süd-Afrika* (in Tongaland) aus *Mücken* Aedes circumluteolus isoliert wurde (Kokernot u. Mitarb., 1957).

Die Größe des Virus Bwamba beträgt 75—113 mμ (bei Ultrafiltration), es vermehrt sich im Hühnerembryo, tötet es aber nicht, und vermehrt sich unter Auftreten von cytopathischem Effekt in HeLa- und Hühnerembryozellen. Die Viren Bwamba und Pongola sind für weiße Mäuse bei intracerebraler Infektion pathogen und können auf ihnen durch mehrere Passagen übertragen werden. Bei experimentell infizierten Affen bewirkt das Virus Bwamba eine langfristige Virämie (zit. Theiler und Clarke, 1959; Mussgay, 1964).

Antikörper gegen das Virus Bwamba sind bei *Bewohnern aus Ost-*, *Mittel- und West-Afrika* nachgewiesen worden; gegen das Virus Pongola traten sie bei 36,5 % gesunden Menschen, 17,8 % des Rindvieh, 19 % der Schafe, 31 % der Ziegen in den Tiefebenen in Tongaland auf (Smithburn und de Meillon, 1958).

Literatur

Casals, J.: Antigenic relationship among arthropod-borne viruses: Effect on diagnosis and cross immunity. In: Biology of viruses of the tick-borne encephalitis complex (red. H. Libíková), S. 53—66. Praha: Cz. Acad. Sci. 1962. — **Kokernot, R.H., K.C. Smithburn, M.P. Weinbren, and Botha de Meillon**: Studies on arthropod-borne viruses of Tongaland. VI. Isolation of Pongola virus from Aedes (Banksinella) Circumluteolus Theo. S. Afr. J. med. Sci. **22**, 81—92 (1957). — **Mussgay, M.**: Growth cycle of arboviruses in vertebrate and arthropod cells. Progr. med. Virol. **6**, 193 (1964). — **Smithburn, K.C., A.F. Mahaffy, and J.H. Paul**: Bwamba fever and its causative virus. Amer. J. trop. Med. **21**, 75—90 (1941). — **Smithburn, K. C.**, and **B. de Meillon**: Ecology of certain arthropod-borne viruses in Southern Africa. Proc. Intern. Congr. trop. Med. Malaria 6th **5**, 21—33 (1958). — **Theiler, M.**, and **D. H. Clarke**: Miscellaneous arthropod-borne virus infections of man: Bwamba fever. In: Viral and rickettsial infections of man (T. M. Rivers and F. L. Horsfall, eds.). London: Pitman Med. Publ. Co., Ltd. 1959.

3. Guamá

Während der 4jährigen Untersuchungen der Arboviren in *Brasilien* wurden in dem Gebiet der Amazonasmündung mehr als 100 Virusstämme isoliert, die untereinander, betreffend das KB-Antigen, nahe verwandt sind, aber im Neutralisationstest als 2 unterschiedliche Typen auftreten; der eine wurde *Guamá*, und der andere *Catú* benannt (CAUSEY u. Mitarb., 1961). Zusammen mit dem *Bimiti-Virus* aus Trinidad (isoliert aus Mücken, SPENCE u. Mitarb. in prep.) vereinigten sie WHITMAN und CASALS (1961) in eine selbständige kleine Gruppe, die sie Guamá benannten.

Die brasilianischen Virusstämme Guamá und Catú wurden von Sentinel-Affen (bei denen eine mehrtägige Virämie auftritt), von Sentinel-Mäusen, weiters von freilebenden Tieren und aus dem Blut kranker Menschen, isoliert. Das Virus Guamá isolierte man auch aus den Mücken der Genus Culex.

Bei *Menschen* rufen die Viren Guamá und Catú eine Fieberkrankheit hervor, mit einem sehr variablen klinischen Bild und folgenden Symptomen: Kopf-, Kreuz-, Gelenk-, und Muskelschmerzen, in einigen Fällen Verworrenheit, Schwäche, Photophobie, Nausea.

Literatur

Causey, O. R., **C. E. Causey**, **O. M. Maroja**, and **D. G. Macedo**: The isolation of arthropod-borne viruses, including members of two hitherto undescribed serological groups, in the Amazon region in Brazil. Amer. J. trop. Med. Hyg. **10**, 227—249 (1961). — **Spence, L. P.**, **C. R. Anderson**, **T. H. G. Aitken**, and **W. G. Downs**: Bimiti virus, a new agent isolated from Trinidadian mosquitoes (in prep.). — **Whitman, L.**, and **J. Casals**: The Guamá group: a new serological group of hitherto undescribed viruses. Immunological studies. Amer. J. trop. Med. **10**, 2, 259—263 (1961).

4. Tacaribe

Der Name der kleinen Gruppe Tacaribe stammt von der Bezeichnung eines Virus, welches aus *Fledermäusen* Artibeus *und* aus *Mücken* auf *Trinidad* isoliert wurde (DOWNS u. Mitarb., 1963) und welches dem KB-Antigen nach mit dem Virus Junín verwandt ist. Das Virus Junín wurde aber früher als Erreger des argentinischen hämorrhagischen Fiebers entdeckt (Tab. 3, s. S. 155).

a) Argentinisches hämorrhagisches Fieber (AHF)

Im Jahre 1958 wurde aus Organen, Blut und Harn eines Bewohners der nordöstlichen Provinz Buenos Aires, der mit der Diagnose hämorrhagisches Fieber hospitalisiert wurde, ein *Virus* isoliert, welches nach der Lokalität als „*Junín*" bekannt wurde (zit. nach BOXACA u. Mitarb., 1961). Ein identisches Virus wurde auch aus Ektoparasiten der Pferde, und zwar der Milbe Echinolaelaps equidninus isoliert. Dieses war der Anfang zum weiteren Studium der klinisch und epidemiologisch untersuchten Infektion, deren Ätiologie bis dahin unbekannt war.

Morphologie, chemische und biologische Eigenschaften des Virus AHF

Mittels Zentrifugieren wurde die Größe des Prototypstammes Junín XJ bestimmt, und beträgt 18—25 mμ Durchmesser, seine Nucleinsäure ist vom Charakter der Ribose (LAJMANOVITSCH u. Mitarb., 1964). Zwischen pH 5,5—9,5 ist es bei 4° C während 6 Std stabil, zwischen pH 6,5—9 bei gleicher Temperatur 18 Std. Bei +4° C und im Verlaufe von 8 Tagen sinkt der

Titer des Virus beträchtlich ab; bei 25° C in 3 Tagen, bei 37° C in 26 Std und bei 56° C in 10 min. Die UV-Strahlen zerstören binnen kurzer Zeit die Infektiosität der Viren (BOXACA u. Mitarb., 1964). Das Virus ist empfindlich gegen die Wirkung des Natriumdesoxycholat (METTLER u. Mitarb., 1963).

Betreffs des Antigen ist es ein selbständig stehendes Virus, welches mit den anderen, in Argentinien isolierten Stämmen (PIROSKI u. Mitarb., 1959), und wahrscheinlich mit dem Virus-Erreger des hämorrhagischen Fiebers in Bolivien (WIEBENGA u. Mitarb., 1964) identisch ist.

Züchtung, Pathogenität, Diagnose

Für die Vermehrung des Virus Junín eignet sich das Gehirngewebe von neugeborenen Mäusen und Meerschweinchen. Das Virus wurde an die Kulturen der HeLa-Zellen adaptiert (METTLER u. Mitarb., 1961), in welchen es einen cytopathischen Effekt hervorruft.

Das Meerschweinchen ist gegen das Virus empfänglich, und zwar nach intravenöser, subkutaner, intraperitonealer, oraler und intracerebraler Applikation des virushaltigen Materials. Bei den Tieren entsteht eine Virämie schon am 2. Tag nach der Infektion und diese dauert bis zum Tod des Tieres an, wobei der Titer des Virus von Tag zu Tag steigt.

Das Virus wird am leichtesten aus der Milz und den Lymphdrüsen isoliert. Die Tiere erliegen in 68% der Fälle, und zwar zwischen dem 11.—15. Tag p. i. Vom 7. Tag p. i. steigt bei ihnen die Temperatur, sie nehmen an Gewicht ab. Der Verlauf erinnert an die natürliche Infektion beim Menschen. Empfänglich sind auch neugeborene Mäuse, diese gehen nach intracerebraler Infektion ein.

Die *Virusisolation* wird *auf Meerschweinchen* durchgeführt, denen Serum oder Harn von Kranken in akuter Phase appliziert wird. Der *serologische Beweis* der Krankheit wird mittels KBR bei Anwendung von Antigenen ausgeführt, welche aus dem Gehirn der Mäuse 1—2 Tage p. i. vorbereitet werden. Verwendet wird noch der Neutralisationstest auf HeLa-Zellen. Von diagnostischer Bedeutung sind weiters Einschlußkörperchen in Zellen, die im Harn der akut Erkrankten nachgewiesen werden können (PALATNIK, 1964).

Klinisches Bild und Pathologie des AHF

Die Inkubationszeit beträgt 10—14 Tage. Die *Krankheit* kann einen leichten, mittelschweren und schweren Verlauf haben. Die Symptomatologie hängt von den Veränderungen der betreffenden Organe ab. Zu diesen gesellt sich ein unterschiedlich ausgeprägtes *hämorrhagisches Syndrom* hinzu. Es ist schwer nach den ersten Krankheitserscheinungen den weiteren Verlauf vorauszusagen. Die anfänglich sehr leichte Form kann plötzlich in eine sehr schwere übergehen und tödlich enden. In der Mehrzahl treten aber mittelschwere Krankheitsformen auf.

Die Gefäßsystemstörungen bedingen verschiedenartige Krankheitserscheinungen: Adenopathie, Enanthem, Gingivitis, Hypotension, Bradykardie. Es kann hohes *Fieber* eintreten. Die *Blutungen* in die Schleimhäute verursachen Epistaxis, Meläna, Hämopthysis und Hämaturie verschiedenen Grades. Die *Magendarmstörungen* manifestieren sich in Bauchschmerzen, Nausea und Erbrechen, profusem und schmerzlichem Durchfall, der eine schwere Dehydratation zur Folge hat. Zu dieser treten *neurologische Symptome* hinzu wie z. B.: Desorientation in Zeit und Ort, Reizbarkeit, Verworrenheit, psychomotorische Erregung mit Haluzinationen, optischen wie auch akustischen. In einigen Fällen verzeichnet man auch klonische Krämpfe der Gesichtsmuskulatur, Tremor der Extremitäten, Sphinkterkrämpfe. Der cerebrospinale Liquor ist ohne Befund. Die Krankheitsfälle mit deutlich ausgeprägten Nervensymptomen haben eine schwere Prognose (PINTOS u. Mitarb., 1964).

Im Blutbild wird Leukopenie, Neutropenie und Eosinophilie nachgewiesen. Die Lymphocyten sind atypisch — einerseits treten Lymphoidzellen mit breiter Cytoplasmaschicht auf, andererseits Monocyten und Histioplasmacyten.

Die Blutungen sind bedingt durch Blutplättchenmangel, Blutkoagulationsstörungen und Gefäßwandstörungen (VUCETICH u. Mitarb., 1964).

Die Krankheit wurde unter die Arbovirusinfektionen eingereiht, obwohl der Infektionsweg und Vektor, der die Infektion auf den Menschen überträgt, z. Z. nicht genügend geklärt sind.

Die Krankheit tritt in den Sommermonaten auf, insbesondere bei Personen, die bei der Maisernte arbeiten.

b) Epidemisches hämorrhagisches Fieber in Bolivien

Im nordwestlichen Bolivien wurde im Jahre 1962 eine epidemische Fieberkrankheit mit hämorrhagischen Symptomen verzeichnet (MACKENZIE u. Mitarb., 1964). Ihre klinischen Erscheinungen waren mit dem klinischen Bild des argentinischen hämorrhagischen Fiebers identisch.

Mittels KB-Test und Anwendung des Antigen Junín (Virusstamm des argentinischen hämorrhagischen Fiebers) sowie der Sera von Personen mit dieser Infektion. die im Mai—Juli 1962 von ihnen eingesammelt worden sind, wurde bewiesen, daß in den Sera von mehreren Bewohnergruppen in Bolivien *Antikörper gegen das Virus Junín* vorhanden sind. Bei 3 typischen Fällen von bolivischem hämorrhagischem Fieber wurde eine Konversion zur positiven Reaktionen im Rekonvaleszentenserum gegenüber dem Akutserum nachgewiesen, und zwar bei Anwendung des Virusstammes Junín (WIEBENGA u. Mitarb., 1964).

Literatur

Boxaca, M.C., A.S. Parodi, and **H.R. Blay:** Fiebre hemorragica experimental en el cobayo (virus Junín). Rev. Soc. argent. Biol. **37**, 170 (1961). — **Boxaca, M.C., A.S. Parodi, C. Coto,** and **S. Gonzáles:** Effects of pH, temperature and UV radiation on Junín virus. Proc. Intern. Congr. trop. Med. Malaria 7th **3**, 319 (1964). — **Downs, W.G., C.R. Anderson, T.H.G. Aitken, L. Spence,** and **A.H. Greenhall:** Tacaribe virus, a new agent isolated from Artibeus bats and mosquitoes in Trinidad, West Indies. Amer. J. trop. Med. Hyg. **12**, 639 (1963). — **Lajmanovitsch, S., C.E. Coto, A.S. Parodi,** and **S. Gonzales:** Ultracentrifugation and identification of the nucleic acid of Junín virus. Proc. Intern. Congr. trop. Med. Malaria 7th **3**, 323 (1964). — **Mackenzie, R.B., H.K. Beye, Ch.L. Valverde,** and **H. Gärron:** Epidemic haemorrhagic fever in Bolívia. I. A preliminary report of the epidemiologic and clinical findings in a new epidemic area in South America. Amer. J. trop. Med. Hyg. **13**, 620 (1964). — **Mettler, N.E., S.M. Buckley,** and **J. Casals:** Propagation of Junín virus, the etiological agent of Argentinian hemorrhagic fever in HeLa cell cultures. Proc. Soc. exp. Biol. (N.Y.) **107**, 684 (1961). — **Mettler, N.E., J. Casals,** and **R. Shope:** Study of the antigenic relationship between Junín virus, the etiological agent of Argentinian hemorrhagic fever, and other arthropod-borne viruses. Amer. J. trop. Med. Hyg. **12**, 647 (1963). — **Palatnik, M.:** Inclusiones citoplasmáticas en células urinarias de la fiebre hemorrágica Argentina. Proc. Intern. Congr. trop. Med. Malaria 7th **3**, 317 (1964). — **Pintos, I.F.M., H.C. Guarinos, F.R.J. Jaschek,** and **H.D. Molteni:** Formas clínicas de la fiebre hemorrágica del Noroeste de la provincia de Buenos Aires. Proc. Intern. Congr. trop. Med. Malaria 7th **3**, 318 (1964). — **Piroski, I., J. Zuccarini, E.A. Molinelli, A. di Pietro, J.G. Barrera-Oro,** and **P. Martini:** Virosis hemorragica del Noroeste Bonaerense. Oventacián medica **8**, 303 (1959). — **Vucetich, M., I.F.M. Pintos, M. Palatnik, G.D. Anderson, A.T. Guarinos, C. Petrillo, F.R.J. Jaschek, H.D. Molteny,** and **C. Dupuy:** Alteraciones hematológicas en la fiebre hemorrágice Argentina. Proc. Intern. Congr. trop. Med. Malaria 7th **3**, 317 (1964). — **Wiebenga, N.H., A. Shelokov, J. Gibbs jr.,** and **R.B. Mackenzie:** Epidemic hemorrhagic fever in Bolivia. II. Demonstration of complement fixing antibody in patients' sera with Junín virus antigen. Amer. J. trop. Med. Hyg. **13**, 626 (1964).

5. Turlock

Im Verlaufe einer Encephalitisepidemie in *Kalifornien* im Jahre 1952 untersuchte man die Anwesenheit der Viren WEE und SLE in *Mücken* und bei dieser Gelegenheit wurde aus der Mückenart Culex tarsalis ein unterschiedliches Virus isoliert, welches in 3 % der untersuchten Mückengemische auftrat. Drei identische Stämme wurden aus den Mücken Culex stigmatosoma isoliert. Der Grund der erfolgreichen Isolation ist darin zu suchen, daß außer den 4—5wöchigen Mäusen auch Hühnerembryonen verwendet wurden.

Diese neuen Stämme wurden dann mit den bereits isolierten Virusstämmen (ebenfalls aus Culex tarsalis im Jahre 1947, resp. 1953 isoliert) verglichen, und sie erwiesen sich als identisch. Die so entstandene neue *kleine Gruppe* wurde nach dem Virusstamm aus dem Jahre 1947 „*Turlock*" benannt (Lennette u. Mitarb., 1957).

Das Virus Turlock tötet die Hühnerembryonen nach Infektion in den Dottersack oder in die Allantoishöhle, ist pathogen für Mäusesäuglinge (auch nach extraneuraler Applikation), weiters für junge Hamster, ist aber nicht immer pathogen für erwachsene Mäuse. Meerschweinchen und Kaninchen sind nicht empfänglich.

Die bei Ultrafiltration bestimmte Größe des Virus beträgt 120—180 mμ, doch diese Angaben müssen auch mit anderen Methoden überprüft werden.

Die Bedeutung des Virus Turlock in Hinsicht Erkrankungen von *Menschen* ist z. Z. *noch nicht bestätigt.*

Literatur

Lennette, E.H., M.I. Ota, and **M.N. Hoffman:** Turlock virus: A description of some of its properties. Amer. J. trop. Med. Hyg. **6**, 1036—1046 (1957). — **Lennette, E.H., M.I. Ota, F.J. Fujimoto, A. Wiener,** and **E.C. Loomis:** Turlock virus: A presumably new arthropod-borne virus. Isolation and identification. Amer. J. trop. Med. Hyg. **6**, 1024—1035 (1957).

VII. Ungruppierte Arboviren durch Zecken übertragen und/oder aus Zecken isoliert

1. Colorado Zeckenfieber

(Colorado Tick Fever, CTF)

Ärztliche Berichte über eine eigenartige Erkrankung im Felsengebirge (Rocky Mountain), die insbesondere bei Einwanderern auftrat, sind schon überholt. Wohl wurde diese Erkrankung erst im Jahre 1930 von Becker als klinische Einheit beschrieben und er benannte sie „Colorado tick fever". Ungefähr 10 Jahre später wurde auf Grund epidemiologischer Untersuchungen die Vermutung aufgestellt, daß die Krankheit durch Zecken übertragen wird und kurz darauf bewiesen Florio u. Mitarb. die Virus-Ätiologie der Krankheit. Der Erreger wurde auf Hamster, aber auch auf menschliche Freiwillige mit dem infektiösen Serum übertragen, und weiters wurde die Infektiosität des Filtrates festgestellt. Später wurde das Virus der CTF auf Mäuse und Hühnerembryonen adaptiert und es wurde seine Unterschiedlichkeit von den bereits bekannten, durch Arthropoden übertragenen Viren nachgewiesen (zit. Cox, 1959).

Morphologie und Struktur des CTF-Virus

Das CTF-Virus (aus Mäusehirnen) ist von der Größenordnung 35—50 mμ (bei Ultrafiltration). Da seine Reproduktion durch das Aktinomycin D und von anderen Inhibitoren der Desoxyribonucleinsäure nicht gehemmt wird, kann angenommen werden, daß es sich um ein Ribonucleinsäure-Virus handelt (Trent und Scott, 1964). Das Virus CTF ist im Krankenserum in gefrorenem Zustand haltbar; bei 60° C wird es nach 30 min inaktiviert.

Im Hühnerembryo vermehrt sich das CTF-Virus reichlich, maximale Titer werden im ZNS des Embryo nachgewiesen, und zwar 4—5 Tage nach Infektion in den Dottersack. Die Kulturen von menschlichen Krebszellen KB erwiesen sich für die Züchtung des Virus CTF als ein günstiges Milieu, und da sich die Virusaktivität in diesem System mit Bildung von CPE manifestiert, werden die Zellen KB sowohl für Virusisolation als auch zum Nachweis von virusneutralisierenden Antikörpern verwendet (Pickens und Luoto, 1958; Gerloff und Eklund, 1959). Neuerdings bewiesen Trent und Scott (1964), daß die Linie der Mäuseembryozellen L, die Zellen FL und die Hühnerembryozellen in Primokulturen gegen die Infektion des Virus CTF in gleicher Weise empfänglich sind wie die abgestillten Mäuse. Damit wurde eine überprüfte Grundlage zur Einführung der in-vitro-Methoden in die Routinearbeit erreicht. Die Vermehrungskurven des Virus CTF (in Zellen L) zeigen, daß die Latenzzeit 10—12 Std dauert, und daß sich das Virus nach Austritt aus den Zellen reichlich im Medium ansammelt. Für quantitativen Virusnachweis kann auch der Plaque-Test seine Verwendung finden, welcher auf der Zell-Linie der Hamsterembryo-Nieren überprüft wurde (DEIG und WATKINS, 1964).

Das CTF-Virus tötet Mäusesäuglinge nach intracerebraler und intraperitonealer Infektion, nach intracerebraler Infektion gehen auch Hamster ein, aber bei Opossum und Baumwollratten tritt nur Virämie auf (zit. COX, 1959). Bei Affen Macaccus rhesus kommt es nach extraneuraler Infektion zu 15—50tägiger Virämie ohne klinische Erscheinungen; das Virus hält sich lange in Milz und Nieren (GERLOFF und LARSON, 1959).

Von kranken Menschen kann das Virus aus dem Serum oder aus dem Blutkuchen nach intraperitonealer Verabreichung auf *weiße Mäuse isoliert* werden, doch müssen manchmal mehrere Passagen durchgeführt werden, ehe sich eine Pathogenität manifestiert. Das Virus kann im Mäusegewebe schnell mit Hilfe von fluorescierenden Antikörpern nachgewiesen werden (BURGDORFER und LACKMAN, 1960). Man kann annehmen, daß die erwähnten in-vitro-Methoden der Isolation des CTF-Virus die gleichen Perspektiven wie der in-vitro-Nachweis von virusneutralisierenden Antikörpern haben. Der klassische *Neutralisationstest auf Mäusen* ist aber bis heute eine wertvolle Methode gewesen; die mittels dieser Methode nachgewiesenen neutralisierenden Antikörper erreichen hohe Titer frühestens 2 Wochen nach Krankheitsbeginn. Spezifische Ergebnisse werden in der Serodiagnostik auch bei Anwendung der KBR erreicht.

Klinik und Pathogenese des CTF

Die Inkubationsdauer des CTF beträgt 4—5 Tage. Das *klinische Bild* charakterisiert sich durch plötzlichen Fieberanstieg, der Kranke klagt auf Muskel-, Rücken- und Gliederschmerzen, Appetitlosigkeit, Erbrechen, weitere Symptome sind Photophobie und Hyperästhesie der Haut. Ungefähr am 3. Tag nach Krankheitsbeginn tritt ein Rückfall auf, doch der Patient ist weiterhin sehr schwach. Nach 2—3 Tagen steigt das Fieber wieder an, manchmal noch höher, wie in der ersten Phase, weiter tritt bald die Rekonvaleszenz ein, doch das Schwächegefühl dauert längere Zeit an. Außer der beschriebenen *doppelphasischen* (*saddle-back*) *Form* werden auch solche mit einer Phase oder aber sogar dreiphasige angegeben. Im Blutbild verzeichnet man eine auffällige Leukopenie (2000—3000/mm^3), die beim Eintreten des Rückfalles am meisten ausgeprägt ist.

Außer der erwähnten Form wurden auch subklinische Formen beschrieben. Es zeigt sich aber, daß die Infektion mit dem CTF-Virus die *Kinder* schwer gefährden kann. In einigen Fällen entwickelten sich bei ihnen *Meningitiden oder Encephalitiden*, in einem Fall sogar mit tödlichem Ende (zit. COX, 1959).

EKLUND und KENNEDY (1962) waren bestrebt, das pathogenetische Problem des unterschiedlichen Verlaufes des CTF bei Erwachsenen und Kindern auf dem Wege des Studiums der experimentellen Pathogenität bei Mäusen zu klären. Die Ergebnisse der exakten Versuche erlaubten die Schlußfolgerung, daß der Altersfaktor bei Infektionen der extraneuralen Gewebe keine Rolle spielt, daß aber der Prozeß des Alterns von einer Resistenzsteigerung des ZNS gegen die Infektion begleitet wird. Es ist nicht anzunehmen, daß sich mit dem Alter Barrieren entwickeln, die das Gehirn gegen Infektionen schützen würden. Dagegen scheinen aber die Zellen des ZNS als solche relativ widerstandsfähiger gegen die Infektion zu werden.

Die *immunologischen Übersichten* erwiesen eine mäßige Durchseuchung mit dem CTF-Virus bei gesunden Personen, auch wenn sie im nähesten Kontakt mit Zecken waren; Antikörper wurden bei ihnen in 32 % festgestellt. Die Blutproben von Bewohnern in Idaho (ohne Auswahl) ergaben positive Reaktionen mit dem CTF-Virus in 5 %.

Das *Auftreten des CTF* ist zeitlich mit der *maximalen Zeckenvermehrung* verbunden — im *Mai und Juni* ist die Mehrzahl der menschlichen Erkrankungen nachweisbar. Die geographische Verteilung des CTF ist an die Verteilung der Zecke *Dermacentor andersoni* in der Natur gebunden. Es muß aber erwähnt werden, daß in einigen Gebieten gleichzeitig die Zecke Dermacentor parumapertus auftritt, aus welcher das CTF-Virus ebenfalls schon isoliert wurde (so wie auch aus mehreren anderen Zeckenarten). Die ursprünglich vermutete transovariale Übertragung in den Zecken Dermacentor andersoni wurde in den Versuchen von EKLUND u. Mitarb. (1962) nicht bestätigt. Die transstadiale Übertragung findet dagegen allgemein statt.

Man nimmt an, daß sich das Virus mittels Zirkulation zwischen den Larven- und Nymphenstadien der Zecken und den kleinen Nagetieren in der Natur erhält. Die Bedeutung der *kleinen Nagetiere* ist nach dem gewonnenen Beweismaterial nicht abzuleugnen (BURGDORFER, 1959). Das CTF-Virus wurde aus natürlich infiziertem Ziesel Citellus lateralis in West-Montana isoliert (EKLUND u. Mitarb., 1958), und bei der selben Art wurden auch Antikörper festgestellt; sie war auch gegen experimentelle Infektion empfänglich. Bei weiteren kleinen Säugetieren wurde eine langfristige und intensive Virämie nachgewiesen, insbesondere bei Erethison dorsatum (25—50 Tage, BURGDORFER, 1960).

Die *Prophylaxe des CTF*, ausgenommen die Angaben zum persönlichen Schutz gegen Zeckenbiß, wurde noch nicht breiter entwickelt. Man erwähnte die Möglichkeit einer aktiven Immunisierung. Eine Vakzine aus aktivem auf das Hühnerembryo adaptiertem Virus wurde in einigen wenigen Fällen injiziert, sie verursachte aber starke Reaktionen (zit. COX, 1959). THOMAS u. Mitarb. (1963) stützten sich auf die Angaben SVET-MOLDAVSKY u. Mitarb. (1960), die anführen, daß in den Gehirnen der Mäusesäuglinge die allergischen encephalitogenen Faktoren nicht resp. nur gering vorhanden sind. Sie bereiteten aus diesem Material eine formalin-inaktivierte Vaccine, wobei das Virus durch Adsorption an Calciumphosphat gereinigt wurde. Dieser Schutzimpfstoff hatte in Versuchsverhältnissen eine zufriedenstellende Wirkung.

Literatur

Burgdorfer, W.: Colorado tick fever. The behaviour of CTF virus in the porcupine. J. infect. Dis. **104**, 101 (1959). ~ Colorado tick fever. II. The behaviour of Colorado tick fever virus in rodents. J. infect. Dis. **107**, 384 (1960). — **Burgdorfer, W.**, and **D. Lackman**: Identification of the virus of Colorado tick fever in mouse tissues by means of fluorescent antibodies. J. Bact. **80**, 131 (1960). — **Cox, H.R.**: Colorado tick fever. In: Viral and Rickettsial infections of man (T.M. Rivers and F.L. Horsfall, jr., eds.), S. 384. London: Pitman Med. Publ. Co., Ltd. 1959. — **Deig, E.F.**, and **H.M.S. Watkins**: Plaque assay procedure for Colorado tick fever virus. J. Bact. **88**, 42 (1964). — **Eklund, C.M., G.M. Kohls**, and **W.L. Jellison**: Isolation of Colorado tick fever virus from rodents in Colorado. Science **128**, 413 (1958). — **Eklund, C.M., G.M. Kohls**, and **R.C. Kennedy**: Lack of evidence of transovarial transmission of Colorado tick fever virus in Dermacentor andersoni. In: The Biology of viruses of the tick-borne encephalitis complex (red. H. Libíková), S. 401. Praha: ČSAV 1962. — **Eklund, C.M.**, and **R.C. Kennedy**: Preliminary studies of pathogenesis of Colorado tick fever virus infection of mice. In: The Biology of viruses of the tick-borne encephalitis complex (red. H. Libíková), S. 286. Praha: ČSAV 1962. — **Gerloff, R.K.**, and **C.H. Eklund**: A tissue culture neutralization test for Colorado tick fever antibody and use of the test for serological surveys. J. infect. Dis. **104**, 174 (1959). — **Gerloff, R.K.**, and **C.L. Larson**: Experimental infection of Rhesus monkeys with Colorado tick fever virus. Amer. J. Path. **35**, 1043 (1959). — **Pickens, E.G.**, and **L. Luoto**: Tissue culture studies with Colorado tick fever virus. I. Isolation and propagation of virus in KB cultures. J. infect. Dis. **103**, 102 (1958). — **Svet-Moldavsky, G.J., J.A. Svet-Moldavskaya**, and **J.S. Klischeva**: Preparation of allergene-free vaccines against transmissible encephalitides and rabies from the brain of suckling mice and rats. Acta virol. **4**, 320 (1960). — **Thomas, L.A., C.M. Eklund, R.N. Philip**, and **M. Casey**: Development of a vaccine against Colorado tick fever for use in man. Amer. J. trop. Med. Hyg. **12**, 678 (1963). — **Trent, D.W.**, and **L.V. Scott**: Colorado tick fever virus in cell culture. I. Cell-type susceptibility and interaction with L-cells. J. Bact. **88**, 702 (1964). ~ Effect of metabolic inhibitors on synthesis of Colorado tick fever virus. Bact. Proc. 64th Annual Meeting, 122 (1964).

2. Virus Kemerovo

Im Verlaufe der Expedition, die im Jahre 1962 unter der Leitung von Tschumakov im Naturherd der ZE im Gebiet der Stadt *Kemerovo* (*West-Sibirien*) unternommen wurde, sind aus den Zecken *Ixodes persulcatus* sowie aus dem cerebrospinalen Liquor erkrankter *Menschen* ca. 15 Virusstämme isoliert worden, die sich vom Virus der ZE unterscheiden (Chumakov u. Mitarb., 1963; Libíková u. Mitarb., 1963, 1964). Nach den vorläufigen Neutralisationstesten und KBR gehören diese Viren in eine Gruppe und werden als Kemerovo-Virus (KV) bezeichnet.

In Ultradünnschnitten infizierter Zellen hat das KV-Partikel einen Durchmesser von 37—40 mμ (Shestopalova u. Mitarb., 1964). Es enthält höchstwahrscheinlich Ribonucleinsäure, ist empfindlich gegen Äther, Chloroform und Natriumdeoxycholat, kann bei Lyophylisierung aufbewahrt werden, ist aber gegen Einfrieren und Auftauen empfindlich (Libíková u. Mitarb., 1963, 1964; Mayer u. Mitarb., 1964). Mit der üblich angewandten Methode bei Arboviren konnte beim KV kein Hämagglutinin nachgewiesen werden. Mittels Neutralisationsteste in vitro und der KBR unterscheidet sich das KV von den Viren der ZE, JBE, SLE, WN, WEE und EEE.

Nach infizieren in den Dottersack vermehrt sich das KV in allen Geweben des Hühnerembryo und tötet die Embryonen nach 2—3 Tagen p.i. Es vermehrt sich reichlich in den Kulturen von Hühnerembryozellen und Hamsternierenzellen, wo ein kompletter CPE auftritt. Es vermehrt sich auch in den Zellen HeLa, Detroit 6, KB und Hep 2, in den Zellen des menschlichen Amnion und Embryo, doch werden hier niedrigere Titer verzeichnet. Auf Kulturen der Hühnerembryozellen unter Agarschicht bildet das KV deutliche Plaques, deren Inhibition im Plaque-Neutralisationstest bewertet werden kann (Mayer u. Mitarb., 1964; Mayer und Kožuch, 1964).

Bei 0—2tägigen *Mäusen-* (nach Adaptation auch bei etwas älteren) *und Rattenbabys* ruft das KV eine tödliche *nekrotisierende Encephalitis* hervor, aber ausschließlich nach intracerebraler Infektion. Bei erwachsenen Mäusen und Hamstern erhält es sich lange nach intracerebraler Infektion im Gehirn, es induziert Interferonbildung und bewirkt diskrete histologische Schädigungen, nicht aber tödliche Infektionen. Meerschweinchen, Kaninchen, Hühnchen, Fohlen und Kälber sind sogar gegen intracerebrale Infektion refraktär (Libíková u. Mitarb., 1965b). Bei Affen entsteht nach dieser nur eine kurzfristige febrile Reaktion.

Die *klinischen Bilder der Krankheitsfälle bei Menschen*, von welchen das Virus isoliert wurde, sind charakterisiert durch kurzfristiges Fieber, Allgemeinerscheinungen, angedeuteten Meningismus und diskreten Liquorbefund (Libíková, 1964). In der Rekonvaleszenz wurde in Hinsicht des Vorhandenseins von neutralisierenden Antikörpern eine Konversion nachgewiesen, aber die Titer sind niedrig.

Virusneutralisierende Substanzen wurden in Sera von Pferden, Rindvieh, der Taiga-Vögel und kleiner Säugetiere, vereinzelt auch im Serum von gesunden Menschen nachgewiesen (Libíková u. Mitarb., 1964).

Als *Vektor* könnte die Zecke *Ixodes persulcatus* in Betracht kommen, es wurde aus ihr mehrmals das Virus isoliert, sogar mittels der Plaque-Methode (Karpovitsch, 1964); außerdem ist die Vermehrung und langdauernde Persistenz des KV in experimentell infizierten Weibchen Ixodes ricinus nachgewiesen (Libíková u. Mitarb., 1965a). Eine experimentelle Übertragung des Virus durch die Zecken auf Wirte wurde noch nicht festgestellt, teilweise auch aus dem Grund, daß bei experimentellen Tieren das nötige Maß an Virämie schwer zu erreichen ist.

Literatur

Chumakov, M.P., L.G. Karpovich, E.S. Sarmanova, G.I. Sergeeva, M.B. Bychkova, V.O. Tapupere, H. Libíková, V. Mayer, J. Řeháček, O. Kožuch, and **E. Ernek**: Report on the isolation from Ixodes persulcatus ticks and from patients in western Sibiria of a virus differing from the agent of tick-borne encephalitis. Acta virol. 7, 82 (1963). — **Karpovitsch, L.G.**: Anwendung der Plaque-Methode zur Isolation und Untersuchung der Stämme des Kemerovo-Virus. In: Zeckenencephalitis, Kemerovo-Zeckenfieber, hämorrhagische Fieber und andere Arbovirusinfektionen (russisch), S. 252. Moskva: Akad. d. med. Wissensch. 1964. — **Libíková, H., V. Mayer, J. Řeháček, O. Kožuch, E. Ernek, P. Albrecht,** and **J. Žemla**: Study of cytopathic agents isolated from Ixodes persulcatus ticks. Acta virol. 7, 475 (1963). — **Libíková, H.**: Výskum vírusov v kliešťoch rodu Ixodes. Lek. Obz. **13**, 607 (1964). — **Libíková, H., V. Mayer,**

O. Kožuch, J. Řeháček, E. Ernek, and P. Albrecht: Isolation from Ixodes persulcatus ticks of cytopathic agents (Kemerovo virus) differing from tick-borne encephalitis virus and some of their properties. Acta virol. **8**, 289 (1964). — **Libíková, H., J. Řeháček, and V. Mayer:** Investigations on the Kemerovo virus with respect to its circulation in nature. In: Theoretical Questions of Natural Foci od Diseases (red. B. Rosický and K. Heiberger), S. 429. Praha: Cz. Acad. Sci. 1965a. — **Libíková, H., E. Ernek, and P. Albrecht:** Pathogenicity and pathogenesis of Kemerovo virus and Kemerovo virus-like viruses in some laboratory and domestic mammals. Acta virol. **9**, 423 (1965b). — **Mayer, V., and O. Kožuch:** Detection of antibodies against Kemerovo virus by the plaque technique. Acta virol. **8**, 190 (1964). — **Mayer, V., O. Kožuch, H. Libíková, and J. Závada:** Some biological and physico-chemical properties of Kemerovo virus. Acta virol. **8**, 302 (1964). — **Shestopalova, N.M., V.N. Reingold, T.I. Tikhomirova, L.G. Karpovich, and M.P. Chumakov:** Electronmicroscope study of chick embryo cell culture infected with Kemerovo virus. Acta virol. **8**, 88 (1964).

3. Aus Zecken des Genus Ixodes isolierte Viren in Europa

Oker-Blom u. Mitarb. (1962, 1964) brachten einen Bericht über Isolationen von Viren aus Zecken in *Finnland*, die sich von dem Virus der Zeckenencephalitis unterscheiden und die pathogen nur für Mäusesäuglinge, nicht aber für erwachsene weiße Mäuse sind.

In der *Tschechoslowakei* wurden aus den Zecken Ixodes ricinus, die in der West- und Ost-Slowakei eingefangen wurden, Viren isoliert, die biologisch und antigen dem Virus Kemerovo ähnlich sind, einen totalen cytopathischen Effekt auf Kulturen von Hühnerembryozellen bewirken und wenig pathogen für experimentelle Tiere sind (Libíková u. Mitarb., 1964). Ein Hämagglutinin wurde bei diesen Viren nicht festgestellt. Die einzelnen Gruppen der Virusstämme wurden nach den Lokalitäten bezeichnet: *Koliba*, *Lipovník* (Libíková u. Mitarb., 1965) und *Tribeč* (Grešíková u. Mitarb., 1965). Bei dem Virus Tribeč ist bemerkenswert, daß es aus dem Blut eines natürlich infizierten Clethrionomys und Pitymys isoliert wurde. Die wechselseitigen Beziehungen dieser Viren sowie ihre mögliche Bedeutung bei den Erkrankungen von Menschen bilden das Objekt weiterer Studien.

Literatur

Grešíková, M., J. Nosek, O. Kožuch, E. Ernek, and M. Lichard: Study on the ecology of Tribeč virus. Acta virol. **9**, 83 (1965). — **Libíková, H., J. Řeháček, M. Grešíková, O. Kožuch, J. Somogyiová, and E. Ernek:** Cytopathic viruses isolated from Ixodes ricinus ticks in Czechoslovakia. Acta virol. **8**, 96 (1964). — **Libíková, H., J. Řeháček, and J. Somogyiová:** Viruses related to the Kemerovo virus in Ixodes ricinus in Czechoslovakia. Acta virol. **9**, 76 (1965). — **Oker-Blom, N., L. Kääriäinen, M. Brummer-Korvenkontio, and P. Weckström:** Isolation and occurrence of viruses of the tick-borne encephalitis complex in Finland. In: Biology of Viruses of the Tick-Borne Encephalitis Complex (red. H. Libíková), S. 423. Praha: ČSAV 1962. — **Oker-Blom, N., A. Salminen, M. Brummer-Korvenkontio, L. Kääriäinen, and P. Weckström:** Isolation of some viruses other than typical tick-borne encephalitis viruses from Ixodes ricinus ticks in Finland. Ann. Med. exp. Fenn. **42**, 109 (1964).

4. Nairobische Schafkrankheit

ist eine, durch ein Arbovirus hervorgerufene Gastroenteritis, die bei *Schafen und Ziegen im östlichen Afrika* vorkommt und durch die *Zecke* Rhipicephalus appendiculatus übertragen wird. Diese Zecke ist gleichzeitig auch das Reservoir des Virus. Experimentell wurde nachgewiesen, daß das Virus intrastadial und transovarial bei diesen Zecken übertragen wird und in ihnen im virulenten Zustand mehr als 2 Jahre persistiert (Lewis E. A., 1946).

Bei *Menschen* wurden Laborinfektionen verzeichnet, deren Erreger dieses Virus war.

Literatur

Lewis, E.A.: Nairobi sheep disease: The survival of the virus in the tick Rhipicephalus appendiculatus. Parasitology **37**, 55 (1946).

VIII. Ungruppierte Arboviren durch Mücken übertragen und/oder aus Mücken isoliert

1. Rift-Tal-Fieber

(Rift Valley Fever — RVF)

Das Fieber des Rift-Tals ist eine wirtschaftlich bedeutungsvolle enzootische *Erkrankung der Schafe und des Rindviehs*, welche *sekundär* im Rahmen der Enzootien auch *bei Menschen* auftritt. Bisher wurde diese Erkrankung ausschließlich *auf dem afrikanischen Kontinent* verzeichnet, und zwar in den östlichen, zentralen und südlichen Gebieten.

Elektronenoptische Untersuchungen an gereinigten Präparaten zeigen sphärische Viruspartikel von 60—75 mμ Durchmesser, an deren Oberfläche hohle cylindrische Gebilde gelagert sind (resp. kurze stachelförmige, Valentine, 1961; Levitt u. Mitarb., 1963); die Partikel erscheinen somit größer als es ursprünglich mittels Filtration und Sedimentation bestimmt wurde. Das RVF-Virus besitzt ein Hämagglutinin, welches aus dem Blut infizierter Mäuse, das die reichlichste Quelle bildet, gewonnen wird.

Das RVF-Virus wird auf Zellkulturen in vitro gezüchtet, es vermehrt sich in Primokulturen der Mäuseembryo-Hirnzellen, in primären Zellkulturen aus menschlichen, Ratten-, Mäuse- und Schweineembryonen sowie in Nierenzellen aus Schaf- und Affenembryonen. Von den Zell-Linien wurden die Zellen L (aus Mäuseembryonen), die Changschen menschlichen Leberzellen, menschliche Krebszellen HeLa, die Linie der Meerschweinchen-Lungenzellen und Hamsternierenzellen verwendet. In allen erwähnten Zellen vermehrt sich das RVF-Virus und bewirkt einen mehr oder weniger deutlichen CPE (zit. Easterday und Murphy, 1963). In Hamsternierenzellen vermehrt sich das RVF-Virus sehr intensiv und wird im Nährmedium in hohen Titern nachgewiesen. Auf diesen Zellen wird auch eine Plaque-Bildung erreicht. Unter flüssigem Nährmedium ohne Serumzusatz wird eine sehr rasch fortschreitende Zellschädigung nachgewiesen (Boyle, 1965).

Das RVF-Virus ist *hochpathogen für Mäuse*; nach der Infektion entwickeln sich bei ihnen eine intensive Virämie und in der Leber akute Schädigungen. Die Mäuse können auf verschiedenen Wegen infiziert werden, auch auf Luftwegen mittels Aerosol. Die Empfänglichkeit bei Hamstern ist ähnlich wie bei Mäusen, die Ratten aber erliegen hauptsächlich nach cerebraler Infektion (Easterday und Murphy, 1963). Eine experimentelle Infektion wird bei Schaf, Rindvieh, bei verschiedenen Affenarten und auch bei anderen Tieren hervorgerufen (zit. Theiler und Clarke, 1959; Easterday u. Mitarb., 1962).

Durch Passagen auf Mäusen (bei cerebraler Übertragung) oder durch Passagen auf Zellkulturen wurden *neurotrope Virusstämme* gewonnen, welche bei Mäusen und Affen eine Meningoencephalitis auftreten lassen, doch wird ihre Viscerotropie gänzlich oder teilweise verloren (Mackensie und Findlay, 1936; Smithburn, 1949; Coackley, 1958; andere zit. Theiler und Clarke, 1959).

Die *virologische Diagnostik* beruht auf *Virusisolation* aus dem Blut Erkrankter, die in den ersten 3 Tagen der Erkrankung entnommen und weißen Mäusen injiziert wird. Zur *Serodiagnostik* stehen die Neutralisationsteste HIT sowie KBR zur Verfügung. Insbesondere die zwei letzten Teste haben sich bei RVF gut bewehrt, da bei ihnen die Kreuzreaktionen mit anderen Arboviren, bedingt durch die strikte antigene Unterschiedlichkeit des RVF-Virus, ausbleiben (Binn u. Mitarb., 1963).

Das *klinische Bild des RVF* entwickelt sich bei Menschen nach einer kurzen 5—6tägigen Inkubationszeit. Der Beginn ist abrupt, es tritt *Fieber* ein, die Fieberkurve hat einen *sattelförmigen Charakter*. Im Vordergrund stehen starke Muskel-, Gelenk- und Kopf-*Schmerzen*. Ein regelmäßig auftretendes Symptom ist die *Photophobie*. Im Blutbild zeigt sich eine ausgeprägte Leukopenie (in der polymorphonuclearen Komponente). Im Verlauf von einigen Tagen sinkt das Fieber und die Genesung tritt ein. Nach der Krankheit bildet sich eine solide und langfristige Immunität. Ausnahmsweise treten *Komplikationen* auf, am wichtigsten sind insbesondere *oculare Symptome* (zentrale seröse Retinopathie, zit. Theiler und Clarke, 1959).

In Hinsicht darauf, daß die RVF *bei Menschen keinen fatalen Verlauf* aufweist, fehlen Beschreibungen *pathologisch-anatomischer und histologischer Befunde. Bei* den an RVF erkrankten *Schafen* stehen im Vordergrund des pathologischen Bildes die Leberschädigungen: Herdnekrosen (in fulminanten Fällen von großem Ausmaß) und kleine Hämorrhagien. In Zellen werden intranucleare Einschlußkörperchen nachgewiesen, welche mit der Chromatinmargination einhergehen. Bei Versuchen auf Mäusen (TSUKADA u. Mitarb., 1960) wurde in der Inkubationszeit eine Aktivitätssteigerung verschiedener Leberzellen nachgewiesen, dagegen kommt es nach Auftreten von klinischen Symptomen zur Aktivitätsdepression, die höchstwahrscheinlich durch eine diffuse Nekrose der Leber bedingt ist.

Es wird angenommen, daß das RVF-Virus *durch Mücken übertragen* wird. Dafür sprechen einerseits die epizootologischen Untersuchungen und andererseits die Angaben über die Virusisolation. Das RVF-Virus wurde nämlich in den natürlich infizierten Mückenarten Eretmapodites chrysogaster, Aedes caballus, Aedes circumluteolus, Culex theileri u. a. nachgewiesen. In Experimenten übertrugen Eretmapodites chrysogaster und Aedes caballus das Virus auf empfängliche Wirte.

Über die Zirkulation des RVF-Virus unter freilebenden *Reservoirtieren* fehlen aber — mit Ausnahme des Beweises von Antikörpern bei Feldratten Arvicanthus abyssinicus — bisher nähere Angaben (zit. THEILER und CLARKE, 1959).

Zur *Prävention* der Tierinfektionen durch RVF-Virus wird ein lebender Schutzimpfstoff aus einem neurotropen Virusstamm vorbereitet und dieser hat bereits seine Anwendung in großem Ausmaß gefunden. Zur Prophylaxe menschlicher Infektionen wurde eine Formolvaccine aus virusinfizierten Kulturen von Affennierenzellen vorbereitet (Cercopithecus sp., in dessen Nieren, zum Unterschied von Macaccus rhesus, das vacuolisierende und onkogene Agens SV 40 nicht anwesend ist). Diese Vaccine ist sogar nach Lyophilisation ausreichend wirkungsfähig und beständig (RANDALL u. Mitarb., 1962, 1963).

Literatur

Binn, L.N., R. Randall, V.R. Harrison, C.J. Gibbs, and **C.G. Aulisio:** The serological reactions in a case of Rift Valley fever. Amer. J. trop. Med. Hyg. **12,** 236 (1963). — **Boyle, J.J.:** Titration of Rift Valley fever virus in hamster kidney cells in the absence of serum. Amer. J. vet. Res. **26,** 190 (1965). — **Coackley, W.:** Alteration in virulence of Rift Valley fever virus during serial passage in lamb testis cells. J. Path. Bact. **89,** 123 (1965). — **Easterday, B.C., M.H. McGavron, J.R. Rooney,** and **L.C. Murphy:** The pathogenesis of Rift Valley fever in lambs. Amer. J. vet. Res. **23,** 470 (1962). — **Easterday, B.C.,** and **L.C. Murphy:** The growth of Rift Valley fever virus in cultures of established lines of cells. Cornell Vet. **53,** 3 (1963). ~ Studies on Rift Valley fever in laboratory animals. Cornell Vet. **53,** 423 (1963). — **Levitt, J., W. du T. Nandé,** and **A. Polson:** Purification and electron microscopy of pantropic Rift Valley fever virus. Virology **20,** 530 (1963). — **Mackensie, R.D.,** and **G.M. Findlay:** The production of a neurotropic strain of Rift Valley fever virus. Lancet **1936 I,** 140. — **Randall, R., C.J. Gibbs, C.G. Aulisio, L.N. Binn,** and **V.R. Harrison:** The development of a formalin-killed Rift Valley fever virus vaccine for use in man. J. Immunol. **89,** 660 (1962). — **Randall, R., L.N. Binn,** and **V.R. Harrison:** Rift Valley fever virus vaccine. Amer. J. trop. Med. Hyg. **12,** 611 (1963). — **Smithburn, K.C.:** Rift Valley fever: the neurotropic adaptation of the virus and the experimental use of this modified virus as a vaccine. Brit. J. exp. Path. **30,** 1 (1949). — **Theiler, M.,** and **D.H. Clarke:** Miscelaneous arthropod-borne virus infections of man: Rift Valley fever. In: Viral and Rickettsial Infections of Man (T.M. Rivers and F.L. Horsfall, jr., eds.), S. 391. London: Pitman Med. Publ. Co., Ltd. 1959. — **Tsukada, H., Y. Koseki, A. Inoue,** and **K. Shimpo:** Metabolic changes in the liver of mice infected with Rift Valley Fever virus. Sapporo Med. J. **18,** 419 (1960). — **Valentine, R.C.:** Contrast enhancement in the electron microscopy of viruses. Advanc. Virus Res. **8,** 287 (1961).

2. Virus Witwatersrand

wurde aus den *Mücken* Culex rubinotus isoliert, die in der Umgebung des Sees in der Stadt *Germiston nahe Johannesburg* (Südafrikanische Union) eingesammelt wurden (McIntosh u. Mitarb., 1960). Es erscheint interessant, daß außer dem neuen Virus Witwatersrand, aus der selben Art von Mücken auch das Virus Germiston (s. S. 238), und das Virus Uganda S (s. S. 154) isoliert wurden.

Das Virus Witwatersrand ist gegen die Wirkung von Natriumdeoxycholat empfindlich. Es besitzt auch ein Hämagglutinin. Somit hat es einige der Eigenschaften, die als Merkmale bei Arboviren gelten. Nach cerebraler Infektion ist es für Mäusesäuglinge und erwachsene Mäuse pathogen, bei welchen es nach 2—3, resp. 6—7 Tagen p.i. eine fatale Encephalitis mit histologisch nachweisbaren degenerativen und nekrotischen Schädigungen in der Gehirnsubstanz, hervorruft. Bei Meerschweinchen tritt nur eine immunisierende Infektion auf.

Bei Anwendung von HIT, KBR und des Neutralisationstestes auf Mäusen wurde bei dem Virus Witwatersrand kein Bezug zu den anderen Arboviren nachgewiesen. In Ausnahmefällen wurden neutralisierende Antikörper gegen das Virus im Serum von gesunden Personen aus verschiedenen Lokalitäten Afrikas festgestellt.

Literatur

McIntosh, B. M., R. H. Kokernot, and H. E. Paterson: Witwatersrand Virus: An Apparently New Virus Isolated from Culicine Mosquitoes. The South Amer. J. Med. Sci. **1**, 33—37 (1960).

IX. Die hämorrhagischen Fieber

Als hämorrhagisches Fieber werden allgemein *akute Infektionen* bezeichnet, die *auf allen Erdteilen* verbreitet sind und bei welchen im Vordergrund der klinischen Erscheinungen das *hämorrhagische Syndrom* steht. Bereits aus dieser Charakteristik geht hervor, daß ein einziges Syndrom in Gegenwart von anderen Symptomen *keine selbständige nosologische Einheit* begrenzen kann, umso mehr als dieses bei verschiedenen hämorrhagischen Fieber qualitativ und quantitativ variiert. Die in den letzten Jahren durchgeführten klinischen, epidemiologischen und virologischen Studien dieser Infektionen haben zur Klärung mancher Annahmen beigetragen, insbesondere auf Grund der Erkenntnis, das einige Viren (Dengue 1, 2, 3, 4, Chicungunya) als Erreger bei diesen bewiesen wurden. Dabei hat es sich gezeigt, daß sehr nahe stehende oder sogar identische Viren (höchstens von geringen antigenen Unterschieden) eine Erkrankung ohne — oder mit einem hämorrhagischen Syndrom hervorrufen können, was wieder von vielen Faktoren abhängen kann; einer von ihnen könnte die angeführte antigene Unterschiedlichkeit des Virus sein, weiters klimatische Verhältnisse, verschiedene Reservoirtiere und verschiedene Arten der Vektoren.

Die Ätiologie einiger hämorrhagischer Fieber ist bekannt, anderer aber z. Z. noch nicht geklärt. Die isolierten Viren, die diese verursachen, gehören zu den *Arboviren verschiedener antigener Gruppen.*

Von den Arboviren der A-Gruppe ist der Erreger des hämorrhagischen Fiebers das *Virus Chicungunya* (s. S. 171); von den Arboviren der B-Gruppe verursachen das hämorrhagische Fieber die Viren *Dengue Typ 1, 2, 3, 4*; aus dem Komplex der Zeckenencephalitis die *Viren des Omskschen hämorrhagischen Fiebers*, der Krankheit des *Kyasanur Waldes* (KFD). Das Gelbfieber z. B. weist ebenfalls ein hämorrhagisches Syndrom auf.

Aus der kleinen Gruppe Tacaribe sind es die *Viren Junín*, der Erreger des argentinischen hämorrhagischen Fiebers, ihm anverwandtes Virus ruft das bolivische hämorrhagische Fieber hervor, und diesen ist auch das *Virus*, genannt *Tacaribe*, anverwandt, welches auf Trinidad isoliert wurde (S. 249).

Erwähnt wurden bereits die zuständigen Infektionen, und zwar nach der Zugehörigkeit der Viren, d. h. der ätiologischen Faktoren, zu serologischen Gruppen.

Nicht eindeutig geklärt ist z. Z. die Ätiologie des *Krimschen hämorrhagischen Fiebers* und ebenfalls der weiteren in der UdSSR (Uzbekistan, Bukovina), in Mitteleuropa und Asien verbreiteten sog. *hämorrhagischen Nephrosonephritiden*, d. h. hämorrhagischen Fiebern mit Nierensyndrom; weiters auch der *epidemischen Nephropathie*, die in Nord-Skandinavien auftritt.

Analysiert seien einige der charakteristischen Merkmale von den hämorrhagischen Fiebern, deren Ätiologie noch offen steht.

1. Krimsches hämorrhagisches Fieber (KHF)

Das Krimsche hämorrhagische Fieber ist eine akute Virusinfektion, die im Steppengebiet der Krim im Jahre 1944 und 1945 nachgewiesen wurde und anfangs die Bezeichnung akute infektiöse Kapillarotoxikose erhielt.

Aus dem Blut der akut Erkrankten (am 3.—5. Tag) sowie aus der Zecke Hyalomma marginatum wurde ein Virus isoliert (Tschumakov, 1945, 1950). Es handelte sich um eine Erkrankung, die sich von dem Omskschen hämorrhagischen Fieber, vom Pappataci-Fieber, von Dengue und von dem Q-Fieber, unterscheidet (zit. Gajdusek, 1953).

Morphologie, physikalische und chemische Eigenschaften des KHF-Virus

Es können z. Z. nur einige Eigenschaften erwähnt werden. Das Virus passiert Filter, die die kleinsten Bakterien zurückhalten. Es erhält sich in lyophilisiertem Zustand und bei nachfolgender Lagerung bei Temperaturen von —40 oder —70° C.

Züchtung, Pathogenität und diagnostische Methoden

Das Virus vermehrt sich angeblich im Gehirngewebe weißer Mäuse und wurde auf diesen nach mehreren blinden Passagen isoliert. Es vermehrte sich auch bei Affen und Katzen, die Infektion verlief bei diesen tödlich. Bei Meerschweinchen vermehrt sich das Virus und ruft keine nachweisbaren Krankheitssymptome auf, doch werden im Blut KB und neutralisierende Antikörper nachgewiesen.

Das filtrierte, virushältige Material wurde bei Fiebertherapie einiger Psychosen appliziert (zit. Gajdusek, 1953).

Die *Labordiagnostik* der Krankheit soll auf Virusisolation mittels intracerebraler Verabreichung des Serums (aus dem akuten Krankheitsstadium) bei jungen Mäusen beruhen.

Klinisches Bild und Pathologie des KHF

Die ersten klinischen Angaben brachte Kolatschev (1945). Die Inkubationszeit dauert 7—12 Tage. Der Beginn ist plötzlich mit Fieber 39—41° C, Schüttelfrost war bei einem Drittel der Fälle. Die Patienten sind schwach, benommen, reizbar und klagen über Kopf- und Gliederschmerzen. Es tritt Erbrechen ein. Bauchschmerzen, Conjunctivitis, das Gesicht ist gerötet, am weichen Gaumen injizierte Gefäße. Das Fieber dauert 5—12 Tage, dann sinkt es lytisch. In einigen Fällen verzeichnet man Lymphdrüsenschwellung. Das hämorrhagische Enanthem entwickelt sich gleich in den ersten Krankheitstagen, und zwar an Uvula und weichem Gaumen. Auf der Haut sieht man ein scharlach- oder masernähnliches Exanthem. Je stärker das Exanthem und je früher es auftritt umso schwerer ist der Krankheitsverlauf. Es treten Zahnfleisch- und Nasenblutungen auf, auch Blutungen in der Magen- und Darmschleimhaut, Lungenblutungen, mikroskopische Hämaturie, in einigen Fällen Icterus.

Am Anfang der Krankheit sind im Blut das Hämoglobin und die Erythrocyten erhöht. Nachgewiesen sind Leukopenie, Lymphopenie, Eosinophilie und Neutropenie, weiters Thrombocytopenie.

Nicht bei allen Kranken ist das hämorrhagische Syndrom ausgeprägt, es treten leichte Erkrankungen und inapparente Infektionen auf.

Die Letalität beträgt von 2—8 bis 15 %. Bei Obduktion sind kleine Blutungen in der Magendarmschleimhaut, im ganzen Bereich der Gehirnrinde, in der weißen Substanz; degenerative Veränderungen in parenchymatösen Organen (Leber) und in den Ganglien des autonomen Nervensystems.

Ökologie, Epidemiologie und Prophylaxe

Als Überträger des Virus KHF wird die *Zecke Hyalomma marginatum* Koch bezeichnet, die reichlich in den Biotopen der *Waldsteppe der Halbinsel Krim* zu finden ist. Aus den Nymphen, die auf Hasen parasitieren (Lepus europaeus transsylvanicus) wurde auch ein Virus isoliert. Außer den Hasen werden als wichtige Zeckenwirte auch Vögel angeführt (Grobov, 1946).

Die Krankheit weist einen *Saisoncharakter* auf. Die meisten Fälle treten im *Juli und August* auf. Es erkranken hauptsächlich *Menschen, die auf dem Feld und im Wald arbeiten.* Auch in *Heu*, das im Herbst Hasenfutter ist, können Zecken vorhanden sein und Menschen anfallen.

Infektionsherde befinden sich in der Nähe von Razdolnoje, Tschernomorskoje, Oktiaberskoje, Novoselovskoje und im Leningebiet auf der Halbinsel Kertsch.

Bisher wurden außer persönlichen Schutzmaßnahmen gegen die Zecken sowie ihrer Ausrottung mit chemischen Mitteln keine anderen prophylaktischen Maßnahmen unternommen. Eine Vaccine für Massenanwendung steht nicht zur Verfügung.

Literatur

Gajdusek, D. C.: Acute infectious haemorrhagic fevers and mycotoxicoses in the Union of Soviet Socialistic Republics. Washington, D.C.: U.S. Government Printing Office 1953. — **Grobov, A. G.**: Zur Frage der Überträger des Krimschen hämorrhagischen Fiebers (russisch). Med. Parazit. (Mosk.) **15**, 59 (1946). — **Kolatschev, A. A.**: Klinik und Therapie der sogenannten akuten, infektiösen Kapillarotoxikose (russisch). Vo.-med. Zh., 21 (1945). — **Tschumakov, M. P.**: Neue Viruskrankheit in Krim. In: Krymskaja gemorragičeskaja lichoradka (russisch). Sbornik Otdeľnoj primorskoj armii 1945. ~ Etiologie, epidemiologie a profylaxe hemorrhagických horeček (tschechisch). Čas. Lék. čes. **89**, 1428 (1950).

2. Krimsches hämorrhagisches Fieber im Astrachan-Gebiet

Auf dem 7. Internationalen Kongreß der Tropischen Medizin und Malaria in Rio de Janeiro (1.—11. September 1963) wurde von M. P. Tschumakov und seinen Mitarbeitern (1963) ein Bericht über das Krimsche hämorrhagische Fieber im *Astrachan-Gebiet und in Mittel-Asien* vorgetragen. Aus den Angaben geht hervor, daß diese Erkrankung *klinisch und epidemiologisch identisch mit* jener im Jahre 1945 als *Krimsches hämorrhagisches Fieber* von Tschumakov beschriebenen Infektion ist, und daß sie seit dem Jahre 1953—55 sporadisch im Astrachan-Gebiet auftritt. Ähnliche Erkrankungen meldete und beschrieb man in Uzbekistan (Choduchin, 1948, 1952) wie auch in den Sowjetischen Republiken von Mittel-Asien, und zwar Turkmenischen, Tadschikischen, Kirgisischen Republik. Weiters in den südlichen Gebieten der RSFSR, und zwar im Gebiet Stavropolsk, Rostow, Krasnodar. Ebenso sind Berichte aus *Bulgarien.* In allen diesen Gebieten wurde die Seuche durch *Biß infizierter Zecken Hyalomma plumbeum plumbeum oder Hyalomma anatolicum*, übertragen.

Im *Sommer 1963* trat in dem *Astrachan-Gebiet* (Delta der Wolga und Mündung der Achtuba) eine *Epidemie* von hämorrhagischen Fiebern auf, die den Charakter des Krimschen hämorrhagischen Fiebers hatten. Aus dem Blut der Kranken im akuten Stadium der Infektion sowie aus dem Material eines verstorbenen Menschen und weiters aus der Zecke Hyalomma pl. plumbeum wurden vier Virusstämme bei Anwendung von Mäusen und syrischen Hamstern isoliert. Es wurden serologische Studien bei Personen mit durchgestandenen Infektionen sowie bei Gesunden durchgeführt, und weiters die erforderlichen entomologischen, zoologischen und ekologischen Untersuchungen, die den Naturherd dieser Infektion charakterisiert haben (Tschumakov u. Mitarb., 1964).

Die isolierten Viren gehören höchstwahrscheinlich zu Arboviren der Untergruppe B. An der exakten Identifikation wird noch gearbeitet.

Das Virus vermehrt sich reichlich im Nervengewebe der Mäuse und Hamster, bei welchen es eine Infektion mit tödlichem Ausgang hervorruft. In Kulturen aus Schweinenieren-Zellen sowie in den stabilisierten Hamsterembryo-Zellen vermehrt es sich gut und bewirkt einen cytopathischen Effekt. Es vermehrt sich auch in diploiden Zellen von Menschenembryonen. Aus den Mäusegehirnen wurde ein Hämagglutinin vorbereitet.

Klinisch unterscheidet sich die Krankheit nicht vom Krimschen hämorrhagischen Fieber, die Inkubationszeit beträgt 2—7 Tage. Von der im Verlaufe von 11 Jahren Gesamtzahl der 103 registrierten und untersuchten Fälle betrug die Letalität im Astrachangebiet ca. 14 %. Es treten aber desöfteren auch leichte, nichtkomplizierte und inapparente Infektionen auf, die mittels serologischen Übersichten bei Bewohnern nachgewiesen wurden, und zwar bei Personen, die anamnestisch keine klinische Erkrankung hatten (Leschtschinskaya, 1964a, b).

Die Therapie dieser Infektionen ist nur symptomatisch, Bettruhe, Unterstützung der Herztätigkeit, Plasmatransfusionen, Vitamine, Calciumchlorid, Rhutin u. a.

Das *Auftreten* von Erkrankungen geht parallel mit der *maximalen Aktivität der Zecken Hyalomma pl. plumbeum*, weist aber auch einen charakteristischen Bezug zu Professionen auf. Unter den Erkrankten treten *Schafschurer*, *Viehhüter* auf. In der Anamnese waren keine Angaben über Zeckenbiß, aber z. B. das Zerdrücken der Zecken bei Wolleverarbeitung usw. Auch *Melker*, *Arbeiter in der Milchproduktion* traten auf. Das Auftreten ist saisongebunden, von *April bis Mitte August* (Povalischtschina u. Mitarb., 1964; Pokrovskij u. Mitarb., 1964).

Eine ähnliche Situation ist bei dem hämorrhagischen Fieber, das im Gebiet von Rostow auftritt (Perelatov u. Mitarb., 1964; Pokrovskij u. Mitarb., 1964).

Die Prophylaxe beschränkt sich z. Z. auf persönliche Schutzmaßnahmen in den bewiesenen Infektionsherden.

Literatur

Choduchin, N.I.: Viruserkrankungen in der Uzbekischen SSR (russisch). Vestn. Akad. med. Nauk 2 (1948). ~ Epidemiologie der hämorrhagischen Fieber in Uzbekistan (russisch). In: Hämorrhagische Fieber in Uzbekistan, Taschkent 1952. — **Leschtschinskaya, E.V.**: Klinik des hämorrhagischen Fiebers — Krimscher Typ im Astrachan-Gebiet. In: Zeckenencephalitis, Kemerovo-Zeckenfieber und andere Arbovirus-Infektionen (russisch, S. 266. Moskva: Akad. med. Wiss. UdSSR 1964a. ~ Differentialdiagnostik des hämorrhagischen Fiebers — Krimscher Typ im Astrachan-Gebiet. In: Zeckenencephalitis, Kemerovo-Zeckenfieber und andere Arbovirus-Infektionen (russisch), S. 268. Moskva: Akad. med. Wiss. UdSSR 1964b. — **Perelatov, V.D., E.V. Leschtschinskaya, Yu.S. Vasyuta, N.N. Lang, P.Yu. Petrovskij** u. **M.P. Tschumakov**: Über Erkrankungen am Krimschen hämorrhagischen Fieber im Rostow-Gebiet. In: Zeckenencephalitis, Kemerovo-Zeckenfieber und andere Arbovirus-Infektionen (russisch), S. 282. Moskva: Akad. med. Wiss. UdSSR 1964. — **Pokrovskij, S.N., V.D. Perelatov, A.M. Popov, N.B. Birula** u. **L.I. Zaluckaya**: Hämorrhagisches Fieber im Rostow-Gebiet. In: Zeckenencephalitis, Kemerovo-Zeckenfieber und andere Arbovirus-Infektionen (russisch), S. 282. Moskva: Akad. med. Wiss. UdSSR 1964. — **Povalischtschina, T.P., D.N. Stolbov, Yu.V. Zemina, P.S. Yegorova, V.V. Berezin** u. **A.M. Bulenko**: Parasitologische Studien in den Infektionsherden des Krimschen hämorrhagischen Fiebers im Astrachan-Gebiet. In: Zeckenencephalitis, Kemerovo-Zeckenfieber und andere Arbovirus-Infektionen (russisch), S. 271. Moskva: Akad. med. Wiss. UdSSR 1964. — **Tschumakov, M.P., M.K. Voroshilova, E.V. Leschtschinskaya, P.S. Yegorova, D.N. Stolbov, T.P. Povalischtschina, A.M. Bulenko**, and **A.P. Belayeva**: Crimean hemorrhagic fever in Astrakhan region and Central Asia. Proc. Intern. Congr. trop. Med. Malaria 7th. Rio de Janeiro 1—11 Sept. 1963. — **Tschumakov, M.P., A.P. Belyaeva, A.M. Bulenko, L.I. Martjanova** u. **Ya.V. Karmyschewa**: Isolation und Studium eines eigenartigen Virus aus Zecken Hyalomma pl. und aus dem Blut eines Fieberkranken im Astrachan-Gebiet. In: Zeckenencephalitis, Kemerovo-Zeckenfieber und andere Arbovirus-Infektionen (russisch), S. 5. Moskva: Akad. med. Wiss. UdSSR 1964.

3. Epidemisches hämorrhagisches Fieber mit Nierensyndrom: Hämorrhagische Nephroso-Nephritis

Als eine selbständige nosologische Einheit, die *hämorrhagische Nephroso-Nephritis*, bezeichneten *in der UdSSR* in den Jahren 1935—39 TSCHURILOV, MILLER, IRLIN und ISAEV eine in dem Fernen Osten der UdSSR auftretende Erkrankung, deren Klinik und pathologische Anatomie in den Jahren 1936—39 TSCHURILOV, LEIBIN und DUNAJEVSKIJ beschrieben (zit. nach SMORODINCEV u. Mitarb., 1959). Die Benennung „*hämorrhagisches Fieber mit Nierensyndrom*" wurde auf dem 7. Internationalen Kongreß der Tropischen Medizin und Malaria in Rio de Janeiro von M. P. TSCHUMAKOV (den Teilnehmern ausgehändigter Text) vorgeschlagen und von GAJDUSEK unterstützt (1964).

Seit der Zeit wurden unabhängig davon klinische und pathologisch-anatomische Krankheitsbilder in den verschiedensten Erdgebieten, und zwar in der gemäßigten Zone sowie im Norden des euroasischen Kontinents beschrieben. Wahrscheinlich gehört hierher die *Nephropathia epidemica des nördlichen Skandinaviens* (MYHRMAN, 1934; ZETTERHOLM, 1934; GAJDUSEK, 1953, 1962), die *hämorrhagischen Nephroso-Nephritiden* beschrieben *in der Tschechoslowakei, Ungarn, Jugoslawien, Bulgarien, Moldauer SSR, Hinter Karpaten Ukraine, Weißrussischen SSR* (und verschiedenen Gebieten der UdSSR), weiters in *Korea, Nord-China,* in *Japan* in den Jahren 1958—59. Die geographische Verbreitung der hämorrhagischen Fieber mit renalem Syndrom ist in der Arbeit von GAJDUSEK (1962) graphisch dargestellt. Solange aber der Erreger, d.h. *Virus,* in diesem erwähnten hämorrhagischen Fieber *nicht bekannt* und sichergestellt ist, kann schwerlich von einer Identität dieser Krankheit gesprochen werden.

Die *Ätiologie* dieses Krankheitskomplexes, der in den verschiedensten Teilen der östlichen Hemisphäre auftritt, ist *nicht bekannt,* obwohl viele Autoren den Beweis über die Anwesenheit eines filtrierbaren Agens erbracht haben und vermutlich nicht nur eine Infektion auf Versuchstieren reproduziert, sondern auch das zugehörige Virus isoliert haben. Diese Viren konnten aber nicht aufbewahrt werden und eine experimentelle Infektion wurde auch nicht mehr wiederholt (SMORODINCEV u. Mitarb., 1959). Erwähnt seien aber die Versuche von BELAEVA u. Mitarb. (1964), die mit Hilfe des Gammaglobulin von einem Patienten mit durchgestandenem hämorrhagischem Fieber mit renalem Syndrom, bezeichnet mit Fluoresceinthioisozyanat, eine Fluorescenz in den Schweineembryo-Zellen, die mit dem Material Erkrankter infiziert wurden, nachgewiesen haben. Die erwähnten Autoren nehmen an, daß eine symptomlose Infektion in den empfänglichen Zellen verläuft und erklären damit auch die bisherigen erfolglosen Versuche einer Infektion bei experimentellen Tieren.

Das filtrierte Material (Blut und Harn des Patienten in akuter Krankheitsphase) wurde intravenös, intraperitoneal und per os (zugleich oder einzeln) Wühlmäusen (Arvicola) verabreicht und nach 5—10 Tagen p.i. wurden bei den sezierten Tieren hämorrhagische Herde in einigen Organen (Milz, Lungen, Nieren) festgestellt, welche den Veränderungen bei Verstorbenen ähnlich waren. Bei Tieren, die nach dem Injizieren eine längere Zeit unter Kontrolle standen, wurden aber keine Krankheitssymptome nachgewiesen. Falls von den sezierten Tieren Organaufschwemmungen weiteren Tieren verabreicht wurden, konnten bei diesen ähnliche, aber schon weniger deutliche Schädigungen nachgewiesen werden, doch bei weiteren Übertragungen wurden keine pathologischen Befunde festgestellt. Falls das ursprüngliche Material (d.h. jenes, welches Schädigungen hervorruft) mit einem menschlichen Rekonvaleszentenserum vermischt — und Tieren injiziert wurde, konnten bei diesen ebenfalls keine pathologischen Veränderungen festgestellt werden. Es wird angenommen, daß es sich hier um eine Virusneutralisation handeln könnte.

Bei Meerschweinchen und Affen wurden nach Verabreichung von Blut und Harn der Kranken weder Erkrankungen noch mikroskopische Organschädigungen festgestellt. Dagegen erwiesen sich angeblich die Katzen als empfänglich.

Klinisches Bild, Pathologie

Die Inkubationszeit soll nach Angaben 11—23 Tage dauern. Die Krankheit beginnt mit prodromalen Symptomen, und zwar Schwäche, Schluckbeschwerden und Benommenheit. Es können subfebrile Temperaturen auftreten. Diese Erscheinungen werden von ca. einem Fünftel aller Patienten angegeben.

Die *erste Phase der akuten Symptome* beginnt mit starken Kopfschmerzen in Stirn- und Schläfengegend, Kreuz- und Gelenkschmerzen, Erbrechen und Muskelstarre. Das Fieber steigt bis zu 38—40° C, die Haut ist hyperämisch, die Skleren, Conjunctiva und Schleimhäute injiziert. Fallweise treten an den Schleimhäuten kleine, punktförmige Blutungen auf. Es werden Katarrhe der oberen Atemwege beschrieben, auch Photophobie. Auf der Haut treten kleine Petechien auf, insbesondere in den Achselhöhlen und Hautfalten und dort, wo die Haut Reizungen, Verletzungen ausgesetzt ist.

Im Blut entwickelt sich eine Leukocytose bis 100000/mm^3 mit ansteigender Anzahl von myeloiden Elementen. Kapillarenfragilität ist erhöht, es besteht Thrombocytopenie. Es treten Ödeme auf. Die Fieberphase dauert 3—8 Tage.

In den letzten Tagen der Fieberphase kommt es zu Blutdrucksenkung, fallweise Schock. Die Beschwerden der ersten Phase, mit Ausnahme von Kopfschmerzen, dauern an. Es treten Sinnesverwirrung und Delirium auf. Man verzeichnet Tachykardie, hohe Proteinurie, niedriges spezifisches Harngewicht, erhöhten Stickstoffgehalt im Blut. Es treten intensive Bauch- und Kreuzschmerzen auf. In dieser Phase stirbt ein Drittel der Erkrankten. Kleine und größere Hautblutungen dauern an, die Schleimhautblutungen nehmen zu.

In der *Phase der Oligurie* fällt der Blutdruck unter Normalwerte, der Stickstoffgehalt des Blutes ist erhöht, das Blut-Ionengleichgewicht ist gestört. Der Pulsschlag ist langsam. Benommenheit, Schwäche, Durst dauern an, die Kranken sind reizbar, zittern, es treten auch maniakale Zustände auf. Das hämorrhagische Syndrom erreicht seinen Höhepunkt; es tritt massive Hämaturie auf. Dieser Zustand dauert 3—5 Tage.

Die *Phase der Diurese* kann einige Tage oder Wochen dauern und führt zum Wasserverlust im Organismus. Bei Kranken kann ein Schock oder Hypertension mit Lungenödem auftreten. Das Ionengleichgewicht des Blutes ist gestört.

Im *Rekonvaleszenzstadium* schwindet allmählich die Appetitlosigkeit, die Patienten fühlen sich stärker, die Nierenfunktionstörungen nehmen ab. Diese Phase dauert 3 Wochen bis 3 Monate.

Das *pathologische-anatomische Bild* ist unterschiedlich und hängt von der klinisch charakteristischen Phase ab, in der es zum Exitus kommt (Gajdusek, 1962). In der hypotensiven Phase (bis zum 8. Tag) findet man ein retrorenales gelatinöses Ödem. Die Nieren sind aufgeschwollen, auf Schnittflächen blaß, Nierenrinde hyperplastisch, im Nierenmark sind kleine Blutungen. In den Tubulen sind Eiweißcylinder. Charakteristisch sind Blutungen in der Übergangszone (das Einreißen von mehreren Tubulen).

Man findet auch Blutungen im rechten Herzvorhof. Von den innensekretorischen Organen ist der Vorder-, Mittel- und Hinterlappen der Hypophyse betroffen (hämorrhagische Herde, Nekrosen). Ähnliche Hämorrhagien und Nekrosen findet man in den Nebennieren und den Langerhansschen Inseln des Pankreas. Alle Schädigungen weisen auf eine *Kapillartoxikose* hin, mit Kapillardilatation und Gefäßwandrupturen. Die Lungen- und Magendarm-Komplikationen führen zu entsprechenden pathologischen und histologischen Veränderungen. Die Letalität beträgt 2—10%. Es treten aber leichte, wahrscheinlich auch inapparente Infektionen auf.

Ökologie, Epidemiologie und Prophylaxe

Das Gebiet der UdSSR, wo das hämorrhagische Fieber mit renalem Syndrom verzeichnet wird, charakterisiert sich durch weite Wiesenflächen mit Gebüsch und Wald, in der Nähe von Flüssen oder Seen. Die Durchschnittstemperatur beträgt in den Monaten Mai—September ca. 15—17° C.

Die Krankheit tritt desöfteren bei Personen auf, die vereinzelt unmittelbar solche Gebiete bewohnen. Hier findet man von den *Nagetieren* verschiedene Arten des Genus Arvicola, der Feldmaus und einige Arten des Genus Rattus. Epidemiologisch erscheint das Genus Arvicola am bedeutendsten (SMORODINCEV u. Mitarb., 1959). In den Gebieten des Fernen Ostens der UdSSR sind in den Infektionsherden folgende Nagetiere am meisten vertreten: in den gemischten, Nadel und- Laubwäldern sind es Clethrionomys rufocanus, Apodemus sylvaticus, in Laubwäldern Microtus arvalis und Apodemus sylvaticus und in den trockenen Gebieten und Steppengebieten Microtus arvalis, Clethrionomys sibiricus (GAVRILOK, 1964; BELAEV und MIROTVORCA, 1964).

Die Krankheit tritt öfters bei Männern (60%) als bei Frauen auf, 80% der Erkrankten sind Personen im Alter zwischen 20—50 Jahren (SMORODINCEV u. Mitarb., 1959).

In dem Küstengebiet der UdSSR verzeichnet man die meisten Fälle in 2 Jahreszeiten, und zwar im Juni und Juli und weiters im September und Oktober. Die Morbidität schwankt in den verschiedenen Jahren.

Der *Infektionsweg* ist nicht bekannt, aber man vermutet, daß das Agens von den Mäusearten der Nagetiere durch Vektoren übertragen wird (verschiedene Arten der Milben — Hirstionyssus isabelinus, Haemogamassus glasgowi in Europa und Laelaps jettmari in Nord-China — KAZAHAR u. Mitarb., zit. nach TSCHUMAKOV, 1957). Weiters kommt wahrscheinlich auch die Inhalation von Staubteilchen des Kotes der Nagetiere und vertrocknete Vektoren — Milben in Betracht. Die Möglichkeit der Infektion durch Inhalation wird auch auf Grund bewiesener Laborinfektionen nicht ausgeschlossen.

Die *prophylaktischen Maßnahmen* sind nur von allgemeinem Charakter — Ausrottung von Nagetieren die als Reservoirtiere des Virus in Betracht kommen.

Literatur

Belaev, V. G., u. I. Yu. Mirotvorca: Massenkontakte bei Mäusenagetieren im Küstengebiet und ihre Bedeutung in der Viruszirkulation. In: Zeckenencephalitis, Kemerovo-Zeckenfieber, die hämorrhagischen Fieber und andere Arbovirus-Infektionen (russisch), S. 296. Moskva: Akad. Med. Nauk 1964. — **Belaeva, A. P., V. Yu. Karmysheva u. M. P. Tschumakov**: Isolation des Virus des hämorrhagischen Fiebers mit Nierensyndrom (GL s PS) in Gewebekulturen bei Anwendung der Immunofluoreszenz-Methode. In: Zeckenencephalitis, Kemerovo-Zeckenfieber, die hämorrhagischen Fieber und andere Arbovirus-Infektionen (russisch), S. 288. Moskva: Akad. Med. Nauk 1964. — **Gajdusek, D. C.**: Acute infectious haemorrhagic fevers and mycotoxicoses, S. 140. Washington, D.C.: U.S. Government Printing Office 1953. ~ Virus haemorrhagic fevers. J. Pediat. **60**, 841 (1962). ~ Discussion on M. P. Chumakov's paper, Epidemic haemorrhagic fever with renal syndrom. Proc. Intern. Congr. trop. Med. Malaria 7th **3**, 292 (1964). — **Gavrilov, B. K.**: Zum Studium der hämorrhagischen Nephroso-Nephritis im Küstengebiet. In: Zeckenencephalitis, Kemerovo-Zeckenfieber, die hämorrhagischen Fieber und andere Arbovirus-Infektionen (russisch), S. 295. Moskva: Akad. Med. Nauk 1964. — **Myhrman, G.**: En njursjukdom med egenartad symptombild. Nord. med. T. **7**, 793 (1934). — **Smorodintsev, A. A., V. G. Chudakov, and A. V. Churilov**: Haemorrhagic nephroso nephritis, S. 124. London, New York, Paris, Los Angeles: Pergamon Press 1959. — **Tschumakov, M. P.**: Etiology, epidemiology and prophylaxis of haemorrhagic fevers. Publ. Hlth Monogr **50**, 19 (1957). — **Zetterholm, S. G.**: Akuta nefriter simulerande akuta brukzall. Svenska Läk.-Tidn. **31**, 425 (1934).

Gelbfieber

Von H. J. KNÜTTGEN, Hamburg

Mit 8 Abbildungen

I. Definition

Das Gelbfieber, eine der quarantänepflichtigen Krankheiten, ist eine akute Virusinfektion von kurzer Dauer, die in den tropischen Gebieten Afrikas und Amerikas heimisch ist. Das natürliche Virusreservoir wird in Affen u. a. Säugetieren der Wälder durch bestimmte Stechmücken kontinuierlich unterhalten. Der Erreger wird durch infizierte Waldmücken auf einzelne Menschen übertragen („Dschungelgelbfieber"). Nach Einschleppung des Virus in Städte können durch Übertragung von Mensch zu Mensch verheerende Epidemien auftreten. Dieses „Stadtgelbfieber" wird am häufigsten durch Aedes aegypti verbreitet. Nur ein geringer Teil der infizierten Menschen entwickelt nach einer Inkubationszeit von 3—6 Tagen das voll ausgebildete Krankheitsbild mit Fieber, Ikterus, Albuminurie und Blutungen. Die Letalität aller Infektionsfälle bleibt meist unter 10%, die Sterblichkeit der klinisch manifesten Erkrankungen ist dagegen hoch. Die Infektion hinterläßt eine dauernde Immunität. Auch nach schwerem Gelbfieber bleiben Organschäden nicht zurück.

II. Geschichte

Der Ursprung des Gelbfiebers ist ungewiß. CARTER (1931) nimmt an, daß Afrika die Heimat des Gelbfiebers sei, von wo mit den Sklavenschiffen das Virus und die Gelbfiebermücke (Aedes aegypti) in die neue Welt eingeschleppt worden seien. Auf Grund von Mitteilungen über Epidemien von „schwarzen Erbrechen" in den Schriften der Mayas glauben NOGUEIRA (1955), ELTON (1956) und BUSTAMENTE (1958), daß Gelbfieber in Südamerika schon in präcolumbianischer Zeit vorgekommen sei. Vom 17. Jahrhundert an liegen eindeutige Berichte über schwere Gelbfieberepidemien vor, die durch Einschleppung auf dem Seewege häufig in nordamerikanischen und mehrfach auch in europäischen Küstengebieten aufgetreten sind. So starben im Sommer 1800 in Spanien 60000 Menschen an Gelbfieber (REED, zit. nach THEILER, 1959). Im Mississippital erlagen im Jahre 1878 13000 Menschen der Seuche. Philadelphia erlebte 20, New York 15, Boston 8 und Baltimore 7 Gelbfieberepidemien. Die letzte in den USA suchte 1905 New Orleans heim (5000 Erkrankungen, 1000 Todesfälle).

Die *wissenschaftliche Erforschung* des Gelbfiebers wurde eingeleitet durch die Studien CARLOS FINLAYS, der erkannte, daß die Infektion von Mensch zu Mensch durch Aedes aegypti übertragen wird. Den exakten experimentellen Nachweis führte 1900 die amerikanische Gelbfieberkommission unter WALTER REED. Die Kommission fand außerdem, daß der *Gelbfiebererreger* ultravisibel ist, bakteriendichte Filter passiert und mit dem Blut von Patienten aus den ersten Krankheitstagen auf empfängliche Freiwillige experimentell übertragen werden kann. Sie konnte ferner nachweisen, daß eine „äußere Inkubationszeit" von 12 Tagen verstreichen muß, bevor die Überträgermücke infektiös wird.

Durch systematische Bekämpfung von *Aedes aegypti* konnte GORGAS schon 1901 Havanna, einen berüchtigten Gelbfieberherd, sanieren, was später auch in anderen Zentren der Seuche, z.B. in der Panamá-Kanalzone und in Guayaquil gelang.

Unter dem Einfluß der Autorität NOGUCHIS, der eine Spirochaete für den Erreger des Gelbfiebers hielt, gerieten die ersten grundlegenden Erkenntnisse der amerikanischen Gelbfieberkommission in Vergessenheit. Die Unterstützung durch die Rockefellerstiftung ermöglichte es, die Arbeiten über die Ätiologie des Gelbfiebers in Westafrika wieder aufzunehmen. STOKES u.a. (1928) fanden dort im Rhesusaffen ein geeignetes Versuchstier von hoher Empfindlichkeit und isolierten das Gelbfiebervirus aus dem Blut eines Patienten namens Asibi. Auf Rhesusaffen wurde das Virus (Asibi-Stamm) in Tierpassagen fortgeführt. Fast gleichzeitig konnte eine französische Forschergruppe (MATHIS u. a., 1928) den Erreger in Rhesusaffen isolieren und weiterführen. Dieser französische oder Dakar-Stamm hat als neurotroper Virusstamm für die Gelbfieberforschung und die Impfstoffherstellung eine große Bedeutung erlangt.

Es zeigte sich bald, daß die *Infektion nicht auf die Städte beschränkt* ist, wie man ursprünglich angenommen hatte, und daß *außer Aedes aegypti auch andere Stechmücken* Gelbfieberüberträger sein mußten. SOPER (1938) postulierte als erster ein Virusreservoir in Waldgebieten, von dem die Infektion immer wieder auf den Menschen übergreift. Das Wirbeltierreservoir des Virus wurde in der Folgezeit in Affen und Beuteltieren nachgewiesen (Dschungelgelbfieber). Damit war die Ausrottung des Gelbfiebers, die man durch systematische Bekämpfung der Aedes aegypti hatte erreichen wollen, unmöglich geworden.

Ein entscheidender Fortschritt gelang THEILER (1930), der den französischen Stamm durch Passagen im Gehirn der weißen Maus fortführen konnte und die Grundlage für den *Mäuseschutzversuch* (Nachweis neutralisierender Antikörper) entwickelte. Durch Verwendung des Mäuseschutzversuches zu epidemiologischen Untersuchungen konnte die Ausdehnung der endemischen Gelbfiebergebiete exakt bestimmt werden (SMITH, 1951; TAYLOR, 1951).

HAAGEN und THEILER (1932) hatten das neurotrope Gelbfiebervirus auf Gewebekultur züchten können. THEILER u. a. (1937) gelang es, in Gewebekulturpassagen das Gelbfiebervirus (Asibi-Stamm) so zu modifizieren, daß es seine viscerotropen und neurotropen Eigenschaften verlor, nach subcutaner Injektion aber eine mehrere Jahre anhaltende Immunität herbeiführte. Dieser 17 D-Stamm ist die Grundlage des modernen *Gelbfieberimpfstoffes.* In Afrika ist auch der französische neurotrope Dakar-Stamm zur Bekämpfung des Gelbfiebers verwandt worden.

Zwischen dem Gelbfiebervirus und den anderen von CASALS und BROWN (1954) der Gruppe B zugeordneten Arbo-Viren sind in den letzten Jahren Antigenverwandtschaften aufgedeckt worden, durch die die bisher herrschenden Auffassungen von der Spezifität der immunologischen Nachweismethoden des Gelbfiebers stark eingeschränkt worden sind.

III. Erreger

Das natürliche, unveränderte Gelbfiebervirus wird als pantrop bezeichnet, da es die Fähigkeit besitzt, sich in Geweben aller Keimblätter zu vermehren. Die Pathogenität einzelner Virusstämme ist unterschiedlich. So sind afrikanische Stämme stärker pathogen als amerikanische (THEILER, 1959). CLARKE (1963)

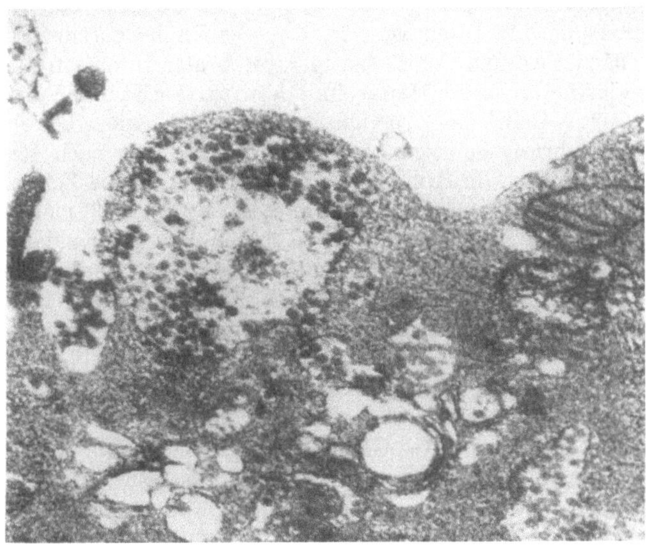

Abb. 1. Mit Gelbfiebervirus infizierte KB-Zelle. Ultradünnschnitt: Im Cytoplasma virustragende „Vacuole" neben extracellulären Viruspartikeln (48000 ×), (nach: M. E. BAYER und G. NIELSEN, 1962)

glaubt auch auf Grund serologischer Merkmale einen afrikanischen und amerikanischen Subtypus des Virus unterscheiden zu können. Das Gelbfiebervirus hat *viscerotrope und neurotrope Eigenschaften.* Der Viscerotropismus prägt sich aus durch den Befall von hämatopoetischen und lymphatischen Organen, Leber, Nieren, Nebennieren, Milz und Herzmuskel. Die neurotropen Eigenschaften ermöglichen dem Virus die Vermehrung in Geweben des Zentralnervensystems. Der Viscerotropismus überwiegt bei unverändertem Virus stark. Durch anhaltende Mäusegehirnpassagen neurotrop gewordene Virusstämme können bei geeigneter Versuchsanordnung in viscerotrope Stämme reconvertiert werden.

Das Gelbfiebervirus gehört zu den kleinen Viren. Seine Teilchengröße ist von FINDLAY und BROOM (1935) in Filtrationsversuchen durch graduierte Kolodiummembranen mit 17—28 μ festgestellt worden. Mit Hilfe der Ultrazentrifugation ermittelte POLSON (1954) eine Größenordnung des Virus von 19,2—31,4 μ. Elektronenmikroskopische Befunde sind bisher uneinheitlich. REAGAN und BRÜCKNER (1953) und REAGAN (1953 und 1955) fanden 50—55 μ große Partikel, die sie für das Virus hielten. Ähnliche Werte gibt auch BEARCROFT (1960) an. BAYER und NIELSEN (1962) ermittelten eine Teilchengröße von 25—27 μ, BERGOLD und WEIBEL (1963) 35 ± 5 μ.

Das Gelbfiebervirus ist hitzelabil und wird durch Einwirkung einer Temperatur von 65° C in 10 min inaktiviert. Formalinlösung 1:1000 zerstört das Virus bei Zimmertemperatur schnell, bei 0° C innerhalb von 48 Std. Kochsalz-, Ringer- und Lockesche Lösungen sowie Galle und gallensaure Salze inaktivieren das Gelbfiebervirus in kurzer Zeit. Die Virusaktivität bleibt erhalten, wenn den wäßrigen Suspensionen ein Zusatz von 10%igem Affen- oder Menschen-Normalserum oder von 0,75%igem Rinderalbumin zugegeben wird.

Nach Gefriertrocknung und Aufbewahrung in luftleeren, zugeschmolzenen Röhrchen bei —70° C bleibt das Virus praktisch unbegrenzt aktiv, bei Eisschranktemperaturen mehrere Jahre lang. Impfvirus kann bei —20 bis —25° C 2 Jahre lang ohne wesentliche Verluste der Aktivität gelagert werden. Virussuspensionen, die mit 50% Glycerin versetzt werden, bleiben bei Eisschranktemperatur mehrere Monate wirksam (THEILER, 1951).

Besonders *empfindliche Versuchstiere* sind der *Rhesusaffe*, bei dem sich ein dem menschlichen Gelbfieber ähnliches Krankheitsbild entwickelt, und, nach intracerebraler Inoculation, die *weiße Maus*. Serum aus der virämischen Phase eines schwerkranken Rhesusaffen genügt noch in einer Verdünnung von 10^{-9}, um nach subcutaner Injektion eine Infektion von Rhesusaffen hervorzurufen. Die weiße Maus erreicht nach THEILER (1951) bei intracerebraler Infektion ähnliche Empfindlichkeitsgrade. Je jünger die Mäuse sind, desto größer ist ihre Empfänglichkeit.

Nicht adaptiertes Gelbfiebervirus kann nur unter Schwierigkeiten in Gewebekulturen zur Vermehrung gebracht werden, läßt sich aber nach Mäusepassagen auf Gewebekultur züchten (in Hühnerembryonalgewebe, HeLa-Zellen, KB-Zellen) sowie in embryonierten Hühnereiern. THEILER und SMITH (1937) ist es u. a. gelungen, durch fortlaufende Passagen des Virus in Gewebekulturen von Hühnerembryonen, aus denen Gehirn und Rückenmark entfernt worden war, eine *Modifikation* des Asibi-Stammes zu gewinnen. Dieser sog. *17 D-Stamm* hat für Rhesusaffen keine viscerotropen und keine nennenswerten neurotropen Eigenschaften mehr, führt aber eine sehr wirksame Immunität herbei. Der 17 D-Stamm bildet die Grundlage der modernen Gelbfieberschutzimpfung, für die auch der neurotrope Dakar-Stamm verwandt worden ist.

Die *antigenen Eigenschaften* des Gelbfiebervirus sind stabil. Aus Organen infizierter Tiere (Mäusegehirn, Affenleber und -serum) lassen sich Antigene herstellen, die komplementbindende und hämagglutinierende Wirkung haben. Die Infektion mit dem Gelbfiebervirus führt zur Bildung neutralisierender, komplementbindender und hämagglutinationshemmender *Antikörper*. Die neutralisierenden Antikörper, die im Gegensatz zu den komplementbindenden und hämagglutinationshemmenden Antikörpern in den meisten Fällen lebenslänglich bestehen bleiben, werden durch den Mäuseschutzversuch (MSV) nachgewiesen.

Der *Mäuseschutzversuch* wird durch intraperitoneale oder durch intracerebrale Injektion eines Gemisches des zu testenden Serums mit dem neurotropen Virusstamm durchgeführt. Der empfindlichste Nachweis neutralisierender Antikörper im Serum ist bei Verwendung von Saugmäusen nach intraperitonealer Injektion möglich. Bei erwachsenen Mäusen kommt es nach intraperitonealer Injektion des Virus-Serumgemisches nicht zur Haftung des Erregers im intakten Gehirn. Man injiziert daher gleichzeitig 0,03 cm³ einer 2%igen Stärkelösung intracerebral (SAWYER und LLOYD, 1931), wodurch die Bluthirnschranke durchbrochen und die Virusvermehrung im Gehirn ermöglicht wird. Die Mäuse sterben meistens innerhalb von 8—10 Tagen an einer Encephalitis, wenn das zu testende Serum keine neutralisierenden Antikörper enthält. (Einzelheiten der Technik und Auswertung bei SMITHBURN (1951) und DURIEUX und KOERBER (1956).)

Das Gelbfiebervirus ist von CASALS und BROWN (1954) auf Grund von Antigenverwandtschaft mit anderen *Arbo-Viren der Gruppe B* zugeordnet worden, s. S. 00. THEILER und CASALS (1958) konnten zeigen, daß dem Nachweis von Gelbfieber-Antikörpern im Serum ein sicher spezifischer Aussagewert nur bei „Primärinfektionen" zukommt. „*Primärinfektion*" bedeutet in diesem Zusammenhang, daß vor dem Gelbfieber keine Infektion mit einem anderen Virus der Gruppe B durchgemacht wurde. Ist ein solcher Infekt dem Gelbfieber vorausgegangen, handelt es sich nach den Autoren um eine „*Sekundär*"- *oder* „*Superinfektion*", in deren Gefolge heterologe, und zwar besonders komplementbindende und hämagglutinationshemmende Antikörper schon in einem frühen Stadium des Gelbfiebers höhere Titerwerte erreichen können, als die entsprechenden Gelbfieber-Antikörper.

Einige Autoren (SMITH, 1958; MACNAMARA, 1959 u. a.) fanden, daß der Nachweis von Antikörpern in Seren von Gelbfieberfällen und von Infektionen mit anderen Arbo-Viren der Gruppe B nicht immer sichere diagnostische Rückschlüsse auf den spezifischen Erreger erlauben. So konnten z. B. in Ägypten (THEILER, 1955) und Malaya (GORDON SMITH, 1958), die als sicher gelbfieberfreie Gebiete angesehen werden können, Gelbfieber-Antikörper nachgewiesen werden. Sie werden als heterologe Antikörper nach Infektionen mit West-Nilvirus (Ägypten) oder den in Malaya endemischen Dengue- bzw. Encephalitis japonica-Infektionen aufgefaßt. Ihre Entstehung wird aus der Antigenverwandtschaft der Gruppe B verständlich (siehe auch GORDON SMITH, 1962 und 1963).

Für die Unterscheidung, ob eine „Primär"- oder „Superinfektion" vorliegt, hat sich die Komplementbindungs-Reaktion mit Rekonvaleszentenserum als besonders brauchbar erwiesen: Bei „Primärinfektionen" ist die KBR sehr spezifisch und ergibt meist einen positiven Ausfall nur mit Gelbfieberantigen, oder aber nur sehr niedrige Titerwerte mit anderen Antigenen der Gruppe B. Die hämagglutinationshemmenden Antikörper erscheinen früh, aber die Titer sind oft weniger eindeutig spezifisch. Bei „Sekundär"- oder „Superinfektionen" dagegen sind weder die Komplementbindungs-Reaktion noch der Hämagglutinationshemmungstest für eine spezifische Diagnose verwertbar.

IV. Pathologie

Die Leiche eines an Gelbfieber Verstorbenen zeigt eine icterische Verfärbung der Haut, die um so deutlicher ist, je länger die Krankheit bestanden hat. Hautblutungen werden nach schweren Verlaufsformen gesehen. Subconjunctivale Hämorrhagien und Blutungen an Zahnfleisch und Mundschleimhaut sind häufig. Hat ante finem schwarzes Erbrechen bestanden, so entleert sich oft aus Mund und Nase eine schwärzlich-bräunliche Flüssigkeit.

Nach der Leichenöffnung findet man in den serösen Höhlen etwas vermehrte Flüssigkeit und subseröse Petechien. Die Organe sind mehr oder weniger icterisch verfärbt. Durch die Darmwand ist oft ein schwärzlicher, dünnflüssiger Darminhalt erkennbar. Das Leichenblut ist nicht geronnen und fließt aus eröffneten Gefäßen ab.

Organbefunde, makroskopisch

Herz: Etwas rechts-dilatiert, von schlaffer, weicher Konsistenz. Subepi- und subendokardiale Petechien. Myokard trüb. Subendokardiale Verfettungen setzen sich auf dem Schnitt in die tieferen Myokardschichten fort. Aorta und Gefäße unauffällig.

Lungen: Mäßiges Ödem, evtl. einzelne Atelektasen.

Milz: Etwas vergrößert und hyperämisch. Konsistenz brüchig. Auf der Schnittfläche verwaschene oder fehlende Follikelzeichnung.

Leber: Von normalem Gewicht oder etwas vergrößert. Je nach dem allgemeinen Ikterus braun-gelb oder ikterisch verfärbt. Auf dem Schnitt trübe Schwellung und mäßige Verfettung mit verwaschener Läppchenzeichnung. Gallenwege frei. Die Gallenblase kann erweitert und mit konzentrierter Galle gefüllt sein. Häufig subseröse Petechien.

Magen-Darmkanal: In einem Teil der Fälle angedautes Blut im Magen und Duodenum, in den unteren Darmpartien schwärzlich. Im Magen und Duodenum hämorrhagische Erosionen in größerer Zahl. Blutungen in das Lumen. Im oberen Jejunum nur noch einzelne Erosionen, die in den distalen Darmabschnitten fehlen.

Pankreas: Unauffällig oder fleckförmige Hämorrhagien.

Nieren: Plump, geschwollen. Subkapsuläre Petechien. Verwaschene Markrindenzeichnung, trübe Schwellung. In den Markzylindern gelbliche Streifung.

Gehirn: Meist unauffällig. In einigen Fällen (STEVENSON, 1939) hämorrhagische Flecken, besonders im Bereich der Mamillarkörper, des Thalamus und des III. Ventrikels.

Histologische Befunde

Herz: Trübe Schwellung und kleintropfige Verfettung der Herzmuskelfasern, am stärksten subendokardial. Kerne vergrößert, hydropisch verändert bis zur Nekrose. Auch Sinusknoten und Reizleitungssystem können in den Prozeß einbezogen sein. Keine entzündlichen Reaktionen.

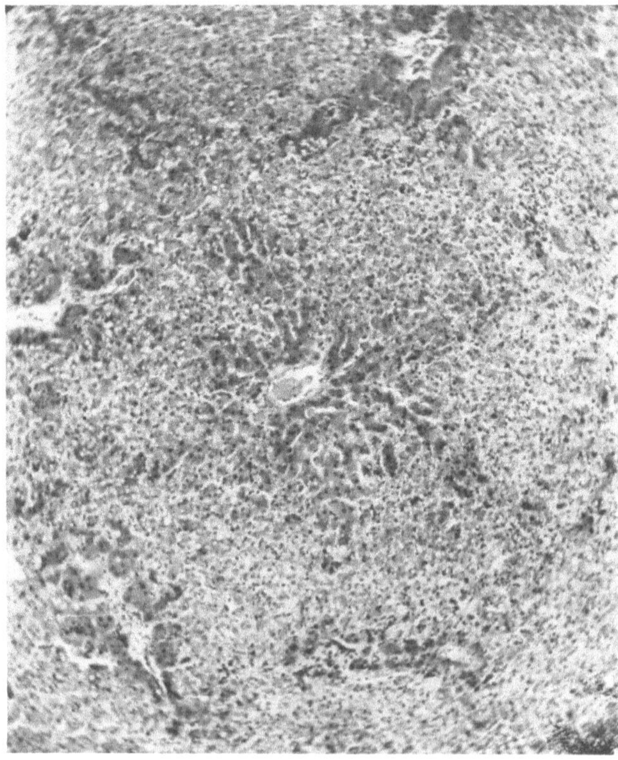

Abb. 2. Gelbfieberleber. Ausgedehnte „versprengte“ Nekrosen und Verfettung. In der Umgebung der Zentralvene und an der Peripherie des Läppchens relativ gut erhaltene Leberzellen (Sammlung Tropeninstitut Hamburg). (Aus: E. G. NAUCK, Gelbfieber. In: Handbuch der Inneren Medizin, 4. Aufl., 1. Bd., 1. Teil, S. 605)

Milz: Mehr oder weniger starker Schwund der Lymphocyten, evtl. bis zum Verlust der Follikel. In oder um die Follikel großzellige mononucleäre Zellen in größerer Menge mit unregelmäßig verteiltem, tief gefärbtem Kernchromatin. Bei schweren Verlaufsformen reticuläre Hyperplasie und Entstehung „falscher Keimzentren“ mit Nekrosen. Phagocytose dieser Zellen wird unterschiedlich beurteilt. In anderen lymphatischen Organen Gewebsveränderungen wie in der Milz.

Leber: Die histologischen Veränderungen der Leber bei Gelbfieber hat Da Rocha Lima (1912) als *pathognomonisch* erkannt. In der intermediären Zone der Leberläppchen treten *Nekroseareale* auf, die in mehr oder weniger intakt gebliebenem Lebergewebe liegen („versprengte Nekrosen"). Nach Klotz und Belt (1930) sind durchschnittlich etwa 60% der Parenchymzellen von dem nekrotisierenden Prozeß erfaßt und ein großer Teil des erhaltenen Lebergewebes zeigt trübe Schwellung und Verfettung. Die Leberzellen um die Zentralvene und an der Läppchenperipherie sind nicht oder am wenigsten betroffen. Aber auch innerhalb der bei schwersten Fällen konfluierenden Nekroseherde finden sich fast immer Zellen oder Zellbälkchen, die von den Veränderungen verschont blieben. An der einzelnen Parenchymzelle führt die Koagulationsnekrose eine hyaline Umwandlung eines Teiles des Cytoplasmas oder der ganzen nekrotischen Zelle herbei. Diese acidophilen Gebilde sind als „*Coundilmansche Körperchen*" bekannt, nicht spezifisch, aber doch für Gelbfieber charakteristisch. Ebenfalls nicht spezifisch sind die „*Torresschen Körperchen*", Einschlüsse innerhalb des Kernes, die nach Bearcroft (1960) keine Nucleinsäure und demnach kein Virus enthalten. Stroma, Gallengänge, Läppchen-

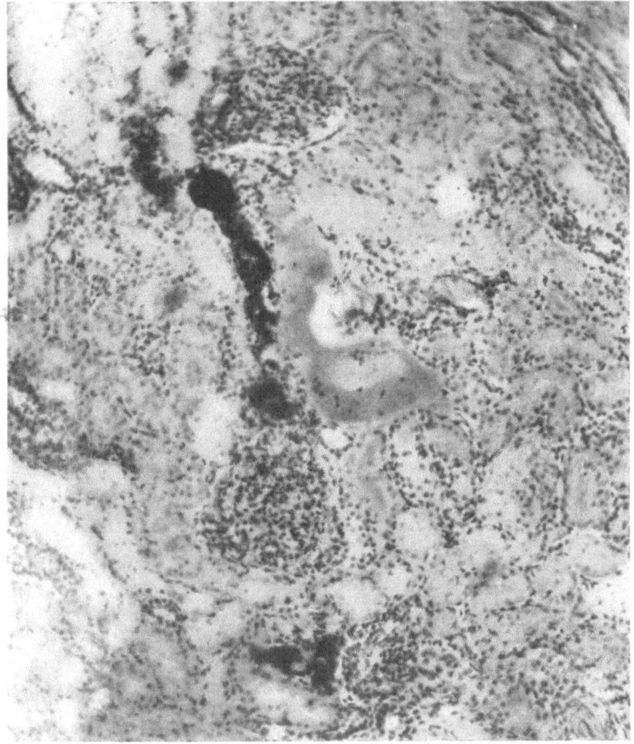

Abb. 3. Gelbfieberniere. Kalkcylinder. Degeneration der Epithelien der gewundenen Harnkanälchen (Sammlung Tropeninstitut Hamburg). (Aus: E. G. Nauck, Gelbfieber. In: Handbuch der Inneren Medizin, 4. Aufl., 1. Bd., 1. Teil, S. 606)

struktur und Gesamtaufbau der Leber bleiben intakt. Die Kupfferschen Sternzellen treten, z. T. durch phagocytiertes Material vergrößert, stärker hervor. Blutungen in das Parenchym sind ungewöhnlich. Das Nebeneinander von nekrotischen Inseln, verfetteten, trübe geschwollenen und normalen Leberzellen in unregelmäßiger fleckförmiger Verteilung ohne reaktive Veränderungen ergeben das charakteristische pathognomonische Bild der histologischen Veränderungen der *Gelbfieberleber*, die für die postmortale Diagnose nach Sektion oder Viscerotomie (siehe unten) von größter Bedeutung sind.

Nieren: Schwere *Nephrose*. Tubulusepithelien, besonders Tubuli contorti stark trüb geschwollen, nekrobiotisch mit Verfettung bis zur vollständigen Nekrose, die auch in den Nieren diskontinuierlich ist. Die verschwollenen Lumina enthalten z. T. amorphes Material. In gewundenen Harnkanälchen und Henleschen Schleifen kalkig inkrustierte Massen, z. T. auch gallig imbibierte und Kalkzylinder. Keine Stromareaktionen oder Zellinfiltrate.

Nebennieren: Stärkere Veränderungen in der Rinde, besonders in der Zona fasciculata bis in die Z. reticularis reichend: Erhöhter Lipoidgehalt, helles Cytoplasma, vacuolisierte Kerne mit Chromatinniederschlägen an der Kernmembran. Anscheinend kommen auch Nekrosen vor.

Verdauungskanal: Subseröse Petechien. Im Magen und Duodenum hämorrhagische Erosionen und *Schleimhautblutungen*.

Pankreas: Ikterus und fleckförmige Hämorrhagien, Verfettungen der Acinus-, gelegentlich auch der Inselzellen.

Gehirn: In Nervenzellen gelegentlich fettige Veränderungen und Chromatolyse. Gliaproliferationen. Fleckförmige, meist perivasculäre Hämorrhagien (Stevenson, 1939).

Encephalitis nach Gelbfieberimpfungen mit der Dakar-Vaccine (Macnamara, 1954): Herdförmige Nekrosen, entzündliche Infiltrate um Gefäße und in der Hirnsubstanz. Stauungen, aber keine Blutungen.

V. Pathogenese

Das Verständnis der Pathogenese des Gelbfiebers ist begrenzt wegen der unzureichenden Kenntnisse über das Verhalten des Virus, seine Vermehrung und Verbreitung im Organismus. Reed u. Mitarb. (Theiler, 1959) hatten bereits klären können, daß während der ersten Krankheitstage eine *Virämie* besteht. Theiler (1951) konnte zeigen, daß sich das Virus nach der Inoculation zuerst in den regionalen Lymphknoten, dann in Milz und Knochenmark nachweisen läßt und sich dort vermehrt, bevor es in Leber, Nieren u. a. Organen erscheint. In den blutbildenden Zentren bleibt es auch am längsten gegen Ende der Infektion nachweisbar. Der stark abgeschwächte 17 D-Stamm kann nach der Inoculation überhaupt nur in Lymphknoten, Milz und Knochenmark wiedergefunden werden, nicht in Leber, Nieren oder anderen Geweben. Daraus schließt Theiler, daß es sich beim Gelbfieber *primär* um eine *Infektion des hämatopoetischen Systems* handelt und das Virus die übrigen Organe erst sekundär befällt. Hierfür sprechen auch eigene Befunde (Daberkow und Knüttgen, 1966) im Blutbild von Rhesusaffen: Nach experimenteller Infektion mit abgeschwächten und apathogenen Virusmodifikationen tritt im peripheren Blutbild eine Leukopenie auch dann auf, wenn die Infektion sonst keine erkennbaren Symptome hervorruft.

Es kann angenommen werden, daß die *Schädigung der visceralen Organe*, die den Verlauf des klinischen Bildes bestimmen, direkt durch die Ansiedlung und Vermehrung des Virus in den Parenchymzellen verursacht wird.

Bearcroft (1960) glaubt, histochemisch nachgewiesen zu haben, daß es zuerst in den Nukleolen der Leberzellen durch die Aktivität des Virus zu einer vermehrten Synthese von Ribonucleinsäure kommt. Die Nucleolen sind vergrößert, der Kern wird hydropisch, und das Kernchromatin schlägt sich an der Kernmembran nieder. Die progressiven Veränderungen können die Nekrose der Zellen herbeiführen. Nach Infektion verschiedener Affenarten soll es bei Rhesusaffen, die fast ausnahmslos einer Gelbfieberinfektion erliegen, zur Degeneration der Mitochondrien in den befallenen Leberzellen kommen. Resistentere afrikanische Affenspecies dagegen reagieren auf die Infektion mit einer Vermehrung der Mitochondrien (Bearcroft, 1962). Andere Autoren glauben, daß sich das Virus im Cytoplasma vermehrt und damit auch die Bildung hyaliner Zelleinschlüsse, wie der Councilmanschen Körperchen in Zusammenhang stehen.

Das klinische Bild des klassischen Gelbfiebers mit den Kardinalsymptomen Ikterus, Albuminurie und Blutungen ist durch die pathologisch-anatomischen

Organbefunde befriedigend erklärt (BUGHER, 1951). Die schweren Parenchymschäden, die in der Leber, den Nieren und im Herzmuskel gefunden werden, in Verbindung mit den weniger hervortretenden Veränderungen des Knochenmarks, der lymphatischen Organe, der Nebennieren, des Pankreas und des Gehirns erklären die verschiedenen klinischen Verlaufsformen des Gelbfiebers, deren Typus durch das jeweils am stärksten betroffene Organ bestimmt wird. TREJOS und ROMERO (1954) haben zeigen können, daß die Blutungsneigung in erster Linie

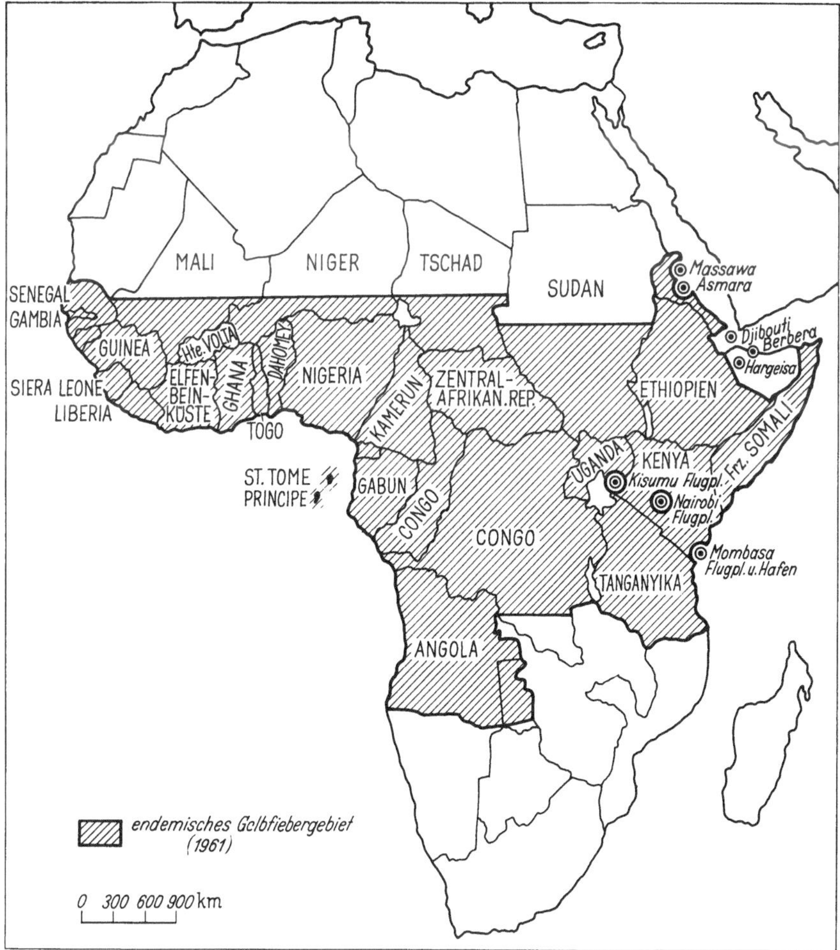

Abb. 4. Endemische Gelbfiebergebiete in Afrika (nach: WHO, 1961)

durch einen Prothrombinmangel verursacht ist, der sich im Gefolge des Leberschadens einstellt. Als Todesursache ist in den meisten Fällen wohl das gleichzeitige Versagen mehrerer Organe anzusehen, wobei Leber und Nieren eine überragende Bedeutung zukommt. Ungeklärt ist das merkwürdige Fehlen reaktiver Gewebsveränderungen in den schwer geschädigten Parenchymen.

VI. Epidemiologie

Das Gelbfieber ist auf die *tropischen Gebiete Afrikas und Amerikas* beschränkt. Die Einschleppung der Infektion in gelbfieberempfängliche Länder Europas und Nordamerikas, die in der Vergangenheit häufig vorgekommen ist, kann auch heute nicht sicher ausgeschlossen werden, ist aber, dank der Präventivmaßnahmen, die durch internationale Abmachungen geregelt sind (WHO, 1961), sehr unwahrscheinlich.

Die endemischen Gelbfieberzonen, deren weite Ausdehnung erst durch den Mäuseschutzversuch aufgedeckt wurde, sind in den Verbreitungskarten wiedergegeben (s. Abb. 4 u. 5). Das amerikanische und afrikanische Gelbfieber sind epidemiologisch identische Infektionen.

Das *endemische Gelbfiebergebiet* in Süd- und Zentralamerika schließt das Amazonas- und Orinoco-Becken ein und den größten Teil Kolumbiens, Panamás, Venezuela und die Guianas. In Afrika werden die endemischen Zonen im Norden etwa durch den 15. Breitengrad begrenzt. Im Süden ist die Grenzlinie weniger

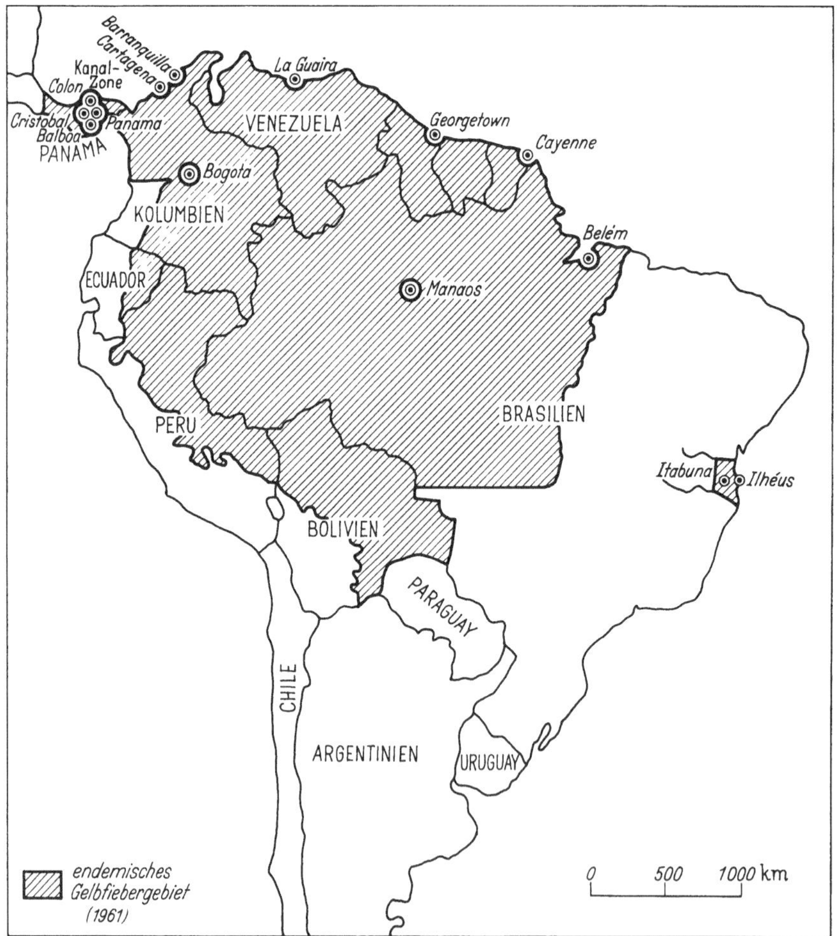

Abb. 5. Endemische Gelbfiebergebiete in Südamerika (nach: WHO, 1961)

genau bestimmt, schließt aber wahrscheinlich Angola, Teile von Rhodesien und das gesamte Gebiet von Tansania ein. Einige Regionen, die früher befallen waren, sind heute gelbfieberfrei, z. B. Cuba, Teile von Brasilien und ein Teil der pazifischen Küste Südamerikas.

Als *gelbfieberempfänglich* müssen solche Gebiete gelten, in denen Aedes aegypti oder andere Hausmücken vorkommen, die als Überträger dienen können. Dazu wären auch die weiten tropischen Gebiete des Fernen Ostens von Australien bis zum Himalaja und von Karatschi bis Hongkong zu rechnen (GORDON SMITH, 1956), in Europa Spanien und Griechenland. Warum die Gebiete des Fernen Ostens, in denen sowohl Reservoirtiere als auch Überträger vorkommen und ideale klimatische Bedingungen herrschen, vom Gelbfieber verschont blieben, ist nicht sicher bekannt. Sehr wahrscheinlich verhindern heterologe Gelbfieber-Antikörper, daß das Virus sich dort ausbreiten konnte (THEILER, 1959). Heterologe Antikörper gegen Gelbfieber sind in vielen Gebieten Südostasiens nachgewiesen worden, in denen das Gelbfiebervirus sicher nicht vorkommt, andere Infektionen mit Arbo-Viren der Gruppe B aber endemisch verbreitet sind, wie etwa Dengue, Encephalitis japonica etc. (GORDON SMITH, 1963).

Das Gelbfieber tritt in zwei Formen auf, die sich nur epidemiologisch voneinander unterscheiden, als *Stadtgelbfieber* und *Dschungel- oder Buschgelbfieber*. Beide Formen werden durch das gleiche Virus hervorgerufen, und die klinischen Bilder zeigen keine Unterschiede. Verschieden sind Infektionsquelle und Überträger.

Das gefürchtete *„klassische“ Gelbfieber* ist das *Stadtgelbfieber*, das ursprünglich für die einzige Gelbfieberform gehalten wurde. Die Infektionsquelle ist der Mensch während der virämischen Phase der Infektion. Das Virus wird von Mensch zu Mensch durch *Aedes aegypti* übertragen. Die Erscheinungsform dieses Gelbfiebertyps ist die sich schnell ausbreitende, gefährliche Epidemie der großen Städte. Da es keine gesunden Virusträger gibt, die virämische Phase nur 3—4 Tage andauert, und das überstandene Gelbfieber eine dauerhafte feste Immunität hervorruft, nahm man an, daß das Virus nur in großen Bevölkerungszentren (mit einer dauernd vorhandenen ausreichenden Zahl empfänglicher, nicht-immuner Menschen, Neugeborener oder Zuwanderer) verankert sein könne.

Man wies daher den großen Städten eine Schlüsselposition für das Fortbestehen und die epidemische Ausbreitung der Seuche zu (key center theory, CARTER, 1931). Daraus ergab sich die von GORGAS vertretene und durch spektakuläre Bekämpfungserfolge gestützte Folgerung, daß durch Eliminierung von Aedes aegypti in den großen Städten das Gelbfieber ausgerottet werden könne. Die systematische Bekämpfung des Aedes aegypti in Süd- und Mittelamerika hatte tatsächlich zur Folge, daß die Infektion immer weiter zurückging, so daß 1925 nur drei Gelbfieberfälle beobachtet wurden, und seit 1938 keine Stadtgelbfieber-Epidemie in Süd- und Zentralamerika mehr aufgetreten ist.

Eine Wandlung der Auffassung, daß der Mensch alleinige Infektionsquelle und Aedes aegypti der einzige Gelbfieberüberträger sei, bahnte sich an, als 1928 in Rio unerwartet und unaufgeklärt eine Gelbfieberepidemie auftrat und bald danach auch in anderen weit auseinander gelegenen Teilen Südamerikas wieder Erkrankungsfälle beobachtet wurden.

Die *Epidemie in Rio* hatte die Einrichtung eines Viscerotomie-Dienstes in Brasilien begünstigt (SOPER u. a., 1934). Aufgabe dieses organisierten und durch gesetzliche Bestimmungen gestützten Dienstes war es, bei allen Todesfällen, die nach einer fieberhaften Erkrankung von 10 oder weniger Tagen eingetreten waren, mit einem besonderen Gerät (Viscerotom) ohne weitere Leichenöffnung eine Gewebsprobe der Leber zu entnehmen und in Formalin an bestimmte Spezialinstitute zur histologischen Untersuchung einzusenden. Unter den ersten 28000 Gewebsproben dieser Art wurden 54 Gelbfieberfälle ermittelt, von denen 43 in Teilen des Landes aufgetreten waren, die als gelbfieberfrei galten. Als dann in Kolumbien und in Brasilien Gelbfieberepidemien aus Gebieten berichtet wurden, in denen Aedes aegypti nicht vorkam, postulierte SOPER (1938) die *Existenz eines von Menschen unabhängigen Virusreservoirs*, das *in Tieren der Wälder* vermutet wurde. In der Folgezeit wurden Gelbfieber-Antikörper in zahlreichen Gebieten nachgewiesen, die frei von Aedes aegypti waren. Als Überträger des Gelbfiebers in Zentral- und Südamerika wurden in mehreren Herden Stechmückenarten der Gattung Haemagogus ermittelt, und schließlich konnten mit Hilfe des Mäuseschutzversuches Gelbfieber-Antikörper in einem beträchtlichen Prozentsatz wildlebender Affen nachgewiesen werden (BUGHER, 1940; KUMM und LAEMMERT, 1950). Dadurch wurde sehr wahrscheinlich, daß *Affen als Reservoirtiere* des Gelbfiebervirus betrachtet werden mußten. Später gelang der endgültige Beweis für die Richtigkeit dieser Annahme durch die Virusisolierung aus natürlich infizierten eingefangenen Affen (LAEMMERT u. a., 1946; SMITHBURN u. a., 1949). BUGHER (1944) konnte nachweisen, daß auch Beuteltiere als Virusreservoir Ausgangspunkt einer Epidemie sein können.

Zahlreiche weitere Beobachtungen haben erwiesen, daß das Gelbfiebervirus primär in einem Wirbeltier-Stechmückenkomplex zirkuliert und verankert ist und als *Zoo-Anthroponose* verstanden werden muß. Das Übergreifen der Infektion auf den Menschen ist biologisch als zufälliges und für den Fortbestand des Gelbfiebers unerhebliches Ereignis anzusehen.

Die Empfänglichkeit der natürlichen *Wirbeltierwirte* des Virus variiert beträchtlich, ist aber innerhalb der gleichen Species recht konstant (BUGHER, 1951). Von den amerikanischen *Affen* sind *Aloutta*- und *Ateles*-Arten hochgradig empfindlich gegen das Virus, dessen Einschleppung in ein Affenvolk ein Massensterben der Tiere hervorruft, das dem Auftreten menschlicher Infektionen voraufgeht und eine drohende Gelbfieberepidemie ankündigt (DOWNS, 1955). Die Gattung *Cebus* dagegen und afrikanische Affen sind sehr viel resistenter, und der Befall mit dem Gelbfiebervirus bringt keine wesentliche Gefahr für diese Affenvölker mit sich.

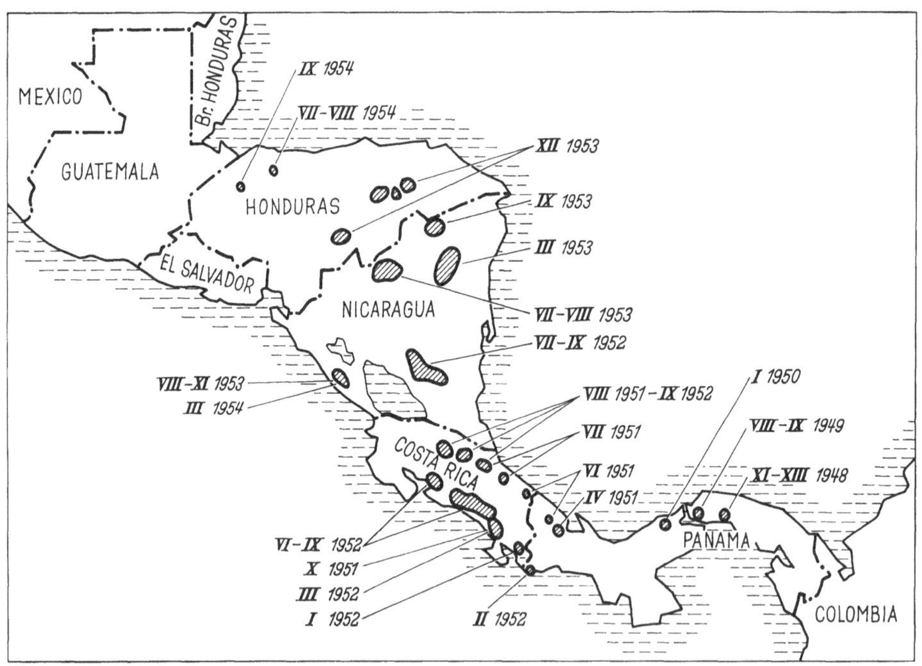

Abb. 6. Weg und Wanderungsgeschwindigkeit der Dschungel-Gelbfieber-Epidemie in Zentralamerika 1948—1954. (Nach: WHO Chron. **10**, 39—45, 1956)

Besonders eindrucksvoll konnte der unmittelbare Zusammenhang des Virusreservoirs in Affen mit dem Auftreten menschlicher Gelbfieberfälle während der Epidemiewelle verfolgt werden, die sich 1948 vom östlichen Panamá ausgehend nach Norden über ganz Zentralamerika in Bewegung setzte und 1954 nahe der Grenze von Guatemala zum Stillstand kam (BOSHELL, 1957). Der frontale Vormarsch (s. Abb. 6) dieser epidemischen Welle ging überall einher mit einem Massensterben in den empfänglichen Affenvölkern, in dessen Gefolge sich allenthalben menschliche Infektionen oder epidemische Ausbrüche einstellten. Es konnte ermittelt werden, daß die Epizootie sich mit einer durchschnittlichen Geschwindigkeit von etwa 13 Meilen pro Monat fortbewegte, und die Übertragung an einem Ort ungefähr 2 Monate lang andauerte. Dieses langsame und stetige Fortschreiten einer Gelbfieberepidemie ist auch von SOPER (1938) beschrieben worden.

Wie beim Menschen dauert die Virämie auch beim *Affen* nur wenige Tage. Der Virusgehalt des strömenden Blutes ist aber so hoch, daß sich wohl immer eine große Zahl von Überträgermücken an den virämischen Tieren infiziert. In der Mücke muß sich das Virus erst vermehren, bevor die Mücke infektiös wird. Die Dauer dieser äußeren Inkubationszeit wird durch die Umgebungstemperatur bestimmt. Bei 20° C beträgt sie über 3 Wochen, bei 37° C nur 4 Tage. Der Überträger bleibt für den Rest seines Lebens infektiös. Aus der kurzen Dauer der virämischen Phase und der relativen Kurzlebigkeit der Überträgermücken ergibt sich, daß nur eine kontinuierliche Übertragung des Erregers auf empfängliche Tiere die Viruszirkulation und damit die Arterhaltung des Virus sichern kann. Der Befall eines Affenvolkes führt in kurzer Zeit zu einer starken Dezimierung bzw. vollständigen Durchimmunisierung der überlebenden Tiere. Die Viruszirkulation müßte abreißen, wenn die Infektion nicht zu anderen empfänglichen Affenvölkern weitergetragen und dort fortgesetzt werden könnte. So durchzieht die Gelbfieber-Epizootie als typische Wanderseuche die Areale, die von nicht-immunen Affenpopulationen bewohnt werden, auf die das Virus übertragen werden kann und von denen es weitergegeben wird an empfängliche Nachbarvölker usf.

Der Kontakt des Menschen mit dem natürlichen Virusreservoir (*Buschgelbfieber*) wird in den Dschungelgebieten Südamerikas fast ausschließlich durch Holzfäller hergestellt. Sie werden bei ihrer Tätigkeit von infizierten Waldmücken gestochen, die, vorwiegend Baumkronenbewohner, mit den gefällten Bäumen zu Boden gerissen werden und an den arbeitenden Menschen Blut saugen. Der so infizierte *Waldarbeiter* schleppt die Infektion in seine Siedlung ein, in der sich bei genügender Dichte von Überträgermücken und empfänglichen Personen eine lokale Epidemie entwickelt. Von dort kann die Seuche sich über weite Gebiete ausbreiten.

In den weiten Savannenländern Afrikas dagegen plündern Affenherden Felder und Pflanzungen in Dorfnähe und bringen auf diese Weise die Infektion in die Nähe des Menschen bzw. zu den mit ihm lebenden Überträgermücken.

Während das amerikanische Buschgelbfieber von Affe zu Affe und von Affe zu Mensch anscheinend meist durch die gleichen Stechmücken übertragen wird, sind in einigen Teilen von *Afrika* mehrere *Aedes*-Arten an der Übertragung des Buschgelbfiebers beteiligt. So unterhält z.B. in Uganda *A. africanus* in den Baumkronen die Viruszirkulation in den Affenvölkern. Am Boden, auf den Feldern am Waldrand und in der Nähe der Siedlungen überträgt A. simpsoni das Virus vom Affen auf den Menschen. Innerhalb der Ortschaften kommt unter Umständen dann noch *A. aegypti* als zusätzlicher Vektor von Mensch zu Mensch in Frage. In Afrika ist daher eine deutliche Trennung von Busch- und Stadtgelbfieber wie in Amerika nicht möglich. In Afrika sind die wichtigsten Überträger *A. aegypti, A. simpsoni, A. africanus,* die natürlich infiziert gefunden wurden. Experimentell können auch *A. vittatus, A. taylory, A. luteocephalus, A. stokesi, A. metallicus, Eretmopodites-, Taeniorhynchus-* und *Culex*-Arten das Gelbfiebervirus übertragen.

In *Süd- und Zentralamerika* ist A. aegypti systematisch und mit Erfolg bekämpft worden und das Stadtgelbfieber verschwunden. Die wichtigsten Überträger des Buschgelbfiebers sind hier vor allem verschiedene *Species der Gattung Haemagogus: H. spegazzinii, H. spegazzinii falco, H. capricornii, H. mesodentatus, H. equinus* u.a. Außerdem wurde das Virus in wild gefangenen Aedes leucocelaenus nachgewiesen. Experimentell gelang die Virusübertragung mit *Aedes scapularis, A. fluviatilis, Trichoprosopon frontosus, Sabethes chloropterus* und mehreren *Haemagogus*-Arten (WHITMAN, 1951; THEILER, 1959).

Die Verankerung des Virus in einem Tierkomplex der Wald- oder Buschgebiete in der Nähe menschlicher Siedlungen unterhält die fortdauernde Gefahr des Übergreifens der Infektion auf den Menschen und der epidemischen Ausbreitung. Durch die systematische Bekämpfung des Aedes aegypti auf dem amerikanischen Kontinent und die Schutzimpfung, die auch in Afrika in großem Maßstabe durchgeführt wurde, war es möglich, das menschliche Gelbfieber einzudämmen. Alle in Zentral- und Südamerika beobachteten *Gelbfiebervorkommen* gehörten *seit 1938* zum *Typus des Buschgelbfiebers.*

Die *Zahlen* der bekannt gewordenen Gelbfieberfälle in den Jahren 1950—1960 zeigt die folgende Tabelle (WHO Chron. **17**, 136 (1963)):

Tabelle 1. *Gemeldete Gelbfieberfälle, 1950—1960*

	1950	1951	1952	1953	1954	1955	1956	1957	1958	1959	1960
Afrika	17	41	55	29	6	14	4	5	60	14*	7*
Zentral- und Südamerika. . .	391	312	341	109	101	77	26	81	71	30	50
Gesamt	408	353	396	138	107	91	30	86	131	44	57

* Nach SÉRIÉ u. a. (1964) traten im Sudan 1959 114 und in Äthiopien 237 Gelbfieberfälle auf. 1960 begann die schwere Epidemie in Äthiopien, so daß die offiziell gemeldeten Zahlen für diese Jahre unzutreffend sind (siehe auch BERDONNEAU et al., 1961).

Diese Zahlen zeigen, daß in der vorigen Dekade das Gelbfieber in beiden Erdteilen unter Kontrolle gehalten werden konnte. Die unverminderte potentielle Gefährlichkeit der Seuche zeigte sich dann in einer *Epidemie in Äthiopien* ab 1960, die anscheinend aus einer benachbarten sudanesischen Grenzzone auf ein unzugängliches, dicht bevölkertes Gebiet im Südwesten Äthiopiens übergriff, das 1955 als gelbfieberfrei erklärt worden war (CHABOUD und OVAZZA, 1958). Die Epidemie verlief in mehreren Schüben und forderte bis zu ihrem Ende insgesamt wenigstens 15000 Tote (SÉRIÉ et al., 1964). Die Infektion konnte sich in der nicht-immunen Bevölkerung schnell ausbreiten. Ein besonderes Charakteristikum scheint das besonders schwere klinische Bild der Infektion gewesen zu sein: Im Februar 1961 soll die Letalität in dem am schwersten befallenen Bezirk etwa 85% (!) betragen haben. Fünf Virusstämme wurden von erkrankten Menschen, zwölf aus Aedes simpsoni isoliert. Aedes aegypti hat als Überträger bei dieser Epidemie offenbar keine Rolle gespielt. Die Bedeutung, die dem nachgewiesenen Aedes africanus zukam, ist nicht vollständig geklärt.

Im November *1965* hat eine *Epidemie in Senegal* begonnen, die bis 17. Dezember 72 Todesfälle verursachte (WHO, 1965), dann aber erloschen ist.

Es ist zu befürchten, daß die in einigen afrikanischen Ländern noch nicht wieder konsolidierten Verhältnisse des Gesundheitsdienstes das Wiedererscheinen von Gelbfieberepidemien begünstigen.

VII. Klinisches Bild

Symptomatologie

Das Gelbfieber des Menschen beginnt nach einer *Inkubationszeit* von 3—6 Tagen. Nach 22 experimentellen Infektionen hat REED (zit. nach THEILER, 1959) als durchschnittliche Inkubationszeit 3 Tage und 17 Std ermittelt. Prodromi sind selten.

Das *klinische Bild* des Gelbfiebers ist vielgestaltig. Alle Übergänge von inapparenten, subklinischen Infektionen bis zu hyperakuten, fulminanten Verlaufsformen kommen vor. Je nach dem am stärksten befallenen Organ können in Anlehnung an COUTO und DA ROCHA LIMA (1929) folgende *Formen* unterschieden werden:

1. Hepatische, 2. renale, 3. hämorrhagische, 4. kardiale, 5. (meningo-)-encephalitische und als häufigste 6. Mischformen, zu denen auch das fulminante, in 2—3 Tagen tödlich endende Gelbfieber gehört. Dazu kommen die symptomlosen bzw. unbemerkten Infektionen, die nur von epidemiologischem Interesse sind.

Das klassische Gelbfieber mit dem voll entwickelten Krankheitsbild und den Kardinalsymptomen *Fieber*, *Ikterus*, *Albuminurie* und Blutungen läßt im allgemeinen drei Krankheitsstadien erkennen:

1. Das *Infektionsstadium* (virämisches Stadium)
2. Eine kurzdauernde *Remission*
3. Das *Stadium der Intoxikation* (Organmanifestation).

1. In über 95 % der Fälle setzt die Krankheit plötzlich ein (Romero und Trejos, 1954). Unter Schüttelfrost (bei etwa 80 % der ausgeprägten Fälle) steigt die Temperatur auf 39—40° C oder höhere Werte. Sehr starke Kopf- und Kreuzschmerzen sind mit dem Fieber die konstantesten Initialsymptome. Die Pulsfrequenz entspricht anfangs der Temperaturhöhe, geht aber im Laufe der ersten 1—2 Tage in eine relative Bradykardie über (Fagetsches Zeichen). Der Blutdruck

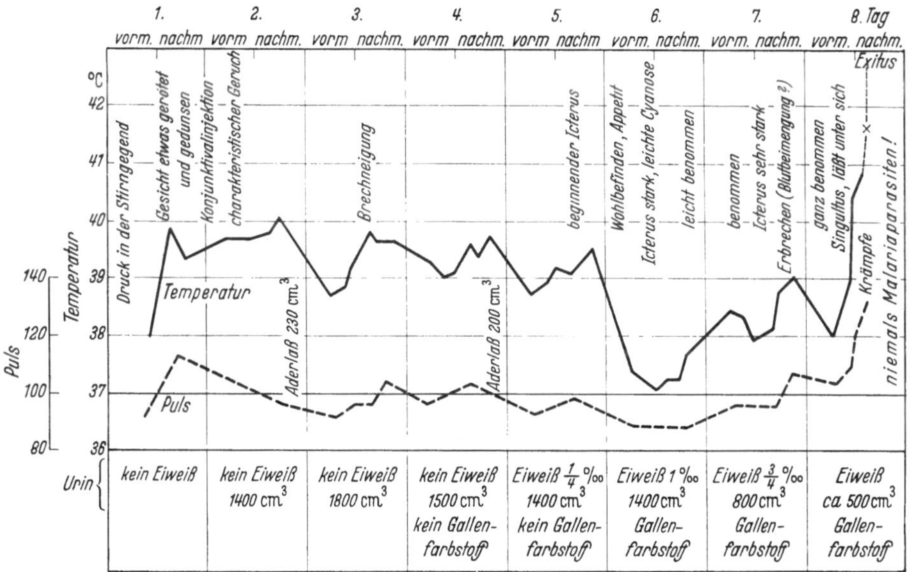

Abb. 7. Gelbfieber. Fieberkurve, tödlicher Verlauf. (Aus: E. G. Nauck, Gelbfieber. In: Handbuch der Inneren Medizin, 4. Aufl., 1. Bd., 1. Teil, S. 600), (nach: M. Couto und H. da Rocha-Lima, 1929)

ist anfangs normal oder auch leicht erhöht. Fast immer bestehen Appetitlosigkeit und Nausea. Schon sehr frühzeitig kann galliges Erbrechen auftreten. Das Gesicht des Kranken zeigt eine charakteristische Rötung, ist febril gedunsen, die Conjunctivae bulbi sind hyperämisch: Der Patient bietet den Anblick eines Betrunkenen. Hals, Brust und Scrotum bzw. Vulva können ebenfalls hyperämisch gerötet sein („Phase rouge" der französischen Autoren). Die Kranken sind sehr unruhig und finden wegen der quälenden Kopf- und Kreuzschmerzen keinen Schlaf.

Die weitere körperliche Untersuchung ist wenig aufschlußreich. Etwa die Hälfte der Kranken gibt eine Druckschmerzhaftigkeit des rechten Epigastriums an. Die Leber ist palpatorisch nicht immer vergrößert. Im Laufe der folgenden Tage entwickeln sich Zahnfleischschwellungen, die auf Berührung leicht bluten. Die Zunge bietet ein charakteristisches Aussehen: Sie ist klein und spitz, trocken und stark belegt, bis auf Ränder und Spitze, die von Belag frei bleiben und intensiv rot erscheinen. Petechien am weichen Gaumen erscheinen bei etwa $^2/_3$ der Fälle (Romero und Trejos, 1954). Ein Ikterus, der sich schon am 2. oder 3. Tage einstellt, kündigt meist einen schweren Verlauf an. Die Temperatur bleibt im ersten Stadium bei relativer Bradykardie unverändert hoch. Ein Herpes tritt auch bei akuten, hochfieberhaften Verlaufsformen nicht auf.

2. Im Verlauf des 3. bis zum Beginn des 6. Tages tritt die kurzdauernde *Remission* ein, und die Temperatur fällt bis auf Werte um 38° C ab. Während dieses

Stadiums bessert sich das Befinden des Kranken schlagartig: Er fühlt sich fast wohl, entwickelt Appetit, wird ruhig und schläft tief („Period of calm" der angelsächsischen Autoren). Auch eine vollständige Remission erlaubt keine prognostischen Schlüsse.

Die Remission kann in die Rekonvaleszenz und eine schnelle Genesung übergehen. Beim voll entwickelten Gelbfieber ist sie aber immer von nur kurzer Dauer, hält nur Stunden und selten länger als einen Tag an.

3. Es folgt das *Stadium der Intoxikation.* Die Temperatur steigt wieder an, erreicht aber meist nicht mehr die Höhe wie im Infektionsstadium. Auch subfebrile und normale Temperaturen erlauben keine Schlüsse auf eine günstige Prognose.

Der weitere Krankheitsverlauf wird durch die Organschäden in Leber und Niere bestimmt. Die Parenchyme werden gleichzeitig betroffen. Ihre Funktionen können aber im Einzelfall unterschiedlich stark beeinträchtigt sein, so daß jeweils das am stärksten funktionell beeinträchtigte Organ das klinische Bild bestimmt (siehe oben). In den meisten Fällen aber entwickeln sich Mischformen, die klinisch durch die Beteiligung mehrerer Organe gekennzeichnet sind.

Der *Ikterus* stellt sich im allgemeinen nach dem 3. bis zum 6. Tag ein. Bei schweren Infektionen bleibt er nur selten aus. Die ikterische Verfärbung von Haut und Skleren ist beim typischen Gelbfieber nicht intensiv. Auch bei schwereren Fällen übersteigt die Bilirubinämie selten Werte von 10 mg %. Nur bei protrahierten Verlaufsformen erreicht der Hautikterus bis zur Rekonvaleszenz stärkere Grade. Die Leber ist meist nur mäßig vergrößert, von etwas weicher Konsistenz. Die Druckempfindlichkeit des rechten Epigastriums ist jetzt im allgemeinen deutlich. Die Stühle sind nicht oder nur unvollständig entfärbt. Bei fortschreitender Schädigung des Leberparenchyms kommt es zum hepatischen Koma, das in den meisten Fällen zum Tode führt.

An der Entstehung des Komas beim Gelbfieber ist aber außer der Leberinsuffizienz fast immer eine Einschränkung bzw. ein Versagen der Nierenfunktion mitbeteiligt. Da in Einzelfällen auch ein encephalitischer Prozeß eine zusätzliche Rolle spielen kann, ist das *Gelbfieber-Koma* Folge eines komplexen Organversagens. In den meisten Fällen werden die schweren Störungen der Leber- *und* Nierenfunktionen Ursache des Komas sein, dessen einzelne Komponenten sich kaum gegeneinander abgrenzen lassen.

Etwa gleichzeitig mit dem Ikterus, am 4.—6. Krankheitstag, stellt sich eine *Albuminurie* ein, die sich schnell entwickelt und zu einer Eiweißausscheidung von durchschnittlich 2—3 % führt. Nach SELLARDS (1943) ist bei schweren Fällen eine Peptonurie charakteristisch und ein prognostisch ungünstiges Zeichen. Im Urinsediment finden sich reichlich Zylinder und nur wenige Erythrocyten. Der Eiweißgehalt des Urins kann 10 % und mehr betragen, so daß der Urin bei der Kochprobe koaguliert. Im weiteren Verlauf kann eine Oligurie eintreten. KERR (1951) bestreitet, daß es eine totale Anurie beim Gelbfieber gäbe. Bei stärkerer Leberschädigung und Versagen der Nierenfunktion häufen sich pathologische und Endprodukte des Stoffwechsels an. Eine schwere Toxämie entwickelt sich. Bei an- oder subikterischen Verlaufsformen kann der Ausfall der Nierenfunktion allein zum urämischen Koma und zum Exitus führen.

An der Mundschleimhaut verstärkt sich mit fortschreitender Intoxikation die anfangs mäßige Blutungsneigung des Zahnfleisches. Die Petechien am Gaumen werden zahlreicher. Die *Blutungsneigung* greift bald auf die Schleimhäute des Magens und Duodenums über. Schon während der Infektionsphase tritt bei etwa 20 % der schwereren Fälle sanguinolentes Erbrechen auf. Auf der Höhe der Intoxikationsphase gehört das Erbrechen von schwärzlichem, dünnflüssig-kaffeesatzähnlichen angedauten Blut zu den gefürchteten Symptomen des Gelbfiebers (*vomito negro, black vomit*). Wenn es in die oberen Dünndarmabschnitte blutet, kommt es zur *Meläna*. Blutstühle nach Hämorrhagien in unterem Dickdarm sind selten. Die Prognose verschlechtert sich durch die Blutungen in den Magen-Darmkanal beträchtlich. Immerhin überlebten 41 von 80 Patienten mit Hämatemesis, die ROMERO und TREJOS (1954) beobachteten. Auch aus der Nasen- und Uterusschleimhaut können Hämorrhagien auftreten. Stärkere Hämaturien sind ungewöhnlich.

Die Blutungen in den Verdauungstrakt begünstigen das Auftreten von *Kollapszuständen*, die aber auch unabhängig davon durch ein Versagen der Kreislauforgane, insbesondere des Myokards bedingt sein können. Der Blutdruck, während der Infektionsphase normal oder sogar etwas erhöht, fällt im allgemeinen schon während der Remission ab. Der Puls, zu Beginn der Erkrankung voll und hüpfend (celer), wird weich und dünn. Extrasystolen, Unreinheiten der Herztöne und akzidentelle Geräusche können auftreten.

EKG-Befunde, die CHAGAS und FREITAS (1929) veröffentlichten, lassen Reizbildungs- und schwere Reizleitungsstörungen erkennen, die auch von LINS (1929) beschrieben worden sind. BERRY und KITCHEN (1931) haben elektrokardiographisch einen Myokardschaden schon bald nach Beginn der Erkrankung nachweisen können und betonen, daß bei leichten Verlaufsformen die Myokardveränderungen den wesentlichsten pathologischen Befund darstellen können. Bei einem ihrer 7 Fälle konnten BERRY und KITCHEN eine Dilatation des Herzens mit einer Volumzunahme von etwa 35% nachweisen. Die Bedeutung dieser Befunde wird gestützt durch die Mitteilung von KIRK (1941), der mehrmals plötzliches Herzversagen mit tödlichem Ausgang nach vorzeitigem Verlassen der Krankenstation beobachtet hat. Die Elektrokardiogramme von vier Kranken mit voll ausgebildetem, schweren Gelbfieber, die ROMERO und TREJOS (1954) untersuchten, zeigten keinen abnormen Erregungsablauf. Weitere Mitteilungen aus neuerer Zeit liegen anscheinend nicht vor.

Ein Teil der Kranken verfällt in schwere *Excitationszustände* oder zeigt *encephalitische Symptome* mit Koordinationsstörungen (COUTO und DA ROCHA LIMA, 1935). Sie könnten in Zusammenhang gebracht werden mit den hämorrhagischen Herden, die STEVENSON (1939) beschrieben hat. Das Auftreten eines anhaltenden Singultus ist prognostisch ungünstig. Konvulsionen im Koma sind nicht notwendigerweise durch organische Veränderungen im Zentralnervensystem bedingt.

Die schwerste klinische Manifestation des Gelbfiebers stellt die *perakute, fulminante Verlaufsform* dar, die innerhalb von 2—3 Tagen tödlich endet. Unter 194 von HANSON (1929) beobachteten Todesfällen kamen 13 (6,7 %) innerhalb der ersten 3 Krankheitstage ad exitum. Bei einem Teil dieser Fälle treten Ikterus und Albuminurie unter anhaltendem hohen Fieber kurz nach Krankheitsbeginn auf. In anderen Beobachtungen, wie auch in einem Abschnitt der äthiopischen Epidemie (1959—1962) fehlten Zeichen einer Organmanifestation völlig. Der Tod trat nach einem hochfieberhaften foudroyanten Verlauf mit uncharakteristischen Symptomen ein.

Der größte Teil der Gelbfieberinfektionen verläuft aber weniger schwer. Neben den *inapparenten* unbemerkten *Infekten* zeigen die *leichten Verlaufsformen* kurzdauerndes, nur gelegentlich hohes Fieber, das innerhalb von 1—3 Tagen („3-Tagefieber", KIRK, 1941) abklingt. Klinisch kann bei Auftreten von Einzelfällen dieser Art (Buschgelbfieber) auch eine Vermutungsdiagnose kaum gestellt werden. Während einer Gelbfieberepidemie sind solche uncharakteristischen Krankheitsbilder unter präventiven Gesichtspunkten als Gelbfieberfälle zu isolieren, auch wenn die Ätiologie nicht geklärt ist.

Es ist ungewiß, wie häufig die klassische Form des klinischen Gelbfiebers nach Infektion mit dem Virus auftritt. Wenn man ausgeht von der Zahl der beobachteten Todesfälle, der Letalitätsrate der schweren Infektionen und den Ergebnissen immunologischer Untersuchungen, kommt man zu einer Größenordnung von *10—20 % klassischer Verlaufsformen* innerhalb der Gesamtheit der Infektionen. Bei einer Epidemie in Ostnigeria waren weniger als $^1/_4$ der Gelbfieberfälle schwere

Verlaufsformen (MACNAMARA, 1957). BUGHER (1944) nimmt an, daß mit jedem schweren Fall etwa die zehnfache Anzahl leichter und inapparenter Infektionen einhergeht, die erst retrograd mit dem Neutralisationstest erfaßt werden können.

Die *Sterblichkeit* der schweren Verlaufsformen wird von NAUCK (1952) mit 60—70 % angegeben, BUGHER (1944) meint, daß etwa 50 % der klinisch manifesten Fälle tödlich enden. Nach SELLARDS (1943) ist bei einzelnen Epidemien die Letalität auf 70—80 % geschätzt worden. In der vorläufigen Mitteilung über die letzte Epidemie in Äthiopien sollen Letalitätsraten bis zu 85 % aufgetreten sein (SÉRIÉ u. a., 1964). Von den 157 hospitalisierten Kranken, die ROMERO und TREJOS (1954) in Costa Rica beobachteten, starben 43 (27,4 %). Von diesen 43 Todesfällen endeten 29 im Koma, 2 komatöse Patienten erholten sich.

Ein Vergleich der verschiedenen Letalitätsraten ist nicht möglich, da wahrscheinlich den jeweiligen Beobachtungen ein unterschiedliches Krankengut zugrunde gelegen hat. Außerdem ist der Genius epidemicus zu berücksichtigen und die unterschiedliche Pathogenität des Gelbfiebervirus in Afrika und Amerika (THEILER, 1959). Aber auch in Äthiopien wiesen die Sterb-

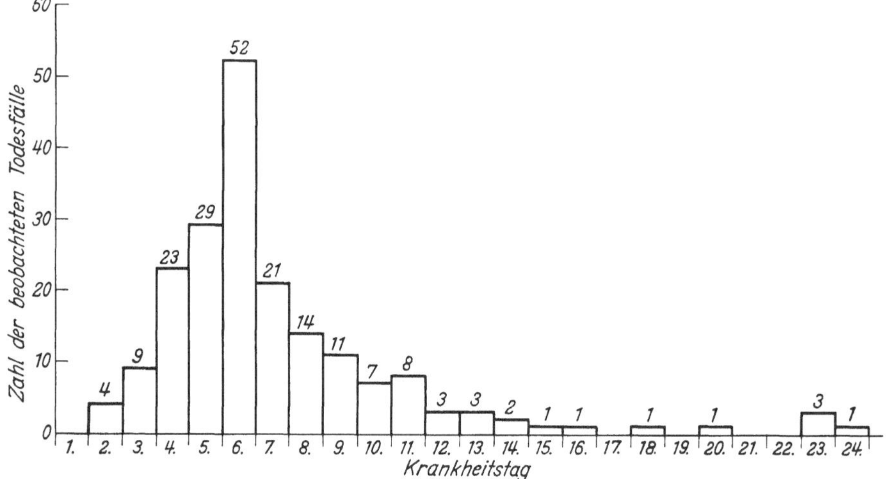

Abb. 8. Zahl der an den einzelnen Krankheitstagen beobachteten Todesfälle von insgesamt 194 letal verlaufenen Gelbfieberinfektionen

lichkeitsziffern in verschiedenen Regionen und Phasen der Epidemie beträchtliche Unterschiede auf. THEILER (1959) glaubt, daß die Letalität der Gesamtheit der menschlichen Gelbfieberinfektionen selten mehr als 5 % beträgt.

KIRK (1941) beobachtete die meisten Todesfälle am 5., HANSON (1929) am 6. Krankheitstag (s. Abb. 8). Nach dem 10. Tag ist ein tödlicher Ausgang als direkte Folge des Gelbfiebers selten (KERR, 1951). Todesfälle in der Rekonvaleszenz scheinen meist durch Sekundärinfektionen bedingt zu sein.

Der Krankheitsverlauf des Gelbfiebers *im Kindesalter* ist nach der Beobachtung von ROMERO (1954) milder als bei Erwachsenen. Von 16 Kindern unter 12 Jahren starb eines (6,2 %). Keines der behandelten Kinder hatte klinische Zeichen von Ikterus oder Subikterus. Im übrigen unterschied sich die Symptomatologie nicht von der des Gelbfiebers im Erwachsenenalter.

Komplikationen sind ungewöhnlich. Unter ihnen ist eine meist einseitige Parotitis relativ häufig. Auch nach schweren Verlaufsformen sind bleibende Organschäden nicht beobachtet worden.

Laboratoriumsbefunde

Die wenigen systematischen Untersuchungen des Blutbildes (BERRY und KITCHEN, 1931; ROMERO und TREJOS, 1954) und zahlreiche Mitteilungen über

Einzelwerte lassen erkennen, daß eine *kurzdauernde Leukopenie* von 3—5 Tagen als charakteristischer Blutbefund bei Gelbfieberkranken gelten kann. Die niedrigsten Leukocytenzahlen werden am 5.—6. Krankheitstag erreicht. Werte bis 1500 sind beobachtet worden. ROMERO und TREJOS (1954) fanden unter 178 Einzeluntersuchungen, die vom 2.—10. Krankheitstag durchgeführt wurden, 119 leukopenische Werte (unter 5000 Leukocyten), 43mal normale Zahlen (5—8000) und 16 erhöhte Leukocytenwerte (über 8000). Das *Differentialblutbild* zeigt, daß die Leukopenie vorwiegend durch eine starke Senkung der Granulocyten zustande kommt, die auch relativ vermindert sind. Die Lymphocyten sind oft absolut reduziert, erscheinen aber relativ vermehrt. Die Monocyten sind am wenigsten betroffen und relativ bis zu 20 % erhöht. Die Eosinophilen sind vermindert und können bei schweren Fällen ganz fehlen. Ihr Wiederauftreten ist ein prognostisch günstiges Zeichen. BERRY und KITCHEN (1931) fanden unter den Granulocyten unbewegliche Formen. Eigene Untersuchungen (DABERKOW und KNÜTTGEN, 1966) an experimentell infizierten Rhesusaffen ergaben auch morphologisch erkennbare degenerative Veränderungen der neutrophilen Granulocyten.

TREJOS und ROMERO (1954) beobachteten in einigen Fällen erheblich verlängerte Blutungs- und Gerinnungszeiten, in anderen normale Werte. Thrombocytenwerte zwischen 100000 und 200000 wurden ermittelt. Die Retraktion des Blutkuchens war normal. Der Rumpel-Leedesche Versuch war in 30 Fällen negativ. 118 Bestimmungen des Prothrombinspiegels nach QUICK bei 86 Gelbfieberkranken ergaben zwischen dem 4. und 8. Krankheitstag bei Fällen, die überlebten, einen Durchschnittswert von 66,7 %, bei tödlichen Verlaufsformen 20,25 %. Die *Erniedrigung der Prothrombinwerte* ging parallel mit der Schwere des klinischen Bildes. Die Autoren glauben, aus einem Prothrombinspiegel zwischen 25 und 35 % auf eine zweifelhafte, aus Werten unter 25 % auf eine ungünstige Prognose schließen zu können.

Biochemische Untersuchungen bei menschlichen Gelbfieberfällen sind spärlich und meist älteren Datums. *Hohe Rest-N- und Harnstoffwerte* im Blut wurden in fünf von sechs tödlichen Gelbfieberfällen von LINS (1929) gefunden. ROMERO und TREJOS (1954) stellten mit der Hypobromitmethode fest, daß bei gutartigen Verlaufsformen der Harnstoffgehalt des Blutes bis zum 5. Tag kontinuierlich ansteigt. Der Urinbefund entspricht nicht immer der Höhe der Harnstoffretention. Bei tödlich verlaufenden Gelbfieberfällen stieg der Harnstoffspiegel bis zum 7. Tag an, und die erreichten sehr hohen Werte (bis über 300 mg %) blieben bis zum Tode bestehen.

Bei experimentell infizierten Rhesusaffen (WAKEMAN und MORRELL, 1930) trat während der letzten Stunden vor dem Tode außer einer Harnstofferhöhung eine beträchtliche Vermehrung des Residualstickstoffes auf.

Guanidin oder guanidinähnliche Substanzen waren bei einer von sieben menschlichen Laboratoriumsinfektionen (BERRY und KITCHEN, 1931) leicht vermehrt. Auch SOPER (zit. nach HAAGEN, 1963) erwähnt erhöhtes Blutguanidin bei menschlichen Gelbfieberfällen.

LINS (1929) wies eine Vermehrung des Kaliums nach bei gleichzeitig verminderten Calciumwerten und einen K : Ca-Quotienten von 3,21—5,35. Blutchloride waren in fünf von sechs Fällen erniedrigt, ebenso das Bicarbonat. Die Alkalireserve variierte erheblich mit einer Tendenz zu verminderten Werten. Die pH-Werte des Blutes blieben in normalen Grenzen.

Über Bestimmungen des Bilirubins, des Cholesterins, der Gesamtproteine im Serum und der Serumlabilitätsproben bei 144 Krankenhausfällen, darunter 24 tödlich verlaufenen, hat MIRANDA (1953) berichtet:

Der *Serumbilirubinspiegel* stieg am 3. Krankheitstag auf pathologische Werte. Bei tödlichen Verlaufsformen verstärkt sich der Ikterus schnell, wobei der Bilirubinspiegel zwischen dem 5. und 8. Tag durchschnittliche Höchstwerte von 8—9m g % erreicht. Bei Kranken, die überleben, steigt das Bilirubin anfangs langsam an, bis am 6. Tag Werte über 2 mg % erreicht sind. Ein erneuter Anstieg bis über 7 mg % erscheint wieder um den 11. Tag, bildet sich jedoch in den meisten Fällen schnell zurück.

Das *Gesamtcholesterin* zeigt bei tödlichen Verlaufsformen schon am 2.—3. Tag Werte um 140 mg%, die im weiteren Verlauf kontinuierlich abfallen. Bei gutartigen Fällen sinkt der Cholesterinspiegel am 4.—6. Tag in kurzer Zeit auf subnormale Werte, die sich vom 7. Krankheitstage an wieder normalisieren.

Die *Serumproteine* nehmen im Beginn der Erkrankung nur wenig ab, fallen bei den tödlichen Verlaufsformen zwischen dem 5. und 9. Tag stark bis auf Werte unter 5 g% ab, während gutartige Fälle im Verlauf der Erkrankung nur einen durchschnittlichen Rückgang um 1 g% aufweisen. Die oft abnormen Ergebnisse der Serumlabilitätsproben lassen eine klare Beziehung zum klinischen Verlauf oder zur Prognose vermissen.

Enzymaktivitätsmessungen im Serum, die von menschlichen Gelbfieberfällen nicht vorliegen, hat FUHRMANN (1962 und unveröffentlicht) an Rhesusaffen durchgeführt, die experimentell mit dem pantropen Asibi-Stamm, zwei Asibi-Modifikationen und zwei Varianten des 17D-Virus infiziert wurden (siehe SCHINDLER und HALLAUER, 1962).

Von zwei Tieren, die mit dem virulenten Asibi-Stamm subcutan infiziert wurden, war die Glutamin-Oxalat-Transaminase bis zum 4. Tag nach der Infektion nur bei einem Affen von 44 auf 64 E, am 6. Tag jedoch auf 1300 E angestiegen. Die Glutamin-Pyrovat-Transaminase stieg von 27 bzw. 18 E auf 755 bzw. 68 E am 4. Tag nach der Infektion an und zeigte bei einem überlebenden Tier am 6. Tag nach der Infektion einen Wert von 750 E. Die Lactat-Dehydrogenase zeigte am gleichen Tag einen Wert von 5300 E (Ausgangswert vor der Infektion 1600). Die Veränderungen der Aldolase waren weniger deutlich (Anstieg von 58 auf 86 E). Zwei intracerebral infizierte Tiere zeigten Anstiege der GPT-Aktivität von 29 bzw. 14 E bis maximal 378 bzw. 196 E. Die GOT wurde bei diesen Tieren nicht bestimmt.

Die Asibi-Modifikationen mit geringer Viscerotropie riefen nur unerhebliche Veränderungen der Enzymaktivität nach subcutaner und intracerebraler Infektion hervor. Infektionen mit modifizierten 17D-Stämmen verursachten keine Abweichungen der Enzymaktivität von den Ausgangswerten.

Diagnose und Differentialdiagnose

Der Symptomenkomplex Fieber, Ikterus, Albuminurie und Hämorrhagien des voll entwickelten klassischen Gelbfiebers ist so charakteristisch, daß auf Grund des klinischen Bildes eine Verdachtsdiagnose richtig gestellt werden müßte. DOWNS (1955) hat aber darauf hingewiesen, daß selbst in einer Situation, in der das Herannahen einer Epidemie angekündigt werden konnte, die ersten Gelbfieberfälle mit klassischer Verlaufsform verkannt wurden. Leichte Formen, bei denen die Kardinalsymptome fehlen können, verursachen selbst im Verlauf einer Epidemie diagnostische Schwierigkeiten (MACNAMARA, 1957).

In jedem Falle muß angesichts der schwerwiegenden Konsequenzen, die sich aus dem Auftreten und der Feststellung einer gemeingefährlichen und quarantänepflichtigen Krankheit ergeben, die Diagnose gesichert werden.

Hierfür stehen folgende spezifische Nachweismethoden zur Verfügung:

1. Die Isolierung und Identifizierung des Gelbfiebervirus.
2. Der Nachweis von spezifischen Antikörpern im Serum durch den Neutralisationstest, die Komplementbindungs-Reaktion und den Hämagglutinationshemmungstest.
3. Die histopathologische Untersuchung von postmortal entnommenem Lebergewebe.

Zu 1: Das Virus wird durch Übertragung von Patientenblut oder -serum auf empfängliche Versuchstiere isoliert. Die Virämie beim menschlichen Gelbfieber dauert nur wenige Tage. Die höchste Viruskonzentration im Blut tritt während der ersten 3—4 Krankheitstage auf. Die *Isolierung des Virus* gelingt daher in dieser Zeitspanne am leichtesten. BUGHER (1951) und MACNAMARA (1954) haben den Erreger am 7. Krankheitstage isolieren können. DOWNS u. a. (1955) gelang die Virusisolierung bei einem schlechten Antikörperbildner noch am 12. Krankheitstage.

Zur Virusisolierung wird Serum, das vom Patienten möglichst während der ersten 2—4 Tage gewonnen wurde, unverdünnt und in mehreren Verdünnungsstufen bis 1:100 (THEILER, 1959) weißen Mäusen oder Saugmäusen inokuliert. Die Mäuse entwickeln nach unterschiedlich langer Inkubationszeit (8—10 Tage bis 3—4 Wochen) eine Encephalitis, die aber auch durch andere Erreger verursacht sein kann. Daher ist es notwendig, das Virus in der Gehirnsubstanz der erkrankten bzw. verendeten Mäuse durch den Neutralisationstest mit einem bekannten Gelbfieber-Immunserum im Mäuseschutzversuch zu identifizieren.

Das Patientenserum oder -blut kann zur Virusisolierung auch *Rhesus*- oder anderen Affen subcutan oder intraperitoneal injiziert werden. Das Serum der Affen wird danach regelmäßig durch intracerebrale Inokulation in Mäuse auf Virus untersucht. Auf diese Weise isoliertes Virus muß ebenfalls zur Sicherung der Diagnose identifiziert werden.

Zu 2: Wenn Versuchstiere nicht zur Verfügung stehen, oder die Virusisolierung nicht gelingt, kann die Diagnose durch den *Nachweis spezifischer Antikörper* im Patientenserum gesichert werden. Untersucht wird das Vorhandensein und die Titerhöhe neutralisierender, komplementbindender und hämagglutinationshemmender Antikörper in *zwei Serumproben*, deren eine zu einem möglichst frühen Zeitpunkt der Krankheit, die zweite in der Rekonvaleszenz (2—3 Wochen später) gewonnen wurde. Der Nachweis von Antikörpern im zweiten Serum bei negativem Befund im ersten oder ein signifikanter Titeranstieg in der zweiten Serumprobe ist bei „Primärinfektionen" ein Beweis, daß es sich bei der inzwischen abgelaufenen Infektion um ein Gelbfieber gehandelt hat. Als besonders spezifisch und leistungsfähig hat sich bei Primärinfektionen die KBR erwiesen. Bei „Sekundärinfektionen", d. h. wenn eine Infektion mit einem anderen Virus der Gruppe B dem Gelbfieber voraufgegangen ist, sind von den Immunreaktionen keine spezifischen Ergebnisse zu erwarten (THEILER und CASALS, 1958). In diesen Fällen kann die Diagnose nur durch die Virusisolierung gesichert werden oder, nach tödlichem Ausgang, aus dem Befund der histologischen Untersuchung von Lebergewebe.

Zu 3: Das charakteristische *histopathologische Bild der Gelbfieberleber* gilt als praktisch pathognomonisch (DA ROCHA LIMA, 1912), wenngleich nicht spezifisch im strengen Sinne. Endet ein Verdachtsfall tödlich, genügt zur Sicherung der Diagnose Gelbfieber die Untersuchung einer Lebergewebsprobe, die ohne weitere Autopsie mit dem *Viscerotom* entnommen werden kann. Die Diagnose kann auch gesichert werden durch Untersuchung von Lebergewebe der Affen, die nach Inokulation von virushaltigem Patientenserum verendet sind. Der histologische Befund der Gelbfieberleber von Affen ist pathognomonisch.

Die Ergebnisse der Virusisolierung, der Untersuchung von Serumpaaren und des Lebergewebes post mortem sind für den Kliniker retrospektive Informationen: Das akute Krankheitsbild ist — günstig oder ungünstig — abgelaufen, wenn die Untersuchungsergebnisse vorliegen.

Leichte oder oligosymptomatische Fälle von Gelbfieber sind von anderen fieberhaften Infekten klinisch nicht zu unterscheiden. Während einer Epidemie sollten uncharakteristische Fieberzustände vorsorglich als Gelbfieberfälle betrachtet und isoliert werden. Gerade das erste, virämische Stadium zeigt wenig Spezifisches. Das ausgeprägte Krankheitsbild des klassischen Gelbfiebers ist in Epidemiezeiten kaum zu verkennen. *Differentialdiagnostisch* zu erwägen sind Weilsche Krankheit (Tachykardie, Leukocytose, Leptospirennachweis und -serologie, entfärbte Stühle bei ikterischen Formen, keine Hämatemesis), Virushepatitis (acholische Stühle, keine Albuminurie, meist stärkerer Ikterus, keine gastro-intestinalen Blutungen), Malaria tropica (Plasmodiennachweis im Blut), Schwarzwasserfieber (Hämoglobinurie, Tachykardie, keine Blutungen), Rückfallfieber (Borreliennachweis, Leukocytose, keine Blutungen), Rickettsiosen (kein Ikterus, keine Albuminurie, keine Blutungen in den Magen-Darmkanal). Einige der angeführten Krankheiten können in Frühstadien vom beginnenden Gelbfieber nicht sicher abgegrenzt werden.

Prophylaxe

Das Gelbfieber gehört zu den quarantänepflichtigen Erkrankungen und ist der internationalen Seuchenüberwachung unterworfen. Erkrankung, Verdachts- und Todesfall sind *meldepflichtig.*

Die *Verhütung des Gelbfiebers* wird angestrebt durch:

1. Isolierung und mückensichere Unterbringung der Gelbfieberkranken.
2. Bekämpfung der Überträgermücken.
3. Gelbfieberschutzimpfung.

Die Isolierung und mückensichere Unterbringung schaltet die Kranken als Infektionsquelle für Überträgermücken aus. Da Virus aus dem Blut von Gelbfieberkranken mehrfach am 7. und sogar am 12. Krankheitstage isoliert worden ist, sollte die mückensichere Isolierung eines Gelbfieberkranken nicht vor Ablauf von 2 Wochen aufgehoben werden. Sie ist in endemischen und gelbfieberempfänglichen Gebieten (siehe oben) als Präventivmaßnahme unerläßlich, in Gebieten, in denen bekannte Überträgermücken nicht vorkommen, während warmer oder heißer Sommermonate dringend anzuraten. Stehen mückensichere Gebäude oder Räume nicht zur Verfügung, sollte wenigstens das traditionelle Moskitonetz benutzt werden. Strikte Isolierroutine ist erforderlich.

Krankenblut und -Serum aus der virämischen Phase sind infektiös. Ihr Virusgehalt kann sehr hoch sein. Kleinste Eintrittspforten genügen für die Inokulation des Virus. Das ärztliche, Pflege-, Laboratoriums- und Hilfspersonal muß daher immunisiert sein oder unverzüglich mit dem Auftreten von Gelbfieber geimpft werden. Arbeiten mit Gummihandschuhen und besonderer Schutzkleidung ist geboten. Spritzen, Kanülen, Glassachen und Laborgerät, die für Untersuchungen von Gelbfieberblut bzw. -serum benutzt worden sind, werden in Formalinlösung desinfiziert und anschließend autoklaviert. Tupfer, Kompressen, Pflaster etc. sind zu verbrennen.

Tritt Gelbfieber im endemischen oder gelbfieberempfänglichen Gebiet auf, so sind unverzüglich

1. Massenimpfungen der gefährdeten Bevölkerung in einem möglichst großen Umkreis um den Primärherd vorzunehmen, und

2. energische Bekämpfungsmaßnahmen gegen die erwachsenen Überträgermücken und die Mückenbrut unter sachverständiger Leitung innerhalb des Primärherdes und in weitem Umkreis mit Insektiziden (s. SYMES u. a., 1962) und nötigenfalls mit traditionellen Methoden (s. H. H. SMITH, 1951) durchzuführen.

Hierzu müssen in allen Gebäuden, Nebengebäuden, Wohnungen, Stallungen, Lagerhäusern, Schuppen und jeder Art auch provisorischer baulicher Konstruktionen alle Oberflächen mit einem langwirkenden Insektizid besprüht werden. Außerdem sind alle bekannten oder potentiellen Mückenbrutplätze mit Insektiziden zu behandeln oder zu verölen. In Gebieten, in denen *A. aegypti* vorkommt, sind Behälter, in denen Wasser aufbewahrt wird, oder in denen sich Wasser ansammeln kann (Konservendosen, Krüge, Näpfe, Eimer, Kalebassen etc.), entweder zu verölen oder zu entfernen, da A. aegypti auch in kleinen Wassermengen in oder in der Nähe menschlicher Wohnungen brütet.

In und um ein Gelbfiebervorkommen sind alle Personen mit ungeklärten und uncharakteristischen Fieberzuständen unter präventiven Gesichtspunkten als Gelbfieberverdachtsfälle zu behandeln. Panikreaktionen müssen durch geeignete Unterrichtung der Öffentlichkeit vermieden werden. Abwanderung aus einem Gelbfieberherd muß verhindert werden, da durch Abreise von Personen im Inkubationsstadium die Seuche schnell über weite Gebiete ausgebreitet werden kann.

In vielen Ländern Süd- und Zentralamerikas mit endemischem Gelbfieber konnte A. aegypti durch systematische Bekämpfungsmaßnahmen ausgerottet werden (SOPER, 1963). Man hofft, in wenigen Jahren diesen Überträger auf dem ganzen Kontinent eliminiert und damit die Gefahr von Stadtgelbfieberepidemien in Ländern Amerikas gebannt zu haben.

In Afrika, der Heimat des *A. aegypti*, ist der Überträger sehr viel differenzierter und nicht wie in Amerika, eine an den Menschen adaptierte Hausmücke. Er kommt auch in Wald-, Busch- und Freilandgebieten vor, so daß eine wirksame Bekämpfung bisher in Afrika unmöglich ist. Der *A. aegypti*-Index (d.h. das Verhältnis der Häuser bzw. Wohngrundstücke, auf denen Brutplätze von *A. aegypti* gefunden werden, zur Gesamtzahl der Häuser, in Prozent) gibt in den internationalen Häfen, Flugplätzen und anderen Distrikten verläßliche Informationen über die Gefahr der Gelbfieberübertragung und -ausbreitung für den Fall, daß die Infektion eingeschleppt wird. Ist dieser Index niedriger als 1, so ist eine Ausbreitung des Gelbfiebers nicht zu befürchten. Vorkehrungen gegen die Gelbfieberverschleppung sind durch die Internationalen Sanitätsabkommen für die Luftfahrt und durch die Internationalen Sanitätsvorschriften der Weltgesundheitsorganisation (WHO, 1961) geregelt.

Methoden zur wirksamen Bekämpfung der Überträgermücken in den Waldgebieten und zur Unterbrechung der Viruszirkulation im Tierreservoir der Wälder sind nicht bekannt. Daher ist auch eine Ausrottung des Gelbfiebers z. Zt. nicht vorstellbar.

Die sicherste und wichtigste Methode der individuellen und Massenprophylaxe wie auch der Verhütung einer Verschleppung des Virus durch infizierte Reisende ist die *Gelbfieberschutzimpfung.*

Zwei grundlegend verschiedene Impfstoffe sind im Gebrauch:

1. Der aus Hühnerembryonalgewebe gewonnene *17 D-Impfstoff*,
2. der *Mäusegehirnimpfstoff*, zu dessen Herstellung der französische neurotrope Gelbfieberstamm verwendet wird.

Der *17 D-Stamm* (THEILER und SMITH, 1937), eine Modifikation des Asibi-Stammes, ist ein Gewebekulturvirus, das zur Herstellung von Impfstoff in Hühnerembryonen von 8—9 Tage lang bebrüteten Eiern zur Vermehrung gebracht wird. Die mit 5000 (Mäuse-) LD_{50} infizierten Hühnerembryonen werden 3—4 Tage nach der Beimpfung geerntet und zu Impfstoff verarbeitet. Die Herstellung des Impfstoffes ist von PENNA (1956) beschrieben worden.

Die Immunisierungsrate nach Verwendung des 17 D-Impfstoffes liegt über 90%. Versuche, das 17 D-Impfvirus durch Skarifikation der Haut zu inokulieren (HAHN, 1951; DICK, 1952, 1956) waren erfolgreich. Weitere günstige Berichte über die Skarifikationsmethode liegen vor von CANNON u. a. (1957), MEERS (1957, 1958, 1959) und DE ROEVER-BONNET u. a. (1958). MEERS (1960) fand nach einmaliger Skarifikationsimpfung neutralisierende Antikörper bei 94,2% der Impflinge, nach zweimaliger Skarifikation bei 98%.

Ausgangsmaterial für den *Mäusegehirnimpfstoff* ist infektiöses Gehirn von Mäusen, die mit 200000 MLD_{59} des französischen neurotropen Virusstammes intracerebral infiziert wurden. Das Gehirn der infizierten Tiere wird geerntet, wenn Encephalitissymptome voll entwickelt sind. Die Organe werden im Vakuum gefriergetrocknet, pulverisiert und in Ampullen abgefüllt. Eine Beschreibung der Impfstoffbereitung hat DURIEUX (1956) gegeben. Der Impfstoff muß bei Temperaturen nicht über 5° C aufgehoben werden. Für den Gebrauch wird der Ampulleninhalt in 2 ccm Gummi arabicum suspendiert. Das Impfvirus wird durch Skarifikation der Haut inokuliert. Neutralisierende Antikörper konnten bei 95,4—98,3% der untersuchten Impflinge nachgewiesen werden. PELTIER u. a. (1939) haben die kombinierte Gelbfieber-Pockenvaccine für die Massenimpfung eingeführt.

Eine Studiengruppe der Weltgesundheitsorganisation (WHO, 1959) hat, einer Empfehlung eines Expertenkomitees (WHO, 1957) folgend, bisher die Immunisierung durch Injektion von 17 D-Impfstoff als sicherste und am wenigsten gefährliche Methode empfohlen, die Verwendung anderer Impfstoffe und die Skarifikationstechnik bei Vorliegen besonderer Gegebenheiten jedoch nicht verworfen. Ein Standard für die Impfstoffherstellung wurde nur für den 17 D-Impfstoff aufgestellt (WHO, 1959). Er enthält genaue Vorschriften für die Herstellung, Sicherheitsteste und Versand der Vaccine.

Anerkannte 17 D-Vaccine wird nur von Instituten hergestellt, die von der Weltgesundheitsorganisation genehmigt sind (für die Bundesrepublik: Robert Koch-Institut, Berlin 65, Nordufer 20) und deren produzierte Vaccinen überprüft werden. Die zahlreichen Vaccinationszentren in allen Teilen der Welt unterliegen aber nicht der Kontrolle der Weltgesundheitsorganisation, sondern unterstehen der zuständigen nationalen Gesundheitsverwaltung.

Die zur Impfung verwandte Vaccine muß von der Weltgesundheitsorganisation genehmigt und die Impfung von einer dazu autorisierten Stelle vorgenommen worden sein. Der gefriergetrocknete Impfstoff muß bei einer Temperatur von 4° C oder weniger gelagert werden, hat eine begrenzte Haltbarkeit und wird unmittelbar vor dem Verbrauch mit Aqua dest. suspendiert. Die Herstellungsnummer der Impfstoffcharge muß in den internationalen Impfausweis eingetragen werden. Die Gültigkeit des Impfschutzes beginnt nach den Internationalen Sanitätsvorschriften bei Erstimpflingen 10 Tage nach der Impfung, bei Wiederholungsimpfungen mit dem Tage der Impfung und hat jetzt eine offizielle Dauer von 10 Jahren (WHO, 1965).

Nach den Internationalen Sanitätsvorschriften (WHO, 1961) wird die Gelbfieberschutzimpfung verlangt von Personen auf internationalen Routen, die aus einem Infektionsgebiet in ein gelbfieberempfängliches Land einreisen. Außerdem ist der Nachweis einer gültigen Schutzimpfung für die Einreise in Länder innerhalb der endemischen Gelbfiebergebiete erforderlich.

Zur Schutzimpfung wird 1 ccm des 17 D-Impfstoffes subkutan injiziert, was einem Virusgehalt von 200000 LD_{50} entspricht. Lokalreaktionen treten nicht auf. Der Impfschutz ist nach spätestens 9 Tagen ausgebildet.

Als Kontraindikationen gegen eine Gelbfieberimpfung gelten schlechter Allgemeinzustand sowie Krankheiten der Leber und Nieren.

Während der *ersten Lebensjahre* ist die Gelbfieberschutzimpfung mit dem erhöhten Risiko einer *postvaccinalen Meningo-Encephalitis* belastet (siehe unten). Am stärksten sind davon Säuglinge während der ersten 6 Lebensmonate betroffen, deren Schutzimpfung, wenn irgend möglich, vermieden werden sollte. Im allgemeinen scheinen die Kontrollbehörden der Einreiseländer in diesen Fällen keine Schwierigkeiten zu machen. Es ist aber ratsam zu empfehlen, die Einreise mit einem Säugling unter 6 Monaten auf einen späteren Zeitpunkt zu verschieben oder vorher eine Ausnahmeregelung mit den zuständigen Einreisebehörden zu treffen und die Gründe für die unterlassene Impfung attestieren zu lassen. Nach den Internationalen Sanitätsvorschriften ist aber das Einreiseland nicht gebunden, Ausnahmeempfehlungen anzuerkennen. Die Behörden können auf einer Impfung bestehen.

Soll der Impfling *gegen Pocken und Gelbfieber* geimpft werden, ist anzuraten, zuerst die Gelbfieber- und frühestens nach Ablauf einer Woche die Pockenimpfung vorzunehmen. Wird erst gegen Pocken vacciniert, sollte bei Erstimpflingen und Personen, die mit einer Impfpustel reagiert haben, die Gelbfieberimpfung frühestens nach Ablauf von 3 Wochen, besser zu einem späteren Zeitpunkt, durchgeführt werden; nach einer Knötchenreaktion kann 2 Wochen später gegen Gelbfieber geimpft werden. Von der gleichzeitigen Impfung gegen Pocken und Gelbfieber wird wegen des erhöhten Risikos einer postvaccinalen Encephalitis abgeraten.

Impfreaktionen

Da es sich bei der Gelbfieber-Vaccine um Impfstoff mit einem lebenden Virus handelt, das zusammen mit körperfremden Gewebsbestandteilen inokuliert wird, können Nebenwirkungen verursacht werden durch:

1. Verunreinigungen des Impfstoffes mit Krankheitserregern,
2. Reaktionen gegen das mit dem Virus injizierte körperfremde Eiweiß, wobei unspezifische und spezifisch-allergische Reaktionen auftreten können, und
3. Reaktionen als Folge der Vermehrung des Impfvirus im Organismus mit Allgemeinerscheinungen und Organmanifestationen.

Eine zusammenfassende Darstellung der Impfreaktionen hat STUART (1956) gegeben.

Zu 1: Die Auslieferung von *Impfstoff*, der *mit Krankheitserregern verunreinigt* ist, wird durch die vorgeschriebenen Untersuchungen bei der standardisierten Herstellung der 17 D-Vaccine verhindert.

Die ersten Immunisierungsversuche gegen Gelbfieber wurden unter gleichzeitiger Verabfolgung von Immunserum und später mit Impfstoffen durchgeführt, die unter Zusatz von Serum hergestellt worden waren. Sehr bald wurden in den verschiedensten Gebieten nach Gebrauch des Impfstoffes gehäufte Ikterusfälle gemeldet, deren Natur als *Serumhepatitis* erst später erkannt wurde. Die schwerste Epidemie von Serumhepatitis wurde 1942 nach Massenimpfungen amerikanischer Soldaten mit verschiedenen Chargen serumhaltiger 17 D-Vaccine beobachtet. 28000 Fälle von Serumhepatitis traten auf, von denen 62 durch Leberatrophie zum Tode führten (SAWYER u.a., 1944). Diese Vorkommnisse haben die Hepatitisforschung sehr intensiviert. Als bei der Herstellung des Impfstoffes statt des Serums Aqua destillata verwandt wurde, blieben Hepatitisfälle nach Gelbfieberimpfung aus.

Zu 2: Über *Reaktionen* nach Gelbfieberimpfungen mit dem 17 D-Impfstoff, besonders bei *allergischen Personen*, berichtet KOUWENAAR (1953).

Er sah unter 530 geimpften Personen allgemeine unspezifische Reaktionen bei 7,8%, Lokalreaktionen leichter Art bei etwa $^1/_3$ der Geimpften. Bei vier Personen wurde eine frühere Allergie (Heufieber, Ekzeme, Asthma) aktiviert. Frühurticaria wurde bei zwei Geimpften gesehen, Serumkrankheitssymptome bei neun Geimpften. Ernstere Zwischenfälle durch allergische Reaktionen auf das im 17 D-Impfstoff enthaltene Hühnereiweiß haben SWARTZ (1943), SPRAGUE und BARNARD (1945) und BECKER und LIESKE (1957) beobachtet. PANTHIER u. a. (1957) empfehlen, bei Allergikern 0,1 des Impfstoffes intracutan 20 min vor der subkutanen Injektion der vollen Impfstoffdosis vorzuspritzen. PANTHIER u. a. (1959) fanden eine mit dem Alter zunehmende Idiosynkrasie gegen Hühnereiweiß bei 15% der über 50jährigen.

Da allergische Reaktionen nach Skarifikationsimpfungen nicht aufzutreten scheinen, empfiehlt sie KOUWENAAR (1953) als Methode der Wahl bei Allergikern.

Zu 3: Von den bisher beschriebenen *Reaktionen* sind diejenigen zu unterscheiden, die als Manifestationen der Infektion des Organismus *mit dem Impfvirus* aufzufassen sind. Die „*Frühreaktion*", die nach einer Inkubationszeit von 4—7 Tagen nach der Impfung auftritt, wird durch die Vermehrung des Virus im Organismus ausgelöst und geht mit uncharakteristischen Reaktionssymptomen meist leichter Art und kurzer Dauer einher. Es wurden besonders bei Kindern Temperaturen über 39° beobachtet, die 4—5 Tage anhalten können. Die Häufigkeit solcher Allgemeinreaktionen wird sehr unterschiedlich angegeben. PELTIER (1948) berichtet, daß nach Impfung mit der Dakar-Vaccine etwa 10—15% der Geimpften Fieber, Kopfschmerzen, Rückenschmerzen und leichte Allgemeinbeschwerden gehabt hätten.

MACNAMARA (1954) hat nach Verwendung der Dakar-Vaccine außer leichten Verlaufsformen in seltenen Fällen ausgeprägte viscerotrope Reaktionen mit Erbrechen, Albuminurie und Ikterus gesehen.

Die Frühreaktion nach 17 D-Vaccination verläuft nach THEILER (1959) leicht und wird nur bei etwa 5% der Geimpften beobachtet. Die standardisierten Verfahren zur Herstellung des 17 D-Impfstoffes (UNRRA, 1945; WHO, 1959) haben die Häufigkeit der Impfreaktionen weiter herabgesetzt, was sowohl für die Frühreaktionen als auch für die „verzögerte Reaktion" zutrifft.

Die ernsteste Komplikation der Gelbfieberschutzimpfung ist die als „*verzögerte Reaktion*" meist um den 12. Tag p. vacc. auftretende Meningo-Encephalitis. Sie ist sowohl nach Verwendung der 17 D-Vaccine als auch nach Gebrauch des Dakar-Impfstoffes beobachtet worden.

Die *Meningo-Encephalitis* beginnt plötzlich mit sehr heftigen Kopfschmerzen. Die Temperaturen steigen schnell auf 39—40° und mehr an und bleiben kurze Zeit oder wenige Tage bestehen. Appetitlosigkeit, Übelkeit und Erbrechen treten häufig auf. Nackensteifigkeit und ein positives Kernigsches Zeichen weisen auf die Beteiligung der Meningen hin. Dösigkeit, Somnolenz und Krampfanfälle, besonders bei Kindern, können sich einstellen, ferner lokalisierte Spasmen in einzelnen Extremitäten, Tremor, Inkoordination, motorische Störungen, allgemeine Spastizität und Delirien, die z. T. mit Excitation einhergehen.

Seit Verwendung des standardisierten 17 D-Impfstoffes sind Meningo-Encephalitiden fast *nur noch bei Säuglingen* beobachtet worden.

Nach LEPINE (zit. nach STUART, 1956) wurden nach Impfung von 1800 Kindern unter einem Jahr mit 17D-Vaccine am Institut Pasteur, Paris, in den Jahren 1952—53 5 Fälle von Meningo-Encephalitis beobachtet, davon 4 unter 800 geimpften Säuglingen im Alter von weniger als 6 Monaten. Der Zeitraum zwischen Impfung und Reaktion betrug 10—19 Tage, die Krankheitsdauer 48 Std bis 5 Tage. Unter 40000 Erwachsenen, die mit dem gleichen Impfstoff vacciniert wurden, trat kein Fall von Meningo-Encephalitis auf.

Einzelfälle und Liquorbefunde sind von LARTIGAUT und COUTEAU (1954), SMITH (1954), HAAS (1954), SCOTT (1954), LARTIGAUT und LARTIGAUT (1954), BEET (1955), DE CASTRO FREIRE (1955), THOMSON (1955), SWIFT (1955), PELTIER (1957) und FEITEL u. a. (1960) beschrieben worden. Die meisten Fälle dauerten 1—3 Tage, der Verlauf war ausnahmslos gutartig. Erhöhter Liquordruck wurde in einigen Fällen erwähnt. Die Zellzahlen betrugen 117—460, der Eiweißgehalt des Liquors 55—140 mg%, der Liquorzucker 37,2—75 mg%, die Chloride zeigten Werte von 690—750 mg%.

MACNAMARA (1953) konnte bei einer Gelbfieberepidemie in Süd-Nigeria nach Vaccination von 42400 Personen (davon 19358 Kinder unter 10 Jahren) mit dem Dakar-Impfstoff 83 Fälle von Encephalitis (1,9‰) beobachten, die ins Hospital eingewiesen wurden. 73 waren Kinder unter 10 Jahren, von denen 29 starben. Die Gesamtzahl der Todesfälle betrug 32. Es konnte nachgewiesen werden, daß es sich bei den drei aus dem Gehirn isolierten Virusstämmen um das neurotrope Impfvirus handelte.

Nach Massenimpfungen mit der kombinierten Pocken-Gelbfieber-Dakar-Vaccine waren schon 1944 in Brazzaville von 102000 vaccinierten Personen 102 (1‰) an Meningo-Encephalitis erkrankt und 18 gestorben. 60% der Befallenen waren Kinder unter 6 Jahren.

Eine weitere Häufung von Meningo-Encephalitisfällen war 8—22 Tage nach Verwendung der Dakar-Vaccine in Costa Rica bei 12 Kindern aufgetreten, von denen 3 starben (EKLUND, 1953).

COMBESCOT u. a. (1961) beobachteten in Pointe Noire nach Massenimpfung mit der kombinierten Pocken-Gelbfieber-Dakar-Vaccine 23 encephalomeningitische Reaktionen, davon die meisten bei Kindern unter 5 Jahren. Von der Simultanimpfung Pocken/Gelbfieber wird auf Grund dieser Beobachtungen abgeraten.

Alle Berichte über gehäuftes Auftreten von Meningo-Encephalitis und über Einzelfälle lassen erkennen, daß Säuglinge und Kleinkinder von dem Risiko zentral-nervöser Komplikationen nach der Gelbfieberimpfung am stärksten betroffen sind.

Therapie

Eine spezifische Behandlung des Gelbfiebers ist nicht bekannt. Bettruhe und sorgfältige Pflege sind auch bei leicht erscheinenden Fällen erforderlich.

Die Ernährung sollte vorwiegend flüssig und kohlehydratreich sein. Häufige kleine Mahlzeiten sind angebracht. Gegen das oft schon frühzeitig einsetzende Erbrechen werden Lutschen von Eisstückchen, Antemetica, evtl. auch orale Gaben von verdünnten Cocainlösungen oder Injektion von Codein empfohlen. Hält das Erbrechen an, muß unter Kontrolle des Elektrolythaushaltes vor allem mit einer ausreichenden Flüssigkeitszufuhr durch Infusionen rechtzeitig begonnen werden.

Schwere Verlaufsformen sind in der Klinik nach den jeweils vorherrschenden Organschäden zu behandeln. Im Einzelfall werden die Leberfunktion, die Auswirkungen der Nephrose, die Blutungsneigung bzw. der Blutverlust in den Magen-Darmkanal, der Elektrolyt- und Wasserhaushalt, die Myokardschädigung oder der Befall des Zentralnervensystems besondere therapeutische Maßnahmen erfordern. Bluttransfusionen sind bei größeren Hämorrhagien in den Magen-Darmkanal indiziert. Sie verbessern gleichzeitig die in schweren Fällen meist schnell entstehende Hypoproteinämie und die Prothrombinmangelsituation bei schweren Leberschäden. TREJOS und ROMERO (1954) empfehlen die Zufuhr von Vitaminen und halten besonders bei erniedrigten Quickwerten Vitamin K_1 in hohen Dosen für indiziert. Über die Wirksamkeit von Corticosteroiden bei Gelbfieber liegen anscheinend keine Mitteilungen vor. Nach den Erfahrungen bei schweren Hepatitiden und nephrotischen Syndromen erscheint ihre Anwendung auch beim Gelbfieber empfehlenswert. Bei Unruhezuständen im Präkoma sollten starke Opiate tunlichst vermieden werden, wie auch auf Barbitursäurederivate wegen des Leberschadens verzichtet werden muß.

Gelbfieberkranke sollten nach den gleichen Grundsätzen behandelt werden, die sich bei Erkrankungen anderer Ätiologie mit vergleichbarer Symptomatik bewährt haben. Die Voraussetzungen für eine moderne Therapie unter Kontrolle detaillierter Laboratoriumsbefunde werden nur selten in Gebieten gegeben sein, in denen Gelbfieber heute noch vorkommt. Es ist wahrscheinlich, daß die hohe Letalität der schwereren Verlaufsformen z. T. durch unzureichende klinische Behandlungsmöglichkeiten mitbedingt ist.

Literatur

Anderson, C.R., and **G.H. Wattley**: The isolation of yellow fever virus from human liver obtained at autopsy. Trans. roy. Soc. trop. Med. Hyg. **49**, 580—581 (1955).

Baruch, E.: Electron microscopic study of spinal cord of mice infected with yellow fever virus. J. Ultrastruct. Res. **9**, 209—224 (1963). — **Baruch, E., L. Carbonell**, and **J. Weibel**: Fine structure of Councilman bodies in the liver of aluatta seniculus seniculus L. infected with yellow fever virus. Exp. Cell Res. **29**, 50—53 (1963). — **Bayer, M.E.**, u. **G. Nielsen**: Zur Morphologie des Gelbfiebervirus. (Kurze Mitteilung.) Arch. ges. Virusforsch. **11**, 303—306 (1962). — **Bearcroft, W.G.C.**: The histopathology of the liver of yellow fever infected rhesus monkeys. J. Path. Bact. **74**, 295—303 (1957). ~ Cytological and cytochemical studies on the livers of yellow fever infected Rhesus monkeys. J. Path. Bact. **80**, 19—31 (1960). ~ Studies on the livers of yellow fever infected African monkeys. J. Path. Bact. **83**, 49—58 (1962). ~ Electron microscopic studies on the livers of yellow fever infected monkeys. J. Path. Bact. **83**, 59—64 (1962). — **Becker, H.**, u. **H. Lieske**: Allergische Reaktion nach Gelbfieberimpfung. Z. Tropenmed. Parasit **8**, 4—7 (1957). — **Beet, E.A.**: Encephalitis after yellow fever vaccination. Brit. med. J. **1955 I**, 226—227. — **Berdonneau, R., C. Serié, R. Panthier, C. Hannoun, S.C. Papaioannou**, et **P. Georgieff**: Sur l'épidémie de fièvre jaune de l'année 1959 en Ethiopie (Frontière soudano-éthiopienne). Bull. Soc. Path. exot. **54**, 276—283 (1961). — **Bergold, G.J.**, and **J. Weibel**: Demonstration of yellow fever virus with the electron microscope. Virology **17**, 554 to 562 (1962). — **Berry, G.P.**, and **S.F. Kitchen**: Yellow fever accidentally contracted in the laboratory. A study of seven cases. Amer. J. trop. Med. **11**, 365—434 (1931). — **Bonnel, P.H.**: International regulation of yellow fever vaccination. In: Yellow Fever Vaccination. Wld Hlth Org. Geneva 1956. — **Boorman, J.P.T.**, and **J.S. Porterfield**: A small outbreak of yellow fever in the Gold Coast. Trans. roy. Soc. trop. Med. Hyg. **51**, 439—449 (1957). — **Boshell, M.J.**: Marche de la fièvre jaune salvatique vers les régions du nord-ouest de l'Amérique centrale. Bull. Wld Hlth Org. **16**, 431—436 (1957). — **Bres, P., A. Lacan, R. Diop Issa Michel, P. Peretti**, et **C. Vidal**: Résultats des campagnes de vaccination antiamarile en République du Sénégal. Bull. Soc. Path. exot. **55**, 1038—1043 (1962). — **Bugher, J.C.**: The demonstration of yellow fever antibodies in animal sera by the intracerebral protection test in mice. Amer. J. trop. Med. **20**, 809 (1940). — **Bugher, J.C., J. Boshell-Manrique, M. Roca Garcia**, and **E. Osorno Mesa**: Epidemiology of jungle yellow fever in eastern Colombia. Amer. J. Hyg. **39**, 16 (1944). — **Bugher, J.C.**: The mammalian host in yellow fever. In: Yellow Fever (G.K. Strode, edit.). New York 1951. ~ Jungle yellow fever. In: Yellow fever. A symposium in commemoration of Carlos Juan Finlay. Philadelphia 1955. — **Bustamente, M.E.**: La fiebre amarilla en Mexico y su origen en America. Mexico 1958.

Cannon, D.A.: Encephalitis after yellow fever vaccination. Brit. med. J. **1955 II**, 1090. — **Cannon, D.A., F. Dewhurst**, and **P.D. Meers**: Mass vaccination against yellow fever by scarification with 17 D strain vaccine. Ann. trop. Med. Parasit. **51**, 256—263 (1957). — **Carter, H.R.**: Yellow fever, an epidemiological and historical study of its place of origin. Baltimore 1931. — **Casals, J.**, and **L.V. Brown**: Hemagglutination with arthropod-borne viruses. J. exp. Med. **99**, 429—449 (1954). — **De Castro Freire**: Meningo-encefalite post vacinaçao contra a febre amarela. Rev. port. Pediat. **18**, 65—71 (1955). — **Chabaud, M.A.**, et **M. Ovazza**: La fièvre jaune dans la Fédération d'Ethiopie et d'Erythrée. Bull. Wld Hlth Org. **19**, 7—21 (1958). — **Chagas, E.**, e **L. de Freitas**: Electrocardiogramma na febre amarella. Inst. Osw. Cruz, Suppl. das Memorias **7**, 72—78 (1929). — **Clarke, D.H.**: Antigenic variation and geographic distribution of arboviruses. An. Microbiol. (Rio de J.) **11**, 143—148 (1963). — **Combescot de Marsaguet, G.S.**, et **J. Thomas**: Les états encéphalo-méningés succédants aux vaccinations antivariologiques et antiamariles associées ou isolées. Méd. Trop. **21**, 115—128 (1961). — **Couto, M.**, u. **H. da Rocha Lima**: Gelbfieber. In: Menses Hdb. Tropenkrkh. **5**, **1**, 729—808 (1929).

Daberkow, K., u. **H.J. Knüttgen**: Das periphere Blutbild von Rhesusaffen nach Infektion mit Gelbfieberstämmen unterschiedlicher Pathogenität. Z. Tropenmed. **17**, (1966) im Druck.

— **Dick, G.W.A.**: Primary evaluation of immunizing power of chick-embryo 17 D yellow fever vaccine inoculated by scarification. Amer. J. Hyg. **55**, 140 (1952). ~ Vaccination by scarification with 17 D chick-embryo vaccine. In: Yellow fever vaccination. Wld Hlth Org. Geneva 1956. — **Downs, W.**: The reappearance of yellow fever in Trinidad after 40 years of absence. In: Yellow fever. A symposium in commemoration of Carlos Juan Finlay. Philadelphia 1955. — **Downs, W.G., C.R. Anderson,** and **L. Spence**: Isolation of yellow fever virus from a human patient on the twelfth day of illness. Trans. roy. Soc. trop. Med. Hyg. **49**, 577 to 579 (1955). — **Durieux, C.**: Preparation of yellow fever vaccine at the Institut Pasteur, Dakar. In: Yellow fever vaccination. Wld Hlth Org. Geneva 1956. — **Durieux, C.,** and **R. Koerber**: Post vaccination immunity with yellow fever vaccine of the Institut Pasteur, Dakar. In: Yellow fever vaccination. Wld Hlth Org. Geneva 1956. — **Durieux, C.**: Vaccination technique with yellow fever vaccine of the Institut Pasteur, Dakar. In: Yellow fever vaccination. Wld Hlth Org. Geneva 1956.

Eklund, C.M.: Encephalitis infantil en Costa Rica y Honduras después des empleo de la vacuna Dakar contra la fiebre amarilla. Bol. Ofic. sanit. panamer. **35**, 505—516 (1953).

Fabiyi, A., and **F.N. Macnamara**: The effect of heterologous antibodies on the serological conversion rate after 17D yellow fever vaccination. Amer. J. trop. Med. Hyg. **11**, 817—821 (1962). — **Feitel, M., E.H. Watson,** and **K.W. Cochran**: Encephalitis after yellow fever vaccination. Pediatrics **23**, 956—958 (1960). — **Fox, J.P., E.H. Lennette, C. Manso,** and **J.R. Souza Aguiar**: Encephalitis in man following vaccination with 17D yellow fever virus. Amer. J. Hyg. **36**, 117 (1942). — **Fuhrmann, G.**: Serumproteine und Serumenzyme bei einigen tropischen Erkrankungen. Z. Tropenmed. Parasit. **13**, 53 (1962).

Haagen, E., u. **M. Theiler**: Untersuchungen über das Verhalten des Gelbfiebervirus in der Gewebekultur. Mit besonderer Berücksichtigung seiner Kultivierbarkeit. Zbl. Bakt., I. Abt. Orig. **125**, 145—158 (1932). — **Haagen, E.**: Viruskrankheiten des Menschen. Darmstadt 1963. — **Haas, L.**: Encephalitis after yellow fever vaccination. Brit. med. J. **1954 II**, 992—993. — **Hanson, H.**: Observations on the age and sex incidence of deaths and recoveries in the yellow fever epidemic in the department of Lambayeke, Peru, in 1921. Amer. J. trop. Med. **9**, 233 to 239 (1929). — **Hahn, R.G.**: Combined yellow fever smallpox vaccine for cutaneous application. Amer. J. Hyg. **54**, 50—70 (1951).

Kerr, J.A.: The clinical aspects and diagnosis of yellow fever. In: Yellow Fever (J.K. Strode, edit.). New York 1951. ~ Yellow fever vaccination by scarification. Trans. roy. Soc. trop. Med. Hyg. **51**, 559 (1957). — **Kouwenaar, W.**: The reaction to yellow fever vaccine (17D), particularly in allergic individuals. Docum. Med. geogr. trop. (Amst.) **5**, 75—84 (1953). — **Kirk, R.**: An epidemic of yellow fever in the Nuba Mountains, Anglo-Egyptian Sudan. Amer. J. trop. Med. Parasit. **35**, 67 (1941). — **Klotz, O.,** and **T.H. Belt**: The pathology of the liver in yellow fever. Amer. J. Path. **6**, 663 (1930). ~ Regeneration of liver and kidney following yellow fever. Amer. J. Path. **6**, 689 (1930). — **Kumm, H.W.,** and **H.W. Laemmert**: A study of the concentration of yellow fever virus which will infect certain species of Aedes mosquitoes. Amer. J. trop. Med. **30**, 749—755 (1950).

Laemmert, H.W., L. de Castro Ferreira, and **R.M. Taylor**: Epidemiological study of jungle yellow fever in endemic area in Brazil; investigations of vertebrate hosts and arthropod vectors. Amer. J. trop. Med. Suppl. **26**, 23—69 (1946). — **Lartigaut, M.,** et **L. Couteau**: Encéphalite bénigne après vaccination contre la fièvre jaune par le vaccin atténué en tissue embryonnaire. J. Méd. Bordeaux **131**, 506—507 (1954). — **Lartigaut, M.,** et **D. Lartigaut**: Encéphalite vaccinale du nourrisson après vaccination contre la fièvre jaune. J. Méd. Bordeaux **131**, 1388 (1954). — **Lepine, P.**, zit. nach J. Stuart, 1956. In: Yellow fever vaccination. Wld Hlth Org. Genf 1956. — **Lins, S.A.**: Contribuiçao ao estudo clinico da febre amarella. Arq. Hig. Rio de Janeiro **3**, 195—404 (1929).

Macnamara, F.N.: Reactions following neurotropic yellow fever vaccine given by scarification in Nigeria. Trans. roy. Soc. trop. Med. Hyg. **47**, 199—208 (1953). ~ Uganda S and yellow fever viruses: A slight relationship shown by experiments in rhesus monkeys and white mice. Brit. J. exp. Path. **34**, 392—399 (1953). ~ Isolation of the virus as a diagnostic procedure for yellow fever in West Africa. Bull. Wld Hlth Org. **11**, 391—401 (1954). ~ A clinico-pathological study of yellow fever in Nigeria. West Afr. Med. J. **6**, 137—146 (1957). — **Macnamara, F.N., D.W. Horn,** and **J.S. Porterfield**: Yellow fever and other arthropod borne viruses: A consideration of serological surveys made in South Western Nigeria. Trans. roy. Soc. trop. Med. Hyg. **53**, 202—212 (1959). — **Mathis, C., A.W. Sellards,** et **J. Laigret**: Sensibilité du macacus rhesus au virus de la fièvre jaune. C. R. Acad. Sci. (Paris) **186**, 604 (1928). — **Meers, P.D.**: Yellow fever vaccination by scarification with the 17D strain; an appreciation of the present position. Trans. roy. Soc. trop. Med. Hyg. **51**, 338—345 (1957). ~ Yellow fever vaccination by scarification. Trans. roy. Soc. trop. Med. Hyg. **52**, 188 (1958). ~ Combined smallpox — 17D yellow fever vaccine for scratch vaccination. Trans. roy. Soc. trop. Med. Hyg. **53**, 196—201 (1959). ~ Further observations on 17D yellow fever vaccination by scarification with and without simultaneous smallpox vaccination. Trans. roy. Soc. trop. Med. Hyg. **54**, 493—501 (1960). —

Miranda, G.: Comportamiento de algunas pruebas de ictericia en la fiebre amarilla. Rev. Biol. trop. (S. José) **1**, 147 (1953).

Nauck, E.G.: Gelbfieber. In: Handbuch der Inn. Med. **I**, 1/593—613. Berlin-Heidelberg-New York: Springer 1952. — **Nogueira, P.**: The early history of yellow fever: The Finlay period. In: Yellow fever. A symposium in commemoration of Carlos Juan Finlay. Philadelphia 1955.

Pan American Sanitary Bureau. Yellow Fever Conference 21.—22. Dec. 1954. Amer. J. trop. Med. Hyg. **4**, 571—648 (1955). — **Panthier, R.**: A propos de quelques cas de réactions tardives observées chez les nourrissons après vaccination antiamarile (17 D). Bull. Soc. Path. exot. **49**, 477—494 (1956). — **Panthier, R.**, et **R.A. Husson**: Vaccination antiamarile (17D) et allergie. Bull. Soc. Path. exot. **50**, 23—28 (1957). — **Panthier, R., R.A. Husson**, et **C. Hannoun**: Les allergiques et la vaccination antiamarile 17D. Résultats complémentaires. Bull. Soc. Path. exot. **52**, 759—764 (1959). — **Panthier, R., C. Lucasse**, et **C. Hannoun**: Petite épidémie de fièvre jaune en Afrique Centrale en 1958 (District de Gemena, Province de l'Equateur, Congo-Léopoldville). Ann. Soc. belge Méd. trop. **42**, 65—84 (1962). — **Peltier, M., C. Durieux, H. Jonchère**, et **E. Arquie**: Pénétration du virus amaril neurotrope par voie cutanée. Vaccination mixte contre la fièvre jaune et la variole. (Note préliminaire). Bull. Acad. Méd. (Paris) **121**, 657—660 (1939). — **Peltier, M.**: Vaccin antiamaril et vaccinations antivariolo-amariles par la méthode dakaroise en Afrique Occidentale Française. Proc. Intern. Congr. trop. Med. Malaria 4th **1**, 489—497 (1948). — **Penna, H.A.**: Production of 17D yellow fever vaccine. In: Yellow fever vaccination. Wld Hlth Org. Geneva 1956. — **Polson, A.**: Particle size of yellow fever virus. Proc. Soc. exp. Biol. (N.Y.) **85**, 613—615 (1954). — **Porterfield, J.S.**: The haemagglutination-inhibition test in the diagnosis of yellow fever in man. Trans. roy. Soc. trop. Med. Hyg. **48**, 261—266 (1954). ~ Further studies on the yellow fever haemagglutination test. Trans. roy. Soc. trop. Med. Hyg. **50**, 344—353 (1956). ~ A plaque technique for the titration of yellow fever virus and antisera. Trans. roy. Soc. trop. Med. Hyg. **53**, 458—466 (1959).

Reagan, R.L., and **A.L. Brueckner**: Electron microscopy of yellow fever virus (17D strain). Amer. J. Path. **29**, 1157—1159 (1953). — **Reagan, R.L., S. Chang**, and **A.L. Brueckner**: Study by electron microscopy of erythrocytes from Cave Bats (Myotus Cucifugus) infected intraperitoneally with yellow fever virus (17D strain). Tex. Rep. Biol. Med. **13**, 470—474 (1955). — **Da Rocha Lima, H.**: Zur pathologischen Anatomie des Gelbfiebers. Verh. dtsch. path. Ges. **15**, 163—181 (1912). — **De Roever-Bonnet, H.**, and **J. Hoekstra**: Yellow fever vaccination by scarification with 17D vaccine. Trop. geogr. Med. **10**, 289—291 (1958). — **Romero, A.**, e **A. Trejos**: Clinica y laboratorio de la fiebre amarilla en Costa Rica. Rev. Biol. trop. (San José) **2**, 113—168 (1954). ~ Fiebre amarilla en niños menores de doce años. Rev. Biol. trop. (San José) **2**, 169—174 (1954).

Sawyer, W.A., and **W. Lloyd**: The use of mice in tests of immunity against yellow fever. J. exp. Med. **54**, 533 (1931). — **Sawyer, W.A., K.F. Meyer, M.D. Eaton, J.H. Bauer, P. Putnam**, and **F.F. Schwentker**: Jaundice in Army personnel in western region of the United States and its relation to vaccination against yellow fever. Amer. J. Hyg. **39**, 337—430 and **40**, 35—107 (1944). — **Schindler, R.**, u. **C. Hallauer**: Prüfung von Gelbfiebervirus-Varianten aus menschlichen Gewebekulturen im Affenversuch. Arch. ges. Virusforsch. **13**, 345—357 (1963). — **Scott, L.G.**: Encephalitis after yellow fever vaccination. Brit. med. J. **1954 II**, 1108. — **Sellards, A.W.**: Yellow fever. In: Stitts Diagnosis Prevention and Treatment of Tropical Diseases, p. 872. Philadelphia 1943. — **Sérié, C.**: The yellow fever epidemic in Ethiopia in 1959—1961. Ethiop. Med. J. **1**, 28—32 (1962). ~ Memorandum on yellow fever in Ethiopia, 1961—1962. Ethiop. Med. J. **1**, 206—207 (1963). — **Sérié, C., L. Andral, A. Lindrec**, et **P. Néri**: Epidémie de fièvre jaune en Ethiopie (1960—1962). Bull. Wld Hlth Org. **30**, 299—319 (1964). — **Smith, C.E.G.**: The distribution of antibodies to Japanese Encephalitis, Dengue and yellow fever viruses in five rural communities in Malaya. Trans. roy. Soc. trop. Med. Hyg. **51**, 237—252 (1958). — **Smith, C.E.G., L.H. Turner**, and **P. Armitage**: Yellow fever vaccination in Malaya by subcutaneous injection and multiple puncture. Neutralising antibody responses in persons with and without pre-existing antibody to related viruses. Bull. Wld Hlth Org. **27**, 717—727 (1962). — **Smith, C.E.G., D. McMahon**, and **L.H. Turner**: Yellow fever vaccination in Malaya by subcutaneous injection and multiple puncture. Haemagglutinin-inhibiting antibody responses in persons with and without previous antibody. Bull. Wld Hlth Org. **29**, 75—80 (1963). — **Smith, H.H.**: Controlling yellow fever. In: Yellow fever (G.K. Strode, edit.). New York 1951. — **Smith, J.H.**: Encephalitis in an infant after vaccination with 17D yellow fever virus. Brit. med. J. **1954 II**, 852. — **Smithburn, K.C., A.J. Haddow**, and **W.H.R. Lumsden**: An outbreak of sylvan yellow fever in Uganda with Aedes (Stegomyia) africanus Theobald as principal vector and insect host of the virus. Ann. trop. Med. Parasit. **43**, 74—89 (1949). — **Smithburn, K.C.**: Immunity. In: Yellow Fever (G.K. Strode, edit.). New York 1951. ~ Immunology of yellow fever. In: Yellow fever vaccination. Wld Hlth Org. Geneva 1956. — **Soper, F.L., E.R. Rickard**, and **P.J. Crawford**: The routine post-mortem removal of liver tissue from rapidly fatal fever cases for the discovery of silent yellow fever foci. Amer. J. Hyg. **19**, 549—565 (1934).

— **Soper, F.L.**: The geographical distribution of immunity to yellow fever in man in South America. Amer. J. trop. Med. **17**, 457—511 (1937). ~ Yellow fever: The present situation (October, 1938) with special reference to South America. Trans. roy. Soc. trop. Med. Hyg. **32**, 297—322 (1938). ~ Erradicacion en las Americas de los invasores africanos Aedes aegypti y Anopheles gambiae. Bol. Ofic. sanit. panamer. **55**, 259 (1963). — **Sprague, H.B.**, and **J.H. Barnard**: Egg allergy: Significance in typhus and yellow fever immunisation. U.S. nav. med. Bull. **45**, 71—74 (1945). — **Stevenson, L.D.**: Pathologic changes in the nervous system in yellow fever. Arch. Path. **27**, 249 (1939). — **Stokes, A.**, **J.H. Bauer**, and **P. Hudson**: Experimental transmission of yellow fever to laboratory animals. Amer. J. trop. Med. **8**, 103—164 (1928). — **Stones, P.B.**, and **F.N. Macnamara**: Encephalitis following neurotropic yellow fever vaccine administered by scarification in Nigeria: Epidemiological and laboratory studies. Trans. roy. Soc. trop. Med. Hyg. **49**, 176—186 (1955). — **Strode, G.K.**: Yellow fever (Gesamtdarstellung, mehrere Autoren). New York 1951. — **Stuart, J.**: Reactions following vaccination against yellow fever. In: Yellow fever vaccination. Wld Hlth Org. Geneva 1956. — **Swartz, H.**: Systemic allergic reaction induced by yellow fever vaccine. J. Lab. clin. Med. **28**, 1663—1667 (1943). — **Symes, C.B.**, **R.C. Muirhead Thompson**, and **J.R. Busvine**: Insect control in public health. Amsterdam, New York 1962.

Theiler, M.: Studies on the action of yellow fever virus in mice. Ann. trop. Med. Parasit. **24**, 249—272 (1930). ~ A yellow fever protection test in mice by intracerebral injection. Ann. trop. Med. Parasit. **27**, 57—77 (1933). — **Theiler, M.**, and **H.H. Smith**: The use of yellow fever virus modified by in vitro cultivation for human immunisation. J. exp. Med. **65**, 787—800 (1937). — **Theiler, M.**: The virus. In: Yellow fever (G.K. Strode, edit.). New York 1951. ~ The epidemiological significance of the fundamental grouping of viruses. Amer. J. trop. Med. Hyg. **4**, 627 (1955). — **Theiler, M.**, and **J. Casals**: The serological reactions in yellow fever. Amer. J. trop. Med. Hyg. **7**, 585—594 (1958). — **Theiler, M.**: Yellow fever. In: Viral and rickettsial infections of man (Th. M. Rivers and F.L. Horsfall, eds.). Philadelphia-Montreal: J.B. Lippincott & Co. 1959. — **Taylor, R.M.**: Epidemiology. In: Yellow Fever (G.K. Strode, edit.). New York 1951. — **Thomson, W.O.**: Encephalitis in infants following vaccination with 17D yellow fever virus. Report of a further case. Brit. med. J. **1955 II**, 182. — **Trejos, A.**, and **A. Romero**: Prothrombin levels in yellow fever. Rev. Biol. trop. (San José) **2**, 69—73 (1954).

UNRRA: Standards for the manufacture and control of yellow fever vaccine (zit. nach WHO, 1959). Epid. Inform. Bull. **1**, 365 (1945).

Wakeman, A.M., and **C.A. Morrell**: Chemistry and metabolism in experimental yellow fever in Macacus rhesus monkeys. Arch. intern. Med. **46**, 290—305 (1930). — **Whitman, L.**: The arthropod vectors of yellow fever. In: Yellow fever (G.K. Strode, edit.). New York 1951. — **WHO** (World Health Organisation) Monograph Series No. 30, Geneva 1956, Yellow fever vaccination. ~ Chronicle **10**, 39—45 (1956), New epidemiological aspects of yellow fever. ~ Techn. Rep. Ser. No. 136: Expert Committee on yellow fever vaccine, Geneva 1957. ~ Techn. Rep. Ser. No. 179: Requirements for biological substances. 3. Requirements for yellow fever vaccine (1959). ~ Geneva: International Sanitary Regulations (1961). ~ Weekly Epid. Rec.: International Certificate of vaccination or revaccination against yellow fever **40**, 252 (1965). ~ Weekly Epid. Rec.: Yellow fever **40**, 618 (1965).

Denguefieber

Von B. Malamos, Athen

Mit 1 Abbildung

I. Definition. Das *Denguefieber*, eine Viruskrankheit, wird durch Stechmücken (Aëdes) übertragen. Es tritt meist in epidemischer Form in den Tropen und Subtropen auf und stellt eine kurzfristige, gutartig verlaufende Erkrankung, mit Fieber, Schmerzen, Exanthem und Leukopenie dar. Das Denguefieber wird auch *break-bone fever*, *dandy-fever*, denguero, Fünf- oder Siebentagefieber genannt.

II. Geschichte u. Epidemiologie I. Die ersten Beschreibungen stammen aus dem 18. Jahrhundert. Die von David Bylon im Jahre 1779 in Batavia und auf Java beobachtete „joint fever“ Epidemie muß mit Dengue identisch sein (Pepper, 1941). Nach Hirsch (zit. nach Nauck) handelte es sich auch um Denguefieber in den von Galberti aus Ägypten 1779 und von Rush aus Philadelphia 1780 beschriebenen Epidemien. Zahlreiche Berichte über das Auftreten von Epidemien in tropischen und subtropischen Gebieten stammen aus dem 19. und 20. Jahrhundert. Die Krankheit wurde als klinische Einheit anerkannt, und die Bezeichnung Dengue wurde 1869 vom Royal College of Physicians (London) akzeptiert.

Ausgedehnte *Epidemien* treten auch in unserer Zeit auf. In Galveston erkrankten 1912 30000 Personen, in Texas 1922 500000, während im Süden der *U.S.A.* 1 bis 2 Millionen Menschen erkrankt gewesen sein sollen. Über das Denguefieber in U.S.A. berichten Sigel und Beasley (1959).

Australien wurde mehrfach von Epidemien heimgesucht. Eine 1925—1926 in *Queensland*, New South Wales, ausgebrochene Epidemie ergriff 560000 Menschen, eine weitere Epidemie trat 1942 auf (Lumley und Taylor, 1943). Eine besonders schwere Epidemie erlebte *Griechenland* im Jahre 1928. Es erkrankten innerhalb kurzer Zeit etwa 80% der Bevölkerung von Athen und Piräus, und die Gesamtzahl der Erkrankungen bei dieser griechischen Epidemie überstieg sicherlich 1000000 Fälle, wobei nach Theiler, Casals und Moutousses (1960) das Denguevirus, vom Typ I, serologisch als Erreger nachgewiesen werden konnte. In *Kairo* wurde 1937 eine Epidemie mit 2594 Fällen beobachtet, von denen 50 infolge Herz- oder Lungenkomplikationen tödlich verliefen (Wakil — zitiert nach Nauck — und Hilmy, 1938). Die Hafenplätze in *Japan* werden häufig vom Denguefieber heimgesucht. 1942—1945 wurden die bei den jedes Jahr wiederkehrenden Epidemien auftretenden Fälle auf 1—2 Millionen geschätzt. In Osaka erkrankte $^1/_3$—$^1/_2$ der Bevölkerung (Hotta, 1953). Auch im *Pazifik* hat das Denguefieber während des zweiten Weltkrieges und auch danach eine erhebliche Rolle gespielt (Cavanagh, 1943 und Hyman, 1943; zitiert nach Nauck, Carson, 1944; Kisner und Lisansky, 1944; Stewart, 1944; Johnson, Martin und Breslow, 1946; zitiert nach van Rooyen und Rhodes, 1948). In der US-Armee wurden während des Krieges 84090 Denguefälle gemeldet, aber die tatsächliche Erkrankungsziffer muß wahrscheinlich etwas höher liegen. Sabin (1952) berichtet in seiner grundlegenden Arbeit über das Denguefieber während des *zweiten Weltkrieges*, wobei er besonders auf immunologische Phänomene hinweist.

In neuerer Zeit wurden in *Indien*, *Amerika* und *Afrika* Dengue-ähnliche Erkrankungen (Dengue-like) beschrieben und z. T. mit besonderen örtlichen Namen bezeichnet (Purcell, 1937; Chandhury und Ghosh, 1942; Findlay und Brook-

FIELD, 1943; FAIRCHILD, 1945; PAUL, ANTES und SAHS, 1945). Hierher gehören vielleicht auch das während des Krieges beschriebene *russische Kopfschmerzfieber* (GOLDECK und WALTHER, 1944) sowie das *Bessarabienfieber* (BOENHARDT, 1945). Das aus Texas beschriebene *Bullis-Fieber* und das sog. Colorado tick fever (LIVESAY u. a., 1946; FLORIO u. a., 1946; POLLARD u. a., 1946) sind keine Rickettsiosen, wie ursprünglich angenommen worden war, sondern wurden zunächst gleichfalls zu dieser Gruppe gerechnet. Für das Colorado tick fever konnte allerdings bald eine eigene Virusätiologie (Übertragung durch Dermacentor andersoni) klargestellt werden (BECKER, 1930; FLORIO u. a., 1952; EKLUND u. a., 1955; ROZEBOOM und BURGDORFER, 1959; SILVER u. a., 1961; THOMAS u. a., 1963).

Als *Dengue-ähnliche Erkrankung* muß auch die auf dem Makonde Plateau in Tanganyika 1952 aufgetretene Epidemie angesehen werden, die von ROBINSON (1955) sowie von LUMSDEN (1955) und ROSS (1956) näher beschrieben worden ist, und deren lokale Bezeichnung „*Chikungunya*" ("that which bends up") ist. MASON und HADDOW (1957) haben über ihre Erfahrungen über dieselbe Epidemie berichtet. SMITH (1956), SMITH (1956), und SMITH (1957) berichtet über die in *Malaya* aufgetretene Dengueepidemie. Durch serologische Untersuchungen ist es ROSEN gelungen eine Dengueätiologie, vom Typ I, bei den Einwohnern der „Gesellschafts-Inseln", in French Oceania, nachzuweisen. Die in Townsville in North *Queensland* 1954 aufgetretene Epidemie, bei welcher 15000 von den 40000 Einwohnern befallen wurden, ist gleichfalls als Dengue-ähnliche Erkrankung zu betrachten. Durch serologische Untersuchungen (Neutralisationsprobe, Komplementbindungsreaktion) konnte der Nachweis erbracht werden, daß es sich hierbei um ein Virus vom Typ I handelte, das zur Erzeugung einer großen Menge von Neutralisationsantikörpern gegen das Virus vom Typ I führt, nicht aber gegen die Erreger des Murray Valley fever, Japanese Encephalitis sowie des West Nile fever. Mit der Komplementbindungsreaktion konnte eine Kreuzfixation zwischen dem Denguevirus vom Typ I sowie den Viren des Denguefiebers Typ II, des Murray Valley fever und des West Nile fever festgestellt werden, was für die Laboratoriumsdiagnostik dieser Erkrankungen in epidemiegefährdeten Gebieten von Bedeutung ist (ROWAN, 1957; ROWAN, 1959). MCLEAN und MAGRATH (1959) beschrieben eine Denguefieberepidemie auf den *Croker Inseln*, in welcher serologisch das Virus Typ I als Erreger nachgewiesen werden konnte. DOHERTY (1957) befaßt sich mit den klinischen und epidemiologischen Aspekten einer von 1954—1955 in Queensland aufgetretenen Denguefieberepidemie und berichtet über die serologischen Besonderheiten zusammen mit CARLEY (1960).

In einer 1956 in *Transvaal* aufgetretenen fieberhaften Epidemie, deren Symptomatik an die 1952 in Tanganyika beschriebene Epidemie erinnerte (Chikunfunya fever), konnte das Denguevirus nicht in allen Fällen nachgewiesen werden (GEAR und REID, 1957).

LIM, RUDNICK und CHAN (1961) betrachten das in *Singapore* 1960 beschriebene „*hämorrhagische Fieber*" ebenfalls als Dengue-ähnliche Erkrankung, wobei die besondere hämorrhagische Komponente auf eine genetische Variation des Erregers möglicherweise zu beziehen sei. Die klinischen Aspekte derselben Epidemie werden ebenfalls von CHEW u. a. ausführlich berichtet.

III. Ätiologie. In den ersten Jahren des 20. Jahrhunderts führten CRAIG zusammen mit ASHBURN (1907) die ersten grundlegenden, experimentellen Versuche über die Ätiologie des Denguefiebers auf den Philippinen durch und wiesen die *Virusätiologie* dieser Krankheit nach.

Sie übertrugen das Virus auf freiwillige Versuchspersonen mit kulturell und mikroskopisch sterilem Blut. Die Virusätiologie wurde später auch von anderen Autoren bestätigt. Sie zeigten dabei, daß es sich um ein Virus handelt, das bakteriendichte Filter passiert: Chamberland F (Blanc, Caminopetros und Manoussakis, 1928), Chamberland L_2, L_3 (Burnet, 1938) und L_7, L_{11} (Cleland, Bradley und McDonald, 1918, 1919).

Es wird heute von der Mehrzahl der Autoren anerkannt, daß die klinische Einheit „Denguefieber" von *mehreren speziellen Viren* verursacht wird (Lumsden, 1958).

Durch Ultrafiltration durch Gradokollmembranen konnte Elford (1931, 1938) die Größe des Virus mit 20 mμ bestimmen (15—23 mμ). Sabin kam mit derselben Methode auf ähnliche Werte (1945). Mit der Ultrazentrifuge wird das Virus bei 2400 Umdrehungen/min in 90 min ausgeschleudert. Elektronenmikroskopisch konnten Reagan und Brueckner (1952) das stäbchenförmige Virus darstellen, dessen Breite 42—46 mμ und dessen Länge 175—220 mμ betrug. Nach den elektronenoptischen Messungen von Ozawa (1954) beträgt der durchschnittliche Durchmesser des Denguevirus $34{,}2 \pm 2{,}8$ mμ.

Bei einer Temperatur von 0° C kann das Virus im Blut mehrere Wochen seine Aktivität beibehalten. Toda und Nakagawa (1950) wiesen noch nach 2442 Tagen eine Infektiosität des Virus nach. Dagegen ist das Virus im Serum oder in Suspensionen aus Mücken gegen Hitzeeinwirkung, ultraviolette Strahlen und gegen Chemikalien wenig resistent und wird bei 50° C in 30 min abgetötet. Dabei geht auch die immunisierende Eigenschaft verloren. Shortt u. a. (1936) berichten aus Indien über eine erfolgreiche Züchtung des Denguevirus auf der Chorion-Allantois-Membran befruchteter Hühnereier. Allerdings fehlt der sichere Nachweis durch Rückübertragung auf den Menschen (Sabin, 1948). Sabin und Schlesinger (1945) hatten keinen Erfolg mit Züchtungsversuchen auf befruchteten Hühnereiern und in Gewebekulturen. Dagegen konnten sie das Virus im Hühnerei (5tägige Embryonen) bei 35° C über 8—10 Tage halten, sofern es vorher durch Hirnpassagen an die Maus adaptiert worden war. Hotta und Evans (1956) konnten das mäuseadaptierte Denguevirus in vitro (Hodengewebe) bis zu 11 Wochen halten. Denselben Autoren (1956) gelingt die Züchtung des Denguevirus, Typ II, in Kulturen von Nierengewebe bei Rhesusaffen. Über die dabei auftretenden immunologischen und infektiösen Faktoren berichtet Hotta (1957 und 1959). Wiebenga (1961) gelang die in vitro-Züchtung von Denguevirus, Typ I, in menschlichen Hauptzellen. Buckley und Srihongse (1963) teilen ihre Resultate über die Produktion von Hämagglutininen in HeLa-Zellen nach Infektion mit Denguevirus mit.

Experimentelle Infektion. Die intracutane Injektion von 0,1—0,2 ccm menschlichen Serums, das 10 oder mehr Minimal-Infektions-Dosen für den Menschen (M.I.D.) enthält, führt nach 3—5 Tagen zu einer lokalen Reaktion, die als örtliche Virusvermehrung aufgefaßt wird. 24 Std nach Beginn des Fiebers enthält das Serum experimentell infizierter Personen 1 Mill. M.I.D. je ccm. 10 M.I.D. können eine ebenso schwere Infektion verursachen wie 1 Mill. M.I.D. und selbst durch 1 M.I.D. kann ein typischer Denguefieberanfall ausgelöst werden. Bei der experimentellen Übertragung von 100000 oder 1 Mill. M.I.D. auf die Nasenschleimhaut wurde nur ein milder Fieberverlauf erzeugt, dagegen bei 10000 M.I.D. weder eine Erkrankung noch eine nachfolgende Immunität (Bindehaut 200000 M.I.D.-typische Erkrankung; 10000 M.I.D. — keine Erkrankung oder Immunität).

Tierpathogenität. Lange Zeit war es nicht möglich, Haustiere oder wild lebende Tiere mit dem Denguevirus zu infizieren. Ebenso ließ sich das Virus experimentell nicht auf die Mehrzahl der Laboratoriumstiere übertragen. Nach Infektion mit virushaltigem Menschenblut zeigten Hunde, Kaninchen und Kücken weder Krankheitszeichen noch das Vorhandensein inapparenter Infektionen (Siler u. a., 1926; Blanc und Caminopetros, 1930; Simmons u. a., 1931). Nur bei Meerschweinchen konnten gelegentlich inapparente, durch Rückimpfung auf den Menschen nachgewiesene Infektionen festgestellt werden. Blanc, Caminopetros, Manoussakis (1928) waren die ersten, die mit Erfolg nach Übertragung von virushaltigem, menschlichem Blut auf verschiedene *Affenarten* (Cynomologus sinicus, Cynomologus fascicularis, Cercopithecus callitrichus, Cercocebus aethiopicus, Papio cynocephalus und Papio babuin) eine inapparente Infektion feststellen konnten.

Simmons, St. John und Reynolds (1931) konnten diese Infektionsmöglichkeit experimentell bestätigen (s. a. Rosen, 1958). Meiklejohn u. a. (1952, 1952) berichten über ihre Erfahrung mit der Adaptation von Denguevirus an Hamster. Reagan u. a. (1956) gelingt die Übertragung des Denguevirus von lactierenden auf junge Hamster.

Einen gewaltigen Fortschritt stellt das Experiment von Sabin und Schlesinger (1945) dar, denen es gelang, das Denguevirus durch intracerebrale Injektion und Weiterführung in *Hirnpassagen auf Mäuse* zu übertragen. Die infizierten Mäuse zeigten dabei eine variierende neurologische Symptomatologie wie motorische Schwäche, schlaffe Lähmungen und Encephalitiden. Mit der Zahl der Passagen steigert sich die Virulenz. Gelegentlich wurde auch in manchen Fällen eine Virulenzminderung beobachtet. Hotta (1953) beschrieb eine Methodik, mit welcher das durch Mäusepassagen modifizierte Virus noch reiner dargestellt werden kann. Yaoi, Tagaya und Ozawa (1954) gelingt mittels Methanolausfällung eine gereinigte Darstellung des Virus, dessen Größe elektronenmikroskopisch auf 25—35 mμ bestimmt wird.

Das nach 6 Mäusehirnpassagen modifizierte *Virus des Typs I (Hawai-Stamm)* ruft bei freiwilligen, menschlichen Versuchspersonen eine variierende Symptomatologie hervor, die auf eine Änderung der pathogenen Eigenschaften zurückzuführen ist. Nach der 7. Passage kommt es nach Rückimpfung auf den Menschen zu keiner systematischen, fieberhaften Erkrankung mehr, indes zu einer raschen und soliden Immunität gegen das unmodifizierte Virus (Sabin und Schlesinger, 1945). Der auf diesem Prinzip beruhende Impfschutz ist indes nicht von allzu langer Dauer, d.h. daß eine Schutzimpfung mit dem durch 7 Mäusehirnpassagen modifizierten Virus nur vorübergehend eine solide Immunität gibt. Die durch Infektion mit dem nicht modifizierten Virus erworbene Immunität ist dagegen von langer Dauer und muß als homolog bezeichnet werden.

Schlesinger und Frankel (1952) trennen die bekannten Denguevirusstämme in *zwei immunologische Typen: Typ I und Typ II*. Sweet und Sabin (1954) befassen sich eingehend mit den Eigenschaften der Antikörper (Hämagglutinine-Hämogglutinationshemmung). Eine Kreuzimmunität gegen Gelbfieber, Rift Valley Fieber sowie gegen Pappatacifieber konnte mit Hilfe des Mäuseversuches mit Sicherheit ausgeschlossen werden. Indes kommt es zwischen Dengue- und Gelbfieber bei Mensch, Affe und bis zu gewissem Grad bei Mücken zu dem Phänomen der Interferenz (Sabin und Theiler, 1944) zitiert nach Nauck. Ebenfalls Sabin (1952) betont in seiner Untersuchung über die Interferenz zwischen Dengue- und Gelbfieber die eigenartige Epidemiologie des Gelbfiebers, da die von Denguefieber heimgesuchten Gebiete gelbfieberfrei bleiben. Auch Frederiksen (1955) fand in einer ausführlichen, historischen Betrachtung über das Phänomen der Interferenz zwischen Dengue- und Gelbfieber, keinen Anhaltspunkt dafür, daß eine Koexistenz beider Erkrankungen vorkommt. Sie scheinen sich — je nach geographischen und experimentellen Gegebenheiten wechselnd — gegenseitig auszuschließen.

Schlesinger u. a. (1956) zeigten, daß freiwillige, menschliche Versuchspersonen nach Infektionen mit mäuseadaptiertem Denguevirus vom Typ II klinisch nur eine sehr schwache Reaktion zeigten, was für den Typ I bereits festgestellt worden war. Eine einzige Dosis vom Typ II-Virus führte zur Bildung homologer Antikörper. Grossberg und Scherer (1959) berichten über einen Fall von Denguevirusinfektion (Typ I), bei welchem eine frühere Infektion mit Japanese Encephalitis bekannt war, was bedeutet, daß eine heterologe Immunität zwischen beiden Erkrankungen nicht bestehen kann.

IV. Übertragung und Epidemiologie II. Zwischen 1905 und 1926 wurde die Rolle von *Aedes aegypti* als *Überträger* des Denguefiebers einwandfrei geklärt. Bancroft in Queensland (1906) und Cleland u. a. (1916) in New South Wales waren die Pioniere auf diesem Gebiet. Von großer Bedeutung waren auch die Arbeiten der Amerikaner auf den Philippinen (Ashburn und Craig, 1907; Siler u. a., 1926; Simmons u. a., 1931).

Durch Blutaufnahme 6—18 Std vor und mindestens 2—3 Tage nach Fieberbeginn wird die Infektion erworben (Siler u. a., 1926). Unter optimalen Wetterverhältnissen (Höhe, Nässe, Temperatur) wird die Mücke nach einer äußeren Inkubation von 2—8 Tagen infektiös. Sehr wahrscheinlich bleibt das Denguevirus während des ganzen Lebens der Mücke infektiös. So haben Blanc, Caminopetros u. a. eine Infektiosität noch nach 174 Tagen nachgewiesen. Eine experimentelle Übertragung des Virus wurde selbst nach dem Stich von nur 1 oder 2 Mücken bereits festgestellt. Man konnte indes keine Übertragung auf die nachfolgende Generation über die abgelegten Eier nachweisen. Ebenso gelang es Sabin (1945) nicht, Larven zu infizieren, die einige Zeit in hochinfektiösem menschlichen Blut gehalten wurden.

Außer Aedes aegypti können auch andere Species das Denguevirus übertragen. Eine experimentelle Übertragung mit einer ganzen Reihe anderer Aedes-Arten, Anophelinen und Culicinen konnte nicht nachgewiesen werden. Das eigentliche *Reservoir* des Dengue- und Dengue-like-Virus stellt in manchen Gebieten die „flying foxes und die migratory birds" (*Zugvögel*) dar, die in äquatornahen Gegenden vorkommen.

Bei einer grundlegenden Untersuchung, anläßlich einer Epidemie von Dengue-like-fever in Townsville 1952, wurde festgestellt, daß die folgenden fünf Species als Überträger des Dengue-like-fevers anzusehen sind: A. vigilax, C. annulirostris, C. fatigans, C. sitiens und T. uniformis (O'Gower, 1960). Rosen u. a. (1954) gelang durch experimentelle Infektion von Affen der Nachweis, daß in Polynesien auch Aedes polynesiensis in Frage kommt. Dasselbe konnte Ishi u. a. (1954) für Aedes albopictus in Japan nachweisen. Für das Auftreten und die Ausbreitung der großen Epidemien sind die Mückendichte sowie die Empfänglichkeit der Bevölkerung von signifikanter Bedeutung. Die Epidemien werden außerordentlich begünstigt, wenn große Teile der Bevölkerung keine oder nur geringe Immunität zeigen und wenn dazu noch günstige Wetterverhältnisse für die Entwicklung des Virus und der Überträger herrschen. Da in den hochentwickelten Ländern eine hohe Mückendichte nicht erreicht wird (drastische Sanierungsmaßnahmen), verringert sich die Wahrscheinlichkeit einer größeren Ausbreitung der Epidemie wie das früher der Fall war.

Derrick und Bicks (1958), in Übereinstimmung mit anderen Autoren, betonen, daß die Temperatur nicht unter 14—15° C liegen darf. Bei Temperatursturz geht die Infektiosität verloren. Die Fähigkeit der Mücken zum Stich indes wird beibehalten.

V. Pathologische Anatomie. Wegen des durchwegs guten Verlaufs der Erkrankung sind pathologische Organbefunde eine Seltenheit.

Es wurden allerdings regressive Veränderungen an Leber, Nieren und Herz im Zusammenhang mit degenerativen Schäden des Capillarendothels, hämorrhagischer Diathese und mehr oder weniger ausgedehnte Blutungen im Endokard, Perikard, Pleura, Peritoneum, Schleimhäuten des Magens, Darms, Muskeln, Haut und Zentralnervensystem bei 1200 tödlich verlaufenen Fällen der griechischen Epidemie von 1928 festgestellt (Photakis, 1929, zitiert nach Nauck, Catsaras, 1931; zitiert nach Nauck, Melissinos, 1937). Sabin (1945, zitiert nach Nauck) untersuchte die histologischen Veränderungen der Haut nach intravenöser Injektion von Denguevirus und beim Auftreten des Exanthems oder petechialer Blutungen. Er fand weder Epithelveränderungen noch Einschlußkörper in den Epithelzellen, indes eine deutliche Gefäßreaktion mit Endothelschwellung und perivasculärem Ödem. In der Umgebung der Petechien konnte er keine wesentlichen entzündlichen Erscheinungen nachweisen.

Embryopathie. Es wird über drei Kinder berichtet, die verschiedene kongenitale Anomalien zeigten (Hydrocephalie, Herzfehler, Gefäßanomalien). In diesen Fällen konnte eine Infektion der Mütter mit Denguefieber während der ersten 3 Schwangerschaftsmonate nachgewiesen werden (zit. nach ROWAN, 1956).

VI. Krankheitsbild. Die *Inkubationszeit* des Denguefiebers schwankt nach klinischen Beobachtungen und Infektionsversuchen in Abhängigkeit von der Virusmenge zwischen 5—8 Tagen (maximal 2,5—15 Tage).

Die Erkrankung beginnt in den meisten Fällen plötzlich, mit starken Kopf-, Muskel- und Gelenkschmerzen sowie vor allem sehr starken rheumatischen Schmerzen in den Gelenken. Gleichzeitig steigt die Temperatur meist plötzlich an (vgl. Abb. 1) und erreicht zuweilen mit Schüttelfrost 39—40° C und bleibt auf dieser Höhe während 2—3 Tagen. Während der Inkubationszeit bestehen im allgemeinen

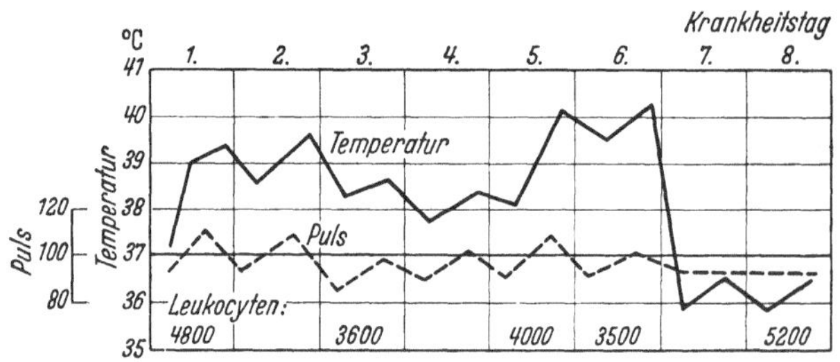

Abb. 1. Dengue, Fieberkurve. Mittelschwerer Fall (nach HEGLER)

keine Krankheitserscheinungen, und nur relativ selten klagen die Patienten vor dem Temperaturanstieg über Kopfschmerzen, Frösteln, Unbehagen. 6—12 Std vor dem Fieberbeginn wird ein flüchtiges Exanthem beobachtet.

Nach der initialen Fieberperiode von 2—3 Tagen fällt die Fieberkurve lytisch für 2—$2^1/_2$ Tage ab, sie erreicht aber nur selten die Norm während dieser Periode. Am 5. Tag wird sehr oft ein neuer Fieberanstieg, meist bis 40° C, festgestellt, und es kommt dann nach 1—2 Tagen (also am 6.—7. Tage) zur kritischen Entfieberung (*diphasischer Verlauf* mit Sattelkurve). Salicylpräparate können indes diese Fieberkurve stark verändern und so das charakteristische Bild verwischen (NAUCK).

Im Vordergrund der Symptomatologie stehen *Kopf- und Gliederschmerzen, Steifheit in den Gelenken und im Kreuz* (dandyhafter Gang). Ein objektiver Befund an den Gelenken ist indes, trotz heftigster Schmerzen, die sich bei Bewegung noch verstärken, nicht nachzuweisen.

Bei einigen Epidemien wurde ein *retrobulärer Schmerz* als kardinales Symptom beschrieben (CAVANAGH, 1943). Augenschmerzen und Lichtscheu sind häufig. Das Gesicht ist nicht selten gerötet und die Haut trocken. Die Zunge ist meist stark „filzig“ belegt. Sehr charakteristisch ist der faule Geschmack, der in ungefähr 75% aller Fälle angegeben wird. Epigastrische Schmerzen, Koliken, Übelkeit, Erbrechen, Verstopfung und selten auch Diarrhoen treten auf; zuweilen auch Husten, Halsschmerzen, Hyperaesthesien der Haut, Dysurie, Schmerzen in den Leisten und Hoden. Stärkeres Nasenbluten und profuse Schweißausbrüche werden gelegentlich beobachtet, und nicht selten klagen die Patienten über Schwäche und Schwindelgefühl bei Verlassen des Bettes.

Charakteristisch für Dengue ist eine *Pulsverlangsamung*, die nach 1—2 Tagen eintritt, und als absolute Bradykardie (bis zu 50/min) bis in die Rekonvaleszenz hinein bestehen bleibt. Bei Beginn der Erkrankung indes ist der Puls der Temperatur entsprechend beschleunigt. Der Blutdruck ist im allgemeinen herabgesetzt.

Lymphknotenschwellungen werden bei manchen Epidemien häufig beobachtet — vorzugsweise suboccipital und epitrochlear nach DIASIO und RICHARDSON,

1944, in 94 % der Fälle — gehören aber nicht immer zum Bild des Denguefiebers (FINDLAY und BROOKFIELD, 1943 in Nigeria). Die Milz ist nur selten geschwollen (nach STEWART nur in 10 % der Fälle, ZELLIG u. a. geben aber mit 25 % eine höhere Zahl an).

Im *Blut* wird bereits vom ersten Tage an eine *Leukopenie* festgestellt, mit Abnahme der Lymphocyten und gleichzeitigem Ansteigen der Jugendlichen in den Neutrophilen. Die Leukocyten können bis zu Werten von 1500 und darunter absinken. Im weiteren Verlauf geht die Neutrophilenzahl zurück, und es kommt zu einem Anstieg der Lymphocyten, die sich bis in die Rekonvaleszenz hinein ausdehnt. Das Blutbild kehrt im allgemeinen binnen 1—2 Wochen zur Norm zurück.

Das für die Erkrankung sehr charakteristische *Exanthem* erscheint am 3.—5. Tage, ist flüchtig und hält selten länger als 2—3 Tage an. Es tritt meist zuerst an Brust, Rumpf, Bauch, Extremitäten sowie an Händen und Fußsohlen auf, wobei Juckreiz nicht selten beobachtet wird. Es wird als „masern- oder scharlach-ähnlich" beschrieben. Seine Ausdehnung und Stärke ist sehr variabel. Manchmal hat es urticariellen Charakter. Das Gesicht ist seltener beteiligt, und eine Schuppung ist nicht immer vorhanden. Im allgemeinen fehlt eine Blutungsneigung. Bei manchen Virusstämmen kommt es aber, meist am letzten Fiebertage, zu kleinen Petechien, besonders an Fuß- und Handrücken, Mundschleimhaut und Achseln, aber auch an anderen Körperstellen (Hawaii-Stamm, SABIN, 1944; Südpazifik, STEWART, 1944; Beirut, HITTI und KHAIRALLAH, 1946). In Tunis trat unter mehreren hundert Denguefällen 8mal eine Haematemesis auf (LAIGRET u. a., 1945, zitiert nach DINGER, 1949). GEORGOPOULOS (1928) berichtete über eine hämorrhagische Diathese bei den meisten Dengueerkrankungen am 1. und 2. Fiebertage. NELSON und BIERMAN (1964) berichten über hämatologische Studien bei Denguefieber, wobei sie speziell auf die Thrombocytopenie als charakteristisches Kennzeichen hinweisen. Ferner wird über eine andere Exanthemform berichtet, das sog. „terminal" exanthem (STEWART, 1944; SABIN, 1952). Es erscheint am 7. Tage und hat einen petechialen Charakter.

Der *Urin* ist meistens normal. In den letzten Tagen der Erkrankung wird manchmal eine Albuminurie, meist aber nicht über 1 g % beobachtet. Im Sediment finden sich zuweilen Zylinder, selten eine Haematurie. Eine Glomerulonephritis ist sehr selten. WEYRAUCH und GASS (1946) beschrieben in fünf Fällen eine Orchitis.

Von seiten des *Nervensystems*, abgesehen von den nur selten fehlenden Kopfschmerzen, wird in manchen Fällen Angstgefühl, Erregung oder Somnolenz beobachtet. Der Liquor ist meist normal, und Druckerhöhung, Vermehrung von Eiweiß und Zucker sind relativ selten. KAPLAN und LINDGREN (1945) berichten aus dem Südpazifik, daß unter 1488 Denguefällen bei amerikanischen Soldaten in 13 Fällen eine Neuritis auftrat. Die Immunitätsbeziehungen des Denguefiebers zu den „arthropod-borne" Encephalitiden spiegeln sich in der vielseitigen neurologischen Symptomatologie wieder. In der griechischen Dengue-Epidemie von 1928 waren vorübergehende Paralysen, Amaurosis und psychische Störungen dominierend.

Rekonvaleszenz. Bei schweren Fällen kann die Rekonvaleszenz sehr schwierig sein und sich über mehrere Wochen hin erstrecken, wobei Depressionen und ausgesprochene Müdigkeit im Vordergrund stehen. Bei allen einfacheren Fällen kommt es indes zu normalem und komplikationslosem Heilungsverlauf.

Diagnose und Differentialdiagnose. Der nicht charakteristische Beginn und die zuweilen wenig stark ausgeprägten Krankheitserscheinungen erschweren, besonders zu Beginn von Epidemien, eine Diagnose. Gerade die leichteren Fälle werden häufig mit anderen fieberhaften Erkrankungen verwechselt. In Epidemiezeiten muß man die Krankheit leicht erkennen oder zumindest in den allerersten Tagen eine Verdachtsdiagnose stellen. Neben den epidemiologischen Gegebenheiten sind der rasche Anstieg des Fiebers mit dem diphasischen Verlauf, die sog. Sattelkurve, das typische maculopapulöse Exanthem sowie die Muskel- und Gliederschmerzen die wichtigsten Hinweise.

Die Laboratoriumsdiagnostik ist keineswegs einfach. Wir wissen heutzutage, daß mehrere Stämme von Denguevirus vorkommen. Zusätzliche Schwierigkeiten bietet die Identifizierung der verschiedenen Stämme bei den Dengue-ähnlichen Erkrankungen, bei denen eine Virusätiologie ebenfalls nachgewiesen ist. Klinisch ist das Denguefieber, Typ I und Typ II (SABIN, 1950), dem West Nile Fever (BERNKOPF u. a., 1953, GOLDBLUM u. a., 1954) ähnlich. Zu derselben Kategorie muß man das Virus der Murray-Encephalitis rechnen, obwohl dessen Symptomatologie nicht vollkommen gleichartig ist (ROBERTSON und McLORINAN, 1952). Durch die Isolierung eines Stammes aus dem Blut, durch Adaptation an die Maus, wird indes die Diagnose einwandfrei gestellt. Diese Methode ist aber zeitraubend und auch technisch schwierig auszuführen.

Von serologischen Untersuchungsmethoden stehen uns heute zur Verfügung: Die Neutralisationsprobe im Mäuseschutzversuch (SMITHBURN, 1954), die Komplementbindungsreaktion (SABIN, 1949, SCHLESINGER u. a., 1952) und die Hämagglutinations-Hemmungs-Reaktion (CASALS u. a., 1954; SWEET u. a., 1954).

Es wird heute angenommen, daß eine Spezifität der erwähnten serologischen Teste für die verschiedenen Dengue- und Dengue-ähnlichen Stämme durchaus gegeben ist (SMITHBURN, 1954). Differentialdiagnostisch kommen klinisch vorwiegend die Virusgrippe, das Pappatacifieber und die Malaria in Betracht. Wegen des Exanthems muß man das Denguefieber von anderen exanthematischen Krankheiten wie Masern, Röteln und eventuell auch Scharlach unterscheiden.

Die fehlenden Anzeichen einer entzündlichen Gliederschwellung sowie die eigenartige Lokalisation der Schmerzen in Muskeln und Knochen trennt das Denguefieber vom Gelenkrheumatismus.

Therapie. Trotz der Fortschritte der Chemotherapie gibt es bisher kein wirksames Mittel gegen das Denguefieber. Man muß sich mit Bettruhe und allgemeiner Pflege der Patienten begnügen. Als Antipyretica und zur Linderung der Schmerzen sind Salicylpräparate, Pyramidon, Phenacetin bzw. ähnliche Mittel zu verwenden.

Die Diät soll überwiegend flüssig und kochsalzarm sein, sowie aus Schleimsuppen, Tee und insbesondere Fruchtsäften bestehen. Bei Verstopfung sind leichte Abführmittel bzw. reinigende Klistiere zu empfehlen, die indes bei starken Gliederschmerzen, Muskelschmerzen oder Blutungsneigung besser zu vermeiden sind. Bei unruhigen Patienten können durch Packungen oder lauwarme Bäder günstige Wirkungen erzielt werden. Schlaflosigkeit, Brechneigung und Kreislaufschwäche werden in üblicher Weise bekämpft. Wegen der Neigung zu pyogenen Sekundärinfektionen ist sorgfältige Haut- und Mundpflege indiziert.

Während der Rekonvaleszenz verordnet man allmählich zunehmende Kost, roborierende Behandlung sowie bei starker Appetitlosigkeit eventuell Stomachica.

Bekämpfung und Prophylaxe. Die Bekämpfung ist ähnlich wie die des Gelbfiebers (s. dort) und richtet sich gegen die übertragenden Mücken und die Mückenbrut. Der Überträger, Aedes aegypti, ist eine typische Hausmücke. In Epidemiezeiten kann man von der Anwendung von Insektiziden durch Spritzungen der Häuser, unter Umständen auch von Bestäubungen vom Flugzeug aus Gebrauch machen. Die gegen die Überträger gerichteten Maßnahmen müssen natürlich auch auf Schiffen und in Flugzeugen angewandt werden, sowohl zum Schutz der Passagiere und der Besatzung als auch besonders zur Vermeidung einer weiteren Verschleppung der Krankheit.

Negative Erfolge brachten Versuche mit einer passiven Immunisierung mit menschlichem Rekonvaleszentenserum bzw. Serum dengueimmuner Tiere. Allerdings gelang es HOTTA (1953) durch Injektion von mäuseadaptiertem Denguevirus auf Meerschweinchen Serum mit einem hohen Titer von Antikörpern zu erzeugen.

Es gelang nicht, aus Leber oder Milz infizierter Affen einen brauchbaren Impfstoff zu gewinnen.

SABIN und SCHLESINGER (zitiert nach NAUCK, 1947) versuchten mit gutem Erfolg Impfungen mit Impfstoff aus mäuseadaptierten Stämmen. Auch HOTTA (1954) beschäftigte sich mit der Herstellung aktiver Impfseren, wobei er unveränderte Dengueviren nach Mäusepassagen mittels Formalin oder Ochsengalle zu inaktivieren versuchte.

SABIN (1955) berichtet über weitere Versuche mit mäuseadaptierten Stämmen, bei denen nach mehreren Hirnpassagen (Typ I, 5 Passagen, Typ II, 8 Passagen) eine „genetische Stabilität" erzeugt werden konnte, welche die Herstellung von wirksamem Impfstoff gestattete.

Literatur

Ashburn, P.M., and **C.F. Craig**: Experimental Investigations regarding the Etiology of Dengue Fever. J. infect. Dis. **4**, 440—475 (1907).

Bancroft, T.L.: Australias Med. Gaz. **25**, 17 (1906). — **Becker, F.E.**: Tick-Borne Infections in Colorado: I. The Diagnosis and Management of Infections Transmitted by Wood Tick. Colo. Med. **27**, 36 (1930). ~ Tick-Borne Infections in Colorado: II. A Survey of the Occurence of Infections Transmitted by the Wood Tick. Colo. Med. **27**, 87 (1930). — **Bernkopf, H., S. Levine**, and **R. Nerson**: Isolation of West Nile Virus in Israel. J. infect. Dis. **93**, 207 (1953). — **Blanc, G., I. Caminopetros**, and **E. Manoussakis**: Quelques Recherches Experimentales sur la Dengue. Bull. Soc. Path. exot. **21**, 525 (1928). — **Blanc, G.**, et **J. Caminopetros**: Recherches Experimentales sur la Dengue. Ann. Inst. Pasteur **44**, 367—436 (1930). — **Böhnhardt, H.**: Ist das Bessarabienfieber eine neue Krankheit? Med. Z. **1**, 126 (1945). — **Buckley, S.M.**, and **S. Srihongse**: Production of Hemagglutinin by Dengue Virus in HeLa Cells. Proc. Soc. exp. Biol. (N.Y.) **113**, 284—288 (1963). — **Burnet, F.M.**: Handbuch d. Virusforsch., I. Hälfte, S. 419, 1938.

Carson, D.A.: Observations on Dengue. U.S. nav. med. Bull. **42**, 1081 (1944). — **Casals, J.**, and **L. Brown**: Haemagglutination with Certain Arthropod-Borne Viruses. J. exp. Med. **99**, 429 (1954). — **Cavanagh, R.**: Dengue. Observations on the Disease as seen in the South West Pacific Area. War Med. (Chic.) **4**, 549 (1943). — **Chandhury, L.M.**, and **S.M. Ghosh**: A Fever of Seven Day's Duration at Patna. J. Indiana med. Ass. **11**, 269 (1942). — **Chew, A., Gwee, Ah Lang, Ho Yuen, Khoo Oon Teik, Lee Yong Kiat, Lim Cheng Hong**, and **R. Wells**: A Haemorrhagic Fever in Singapore. Lancet **I**, 307—310 (1961). — **Cleland, J.B., B. Bradley**, and **W. McDonald**: Med. J. Aust. **2**, 179 (1916). ~ J. Hys. Camb. **16**, 317 (1918). ~ J. Hys. Camb. **18**, 217 (1919).

Derrick, E.H., and **V.A. Bicks**: The Limiting Temperature for the Transmission of Dengue. Aust. Ann. Med. **7**, 102—107 (1958). — **Diaso, J.D.**, and **McD. F. Richardson**: Clinical Observations on Dengue Fever. Report of a Hundred Cases. Milit. Surg. **94**, 365 (1944). — **Dinger, J.E.**: Studies in Dengue Fever. 4. Internat. Cong. Trop. Med. and Mal. S. 526, Washington 1948. — **Doherty, R.L.**: Clinical and Epidemiological Observations on Dengue Fever in Queensland, 1954—1955. Med. J. Aust. **I**, 753—756 (1957). — **Doherty, R.L.**, and **J.G. Carley**: Studies of Arthropod-Borne Virus Infections in Queensland. II. Serological Investigations of Antibodies to Dengue and Murray Valley Encephalitis in eastern Queensland. Aust. J. exp. Biol. med. Sci. **38**, 427—439 (1960).

Eklund, C.M., C.M. Kohls, and **J.M. Brennan**: Distribution of Colorado Tick Fever and Virus-Carrying Ticks. J. Amer. med. Ass. **157**, 335—337 (1955). — **Elford, W.J.**: J. Path. Bact. **34**, 505 (1931). ~ Handbuch d. Virusforsch., I. Hälfte, 128 (1938).

Fairschild, L.M.: Dengue-like Fever on the Isthmus of Panama. Amer. J. trop. Med. **25**, 397 (1945). — **Findlay, G.M.**, and **R.W. Brockfield**: A Fever of the Dengue Group occuring in West Africa. Trans. roy. Soc. trop. Med. Hyg. **37**, 95 (1943). — **Florio, L., W. Mcd. Hammon, Angela Laurent**, and **Mabel C. Stewart**: Colorado Tick Fever and Dengue. An Experimental Immunological and Clinical Comparison. J. exp. Med. **83**, 295 (1946). — **Florio, L., M. Miller**, and **E. Mugrage**: Colorado Tick Fever. Recovery of Virus from Human Cerebrospinal Fluid. J. infect. Dis. **91**, 285—289 (1952). — **Frederiksen, H.**: Historical Evidence for Interference between Dengue and Yellow Fever. Amer. J. trop. Med. Hyg. **4**, 483—491 (1955).

Gear, J., and **F.P. Reid**: The Occurrence of a Dengue-like Fever in the North-Eastern Transvaal. I. Clinical Features and Isolation of Virus. S. Afr. med. J. **31**, 253—257 (1957). — **Georgopoulos, M.**: Die Prüfung des Zustandes der peripheren Gefäße als Methode zur frühzeitigen und sicheren Diagnose des Denguefiebers. Münch. med. Wschr. **75**, 1793—1794 (1928). — **Goldblum, N., V. Sterk**, and **B. Paderski**: West Nile Fever. Amer. J. Hyg. **59**, 89 (1954). — **Goldeck, H.**, u. **R. Walther**: Zur Frage des russischen Kopfschmerzfiebers. Klin. Wschr. **5/8**, 59 (1944). — **Grossberg, E.S.**, and **W.F. Scherer**: Immunity in Group B Arthropod-Borne Virus Diseases. Accidental Dengue I Virus Infection in a Laboratory Worker with Antibodies to Japanese Encephalitis Virus. Amer. J. Hyg. **69**, 60—67 (1959).

Hirsch, A.: Handbook of Geographical and Historical Pathology. New Sydenham Society, London, 1883. — **Hitti, J.K.**, and **A.A. Khairallah**: A Report on the Recent Epidemic of Dengue in Beirut, Lebanon, and some of its Complications. J. Palest. Arab. med. Ass. **1**, 150 (1946). — **Hotta, S.**: Dengue Epidemics in Japan, 1942—1945. J. Trop. Med. Hyg. **56**, 83 (1953). ~ Partial Purification of the Mouse-Adapted Dengue Virus. Acta Sch. med. Univ. Kioto **31**, 7—10 (1953). ~ Therapeutic Experiments on Dengue Infection in Mice. Ann. trop. Med. Parasit. **47**, 1—8 (1953). ~ Experiments of Active Immunization Against Dengue with Mouse-Passaged Unmodified Virus. Acta trop. (Basel) **11**, 97—104 (1954). — **Hotta, S.**, and **C.A. Evans**: Cultivation of Mouse-Adapted Dengue Virus (Type 1) in Rhesus Monkey Tissue Culture. J. infect. Dis. **98**, 88—97 (1956). ~ Cultivation of Type 2 Dengue Virus in Rhesus Kidney Tissue Culture. Proc. Soc. exp. Biol. (N.Y.) **93**, 153—155 (1956). — **Hotta, S.**: Some Immunological Properties of Dengue Virus Cultivated in Tissue Culture. Ann. trop. Med. Parasit. **51**, 249—255 (1957). ~ Propagation of Dengue Virus in Tissue Culture. Acta trop. (Basel) **16**, 108—150 (1959). — **Hyman, A.S.**: The Heart in Dengue Fever. War Med. (Chic.) **4**, 497 (1943).

Ishii, N., A. Nakayama, and **Y. Ishii**: Biological Observations on the Mosquite Aedes Albopictus. Yokohama med. Bull. **5**, 275—281 (1954).

Johnson jr., J.A., W.B. Martin, and **L. Breslow**: Dengue-like Fever in Okinawa. Bull. U.S. Army med. Dep. **5**, 306 (1946).

Kaplan, A., and **A. Lindgren**: Neurological Complications following Dengue. U.S. nav. med. Bull. **45**, 506 (1945). — **Kisner, P.**, and **E.T. Lisansky**: Analysis of an Epidemic of Dengue Fever. Ann. intern. Med. **20**, 41 (1944).

Lim, K.A., A. Rudnick, and **Y.C. Chan**: Recent Studies of Haemorrhagic Fevers in Singapore. Singapore med. J. **2**, 158—161 (1961). — **Livesay, H.R., D.J. Wilson, M. Pollard**, and **J.C. Woodland**: Experimental Studies of Bullis Fever and Dengue Fever. Amer. J. trop. Med. **26**, 397 (1946). — **Lumley, G.F.**, and **F.H. Taylor**: Dengue. Service Publ. No. 3, School of publ. Health and Trop. Med. (Univ. of Sidney), p. 17, 1943. — **Lumsden, W.H.R.**: An Epidemic of Virus Disease in Southern Province, Tanganyika Territory, 1952—1953. II. General Description and Epidemiology. Trans. roy. Soc. trop. Med. Hyg. **49**, 33—57 (1955). — **Lumsden, W.H.R.**: The Etiology of "Dengue". E. Afr. med. J. **35**, 519—526 (1958).

Manoussakis, E.: Recherches Etiologiques sur la Dengue. Bull. Soc. Path. exot. **21**, 200 (1928). — **Mason, P.J.**, and **A.J. Haddow**: An Epidemic of Virus Disease in Southern Province, Tanganyika Territory, in 1952—1953. An Additional Note on Chikungunya Virus Isolations and serum Antibodies. Trans. roy. Soc. trop. Med. Hyg. **51**, 238—240 (1957). — **McLean, D.M.**, and **W.J. Magrath**: Dengue in the Northern Territory. Med. J. Aust. **II**, 719—721 (1959). — **Meiklejohn, G., B. England**, and **E.H. Lennette**: Propagation of Dengue Virus Strains in Unweaned Mice. Amer. J. trop. Med. **1**, 51—58 (1952). ~ Adaptation of Dengue Virus to the Hamster. Amer. J. trop. Med. Hyg. **1**, 59—65 (1952). — **Melissinos, J.**: Pathologisch-anatomische Untersuchungen bei Denguefieber. Arch. Schiffs- u. Tropenhyg. **41**, 321 (1937).

Nauck, E.G.: Handbuch der inneren Medizin. 4. Aufl., 1. Bd., 1. Teil. Berlin: Springer 1952. — **Nelson, E.R.**, and **H.R. Bierman**: Dengue Fever: A Thrombocytopenic Disease? J. Amer. med. Ass. **190**, 99—103 (1964).

O'Gower, A.K.: Townsville Culicines as Possible Vectors of Dengue and allied Viruses among Local Feral Fauna. Aust. J. exp. Biol. med. Sci. **38**, 1—9 (1960). — **Ozawa, Y.**: Studies on Dengue Fever Virus by Electron Microscopy. Yokohama med. Bull. **5**, 72—75 (1954).

Paul, W.D., E.H. Antes, and **A.L. Sahs**: A Dengue-like Fever occuring in Iowa during the Poliomyelitis Epidemic of 1943. Ann. intern. Med. **75**, 184 (1945). — **Pepper, O.H.P.**: A Note on David Bylon and Dengue. Ann. med. Hist. **3**, 363 (1941). — **Pollard, M., H.W. Livesay, D.J. Wilson**, and **J.C. Woodland**: Immunological Studies of Dengue Fever and Colorado Tick Fever. Proc. Soc. exper. Biol. (N.Y.) **61**, 396 (1946). — **Purcell, F.M.**: A Dengue-like Fever in the Gold Coast. Trans. roy. Soc. trop. Med. Hyg. **30**, 541 (1937).

Reagan, R.L., and **A.L. Brueckner**: Studies on Dengue Fever Virus by Electron Microscopy. J. Bact. **64**, 233—235 (1952). — **Reagan, R.L., F.S. Yancey**, and **A.L. Brueckner**: Studies of Dengue Fever Virus (Hawaii Mouse Adapted) in Lactating Hamsters. Amer. J. trop.

Med. Hyg. **5**, 809—811 (1956). — **Robertson, E.G.**, and **H. McLorinan**: Murray Valley Encephalitis. Clinical Aspects. Med. J. Aust. **1**, 103 (1952). — **Robinson, M.C.**: An Epidemic of Virus Disease in Southern Province, Tanganyika Territory, in 1952—1953. Trans. roy. Soc. trop. Med. Hyg. **49**, 28—32 (1955). — **Rooyen, C.E. van**, and **A.J. Rhodes**: Dengue. In: Virus Diseases of Man, 2. Aufl. New York: Thomas Nelson & Sons 1948. — **Rosen, L., L.E. Rozeboom, B.H. Sweet**, and **A.B. Sabin**: The Transmission of Dengue by Aedes Polynesiensis Marks. Amer. J. trop. Med. Hyg. **3**, 878—882 (1954). — **Rosen, L.**: Dengue Antibodies in Residents of the Society Islands, French Oceania. Amer. J. trop. Med. Hyg. **7**, 403—405 (1958). ~ Experimental Infection of New World Monkeys with Dengue and Yellow Fever Viruses. Amer. J. trop. Med. Hyg. **7**, 400—410 (1958). — **Ross, W.R.**: The Newala Epidemic. III. The Virus: Isolation, pathogenic Properties and Relationship to the Epidemic. J. Hyg. (Lond.) **54**, 177 to 191 (1956). ~ A Laboratory Technique for studying the Insect Transmission of Animal Viruses, employing a Bat-Wing Membrane, demonstrated with two African Viruses. J. Hyg. (Lond.) **54**, 192—200 (1956). — **Rozeboom, L.E.**, and **W. Burgdorfer**: Development of Colorado Tick Fever Virus in the Rocky Mountain Wood Tick, Dermacentor Andersoni. Amer. J. Hyg. **69**, 138—145 (1959). — **Rowan, L.C.**: An Epidemic of Dengue-like Fever, Townsville, 1954: Clinical Features, with a Review of the Literature. Med. J. Aust. **I**, 651—655 (1956). ~ Recent Work on Dengue Fever. Med. J. Aust. **II**, 530—533 (1957). ~ An Outbreak of Dengue-like Fever, North Queensland, 1954: Serological Findings with the Virus Neutralization and Complement Fixation Tests. Med. J. Aust. **I**, 323—328 (1959).

Sabin, A.B., and **R.W. Schlesinger**: Production of Immunity to Dengue with Virus modified by Propagation in Mice. Science (Langaster) **101**, 640—642 (1945). — **Sabin, A.B.**: Recent Advances in Phlebotome and Dengue Fevers. 4. Internat. Congr. Trop. Med. and Mal. Washington 1948. ~ Dengue. Viral and Rickettsial Infection of Man. Philadelphia-London-Montreal: J.B. Lippincett Comp. 1948. ~ Antigenic Relationships of Dengue and Yellow Fever Viruses with those of West Nile and Japanese B Encephalitis. Fed. Proc. **8**, 410 (1949). ~ The Dengue Group of Fevers and their Family Relationships. Bact. Rev. **14**, 225 (1950). ~ Research on Dengue during World War II. Amer. J. trop. Med. Hyg. **1**, 30—50 (1952). ~ Recent Advances in our Knowledge of Dengue and Sandfly Fever: Amer. J. trop. Med. Hyg. **4**, 198—207 (1955). — **Schlesinger, R.W.**, and **J.W. Frankel**: Adaptation of the "New Guinea B" Strain of Dengue Virus to Suckling and to adult Swiss Mice. Amer. J. trop. Med. Hyg. **1**, 66—77 (1952). — **Schlesinger, R.W., I. Gordon, J.W. Frankel, J.W. Winter, P.R. Patterson**, and **W.R. Dorrance**: Clinical and Serologic Response of Man to Immunization with Attenuated Dengue and Yellow Fever Viruses. J. Immunol. **77**, 352—364 (1956). — **Shortt, H.E., R. Sanjiva Rao**, and **C.S. Swaminath**: Cultivation of the Viruses of Sandfly Fever and Dengue Fever on the Chorio-Allantoic Membrans of the Chick-Embryo. Indian J. med. Res. **23**, 865 (1936). — **Sigel, M.M.**, and **A.R. Beasley**: Studies on Dengue Fever. Tex. Rep. Biol. Med. **17**, 618—623 (1959). — **Siler, J.F., M.W. Hall**, and **A.P. Hitchens**: Dengue: its History. Epidemiology, Mechanism of Transmission, Etiology, Clinical Manifestations, Immunity and Prevention. Philippine J. Sci. **29**, 1—304 (1926). — **Silver, H.K., G. Meiklejohn**, and **H.C. Kempe**: Colorado Tick Fever. Amer. J. Dis. Child. **101**, 30—36 (1961). — **Simmons, J.S., J.H. St. John**, and **F.H.K. Reynolds**: Experimental Studies of Dengue (Monograph 29 of the Bureau of Science, Manila). Philippine J. Sci. **44**, 1—247 (1931). — **Smith, C.E.G.**: A localized Outbreak of Dengue Fever in Kuala Lumpur: Epidemiological and Clinical Aspects. Med. J. Malaya **10**, 289—303 (1956). ~ Isolation of three Strains of Type 1 Dengue Virus from a local Outbreak of the disease in Malaya. J. Hyg. (Lond.) **54**, 569—580 (1956). ~ A Localized Outbreak of Dengue Fever in Kuala Lumpur: Serological Aspects. J. Hyg. (Lond.) **55**, 207—223 (1957). — **Smithburn, K.C.**: Antigenic Relationships among Certain Arthropod Borne Viruses as Revealed by Neutralisation Tests. J. Immunol. **72**, 376 (1954). — **Stewart, F.H.**: Dengue. Analysis of the Clinical Syndrome at a South Pacific Advance Base. U.S. nav. med. Bull. **42**, 1233 (1944). — **Sweet, H.B.**, and **A.B. Sabin**: Properties and Antigenic Relationships of Hemagglutins associated with the Dengue Viruses. J. Immunol. **73**, 363—373 (1954).

Theiler, M., J. Casals, and **C. Moutousses**: Etiology of the 1927—1928 Epidemic of Dengue in Greece. Proc. Soc. exp. Biol. (N.Y.) **103**, 244—246 (1960). — **Thomas, L.A., C.M. Eklund, R.N. Philip**, and **M. Casey**: Development of a Vaccine against Colorado Tick Fever for use in Man. Amer. J. trop. Med. Hyg. **12**, 678—685 (1963). — **Toda, T.**, and **Y. Nakagawa**: Studies on Dengue Fever Virus. Kyushu J. med. Sci. **1**, 69—73 (1950).

Weyrauch, H.M., and **H. Gass**: Urogenital Complications of Dengue Fever. J. Urol. (Baltimore) **55**, 90 (1946). — **Wiebenga, N.H.**: The Cultivation of Dengue-1 (Hawaiian) Virus in Tissue Culture. I. Carrier Culture of Human Skin Cells Infected with Dengue-1 Virus. Amer. J. Hyg. **73**, 350—363 (1961).

Yaoi, H., I. Tagaya, and **Y. Ozawa**: Purification of Dengue Fever Virus by means of Methanol Precipitation. Yokohama med. Bull. **5**, 68—71 (1954).

Zelig, M.A., O. Legant, and **E.A. Webster**: Epidemic Dengue. Its Abortion in a Combat Area. U.S. nav. med. Bull. **42**, 856 (1944).

Pappatacifieber

Von B. MALAMOS, Athen

Mit 1 Abbildung

I. Definition. Die durch Phlebotomus papatasii übertragene Viruskrankheit charakterisiert sich durch ein wenige Tage andauerndes Fieber, Kopfschmerzen, Augenschmerzen und -Druck, Conjunctivitis und eine erhebliche Beeinflussung des Allgemeinbefindens. Der Verlauf ist fast stets ein gutartiger, und zuweilen folgt eine langdauernde Rekonvaleszenzperiode. Die Erkrankung wird *Pappatacifieber*, *Phlebotomus-Fieber*, *Sandly-Fever*, 3-Tage-Fieber, Hundskrankheit und Sommerfieber genannt.

II. Geschichte. Zuerst wurde die Krankheit 1886 von PICK als „Hundskrankheit“ beschrieben. Sir WILLIAM BURNETT scheint bereits 1799, während des Napoleonischen Feldzuges, die Krankheit beobachtet zu haben, die er als „Mittelmeerfieber“ beschrieb. Nach SABIN (1949) handelte es sich auch um Pappatacifieber bei den von PYM 1864 in Gibraltar beobachteten Fiebererkrankungen, sowie in den von anderen britischen Militärärzten auf Malta als „Sommer-Febricula“ beschriebenen Fällen. Die klinischen Studien von TAUSSIG (1905) und seine klassischen Versuche mit DOERR und FRANZ (1908) sind aber die ersten, die beweisend waren für ein scharf umschriebenes, ätiologisch einheitliches Krankheitsbild, mit klargestellter Epidemiologie. Die Virusätiologie und Übertragungsweise durch Phl. papatasii wurde von dieser österreichischen Militärkommission besonders in Dalmatien und der Herzegowina festgestellt und bald darauf von BIRT (1910) und anderen bestätigt. Befunde von WHITTINGHAM (1923, 1924) und COURY (1922) eines Nachweises von Leptospiren wurden von KLIGLER und ASHNER (1928) und POOLE und SACHS (1934) widerlegt, da diese Autoren einwandfrei nachweisen konnten, daß weder im Patientenblut noch in infizierten Überträgern Leptospiren nachweisbar waren und es sich vermutlich bei den fraglichen Befunden um Erreger der Weil'schen Krankheit gehandelt hatte. Die Studien nicht weniger britischer Militärärzte (WITTINGHAM und ROOK, 1923; YOUNG, RICHMOND und BRENDISH, 1926; SHORTT, POOLE und STEPHENS, 1935) und die im 1. und 2. Weltkriege an verschiedenen Fronten gesammelten Erfahrungen (HALLMANN, 1941; VOIT, 1943; SABIN, 1943—45; SABIN, PHILIP und PAUL, 1944; HÜHNE, 1944; HERTIG und FISHER, 1945; MEYTHALER und SCHMID, 1950) haben weitgehend zur Erforschung des Pappatacifiebers beigetragen.

III. Geographische Verbreitung. Die Ausbreitung des Pappatacifiebers beschränkt sich auf Gegenden in denen Phl. papatasii angetroffen wird, d. h. auf *Gebiete zwischen 20—45° nördlicher Breite in Europa, Asien und Afrika.* Als bevorzugt gelten Gegenden mit günstigen Brutbedingungen und trockenem und warmem Klima, wie die adriatische Küste von Jugoslawien, Griechenland, Kreta, Cypern, Malta, Italien von der Po-Ebene bis Sizilien, Ägypten, Korsika, Nordafrika, Südfrankreich, Palästina, Syrien, Iran, Irak, die Küste des Schwarzen Meeres und die Krim, Zentral-Asien, Nordwest- und Zentral-Indien, China, Hongkong. Trotz Vorhandenseins verschiedener Phlebotomus-Arten fehlt das Pappatacifieber auf dem amerikanischen Kontinent.

IV. Ätiologie. DOERR u. Mitarb. fanden als erste, daß das Blut von Pappatacifieberkranken im Frühstadium infektiös ist und ein filtrierbares Virus enthält. Wie SABIN, PHILIP und PAUL (1944) nachweisen konnten, ist das Virus 24 Std vor und nach dem Fieberbeginn im Blut vorhanden, nach 40 Std indes nicht mehr nachweisbar. SHORTT dagegen berichtet, daß ihm ein Nachweis des Virus bis zu 40 Tagen nach Fieberbeginn gelungen sei. Die von DOERR (1909) in seinen grundlegenden Arbeiten gefundene und später von anderen Autoren (BIRT, 1910; TEDESCHI und NAPOLITANI, 1911; GRAHAM, 1915; KLIGLER und ASHNER, 1928) bestätigte Filtrabilität wurde auch mit Hilfe von Gradokollmembranen untersucht. Mit dieser Methode ermittelten SABIN, PHILIP und PAUL (1944) eine Größe des *Virus von 40—60 mμ*. Das Virus liegt also in der Größenordnung des Gelbfiebervirus. SHORTT, PANDIT und RAO (1938) fanden allerdings bei einem Virus, das auf der Chorio-Allantois gezüchtet worden war, eine Größe von 160 mμ, was indes nach den Angaben von SABIN auf einem Irrtum beruht und somit nicht den Tatsachen entsprechen kann.

Nach den bisherigen Kenntnissen (SABIN, 1955) muß man *drei verschiedene Virusstämme* unterscheiden: den Sizilien-, den Neapel- und den „Middle East"-Stamm.

Das Virus wird infolge seiner geringen Hitzeresistenz schon nach 10 min bei einer Temperatur von 55° abgetötet. Bei niedriger Temperatur indes läßt es sich sowohl in 2%igem Natrium citricum als auch in 50%igem Glycerin konservieren, wie SHORTT u. a. (1936) zeigen konnten. In getrocknetem und in gefrorenem Zustand konnten DEMINA (1941), SABIN u. a. (1944) das Virus lange Zeit halten. Auf Kohlensäureschnee blieb menschliches Serum bis zu 4 Jahren infektiös. Neuerdings gelang es SABIN und SWEET, das Virus über 9 Jahre in menschlichem Blutplasma in gefrorenem Zustand zu konservieren. Die Züchtung des Virus auf der Chorio-Allantois infizierter, 15 Tage alter Hühnerembryonen, die SHORTT, RAO und SWAMINATH (1936) durchführten, halten SABIN u. Mitarb. (1944) lediglich für eine unspezifische Reaktion. Ebenso sind die Ergebnisse einer Züchtung in Gewebekulturen (Hühnerembryonalgewebe + Tyrode + menschliches Serum) wegen der fehlenden Rückübertragung sowie des fehlenden Nachweises spezifischer Immunitätsreaktion angezweifelt worden. HENDERSON und TAYLOR (1960) fanden in ihren Züchtungsversuchen mit Gewebekulturen, daß Experimente mit Kulturen in Mäusenierengewebe bessere Ergebnisse erbringen als solche in menschlichem Nierengewebe.

Experimentell konnte das Virus auf den Menschen mit Blut, Serum und infizierten Phlebotomen, selbst mit sehr geringen Mengen (0,1 ccm Filtrat von Menschenblut) übertragen werden. ANDERSON (1941), GONTAEVA (1943), SABIN u. a. (1944) und FLEMING u. a. (1947) konnten durch Versuche an Freiwilligen sowie LIVSCHITZ (1937) und KHODUKIN (1943) durch künstliche Infektionen zur Behandlung der Schizophrenie zeigen, daß das Virus am sichersten intracutan oder intravenös verimpft wird. Subcutane und intramuskuläre Inoculation führte in 75% der Fälle nach SABIN (1951) zu keinem Erfolg.

In epidemiefreien Gebieten sind 5% der Erwachsenen refraktär oder werden inapparent infiziert.

Wie SABIN (1945) in seinen Experimenten an Freiwilligen zeigen konnte, bleibt nach einer einmaligen Infektion eine kräftige Immunität gegenüber dem gleichen Stamm zurück, die sich noch nach 2 Jahren nachweisen ließ. Weiterhin konnte er nachweisen, daß der *Sizilien- und der Middle East-Stamm* des Virus *dieselben immunologischen Eigenschaften* besitzen, und daß sich infolgedessen eine Kreuzimmunität zwischen diesen beiden Stämmen entwickelt. Der bei amerikanischen Truppen in Italien 1944 isolierte *Neapel-Stamm* rief zwar dieselben klinischen Symptome wie die anderen beiden Stämme hervor und wurde ebenfalls durch Phlebotomus papatasii übertragen, zeigte aber nach den Untersuchungen SABIN's (1951) völlig andere immunologische Eigenschaften als die beiden ersten Stämme. Infolgedessen entwickelt sich nach Infektion mit dem Neapel-Stamm zwar eine homologe Immunität, nicht aber eine Immunität gegenüber den anderen beiden Stämmen. Damit ist auch die Tatsache erklärt, daß zwei Pappatacifieberinfektionen in derselben Jahreszeit durchaus möglich sind. Im Gegensatz zu früher vertretenen Ansichten, konnten SABIN u. a. (1951) nachweisen, daß weder das Pappatacifiebervirus durch den Überträger des Denguefiebers, Aedes aegypti, übertragen werden kann, noch daß zwischen dem Pappatacifieber und dem Denguefieber eine Immunität besteht.

Der Mensch schien bis vor kurzem der einzige Wirt des Pappatacifiebervirus zu sein. Sämtliche Übertragungsversuche auf Affen, Mäuse und andere Laboratoriumstiere verliefen bei Anwendung der verschiedenen Infektionswege negativ. Khodukin und Sterngold (1943) behaupteten, Kaninchen durch suboccipitale Injektion infiziert zu haben. In neuerer Zeit ist es Sabin (1955) gelungen, mit dem Neapel-Stamm sowohl bei Mäusen als auch bei Affen, mittels intracerebraler Infektion, klinische Krankheitserscheinungen hervorzurufen.

V. Übertragung. Unter natürlichen Verhältnissen ist *Phlebotomus papatasii* der Überträger. Die in den Verbreitungsgebieten des Pappatacifiebers vorkommenden anderen Phlebotomusarten, ebenso wie andere, blutsaugende Insekten spielen für die Übertragung keine Rolle, wie Sabin (1955) experimentell nachweisen konnte. Allerdings bleibt die Frage noch ungeklärt, auf welche Weise das Pappatacifieber in Gegenden (China, Südafrika) übertragen wird, in welchen Phlebotomus papatasii nicht vorkommt. Im Verbreitungsgebiet des Phlebotomus papatasii läuft die Infektionskette lediglich zwischen Mensch und Phlebotomus papatasii. Während bisher nur über den Nachweis des Pappatacifiebervirus im menschlichen Blut berichtet worden ist, gelang es in neuerer Zeit Schmidt, Schmidt und Williams (1960) in umfangreichen Untersuchungen das Virus auch in den Phlebotomen nachzuweisen.

Phlebotomus papatasii und seine *Eigenschaften* werden von Nauck wie folgt beschrieben: Ph. papatasii Scopoli ist eine etwa 2—2,5 mm lange Mücke von gelblich-grauer Farbe. Die Phlebotomen bilden systematisch eine Unterfamilie der Psychodidae (Schmetterlingsmücken) und sind u. a. durch die starke Behaarung des ganzen Körpers einschließlich der Flügel und den Besitz eines kurzen Steckrüssels gegenüber anderen Mücken von ähnlichem Aussehen charakterisiert. Die Flügel sind an der Basis winklig abgeknickt und werden nicht dachförmig übereinandergelegt, sondern leicht erhoben getragen („Engelflügel"). Die Erkennung der lebenden Phlebotomen wird dadurch erleichtert, daß die an der Wand oder Decke sitzenden Tiere bei Beunruhigung kurze sprungartige Flüge in seitlicher Richtung ausführen. Infolge ihrer geringen Größe können zum mindesten nüchterne Tiere die Maschen der gewöhnlichen Moskitonetze ohne weiteres passieren. Die genaue Artdiagnose kann nur nach Untersuchung der Tiere im mikroskopischen Präparat gestellt werden.

Nur die Weibchen saugen Blut, vorwiegend nachts und besonders gern in geschlossenen Räumen, selten im Freien. Ph. papatasii ist ein *ausgesprochener Hausbewohner*. Als Blutspender können außer dem Menschen verschiedene Haus- und Wildtiere dienen. Doch ist für Ph. papatasii der Mensch ein bevorzugter Wirt. Tagsüber sitzen die Pappatacimücken ruhig in ähnlichen Verstecken wie die Stechmücken, in Höhlen, Spalten, Stallwinkeln, dunklen Zimmerecken, in Ritzen an der Wand und im Boden, wo sie vor Licht und Zug geschützt sind. Die Entwicklung ist indirekt und führt über 4 Larvenstadien und 1 Puppenstadium. Die Larven sehen wie kleine Raupen aus, haben jedoch keine Beine. Ausgewachsen messen sie etwa 5 mm. Die Puppe wird mit der letzten Larvenhaut auf einer Unterlage befestigt.

Die *Brutplätze* liegen nicht im Wasser wie bei den Stechmücken, sondern in feuchtem Boden, Schutt, Mauerspalten, Fußbodenritzen, Abfallhaufen, Tierdung usw. Dunkelheit, Feuchtigkeit und zerfallende organische Substanz pflanzlicher Herkunft schaffen besonders günstige Brutbedingungen.

Die *Entwicklungsdauer* schwankt je nach der Temperatur. Sie beträgt bei 23—25° rund 55 Tage, wovon 12—15 Tage auf das Ei-, 30—35 Tage auf das Larven- und 13—15 Tage auf das Puppenstadium entfallen. Bei Temperaturen unter 20° stockt gewöhnlich die Entwicklung. Gegen Trockenheit sind Larven und Puppen sehr empfindlich. Die aus den Puppen schlüpfenden Weibchen leben ungefähr 2—3 Wochen. Sie saugen in dieser Zeit wiederholt und können auch mehrfach ablegen. Im Mittelmeerraum kann man mit 2 Mückengenerationen im Jahr rechnen. Die beiden *Häufigkeitsgipfel* liegen im *Juni* und *Ende August*. Die Überwinterung erfolgt im 4. Larvenstadium. Die Larven verpuppen sich erst im folgenden Frühjahr. Der Flugradius der Mücken ist gering. Gewöhnlich entfernen sie sich nicht weiter als 50 m von den Brutplätzen oder Verstecken. Die Häufigkeit der Mücken in den Häusern richtet sich daher in erster Linie nach der Nähe der Brutplätze.

Manche Personen reagieren auf den *Phlebotomenstich* mit starkem Jucken, Quaddeln und Infiltraten. Diese heftigen Erscheinungen — in Palästina unter dem Namen „Harara" bekannt — beruhen auf einer Sensibilisierung der Haut, die 2—3 Wochen nach den ersten Stichen auftritt.

Die äußere *Inkubation*, d. h. die Zeit, die vom Saugakt der Mücke am Kranken bis zur Ausbildung der Infektiosität vergeht, ist noch nicht genügend untersucht, beträgt aber schätzungsweise 7—10 Tage.

Zur Klärung der Frage der *Erhaltung des Virus in epidemiefreien Zeiten* als auch im Spätherbst und Winter, wenn keine Phlebotomen vorhanden sind, sind umfangreiche Überlegungen und Experimente angestellt worden. Nachgewiesen ist, daß das Virus nach überstandener Infektion rasch aus dem menschlichen Blut verschwindet. Auch tierisches Blut kommt als Virusreservoir nicht in Frage. Schon DOERR und RUSS (1909) hielten in ihren grundlegenden Untersuchungen die Übertragung des Virus von einer Phlebotomengeneration auf die andere für möglich. WHITTINGHAM (1924) glaubte, daß Phlebotomenlarven Viren durch Fressen von Dejekten oder aus toten, infizierten Phlebotomen aufnehmen könnten. YOUNG u. a. (1926) hielten Milben für verantwortlich, die sich in den Brutplätzen der Phlebotomen finden und mit denen diese behaftet sind. MOSHKOVSKY u. a. (1937) glaubten nach umfangreichen Experimenten, eine Übertragung des Virus von einer Generation auf die andere bewiesen zu haben. SABIN konnte indes diese Beobachtung — allerdings nach wesentlich weniger ausführlichen Experimenten — nicht bestätigen, schließt sie aber auch nicht vollkommen aus. Weiter konnte SABIN zeigen, daß Larven, welche mit infektiösem menschlichem Serum gefüttert worden sind, nicht infektiös werden.

VI. Krankheitsbild. Die *Inkubationszeit* erstreckt sich meist auf 3—6 Tage, nach intravenöser Infektion freiwilliger Versuchspersonen auf 42—44 Std. Die *Erkrankung* beginnt meist ohne besondere Prodromalerscheinungen unter leichtem Frösteln und einem plötzlichen Temperaturanstieg auf 39—40° C. Ausgeprägter Schüttelfrost ist selten. Die Symptomatologie des ausgeprägten Krankheitsbildes entwickelt sich meist innerhalb weniger Stunden und charakterisiert sich durch Stirnkopfschmerzen, Druckschmerz und Brennen in den Augen, Lichtscheu und Augenhöhlendruck, Steifheit des Nackens und Rückens und ziehenden bzw. dumpfen Schmerzen in den Extremitäten. Das Gesicht ist stark gerötet, die Conjunctiven injiziert, zuweilen in Streifenform im Bereich der Lidspalte. Die Bulbi sind sehr druckempfindlich. Die Patienten klagen oft über Schwindel, Appetitlosigkeit, schlechtem Geschmack in der Mundhöhle, Verstopfung oder Durchfall und Übelkeit, manchmal über Halsschmerzen mit starker Rötung des Rachens. Eine hämorrhagische Diathese wird bei einigen beobachtet, mit Nasenbluten, blutigen Durchfällen, Blutungen aus dem Uterus und Urogenitalem System sowie Hautblutungen. Seltener wird eine Neuroretinitis und Papillenödem festgestellt.

Der Verlauf des *Fiebers* (s. Abb. 1) ist verschiedenartig. Die plötzlich angestiegene Temperatur geht meist am 2. und 3. Tag etwas zurück, und es kommt bereits am 4. Tag zu einer Entfieberung. Eine geringe Verzögerung des remittierenden Absinkens bzw. „Sattelungen" wurden beobachtet. In einigen Fällen kommt es in den ersten 2 Wochen zu Fieberrückfällen, die meist von leichterer Natur und kürzerer Dauer sind. In den meisten Fällen besteht die charakteristische *Bradykardie*, die trotz noch bestehenden Fiebers am 2. und 3. Tag sich durch 50—40 Schläge in der Minute auszeichnet. In manchen Fällen tritt dieselbe erst nach der Entfieberung bzw. in der Rekonvaleszenzperiode auf. Die Haut ist heiß, trocken und zeigt meist eine fieberhafte Rötung, besonders im Gesicht. Manchmal sind die leicht gereizten Stichstellen der Phlebotomen sichtbar. Erytheme bzw. Exantheme sind ebenso wie Urticaria und Petechien selten. Ein typisches Exanthem

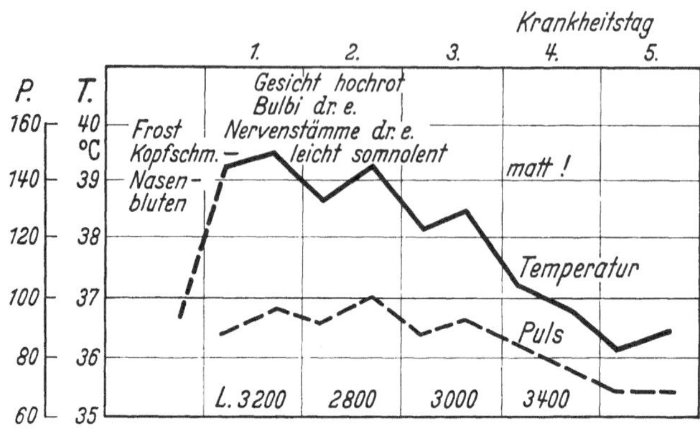

Abb. 1. Pappataci-Fieberkurve

wie beim Denguefieber fehlt beim Pappatacifieber. Die Milz ist fast nie geschwollen und die Leberfunktionsprüfungen ergeben normale Werte. Auch die Urinuntersuchung ergibt selten pathologische Befunde.

Die Krankheit wird durch eine ausgesprochene *Leukopenie* von 4000 und weniger Leukocyten pro cmm gekennzeichnet. Am ersten Krankheitstage ist die Gesamtzahl der Leukocyten normal, es wird aber eine relative und absolute Lymphocytose festgestellt. Danach kommt es zu einer weiter zunehmenden Lymphocytose (40—45%), mit Zurückgehen der Neutrophilen, besonders am Ende der Fieberperiode. Eine Linksverschiebung der Neutrophilen ist nicht selten (SABIN, 1949), ebenso eine Verminderung bzw. ein Fehlen der Eosinophilen. Eine oft vorhandene Monocytose und die degenerative Linksverschiebung sind diagnostisch wesentlicher als die absolute Leukocytenmenge. GUELMINO und JEVTIC (1955) berichten ausführlich über eine in Jugoslawien aufgetretene Pappatacifieberepidemie, wobei sie besonders auf hämatologische Befunde wie Leukopenie, Thrombocytopenie sowie auf eine schwere, für Toxinämie charakteristische, degenerative Linksverschiebung hinweisen.

Nervöse Symptome beherrschen in einigen Fällen das Krankheitsbild und können an eine lymphocytäre Meningitis erinnern (PEARSON, 1941; FLEMING, BIGNAL und BLADES, 1947). LE GAC betrachtet die Pulsverlangsamung als Folge des erhöhten Hirndruckes und TRABAUD (1930 und 1931) führt die Schmerzen auf die Einwirkung des Virus auf die Hinterstränge des Rückenmarkes zurück. Im Liquor wurde von LE GAC und ALBRAND (1937) in 14 Fällen eine Erhöhung von Zell- und Eiweißgehalt (10—20 Zellen je Kubikmillimeter) festgestellt, während Farbe und Zuckergehalt normal waren. SABIN ist nicht sicher, ob die von FLEMING (1947) gefundene Pleocytose durch das Virus des Pappatacifiebers verursacht wird. GONTAEVA (1943) vertritt dagegen die Ansicht, daß eine erhöhte Blut-Gewebspermeabilität besteht, die sich besonders im Zentralnervensystem auswirkt.

Die *Rekonvaleszenz* ist von verschiedener Dauer. In manchen Fällen ist sie kurzfristig, dagegen kann sie sich in anderen Fällen auf Wochen erstrecken. Die Kranken fühlen sich „hundeelend“ und klagen über allgemeine Schwäche, Müdigkeit und Schlafsucht, die bis zu ausgesprochenen depressiven Phasen führen kann. Die Schwere der Krankheit und Dauer der Rekonvaleszenz scheinen je nach Charakter der Epidemien verschieden zu sein. ANDERSON (1941) berichtet, daß in Nordwest-Indien die Epidemien von besonders mildem Verlauf sind.

Die *Prognose* ist besonders günstig, und es besteht praktisch keine Letalität. Pathologisch-anatomische Veränderungen sind unbekannt, da unkomplizierte Fälle keinen tödlichen Verlauf haben.

In der **Differentialdiagnose** muß das Pappatacifieber besonders vom Denguefieber unterschieden werden. Bei dem Pappatacifieber ist die Bradykardie stärker, der Fieberverlauf kürzer, es fehlt das Exanthem, und die Fälle treten meist früher in der Jahreszeit auf. An Malaria muß stets gedacht werden, ebenso an Rückfallfieber. Die Blutuntersuchung und der Parasitennachweis gestatten aber die Diagnose. Fleckfieber, andere Rickettsiosen und das präikterische Stadium einer Hepatitis infectiosa können im Beginn ähnliche Erscheinungen hervorrufen. Bei der Grippe überwiegen meist die katarrhalischen Erscheinungen.

Das Überstehen der Infektion führt zum Auftreten von Immunitätserscheinungen und neutralisierenden Antikörpern. Trotzdem gibt es *keine praktisch verwertbaren diagnostischen Reaktionen*, wahrscheinlich wegen geringer Antikörpermenge. Hautteste mit frischem oder inaktiviertem Serum fielen negativ aus. Ebenso ergab Hämagglutination mit Hühner-, Schaf- und menschlichen O-Erythrocyten negative Ergebnisse. Cotaesco und Badenski (1958) indes glauben, eine charakteristische Hämagglutinationswirkung von Patientenserum auf O-Blutkörperchen des Menschen und auf Meerschweinchenerythrocyten sehen zu können und empfehlen deshalb diese Reaktion zu diagnostischen Zwecken. Versuche einer Komplementbindungsreaktion mit Antigenen aus Serum (24 Std nach Fieberbeginn), Extrakt von infizierten Phlebotomen, Allantoisflüssigkeit oder Dottersackmembran nach Einbringen von Virus verliefen negativ.

Behandlung. Eine spezifische Therapie des Pappatacifiebers ist bisher nicht bekannt. Die Behandlung ist also rein symptomatisch (Antipyretica). In der oft auffallend langsamen Rekonvaleszenz müssen oft allgemeine Kräftigungsmittel verordnet werden.

Prophylaxe. Eine prophylaktische Bekämpfung des Pappatacifiebers ist vorwiegend gegen den Überträger gerichtet. Sie trägt der Tatsache Rechnung, daß Phlebotomus papatasii ein ausgesprochener Hausbewohner ist. Die Einführung DDT-haltiger Mittel haben hier erhebliche Fortschritte gebracht (Hertig und Fischer, 1945). Besonders wirksam ist die Besprayung von Wänden und Decken. Empfohlen wird die Imprägnierung von Moskitonetzen sowie die Verwendung von Repellants, z. B. Dimethylphtalat, über welche Sabin (1955) ausführliche, experimentelle Studien durchgeführt hat.

Wichtig ist indes, vor allem bei der Anlage von Häusern, darauf zu achten, daß im Umkreis von 1000—2000 m keine Brutplätze durch Tierdung oder andere Abfälle entstehen, daß keine Tierställe in der Nähe sind, und daß die Lage der Häuser möglichst hoch und trocken ist.

Literatur

Alivisatos, G.P.: Sur l'épidémie de fièvre de trois jours de 1935 à Athènes et ses environs. Bull. Off. int. Hyg. publ. **28**, 11, 2146 (1936). — **Anderson, W.M.E.**: Observations on P. papatasii in the Peshawar District. I. Indian J. med. Res. **27**, 537 (1939). ~ Sandfly Fever (Correspondence). Lancet 613 (1947). — **Anderson, W.M.E., C.G. Pandit, R. Sanjiva Rao**, and **H.E. Shortt**: Guindy Report of the King Institute for Year Ending Sept. 30, 1939, p. 34—37. Sandfly Fever Enquiry under the Director, King Institute, Guindy. — **Andreev, L.A.**: Contribution to the Question of Sandflies and Sandfly Fever in the Province of Alma-Ata. Izv. kazakh. Fil. Akad. Nauk. Alma-Ata, Ser. zool. **2**, 30 (1943). Summary in English taken from Rev. appl. Entomol., Ser. B 35, No. 7, 111.

Birt, C.: Phlebotomus Fever in Malta and Crete. J. roy. Army med. Cps. **14**, 236 (1910). ~ Phlebotomus Fever and Dengue. Trans. roy. Soc. trop. Med. Hyg. **6**, 243 (1913). ~ Phlebotomus Fever (Sandfly Fever). Brit. med. J. **1915**. 168.

Castellani, A.: Some little known clinical signs useful in the diagnosis of certain tropica diseases. J. trop. Med. Hyg. **42**, 261 (1939). ~ Pappatacifieber (klinische Diagnose). Arch. Schiffs- u. Tropenhyg. **46**, 163 (1942). — **Cotaesco, E.**, et **G. Badenski**: Action Hémagglutinante du Plasma et du Sérum des Malades atteints de »Fièvre de trois Jours« (à Papataci) sur les Hématies humaines Groupes »0« et sur les Hématies des Cobayes. Arch. roum. Path. exp. **17**, 151—157 (1958). — **Cottrell, J.D., R.D. Stronach**, and **J.J.G. Peddie**: A Syndrome of Generalized Lympadenitis with Neutrophil Leucopenia. J. Army med. Cps. (Poona) **83**, 12 (1944). — **Cullinan, E.R.**: Immunity to Sandfly Fever (Memoranda). Brit. med. J. **5**, 12 (1946). — **Cullinan, E.R.**, and **S.R.F. Whittaker**: Outbreak of Sandfly Fever in Two General Hospitals in the Middle East. Brit. med. J. **30**, 543 (1943).

Demina, N.: Studies on pappataci fever XI. Further investigations on the papataci virus in culture (russian). Med. Parazit. (Mosk.) **10**, 271 (1941). — **Demina, N.A.**, and **P.B. Levitanskaja**: Studies on pappataci fever X. Attempts to cultivate the virus on the chorio-allantoic membrane of the chick embryo (russian). Med. Parazit. (Mosk.) **9**, 172 (1940). — **Doerr, R., K. Franz** u. **S. Taussig**: Das Pappatacifieber. Leipzig u. Wien: Franz Deuticke 1909. — **Doerr, R.**, u. **V.K. Russ**: Weitere Untersuchungen über das Pappatacifieber. Arch. Schiffs- u. Tropenhyg. **13**, 693 (1909). — **Dubarry, J.**, et **Escher**: Dermatose par hypersensibilité aux piquûres réitérées des phlébotomes. Ann. Derm. Syph. (Paris) **10**, 1041 (1940). — **Dubarry, J.**, et **Giraud-Costa**: Sandfly Fever and Harara, an Eruption due to Repeated Bites of Phlebotomus. Bull. Soc. Path. exot. **34**, 142 (1941). — **Duport, Maria**, and **Ana-Maria Teodorescu**: Contributiuni la studiul phlebotomilorin România. Rev. Stiint. med. **35**, 46 (1946).

Ferguson, R.L.: Sandfly Fever and the Rheumatic Series. Brit. med. J. **30**, 545 (1943). — **Fleming, J., J.R. Bignall**, and **A.N. Blades**: Sandfly Fever. Review of 664 Cases. Lancet **I**, 443 (1947). — **Francisco, R.**: Is there Phlebotomus Fever in Puerto Rico? Bol. Asoc. méd. P. Rico **36**, 506 (1944).

Gac, P. Le: Etude de la bradycardie au cours de la fièvre à pappataci. Bull. Soc. Path. exot. **30**, 536 (1937). — **Gac, P. Le**, et **L. Albrand**: Note sur les modifications du liquide céphalo-rachidien au cours de la fièvre à pappataci. Bull. Soc. Path. exot. **30**, 354 (1937). — **Gac, P. Le, M. Samara**, et **J. Servant**: Nouvelle contribution à l'étude des modifications du liquide céphalo-rachidien au cours de la fièvre à pappataci. Hypertension méningée. Réaction de Guillain. Bull. Soc. Path. exot. **32**, 473 (1939). — **Gontaeva, A.A.**: Sandfly Fever and the Permeability Problem. Med. Parazit. (Mosk.) **12**, 64 (1943). — **Guelmino, D.J.**, and **M. Jevtic**: An Epidemiological and Hematological Study of Sandfly Fever in Serbia. Acta trop. **12**, 179—182 (1955).

Hallmann: Beitrag zum Pappatacifieber 1941 auf der Balkanhalbinsel. Dtsch. Trop. Z. **47**, 64 (1943). — **Henderson, J.R.**, and **R.M. Taylor**: Phlebotomus (Sandfly) Fever Viruses in Tissue Culture. Amer. J. trop. Med. Hyg. **9**, 32—36 (1960). — **Hertig, M.**, and **R.A. Fisher**: Control of Sandflies with DDT. Bull. U.S. Army med. Dep. **88**, 97 (1945). — **Hühne, W.**: Phlebotomen und Pappatacifieber in Nordkaukasien. (Referat über Arbeiten russischer Autoren und eigene epidemiologische Beobachtungen.) Dtsch. Trop. Z. **48**, 182 (1944).

Jacusiel, F.: Sandfly Control with DDT Residual Spray. Field Experiments in Palestine. Bull. ent. Res. **38**, 479 (1947). — **Jukova, N.N.**: Employment of "K"-preparation for Sandfly Control. Med. Parazit. (Mosk.) **13**, 93 (1944).

Khodukin, N.I., and **E.J. Sterngold**: Further Study of Experimental Sandfly Fever in Animals. Zh. Mikrobiol. (Mosk.) No. 10/11, 60 (1943). — **Khodukin, N.I., M.N. Soshnikova**, and **V.I. Kevorkova**: On the Cultivation of the Virus of Sandfly Fever. Zh. Mikrobiol. (Mosk.) No. 10/11, 54 (1943).

Latyshev, N.I.: Instructions for testing of Sandfly Repellents. Med. Parazit. (Mosk.) **14**, 82 (1945).

Marchionini, A.: Zur Klimatophysiologie und -pathologie der Haut. III. Mitteilung. Die Phlebotomenepizoonose (sog. Harara) in Anatolien. Arch. Derm. Syph. (Berl.) **182**, 127 (1941). ~ Zur Klimatophysiologie und -pathologie der Haut. IV. Mitteilung. Haut- und Schleimhauterscheinungen beim Pappatacifieber in Anatolien. Arch. Derm. Syph. (Berl.) **182**, 613 (1942). — **Mariotti, M.**: Febbre da pappataci e febbre delle macerie con eritema persistente facciale quale utile segno di diagnosi postuma. Acta med. ital. Mal. infett. **3**, 26 (1948). — **Menk, W.**: Bekämpfung, Vorbeugung, Diagnose und Behandlung des Pappatacifiebers. Med. Welt 1235 (1942). — **Meythaler, F.**, u. **K.E. Schmid**: Das Pappatacifieber. Z. Tropenmed. Parasit. 1950. — **Moshkovsky, S.D.**: Studies on Pappataci-Fever. I. Five Years Work of the Tropical Institute on the Study of Pappataci-Fever. Med. Parazit. (Mosk.) **5**, 823 (1936). ~ Sur un symptôme retrospectif de la fièvre de trois jours (fièvre pappataci). Med. Parazit. (Mosk.) **6**, 104 (1937). — **Moshkovsky, S.D., N.A. Demina, V.D. Nossina, E.F. Epstein, M.L. Melikhan-Spenina, B.S. Basine, E.A. Pavlova**, and **M.A. Wunder**: Studies on Pappataci-Fever. IV. The properties of Pappataci-Virus. Med. Parazit. (Mosk.) **5**, 838 (1936). — **Moshkovsky, S.D., N.A. Demina, V.D. Nossina, E.A. Pavlova, I.M. Livschitz**, and **M.A. Wunder**: Studies on Pappataci-Fever. V. On the Immunology of Pappataci Fever and Attempts to produce Artificial Immunization. Med. Parazit. (Mosk.) **5**, 844 (1936). — **Moshkovsky, S.D., N.A. Demina**, and **E.A. Pavlova**:

Studies on Pappataci-Fever. II. On the Epidemiology of Pappataci-Fever. Med. Parazit. (Mosk.) 5, 827 (1936). — **Moshkovsky, S.D., N.A. Demina, B.J. Malakhov, E.A. Pavlova,** and **J.M. Livschitz**: Recherches sur la fièvre pappataci. Mémoire VII. Expérience del immunisation préventive contre la fiévre pappataci. Med. Parazit. (Mosk.) 6, 921 (1937). — **Moshkovsky, S.D., N.A. Demina, V.D. Nossina, E.A. Pavlova, J.M. Livschitz, H.J. Pelz,** and **V.P. Roubtzova**: Researches on Sandfly Fever. Part. VIII. Transmission of Sandfly Fever Virus by Sandflies hatched from Eggs laid by Infected Females. Med. Parazit. (Mosk.) 6, 922 (1937). — **Moshkovsky, S.D., V.D. Nossina,** and **N.J. Latishev**: Studies on Pappataci-Fever. VI. Data on Phlebotomus pappatasii. Med. Parazit. (Mosk.) 5, 850 (1936). — **Moshkovsky, S.D., E.B. Russinkovskaya, N.A. Demina,** and **E.A. Pavlova**: Studies on Pappataci-Fever. III. The Blood Changes in Pappataci-Fever. Med. Parazit. (Mosk.) 5, 832 (1936).

Najera Angulo, L.: La fiebre de pappataci en España. Sem. méd. esp. **9**, **87**, 359 (1946). — **Nauck, E.G.**: Handbuch der inneren Medizin. 4. Aufl., 1. Bd., 1. Teil. Berlin: Springer 1952. — **Newstead, R.**: The pappataciflies (Phlebotomus) of the Maltese Inslands. Arch. trop. Med. Parasit. **5**, 139 (1911).

Papandonakis, E., et **D. Avrilionis**: Remarques sur une épidémie de fièvre de trois jours. Arch. Hyg. (Athinai) **2**, 163 (1938). — **Pavlovsky, E.N.**: Pappataci Fever and its Vector. State Med. Publ. **1947**, 90. — **Pearson, A.S.**: Sandfly Fever and Benign Lymphocytic Meningitis. Brit. med. J. **1941**, 303. — **Philip, C.B., J.R. Paul,** and **A.B. Sabin**: Dimenthylphtalate in control of phlebotomus (pappataci or sandfly) fever. War Med. (Chic.) **6**, 27 (1944). — **Pick, A.**: Zur Pathologie und Therapie einer eigentümlichen Krankheitsform. Wien. med. Wschr. **1886**, 1141. — **Pirumov, Kh., N.,** and **S.A. Ananjan**: Results of an Attempt of Immunization from Sandfly Fever. Med. Parazit. (Mosk.) **8**, 242 (1939). — **Poole, L.T.,** and **A. Sachs**: Preliminary Results of an Investigation into the Aetiology of Sandfly Fever. J. Army med. Cps (Poona) **63**, 73 (1934).

Rooyen, C.E. van, and **A.J. Rhodes**: Virus Diseases of Man. New York: Thomas Nelson & Sons 1948.

Sabin, A.B.: Phlebotomus Fever. Viral and Rickettsial Infections of Man. Philadelphia-London-Montreal: Th. M. Rivers, J.B. Lippincott Comp. 1948. — **Sabin, A.B., C.R. Philip,** and **J.R. Paul**: Phlebotomus (Pappataci or Sandfly Fever): A Disease of Military Importance. Summary of existing Knowledge and Preliminary Report of Original Investigations. J. Amer. Med. Ass. **125**, 603 (1944). — **Sabin, A.B.**: Experimental Studies on Phlebotomus (Pappataci, Sandfly) Fever during World War II. Arch. ges. Virusforsch. **4**, 367—410 (1951). ~ Recent Advances in our Knowledge of Dengue and Sandfly Fever. Amer. J. trop. Med. Hyg. **4**, 198 to 207 (1955). — **Sandler, A.**: The Clinical Picture of Pappataci Fever, esp. in Palestine. Med. J. Aust. **1**, **23**, 789 (1946). — **Sanner,** et **Destribats**: Contribution à l'étude de la fièvre à phlebotomes et des pseudo-dengues ("Dengue-like Fevers" des auteurs anglais), observées à Diégo-Suarez. Ann. Méd. Pharm. colon. **36**, 609 (1938). — **Schmidt, J.R., M.L. Schmidt,** and **J.G. McWilliams**: Isolation of Phlebotomus Fever Virus from Phlebotomus Papatasi. Amer. J. trop. Med. Hyg. **9**, 450—454 (1960). — **Schulten, H.,** u. **Broglie**: Über das russische Kopfschmerzfieber. (Eine neuartige Infektionskrankheit mit meningealen Reizerscheinungen.) Münch. med. Wschr. **1943**, 24/25, 369. — **Semple, A.B.**: The Control of Phlebotomus Fever. Med. Offr. **79**, 35 (1948). — **Shortt, H.E., R.S. Rao,** and **C.S. Swaminath**: Cultivation of the Viruses of Sandfly Fever and Dengue Fever on the Chorio-allantoic Membrane of the Chick Embryo. Indian J. med. Res. **26**, 865 (1936). — **Shortt, H., C.G. Pandit,** and **R.S. Rao**: The Virus of Sandfly Fever in Culture and Certain of its Properties. Indian J. med. Res. **26**, 229 (1938). — **Shortt, H., L.T. Poole,** and **E.D. Stephens**: Sandfly fever on the Indian frontier. Indian J. med. Res. **21**, 775 (1934). ~ Note on some experiments with sandfly blood and serum. J. Army med. Cps (Poona) **67**, 246 (1936). — **Smith, R.O.A., K.V. Krishnan,** and **S. Mukerji**: Identification of Larvae of the Genus Phlebotomus. Indian J. med. Res. **21**, 661 (1934). — **Sylla, A.**: Über eine eigentümliche, mit zentralnervösen Störungen einhergehende Infektionskrankheit. Dtsch. med. Wschr. Nr. 27/28, 503 (1943).

Taussig, S.: Die Hundskrankheit, endemischer Magenkatarrh in der Herzogewina. Wien. klin. Wschr. **1905**, 129, 163. — **Tedeschi, A.,** u. **M. Napolitani**: Experimentelle Untersuchungen über die Ätiologie des „Sommerfiebers". Zbl. Bakt. (Abt. 1) **57**, 208 (1911). — **Theodor, O.**: On the Relation of Phlebotomus papatasii to the Temperature and Humidity of the Environment. Bull. ent. Res. **27**, 653 (1936). ~ Observations on the Hibernation of Phlebotomus papatasii (Dipt.) Bull. ent. Res. **25**, 459 (1934). — **Torres Cañamares, F.**: Nuevas localidades de !Phlebotomus¡ en España y algunas observaciones sobre los mismo. Rev. Sanid. Hig. públ. (Madr.) **18**, 38 (1944).

Voit, K.: Das Pappatacifieber. Klin. Wschr. **1943**, 182.

Walker, A.S., and **L. Dods**: Clinical Impression of an Epidemic of Sandfly in Palestine during 1940. Med. J. Aust. **1**, 345 (1941). — **Weyer, F.**: Medizinisch wichtige Insekten. Merkblatt 5. Merkblätter des Instituts für Schiffs- und Tropenkrankheiten, Hamburg. Arch. Schiffs- u. Tropenhyg. **44**, 335 (1940). — **Wittingham, H.E.**: The etiology of phlebotomus fever. J.

State Med. **32**, 461 (1924). — **Wittingham, H. E.**, and **A. F. Rook**: The prevention of phlebotomus fever. Trans. roy. Soc. trop. Med. Hyg. **17**, 290 (1923). ~ Observations on the life History and bionomics of Phl. papatasii. Brit. med. J. **1923**, 1144.

Yang, Foo-Hai: Species of Phlebotomus in China; their Prevalence and Part played in the Aetiology of Sandfly Fever. Trans. far east. Ass. trop. Med. **1**, 495 (1934). — **Yao, Y.T.**, and **C.C. Wu**: Notes on a species of phlebotomus newly found in Tsingkiangpu, North Kiangsu, China. China med. J. **2**, 527 (1938). — **Young, T. C. Mel, A. E. Richmond,** and **G. R. Brendish**: Sandflies and sandfly fever in the Peshawar district. Indian J. med. Res. **13**, 961 (1926).

Adenovirusinfektionen

Von B. Friolet und E. Rossi, Bern

Mit 7 Abbildungen

I. Definition

Seitdem 1953 die ersten Adenoviren in Gewebekulturen von Tonsillen und Rachenmandeln entdeckt wurden (Rowe et al.), sind bisher 30 immunologisch verschiedene Typen beim Menschen sowie insgesamt 16 Typen von Affen, Hunden, Rindern und Mäusen isoliert worden. Den Adenoviren verwandt sind das Hundehepatitis-Virus (ICHV: infectious canine hepatitis virus) (Kapsenberg, Furminger, Darbyshire), das GAL-Virus der Hühner (Ginsberg, 1962) sowie das CELO-Virus (Petek et al.).

Allgemein anerkannt ist die Bezeichnung Adenoviren seit 1956 (Enders et al.). Nach Einführung dieses Terminus sind die früheren Bezeichnungen wie *AD-Virus* („adenoid degeneration", entsprechend dem cytopathogenen Effekt in Kulturen von Tonsillengewebe), *RI-Virus* („respiratory illness"), *APC-Virus* („adenoidal-pharyngeal-conjunctival") und *ARD-Virus* („acute respiratory disease") *nicht mehr gebräuchlich.*

Die Hauptcharakteristika der Adenoviren sind ein *gemeinsames* gruppenspezifisches, lösliches, komplementbindendes *Antigen*; die typenspezifischen Antigene sind nur im Neutralisationstest nachweisbar. Die Adenoviren sind filtrierbar, hitzelabil und resistent gegen Äther und Antibiotika. In Gewebekulturen haben sie einen typischen cytopathogenen Effekt. Andere, aber noch nicht für alle Typen nachgewiesene Merkmale sind die intranucleäre Vermehrung, eine Größe von 50—120 mμ und das Unvermögen menschenpathogener Adenoviren, bei den üblichen Laboratoriumstieren erkennbare Erkrankungen hervorzurufen.

Hiervon sind allerdings einige Ausnahmen bekannt. Es vermögen beispielsweise die Adenovirustypen 1, 2, 5 und 6 bei keimfrei aufgezogenen Schweinen Pneumonien zu verursachen (Betts et al.). Der Typ 5 kann unter bestimmten Bedingungen Kaninchen latent infizieren und in jungen Hamstern tödlich verlaufende Erkrankungen verursachen (Pereira et al., 1962). Man nimmt an, daß Hunde mit den Adenovirustypen 2, 3, 4 und 7 latent infiziert und die Viren auf andere Hunde übertragen werden können. Die Übertragung auf den Menschen konnte bisher weder nachgewiesen noch ausgeschlossen werden (Sinha et al.).

Interessante Aspekte ergaben sich in jüngster Zeit insofern, als einerseits gewisse Adenoviren in der Lage sind, beim experimentell infizierten Hamster ein Tumorwachstum hervorzurufen (Trentin et al.) und aus menschlichen Bronchialcarcinomen Adenoviren isoliert werden konnten (Bronitki et al.); andererseits wird über *onkolytische Effekte* gewisser Adenoviren berichtet, doch liegen bisher darüber widersprüchliche Resultate vor (Holzaepfel und Boutselis).

II. Geschichte

Die Entdeckung der ersten Adenoviren im Jahre 1953 war ein wichtiger Markstein in der Erforschung viraler Erkrankungen der Luftwege. Nach den Arbeiten über die Poliomyelitis zog die Forschung um die Viruserkrankungen der Luftwege als erste Nutzen aus den neuen Methoden der Zellkultur, und kaum eine der neuen Virusfamilien wurde so rasch und umfassend erforscht wie die Adenoviren.

Bereits während des 2. Weltkrieges wurde eine offensichtlich viral bedingte Affektion der Luftwege klinisch vom sog. „Common cold“-Typus und den durch Influenzaviren bedingten Infektionen der Luftwege abgegrenzt und einem vorläufig *RI 67* (respiratory infection) genannten Erreger zugeschrieben (HILLEMAN und WERNER). 1953 beobachteten dann ROWE u. Mitarb. bei der Züchtung menschlichen Adenoidgewebes eine scheinbar spontan auftretende Zelldegeneration, und es gelang durch Ultrafiltration aus diesen Zellkulturen cytopathogene Agentien zu isolieren, die von den Autoren „adenoid degeneration (*AD*) *agents*“ genannt wurden. Gleichzeitig, aber unabhängig, beschrieben HILLEMAN und WERNER (1954) in Verbindung mit akuten Infekten der Luftwege (acute respiratory disease = *ARD*) bei Rekruten einen bis dahin unbekannten Erreger, *RI*-(respiratory illness-)*Virus*, dessen lösliches komplementbindendes Antigen sich als identisch mit dem des AD-Agens erwies. Es gelang die Isolierung weiterer Virusstämme mit ähnlicher Antigenstruktur aus Lymphgeweben (Tonsillen und Rachenmandeln) und durch Verimpfung von Untersuchungsmaterial, das von Gesunden und Patienten mit Infektionen der Atemwege gewonnen war.

Auf Grund antigener und biologischer Eigenschaften faßten HUEBNER u. Mitarb. 1954 die Erreger in der Gruppe der adenoidal-pharyngeal-konjunktival-(*APC*-)*Viren* zusammen. Nach dem ersten experimentellen Zugang zu dieser Virusgruppe konnten diese Befunde sehr bald bestätigt werden, wobei auch die Bedeutung der Adenoviren für die Ätiologie menschlicher Viruserkrankungen erkannt wurde.

Bis 1958 waren serologisch 23 Typen — 18 menschlicher Herkunft und 5 von Affen — klassifiziert (ROWE et al., 1958). Bei der Typendifferenzierung boten die meisten Stämme desselben Typs ein einheitliches Verhalten, außer den Typ 7-Stämmen, die man in zwei Untertypen aufteilte (PEREIRA und KELLEY, 1957a; ROWE et al., 1958); Kreuzreaktionen zwischen einzelnen Typen sind selten, wurden aber u. a. zwischen dem Typ 7a und 11 sowie 3 und 7 beobachtet. Sechs weitere Typenstämme (Typ 19—24) wurden von BELL u. Mitarb. (1960a) aus der Konjunktiva von saudiarabischen Kleinkindern isoliert. Schließlich bezeichneten ROSEN et al., 1961 als Typen 25, 26, 27 und 28 aus Rektalabstrichen von Kindern isolierte Viren, die wohl die Gruppeneigenschaften der Adenoviren aufwiesen, anhand ihres unterschiedlichen serologischen Verhaltens jedoch nicht in die bisher bekannten 24 Serotypen eingeordnet werden konnten.

III. Erreger

1. Eigenschaften: Die Adenoviren sind relativ stabil. Sie widerstehen Temperaturen von +4° C bis —20° C über Monate und solchen von 20° C und 36° C über Tage ohne wesentlichen Titerverlust (DENNY et al.). Die Infektiosität bleibt bei 36° C über ungefähr 7 Tage erhalten, bei Einwirkung einer Temperatur von 56° C erfolgt innerhalb 5 min eine Inaktivierung. Natrium-Ionen hemmen, Mg- und Ca-Ionen fördern die Thermoinaktivierung der Adenoviren (DEIBEL). Die Adenoviren sind resistent gegen Äther, aber empfindlich gegen Austrocknung. Gegenüber Veränderungen des pH sind sie ebenfalls verhältnismäßig stabil, doch werden tiefe pH-Werte besser vertragen als alkalische (DINGLE und GINSBERG, WARD), so daß beispielsweise mit dem Rachenschleim verschluckte Viren das saure Magenmilieu überstehen und in großen Mengen im Stuhl erscheinen. Chlor führt in Konzentrationen, die zur Abtötung coliformer Bakterien ausreichen, beim Adenovirustyp 3 zur Inaktivierung (CLARKE et al.). Auch Formalin führt zur Inaktivierung in Konzentrationen von 1:400—1:4'000, wobei allerdings die antigenen Eigenschaften erhalten bleiben.

2. Morphologie: Die Angaben über die Partikelgröße der Adenoviren variieren je nach der gewählten Bestimmungsmethode. Elektronenmikroskopische Messungen ergaben Größen von 50—80 mμ, Bestimmungen mittels Filtration gereinigter Kulturflüssigkeiten 80—120 mμ, Sedimentationsstudien 109 mμ. Ihre Form ist vom angewendeten Fixierungsverfahren abhängig und oft hexagonal. Negative Färbmethoden zeigten die Viruspartikel als *Icosahedron* und die Eiweißhülle (Capsid) aus *252* Untereinheiten (*Capsomeren*) aufgebaut (Abb. 1 u. 2). Der Durchmesser eines Capsomers mißt 70 Å und könnte einem Proteinmolekül entsprechen

(Horne). In den Viruspartikeln läßt sich sowohl in ultradünnen Schnitten als auch in Virussuspensionen ein dichter Zentralkörper von 20—40 mμ erkennen (Nucle-

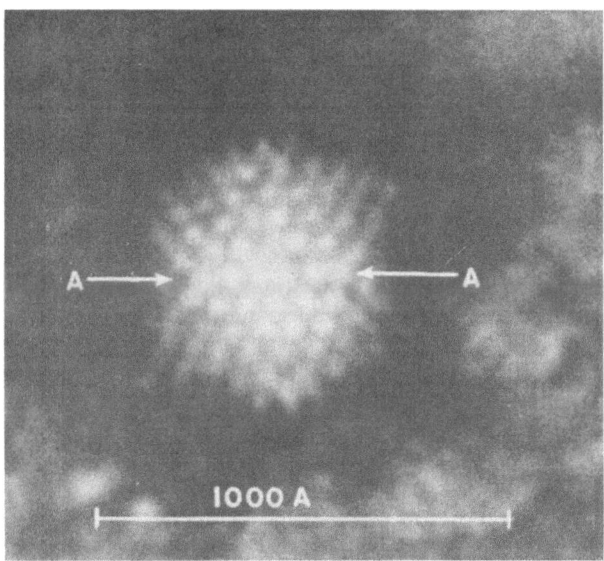

Abb. 1. Elektronenmikroskopische Aufnahme eines Adenoviruspartikels (negative Färbmethode). Der hexagonale Aufbau ist gut ersichtlich. Die Pfeile A bezeichnen zentrale, an den Eckstellen des Viruspartikels gelegene Capsomeren, die von 5 Untereinheiten umgeben sind, während die übrigen Capsomeren an 6 Untereinheiten grenzen. (Aus: Horne, R. W.)

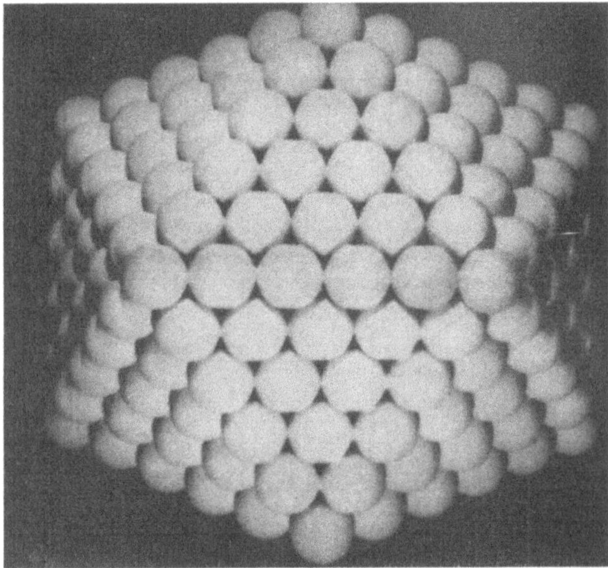

Abb. 2. Ein aus 252 Kugeln konstruiertes icosahedronförmiges Modell in gleicher Stellung fotographiert wie das Viruspartikel in Abb. 1 (Aus: Horne, R. W.)

oid), worin Desoxyribonucleinsäure (DNS) in amorpher wie auch filamentöser Form enthalten ist (Epstein und Holt). Portocala u. Mitarb. berichteten über die Isolierung von infektiöser DNS aus Adenoviren. Es gibt experimentelle Hinweise für die Existenz einer messenger-RNS beim Adenovirustyp 2 (Koehler und

ODAKA); doch ist der Beweis, daß diese m-RNS für die Synthese eines spezifischen Proteins, z. B. eines gruppenspezifischen Antigenes, verantwortlich wäre, noch nicht erbracht.

3. Kultur: Für die Züchtung von Adenoviren werden eine große Anzahl verschiedener stabiler primärer *Zellkulturen* verwendet:

HeLa-Zellen, FL-Zellen, KB-Zellen, HEp 2-Zellen, MAS-Zellen, SOT-Zellen, Maben-Zellen. Ferner Nierenzellkulturen von Rhesus-, Grivet- und Amadryade-Affen, von Kaninchen, Kälbern, Schweinen, Hunden, Katzen und Meerschweinchen, dann aber auch primäre Kulturen menschlicher Amnionzellen, Schilddrüsenzellen, Tonsillengewebe sowie menschliche embryonale Lungen-, Muskel- und Nierenzellen wie auch embryonale Hühnerlungenzellen (KJELLEN, KLISENKO, DREIZIN und ZHDANOV, DREIZIN, PRUNIERAS et al.). Als Kulturmedium für praktisch alle der heute bekannten Adenoviren eignen sich besonders die HeLa-Zellen sowie Affennierenzellkulturen.

Die Adenoviren menschlicher Herkunft lassen sich in der Regel nur über kurze Zeit in Zellkulturen von Affennieren weiterzüchten, am ehesten gelingt dies mit den Typen 1—6 bei genügend konzentrierter Inoculation. Einige Typen zeigen einen auffallenden Kontrast zwischen einem *ausgedehnten cytopathogenen Effekt* einerseits und einer verhältnismäßig geringen Virusvermehrung andererseits, so u. a. Typ 5 (PEREIRA und KELLEY, 1957b) sowie die Typen 3, 4 und 7 (WARREN und CUTCHINS).

Die Adenoviren erweisen sich *gegenüber* der Mehrzahl der *Laboratoriumstiere* als *apathogen*; doch gibt es serologische Hinweise dafür, daß die Viren nach einmaliger Inoculation im Sinne einer latenten Infektion über längere Zeit persistieren können und antigene Eigenschaften entfalten (GINSBERG, 1956). An Meerschweinchen konnten natürlich vorkommende komplementbindende Antikörper gegen Adenoviren nachgewiesen werden (ROWE et al., 1957).

PEREIRA und KELLEY (1957b) konnten am intravenös infizierten Kaninchen das Virus noch nach 55 Tagen in der Milz nachweisen, wie auch schon in der Pionierzeit der Adenovirusforschung eine *latente Infektion im* menschlichen *Tonsillengewebe* festgestellt worden war (ROWE et al., 1953). Dabei ließ sich das Virus nur durch Explantieren des infizierten Gewebes nachweisen, nicht aber durch Direktverimpfung von Gewebssuspensionen in empfängliche Zellkulturen. Bei den häufig verwendeten HeLa-Zellkulturen scheint das Kulturmedium einen entscheidenden Einfluß auf die Empfindlichkeit gegenüber Adenoviren zu haben; so enthalten beispielsweise Kalbs-, Pferde- und Rinderseren Adenoviren-inhibierende Substanzen (WARD, 1959).

4. Wachstumscharakter: Die Stadien der Zell-Virus-Beziehung der Adenoviren sind hauptsächlich für die Typen 1—7 untersucht worden.

Die *Adsorptionsphase* ist in einer gründlichen Studie von DALES mit Adenovirustyp 7 in HeLa- und L-Zellen untersucht worden. Er zeigte, daß das Virus sich zuerst mit mehreren Capsomeren an die Zelloberfläche anlegt, die sich dann einstülpt, so daß das Virus wie in einer mit Zellmembran ausgekleideten Tasche innerhalb der Zelle zu liegen kommt. Erst nach dieser Phase dringt das Virus durch die Zellmembran in das Zellinnere ein. Bei den angewandten hohen Dosen des Inoculums waren nach einer Stunde etwa 50% der Viren adsorbiert, ein Wert, der die von KJELLEN (1961) erhobenen Befunde bestätigt. Nach der Penetration schließen sich die Viruspartikel vorübergehend zu Aggregaten zusammen und wandern innerhalb von etwa 2 Std bis in Kernnähe. Wie sie zum Zellkern in Beziehung treten, ist bisher nur teilweise bekannt. Die der Penetration folgende *Eklipse* beträgt bei den Adenovirustypen 3, 4 und 7 mit ihrer für den Menschen größeren pathogenen Potenz je 14—15 Std, für die Typen 1, 2, 5 und 6 17 Std. Diese Werte sind von der Größe des Inoculums wie auch vom verwendeten Wirtssystem abhängig, was die von verschiedenen Autoren um Stunden abweichenden Werte erklärt. Während der Eklipse treten morphologische, histochemische und chemische Veränderungen in der Zelle auf: im Zellkern entstehen eosinophile Einschlüsse, deren späterer Umschlag zu basophiler Färbung und positiver Feulgen-Reaktion dahin gedeutet wurde, daß im Zellkern die Virussynthese mit Proteinbildung und späterem Einbau von Desoxyribonucleinsäure erfolgt (DEIBEL). Hierfür sprechen auch elektronenmikroskopisch im Kern beobachtete kristallgitterartige *Elementarkörperchen* (MORGAN et al.) sowie eine mittels Immunfluorescenz beobachtete, ungefähr 12 Std nach der Infektion auftretende spezifische Fluorescenz, die im allgemeinen nur im Kern erscheint. Sie entspricht dort den geschilderten Einschlußkörperchen (BOYER et al., PEREIRA et al., 1959a).

In den virusinfizierten Zellen steigt der Gesamtgehalt der DNS auf das Doppelte des in nicht inoculierten Kontrollzellen festgestellten Wertes an, was zusammen mit der feststellbaren Volumenzunahme der Zellen für vermehrte synthetische Vorgänge in der infizierten Zelle spricht (GREEN und DAESCH, 1961). Die sauren Phosphatasen können im Bereiche des Golgiapparates während der ersten Phase der Infektion eine vermehrte Aktivität zeigen (CHARDONNET et al., 1962). Ferner ist eine vermehrte Aufnahme von P 32 und Glycin der durch Adenoviren infizierten HeLa-Zellen sowie eine gesteigerte Produktion von Milchsäure beobachtet worden (LEVY et al.). Obgleich die geschilderten Befunde dafür sprechen, daß die wesentlichen Vorgänge der Virusvermehrungen im Zellkern stattfinden, scheint das Virus seine Infektiosität erst im Cytoplasma zu entwickeln (WARD), und infektiöse Adenoviren werden nur in geringem Maße und spät, etwa 3 Tage nach der Infektion, von der Zelle freigesetzt (KJELLEN, PEREIRA et al., 1959a). Es ist denkbar, daß diese Eigenschaft der Adenoviren eine Ausbreitung des Erregers von Mensch zu Mensch begrenzt.

5. Toxische und antigene Eigenschaften: Der *cytopathogene Effekt* in Gewebekulturen besteht aus einem sog. ,,frühen" Effekt mit Abrunden und Zusammenklumpen der Zellen und einem davon abzugrenzenden ,,späten" Effekt mit typischen Veränderungen der Zellkerne (KLISENKO, CHARDONNET et al., 1961). Der frühe Effekt tritt bei den verschiedenen Adenovirustypen in unterschiedlicher Stärke auf (GINSBERG, 1962) und wird durch einen während der Virussynthese gebildeten, von den Viruspartikeln abtrennbaren, toxischen Proteinfaktor verursacht (PEREIRA, 1958). Die Zellkernveränderungen sind vermutlich der morphologische Ausdruck der im Zellkern erfolgenden Virussynthese. *Zwei Typen von Kernveränderungen* werden unterschieden, denen sich verschiedene Adenovirustypen zuordnen lassen (GINSBERG, 1959; WARD): Typ 1, 2, 5 und 6 verursachen im Zellkern die Bildung eosinophiler, feulgennegativer Einschlußkörper, die später basophil und feulgenpositiv werden. Typ 3, 4 und 7 zeigen diese Einschlußkörper nur selten, dagegen kommt es zu Veränderungen der Chromatinstruktur mit Rosetten-ähnlichen Formen. Ferner treten eosinophile kristalline Strukturen im Zellkern auf, die später basophil und feulgenpositiv werden können. Diese Einteilung in zwei Gruppen beruht nicht nur auf morphologischen, sondern — wie später erwähnt — auch auf biologischen Eigenschaften. Neuere Einteilungsversuche nach der Art des cytopathogenen Effektes (WIGAND und BAUER) werden durch die starke Abhängigkeit vom jeweils benutzten Zellstamm eingeschränkt. Bei Prüfung der Brauchbarkeit verschiedener Zellsysteme für die rasche Erkennung des Virus aus dem Stuhl stellten BELL u. Mitarb. (1960b) bei einer Typ 3-Infektion fest, daß in allen Proben das Virus mit den geprüften Zellsystemen nachgewiesen werden konnte, die Zeit bis zum Erkennen der Degeneration aber variierte: bei HeLa-Zellen wurde der Mittelwert mit 9,6 Tagen, bei menschlichen Amnionzellen mit 9,7 Tagen, bei menschlichen embryonalen Nierenzellen mit 5,3 und bei menschlichen embryonalen Leberzellen mit 3,6 Tagen ermittelt.

Antigene Eigenschaften: Die Adenoviren besitzen ein gruppenspezifisches komplementbindendes Antigen. Immunologisch lassen sich durch Neutralisationsteste bisher 30 verschiedene vom Menschen isolierte Typen unterscheiden.

WILCOX und GINSBERG konnten experimentell nachweisen, daß die Bildung des löslichen komplementbindenden Antigens der Synthese des infektiösen Virus vorauszugehen scheint; andere Autoren dagegen fanden eine etwa gleich lange Eklipse für das infektiöse Virus wie für das komplementbindende Antigen (LIEBERMAN und FRIEDMAN). So wie sich die Adenovirustypen 1, 2, 5 und 6 gegenüber den Typen 3, 4 und 7 im cytopathogenen Effekt unterschiedlich verhalten, bestehen auch im Neutralisationstest zwischen diesen beiden Gruppen Unterschiede: eine Veränderung der Testdosis um das Zehnfache bewirkt in der ersten Gruppe eine reziproke Veränderung des Neutralisationstiters um ebenfalls das Zehnfache, in der zweiten Gruppe dagegen nur um das Dreifache. Antikörperüberschuß führt zur völligen Neutralisation der Adenoviren (DEIBEL).

Von praktischem Wert ist die Einteilung der Adenovirustypen nach ihrem unterschiedlichen Verhalten in *Hämagglutinationstesten* (ROSEN, 1960; SIMON, 1962a). Der Aufbau der Hämagglutinine ist nicht völlig geklärt.

Es ist wahrscheinlich, daß es verschiedene Hämagglutinine gibt, die sich durch qualitative und quantitative Unterschiede in der Abtrennung von Viruspartikeln in verschiedene Gruppen einteilen lassen (BAUER und WIGAND). Auf Grund der Thermolabilität und Trypsinempfindlichkeit wurde auf den möglichen Enzymcharakter des Hämagglutinins des Adenovirustypes 6 hingewiesen. Nach SIMON (1962a) sind die Rezeptoren für Blutkörperchen vermutlich Mucoproteine, die nicht für alle Adenovirustypen einheitlich sind.

Während der Virussynthese kommt es zur Bildung einer ganzen Reihe nicht pathogener Antigene und Faktoren, die durch Immunelektrophorese, Geldiffusion und Chromatographie getrennt werden können (KLEMPERER und PEREIRA; SIMON, 1962b).

Beim Menschen entwickeln sich die Antikörper nach Infektion mit Adenoviren verhältnismäßig langsam, die maximale Titerhöhe wird gewöhnlich zwischen dem 10. und 28. Tag erreicht. Die komplementbindenden Antikörper verschwinden meist weit früher als die neutralisierenden, letztere persistieren wahrscheinlich lebenslang. Die komplementbindenden Antikörper lassen sich über unterschiedlich lange Zeiträume nachweisen, was das Ergebnis wiederholter Infektionen homo- und heterologer Typen sein kann oder die Anwesenheit eines Virus in latenter Form widerspiegelt. Neugeborene haben im allgemeinen nachweisbare komplementbindende und neutralisierende Antikörper in einem Ausmaß, das dem der Mutter entspricht. Ungefähr im Alter von 6 Wochen verschwinden die komplementbindenden Antikörper, während die neutralisierenden noch länger nachweisbar sind (NASZ und TOTH).

IV. Pathologisch-anatomische Befunde

Bei der ganz überwiegend guten Prognose der Adenovirusinfektionen liegen naturgemäß nur wenige pathologisch-anatomische Beschreibungen vor.

In Fällen letaler Pneumonien (CHANY et al., PARKER, PEREIRA und KELLEY, 1957a, GUETHERT et al., BENYESH-MELNICK) fand sich makroskopisch meist eine ungewöhnlich feste Konsistenz der befallenen Lungenabschnitte. Der Prozeß kann in mehr oder weniger großer Ausdehnung alle Lungenlappen betreffen. Auf Schnitt- und Oberfläche sind die infiltrierten Bezirke gelblich bis rötlich-grau, die darüber liegende Pleura infolge Nekrose häufig getrübt mit Fibrinauflagerungen und mononucleären Infiltraten. Die Tracheal- und Bronchialschleimhaut ist gerötet und oft mit Schorfen bedeckt.

Das *histologische Bild* wird bestimmt durch eine ulcerös-nekrotisierende Tracheobronchitis und durch Lungenparenchymnekrosen mit oft ausgedehnter Zerstörung des Lungengerüstes. Die Wände der kleinen Bronchien gehen oft völlig zugrunde, in den größeren Bronchien erstreckt sich die Nekrose bis in die mittleren Wandanteile und in der Trachea bis zur Submucosa. Ein häufiger Befund sind die vom Epithel der Trachea, Bronchien und Alveolen ausgehenden einkernigen *Riesenzellen mit Kerneinschlußkörpern*, die, im Gegensatz zur Läsion bei Herpes-Virus-Infektionen, den Nucleolus aussparen. Analoge Befunde erhoben 1939 GOODPASTURE u. Mitarb. bei einer Einschlußkörperpneumonie. Ein von BENYESH-MELNICK u. Mitarb. beschriebener Fall zeigte neben den erwähnten Lungenveränderungen auch nekrotische Areale in der Leber mit geringer mononucleärer Reaktion und vielen Kerneinschlußkörpern, ähnlich den Beobachtungen von PEREIRA u. Mitarb. (1962) nach Typ-5-Inoculationen beim neugeborenen Hamster. Ein Befall des Myokards ist bisher nicht beobachtet worden. Bakterielle Superinfektionen können den ulcerös-nekrotischen Prozeß überlagern.

Bei tödlich verlaufenen Adenovirusinfektionen, die mit *encephalitischen Symptomen* einhergingen, fand sich eine erhebliche Hirnschwellung und hochgradige Gefäßhyperämie der Hirnsubstanz wie der weichen Hirnhäute. Das Gliafasernetz zeigte sich aufgelockert bei erkennbarer Schichtung der Rinde, der perivasculäre Raum war meist erweitert. Es fanden sich kleine hyaline Gefäßwandverdichtungen und vereinzelte Erythrocytenaustritte sowie geringe Mikrogliozellenansammlungen, wobei lymphocytäre und leukocytäre Infiltrationen fehlten. Für Meningitis konnten keine Anhaltspunkte gewonnen werden (SATTELKAU).

V. Epidemiologie

Die Adenoviren sind in der menschlichen Bevölkerung weltweit verbreitet. Antikörperstudien weisen im allgemeinen auf eine *frühzeitig im Kindesalter* beginnende *Durchseuchung* hin. Der prozentuale Anteil von Antikörperträgern erreicht

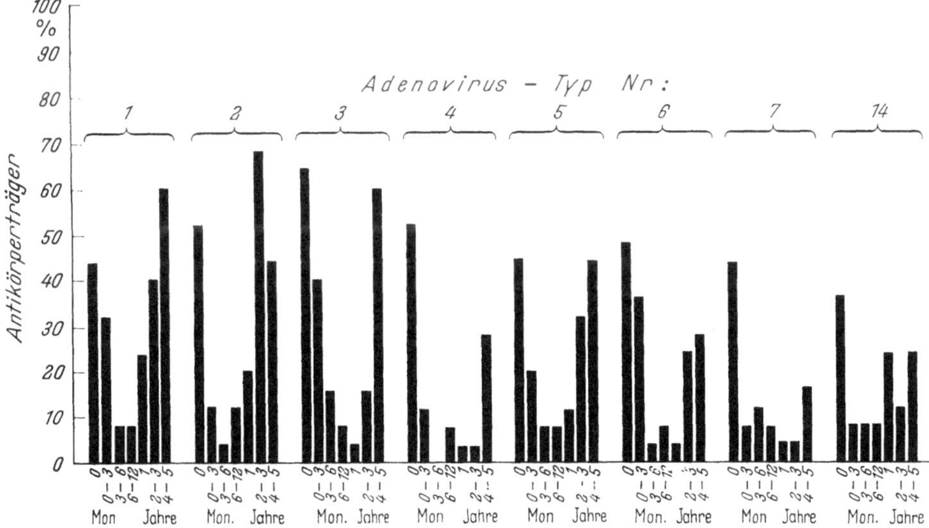

Abb. 3. Typenspezifische neutralisierende Antikörper gegen die Adenovirustypen 1—7 und 14 im Serum gesunder holländischer Kinder verschiedener Altersgruppen. (Aus: J. VAN DER VEEN: The role of adenoviruses in respiratory disease. Amer. Rev. resp. Dis. 88, 167—180, 1963)

im jungen Erwachsenenalter das Maximum mit etwa 50—80 % für komplementbindende Antikörper. Neutralisierende Antikörper gegen die Typen 1, 2, 5 und 6 wurden bei fast allen untersuchten Kindern gefunden, was für die Bedeutung dieser Typen in der Frühdurchseuchung spricht (STERNER). Antikörper gegen die Typen 4 und 7 wurden seltener nachgewiesen (Abb. 3). Der serologisch und/oder virologisch ermittelte Anteil an akuten Respirationsinfekten ist mit 2—8 % angegeben (VIVELL und DEIBEL, WARD). In der Zusammenstellung von BIELING und GSELL nehmen die Adenovirusinfektionen einen größeren Raum ein (Abb. 4). Häufigere Antikörperbefunde bei Patienten mit chronischen Tonsillitiden, chronischer Bronchitis und Asthma mögen ein Hinweis auf die Bedeutung von Adenovirusinfekten für die Entstehung dieser Erkrankungen sein (MARCKENKO et al.). Die latente Persistenz von Adenoviren auch in Tonsillen nicht erkrankter Individuen und längere Zeit nach Adenovirusinfektionen sind erwiesen (CHANY, PEREIRA und KELLEY, 1957b). Die Ausscheidung der Adenoviren im Stuhl kann die akute Infektion um Monate überdauern, aber auch den klinischen Symptomen vorausgehen. Die Adenoviren sind somit hinsichtlich Ausbreitungsmöglichkeiten den Enteroviren ähnlich.

Die *Infektionshäufigkeit* variiert bei den verschiedenen Epidemien. Bei Erkrankung größerer Populationen scheint die Übertragung durch das Wasser in Schwimmbädern eine Rolle zu spielen, obwohl die übliche Chlordesinfektion der Bäder Adenoviren angeblich zu inaktivieren vermag (CLARKE et al.). In Freiwilligenexperimenten erwies sich die Conjunctiva als mögliche Eintrittspforte für

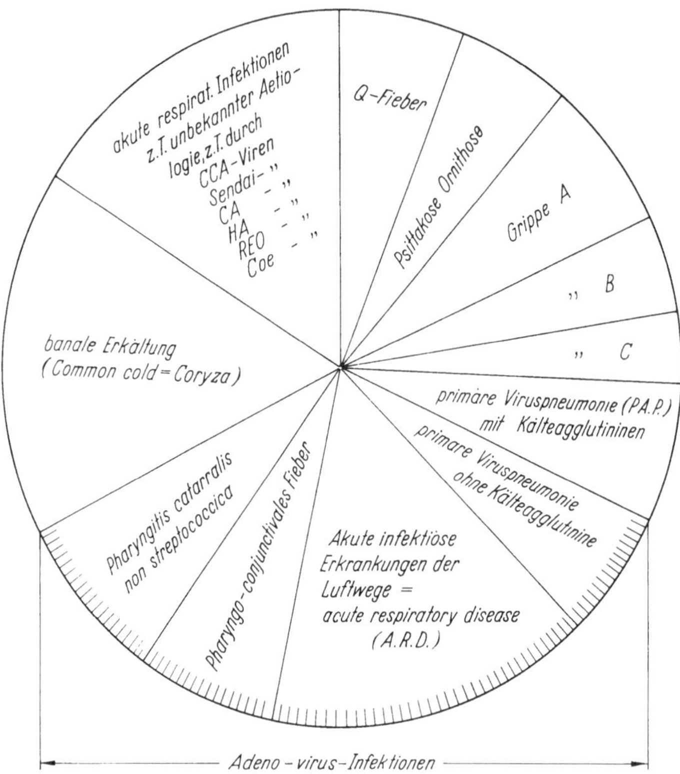

Abb. 4. Virusinfekte der Luftwege. (Aus: BIELING, R., u. O. GSELL: Die Viruskrankheiten des Menschen, 5. Aufl. Leipzig: Johann Ambrosius Barth 1962)

Adenoviren (BELL et al., 1956). Bei anderen Übertragungsmechanismen ist die Kontagiosität der Adenoviren geringer als bei den klassischen luftübertragenen Infektionskrankheiten wie Influenza oder Masern. Für die Übertragung scheint der enge Kontakt von Personen erforderlich, wie er in familiären Verhältnissen, in Schulen, in Kinderheimen und Pflegestationen, Ferienlagern und Kasernen gegeben ist.

Eine Abhängigkeit von der *Jahreszeit* besteht insofern, als Typen 3, 7 und 14-Infektionen in epidemischer Form eher in den Sommer- und Herbstmonaten auftreten, wogegen die Typen 1, 2 und 5 sporadische Erkrankungen endemischer Art, vor allem beim Säugling und Kleinkind, über das ganze Jahr verteilt verursachen. Das unterschiedliche epidemiologische Verhalten wird vielleicht dadurch erklärt, daß die Typen 1, 2 und 5 am häufigsten als latente Erreger in Tonsillen und Adenoiden gefunden werden, wobei die Virusausscheidung im Rachenschleim und Stuhl für den endemischen Charakter der Infektion und die weitverbreitete Immunisierung aller Altersklassen verantwortlich wäre. Die Typen 3, 4 und 7 liegen seltener in latenter Form vor und ihr Nachweis gelingt meistens nur während oder kurz nach Krankheitsausbruch. Eine statistisch gesicherte Geschlechtsprädilektion in der Erkrankungshäufigkeit liegt nicht vor.

Mit der Epidemiologie sind die *Immunitätsverhältnisse* eng gekoppelt. Neutralisierende Antikörper gegen Adenoviren sind bereits im Nabelschnurblut nachgewiesen worden, wobei diese passiv übertragenen Antikörper nicht unbedingten Schutz gegen eine Infektion durch den entsprechenden Erreger gewähren, andererseits sind auch Neugeborene wie auch Frühgeborene bereits in der Lage, Antikörper gegen Adenoviren zu bilden (EICHENWALD et al.).

Aus methodischen Gründen können serologische Bestimmungen aus verschiedenen Laboratorien nur beschränkt miteinander verglichen werden, und die Tatsache, daß Individuen nach einer Adenovirusinfektion oft im Neutralisationstest heterolog reagieren, erschwert eine übersichtliche Betrachtung. Immerhin zeigen serologische Untersuchungen in Europa und USA, daß ungefähr ein Drittel bis die Hälfte der Kinder von 6—12 Monaten mit mindestens einem Adenovirustyp, vorab Typ 1 und 2, manifest oder latent infiziert worden waren. Im Schulalter weisen rund 90 % der Kinder Antikörper gegen einen oder mehrere Adenovirustypen auf, wobei die Typen 3 und 5 häufiger erscheinen (JORDAN et al.). Die Typen 4 und 7 lassen sich fast ausschließlich bei Erwachsenen feststellen. Mit steigendem Alter wächst im allgemeinen der Anteil der Antikörper-Träger gegen mehrere Typen.

VI. Klinisches Bild

1. Symptomatologie: Die apparenten klinischen Symptome der Adenovirusinfektionen bestehen in *Fieber, akutem Infekt der Luftwege und Conjunctivitis.* Diese drei Hauptsymptome erscheinen entweder einzeln oder in Kombination,

Tabelle 1. *Durch Adenoviren hervorgerufene Krankheitsbilder*

Krankheitsbild	Adenovirus-Typ häufig	Adenovirus-Typ seltener	Bemerkungen
Pharyngoconjunctivitis	3,7,7a,14	1,2,5,6,8,15	Sommerepidemien (Schwimmbäder), vorwiegend bei Kindern und Jugendlichen Sporadisch bei Erwachsenen
Follikuläre Conjunctivitis	3,7a	1,2,6,9,10,14, 15,16,17,20,22	Sporadisch, vorwiegend bei Erwachsenen
Abakterielle Pharyngitis	1,2,3,5		Endemisch (Typen 1,2,5), epidemisch (Typ 3) beim Kleinkind, vorwiegend während der Wintermonate
Akute Respirationserkrankung	4,7	1,2,3,5,6,8, 14,15,19,21	Epidemisch in Truppenlagern Sporadisch in der Zivilbevölkerung Selten im Kindesalter (Typen 4 u. 7)
Atypische Pneumonie (ohne Kälte- u. Strepto-kokken-MG-Agglutinine)	3,4,7,7a		Sporadisch und während Epidemien von akuter Respirationserkrankung
Viruspneumonie	7a	1,3	oft schwer verlaufende Pneumonie bei Säuglingen und Kleinkindern (analog der Einschlußkörperpneumonie von GOODPASTURE)
Epidemische Keratoconjunctivitis	8	2,3,7,7a,9	Vor allem in Japan und USA in Industriebetrieben mit Cornealtraumen. Kleine Epidemien in ophthalmologischen Stationen

wobei gewisse Adenovirustypen häufig mit bestimmten klinischen Syndromen verbunden sind. Dabei kommen allerdings viele Überschneidungen vor (s. Tabelle 1).

Die Beziehungen herzustellen zwischen einem isolierten Erreger und/oder einem Antikörperanstieg einerseits und einer vorliegenden Erkrankung andererseits ist im Einzelfalle oft kaum möglich, verlaufen doch Adenovirusinfektionen oft nur abortiv, mit uncharakteristischen Krankheitserscheinungen oder überhaupt symptomlos. Immerhin können innerhalb der Adenoviruserkrankungen, besonders wenn sie in epidemischer Form auftreten, einige Krankheitsbilder abgegrenzt werden:

Die *Pharyngoconjunctivitis* mit Fieber, Pharyngitis und Conjunctivitis ist recht pathognomonisch für eine Adenovirusinfektion. Nach einer Inkubationszeit von 5—7 Tagen kommt es zu Temperaturerhöhung bis 39—40° C begleitet von grippeähnlichem Krankheitsgefühl, Kopf- und Halsschmerzen, die von leichtem Kratzgefühl bis zu starken Schluckbeschwerden reichen. Gleichzeitig besteht ein Fremdkörpergefühl in den Conjunctiven. Die objektiven Befunde sind eine Pharyngitis granularis mit vergrößerten und injizierten Tonsillen, die oft stippchenförmige Beläge zeigen. Der weiche Gaumen ist gerötet, manchmal mit bläschenartigen, feinen, dicht stehenden Erhabenheiten oder petechialen Blutungen.

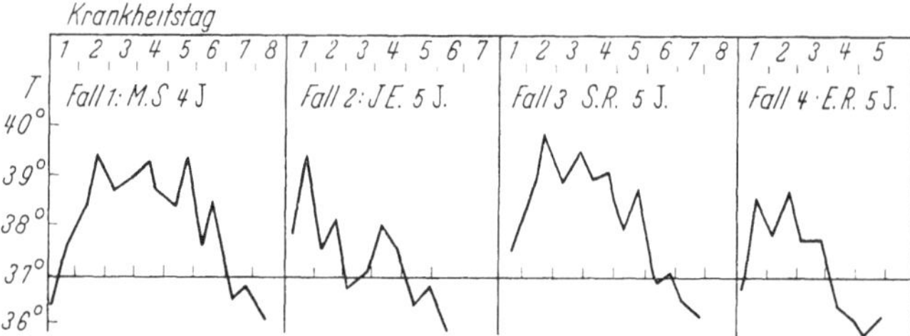

Abb. 5. Fieberverlauf bei 4 Kindern mit unbehandelter Pharyngoconjunctivitis (Febris pharyngo-conjunctivalis epidemica). (Aus: BIELING, R., u. O. GSELL: Die Viruskrankheiten des Menschen, 5. Aufl. Leipzig: Johann Ambrosius Barth 1962)

Conjunctivitis	Conjunctivitis	Conjunctivitis	Conjunctivitis
+ harter und weicher Gaumen stark gerötet	+ roter Gaumen	+ roter Gaumen	+ roter Gaumen
+ Zunge belegt	+ Zunge belegt	+ Zunge belegt	+ Zunge belegt
+ Kieferdrüsen geschwollen	Leukozyt. 6000	Drüsenschwellung	
	Stabk. 9	Leukozyt. 6500	
	Segmentk. 60	Stabk. 20	
	Eosinoph. 0	Segmentk. 55	
	Basoph. 0	Eosinoph. 0	
	Monoz. 15	Basoph. 0	
	Lymphoz. 15	Monoz. 10	
	Plasmaz. 0.5	Lymphoz. 10	
		Plasmaz. 4	

Die Zunge ist grau-weißlich belegt, oft mit hochrotem, freiem Rand und kann nach Abstoßen der Beläge einer Scharlachzunge ähneln. Die regionalen Hals- und praeauriculären Lymphknoten sind meist vergrößert und etwas druckdolent. Einige typische Verlaufskurven sind in Abb. 5 dargestellt.

Charakteristisch ist die Injektion der Conjunctiva bulbi et palpebralis, oft einseitig, gelegentlich mit serösem bis eitrigem Exsudat. Bei einigen Epidemien wurden Hornhauttrübungen festgestellt (COCKBURN). Meist besteht eine Rhinitis, eine Otitis media kann als Teil der Erkrankung oder aber als Komplikation auftreten. Gelegentlich bestehen Abdominalschmerzen mit Erbrechen, Durchfällen und Hepatosplenomegalie, aber auch Myalgien und leichte Nackensteifigkeit. Husten ist äußerst selten.

Die Erkrankung dauert 4—8 Tage, meistens mit lytischer Entfieberung. Sie tritt sporadisch bei Erwachsenen, in der warmen Jahreszeit aber oft epidemisch, besonders bei Kindern und Jugendlichen als Schwimmbadinfektion auf. Die Krankheit kann monosymptomatisch verlaufen, entweder als vorwiegend Erwachsene befallende *follikuläre Conjunctivitis* oder als überwiegend in den Wintermonaten endemisch beim Kleinkind auftretende *abakterielle Pharyngitis.*

Als verantwortliche Erreger wurden vor allem die Adenovirustypen 3, 7 und 7a erkannt, seltener aber auch die Typen 1, 2, 5, 6, 8, 14 und 15.

Die akute Respirationserkrankung (acute respiratory disease: *ARD*) tritt als grippeähnliche Erkrankung von kurzer Dauer mit meist mildem Verlauf in Erscheinung. Die Inkubationszeit beträgt 5—6 Tage. Die Erkrankung beginnt schleichend mit allgemeinem Krankheitsgefühl, Kopfschmerzen, Appetitlosigkeit

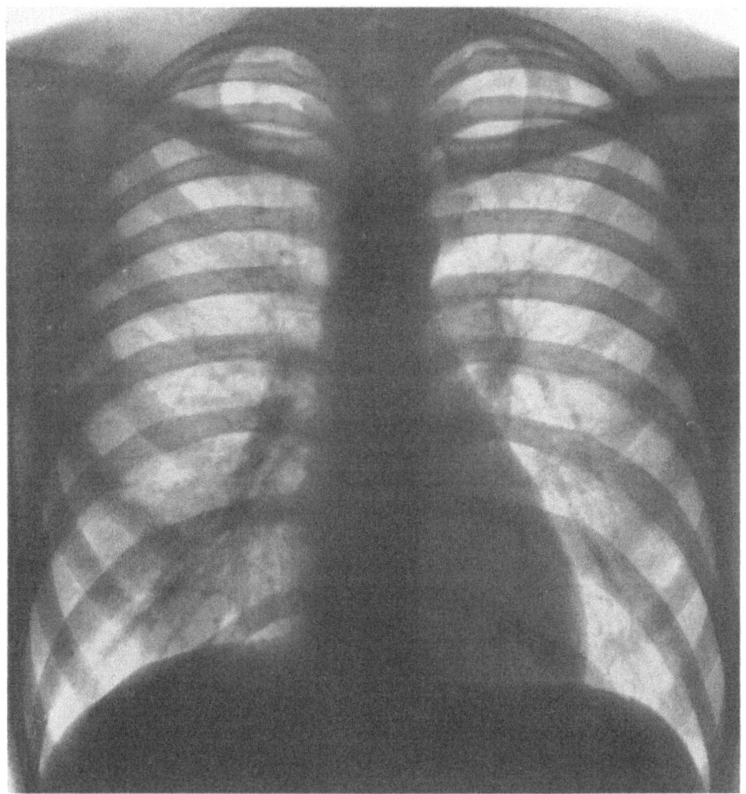

Abb. 6. Lungenröntgenbild eines erwachsenen Patienten mit akuter Respirationserkrankung. Im rechten Unterfeld ziemlich ausgedehnte Verschattung, Hilusvergrößerung beidseits (Aus: Jungo)

und allmählich zunehmendem Fieber bis 39° C. Auf der Höhe der Erkrankung bestehen Heiserkeit mit Rachenrötung, trockener Husten und gelegentlich Rhinitis. Nach 3—6 Tagen kommt es zur Entfieberung mit Verschwinden der Allgemeinsymptome, während die respiratorischen Erscheinungen noch für 1—2 Wochen anhalten können.

Auffallend ist, daß die Krankheit besonders häufig epidemisch unter Rekruten vorkommt (Hilleman und Werner), wobei die ersten Erkrankungen meist 2—3 Wochen nach Diensteintritt erfolgen. Diese begrenzten Epidemien sind fast ausschließlich auf die Wintermonate beschränkt. Als Erreger wurden in erster Linie Typ 4 und 7, seltener 3 und 14 isoliert. Der Einzelpatient ist offensichtlich nur über kurze Zeit infektiös, die Erreger konnten bisher in den ersten vier Krankheitstagen, aber nicht mehr später, nachgewiesen werden. Sporadisch kommt die Infektion auch in der Zivilbevölkerung vor.

Bakterielle Komplikationen treten selten auf. In vereinzelten Fällen wurden bei Fortbestehen subfebriler Temperaturen über das akute Erkrankungsstadium hinaus Sinusitiden, Otitiden und Tonsillitiden beobachtet (JUNGO). Öfters treten in Epidemiezeiten bei 10—15 % der Patienten *pneumonische Infiltrate* auf (LOEFFLER, SPENGLER et al., JUNGO). Von Pneumoniefällen sind fast ausschließlich die Typen 3, 4, 7 und 7a isoliert worden (VAN DER VEEN). Die Symptomatologie, einschließlich der Laboratoriumsdaten, ähnelt stark dem Syndrom der primär atypischen Pneumonie, allerdings fehlen die Kälte- und Streptokokken-MG-Agglutinine.

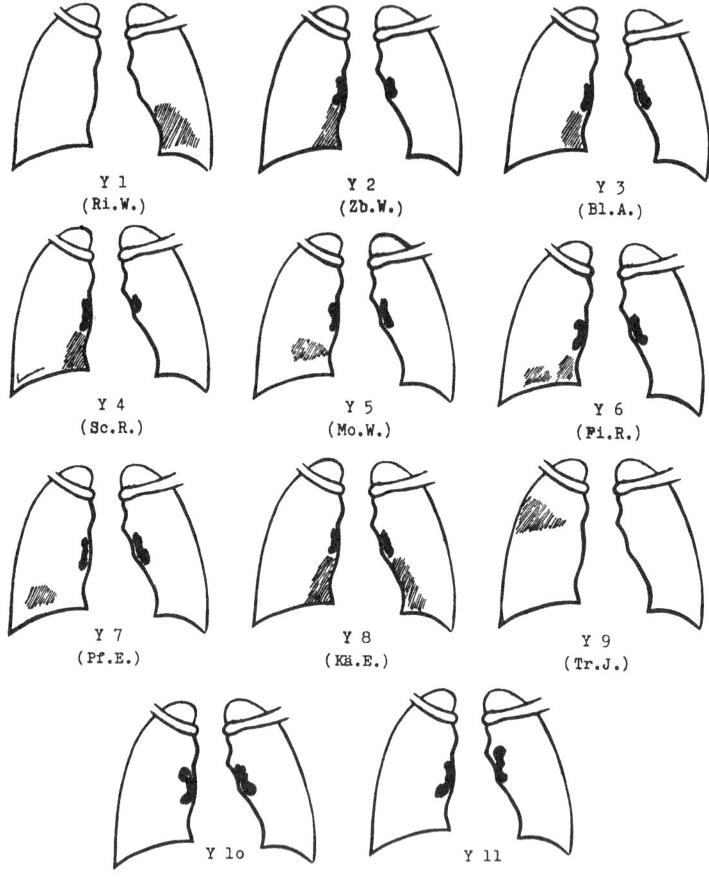

Abb. 7. Schematische Darstellung der Hilusvergrößerungen und Lokalisation der Infiltrate bei ARD-Erkrankungen in einer Rekrutenschule (Aus: LOEFFLER, H. u. Mitarb.)

Die pneumonischen Infiltrate wurden mehrheitlich nicht durch die Untersuchung am Krankenbett, sondern im Röntgenbild erkannt. Dabei bestanden ein- oder beidseitig Hilusvergrößerungen und oft homogene bis streifig-fleckige vom Hilus ausgehende Infiltrationen (Abb. 6 u. 7). Vereinzelte Todesfälle unter dem Bild einer *Viruspneumonie* (mit Beteiligung der Typen 7a, 1, 3) im Kindes- und Säuglingsalter sind bekannt (CHANY et al.; PARKER et al.; ADAMS). Dabei stimmten die pathologisch-anatomischen Veränderungen auffallend mit den von GOODPASTURE u. Mitarb. (1939) bei Einschlußkörperpneumonie beschriebenen Befunden überein.

Die epidemische Keratoconjunctivitis wurde vor allem in Japan, aber auch in den USA gelegentlich epidemisch in Industriebetrieben mit gehäuften Cornealtraumen beobachtet, kommt aber in kleineren Epidemien und endemisch weltweit, vor allem auch in ophthalmologischen Stationen vor, wo Tonometer und gewisse Augenwasserlösungen als Infektionsvehikel beschuldigt werden (DAWSON und DARREL). Als Erreger wurde in erster Linie *Typ 8* isoliert (JAWETZ et al.; VIVELL et al.), aber auch die Typen 2, 3, 7 und 9 (BEALE et al.; ADAMS).

Nach einer Inkubationszeit von etwa 5—7 Tagen beginnt die Krankheit meist unilateral, es treten Rötung und Schwellung der Conjunctiven mit typischen runden subepithelialen Hornhauttrübungen auf. In unkomplizierten Fällen dauert die Erkrankung 2—4 Wochen. Es folgt eine Restitutio ad integrum, doch können die cornealen Läsionen über längere Zeit bestehen bleiben. Im Gegensatz zu den follikulären Begleitconjunctivitiden mancher Adenovirusinfektionen, wo die Läsionen der Cornea epithelial sind, zeigt die klassische epidemische Keratoconjunctivitis vorwiegend subepitheliale Schädigungen.

Für eine ganze Anzahl anderer Krankheitsbilder sind Adenoviren als auslösende Ursache nachgewiesen oder vermutet worden. Doch sind angesichts des hohen Durchseuchungsgrades und der bekannten latenten Infektionen durch Adenoviren Rückschlüsse von Virusisolierungen und Antikörperbestimmungen auf die ätiologische Rolle der Adenoviren nur mit Vorsicht zu ziehen.

Mit Adenoviren sind *in Zusammenhang gebracht* worden: Membranöse Conjunctivitiden und stenosierende Laryngitiden (DREIZIN und ZHDANOV), Fälle von Herpangina (SUZUKI et al.), Guillain-Barré-Bilder und paralytische Poliomyelitis (ENJALBERT et al.), Facialisparesen (LIEBSCHER et al.) und Encephalitiden (SATTELKAU; CHANY et al.). Leichter Meningismus wird verhältnismäßig häufig im Verlaufe von Adenovirusinfektionen vor allem in Kindesalter beobachtet, wobei pathologische Liquorbefunde jedoch nur selten nachzuweisen sind. Sehr oft gehen Adenovirusinfektionen mit flüchtigen, erythematösen Hauterscheinungen einher.

GUTEKUNST und HEGGIE konnten von Patienten mit rötelnähnlichen Symptomen die Adenovirustypen 4 und 7 aus dem Blut isolieren. Mögliche Beziehungen des Adenovirustyps 3 zum *Exanthema subitum* stellten schon ROWE u. Mitarb. (1955) anhand von Neutralisationstesten fest, und NAGAYAMA u. Mitarb. züchteten aus dem Stuhl von 9 Kindern mit typischem Exanthema subitum ebenfalls Adenovirustyp 3.

FORNARA vermutet, daß das Erythema nodosum auf der Grundlage einer Para-Allergie zwischen Tuberkulose-Antigenen und Adenovirus-Antikörpern zustande kommt. Masernpneumonien sind mit Adenoviren in Zusammenhang gebracht (JEN et al.) und gastro-intestinale Symptome, Pseudo-Appendizitiden, Fälle von Lymphadenitis mesenterica mit Invagination wie auch akute neurologische Krankheitsbilder Adenoviren zugeschrieben worden, ohne daß deren ätiologische Rolle bisher bewiesen ist.

Ebenfalls noch wenig geklärt, aber von großem klinischem wie theoretischem Interesse sind *chronische Infektionen* durch Adenoviren, wobei die Rolle des Interferons als die Infektion unterhaltender Faktor diskutiert wird (CHANY).

Noch offen ist die Frage der *Beziehungen* chronischer Adenovirusinfektionen *zur Carcinogenese*, bis heute nur *tierexperimentell*, wobei dem *Typ 12*, eventuell auch Typ 3 und 5, eine besondere Bedeutung zuzukommen scheint. Aus dem Gewebe menschlicher Bronchialcarcinome konnten die Adenovirustypen 12, 3 und 5 isoliert (BRONITKI et al.) und in vitro beim neugeborenen Hamster durch den Typ 12 canceröse Umwandlungen induziert werden (TRENTIN et al.). Chromosomenstudien an diesen Zellen ergaben eine normale Chromosomenzahl, aber qualitative und quantitative, wenn auch unspezifische Modifikationen der Mitosen (BARSKI und CORNEFERT).

2. Komplikationen: Gewöhnlich verlaufen die Adenovirusinfektionen leicht oder sogar inapparent. Gastrointestinale Störungen, Myalgien und leichter Meningismus sind eher Begleitsymptome als Komplikationen. Nephritissymptome sind in einzelnen Fällen beobachtet worden (CHANY et al.). Bakterielle Komplikationen sind im Gegensatz zu andern Viruserkrankungen bei Adenovirusinfektionen ausgesprochen selten. Gelegentlich kommt es bei der Pharyngoconjunctivitis zu eitrigen Otitiden. Häufiger sind bei Bronchopneumonien, vor allem des Kleinkindes und Säuglings, zusammen mit Adenoviren konkomitierende oder sekundäre bakterielle Infektionen festgestellt worden, und auch durch Tuberkulose komplizierte pulmonale Adenoviruserkrankungen sind bekannt (FORNARA). Folgenschwerer sind bleibende Cornealtrübungen, die sich bei Keratoconjunctivitiden, seltener bei follikulären Conjunctivitiden, einstellen können. Auch beim Kleinkind gelegentlich beobachtete nekrotisierende stenosierende Laryngitiden können zu einem schweren Krankheitsbild führen.

Die schwersten, oft tödlich verlaufenden Komplikationen betreffen *Kinder und Säuglinge*. Es sind die fast ausschließlich durch die Typen 3, 4 und 7 und 7a hervorgerufenen Pneumonien, die klinisch und röntgenologisch zunächst als Viruspneumonie imponieren, dann aber als ulcerös-nekrotisierende Tracheobronchitiden und auf bakterieller Superinfektion beruhende Bronchopneumonien ihren fatalen Verlauf nehmen. Im Endstadium sind wiederholt encephalitische Symptome beobachtet worden (CHANY et al., 1958; GERBEAUX et al.; GUETHERT et al.; SATTELKAU).

3. Diagnostische Hilfsmittel: Die Routinelaboratoriumsuntersuchungen lassen bei der Diagnostik der Adenovirusinfektionen im Stich. Die Blutsenkungsgeschwindigkeit variiert von normal bis 50 mm und mehr pro Stunde, die Leukocytenzahlen sind in der Regel eher tief, erreichen aber gelegentlich 15'000 und mehr. Das Differentialblutbild ist uncharakteristisch, in der akuten Phase können die Eosinophilen fehlen. Die Urinbefunde sind in der Regel normal.

Für die Diagnostik der Adenovirusinfektionen sind die *Bestimmung des Antikörperanstiegs sowie die Virusisolierung* entscheidend. Antikörperanstiege können mit der verhältnismäßig einfachen und raschen *Komplementbindungsreaktion* festgestellt werden, die allerdings nur eine gruppenspezifische Aussage gibt. Typenspezifisch ist der *Neutralisationstest* und bis zu einem gewissen Grade auch der direkt oder indirekt durchgeführte Hämagglutinationstest. Auch immunelektrophoretische Techniken werden verwendet (PEREIRA et al., 1959b).

Nach Infektion mit Adenoviren entwickeln sich die Antikörper verhältnismäßig langsam, die maximale Titerhöhe wird gewöhnlich zwischen dem 10. und 28. Tag erreicht, wobei die komplementbindenden Antikörper in der Regel später ansteigen als die neutralisierenden. Beide vermögen über längere Zeiträume zu persistieren (SOHIER et al.). Bereits Neugeborene und sogar Frühgeborene reagieren auf Adenovirusinfektionen mit Titeranstiegen, die durch vorhandene passiv übertragene Antikörper nicht beeinflußt werden (EICHENWALD und KOTSEVALOV).

Die Serumproben werden in der akuten Krankheitsphase (innerhalb der ersten 5 Tage) und in der Rekonvaleszenz, d.h. 2—3 Wochen nach Krankheitsbeginn, entnommen. Ein Titeranstieg der neutralisierenden und/oder komplementbindenden Antikörper um das Vierfache oder mehr stützt die Diagnose.

Zur Virusisolierung in Gewebekulturen können Rachenspülwasser und -abstriche, Conjunctivalspülwasser, Stuhl, Urin, Blut und Liquor, bei Operationen Material aus Adenoiden, Tonsillen, Appendix und Mesenteriallymphknoten, bei Sektionsmaterial Lungen-, Milz- und Lymphknotengewebe verwendet werden.

Ein unspezifischer Hinweis auf eine mögliche Adenovirusinfektion ist der Nachweis von Ciliocytophtoria im Sputum (PIERCE und KNOX).

4. Diagnose und Differentialdiagnose: Mit Ausnahme der Pharyngoconjunctivitis, wenn sie in epidemischer Form auftritt, und der epidemischen Keratoconjunctivitis ist die Symptomatologie der Adenovirusinfektionen derart uncharakteristisch, daß die Diagnose aus dem klinischen Bild allein nicht gestellt, sondern höchstens vermutet werden kann. Allein der direkte und/oder serologische Virusnachweis erlaubt mit einiger Wahrscheinlichkeit die Differenzierung der durch verschiedene Adenovirustypen verursachten Krankheitsbilder einerseits (s. Tabelle) und die Abgrenzung gegenüber ähnlichen, nicht durch Adenoviren bedingten Erkrankungen andererseits. Als solche kommen in Frage:

Katarrhalische Infekte: Common cold-Erkrankungen, Echo-, Coxsackie- und Polioviruserkrankungen. *Grippeähnliche Erkrankungen:* Influenza-, Sendai-, SA-, J.H.-Viren. *Abakterielle Pharyngitiden:* COE-Virus-, Hämadsorptions-Virus Typ 1. *Fieberhafte Pharyngoconjunctivitiden:* Newcastle-Virus. *Laryngotracheobronchitiden:* CA-Virus, Influenza-Viren, Hämadsorptionsvirus Typ 2, RS-Virus. *Atypische Pneumonien:* Rickettsia Burneti (Q-Fieber), Ornithose-Virus (Psittakose), Pneumonie-Virus (Eaton) mit Kälteagglutininen, Parainfluenza-Viren, RS-Virus, s. auch Abb. 4. Bei allen diesen Erkrankungen können bakterielle Erreger primär oder als Superinfektion mitbeteiligt sein. Bei den *Affektionen des Auges* müssen neben Bakterien die zahlreichen Erreger oder Ursachen, die zu Conjunctivitis und Keratoconjunctivitis führen können, differentialdiagnostisch berücksichtigt werden.

5. Prophylaxe: Allgemein hygienische Maßnahmen, Aerosole und U.V. Licht, aber auch Krankenisolierungen vermögen die Erkrankungshäufigkeit nur geringfügig herabzusetzen. Gegen die Verbreitung der Sommerepidemien von Pharyngoconjunctivitis scheint die Chlorierung der Schwimmbassins wirksam zu sein. Da eine spezifische chemotherapeutische Behandlung der Adenovirusinfektionen bisher nicht möglich ist, kommt einzig die *Vaccineanwendung* zur Verhütung und Bekämpfung von Adenovirusinfektionen in Frage. Es werden inaktivierte mono- und polyvalente Impfstoffe verwendet, die meistens die Typen 3, 4 und 7 enthalten, auch oral verabreichte Vaccinen mit lebenden abgeschwächten Viren wurden verwendet (COUCH et al.). Die Vaccine wird durch Formolinaktivierung der nach Passage auf menschlichem Amnionepithel auf Affennierenzellen adaptierten Viren hergestellt. Die Antikörperbildung ist bei lebender Vaccine angeblich nicht besser als mit inaktivierten Viren. Der bei Massenimpfungen und in Freiwilligen-Experimenten festgestellte Impfschutz wird mit 60—90% angegeben (HILLEMAN et al., 1958; KASEL et al.; WILSON et al.).

Die immunisierende Potenz der einzelnen Typen ist unterschiedlich, Typ 4 beispielsweise ist verhältnismäßig wenig wirksam. Amnestische Reaktionen sind bekannt, wobei die Immunisation mit einem Typ zu Titeranstiegen gegen andere Adenovirustypen führt. Der Neutralisationstest ist empfindlicher im Nachweis von Titeranstiegen nach Immunisation als die Komplementbindungsreaktion. Der Verdacht ist geäußert worden, daß nach mono- und polyvalenten Immunisationen gegen Adenoviren heterologe Infektionen, wie z. B. Influenzaviruserkrankungen, gehäuft auftreten (STILLE und HANTOVER).

Nach den bisher vorliegenden Berichten ist die Anwendung von Adenovirus-Vaccinen in bestimmten Gruppen, wie Kinderheimen und Rekrutenschulen, sicher nützlich (GSELL und MAEDER). Impferfahrungen mit großen zivilen Bevölkerungsgruppen liegen bisher nicht vor. Solche Impfmaßnahmen drängen sich nach vorherrschender Auffassung wegen der verhältnismäßig geringen Morbidität an Adenovirusinfektionen und des vorwiegend gutartigen Verlaufes aber auch nicht auf. Bei vielleicht künftig hergestellten polyvalenten Vaccinen gegen die häufigsten Viruserkrankungen der Luftwege dürften allerdings die Adenoviren mitberücksichtigt werden.

6. Therapie: Eine spezifische Behandlung der Adenoviruserkrankungen gibt es nicht. Sulfonamide und Antibiotica sind indiziert bei bakteriellen Mischinfektionen. Antipyretica und Analgetica können zur Besserung des Allgemeinbefindens verabreicht werden. Bei dem meist gutartigen Verlauf ist eine häusliche Behandlung fast immer ausreichend. Klinikseinweisungen werden bei Adenovirusinfektionen zu den Seltenheiten gehören.

Literatur

Übersichtsarbeiten

Adams, J.M.: Newer virus diseases in childhood. J. chron. Dis. **12**, 315—325 (1960). — **Deibel, R.**: Neuere Ergebnisse bei Viren des Respirationstraktes. B. Adenoviren. Ergebn. Mikrobiol. **37**, 162—215 (1963). — **Dingle, J.H.**, and **H.S. Ginsberg**: The adenovirus group. In: Viral and rickettsial infections of man. 3rd ed., Rivers and Horsfall, Ed., p. 613. Philadelphia-Montreal: J.B. Lippincott Company 1959. — **Ginsberg, H.S.**: Newer aspects of adenovirus infections. Amer. J. publ. Hlth. **49**, 1480 (1959). ~ Identification and classification of adenoviruses. Virology **18**, 312 (1962). — **Parker, W.C., J.C. Wilt**, and **W. Stackie**: Adenovirus infections. Canad. J. publ. Hlth. **52**, 246—251 (1961). — **Sauthoff, R.**: Adenovirus-Infektionen. In: Handbuch der Kinderheilkunde, Bd. V, Infektionskrankheiten, S. 132—145. Berlin-Göttingen-Heidelberg: Springer 1963. — **Sterner, G.**: Adenovirus infection in childhood. An epidemiol ogical and clinical survey among Swedish children. Acta paediat. (Uppsala), Suppl. 142 (1962).

Originalarbeiten

Barski, G., et **F. Cornefer**: Caractéristiques caryologiques des tumeurs pulmonaires de hamsters produites par l'adénovirus 12. Ann. Inst. Pasteur **107**, 114—120 (1964). — **Bauer, H.**, and **R. Wigand**: Heterogenicity of adenovirus hemagglutinins. Arch. ges. Virusforsch. **12**, 148—151 (1962). — **Beale, A.J., F. Doane**, and **H.L. Ormsby**: Studies on adenovirus infections of the eye in Toronto. Amer. J. Ophthal. **43**, 26—31 (1957). — **Bell, J.A., G.T. Ward, R.J. Huebner, W.P. Rowe, G. Suskind**, and **R.S. Paffenbarger jr.**: Studies of adenoviruses (APC) in volunteers. Amer. J. publ. Hlth. **46**, 1130 (1956). — **Bell, S.D., jr., T.R. Rota**, and **D.E. McComb**: Adenoviruses isolated from Saudi Arabia. III. Six new serotypes. Amer. J. trop. Med. Hyg. **9**, 523 (1960). — **Bell, T.M., G. Turner, A. Mac Donald**, and **A. Hamilton**: Type-3 adenovirus infection. Lancet **I**, 1327 (1960b). — **Benyesh-Melnick, M.**, and **H.S. Rosenberg**: The isolation of adenovirus type 7 from a fatal case of pneumonia and disseminated disease. J. Pediat. **64**, 83—87 (1964). — **Betts, A.O., A.R. Jenning, P.H. Lamont**, and **Z. Page**: Inoculation of pigs with adenoviruses of man. Nature (Lond.) **193**, 45—46 (1962). — **Boyer, G.S., F.W. Denny**, and **H.S. Ginsberg**: Intracellular localization of type 4 adenovirus. II. Cytological and fluorescein-labelled antibody studies. J. exp. Med. **109**, 85 (1959). — **Bronitki, A., R. Demetrescu, G. Popescu**, and **A. Malian**: Isolation of adenovirus from a human case of pulmonary carcinoma. Acta virol. **8**, 472 (1964).

Chany, C.: Inféctions à adénovirus chez l'enfant. Arch. ges. Virusforsch. **13**, 294—301 (1963). — **Chany, C., P. Lepine, M. Lelong, S.P. Le-Tan-Vinh, P. Satgé**, and **J. Virat**: Severe and fatal pneumonia in infants and young children associated with adenovirus infection. Amer. J. Hyg. **67**, 367—378 (1958). — **Chardonnet, Y., M. Prunieras**, et **R. Sohier**: Effects cytopathogènes des adénovirus type 5. I. Aspects morphologiques. Ann. Inst. Pasteur **100**, 777—785 (1961). ~ Effects cytopathogènes des adénovirus 5. III. Les phosphatases acides. Ann. Inst. Pasteur **102**, 129—136 (1962). — **Clarke, N.A., R.E. Stevenson**, and **P.W. Kabler**: The inactivation of purified type 3 adenovirus in water by chlorine. Amer. J. Hyg. **64**, 314—319 (1956). — **Cockburn, T.A., W.P. Rowe**, and **R.J. Huebner**: Relationship of the 1951, Greely, Colorado outbreak of conjunctivitis and pharyngitis to type 3 APC virus infection. Amer. J. Hyg. **63**, 250 (1956). — **Couch, R.B., R.M. Chanock, T.R. Cate, D.J. Lang, V. Knight, R.J. Huebner**, and **J.A. Rourke**: Immunization with types 4 and 7 adenovirus by selective infection of the intestinal tract. Amer. Rev. resp. Dis. **88**, 394—403 (1963).

Dales, S.: An electron microscope study of the early association between two mammalian viruses and their hosts. J. Cell. Biol. **13**, 303—322 (1962). — **Darbyshire, J.H.**, and **H.G. Pereira**: An adenovirus precipitating antibody present in some sera of different animal species and its association with bovine respiratory disease. Nature (Lond.) **201**, 895—897 (1964). — **Dawson, C.**, and **R. Darrell**: Infections due to adenovirus type 8 in the United States. I. An outbreak of epidemic keratoconjunctivitis originating in a physician's office. New Engl. J. Med. **268**, 1030—1034 (1963). — **Denny, F.W.**, and **H.S. Ginsberg**: Certain biological characteristics of adenovirus types 5, 6, 7 and 14. J. Immunol. **86**, 567—574 (1961). — **Dreizin, R.S.**: Methods of laboratory diagnosis of adenovirus diseases. Probl. Virol. (N.Y.) **6**, 400 (1961). — **Dreizin, R.S.**, and **V.M. Zhdanov**: Some results of a study of adenoviruses. J. Microbiol. Epidem. Immunobiol. **30**, 1 (1959).

Eichenwald, H.F., and **O. Kotsevalov**: Immunologic responses of premature and full-term infants to infection with certain viruses. Pediatrics **25**, 829—839 (1960). — **Enders, J.F., J.A. Bell, J.H. Dingle, T. Francis jr., M.R. Hilleman, R.J. Huebner**, and **A.M.M. Payne**: Adenoviruses: group-name proposed for new respiratory-tract viruses. Science **124**, 119 (1956). — **Enjalbert, L., J. Didier, M.B. Lareng**, et **L. Lapchine**: Les Adénovirus. Etude de 17 souches isolées à Toulouse. Ann. Inst. Pasteur **99**, 608 (1960). — **Epstein, M.A.**, and **S.J. Holt**: Site and nature of adenovirus nucleic acid. Nature (Lond.) **187**, 1050 (1960).

Fornara, P.: Les infections bronchopulmonaires à adénovirus seuls et associés aux microbes pathogènes chez l'enfant. Päd. Fortbildungskurse (Bern) **10**, 39—52 (1964). — **Furminger, I.G.S.**: Relationship between adenoviruses and canine hepatitis virus. Nature (Lond.) **202**, 728—729 (1964).

Gerbeaux, J., J. Heber-Jouas, N. Masse, et A. Beauchef: Epidémie familiale de maladie à virus du groupe APC chez trois enfants (un cas mortel); étude clinique, anatomique et virologique. Bull. Soc. méd. Hôp. Paris **73**, 519—529 (1957). — **Ginsberg, H.S.**: Characteristics of the new respiratory viruses (adenoviruses). I. Qualitative and quantitative aspects of the neutralization reaction. J. Immunol. **77**, 271 (1956). — **Goodpasture, E.W., S.H. Auerbach, H.S. Swanson, and E.F. Cotter**: Virus pneumonia of infants secondary to epidemic infections. Amer. J. Dis. Child. **57**, 997 (1939). — **Gsell, O., u. H. Maeder**: Schutzimpfungen gegen Adenovirusinfektionen. Beobachtungen in schweizerischen Rekrutenschulen 1958. Schweiz. med. Wschr. **89**, 315—320 (1959). — **Guethert, H., M. Sproessig, W. Woeckel, W. Braun u. W. Meerbach**: Zur Klinik, Morphologie und Virologie letaler Adenoviruspneumonien. Dtsch. med. Wschr. **89**, 1981—1983 (1964). — **Green, M., and G.E. Daesch**: Biochemical studies on adenovirus multiplication. II. Kinetics of nucleic acid and protein synthesis in suspension cultures. Virology **13**, 169—176 (1961). — **Gutekunst, R.R., and A.D. Heggie**: Viremia and viruria in adenovirus infections. Detection in patients with rubella or rubelliforme illness. New Engl. J. Med. **264**, 374—378 (1961).

Holzaepfel, J.H., and J.G. Boutselis: The use of APC 3 virus as a cancericidal agent. Cancer Res. **10**, 577—580 (1957). — **Horne, R.W.**: The comparative structure of adenoviruses. Ann. N.Y. Acad. Sci. **101**, Art. 2, 475—483 (1962). — **Hilleman, M.R., and J.H. Werner**: Recovery of new agent from patients with acute respiratory illness. Epidemic acute respiratory illness in Fort Leonard Wood, Missouri, winter 1952/53. Proc. Soc. Biol. Med. **85**, 183—188 (1954). — **Hilleman, M.R., J.H. Greenberg, M.S. Warfield, S.A. Anderson, and R. Glabere**: Second field evaluation of bivalent types 4 and 7 Adenovirus vaccine. Arch. intern. Med. **102**, 428—436 (1958). — **Huebner, R.J., W.P. Rowe, T.G. Ward, R.H. Parrott, and J.A. Bell**: Adenoidal-pharyngeal-conjunctival agents. A newly recognized group of common viruses of the respiratory tract. New Engl. J. Med. **251**, 1077 (1954).

Jawetz, E., S. Kimura, A.N. Nicholas, P. Thygeson, and L. Hanna: New type of APV virus from epidemic keratoconjunctivitis. Science **122**, 1190 (1955). — **Jen, K.F., Y. Tai, Y.C. Lin, and H.Y. Wang**: The role of adenovirus in the etiology of infantile pneumonia and pneumonia complicating measles. Zit. nach Benyesh-Melnick und Rosenberg. — **Jordan, W.S., jr., G.F. Badger, and H.J. Dingle**: A study of illness in a group of Cleveland families. XV. Acquisition of type-specific adenovirus antibodies in the first five years of life-implication for use of adenovirus vaccine. New Engl. J. Med. **258**, 1041—1044 (1958). — **Jungo, O.**: Über zwei Epidemien von Lungeninfiltraten in Rekrutenschulen. Inaugural-Dissertation, Basel 1961.

Kapsenberg, J.G.: Relationship of infectious canine hepatitis virus to human adenovirus. Proc. Soc. exp. Biol. (N.Y.) **101**, 611 (1959). — **Kasel, J.A., M. Huber, F. Loda, P.A. Banks, and V. Knight**: Immunization of volunteers with soluble antigens of adenovirus type 1. Proc. Soc. exp. Biol. (N.Y.) **117**, 186—190 (1964). — **Kjellen, L.**: A study of adenovirus-host cell system by the plaque technique. Virology **14**, 234 (1961). — **Klemperer, H.G., and H.G. Pereira**: Study of adenovirus antigens fractionated by chromatography on DEAE-cellulose. Virology **9**, 536 (1959). — **Klisenko, G.A.**: Study of the cytopathology of adenovirus infection in tissue cultures. Probl. Virol. (N.Y.) **6**, 374 (1961). — **Koehler, K., u. T. Odaka**: Zeitpunkt der Synthese und Zusammensetzung der messenger-RNS bei KB-Zellen nach Adenovirusinfektion. Z. Naturforsch. **19b**, 331—336 (1964).

Levy, H.B., W.P. Rowe, L.F. Snellbaker, and J.W. Hartley: Biochemical changes in HeLa cells associated with infection by type 2 adenoviruses. Proc. Soc. exp. Biol. (N.Y.) **96**, 732 (1957). — **Lieberman, M., and M. Friedman**: Growth characteristics of adenoviruses. 1. Production and release of complement fixing antigen and infectious virus. J. Immunol. **82**, 1—8 (1959). — **Liebscher, S., u. P. Wunderlich**: Eine Facialisparese durch Adenovirus-Typ 5-Infektion. Dtsch. med. Wschr. **91**, 256—259 (1966). — **Löffler, H., G.A. Spengler, G. Riva, P. Stucki u. R. Mangold**: Über gehäuftes Vorkommen von Lungeninfiltraten in Rekrutenschulen. Schweiz. med. Wschr. **86**, 967—975 (1956).

Marchenko, V.I., N.L. Pinegina, and M.A. Mutveyeva: Frequency of detection of antibodies to adenoviruses in healthy persons and patients with various diseases in the complement-fixation test. Probl. Virol. (N.Y.) **6**, 384 (1961). — **Morgan, C., G.C. Godman, P.M. Breitenfeld, and H.M. Rose**: A correlative study by electron and light microscopy of the development of type 5 adenovirus. J. exp. Med. **112**, 373 (1960).

Nagayama, T., K. Hayakawa, M. Oshige, and H. Oki: Studies on the relations between exanthema subitum and adenovirus. Acta med. Univ. Kagoshima. **3**, 44 (1960). — **Nasz, I., u. M. Toth**: Nachweis von komplementbindenden und neutralisierenden Antikörpern gegen Adenoviren. Zbl. Bakt., Abt. I., Orig. **178**, 141—148 (1960).

Pereira, H. G.: A protein factor responsible for the early cytopathogenic effect of adenovirus. Virology 6, 601 (1958). — **Pereira, H. G., A. C. Allison**, and **J. S. F. Niven**: Fatal infection of newborn hamsters by an adenovirus of human origin. Nature (Lond.) **196**, 244 (1962). — **Pereira, H. G., A. C. Allison**, and **B. Balfour**: Multiplication of adenovirus type 5 studies by infectivity titrations and by the fluorescent antibody technique. Virology **7**, 300—314 (1959a). — **Pereira, H. G., A. C. Allison**, and **C. P. Farthing**: Study of adenovirus antigens by immunoelectrophoresis. Nature (Lond.) **183**, 895—896 (1959b). — **Pereira, H. G.**, and **B. Kelley**: Studies on natural and experimental infection by adenoviruses. Proc. roy. Soc. Med. **50**, 755 (1957a). ~ Latent infection of rabbits by adenovirus type 5. Nature (Lond.) **180**, 615—616 (1957b). — **Petek, M., B. Felluga, R. Zoletto**, and **G. Bersani**: Further studies on CELO-virus: Its relationship to the adenovirus group. Arch. ges. Virusforsch. **14**, 637—649 (1964). — **Pierce, C. H.**, and **A. W. Knox**: Ciliocytophtoria in sputum from patients with adenovirus infections. Proc. Soc. exp. Biol. (N.Y.) **104**, 492—495 (1960). — **Portocala, R., V. Boeru, I. Aderca**, and **I. Samuel**: Cytopathogenic effects of the desoxyribonucleic acid extracted from an adenovirus. C.R. Acad. Sci. (Paris) **252**, 362—363 (1961). — **Prunieras, M. Y., Y. Chardonnet**, et **R. Sohier**: Effets cytopathogènes des adénovirus type 5. Etude cinétique. Ann. Inst. Pasteur **103**, 484 (1962).

Rosen, L.: A hemagglutination-inhibition technique for typing adenoviruses. Amer. J. Hyg. **71**, 120—128 (1960). — **Rosen, L., S. Baron**, and **J. A. Bell**: Four newly recognized adenoviruses. Proc. Soc. exp. Biol. (N.Y.) **107**, 434—437 (1961). — **Rowe, W. P., R. J. Huebner, L. K. Gilmore, R. H. Parrot**, and **T. G. Ward**: Isolation of a cytopathogenic agent from human adenoids undergoing spontaneous degeneration in tissue culture. Proc. Soc. exp. Biol. (N.Y.) **84**, 570 (1953). — **Rowe, W. P., R. J. Huebner, J. W. Hartley, T. G. Ward**, and **R. H. Parrot**: Studies of the adenoidal-pharyngeal-conjunctival (APC) group of viruses. Amer. J. Hyg. **61**, 197—218 (1955). — **Rowe, W. P., R. J. Huebner**, and **J. A. Bell**: Definition and outline of contemporary information on the adenovirus group. Ann. N.Y. Acad. Sci. **67**, 255—261 (1957). — **Rowe, W. P., J. W. Hartley**, and **R. J. Huebner**: Serotype composition of the adenovirus group. Proc. Soc. exp. Biol. (N.Y.) **97**, 465—470 (1958).

Sattelkau, G.: Der Nachweis einer Adenovirusinfektion (Typ 3) bei schwer, bzw. tödlich verlaufener Meningo-Encephalitis. Arch. Kinderheilk. **170**, 174—181 (1964). — **Simon, M.**: Haemagglutination experiments with certain adenovirus type strains. Acta microbiol. Acad. Sci. hung. **9**, 45—54 (1962a). ~ Chromatography of adenoviruses on calcium phosphate columns. Acta virol. **6**, 302—308 (1962b). — **Sinha, S. K., L. W. Fleming**, and **S. Scholes**: Current considerations in public health of the role of animals in relation to human virus diseases. J. Amer. vet. med. Ass. **136**, 481—485 (1960). — **Sohier, R., Y. Chardonnet**, et **J. Freydier**: La réaction de fixation du complément au cours et au décours des infections à adénovirus. Ann. Inst. Pasteur **98**, 204—210 (1960). — **Stille, W. T.**, and **M. J. Hantover**: Dosages of various trivalent and monovalent adenovirus vaccines in the prophylaxis of acute respiratory illness. Amer. J. Hyg. **80**, 121—134 (1964). — **Suzuki, S., I. Tateno, O. Kitamoto**, and **S. Sugiura**: The role of adenoviruses as the etiological agent of sporadic acute respiratory infections especially that of "virus pneumonia" in a civilian population. Jap. J. exp. Med. **29**, 601—613 (1959).

Trentin, J. J., Y. Yabe, and **G. Taylor**: The quest for human cancer viruses. Science **137**, 835—841 (1962).

Van der Veen, J.: Adenovirus and viral pneumonia in children. J. Hyg. Epidem. (Praha) **6**, 85 (1962). — **Vivell, O.**, u. **R. Deibel**: Serologische und klinische Untersuchungen über Viruserkrankungen des Respirationstraktes. IV. Mitteilung. Epidemiologische Beobachtungen bei Respirationstrakterkrankungen der Jahre 1957—1961. Z. Kinderheilk. **86**, 553—559 (1962). — **Vivell, O., R. Zintz** u. **R. Deibel**: Die epidemische Keratokonjunktivitis — eine APC-Virus-Infektion? Dtsch. med. Wschr. **82**, 100—102 (1957).

Ward, T. G.: Viruses of the respiratory tract. Progr. med. Virol. **2**, 203 (1959). — **Warren, J.**, and **E. C. Cutchins**: General characteristics and viral susceptibility of bovine embryonic tissue cultures. Virology **4**, 297—304 (1957). — **Wigand, R.**, u. **H. Bauer**: Über den cytopathogenen Effekt der Adenoviren des Menschen. Arch. ges. Virusforsch. **14**, 674—682 (1964). — **Wilcox, W. C.**, and **H. S. Ginsberg**: Effect of proflavine on the synthesis of adenovirus type 5 and associated soluble antigens. J. Bact. **84**, 526 (1962). — **Wilson, J. S., P. J. Grant, D. L. Miller, C. E. D. Taylor**, and **J. C. McDonald**: Trial of adenovirus vaccine in Royal Air Force recruits. Brit. med. J. **I**, 1081—1083 (1960).

Myxovirusinfektionen (virologische Übersicht)

Von Rudolf Siegert, Marburg/Lahn

Mit 1 Abbildung

Die durch Myxoviren verursachten *Krankheiten des Menschen* zeichnen sich durch eine bunte Symptomatologie aus. Jede Virusart besitzt ein breites Krankheitsspektrum bei Erstinfektion. Im Vordergrund stehen katarrhalische Entzündungserscheinungen an den Schleimhäuten des *Respirationstrakts* (z. B. Influenza, Parainfluenza, Newcastle disease), welche alle Abschnitte der Atemwege betreffen und alle Schweregrade von banalen bis zu tödlichen Erkrankungen umfassen können. Die Infektionen manifestieren sich aber auch an den *ek- und endokrinen Drüsen* (Mumps) oder als *exanthematische Krankheit* (Masern). Schließlich treten bei den meisten Myxoviruskrankheiten auch para- oder postinfektiöse *Meningoencephalitiden* in verschiedener Häufigkeit auf.

Es handelt sich um akute kontagiöse *Allgemeininfektionen*, die eher eine Plage als eine Bedrohung unseres Lebens darstellen. Sie besitzen *größte medizinische und ökonomische Bedeutung*, weil sie nicht nur sporadisch oder in lokalisierten Ausbrüchen, sondern auch *in epidemischer Form* — die Influenza sogar pandemisch — auftreten können. Die Infektionen führen nicht immer zu Erkrankungen, sondern verlaufen nicht selten klinisch stumm. Einige (z. B. Masern, Mumps) hinterlassen eine dauerhafte *Immunität*, andere (z. B. Influenza, Parainfluenza) dagegen einen weniger ausgeprägten Schutz, so daß Zweiterkrankungen relativ häufige Ereignisse sind.

Unter den Myxoviren befinden sich auch Erreger zahlreicher *Tierkrankheiten*, von denen aber nur wenige auf den Menschen übertragbar (Zoo-Anthroponosen) sind.

Die Myxoviruskrankheiten stellen in klinischer Hinsicht keine Einheit dar. Ihre *Zusammengehörigkeit* ergibt sich aus der Verwandtschaft ihrer Erreger.

Da die einzelnen Krankheitsbilder und ihre Erreger in den nachfolgenden Kapiteln getrennt besprochen werden, soll als Einführung ein allgemein gehaltener Überblick aus virologischer Sicht vorangehen.

Die Myxoviren weisen zahlreiche Merkmale auf, die dazu berechtigen, sie von den übrigen menschen- und tierpathogenen Virusarten abzugrenzen (Andrewes et al.). Ihre Bezeichnung wird von der gemeinsamen Eigenschaft hergeleitet, daß sie eine Affinität zu mucinartigen Stoffen (lateinisch: mucus, griechisch: myxos = Schleim) besitzen.

Die Myxoviren sind annähernd sphärische Gebilde in einem *Größenbereich* von 70—250 mμ. Gelegentlich trifft man gerade bei frisch isolierten Stämmen auch filamentöse Formen bis zu einer Länge von 1 μ an. Strukturell und chemisch sind sie viel komplexer als die kleineren Viren aufgebaut (Howe et al.).

Ihr *Baumuster* ist im Prinzip gleichartig (Abb. 1). Das Virion (= reifes Elementarkörperchen) stellt einen infektiösen Komplex dar, in dessen Struktur die Negativfärbung einiges Licht gebracht hat (Horne und Waterson). Zentral befindet sich eine aus Ribonucleinsäure und Protein bestehende trypsinresistente Innenkomponente, die eine fadenförmige, spiralige Struktur besitzt (Durchmesser 9—18 mμ). Diese aus schraubenartigen Untereinheiten aufgebaute Helix wird von einer Lipoproteinhülle umschlossen. Sie zeigt an ihrer Oberfläche zahlreiche stachelartige Fortsätze (spikes), so daß die Gestalt der reifen Elementarkörperchen an Stechäpfel oder die Schale von Roßkastanien erinnert (HORNE et al.; WATERSON et al.; HOYLE et al.). Der Durchmesser der äußeren Hülle wird mit 100—150 Å, die Länge der „Spikes" mit 80—100 Å angegeben.

Ein gemeinsames Merkmal der Myxoviren ist ihr *Hämagglutinin*, das mit den Mucoprotein-Receptoren der Erythrocyten verschiedener Species (meist vom Huhn, Menschen oder Meerschweinchen) reagiert und die Blutkörperchen zur Agglutination bringt. Dieses zuerst von HIRST beobachtete Phänomen kommt dadurch zustande, daß die Viruspartikel die Blutzellen wie Brücken miteinander verbinden. Bei dieser Zellaggregation spielen sicherlich die Oberflächenladungen eine wichtige Rolle. Zur Hämagglutination befähigt sind alle Viruspartikel, d. h. sowohl die sphärischen und filamentösen Viria, als auch die kleineren inkompletten, nicht infektiösen Einheiten.

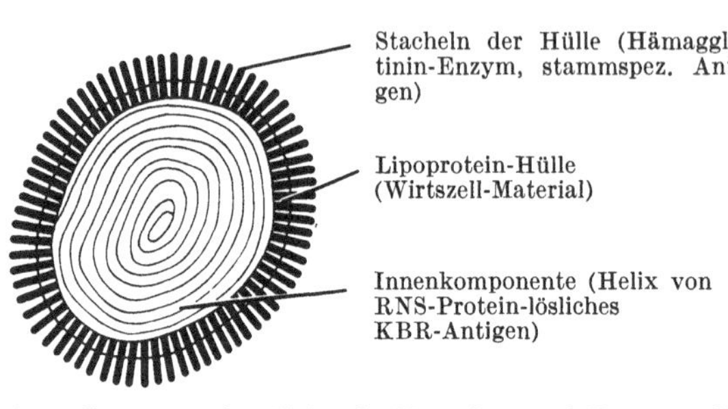

Abb. 1. Baumuster eines Virions der Myxoviren (nach HORNE et al.)

Mit dem Hämagglutinin auf das engste verbunden ist die *Neuraminidase*, welche die ketosidische Bindung zwischen Acylderivaten und Neuraminsäure und anderen Zuckern hydrolysiert (GOTTSCHALK). Man muß bei den Myxoviren mit verschiedener Neuramidasespezifität rechnen. Die an die Zelloberfläche adsorbierten Viruspartikel werden durch irreversible enzymatische Zerstörung der korrespondierenden Receptorsubstanz wieder abgelöst. Das „eluierte" Virus ist in seiner Agglutinationsfähigkeit für frische Erythrocyten nicht beeinträchtigt, dagegen sind derart vorbehandelte Blutkörperchen inagglutinabel geworden. Ob die Stacheln der Hülle nicht nur die Träger der hämagglutinierenden, sondern auch der enzymatischen Aktivität darstellen, gilt noch nicht als bewiesen (PHILIPSON). Von manchen anderen Viren (z. B. Arboviren) werden die Zellreceptoren nach der Agglutination nicht zerstört. Bei wieder anderen Viren (z. B. Variolavirus) ist das Hämagglutinin löslich und von den Elementarkörperchen abtrennbar.

Die Blutkörperchen können nach Adsorption und Elution nicht mehr von den gleichen, jedoch von anderen Myxoviren noch agglutiniert werden. Dieses Phänomen hat BURNET dazu veranlaßt, die Myxoviren in einen *Receptorgradienten* einzuordnen, der folgende Reihenfolge hat: Influenza C, Mumps, Newcastle disease, Sendai (Parainfluenza 1), Influenza A, Influenza B, Schweineinfluenza.

Nach der Elution von Influenzavirus C werden von ihm die gleichen Erythrocyten nicht mehr verklumpt, jedoch von allen in dieser Reihe nachfolgenden Viren erneut agglutiniert. Andererseits ist bei entsprechender Vorbehandlung mit dem letzten Glied dieser Reihe keine Hämagglutination mehr durch die vorstehenden Virusarten möglich. Jedes Glied der Reihe hebt das Reaktionsvermögen mit den vorausgehenden, nicht aber für die nachfolgenden Virusarten auf. Wahrscheinlich spielt dabei die Substratspezifität eine Rolle.

Rote Blutkörperchen werden durch *Behandlung mit RDE* (receptor destroying enzyme) von V. cholerae ebenfalls inagglutinabel (BURNET et al.). Auch hierbei handelt es sich um eine Neuraminidasewirkung, welche die Neuraminsäure von dem Zucker der Mucoproteinstruktur abspaltet (KLENK und LEMPFRID). Der Erythrocytenreceptor besteht wahrscheinlich aus einem Komplex von Polypeptid und Oligosacchariden mit N-acetylneuraminsäure. Diese Vorstellung beruht darauf, daß die Receptorsubstanz nicht nur durch Virus und RDE, sondern auch durch Trypsin zerstört wird.

Der *Hämagglutininnachweis* ist von großem praktischem Wert bei der Titrierung der Myxoviren in Ei- und Kulturflüssigkeiten sowie in Vaccinen. Die Hämagglutinationsreaktion wird durch spezifische Antikörper (Antihämagglutinine) in vitro gehemmt (Hämagglutinations-Hemmungstest = HIRST-Test). Die Antikörper neutralisieren das hämagglutinierende Prinzip, so daß die Viruspartikel nicht mehr an die Erythrocyten adsorbieren können.

Das Hämagglutinin ist sehr empfindlich gegenüber unspezifischen *Inhibitoren* in den Körperflüssigkeiten, welche mit den Erythrocytenreceptoren um das Virus konkurrieren. Sie lassen sich z. T. durch Erwärmung oder enzymatische Behandlung inaktivieren.

Bei der Züchtung von Myxoviren in Zellkulturen tritt ein Phänomen auf, das enge Beziehungen zur Hämagglutination aufweist. Es handelt sich um den *Hämadsorptionseffekt* (VOGEL und SHELOKOV). Hier werden der Kultur zugesetzte Erythrocyten breitflächig an die Oberfläche infizierter Zellen adsorbiert, die anscheinend der Virushülle ähnliche chemische Eigenschaften annimmt. Hierdurch kann man die Zellinfektion bereits vor Auftreten des cytopathischen Effekts erkennen. Dieses Phänomen, das die Entdeckung der Parainfluenzaviren 1—4 ermöglicht hat, wird durch Zusatz von Antiserum verhindert. Die Hämadsorptions-Hemmungsmethode ist zur Titrierung von Antikörpern und zur Identifizierung frisch isolierter Virusstämme vorteilhaft.

Die *Infektiosität* (Vermehrungsfähigkeit) stellt mit der Neuraminidase die empfindlichste Eigenschaft der Myxoviren dar. Beide können durch Erwärmung, Formalin oder UV-Bestrahlung ohne Beeinträchtigung der übrigen Funktionen zerstört werden. Die Viruspartikel adsorbieren zwar noch an die Zelloberfläche, können jedoch nicht mehr eluieren, weil das dazu erforderliche Enzym inaktiviert ist. Man spricht von einem „Indikatorvirus“, weil man es zum Nachweis von hemmenden Mucoproteinen verwenden kann. Die Infektiosität ist an die Ribonucleinsäure gebunden, die extrahiert werden kann und bei verschiedenen Zellstämmen eine Virussynthese induzieren soll (MAASSAB), was jedoch anderen Untersuchern nicht gelungen ist (WECKER).

Die Myxoviren sind nicht nur in vermehrungsfähigem, sondern auch in hitze- oder UV-inaktiviertem Zustand zur *Interferenz* befähigt. Sie ist gegenüber homologen und heterologen Virusarten wirksam. Dieser Effekt läßt sich leicht im Hühnerembryo und in Zellkulturen nachweisen. Das Interferenzphänomen beruht auf der Bildung des sog. *Interferon* (ISAACS und LINDENMANN), einem Hemmstoff von Proteincharakter, der vom Viruspartikel in der Wirtszelle induziert wird. Es handelt sich dabei um einen unspezifischen Vorgang, da auch andere Viren (z. B. Vaccinia-, Masern-, Poliomyelitisvirus) dazu befähigt sind, Zellen verschiedener Herkunft (Maus, Hühnerembryo, Mensch, Affe) zur Freisetzung von Interferon zu veranlassen, das nicht nur die homologen Viren, sondern auch die Vermehrung von Myxoviren, Arbo- und Enteroviren zu hemmen vermag. Man darf annehmen, daß bei persistierenden Zellinfektionen, die ohne wahrnehmbare Zellschädigung ablaufen, ein Gleichgewichtszustand zwischen Virus und Interferon besteht. Dieser Inhibitor spielt sicherlich bei der Überwindung von Viruskrankheiten eine Rolle, die allerdings noch der Klärung bedarf (s. LINDENMANN).

Einige der Myxoviren (Influenza, Mumps, Newcastle disease und Sendaivirus) üben eine *toxische Wirkung* auf Versuchstiere aus. Man versteht darunter das Auftreten von Schädigungen ohne oder vor der Virusvermehrung. Die Giftwirkung kann nicht nur mit infektiösen, sondern auch mit inaktivierten Viruspartikeln ausgelöst werden. Sie setzt aber nicht unbedingt eine direkte Viruswirkung auf die geschädigten Zellen voraus (Oh und Evans). Es ist auch noch unklar, inwieweit die Toxizität an der Pathogenese beteiligt ist. Hinsichtlich seines Wirkungsmechanismus soll der toxische Effekt, zumindest beim Newcastle-disease-Virus, von der Nebennierenrinde abhängig sein (Rott und Müller).

Eine noch wenig erforschte Funktion der Myxoviren ist ihre *Pyrogenität*, die man bisher nicht von den Viruspartikeln trennen konnte (Wagner et al.; Siegert et al.; Siegert und Braune). Es handelt sich um eine selbständige Eigenschaft, die in keinem Zusammenhang mit den übrigen Virusqualitäten (Infektiosität, Toxizität, Interferenz, Hämagglutinin) steht. Das exogen zugeführte Viruspyrogen wirkt nicht auf direktem Weg fiebererzeugend, sondern indirekt, indem es die Freisetzung eines endogenen Fieberstoffs induziert (Atkins; Siegert et al.). Das sekundäre Pyrogen stammt aus den weißen Blutzellen (Atkins et al.). Nach einmaliger Virusinjektion führen alle geprüften Myxoviren beim Kaninchen zu einer vorübergehenden kompletten Fiebertoleranz, die allerdings nur gegenüber den Influenzaviren, nicht aber beim klassischen und atypischen Geflügelpestvirus wirksam ist (Siegert et al.). Die Eigenschaften der Pyrogene der Myxoviren weisen einige grundsätzliche Unterschiede zu den bakteriellen Fieberstoffen auf (Siegert und Braune).

Gemeinsam ist den Myxoviren ferner ihre *Empfindlichkeit gegen Äther*, Chloroform und Desoxycholat, die verständlich ist, weil die Virusoberfläche aus einer Lipoproteinhülle besteht. Durch Ätherbehandlung wird das Virion in sein Hämagglutinin und seine Innenkomponente gespalten (Hoyle et al.; Schäfer und Zillig; Davenport et al.), wobei die Infektiosität verloren geht. Der Lipoidanteil befindet sich in der Zwischenschicht, während das Ribonucleoproteid und Hämagglutinin in der wässrigen Phase bleiben. Die daraus isolierte hämagglutinierende Komponente zeigt Stacheln an der Oberfläche wie die kompletten Viruspartikel, während das Nucleoprotein als spiralförmiges Fragment vorliegt.

Die *Antigenstruktur* der Myxoviren kann durch Reaktion mit neutralisierenden, antihämagglutinierenden und komplementbindenden Antikörpern analysiert werden. Die Orte in der Zelle, wo die Antigene entstehen, lassen sich mit fluoreszeinmarkierten Antikörpern lokalisieren.

Das *an der Oberfläche* gelegene mucoproteinhaltige *Hämagglutinin* ist der Träger des stammspezifischen Virusantigens (= V-Antigen). Das nucleinsäurefreie hämagglutinierende Antigen und das V-Antigen sind als identisch anzusehen (Rott und Schäfer). Diese Antigenkomponente reagiert deshalb sowohl im Hämagglutinations-Hemmungstest als auch in der Komplementbindungsreaktion mit spezifischem Antiserum und führt bei Tieren zur Antikörperbildung und Immunität.

Im Innern ist das aus Ribonucleoprotein bestehende S- (= soluble) oder G- (= gebundene) Antigen gelegen, das wegen seiner Zusammensetzung auch als *RNP-Antigen* bezeichnet wird (Rott). Partikel, denen das S-Antigen entfernt wurde, sind nicht mehr infektiös. Es reagiert nicht mit Erythrocyten, sondern nur in der Komplementbindungsreaktion. Die löslichen Antigene der Influenzaviren besitzen ein breiteres Virusspektrum als die stammspezifischen V-Antigene; sie ergeben deshalb Gruppenreaktionen.

Das in der *Routinediagnostik* verwendete V-Antigen wird durch Abzentrifugieren (20000 UpM) aus infizierten Allantois- oder Zellkulturflüssigkeiten gewonnen und mit Hilfe von Erythrocyten durch Adsorption-Elution gereinigt. Es handelt sich also um eine konzentrierte Virussuspension. Das kleinere S-Antigen dagegen wird aus infizierten Zellen der Allantoismembran oder von Zellkulturen präpariert und verbleibt beim Zentrifugieren im Überstand. Es besitzt die gleiche Struktur und Antigenität wie das durch Ätherextraktion gewonnene S-Antigen und stellt deshalb wohl nichts anderes als Virus-Ribonucleoprotein dar, das nicht oder noch nicht in die Viria eingebaut wurde. Wahrscheinlich wird es von der Zelle in erheblichem Überschuß produziert (ROTT et al.).

Die *Vermehrung der Myxoviren* verläuft in folgenden Stadien: In der Adsorptionsphase nimmt das Virion Kontakt mit der Wirtszelle auf. Die adsorptiv-enzymatischen Viruseigenschaften erleichtern vielleicht das Eindringen in die Zelle, sind dazu aber nicht unbedingt erforderlich (BURNET). Die Penetration ist — vom Virus aus gesehen — ein passiver Vorgang. Die Aufnahme erfolgt, wie kürzlich beim Newcastle-disease-Virus festgestellt, durch Viropexis (SILVERSTEIN und MARCUS). Das Virus liegt zunächst in einer membranumhüllten Vakuole. Dann verliert es seine morphologische Integrität. Das „somatische" Virusmaterial (Lipid, Mucoprotein, Protein) nimmt an dem Vermehrungsprozeß nicht weiter teil, sondern wird wohl in den Zellstoffwechsel einbezogen. Nach vorherrschender Ansicht erreicht die Nucleinsäure in Form von Nucleoprotein den Kern und bringt die Synthese ingang. Bei den Influenzaviren erscheint wenige Stunden nach der Infektion RNS-Protein im Kern. Die enzymatischen Prozesse im Cytoplasma werden aktiviert, das RNP-Antigen tritt aus dem Kern in das Cytoplasma über. Etwa 1 Std später ist dort das Hämagglutinin nachweisbar (SCHÄFER). Diese beiden Untereinheiten werden — zumindest bei den Influenzaviren — an verschiedenen Orten der Wirtszelle weitgehend unabhängig voneinander synthetisiert (BREITENFELD und SCHÄFER, FRANKLIN). Diese Bausteine werden an die Zellwand verlagert und dort nach einem spezifischen Muster mit Material der Zellperipherie zum *Virion* formiert. Jedes Elementarkörperchen enthält also auch Wirtszellkomponenten, wie z. B. Zellantigen (KNIGHT, SMITH et al.) und Lipid (KATES et al., FRANKLIN). Zumindest bei der Influenzavirusgruppe ist kaum noch daran zu zweifeln, daß die lipoproteidhaltigen Hüllsubstanzen der infektiösen Partikel von normalen Bestandteilen der Zellwand abstammen (WECKER, KATES et al., MORGAN et al.). Reife, komplette Virusteilchen findet man nur an der Zelloberfläche, nicht aber im Zellinnern. Die Partikel werden allmählich freigesetzt und dabei ihre Oberflächenstrukturen, vielleicht unter Mitwirkung der Neuraminidase, vervollständigt. Die Erschöpfung des Nährmaterials und die Störung der normalen enzymatischen Beziehungen führen zur Nekrose und den verschiedenen Arten von Kern- und Plasmazerfall (BURNET).

Neben den ausgereiften Viria treten auch *inkomplette Gebilde* auf (v. MAGNUS), die zwar ebenfalls aus virusspezifischen Untereinheiten aufgebaut sind und hämagglutinieren, jedoch keine Infektiosität besitzen. Ihre äußere Form gleicht den vollständigen Elementarkörperchen, jedoch fehlt die aus RNS und Protein bestehende Innenkomponente, oder es wird nur ein Teil derselben inkorporiert (ROTT). Es handelt sich offenbar um Fehlbildungen, die durch Störungen der Virussynthese (WILDY und HORNE) zustandekommen.

Wenn wir zusammenfassend die *Struktur* des Virions mit den *Funktionen* in Beziehung setzen, sehen wir, daß sich im Innern der reifen Elementarkörperchen, gebunden an die Spiralstruktur, die Ribonucleinsäure als Träger der genetischen Information und Infektiosität sowie das G-Antigen befinden. Die Hülle dient dem Schutz des empfindlichen genetischen Materials, sie ist der Sitz des Hämagglutinins und Oberflächenantigens sowie der Träger der enzymatischen Aktivität.

Auch hinsichtlich ihrer *Züchtung* bestehen manche Übereinstimmungen. Die meisten Vertreter der Myxovirusgruppe führen nach Anpassung durch intranasale Passagen zu übertragbaren Pneumonien bei Mäusen und Hamstern. Nach intracerebralen Passagen stellen sich Meningoencephalitiden bei kleinen Nagern ein.

Die Myxoviren vermehren sich mit wenigen Ausnahmen (z. B. Parainfluenzaviren) bereits bei ihrer Isolierung ausgezeichnet in der Amnionhöhle und nach ihrer Adaptierung auch in der Allantoishöhle des *Hühnerembryo*. Ihre Züchtung gelingt schließlich auch in *Zellkulturen* verschiedener Herkunft, wobei mehr oder weniger deutliche cytopathische Effekte auftreten (BRANDT, LEHMANN-GRUBE). Besonders vorteilhaft zum frühzeitigen Nachweis der Myxovirusinfektion in Zellkulturen ist der vorstehend beschriebene *Hämadsorptionseffekt*.

Worauf die unterschiedliche *Menschen- und Tierpathogenität* der Myxoviren beruht, ist — wie bei allen Viren — unklar. Unter natürlichen Bedingungen ist der Mensch für die Influenzaviren (A, B, C), Mumps-, Masern- und die Parainfluenzaviren, unter bestimmten Voraussetzungen auch für das Newcastle-disease-Virus, empfänglich. Dagegen infizieren die tierpathogenen Influenza-A-Viren oder die Hundestaupe- und Rinderpestviren nicht den Menschen. Die möglichen Beziehungen zwischen den menschlichen und tierischen Erregerarten sind Gegenstand zahlreicher Spekulationen.

Die *Pathogenese* zeigt trotz der verschiedenartigen Krankheitsbilder manche Gemeinsamkeiten. Die Myxoviren dringen in die Epithelzellen des oberen Respirationstrakts oder der Conjunctiven ein. Ihre lokale Vermehrung ist meist mit einem Katarrh verbunden. Das Virus gelangt nicht selten in die tieferen Luftwege und kann auch in der Blutbahn nachgewiesen werden. Es ist jedoch nicht bekannt, ob die Virämie die Regel oder eine Ausnahme darstellt. Aus dem klinischen Bild darf jedoch geschlossen werden, daß zumindest einige Myxoviruskrankheiten (z. B. Mumps, Masern) Allgemeininfektionen darstellen. Es bedarf noch der Klärung, inwieweit die Virusqualitäten (z. B. Neuraminidase, Toxizitität, Interferonproduktion, Pyrogen, Hämagglutinin) an der pathogenetischen Entwicklung beteiligt sind.

Die mit der Absonderung von Sekreten erfolgende Virusausscheidung bedingt eine weitgehende Übereinstimmung in den Wegen der *Infektionsübertragung*. Die epidemiologischen Besonderheiten beruhen auf den jeweiligen individuellen Eigenschaften der Viren.

Weil die Myxovirusinfektionen im wesentlichen auf aerogenem Weg von Mensch zu Mensch durch Tröpfchen übertragen werden, sind sie einer *Bekämpfung* nach allgemeinen hygienischen Grundsätzen nicht zugänglich. Da auch wirksame Che-

Tabelle 1. *Myxoviren (Übersicht)*

Modifiziert nach ANDREWES und WORTHINGTON

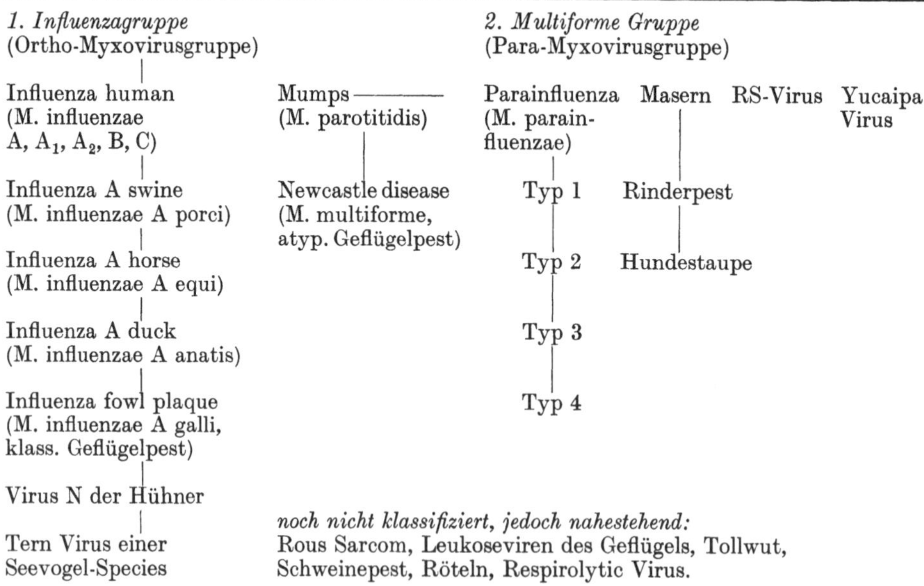

moprophylactica und -therapeutica fehlen, können diese Krankheiten nur durch immunprophylaktische Maßnahmen bekämpft werden. Dies trifft vor allem für diejenigen Infektionen zu, die eine dauerhafte Immunität hinterlassen.

Der individuelle *spezifische Schutz* beruht auf einem genügend hohen Antikörperspiegel an der Eintrittspforte. Seine Höhe hängt z. T. von der Konzentration der Antikörper in der Zirkulation, z. T. von der Menge ab, die durch die Blutgewebsschranke in die Sekrete der Atemwege gelangt (HILLEMAN). Der Zusammenhang zwischen den zirkulierenden Antikörpern und der Stärke der individuellen Immunität ist allerdings nur unvollkommen. Daß keine absoluten Korrelationen bestehen, kann man daraus entnehmen, daß die Mumpsinfektion eine dauerhafte Immunität hinterläßt, die so nahe verwandten Parainfluenzaviren aber trotz deutlicher Antikörperspiegel zu Zweiterkrankungen führen können. Durch künstliche Erhöhung der zirkulierenden Antikörper mit Hilfe aktiver Immunisierung wird das Erkrankungsrisiko deutlich vermindert.

Trotz vieler Gemeinsamkeiten der Myxoviren bestehen aber auch einige grundsätzliche *Differenzen*, die im wesentlichen auf verschiedenen morphologischen Befunden und dem G-Antigen beruhen (WATERSON, ROTT). Diese Unterschiede berechtigen zu einer *Unterteilung* in 2 Gruppen. Die in Tab. 1 angegebene Klassifizierung kann aber keineswegs als endgültig und vollständig angesehen werden. Die in Klammern wiedergegebene binominale Terminologie ist wenig gebräuchlich.

Am besten untersucht ist die *Influenzagruppe*. Ihre Viria besitzen eine Größe von 70—120 mμ. Sie enthalten nach den vorliegenden chemischen Analysen 60—70% Protein, etwa 25% Lipid, 3—15% Kohlenhydrate und Ribonucleinsäure (SCHÄFER), deren Anteil beim Influenzavirus mit 1%, bei dem klassischen Geflügelpestvirus mit etwa 4% zu veranschlagen ist.

Das G- oder S-Antigen, das nur in der Komplementbindung reagiert, gestattet — im Gegensatz zu dem stammspezifischen Oberflächenantigen — die Influenzaviren in die Typen A, B, C zu differenzieren, d. h. alle Stämme des gleichen Typs besitzen das gleiche lösliche Antigen, während die Typen untereinander keine antigene Verwandtschaft aufweisen.

Nach Spaltung von Influenzaviren mit Natrium Dodecylsulfat erhält man auf elektrophoretischem Weg drei Fraktionen. Bei einem Vergleich mehrerer Stämme des Typ A ergab sich, daß die eine Fraktion dem gemeinsamen inneren (S-)Antigen entsprach. Die in der Hämagglutininfraktion beobachteten Differenzen hinsichtlich der Aminosäurenzusammensetzung dürften für die Unterschiede der äußeren (V-)Antigene der Stämme verantwortlich sein (LAVER).

Mit dem humanen Typ A haben die *animalen Influenzaviren* das typenspezifische Antigen gemeinsam (STEELE). Deshalb gehören noch das *Schweineinfluenzavirus* (DAVENPORT et al.), das klassische *Geflügelpestvirus* (SCHÄFER), das *Virus N der Hühner* (ROTT und SCHÄFER) sowie die *enten- und pferdepathogenen Influenzaviren* dazu (BLAŠKOVIČ et al., SOVINOVA). Auch das von Seevögeln isolierte *Tern Virus* soll nicht nur morphologisch, sondern auch hinsichtlich seines S-Antigens mit dem Typ A des Influenzavirus verwandt sein (BECKER).

Die bisher nur bei den Influenzaviren beobachteten *filamentösen Formen* agglutinieren Erythrocyten und eluieren wieder, aber der Grad ihrer Infektiosität ist sehr gering. Schließlich sind weitere wichtige Unterschiede zu den Para-Myxoviren die hohe Reproduktionsrate und Actinomycin-Empfindlichkeit sowie die inkompletten Formen der Influenzaviren.

Die Elementarkörperchen der 2. Gruppe sind wesentlich größer und weniger einheitlich als die der Influenzaviren und verändern bei höherer Salzkonzentration ihre ursprünglich annähernd kugelige in eine gestreckte Form. Sie werden deshalb auch als *multiforme Viren* bezeichnet (SCHÄFER). Diese Kriterien sind jedoch allein wenig überzeugend für eine Gruppierung, weil die morphologischen Übergänge „fließend" sind. Die Unterschiede werden deutlicher, wenn man die Beschaffenheit der RNS-haltigen Innenkomponente vergleicht (SCHÄFER und ROTT).

Das *RNP-Antigen* der Mumps-, Newcastle-disease- und Parainfluenzaviren unterscheidet sich grundsätzlich von der Innenkomponente (G-Antigen) der Influenzaviren. Während man bei den letzteren den Eindruck hat, daß es sich um eine locker gewundene Protein-Doppelhelix handelt, sind die Proteinuntereinheiten der Parainfluenzaviren — ähnlich wie beim Tabakmosaikvirus — dicht gepackt um einen Hohlkanal angeordnet (ROTT).

Ein weiterer wichtiger Unterschied zwischen beiden Myxovirusgruppen besteht darin, daß nach allgemeiner Ansicht das RNP-Antigen der Influenzaviren im Zellkern, bei den Mumps-, Newcastle-disease- und Parainfluenzaviren jedoch im Cytoplasma entsteht (TRAVER et al., REDA et al.). Neuerdings wollen JOHNSON und SCOTT das lösliche Antigen 6 Std nach der Infektion mit den letztgenannten Viren im Kern von HEp-2-Zellen nachgewiesen haben.

Wenn ihre chemische Zusammensetzung — zumindest die des Newcastle-disease-Virus — auch mit dem Influenzavirus weitgehend übereinstimmt, so neigt ein Teil der Viruspartikel zu spontanem Zerfall, wobei eine innere schraubenförmige Komponente von etwa 18 mμ Durchmesser freigelegt wird (HORNE et al.). Hierbei handelt es sich wohl um die gestreckte Ribonucleoprotein-Komponente.

Im Gegensatz zu den Repräsentanten der Influenzagruppe besitzen einige der Para-Myxoviren (Parainfluenzaviren 1 und 3, Mumps, Newcastle disease) die Fähigkeit, Erythrocyten zu lysieren (TRAUB und MIEHLER, MORGAN et al., KILHAM, FUKAI und SUZUKI). Die Natur dieses *Hämolysefaktors*, der dem Hämolysin

Tabelle 2

Serologische Kreuzreaktionen zwischen multiformen Para-Myxoviren

	NDV	Mumps	Parainfluenza 1 (Sendai)	Parainfluenza 1 (HA_2)	Parainfluenza 2 (CA)	Parainfluenza 3 (HA_1)
NDV		×	×			
Mumps	×		×	×	×	×
Parainfl. 1 (Sendai)	×	×		×	×	×
Parainfl. 1 (HA_2)		×	×		×	×
Parainfl. 2 (CA)		×	×	×		
Parainfl. 3 (HA_1)		×	×	×		

des Masernvirus zu entsprechen scheint (SCHLUEDERBERG und ROIZMAN, PERIÉS und CHANY), ist noch unbekannt. Möglicherweise handelt es sich um ein spezielles Enzym, das nicht mit der Neuraminidase identisch zu sein scheint (REBEL et al.). Es ist vielleicht verantwortlich für Lyse und Zellfusion bei der Bildung von Syncytien (HILLEMAN).

Den Para-Myxoviren gehören als für den Menschen wichtigste Repräsentanten das *Mumpsvirus*, das *Newcastle-disease-Virus* und die *Parainfluenzaviren 1—4* (ANDREWES et al.) an.

Zwischen den Oberflächenantigenen von Mumps- und Newcastle-disease- und den Parainfluenzaviren liegt eine derart enge antigene Verwandtschaft vor (KILHAM et al., COOK et al., SCHMIDT et al.), daß man die beiden ersteren eigentlich in die Parainfluenzaviren einbeziehen sollte. Die Antigengemeinschaften sind der Tab. 2 zu entnehmen. Dagegen bestehen keine antigenen Beziehungen zu der Influenzagruppe (s. S. 399).

Zu den Para-Myxoviren werden neuerdings auch das *Masernvirus* (WATERSON et al., KARZON) sowie die ihm auch serologisch eng verwandten *Rinderpest-* (WARREN, PLOWRIGHT et al.) und *Hundestaupeviren* (CRUICKSHANK et al., GILLESPIE) gerechnet, obwohl sie keine Neuraminidaseaktivität und keine Antigengemeinschaften mit den vorgenannten Virusarten besitzen. Wenn man — wie ANDREWES

— den Besitz der Neuraminidase als das allein verbindende Merkmal der Myxoviren ansieht, so wäre ihre Einordnung allerdings nicht gerechtfertigt.

Das von Hühnern mit Laryngo-Tracheitis isolierte *Yucaipa Virus* wurde ebenfalls als Para-Myxovirus klassifiziert (DINTER et al.). Es ist dem Newcastle-disease-Virus zwar sehr ähnlich, aber serologisch verschieden.

Auch das neuerdings vom Menschen isolierte „*Respirolytic Virus*" scheint zu den Myxoviren zu gehören, es ist jedoch serologisch nicht mit Mumps-, RS- und Parainfluenzaviren verwandt (CRAMBLETT).

Das *RS-Virus* (respiratory syncytial virus) weist ebenfalls Eigenschaften wie die Myxoviren auf (HILLEMAN). Es ist von entsprechender Größe, ätherempfindlich, besitzt einen Innenkörper vom RNS-Typ, der von einer Membran umgeben ist. Neben kompletten Elementarkörperchen, die an der Zelloberfläche reifen, existieren auch inkomplette Formen. Sie sind zur Hämagglutination und durch enzymatische Zerstörung der Zellreceptoren auch zur Elution befähigt. Es verfügt über ein S-Antigen (KISCH et al.), das allerdings, im Gegensatz zu anderen Myxoviren, bei pH 3 extrem labil ist.

Schließlich besteht Grund zu der Annahme, daß nicht nur das *Rous-Sarcom-Virus* (DOURMASHKIN und SIMONS), sondern auch das *Tollwutvirus* (ALMEIDA et al.), der Erreger der afrikanischen *Schweinepest* (MALMQUIST und HAY) und verschiedene *Leukoseviren des Geflügels* (FRIESEN und RUBIN), die in antigener Hinsicht mit dem Rous-Sarcom-Virus eng verwandt sind, ebenfalls zur *Gruppe der multiformen Viren* gehören. Sie haben alle eine mit Stacheln besetzte Oberfläche und eine filamentöse Innenstruktur. Allerdings sind bei diesen Viren nicht alle für Myxoviren charakteristischen biologischen Merkmale (z. B. hämagglutinierende Fähigkeit und Neuraminidaseaktivität) nachweisbar. Möglicherweise aber sind diese Eigenschaften nur maskiert.

Das *Rötelnvirus* hat ebenfalls einige Eigenschaften mit den Myxoviren gemeinsam (Größe, Vermehrungsrate, Wärmeresistenz, Ätherempfindlichkeit, Unwirksamkeit des Jod-desoxyuridin), jedoch wurden kein Hämagglutinin und keine Hämadsorption nachgewiesen. Eine befriedigende Klassifizierung des Rötelnvirus ist auf Grund der vorliegenden Informationen noch nicht möglich. Es müssen noch weitere biochemische, biophysikalische und ultramikroskopische Merkmale geprüft werden (PARKMAN et al.).

Literatur

A) Übersichtsarbeiten

Haagen, E.: Viruskrankheiten des Menschen. Bd. I, S. 59—67. Darmstadt: Dr. Dietrich Steinkopff 1964. — **Rott, R.**: Untersuchungen über die Feinstruktur des infektiösen Partikels der Newcastle Disease und über die neben ihm auftretenden, virusspezifischen Einheiten. Habilitationsschrift, Tübingen 1962. — **Wildy, P.**, and **R. W. Horne**: Structure of animal virus particles. Progr. med. Virol. **5**, 9—12 (1963).

B) Einzelarbeiten ab 1960

Almeida, J. D., A. F. Howatson, L. Pinteric, and **P. Fenje**: Electron microscope observations on rabies virus by negative staining. Virology **18**, 147—151 (1962). — **Andrewes, C. H., F. M. Burnet, J. F. Enders, S. Gard, G. K. Hirst, M. M. Kaplan**, and **V. M. Zhdanov**: Taxonomy of viruses infecting vertebrates: present knowledge and ignorance. Virology **15**, 52—55 (1961). — **Atkins, E., M. Cronin**, and **P. Isacson**: Endogenous pyrogen release from rabbit blood cells incubated in vitro with parainfluenza virus. Science **146**, 1469—1470 (1964).

Becker, W. B.: The morphology of tern virus. Virology **20**, 318—327 (1963). — **Brandt, C. D.**: Cytopathic action of myxoviruses on cultivated mammalian cells. Virology **14**, 1—10 (1961). — **Burnet, F. M.**: Principles of animal virology, 2nd ed., p. 195, 204. New York-London: Academic Press 1960.

Cramblett, H. G.: Viral respiratory illnesses of infants and children. Bact. Rev. **28**, 431—438 (1964). — **Cruickshank, J. G., A. P. Waterson, A. D. Kanarek**, and **D. M. Berry**: The structure of canine distemper virus. Res. Vet. Sci. **3**, 485—486 (1962).

Davenport, F.M., R. Rott, and **W. Schäfer:** Physical and biological properties of influenza virus components obtained after ether treatment. J. exp. Med. **112,** 765—782 (1960). — **Dinter, Z., S. Hermodsson,** and **L. Hermodsson:** Studies on myxovirus Yucaipa: its classification as a member of the paramyxovirus group. Virology **22,** 297—304 (1964). — **Dourmashkin, R.R.,** and **P.J. Simons:** The ultrastructure of Rous sarcoma virus. J. Ultrastruct. Res. **5,** 505—522 (1961).

Franklin, R.M.: The significance of lipids in animal viruses. An essay on virus multiplication. Progr. med. Virol. **4,** 1—53 (1962). — **Friesen, B.,** and **H. Rubin:** Some physicochemical and immunological properties of an avian leucosis virus (RIF). Virology **15,** 387—396 (1961).

Gillespie, J.H.: The virus of canine distemper. Ann. N.Y. Acad. Sci. **101,** 540—547 (1962).

Hilleman, M.R.: Respiratory syncytial virus. Amer. Rev. resp. Dis. **88,** 181—189 (1962). — **Horne, R.W.,** and **A.P. Waterson:** A helical structure in mumps, Newcastle disease and Sendai viruses. J. molec. Biol. **2,** 75—77 (1960). — **Horne, R.W., A.P. Waterson, P. Wildy,** and **A.E. Farnham:** The structure and composition of the myxoviruses. I. Electron microscope studies of the structure of myxovirus particles by negative staining techniques. Virology **11,** 79—98 (1960). — **Horne, R.W.,** and **P. Wildy:** Symmetry in virus architecture. Virology **15,** 348—373 (1961). — **Howe, C., H.M. Rose,** and **L.T. Lee:** Observations on the relationship between hemagglutinin and neuraminidase of influenza viruses. Proc. Soc. exp. Biol. (N.Y.) **108,** 420 to 425 (1961). — **Hoyle, L., R.W. Horne,** and **A.P. Waterson:** The structure and composition of the myxoviruses. II. Components released from the influenza virus particle by ether. Virology **13,** 448—459 (1961).

Johnson, C.F., and **A.D. Scott:** Cytological studies of Newcastle disease virus (NDV) in HEp-2 cells. Proc. Soc. exp. Biol. (N.Y.) **115,** 281—286 (1964).

Karzon, D.T.: Measles virus. Ann. N.Y. Acad. Sci. **101,** 527—539 (1962). — **Kates, M., A.C. Allison, D.A.J. Tyrrell,** and **A.T. James:** Lipids of influenza virus and their relation to those of the host cell. Biochim. biophys. Acta **52,** 455—466 (1961). — **Kisch, A.L., K.M. Johnson,** and **R.M. Chanock:** Immunfluorescence with respiratory syncytial virus. Virology **16,** 177—189 (1962).

Laver, W.G.: Structural studies on the protein subunits from three strains of influenza virus. J. molec. Biol. **9,** 109—124 (1964). — **Lehmann-Grube, F.:** Influenzaviren in Zellkulturen von Kälbernieren: Methoden der Züchtung und Titrierung als Grundlage für quantitatives Arbeiten. Habilitationsschrift, Marburg 1965.

Malmquist, W.A., and **D. Hay:** Hemadsorption and cytopathic effect produced by African swine fever virus in swine bone marrow and buffy coat cultures. Amer. J. vet. Res. **21,** 104 to 108 (1960). — **Morgan, C., K.C. Hsu, R.A. Rifkind, A.W. Knox,** and **H.M. Rose:** The application of ferritin-conjugated antibody to electron microscopic studies of influenza virus in infected cells. I. The cellular surface. J. exp. Med. **114,** 825—836 (1961). — **Morgan, C., K.C. Hsu,** and **H.M. Rose:** Structure and development of virus as observed in the electron microscope. VII. Incomplete influenza virus. J. exp. Med. **116,** 553—564 (1962).

Oh, J.O., and **C.A. Evans:** Suppressive effects of pyrilamine maleate and d-lysergic acid diethylamide (LSD-25) on early corneal lesions produced in vitro by Newcastle disease virus (NDV) and compound 48/80. Virology **10,** 127—143 (1960).

Parkman, P.D., E.L. Buescher, M.S. Artenstein, J.M. McCown, F.K. Mondon, and **A.D. Druzd:** Studies of rubella. I. Properties of the virus. J. Immunol. **93,** 595—607 (1964). — **Periés, J.R.,** et **C. Chany:** Activité hémagglutinante et hémolytique du virus morbilleux. C.R. Acad. Sci. (Paris) **251,** 820—821 (1960). — **Philipson, L.:** The early interaction of animal viruses and cells. Progr. med. Virol. **5,** 43—78 (1963). — **Plowright, W., J.G. Cruickshank,** and **A.P. Waterson:** The morphology of rinderpest virus. Virology **17,** 118—122 (1962). — **Plowright, W.:** Rinderpest virus. Ann. N.Y. Acad. Sci. **101,** 548—563 (1962).

Rebel, G., R. Fontanges, et **L. Colobert:** Nature lipidique des substances responsables de l'activité hémolytique de myxovirus parainfluenzae I (virus Sendai). Ann. Inst. Pasteur **102,** 137—152 (1962). — **Reda, I.M., R. Rott,** and **W. Schäfer:** Fluorescent antibody studies with NDV-infected cell systems. Virology **22,** 422—425 (1964). — **Rott, R.:** The distribution of various antigens in tissue culture cells infected with a virus of the influenza group. Boerhaave cursus Proc. p. 68—75 (1961). — **Rott, R.,** u. **G. Müller:** Über den „toxischen Effekt" des Newcastle disease Virus. Arch. Virusforsch. XVII, 139—154 (1965). — **Rott, R.,** u. **W. Schäfer:** Physikalisch-chemische und biologische Eigenschaften des Virus N und seine Beziehungen zur Influenza A-Untergruppe der Myxoviren. Zbl. Vet.-Med. **7,** 237—248 (1960). — **Rott, R., A.P. Waterson,** and **I.M. Reda:** Characterization of "soluble" antigens derived from cells infected with Sendai and Newcastle disease viruses. Virology **21,** 663—665 (1963).

Schluederberg, A.E., and **B. Roizman:** Separation of multiple antigenic components of measles virus by equilibrium sedimentation in cesium chloride. Virology **16,** 80—83 (1962). — **Schmidt, J., C. Tauchnitz** u. **O. Kühn:** Untersuchungen über das Vorkommen hämagglutinationshemmender Antikörper gegen Parainfluenzaviren in der Bevölkerung. Z. ges. Hyg. **150,** 163—178 (1964). — **Siegert, R., E. Betz** u. **G. Schmidt:** Zur Problematik des Pyrogenbegriffs.

dargestellt am Beispiel der Viruspyrogene. Sitzungsberichte der Gesellschaft zur Beförderung der gesamten Naturwissenschaften zu Marburg. **83/84**, 255—276 (1961/1962). — **Siegert, R.**, and **P. Braune**: The pyrogens of myxoviruses. I. Induction of hyperthermia and its tolerance. Virology **24**, 209—217 (1964). ~ II. Resistance of Influenza A pyrogens to heat, ultraviolet, and chemical treatment. Virology **24**, 218—224 (1964). — **Silverstein, S. C.**, and **P. I. Marcus**: Early stages of Newcastle disease virus — HeLa cell interaction: an electron microscopic study. Virology **23**, 370—380 (1964). — **Steele, J. H.**: Animal influenza. Amer. Rev. resp. Dis. **83**, 41—46 (1961) Supplement.

Traver, M. I., **R. L. Northrop**, and **D. L. Walker**: Site of intracellular antigen production by myxoviruses. Proc. Soc. exp. Biol. (N.Y.) **104**, 268—273 (1960).

Warren, J.: The relationships of the viruses of measles, canine distemper, and rinderpest. Advanc. Virus Res. **7**, 27—60 (1960). — **Waterson, A. P.**: Two kinds of myxovirus. Nature **193**, 1163—1164 (1962). — **Waterson, A. P.**, **J. G. Cruickshank**, **G. D. Laurence**, and **A. D. Kanarek**: The nature of measles virus. Virology **15**, 379—382 (1961). — **Waterson, A. P.**, **R. Rott**, and **W. Schäfer**: The structure of fowl plague virus and virus N. Z. Naturforsch. **16b**, 154—156 (1961). — **Wecker, E.**: Virus und Nucleinsäure. Ergebn. Mikrobiol. **35**, 1—38 (1962).

Grippe

Von O. Gsell, Basel, und G. Henneberg, Berlin*

Mit 15 Abbildungen

I. Definition

Die Grippe ist eine durch die Grippeviren hervorgerufene häufige akute, selten schwer verlaufende Infektionskrankheit des Menschen, die unter meist uncharakteristischen Allgemeinerscheinungen abläuft und vorwiegend den Respirationstrakt befällt, dabei eine Neigung zu bakteriellen Komplikationen zeigt. Die Grippe, früher und auch heute noch vielfach Influenza genannt, tritt seltener sporadisch, meist gehäuft auf, vor allem in winterlichen Epidemien und in größeren Abständen als weltweite Pandemie, dann manchmal auch mit beträchtlicher Mortalität.

II. Geschichte

(O. Gsell)

Die einerseits in fast jährlichen lokalen Epidemien und anderseits in jahrzehnteweiten Abständen sich wiederholenden Pandemien auftretende Grippe oder Influenza ist eine über die ganze Welt verbreitete Infektionskrankheit, deren Spuren bis in die graue Vorzeit zurückgehen.

Es ist aber aus früheren Beschreibungen vielfach unmöglich, epidemisch gehäufte Erkrankungen als Grippe zu erkennen, so daß wir bis zum 17. Jahrhundert auf Mutmaßungen in bezug auf die Zugehörigkeit epidemischer Fieberzustände zur Grippe angewiesen sind, um so mehr, als im späteren Mittelalter die heute nicht mehr vorkommenden Erkrankungen des Schweißfriesels besondere Beachtung fanden (siehe unten). Da die endemischen Grippeerkrankungen vielfach leichter Natur sind, werden sie auch rasch wieder vergessen, schwere Epidemien dagegen gern als neue Krankheit bewertet. Aus der kürzlichen Zusammenstellung von Ackerknecht entnehmen wir: „Die astrologische Auffassung, die dem gegenwärtigen Namen Influenza zugrunde liegt („Influenza der Sterne“) wurde zum ersten Mal 1357 niedergeschrieben.“ Die Erkrankung entstehe: ab occulta quadam in coeli influencia. „Der Name Influenza ist aber erst im 18. Jahrhundert populär geworden. Die Krankheit ist auch häufig Grippe, Blitzkatarrh oder Katarrhfieber genannt worden. Sie ist auch als spanische, chinesische, russische oder deutsche Krankheit bezeichnet worden, je nachdem aus welchen Nachbarländern sie angeblich importiert worden war.“ Nach Goetz leitet sich der Name Grippe von dem russischen Wort Chripu (Heiserkeit) ab. Dieses Wort wurde von den Franzosen als „la grippe“ übernommen. Eingehende Darstellungen der älteren Geschichte der Grippe finden sich bei Hirsch (1883) und Creighton (1891, 1894), Neuburger und Pagel (1903).

Aus dem *Altertum* werden Beschreibungen von Hippokrates 377 v. Chr., Diodor 395 v. Chr., Livius 41 v. Chr. auf Grippe bezogen.

Die erste sichere Grippeepidemie ist nach Hirsch 1173 in Italien, Deutschland, England beobachtet worden. In diesen Ländern sind im 14. Jahrhundert drei, im 15. Jahrhundert zwei große Epidemien aufgetreten. Man rechnet mit etwa 30 Pandemien seit dem 16. Jahrhundert bis heute.

---

* Den Oberärzten der Medizinischen Universitäts-Poliklinik Basel, PD Dr. H.R. Marti, PD Dr. U.C. Dubach, Dr. B. Strässle, Frl. Dr. A. Staehelin, verdanken wir die Mitarbeit in einzelnen Kapiteln (Autorenangaben bei den einzelnen Abschnitten).

Im *16. Jahrhundert* hat HIRSCH vier Epidemien ermitteln können und findet auch Epidemien in Asien und Afrika erwähnt. Man berichtete über „Catarrhus epidemicus, Cephalalgia contagiosa, Tussis epidemica". In diese Zeit fallen die Mitteilungen über den epidemischen, sog. *englischen Schweiß*. Diese geheimnisvolle und tödliche Krankheit überfiel lt. ACKERKNECHT England in den Jahren 1486, 1507, 1518, 1529 und 1551, wobei sie nur 1529 auch auf Nordeuropa übergriff. MASSINI und BAUR haben in der 4. Auflage des Handbuchs für Innere Medizin die Dokumentation zusammengefaßt, auf die wir verweisen, da der Schweißfriesel als nicht mehr vorhandene Infektionskrankheit in diesem Buch nicht beschrieben wird.

Eindeutig zur Grippe gehörig sind erst die Pandemien im *17. Jahrhundert*. SYDENHAM, der englische Hippokrates (1624—1689), wird vielfach als der erste genaue Beschreiber der Grippe bezeichnet. Er meldete 1679 im November eine febrile Erkrankung in London, die mit starkem Husten, anfangs trocken, dann mit reichlichem Auswurf einherging, die ganze Familien befiel, immerhin nicht so schwer wie der Keuchhusten der Kinder. Für die Auslösung der Krankheit wurden meteorologische Einflüsse angenommen. Für die schweren Fälle empfahl SYDENHAM Aderlaß und Purgation als wirksamer wie Expektorantia. Von den vier Pandemien des 17. Jahrhunderts ist diejenige von 1641 von WILLIS beschrieben.

Im *18. Jahrhundert* sind fünf Pandemien gesehen worden. In Frankreich wurde besonders auf eine „Suette Miliaire" hingewiesen.

Im *19. Jahrhundert* sind neun Pandemien von zahlreichen Autoren klar beschrieben und als infektiöse Erkrankung betrachtet worden. Große Epidemien traten auf 1800, 1830, 1847/48 und 1889/90, beträchtliche, wenn auch nicht so ausgedehnte Epidemien 1850, 1855, 1857/58 und 1874. Die *Pandemie 1889/90* ist als erste ganz genau klinisch und anatomisch belegt. Die Epidemie kam von Rußland nach Europa, von dort nach Nordamerika und dann in die ganze Welt. Sie ging wahrscheinlich von China aus, s. S. 359. Sie war schwerer als die früheren Epidemien des 19. Jahrhunderts und soll ca. 40 % der Weltbevölkerung befallen haben. 1892 meldete PFEIFFER die Entdeckung des Erregers der Grippe an. Er hatte bei grippeerkrankten Patienten mit großer Regelmäßigkeit ein gramnegatives Bakterium gezüchtet und glaubte im Bacterium *Haemophilus influenzae* die Ätiologie dieser Infektion gefunden zu haben. Diese Annahme blieb in den folgenden Jahrzehnten immer umstritten, bis die Pandemie 1918 zeigte, daß der Pfeiffersche Influenzabacillus nur selten, meist nur bei pulmonalen Komplikationen, zu finden war, und bis 1931 das Grippevirus isoliert werden konnte, womit der Pfeiffersche Bacillus als nur einer der verschiedenen sekundären Pneumonieerreger nach Grippeinfektion seinen Platz fand.

Nach kleineren Epidemien 1900, 1905, 1910, 1915 kam es dann zur *Pandemie 1918/19*, der bisher schwersten Grippeepidemie, mit Morbiditätszahlen von 50—90 % und etwa 1 % Mortalität der Weltbevölkerung, lokal aber, z. B. in tropischen Gegenden, bis zu 50 %, und einem Gesamtbefall von etwa 20 Millionen Menschen. Charakterisiert war diese Pandemie durch schwere tödliche Pneumonien gerade der jüngeren Jahrgänge zwischen 20—40 Jahren, s. S. 357. Ein Erregernachweis glückte damals nicht.

Von 1920—1965 traten immer wieder lokalisierte Epidemien auf, wie sie eindrücklich Abb. 3 belegt. In diesen Zeitabschnitt fällt die *Entdeckung des Grippevirus 1931* und anschließend die Durchführung ausgedehnter immunologischer Forschungen. Die letzte *Pandemie 1957* war viel gutartiger als 1918/19. Sie konnte erstmals mit den neuen mikrobiologischen Methoden untersucht und dank der Hilfe der WHO auch virologisch laufend abgeklärt werden. Zahlreiche Forscher haben sich in den letzten Jahrzehnten um die Klärung der Grippeinfektion verdient gemacht. GOETZ hat dies sehr gut kurz zusammengefaßt:

„Schon 1918 vermuteten SELTER und 1919 NICOLLE und LEBALLY auf Grund tierexperimenteller Untersuchungen und auf Grund von Selbstversuchen, daß der *menschliche Grippeerreger* ein Virus sein müsse; es gelang ihnen aber nicht, schlüssige Beweise dafür zu erbringen. Erst die Isolierung eines Virus im Jahre 1933 brachte die endgültige Klärung der Erregerfrage der Influenza: SMITH, ANDREWES und LAIDLOW verimpften bakterienfreies Rachenspülwasser eines an Grippe erkrankten Patienten intranasal auf Frettchen, ein den Iltissen verwandtes

Tier. Die Tiere erkrankten daraufhin unter Symptomen, die mit denen der menschlichen Influenza zu vergleichen waren. Diese Versuche fanden rasch ihre Bestätigung durch FRANCIS (1934). Damit stand es fest, daß der Erreger der Influenza ein Virus ist. Im Jahre 1935 gelang es SMITH, dieses Virus auf Hühnerembryonen zu züchten. Das Virus wurde später Influenzavirus Typ A genannt. 1936 wurde die Beweiskette geschlossen: Nach Verabreichung von Viren, die in Hühnerembryonen gezüchtet worden waren, an Versuchspersonen entstand das typische Bild einer Influenza (SMITH und STUART-HARRIS). Im Jahre 1940 isolierten unabhängig voneinander FRANCIS und MAGILL während einer Grippeepidemie ein Virus, das sich serologisch eindeutig von dem Typ A-Virus unterschied. Dieses Virus erhielt die Bezeichnung Influenzavirus Typ B. Ein dritter Typ C wurde 1949 von TAYLOR isoliert."

Die seitherigen Untersuchungen haben einerseits weitere Varianten der Typen A und B ergeben, andererseits eine Reihe respiratorischer Viren aufgefunden, die nicht zur Grippe gehören, aber grippeähnliche Erkrankungen bedingen. Das Grippevirus selbst, das relativ leicht züchtbar ist, gab ein Modell für die gesamte Virusforschung. BURNET u. Mitarb. haben die immunologischen Verhältnisse weiter geklärt, HIRST 1941 die Hämagglutinationsfähigkeit des Grippevirus aufgefunden. Zusammenfassende Arbeiten stammen von HENLE, STUART-HARRIS, im deutschen Sprachgebiet von GERMER, GSELL, HERZBERG, HOERING, KIKUTH, LOEFFLER H., VIVELL. Regelmäßige Berichte finden sich in den Chroniques de l'OMS.

III. Erreger

(G. HENNEBERG)

Myxovirus influenzae A, B und C, die Erreger der Grippe oder Influenza, gehören zur Gruppe der Myxoviren. Somit sind die Influenzaviren vor allem auf Grund ihrer Eigenschaft, mittels des Hämagglutinins — einem Kohlenhydrat-Proteinkomplex — Erythrocyten zur Hämagglutination zu bringen, in dem künstlichen System der Viren als eine wohldefinierte und charakteristische Gruppe zusammengefaßt. Durch mucinartige Substanzen werden diese Viren auf Zelloberflächen adsorbiert, und nach Einwirkung einer den Myxoviren gemeinsamen Substanz, der rezeptorzerstörenden Neuraminidase, erleidet der Mucoproteinrezeptor der Zellen unter Freiwerden von Neuraminsäure eine irreversible Veränderung (s. S. 334). Die Erythrocyten vom Huhn, aber auch die von Säugetieren (Meerschweinchen, Mensch u. a.), sind für die Hämagglutination besonders empfindlich; nach der Adsorption und der Hämagglutination erfolgt eine Elution des Virus. Die danach veränderten Erythrocyten können den gleichen Virusstamm nicht mehr adsorbieren, doch können sie durch eine Reihe anderer Myxovirusstämme agglutiniert werden.

Da die Grippeviren relativ leicht zu kultivieren sind, häufig vorkommen und sich wegen ihrer sehr markanten vielseitigen Eigenschaften als Modellvirus gut eignen, wurden sie besonders eingehend studiert; so ist es möglich, Besonderheiten ihrer Epidemiologie mit dem Verhalten und den Eigenarten des Erregers zu erklären oder wenigstens in Zusammenhang zu bringen, eine Tatsache, die vor Jahren für virusbedingte Krankheiten als undenkbar galt.

Durch den Gehalt an Neuraminidase besteht eine Affinität zu den Schleimhautzellen des Respirationstraktes. Die Lipide an der Oberfläche der Virusteilchen machen dieselben galleempfindlich, so daß sie auch deshalb möglicherweise eine Passage im Darmtrakt nicht überstehen.

Die Eigenschaft des Variierens der Hämagglutininkomponente ermöglicht einen Antigenwandel, welcher für die Fähigkeit, Epidemien zu verursachen, von Bedeutung ist.

Übergangslos und ohne Zwischenformen stehen die biologisch verwandten, aber gut unterscheidbaren *Grippevirustypen A, B und C* nebeneinander. Viren dieser drei

Typen sind die Erreger der Grippe beim Menschen; nur Stämme des Typs A verursachen auch bei Pferden und Schweinen eine epidemieartig auftretende Krankheit des Respirationstraktes. Es wird sogar angenommen, daß diese Tiere Reservoire der Grippeviren sein könnten. Große Epidemien und die Pandemien wurden bisher, soweit darüber eine Aussage möglich ist, durch Virusstämme Typ A hervorgerufen. Stämme des Typs B scheinen seltener für umfangreiche Epidemien, eher für umschriebene Influenzaausbrüche verantwortlich zu sein. Wenn auch der serologische, also indirekte Nachweis von Grippeviren Typ C nicht selten gelingt, so ist dennoch deren epidemiologische und klinische Bedeutung weniger groß. Von Typ A sind Subtypen und viele epidemieeigene Stämme bekannt, von Typ B einige solcher Stämme, und von Typ C kennt man bisher nur den einen Stamm. Damit ist die Veränderlichkeit der serologisch faßbaren Eigenschaften für den Typ A besonders charakteristisch.

Die Stämme und Typen der Grippeviren sind auf Grund der Morphologie und auf Grund ihres chemischen und physikalischen Aufbaus bisher nicht zu trennen (s. S. 339). Sie unterscheiden sich aber serologisch und in der Pathogenität. Sie werden mit gleichen oder sehr ähnlichen Methoden isoliert und kultiviert.

Das genetische Material, das aus RNS bestehende *Genom*, ist so wie man es auch für das Vaccinevirus (DNS) und sogar für einige Bakterien und Dinoflagellaten annimmt, schraubenförmig als Helix angeordnet. Die RNS ist von Eiweiß, Kohlenhydraten und Lipiden umgeben. Eine Membran hält diese Substanzen in einer geordneten *Feinstruktur* in einem weichen, daher deformierbaren Bläschen zusammen. Fortsätze, wie Stacheln (spikes), durchbrechen die Membran. Die Virus-Teilchen haben einen Durchmesser von 80—100 mμ (s. S. 339). Besonders typisch für Viren vom Typ A sind auch fädige Formen mit demselben Durchmesser, aber mit einer Länge von einigen μ (z. B. 4 μ), die bei einigen Virusstämmen besonders in den ersten Passagen der Anzüchtung auftreten.

Influenzaviren werden in die Zelle durch Pinocytose aufgenommen, in dem Zellplasma abgebaut, so daß das Genom frei wird (Eklipse, keine Darstellbarkeit der Viruspartikel), dann aus den Vervielfältigungen der RNS im Zellkern und des Proteins im Plasma unter Aufnahme von Lipiden aus dem Wirtszellplasma zu kompletten infektiösen *Virusteilchen* (etwa 100) vervollständigt. Am Rande der Zelle, in der Nähe der Zellmembran, findet die Komplettierung durch Zell-Lipide statt. Neben der Virus-RNS und dem Hämagglutinin aus Kohlenhydratprotein kann auch Wirtszellprotein mit in die von einer Membran begrenzte Viruseinheit eingeschlossen werden. Es ist nicht erstaunlich, daß neben den kompletten auch inkomplette, nicht infektiöse Formen auftreten können.

Die Bedeutung der Lipide (ca. 25 g%) ist noch nicht bekannt, sie sind nicht virusspezifisch, nicht antigen und scheinen auch nicht für die toxische Wirkung, die von dem Influenzavirus ausgehen soll, verantwortlich zu sein. Eine Ätherbehandlung löst die Lipide. Dadurch werden Virusuntereinheiten (Hämagglutinine und inneres S-Antigen) freigesetzt.

Das *Hämagglutinin* ist der Hauptträger der immunologischen und antigenen Aktivität der Virusteilchen; es ist der empfindliche Teil bei der chemischen Inaktivierung (auch Desinfektion) des Virus und wird z. B. durch Formaldehyd und durch Alkohol angegriffen und denaturiert. Die UV-Strahlen werden von der RNS absorbiert, und damit wird die Infektiosität aufgehoben.

Die Antigenität der Influenzaviren wird durch das an die Virusteilchen gebundene *V-Antigen*, Hämagglutinin, welches stammspezifisch ist, und durch das lösliche *S-Antigen* (10 mμ Durchmesser), welches getrennt von den Virusteilchen auftritt und nicht von den Blutkörperchen adsorbiert wird, ausgedrückt. Das S-Antigen reagiert nur in der KBR, es ist typenspezifisch.

Da es viele Virusarten gibt, die eine besondere Affinität zum Respirationstrakt besitzen und Erkältungen, Pneumonien und dgl. hervorrufen können, werden sporadische Grippefälle nicht auf Grund des klinischen Bildes, sondern nur mit Hilfe von virologisch-serologischen Methoden zu diagnostizieren sein.

Für die *Isolierung* von Influenzaviren aus dem Rachenspülwasser oder Rachenabstrich in den ersten 3 Tagen nach Beginn der Erkrankung sind zwar Frettchen besonders geeignet — Gewebekulturen werden nur beim Experimentieren benutzt —, doch ist es in der Routinediagnostik s. S. 387 üblich, die Anzüchtung im bebrüteten Hühnerei vorzunehmen.

Dabei werden etwa 0,2 ml mit Antibiotika (Penicillin und Streptomycin) versetztes Rachenspülwasser in die Amnionhöhle eines 8—9 Tage vorbebrüteten Hühnereies injiziert. Die Eier werden 3 Tage bei 36° bebrütet; dann wird nach einer Abkühlung des Eies, um ein Bluten in die Allantois- und Amnionflüssigkeit zu verhindern, die Amnionflüssigkeit gewonnen und auf eine Hämagglutination von Meerschweinchen- und Hühnererythrocyten geprüft. Erst nach mehreren negativen (keine Hämagglutination mit Meerschweinchenerythrocyten) Passagen wird der Versuch abgebrochen. Ruft die Amnionflüssigkeit aber eine Hämagglutination hervor und wird damit die Gegenwart von hämagglutinierenden Viren bestätigt, so wird in weiteren Passagen die Allantoishöhle beimpft, dabei vergrößert sich allmählich die Virusmenge. Nach einem Phasenwechsel von der O-Phase zur D-Phase und der dann besseren Hämagglutination von Hühnererythrocyten läßt sich der neu angezüchtete Stamm meist leicht in Allantoispassagen halten, und die Stamm- und Typdifferenzierung kann durchgeführt werden.

Nach einer Grippe oder nach einer Schutzimpfung gegen Grippe treten im Serum *Antikörper* auf, mit deren Hilfe der serologische Grippe-Nachweis geführt werden kann. Die komplementbindenden Antikörper sind typenspezifisch, die Reaktion ist zur serologischen Diagnostik (zwei Seren) gut geeignet, die Reaktion ist leicht anzuwenden. Die hämagglutinationshemmenden Antikörper sind, stammspezifisch, für die Diagnostik und besonders zur Bestimmung des epidemieeigenen Stammes zu verwenden. Die Methode ist komplizierter als die KBR. Für beide Methoden ist es notwendig, daß in einem Ansatz ein Serum (8—10 ml Blut ohne Zusätze) vom Beginn der Krankheit und ein zweites, etwa 10 Tage später entnommen, miteinander verglichen werden; nur ein vierfacher Anstieg des Serumtiters ist für eine Grippeerkrankung beweisend. Dies ist sowohl durch die relative Ungenauigkeit der Reaktionen begründet als auch deshalb notwendig, weil jeder Mensch mehrmals in seinem Leben an einer Grippe erkrankt und Antikörper gegen verschiedene Grippevirusstämme gebildet hat, die bei einer Reinfektion als anamnestische Reaktion ansteigen können. Da die spezifischen Antikörper in kurzer Zeit ihr Maximum erreichen, können die Antikörpertiter durch ungünstige Wahl der Entnahmetermine des Serums gleichbleibend hoch oder rückläufig (positiv) sein. Erst durch Einführung der *photometrischen Methode der Hämagglutinationshemmung* sind sichere Differenzierungen zwischen der Reaktion von Virus mit homologen Antikörpern und der Reaktion des Virus mit heterologen, gegen andere Grippevirusstämme gerichteten Antikörpern möglich geworden.

Es zeigte sich, daß spezifische Antikörper nur dann in Seren nachgewiesen wurden, wenn der homologe Virusstamm der Infektion zugrunde gelegen und als Antigen die Antikörperbildung ausgelöst hat. Eine Person, die nach 1957 geboren ist, kann nur gegen das Influenzavirus Asia 1957 oder gegen dessen spätere Varianten Antikörper besitzen. Ist eine Person 1934 geboren, dann können nur Antikörper gegen den damals grassierenden Typ A/WS-Stamm und gegen die in den folgenden Jahren aufgetretenen Grippevirusstämme vorhanden sein; diese Person besitzt keine Antikörper gegen das Virus von 1918 und Viren der folgenden Jahre bis 1934. So ist man mit der photometrischen Antikörpermengenbestimmung in der Lage, das Alter einer Person, gemessen an dem Miterleben der Grippeepidemien, nach Perioden zu bestimmen. Vor allem aber kann nachträglich aus dem Ergebnis der Untersuchung der Seren abgeleitet werden, mit welchem Grippevirus-Antigen der Untersuchte Kontakt gehabt hat. So ergab sich auch indirekt die retrospektive Annahme, daß die Grippepandemie von 1918 durch ein Virus Typ A (swine [Shope]) und daß die Pandemie von 1889/90 durch ein Virus des Subtyps A_2, das antigenmäßig engste Verwandtschaft mit den Pandemiestämmen des Subtyps A_2 von 1957 aufgewiesen haben muß, hervorgerufen wurden. Außerdem zeigt es sich, daß der erste Influenzavirusstamm, mit dem ein Individuum Kontakt gehabt hat, vorausgesetzt, dieser war ausreichend stark, für das ganze Leben die Antikörperbildung soweit prägt, daß die stammspezifischen Antikörper der Erstinfektion bei einer späteren Infektion mit einem anderen Grippevirusstamm als anamnestische Reaktion wieder auftreten. Die „Erinnerung" an die erste Antikörperbildung, die Bereitschaft, hält sich über Jahrzehnte.

Von großer Bedeutung ist die photometrische Hämagglutininbestimmung für den Streit über eine *Evolution der Grippeviren* geworden. Diese Evolution, das Entstehen von Grippevirusstämmen eines Typs in ständiger Variation, ist keine Entwicklung der Viren in ihren serologisch-genetischen Eigenschaften von einem Ur-Grippevirus zu Formen, die immer weiter sich davon entfernend entstehen, sondern die Art „Grippevirus" tritt in drei Typen auf, die durch ihre bestimmten Antigeneigenschaften festgelegt sind. Es gibt eine die Art Grippevirus bestimmende Zahl von qualitativ verschiedenen Antigenen (Hämagglutininen), die ein Antigenmosaik bilden. Das vorherrschende, anteilig am stärksten vertretene Teilantigen prägt, auf der Oberfläche des Viruspartikels liegend, die Antigeneigenschaft eines Stammes. Grippevirusstämme, mit einem markant anderen *Antigenmosaik*, die wohl durch Mutation entstanden sind, beherrschen das Epidemiebild und verbreiten sich über die Menschheit so lange, bis die Bevölkerungen durchimmunisiert sind, d. h. gegen dieses Antigen Antikörper bildeten. Dann versiegt die Expansions- und Infiltrationskraft dieses Stammes, und erst ein neuer, antigenmäßig anders zusammengesetzter Stamm wird sich durchsetzen.

Wir erlebten es, wie 1957 ein Subtyp des Typs A auftrat und bis jetzt mit seinen von ihm abzuleitenden Varianten die Grippeerkrankungen verursacht. Da sich die Antigenität der Varianten von 1957—1965 nicht unwesentlich abänderte, müssen bei serologischen Untersuchungen neu angezüchtete Stämme ihrer Spezifität wegen als Antigene benutzt werden. Die besonderen Eigenarten des Subtyps A_2, wie seine nicht sehr ausgesprochene Virulenz, könnten die Annahme berechtigt erscheinen lassen, daß dieser Stamm mit seinen Varianten noch längere Zeit das Feld beherrscht.

Mit der gegebenen Erklärung des Auftretens neuer Virusstämme ist die Voraussage gemacht, daß sich nach einem gewissen Umlauf die Virustypen und Virusstämme als epidemiebestimmende Stämme wiederholen können, wie es die enge Antigenverwandtschaft zwischen den Pandemieviren von 1957 und 1889 zeigt.

Die *Immunität* gegenüber Influenza wird als relativ kurzanhaltend angesehen. Hierbei spielt die strenge Spezifität der Immunität eine Rolle, geringe Änderungen in der Antigenität der Viren können für das Versagen der schon vorhandenen Immunität ausschlaggebend sein. Beobachtungen an Menschen und Versuchsergebnisse machen es aber wahrscheinlich, daß sich auch gegen heterologe Grippevirusstämme gerichtete Antikörper neutralisierend, hemmend und bindend auswirken können, wenn sie in großer Menge im Serum vorhanden sind. Auch hierdurch würde eine Verbreitung des Virus eingeschränkt bzw. ausgeschlossen sein.

Für die *Schutzimpfung* gegen Grippe ist daraus abzuleiten: Der Impferfolg wird entscheidend davon abhängen, ob der Impfstoff antigenmäßig dem als Krankheitserreger auftretendem Virus entspricht. Die Wirksamkeit der Impfung wird weiterhin auch davon beeinflußt, ob das verabfolgte Antigen eine ausreichende Zeitlang auf die für die Ausbildung der Immunität verantwortlichen Zellsysteme einwirkt, was durch wiederholte Darreichung oder besser durch Depotimpfstoffe, d. h. Impfstoffe mit Adsorbentien geschehen kann.

Auf Grund von Analysen von Grippetodesfällen ist es möglich geworden, diejenigen Personengruppen zu definieren, die durch eine Erkrankung an Grippe ganz besonders gefährdet sind und deren jährliche Schutzimpfung daher dringend empfohlen werden muß, siehe besonderes Kapitel S. 392.

Die Wirksamkeit der Schutzimpfung gegen Grippe ist in vielen, besonders von der „Commission on Influenza" der US-Streitkräfte durchgeführten Feldversuchen geprüft worden. Beispiele für die Ergebnisse derartiger Feldversuche sind

Tabelle 1. *Beispiele für die Ergebnisse der Testung der Schutzwirkung von Influenza-Impfstoffen beim Menschen*

Autor	Jahr	vorherr-schender Virustyp	Geimpfte		Ungeimpfte		Schutzrate*
			Anzahl	Erkran-kungsrate (%)	Anzahl	Erkran-kungsrate (%)	
DAVENPORT[1]	1943	A	5806	1,96	5776	7,06	0,723
„	1945	B	1150	0,87	2150	11,21	0,922
„	1947	A1	10328	7,19	7615	8,09	0,112
„	1950	A1	670	1,2	2082	3,7	0,676
„	1951	A1	2596	0,5	5228	2,01	0,752
„	1952	B	207	7,24	430	19,32	0,626
„	1953	A1	5994	0,95	5527	5,7	0,832
„	1953	A1	2616	0,61	4865	2,77	0,78
„	1955	B	2000	2,2	2000	3,5	0,372
„	1957	A2	1188	0,92	1216	5,1	0,82
„	1957	A2	775	5,93	806	15,01	0,605
„	1957	A2	1080	3,98	1444	16,2	0,775
POTEL[2]	1960	A2	230	10,0	456	23,4	0,573
GUMMERSBACH[3]	1962	A2	2380	2,9	2880	7,6	0,619

$$* \text{Schutzrate} = 1 - \frac{\text{Erkrankungsrate bei Geimpften}}{\text{Erkrankungsrate bei Ungeimpften}}$$

[1] DAVENPORT, F.M.: J. Mich. State Med. Soc. **57**, 702 (1958).
[2] POTEL, J.: Med. Klin. **61**, 87 (1966).
[3] GUMMERSBACH, H.: Med. Welt **7**, 332 (1964).

in Tab. 1 aufgeführt. Es zeigte sich, daß die Schutzwirkung der Impfung — gemessen an der Häufigkeit der Erkrankungsrate bei Geimpften und Ungeimpften — etwa 70—80% betrug.

Ausnahmen bilden dabei nur die Feldversuche der Jahre 1947 und 1955. Die in diesen registrierte geringe Schutzwirkung ist jedoch darauf zurückzuführen, daß die verwendeten Impfstoffe hinsichtlich ihrer Antigenkonfiguration ungenügend dem als Epidemieerreger auftretenden Virus entsprachen. Da man in der Zwischenzeit gelernt hat, derartige Faktoren bei der Impfstoffherstellung zu berücksichtigen, dürfte eine zukünftige Wiederholung solcher Rückschläge relativ unwahrscheinlich sein.

Bei der Bewertung der in Tab. 1 aufgeführten Feldversuche der Jahre 1960 und 1962 muß ferner berücksichtigt werden, daß im Ablauf dieser Versuche keine umfangreichen Grippe-Epidemien auftraten. Ein wesentlicher Anteil der hier registrierten Erkrankungsraten dürfte daher auf andere, nicht durch Grippevirus verursachte Infektionen des Respirationstraktes entfallen. Da die Grippe-Impfung nur gegen Infektion mit Grippeviren und nicht gegen Infektion mit anderen Viren zu schützen vermag, so dürfte der echte Impferfolg, gemessen an der Reduzierung der Erkrankungsrate an Grippe, wahrscheinlich wesentlich höher gewesen sein.

Kontraindikationen gegen die Impfung sind das Bestehen hochfieberhafter Erkrankungen und Überempfindlichkeit gegen Hühnereiweiß. Weiterhin sollte bei der Impfung die für eine vorangegangene Impfung etwa empfohlene Sperrfrist berücksichtigt werden.

Als *Nebenreaktion* der Impfung können, besonders bei Kindern, kurzfristige Temperaturanstiege auftreten. Diese pyrogene Auswirkung des Grippevirus kann vermieden werden, indem man Impfstoffe, die statt des Virus dessen hämagglutinierende Untereinheiten enthalten, verwendet. Derartige Impfstoffe sind jedoch bisher noch nicht auf dem Markt. Weiteres s. S. 394.

IV. Pathologisch-anatomische Befunde

(U. C. Dubach)

Die verschiedenen Grippeviren bewirken pathologisch-anatomisch *keine typenspezifischen Veränderungen*, d. h. sie wirken sich am Gewebe alle gleich aus. Todesfälle an reiner Grippe sind beim Menschen selten: die Erkrankung, bei der eine Virusinfektion ohne bakterielle Superinfektion eine Rolle spielt, wird recht selten beobachtet: die *Mischinfektion ist die Regel.* Diese ist auch für die Todesursache verantwortlich und führt in der Regel auch zu den schweren Lungenveränderungen mit Einschmelzung, Blutung und Nekrose. Der Verlauf ist bei der Mischinfektion verschieden von demjenigen der einfachen Grippe (Bieling und Heinlein, 1949).

Zum Verständnis der morphologischen Reaktionen in der Lunge nicht mischinfizierter Grippekranker kann das *Tierexperiment* herangezogen werden. Es ist möglich am *Frettchen* eine reine Grippeinfektion zu erzeugen und ihren Ablauf zu verfolgen unter Ausschluß der Mitwirkung anderer Erreger. 48 Std nach Infektion kommt es beim Frettchen in der Nasenhöhle zu einer auffallenden Abplattung der Flimmerepithelzellen; Exsudation und Entzündung der Nasenhöhlen stehen im Vordergrund, während nach mehreren Tagen sich Mitosen am auskleidenden Epithel nachweisen lassen. Danach bildet sich ein mehrschichtiges Plattenepithel aus. Am 6. Krankheitstag ist das Maximum der Reaktion erreicht und am 14. Tag verschwindet sie wieder. An den Bronchien lassen sich die ersten Veränderungen in der Lunge in Form einer *Epithelnekrose* nachweisen (McIntosh und Selbie, 1937; Smith und Andrews, 1938). Der Tracheobronchialbaum wird mit *Exsudat* angefüllt, Atelektasen treten auf mit anschließender Umwandlung der bronchialen Epithelzellen. An den Alveolen schälen sich Epithelien ab, und die Lungenbläschen werden mit blutiger Ödemflüssigkeit ausgefüllt. Schließlich wandern Monocyten ein. Bei der *Maus* können ungefähr die gleichen Gewebsveränderungen wie beim Frettchen beobachtet werden (Bieling und Heinlein, 1949).

Hotz und Bang (1957) nahmen eine *elektronenmikroskopische Untersuchung* des respiratorischen Epithels der Nase von mit Grippevirus infizierten *Frettchen* vor. Der Vergleich licht- und elektronenmikroskopischer Befunde läßt die Aussage zu, daß die *ersten Veränderungen* bei der Grippeinfektion herdförmiger Art sind: sie betreffen *Einzelzellen im Schleimhautepithel*, die *absterben*, phagocytiert oder ausgestoßen werden. Das regenerierende Epithel entsteht durch Einwanderung von Zellen von der Basis der Oberflächenepithels aus. Die große Empfänglichkeit dieser Zellage gegenüber mikrobiellen Infektionen wird dadurch erklärt, daß die Zellen nicht voll funktionsfähig sind, da Flimmer- und Schleimbildung fehlen.

Wird bei der Grippeinfektion *beim Tier* das Epithel durch gasförmige Stoffe, z. B. *durch Äther, gereizt*, so erweisen sich die Veränderungen an den Bronchialschleimhäuten als intensiver. Dabei wird das Epithel stark desquamiert; die Entzündung greift von der Nase rascher auf die Umgebung über. Auch die Alveolarsepten werden zellig infiltriert. Die Exsudation ist massiv: auch rote Blutkörperchen finden sich in den Exsudatmassen. Die Regeneration des Epithels in den Bronchien und in der Lunge beansprucht längere Zeit als diejenige an den Nasenschleimhäuten.

Bei der *reinen Grippe des Menschen* findet man anfänglich gleichfalls eine *Hyperämie* der nasalen Schleimhaut (Muench, 1959). Diese breitet sich anschließend *bis in die feinsten Bronchialverzweigungen* aus. Dieser Zustand dürfte dem Stadium der Virämie entsprechen. Das beim Tier im Experiment beobachtete

Grippebild kann beim Menschen seltener gefunden werden. Aus zahlreichen Erhebungen kann aber als kennzeichnend für den Grippeinfekt neben der Hyperämie der Luftwege die *hämorrhagische Tracheitis* gelten, zu der oft eine diffuse *Bronchitis* mit Tendenz zu Nekrose, zu Fibrinauflagerung und peribronchialem Ödem hinzukommt. Schon McCallum (1919) wies darauf hin, daß häufig *pseudomembranöse Auflagerungen* im Sinne hyaliner Membranen sich entwickeln; die feinsten Bronchien sind dann oft durch Fibringerinnsel verstopft. In perakuten, reinen Grippetodesfällen ist als primärer Faktor die *Zerreißung der Alveolarwand* beschrieben worden (Barrowcliff und Prior, 1957). Kaji u. a. (1959) haben bei Grippetoten aus Lunge, Trachea und extrapulmonalem Gewebe das Virus isolieren können. Die virus-positiven Gewebe zeigten eine unspezifische Entzündung.

Winternitz u. a. (1920) wiesen darauf hin, daß *Hämorrhagien in den Schleimhäuten* von Trachea und Bronchien schon früh sichtbar werden. Nach kurzer Zeit treten *Nekrosen* auf. Während einigen Tagen besteht dieses Zustandsbild, das dann in eine eitrige Entzündung mit Epitheldesquamation übergeht. Lichtmikroskopisch findet sich eine Zerstörung einzelner Epithelzellen mit Austritt von Erythrocyten. Nach 5—6 Tagen kommen Zeichen der Degeneration hinzu. Simmons (1918) und Bernhard u. a. (1958) wiesen in einzelnen Fällen eine Peribronchitis für dieses Stadium nach. In den frühesten Stadien sind zudem oft Homogenisierungen der Zellen vorhanden mit serösem Exsudat und Schleimhautdurchsetzung. Scheidegger (1965) gibt an, daß der Prozeß sich von der Oberfläche aus durch die Interlobärsepten ausbreitet. Die Alveolen werden teilweise mit Massen ausgefüllt, die recht kompakt sein können. Auffallend bleibt ein subpleurales, interstitielles perivasculäres und *peribronchiales Ödem. Gefäßveränderungen*, insbesondere Koagulationen in feineren Gefäßen treten frühzeitig und in diffuser Ausbreitung auf. Später erst kommt es zum Austritt von roten Blutkörperchen, zu Fibrinausschwitzung und zu bakterieller Ansiedlung. Hier tritt zur Infektion nun auch die Nekrose des Bronchial- und Alveolarepithels hinzu. Die alveolären Veränderungen scheinen schon Folgen der Mischinfektion und nicht virusbedingt.

Mit der *Bakterienansiedlung*, d. h. mit der *Mischinfektion*, treten die *Pneumonien* auf und zwar schwere, oft hämorrhagisch-abszedierende, nekrotisierende und sequestrierende Entzündungsformen. Schließlich erscheint die Lunge stark durchblutet, neben Erweichungen, Verfettungen und fibrinösen Ausschwitzungen, welche dem Bild der sog. „*bunten Lunge*“ entspricht (Scheidegger, 1965). Zudem wird das Interstitium befallen: Starke Zellanhäufungen verursachen Gefäßschädigungen, die sich bis zur Gefäßdissezierung ausbilden können.

Mischinfektionen stellen eine *Komplikation* und eine Verschlechterung der Prognose dar. Der Haupterreger bakterieller Mischinfektionen stellt heute der *Staphylococcus aureus* dar (Stuart-Harris u. a., 1938; Himmelweit, 1943). Auch hämolytische Streptokokken sind recht häufig gefunden worden (Parker u. a., 1946). Im Tierversuch konnten Bieling und Heinlein (1949) an der Maus zeigen, daß bei Mischinfektion einer Grippe sich Epithelumänderungen in den Lungenbläschen finden, welche der menschlichen Grippeinfektion entsprechen. *Pneumonien*, Nekrotisierungserscheinungen und die *infarktartigen Sequestrierungen* beim Menschen sind oft Folge der Mischinfektion größerer Lungenteile. Gefäßverschlüsse, Gefäßnekrosen sind in diesem Prozeß die Folge. In den Bläschen bildet sich rasch ein Exsudat, welches reich ist an Eiterzellen und Fibrin, sowie an Blutkörperchen. Auch können sich eitrige Herdpneumonien danach entwickeln (Askanazy, 1919). Der entzündliche Prozeß greift in der Umgebung oft Muskulatur und Stützgewebe an (Watjen, 1937).

Stuart-Harris u. a. (1950) haben bei größeren Zahlen von Todesfällen an Influenza, welche epidemiebedingt waren, biologische und pathologisch-anatomische Untersuchungen durchgeführt. In der Lunge fanden sie histologische Epitheldesquamationen, Leukocytenexsudate mit *pseudomembranöser Entzündung* und *Nekrosen der Bronchiolen*, ferner *hämorrhagische Infarkte*. Bei den auf Virus positiven Fällen kamen klinisch auch solche mit *Pneumonien* und Lungenabszessen zur Beobachtung, welche durch Staphylokokken-Mischinfekte bedingt waren. Häufig findet sich ein terminales *Lungenödem bei nekrotisierender Tracheitis* (STUART-HARRIS u. a., 1950; HERS u. a., 1958; OSEASOHN u. a., 1959).

McCORDOCK und MUCKENFUSS (1933), PARKER u. a. (1946) und ASKANAZY (1919) wiesen bei *Spätzuständen* auf den stark hämorrhagischen Charakter mit Infarzierung hin. Ausbildung von diffus lokalisierten Epithelmetaplasien werden als Folge der Virusinfektion ausgelegt. Obliterationen von Bronchien sind möglich. Elektronenoptische Untersuchungen liegen von verschiedener Seite vor (WALSH, 1961; REIMAN, 1955).

Das vielgestaltige Bild der pathologisch-anatomischen Befunde an der Lunge, wie es MARCHAND 1918/19 und wie es auch GSELL (1932) noch vor der Antibiotikatherapie sahen, führte zu folgender Einteilung:

1. Multiple konfluierende Lobulärpneumonie mit Neigung zu hämorrhagischer Beschaffenheit (die banale häufigste Form),
2. Abszedierende Bronchopneumonie (oft als Komplikation von Form 1),
3. Große abszedierende Pneumonieherde mit Pleurabeteiligung (Empyem),
4. Eitrige Lymphangitis, die zum Bild der dissezierenden Pneumonien führt,
5. Ödematös-hämorrhagische Infiltrate,
6. Kleinste acinöse Bronchopneumonien: sog. Miliarbronchopneumonien,
7. Lobäre fibrinöse Pneumonien mit Pneumokokken.

Die 6. und 7. Gruppe umfassen Pneumonien, die kein Charakteristikum der Grippe aufweisen, wobei sich die 6. selten, die 7. Gruppe von 1918 bis zur Antibiotikaära bei der Autopsie häufig fand (1931: 38 %, 1932: 47 %, GSELL).

Veränderungen an den übrigen Organen. Diese finden sich vor allem an den *Lymphknoten*, wobei eine schwere entzündliche Hyperplasie mit reticulärem Reizzustand nachweisbar ist. Oft finden sich auch Plasmazellen bei den perakut tödlich verlaufenden Fällen in den Lymphknoten (BOWDEN und FRENCH, 1958). *Milz* und *Knochenmark*, sowie *Gefäße* können ähnliche entzündliche Umwandlungen zeigen; in einzelnen Gefäßen kommen Wandnekrosen vor. Im Knochenmark tritt relativ häufig eine Hyperplasie und Proliferation myeloischer Zellen auf (SCHEIDEGGER, 1965). In der Milz werden auch Blutungen gefunden und kleine Hämorrhagien in Pulpa und Follikeln (HEDINGER, 1919). An den *Nieren* finden sich uncharakteristische, diffuse Epitheldegenerationen. An den Schleimhäuten des *Magen-Darmtraktes* sind ebenfalls uncharakteristische Veränderungen beschrieben worden. Wichtig sind die Einwirkungen auf das *Myokard* mit Reaktionen, wie sie auch durch Viren anderer Art bekannt geworden sind, so etwa bei der Poliomyelitis. Nicht selten finden sich Blutungen neben Vasodegenerationen und Gewebszerfall aber auch Entzündungen s. S. 381.

ROULET (1935) beschrieb eine schwere, rundzellige Infiltration mit Nekrosen. FINLAND u. a. (1945) fanden eine reine Influenza Virus-A-Myokarditis. Vorbestehende Herzkrankheiten scheinen dafür zu prädisponieren (PETERSDORF u. a., 1959; ROCK u. a., 1958). GILES und SHUTTLEWORTH (1957), HEINLEIN und GRUETER (1959) fanden nur vakuoläre Veränderungen und feinsttropfige Verfettung der Herzmuskelfasern. MÜLLER und VEITH (1957) beschrieben in mehreren Fällen eine eigentliche Myolyse.

Im *Zentralnervensystem* kommen in der Regel Blutungen, sehr selten jedoch echte Entzündungsformen vor. Es handelt sich um den Typ der *parainfektiösen Encephalomyelitis*, welche einer echten Encephalitis entspricht, wie sie auch bei anderen Erregern auftritt (SCHEIDEGGER, 1965). Lympho- und plasmacelluläre Infiltrate um die Gefäße mit feinen gliösen Reaktionen werden beobachtet. Erst später tritt Degeneration der Markscheiden mit perivasculärem Zerfall der parenchymatösen Elemente auf (DAVIDSON und BROCK, 1937; PETTE, 1936; VOLLAND, 1947; KOERNYEY, 1943; HORNER, 1958; SOTO u. a., 1959; WERTHEMANN, 1958). Der *Virusnachweis im menschlichen Hirngewebe* ist gelungen (SIEGERT und FALKE, 1959; HOULT und FLEWETT, 1960; JELLINGER und SEIDELBERGER, 1959; BROUN und MUETHER, 1944). LEIGH (1946) fand neben der Encephalitis und *Myelitis* eine *Polyneuritis*.

HOOK und WAGNER (1958) konnten experimentell eine hämorrhagische Encephalopathie im Gehirn von Hühnerembryonen mit einem neurotropen Influenza-A-Virus entwickeln. Histo-pathologisch fand sich dabei eine Erweichung und Blutfülle in den Kapillaren mit Endothelschwellungen, Stasen, perivasculären Ödemen, Schwellung der Grundsubstanz, Kapillarrupturen, jedoch keine eigentliche Entzündung.

V. Pathogenese

(U. C. DUBACH)

Sucht man die Pathogenese der Grippe zu rekonstruieren, so entsteht zunächst die grundsätzliche Frage: handelt es sich bei ihr nur um ein *lokales*, akut-entzündliches *Geschehen* an den Luftwegen, oder um eine echte *cyclische Infektionskrankheit* mit hämatogener Generalisation des Erregers. Diese Frage kann auch heute noch nicht endgültig beantwortet werden (HÖRING, 1958). Zum Verständnis der Pathogenese müssen Vorstellungen über den Infektionsmechanismus herangezogen werden, wie sie sich hauptsächlich von experimentellen Untersuchungen am Tier ergeben. Es steht fest, daß das Grippe-Virus wie am Menschen, so bei allen Versuchstieren eine ausgesprochene *Affinität zum respiratorischen Epithel* besitzt und offenbar nur an diesem haftet. Bekannt ist, daß die parenterale Injektion von aktivem Virus nicht zur manifesten Krankheit führt, wohl aber zur Entstehung von Antikörpern, und damit auch zu einem gewissen Schutz vor nachfolgenden Inhalationsinfektionen. Diese am Tier gewonnene Erkenntnis ist am Menschen bestätigt worden, doch ist hier im Gegensatz zu den Verhältnissen bei der Poliomyelitis die rasche Variabilität des Grippevirustyps im Auge zu behalten.

Die *Infektion der Zelle* verläuft in mehreren Phasen: GOTTSCHALK (1951) hat nachgewiesen, daß ähnlich wie beim Agglutinationstest, der als Modellreaktion für diesen Vorgang gilt, das Virus zunächst an der Zellwand adsorbiert wird. Der Vorgang erfolgt in Gegenwart bestimmter Ionenkonzentrationen, vermutlich durch elektrostatische Kräfte zwischen einem Enzym des Grippevirus, der *Mucinase*, und den in die Zellwand eingelagerten Mucoproteinen und Mucopolysacchariden. Diese werden durch die Mucinase des Virus abgebaut, wodurch im Experiment ein Iso-Glucosamin-Peptid freigesetzt wird. Durch die Zerstörung der Zellreceptoren wird die Adsorption und der Eintritt weiterer Viruspartikel verhindert. Nach dem Eindringen des Virus in die Zelle beobachtet man eine Latenzphase, während welcher in der Wirtzelle nur ein lösliches Antigen nachweisbar ist, das elektronenmikroskopisch durch Partikel von 10 mμ dargestellt wird und ein gruppenspezifisches Antigen enthält. Erst in der nächsten Phase wird eine Vermehrung des Virus festgestellt. Zunächst erscheint das Hämagglutinin und dann die infektiöse Form des Virus elektronenmikroskopisch als Elementarkörperchen in der Größe von 70—120 mμ. Je nach der Menge des Inocculums wird das Maximum der Infektiosität 12—48 Std später erreicht. Aus der infizierten Chorio-Allantois-Zelle werden durchschnittlich 60—120 infektiöse Partikel im Verlauf von 2—3 Std freigesetzt. Beim Menschen tritt das Virus sowohl intracanaliculär in die Luftwege als auch intravasal in den Blutkreislauf aus (*Virämie*). Die Freisetzung des Virus kann auch ohne morphologische Zeichen der Zellzerstörung erfolgen; so ergibt sich das pathologisch-anatomische Bild der unkomplizierten Grippe.

Der *Verlauf der unkomplizierten Grippe* zeigt pathogenetische Merkmale der zwei Extremtypen der Virusinfektion (STICKL, 1960): einerseits kurze Inkubation, oberflächlicher Prozeß an der Eingangspforte, unsichere Immunität bei Spontaninfektion, andererseits starke Allgemeinreaktion, Virusbefund in inneren Organen, gute stammesspezifische Immunisierung bei künstlicher parenteraler Infektion, Fehlen einer tertiären Organmanifestation bei unkompliziertem Verlauf.

Der *Infektionsverlauf* erfolgt generell in *zwei oder mehreren Zyklen*, indem das freigesetzte Virus seinerseits gesunde Zellen des Respirationsepithels befällt. Klinisch dürfte der oft beobachtete zweite Fieberanstieg mit dem Ende eines neuen Cyclus zusammenfallen.

Bei der Grippe des Menschen ist das *Zusammenwirken von Bakterien mit Viren* fakultativ im Unterschied zur Schweine-Influenza (LEWIS und SHOPE, 1931). Es bestimmt jedoch weitgehend Schwere und Krankheitsverlauf, sowie Komplikationen. Die Art des bakteriellen Erregers scheint für eine Grippeepidemie mehr oder weniger charakteristisch: in den Pandemien von 1889 war es vorwiegend der Haemophylus influenzae, 1918/19 auch Pneumokokken, Streptokokken, Staphylokokken und Friedländer-Bazillen, welche bei Komplikationen nachgewiesen wurden. Seit den 30er Jahren scheint sich ein Erregerwechsel angebahnt zu haben, indem bei fast allen Grippepneumonien Staphylococcus aureus gefunden wurde (BOWDEN und FRENCH, 1958; FORBES, 1958; HERS, 1955; PETERSDORF u. a., 1959; STUART-HARRIS, 1959). Einige Autoren sind sogar soweit gegangen, daß Auftreten einer Staphylokokkenpneumonie pathognomonisch für eine Grippekomplikation anzusehen (REBER, 1958). Auf die verschiedenen Gesichtspunkte der Bedeutung eines kombinierten Kontagiums für den einzelnen Krankheitsverlauf und den einer Epidemie, wiesen unter anderen BIELING und HEINLEIN (1947) und HERS (1955) zusammenfassend hin.

Tierversuche zeigen ferner, daß das Grippevirus und manche Bakterien sich gegenseitig in ihrer *Wirkung symbiontisch* unterstützen können (MASSINI und BAUR, 1952). Haemophylus influenzae und Pneumokokken, aber nicht Staphylokokken oder Streptokokken sollen die Infektion mit dem Grippe-Virus dadurch erleichtern, daß sie besonders das *Mucin verändern*, das normalerweise den Eintritt des Virus in die Bronchialmucosa verhindert (HIMMELWEIT, 1949). Die Staphylokokken dagegen dürften sich auf den Trümmern der durch das Virus geschädigten Zellen der Atemwege ansiedeln und eine fibrinös-purulente Tracheobronchitis verursachen. Inwieweit die Koagulase des Staphylococcus aureus an der Bildung der Pseudomembran beteiligt ist und inweiweit seine *Hyoluronidase* die Verbreitung im Gewebe begünstigt, ist nicht entschieden (REBER, 1958). Das Virus bahnt den Keimen den Weg und ändert Verhalten und Virulenz der Keime durch Schaffung günstiger Bedingungen für die Bakterien (MASSINI und BAUR, 1952; BRIGHTMAN, 1935; COBURN u. a., 1954; HERS, 1955). Auf eine andersartige, mehr indirekte Bakterien-Viruswirkung wies HERZBERG (1940) hin. Durch „*Schleppertätigkeit*" von B. pneumococcus mucosus konnten für Mäuse apathogenes Grippe-Virus über mehrere Passagen gezogen werden, und so auf Mäuse adaptiert werden (SINKOVICS, 1956). Eine *Virulenzsteigerung* durch das Virus durch Passagen könnte bei Epidemien auf diesem Wege zustande kommen.

Das Wort „Virus" heißt „Gift", doch läßt sich hieraus allein noch kein eigentliches „Virustoxin" ableiten. Es werden immer wieder *allgemein infektiös-toxische Erscheinungen* bei Grippe beschrieben, wie cardiovasculäre Störungen, Kapillarschädigungen mit Lungenödem (COX, 1953; MIHAI u. a., 1959), Delirien, Nieren- und Leberschädigungen (RIVERS, 1952; BURNET, 1950); in den meisten Beschreibungen der Grippe wird die Synäthiologie vom Virus mit Bakterien bei fulminant verlaufenden menschlichen Erkrankungen betont. Eine Abgrenzung toxischer Viruswirkungen zu denen der Bakterien ist dabei kaum möglich; zudem fehlen Untersuchungen über synergistische Giftwirkungen bei Viruserkrankungen fast vollständig (STICKL, 1960).

Auf den Gesamtorganismus wirkt die *Grippepneumonie* vor allem durch die Verminderung der Atemfläche, die zur *Hypoxie* führt. Die Behebung der Hypoxie führt jedoch nicht zur Beseitigung des toxischen Zustandes der Patienten (STAUB, 1958). Die Toxizität entsteht wohl vor allem durch massive Resorption abgetöteter Bakterien, sowie vielleicht durch Aufnahme spezieller bakterieller Toxine. Wenn auch die *Natur des eigentlichen Viruspyrogens- bzw. -toxins* noch nicht hinreichend aufgeklärt ist, kann das Virus mit Sicherheit selbst Zellen, ohne sich in ihnen zu vermehren, so verändern, daß „infektiös-toxische", funktionelle und toxisch-degenerative Schädigungen auftreten (STICKL, 1963).

VI. Epidemiologie

(O. Gsell)

Die Grippeerkrankungen kommen epidemiologisch in zwei verschiedenen Formen vor, einerseits in *Pandemien* mit großer Morbidität und mit explosiv auftretenden Herden, die sich unaufhaltsam weiter über die Erde verbreiten bis eine allgemeine Durchseuchung stattgefunden hat, wobei sich Pandemien nicht jedes Jahr, sondern nur in größeren Abständen von über 10—15 Jahren ereignen, andererseits in *Epidemien*, diese lokal oder regional begrenzt, zahlenmäßig zwar auch beträchtlich, aber nie gleich ausgedehnt oder gleich schwer wie bei Pandemien und fast stets auf die Wintermonate begrenzt, in durchschnittlich 6 Wochen wieder abgeklungen, sich alle 1—2—3 Jahre oder in etwas längeren Abständen wiederholend. *Sporadische Grippefälle* sind selten und nur durch virologische Kontrollen von anderen respiratorischen Infekten abzugrenzen.

1. Die Pandemien

Ihre Kennzeichen ergeben sich am besten aus den drei letzten großen Seuchenzügen der Pandemie 1957 und zuvor 1918/19 und 1889/90.

A. Die **Pandemie 1957** (s. Abb. 1) nahm ihren Ausgang von der chinesischen Provinz Yünnan im Februar 1957. Aus den zahlreichen Krankheitsfällen wurde auch schon im März in Peking ein Grippestamm vom Typus A gezüchtet. Die

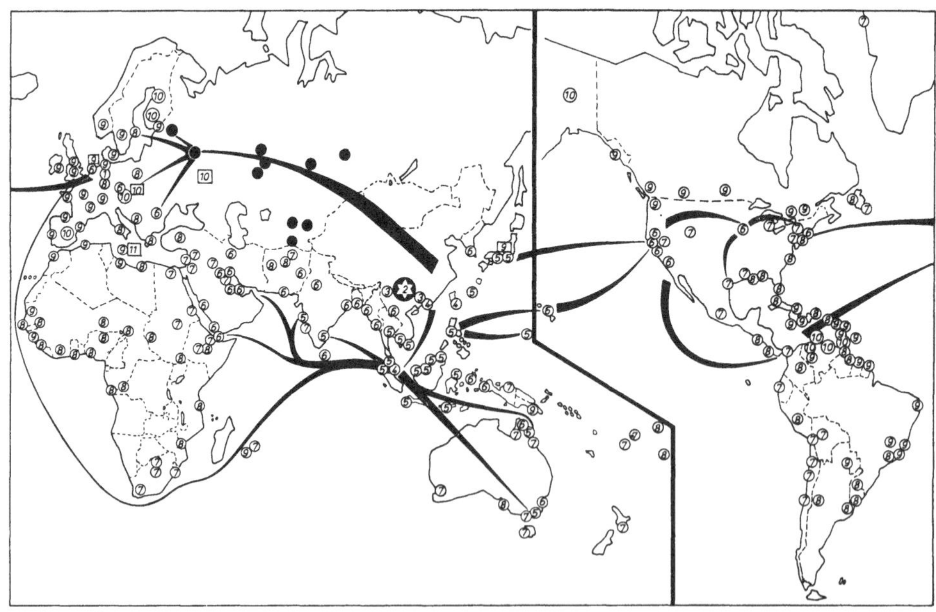

Abb. 1. Marsch der Pandemie Februar 1957 bis Januar 1958

übrige Welt hörte jedoch davon erst, als die Grippe nach Hongkong und am 4. Mai nach Singapur gekommen war und von dort aus die virologischen Untersuchungen eingeleitet wurden. Schon 18 Tage später konnte die Weltgesundheitsorganisation mitteilen, daß eine neue, bisher noch unbekannte Variante des Typ A vorlag, die — wie überall — nach dem Ort, aus dem das Untersuchungsmaterial stammt, als

Grippe A Singapur 1957 bezeichnet wurde, später aber, als sich zeigte, daß der gleiche Stamm weithin in Asien verbreitet war, als Grippevirus A2 Asia. Damit war auch gesagt, daß keine Antikörper gegen diesen Stamm beim Menschen vorlagen und daß eine Pandemie zu erwarten war.

Von Ostasien breitete sich die Grippe in einem halben Jahr rund um die Erde aus, und zwar auf zwei Arten, einerseits auf dem Luft- und Seeweg durch Bildung von Landeköpfen und von dort aus mit nachfolgender lokaler Ausbreitung, andererseits durch langsames kontinuierliches Vordringen auf dem Festland, wobei vor allem in eng verbundenen Kollektiven, wie Schulen, Lagern, die Erkrankungszahl hoch war.

Im Mai kam es zur Invasion von Japan, Indonesien, Südaustralien, auf dem Kontinent von Indochina und Thailand. Im Juni wurde eine Epidemie in Indien, im Juli im westlich anschließenden asiatischen Gebiet und nun ausgehend von Landeköpfen bereits beträchtliche Herde in der ganzen Welt festgestellt. Im August, das heißt nach 3 Monaten, war die Grippe in Ostasien bereits erloschen, breitete sich nun in Europa aus und zeigte dann im September und Oktober die meisten Erkrankungen in Europa und USA und befiel anschließend auch Finnland, Kanada und Afrika. In hochzivilisierten Ländern war die Ausbreitung verzögert und brauchte im ganzen 4—5 Monate bis zum Erlöschen. Eine zweite Welle war in URSS und im November/Dezember in Japan z. Z. der ersten Kälteperiode des Winters und der Rückkehr der Schüler beobachtet worden. Erst die gesamte Weltdurchseuchung beendete im Oktober 1957 die epidemische Ausbreitung.

Von den Besonderheiten der Pandemie 1957, die dank der Hilfe der WHO überall gleich untersucht werden konnte (siehe Chron. OMS 1957, 1959), seien nur drei erwähnt:

1. Das *Virus A2 1957* unterscheidet sich eindeutig von den Grippestämmen der letzten 25 Jahre und zeigt von den Varianten des Virus A die stärksten Abweichungen und auch besondere hämagglutinierende Eigenschaften. Es fanden sich, was MULDER und MASUREL zuerst festgestellt haben, nur bei Personen über 70 Jahre Antikörper gegen dieses „neue“ Virus, was zur Hypothese führte, die Pandemie 1889/90 könne durch den gleichen Stamm bedingt gewesen sein.

2. Der *epidemische Charakter* erwies sich als *benigen*. Es traten verhältnismäßig nur wenig Todesfälle ein, vor allem bei betagten Personen, meist durch bakterielle pulmonale Komplikationen, vor allem durch Staphylokokken. Die Morbidität war besonders hoch in Gemeinschaften junger Erwachsener und Kinder, manchmal 40—60 %. Dabei ist zu bemerken, daß die effektive Erkrankungszahl auch bei gutem Meldesystem höher ist als offiziell angegeben.

3. Eine *Prophylaxe* durch Erstellung einer Vaccine mit diesem speziellen Stamm ließ sich erstmals rechtzeitig für die vom Ursprungsort entfernten Gebiete erstellen, Details s. S. 394. Das Virus erwies sich aber als nicht stark antigenisch. Die präparierte Vaccine mußte für die hauptsächlichsten gefährdeten Personen und für die in der Organisation der öffentlichen Dienste unentbehrlichen Personen reserviert bleiben. Der Schutzeffekt scheint günstig zu sein (z. B. in Island 67 %). Ein Antikörpertiter von 1:64 läßt einen protektiven Effekt annehmen.

B. Die **Pandemie 1918/19** war gegenüber derjenigen von 1957 und der von 1889/90 viel schwerer mit wesentlich höherer Mortalität, dabei mit tödlichem Verlauf namentlich junger und kräftiger Personen zwischen 20 und 40 Jahren. Es fanden sich ausgesprochene Hämorrhagietendenz der befallenen Luftwege, häufige sekundäre Komplikationen wie Pneumonie, Empyem, Otitis und Mastoiditis, Neuritis. Die Pandemie war von mehreren stärkeren Nachwellen gefolgt. (Eingehende Schilderung siehe MOELLERS, 1923; LEVINTHAL, 1921; KUCZYNSKI und WOLFF, 1921; MASSINI, 1925; BURNET und CLARK, 1942.)

Der Ursprung dieser Pandemie blieb unbekannt. Kleinere Vorepidemien kamen schon 1917 verschiedenerorts vor. Die ersten Meldungen der eigentlichen Seuche erfolgten im Frühjahr

1918 in Spanien, wo in kurzer Zeit 100000 Menschen erkrankten mit noch wenigen Todesfällen. In dieser leichten Form verbreitete sich die „spanische Grippe“ im April bis Juni über ganz Europa, erreichte dann die USA, wo im September/Oktober sich viel schwerere Formen zeigten. Im Oktober 1918 trat in Europa und dann in allen Erdteilen eine zweite Welle, jetzt mit hoher Mortalität auf. Eine dritte Welle wurde im Frühjahr 1919, eine vierte Epidemiewelle ab Januar 1920, jetzt relativ gutartig, festgestellt. Leicht war auch die fünfte Welle im Dezember 1920.

Die *Morbidität* war auffallend hoch. Als Beispiel sei die Schweiz mit obligatorischer Grippemeldung angeführt. Man kann dabei annehmen, daß auf einen angezeigten Fall (hier waren es 1918 rd. 700000) zwei nichtgemeldete Kranke kommen,

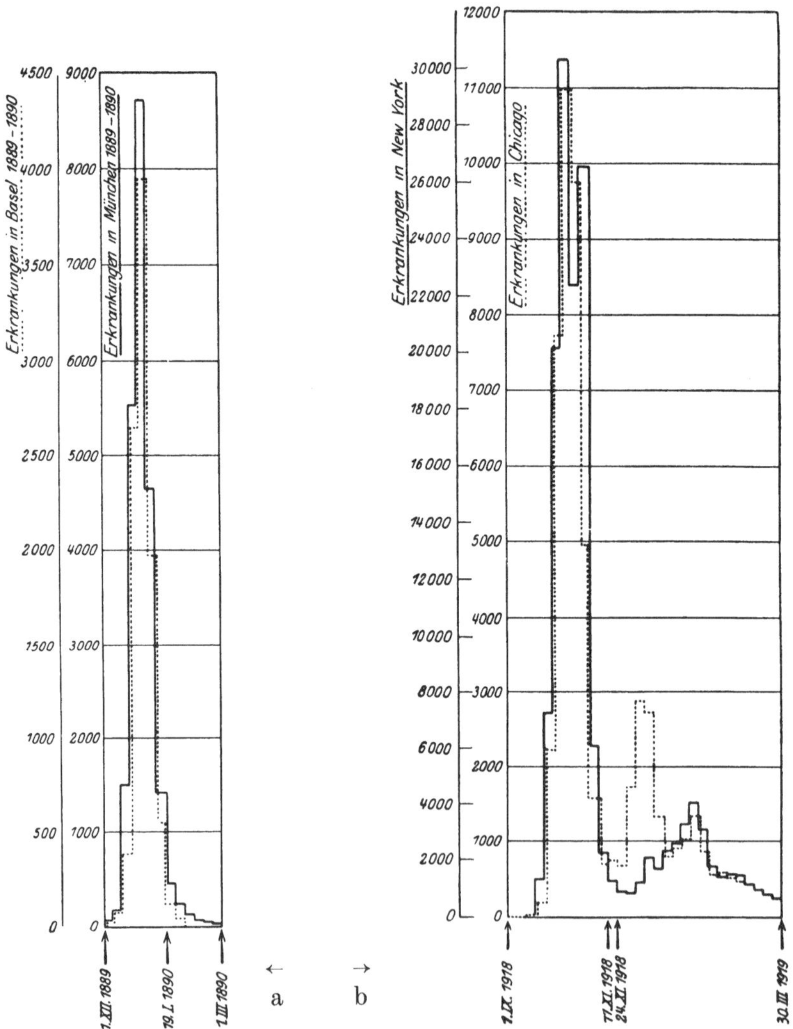

Abb. 2. a) Pandemie 1890/91; Erkrankungen pro Woche in Basel und München. b) Pandemie 1918/19; Erkrankungen pro Woche in Chicago und New York

d. h., daß mit 2 Millionen *gut die Hälfte der Bevölkerung* erkrankte, Morbidität 56 %. Die viel genauer anzugebende Zahl der Todesfälle betrug 1918 etwa 21000, d. h. die *Mortalität* betrug *54,6 auf 100000 Einwohner*. Die Gesamtsterblichkeit der Bevölkerung nahm in diesem Jahr mehr als 30 % zu.

In Deutschland wurden 1918 300000 Todesfälle an Grippe und Lungenentzündung vom Reichsgesundheitsamt errechnet, d. h. etwa ein Viertel aller Todesfälle überhaupt waren Grippefolge. Dabei wurden die kriegführenden Länder in keinerweise schwerer von Grippe heimgesucht als die neutralen Länder, sowohl was Morbidität wie die Mortalität anbetraf (MOELLERS).

Die Mortalität wurde für Europa auf 2,6 Millionen, für die USA auf 450000, in Asien auf 10—15 Millionen, total für die Erde auf rd. 20 Millionen geschätzt, d. h. etwa 1 % der Erdbevölkerung. Die Sterblichkeit war dabei in den einzelnen Ländern nicht genau gleich, zwischen 1/2 und 1 %, in Entwicklungsländern höher, z. B. in Madagaskar 3,4 % (GOUZIEN), in Tahiti 16,4 %. Die Letalität überschritt hier 50 % und konnte zum Aussterben ganzer Dörfer führen (Amazonasgebiet, Labrador.)

Die Todesziffern in den Krankenhäusern war natürlich höher, 5—30 %. Die schwerste Form der Grippe mit zahlreichen Todesfällen in den jugendlichen Jahren, war auch in den ersten Nachwellen der 20er Jahre noch zu sehen, verlor sich aber ganz.

Betroffen wurde von der Pandemie 1918/19 die ganze Welt mit der einzigen Ausnahme der Insel St. Helena, die keinen Schiffskontakt in diesen Jahren hatte.

C. **Pandemie 1889/90.** Die Statistiken der Pandemie 1889/90 decken sich genau mit den Erhebungen der seitherigen Pandemien. Nach Vorläufern kam es zu einem explosiven Ausbruch mit Dauer der lokalen Epidemie von rd. 6 Wochen, wobei sich dann noch einzelne Nacherkrankungsherde anschließen. Aus den wöchentlichen Krankenzahlen (1889/90), die in Abb. 2a für München und für Basel festgehalten sind und die in der Abb. 2b mit Zahlen für die Pandemie 1918/19 für Chicago und New York verglichen werden können, zeigt sich der identische zeitliche Ablauf einer Grippeepidemie.

Im Mai und Juni 1889 kam es in Bokara und Umgebung zu einem plötzlichen Anstieg der Grippefälle, im Oktober 1889 zu einer Epidemie in Tomsk, Sibirien und in St. Petersburg. Daran schloß sich dann im November/Dezember die pandemische Ausbreitung auf Westeuropa und schließlich auf die ganze Welt an, mit hoher Morbidität und geringer Mortalität. Eine vorzügliche Dokumentation dieser Pandemie liegt für die Schweiz von SCHMID vor. Die epidemiologische Ausbreitung in Land- und Gebirgsgebieten mit genauen Daten liest sich heute noch mit Genuß. Nachwellen traten im Mai 1891, im Januar 1892 und Oktober 1893 auf.

D. Die *Pandemieausbreitung* über die ganze Welt betrug *1957 6 Monate*. Von der Feststellung des neuen Typs in Hongkong ging es eigentlich nur 4 Monate bis zum Befall sämtlicher Erdgebiete. Noch *1889/90* bedurfte die Verbreitung in allen Gebieten *11 Monate*, *1918/19* noch *9 Monate* (DUNN). Die scheinbare Verkürzung der Zeitspanne für eine Durchseuchung der ganzen Welt zeigt die verkürzte Zeitdauer und die große Zunahme des modernen Verkehrs an. Als Besonderheiten der Pandemien seit 1830 ist eine zyklische Wiederkehr durchschnittlich alle 25—30 Jahre (10—47) (1830, 1847/48, 1889/90, 1918/19, 1957) festzustellen.

2. Die Epidemien

Die gewöhnlichen epidemischen Grippeerkrankungen lokaler Gegenden oder ganzer Länder sind viel häufiger, aber auch viel gutartiger. Die Zahl der Erkrankten ist beträchtlich, die Hauptkomplikation auch hier die Lungenentzündung. Diese tritt aber meist in Form banaler Bronchopneumonien auf und ist fast nur für zuvor Kranke und für Personen im Greisen- und Säuglingsalter gefährlich. Die Mortalität betrifft deshalb vor allem diese beiden Lebensalter.

Die Grippewellen 1920—1956 und erneut 1958—1965 traten meist alle 2—3 Jahre auf, manchmal auch in zwei aufeinanderfolgenden Wintern, wobei Jahre mit größeren Epidemien 1929, 1932, 1937 und 1951 wechselten mit Jahren ohne oder mit kleineren Grippewellen. Abb. 3 belegt dies sehr gut am Beispiel der Schweiz. Kennzeichnend ist jahreszeitliches Auftreten in den Wintermonaten, d. h. in gemäßigtem Klima im Januar bis März.

Die *Morbidität* läßt sich statistisch fast bei jeder Epidemie wieder gleich darstellen mit steilem Beginn, explosionsartigen hohen Krankenziffern innert 1—3 Wochen, dann flacherem Abstieg, so daß die Gesamtepidemie 7 Wochen dauert

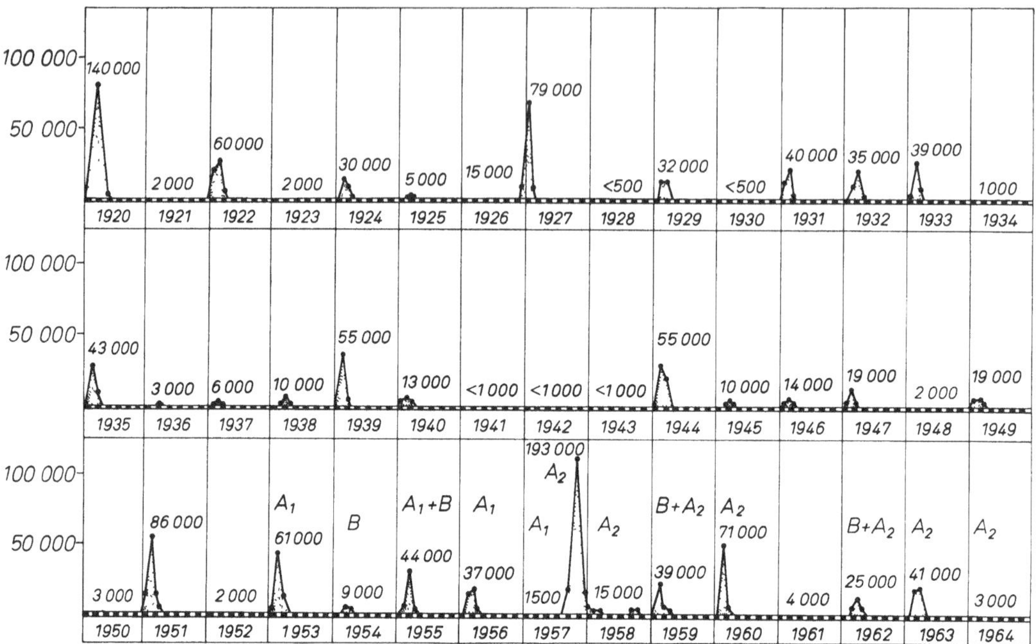

Abb. 3. Morbidität der Grippe 1920—1964 in der Schweiz. Monatliche Meldungen mit Angabe der Gesamtzahlen der Epidemie pro Jahr

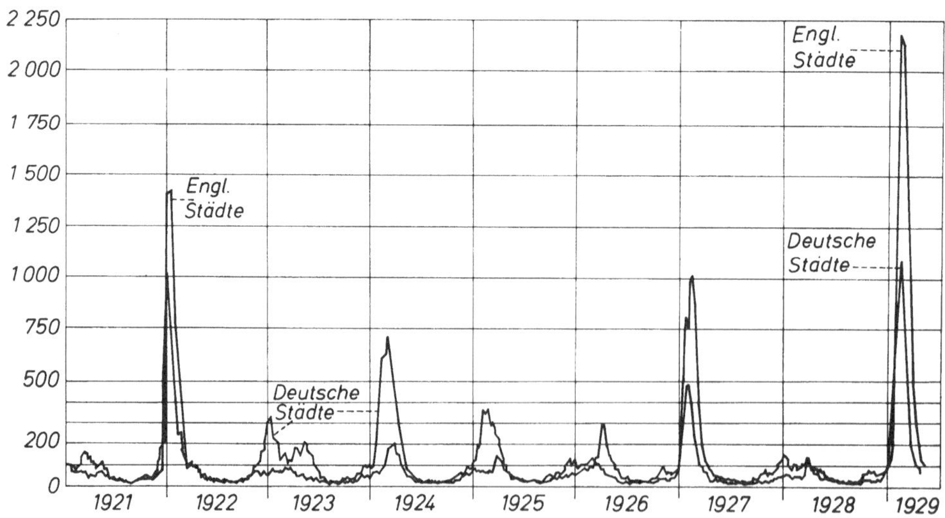

Abb. 4. Mortalität der Grippe; Wöchentliche Todesfälle 1921—1929 in 49 deutschen und in 107 englischen Großstädten (Epidemischer Monatsrapport des Völkerbundes 1929, III. In: GSELL, 1932). In den Kulminationswochen 300—2220 Todesfälle mit lokalen Unterschieden im jährlichen Auftreten und in der Größe der Einzelepidemien in den beiden Ländern

(gegenüber den Pandemien mit durchschnittlich 6 Wochen etwas länger). Kleine Epidemien können etwas flacher verlaufen.

Die *Mortalität* ist bei der Grippe im Vergleich zur enormen Morbidität gering, in den gewöhnlichen Epidemien für die unkomplizierte Grippeerkrankung fast null. Die Hauptgefährdung liegt bei der Pneumonie. Deren Letalität ist seit der Antibiotikabehandlung wesentlich geringer als früher. Die Todesfälle ereignen sich vor allem in Säuglings- und Greisenalter und geben so in der Altersverteilung der Mortalität eine U-förmige Kurve. Nur die schweren Pandemien 1918/19 machte eine Ausnahme mit viel schweren Pneumonien und tödlichen Erkrankungen der jüngeren Erwachsenenjahre und damit einer W-förmigen Mortalitätskurve (DAVENPORT und HENNESEY). Die Pandemie 1957 wie 1889/90 waren gleich benigen wie die üblichen Winterepidemien.

Die typischen Verhältnisse zeigen Abb. 4 und 5. Abb. 4 gibt die wöchentlichen Todesfälle an Grippe in 49 deutschen und 107 englischen Großstädten 1921—1929 wieder. Das Maximum der Todesfälle liegt eine Woche später als das Maximum der Erkrankungen.

Die *Altersverteilung* der Todesfälle kann am Beispiel der Statistik von London 1922 und 1929 (Abb. 5a) und von Santiago und Manila (s. Abb. 5b), gezeigt werden, welche die überwiegende Sterblichkeit der höheren Lebensalter belegen. Die Folge der Grippeerkrankungen endlich ist aus Tab. 2 zu ersehen, mit der prozentualen Todesfallzunahme in den verschiedenen Altersgruppen für Berlin und für London im Grippejahr 1929 im Vergleich zum grippefreien Jahr 1928.

In der Bundesrepublik Deutschland entfielen im Pandemiejahr 1957 1,8% aller Todesfälle auf die Grippe und nur 2,2% auf die übrigen Infektionskrankheiten. 67% der Todesfälle an Grippe betrafen Personen über 65 Jahre alt (v. OLDERSHAUSEN). Für 1961 zeigt Abb. 6 die Angaben des Statistischen Bundesamtes mit dem U-förmigen Verlauf der Grippetodesfälle, hoch an von beiden Extremen des Lebensalters.

Die *Morbidität* an Grippe ist durch die moderne *Chemotherapie* und die *Antibiotica* gleich wie diejenige anderer Viruskrankheiten nicht beeinflußt worden. Abb. 7 zeigt die seit 1920—1965 immer gleich wieder auftretenden Grippewellen wie auch gleich intensiv wiedererscheinende Masernepidemien und nicht verschwindenden Erkrankungen an Pa-

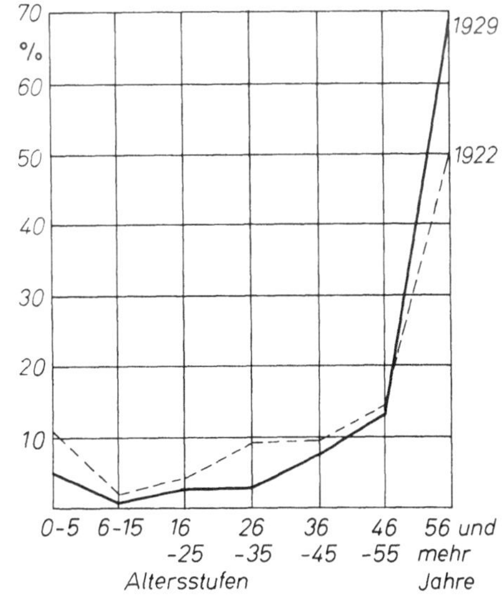

a

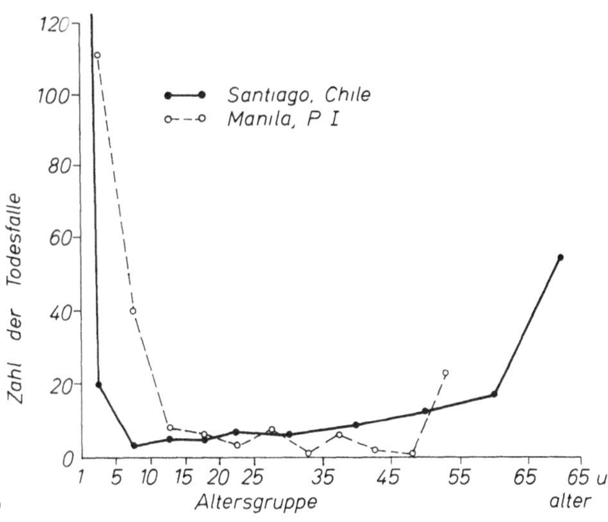

b

Abb. 5. Grippetodesfälle der einzelnen Altersgruppen: a) für London 1922 und 1929, prozentual (GSELL, 1932); b) für Santiago (Chile) und Manila (Hauptstadt der Philippinen) 1957, absolute Todeszahlen (DAVENPORT und HENNESSY)

rotitis epidemica und an Rubeola (bei Berechnung pro Jahr an 100000 Lebende).

Dagegen hat eindeutig die *Mortalität* an Grippe in den letzten 30 Jahren mit der modernen Therapie, die vor allem die Pneumoniesterblichkeit herabgesetzt hat, *abgenommen*. Für Deutschland sind die Todesfälle an Grippe von 1930 (7742) im Vergleich zu 1962 (3409) um das Zweifache, an Pneumonie 1930 (52895), 1962 (17860) um das Dreifache zurückgegangen (bei etwa gleichgroßer Bevölkerungszahl). In der Schweiz gingen die Todesfälle auf 100000 Lebende pro Jahr 1931/33 mit 35,0, 1960/63 mit 14,0 um das Zweieinhalbfache zurück (GSELL).

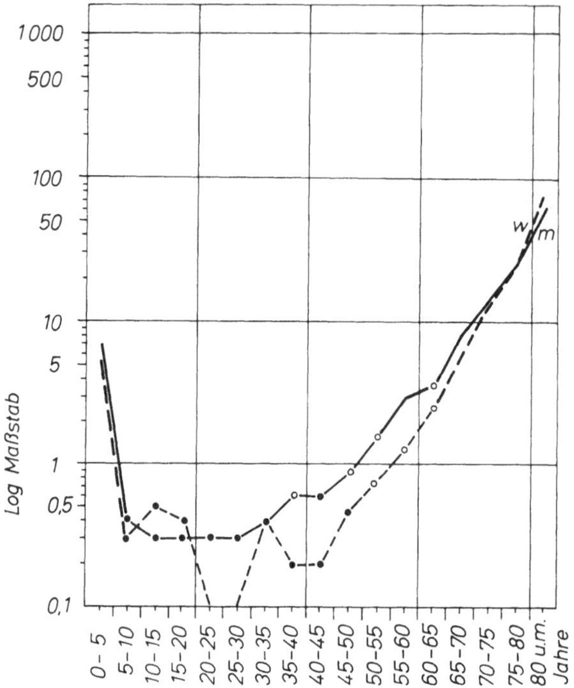

Abb. 6. Altersverteilung der Grippetodesfälle 1961 in der Bundesrepublik Deutschland (auf 100000 Einwohner des jeweiligen Geschlechts u. Alters)

Grippeepidemien bedingen nicht nur einen *Anstieg* der Todesfälle an Atemwegserkrankungen, sondern auch der *Sterbeziffern verschiedener chronischer Erkrankungen*. So zeigt sich jeweils ein Sterblichkeitsanstieg an Herzkrankheiten,

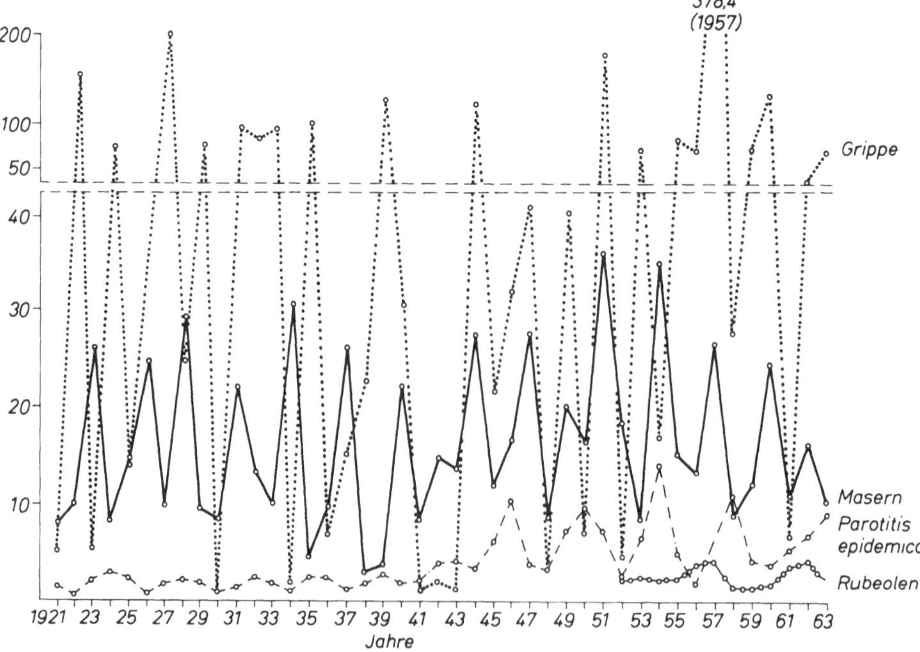

Abb. 7. Morbidität 1921—1962 an Grippe, Masern, Mumps und Röteln auf 10000 Lebende (Schweiz)

Diabetes, Nephritis, Tuberkulose, Altersschwäche. Collins und Lehmann haben in einer Studie über die Influenzaepidemie von 1918—1951 darauf hingewiesen, daß die Überschußmortalität durch die Grippeepidemien sich weit über die Todesfälle an Lungenentzündungen erstreckt.

Tabelle 2. *Überschußmortalität an allen Todesfällen in einem Grippejahr 1929 im Vergleich zu einem grippefreien Jahr 1928 in den Altersgruppen*

Alter in Jahren	Berlin			Alter in Jahren	London		
	1928	1929	Anstieg in Prozenten		1928	1929	Anstieg in Prozenten
0—1	295	393	33	0—1	530	758	43
1—5	60	156	160!	1—5	427	747	75!
6—15	68	110	62	6—15	137	142	4
16—20	69	87	26	16—25	177	231	31
21—40	490	664	36	26—45	450	861	91
41—60	1079	1460	35	46—65	1211	2752	127
63 und mehr	2168	3565	64!	65 und mehr	1868	5423	190!
total	4229	6435	52	total	4800	10914	127

Eickhoff, Sherman und Serfling (1965) melden für die USA als Resultat der drei Grippeepidemien in der Periode von 1957—1960 ein Total von 86000 *Überschußtodesfällen*, d. h. Todesfälle, die *infolge der Grippe* zusätzlich zu der erwarteten Zahl an Todesfällen in diesen Monaten hinzukamen. Zwei Drittel dieser Excess Mortality betrafen Personen von 65 Jahren und mehr, und zwar Personen mit kardiovasculären-renalen Krankheiten, bronchopneumonischen Leiden und Diabetes mellitus. Es traten aber auch vermehrte Sterbefälle an rheumatischen Herzkrankheiten und an Schwangerschaft im Zusammenhang mit der Grippeerkrankung auf (1957: September bis Dezember 40000, Januar bis März 1958 20000, Januar bis März 1960 27000 zusätzliche Todesfälle in den USA während der Grippezeit).

In *sozialhygienischer Bedeutung* stehen Grippe und grippeähnliche Infektionen an erster Stelle unter allen menschlichen Krankheiten. Der National Health Survey der USA stellte für 1957/58 zusammen, daß 37 % aller Krankheitstage von Arbeitern und Angestellten und 67 % aller Krankheitstage von Schulkindern zu Lasten der Grippe gingen. Auf den Einzelnen umgerechnet, machte das 4 Krankheitstage pro Jahr bei Erwachsenen, 6 Tage bei Schulkindern aus. Ähnliche Erhebungen sind in zahlreichen anderen Ländern mit übereinstimmenden Resultaten gemacht worden.

In *geographischer Beziehung* unterscheiden sich die Epidemien insofern, als einzelne nur bestimmte Regionen, manche größere Erdteile betreffen, wobei zahlenmäßig beträchtliche lokale Variationen in der Ausdehnung der Krankheiten vorliegen. Seit 1950, aber vor allem seit 1957, ist es nun auch möglich, den entsprechenden Virustyp der einzelnen Epidemien zu bestimmen (s. Tab. 3).

3. Virologisch-immunologische Besonderheiten

Virologisch können Epidemien mit Typ A und mit Typ B unterschieden werden, wobei im allgemeinen die *A-Epidemien* schwerer und ausgedehnter sich erweisen und alle wichtigen Seuchen bisher verursacht haben, als die mehr lokalisierten *B-Epidemien*. Die Mortalität wurde durch die B-Epidemien nie gleich beträchtlich gesteigert. Zusammenstellung B-Epidemien 1940—1950 siehe Massini und Baur.

Grippevirus C spielt dagegen epidemiologisch keine Rolle. Es wurde bei sporadischen Fällen und Ausbrüchen von A-Grippe gefunden. Antikörper gegen C sind in Seren von Personen aller Altersklassen gefunden worden, aber nie mit hohen Titern.

Es ist nun aber nicht so, daß in einer Epidemie nur ein Virustyp zu finden ist, es kommen Kombinationen vor, meist aber mit Überwiegen einer bestimmten Virusuntergruppe. Entscheidend ist dabei die Immunitätslage der Bevölkerung, respektive der Betroffenen, die auch mit den Altersgruppen variieren, je nachdem spezifische Antikörper von früheren Epidemien beim Individuum vorliegen. Hier sei als Beispiel für die Typvarianten in den Epidemien der letzten 10 Jahre die Untersuchungen für die Schweiz erwähnt, s. Tab. 3 von H. LÖFFLER. In den Epidemien seit 1957 überwiegt Typ A2 Asia hier wie an den anderen Orten.

Tabelle 3. *Grippevirustypen in den Epidemien 1952—1965 in der Schweiz* (H. LÖFFLER) *(acht größere Epidemien und eine Pandemie)*

Zeit der stärksten Häufung	Den Gesundheitsbehörden gemeldete Fälle	Typen der isolierten Influenzaviren
Dezember 1952 bis April 1953	60000	A_1
Januar 1954 bis Mai 1954	8000	B
Dezember 1954 bis Mai 1955	44000	A_1/B
Dezember 1955 bis April 1956	37000	A_1
Januar 1957 bis März 1957	1500	A_1
August 1957 bis April 1958	210000	A_2
Sept. 1958 bis April 1959	40000	A_2, B/A_2
Januar 1960 bis März 1960	71000	A_2
Januar 1961 bis März 1961	4000	nicht isoliert (in England A_2)
Februar 1962 bis April 1962	25000	B/A_2
Februar 1963 bis März 1963	41000	A_2
Februar 1964 bis März 1964	3000	A_2
Februar 1965 bis April 1965	20000	A_2

Antigene Studien (zusammengestellt von ANDREWES) ergeben für die isolierten Stämme in der Periode *1933—1935* ein Vorwiegen der zuerst idolierten Gruppe des Virus A-Stamm WS, *1936—1946* in allen Teilen der Welt von Stämmen, die mehr oder weniger den A-Stämmen WS oder PR 8, beschrieben 1934 in Porto Rico, nahestanden, auch den Virusstämmen von MELBOURNE von 1935. 1946—1956 standen dann differente A-Stämme, die sich im Gegensatz zu den früheren auch als pathogen für Mäuse erwiesen im Vordergrund und die als A prime = A1 bezeichnet wurden mit dem dafür typischen amerikanischen Stamm FM1. Die Verwertung der einzelnen Forschergruppen zeigte hier Differenzen, vor allem da die Untersuchungen auf tierischen Seren mit verschiedener Sensibilität ausgeführt worden sind. Die Erreger in einer Epidemie erwiesen sich aber stets uniform. Im Anschluß an die Epidemie 1957 mit einer antigen neuen Abart, A2 Asia, erwiesen sich 1958—1965 alle seither isolierten Erreger mit diesem Stamm antigen verwandt (ROBINSON); in den ersten Jahren identisch, dann mit geringen Differenzen (JSAAK et al., 1962). In den Jahren seit 1960 werden nun zunehmend Veränderungen in der antigenen Struktur der isolierten A2-Stämme (antigenic drift) beobachtet, so in der Elutionsfähigkeit und in der Inhibitorensensibilität (SIEBELIST und TUMOVA). 1963 waren nur noch gut die Häfte der gefundenen Stämme gleich wie der Originalstamm A2, 1964 noch weniger. Der 1964 neu isolierte Stamm A2 Switzerland 101/64 kam aber wieder dem ursprünglichen Stamm von 1957 näher (GASSER). Virus B wurde immer wieder gefunden, wobei sich aber bei seinen Stämmen keine stärkeren antigenen Variationen zeigten (Lit siehe H. LÖFFLER).

Immunologisch zeigt sich im Verlauf der Jahrzehnte ein *Wandel im Antikörperaufbau einer Bevölkerung* entsprechend dem epidemiologischen Kontakt der aufeinanderfolgenden Altersklassen mit den einzelnen Grippevirusuntergruppen. Verschwindet eine Virusuntergruppe, so hat die Generation von Menschen, die nach diesem Datum geboren wird, keine Antikörper gegen die Antigene dieses Frühtyps. DAVENPORT, HENNESSEY und FRANCIS (1953) fanden, daß die menschlichen Grippeantikörper im wesentlichen auf Antigene von Stämmen zurückgehen, die epidemiologisch während der Kindheit der einzelnen Personen vorgeherrscht haben. Als „doctrin of the original sin" wird hervorgehoben, daß die erstmalige Infektion in der Kindheit durch einen bestimmten Grippestamm die Immunitätsreaktion auf jede spätere Reinfektion bzw. Vaccination beeinflußt, und daß der Hauptbestandteil des Grippe-Antikörpers im Serum eines Menschen auch im späteren Leben immer gegen das Antigen des erstinfizierenden Virusstammes gerichtet bleibt (GERMER, LIEF und HENLE). Dazu scheinen diese in einer Bevölkerung vorhandenen Antikörper auch einen Einfluß auf die infizierenden Grippestämme zu haben, ihre Lebensdauer und Infektionität zu beeinflussen und damit Änderungen im Antigenaufbau der Grippeviren zu begünstigen. ANDREWES, 1957 hat von einer gelenkten Mutation gesprochen. Dieses Wechselspiel wird derzeit genau verfolgt.

Nach der Epidemie 1957 stiegen bis 1962 die Anzahl der Personen mit Antikörper gegen A2 Virus ständig an (in Großbritannien bis 85%). Damit scheint der Punkt erreicht zu sein, wo es für diesen Virustyp schwierig wird Epidemien zu verursachen. Auch zeigen Untersuchungen, daß Antikörper von der Epidemie 1957 in noch genügender protektiver Höhe 1964 vorhanden waren. Es war interessant zu sehen, daß 1962 Virus B epidemisch auftrat und dann 1963 und 1964 A2 Ausbrüche wieder auftraten, vor allem aber dort zu sehen waren, wo noch mehr nicht immune Personen vorhanden waren, in Altersheimen und Irrenanstalten. Es ist zu erwarten, daß in Kürze Virusvarianten erscheinen, die vom Originalstamm so stark abweichen, daß die Antikörper gegen die alten Stämme unwirksam sein werden (siehe Editorial Brit. med. J. II, 1085, 1964).

Aus den Antikörperuntersuchungen hat man geschlossen, daß die Pandemie 1889/90 durch den Grippevirustyp A2, der dann bis 1914 vorherrschte, die Pandemie 1918/19 durch A Swine, die Epidemien bis 1930 durch diesen Untertyp, dann 1931—1934 durch A/WS, 1934—1946 durch A/PR8, 1947—1956 durch A1 FM1, 1957—1965 durch A2 Asia bedingt waren, was zur Hypothese führt, daß in Kürze wieder mit A Swine Epidemien zu rechnen sei und daß die Impfstoffe dies in Betracht ziehen sollten (v. OLDERSHAUSEN).

4. Allgemeine epidemiologische Erhebungen

Eine besondere Frage, die zur Diskussion Anlaß gab, beschäftigt sich damit, ob nichtpandemische leichte Grippe-Epidemien wie heute auch schon vor der Pandemie 1889/90 vorgekommen sind. Eindeutig kann gesagt werden, daß ab 1850 die Grippe respektive Influenza zunehmend unbedeutender wurde und kaum mehr von den winterlichen Erkältungskatarrhen sich abhob. Die Abb. 8 von ANDREWES zeigt, daß die Todesraten an Influenza auf 100000 Einwohner in England und Wales ab 1880 immer geringere Werte aufwiesen, weniger als 1% betrugen. BURNET und CLARK betonen aber, daß in Rußland 1886 und 1887 Epidemien auftraten, daß wahrscheinlich die Infektion endemisch irgendwo in Zentralasien geblieben war. Nach der Pandemie 1889/90 traten regelmäßige winterliche Grippeepidemien auf und die Grippe blieb, von 1893—1917 als eindeutig epidemische Infektionskrankheit mit periodisch wiederkehrenden Häufungen in den Wintermonaten in den gemäßigten Zonen vorhanden mit Todesziffern pro 100000 für England und Wales zwischen 12—30, s. Abb. 8.

Die Frage, wo sich das *Virus in den Zeiten ohne Epidemie* hält, blieb trotz vieler Untersuchungen nicht sicher beurteilbar. Die eine *Hypothese* glaubt ein *Reservoir im Tierreich* annehmen zu können. Seit der Pandemie 1918 war in den USA eine *Schweinegrippe* aufgefallen. SHOPE hatte 1931 bei Schweinen in den

USA mit dieser grippeähnlichen Krankheit ein Virus vom Typ A isoliert, das dann auch in England bei Schweinen gefunden wurde.

Bei der Schweineerkrankung handelt es sich aber um eine gemischte Infektion von Virus und Bakterien, d.h. von Grippevirus A und von Haemophilus suis. Man fand das Virus auch

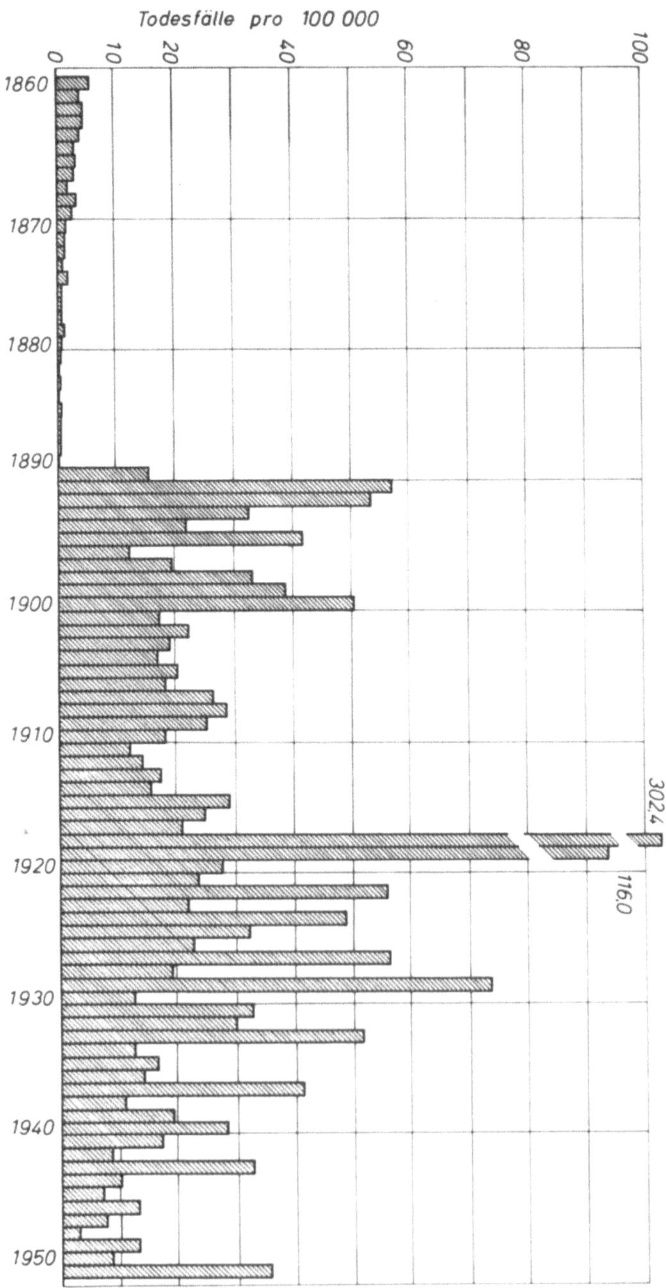

Abb. 8. Mortalität an Grippe auf 100000 Einwohner von 1860—1951 in England und Wales (WHO, ANDREWES, 1953)

bei Würmern in der Erde der Schweineställe. 1957 wurde durch die WHO eine serologische Prüfung in 25 Ländern veranlaßt, die aber bei den Tieren kein eindeutiges Ergebnis ergab. Man fand aber bei Erkrankungen der *Pferde* ein Virus A equinus Prag /56 in Zentraleuropa und serologisch auch in den USA, das mit dem menschlichen Virus A2 Asia zahlreiche antigene Eigenschaften gemeinsam hatte. Das Virus A2 wurde in China beim *Schwein* ganz zu Beginn der Epidemie nachgewiesen. Serologische Kontrollen zeigten, daß Virus A2 natürlich Pferd und Schwein infizieren kann, daß aber die experimentelle Infektion des Schweines keine klinischen Symptome bewirkte (KAPLAN und PAYNE, 1959). Das Virus der klassischen *Vogelpest* und zwei Virusstämme von *Enten* erwiesen sich als Typ A.

Die andere Hypothese, ausgesprochen von ANDREWES (1954), nimmt an, daß das Virus latent weiterlebt in Menschen, sei es in Lungenläsionen einzelner Individuen, sei es in einer mit den heutigen Methoden nicht auffindbaren Form.

Ergänzend zu all diesen Erhebungen sei noch besonders erwähnt:

Alter. Der Mensch ist in sämtlichen Lebensaltern auf Grippeinfektionen empfindlich. Durch die erworbenen Antikörper wird mit zunehmendem Alter trotz fehlender völliger Immunität eine gewisse Abwehrkraft erworben, so daß das Terrain für Neuinfektion, auch für die verschiedenen Untertypen, modifiziert

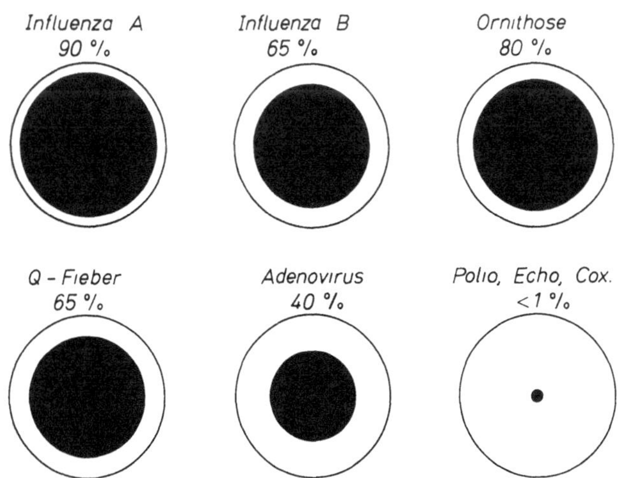

Abb. 9. Verhältnis von inapparenten zu manifesten Infektionen (H. LÖFFLER, 1958)

erscheint. Todesfälle ereignen sich vor allem in höherem Alter, vermehrt auch in der Säuglingsperiode und nur in einzelnen Pandemien gehäuft auch für das gesunde junge Erwachsenenalter wie bei der Pandemie 1918/19, s. Abb. 5 und Abb. 6.

Geschlecht: Es besteht keine besondere Geschlechtsdisposition.

Jahreszeit. In gemäßigten Zonen treten die Epidemien in den Wintermonaten, vor allem Januar bis März auf (s. Abb. 3). Pandemien, die 6—8 Monate brauchen bis zur Ausbreitung über die ganze Welt, können in den einzelnen Gegenden in jeder Jahreszeit auftreten.

Infektiosität. Die Empfindlichkeit für Grippeerkrankung ist groß und die Infektion bedingt eine Krankheit. Inaparente Erkrankungen sind selten und spielen praktisch keine Rolle. Bei der Pandemie 1957 erkrankten von 100 Infizierten gut 90, also wie bei Masern (H. LÖFFLER). Die Verhältnisse manifester zu inaparenter Krankheit für einige wichtige Viruskrankheiten zeigt die Abb. 9 von LÖFFLER.

Die *Ansteckung* erfolgt durch Tröpfcheninfektion. Je intensiver der menschliche Kontakt ist, um so explosiver tritt die Grippeepidemie auf, rascher in Städten als auf dem Land, in Wohngemeinschaften schneller als in Einzelsiedlungen, in einer Familie stärker als bei Einzelwohnenden. Als Eintrittspforte wird allgemein der Respirationstrakt angenommen.

Die *Ausbreitung* der Epidemie geht durch *menschlichen Kontakt*. Dabei spielen *zusätzliche Faktoren* mit. Während in Japan, in tropischen Gebieten mit ihren geringen Saisonwechsel, gleichzeitig mit Einführung des Virus auch der explosive Ausbruch einer Epidemie einsetzt, findet sich in gemäßigten Zonen eine noch nicht sicher erklärbare Verzögerung von wenigen Monaten bevor eine Epidemie einsetzt. So war z. B. 1957 in den Niederlanden im Mai, in Großbritannien im Juni das A2 Virus bei Fluggästen, bei Seeleuten bereits nachgewiesen worden d. h. 1—2 Monate vor der Epidemie, die im August/September erst hier ausbrach. Es läßt dies auch das gleichzeitige Ausbrechen einer Epidemie an verschiedenen Orten besser deuten, *Witterungsbedingungen*, verschieden intensiver Kontakt (stark bei Schulbeginn, bei Versammlungen, overcrowding) spielen mit. Wird die *immunologische Lage* des Einzelnen oder von Altersgruppen in Betracht gezogen, so macht all dies die lokalen Variationen bei Grippeepidemien verständlich. Dazu kommt die *Virulenz der Virusstämme*, deren Variationsmöglichkeiten experimentell eingehend untersucht wurden und die auch genetisch bestimmt zu sein scheinen (BURNET und LIND, 1954). Das einzige Beispiel für eine Virulenz-Steigerung gibt die Pandemie 1918/19. Aus dem Quotienten subklinisch zu klinisch-apparenten Fällen kann in Bezug auf Virulenz bei Grippe nicht viel gefolgert werden, da der Prozentsatz subklinischer Erkrankungen bei der Grippeinfektion gering ist. Die Infektionsdosis kann hier auch mitspielen, gleich wie die Abwehrlage infolge früherer Infektionen. Ebenso kann die Letalitätsrate nur schwer als Virulenzindex herangezogen werden. Die Antibioticatherapie wirkt sich hier heute aus, ebenso die heute andere Altersstruktur der Bevölkerung.

Für die Zukunft ist eine anhaltende *Überwachung der Grippe*, ihrer Virustypen und ihrer Epidemiologie in der ganzen Welt notwendig. Die *WHO* hat dazu die Grundlage gegeben. Es untersteht ihr das Weltzentrum der Grippe im National Institute for Medical Research in London, dem 61 Laboratorien angeschlossen sind, und dem Internationalen Grippezentrum für die Amerikas in Atlanta (Georgia), USA, mit 57 teilnehmenden Laboratorien.

VII. Klinik

A. Klinisches Bild der unkomplizierten Grippe

(B. STRÄSSLE)

1. Symptomatologie

Die umfangreiche Literatur über die vielen in den letzten Jahren sich folgenden Grippe-Epidemien läßt unschwer erkennen, daß das klinische Bild der einfachen Grippe sich im Vergleich mit der großen Pandemie 1918/19 nicht wesentlich geändert hat, selbst wenn gelegentlich einzelne Symptome durch besondere Akzente hervorgehoben werden und so eine spezielle Epidemie durch gewisse Besonderheiten ausgezeichnet wird. „Man weiß, daß man die Grippe hat.“

Da sich das klinische Bild der Grippe nicht geändert hat, legen wir den folgenden Ausführungen die sehr gründliche Beschreibung von MASSINI und BAUR in der 4. Auflage des Handbuch 1952 zugrunde und ergänzen sie durch die seitherigen Erfahrungen.

Die *Inkubationszeit* ist sehr kurz, sie beträgt wenige Stunden bis höchstens 3 Tage.

Ohne Prodrome setzt der *Beginn* der Krankheit plötzlich ein mit Frösteln, Fieber, nicht selten mit Schüttelfrost und allgemeinem Krankheitsgefühl, so daß der Patient oft die Stunde angeben kann, bis zu welcher er sich wohl und nach welcher er sich krank gefühlt hat. In schweren Fällen kann die Krankheit auch mit Kollaps, Ohnmacht oder Erbrechen beginnen. Die Temperatur klettert innerhalb 24 Std auf das Maximum von 38—39—40° C an, bleibt aber nur 1—2 Tage auf dieser Stufe, um dann innerhalb weiterer 2—4 Tagen wieder lytisch zur Norm

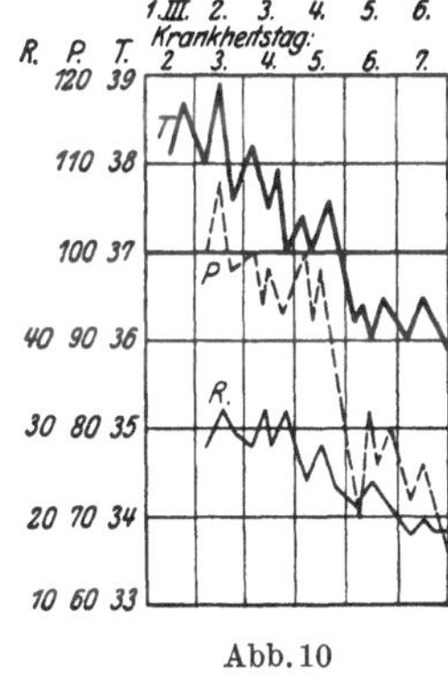

Abb. 10

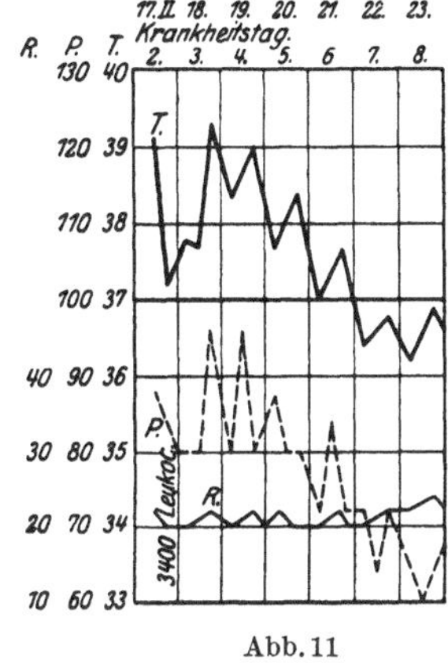

Abb. 11

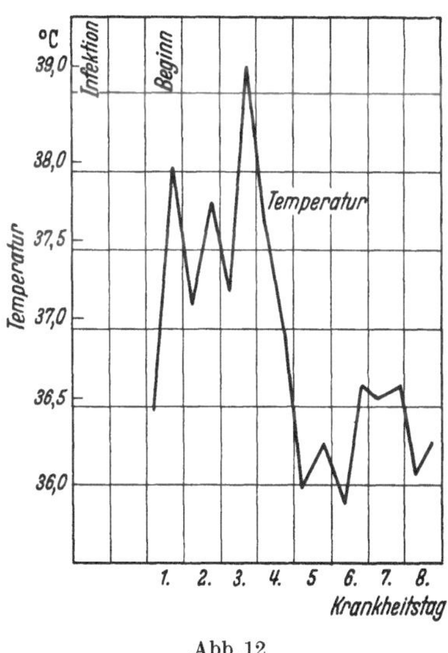

Abb. 12

Abb. 10. Fieber-, Puls- und Respirationskurve bei mittelschwerer Grippe ohne Komplikationen, 24jährige Frau (MASSINI und BAUR)

Abb. 11. Zweigipflige Fieberkurve bei komplikationsloser Grippe bei 23jährigem Mann

Abb. 12. Fieberkurve bei Laboratoriumsinfektion mit Grippevirus (nach STUART-HARRIS, siehe MASSINI und BAUR)

zurückzukehren (s. Abb. 10). In der Regel ist die *Fieberkurve* eingipflig. Auch eine zweigipflige Kurve, bei der bereits nach einem Abfall am 2. Tage (MUNRO, 1930) ein zweiter Fieberanstieg erfolgt, ist von verschiedenen Autoren beobachtet worden (s. Abb. 11). Häufiger markiert aber der zweite Gipfel den Beginn einer Sekundärinfektion (s. Abb. 13). Eingipfligen Verlauf zeigt eine Laboratoriumsinfektion (s. Abb. 12).

Gleich mit Einsetzen der Krankheit treten mehr oder weniger intensive *Myalgien* im Schultergürtel, in den Extremitäten, sowie Schmerzen retrosternal auf. Auch starke *Kopfschmerzen* im Frontalhirn und in den Schläfen kommen vor, oder der Kopfschmerz wird besonders stark in den Augäpfeln empfunden, wobei die Schmerzen bei jeder Augenbewegung verstärkt werden und die Patienten mit geschlossenen Augen müde und teilnahmslos darniederliegen. Diese Schmerzen haben rheumatoiden Charakter. Von den Ophthalmologen wird dieses Symptom zur rheumatoiden Skleritis und Episkleritis gezählt. Auch Druckschmerz an den Bulbi kommt vor. Von verschiedenen Autoren wird diesen Augenschmerzen fast pathognomonische Bedeutung für die Influenza beigemessen. Nach Brückner und Meisner (1929) liegt der Sitz der Läsion vielleicht in den Augenmuskeln. Die Schmerzhaftigkeit kann noch Wochen nach überstandener Grippe vorhanden sein.

Hinzu kommt manchmal eine eigentliche *Conjunctivitis* mit starker Sekretion, meist verbunden mit Photophobie. Die Lider sind wenig geschlossen und ein leichtes supra- oder periorbitales Ödem gibt dem geröteten Gesicht einen verschwollenen Ausdruck. Nur die Mundpartien weisen eher eine leichte Blässe auf. Die Lippen sind etwas zyanotisch. Bei manchen Epidemien tritt ein Herpes labialis gehäuft in Erscheinung. Während der Epidemien nach 1920 konnte mehrmals ein Enanthem mit wasserklaren Bläschen am weichen Gaumen beobachtet werden (Massini). Diese Befunde wurden später auch von Lapp und Wicke (1935) erhoben und bei der A-Epidemie 1941 in Holland von van Broeken u. Mitarb. festgestellt.

Der Virusinfekt manifestiert sich hauptsächlich auch in einer *Pharyngitis* mit Schleimhautschwellung, z. T. mit geröteten und leicht vergrößerten Tonsillen oder mit flammender Rötung an den Gaumensegeln. Pharyngialabstriche zeigen Epitheldestruktion und mononucleäre Exsudation. Schmerzhaft ist auch die rauhe, trockene Kehle, die zu hartnäckigem, trockenem und produktivem *Husten* reizt. Ein echter Schnupfen gehört nicht zum Bild der Grippe, wenn auch die Nasenschleimhaut leicht anschwillt und leicht blutet. Dagegen kann der Schnupfenvirus der Grippe den Weg bereiten. Das *Sputum* ist spärlich, zäh-schleimig, gelegentlich *leicht blutig*. Massiver rostbrauner oder blutiger Auswurf weist immer auf eine Komplikation mit Bronchitis, Laryngo-Tracheo-Bronchitis oder Pneumonie hin.

Abgesehen von verschärftem Atemgeräusch und Knisterrasseln, das vor allem bei älteren Leuten basal über den Lungen zu hören ist, weisen Lungen und Herz keine Veränderungen auf. Auch das Röntgenbild zeigt außer verstärkter Zeichnung des Bronchialbaumes keine abnorme Veränderungen. Der *Puls* ist im Verhältnis zur Temperatur eher *verlangsamt*. In der Epidemie 1957/58 konnte auch öfters eine Tachykardie mit und ohne Extrasystolen beobachtet werden (Walsh u. Mitarb., 1958). Tachykardie und Arrhythmie sind aber bereits suspekte Hinweise auf toxische Schädigung von Myokard und nervöser Reizleitung des Herzens. Der Blutdruck wird in der Regel kaum verändert. Ein leichter Anstieg des systolischen Druckes mehr als des diastolischen wird gelegentlich auf das Fieber bezogen oder als psychogene Reaktion des ängstlichen Patienten erklärt. Erst in der Rekonvaleszenz pflegt oft eine Neigung zu *Hypotonie* als Ausdruck neurovegetativer Störungen aufzutreten. Kollaps und Schock-Reaktionen bleiben meistens den schweren toxischen Komplikationen bei Grippe-Pneumonie vorbehalten.

Störungen von seiten des Magen-Darmtraktes gehören eigentlich nicht zum Bild der einfachen Grippe. Mohr (1958) fand bei der Grippe 1957 gelegentlich Magenschmerzen mit Übelkeit und Erbrechen am Anfang der Krankheit. Auch Durchfälle kommen gelegentlich vor. Die Leber ist nicht vergrößert, nicht palpabel. Manchmal kann die Milz am 3. oder 4. Tag gefühlt werden, meist ist aber der Palpations- und Perkussionsbefund normal. Es besteht teilweise oder vollständige *Anorexie*. Dafür klagen die Patienten über *Durst* und wollen wegen der trockenen Kehle reichlich trinken. Im Urin können eine leichte Albuminurie mit Zylinderurie und Mikrohämaturie auftreten. Diese Befunde bleiben aber im Rahmen des Fiebers und sind nicht Ausdruck einer Nierenbeteiligung. Nur selten muß im Anfangsstadium wegen Harnverhaltung katheterisiert werden.

2. Laboratoriums-Befunde

a) Die Grippe-Diagnose hat durch den *serologischen Nachweis* von komplementbindenden *Antikörpern* eine sehr wichtige Stütze erfahren. Bis zum 4. Krankheitstag bleibt der Nachweis negativ. Der Anstieg erfolgt ungefähr am Ende der 1. Woche und erreicht nach steilem Anstieg etwa am Ende der 2. Woche das Maximum. Im allgemeinen ist der Anstieg um so steiler und höher, je niedriger der Ausgangstiter war. Der Abfall des Titers beginnt zwischen dem 11. und 25. Tag und zwar um so schneller, je höher das Maximum des Titers war. Nach etwa 10—12 Monaten ist der präinfektiöse Ausgangstiter wieder erreicht. Werden Antikörpertiter serienmäßig bei einer großen Bevölkerung ermittelt, so kann man feststellen, daß positive Titer gegenüber der Zahl der ermittelten Grippefälle stark überwiegen. Dies beweist, daß ein großer Teil der Bevölkerung bei einer Epidemie sich mit dem Grippevirus auseinandersetzt und Antikörper bildet ohne selber an Grippe zu erkranken (Details s. S. 364).

b) *Blutbefunde:* Bei der pandemischen Influenza 1918/19 wurden mit großer Regelmäßigkeit charakteristische Veränderungen des weißen Blutbildes beobachtet. RÜTIMEYER, 1921; W. H. HOFFMANN, 1923; HILDEBRANDT, 1920: bei den unkomplizierten Fällen entstand etwa in einem Drittel der Fälle am 1. Tag eine leichte Leukocytose von etwa 12—18000, seltener mehr, bis 32000 Leukocyten. Sie war prognostisch ein gutes Zeichen. Vom 2. Tag an fielen bei weitaus den meisten Fällen die Leukocytenwerte ab. Es entstand eine ausgesprochene *Leukopenie* mit einem Minimum am 5.—7. Krankheitstag, oft bis unter 2000. Im Verlauf der 2. Woche kehrten die Leukocytenzahlen meistens zur Norm zurück. Oft bestand aber die Leukopenie noch lange weiter. Das Verhalten der Leukocytenwerte erwies sich aber als inkonstant.

Für die Epidemie 1935 waren normale Leukocytenwerte oder Leukopenien trotz Fieber so einheitlich anzutreffen, daß GSELL (1936) fehlende Leukocytose absolut zur Diagnose einer febrilen Grippe verlangte. Bei der Pandemie 1957/58 sprach nach EIDMANN, LIPPELT und MANNWEILER (1958) eine Leukopenie für unkomplizierte und eine starke Leukocytose für komplizierte Grippe. Mäßige Leukocytose gab es bei komplizierten und bei unkomplizierten Grippefällen. Die bei unkomplizierter Grippe öfter angeführte Leukopenie konnte v. OLDERSHAUSEN während der gleichen Pandemie wenigstens in den ersten drei Krankheitstagen nicht bestätigen. Bei Grippekranken ohne klinisch nachweisbare bakterielle Superinfektion stellte er anfangs normale Leukocytenzahlen oder leichte Leukocytosen und erst in den folgenden Tagen ein Absinken auf stärker leukopenische Werte fest. Aber auch bei Patienten mit bakterieller Superinfektion blieben die Leukocyten nicht selten im Normbereich. MOHR (1958) fand unter 198 Grippe-Patienten ohne ernstere Komplikationen in der Mehrzahl normale Leukocytenwerte, nur 10mal bestand eine Leukopenie um 4000 und 32mal eine leichte Leukocytose von 8000—10000 und nur vereinzelt von über 10000.

Die *Differenzierung* des weißen Blutbildes ergab bei der pandemischen Grippe 1918/19 in etwa einem Drittel der Fälle eine relative (90—95%) und absolute *Vermehrung der Neutrophilen* als Ursache für die initiale Leukocytose. Nach dem 1. oder 2. Tag fielen die absoluten Zahlen ab, blieben aber relativ während des ganzen Verlaufes an erster Stelle. In der Rekonvaleszenz zeigte sich wieder ein langsamer Anstieg. Die *Eosinophilen* fielen gleich zu Beginn der Erkrankung ab, in etwa der Hälfte der Fälle bis auf 0 (*Eosinopenie*). In einem Drittel der Fälle fehlten die Eosinophilen während der ganzen Fieberperiode. In der Rekonvaleszenz erschienen sie wieder regelmäßig, zuweilen kam es sogar zu einer leichten Eosinophilie von 8—9%. Die *Monocyten* verliefen etwa parallel den Polynucleären, die Lymphocyten waren schon am ersten Fiebertag meist vermindert. $^4/_5$ der Fälle hatten schon am 1. Tag 1000 Lymphocyten. In etwa $^2/_3$ der Fälle bleiben die *Lymphocyten* dauernd vermindert. Im späteren Verlauf mehrten sich die Lymphocyten wieder. In den 1. Tagen der Rekonvaleszenz kreuzte die Kurve der Lymphocyten nicht selten diejenige der Neutrophilen. Die Lymphocytose dauerte in über der Hälfte länger als 2 Wochen. Die Kreuzung der Kurven der Neutrophilen und Lymphocyten und der Verlauf der Eosinophilen waren bei der pandemischen Grippe demnach ähnlich wie beim Typhus. Bis zum 7. Tag entstand ferner eine deutliche *Linksverschiebung*. Pathologische Blutformen waren nicht selten, erreichten aber nie höhere Werte: neurophile Myelocyten, Plasmazellen, monocytoide Lymphocyten.

Auch bei der großen Pandemie 1957/58 wurde die Eosinopenie und die Linksverschiebung mit Vermehrung der Stabkernigen von v. OLDERSHAUSEN bestätigt. Recht häufig konnte er toxische Granulation in den Leukocyten feststellen (in 28% der Fälle, jedoch häufiger bei komplizierter Grippe als bei einfacher Grippe). Gleichzeitig bestand eine lymphoid mononucleäre Zellreaktion.

c) Die *Blutsenkung* bleibt bei der einfachen, nicht komplizierten Grippe oft normal oder ist nur leicht erhöht (GSELL, 1932). Knapp $^1/_4$ der Patienten von MOHR (1958) ließ eine Senkung von mehr als 30 in der 1. Std aufweisen; von 524 kontrollierten Fällen durch v. OLDERSHAUSEN blieb die Senkung bei einfacher Grippe und auch bei den virusbedingten Komplikationen normal oder nur leicht erhöht. Patienten mit bakterieller Superinfektion dagegen wiesen in der überwiegenden Mehrzahl stark beschleunigte Blutsenkungsgeschwindigkeiten auf. Auch JACOBI (1965) fand eine stark erhöhte Senkung hauptsächlich bei Grippekranken mit Komplikationen.

d) Das Verhalten der *Eiweißfraktionen* untersuchten BAUER und EIBAND (1950) bei der A-Epidemie 1947/48. Bei der einfachen Grippe blieb durchschnittlich der Albumin-Globulin-Quotient unverändert. Im akuten Stadium und den nächst folgenden 1—2 Wochen war eine mäßige Alpha-2 und eine geringe Gamma-Globulin-Vermehrung vorhanden. Bei Pneumoniefällen trat eine Abnahme des Albumin-Globulin-Quotienten im Durchschnitt auf 0,9 auf, verursacht durch Albumin-Verminderung bei gleichzeitiger Alpha-Globulin-Vermehrung. MOHR stellte bei fünf Patienten eine leichte Gamma-Globulin-Vermehrung fest. Auch die Hb.-Werte sind im allgemeinen unverändert.

3. Verlauf

Bei einfacher Grippe fällt die Temperatur meist nach 2—4 Tagen, die subjektiven und objektiven Symptome verschwinden. In der Regel bleibt aber noch ziemlich lange ein Krankheitsgefühl, eine Schwächung zurück. Die Patienten fühlen sich manchmal bis zu 4 Wochen lang abgeschlagen, leicht ermüdbar und schwitzen leicht. Lokalisierte Beschwerden fehlen. Man hat das Gefühl, wie wenn man eine schwere, langdauernde Krankheit durchgemacht hätte. Dies kommt auch bei Fällen mit nur geringer Temperatursteigerung vor. Die *Labilität im vegetativen Nervensystem* kommt auch öfter in der Bradykardie, Neigung zu Hypotonie und in Schweißausbrüchen zum Ausdruck.

4. Prognose

Die unkomplizierte Grippe hat eine günstige Prognose.

Das gilt uneingeschränkt für alle Epidemien. Mit Heilung ist innerhalb 3—5 Tagen zu rechnen, aber nicht selten schließt sich eine bis 4 Wochen dauernde Rekonvaleszenz an. Diese ist belastet durch die eben erwähnten vegetativen Störungen, wie Bradykardie, Hypotonie, reduzierte Leistungsfähigkeit und Neigung zu Schwitzen. Viele Patienten klagen nach überstandener Grippe noch längere Zeit über erhöhte Ermüdbarkeit. Bei Grippe-Bronchitis kann noch während Wochen ein lästiger Husten mit schleimigem Auswurf bestehen bleiben. Gefährdet sind vor allem Kleinkinder, schwangere Frauen und alte Leute, aber ganz besonders Personen mit chronischer Lungen- oder Herzkrankheit. Diese sind bei großen Epidemien auch in erster Linie prophylaktisch zu impfen, speziell in Pandemien mit Häufung an bedrohlichen Komplikationen (s. S. 395).

B. Komplikationen der Grippe

(O. GSELL, B. STRÄSSLE und A. STAEHELIN)

Die einzelnen Grippe-Epidemien unterscheiden sich weniger durch den klinischen Ablauf der einfachen Grippe als vielmehr durch Häufigkeit und Schwere der verschiedenen Komplikationen. Diese prägen für die Epidemie das charakteristische Bild und bestimmen auch die prognostische Beurteilung. Leider stellen sich dieser Beurteilung erhebliche Schwierigkeiten entgegen.

Klinisch kann die Diagnose Grippe nur im Rahmen einer Epidemie mit großer Wahrscheinlichkeit gestellt werden, da verschiedene Viren der Myxogruppe gleich ablaufende Infekte im oberen Respirationstrakt bewirken. Aber noch viel schwieriger wird die Unterscheidung zwischen Läsion durch das Grippevirus allein mit mehr oder weniger schweren Veränderungen im Respirationstrakt und Infekten, die durch sekundäre Erreger, vor allem durch verschiedene Bakterien, ausgelöst sind. Andere Komplikationen, wie Myokarditis oder Perikarditis können in jenen Fällen, wo die Grippe subklinisch und vor einem Zeitintervall von ein bis mehreren Wochen abgelaufen ist, überhaupt nicht mehr als Grippekomplikation erkannt werden. Sie treten als eigene und selbständige Krankheiten auf und wandern schließlich unerkannt oder falsch beurteilt in den großen Sammeltopf der idiopathischen Perikarditis und Myokarditis, wenn nicht sorgfältige, gezielte serologische und virologische Nachforschungen den wahren Hintergrund der Herzkrankheit aufdecken.

Häufigkeit und Schwere von Grippekomplikationen werden

a) zum kleinen Teil durch das *Grippevirus selbst* bestimmt. Immerhin ist die Virulenz desselben Stammes nicht an jedem Ort und in jeder Epidemie gleich. So werden Virus-A-Epidemien allgemein auf Grund der höheren Mortalität (ANDERSON u. Mitarb., 1953; SCHLOSSBERGER, 1952) für bösartiger angesehen als B-Epidemien, denen ein leichterer Verlauf nachgesagt wird (DENNIG, 1955; GERMER, 1955).

HEINECKER und KEMPER (1956) verglichen Verlauf und Komplikationshäufigkeit der A-Epidemie 1952/53 (224 Patienten) mit der B-Epidemie 1954/55 (150 Patienten) und stellen dagegen fest, daß entzündliche Komplikationen durch B-Virus bei Patienten unter 45 Jahren besonders stark ausgeprägt waren, daß auch EKG-Veränderungen sehr viel häufiger auftraten als bei A-Virus-Epidemie 1952/53. Auch TUŠINSKIJ und KOROWIN (1949) berichten über doppelt soviel Komplikationen bei einer B-Virus-Epidemie, als bei einer A-Epidemie.

b) Zum größten Teil bestimmen Art, Häufigkeit und Schwere der *Sekundärinfektionen* den Verlauf einer Grippe-Epidemie. Bei der großen Pandemie 1918/19, bei der erst als gemeinsames Agens der *Haemophilus influenzae* angenommen wurde, ergeben die mannigfaltigsten Beschreibungen ein sehr buntes Bild. Als häufigste Erreger der gefürchteten Grippe-Pneumonie wurden *Pneumokokken*, Streptokokken und Mikrokokken kulturell nachgewiesen. Diese beherrschten bis ca. 1940 zusammen mit Hämophilus-Influenza das klinische Bild. Erst mit der breiten Anwendung verschiedenster Antibiotika und der allmählichen Resistenzentwicklung von *Staphylococcus aureus* wandelte sich der Aspekt der komplizierenden Pneumonie bei Grippe. In den letzten 10 Jahren mehren sich klinische Beobachtungen über foudroyant verlaufende und jeder Therapie resistente Staphylokokkenpneumonien mit letalem Ausgang innerhalb 4—6 Tagen als Komplikationen der Grippe (DARKE u. a.; MARTIN u. a.; MILLER u. a.; MOESCHLIN; BUECHNER u. a.).

c) Schließlich wird der Verlauf der Grippe auch vom *betroffenen Organismus* her bestimmt. So werden Säuglinge und Kleinkinder bis zu 2 Jahren, aber auch Greise, schwangere Frauen (FREEMAN und BARNO) prozentual viel häufiger von schweren Komplikationen mit tödlichem Ausgang betroffen (s. Abb. 5 und 6). Patienten mit chronischen Lungenkrankheiten und respiratorischer Insuffizienz infolge Lungenemphysem, Asthma bronchiale, Lungen-Boeck u. a. Formen von Lungenfibrose erkranken oft viel schwerer. Das gleiche trifft zu für Personen mit chronischer Herzkrankheit und Myokardinsuffizienz. Von den Komplikationen können sämtliche Organe betroffen werden. Weitaus am häufigsten sind *Organerkrankungen* der Luftwege.

1. Laryngo-Tracheo-Bronchitis

Wie alle Erreger der Myxovirengruppe können sich auch die Grippeviren per continuitatem über die Trachea und den gesamten Bronchialbaum ausbreiten.

Noch 1952 beschrieb GASSER das Bild der Epiglottitis phlegmonosa oedematica acutissima, ohne daß dem Autor die ätiologische Erklärung durch den Erregernachweis gelang. 2 Jahre später aber konnten ESCHER und H. LÖFFLER (1954) bei der perakuten Laryngo-Tracheo-Bronchitis maligna des Kleinkindes den Grippevirusinfekt sowohl durch Kulturen wie auch serologisch nachweisen. Außer den Grippeviren führen R.S.-Viren, Parainfluenzaviren, Coxsackie-B, Reoviren und verschiedene Adenoviren zu gleichen akuten und schwersten Erkrankungen.

Bei *Kleinkindern* bricht die *akute Laryngotracheitis* nach nur wenig gestörtem Allgemeinbefinden mit etwas Katarrh, Husten und Halsschmerzen perakut aus und bewirkt durch eine intensive Schleimhautschwellung vorwiegend im Larynxbereich, im subglottischen Trachealbereich oder noch weiter distal im Tracheobronchialbereich innerhalb Bruchteilen einer Stunde schwerste Dyspnoe mit sowohl inspiratorischem wie exspiratorischem Stridor, Cyanose und Tachykardie mit Belägen (*Pseudoeiweiß*). In anderen Fällen entwickelt sich das Krankheitsbild langsamer im Verlauf von 1—2 Tagen. Es besteht ein rauher, bellender Husten bei gleichzeitigem Infekt der oberen Luftwege und dadurch bedingtem Temperaturanstieg. Die Dyspnoe wird durch anhaltende Hustenanfälle verstärkt und erfordert auch in den hustenfreien Phasen die Atemhilfsmuskulatur. Diese Kinder werden unruhig, machen einen toxischen Eindruck und zeigen häufig ein graues Hautkolorit. In dieser Phase gelangen die Kinder rasch in einen Erschöpfungszustand, dem sie erliegen können, wenn die sehr gefährliche terminale Phase mit Zusammenbruch von Atmung und Kreislauf nicht durch Tracheotomie abgewendet werden kann (ESCHER und NEIGER).

Pathologisch-anatomisch findet man eine akute Schleimhautschwellung, die mit Fibrin-Ausschwitzung einhergeht und früh zu Schleimhautnekrosen mit intensiver Infiltration von Leukocyten und Rund-Zellen führt. Oft liegt in diesem Stadium bereits eine bakterielle Mischinfektion von Staphylokokken und Streptokokken vor. Wird dieses erste akute Stadium überstanden, so dickt sich das abgesonderte, zähflüssige Sekret ein und bildet nach Tagen ausgesprochen festhaftende Borken aus Fibrin, abgestoßenen Epithelien und verkrustetem Sekret. Wie bei der Diphtherie ist auch dieses Krustenstadium wegen der schwerwiegenden Obstruktion des Bronchialbaumes sehr gefürchtet. Erst mit Verflüssigung dieses Sekretes unter vollständigen Reepithelialisierung des Tracheo-Bronchialbaumes erfolgt die allmähliche Heilung im Verlauf von 1—2 Wochen.

Bei *Erwachsenen* ist der Verlauf der akuten Laryngo-Tracheo-Bronchitis bei Grippe dank der günstigeren anatomischen Verhältnisse weniger akut bedrohlich, weil Kehlkopf und Tracheo viel weitere Lumen aufweisen und der Atemweg selbst bei starker Schwellung noch immer teilweise offen bleibt. Der Ablauf der Krankheit zeigt *drei Phasen*. In der ersten Phase treten erneut verstärkte Halsschmerzen mit bellendem Husten auf. Die Stimme wird heiser bis tonlos (MÜLLER). In mehr als 90% kommt es zu erneutem Temperaturanstieg. In der zweiten Phase tritt Atemnot mit inspiratorischem Stridor auf. Trotz anhaltendem Reizhusten produzieren die Patienten wenig zähes, gelegentlich blutiges Sputum. Schließlich werden im dritten Stadium Atmung und Kreislauf insuffizient. Die Patienten werden blaß, zyanotisch und tachykard, ihre Atmung wird ängstlich keuchend. Auskultatorisch hört man den Befund einer asthmoiden Bronchitis, als Zeichen, daß der Infekt bis in die Bronchiolen vorgedrungen ist. In diesem Stadium des obstruktiven alveolären Lungenemphysems erleidet ein Großteil der Patienten Bronchopneumonien.

VIVELL u. Mitarb. (1962) fanden bei der Epidemie vom Winter 1961/62 unter 118 Patienten mit LTB (Laryngo-Tracheo-Bronchitis) bei 41% eine Pneumonie. Der Exitus erfolgte in zwei Fällen. HERRMANN u. Mitarb. (1958) haben 23 Patienten, die während der Virus-A1-Epidemie 1957 an LTB allein oder kombiniert mit verschiedensten Pneumonieformen verstarben, autoptisch sorgfältig untersucht. Sie fanden eine ausgedehnte Entzündung der ganzen Respirationswege mit fließenden Übergängen von Ödemen, Hyperämie bis zu schweren Schleimhautnekrosen und dicken zähen Schleimbelägen, welche die Bronchien verstopfen. Die Krankheitsdauer bei diesen 23 verstorbenen Patienten betrug nur 1—7 Tage, im Durchschnitt 3,5 Tage. In einem erheblichen Teil der LTB werden auch andere Organe in den entzündlichen Krankheitsprozeß miteinbezogen. WINDORFER u. Mitarb. (1964) fanden in 32% gleichzeitig eine Rhinitis oder Tonsillitis oder Stomatitis oder Otitis media. In 11% entwickelten sich Bronchopneumonien. Die gleichen Autoren berechnen in den Jahren 1937—1949 eine Mortalität an Grippe-Croup von 4,6%, dagegen in der folgenden Zeitspanne von 1950—1962 von 2% (acht Todesfälle von 405 Patienten). Von den 275 untersuchten Patienten von VIVELL kamen weniger als 1% ad exitum (2 Patienten). Die durchschnittliche Fieberdauer war 4—6 Tage und die mittlere Dauer des Klinikaufenthaltes 19 Tage.

Die akute Laryngo-Tracheo-Bronchitis der Kleinkinder stellt eine sehr ernste Gefährdung des Lebens dar. Die ärztliche Hilfe muß vor der ominösen Asphyxie wirksam einsetzen. Die Erfahrungen der letzten Jahre zeigen deutlich, daß die sofortige Tracheotomie die besten Chancen zu überleben hat. Sie ist der Intubation überlegen. DIGGLE (1959) berichtet über vier solche besonders schwer verlaufende Grippefälle, die alle nur dank der Tracheotomie (in drei Fällen) und der wiederholten Intubation (in einem Fall) überstanden.

2. Die Grippe-Pneumonie

Zur Grippepneumonie gehören die *reinen Grippeviruspneumonien und* die noch häufigeren *bakteriellen Pneumonien als Hauptkomplikation* des Grippeinfektes (Übersicht siehe HEGGLIN). Die beiden Formen können eindeutig nur durch Züchtung des Virus, in einem Teil der Fälle bereits klinisch voneinander unterschieden werden. Während Epidemien ist die Abgrenzung zwischen reiner Grippe-Virus-Pneumonie und Pneumonien infolge Mischinfektionen außerordentlich schwierig. Die sichere Diagnose gelingt nur durch den Nachweis des Grippevirus und das Fehlen von Bakterien u. a. Virusarten. Aus diesem Grund kann mit einiger Sicherheit nur kasuistisches Material verwendet werden, das nach 1933—1940 beschrieben wurde.

a) **Die verschiedenen Formen.** Klinisch lassen sich fünf bis sechs differente Formen der Grippe-Pneumonie abtrennen. Meist wird unterschieden in:

1. hämorrhagische Grippepneumonie, die typische schwere Form
2. banale Grippepneumonie, die häufigste leichtere Form
3. sekundär-bakterielle Grippepneumonie, darunter die Grippe-Crouposa und die Grippe-Staphylokokkenpneumonie, die Grippe-Influenzabacillenpneumonie.

Seltener sind:

4. foudroyantes hämorrhagisches Lungenödem mit Pneumonie
5. miliare Grippepneumonie.

Die bakterielle Besiedlung zeigt in den einzelnen Epidemien ein Vorwiegen bestimmter Erreger, die im Laufe der Jahrzehnte wechseln.

Während der Pandemie 1889 und z. T. noch 1918 war der *Haemophilus influenzae* einer der häufigsten Erreger für Grippe-Pneumonien. Er wurde in Rachenabstrichen, Spülflüssigkeit oder Sputum oft in Reinkultur oder zusammen mit der gewöhnlichen Rachenflora gefunden. Autoptisch konnte aus den Lungen häufig derselbe Erreger isoliert werden. Dazu kamen 1918 auch Pneumokokken, hämolytische Streptokokken und Staphylococcus aureus. Pathologisch-anatomisch gehörte bei der Pandemie 1918/19 die große Mehrzahl der Grippe-Todesfälle zu den *hämorrhagischen Broncho-Pneumonien* mit besonderer *Neigung zu Nekrose und Absceßbildung*. Aus der auf S. 353 gegebenen Einteilung von MARCHAND (1919) und GSELL (1936) geht aber hervor, daß anatomisch nicht alle Pneumonien denselben Befund zeigten und daß offenbar auch verschiedenste Bakterien sekundäre Grippe-Pneumonien verursachten.

Relativ oft waren früher *Pneumokokken* Ursache der lobären Pneumonien, der sog. *Grippe-Crouposa*, die 1890 und 1918 besonders verheerend wirkte. Sie betrug in den Epidemien 1920—1935 $^1/_5$ bis $^2/_5$ aller Grippe-Pneumonien und wies während dieser ganzen Zeitperiode immer eine hohe Letalität von ca. 50% auf. Gegenüber dem klassischen klinischen Bild der gewöhnlichen kruppösen Pneumonie zeigte sie nach GSELL (1936) mehrere, durch den Grippeinfekt bedingte Abweichungen: diese Patienten bekommen sehr starken Reizhusten, oft auch heftige Schweiße infolge frühzeitiger Neigung zu Vasomotorenschwäche. Seltener beginnt die Grippe-Crouposa mit Schüttelfrost. Sie ist aber durch eine ausgesprochene Neigung zu Komplikationen belastet: serös-hämorrhagische Pleuraergüsse, Pleura-Empyemen, auch Perikarditis und Myokarditis, seltener Ikterus und paralytischer Ileus, z. T. auch Otitis media als metastatische oder toxische Organerkrankung. Im Blutbild blieb bei der früheinsetzenden Grippe-Crouposa die Leukocytose gering oder sie konnte ganz fehlen, hohe Leukocytenwerte traten bei der Spätpneumonie der Grippe auf. Präterminal konnte sich die lobäre Pneumonie auf alle Lappen ausdehnen oder der Exitus erfolgte an Vasomotorenschwäche.

Tabelle 4a

Epidemie	Mortalität der Grippe-Pneumonien in Prozenten
1918	41,7
1919	29,8
1920	22
1922	16
1924	20
1927	21,7
1929	26
1931	25
1932	34,7
1933	37,7
1935	31,9

In den Jahren 1920—1935 blieb das bunte Bild der Grippe-Pneumonien bestehen, mit dem Unterschied, daß hämorrhagische Broncho-Pneumonien seltener und dafür gewöhnliche umschriebene Broncho-Pneumonien auftraten, wodurch sich der Verlauf der einzelnen Epidemien gegenüber 1918 gutartiger gestaltete. Die Mortalität war zwar nicht mehr um 40%, blieb während dieser ganzen Periode aber doch hoch, um 20—30%. Dies zeigt eine Zusammenstellung von GSELL (1936) in Tab. 4a.

Seit ungefähr 1940 läßt sich ein Wandel feststellen, sowohl was Häufigkeit und Malignität der komplizierenden Pneumonien als auch was den Erreger der Mischinfektion betrifft. Besonders die letzte große Pandemie 1957/58 erlaubte, die bakteriellen Untersuchungen auf sehr breiter Basis durchzuführen. Die Resultate dieser verschiedenen Studien lassen eindeutig erkennen, daß *Staphylococcus aureus-Pneumonien* häufiger als in früheren Epidemien auftreten. Diese zeigen auch einen längeren und schwereren Verlauf und sind auch heute noch mit einer beträchtlichen Letalität, 30—50%, belastet.

OSWALD, SHOOTER und CURWEN (1958) stellten 145 Nicht-Staphylokokken-Pneumonien der A-Epidemie 1957/58 155 Staphylokokken-Pneumonien gegenüber. Die Nicht-Staphylokokken-Pneumonien sind mit einer Mortalität von 12% und die Staphylokokken-Pneumonien mit einer Mortalität von 28% belastet.

Tabelle 4b

	11 letale Fälle	9 nicht letale Fälle
Tachypnoe	8 Fälle	3 Fälle
Schwere Cyanose	9 Fälle	4 Fälle
Bilateraler Befall	11 Fälle	3 Fälle
Erregernachweis innerhalb weniger Stunden	4 Fälle	7 Fälle

Nach MARTIN, CUNIN, GOTTLIEB, BARNES, LIU und FINLAND (1959) sind Tachypnoe, schwere Cyanose und bilateraler Befall diagnostisch schlechte Zeichen. Diese Ansicht belegen sie durch Vergleich von 11 letalen Staphylokokken-Pneumonien mit 9 nicht letal verlaufenen Staphylokokken-Pneumonien (s. Tab. 4b).

Eine englische Untersuchergruppe fand bei 467 Grippe-Pneumonien mit letalem Ausgang in 62% Staphylokokken-Pneumonien und in 22% konnte kein Erreger gezüchtet werden, so

Tabelle 5. *Bakteriologische Befunde bei tödlichen Pneumonien nach Influenza* A_2

Fallzahl	Pneumococcus		Staphylococcus		Streptococcus		H. influenzae		nicht pathogene Mikro-organismen	Steril
	allein	in Mischflora	allein	in Mischflora	allein	in Mischflora	allein	in Mischflora		
467	16	12	217	71	3	20	7	23	101	41
			(61,8%)						(21,6%)	(8,8%)

daß anzunehmen ist, daß diese Gruppe an einer Grippe-Virus-Pneumonie ad exitum kam (vgl. Tab. 5, zit. nach *Report*, 1957).

Finland u. Mitarb. (1942) versuchten die Staphylokokken-Pneumonien in drei *Schweregrade* einzuteilen:

1. Foudroyant-verlaufende innerhalb von Stunden zum Tode führende Fälle.

2. Schwere, aber weniger rasch progressive Formen mit Dyspnoe, Cyanose und Tod innerhalb von 2—8 Wochen.

3. Mittelschwere Pneumonien, die auf Chemotherapie ansprechen, innerhalb 1—4 Tagen lytisch entfiebern und sich erholen.

Fälle der ersten Gruppe sind noch heute keiner wirksamen Therapie zugänglich, dagegen sollten Patienten der zweiten Gruppe heute mehrheitlich gerettet werden, sofern die Diagnose sehr rasch erfolgt und die Therapie frühzeitig einsetzt.

Von 23 Grippe-Pneumonien mit letalem Ausgang waren in Material von Buechner u. Mitarb. (1958) 20 Fälle mit einem vorbestehenden chronischen Leiden. Auch hier wurde Staphylococcus pyogenes varitas aureus am häufigsten bakteriologisch nachgewiesen. Die gleichen Autoren beobachteten 1957 bei 100 Patienten mit Pneumonien eine Mortalität von 22%, während in den vorangegangenen Jahren die durchschnittliche Mortalität bei Pneumonie-Patienten nur 3% betrug. Der Exitus erfolgte viermal innerhalb 24 Std, 15mal innerhalb von 5 Tagen und im Durchschnitt nach 7,5 Tagen. Von zwölf Patienten mit Staphylokokken-Pneumonien sind neun verstorben, während von 24 Pneumokokken-Pneumonien und von 6 Klebsiellen-Pneumonien nur je ein Patient ad exitum kam. Patienten mit schwerem Verlauf hatten Leukopenie oder Neutropenie, was als signum mali ominis angesehen wurde.

Darke, Watkins und Whitehead (1957) meldeten einen letalen Verlauf einer Staphylokokken-Pneumonie bei vorausgegangener Infektion durch Grippe-Virus C. Bei der nachträglich angestellten Umgebungsuntersuchung von sechs Personen der gleichen Haushaltung hatten vier einen konstantbleibenden, erhöhten Antikörpertiter gegen Virus C ohne Hinweis für frische Infektion, aber keiner der Hausgenossen war gleichzeitig Träger von Staphylococcus aureus des gleichen Stammes.

Über fulminant letal verlaufende Grippe-Pneumonien bei elf Schwangeren im Alter von 19—35 Jahren berichten Freeman und Barno (1959). Die Autopsie bei neun dieser Patientinnen ergab jedesmal Lungenödem mit Pneumonie, siebenmal mit massiven Blutungen, dreimal mit hyalinen Membranen und einmal mit Abszeßbildung. Dreimal gelang der Virusnachweis in der Lunge und zweimal wurden koagulasepositive Staphylokokken gezüchtet.

Die *hohe Mortalitätsquote bei Staphylokokken-Grippe-Pneumonien* geht weiter aus dem Material von Robertson u. Mitarb. (1958) hervor. Staphylokokken-Pneumonien waren mit 47% Mortalität behaftet, während alle Nicht-Staphylokokken-Pneumonien zusammen nur eine Mortalität von 16% aufwiesen.

Nach Stuart-Harris (1953) verläuft die Staphylokokken-Pneumonie während einer Grippe sehr viel maligner als außerhalb der Grippezeit. Das Verhältnis der Letalität beträgt 5:1. Man muß deshalb annehmen, daß Grippevirus und Staphylococcus aureus bei ihrem Zusammentreffen einen additiven oder synergistischen Effekt ausüben und deshalb einen schwereren Verlauf mit höherer Mortalität bewirken, vor allem, wie hier belegt und auf S. 363 erwähnt, bei Schwangerschaft und vorbestehenden chronischen Krankheiten der Lungen und des Herzens.

Zu wenig beachtet ist in all den Epidemien von 1940—1965, daß es neben diesen unter schwerem Krankheitsbild verlaufenden Pneumonien eine Mehrzahl von sog. *banalen Grippe-Pneumonien* gibt. Es sind dies umschriebene herdförmige Lungenentzündungen ohne diffuse Bronchitis, ohne lobäre Ausdehnung und ohne hämorrhagische Zeichen. Als Erreger kommen hämolytische Streptokokken, Pneumokokken der Gruppe 10 und evtl. Haemophilus influenzae in Frage, ein Teil ist wahrscheinlich durch das Grippevirus selbst bedingt (s. S. 373). Gsell (1936) beschrieb sie bereits als häufigste Grippe-Pneumonie der Jahre 1930—1935. Ihr Verlauf ist ausgesprochen gutartig. Sie kann sogar symptomlos bleiben und wird dann nur zufällig bei Schirmbildaktionen diagnostiziert. Branscheid (1959) fand unter 123615 Schirmbildern der Monate August bis Oktober 1957 177 klinisch symptomlose, nur röntgenologisch nachweisbare Pneumonien. Weder in den vorangehenden noch folgenden Monaten konnte der Autor eine solche Häufung bronchopneumonischer Infiltrate nachweisen, so daß der Zusammenhang mit der weit verbreiteten Grippe-A-Epidemie als gesichert angenommen werden darf.

Diese banale Grippe-Pneumonie beginnt frühestens am 3.—4. Krankheitstag, öfters erst als Spätpneumonie, wenn Grippe und Fieber bereits abgeklungen sind. Sie kann namentlich bei fehlender Schonung während dem scheinbar harmlosen Grippeinfekt auftreten. Nach einer Woche zeigt sich erneut Unwohlsein, Fieber und Stechen auf der Brust. Das Lungeninfiltrat läßt sich röntgenologisch nicht mit Sicherheit von einem tuberkulösen Frühinfiltrat unterscheiden, aber die Anamnese, das Auftreten während der Epidemie, die Lokalisation mehrheitlich in den Unterfeldern mit mehr zentraler als lateraler Lage, sowie die rasche Rückbildung ermöglichen schon klinisch mit großer Wahrscheinlichkeit eine Abgrenzung. Im Blutbild besteht eine leichte bis beträchtliche Leukocytose. Das Sputum wird öfter leicht hämorrhagisch gestreift, aber nie schaumig-blutig wie bei der hämorrhagischen Bronchopneumonie. Tracheitissymptome fehlen. Komplikationen treten selten auf. Die Resorption des Infiltrates kann aber verzögert erfolgen. Betroffen werden vorwiegend jüngere Erwachsene (nach GSELL waren $^2/_3$ zwischen 20 und 35 Jahren).

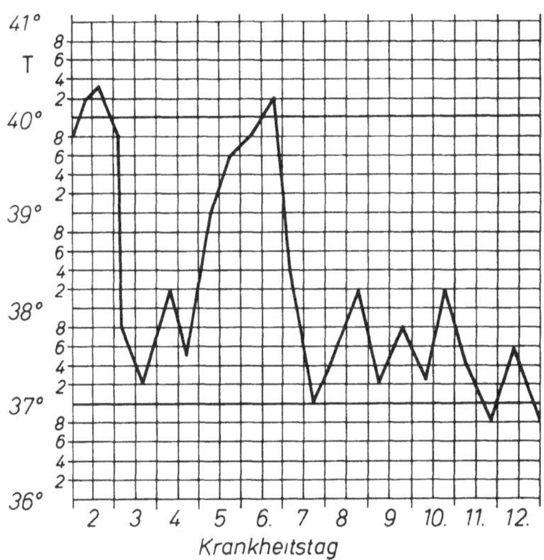

Abb. 13a. Zweigipflige Fieberkurve bei Grippe. Die zweite Erhebung entsprach dem Eintritt einer leichten Bronchopneumonie (vor Antibiotica-Ära, STRÜMPELL)

Als besondere Form ist bei der *foudroyanten hämorrhagischen Grippe-Pneumonie* als ihre schwerste Form mit Exitus in 24—48 Std das *hämorrhagische Lungenödem* zu nennen, letzteres mit Tod an Toxikose vor Ausbildung einer eigentlichen Pneumonie. Diese Formen, oft 1918 und bis 1935 vereinzelt noch vorkommend (Beispiele siehe GSELL, 1932) sind heute selten. Sie sind mikrobiell nicht sicher geklärt (reine Viruserkrankung oder Virus + Kokken), s. auch S. 352. *Miliare Grippepneumonien* sind selten, werden erst röntgenologisch erfaßt, zeigen bronchiolitische Symptome und kommen namentlich bei Jugendlichen vor.

b) **Symptomatologie.** In der Regel tritt die Grippe-Pneumonie einige Tage (4—6) nach Beginn der Grippe-Infektion auf (s. Abb. 13a). Meist ist das Einsetzen der Grippe-Pneumonie akut und wird durch einen erneuten Temperaturanstieg angezeigt (s. Abb. 13b). Die Pneumonie kann aber auch erst nach 2—3 Wochen auftreten, wenn die Patienten sich schon außer Bett befinden. Selten sind Frühpneumonien, bei welchen Influenzaerkrankungen und Pneumonie zusammenfällt oder bei denen die Influenza so leicht verlief, daß sie unbemerkt blieb. Die Patienten fühlen sich schwer krank. Ein Schüttelfrost kann auftreten, ist aber nicht typisch. Schmerzen und Stechen sind seltener als bei der kruppösen Pneumonie und können fehlen. Oft tritt sehr quälender Husten auf. Das Sputum ist eitrig-geballt und wird oft in großen Mengen entleert (200—400 ccm/die). Häufig ist Blut beigemengt. Nicht selten ist das Sputum rein blutig. Rostfarbenes Sputum und Fibringerinsel wie bei der kruppösen Pneumonie sind eher selten. Das mikroskopische Bild des Sputums ist sehr verschieden und wechselt je nach Epidemie und Ort. Es finden sich in wechselnder Menge Hämophillus influenzae, hämolytische Streptokokken, Pneumokokken, gram-negative Mikrokokken, Staphylococcus aureus, Proteusarten, Diplostreptokokken und Friedländer-Bacillen.

Bei der vollausgebildeten Pneumonie liegen die Patienten, wenn sie nicht husten müssen, apathisch im Bett. Der Ausdruck des Gesichtes läßt häufig schon auf den ersten Blick das Bestehen der Grippe-Pneumonie erkennen. Das Antlitz ist oft mit Schweiß bedeckt und hat eine graublaue, livide, stark cyanotische Verfärbung (heliotropic cyanosis). Blasse Gesichtsfarbe ist ein schlechtes Zeichen.

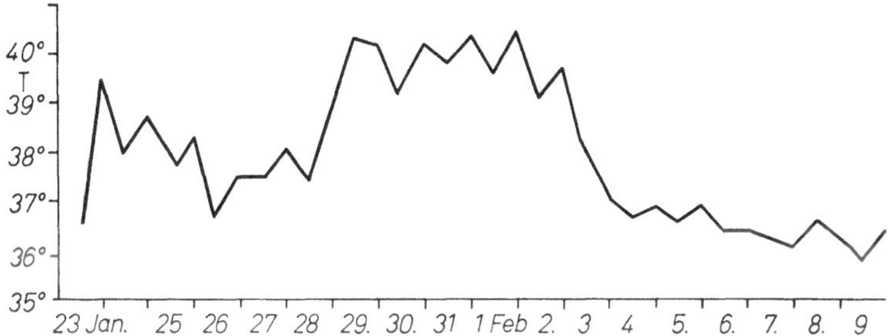

Abb. 13b. Grippe. Lobäre Pneumonie, 19jähriger Mann. Akute Pneumonie ab 7. Krankheitstag (GSELL, 1932, S. 474)

Lungen: Dämpfung, Knistern, Bronchialatmen entstehen bei der Grippe-Pneumonie nicht einheitlich und lappenweise wie bei der kruppösen Pneumonie. An irgend einer Stelle der Lunge, häufig hinten unten oder an der Scapulaspitze rechts oder links hört man zuerst ein Knistern, welches meist etwas gröber ist als die Crepitatio indux bei der kruppösen Pneumonie. Das Knistern dehnt sich rapid aus. Von Stunde zu Stunde wird der Bezirk größer. Die Lappengrenzen werden nicht berücksichtigt. Bald tritt Dämpfung und Bronchialatmen hinzu. Es entstehen fein- bis mittelblasige Rasselgeräusche. Im Verlaufe eines halben Tages kann so eine ganze Seite befallen werden. Die Massivität der Pneumoniedämpfung, das Resistenzgefühl, Bronchialatmen und Bronchophonie sind oft kolossal. Fast regelmäßig ist die Pleura mitbeteiligt. Vielleicht ist der grobe Charakter des Knisterns z. T. oder ganz durch Reiben bedingt.

Die *Röntgenbilder* geben kein einheitliches, kennzeichnendes Bild. Gleich wie die sekundäre bakterielle Infektion ist bei der Grippe-Pneumonie auch das Röntgenbild mannigfach: Diffuse, parahiläre Verschattungen vom Typ der zentralen Pneumonie; multiple Gruppen von unregelmäßig verteilten, mehr oder weniger scharf begrenzten Flecken von verschiedener Größe, dann mit vom Hilus ausgehenden bandartigen Strängen (hyperämische Gefäße, peribronchitische Infiltrate), endlich Bilder wie bei Miliartuberkulose mit eingestreuten gröberen Herden oder wie bei grobknotiger Tuberkulose. Außer diesen häufigsten kommen alle Bilder vor, wie sie bei irgend einer bakteriellen oder abakteriellen Pneumonie gesehen werden (LIEBMANN und SCHINZ, 1920; BURNAND und BABEL, 1940; DITTMAR und RUPPERT, 1941; ZDANSKY, 1958).

Der *Kreislauf* ist bei allen schweren Fällen stark geschädigt. Dabei ist nicht leicht zu entscheiden, ob das Herz oder die Gefäße mehr leiden. Gleich zu Beginn entsteht oft eine Gefäßlähmung (Cyanose und Rötung der Haut). Vor dem Tod kann das Herz gerade bei kräftigen jungen Leuten plötzlich versagen. Der Puls ist meist kleiner und rascher als der Temperatur entspricht. Die obenerwähnte Bradykardie der Grippe kommt selten auch bei der Pneumonie vor und ist ein gutes Zeichen.

In schweren Fällen zeigt der Puls bis 160 und 200 Schläge/min. Das Herz ist perkutorisch und röntgenologisch meist normal groß. Herztöne, besonders die zweiten, werden in schweren Fällen leiser und sind oft kaum zu hören. Embryokardie und starke relative Verkürzung der Systole ist ein schlechtes Zeichen. Der Blutdruck kann in schweren Fällen um 10—15 mm Hg absinken. Rasches und noch größeres Absinken sind ungünstig. Während der Erkrankung treten selten deutlichere Stauungszeichen auf. Die Dauer der Stauung ist im allgemeinen zu kurz, vielleicht bestehen auch Veränderungen der Blutmenge. Charakteristisch ist das prämortale Stauungs-Lungenödem (FREEMAN und BARNO, 1959).

Das *Abdomen* ist bei der gewöhnlichen Pneumonie oft aufgetrieben. Starker Meteorismus ist ein schlechtes Zeichen. Ein manifester Ikterus ist selten (MOHR, 1958). Die Milz ist häufig vergrößert.

Der *Urin* ist konzentriert und hat häufig eine dunkelrote Farbe. Fast bei allen schweren Fällen besteht Albuminurie. Weniger häufig finden sich granulierte Zylinder oder Blutzellen. Positive Diazo-Reaktion ist nicht selten. Der Kochsalzgehalt ist meist gering wie bei der gewöhnlichen Pneumonie.

Das *Blutbild* ist dasjenige der Grippe, kombiniert mit dem der Pneumonie. Doch scheint in den meisten besonders schweren Fällen die Lähmung des Knochenmarkes durch die Grippe über die Reizung desselben durch die pneumonischen Prozesse die Oberhand zu haben. Tritt die Pneumonie später auf, so besteht fast stets Leukopenie, entsteht sie in den ersten Tagen, so findet sich eine initiale Leukocytose.

Auch im weiteren Verlauf der Pneumonie macht sich noch die Leukopenie der Grippe geltend. Oft wird sie sogar noch verstärkt. Es kommen Leukocytenzahlen unter 500 vor. Letal verlaufende Fälle können bis zum Exitus Leukopenie aufweisen (PARKER u. Mitarb., 1946). Dauert aber die Pneumonie längere Zeit, so entsteht allmählich eine Leukocytose (bis 40000). Diese erscheint zuweilen erst, nachdem das Fieber schon abgelaufen ist. Die Neutrophilen herrschen prozentual vor, bis 90%. Die Eosinophilen verschwinden oder sind herabgesetzt, wie häufig auch bei der unkomplizierten Grippe. Die Lymphocyten werden meist absolut und relativ erniedrigt, oft sogar sehr niedrig (absolut z.B. 28 Zellen auf 500 Leukocyten). Mit der Zeit steigen die Lymphocyten meist wieder an. Die Neutrophilen zeigen Linksverschiebung, toxische Veränderungen, Schollenbildung. Ante mortem treten manchmal starke Schwankungen im Blutbild auf.

c) Der **Verlauf** ist nicht einheitlich, sehr verschieden ohne oder mit Antibiotikabehandlung s. S. 391.

Ohne Chemotherapie ist das Fieber meist unregelmäßig, oft septisch, seltener besteht Kontinua. Die Temperatur kann bis zur Norm abfallen, um nach 1—2 Tagen wieder anzusteigen. Dem entspricht objektiv ein Fortschreiten der Pneumonie. Der Exitus kann in den ersten Tagen der Pneumonie auftreten oder erst später, nach Wochen, selbst, wenn man die Kranken bereits gerettet glaubt. Das Herz kann, auch wenn es lange Zeit keine Insuffizienz zeigt, doch noch plötzlich versagen. Dem Exitus geht fast regelmäßig ein Lungenödem voraus. Eine Besserung kommt meist langsam, das Fieber sinkt lytisch ab. Die Rekonvaleszenz ist häufig von Fiebersteigerungen und Rezidiven unterbrochen.

Nachkrankheiten in Lungen und Pleura, vor allem *Empyem*, waren während der Pandemie 1918 und in den folgenden Jahrzehnten sehr häufig. Subfebrilität und Zeichen einer *chronischen Infiltration* blieben oft monatelang bestehen. Die starken Zerstörungen im Gewebe brauchten lange Zeit zur Vernarbung und führten oft zu *bronchiektatischen Prozessen* oder es gingen die chronischen parenchymatösen Prozesse in das Bild der Lungenzirrhose über. Es entstanden *Lungenabszesse*, Gangrän, Pneumothorax, Pyopneumothorax, Mediastinal- und Hautemphysem. Oft war auch der Grund für mangelhafte Erholung das Auftreten einer Tuberkulose.

Seit der Chemotherapie und den Antibiotica ist das klassische Bild der Grippe-Pneumonien in seinem Verlauf mehrheitlich sehr günstig beeinflußt und abgekürzt worden, solange nicht gegen die Therapie resistente Stämme vorliegen.

d) Die **Prognose** war vor der Einführung der Chemotherapie ernst und ist auch heute noch oft fraglich.

Die Letalität wechselte bei den einzelnen Epidemien stark (20—50%), s. S. 360. Auch heute ist jede Pneumonie bei Grippe als ernste Krankheit mit zumindest unsicherer Prognose anzusehen. Auch bei anfänglich leichtem Fieber und geringen objektiven Zeichen kann ohne frühzeitige Chemotherapie der Exitus in kurzer Zeit eintreten. Es sind hauptsächlich die große Ausdehnung der Pneumonie und das Versagen des Kreislaufes, welche die Prognose verschlechtern. Es ist besonders ungünstig, wenn die Pneumonien im Verlaufe der ersten Tage beiderseits in den verschiedenen Lungenpartien auftreten oder wenn sich eine größere Pneumonie über zwei oder mehr Lappen einer Seite hinzieht. Leukopenie ist prognostisch ungünstig. Leukocytose als Zeichen einer bakteriellen Komplikation ist dagegen ein günstiges Prognostikum zur Anwendung der Chemotherapie oder Antibiotica.

3. Kardiale Komplikationen

a) **Myokarditis.** Innerhalb gewisser Grenzen sind Herz und Kreislauf schon am Ablauf der einfachen Grippe beteiligt. So besteht häufig während des febrilen Anfangsstadiums eine relative Bradykardie, die während der folgenden Rekonvaleszenz oft noch verstärkt und durch Neigung zu Hypotonie begleitet wird. Diese Bradykardie bleibt auf Atropin refraktär. Über die Häufigkeit der eigentlich myokardialen und perikardialen Beteiligung als Komplikation der Grippe weichen die Ansichten stark auseinander. Mit BOURNE und WEDGWOOD (1959) stimmen die meisten Autoren überein, daß akut tödlich verlaufende Karditisfälle vorkommen, daß sie aber gemessen an der Gesamtmortalität einen geringen Anteil ausmachen. Dagegen sind die Ansichten geteilt über die Häufigkeit der subakuten und chronisch verlaufenden *Myokarditis*, wie auch ganz allgemein das Vorkommen von Herzmuskelschädigung ersichtlich im EKG bei einfacher Grippe.

WOOD (1941) glaubt, daß bei weniger schweren Grippefällen die kardiale Beteiligung fehle. Er fand bei der Epidemie 1936/37 weder klinisch noch im EKG Hinweise für myokardiale Störungen durch Grippe. Diese Befunde stehen überein mit z.T. sehr weit zurückliegenden Studien von LEICHTENSTERN (1912), KUCZYNSKI und WOLF (1921), OPIE (1928), KLOTZ (1919) und anderen Autoren, die am Myokard zwar keine charakteristische, wohl aber leichte morphologische Veränderungen fanden. In gewissem Gegensatz dazu fanden LUCKE, WHITE und KIME (1919) eine regelmäßige Beteiligung des Herzens am Ablauf der Grippe, wobei sich diese Veränderungen allerdings auf trübe Schwellung und interstitielles Ödem beschränken. KIRCH (1927) wiederum berichtet von der gleichen Pandemie 1918 über degenerative Myokardalterationen als Residuen nach durchgemachter Grippe und glaubt, daß entzündliche Prozesse nur ausnahmsweise im letzten Stadium der Krankheit vorkommen. Noch einen Schritt weiter geht SCHMORL (1919), der Entzündungen mit Myokardschädigung in einem Ausmaß fand, wie er sie bei keiner anderen Infektionskrankheit kannte. In den von ROULET (1935) beschriebenen zwei Fällen überschneiden sich entzündliche und degenerative Prozesse. Im ersten Fall handelt es sich um einen Patienten, der 2 Wochen nach Beginn der Grippe an einer Streptokokkensepsis mit Meningitis verstarb und bei der histologischen Untersuchung am Herzen ausgedehnte Muskelfaserschädigung und Zellinfiltrationen aufwies. Beim zweiten Fall waren die degenerativen Veränderungen weniger diffus, sondern Muskelbündel wurden mehr herdförmig durch Bindegewebe ersetzt. Als zweite Superinfektion lag eine Pneumonie mit Empyem vor. Nach ROULET ist die Mischinfektion für den Herzmuskelschaden wichtiger als das Grippe verursachende Agens.

Obwohl während der Pandemie von 1918 und den nachfolgenden Epidemien Kreislaufstörungen in großer Häufigkeit beobachtet wurden (HART, 1919; SIR MC. KENZIE, 1919; BELLONI, 1923; HUBERT, 1928; KAHLSTORF, 1938; GOTTHEIL, 1929), waren bei den Autopsien von 1918 doch sehr selten interstitielle Infiltrate beobachtet worden. (Einmal bei 246 Autopsien in Material von FAHR, einmal bei 350 Autopsien in Material von GLASER und FRICKE, siebenmal bei 244 Autopsien in Material von KOUPMANN [zit. bei ROULET].) Todesursache bei Grippe ist nach diesen Autoren nicht in erster Linie eine direkte Schädigung des Herzens, sondern vielmehr die allgemeine Intoxikation bei Sepsis. Der Grad der gefundenen interstitiellen Infiltrate im Myokard ist der Schwere der allgemeinen Sepsis direkt proportional.

Nach klinischen Gesichtspunkten scheint die Beteiligung des Herzens am grippalen Infekt doch häufiger vorzukommen. HYMAN (1926) nimmt auf Grund von gefundenen EKG-Veränderungen mit Leitungs- und Rhythmusstörungen eine Häufigkeit von 5—12% an. BROOKS, 1933; NISSE, 1930 halten die Myokardschädigung für die häufigste Komplikation bei Grippe. Dagegen wird die Myokarditis von ALDRICH, 1937; BELLONI, 1923; LICHTY, 1919 selten im akuten Stadium der Grippe gefunden, dagegen häufiger in der Rekonvaleszenz. Sicher besteht keine Korrelation zwischen der Schwere der Grippe und der kardialen Befunde. FINLAND u. Mitarb. (1945) konnten als erste 1945 zwei akute Myokarditisfälle bei Grippe-virus-Infektionen nachweisen.

Der erste Fall war eine 34jährige Frau, die an Herzversagen ad exitum kam und bei der am Herzen ausgedehnte akute Myokarditis mit Nekrose zahlreicher Muskelfasern sowie interstitielle Infiltrate von verschiedenen Zelltypen gefunden wurde. Der zweite Fall war ein 39jähriger Mann, der 9 Tage nach Beginn der Grippe an einer ausgedehnten akuten Broncho-Pneumonie verstarb und der bei der Autopsie am Herzen Nekrose einzelner Muskelfasern mit mononucleärer Zellinfiltration zeigte. Auch das interstitielle Gewebe war mit großen mononucleären Zellen, mit Lymphocyten, Plasmazellen, Eosinophilen und polymorph-kernigen Leukocyten infiltriert. In den Lungen beider Patienten konnte Grippe-Virus A nachgewiesen werden.

In einer sorgfältig geführten Studie berichtet SILBER (1958) über 23 Patienten mit Herzkrankheit (2mal Perikarditis und 21mal Myokarditis) nach vorausgegangener Virusinfektion im Respirationstrakt, gesammelt in der Zeit von 1950—1956. Bei beiden Fällen mit Perikarditis war ein hoher Antikörpertiter auf Grippe-Virus B nachweisbar. Bei einem Falle mit subakuter Myokarditis war ein Antikörpertiteranstieg auf A und B vorhanden, ein Fall mit chronischer Myokarditis und letalem Ausgang wies einen Titeranstieg auf Grippe-Virus B auf. Bei zwei weiteren Fällen mit Myokarditis war die Grippe-Virus-Ätiologie suspekt. 1962 belegte COLTMAN durch 49 weitere Fälle das Vorkommen von Myokarditis als Grippekomplikation. Er erbrachte den Beweis durch serologische Untersuchung, durch Züchtung der Grippeviren.

Die Beurteilung von Ursache und Wirkung bei Grippe-Myokarditis ist mit großer Schwierigkeit behaftet. Selbst ein Antikörpertiteranstieg auf Grippevirus und Züchtung eines solchen Virus bei einem bestehenden Infekt im Rachen oder Respirationstrakt ist wohl in hohem Maße suspekt aber kein sicherer Beweis, daß das gleiche Grippevirus auch die Myokarditis verursacht. Auch der Mechanismus ist nicht sicher geklärt.

COLTMAN glaubt, daß die akute Myokarditis, die der Grippe unmittelbar folgt, entweder durch eine toxische Reaktion oder durch direkte Virusinvasion ins Myokard zustandekommt. Bei der verzögerten Myokarditis, die der Grippe erst nach einem Intervall folgt, soll eher eine Hypersensibilisierung vorliegen. Zwischen Grippe und Myokarderkrankung kann ein Intervall von ein bis mehreren Wochen liegen. Der initiale grippale Infekt kann so banal sein, daß er vom Patienten übersehen wird. In solchen Fällen wird oft auch eine sorgfältig erhobene Anamnese zu keinem positiven Resultat führen. Die Myokarditis erscheint dann als selbständige Krankheit.

Das dominante *klinische Symptom* ist besonders für protrahierte und chronische Fälle mit Grippe-Myokarditis die *Herzinsuffizienz*. Diese ist bei chronischen Fällen irreversibel und therapieresistent. Der Beginn der Myokarditis bei Grippe ist in der Regel eher schleichend, suspekte Hinweise sind anginöse Schmerzen, manchmal wird eine vorbestehende koronare Herzkrankheit erst manifest oder anginöse Schmerzen werden anhaltend verstärkt. Die vorher bestehende Tendenz zu Bradykardie wechselt in *Tachykardie*. Gleichzeitig können *Rhythmusstörungen*, wie Vorhofflimmern und Extrasystolien auftreten. Öfter fällt der Blutdruck leicht um 10—15 mm systolisch, die Patienten bekommen ein blasses, leicht zyanotisches Aussehen. Bei der Auskultation des Herzens sind in etwa 50% der Fälle apikale systolische oder diastolische *Geräusche* zu hören. Diese Geräusche verschwinden in der Regel nach erfolgter Heilung. Weniger häufig ist ein Galopprhythmus als Zeichen der Herzinsuffizienz zu hören. Ein *Anstieg der SGOT* im Serum ist ein regelmäßiger Befund bei Myokarditis. Die Werte sind wechselnd über längere Zeit gering erhöht. Man darf sich nicht mit einer einmaligen Bestimmung zufrieden geben, sondern sollte die SGOT über längere Zeit täglich verfolgen. Häufig werden

EKG-Veränderungen gefunden, diese sind aber nicht für Myokarditis typisch, das EKG kann in der Reizbildung, in der Reizleitung und in der Erregungsrückbildung gestört sein. Am häufigsten ist die Störung der Erregungsrückbildung am ST-Stück und der T-Zacke, das T kann speziell in den Ableitungen des linken Ventrikels negativ werden und über die Heilung hinaus negativ bleiben. Weniger häufig sind Schenkelblockbilder, av-Blockerungen 1. und 2. Grades. Dagegen sind ventrikuläre und supraventrikuläre *Extrasystolen* z. T. in Bigeminusform häufig anzutreffen.

Bourne und Wedgwood stellten bei 14 Patienten mit Grippe-Myokarditis achtmal Vorhofflimmern und einmal Vorhofflattern fest. Nach anderen Autoren ist Vorhofflimmern oder -flattern sehr viel seltener anzutreffen.

Silber fand bei 20 Patienten mit Grippe-Myokarditis folgende EKG-Veränderungen:

Störungen im Erregungsablauf allein	11 Fälle
Störungen im Erregungsablauf und Arrhythmien	7 Fälle
Arrhythmie allein	1 Fall
Fragliche Störung im Erregungsablauf	1 Fall

Der Erregungsablauf zeigte folgende Störungen:

Unspezifische ST- und T-Veränderungen	5 Fälle	(2 mit Remission)
Zeichen für Ischämie und Läsion linksventrikulär	3 Fälle	
Ischämie allein	1 Fall	(1 mit Remission)
Subakute Pericarditis	5 Fälle	(2 mit Remission)
Kombinierte Störungen	4 Fälle	(3 mit Remission)
av-Block 1. oder 2. Grades	5 Fälle	
Bigeminus	2 Fälle	
Andere Rhythmusstörungen	4 Fälle	

Silber faßt seine Untersuchungen in folgende wichtige Sätze zusammen:

1. Die Viren im Respirationstrakt und ganz besonders Grippe-Virus-Infekte sind Ursache von akuter und chronischer Herzkrankheit.

2. Wenn es nicht mit Sicherheit gelingt, ein Intervall zwischen Beginn der Herzkrankheit und der vorausgegangenen Virusinfektion des oberen Respirationstraktes festzustellen, so kann die Beziehung beider Krankheiten zueinander übersehen werden und die Herzkomplikation wird als eine neue Krankheit interpretiert.

3. Diastolische wie auch systolische Spitzengeräusche können im Verlauf der Myokarditis auftreten.

4. Digitalisüberempfindlichkeit kann als wertvoller Schlüssel zur Aufdeckung der Myokarditis führen.

5. Chronische, linksventrikuläre Zeichen für Ischämie und Läsion können als EKG-Residuen die Heilung der Myokarditis überdauern.

Fälle, welche klinisch unter der Diagnose: postpartale Herzkrankheit, Fiedlersche Myokarditis, benigne idiopathische Perikarditis, endokardiale Fibroelastosis oder idiopathische, ventriculäre Hypertrophie eingereiht werden, können in vielen Fällen einen viralen Infekt mit Befall des Myokard als Ursache haben. Die Prognose der Grippemyokarditis ist ernst. Die Myokarditiden verlaufen nicht immer letal, können aber irreparable Myokardschädigungen oder chronische Myokarderkrankungen bewirken. Die Prognose der chronischen Myokarditis ist sehr ernst. Sie hat eine durchschnittliche Lebenserwartung von nur wenigen Jahren.

b) Eine **Perikarditis** kann bei Grippe isoliert oder kombiniert mit Pleuro-Pneumonien auftreten (Turiaf u. Mitarb., 1958; Silber, 1958). Sie entwickelt sich hauptsächlich in der Heilungsphase der Grippe, oft sogar nach einem Intervall von ein bis mehreren Wochen. Die Frage, ob dieser Perikarditis ein primärer und spezifischer Virusbefall am Perikard zugrundeliegt oder ob es sich um einen Synergismus verschiedener Erreger handelt, scheint bis heute nicht mit Sicherheit geklärt. Die Perikarditis kann unter dem Bild einer benignen akuten idiopathischen Perikarditis verlaufen mit anginösen Schmerzen, Fieber, Bronchitis, aber ohne Haut-, Muskel- oder Gelenkmanifestationen. Selten bleibt die Perikarditis völlig stumm und kann dann nur im Thorax-Röntgenbild vermutet und im Routine-EKG erkannt werden. Heilung erfolgt spontan. Sie zeigt jedoch eine große Tendenz zu einem bis mehreren Rezidiven.

4. Otorhinopharyngologische Komplikationen

Eine anfänglich seröse, später mucöse *Rhinitis* mit gelegentlich Epistaxis wurde bei der Pandemie 1957 sehr häufig gefunden. Eine *Sinusitis* tritt bei den verschiedenen Epidemien in unterschiedlicher Häufigkeit auf, die auch von Ort zu Ort stark schwankt. Während der Pandemie 1957/58 wurde eine Häufung gegenüber den vorhergehenden Jahren beobachtet, mit guter Rückbildung innert wenigen Tagen.

Bei der *Pharyngitis* sind feine Hämorrhagien, Angina simplex, purulenta, lacunaris, phlegmonosa, membranacea mit Soor oder soorähnlichen Auflagerungen beobachtet worden, evtl. mit generalisierter Lymphknotenschwellung. Superinfektion mit β-hämolytischen Streptokokken, Typ A, spielen dabei die Hauptrolle (Richterich). An den Gaumenbögen finden sich gelegentlich Ulcerationen, die denjenigen der Plaut-Vincent Angina gleichen.

Eine *Otitis* wechselt von Epidemie zu Epidemie stark an Häufigkeit. 1889/90 waren sie sehr häufig, 1918/20 dagegen eher selten. Typisch sind die heftigen Beschwerden — zu Beginn ist oft nur eine Rötung des Trommelfells festzustellen — und häufig hämorrhagische Formen (*Myringitis haemorrhagica*). Vom äußeren Gehörgang können alle Abschnitte des Ohres, inclusive des Innenohres beteiligt sein. Hämorrhagisch eitrige Exsudate im Mittelohr können zur Perforation des Trommelfells führen. Bei Übergreifen der Entzündung auf das Mastoid, wie es vor der SA- und Antibiotikaära häufiger war, kam es oft zu *Mastoiditis*, dabei zu Einschmelzung und bei Weiterschreiten zu *otogenen Meningitiden* (siehe Fachliteratur) (Arndt und Müller). Die Affektion des Innenohrs kann zu vorübergehendem oder bleibendem Schaden des Gehör- und Gleichgewichtsorganes führen (Wallrapp).

5. Komplikationen des Nervensystems

Am häufigsten, auf die Gesamtzahl der Erkrankungen aber doch sehr selten, kommt es zu einer Mitbeteiligung des Zentralnervensystems in Form einer *Encephalitis*, die meist nach Abklingen des ersten Fieberschubes innerhalb der ersten Woche mit erneutem Ansteigen der Temperatur und Brechen beginnt. Neben cerebralen Krampfanfällen, Halbseitenzeichen, Augenmuskelparesen und psychischen Störungen zeigen die leichten Formen nur eine mäßige Temperaturerhöhung, kaum veränderten Liquorbefund und geringe Allgemeinveränderungen im EEG. Dagegen zeichnen sich die schweren Verläufe mit Hyperpyrexie, Somnolenz, Coma, Delirien und mittelschweren bis ausgeprägten Veränderungen im EEG aus (Dunbar). Der Liquor zeigt eine Pleocytose, eine mäßige Eiweißvermehrung und vereinzelt eine geringgradige Zuckererhöhung und Vermehrung der Aldolaseaktivität.

von Oldershausen fand anläßlich der Epidemie von 1957/58 unter 524 Grippekranken 39 oder 7,4% zentralnervöse Störungen. Bei 24 Kranken konnte der serologische Nachweis für Influenza Virus A festgestellt werden. Dunbar rechnet auf Grund seines Krankengutes nur eine Encephalitis auf 10000 Erkrankungen.

Pathogenetisch kommt ein direkter Virusbefall des ZNS in Betracht. Der Virusnachweis im Gehirn gelang jedoch nur in vereinzelten Fällen, einmal Kapila in Indien und einmal Flewett, der jedoch den Verdacht äußert, daß eine Kontamination bei der Untersuchung stattgefunden haben könnte.

Vereinzelt sind Veränderungen der *parainfektiösen Encephalitis* mit Entmarkung und Mikrogliaproliferation um die Gefäße gefunden worden (von Oldershausen und Hoult), ferner die *Purpura cerebri* (Kapila und Alexander), die durch lokale Gefäßläsionen verursacht wird. Schließlich sind noch cerebrale Durchblutungsstörungen bei Hypoxämie zu erwähnen, die auf Ventilations- und Diffusionsstörungen in den Lungen zurückzuführen sind. Endlich kann die starke Hyperämie des Gehirns bei älteren Personen Apoplexien begünstigen.

Auf eine durchgemachte Encephalitis weisen in der Gripperekonvaleszenz gewisse psychische Störungen hin: hyperästhetische emotionelle Schwächezustände bei Kindern, dranghafte Unruhe und Leistungsschwäche bei Jugendlichen, Schlaf- und Gedächtnisstörungen, Drehschwindel, erhöhte Geräuschempfindlichkeit, anhaltende Kopfschmerzen bei Erwachsenen. Dazu wurden gelegentlich Tremor und epileptische Krampfanfälle festgestellt.

Bei der Pandemie von 1957/58 traten die *psychotischen Erscheinungen* als Delirien, starke motorische Unruhen, Depressionen mit einzelnen Suicidversuchen, optische, akustische und Geruchs-Halluzinationen auf (Still).

Betal sah in Jerusalem drei Kinder unter 16 Jahren mit starker Unruhe, Angst, Verfolgungsideen, und schweren EEG-Veränderungen, die auch nach Abklingen der psychischen Symptome nicht ganz verschwanden. Die Kinder hatten für das Geschehene eine Amnesie. Bei zwei davon konnten serologisch Antikörper gegen Influenza A nachgewiesen werden.

Auffallend ist, daß ein großer Teil dieser psychotischen Veränderungen bei Kranken auftritt, die schon vor der Grippe in psychischer Hinsicht auffällig waren. Die Grippe kann latente Epilepsien manifest werden lassen.

Neben einer Encephalitis oder als Alleinerscheinung werden, auch diese selten, *aseptische Meningitiden* gefunden.

Bei abszedierender Grippebronchopneumonie sind *purulente Meningitiden* mit multiplen Mikroabscessen im Gehirn, bzw. Osteomyelitis des Schädelknochens (v. Oldershausen) mitgeteilt worden.

Myelitis mit Paresen im Bereich der unteren Extremitäten und Parästhesien, Miktionsstörungen, sowie Gaumenselgellähmung, Schluckparesen und Atemlähmung fanden sich auch bei der Grippe 1957, gelegentlich unter dem Bild der Landryschen Paralyse (Flewett und Langlois), evtl. kombiniert mit cerebellären Ataxien und extrapyramidalen Syndromen. Klinisch wie histologisch sind die Veränderungen nicht sicher von denjenigen einer Poliomyelitis abzugrenzen. Die Diagnose kann nur auf Grund der virologischen und serologischen Erhebungen gestellt werden.

Therapeutisch hat sich bei den Encephalomeningitiden die Lumbalpunktion zur Entlastung und Besserung der Kopfschmerzen bewährt, sowie Prednison, evtl. unter Antibiotikaschutz. Die Prognose dieser Komplikation ist ernst, von den 39 Fällen (v. Oldershausen) kamen 10 ad exitum.

Von den *peripheren Nerven* wird vor allem der Nervus facialis ein- oder doppelseitig neben dem Trigeminus und Hypoglossus affiziert. Es kommen auch Recurrens- und Gaumensegellähmungen vor. Von den spinalen Nerven ist der Nervus ulnaris am häufigsten mitbetroffen, aber auch Paresen im Gebiet der Nervi NN. medianus, thoracicus longus, ischiadicus und peronaeus sind bekannt.

6. Augenkomplikationen

Sehr häufig kommen Conjunctivitiden vor, evtl. mit Ulcerationen der Cornea und unspezifischer oder interstitieller Keratitis. Häufig treten als initiale Symptome retrobulbäre Schmerzen auf, die besonders bei Augenbewegungen unangenehm sind. Sie wurden als Myalgien interpretiert. Seltener kommt es zu einer ein- oder doppelseitigen Dakryoadenitis, evtl. im Zusammenhang mit Affektionen der Speicheldrüsen, die zu Ödemen der Oberlider führen kann. Bei einigen Epidemien wurde eine häufig doppelseitige Retrobulbärneuritis gefunden (RINTELEN). Netzhautblutungen können bei systematischem Suchen öfters gefunden werden. Als Zeichen der hämorrhagischen Diathese werden auch Glaskörperblutungen erwähnt. Schließlich wurden auch bei Superinfektion Orbitalphlegmonen beschrieben.

7. Erkrankungen des Darmtraktes und der Leber

Im Verlauf der Grippe können Erbrechen (ohne andere meningitische oder encephalitische Zeichen), kollikartige Bauchkrämpfe und Enteritiden mit evtl. hämorrhagischen Durchfällen auftreten, neben leichter Dolenz im ganzen Abdomen. Eine Appendicitis während und nach Grippe ist nicht selten, besonders bei älteren Leuten und Kindern, wobei evtl. die Leukopenie die sonst übliche Leukocytose überwiegen kann. Die Isolierung des Grippevirus aus dem Faeces gelang nicht (RICHTERICH), Kombination mit Salmonellen wurde beschrieben. Gelegentlich wurde bei der Grippe 1957 eine Parotitis oder Pankreatitis mit Diastaseerhöhung im Urin gefunden.

Eine gewisse Dolenz der Lebergegend wird öfters gesehen, dagegen ist eine Hepatitis problematisch. Bei früheren Epidemien wurden Cholangitis und Cholecystitis öfters angetroffen.

KAPILA meldete 1957 unter 30 Patienten mit Grippe und Encephalitissymptomen und serologisch gesicherter Grippe A2 zehnmal eine Hyperbilirubinämie, aber nur einmal einen klinisch manifesten Ikterus. Pathologisch-anatomisch wurde eine Hyperämie oder fleckige gelbe Verfärbung festgestellt, histologisch eine fettige Entartung. In 12 der 17 letalen Fällen wurde eine portale und periportale Zellinfiltration gefunden. Ob es sich um einen toxischen Leberschaden handelt, oder um einen echten Hepatotropismus der Grippe muß dahingestellt bleiben (HÖRING).

8. Urogenital-Komplikationen

Diese sind außerordentlich selten. v. OLDERSHAUSEN fand bei der Epidemie 1957 einmal eine interstitielle Nephritis, RICHTERICH unter 360 Erkrankten eine Epididymitis. Sekundäre bakterielle Infektionen können sowohl als parenchymatöse Formen wie als Glomerulonephritis vorkommen, evtl. mit Ausgang in Urämie. Auch perinephritische Entzündungen wurden beobachtet.

9. Komplikationen an Muskeln, Knochen, Gelenke

Polyarthritis mit Gelenkschwellungen ohne Rötung, ähnlich dem Bild einer Polyarthritis, wurden wiederholt beobachtet. Die Beschwerden überdauern das Fieber. Die Senkung ist nicht besonders erhöht (MÜLLER). Häufig werden, nicht nur bei initialem Grippeinfekt sondern auch nachher, Gliederschmerzen, die als Myalgien interpretiert werden müssen, gefunden. Diese können im Nacken besonders heftig sein und einen Meningismus vortäuschen. Auch der Erector trunci, seltener die Intercostalmuskulatur, der Deltoides und Biceps, sowie die Wadenmuskulatur machen mit. Bei bakteriellen Superinfektionen kann es zu Osteomyelitiden und Muskelabscessen kommen.

10. Hautkomplikationen

Bei der Pandemie 1957 wurde wie schon früher gelegentlich Herpes labialis angetroffen. Bei Kindern finden sich Exantheme häufiger als bei Erwachsenen, dabei scarlatiniforme Exantheme öfter vor als morbilliforme. Eine diffuse Rötung tritt besonders im Kopf- und Brustbereich auf. Herpes Zoster und Erythema exsudativum multiforme werden nach Grippe verschiedentlich gehäuft angetroffen. Anschließend an die Erkrankung können auch reversible Nageldystrophien und Alopecien vorkommen (NASEMANN), auch Erythema nodosum wurde mitgeteilt (GSELL).

KONSCHEGG beobachtete anläßlich einer Epidemie von 1953 eine Häufung von Phlegmonen bei Grippe durch Superinfektion mit Streptokokken; neben subcutanen Phlegmonen an den Extremitäten fanden sich auch mediastinale, subphrenische und abdominale Herde.

11. Beeinflussung anderer Krankheiten

Eine schlechte Prognose zeigt die Grippe beim Zusammentreffen mit anderen Infektionskrankheiten wie Scharlach, Masern, Pertussis, Ruhr und Diphtherie (MASSINI, BAUR, HÖRING). Sehr ungünstig ist auch die Kombination mit einem Morbus Addison, besonders wenn dieser unbehandelt ist, sowie bei Nebennierenrindeninsuffizienzen nach langdauernder Steroidbehandlung und Panhypopituitarismus (SKANSE). Vermehrte Todesfälle bei vorbestehenden Krankheiten und bei Altersveränderungen sind statistisch eindeutig nachgewiesen (s. S. 362).

12. Mißbildungen

Während der Pandemie 1957 wurden gehäufte Aborte beobachtet. Bei den untersuchten Foeten fand TÖNDURY Blutungen im Hirnbereich sowie Pigmentablagerungen in den Gefäßwandzellen der Vena portae und in Leberzellen, die an die Sinusoide grenzten (der virologische Nachweis fehlt aber in all diesen Beobachtungen). Über gehäufte Mißbildungen nach Grippe-Epidemien wurde auch sonst verschiedentlich berichtet (COFFEY und PACHALY), besonders über Veränderungen des Zentralnervensystems in Form von Anencephalie, Encephalomeningo- und Myolocele, sodann über Lippenspalten, Oesophagial- and Analatresie, Hydronephrose und Nabelhernie. LECK fand eine relative Häufigkeit vor allem der zuletzt genannten Veränderungen. Er ist aber der Ansicht, daß nicht das Grippevirus dafür verantwortlich ist, sondern bei Grippe auftretende Begleitumstände (Medikamente).

C. Diagnostische Hilfsmittel

(H. R. MARTI)

Die klinische Diagnose Influenza kann durch direkte Virusisolierung oder durch Nachweis eines signifikanten Titeranstieges spezifischer Antikörper gesichert werden. Leider dauern aber diese Laboratoriumsuntersuchungen meist länger als die Krankheit selber; damit ist beim Einzelfall die endgültige Diagnose erst nach Abklingen der akuten Phase retrospektiv zu stellen. Von besonderer Bedeutung sind die virologischen Methoden für epidemiologische Untersuchungen.

a) **Virusisolierung:** Die Viruszüchtung gelingt beim Patienten am leichtesten aus *Rachenspülflüssigkeit.* Blut eignet sich als Ausgangsmaterial schlecht, da bei der Grippe lediglich eine kurzdauernde Virämie auftritt; eine direkte Viruszüchtung aus Blut ist nur ganz ausnahmsweise möglich (NAFICY). Bei der Leiche kann das Virus je nach Krankheitslokalisation aus Lungengewebe oder Gehirn isoliert werden. (MÜNCH). Beim Patienten hat die Züchtung aus Rachenspülflüssigkeit nur *in den ersten zwei Krankheitstagen* sichere Aussicht auf Erfolg (GÄRTNER, HERZBERG, LÖFFLER); sie gelingt nach dem vierten Krankheitstag nie mehr (LÖFFLER).

Als Spülwasser können 15 ml sterile physiologische Kochsalzlösung oder ein Gemisch aus gleichen Teilen physiologischer Kochsalzlösung und Nährbouillon verwendet werden. Meistens wird die Bouillon aus geschmacklichen Gründen erst unmittelbar nach der Spülung zugegeben (EIDMANN et al., 1958; JOCHIMS et al., 1957). GÄRTNER verwendet eine Lösung, die zudem Glucose, Phenolrot, Penicillin und Streptomycin enthält; gewisse Viruslaboratorien verschicken eine fertig präparierte Spülflüssigkeit.

Die Materialentnahme geschieht durch einfaches Gurgeln, oder durch Gurgeln nach intranasaler Instillation, bei kleinen Kindern durch Abspritzen des Rachenraumes mittels Gummikatheter in Bauchlage (JOCHIMS et al.). Die Spülflüssigkeit kann nachher zur besseren Haltbarkeit zu gleichen Teilen mit Glycerin versetzt werden (BINGEL). Ist eine sofortige Verimpfung nicht möglich, muß das Material für den Versand tief gefroren werden.

Die früher übliche Viruszüchtung durch Tierpassagen in Frettchen ist heute durch die *Kultur im Allantoissack des Hühnereies* ersetzt. Die Eier werden nach 13tägiger Bebrütung mit 0,2 ml der Spülflüssigkeit unter Zusatz von Antibiotika geimpft (HÖRING, 1958). Nach 4tägiger weiterer Bebrütung wird Amnionflüssigkeit entnommen und im Hämagglutinationstest geprüft. Bei einem Titer unter 1:10 ist eine weitere Eipassage anzuschließen. Ein höherer Titer ist beweisend für genügenden Virusgehalt, so daß mit typenspezifischen Antiseren die Typusbestimmung erfolgen kann. Durch einen geübten Virologen ist eine Viruszüchtung auch unter primitiven Bedingungen noch möglich, wie eine eindrückliche Untersuchung von LINDENMANN gezeigt hat. Je nach Virustyp kann eine Bebrütung bei 37° C oder bei 33° C bessere Resultate ergeben (MEERS und THOMPSON). Wenn eine Virusvariante schlecht an das Ei zu adaptieren ist, können in seltenen Fällen Tierpassagen auf Frettchen eingeschaltet werden (RICKEN). Die gesamte Virusisolierung erfordert je nach Zahl der Eipassagen etwa 5 Tage bis mehrere Wochen. Für die rasche Typisierung bei noch geringem Virusgehalt der Allantois wurde von ARYA die Fluorescenzmikroskopie empfohlen. Eine virologische Frühdiagnose im Nasenabstrich mittels fluoresceinmarkierter Antikörper wurde von CH'IEN LIU erfolgreich versucht.

Bei einer einsetzenden Grippeepidemie ist die Virusisolierung zur sicheren ätiologischen Diagnose der ersten Fälle, zur Bereitstellung der Virusstämme für die Impfstoffherstellung und für vergleichende epidemiologische Untersuchungen von Bedeutung. Für die Diagnose von Einzelfällen ist einfacheren serologischen Methoden der Vorzug zu geben.

b) **Komplementbindungsreaktion:** Sie spielt seit Jahren in der Serodiagnostik der Influenza die führende Rolle und hat den Hämagglutinationstest weitgehend verdrängt (GÄRTNER, GRIST et al., GROSSGEBAUER et al., HAUSSMANN, HAYSLETT et al., RICKEN, SCHÄFER). Von HENNESSEN wurde eine Mikromethode beschrieben, die einen geringen Aufwand erfordert und sich gut bewährt hat (BEICKERT und SPRÖSSIG, SCHÄFER). Die Komplementbindungsreaktion hat gegenüber der Hämagglutination den Vorteil, daß keine unspezifischen Seruminhibitoren interferieren. Sie ergibt gute Resultate, wenn typspezifische S- und stammspezifische V-Antigene klar getrennt sind. Die Reaktion kann auch zur Virusidentifikation verwendet werden, wenn S-freie V-Seren und V-freie S-Seren gebraucht werden (HENLE et al.). Bei einer Erkrankung treten die anti-S- etwas früher als die anti-V-Antikörper auf, was durch Reaktivierung einer früheren S-Antikörperproduktion erklärt wird. Die erste Bildung komplementbindender Antikörper beginnt etwa am 3. Krankheitstag (EIDMANN et al.). Die Antikörper sind oft schon am 4. oder 5. Krankheitstag nachweisbar (EIDMANN et al., 1958; MOHAR und BLUM); *signifikante Titer* sind aber erst vom 8. Tag an zu erwarten, meist *zwischen dem 8. und 12. Tag.* Als beweisend sind Titer von über 1:32 anzusehen (RICKEN). Häufig sind die klinischen Erscheinungen beim Patienten schon weitgehend abgeklungen, wenn die Komplementbindungsreaktion positiv ausfällt oder ihr Maximum erreicht. Es ist empfehlenswert, stets zwei Serumproben des gleichen Patienten, die im Abstand von einer Woche entnommen wurden, gleichzeitig zu untersuchen. Bei schweren Krankheitsfällen ist zu berücksichtigen, daß eine Prednison-Therapie die Antikörperbildung vermindern oder verzögern kann (VIVELL et al., 1958). Nach der Krankheit sinkt der Titer oft innerhalb von etwa 6 Monaten wieder auf den Stand vor der Erkrankung ab (MEENAN et al.). Die Komplementbindungsreaktion mit einem S-Antigen hat für diagnostische Zwecke den Vorteil, daß auch neue Virusvarianten erfaßt werden und daß einem erhöhten Titer vermehrte Aussagekraft zukommt, da die anti-S-Antikörper eine Infektion weniger lange überdauern als die anti-V-Antikörper. Die Komplementbindungsreaktion mit V-Antigen hat größere Bedeutung für epidemiologische Untersuchungen, da sie eine Unterscheidung der verschiedenen Stämme gestattet.

c) **Hämagglutinationshemmungs- oder HIRST-Test:** Die Fähigkeit des Influenzavirus, Hühnererythrocyten zu agglutinieren, wurde 1941 von HIRST entdeckt und zu einer Bestimmungsmethode für Influenza-Virus und -Antikörper ausgewertet. Das Virus wird an die Erythrocyten adsorbiert und wirkt dort als Enzym (BURNET); es läßt sich wieder eluieren und an neue rote Blutkörperchen adsorbieren. Zwischen Agglutinat- und Viruskonzentration besteht eine hyperbolische Beziehung (DRESCHER). Antikörperhaltiges Serum hemmt die Hämagglutination. Der Test hat sich lange Zeit großer Beliebtheit erfreut und wurde auch nach Einführung der Komplementbindungsreaktion noch weiter verwendet (BIN-

GEL, MCWILLIAM, WIDELOCK et al.). Beim Patienten werden für den diagnostischen Antikörpernachweis zwei Serumproben im Abstand von 8—10 Tagen entnommen und gleichzeitig untersucht. Für ein signifikantes Ergebnis ist ein *mindestens vierfacher Titerunterschied* zwischen den beiden Proben erforderlich.

Der HIRST-Test ist aber gegenüber der Komplementbindungsreaktion mit erheblichen *Nachteilen* behaftet: Einmal werden Erythrocyten außer durch das Influenzavirus noch durch andere Viren agglutiniert (vgl. MASSINI und BAUR). Dann enthalten viele menschliche Seren unspezifische Hemmsubstanzen, die durch eine Vorbehandlung inaktiviert werden müssen: Dies kann durch Erhitzen auf 56° C, durch Enzymbehandlung oder Zugabe von Kaliumperjodat geschehen (ANANTHANARAYAN und JAYARAM PANIKER). Zudem ist der Test zeitraubender und technisch schwieriger als die Komplementbindungsreaktion, und die verwendeten Hühnererythrocyten weisen oft eine unterschiedliche Reaktionsfähigkeit auf. Die hämagglutinationshemmenden Antikörper erscheinen beim Patienten später als die ersten komplementbindenden Antikörper und sind überdies stammspezifisch. Der HIRST-Test liefert also nur brauchbare Resultate, wenn der richtige Virusstamm für die Reaktion verwendet wird.

DRESCHER und v. OLDERSHAUSEN haben 1957 und 1958 eine Modifikation beschrieben, die auf einer neuen photometrischen Meßmethode beruht, und die sich auch bei anderen Autoren später bewährt hat (LANGE und LUH). Schließlich haben GROSSGEBAUER et al., 1964 einen interessanten Kombinationstest zur Grippediagnose angegeben, der Komplementbindungs- und Hämagglutinationshemmungstest in sich vereint und zur Ausschaltung des Erythrocytenfehlers formalinisierte Hühnererythrocyten verwendet.

D. Diagnose und Differentialdiagnose

(H. R. MARTI)

Für den praktischen Arzt ist in Epidemiezeiten das klinische Bild eindeutig genug, um eine *Diagnose* zu erlauben (GSELL, 1957). Die klinische Diagnose basiert auf Fieber, Conjunctivitis, Rhinopharyngitis, Tonsillitis, retrobulbärem Kopfschmerz, Tracheobronchitis mit trockenem Reizhusten und oft auch Myalgien und rheumatoiden Gelenkschmerzen (MÜLLER und VEITH). Manchmal kommt eine leichte Hepato- oder Splenomegalie dazu. In gewissen Epidemien geht die Grippe mit einem scharlachartigen Exanthem oder einem bläschenförmigen Enanthem einher (v. OLDERSHAUSEN et al., WALTHER). Auch innerhalb einer Epidemie kann die Symptomatologie je nach Zeit und Ort recht verschieden sein (HOLLAND). Der klinische Schweregrad geht von der inapparenten Infektion (HAYSLETT et al.) über afebrile und subfebrile bis zu schweren hochfebrilen Verlaufsformen. Dabei sind die Beziehungen zwischen humoralen Antikörpern, Krankheitsverlauf und Immunität noch ungeklärt (KNIGHT et al.). Die Senkungsreaktion bleibt oft normal oder wird nur leicht erhöht; die Leukocytenzahl im Blut ist in den meisten Fällen erniedrigt oder normal. Das Differentialblutbild zeigt oft eine Linksverschiebung der neutrophilen Granulocyten. Häufig findet man lymphoide und plasmacytäre Zellen, die bei zahlreichen Viruskrankheiten anzutreffen sind (SCHARENBERG, SIEDE und SCHNEIDER). Es handelt sich dabei um mononucleäre, mittelgroße bis große Zellen mit rundem, nierenförmigem oder gelapptem, oft exzentrisch gelegenem Kern von unreifer oder reifer Struktur. Das Plasma ist basophil hell- bis tief dunkelblau und enthält keine Granula. Im Urin liegt abgesehen von einer positiven Urobilinogenprobe kein pathologischer Befund vor.

Im Rahmen einer Epidemie ist mindestens bei den ersten Patienten und bei sporadischen Fällen ist stets eine virologische Diagnose zu fordern, sei es durch Virusisolierung oder Nachweis eines Antikörperanstieges (HÖRING, 1957). Die durch die verschiedenen Influenzavirus-Typen verursachten Krankheiten sind klinisch nicht auseinanderzuhalten. Das selten isolierte Influenzavirus C ruft meistens ein leichteres Krankheitsbild hervor als die Typen A und B (REIMANN).

Nach erfolgter Entfieberung kann die Temperatur am 3. oder 4. Tag nochmals für 1—2 Tage ansteigen, ohne daß eine Pneumonie vorliegen muß. Ein zweiter

Fieberanstieg zeigt aber doch häufig eine Komplikation an, meistens eine bakterielle Superinfektion (JACOBI). Auch eine jetzt auftretende Leucocytose kann auf eine bakterielle Komplikation hinweisen. Die häufigste *Komplikation* sind Pneumonien, die bei größerer Ausdehnung mit der Perkussion und Auskultation leicht zu erkennen sind. Kleinere Infiltrate erzeugen oft nur ein etwas verschärftes Atemgeräusch oder wenige feinblasige Rasselgeräusche; manchmal sind sie durch die physikalische Untersuchung überhaupt nicht zu erfassen. Auch das Allgemeinbefinden braucht beim Beginn einer Pneumonie nicht wesentlich gestört zu sein. Es empfiehlt sich deshalb, nach Möglichkeit auch bei leicht Grippekranken im oder nach dem akuten Stadium eine Thoraxdurchleuchtung vorzunehmen. Über die Natur einer bakteriellen pulmonalen Komplikation vermag die bakteriologische und kulturelle Sputumuntersuchung weiteren Aufschluß zu geben. Die Diagnose der neurologischen Grippekomplikationen kann ebenfalls Schwierigkeiten bereiten: Auch bei nur leichtem Meningismus ist neben Nackenmyalgien an eine aseptische Meningitis und an den Anfang einer Meningoencephalitis oder Encephalitis zu denken.

Die *Differentialdiagnose* kann je nach dem vorliegenden Krankheitsbild sehr verschieden sein. Einerseits stellt sich bei akut fieberhaftem Beginn die ganze Differentialdiagnose der *Status febrilis*, andererseits sind ausgesprochen leichte Fälle oft schwer gegenüber dem gewöhnlichen Schnupfen abzugrenzen. Dazwischen gibt es eine Reihe von respiratorischen Viren, die grippeähnliche, klinisch nicht unterscheidbare Krankheitsbilder hervorrufen: Parainfluenza Typus I—III, RS-Viren, Mycoplasma pneumoniae, Adenoviren, Coxsackie- und Echo-Viren (KAPIKIAN et al.; MUMME und BUDDE; RICKEN; RICKEN und KLASSEN; SIEGERT et al.; TYRRELL et al.; VIVELL et al., 1958, 1959). Auch hier ist eine ätiologische Diagnose durch Virusisolierung und Komplementbindungsreaktion möglich. VIVELL et al. haben 1962 nachgewiesen, daß an der Infekthäufigkeit in den Wintermonaten das Grippevirus oft praktisch unbeteiligt ist. Es sind auch grippeähnliche Erkrankungen durch bisher nicht identifizierbare Erreger möglich (GOLDWATER und GSELL, 1965). Bei der sekundär bakteriellen Grippepneumonie stellt sich die Differentialdiagnose gegenüber den primär bakteriellen Pneumonien mit Staphylokokken, Pneumokokken, Streptokokken oder Haemophilus influenzae. Hier gestatten oft nur Virusisolierungen oder Antikörpernachweis die Diagnose der primär vorhandenen Grippe. Auch die Reaktivierung einer alten Tuberkulose durch Grippe wird ab und zu beobachtet (v. OLDERSHAUSEN et al.). MASSINI und BAUR machen darauf aufmerksam, daß bei der Grippe Obstipation und Abdominalschmerzen mitunter schwer gegen eine Appendicitis abzugrenzen sind, und daß es von Zeit zu Zeit vorkommt, daß Grippepatienten unter der falschen Diagnose Appendicitis operiert werden.

Schließlich muß darauf hingewiesen werden, daß die Grippe eine zwar in ihren Erscheinungsformen vielseitige, aber doch wohl definierte Infektionskrankheit darstellt. Die verbreitete Gewohnheit, unklare grippeähnliche Infekte stets und von vorneherein als Grippe zu bezeichnen, ist deshalb zu verlassen. Es mag noch angehen, in solchen Fällen von grippeähnlichen oder „grippalen" Infekten zu sprechen; der Ausdruck Grippe oder Influenza ist aber für die durch Grippevirus verursachte Krankheit zu reservieren.

E. Therapie

(H. R. MARTI)

Die unkomplizierte Grippe erfordert Bettruhe, allgemeine pflegerische Maßnahmen und höchstens eine symptomatische Behandlung. Bei hohem Fieber sind

Salicylate angezeigt, gegen die Bronchitis hustenstillende Präparate, Broncholytica und allenfalls Dampfinhalation zur Befeuchtung der Atemwege. Ein gegen das Grippevirus wirksames Präparat ist nicht bekannt.

Chinin wirkt wahrscheinlich nur als Antipyreticum; dadurch erklärt sich ein gewisser Effekt chininhaltiger Präparate (ROSENBERGER, SCHULTE und STACHOWIAK). Im Handel erhältliche „Virostatica" bedürfen weiterer klinischer Erprobung (ALEXANDER und NEUHAUS). Die Wirkung von Vitamin C ist mindestens höchst zweifelhaft (JACOBI); das gilt für seine Verwendung als Prophylacticum und Therapeuticum. Im Gegensatz zu den Autoren, die wenigstens eine prophylaktische Wirkung annehmen (GERMER, ROSENBERGER, SCHULTE und STACHOWIAK), möchten wir RICHTERICH beipflichten, daß ein ersichtlicher Nutzen einer Vitamin C-Verabreichung nicht vorhanden ist.

Auch bei der Grippe soll sich der Arzt vor einer unzweckmäßigen Polypragmasie hüten. Er muß warten und differente Mittel sparsam anwenden können (HÖRING, 1957, 1958). Insbesondere soll unbedingt vermieden werden, bei der unkomplizierten Grippe Antibiotika zu verabreichen (HÖRING, 1958; MOESCHLIN, 1958, 1965), da damit dem Auftreten resistenter Keime Vorschub geleistet wird. Diese Forderung wird auch durch die Untersuchungen von GÄDEKE und AMELUNG nicht erschüttert, die im Tierversuch eine günstige Wirkung von Penicillin und Streptomycin auf die bakterielle Begleitflora des Respirationstraktes nachgewiesen haben. Man soll darauf verzichten, unkomplizierte Grippefälle zu hospitalisieren, weil die Gefahr der Staphylokokken-Superinfektionen bei häuslicher Behandlung kleiner ist (JACOBI; MOESCHLIN, 1958, 1965). Nach Entfieberung empfiehlt es sich, noch über 2 Tage Bettruhe einzuhalten, und der Patient ist auch nachher schonungsbedürftig. Durch Beobachtung dieser Regeln lassen sich oft Spätkomplikationen vermeiden. Jeder zweite Fieberanstieg sowie das Ansteigen von Puls und Respiration im Verlauf einer Grippe sind verdächtig auf bakterielle Komplikationen, die nun eine intensive und möglichst rasche Behandlung erfordern.

Bei der *Therapie der Grippekomplikationen* stellt die Superinfektion mit Staphylococcus aureus das wichtigste Problem dar. Für die rasche Diagnose einer Staphylokokkenbesiedlung der Luftwege kann schon ein Gram-Präparat des Sputums genügen (MULDER und STUART-HARRIS). Die Behandlung muß immer eingeleitet werden, bevor das Resultat der Resistenzprüfung in vitro vorliegt. Dabei ist zu bedenken, daß schon 1957 von LÖFFLER 50% penicillinresistente Stämme gefunden wurden. Ein Bericht des *Public Health Laboratory Service* in England gibt an, daß damals auch bei nicht hospitalisierten Patienten 35% der Staphylokokkenstämme auf Penicillin resistent waren. Man wird aus diesem Grund heute von vorneherein ein penicillinaseresistentes Penicillin, ein Tetracyclin, Erythromycin (LANG) oder Chloramphenicol (LÖFFLER) verwenden.

MOESCHLIN (1965) empfiehlt eine Dreierkombination mit einer initialen Dosierung von 2 g Achromycin und 1 g Chloramphenicol per os, sowie 2 g Streptomycin i.m. pro Tag, nach der Entfieberung noch 5 Tage lang je 1 g Achromycin und 1 g Chloramphenicol. Für bedrohliche Fälle gibt er Methicillin (1 g i.m. alle 4 Std bis zur Entfieberung, nachher während 4—5 Tagen alle 6 Std) oder Cloxacillin (alle 6 Std 500 mg per os), kombiniert mit 2 g Chloramphenicol und 2 g Streptomycin pro Tag. Wir bevorzugen einen Stoß mit einem einzigen Antibioticum, z.B. Ledermycin oder Reverin und wechseln bei fehlendem Effekt das Präparat nach 3 Tagen, bei schweren Fällen unter Zugabe von Prednison oder Prednisolon (GSELL, 1966).

Über die günstige Wirkung von Cortison bei der schweren toxischen Grippepneumonie haben 1957 erstmals PLAZA DE LOS REYES et al. berichtet. Diese Erfahrungen wurden von anderen Autoren bestätigt (MOESCHLIN, 1958; RENTCHNICK). MOESCHLIN (1965) verabreicht heute bei schweren toxischen Zuständen, bei drohender Nebennierenrindeninsuffizienz und bei Schockzuständen zusätzlich zu den Antibiotika Prednison oder Prednisolon, am 1. Tag 1 mg/kg Körpergewicht oder noch mehr, bei Kindern bis zu 3 mg/kg.

Gleichzeitig ist oft eine Kreislaufstimulation mit Sympathicomimetica notwendig, bei bedrohlichem Blutdruckabfall als Angiotensin- oder Noradrenalininfusion. Die Hypoxämie erfordert Sauerstoffzufuhr, in schweren Fällen durch Überdruckbeatmung. Bei hochgradiger exspiratorischer Dyspnoe oder drohendem Larynxödem kann eine rechtzeitige Tracheotomie lebensrettend wirken. Es ist unter Umständen für das Schicksal des Patienten entscheidend, daß eine bakterielle Komplikation frühzeitig erkannt und sofort behandelt wird. Das bedingt eine fortlaufende genaue Überwachung auch der Grippepatienten mit anscheinend leichtem Krankheitsbild. Sobald Anhaltspunkte für eine progrediente bakterielle Komplikation vorliegen, ist jeder Kranke zweckmäßigerweise zu hospitalisieren, da Überwachung und Behandlung ernster Komplikationen im Krankenhaus leichter sind.

VIII. Prophylaxe

(O. Gsell)

Die rechtzeitige aktive Immunisierung durch Grippeschutzimpfung ist die einzig wirksame, wenn auch heute noch nicht vollkommene Prophylaxe der Infektionen durch das Grippevirus. Alle früheren Versuche, vor allem mit Chemotherapeutika wie Chinin, Sulfonamide, mit Vitaminen, haben keine Verhütung bewirkt und besitzen nur noch historisches Interesse. Die Schutzimpfung selbst, die seit der Entdeckung des Grippevirus A 1933 versucht und stufenweise verbessert wurde, hat mit vielen Schwierigkeiten zu kämpfen, die in den Eigenschaften der Grippeviren, ihren verschiedenen Typen mit spezifischen Antigenen begründet sind. Von den zwei Antigenen des Virus, dem löslichen S-Antigen, nachgewiesen bei Grippevirus A und B, und den V-Antigenen oder den Hämagglutininen, sind letztere für die entstehende Immunität verantwortlich. Im Antigenmosaik der Hämagglutinine liegen die Unterschiede der Subtypen begründet. Sowohl ein aus abgetötetem wie auch ein aus lebendem Virus hergestellter Impfstoff kann Antikörper nur gegen den gleichen Stamm hervorrufen. Da die einzelnen Epidemien durch verschiedene Stämme der Untergruppen A, A1, A2 wie der Untergruppen des Typ B bedingt sein können, was nicht vor Epidemiebeginn bekannt ist, bleibt es immer unsicher, ob eine vorangehende Schutzimpfung mit einem oder mehreren Stämmen wirksam sein wird. Auch die Zusammensetzung von polyvalenten Vaccinen kann sich evtl. als unrichtig oder für bestimmte Stämme als ungenügend konzentriert erweisen. Es ist deshalb besonders wichtig bei Auftreten von Epidemien und noch mehr bei Pandemien frühzeitig den Virusstamm zu identifizieren und danach den Schutzstoff im Großen herzustellen. Erstmals wurde dies 1957 ausgedehnt versucht, wobei aber noch längst nicht die genügende Menge für eine weltweite Prophylaxe hergestellt werden konnte.

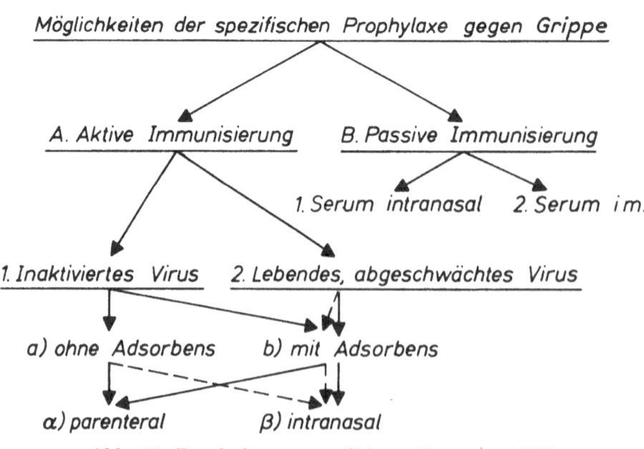

Abb. 14. Prophylaxe gegen Grippe (Germer, 1965)

Die heutigen Möglichkeiten der spezifischen Grippeprophylaxe gibt das Schema von GERMER wieder, dessen vorzüglicher Zusammenfassung von 1965 wir hier im wesentlichen folgen (s. Abb. 14).

I. Die **passive Immunisierung** mit mono- oder polivalentem Antiinfluenzaserum, gewonnen durch Hyperimmunisierung von Pferden oder Schafen, hat sich nicht weiter durchgesetzt. Versuche sind bereits 1940 und erneut 1957 in der Sowjetunion unternommen worden (ZHDANOV, 1959). Ebensowenig überzeugend war die Anwendung von Gammaglobulin und von Rekonvaleszentenserum.

II. Die **aktive Immunisierung durch inaktivierte Impfstoffe** ist heute die wichtigste Methode, die in Großversuchen seit 1942 erprobt und ständig verbessert wurde. Das Virus wird durch Formalin abgetötet und dem Impfstoff ein Bakteriostatikum beigesetzt. Während man erst als Methode der Virusgewinnung auf infizierte Frettchen oder auf Mäuselungen angewiesen war, kann seit der Verwendung von auf Hühnerembryonen gezüchteten Viren Vaccine in großem Maß hergestellt werden.

Die Wirksamkeit der Impfstoffe hängt von verschiedenen Faktoren ab. Wichtig ist:

a) *der Antigengehalt des Impfstoffes.* Mit zunehmender Antigenmenge nimmt die Schutzwirkung einer Vaccine zu. Der Antikörperanstieg ist nach Verabfolgung von Impfstoffen mit 100—200 CC A/E/ml (Chicken Cell Agglutinating Einheiten) unzureichend, wird erst von 400 und mehr besser und gleichmäßiger. BELL u. Mitarb., 1957, verlangen bei einmaliger Impfung, um bei 90% der Impfpersonen einen durchschnittlichen Antikörpertiter von 1:32—1:128 zu erzielen, einen Antigengehalt des Impfstoffes von 400—500 CC A/E/ml.

b) die *Applikationsart.* Die zweimalige Antigengabe steigert die Antikörperproduktion erheblich, vorausgesetzt, daß nicht bereits ein Antihämagglutinin auf den Impfstamm schon zu Beginn vorliegt und daß sie in einem Abstand von ca. 4 Wochen nach der Erstimpfung erfolgt. Inwieweit der Ort der Impfung, ob intracutan oder subcutane Eingabe, Unterschiede bedingt, ist verschieden beantwortet worden. Signifikante Unterschiede scheinen nach neuen Erhebungen nicht vorzuliegen (McCARROL und KILBOURNE, 1959). Auch intranasale Eingabe, um eine lokale, celluläre Immunität zu erzielen, wurde versucht. Die so in Polen durchgeführten Teste führten zu keiner einheitlichen protektiven Wirkung (PRZESMYKI u. Mitarb., 1959).

c) die *Zubereitungsart* der Grippeimpfstoffe. Neben dem wässerigen Impfstoff (Fluid-Impfstoff) werden zur Verlängerung der Wirkung Adsorbat- und Mineralöl-Impfstoffe verwendet. Wie alle Impfstoffe werden auch die für die Grippe bei der Gewinnung konzentriert. Zur Verlängerung ihrer Wirkung werden Adjuvanten zugefügt. Aluminiumhydroxyd wurde in Deutschland (HERZBERG), Aluminiumphosphat bei den englischen und amerikanischen Depotimpfstoffen als Adsorbens beigegeben. 8-Aluminiumoxyd scheint nach DRESCHER (1957) noch besser geeignet zu sein als Aluminiumhydroxid. Aluminiumoxyd Depotimpfstoff bewährte sich durch gute und langanhaltende Antikörperbildung (JACOBI, 1959; RAETTIG, 1959; HAAGEN, 1961; POTEL, 1966). Mit Öl verstärkter Grippeimpfstoff ist in Erprobung, zeigt im Vergleich zu dem NaCl aufgeschwemmten Antigen eine geringere Nebenwirkung auf das Gewebe und benötigt eine geringere Dosis (nur 1/10). Solche emulsionierten Impfstoffe mit intramusculärer Eingabe stehen seit Jahren bei den United States Army Forces in Anwendung.

d) die *Beurteilung des Impfeffektes* ist nicht leicht. Sie muß stets *Alter und Herkommen der Impfbevölkerung* berücksichtigen. Ältere Personen, die schon häufig Kontakt mit Grippeviren hatten, reagieren auf Impfungen besser als jüngere.

Tabelle 6. *Antikörperbildung nach Grippeimpfung in verschiedenem Alter* (BAYNE u. Mitarb., 1958, n. GERMER)

Wochen nach der Impfung	Gruppe I Durchschnittsalter: 40 Jahre	Gruppe II Durchschnittsalter: 84 Jahre
2	33%	81%
4	61%	91%

BAYNE u. Mitarb. (1958) fanden nach 2 und 4 Wochen im Anschluß an die einmalige subcutane Gabe von 1 ml Impfstoff (500 CCA/E./ml einer monovalenten A_2-Vaccine) bei Greisen in über 80%, bei jüngeren Personen nur 30—60% positive Titer, s. Tab. 6. Die alten Menschen reagieren auf Grund früherer Auseinandersetzungen mit einer Untergruppe eines Grippevirus im Sinne einer Auffrischungsreaktion. Bei der jüngeren Generation fehlt ein solcher „booster effect". DAVENPORT stellte in vier Rekrutenausbildungslagern 1957 eine Wirksamkeit der A_2-Impfung in 42—77% fest (s. Tab. 7).

Tabelle 7. *Wirksamkeit von Grippevirus A_2-haltigen Impfstoffen verschiedenen Antigengehaltes bei jungen Erwachsenen* (DAVENPORT, 1958, nach GERMER)

Ort	Impfstoff	Impflinge	erkrankt		Kontrollen	erkrankt		Wirksamkeit
		Nr.	Nr.	‰	Nr.	Nr.	‰	in %
Ford Ord Kalifornien	250 CCA/E.	916	20	21,8	1448	55	37,9	42
Lowry Colorado	200 CCA/E. monovalent	775	46	59,3	806	121	150,1	61
	400 CCA/E. monovalent	649	12	17,3	624	27	52,5	67
	A2 = 400 CCA/E. polyvalent	564	9					
Fort Dix New Jersey	200 CCA/E. monovalent	1869	62	33,2	1665	126	76,1	57
	750 CCA/E. monovalent	1665	29	17,4				77
Great Lakes Illinois	200 CCA/E. monovalent	1080	43	9,38	1444	234	162,0	75
	polyvalent ohne A2	1031	95	92,1				43

Die Reduktion der Krankheitsrate beträgt heute meist um 60—70% (Literatur siehe POTEL), wobei der Krankheitsverlauf leichter und die Zeit der Arbeitsunfähigkeit verkürzt wird.

e) die *Dauer des Impfschutzes* ist bei Grippevaccine relativ flüchtig. Etwa 8 Tage nach der subcutanen Injektion kommt es zu einem Anstieg der hämagglutinationshemmenden Antikörper. Nach 2—4 Wochen ist das Maximum des Titers erreicht. Im Verlaufe der folgenden 12 Monate sinkt der Titer langsam wieder ab (Medical Research Council, 1958). Es muß deshalb diese Impfung bereits nach einem Jahr wiederholt werden.

Mit den polyvalenten Influenzavirus-Adsorbatimpfstoffen (Astawerke, adsorbiert an Al_2O_3; Beringwerke, adsorbiert an $Al(OH)_3$) zeigte sich, daß die beste Antikörperbildung gegen die A_2- und A-Komponente der Impfstoffe erfolgte und daß diese bei Erwachsenen zum größten Teil auf der Auffrischung schon vorhandener Basisantikörper wirkte (RICKEN et al.). Die Antikörpertiterkurve verläuft im Anschluß an den nach einem Monat erreichten Gipfel bei einmaliger Injektion jetzt über 1 Jahr fast gleich. Die Wiederholungsimpfung nach einem Jahr bedingt einen zeitlich begrenzten Verstärkereffekt (s. Abb. 15, POTEL), mit Anhalten der Titerhöhe um ein weiteres Jahr.

f) *Nebenwirkungen.* Sie sind nicht häufig und meist auf das Fremdprotein zurückzuführen. Lokale Reaktion mit Rötung und schmerzhafter Schwellung klingt bereits nach 1—2 Tagen wieder ab. Sie wurde in 2—4% gefunden (TATENO et al., 1962). Allgemeine Symptome (Fieber, Krankheitsgefühl) werden in 1—2% bemerkt. Anaphylaktische Reaktionen sind nur ganz vereinzelt beschrieben worden: vasculäre Purpura, Encephalopathie etc. (STEFANINI et al., 1958; HAAGEN, 1962; STUART-HARRIS, 1965).

III. **Immunisierung durch lebende, abgeschwächte Impfstoffe** sind für eine intranasale Gabe zubereitet worden. Das Verfahren wurde in Australien durch BURNET, 1943 sowie MAWSON und SWAN, 1943 versucht, aber erst 1956—1960 in der Sowjetunion in größerem Ausmaß erprobt und dann auch in England und USA getestet, nachdem durch fortlaufende Passagen in Gewebskulturen oder auf Hühnerembryonen abgeschwächte Stämme gewonnen werden konnten. 1957 wurden in der UdSSR 20 Millionen mit A_2-Stamm Lebendvaccine geimpft. ZHDANOV konnte in 60—70 % der Impflinge eine Virusvermehrung in der Nasenschleimhaut erzielen, die von einer etwa sechsmonatigen Immunität gefolgt war. Die restlichen 30—40 % der Impflinge konnten dann durch eine Zweitvaccination mit wenigen Ausnahmen auch noch immunisiert werden. Ob außer dieser monovalenten A_2 Lebendvaccine noch Impfstoffe mit einem breiteren Spektrum ohne Gefährdung durch Nebenreaktionen, die bis jetzt bei den Kindern recht heftig sein konnten, entwickelt werden können, wird erst die Zukunft zeigen. ISAACS et al., 1962 hatten eine rasche Virulenzabnahme der Grippeviren schon nach wenigen Passagen gefunden. MEIKLEJOHN, 1960 fand den russischen A_2-Impfstoff der Totvaccine weit unterlegen, DOHERTY et al., 1962 meldeten mit dem gleichen A_2-Impfstoff bei der Royal Air Force wohl oft einen Antikörperanstieg, aber beträchtliche Schwankungen, so daß das Resultat nicht befriedigte. Die protektive Wirkung konnte wegen Fehlen von Epidemie nicht beurteilt werden, Kontaktinfektionen, ein neues Problem, kamen vor, wenn auch nicht oft. Die Methode muß weiter ausgearbeitet werden und ist heute noch unökonomisch.

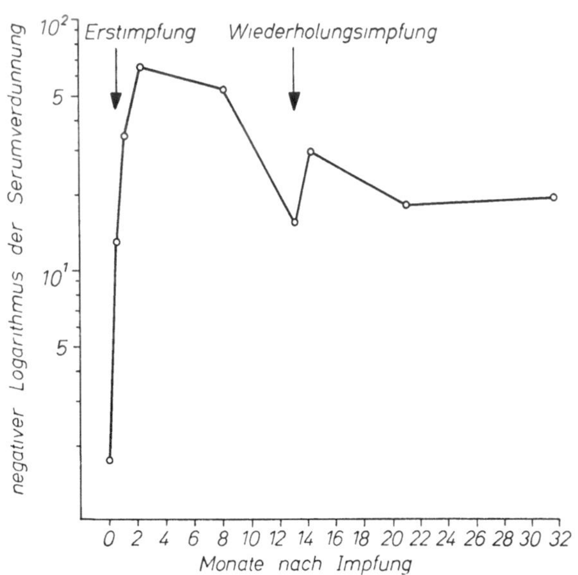

Abb. 15. Antikörpertiterverlauf (geometrischer Mittelwert von 17 Impflingen) nach Wiederholungsimpfung 13 Monate nach Erstimpfung (KBR gegen A/PR 8) POTEL

Praktisch empfiehlt sich heute die subcutane zweimalige Impfung mit einem polyvalenten Grippeimpfstoff oder bei drohender Epidemie mit bekanntem Virustypus mit einer entsprechenden monovalenten Vaccine. Zweckmäßig erscheint das Ansetzen der Impfaktion in den Monaten November bis Dezember und einer zweiten Dosis nach 4 Wochen. Besonders indiziert ist die Grippeimpfung für gefährdete Personen. HENNEBERG, s. S. 350, weist auf die Empfehlungen der USA Surgeon General's Advisory Comittee on Influenza hin, welche folgende Gruppen zur Schutzimpfung empfehlen:

1. Personen aller Altersklassen (auch Kinder) mit chronischen, die Widerstandsfähigkeit herabsetzenden Erkrankungen (z. B. chronische kardiovasculäre oder pulmonale Erkrankungen, Nierenerkrankungen und Stoffwechselstörungen), besonders jedoch Patienten mit

   a) rheumatischen Herzerkrankungen, speziell mit Mitralstenose,

   b) anderen Herz-Kreislauf-Erkrankungen wie z. B. Arteriosklerose und Hochdruck. besonders jedoch solche mit Herzinsuffizienz,

c) chronischen bronchiopulmonalen Erkrankungen wie z. B. Asthma bronchiale, chronischer Bronchitis, Bronchiektasen, Lungenemphysem und Lungentuberkulose,
d) Diabetiker,
e) Personen mit Morbus Addison.
2. Schwangere.
3. Ältere Personen, d. h. solche über 45 Jahre und ganz besonders solche über 65 Jahre.

Vorzugsweise sollten auch Kinder im Alter von 3—6 Monaten geimpft werden. Neben den aufgeführten „medizinischen Indikationen“ zur Schutzimpfung wird, was HENNEBERG betont, jedoch auch eine „soziale Indikation“ zu berücksichtigen sein.

Massenerkrankungen im Ablauf von Grippeepidemien können schwere Störungen des Gemeinwesens verursachen, so daß sich die Folgerung ergibt, Personen in Schlüsselstellungen, deren Ausfall besonders nachteilige Folgen haben könnte, vorzugsweise zu impfen. Personen in derartigen Schlüsselstellungen sind z.B. Ärzte, Krankenpflegepersonal, das Personal von Versorgungs- und Verkehrsbetrieben und Angehörige der Streitkräfte. Weiterhin ist zu bedenken, daß Massenerkrankungen an Grippe schwere Belastungen für Industrieunternehmen mit sich bringen, deren Ausmaß durch Schutzimpfungen wesentlich reduziert werden kann.

Die Erfolge der Großimpfungen schwanken zwar heute noch beträchtlich. Der Impfschutz kann unter optimalen Bedingungen aber doch schon 75—95 % erreichen (FRANCIS, 1955), unter weniger günstigen Verhältnissen nur 30—40 % (STUART-HARRIS, 1957). Für 1957 hat DAVENPORT, s. S. 350, die Resultate zusammengestellt, wobei die damalige monovalente A_2-Vaccine bei mindestens 200 CC A/E/ml eine Wirksamkeit von 61—75 % erreichte.

Trotzdem weitere Verbesserungen der Methodik zu erwarten sind, kann schon heute die Grippeschutzimpfung mit der inaktivierten Vaccine sehr empfohlen werden, vorerst noch kaum zur Kontrolle der epidemischen Krankheit, wohl aber zum Schutz gefährdeter Personen nach den erwähnten besonderen Indikationen.

Literatur

Ackerknecht, E.H.: Geschichte und Geographie der wichtigsten Krankheiten, S. 66—70. Stuttgart: F. Enke 1963. — **Aldrich, L.A.**: J. Pediat, **11**, 331 (1937). — **Alexander, M.**: Encephalitis. Ergebn. inn. Med. Kinderheilk. **23**, 39—88 (1965). — **Alexander, M.**, u. **G. Neuhaus**: Klinische Erfahrungen mit dem Virustatikum CG 662 in der inneren Medizin, insbesondere bei der Behandlung der Virusgrippe und der infektiösen Mononukleose. Dtsch. med. Wschr. **88**, 1598—1603 (1963). — **Ananthanarayan, R.**, and **C.K. Jayaram Paniker**: Non-Specific Inhibitors of Influenza Viruses in Normal Sera. Bull. Wld Hlth Org. **22**, 409—419 (1960). — **Anderson, T., N.R. Grist, J.B. Landsman, S.I.A. Laidlaw**, and **J.B.L. Weir**: An epidemic of influenza due to Virus B. Brit. med. J. **1953 I**, 7—11. — **Andrewes, C.H.**: Epidemiology of influenza. Bull. Wld Hlth Org. **8**, 595—612 (1953). ~ Viruses of Vertebrates. London: Baillière 1964. — **Arndt, H.J.**, u. **D. Hansen**: Akute Epiglottitis bei Kindern. Dtsch. med. Wschr. **90**, 602 (1965). — **Arya, S.C.**: Haemadsorption Followed by Fluorochrome Staining. Brit. med. J. **1963 II**, 98—100. — **Askanazy, M.**: Über die Veränderungen der großen Luftwege, besonders ihre Epithelmetaplasie bei der Influenza. Korresp.-Bl. schweiz. Ärzt. 49, 465 (1919).

Baur, H., u. **M. Eyband**: Stoffwechselstörungen bei Influenza. Schweiz. med. Wschr. **80**, 72, (1950). — **Bayne, G.M.**, et al.: Asian influenza vaccine. Amer. J. med. Sci. **236**, 290—299 (1958). — **Beickert, A.**, u. **M. Sprössig**: Immunhämatologische und virologisch-serologische Beobachtungen bei erworbener hämolytischer Anämie im Verlaufe einer „Asiatischen“ Grippe. Klin. Wschr. **37**, 146—150 (1959). — **Bell, J.A., Th.G. Ward, A.Z. Kapikian, A. Shelokov, Th.E. Reichelderfer**, and **R.J. Huebner**: Artificially induced Asian Influenza in vaccinated and unvaccinated Volunteers. J. Amer. med. Ass. **165**, 1366—1373 (1957). — **Belloni, G.**: Rif. Med. **39**, 198 (1923). — **Bental, E.**: Acute Psychoses due to Encephalitis following Asian Influenza. Lancet **1958 II**, 18—20. — **Bernhard, W., R.A. Bonar, D. Beard**, and **J.W. Beard**: Ultrastructure of viruses of myeloblastosis and erythroblastosis isolated from plasma of leukemic chickens. Proc. Soc. exp. Biol. (N.Y.) **97**, 48—52 (1958). — **Bieling, R.**, u. **H. Heinlein**: Viruserkrankungen des Menschen, S. 46. Wiesbaden: Dietrichsche Verlagsbuchhandlung 1947. — **Bieling, R.** u. **O. Gsell**: Die Viruskrankheiten des Menschen. 1. Auflage, Leipzig: J.A. Barth 1964. — **Bingel, K.F.**: Zur Influenza 1957. Die Bedeutung der Influenzavirustypen für

Epidemiologie, Klinik und Prophylaxe der Grippe. Medizinische **45**, 1637—1641 (1957). — **Bourne, G.**, and **J. Wedgwood**: Heart-Disease and Influenza. Lancet **1959 I**, 1226—1229. — **Bowden, K.M.**, and **E.L. French**: The Pathology of Deaths during Influenza Epidemics. Med. J. Aust. **26**, 3 (1958). — **Branscheid, F.**: Grippepneumonien ohne Krankheitserscheinungen. Medizinische **45**, 2155—2156 (1959). — **Brightman, I.J.**: Streptococcus infection occuring in ferrets inoculated with human influenza virus. Yale J. Biol. Med. **8**, 127 (1935). — **Brooks, H.**: Northw. Med. (Seattle) **32**, 456 (1933). — **Broun, G.O.**, **R. O. Muether**, **H. Pinkerton**, and **M. Le Gier**: Proc. Central Soc. Clin. Res. **17**, 37 (1944). — **Brückner, A.**, u. **W. Meisner**: Grundriß der Augenheilkunde, S. 189. Leipzig: G. Thieme 1929. — **Buechner, H.A.**, **J. Thompson**, and **W.H. Mosby**: Fulminating Post-Influenzal Pneumonias. J. La med. Soc. **110**, 184, (1958); ref. J. Amer. med. Ass. **168**, 105 (1958). — **Burnand, R.**, et **J. Babel**: Les aspects radiologiques du thorax dans la grippe. Rev. méd. Suisse rom. **60**, 843 (1940). — **Burnet F.M.**: Med. J. Austr. **1**, 385 (1943). ~ Über die Hämagglutination und Genetik des Grippevirus. Dtsch. med. Wschr. **79**, 737—739 (1954). ~ Principles of animal virology. New York: Acod. Press Inc. 1955. — **Burnet F.M.**, and **E. Clark**: Influenza, a survey of the last 50 years. Macmillan a. Co Ltd. Monogr. **4**, 1942. — **Burnet, F.M.**, and **P.E. Lind**: Genetics of virulence in influenza viruses. Nature (Lond.) **173**, 627 (1954).

Chalke, H.D., and **J.R. Dewhurst**: Accudebtal coal-gas poisening. Brit. med. J. **1957 I**, 915—917. — **Ch'ien Liu**: Rapid Diagnosis of Human Influenza Infection from Nasal Smears by Means of Fluorescein-Labeled Antibody. Proc. Soc. exp. Biol. (N.Y.) **92**, 883 (1956). — **Chronique OMS**: Grippe **11**, 291—294 (1957); **13**, 269—272 (1959); **15**, 284—287 (1961); **19**, 238—239 (1965). — **Coburn, A.**, **J. Evans**, and **J. Nathan**: Studies on the pathogenicity of Streptococcus pyogenes. Brit. J. exp. Path. **35**, 270 u. 279 (1954). — **Coffey, V.P.**, and **W.J.E. Jessop**: Maternal Influenza and Congenital Deformities. Lancet **1963 I**, 748—751. — **Collins, S.D.**, and **J. Lehmann**: Tends and epidemics of influenza and pneumonia. Publ. Hlth. Rep. (Wash.) **66**, 1487 (1951). — **Coltman, Ch. A., Jr.**: Influenza Myocarditis. J. Amer. med. Ass. **180**, 204—208 (1962). — **Cox, H.R.**: Viral and Richettsial Toxins. Ann. Rev. Microbiol. **7**, 197 (1953). — **Creighton, Ch.**: History of epidemic diseases in Great Britain. Cambridge 1891—1899.

Darke, C.S., **P.H. Watkins**, and **J.E.M. Whitehead**: Fulminating Staphylococcal Pneumonia Associated with Influenza Virus C. Brit. med. J. **1957 II**, 606—609. — **Davenport, F.M.**: Current knowledge of inflenza vaccine. J. Amer. med. Ass. **182**, 11—13 (1962). — **Davenport, F.M.**, and **A.V. Hennessy**: The clinical Epidemiology of Asian Influenza. Ann. intern. Med. **49**, 493—501 (1958). — **Davenport, F.M.**, **A.V. Hennessy**, **J. Drescher**, **J. Mulder**, and **T. Francis, jr.**: Further observations on the relevance of serologic recapitulations of human infections with influenza viruses. J. exp. Med. **120**, 1087 (1964). — **Davidson, C.**, and **S. Brock**: Acute demyelinating encephalomyelitis following respiratory disease. Bull. neurol. Inst. N.Y. **6**, 504 (1937). — **Dennig, H.**: Erfahrungen bei der Grippe-Epidemie 1955. Medizinische **1955 I**, 838—840. — **Diggle, J.H.**: Tracheotomy in Influenza. Brit. med. J. **1959 I**, 419—420. — **Dittmar, F.**, u. **V. Ruppert**: Über charakteristische Röntgenbilder bei Grippepneumonie. Dtsch. Arch. klin. Med. **187**, 577 (1941). — **Drescher, J.**: Über Hämagglutinin- und Antikörpergehaltsbestimmungen. Zbl. Bakt., I. Abt. Orig. **169**, 314—348 (1957). ~ Untersuchungen über Depot-Impfstoff. Zbl. Bakt., I. Abt. Orig. **168**, 181—193 u. 217—234 (1957). — **Drescher, J.**, **F.M. Davenport**, and **A.V. Hennessy**: Photometric methods for the measurement of hemagglutinating viruses and antibody. II. Further experience with antibody determinations and the description of the technique for analysis of virus mixtures. J. Immunol. **89**, 805 (1962). — **Dunbar, J.M.**, **W.M. Jamieson**, **J.H.M. Langlands**, and **G.H. Smith**: Encephalitis and Influenza. Brit. med. J. **1958 I**, 913—915. — **Dunn, F.L.**: Pandemic Influenza in 1957. J. Amer. med. Ass. **166**, 1140—1148 (1958).

Eickhoff, T.C., **I.L. Shermann**, and **R.E. Serfling**: Oberservations on Excess Mortality Associated with Epidemic Influenza. J. Amer. med. Ass. **176**, 776—782 (1961). — **Eidmann, E.**, **H. Lippelt**, u. **E. Mannweiler**: Virologische und klinische Erhebungen während der Influenza-Pandemie 1957. A. Virologischer Teil. Ärztl. Wschr. **13**, 249—251 (1958). — **Eidmann, E.**, **H. Lippelt**, **E. Mannweiler** u. **W. Wirth**: V- und S-Antikörper-Entwicklung bei menschlichen Influenza-A/Asien/57-Infektionen. Med. Klin. **53**, 642—645 (1958). — **Escher, F.**, u. **H. Löffler**: Der Nachweis von Influenzavirus bei der peracuten Laryngotracheobronchitis maligna des Kleinkindes. Schweiz. med. Wschr. **84**, 920—922 (1954). — **Escher F.**, u. **M. Neiger**: Die perakute Laryngo-Tracheo-Bronchitis maligna des Kleinkindes. Praxis **48**, 525—530 (1959).

Finland, M., **F. Parher**, **M.W. Barnes**, and **L. S. Jollifee**: Acute myocarditis in influenza infections; 2 cases of nonbacterial Myocarditis, with isolation of virus from lungs. Amer. J. med. Sci. **209**, 455—468 (1945). — **Finland, M.**, **O.L. Peterson**, and **E. Strauß**: Staphylococcic pnemonia occuring during an epidemic of influenza. Arch. intern. Med. **70**, 183—205 (1942). — **Flewett, T.H.**, and **J.G. Hoult**: Influenzal Encephalopathy and Postinfluenzal Encephalitis. Lancet **1958 II**, 11—15. — **Forbes, J.A.**: Severe effects of Influenzavirus infektion. Med. J.

Aust. **26,** 75 (1958). — **Francis, T.:** A new type of virus from epidemic influenza. Science **92,** 405 (1940). ~ Current status of the control of influenza. Ann. intern. Med. **43,** 534—538 (1955). — **Francis, T., jr.:** On the doctrine of original antigenic sin. Proc. Amer. Phil. Soc. **104,** 572 (1960). — **Franklin, R.M.:** The significance of lipids in animal viruses. Progr. in Med. Virology 4. Basel/New York: S. Karger 1962. — **Freeman, D.W.,** and **A. Barno:** Deaths from Asian Influenza Associated with Pregnancy. Amer. J. Obstet. Gynec. **78,** 1172—1175 (1959).

Gädeke, R., u. **O.E. Amelung:** Experimentelle Grundlagen zur Erklärung des therapeutischen Effektes einer antibiotischen Behandlung der A-Virusgrippe. Med. Klin. **52,** 807—812 (1957). — **Gärtner, H.:** Praktische Möglichkeit der Virusdiagnostik. Dtsch. med. Wschr. **85,** 1580—1584 (1960). — **Gasser, C.:** Epiglottitis phlegmonosa oedematica acutissima. (Zur Kenntnis der akuten Stenose der oberen Luftwege. Schweiz. med. Wschr. **82,** 379—381 (1952). — **Gasser, M.:** Influenzaepidemie in einer Rekrutenschule 1964: Charakterisierung des Erregers. Schweiz. med. Wschr. **95,** 1362—1367 (1965). — **Germer, W.D.:** Viruserkrankungen. Stuttgart: G. Thieme 1955. ~ Hohe Dosen Vitamin C zur Prophylaxe grippaler Infekte? Dtsch. med. Wschr. **88,** 1495 (1963). ~ Die Influenzaschutzimpfung. Handbuch Schutzimpfungen 590—605. Berlin-Heidelberg-New York: Springer 1965. — **Goetz, O.:** Grippe. Handbuch Kinderheilkunde V, S. 118—132. Berlin-Heidelberg-New York: Springer 1963. — **Goldwater, S.:** Influenza-like Illness. Brit. med. J. **1960 I,** 962—963. — **Gottheil, C.:** Kreislaufbeobachtungen bei der Grippe. Dtsch. med. Wschr. **55,** 648—649 (1929). — **Gottschalk, B.:** N-substituted isoglucosamine released from mucoproteins by the influenza virus enzyme. Nature (Lond.) **167,** 845—847 (1951). — **Gouzien:** Office Intern. Hyg. publ. **1920,** 682—720. — **Grist, N.R., J. Kerr,** and **B. Isaacs:** Rapid Serological Diagnosis of an Outbreak of Influenza. Brit. med. J. **1961 II,** 431. — **Großgebauer, K., B. Schmidt** u. **D. Hartmann:** Ein Kombinationstest zur Serodiagnostik der Virusgrippe (Komplementbindungs-Hämagglutinationshemmungstest). Z. Immun.-Forsch. **126,** 396—407 (1964). — **Gsell, O.:** Die Grippe, Erkrankungen in den Jahren 1920—1932. Ergebn. ges. Med. **17,** 455—500 (1932). ~ Grippepneumonien (Deren Formen und Beziehungen zu den Pneumokokkentypen). Münch. med. Wschr. **78,** 843—856 (1936). ~ Virusbedingte Lungeninfiltrate. Dtsch. med. Wschr. **82,** 401—406 (1957). ~ In: Viruskrankheiten, 6. Aufl. (R. Bieling u. O. Gsell edit.). Leipzig: J.A. Barth 1962. ~ Therapie der Pneumonien. Schriftenreihe der Bayerischen Landesärztekammer 16. Wissenschaftlicher Ärztetagung Nürnberg 1966. ~ Atypische Pneumonien, ihre klinische und ätiologische Differenzierung. Regensbg. ärztl. Fortbild. **XIII,** 1—12 (1965).

Haagen, E.: Viruskrankheiten des Menschen. Darmstadt: D. Steinkopf 1963. — **Hart, T.S.:** Amer. J. med. Sci. **158,** 649 (1919). — **Haussmann, H.G.:** Hirst-Test. Med. Klin. **49,** 1781—1782 (1954). — **Hayslett, J., J. McCarroll, E. Brady, K. Deutschle, W. McDermott,** and **E.D. Kilbourne:** Endemic Influenza. Clin. J. Lab. **85,** 1—8 (1962). — **Hedinger, E.:** Zur Pathologie und Bakteriologie der Grippe. Korresp.-Bl. schweiz. Ärzt. **1919,** 554, 928. — **Hegglin, R.:** Die Grippepneumonie, In: Hdb. Innere Med. 4. Auflage, 4. Bd. 2. Teil, 1223—1227, 1956. — **Heinecker, R.,** u. **F. Kemper:** Über den Einfluß der Influenza-Infektion auf Herz und Kreislauf. Dtsch. med. Wschr. **81,** 703—706 (1956). — **Henle, W., F.S. Lief,** and **A. Fabiyi:** Strain-Specific Complement-Fixation Test in Antigenic Analysis and Serodiagnosis of Influenza. Lancet **1958 I,** 818—820. — **Henle, W.,** and **F.S. Lief:** Antigenic analysis of influenza viruses by complement fixation. J. Immunol. **85,** 491—494 (1960). — **Hennessen, W.:** Über eine Influenza-Komplementbindungsreaktion für die Praxis. Z. Hyg. Infekt.-Kr. **141,** 557—564 (1955). ~ Zur serologischen Diagnostik der Viruserkrankungen. Dtsch. med. Wschr. **81,** 933—936 (1956). — **Herrmann, R.E., G.I. Ogura, E.S. Johnson, H.W. Toll Jr.,** and **W.C. White:** Respiratory Deaths associated with Asian Influenza Epidemic. J. Amer. med. Ass. **166,** 467—471 (1958). — **Hers, J.F.Ph.:** The histopathology of the respiratory tract in human influenza. Verhandlg. v. Inst. voor praeventieve geneeskunde, 26. Weiden: Steufert Kroese 955. — **Herzberg, H.:** Die Epidemiologie und Virusdiagnose der Influenzapandemie 1957/58. Klin. Wschr. **37,** 674—675 (1959). ~ Virusgrippe-Adsorbatimpfstoff. Dtsch. Gesundh. Wes. **1,** 697—698 (1946). ~ Immunisierung mit Influenzavirus-Phenol-Adsorbatimpfstoff. Z. Immun.-Forsch. **106,** 2—20 (1949). — **Hildebrandt, W.:** Über chronische Grippe (Influenza). Münch. med. Wschr. **67,** 1008—1009 (1920). — **Himmelweit, F.:** Role of bacteria in etiology of epidemic influenza. Trans. med. Soc. Lond. **65,** 438 (1949). ~ Influenza Virus B isolated from a fatal case of pneumonia. Lancet **1943 II,** 793. — **Hirsch, A.:** Handbuch der historisch-geographischen Pathologie. Stuttgart 1881—1886. — **Hirst, G.K.:** The Agglutination of Red Cells by Allantoic Fluid of Chick Embryos infected with Influenza Virus. Science **94,** 22—24 (1941). — **Höring, F.O.:** Grippe. Dtsch. med. Wschr. **82,** 1934—1935 (1957). — **Hoffmann, W.H.:** Das Blutbild der Influenza in den Tropen. Münch. med. Wschr. **70,** 1199 (1923). — **Holland, W.W.:** A Clinical Study of Influenza in the Royal Air Force. Lancet **1957 II,** 840—841. — **Hook, E.W.,** and **R.R. Wagner:** Hemorrhagic encephalopathy in chicken embryos infected with influenza virus. Bull. Johns Hopk. Hosp. **103,** 125 (1958. — **Horner, F.A.:** Neurologic disorders after Asian influenza. New. Engl. J. Med. 258, 983 (1958). — **Hotz, G.,** and **F.B.**

Bang: Elektron microscopic studies of ferret respiratory cells infected with influenza. Bull. Johns Hopk. Hosp. **101**, 175—208 (1957). — **Hoult, J. G.**, and **T. H. Flewett**: Influenzal Encephalopathy and Post-Influenzal Encephalitis. Brit. med. J. **1960 I**, 1847—1850. — **Hubert, G.**: Über Grippeschaden am Kreislaufapparat. Münch. med. Wschr. **75**, 1202 (1928). — **Hunziker, J.**: Grippeepidemie 1918. Statistische Jahresübersicht über Bevölkerungsbewegung im Kt. Basel-Stadt, 10. Jahrgang 1920. — **Hyman, A. S.**: N. Y. St. J. Med. **26**, 1022 (1926).

Isaacs, A., **R. J. C. Hart**, and **V. G. Law**: Influenza Viruses, 1957—60. Bull. Wld Hlth Org. **26**, 253—259 (1962).

Jacobi, J.: Grippe. Med. Klin. **54**, 928—929 (1959). ~ Grippe. Verh. dtsch. Ges. inn. Med. **65**, 765—776 (1959). — **Jacobi, J.**, u. **H. G. Ilker**: Zur Klinik und Therapie der A-2-Influenza. Deutsches Ärzteblatt **62**, 485—488 (1965). — **Jellinger, K.**, u. **F. Seitelberger**: Encephalitis bei Grippe. Wien. med. Wschr. **109**, 201 (1959). — **Jochims, J.**, **E. Schomerus**, **W. Bredow**, u. **H. Lippelt**: Virus-Nachweis und Komplementbindungsreaktion in der Influenza-Diagnostik. Dtsch. med. Wschr. **82**, 497—499 (1957).

Kahlstorf, A.: Kreislaufbeobachtungen bei der Grippeepidemie 1936/1937. Dtsch. med. Wschr. **64**, 42—45 (1938). — **Kaji, M.**, **R. Oseasohn**, **W. S. Jordan**, and **J. H. Dingle**: Isolation of Asian virus from extra pulmonary tissues in fatal human influenza. Proc. Soc. exp. Biol. (N. Y.) **100**, 272—275 (1959). — **Kapikian, A. Z.**, **J. A. Bell**, **F. M. Mastrota**, **R. J. Huebner**, **D. C. Wong**, and **R. M. Chanock**. An Outbreak of Parainfluenza 2 (Croup-Associated) Virus Infection. J. Amer. med. Ass. **183**, 324—330 (1963). — **Kapila, C. C.**, **S. Kaul**, **S. C. Kapur**, **T. S. Kalayanam**, and **D. Banerjee**: Neurological and Hepatic Disorders Associated with Influenza. Brit. med. J. **1958 II**, 1311—1314. — **Kaplan, M. M.**, u. **A. M. M. Payne**: Serological survey in animals for type A influenza in relation to the 1957 pandemic. Bull. Wld Hlth Org. **20**, 465—488 (1959). — **Kikuth, W.**: Die Influenza. In: Die Infektionskrankheiten des Menschen und ihre Erreger, S. 1307—1328. Stuttgart: Thieme 1958; New Engl. J. Med. **259**, 618—621 (1958). — **Kilbourne, E. D.**: Influenza virus genetics. Progr. in Med. Virology 5. Basel/New York: S. Karger 1963. — **Kirch, E.**: Pathologie des Herzens. Ergebn. allg. Path. path. Anat. **22**, 1—206 (1927). — **Klotz, O.**: Studies on epidemic influenza. Publ. from Univ. of Pittsbourgh School of Med. 207—285 (1919). — **Knight, V.**, **J. A. Kasel**, **R. H. Alford**, **F. Loda**, **J. A. Morris**, **F. M. Davenport**, **R. Q. Robinson**, and **E. L. Buescher**: New Research on Influenza: Studies with Normal Volunteers. Ann. intern. Med. **62**, 1307—1325 (1965). — **Konschegg, Th.**: Grippephlegmonen. Med. Klin. **48**, 1253—1258 (1953). — **Kuczinski, M. H.**, u. **E. Wolff.**: Die Grippepandemie 1918. Ergebn. allg. Path. path. Anat. **19**, 947—1187 (1921).

Lang, W.: Besonderheiten der Grippeepidemie 1957 („Asiatische Grippe"). Münch. med. Wschr. **99**, 81—84 (1958). — **Lange, F. C.**, u. **W. Luh**: Erfahrungen mit der photometrischen Antikörpergehaltmessung bei Influenza. Klin. Wschr. **38**, 223—227 (1960). — **Langlois, M.**, **G. Morin**, et **H. Gastaut**: Les manifestation épileptiques au cours de la grippe. Etude clinique et électroencéphalographique. Rev. neurol. **98**, 799—803 (1958); ref. Dtsch. med. Wschr. **84**, 1121 (1959). — **Lapp, F. W.**, u. **M. Wicke**: Zur Grippewelle 1935. Dtsch. med. Wschr. **61**, 1722 (1935). — **Leck, I.**: Incidence of malformations following influenza epidemics. Brit. J. prev. soc. Med. **17**, 70—80 (1963). ~ Examination of the Incidence of Malformations for Evidence of Drug teratogenesis. Brit. J. prev. soc. Med. **18**, 196—201 (1964). — **Leck, J.**, and **E. L. M. Millar**: Short-term Changes in the Incidence of Malformations. Brit. J. prev. soc. Med. **17**, 1—12 (1963). — **Leichtenstern, O.**: Influenza. In: Spezielle Pathologie and Therapie. Nothnagel: **4**, 1 (1896). — **Leichtenstern, O.**, u. **G. Sticker**: Influenza. Wien u. Leipzig: A. Holder 1912. — **Leigh, A. D.**: Infections of nervous system occuring during epidemie of influenza B. Brit. med. J. **1946 I**, 936. — **Levinthal, W.**: Die Grippepandemie 1918. Ergebn. Path. **19**, 848—946 (1921). — **Lewis, P. A.**, and **R. E. Shope**: Swine influenza. II. A hemophilic bacillus from the respiratory tract of infected swine. J. exp. Med. **54**, 361—371 (1931). — **Lichtmann, E.**, u. **R. H. Schinz**: Über die Grippe im Röntgenbild. Klin. Med. (Wien) **90**, 345 (1920). — **Lichty, J. A.**: Studies on epidemic influenza, pp. 35—63. Publ. from the Univ. of Pittsburgh, School of Medicine 1919. — **Lief, F. S.**, u. **W. Hendle**: Methodes and procedure for use of complementfixation techniques in type- and strain specific diagnosis of influenza. Bull. Wld Hlth Org. **20**, 411 (1959). — **Lindemann, J.**: Isolierung des Virus der asiatischen Grippe unter primitivsten Verhältnissen. Schweiz. med. Wschr. **87**, 1476—1478 (1957). — **Lloyd Still, R. M.**: Psychosis following asian influenza in Baubadas. Lancet **1958 II**, 20—21. — **Löffler, H.**: Die asiatische Grippe. Praxis **47**, 621—630 (1958). ~ Epidemiologie der Viruskrankheiten. Helv. med. Acta **26**, 575—585 (1959). — **Lucke, B.**, **T. Wight**, and **E. Kime**: Arch. intern. Med. **24**, 154 (1919).

Mackenzie, J.: Pediatrics **102**, 19 (1919). — **Marchand, F.**: Über die pathologisch-anatomischen Befunde bei der diesjährigen Influenzaepidemie. Münch. med. Wschr. **66**, 117—119 (1919). — **Martin, C. M.**, **C. M. Kunin**, **L. S. Gottlieb**, and **M. Finland**: Asian Influenza A in Boston, 1957—1958: Arch. intern. Med. **103**, 515—542 (1959). — **Massini, R.**, u. **H. Baur**:

Infektionskrankheiten. Hdb. d. Inn. Med. Bd. I/1, S. 343—440. Berlin-Heidelberg-New York: Springer 1952. — **Mawson, J.**, u. **C. Svan**: Med. J. Aust. 1, 394 (1943). — **Mac Callum, W. G.**: Pathology of the pneumonia following influenza. J. Amer. med. Ass. **72**, 720 (1919). — **McCarrol, J. R.**, and **E. D. Kilbourne**: Immunisation with Asian strain influenza vaccine. New Engl. J. Med. **259**, 618—621 (1958). — **McCordock, H. A.**, and **R. S. Muckenfuss**: Similarity of virus pneumonia in animals to epidemic influenza and interstitial bronchopneumonia in man. Amer. J. Path. **9**, 221 (1933). — **McDonald, J. C.**, and **R. E. O. Williams**: Deaths from Asian Influenza, 1957. Brit. med. J. **1958 I**, 915—919. — **McIntosh, J.**, and **F. R. Selbie**: The pathogenicity to animals of viruses isolated from cases of human influenza. Brit. J. exp. Path. **18**, 334 (1937). — **McWilliam, J. M.**: Antibodies to Asian Influenza and Influenza B: Edinburgh, 1958. Brit. med. J. **1959 I**, 473—476. — Medical Research Council: Clinical Trials of influenza vaccine. Brit. med. J. **1955 II**, 1229—1235; **1957 II**, 1—7; **1958 I**, 415—419. — **Meenan, P. N.**, **M. Clarke**, and **F. E. Byrne**: Influenza between Epidemics. Lancet **1957 I**, 923—925. — **Meers, P. D.**, and **G. W. Thompson**: Influenza Virus. Lancet **1963 II**, 150. — **Mikai, C.**, **M. Boiu**, **N. Gingold**, **P. Ionesau**, and **V. Milan**: Z. ges. inn. Med. **14**, 759 u. 977 (1950). — **Miller, W. R.**, and **A. R. Jay**: Staphylococcal Pneumonia in Influenza. Arch. intern. Med. **109**, 276—286 (1962). — **Moeblers, B.**: Die Grippe mit besonderer Berücksichtigung der Weltepidemie 1917. In: Krau und Brugsch: Spez. Path. u. Ther. inn. Krh. II, 1 (1923). — **Moeschlin, S.**: Pulmonale, eventuell letale Komplikationen der asiatischen Grippe (Staphylococcus aureus) und ihre Behandlung. Schweiz. med. Wschr. **88**, 655—662 (1958). ~ Grippe (Influenza). Therapie-Fibel. 502—508 (1965). — **Mohr, W.**, u. **K. W. Blum**: Zur Diagnostik und Klinik der Asiatischen Grippe. Med. Klin. **53**, 697—700 (1958). — **Müller, H.**, u. **G. Veith**: Grippe und Grippetod 1957. Med. Klin. **52**, 1901—1905 (1957). — **Münch, O.**: Zur Virusgrippe. Pathologische, virologische, serologische und bakteriologische Befunde über 8 Jahre. Z. ges. inn. Med. **14**, 609—620 (1959). — **Mulder, J.**, and **Ch. Stuart-Harris**: Influenzal Pneumonia: Causation and treatment. Bull. Wld Hlth Org. **8**, 743—753 (1953). — **Mulder, J.**, and **N. Masurel**: Preepidemic antibody against 1957 strain of asiatic influenza. Lancet **1958 I**, 810—814. — **Mumme, C.**, u. **H. Budde**: Die Adenovirusgruppe. Ergebn. inn. Med. Kinderheilk. **11**, 264—298 (1959). — **Munro, J.**: Akute Arthritiden bei oder nach Grippe. Münch. med. Wschr. **41**, 1750 (1930).

Naficy, K.: Human Influenza Infection with Proved Viremia. New Engl. J. Med. **269**, 964—966 (1963). — **Nasemann, Th.**: Die Viruskrankheiten der Haut. In: Handbuch der Haut- und Geschlechtskrankheiten, Bd. IV/2. J. Jadasohn, Ergänzungswerk. Berlin-Heidelberg-New York: Springer 1961. — **Neuburger**, u. **Pagel**: Handbuch der Geschichte der Medizin, Bd. 2, S. 878. G. Fischer 1903. — **Nisse, B. S.**: Int. J. Med. **43**, 96 (1930).

Oldershausen, v., H. F.: Zur Klinik der zentralnervösen Grippekomplikationen. Verh. dtsch. Ges. inn. Med. **65**, 780—785 (1959). ~ Zur Klinik der zentralnervösen Grippekomplikationen. Med. Klin. **54**, 929 (1959). ~ Grippe, Handbuch der praktischen Geriatrie II. Stuttgart: F. Enke 1966. — **Oldershausen, v., H. F.**, u. **W. Marsch**: Zum klinischen Bild der Grippe-Epidemie 1957/58 (unter besonderer Berücksichtigung der Komplikationen am Respirationstrakt). Klin. Med. (Wien) **156**, 169—198 (1959). — **Olderhausen, v., H. F.**, **J. Drescher**, **H. Schmoldt** u. **W. Luh**: Zur Klinik, serologischen Diagnostik und Differentialdiagnose der „asiatischen" Grippe. Medizinische **1**, 32—38 (1959). — **Opie, E. L.**: Arch. Path. Lab. Med. **5**, 285 (1928). — **Oswald, N. C.**, **R. A. Shooter** and **M. P. Curwen**: Pneumonia Complicating Asian Influenza. Brit. med. J. **1958 II**, 1305—1311.

Pachaly, L., u. **R. Schürmann**: Grippe und Mißbildungen. Beitr. path. Anat. **121**, 309 (1959). — **Parker, F.**, **L. S. Jolliffe**, **M. W. Barnes**, and **M. Finland**: Pathologic findings in the lungs of five cases from which influenza Virus was isolated. Amer. J. Path. **22**, 797 (1946). — **Petersdorf, R. G.**, **J. J. Fusco**, **D. H. Harter**, and **W. S. Albrink**: Pulmonary Infections Complicating Asian Influenza. Arch. intern. Med. **103**, 262—272 (1959). — **Pette, H.**: Influenzameningitis. In: Handbuch der Neurologie von Bumshe-Forster, Bd. 10, S. 355. Berlin-Heidelberg-New York: Springer 1936. — **Pfeiffer, R.**: Die Ätiologie der Influenza. Z. ges. Hyg. **13**, 357 (1893) u. Dtsch. med. Wschr. **18**, 28 (1892). — **Plaza de los Reyes, M.**, **R. Cruz-Coke**, **R. Orozco**, **I. Matus**, and **A. Cristofafnini**: Influenzal Pneumonia Treated with Cortisone and Antibiotics. Lancet **1957 II**, 845. — **Potel, J.**: Grippeschutzimpfung und Antikörperverlauf beim Menschen. Med. Klin. **61**, 87—91 (1966). — **Przesmyki, F.**, et al.: Vaccination against influenza in Poland. Bull. Wld Hlth Org. **20**, 333—353 (1959).

Raettig, H. J.: Die spezifische Prophylaxe gegen Influenza durch Schutzimpfung. Praxis **17**, 589—590 (1959). — **Reimann, H. A.**: Infectious Diseases. Arch. intern. Med. **96**, 90—125 (1955). — **Rentchnick, P.**: Les corticostéroides dans le traitement des maladies infectieuses. Antibiot. et Chemother. (Basel) **7**, 59—198 (1960). — **Richterich, R.**: Verlauf und Symptomatologie der asiatischen Grippe. Schweiz. med. Wschr. **87**, 1474—1476 (1957). — **Ricken, R.**: Serologische Beobachtungen bei einer Influenza-A-Epidemie. Dtsch. med. Wschr. **90**, 300 bis 304 (1965). — **Ricken, R.**, et al.: Antikörperspiegel und Antikörperspektrum nach Schutzimpfung des Menschen mit polyvalenten Influenza-Adsorbatimpfstoffen. Med. Klin. **61**, 92—95 (1966). — **Ricken, D.**, u. **F.J. Klassen**: Zur Klinik und Serologie der Influenza-A_2. Dtsch. med. Wschr. **90**, 646—652 (1965). — **Rintelen, F.**: Augenheilkunde. Ein Lehrbuch für Studium und Praxis. Basel-Freiburg-New York: S. Karger 1961. — **Rivers, Th.M.**: Viral and rickettsial infections in man. II. Ed. Bg. 8 and 89. Philadelphia-London-Montral: J. B. Lippincott Co. 1952. — **Robertson, L., J.P. Caley**, and **J. Moore**: Importance of Staphylococcus Aureus in Pneumonia in the 1957 Epidemic of Influenza A. Lancet **1958 II**, 233—236. — **Robinson, R.G.**: Natural history of influenza since the interduction of the A2 strain. Progr. med. Virol. **6**, 92—110 (1964). — **Rosenberger, P.**: Prophylaxe und Frühbehandlung von Grippe und Erkältungskrankheiten in einem Industrieunternehmen während der letzten Jahre. Dtsch. med. Wschr. **79**, 1230—1231 (1954). — **Roulet, F.**: Über Myocarditis bei Grippe. Virchows Arch. path. Anat. **295**, 438 (1935). — **Rütimeyer, W.**: Blutuntersuchungen bei der pandemischen Influenza 1918/19. Schweiz. med. Wschr. **51**, 784—790 (1921).

Schäfer, W.: Hygiene und Bakteriologie. Med. Klin. **52**, 392—394 (1957). — **Scharenberg, P.**: Die klinische Beurteilung der lymphoretikulären Zellformen im Blut. Dtsch. med. Wschr. **83**, 2296—2298 (1958). — **Schloßberger, H.**, u. **J. Eckart**: Allgemeine Epidemiologie, Stob. Ju. Med. 4. Aufl. Bd. 1, 1—100 (1952). — **Schmid, F.**: Die Influenza in der Schweiz 1889 bis 1894. Bern: F. Franke 1895. — **Schmorl, G.**: Pathologisch-anatomische Mitteilungen über Befunde der Grippe. Münch. med. Wschr. **66**, 394 (1919). — **Schulte, O.**, u. **H. Stachowiak**: Zur Prophylaxe und Therapie der Grippe auf der Basis des Ascorbinsäure-Hesperidin-Synergismus. Med. Klin. **52**, 1843—1844 (1957). — **Shope, R.E.**: Swine Influenza. J. exp. Med. **54**, 349 and 373 (1931); **74**, 41 and 49 (1941). — **Siebelist, J.**, u. **B. Tumora**: Z. Immunforsch. **127**, 254 (1964). — **Siede, W.**, u. **H. Schneider**: Das Blutbild bei der Virusgrippe (Influenza). Dtsch. med. Wschr. **79**, 1352—1353 (1954). — **Siegert, R., D. Falke, F. Dietrich** u. **B. Friolet**: Influenzavirus-Infektionen des Typ D/Sendai in Deutschland. Dtsch. med. Wschr. **84**, 659—663 (1959). — **Silber, E.N.**: Respiratory Viruses and Heart Disease. Ann. intern. Med. **48**, 228—241 (1958). — **Simmonds, M.**: Zur Pathologie der diesjährigen Grippe. Münch. med. Wschr. **65**, 873 (1918). — **Sinskovics, J.**: Die Natur der Bakterophagen. In: Die Grundlagen der Virusforschung, S. 166. Ungar. Akad. der Wissensch. (1956). — **Skanse, B.**, and **G. Miörner**: Asian Influenza with Adrenocortical Insufficiency. Lancet **1959 I**, 1121 bis 1126. — **Smith, W., C.H. Andrewes**, and **P.O. Laidlaw**: A virus obtained from influenza patients. Lancet **1933 II**, 66—70. — **Smith, W.**, and **C.H. Andrews**: Serological races of influenza virus. Brit. J. exp. Path. **19**, 293 (1938). — **Stefanini, M.**, et al.: Acute vascular purpura following immunisation with asiatic vaccine. New Engl. J. Med. **259**, 9—12 (1948). — **Stuart-Harris, C.H., Z. Franks**, and **D. Tyrrell**: Death from influenza; a statistical and laboratory investigation. Brit. med. J. **1950 I**, 263—266. — **Stuart-Harris, C.H.**: Influenza and Other Virus Infections of the Respiratory Tract. Ann. intern. Med. **41**, 386—387 (1954). ~ The present status of prophylactiv immunisation against influenza. Brit. med. J. **1958 II**, 777—779. ~ Influenza and its complications. Brit. med. Bull. **15**, 2/6 (1959). ~ Influenza and other virus infections of the respirating tract. London: E. Arnold Publ. 1965.

Tateno, T., et al.: Vaccination of pulmonary tuberculosis patients against influenza. Jap. J. exp. Med. **32**, 575—589 (1962). — **Taylor, R.M.**: Studies on survival of influenza virus between epidemics and antigenic variants of the virus. Amer. J. Publ. Hlth. **39**, 171 (1959). — **Töndury, G.**: Zur Wirkungsweise verschiedener Viren auf den menschlichen Keimling. Bibl. microbiol. Fasc. 1, S. 30—53. Basel-New York: S. Karger 1960. — **Turiaf, J., G. Basset, P. Lortholary**, et **P. Marland**: Les péricardites virales de la grippe. Bull, Soc. méd. Hôp. Paris **74**, 632—651 (1958). — **Tusinskij, M.D.**, u. **A.A. Korovin**: Die Klinik der Grippe, der akuten Katarrhe der Atemwege und ihrer Komplikationen. Ter. Arkh. **21**, 3—14 (1949); ref. in Kongr. Zbl. ges. inn. Med. **136**, 179 (1952). — **Tyrrell, D.A.J., M.L. Bynoe, K.B. Petersen, R.N.P. Sutton**, and **M.S. Pereira**: Inoculation of Human Voluntheers with Parainfluenza Viruses Types 1 and 3 (HA 2 and HA 1). Brit. med. J. **1959 II**, 909—911.

Vivell, O.: Die Schutzimpfung gegen Grippe. In: H. Spieß: Schutzimpfungen, S. 262—270. Stuttgart: G. Thieme 1958. — **Vivell, O., M. Axmann** u. **G. Lips**: Die Epidemie von Respirationstrakterkrankungen im Winter 1961/62. Dtsch. med. Wschr. **87**, 1996—2003 (1962). — **Vivell, O., G. Reimold** u. **H. Yoshioka**: Über das Vorkommen von Antikörpern gegen das Grippevirus Typ D (Sendai). Arch. Kinderheilk. **159**, 28—37 (1959). — **Vivell, O., R. Deibel, W.H. Buhn** u. **R. Zintz**: Ergebnisse serologischer Untersuchungen bei akuten abakteriellen Erkrankungen der oberen Luftwege mit der Grippe- und Adeno-Virus-Komplementbindungsreaktion. Dtsch. med. Wschr. **83**, 834—838 (1959). — **Volland, W.**: Zur Frage der parainfektiösen (perivenösen) Encephalitis (Impf- und Masernencephalitis.) Virusinfektion oder allergische Krankheit? Virchows Arch. path. Anat. **315**, 173 (1948).

Wätjen, J.: Pathologisch-anatomische Erfahrungen bei der Grippeepidemie des letzten Winters mit besonderer Berücksichtigung der Influenzabazillenbefunde. Dtsch. med. Wschr.

63, 993—998 (1937). — **Wallrapp, H.**: Die Beteiligung des Ohres bei Grippeerkrankung. Med. Klin. **50**, 1940—1942 (1955). — **Walsh, J., G.E. Burch, A. White, W. Mogabgab,** and **L. Dietlein**: A Study of the Effects of Type A (Asian Strain) Influenza on the Cardiovascular System of Man. Ann. intern. Med. **49**, 502—528 (1958). — **Walther, J.**: Die Bedeutung des Bläschenenanthems bei der Virusgrippe. Dtsch. med. Wschr. **81**, 1265—1266 (1956). — **Widelock, D., S. Klein, L. R. Peizer,** and **O. Simonovic**: Laboratory Analysis of 1957—1958 Influenza Outbreak (A/Japan) in Jew York City. J. Amer. med. Ass. **167**, 541—543 (1958). — **Wildy, B.,** and **R.W. Horne**: Structure of animal virus particles. Progr. in Med. Virology 5. Basel-New York: S. Karger 1963. — **Windorfer, A., F. Lampert** u. **H. Truckenbrodt**: Über Croup und Croupbehandlung. Dtsch. med. Wschr. **89**, 416—423 (1964). — **Winternitz, M.C., I.M. Wason,** and **F.P. McNamara**: The pathology of influenza, pp. 1—61. New Haven: Yale University Press 1920. — **Wood, P.**: Proc. roy. Soc. Med. **34**, 543 (1941).

Zdansky, E.: Die Lungenröntgenbefunde bei der Grippe 1957. Praxis **47**, 150 (1958). — **Zhdanov, V.M.**: Results of further research on influenza in the UdSSR. Bull. Wld Hlth Org. **20**, 261—296 (1959).

Parainfluenzavirus-Infektionen

Von Rudolf Siegert, Marburg/Lahn

I. Definition

Unter der *Bezeichnung* „Parainfluenzaviren" (Typ 1—4) werden einige neuere Myxoviren zusammengefaßt (Andrewes et al.), die zwar kein gemeinsames gruppenspezifisches Antigen haben, von denen jedoch jeder Typ antigene Beziehungen zu mindestens einem weiteren, mitunter auch zu mehreren Typen besitzt (Cook et al.). Neben einigen mit den Influenzaviren gemeinsamen biologischen Eigenschaften weisen sie aber auch einige grundsätzliche Differenzen auf. Sie werden heute zu den Para-Myxoviren gerechnet (s. S. 338). Sinnvoller wäre es jedoch, sie zusammen mit den ihnen sehr nahe verwandten Mumps- und Newcastle-disease-Viren als „Parainfluenzagruppe" der „Influenzagruppe" gegenüberzustellen. Hier sollen nur die Infektionen der Parainfluenzaviren 1—4 besprochen werden (Tab. 1), während der Mumps und die atypische Geflügelpest in getrennten Kapiteln Berücksichtigung finden.

Die *Bedeutung* der einzelnen Parainfluenzavirus-Typen für die menschliche Pathologie bedarf noch weiterer Erforschung. Soweit bekannt ist, verursachen sie in allen Lebensaltern — vornehmlich jedoch bei Kindern — akute Krankheiten, die sich in allen Abschnitten der Atemwege abspielen. Es handelt sich im allgemeinen um influenzaartige Symptome verschiedener Schweregrade. Die schwersten Erscheinungen, die im Kindesalter beobachtet werden, bestehen in Laryngo-Tracheo-Bronchitis mit Krupp oder äußern sich als interstitielle Pneumonie. Gelegentlich kann es — zumindest bei Sendaiinfektionen — auch zu einer Meningoencephalitis kommen. Die Infektionen, die nicht selten klinisch stumm verlaufen, hinterlassen keine dauerhafte Immunität. Zweiterkrankungen sind deshalb keine Seltenheit.

II. Geschichte

Parainfluenzavirus 1

Sano et al. haben 1953 eine Anstaltsepidemie unter Neugeborenen in der japanischen Stadt Sendai beschrieben, die zu Pneumonien mit hoher Letalität führte. Durch Übertragung von Lungenzerreibungen auf Mäuse gelang Kuroya et al. (1953) die Isolierung des Virus, das sich auch im Brutei weiterzüchten ließ. Nach künstlicher nasaler Infektion entwickelte sich bei einem achtjährigen „Freiwilligen" eine schwere Pneumonie. Der Erreger erhielt zunächst den Namen „Neugeborenen-Pneumonitis-Virus", später „*Sendaivirus*". Da es ein Hämagglutinin besitzt, wird es noch heute in Japan auch als „Hemagglutinating Virus of Japan" (= HVJ) bezeichnet. Man ordnete es zunächst in die Influenzagruppe als Typ D ein.

Chanock und sein Arbeitskreis isolierten 1958 erstmals in USA einen Virusstamm von einem Kind mit Laryngo-Tracheitis auf Affennieren-Zellkulturen. Zahlreiche, damit nasal oder conjunctival infizierte Personen erkrankten „erkältungsartig" an Atemwegssymptomen und entwickelten Antikörper (Reichelderfer et al., 1958; Tyrrell et al., 1959). Da es sich um einen mit der Hämadsorptionstechnik (Vogel und Shelokov, 1957) nachgewiesenen Erreger handelte, erhielt er die vorläufige Bezeichnung „*Hämadsorptionsvirus 2*" (HA2). Später ergab sich dann eine recht weitgehende Übereinstimmung mit dem Sendaivirus, so daß beide Viren zum Typ 1 der Parainfluenzaviren zusammengefaßt wurden (Cook et al., 1959; Cook and Chanock; Andrewes et al., 1959).

Parainfluenzavirus 2

Ein weiteres Virus wurde von Chanock et al. (1956) aus Rachenabstrichen von kruppkranken Kindern auf Affennieren-Zellkulturen isoliert und dem vorherrschenden Symptom nach als *Croup Associated(CA-) Virus* benannt. Ein entsprechendes Agens ist unabhängig auch von BEALE et al. (1958) bei Krupp nachgewiesen und als Virus der akuten Laryngo-Tracheo-Bronchitis bezeichnet worden. Die ätiologische Bedeutung des CA-Virus, das als Typ 2 in die Gruppe der Parainfluenzaviren eingeordnet wurde, ist kürzlich von TAYLOR-ROBINSON und BYNOE (1963) durch experimentelle Infektion erwachsener Personen gesichert worden, die milde Symptome an den oberen Luftwegen entwickelten.

In Zellkulturen von „normalen" Affennieren fanden HULL et al. (1956) die *Simianviren* (SV), von denen SV_5 und SV_{41} zum Typ 2 gehören. Mit dem SV_5 soll das *SA-Virus* identisch sein, das SCHULZ und HABEL (1959) durch Übertragung von Gurgelwasser einer Patientin, die an einer Erkrankung der oberen Luftwege litt, in der Allantoishöhle des Bruteies isoliert haben. Seine Menschenpathogenität und Verbreitung wird aus der Häufigkeit seiner Antikörper geschlossen.

Parainfluenzavirus 3

Der für den Menschen wichtige Repräsentant dieses Typs wurde von CHANOCK et al. (1958) bei Kindern, die an fieberhaften Erkrankungen in verschiedenen Abschnitten der Atemwege litten, ebenfalls mit Hilfe der Hämadsorptionsmethode auf Affennierenzellen isoliert. Es wird deshalb *Hämadsorptionsvirus 1 (HA 1)* bezeichnet. Die Übertragung auf den Menschen führt zu influenzaartigen Erscheinungen (SUTTON et al., 1959; TYRRELL et al., 1959; KAPIKIAN et al., 1961). Ein weitgehend übereinstimmender Stamm wurde bei Rindern nachgewiesen, die an *shipping fever* (SF) litten (REISINGER et al., 1959; ABINANTI und HUEBNER, 1959).

Parainfluenzavirus 4

Mit Hilfe der Hämadsorptionstechnik wurde auch der Virusstamm „M25" von Personen mit uncharakteristischen Atemwegssymptomen und von Gesunden ihrer Umgebung durch Überimpfung von Rachenabstrichen auf Affennieren-Zellkulturen isoliert (JOHNSON et al., 1960).

III. Erreger

Zu den serologischen Typen 1—4 (Tab. 1) gehören nicht nur von kranken Menschen isolierte Virusstämme, sondern auch solche vom Tier. So wird das bei Mäusen verbreitete Sendaivirus als animaler Subtyp des Parainfluenzavirus 1 aufgefaßt (HILLEMAN). Es unterscheidet sich von dem humanen HA2-Virus durch seine Pathogenität für die Maus, den Hühnerembryo und durch sein cytopathisches Verhalten (ZHDANOV und BUKRINSKAYA, FUKUMI und NISHIKAWA, CHANOCK et al.). Das Affenvirus SV_5, das mit den Para-Myxoviren auch morphologisch übereinstimmt (CHOPPIN und STOECKENIUS), und das mit ihm anscheinend identische SA-Virus werden zusammen mit SV_{41} dem Typ 2 zugeordnet (CHANOCK et al., MILLER et al.). Von Parainfluenzavirus 3 ist ein boviner Subtyp bekannt. Wenn man auch zunächst die menschlichen und bovinen Stämme für zumindest sehr ähnliche, wenn nicht übereinstimmende Agentien in verschiedenen Wirten auffaßte, haben

Tabelle 1. *Übersicht über die Parainfluenzaviren*

Myxovirus parainfluenzae	Stämme	natürliche Wirte	Wichtigste Symptome
Typ 1	Sendaivirus (HVJ)	Mensch	Neugeborenen-Pneumonie
		Maus	Latente Infektion
		Schwein	Influenzaartige Symptome, Enceph.
	Hämadsorptionsvirus 2 (HA 2)	Mensch	Laryngo-Tracheo-Bronchitis (Krupp)
Typ 2	Croup-Associated-Virus (CA)	Mensch	Laryngo-Tracheo-Bronchitis (Krupp)
	Simianvirus (SV_5, SV_{41})	Affe	Latente Infektion
	SA-Virus	Mensch	Leichte influenzaartige Erscheinung.
Typ 3	Hämadsorptionsvirus 1 (HA1)	Mensch	Laryngo-Tracheo-Bronchitis, Bronchopneumonie
	SF_4	Rind	shipping fever
Typ 4	M 25, Subtypen A u. B	Mensch	Milde influenzaartige Erscheinungen

sich später deutliche antigene Differenzen ergeben (KETLER et al., ABINANTI). Beim Parainfluenzavirus 4 sind kürzlich 2 Subtypen festgestellt worden (CANCHOLA et al.).

1. Eigenschaften

Bei elektronenmikroskopischer Darstellung besitzen die Viria der Parainfluenzaviren 1—3 annähernd *Kugelform* mit einem ringförmigen Innenkörper. Mit einem *Durchmesser* von 110—250 mμ sind sie deutlich größer als die Influenzaviren (NISHIKAWA und FUKUMI, WATERSON et al.); gelegentlich wurden große Partikel bis zu 800 mμ beschrieben. Die Teilchenform ist recht instabil und wird vom Salzgehalt des Suspensionsmittels beeinflußt.

Die Parainfluenzaviren 1—4 besitzen als Angehörige der Myxoviren *hämagglutinierende Fähigkeiten* und *Neuraminidaseaktivität* (s. S. 334). Die Receptorsubstanzen für die einzelnen Myxoviren scheinen nicht identisch zu sein. So differieren die für Typ 2-Virus verantwortlichen von jenen Receptoren, welche das Influenzavirus binden (DARRELL und HOWE). Es existieren zahlreiche Seruminhibitoren, die durch Behandlung mit receptor destroying enzyme (RDE) oder Natriumperjodat beseitigt werden können.

Wie die meisten Para-Myxoviren verfügen auch die Parainfluenzaviren 1 und 3 — im Gegensatz zu den Mitgliedern der Influenzagruppe — über ein von den Viruspartikeln nicht abtrennbares *Hämolysin* (FUKAI und SUZUKU, COOK et al., HOSAKA). Hinsichtlich der hämolytischen Aktivität, die oft nur schwer von dem gleichzeitig ablaufenden receptorzerstörenden Effekt zu trennen ist, bestehen Stammunterschiede. Der Typ 1 wirkt stärker auf Hühnererythrocyten, der Typ 3 stärker auf Blutkörperchen von Meerschweinchen. Die durch Antiserum hemmbare hämolysierende Wirkung ist wahrscheinlich enzymatisch bedingt. Beim Sendaivirus soll es sich um Esterase und Leucin-Aminopeptidase handeln (NEURATH), während nach anderer Ansicht die hämolytische Aktivität durch Lysophosphatide zustande kommt, die von nekrotisch zerfallenden Zellen freigesetzt und von den Elementarkörperchen gebunden werden (REBEL et al.). In diesem Zusammenhang muß auch erwähnt werden, daß bei der Bildung von Syncytien in infizierten Zellkulturen ein *Cytolysin* eine Rolle spielen soll, das die Zellwände auflöst. Man macht dafür ein noch hypothetisches Enzym (Syncytin) verantwortlich, das dem Hämolysin nahestehen soll (DEMONT et al.).

Die Parainfluenzaviren besitzen — soweit geprüft — ein *Pyrogen* und sind zur Induktion einer Pyrogentoleranz befähigt (SIEGERT et al., SIEGERT und BRAUNE, ATKINS et al.).

Die *Stabilität* der Parainfluenzaviren gegenüber Temperaturen zwischen 20—37° C ist relativ gering (MARSTON und VAUGHAN). Das HA 2-Virus büßt bei 37° C innerhalb von 4 Std etwa 90 % seiner Infektiosität ein (DICK und MOGABGAB). Die Halbwertszeit des Parainfluenzavirus 3 lag unter diesen Bedingungen bei 1 Std (DEIBEL), die des Typ 4 sogar nur bei 12—30 min (JOHNSON et al.).

2. Morphologie

Die sphärischen Elementarkörperchen besitzen einen trypsinresistenten Innenkörper. Man erkennt in ihm eine hohl erscheinende, fadenförmige Struktur, die mit rund 18 mμ etwa doppelt so breit wie beim Influenzavirus ist und eine Länge bis zu 3000 mμ erreicht. Sie ist, jedenfalls beim Sendaivirus, zu einer Doppelspirale geknäuelt, die aus Ribonucleoprotein besteht und dem löslichen, komplementbindenden S-Antigen entspricht. Der Innenkörper ist von einer Hülle mit periodisch angeordneten Stacheln umgeben, die als Träger der hämagglutinierenden Aktivität angesehen werden (WATERSON et al.).

3. Züchtung

Mit Ausnahme des Sendaivirus, das bei der hochempfänglichen weißen Maus nach intranasaler Infektion eine oft tödliche Pneumonie hervorruft, führen die übrigen Parainfluenzaviren bei den üblichen *Laboratoriumstieren* zu latenten Infektionen mit Antikörperbildung. Erst nach Adaptierung treten Krankheitssymptome auf.

Von den Parainfluenzaviren gelingt die Züchtung des Sendaivirus ohne Schwierigkeiten in der Amnion- und Allantoishöhle des *Bruteies*, ohne daß man an den Membranen charakteristische Veränderungen wahrnehmen kann. Am geeignetsten sind Embryonen vom 8. und 9. Bebrütungstag, da bei Infektionen jenseits des 10. Tages ein unspezifischer Hemmstoff in der Embryonalflüssigkeit, besonders im Amnion, auftritt, der die Hämagglutinintiter reduziert (Colobert und Fontanges). Die maximale Virusausbeute wird nach 48—72 Std bei 35° C erreicht (Fontanges et al.). Neuerdings ist auch das Parainfluenzavirus 3 vom Rind in 14 Tage alten Bruteiern isoliert worden (Marshall). Die anderen Parainfluenzaviren wurden noch nicht im Hühnerembryo isoliert; die Typen 1—3 können jedoch adaptiert werden. Mit dem Typ 4 ist auch dies noch nicht gelungen.

Für alle 4 Typen sind primäre *Zellkulturen* von Affennieren ein empfindliches und zur Virusisolierung geeignetes System (Chanock et al.), ferner für die Typen 1—3 auch primäre Zellen von menschlichem Amnion, menschlicher embryonaler Niere und Lunge sowie diploide Stämme menschlicher Fibroblasten. Permanente HeLa-, KB- und HEp-2-Zellen sind dagegen viel weniger empfindlich als primäre Nierenzellen vom Affen oder Menschen (Mogabgab et al.). Für Sendaivirus werden auch embryonale Hühnerlungen- und Nierenzellen empfohlen (Mannweiler, Lippelt und Mannweiler), die allerdings nicht einheitlich reagieren.

4. Cytopathisches Verhalten

Alle 4 Virustypen führen vor allem in Affennieren-Zellkulturen zu eosinophilen cytoplasmatischen Einschlüssen (Johnson et al.), die Ribonucleoprotein enthalten (Brandt). Die *cytopathischen Veränderungen* sind in der ersten Zellkulturpassage oft so schwach ausgebildet, daß sie übersehen werden. Nach weiteren Passagen werden die Zellschädigungen deutlicher. Es kommt zur Abkugelung und Zerstörung von Kulturzellen, aber auch zu fusiformen Bildungen und Riesenzellen durch die Parainfluenzaviren 1, 3 und 4. Der Typ 2 ist der einzige Vertreter dieser Gruppe, welcher relativ leicht von vornherein erkannt werden kann an einem deutlichen cytopathischen Effekt mit der Bildung granulierter Syncytien unter Verlust der Zellgrenzen (Chanock, Laplaca und Moscovici). In den infizierten Zellarealen entwickeln sich schwammartige Strukturen mit Löcherbildung, die an Schweizer Käse erinnern. Sie kommen dadurch zustande, daß sich die Zellsyncytien retrahieren und aus dem Zellrasen lösen. Die Typen 2 und 3 verursachen syncytiale Bildungen in permanenten menschlichen Zellinien (HeLa, Kb, HEp-2). Nähere Angaben über syncytiale Viren finden sich bei Warren et al., sowie Gorbunova et al.

Zur Feststellung der Zellinfektion mit Parainfluenzaviren 1—4 ist der *Hämadsorptionseffekt* (Vogel und Shelokov) ein wesentlich empfindlicherer Hinweis als die cytopathischen Veränderungen, da er bereits 2—3 Tage vorher positiv wird (Kim et al.). Der Kulturflüssigkeit zugegebene Meerschweinchen-Erythrocyten werden an die infizierten Zellbezirke adsorbiert und verklumpt.

Die Zellinfektionen mit den Typen 1 und 3 sind nach 3—5 Tagen, die Typen 2 und 4 erst nach 2—3 Wochen nachweisbar, jedoch wird das Intervall auch bei diesen im Verlauf von mehreren Zellkulturpassagen auf 3—5 Tage verringert. In Gegenwart von Antikörpern bleibt der Hämadsorptionseffekt aus. Dieser Hemmtest ist zum Nachweis von Antikörpern und zur Typisierung neuer Stämme besonders empfehlenswert.

Der *Vermehrungszyklus* wurde bei den Parainfluenzaviren 1 und 3 näher untersucht (s. bei DEIBEL). Es vergeht — je nach den verwendeten Zellsystemen — eine Zeit von 6—12 Std, bis infektiöse und hämagglutinierende Viruspartikel von der Zelle entlassen werden. Bei der Freisetzung ließen sich elektronenmikroskopisch filamentöse Strukturen nachweisen, so daß auch hierin eine Übereinstimmung mit den Influenzaviren zu erblicken ist (COHEN et al.). Die Viruspartikel bilden sich an der Zellperipherie, wobei das Capsid die Zellmembran zur Bildung der Virushülle zu induzieren scheint (COLOBERT und BERKALOFF). Pro Zelle entstehen rund 50 plaquebildende Einheiten des Parainfluenzavirus 3, von denen die Mehrzahl in der Zelle verbleiben dürfte (MARSTON und VAUGHAN). Das Verhältnis von hämagglutinierenden und infektiösen Partikeln weist auf die Bildung inkompletter Formen hin (TRAVER et al.). In zahlreichen Zellarten wurden persistierende, latente Infektionen mit Parainfluenzaviren 1 und 3 beschrieben (DEMONT et al., ISHIDA et al.). Das Parainfluenzavirus 3 induziert in infizierten Zellen die Bildung eines *Interferon*-ähnlichen Inhibitors, der verantwortlich für persistierende Infektionen in Zellkulturen sein dürfte (CHANY).

Neugebildetes Virusantigen ist bereits nach 2 Std im Cytoplasma der infizierten Zelle nachweisbar. Im Gegensatz zum Influenzavirus besteht kein Anhalt dafür, daß das lösliche Nucleoproteidantigen im Kern gebildet wird.

5. Antigene Eigenschaften

Die Infektion mit den Parainfluenzaviren 1—4 regt den Organismus zur Bildung neutralisierender, komplementbindender und hämagglutinationshemmender Antikörper an. Die 4 Typen lassen sich am besten mit Antiseren vom Meerschweinchen differenzieren.

Soweit man bisher beurteilen kann, sind die Parainfluenzaviren in ihrem antigenen Verhalten stabil. Sie besitzen neben den virusgebundenen V-Antigenen auch lösliche S-Antigene, die durch Ätherbehandlung dissoziiert werden. Das S-Antigen reagiert nur im Komplementbindungsverfahren, das V-Antigen zusätzlich noch im Neutralisationstest und in der Hämagglutinations-Hemmungsreaktion. Bei diesen Viren ist das lösliche Antigen nicht wie bei den Influenzaviren typenspezifisch. Die intratypischen Differenzen sind jedoch größer, wenn vom Menschen oder Tier isolierte Stämme mit dem Antihämagglutinintest geprüft werden.

Die Parainfluenzaviren 1—4 weisen keine antigene Verwandtschaft mit der Influenzagruppe auf. Dagegen lassen sich mit der *Komplementbindungsreaktion gemeinsame* oder zumindest nahe verwandte *Antigene* nachweisen, die auch antigene Beziehungen zum Mumps- und Newcastle-disease-Virus besitzen (s. S. 340). Die serologische Verwandtschaft von Typ 2 zu den anderen Typen ist weniger eng als zwischen den Typen 1 und 3 (HEATH et al.).

Infolge der Antigengemeinschaften kommt es bei menschlichen Infektionen zu *heterotypischen Antikörperreaktionen*, besonders als anamnestische Reaktion bei Erwachsenen, die sich vorher schon mit einem Repräsentanten der Parainfluenzaviren oder mit dem Mumpsvirus auseinandergesetzt hatten (CHANOCK et al.). Im Neutralisationsverfahren und Hämadsorptions-Hemmungstest bleiben heterologe Reaktionen aus (ZHDANOV und BUKRINSKAYA, CHANOCK et al., DEIBEL).

IV. Pathologisch-anatomische Befunde

Näher bekannt sind nur die pathologischen Veränderungen bei der *Neugeborenen-Pneumonie* durch Sendaivirus. Es handelt sich um eine herdförmige, hämorrhagische Entzündung mit erheblicher Verdickung der Alveolarsepten durch

Hyperämie und lymphocytäre Infiltration. Das Bronchialepithel weist dagegen nur geringfügige Veränderungen auf. Die Bronchial- und Alveolarräume sind mit Erythrocyten gefüllt. Man sieht auch ein peribronchiales Ödem und Lungenödem. Die Leber kann das Bild einer serösen *Hepatitis* bieten. Manche Fälle zeigen eine Entzündung der weichen Hirnhäute ohne Encephalitis, in anderen Fällen finden sich eine Nephritis und Splenitis. Ausgedehnte Hämorrhagien an den serösen Häuten (besonders Pleura, Perikard, Peritoneum), an den Nebennieren, der Darmschleimhaut und der Blase sind Hinweise für eine allgemeine hämorrhagische Diathese (NODA).

V. Pathogenese

Die pathogenetischen Vorgänge stimmen — soweit bekannt — mit denen anderer respiratorischer Viruskrankheiten überein. Als *Eintrittspforte* der Parainfluenzaviren kommen in erster Linie die Schleimhäute der Nase, des Mundes und Rachens, aber auch die Conjunctiven in Betracht. Für die Pathogenese ist der *Tropismus* dieser Viren *zu den Epithelien der Luftwege* bedeutungsvoll. Die Erreger vermehren sich zunächst in einzelnen empfänglichen Zellen, z. B. am Naseneingang. Die Infektion schreitet nach hinten in die Nase fort und erfaßt immer mehr Zellen, so daß klinische Symptome auftreten. Die Schwellung der Nasenschleimhaut und der frühzeitige wässrige Ausfluß zeigen an, daß die Mukosazellen weitgehend betroffen sind. Der Prozeß breitet sich per continuitatem oft schon innerhalb von Stunden auf den Rachen und im Verlauf weiterer Stunden bis zum Kehlkopf aus. Auf diesem Weg können dann auch die tieferen Abschnitte des Atemtrakts und die Lungen befallen werden.

Der *Krupp* bei Laryngo-Tracheo-Bronchitis als Folge von Atemwegsinfektionen (außer Diphtherie) beruht nicht allein auf einer Stenose durch eine Laryngitis subglottica und hochgradiger Einengung der Glottisspalte, sondern weit häufiger auf einer Verstopfung der Luftröhre mit zäh-klebrigem Sekret oder durch ein Konglomerat von eingetrocknetem Blut, Fibrin und Schleim (LEICHER).

Eine Virusausbreitung ist auch über die Blutbahn möglich, wie die gelegentlich nachgewiesenen Virämien zeigen. Auf diese Weise kommen wohl auch die *meningoencephalitischen Reaktionen* und die anderen Organschädigungen bei Sendaiinfektionen zustande. Toxische Verläufe mit Kreislaufschädigung — wie bei Influenza — sind nicht bekannt, bakterielle Komplikationen relativ selten.

Die natürlichen und experimentellen Infektionen mit Parainfluenzaviren 1—3 hinterlassen eine zeitlich begrenzte Immunität, so daß *Zweiterkrankungen* — selbst in Gegenwart hoher Spiegel neutralisierender Antikörper — nichts Ungewöhnliches sind (TAYLOR-ROBINSON und BYNOE). Der Schweregrad der Krankheit und die Erkrankungshäufigkeit nehmen aber mit zunehmendem Antikörpertiter ab (CHANOCK et al.).

Neutralisierende Antikörper in der Zirkulation schützen vor dem Befall der tieferen Atemwege. Deshalb zeigen Erwachsene — im Gegensatz zu der Erstinfektion im frühen Kindesalter — meist nur leichte Symptome an den oberen Luftwegen, z. B. in Form eines kurzen Schnupfens (MCLEAN et al.).

Über Embryopathien ist nichts bekannt.

VI. Epidemiologie

Wie bei den heutigen Verkehrsverhältnissen nicht anders zu erwarten, sind die Parainfluenzaviren in der Welt weit verbreitet. Lediglich der Typ 4 ist bisher nur in den U.S.A. festgestellt worden.

Das *Sendaivirus* wurde von menschlichen Krankheitsfällen in Japan (KUROYA et al.), im asiatischen und europäischen Teil der UdSSR (GERNGROSS), jedoch noch nicht in den U.S.A. und Westeuropa isoliert. Serologisch sind allerdings zahlreiche

Erkrankungen in den U.S.A., England, Deutschland, Italien und Australien auf Sendaiinfektionen zurückgeführt worden (s. bei HAAGEN).

Antikörper gegen Sendaivirus werden in hohem Prozentsatz in der Bevölkerung gefunden. Wegen der Antigengemeinschaft mit anderen Parainfluenzaviren sowie dem Mumpsvirus sind derartige Befunde — besonders bei Erwachsenen — nur mit Vorsicht zu interpretieren. Die Angaben schwanken erheblich. Während wir in dem von uns untersuchten Personenkreis 18 % Träger von Antikörpern ermittelten, reagierten serologisch bei VIVELL et al. rund 50 % der Personen im Alter von 26—40 Jahren, bei SCHMIDT et al. ca. 83 % der Erwachsenen im 3. Lebensjahrzent, in Holland 66,9 % (VERSTEEG).

Das ebenfalls zum Typ 1 gehörende *HA_2-Virus* wurde in den U.S.A. (CHANOCK et al.), in Dänemark (PETERSEN und v. MAGNUS), Italien (COCUZZA und ROCCUZZO), Frankreich (FOUCONNIER et al.) und Kanada (McLEAN et al.) isoliert. In den U.S.A. wiesen 93 % der gesunden Erwachsenen Antikörper auf (DICK et al.).

Der humane und murine Typ 1 scheinen nebeneinander verbreitet zu sein. So wurde das HA_2-Virus auch in Japan (FUKUMI et al., NAKUMURA), auf den Philippinen sowie in China bei influenzaartig erkrankten Kindern nachgewiesen (CHANOCK et al.).

Das *CA-Virus*, das zuerst in den U.S.A. isoliert wurde, ist — wie serologische Untersuchungen ergeben haben — auch in England und Deutschland verbreitet (PEREIRA und FISHER, SCHMIDT et al.). Auch bei derartigen Durchseuchungsstudien muß an die Antigengemeinschaften und bei Verwendung des Antihämagglutinintestes an unspezifische Hemmstoffe im Serum gedacht werden, die vorher entfernt werden müssen. Antikörper lassen sich bereits bei 30 % der Kinder im Alter von $2^1/_2$ Monaten bis zu 3 Jahren nachweisen. In Deutschland wurden Antikörper bei 41 % einer großen Stichprobe aus verschiedenen Altersgruppen nachgewiesen, die mit dem Antigen des CA-Virus reagierten (SCHMIDT et al.). In Kanada waren es 90 % der Erwachsenen (DEALE et al.).

Vom *SA-Virus*, das bisher nur in den U.S.A. isoliert wurde, findet man gelegentlich Antikörper in normalen menschlichen Gammaglobulinen. Sie kommen ebenfalls in normalen Affen- und Meerschweinchenseren vor, so daß auch diese Tiere natürlicherweise infiziert sein dürften. Auf die Identität oder enge Verwandtschaft mit dem *SV_5-Virus* ist bereits hingewiesen worden, gegen das in 8 % der in den U.S.A. untersuchten Serumproben Antikörper nachgewiesen wurden (AULISIO et al.). Antikörper gegen SV_{41} sind beim Menschen jedoch nicht gefunden worden (MILLER et al.).

Das *HA_1-Virus* wurde nicht nur in den U.S.A., sondern inzwischen auch in England (SUTTON et al.) und Frankreich (CHANY) von menschlichen Krankheitsfällen isoliert. In Deutschland sind einige Fälle serologisch diagnostiziert worden (SIEGERT et al.). In unserer Bevölkerung findet man entsprechende Antikörper bei etwa 82 % (SCHMIDT et al.). Der bovine Stamm ist unter Rindern in den U.S.A., Japan, Tahiti, Schweden und Dänemark weit verbreitet (ABINANTI).

Über die Verbreitung des *M_{25}-Virus* ist nichts Näheres bekannt.

Die *Antikörper gegen die Parainfluenzaviren* werden im allgemeinen sehr *frühzeitig im Leben erworben*. Mit dem Typ 3 infiziert sich im 1. Lebensjahr bereits mehr als die Hälfte der Kinder. Bis zum 4. Lebensjahr haben sich fast alle damit auseinandergesetzt. Dagegen verläuft die Durchseuchung mit den Typen 1 und 2 etwas langsamer, so daß die meisten Kinder erst im Alter von 8 Jahren neutralisierende und antihämagglutinierende Antikörper besitzen, wie sich in verschiedenen Regionen gezeigt hat. Erwachsene haben zu 80 % Antikörper gegen Typ 1 und 2 und zu 100 % gegen Typ 3 (CLARKE und SAYNOR, LAPLACA und MOSCOVICI, MOSCOVICI et al., PARROTT et al., GERNEZ-RIEUX et al., SCHMIDT et al., STARK et al.).

Die Typen 1 und 3 sind im wesentlichen *endemisch* verbreitet und können deshalb das ganze Jahr über isoliert werden. Saisonale Gipfel beobachtet man im Herbst und im Frühjahr. Der Typ 2 führt mehr zu sporadischen Erkrankungen, vorzugsweise im Herbst und Winter. Die Parainfluenzainfektionen treten aber auch *in lokalisierten Ausbrüchen* innerhalb enger Lebensgemeinschaften und auch in epidemischer Form, jedoch *nicht in größeren Epidemien* oder pandemisch wie die Influenza auf. Der Höhepunkt der Ausbrüche ist nach 2—3 Wochen erreicht. Im allgemeinen ziehen sie sich bei Typ 2 länger hin als bei Typ 3.

Der *Anteil der Parainfluenzaviren an den Atemwegserkrankungen* schwankt erheblich mit den jeweiligen epidemiologischen Verhältnissen. Er variiert von Monat zu Monat und auch von Ort zu Ort (DICK et al., McLEAN et al., VAN DER VEEN und SMEUR, BLOOM et al.), so daß er nur grob geschätzt werden kann. Bei Kindern dürfte er 6—14 % betragen (HILLEMAN), bei Erwachsenen einige Prozent weniger. An den nicht bakteriell bedingten Kruppfällen sind die Parainfluenzaviren bis zu 30 % beteiligt. In erster Linie handelt es sich um HA_2-Virus, es folgen in deutlichem Abstand HA_1- und CA-Infektionen (Tab. 2). Der Anteil der Parainfluenzaviren an den Viruspneumonien ist wesentlich geringer.

Die Typen 1—3 hat man rund 10—15mal häufiger von Kindern mit respiratorischen Erkrankungen als bei gesunden Kontrollpersonen isoliert (CHANOCK et al.).

Das Virus wird im Nasen-Rachensekret und Sputum von Kranken, aber auch von symptomlos infizierten Menschen ausgeschieden. Wie bei Influenza findet die *Ausscheidung* vornehmlich während der ersten Krankheitstage statt; über ihren Beginn und ihre Dauer unter natürlichen Bedingungen ist nichts Näheres bekannt. Bei experimentellen Infektionen wurde eine Virusausscheidung schon 2 Tage vor Krankheitsbeginn beobachtet (REICHELDERFER et al.). Sie scheint recht kurzfristig zu sein, da das Virus, wenn die tieferen Atemwege erreicht sind, meist nicht mehr im Pharynx nachweisbar ist. Dauerausscheidung und längere latente Infektionen sind nicht bekannt.

Epidemiologisch wichtig ist die Tatsache, daß nicht nur antikörperfreie Kinder bei der Erstinfektion das Virus ausscheiden, sondern auch Personen mit Antikörpern, wenn sie eine Zweitinfektion durchmachen. Allerdings ist dann die Ausscheidungsmenge und -dauer geringer, d. h. umgekehrt proportional zu den bestehenden Antikörperspiegeln (CHANOCK et al.). Deshalb sind *Kleinkinder die wichtigsten Ansteckungsquellen.*

Die *Übertragung* der Parainfluenzaviren erfolgt — wie bei der Influenza — im wesentlichen durch *Tröpfcheninfektion.* Sie wird beim Husten, Niesen, Sprechen und Küssen durch die gesteigerte Sekretion der Schleimhäute der oberen Luftwege erheblich erleichtert. Für die aerogene Infektion ist ein relativ enger Kontakt erforderlich, wie er in geschlossenen Räumen gegeben ist. Die indirekte Ansteckung durch mit Sekret verunreinigte Gegenstände (z. B. Eß- und Trinkgeschirr, Spielzeug, gemeinsam benutzte Waschutensilien) dürfte nur eine untergeordnete Rolle spielen und nur solange infrage kommen, als das Sekret noch nicht angetrocknet ist. Über Infektionen mit virushaltigem Staub ist nichts bekannt.

Der Mensch stellt nicht das einzige *Virusreservoir* dar, da einige Parainfluenzaviren natürlicherweise auch bei Tieren vorkommen. Das Sendaivirus ist unter Mäusen in Japan, China und in der UdSSR verbreitet (FUKUMI et al., KATO et al.) und ruft bei Schweinen eine influenzaartige Erkrankung hervor, die auch mit zentralnervösen Symptomen hoher Letalität einhergehen kann. Der Erreger des shipping fever der Kälber gehört dem Typ 3 an und wird auch im Nasensekret anscheinend gesunder Tiere ausgeschieden (REISINGER). Bis zu 70 % der in Schlachthöfen angelieferten Kälber besitzen Antikörper gegen HA_1. Offenbar können Infektionen bei Tieren primär vom Menschen stammen (Bakos und Dinter). Die anscheinend mit dem Typ 2 eng verwandten Simianviren (SV_5, SV_{41}) führen zu latenten Infektionen beim Affen und werden deshalb nicht selten zufällig in „normalen" Affennieren-Zellkulturen angetroffen. Das wahrscheinlich mit dem SA-Virus identische SV_5 scheint zu Laboratoriumsinfektionen des Menschen zu führen (Hsiung et al.). Anscheinend kommt das Parainfluenzavirus auch beim Affen vor (Bukrinskaya und Paktoris). Es ist nichts bekannt darüber, ob epidemiologische Beziehungen zwischen Tier und Mensch bestehen.

VII. Klinik

1. Symptomatologie

Über die *Inkubationszeiten* unter natürlichen Infektionsbedingungen liegen nur wenige Beobachtungen vor. Bei Sendaiinfektionen werden 4—5 Tage (Siegert et al.) bzw. 5—19 Tage (Gardner) angegeben. Unter experimentellen Bedingungen betrugen sie bei HA_2-Infektionen 5—6 Tage, 2—4 Tage bei Typ 2 und bei Typ 3 etwa 2—3 Tage (Tyrrell et al., Kapikian et al., Taylor-Robinson und Bynoe).

Die Erkrankungen beginnen meist ohne Prodrome plötzlich mit *Krankheitsgefühl,* Kopf-, Glieder- und Muskelschmerzen, Appetitlosigkeit, Schwäche und Fieber, welches das einzige objektive Symptom bleiben kann. *Temperatursteigerungen* auf 38—40° C begleiten etwa die Hälfte der Erstinfektionen mit Typ 1 und $^2/_3$ der Fälle mit Typ 2 (Chanock et al.). Die durchschnittliche Fieberdauer beträgt *3—5 Tage*, wenn keine Komplikationen auftreten. Die Temperaturen sinken kritisch oder lytisch zur Norm ab.

Das übliche Bild besteht in einer meist fieberhaften *Rhinitis* mit Schleimhautschwellung, Niesreiz und mehr oder weniger ausgeprägter Sekretion sowie einer *Pharyngitis* mit leichten Schluckbeschwerden. Bei mildem Verlauf bleiben die Symptome der Parainfluenzavirusinfektionen 1—4 auf die oberen Luftwege beschränkt. Gelegentlich beobachtet man gleichzeitig auch noch eine Conjunctivitis. Abortive Verläufe führen höchstens zu subfebrilen Temperaturen und/oder zu einer Rötung des weichen Gaumens.

Der Prozeß erfaßt nicht selten — besonders bei Erstinfektionen mit Typ 3 — auch die *tieferen Luftwege* (Laryngitis, Tracheitis, Bronchitis, Bronchiolitis). Die Folge sind Heiserkeit und trockener Reizhusten sowie Husten mit schleimigem Auswurf, der noch längere Zeit über die Entfieberung hinaus bestehen bleiben kann.

Die meisten Patienten sind nach 1 Woche wieder arbeitsfähig, wenn auch eine leichte Ermüdbarkeit bei älteren Personen noch länger anhalten kann.

Das *Blutbild* bleibt unauffällig. Die Blutkörperchen-Senkungsgeschwindigkeit hält sich im Bereich der Norm. Eine Erhöhung weist auf eine bakterielle Komplikation hin.

2. Komplikationen

Bei *Säuglingen und Kleinkindern* unter 3 Jahren ist die *akute Laryngo-Tracheo-Bronchitis* mit *Krupp* besonders gefürchtet, zu dem die Typen 1 und 3 häufiger als der Typ 2 führen (Tab. 2). Nach katarrhalischen Erscheinungen stellen sich innerhalb weniger Tage Heiserkeit, bellender Husten und inspiratorischer Stridor mit zunehmender Atemnot ein. Blässe, Cyanose und Tachykardie weisen darauf hin, daß der Kreislauf in Mitleidenschaft gezogen ist. Durch zunehmende Asphyxie und Cyanose kommt es zur Bewußtseinstrübung, das Ende der Erstikkung steht unmittelbar bevor (Windorfer). Der Krupp ist bei Kindern die wichtigste Notfallsituation respiratorischer Viruskrankheiten.

Bronchopneumonien werden bei Erstinfektionen mit Stämmen der Typen 1 und 2, besonders aber bei *Typ 3*, beobachtet. Trotz Fieber und Lungenentzündung fühlen sich die Patienten oft nur leicht krank.

Die *bei Sendaiinfektionen* beobachtete *Pneumonie der Neugeborenen* ist durch plötzlichen Beginn mit hohem Fieber, deutlicher Dyspnoe, Cyanose und einer hämorrhagischen Lungenentzündung mit blutig-eitrigem Auswurf gekennzeichnet. Im Röntgenbild erkennt man trotz geringen physikalischen Lungenbefunds massive Verschattungen (SANO et al.). Ähnliche Verläufe wurden auch bei älteren Personen jenseits des 50. Lebensjahres gefunden (GARDNER).

Bei Sendaiinfektionen ist mehrfach auf das gehäufte Zusammentreffen mit *chronischen Erkrankungen der Atemwege* (rezidivierende Anginen, Emphysembronchitis, Lungentuberkulose, Bronchialasthma, Cor pulmonale, Mitralstenose) hingewiesen worden (SOMMERVILLE und CARSON, WHITE et al., SIEGERT et al.). Bei älteren Patienten muß an eine ungünstige Beeinflussung des Grundleidens gedacht werden.

Ferner sind bei *Kindern* — allerdings nur bei *Sendaiinfektionen* — *meningitische Symptome* beobachtet worden, denen unbestimmte Prodromalerscheinungen — wie bei einer „Erkältung" — vorausgingen. Die Meningitis entwickelte sich plötzlich unter Fieberanstieg und äußerte sich in starken Kopfschmerzen. Daneben bestand kaffeesatzartiges Erbrechen. Bei milden Verläufen verschwanden die Symptome in 2—3 Tagen wieder. Schwere Fälle endeten nach einem komatösen Zustand und Krämpfen von 2—4 Tagen mit dem Tod; unter zunehmender Dyspnoe und Cyanose stellte sich ante exitum eine interstitielle Pneumonie ein (YAMADA et al., NAKAO). Der Liquor blieb klar, zeigte aber eine deutliche lymphocytäre Pleocytose (YAMADA und KENKYU).

Weitere Komplikationen außerhalb des Respirationstrakts kommen im wesentlichen durch *bakterielle Sekundärinfektion* zustande, wie z. B. Otitis media, Mastoiditis, Kieferhöhlenkatarrh.

Schließlich sollen Komplikationen am Auge (z. B. Neuritis optica, Keratitis, Iridocyclitis, Maculaprozesse und Netzhautblutungen) zur Erblindung führen (METHUR).

3. Diagnostische Hilfsmittel

Die Notwendigkeit einer röntgenologischen Untersuchung der Lunge, Kehlkopfspiegelung bei Laryngo-Tracheo-Bronchitis oder Liquoruntersuchung bei meningoencephalitischen Symptomen braucht nicht näher begründet zu werden.

Die Ätiologie der verschiedenen Erscheinungsbilder kann aber nur durch *virologische Untersuchungen* geklärt werden. Man sollte sich davor hüten, bestimmte Syndrome mit bestimmten Viren zu verbinden!

Die besten Aussichten für den Erregernachweis bestehen in den ersten 3—4 Krankheitstagen. Das Untersuchungsmaterial sollte wegen der Instabilität der Erreger sofort nach der Entnahme zum Transport eisgekühlt werden. Es kommen folgende Proben infrage: Nasen-Rachenabstriche, Gurgelwasser, Sputum sowie gegebenenfalls auch Trachealsekret. Eine Blutuntersuchung ist höchstens zu Krankheitsbeginn aussichtsreich. Bei meningitischen Zeichen kommen noch Liquor und bei Todesfällen auch pneumonisch infiltrierte Lungengewebe in Betracht (Lit. s. bei HAAGEN).

Die Proben werden intranasal auf *Mäuse* verimpft, in die *Amnionhöhle* von Hühnerembryonen injiziert und auf *Zellkulturen* (Affennieren-, embryonale Menschennieren- oder menschliche Amnionzellen) gebracht. Allgemein ist die Zeitspanne bis zum Auftreten des cytopathischen Effekts bei Isolierung der Stämme von Erwachsenen länger als von Kindern (BLOOM et al.). Diese Differenz beruht wahrscheinlich darauf, daß die Virusmengen in Proben von Erwachsenen bei Reinfektion geringer sind als bei der Erstinfektion im Kindesalter. Am empfindlichsten ist der Virusnachweis mit dem Hämadsorptionsverfahren. Die isolierten Stämme müssen dann im Neutralisationsverfahren oder Hämagglutinations-Hemmungstest identifiziert und typisiert werden.

Eine Kombination verschiedener Methoden erhöht die Chance der Laboratoriumsdiagnose.

Bei der Virusisolierung muß daran gedacht werden, daß Mäuse latent mit Sendaivirus und normale Affennierenzellen mit SV_5 und/oder SV_{41} infiziert sein können, wodurch Fehldiagnosen möglich sind.

Die *Serodiagnose* stützt sich auf den Nachweis neutralisierender, komplementbindender oder antihämagglutinierender Antikörper. Beweisend ist allerdings nur ein mindestens vierfacher Titeranstieg in zwei Serumproben aus der akuten und rekonvaleszenten Krankheitsphase. Bei Durchführung des Hämagglutinations-Hemmungstestes müssen zuvor die unspezifischen Hemmstoffe durch Behandlung des Serums mit RDE (receptor destroying enzyme) oder Kaolin entfernt werden. Bei der Bewertung der serologischen Ergebnisse muß an die Antigengemeinschaften mit anderen Para-Myxoviren gedacht werden (s. S. 340). Im Patientenserum kann man Antikörper gegen Sendai-HA_2- und Mumpsviren nicht unterscheiden, ebenso wird ein Mitreagieren bei Mononucleose beobachtet (De Meio und Walker). Serologische Befunde bei Erwachsenen sollten mit Zurückhaltung interpretiert werden (Evans und Brobst, Dick et al., Robinson et al., Hilleman et al.).

4. Diagnose und Differentialdiagnose

Klinisch ist eine ätiologische Unterscheidung der virusbedingten Atemwegsinfektionen nicht möglich. Neben den Parainfluenzaviren der Typen 1—4 kommen mindestens noch 60 andere Virusarten und -typen in Betracht.

Bei der fieberhaften *Rhinitis* müssen neben den Parainfluenzaviren 1—4 vor allem die Adenoviren berücksichtigt werden. Cramblett fand sie bei Kindern zu 30% bzw. 29% als Krankheitsursache beteiligt. Daneben ist besonders an RS-, Rhino-, Influenza- und Coxsackieviren zu denken.

Für die *Pharyngitis* können neben β-hämolytischen Streptokokken der Gruppe A — insbesondere bei den leichteren Fällen — auch Adeno- und Coxsackieviren der Gruppen A und B sowie die Influenzaviren verantwortlich sein. Ferner müssen Rhino-, ECHO-, RS- und Reoviren berücksichtigt werden, wenn auch ihre Bedeutung für eine primäre Pharyngitis noch nicht klar umrissen ist.

Die oberen Luftwege sind in der Regel auch im Anfangsstadium *biphasischer Viruskrankheiten* betroffen, deren wichtigste Manifestation in der Ausbildung eines Exanthems besteht. Es handelt sich vornehmlich um Masern-, Röteln-, Pocken-, Coxsackie-, ECHO-, Reo- und Adenoinfektionen.

Als Ursache des *Krupp* bei akuter Laryngo-Tracheo-Bronchitis, von dem besonders Kinder im Alter von 6 Monaten bis 3 Jahren betroffen werden, sind neben den Parainfluenzaviren 1—3 am häufigsten Adenoinfektionen (Typen 1—5, 7) und Influenza (A), ferner Masern- und CCA-, in Einzelfällen auch Coxsackie- und ECHOviren gefunden worden (Babb et al., Cramblett). Es wurden Kinder beobachtet, die auf verschiedene, aufeinanderfolgende Virusinfektionen wiederholt mit Kruppsymptomen reagierten. Am meisten neigen dazu dicke pastöse Säuglinge und Kleinkinder.

Abzugrenzen sind *bakterielle Infekte* durch C. diphtheriae oder H. influenzae (Typ B) sowie der Scharlach- und Keuchhusten-Krupp. Differentialdiagnostisch müssen unter Umständen noch folgende Erkrankungen, bei denen allerdings katarrhalische Symptome in Nase und Rachen fehlen, ausgeschlossen werden:

Zungengrund- und Retropharyngealabszeß, Larynxödem (z. B. nach Insektenstich, allergisches Quincke-Ödem), Aspiration eines Fremdkörpers, Verätzung und Asthma bronchiale, bei dem — im Gegensatz zum Krupp — ein exspiratorischer Stridor vorliegt (WINDORFER et al.).

Bei der *Bronchitis* und *Bronchiolitis*, die meist mit Rhinitis, Pharyngitis und Laryngitis verbunden sind, muß neben den Parainfluenzaviren auch an die Influenza-, Adeno-, RS- und Rhinoviren gedacht werden.

Als Ursache der *Viruspneumonie* sind vor allem folgende Erregerarten zu berücksichtigen: Neben den Parainfluenzaviren 1—3 die Influenzaviren A, B, C, die Adeno-, CCA-, RS- und Masernviren, aber auch Cytomegalie und das Virus der lymphocytären Choriomeningitis, ferner Psittakose-Ornithose, Q-Fieber und das Eaton-Agens, das zu den Myxoplasmen gehört.

Bei der Sendai*meningitis* machen die zahlreichen abakteriellen Meningitiden differentialdiagnostische Schwierigkeiten.

5. Prognose

Im allgemeinen nehmen die Parainfluenzaerkrankungen einen *gutartigen Verlauf*. Grundsätzlich sind die Manifestationen der Primärinfektion *in der frühen Kindheit schwerer* als diejenigen bei den Reinfektionen im Erwachsenenalter. Die höchste Letalität hatte zweifellos die Neugeborenen-Pneumonie in Sendai, wo von 17 erkrankten Säuglingen 12 starben. Lebensbedrohlich kann bei Kindern auch die Laryngo-Tracheo-Bronchitis (Krupp) werden. Bei einer unausgewählten Gruppe von 176 Fällen verschiedener Ätiologie betrug die Letalität 4,2 % (LEICHER). Je jünger die Kinder sind, desto ernster ist die Prognose. Eine Gefährdung besteht auch für chronisch Kranke und alte Leute bei Pneumonie, jedoch liegen über die Letalität ebenso wenig Angaben vor wie über Dauerschäden.

6. Prophylaxe

Die *Expositionsprophylaxe* ist auf Grund der epidemiologischen Gegebenheiten wenig erfolgversprechend. Sie besteht in der möglichst frühzeitigen Erfassung der ersten Krankheitsfälle. Aber auch die Leichtkranken sollte man absondern, um sie als Infektionsverbreiter von ihrer beruflichen Tätigkeit und öffentlichen Veranstaltungen fernzuhalten. Von der Benutzung von Papiertaschentüchern und vom Tragen von Mund- und Nasenschutz sollte ausgiebig Gebrauch gemacht werden. Ferner ist an eine Raumluftdesinfektion mit Aërosolen (z. B. Triäthylenglykol) oder UV-Bestrahlung sowie gute Durchlüftung der Räume zu denken. Besonders strenge Vorbeugungsmaßnahmen sind auf Neugeborenen- und Säuglingsstationen angebracht.

Über eine *Individualprophylaxe* mit Gammaglobulin liegen keine Erfahrungen vor. Für eine Massenprophylaxe durch *aktive Immunisierung* besteht nach Ansicht vieler Autoren keine zwingende Notwendigkeit. CHANOCK et al. halten jedoch eine Impfung bei der Bedeutung der Parainfluenzaviren für das Kindesalter durchaus indiziert. Die Immunprophylaxe der Parainfluenza wurde am Modell des bovinen Stammes des Typ 3 erprobt. Formalininaktivierte Vaccine ruft bei Meerschweinchen die Bildung neutralisierender, antihämagglutinierender und komplementbindender Antikörper hervor und induziert auch bei antikörperfreien Kälbern hohe Antikörperspiegel (HAMPARIAN et al., McCLELLAND et al.). Sie war allerdings nur in Verbindung mit Mineralöl als Adjuvans hochaktiv, in wäßriger Form jedoch unwirksam. Vaccinen vom Typ 1 und Typ 3 aus infizierter Allantoisflüssigkeit führen auch bei seronegativen Kindern zur Entwicklung neutralisierender und antihämagglutinierender Antikörper (JENSEN et al.). Angaben über den Schutzeffekt liegen nicht vor.

7. Therapie

Eine spezifische Therapie fehlt. Bei *unkomplizierten Fällen* genügt Bettruhe für einige Tage, bis das Fieber abgeklungen ist. Analgetika und Schwitzkuren werden oft angenehm empfunden. Reizhusten wird mit den üblichen Mitteln bekämpft, der Auswurf durch Inhalieren und Expektorantien gefördert.

Die *Krupp-Behandlung* wurde von WINDORFER et al. eingehend besprochen. Bei den ersten Anzeichen einer Laryngo-Tracheo-Bronchitis mit Heiserkeit und bellendem Husten ist eine intensive Behandlung notwendig, um ein Fortschreiten der Entzündung zu verhindern. Hierzu gehören Bettruhe und Freiluftbehandlung bei offenem Fenster. Manche Kinder reagieren besser auf feuchte Luft (Bronchitiskessel). Alle schwereren Fälle gehören sofort in die Klinik. Dort sollten möglichst frühzeitig eine Sauerstoffbeatmung und Cortisonbehandlung durchgeführt werden.

Tabelle 2. *Ätiologie des Virus-Krupp* (nach CRAMBLETT)

Virus	Anteil in %		
	MCLEAN et al.	PARROTT	CRAMBLETT
Adeno	—	9	4
Influenza (A+B)	1,5	8	6
Parainfluenza 1	30	21	8
Parainfluenza 2	0,5	8	6
Parainfluenza 3	4	10	14
Respiratory Syncytial	—	8	—
ECHO	0,2	—	10
Coxsackie	—	—	2
Kein Virus isoliert	64	36	50

Entscheidend für den Verlauf wird eine Frühbehandlung mit antibiotischen Mitteln in großen Dosen angesehen. Ferner sind eine medikamentöse Ruhigstellung und Expektorantien wichtig. Die Entscheidung zur Tracheotomie sollte nicht zu lange hinausgeschoben werden (LEICHER).

Eine Aërosol-Inhalation kann die Krupp-Therapie unterstützen.

Bei *Tracheo-Bronchitis und Pneumonie* sind warme Brustwickel empfehlenswert. Bei alten, schon vorgeschädigten Patienten kann eine rechtzeitige Stützung des Herz-Kreislaufsystems notwendig sein. Bei schwerer Cyanose ist Sauerstoffbehandlung ratsam.

Bakterielle Sekundärinfektionen erfordern eine Behandlung mit Antibiotica.

Literatur

A) Übersichtsarbeiten

Chanock, R.M., R.H. Parrott, K.M. Johnson, A.Z. Kapikian, and **J.A. Bell**: Myxoviruses: Parainfluenza. Conference on Newer Resp. Dis. Viruses, Bethesda 3.—5. Oct. 1962. Amer. Rev. resp. Dis. Suppl., 152—166 (1962). — **Deibel, R.**: Neuere Ergebnisse bei Viren des Respirationstraktes. Ergebn. Mikrobiol. **37**, 162—215 (1963). — **Haagen, E.**: Viruskrankheiten des Menschen. Bd. I, S. 395—409. Darmstadt: Dr. Dietrich Steinkopff 1964. — **Hilleman, M. R.**: The parainfluenza viruses of man. Ann. N.Y. Acad. Sci. **101**, 564—575 (1962). — **Matumoto, M.**: Newer respiratory disease viruses in Japan and some far eastern countries. Conference on Newer Resp. Dis. Viruses, Bethesda 3.—5. Oct. 1962. Amer. Rev. resp. Dis. Suppl., 46—55 (1962).

B) Einzelarbeiten ab 1960

Abinanti, F.R.: Respiratory disease viruses of cattle and observations on Reovirus infections of cattle. Conference on Newer Resp. Dis. Viruses, Bethesda 3.—5. Oct. 1962. Amer. Rev. resp. Dis. Suppl., 292—295 (1962). — **Abinanti, F.R., R.M. Chanock, M.K. Cook, D. Wong,** and **M. Warfield**: Relationship of human and bovine strains of myxovirus para-influenza 3.

Proc. Soc. exp. Biol. (N.Y.) **106**, 466—469 (1961). — **Atkins, E., M. Cronin,** and **P. Isacson:** Endogenous pyrogen release from rabbit blood cells incubated in vitro parainfluenza virus. Science **146**, 1469—1470 (1964). — **Aulisio, C.G., D.C. Wong,** and **J.A. Morris:** Neutralizing antibodies against simian viruses SV_5 and SV_{20} in human sera. Proc. Soc. exp. Biol. (N.Y.) **117**, 6—11 (1964).

Babb, J.M., M.E.R. Stoneman, and **H. Stern:** Myocarditis and croup caused by Coxsackie virus type B5. Arch. Dis. Childh. **36**, 551—556 (1961). — **Bakos, K.,** and **Z. Dinter:** Identification of a bovine mucosal-disease virus isolated in Sweden as myxovirus para-influenza 3. Nature **185**, 549—550 (1960). ~ Antikörperreaktion des Rindes auf die Infektion mit dem Virus der Parainfluenza 3. Zbl. Bakt., Abt. I. Orig. **180**, 1—11 (1960). — **Bloom, H.H., K.M. Johnson, R. Jacobsen,** and **R.M. Chanock:** Recovery of parainfluenza viruses from adults with upper respiratory illness. Amer. J. Hyg. **74**, 50—59 (1961). — **Bukrinskaya, A.G.,** and **E.A. Paktoris:** An outbreak of pneumonia caused by type 1 haemadsorption virus. Acta virol. **4**, 184—186 (1960).

Canchola, J., A.J. Vargosko, H.W. Kim, R.H. Parrott, E. Christmas, B. Jeffries, and **R.M. Chanock:** Antigenic variation among newly isolated strains of parainfluenza type 4 virus. Amer. J. Hyg. **79**, 357—364 (1964). — **Chanock, R.M., J.A. Bell,** and **R.H. Parrott:** Natural history of parainfluenza infection. Perspectives in Virology **II**, 126—138 (1961). — **Chanock, R.M., K.M. Johnson, M.K. Cook, D.C. Wong,** and **A. Vargosko:** The hemadsorption technique, with special reference to the problem of naturally occurring simian para-influenza virus. Amer. Rev. resp. Dis. **83**, 125—129 (1961) Suppl. — **Chanock, R.M., R.H. Parrott, M.K. Cook,** and **J.A. Bell:** New viral agents recovered from the respiratory tract of infants and children. In: H.M. Rose: Viral infections of infancy and childhood, p. 192—204. New York: Hoeber-Harper 1960. — **Chanock, R.M., D.C. Wong, R.J. Huebner,** and **J.A. Bell:** Serologic response of individuals infected with para-influenza viruses. Amer. J. publ. Hlth. **50**, 1858—1865 (1960). — **Chany, C.:** An interferon-like inhibitor of viral multiplication from malignant cells (the viral autoinhibition phenomenon). Virology **13**, 485—492 (1961). — **Choppin, P.W.,** and **W. Stoeckenius:** The morphology of SV5 virus. Virology **23**, 195—202 (1964). — **Cohen, S.M., S. Bullivant,** and **G.A. Edwards:** A morphologic study of FL cells infected with para-influenza 3 virus. Arch. ges. Virusforsch. **XI**, 493—515 (1962). — **Colobert, L.,** et **A. Berkaloff:** Libération du virus Sendai par des cellules porteuses d'une infection chronique. Ann. Inst. Pasteur **106**, 581—587 (1964). — **Colobert, L.,** et **R. Fontanges:** Interférence d'un inhibiteur au cours du développement de myxovirus para influenzae 1 (virus Sendai) en oeuf de poule embryonné. Ann. Inst. Pasteur **99**, 839—851 (1960). — **Cook, M.K.,** and **R.M. Chanock:** In vivo antigenic studies of parainfluenza viruses. Amer. J. Hyg. **77**, 150—159 (1963). — **Cramblett, H.G.:** Viral respiratory illnesses of infants and children. Bact. Rev. **28**, 431—438 (1964).

Darrell, R.W., and **C. Howe:** The neuraminidase of parainfluenza virus (type 2). Proc. Soc. exp. Biol. (N.Y.) **116**, 1091—1094 (1964). — **Deibel, R., O. Vivell** u. **H. Hölzenbein:** Serologische und klinische Untersuchungen über Viruserkrankungen des Respirationstraktes. I. Mittlg.: Über das Vorkommen und Verhalten von neutralisierenden Antikörpern gegen Parainfluenza-2- und -3-Viren. Z. Kinderheilk. **86**, 525—534 (1962). — **Deibel, R., O. Vivell** u. **G. Lips:** Serologische und klinische Untersuchungen über Viruserkrankungen des Respirationstraktes. III. Mittlg.: Durchseuchungsstudien mit 12 antigendifferenten Viren des Respirationstraktes. Z. Kinderheilk. **86**, 543—552 (1962). — **Demont, G., A. Berkaloff,** et **L. Colobert:** Manifestations cytologiques de l'infection des cellules KB par myxovirus parainfluenzae I (Virus Sendai). Ann. Inst. Pasteur **104**, 26—42 (1963). — **Dick, E.C.,** and **W.J. Mogabgab:** Characteristics of para-influenza 1 (HA-2) virus. III. Antigenic relationships, growth, interaction with erythrocytes, and physical properties. J. Bact. **83**, 561—571 (1962). — **Dick, E.C., W.J. Mogabgab,** and **B. Holmes:** Characteristics of para-influenza 1 (HA-2) virus. I. Incidence of infection and clinical features in adults. Amer. J. Hyg. **73**, 263—272 (1961).

Evans, A.S., and **M. Brobst:** Bronchitis pneumonitis and pneumonia in university of Wisconsin students. New Engl. J. Med. 265, 401—410 (1961).

Fontanges, R., J. Garrigue, et **L. Colobert:** Développement de l'infection par myxovirus parainfluenzae 1 (virus Sendai) sur l'embryon de poulet. Ann. Inst. Pasteur **106**, 727—737 (1964). — **Fukumi, H.,** and **F. Nishikawa:** Comparative studies of Sendai and HA2-viruses. Jap. J. med. Sci. Biol. **14**, 109—120 (1961).

Gernez-Rieux, Ch., A. Breton, J. Samaille, et **M. Lelong:** Enquête sérologique sur la fréquence des myxovirus parainfluenzae au cours des infections respiratoires de l'enfant. Helv. paediat. Acta **17**, 197—206 (1962). — **Gorbunova, A.S., Ho Yun-De,** and **F.I. Yershov:** Investigations into syncytium formation in cultures of stable cell lines infected with parainfluenza 1 virus. III. Characteristics of syncytia formed during passaging of virus carrier cells. Acta virol. **7**, 308—315 (1963).

Hamparian, V.V., F.V. Washko, A. Ketler, and **M.R. Hilleman:** Laboratory and field investigations of bovine myxovirus parainfluenza 3 virus and vaccine. III. Evaluation of an SF-4 (shipping fever) virus vaccine in cattle. J. Immunol. **87**, 139—146 (1961). — **Heath, R.B.,**

D. A. J. Tyrrell, and **S. Peto**: Serological studies with Sendai virus. Brit. J. exp. Path. **43**, 444 to 450 (1962). — **Hilleman, M.R., V.V. Hamparian, A. Ketler, C.M. Reilly, L. McClelland, D. Cornfeld**, and **J. Stokes**: Acute respiratory illnesses among children and adults. Field study of contemporary importance of several viruses and appraisal of the literature. J. Amer. med. Ass. **180**, 445—453 (1962). — **Hosaka, Y.**: Characteristics of growth of HVJ in PS cells. Biken J. **5**, 121—125 (1962). — **Hosaka, Y., Y. Hosokawa**, and **K. Fukai**: Structure of HVJ. I. Two kinds of subunits of HVJ. Biken's J. **3**, 27—40 (1960). — **Hsiung, G.D., P. Isacson**, and **R.W. McCollum**: Studies of a myxovirus isolated from human blood. I. Isolation and properties. J. Immunol. **88**, 284—290 (1962).

Ishida, N., M. Homma, T. Osato, Y. Hinuma, and **T. Miyamoto**: Persistent infection in HeLa cells with hemadsorption virus type 2. Virology **24**, 670—672 (1964).

Jensen, K.E., B.E. Peeler, and **W.G. Dulworth**: Immunization against parainfluenza infections. Antigenicity of egg adapted types 1 and 3. J. Immunol. **89**, 216—226 (1962). — **Johnson, K.M., R.M. Chanock, M.K. Cook**, and **R.J. Huebner**: Studies of a new human hemadsorption virus. I. Isolation, properties and characterization. Amer. J. Hyg. **71**, 81—92 (1960).

Kapikian, A.Z., R.M. Chanock, J.A. Bell, T.E. Reichelderfer, and **R.J. Huebner**: A study of the hemadsorption viruses (parainfluenzae) and other viruses in children with and without respiratory disease. Pediatrics **26**, 243—248 (1960). — **Kapikian, A.Z., R.M. Chanock, T.E. Reichelderfer, T.G. Ward, R.J. Huebner**, and **J.A. Bell**: Inoculation of human volunteers with parainfluenza virus type 3. J. Amer. med. Ass. **178**, 537—541 (1961). — **Kato, N., T. Matsumoto, K. Maeno**, and **A. Okada**: A new strain of the hemagglutinating virus of Japan isolated from mice. Biken's J. **4**, 59—62 (1961). — **Ketler, A., V.V. Hamparian**, and **M.R. Hilleman**: Laboratory and field investigations of bovine myxovirus parainfluenza 3 virus and vaccine. I. Properties of the SF-4 (shipping fever) strain of virus. J. Immunol. **87**, 126—133 (1961). — **Kim, H.W., A.J. Vargosko, R.M. Chanock**, and **R.H. Parrott**: Para-influenza 2 (CA) virus: etiologic association with croup. Pediatrics **28**, 614—621 (1961).

La Placa, M., et **C. Moscovici**: Observations sur l'effet cytopathogène des myxovirus parainfluenzae. Ann. Inst. Pasteur **100**, 337—343 (1961). — **Leicher, H.**: Die lebensbedrohliche Laryngo-Tracheo-Bronchitis. Dtsch. med. Wschr. **89**, 1693—1696 (1964). — **Lippelt, H.**, u. **E. Mannweiler**: Das Verhalten von Influenzaviren in Gewebekulturen von Hühnerembryo-Nieren. I. Virusadsorption. Arch. ges. Virusforsch. X, 636—646 (1961).

Mannweiler, E.: Das Verhalten von Influenzaviren in Gewebekulturen von Hühnerembryo-Nieren. II. Virusvermehrung. Arch. ges. Virusforsch. X, 647—671 (1961). — **Marshall, R.G.**: Isolation of bovine parainfluenza-3 virus in chick embryos. J. Bact. **88**, 267—268 (1964). — **Marston, R.Q.**, and **E.R. Vaughan**: Parainfluenza 3-assay and growth in tissue culture. Proc. Soc. exp. Biol. (N.Y.) **104**, 56—60 (1960). — **McClelland, L., B. Hampil, V.V. Hamparian, L. Potash, A. Ketler**, and **M.R. Hilleman**: Laboratory and field investigations of bovine myxovirus parainfluenza 3 virus and vaccine. II. Development and appraisal of potency of SF-4 (shipping fever) virus vaccine. J. Immunol. **87**, 134—138 (1961). — **McLean, D.M., R.D. Bach, R.P.B. Larke**, and **G.A. McNaughton**: Myxoviruses associated with acute laryngotracheobronchitis in Toronto, 1962—1963. Canad. med. Ass. J. **89**, 1257—1259 (1963). — **McLean, D.M., T.E. Roy, M.J. O'Brien, J.C. Wyllie**, and **E.J. McQueen**: Para-influenza viruses in association with acute laryngotracheobronchitis, Toronto, 1960—1961. Canad. med. Ass. J. **85**, 290—294 (1961). — **Miller, R.H., A.R. Pursell, F.E. Mitchell**, and **K.M. Johnson**: A newly discovered myxovirus (S.V.$_{41}$) isolated from cell cultures of cynomolgus monkey kidney. Amer. J. Hyg. **80**, 365—376 (1964). — **Mogabgab, W.J., E.C. Dick**, and **B. Holmes**: Parainfluenza 2 (CA) virus in young adults. Amer. J. Hyg. **74**, 304—310 (1961). — **Moscovici, C., M. Laplaca**, and **J. Amer**: Respiratory illness in prematures and children. Amer. J. Dis. Child. **102**, 91—95 (1961).

Nakumura, K. (1961): zit. nach **Matumoto, M.** (1962). — **Neurath, A.R.**: Association of Sendai virus with esterase and leucine aminopeptidase activity; its probable relationship to "haemolysin". Z. Naturforsch. **19b**, 810—814 (1964).

Parrott, R.H., A.J. Vargosko, H.W. Kim, J.A. Bell, and **R.M. Chanock**: Acute respiratory diseases of viral etiology. III. Myxoviruses: parainfluenza. Amer. J. publ. Hlth. **52**, 907—917 (1962). — **Pereira, M.S.**, and **O.D. Fisher**: An outbreak of acute laryngotracheobronchitis associated with parainfluenza-2 virus. Lancet **II**, 790—791 (1960).

Rebel, G., R. Fontanges, et **L. Colobert**: Nature lipidique des substances responsables de l'activité hémolytique de myxovirus parainfluenzae I (Virus Sendai). Ann. Inst. Pasteur **102**, 137—152 (1962). — **Reisinger, R.C.**: Parainfluenza 3 virus in cattle. Ann. N.Y. Acad. Sci. **101**, 576—582 (1962). — **Robinson, R.Q., I. Hoshiwara, M. Schaeffer, R.H. Gorrie**, and **H.S. Kaye**: A survey of respiratory illnesses in a population. I. Viral studies. Amer. J. Hyg. **75**, 18—27 (1962).

Schmidt, J., C. Tauchnitz u. **O. Kühn**: Untersuchungen über das Vorkommen hämagglutinationshemmender Antikörper gegen Parainfluenzaviren in der Bevölkerung. Z. ges. Hyg. **150**, 163—178 (1964). — **Siegert, R., E. Betz** u. **G. Schmidt**: Zur Problematik des Pyrogenbegriffs, dargestellt am Beispiel der Viruspyrogene. Sitzungsberichte der Gesellschaft zur Beförderung der gesamten Naturwissenschaften zu Marburg. **83/84**, 255—276 (1961/1962). — **Siegert, R.**, and **P. Braune**: The pyrogens of myxoviruses. I. Induction of hyperthermia and its tolerance. Virology **24**, 209—217 (1964). ~ II. Resistance of Influenza A pyrogens to heat, ultraviolet, and chemical treatment. Virology **24**, 218—224 (1964). — **Siegert, R., G. Enders** u. **A. Hecker**: Parainfluenza-Infektionen in Westdeutschland. Dtsch. med. Wschr. **86**, 1893—1899 (1961). — **Stark, J.E., R.B. Heath,** and **S. Peto**: A study of the antibodies against parainfluenza viruses in children's sera. Arch. ges. Virusforsch. **XIV**, 160—168 (1964).

Taylor-Robinson, D., and **M.L. Bynoe**: Para-influenza 2 virus infections in adult volunteers. J. Hyg. (Lond.) **61**, 407—417 (1963). — **Traver, M.I., R.L. Northrop,** and **D.L. Walker**: Site of intracellular antigen production by myxoviruses. Proc. Soc. exp. Biol. (N.Y.) **104**, 268—273 (1960).

Van der Veen, J., and **F.A.A.M. Smeur**: Infections with parainfluenza viruses in children with respiratory illnesses in Holland. Amer. J. Hyg. **74**, 326—331 (1961). — **Versteeg, J.** (1961): zit. nach **Haagen, E.** (1964).

Warren, J., K. Jensen, and **R. Mason**: The syncytial viruses. Ann. N.Y. Acad. Sci. **101**, 520—525 (1962). — **Waterson, A.P.**: Two kinds of myxovirus. Nature **193**, 1163—1164 (1962). — **Waterson, A.P., J.G. Cruickshank, G.D. Laurence,** and **A.D. Kanarek**: The nature of measles virus. Virology **15**, 379—382 (1961). — **Waterson, A.P., K.E. Jensen, D.A.J. Tyrrell,** and **R.W. Horne**: The structure of parainfluenza 3 virus. Virology **14**, 374—378 (1961). — **Waterson, A.P.**, and **J.M.W. Hurrell**: The fine structure of the parainfluenza viruses. Arch. ges. Virusforsch. **XII**, 138—142 (1963). — **Windorfer, A., F. Lampert** u. **H. Truckenbrodt**: Über Croup und Croupbehandlung. Dtsch. med. Wschr. **89**, 416—423 (1964).

Zhdanov, V., and **A. Bukrinskaya**: Further consideration on nomenclature of parainfluenza viruses. Virology **10**, 146—149 (1960).

Mumps

Von RUDOLF SIEGERT, Marburg/Lahn, und JOHANNES OEHME, Braunschweig

Mit 1 Abbildung

I. Definition

Der Mumps ist eine im wesentlichen auf das Kindesalter beschränkte akute, kontagiöse Viruskrankheit, die sich meist in einer entzündlichen, nicht eitrigen Schwellung der Parotis äußert. Vor, gleichzeitig oder nach der Parotitis oder auch allein können die übrigen Mundspeicheldrüsen sowie andere drüsige Organe (z. B. Hoden, Ovar, Pankreas) oder das Zentralnervensystem befallen werden. Die häufig in umschriebenen Epidemien auftretenden Infektionen verlaufen nicht selten — wie serologische Untersuchungen zeigen — klinisch stumm. Sie hinterlassen eine dauerhafte Immunität.

Synonyma: Parotitis epidemica. Der Name „Mumps" stammt aus dem Englischen (to mump = Gesichter schneiden) und charakterisiert die Verunstaltung des Gesichtsausdrucks, die durch die Schwellung der Ohrspeicheldrüsen zustandekommt. Im Volksmund sind ebenfalls gebräuchlich: Ziegenpeter, Bauerntölpel und -wetzel, Französisch: Oreillons.

II. Geschichte

Der Mumps ist als Parotitis und Orchitis bereits im klassischen Altertum bekannt gewesen, wie man der Beschreibung einer Epidemie durch HIPPOKRATES entnehmen kann. Seine Ansteckungsfähigkeit wurde im 18. Jahrhundert von HAMILTON erkannt, dem auch die zentralnervösen Erscheinungen auffielen. Die Virusnatur des Erregers ist zwar schon von GRANATA (1908) und GORDON (1914, 1927) vermutet, jedoch erst von JOHNSON und GOODPASTURE (1934, 1935) durch Übertragungsversuche ultrafiltrierten Speichels von Mumpskranken auf Affen, weitere Affenpassagen und künstliche Rückübertragung auf menschliche Freiwillige bewiesen worden. Von diagnostischer Bedeutung war die Entwicklung eines Antigens aus infizierter Affenparotis durch ENDERS und seinen Arbeitskreis (1942/1945), das neben dem Nachweis komplementbindender Antikörper auch einen Hauttest gestattet. Ein weiterer wichtiger Fortschritt, der ein näheres Studium der Erregereigenschaften ermöglichte, war die Züchtung des Mumpsvirus im Hühnerembryo, die im wesentlichen auf HABEL (1945) zurückgeht. Schließlich ist noch die Ausarbeitung von Zellkulturmethoden zur Vermehrung des Mumpsvirus zu nennen, um die sich besonders G. HENLE und DEINHARDT (1955) verdient gemacht haben.

III. Erreger

1. Eigenschaften

Das Mumpsvirus (Myxovirus parotitidis) gehört seinen biologischen Eigenschaften nach zu den Para-Myxoviren (s. S. 338). Seine mit Hilfe der Ultrafiltration, -zentrifugation und elektronenmikroskopischer Messungen ermittelte *Größe* schwankt in dem Bereich von ca. 150—220 mμ. Die annähernd kugelförmigen Elementarkörperchen sind also größer und auch weniger einheitlich als die der Influenzagruppe.

Die Fähigkeit, in empfänglichen Wirten eine Erkrankung hervorzurufen, ist an intakte Viruspartikel gebunden. Die *Infektiosität* beruht auf der Vermehrungsfähigkeit der Elementarkörperchen.

Wie die anderen Myxoviren besitzt auch das Mumpsvirus ein *Hämagglutinin*, das Erythrocyten verschiedener Species, am besten Hühnerblutzellen, verklumpt (LEVENS und ENDERS). Auch menschliche Thrombocyten und Spermatozoen werden agglutiniert. Nach Adsorption an die Zelloberfläche kommt es bei 37° C durch *Neuraminidasewirkung* zur Zerstörung des Zellreceptors, so daß Elution eintritt. Allerdings ist diese Enzymwirkung wesentlich schwächer als bei den Influenzaviren (BURNET'scher Receptorgradient). Vielleicht handelt es sich nur um Unterschiede in der Substratspezifität. Es gibt zahlreiche natürliche Hemmstoffe für das Mumpsvirus-Hämagglutinin, die sich in Körperflüssigkeiten des Hühnerembryo, in tierischen und menschlichen Seren, im Speichel und Urin befinden und als Mukoproteine bzw. -polysaccharide charakterisiert wurden.

Das Mumpsvirus ist Träger einer *hämolysierenden und cytolytischen Aktivität* (MORGAN et al.). Beide Wirkungen verhalten sich weitgehend ähnlich. Sie haben nichts mit der Vermehrungsfähigkeit des Virus zu tun, da man die Infektiosität, z. B. durch Erwärmung, beseitigen kann, ohne die anderen Eigenschaften zu beeinträchtigen. Die lytischen Fähigkeiten des Virus sind am deutlichsten bei Erythrocyten und Kulturzellen vom Menschen und Affen, aber viel weniger ausgeprägt bei Zellen anderer Herkunft. Das Hämolysin ist nicht mit dem Hämagglutinin identisch, obwohl sich beide Faktoren hinsichtlich ihrer Adsorption und Elution gleich verhalten, beide durch spezifische Immunseren gehemmt werden und demnach den gleichen Receptor besitzen. Der Natur nach dürfte es sich beim Hämolysin um ein Enzym handeln. Die Annahme einer Lecithinasewirkung wurde dadurch entkräftet, daß auch Hammelerythrocyten, welche kein Lecithin enthalten, vom Mumpsvirus lysiert werden. Es sollen bei seiner Vermehrung auch Hämolysine auftreten, die beim Zelluntergang freiwerden und nichts mit dem Virus zu tun haben (STICKL).

Das Mumpsvirus führt zu einer vorübergehenden Korneatrübung beim Meerschweinchen, wenn es in hoher Dosis in die Vorderkammer des Auges injiziert wird. Diese Wirkung kann durch Antiserum unterdrückt werden. Es handelt sich um eine *toxische Aktivität*, die nicht ohne weiteres mit der cytolytischen (hämolytischen) Eigenschaft erklärt werden kann, da sehr ähnliche Effekte auch durch andere Viren, z. B. Influenzavirus, hervorgerufen werden können, denen die cytolysierende Aktivität fehlt (BURNET).

Das Mumpsvirus verfügt — wie die anderen Myxoviren — über eine *pyrogene Aktivität* (SIEGERT et al., SIEGERT und BRAUNE) sowie über eine *Interferenzwirkung* auf homologe und heterologe Virusarten, die auf der Induktion der Interferonproduktion (ISAACS und LINDENMANN) in der Wirtszelle beruht.

Das Mumpsvirus ist recht instabil. Seine maximale *Stabilität* liegt im schwachsauren Bereich; im alkalischen Milieu hält es sich schlechter. Seine geringe Wärmeresistenz zeigt sich darin, daß es seine hämagglutinierende Aktivität bereits in 20 min bei 55—60° C oder in 4 Std bei 37° C verliert. Die Infektiosität ist noch empfindlicher. Am beständigsten sind sein Allergen und das Komplementbindungsantigen.

2. Morphologie

Elektronenmikroskopische Aufnahmen zeigen eine dichtere Innenstruktur, die von einer Membran umgeben ist. Bisher wurde nur wenig zur Aufklärung der *Feinstruktur* des Mumpsvirus unternommen, z. B. durch chemisches Aufbrechen der Viruspartikel (Salzsäure-Trypsinbehandlung, Äther- und Ribonucleaseeinwirkung) und elektronenmikroskopische Untersuchung der Spaltprodukte. Morphologische Einzelheiten, von HORNE und WATERSON sowie HORNE et al. mit der Negativ-Färbung gewonnen, lassen erkennen, daß die Feinstruktur des Mumpsvirus grundsätzlich dem Aufbau der anderen, näher untersuchten Myxoviren entspricht (s. S. 333/334). Im Vergleich zu den Viren der Influenzagruppe hat jedoch die innere Helix den doppelten Durchmesser von 18 mμ. Die Struktur des Ribonucleoproteid (RNP)-Antigens gleicht dem Newcastle-disease-Virus und anderen Para-Myxoviren.

3. Züchtung

Die *Versuchstiere* der Wahl sind Affen, vor allem Makaken, die an typischen Symptomen erkranken. Zu Adaptationsversuchen können u. a. Kaninchen, junge Meerschweinchen und Ratten sowie Saughamster und -mäuse herangezogen werden, wobei aber die Empfänglichkeit mit zunehmendem Alter erheblich abnimmt.

Zur Vermehrung des Mumpsvirus ist besonders der *Hühnerembryo* geeignet. Die Anzüchtung neuer Stämme gelingt am besten in der Amnionhöhle 7—10 Tage alter Bruteier bei 33—35 ° C. Bei dieser Bebrütungstemperatur bleibt die thermische Inaktivierung des im Brutei gebildeten Virus am geringsten. Embryonen, die jünger als 7 Tage alt sind, sterben vorzeitig ab, ehe höhere Virustiter entstanden sind. Embryonen jenseits des 14. Tages kommen wegen der langsamen Reproduktionsrate des Virus und wegen der mit zunehmendem Alter ansteigenden Konzentration von Inhibitoren auch nicht in Betracht. Die Virusvermehrung wird durch den Nachweis des Hämagglutinins in der Amnionflüssigkeit mit Hühnererythrocyten festgestellt. Die große Empfindlichkeit des Virus für Inhibitoren verringert den Wert der Hämagglutinationsmethode für quantitative Messungen. Die höchste Virusausbeute wird später als bei den Influenzaviren, nämlich erst nach 4—5 Tagen, erreicht.

Die Anzüchtung des Mumpsvirus gelingt weniger gut im Dottersack, am schlechtesten in der Allantoishöhle, wo erst nach *Adaptation* eine gute Ausbeute erzielt wird. Makroskopische oder mikroskopisch sichtbare Veränderungen fehlen im Gegensatz zu Zellkulturen.

Bei der Infektion zweitägiger Hühnerembryonen wurden *teratogene Effekte*, z. B. Entwicklungshemmungen, Katarakte oder Achsenverdrehungen, beobachtet (Williamson et al.).

Das Mumpsvirus vermehrt sich am besten in primären und permanenten Zellinien epithelialer Herkunft vom Menschen und Affen. Züchtungen sind u. a. in folgenden *Zellkultursystemen* durchgeführt worden: Affennierenzellen, Mäuse- und Hühnerembryonalzellen, menschlichen Epithelzellen, aber auch in HeLa- und FL-Zellen (Lit. s. Haagen).

4. Cytopathisches Verhalten

Die Virusvermehrung ist an der Bildung meßbarer Hämagglutininmengen in der Kulturflüssigkeit und an dem Auftreten eines *cytopathischen Effekts* (Zelldegeneration, Cytolyse, syncytiale Riesenzellen) zu erkennen, der jedoch je nach Virus- und Zellstamm, Passagenzahl und Kulturbedingungen erheblichen Schwankungen unterworfen ist. In infizierten Zellen treten — besonders bei adaptierten Stämmen — acidophile cytoplasmatische *Einschlüsse* auf, deren Natur noch nicht näher bekannt ist (Mannweiler und Maass, Brandt).

Ein besonders empfindlicher Test zum Nachweis der Zellinfektion ist die *Hämadsorptionsmethode* (Shelokov et al.), die schon vor Auftreten cytopathischer Veränderungen positiv wird (s. S. 335). Neuerdings ist daraus eine Plaquetechnik entwickelt worden (Hotchin et al.).

Im Verlauf von Brutei- und Zellkulturpassagen schwächt sich mit zunehmender Adaptation die *Menschenpathogenität* des Mumpsvirus erheblich ab (Enders et al.), so daß das attenuierte Virus zur Herstellung von ,,Lebend"-Impstoffen verwendet werden kann.

In Zellkulturen sind auch *persistierende Infektionen* ohne cytopathischen Effekt über viele Monate beobachtet worden, bei denen möglicherweise ein Gleichgewicht zwischen Virus- und Interferonproduktion vorliegt (WAGNER).

Die intracelluläre *Synthese* des Mumpsvirus wurde noch nicht so eingehend untersucht wie bei anderen Myxoviren. Seine Vermehrungsrate ist geringer als diejenige des Influenzavirus. Von den infizierten Allantoiszellen werden nur relativ wenige Partikel, höchstens etwa 50, freigesetzt. Die Latenzphase beträgt 15—25 Std, das Reproduktionsstadium der Elementarkörperchen 8—17 Std.

Bei dem Versuch, die *Orte der Vermehrung* mit fluoreszierenden Antikörpern in der Zelle zu lokalisieren, ist bisher nur intracytoplasmatisches Antigen festgestellt worden (TRAVER et al.). Beim Influenza- und klassischen Geflügelpestvirus wurde dagegen die erste spezifische Färbung im Kern gesehen, wo offensichtlich das S- bzw. G-Antigen entsteht. Es ist eine große Zahl von Hemmstoffen der Synthese bekannt, deren Wirkung z. T. auf einer selektiven Hemmung verschiedener Enzymsysteme beruht.

5. Antigene Eigenschaften

Die *Antigenstruktur* der Mumpsstämme ist einheitlich und konstant. Eine Antigendrift wurde nicht beobachtet. Antigenverwandtschaften bestehen zu den Parainfluenzaviren (s. S. 340). Das Mumpsvirus induziert Antihämagglutinine, neutralisierende und komplementbindende Antikörper.

Von praktischer Bedeutung für die Serodiagnose sind besonders die beiden Komplementbindungsantigene (HENLE, HENLE und HARRIS). Die eine Antigenkomponente (*V-Antigen*) ist ein Oberflächenantigen und wahrscheinlich mit dem Hämagglutinin identisch. Man gewinnt sie für die Diagnostik am einfachsten aus infizierter Allantoisflüssigkeit. Die andere, kleinere Antigenkomponente, das *S* (= soluble)-*Antigen*, bleibt beim Abschleudern der Viruspartikel mit ca. 20000 UpM im Überstand. Ihre Teilchengröße beträgt annähernd 100 Å. Sie wird am besten aus einer Zerreibung der infizierten Chorioallantoismembran gewonnen.

Das Mumpsvirus besitzt auch ein Antigen, das beim infizierten Organismus eine *Allergie* auslöst (ENDERS). Es ist wie das Komplementbindungsantigen etwas hitzestabiler als das Hämagglutinin und Hämolysin. Die Gewebs-Überempfindlichkeit wird durch den Hauttest erkannt. Eine Analogie zu diesem Phänomen demonstrierten GLASGOW und MORGAN in vitro.

IV. Pathologisch-anatomische Befunde

Die Infektion mit dem Mumpsvirus führt zu sero-fibrinösen Entzündungsprozessen. Die histopathologischen Veränderungen der *Parotis* bestehen anfangs in einer Vakuolisierung und Degeneration der Acinusepithelien, später in Acinusnekrosen und einer begleitenden serösen interstitiellen Sialadenitis mit lymphocytären und plasmacellulären Infiltraten (Lit. s. SEIFERT). Die Infiltrate liegen vorwiegend perikanaliculär. In den Epithelzellen mit Virusbefall kommen cytoplasmatische Einschlüsse vor, die jedoch keine absolute Virusspezifität besitzen, da ähnliche Gebilde gelegentlich auch in Speicheldrüsen ohne Mumpsinfektion beobachtet werden. Das Virus wurde bei künstlich infizierten Affen mit fluorescierenden Antikörpern im Cytoplasma acinärer Zellen lokalisiert.

Die geweblichen Veränderungen bei der *Orchitis* bestehen in Nekrosen des Samenepithels mit begleitender sero-fibrinöser, entzündlicher Reaktion, vorwiegend auch im Innern der Hodentubuli, und punktförmigen Hämorrhagien. Als Folge der Mumpsinfektion kann sich eine Hodenatrophie mit Fibrose entwickeln, wobei neben der Entzündung auch mechanische Faktoren (Einschnürung des Hodens durch die Tunica albuginea) verantwortlich gemacht werden.

Im *Pankreas* kann die Mumps-Pankreatitis zu ausgedehnten Acinusnekrosen führen, so daß als Spätfolge eine Pankreasinsuffizienz resultiert.

Ferner wurden Epididymitis, Oophoritis, Myokarditis und andere Spätfolgen beschrieben (s. bei GAUS).

In der Literatur werden 22 Sektionsbefunde von *Meningo-Encephalo-Myelitis* mitgeteilt (TAYLOR und TORESON, SCHWARZ et al.). Das anatomische Substrat ist — in Übereinstimmung mit entsprechenden Prozessen bei Windpocken, Masern und Röteln — gekennzeichnet durch umschriebene perivasculäre Infiltrate, überwiegend bestehend aus Lymphocyten und Gliazellen, sowie durch kleinere Hirngewebsnekrosen und Entmarkungsherde in der weißen Substanz; ferner wurden sero-fibrinöse Exsudate in den Leptomeningen und kleine perivasculäre Blutungen beobachtet.

V. Pathogenese

Die *Eintrittspforte* des Erregers ist im Bereich der Nase, des Mundes und oberen Respirationstrakts zu suchen; aber auch die Konjunktiven kommen in Betracht (PAPP). Der Mumps ist die Folge einer Allgemeininfektion, jedoch besteht noch keine Klarheit über die pathogenetischen Vorgänge.

So werden 3 Wege diskutiert, die zur *Parotitis* führen können. Am naheliegendsten ist der Gedanke, daß der Erreger *vom Mund aus* die Ohrspeicheldrüse auf *direktem Weg* durch den Ductus parotideus erreicht. Hier erfolgt die primäre Vermehrung, die zur Drüsenentzündung führt. Sie kann aber auch so gering sein, daß sie klinisch nicht in Erscheinung tritt. Nach lokaler Vermehrungsphase gelangt der Erreger dann über die Blutbahn in andere Organe (Testes, Ovarien, Pankreas, Hirn).

Nach einer anderen Vorstellung spielt sich die primäre Vermehrung im *Epithel des Respirationstrakts* ab, von dem aus der Erreger in die Blutbahn gelangt. Der Befall der Parotis würde dann wie bei den anderen Organen *indirekt* während der virämischen Phase eintreten. Hierfür spricht die Tatsache, daß das Mumpsvirus bereits am Ende der Inkubationszeit und am 1. Krankheitstag aus dem Blut isoliert wurde (KILHAM). Auch wird zur Begründung dieser Ansicht angeführt, daß eine Parotitis bei künstlich infizierten Kindern erst 6—7 Tage nach der Injektion des Erregers in den Stenon'schen Gang und 17—22 Tage nach Versprayen in den Mund aufgetreten ist (STOKES et al.).

Ebenfalls noch umstritten ist die Frage, ob die nur selten nachgewiesene *Virämie* die Voraussetzung für den Befall der verschiedenen Organe darstellt. Die Mitbeteiligung der Drüsen wird nicht nur als direkte Viruswirkung, sondern auch als sekundär-allergische Erscheinung gedeutet (MAYERHOFER), wogegen aber die unterschiedlichen zeitlichen Abstände und die Virusbefunde in den betroffenen Organen sprechen.

Es wird aber auch immer wieder die Meinung vertreten, daß das Mumpsvirus *entlang den Nervenbahnen* zentripetal zum Zentralnervensystem aufsteigt, dort seine primäre Vermehrung durchmacht und von dort aus über die Nerven des unmittelbaren Versorgungsbereichs und/oder auf dem Blutweg die Parotis erreichen könne (RHODES und VAN ROOYEN). Diese Vorstellung wird damit begründet, daß man bei Mumps fast regelmäßig eine Zellzahlvermehrung im Liquor antrifft (WALLGREN, FANCONI). Damit soll auch der gelegentlich isolierte Befall des Zentralnervensystems erklärt werden. Es liegen aber für eine Nervenwanderung des polytropen Mumpsvirus keinerlei experimentell begründete Anhaltspunkte vor. Man müßte dann Läsionen vor allem im Rhinencephalon erwarten; sie sind aber ausgesprochen perivenös angeordnet.

Die Tatsache, daß Virusisolierungen aus dem Liquor nur bei parainfektiösen Meningoencephalitiden gelungen sind, war der Anlaß dafür, daß die Meningitiden ätiologisch in virogene Frühfälle und postparotitische allergische Spätfälle differenziert wurden (FANCONI), jedoch erscheint die Annahme einer *einheitlichen Genese* besser begründet.

Der Virusnachweis im Liquor sowie experimentelle und pathologische Beobachtungen haben in zunehmendem Maße zur Anerkennung der schon von KLEINSCHMIDT vertretenen *Virusgenese auch für die Spätform* geführt (LIPPELT und MÜLLER, THALHAMMER, SCHEID, MAYER et al.). Dies scheint umso berechtigter, als man auch in den meisten sonst noch betroffenen Organen das Mumpsvirus nachgewiesen hat (s. Diagnose).

Warum die Beteiligung der einzelnen Organe derart großen Schwankungen unterworfen ist und etwa die Hälfte der Infektionen klinisch unauffällig verläuft, läßt sich noch nicht beantworten. Änderungen in der pathogenen Qualität der Virusstämme sind nicht nachweisbar.

Ohne die Annahme einer Virämie wären die bekanntgewordenen *angeborenen Mißbildungen* nicht zu erklären (CLEMENT). Die Art der Schädigung hängt von dem Zeitpunkt der Infektion in der Gravidität ab (FLAMM). Die Gefährdung soll bei Mumps der Mutter in der Zeit der Organogenese im 1. Trimenon siebenmal größer als bei normaler Schwangerschaft sein (D'ORTOLI-MOULARD). Auch erhöht der Mumps die Häufigkeit des *Abortes* (THALHAMMER, HOLOWACH et al., BLATTNER und HEYS). Die *Seltenheit* der Mumpserkrankung bei Erwachsenen macht es jedoch unwahrscheinlich, daß die Zahl von Mißbildungen und Aborten nennenswert sein kann. Die Mißbildungsrate ist sicherlich nicht mit derjenigen bei Röteln vergleichbar.

Ob der positive Mumps-Hauttest bei Kindern mit *Endokardfibrose* und einer anamnestisch festgestellten Mumpsexposition der Mütter während der Schwangerschaft ätiologisch verwertbar ist (NOREN et al.), muß noch weiter untersucht werden.

Die Infektion hinterläßt eine dauerhafte *Immunität*, so daß Zweiterkrankungen nach klinischen Schätzungen weniger als 1 % ausmachen. Die Mumpsantikörper erreichen nach 2—3 Wochen ihren höchsten Titer und sinken dann allmählich ab, bleiben aber jahrelang nachweisbar. Klinisch stumme Infektionen verleihen, soweit man dem Antikörpertiter und dem Hauttest entnehmen kann, die gleiche Immunität wie klinisch manifeste Infektionen. Es ist nicht bekannt, mit welchen Antikörperspiegeln die Schutzwirkung korreliert ist. Möglicherweise wird die Immunität durch Reinfektionen wieder aufgefrischt. Infolge der relativ langen Inkubationszeit hat der Organismus bei Mumps Zeit zur anamnestischen Antikörperproduktion, so daß sich keine Krankheitserscheinungen entwickeln. Ein derartiger Mechanismus kann bei der Influenza weniger wirksam sein, weil die Inkubationszeit wesentlich kürzer ist.

Man weiß noch nicht, inwieweit die einzelnen Eigenschaften des Erregers für die Pathogenese verantwortlich sind. Beim Mumpsvirus ist jedoch auffallend, wie die *Pathogenität* vom Alter der Wirtsorganismen abhängt. Die Empfänglichkeit neugeborener Nager für die experimentelle Infektion geht bei der Reifung verloren. Bei jungen Hühnerembryonen ist die Infektion tödlich, bei älteren inapparent, bei über 16 Tage alten Embryonen unterbleibt die Vermehrung. Man ist geneigt, einen Vergleich mit dem Menschen anzustellen, dessen glücklicherweise geringe Sterblichkeit am höchsten unter den jüngsten Jahrgängen ist.

VI. Epidemiologie

Das epidemiologische Verhalten des über alle Erdteile verbreiteten Mumps hat sich seit altersher nicht verändert. Bisher galt die Meinung, daß der Mensch der einzige *Wirt* und damit die einzige Infektionsquelle darstellt. Die schon im letzten Jahrhundert geäußerte Ansicht, daß Hunde für eine Mumpsinfektion empfänglich seien, wurde an zwei typischen Fällen klinisch und durch Virusisolierung bestätigt (NOICE et al.). Auch wurden Antikörper bei normalen Hunden nachgewiesen (MORRIS et al.). Daneben sollen auch Katzen empfänglich sein (WOLLSTEIN). Es ist nicht bekannt, ob sich aus diesen Einzelbefunden epidemiologische Konsequenzen ergeben.

Die *Ansteckungsfähigkeit* des infizierten Menschen setzt schon 2—6 Tage vor Krankheitsbeginn ein und bleibt etwa 1—3 Wochen (G. HENLE et al.), nach vereinzelten Angaben sogar bis zu 6 Wochen, bestehen. Eine Virusausscheidung im *Speichel* findet sich nicht nur bei Parotitis, sondern auch bei Mumps ohne Parotitis

(MURRAY et al.) und schließlich auch bei klinisch stumm Infizierten (G. HENLE et al.), die eine wichtige Rolle für das Fortbestehen von Infektketten spielen.

Das Mumpsvirus wird mindestens 10 Tage lang auch im *Urin*, ferner im *Stuhl* und in der *Muttermilch* ausgeschieden, jedoch ist nicht bekannt, ob es auf diesem Weg zu Infektionen führt.

Die *Übertragung* erfolgt direkt durch Speicheltröpfchen von Mensch zu Mensch beim Husten, Sprechen, Niesen und Küssen. Demgegenüber scheint die indirekte Infektion durch verunreinigte Gegenstände (Spielzeug, Waschutensilien, Eßgeschirr) eine untergeordnete Rolle zu spielen. Eine wichtige Voraussetzung für das Zustandekommen einer Infektion ist ein besonders enger Kontakt. Gegenüber Umwelteinflüssen (Austrocknung, Wärme, Strahlung) besitzt das Mumpsvirus eine nur geringe Resistenz.

Unter gleichen Bedingungen ist der Mumps weniger ansteckend als Masern und Windpocken, jedoch mehr als Scharlach und Diphtherie (GORDON und HEEREN). Seine *Verbreitung* wird — soweit das aus Antikörperstudien entnommen werden kann — nicht von sozialen und hygienischen Bedingungen beeinflußt. Er kommt zwar sporadisch vor, ist aber im allgemeinen, besonders in der städtischen Bevölkerung, endemisch verbreitet und tritt epidemisch nur dort auf, wo viele empfängliche Personen leben. Das Virus besitzt wegen seiner geringen Resistenz eine verhältnismäßig geringe Ausbreitungstendenz, so daß im allgemeinen *nur „Kleinraumepidemien"* in engeren Lebensgemeinschaften (Kindergärten, Schulen, Internaten, Krankenanstalten, Kasernen) zustandekommen. Eine Verschleppung des Erregers über weite Strecken findet nicht statt.

Die größere jahreszeitliche *Häufigkeit* des Mumps im Herbst, Winter (Maximum im Dezember und Januar) und Frühjahr ist nicht nur mit dem engeren Kontakt, sondern wohl auch damit zu erklären, daß der Erreger bei tieferer Temperatur in der Umwelt länger infektionstüchtig bleibt. Allerdings gibt es auch Sommerepidemien (LIPPELT und MÜLLER). In Klimazonen ohne ausgeprägte jahreszeitliche Temperaturschwankungen fehlt ein Saisongipfel.

Säuglinge erkranken infolge der mütterlichen „Leihimmunität" nur selten. Die passive Immunität dauert im allgemeinen 6—8 Wochen, höchstens 6 Monate. Die *Durchseuchung* erfolgt im wesentlichen *zwischen dem 4.—15. Lebensjahr*. Die 15jährigen sind in Deutschland zu 80—90 % Träger von Antikörpern (VIVELL und MARQUARDT, MÜLLER), in den USA zu 60 % und im 25. Lebensjahr zu 85 % (PAUL et al.). In abgelegeneren Gebieten ist die Durchseuchungsrate wesentlich geringer. Bei Bewertung von Antikörperspiegeln sollte man bedenken, daß der Titer bei Immunen im Laufe der Zeit unter die Nachweisbarkeitsgrenze absinken kann (BLACK). Andererseits werden Mumps-Antikörpertiter auch nach Parainfluenzainfektionen ohne Anhalt für eine entsprechende Anamnese gefunden (HSIUNG et al.). Allerdings scheinen diese unspezifischen Parainfluenzaantikörper viel kurzlebiger zu sein.

Krankheitserscheinungen werden bei nur etwa *50 %* unserer Population beobachtet; genaue Zahlen existieren nicht, weil keine Meldepflicht besteht. Die wiederholt behauptete höhere Disposition des männlichen Geschlechts dürfte äußere Gründe haben, wie z. B. das häufigere Gemeinschaftsleben männlicher Jugendlicher. Der Genius epidemicus ist großen Schwankungen hinsichtlich Morbidität, Schweregrad und Komplikationsrate (z. B. Meningoencephalitis, Orchitis) unterworfen. Der Anteil der bei der Primärinfektion latent Infizierten schwankt ebenfalls von Epidemie zu Epidemie. Ihr Anteil beträgt mindestens 30—40 %, wie man serologischen Erhebungen und experimentellen Infektionen entnehmen kann (VIVELL und GRAMLICH). Der Durchseuchungsgrad unserer Bevölkerung ist also weit höher als die Erkrankungsziffern erkennen lassen.

VII. Klinisches Bild

1. Symptomatologie

Die *Inkubationszeit* beträgt durchschnittlich 17—21 Tage; gelegentlich ist sie auf 14 Tage verkürzt oder auf 33 Tage verlängert.

Prodromalerscheinungen werden selten beobachtet. Dem eigentlichen Krankheitsbeginn gehen 1—3 Tage zuvor uncharakteristische Symptome wie Spielunlust, Mattigkeit, Anorexie, gelegentlich auch Kopf-, Hals-, Nacken- und Ohrenschmerzen voran. Durchfälle, Nasenbluten oder meningitische Reizerscheinungen werden in dieser Phase selten beobachtet. Auch Temperatursteigerungen, sogar mit „Fieberkrämpfen", können der Parotisschwellung vorausgehen, in anderen Fällen ist die Temperatur völlig normal.

Das diagnostisch wichtigste Leitsymptom ist bei etwa 80 % der Mumpskranken eine *Parotitis* von unterschiedlichem Ausmaß (Abb. 1). Die Parotisschwellung findet sich entsprechend dem anatomischen Sitz der Ohrspeicheldrüse *vor dem Ohr* auf dem M. masseter *und unter dem Ohr* in der Grube zwischen Unterkieferast und Proc. mastoideus. Das Ohrläppchen steht meist nach außen ab, was besonders gut bei Beobachtung von hinten zu erkennen ist. Oft wird der Kopf nach der erkrankten Seite reflektorisch ruhig gehalten.

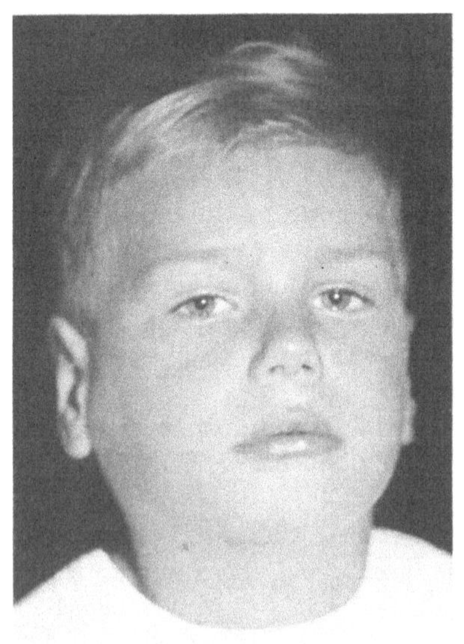

Abb. 1. Kleinkind mit Parotitis epidemica rechts

Die geschwollene Parotis fühlt sich teigig-derb an. Sie ist gut abgrenzbar und beim Palpieren meist schmerzhaft. Bei starker Schwellung ist die Haut straff gespannt, leicht glänzend, aber nur selten gerötet. Manchmal entwickelt sich ein kollaterales Ödem, das sich bis zum Kieferwinkel und den Schläfen erstrecken kann. Die Mitbeteiligung der regionären Lymphknoten ist unterschiedlich. Die Patienten klagen häufig über Spannungsgefühl. Die Beschwerden beim Öffnen des Mundes und beim Kauen können bis zur Kiefersperre gesteigert sein. Manchmal werden die Schmerzen auch ins Ohr lokalisiert. Der Gehörgang kann soweit eingeengt werden, daß die Hörfähigkeit eingeschränkt ist. An der Wangenschleimhaut erkennt man häufig eine Prominenz und Rötung des Ausführungsganges der Parotis. Die Mundschleimhaut ist manchmal entzündlich gerötet, es kann auch eine Pharyngitis bestehen; Die Salivation bleibt im allgemeinen unverändert. Häufig stellt sich ein foetor ex ore ein.

Die Parotitis *beginnt* oft *einseitig*, und zwar vorwiegend links. Bei *70—80 %* der Patienten *folgt* die andere Seite unter erneutem Temperaturanstieg im Abstand von 1—3 Tagen, selten erst nach 1—6 Wochen. Die Schwellung geht bei einseitigem Prozeß schon innerhalb weniger Tage zurück, bei *beiderseitigem Befall* hält sie bis zu 2 Wochen an. Selten bleiben chronische Schwellungszustände der Parotis mehrere Monate lang bestehen; es kann auch zu eitriger Entzündung durch bakterielle Sekundärinfektion kommen.

Die *Glandula submandibularis* schwillt in fast der Hälfte der Fälle gleichzeitig, manchmal auch bis zu 11 Tagen später, an. Die isolierte ein- oder doppelseitige Schwellung (bis zu 50 % der Fälle) wird leicht als Lymphknotenschwellung verkannt. Ihre Lokalisation unter dem Unterkiefer vor dem Lymphknoten des Kieferwinkels und die ovale, abgeplattete Eiform der Glandula submandibularis schützen vor Verwechslung. Ihr Befall kann unter dem Kinn von starkem Ödem begleitet sein, das manchmal das Brustbein erreicht. — Die *Unterzungendrüse* kann ebenfalls gleichzeitig, aber auch isoliert, befallen werden. Ihre Anschwellung führt zu einer Vorwölbung der Mundschleimhaut in der Plica sublingualis, die oft der Beobachtung entgeht.

Das Verhalten der *Körpertemperatur* ist uneinheitlich. Etwa $^1/_3$ der Fälle verläuft ohne Fieber, andererseits kann eine Temperaturerhöhung zwischen 39° und 40° als Kontinua oder remittierend 2—6 Tage lang bestehen. Das Fieber klingt schneller ab als die Parotisschwellung. Eine zweigipflige Fieberkurve, wie sie für viele Krankheiten mit Virämie kennzeichnend ist, wird bei Mumps in der Regel vermißt. Bei nachträglichem Befall einer Speicheldrüse, bei Mitbeteiligung eines anderen Organs oder bei bakteriellen Komplikationen kommt es zu einer erneuten Fieberzacke.

Im *Blutbild* zeigt sich anfangs eine leichte Erniedrigung der Leukocytenzahl, der bald eine Normalisierung oder leichte Erhöhung folgt. Die Lymphocyten und Monocyten sind vermehrt; meist wird im weiteren Verlauf ein deutlicher Anstieg der Eosinophilen beobachtet. Eine parainfektiöse Thrombocytopenie ist selten. Elektrophoretisch sind die α_2- und β-Fraktionen der Globuline erhöht. Die Blutsenkungsgeschwindigkeit ist normal oder nur unwesentlich beschleunigt. Fast regelmäßig ist der Diastasespiegel erhöht. Die Bestimmung der Urindiastase ist derjenigen der Blutdiastase unterlegen (Loeschke). Eine relative Bradykardie gilt als die Regel.

Die nachfolgenden Manifestationen des Mumps sind früher als Komplikationen aufgefaßt worden. Sie gehören jedoch zum Symptomenkomplex der Erkrankung und können die primären oder sogar einzigen Krankheitszeichen darstellen (Mumps ohne Parotitis).

Die Häufigkeit der *Miterkrankung anderer exo- und endokriner Drüsen* steigt bei Mumps *mit zunehmendem Lebensalter* der Kranken an. Hier muß in erster Linie die *Orchitis* genannt werden, die vor der Geschlechtsreife recht selten ist, danach aber bei 10—40% der Mumpsfälle beobachtet wird; bei manchen Epidemien betrug ihr Anteil bis zu 80%. Die Hodenentzündung kündigt sich im allgemeinen 1 Woche nach der Parotitis mit heftigem Fieber, Spannungsgefühl und großer Schmerzhaftigkeit der einseitig, bei $^1/_3$ der Fälle doppelseitig geschwollenen Testes an und kann von einer Epididymitis begleitet sein. Beim Anschwellen des entzündlichen Hodens kann es wegen der fehlenden Elastizität der Tunica albuginea zur Drucknekrose mit nachfolgender Atrophie kommen. Bei doppelseitigem Prozeß ist Sterilität die Folge. Bei Frauen tritt keine sekundäre Sterilität auf, weil die Ovarien keine einengende Membran besitzen.

Wesentlich seltener als die Orchitis sind *Mastitis*, bevorzugt bei stillenden Müttern, ferner *Oophoritis* oder Ovarosalpingitis, von der Kinder und junge Mädchen in 5% betroffen werden sollen. Auch diese Erscheinungen können als primäre Mumpsmanifestation auftreten.

Bei Anschwellung der großen Labien ist an eine Mitbeteiligung der *Bartholinischen Drüsen* zu denken. Ödeme und Schwellung der oberen Augenlider, besonders lateral, sind die Folgen eines Befalls der *Tränendrüsen*. Ödem und Schmerzen über dem Brustbein weisen auf die Entzündung der *Thymusdrüse* hin. Selten ist auch die Erkrankung der *Schilddrüse*, jedoch wurde bei einer Epidemie in Israel eine Häufung der Thyreoiditis beobachtet (Eylan et al.). Inwieweit die Mumpsinfektion bei der Entwicklung eines Myxödems oder einer *chronisch lymphocytären Thyreoiditis* (Hashimoto) — etwa durch Ingangsetzung eines Autoimmunprozesses —

beteiligt ist, bedarf noch der Klärung (Doniach et al., Bansi et al., Heilmeyer und Müller).

Häufiger — besonders bei Erwachsenen — ist die *Pankreatitis*. Ihre Beteiligung soll bis zu 15 % betragen (Zelman). Sie kann ebenfalls isoliert, vor oder nach der Parotitis auftreten, meist tritt sie zwischen dem 2.—8. Krankheitstag in Erscheinung. Sie beginnt plötzlich mit einem Fieberschub und Schmerzen im Epigastrium oder verläuft mit Appetitlosigkeit, Erbrechen, Durchfall oder Verstopfung. Vorübergehend kann es zur Glykosurie, Acetonurie oder Fettdiarrhoen kommen. Röntgenologisch sind Vergrößerung der Duodenalschleife und Veränderungen der Reliefzeichnung der Duodenalschleimhaut beobachtet worden (Poppel und Bercow). In Zweifelsfällen kann die Messung der Serumlipasen diagnostisch weiterhelfen (Candel und Wheelock).

Bei Mumpsinfektionen kann für etwa 10 Tage eine *Milzschwellung* nachweisbar sein.

In den letzten Jahren hat die Beteiligung des *Nervensystems* anscheinend erheblich an Bedeutung gewonnen. Sie kann sich an den Hirnhäuten, dem Hirn und auch am Rückenmark abspielen. Die Folgen sind: Meningitis, Encephalitis und Myelitis, die sich aber nicht immer scharf abgrenzen lassen. In den meisten Fällen handelt es sich um eine *Meningoencephalitis*. Ganz selten ist die *Meningo-Encephalo-Myelitis*. Die zentralnervösen Erscheinungen treten nur selten vor der Parotitis auf; sie stellen sich vielmehr gleichzeitig (parainfektiös) oder häufig auch 1—4 Wochen später (postinfektiös) ein oder kommen auch isoliert vor (s. Utz et al., Scheid). Knaben scheinen häufiger daran zu erkranken als Mädchen (Murray et al.).

Die Beteiligung der Meningen schwankt von Epidemie zu Epidemie beträchtlich. Es finden sich Angaben von 0,1—60 %. Die *Mumpsmeningitis* gilt als die häufigste Form der Virusmeningitiden. Ihr Anteil wird mit mehr als 20 % (Lippelt und Müller, Bruyn et al.), unter anderen Bedingungen mit 7 %, angegeben (Lennette et al.). Sie beginnt plötzlich unter heftigem Fieber und meningealen Symptomen (Kopfschmerzen, Schwindel, Bradykardie, Erbrechen, Nackensteifigkeit, Hyperreflexie, Berührungsempfindlichkeit, positiver Kernig und Babinski, Unruhe, Krämpfe, Bewußtseinsstörungen, Delirien). Die Prognose entscheidet sich meist schon in 2—3 Tagen. Aber auch ohne nachweisbaren Meningismus kann ein pathologischer Liquorbefund, wie Fanconi in 25 % und Afzelius-Alm bei 55 % der Parotisfälle feststellten, vorliegen. Deshalb ist die Häufigkeit der zentralnervösen Mitbeteiligung nur durch systematische Liquorkontrollen zu erfassen. Die meningitischen Erscheinungen sind meist recht flüchtig; Kopfschmerzen und Liquorveränderungen können jedoch noch wochenlang bestehen bleiben. Rezidive sind möglich.

Das Ergebnis der *Liquoruntersuchung* ist für die Diagnose entscheidend. Der Liquor ist meist klar oder nur leicht getrübt, der Druck häufig erhöht. Die Zellzahl schwankt zwischen 30/3 und mehreren 100/3, nicht selten besteht eine Pleocytose von sogar 3000—5000/3 Zellen/mm^3, woran die Lymphocyten mit über 90 % beteiligt sind. In solchen Fällen ist eine differentialdiagnostische Abklärung von anderen Formen der abakteriellen und der beginnenden eitrigen Meningitis notwendig. Dies gilt insbesondere für die Fälle ohne erkennbare Parotisbeteiligung. Das Gesamteiweiß im Liquor ist nur wenig (30—60 mg %) erhöht, der Eiweißquotient zugunsten der Globulinfraktion verschoben, der Zuckergehalt ist im Gegensatz zu Tuberkulose nicht erniedrigt. Ein Spinnwebsgerinnsel bildet sich nicht (Krepler). Die Kolloidkurven sind meist normal; gelegentlich zeigt die Mastixkurve eine Linkszacke. Die Normalisierung der Liquorwerte benötigt bis zu 6 Wochen, obwohl sich der Patient in der Regel schon vorher erholt hat.

Eine große Seltenheit ist die *Mumpsencephalitis*. Ihre Symptome lassen sich in Allgemein- und Herderscheinungen einteilen. Zu den Allgemeinsymptomen gehören schrilles Aufschreien, Bewußtseinsstörungen, Tremor und Krämpfe. Spastische Paresen, Lähmungen einer Extremität oder mehrerer Glieder weisen auf Herdsymptome hin. Von den Hirnnerven sind besonders die Augenmuskelnerven, vor allem der Abducens, selten der Nervus facialis, trigeminus und opticus betroffen. Bei Beteiligung des Rückenmarks können sich Querschnittslähmungen auch nach Art der Landry'schen Paralyse einstellen und wie eine paralytische Poliomyelitis verlaufen (LENNETTE et al.). Ferner wurde auch eine mononeuritische Serratuslähmung beobachtet (STUTTE).

2. Seltene Komplikationen

Auch Schädigungen des *Gleichgewichts- und Hörorgans* kommen — allerdings sehr selten — vor. Sie werden bei Kindern manchmal erst nach Wochen bemerkt. In der Mehrzahl der Fälle tritt die Ohrerkrankung einseitig auf. Es werden Schwindelanfälle, Gleichgewichtsstörungen, Nystagmus, Erbrechen und sogar Taubheit beobachtet. EIGLER sowie MAURER et al. haben zusammenfassend zur Frage der Hörschäden nach Mumps-Meningoencephalitis Stellung genommen.

Durch *bakterielle Sekundärinfektionen* kann es zu einer Otitis media, Abszedierung der Parotis oder Sepsis kommen. Erkrankungen *anderer Organsysteme* wurden nur vereinzelt mitgeteilt, z. B. Exantheme mit Hämorrhagien (ZELLWEGER), ferner Larynxödem, Herzerkrankungen (Endo-, Peri- und vor allem Myokarditis). Amerikanische Autoren sahen diese bei höchstens 15% der Fälle (ROSENBERG, BENGTSON und ÖRNDAHL). Über eine paroxysmale Kälte-Hämoglobinurie nach Mumps berichtet COLLEY. Schließlich sind neben Leberparenchym- und Nierenschäden auch Gelenkbeschwerden („Mumps-Arthritis" s. LASS und SHEPHARD), Keratitis und Pleurodynie (JÄHRIG und KEWITSCH) mit dem Mumps in Verbindung gebracht worden, ohne daß der Zusammenhang virologisch gesichert ist.

3. Diagnostische Hilfsmittel

Wenn das Leitsymptom Parotitis vorliegt, sind ätiologische Laboratoriumsuntersuchungen nicht erforderlich. Sie bleiben der Klärung des Mumps ohne Parotitis vorbehalten. Zur Feststellung *zentralnervöser Störungen* kann neben der *Liquoruntersuchung* auch eine Elektroencephalographie durchgeführt werden. Die damit festgestellten Veränderungen verschwinden wieder bei der Genesung (THALHAMMER, MAYER et al.).

Zur Erkennung eines *Speicheldrüsenbefalls* (Parotitis mit und ohne Pankreatitis) hat sich die *Erhöhung des Serum-Amylasespiegels* als wichtiger Hinweis bewährt, wie zuerst von LOESCHKE festgestellt und in neuerer Zeit mit der Bestimmungsmethode nach SMITH und ROE bestätigt wurde (LÖHR et al.). Auch die *Erhöhung der Serum- sowie der Urindiastase* (über 1:256) ist diagnostisch verwertbar (BIELING und KOCH, SEDALLIAN et al.). Ferner werden ein verzögerter, übernormal hoher Blutzuckeranstieg nach peroraler Zuckergabe (MOMMSEN und MAYER) oder eine vermehrte Serumlipase beschrieben, die nur bei Pankreaserkrankungen erhöht ist.

Die Ätiologie kann nur mit *virologischen Methoden* geklärt werden. Die von mancher Seite empfohlene intracutane *Hautallergieprobe* mit einer inaktivierten Virussuspension (ENDERS et al., MASLENNIKOVA) besitzt keinen Wert für die Diagnostik im akuten Stadium, da sie erst nach 2—3 Wochen positiv wird. Das Auftreten eines Erythems und einer Induration (Durchmesser 1 cm) weist auf eine Immunität hin und gestattet nur eine retrospektive Feststellung der Infektion (OLDFELT, CABASSO und HOAGLAND). Die Lokalreaktion an der Injektionsstelle wird nach 2 Tagen abgelesen (GILL) und verschwindet innerhalb von 5 Tagen. Empfängliche Personen reagieren nicht. Bei ihnen kann die Hautprobe aber zur Antikörperbildung führen und damit eine spätere serologische Diagnosestellung erschweren. Der Wert der Hautprobe liegt in dem Nachweis der Immunität bzw. Empfänglichkeit von Erwachsenen (ANGLE). Es ist jedoch nichts darüber bekannt, ob er — entsprechend der Antigengemeinschaft — auch bei Infektionen mit Parainfluenzaviren positiv wird.

Auch die *Cytodiagnostik* im Mumpsspeichel der ersten Krankheitstage kann nicht empfohlen werden, weil zu viele Fehlerquellen bestehen.

Eine spezifische Diagnose setzt den Erregernachweis und einen Titeranstieg entsprechender Antikörper voraus.

Die größten Erfolgsaussichten für die *Virusisolierung* bestehen in den ersten Krankheitstagen. Sie gelingt am sichersten im Speichel (von der Öffnung des Ductus parotideus mit mechanischem Aspirator entnehmen) oder Mundspülwasser und Liquor, wo in der ersten Woche mit etwa 50 % positiver Resultate zu rechnen ist. Das Virus wurde aber auch aus Speicheldrüsengewebe, Pankreas, Ovar, Hoden und Schilddrüse, aus Urin, Muttermilch und Stuhl isoliert. Zu Beginn der Krankheit kann noch die Virämie erfaßt werden (Lit. s. HAAGEN). Im Speichel, Blut und Urin ist das Virus auch bei Mumps ohne Parotitis angetroffen worden.

Das *Material* muß möglichst frisch in die Amnionhöhle von Hühnerembryonen verimpft oder auf die noch empfindlicheren Affennieren-Zellkulturen gegeben werden. Zur Isolierung sind meist 1—2 Blindpassagen erforderlich. Die Identifizierung isolierter Stämme erfolgt mit Mumps-Antiseren vom Menschen oder Tier in der Komplementbindungsreaktion, dem Antihämagglutinintest oder im umständlicheren Neutralisationsverfahren. Im günstigsten Fall gelingt die Züchtung und Identifizierung in 3—5 Tagen.

Zur *Serodiagnostik* benötigt man 2 Blutproben (ohne Zusatz) von je etwa 5 ml aus der akuten Krankheitsphase und 2—3 Wochen später aus der Rekonvaleszenz, da nicht ein Einzelwert, sondern nur ein Titeranstieg um mindestens das Vierfache Beweiskraft besitzt. Am meisten wird die *Komplementbindungsreaktion mit V-Antigen* aus infizierter Allantoisflüssigkeit durchgeführt. Daneben ist aber auch die *Verwendung von S-Antigen* vorteilhaft, weil es eine schnellere Diagnose ermöglicht. Die S-Antikörper erreichen etwas frühzeitiger ihr Maximum als die V-Antikörper (2 bzw. 3—4 Wochen), sinken aber rascher wieder ab, während die V-Antikörper monate- bis jahrelang persistieren. Die Anwesenheit von S-Antikörpern weist demnach auf eine relativ frische Infektion hin (SIEGERT et al.). Der Antihämagglutinintest, der dem *Hirst*-Test bei Influenza entspricht, ist weniger gebräuchlich, weil er etwas später positiv wird und durch unspezifische Hemmstoffe gestört werden kann, die vorher entfernt werden müssen. Die Neutralisationsreaktion ist den vorgenannten Methoden gegenüber zu aufwendig. Bei der Serodiagnose muß an die Antigengemeinschaft mit den Parainfluenzaviren gedacht werden. Bei Patienten mit Mumps-Meningoencephalitis wurden Antikörper im Liquor gefunden (HOOK et al., LENNARTZ).

4. Diagnose und Differentialdiagnose

Bei Vorliegen einer Parotitis wird die Diagnose klinisch gestellt.

Die Differentialdiagnose zur *Lymphadenitis colli* ist bei Kenntnis der Anatomie der Speicheldrüse im allgemeinen nicht schwierig. Das gleiche gilt für das *Pfeiffer'sche Drüsenfieber*, bei dem allerdings GLANZMANN auch einmal eine Parotisschwellung beobachtet hat. Von der Parotitis epidemica ist die *Parotitis purulenta* abzutrennen. Sie betrifft Neugeborene, aber auch schwerkranke, kachektische ältere Kinder und Erwachsene, wenn sie u. a. an Sepsis, Typhus, Scharlach, eitriger

Peritonitis, Dysenterie, Fleckfieber, Pneumonie oder im Anschluß an Operationen erkranken. Diese eitrige Parotitis kommt meist sekundär durch ascendierende Staphylokokken zustande, seltener hämatogen.

Ferner müssen gut- und bösartige *Parotistumoren* (Lymph- und Hämangiome, Sarkome und Mischgeschwülste) einschließlich des Mikulicz-Syndroms unterschiedlicher Ätiologie, beim Kind insbesondere auch die Speicheldrüsenbeteiligung bei Leukämie, abgetrennt werden. Auf die frühzeitige Beteiligung der Speicheldrüsen beim Morbus-Hodgkin und bei Besnier-Boeck-Schaumann'scher Erkrankung sei ebenfalls hingewiesen. Selten findet man eine chronisch-symmetrische Parotishypertrophie bei Fettleibigkeit, Diabetes mellitus und anderen *endokrinen Störungen.* In Betracht kommen auch Parotisschwellungen bei Tuberkulose, Lues und Aktinomykose sowie bei Jod-, Blei- und Quecksilberintoxikation. ALLISON berichtete über schmerzhafte Parotisschwellung nach Gaben von Thiouracil.

Die früher wichtigste Differentialdiagnose gegenüber der *toxischen Diphtherie* ist heute nur noch selten notwendig. Bei ihr kann die starke Lymphknotenschwellung im Kieferwinkel zu ähnlichen Entstellungen des Gesichts führen; allerdings ist die Schwellung bei Mumps — wie gesagt — mehr vor dem Ohr. Der Lokalbefund an den Tonsillen klärt in Zweifelsfällen die Diagnose, wenn nicht ausnahmsweise eine Angina die Mumpsinfektion begleitet.

Ein *Ödem der Parotisgegend* kann auch durch Impetigo, Osteomyelitis, Gehörgangsfurunkel, Erysipel u. a. hervorgerufen werden. Große Schwierigkeiten können bei erstmaligem Auftreten *recidivierende Speicheldrüsenschwellungen* bereiten. Diese entstehen durch Speichelsteine oder Dyschylien funktioneller oder organischer Ursache. Zur Erkennung von Speichelsteinen kann eine Kontrastmitteldarstellung (Sialographie) notwendig werden. Eine familiär vorkommende recidivierende Parotisschwellung beobachtete WIEDEMANN. Bei Erwachsenen sind auch das von HEERFORDT beschriebene Syndrom „*Febris uveo-parotidea subchronica*", das mit doppelseitiger Iridocyclitis, monatelang andauerndem Fieber, Parotisschwellung und Parese cerebrospinaler Nerven (N. facialis) einhergeht, wie auch das *Sjögren-Syndrom* abzutrennen, das vorwiegend bei Frauen im Klimakterium vorkommt und in 30% Speicheldrüsenschwellungen in Verbindung mit u. a. primär-chronischer Polyarthritis und Keratokonjunktivitis sicca zeigt. Ganz analoge Veränderungen der Speicheldrüse wurden bei den Kollagen-Krankheiten beschrieben und von RAUCH als „Kollagensialosen" zusammengefaßt.

Die Abgrenzung der *Mumpsmeningitis* von anderen serösen Meningitiden erfolgt anamnestisch bzw. epidemiologisch, serologisch — vor allem durch den Titeranstieg komplementbindender Antikörper — und durch das Ergebnis der Liquoruntersuchung. Hier sind besonders die normalen oder gering erhöhten Zuckerwerte bei Mumps-Meningoencephalitis zur Abtrennung von der tuberkulösen Meningitis wichtig. Gelegentlich kann eine Mumps-Meningomyelitis wie eine paralytische Poliomyelitis verlaufen. Gegen Poliomyelitis spricht die bei Mumps meist schon von Anfang an ausgeprägte mononucleäre Pleocytose; gelegentlich aber muß die serologische Diagnostik den Beweis erbringen (LENNETTE et al.).

Bei der isoliert auftretenden *Orchitis* kommt es darauf an, andere spezifische Ursachen (Gonorrhoe, Syphilis, Tuberkulose) auszuschließen.

5. Prognose

Die Prognose der *Parotitis* ist in der Regel gut, bei der *Orchitis* aber zweifelhaft wegen der bei der Hälfte der Kranken auftretenden Hodenatrophie, die in 13% zur Sterilität führt (WERNER). Fertilitätsstörungen sind aber auch ohne erkennbare Orchitis möglich. Etwa 10—12% aller Fälle von Impotentia generandi sollen auf Mumps zurückgehen (NIKOLOWSKI). Diabetische Erkrankungen kommen —

allerdings äußerst selten — als Folgezustände spezifischer *Pankreatitiden*, aber auch bei latenter Mumpsinfektion (McCrae) vor. Trotz Pankreasbeteiligung wirkt sich der Mumps beim Diabetiker im allgemeinen nicht nachteilig aus. Restzustände im Sinne einer Pankreasinsuffizienz können bestehen bleiben.

Mit Zurückhaltung sollte man die Prognose der *zentralnervösen Erscheinungen* beurteilen. Bleibende Restschäden werden mit 5—10 % angegeben (Oldfelt). Bei sensiblen Personen sollen noch lange Zeit Kopfschmerzen, verminderte Leistungsfähigkeit, Anorexia, erhöhte Reizbarkeit, Affektlabilität, Unruhe und Schlafstörungen bestehen bleiben. Todesfälle werden aber nur selten beobachtet (Kaplan et al.). Als Folgeerscheinungen der Meningoencephalitis werden erwähnt: Facialisschwäche, Paresen, Krampfleiden, Intelligenzstörungen und Erblindung. Zur Taubheit führende Akustikus- und Labyrintherkrankungen sollen etwa 1 % aller Ertaubungen ausmachen. Zweimal wird in der Literatur über das Auftreten von Diabetes insipidus nach Mumpsencephalitis berichtet (Ajans et al.).

6. Prophylaxe

Isolierung und Quarantäne von Mumpskranken und Kontaktpersonen sind nicht besonders erfolgreich. Dennoch ist eine *Expositionsprophylaxe* durchaus gerechtfertigt, wenn man die möglichen Folgen der Krankheit bedenkt. Obwohl der Erreger im allgemeinen nur während der ersten Krankheitstage im Speichel ausgeschieden wird, sollte man — wenn die Drüsenschwellung abgeklungen ist — die Isolierung mindestens noch eine Woche lang fortsetzen. Kontaktpersonen sollten mindestens 3 Wochen von empfänglichen Personen ferngehalten werden. Die Exposition in Räumen dürfte durch häufiges Lüften sowie durch UV-Bestrahlung und Aërosolbehandlung der Raumluft verringert werden.

Zur *Individualprophylaxe* exponierter Kinder in Heimen und Schulen oder von Schwangeren in Epidemiezeiten kann Gammaglobulin versucht werden, das allerdings möglichst frühzeitig in einer Dosierung von 0,2—0,4 ml/kg Körpergewicht verabreicht werden sollte. Die Erfahrungen sind — ebenso wie bei Verwendung von Rekonvaleszentenseren — meist zu optimistisch interpretiert worden. Die passive Immunität ist höchstens von 2—3 Wochen Dauer. Ein wirksamer Schutz ist nur durch spezifische Immunisierung möglich.

Die allgemeine *Massenprophylaxe* durch aktive Immunisierung ist wegen der geringen Ausbreitungstendenz der Mumpsausbrüche und dem meist gutartigen Krankheitsverlauf kaum gerechtfertigt. Die *Schutzimpfung* kann aber für gefährdete kleinere Lebensgemeinschaften, z. B. in Heimen und Kasernen, durchaus nützlich sein.

Am Menschen erprobt wurden zahlreiche *nichtvermehrungsfähige Impfstoffe*. Es handelt sich im wesentlichen um Vaccinen aus infizierten Bruteiern (Amnion-, Allantoisflüssigkeit), die mit Formol oder UV-Bestrahlung inaktiviert (Beveridge und Lind, Habel, Sohier, Penttinen et al.) und z. T. konzentriert oder mit Adjuvantien angewandt worden sind (G. Henle et al.).

Schon nach einmaliger sub- oder intrakutaner Injektion kam es zur deutlichen Antikörperbildung, Reduktion der Erkrankungsziffer um mindestens $^2/_3$, Abschwächung der Krankheitssymptome sowie zur deutlichen Verminderung der Orchitis-Häufigkeit. Empfohlen werden zwei Injektionen im Abstand von 4 Wochen und eine dritte Auffrischungsimpfung nach längerem Intervall (W. Henle et al.).

Schließlich wurden auch Impfungen mit *vermehrungsfähigem Kulturvirus*, das durch zahlreiche Bruteipassagen abgeschwächt worden war, durchgeführt. Die künstliche Infektion erfolgte durch Versprühung in den Mund, wobei allerdings einige Kinder aus einem großen Kollektiv leicht an Mumps erkrankten. Die Antikörperantwort war zufriedenstellend (G. HENLE et al.). Wesentlich umfangreicher sind die in der UdSSR durchgeführten Versuche mit intradermaler Gabe des Lebendimpfstoffs, die zu einer Verringerung der Erkrankungshäufigkeit auf $^1/_{10}$ führten.

Bei der Mehrzahl der Kinder wurde eine lokale Hautreaktion an der Injektionstelle wie bei der Hautallergieprobe beobachtet. Sie erreichte nach 24 Std ihren Höhepunkt und verschwand nach 2—3 Tagen. Ein deutlicher Titersprung der Antihämagglutinine trat bei 75 % der Impflinge auf, jedoch gingen die Antikörper nach 3 Monaten wieder zurück. Der Hauttest war zur Bestimmung der postvaccinalen Immunität empfindlicher, er wurde bei 81 % positiv und blieb es länger als 18 Monate. Eine Kombination der Impfung mit der Poliomyelitisvaccine (SALK) ist möglich. Die Unschädlichkeit des Mumpsimpfstoffs ergab sich aus 30000 Schutzimpfungen an Kindern im Vorschul- und frühen Schulalter (SMORODINTSEV). Seltene Erkrankungen bei Impflingen zeichneten sich durch milden klinischen Verlauf aus und boten das Bild eines abortiven Mumps. Die Kontagiosität dieser Fälle war — verglichen mit der natürlichen Erkrankung — äußerst gering. Kontraindikationen bestehen wie bei Diphtherie-, Pocken- oder Poliomyelitisimpfung.

Zur Bewertung neutralisierender Mumpsantikörper wurde ein Zellkultur-Test als Hilfsmittel für die Beurteilung von Impfexperimenten mit Mumpsvaccinen entwickelt (DEINHARDT und SHRAMEK).

7. Therapie

Eine spezifische Therapie gibt es nicht. Die Behandlung der Parotitis ist deshalb rein *symptomatisch*. Während des akuten Stadiums ist Bettruhe notwendig. Die Kost sei breiig-flüssig, um die Schmerzen beim Kauen zu vermindern. Häufig sind Analgetica angezeigt. Lokal werden Watteverbände, Salbeneinreibung, kombiniert mit Öl, oder auch feuchte Umschläge, z. B. mit essigsaurer Tonerde, angenehm empfunden. Wichtig erscheint die Mundpflege, z. B. mit Salbeitee unter Zusatz von Glycerin oder von H_2O_2 oder „Rachendesinfizientien".

Bei *cerebralen Symptomen* wirkt die Liquorentnahme entlastend, oft auch fiebersenkend. Auch intravenöse Gaben von hypertoner (40 %iger) Traubenzuckerlösung werden dabei empfohlen. Eine Beeinflussung des Krankheitsbildes durch Tetracycline (RIEDER et al.) muß bezweifelt werden. Intrathekale Corticoidgaben sind umstritten.

Bei *Meningo-Encephalomyelitis* wurden hohe intravenöse Dosen von Corticosteroiden — in Verbindung mit Hypothermie — empfohlen (SCHWARZ et al.).

Bei *Orchitis* wurden auch orale Gaben von Corticosteroiden angewendet (SCHLÜTER). Meist genügt es, den geschwollenen Hoden im Suspensorium zu halten; auch Salbenverbände, z. B. mit Hirudoid, können sich günstig auswirken. In schweren Fällen wurden zur Vermeidung einer Druckatrophie des Hodens chirurgische Maßnahmen (Spaltung der Tunica albuginea) empfohlen. Bei bakteriell bedingten Komplikationen müssen rechtzeitig Antibiotica gegeben werden.

Bei *Pankreatitis* im akuten Zustand macht die Pankreasinsuffizienz eine parenterale Ernährung notwendig. Sie wird durch Substitution (z. B. mit Pankreon u. a.) behoben. In leichten Fällen genügt Schonkost.

Die Gabe von menschlichem Gammaglobulin oder Rekonvaleszentenserum dürfte eher von prophylaktischem als therapeutischem Wert sein, jedoch liegen auch günstige Berichte über die Unterdrückung der Krankheitserscheinungen, z. B. bei Mitbefall der Keimdrüsen, vor (GELLIS et al.). Präparate aus Serum von Normalpersonen sind sicherlich von geringerem Wert als Gammaglobulin aus Rekonvaleszentenserum.

Literatur

A) Übersichtsarbeiten

Cantell, K.: Mumps virus. Advanc. Virus Res. **8**, 123—164 (1961). — **Enders, J.F.**: Mumps. In: Viral and rickettsial infections of man, 3rd ed., p. 780—789 (Rivers, Th.M., and F.L. Horsfall, ed.). Philadelphia-Montreal: J.B. Lippincott Comp. 1959. — **Grundler, E.**: Parotitis epidemica (Mumps). In: Handbuch der Kinderheilkunde, Bd. V, Infektionskrankheiten, S. 111—118. Berlin-Göttingen-Heidelberg: Springer 1963. — **Haagen, E.**: Viruskrankheiten des Menschen, Bd. I, S. 306—349. Darmstadt: Dr. Dietrich Steinkopff 1964. — **Kleinschmidt, H.**: Parotitis epidemica (Mumps). In: Handbuch Innere Medizin, 4. Aufl., Bd. I/1, S. 330—342. Berlin-Göttingen-Heidelberg: Springer 1952. — **Lippelt, H.**, u. **F. Müller**: Zum gegenwärtigen Stand der Mumpsforschung. Ergebn. Hyg. Bakt. **29**, 1—38 (1955). — **North, D.P.**: Ocular complications of mumps. Brit. J. Ophthal. **37**, 99—101 (1953). — **Scheid, W.**: Mumpsvirus und Nervensystem. Fortschr. Neurol. Psychiat. **27**, 72—129 (1959). — **Seifert, G.**: Mundhöhle, Speicheldrüsen, Tonsillen und Rachen. In: Spezielle pathol. Anatomie, Bd. I (hgg. v. W. Doerr und E. Uehlinger). Berlin-Göttingen-Heidelberg: Springer 1966.

B) Einzelarbeiten ab 1960

Ajans, Z., and **S. Najjar**: Diabetes insipidus following clinical mumps. Amer. J. Dis. Child. **102**, 865—867 (1961). — **Angle, R.M.**: The use of mumps skin test in adults. J. Amer. med. Ass. **177**, 650—651 (1961).

Bansi, H.W., **W. Leppin** u. **H. Lodenkämper**: Die entzündlichen Erkrankungen der Schilddrüse. Dtsch. med. Wschr. **85**, 693—700 (1960). — **Black, F.L.**: A nationwide serum survey of United States military recruits, 1962. III. Measles and mumps antibodies. Amer. J. Hyg. **80**, 304—307 (1964). — **Blattner, R.J.**, and **F.M. Heys**: Role of viruses in the etiology of congenital malformations. Progr. med. Virol. **3**, 325—326 (1961). — **Brandt, C.D.**: Cytopathic action of myxoviruses on cultivated mammalian cells. Virology **14**, 1—10 (1961). — **Burnet, F.M.**: Principles of animal virology, 2nd ed., p. 195. New York-London: Academic Press 1960.

Colley, E.W.: Paroxysmal cold haemoglobinuria after mumps. Brit. med. J. **I**, 1552—1553 (1964).

Deinhardt, F., and **G. Shramek**: Development of an attenuated mumps virus vaccine. I. Determination of neutralizing serum antibodies against mumps virus. J. Immunol. **93**, 462 to 465 (1964). — **Doniach, D.**, **R.V. Hudson**, and **I.M. Roitt**: Human auto-immune thyreoiditis: clinical studies. Brit. med. J. **I**, 365—373 (1960).

Gill, E.: Diagnostischer Hauttest bei Mumps. Dtsch. med. Wschr. **85**, 1504—1506 (1960).

Heilmeyer, L., u. **W. Müller**: Die autoantikörperbedingte Thyreoiditis. Dtsch. med. Wschr. **85**, 701—706 (1960). — **Horne, R.W.**, and **A.P. Waterson**: A helical structure in mumps, Newcastle disease and Sendai viruses. J. molec. Biol. **2**, 75—77 (1960). — **Horne, R.W.**, **A.P. Waterson**, **P. Wildy**, and **A.E. Farnaham**: The structure and composition of the myxoviruses. I. Electron microscope studies of the structure of myxovirus particles by negative staining techniques. Virology **11**, 79—98 (1960). — **Hotchin, J.E.**, **R. Deibel**, and **L.M. Benson**: Location of noncytopathic myxovirus plaques by hemadsorption. Virology **10**, 275—280 (1960). — **Hsiung, G.D.**, **P. Isacson**, and **G. Tucker**: Studies of parainfluenza viruses. II. Serologic interrelationships in humans. Yale J. Biol. Med. **35**, 534—544 (1963).

Jährig, K., u. **A. Kewitsch**: Atypischer Verlauf einer Stationsinfektion durch Mumpsviren. Dtsch. Gesundh.-Wes. **18**, 2000—2003 (1963).

Kaplan, M., **P. Straus**, **R. Grumbach**, **M. Designolle**, **P. Benaim**, et **P. Drapeau**: A propos de deux cas mortels d'oreillons avec méningite. Ann. Pédiat. **36**, 143—150 (1960). — **Krepler, P.**: Zur Differenzierung der Speicheldrüsenerkrankungen des Kindesalters. Wien. klin. Wschr. **76**, 60—66 (1964).

Lass, R., and **E. Shephard**: Mumps arthritis. Brit. med. J. **II**, 1613—1614 (1961). — **Lennette, E. H.**, **G.E. Caplan**, and **R.L. Magoffin**: Mumps virus infection simulating paralytic poliomyelitis. A report of 11 cases. Pediatrics **25**, 788—797 (1960). — **Löhr, H.**, **D. Booss** u. **H. Mentzel**: Zur Diagnostik zerebraler Komplikationen bei Mumpsvirusinfektionen. Kinderärztl. Prax. **31**, 477—483 (1963).

Maurer, H., **R.Th. Rieder** u. **C.J. Partsch**: Zur Frage der Hörschäden nach Mumps-Meningo-Enzephalitis. Mschr. Ohrenheilk. **97**, 492—497 (1963). — **Mayer, J.B.**, **R.Th. Rieder** u. **B. Dillschneider**: Die Inkubationsenzephalitis. Dtsch. med. Wschr. **86**, 1948—1952, 2008—2013 (1961). — **McCrae, W.M.**: Diabetes mellitus following mumps. Lancet **I**, 1300—1301 (1963). — **Murray, H.G.S.**, **C.M.B. Field**, and **W.J. McLeod**: Mumps meningo-encephalitis. Brit. med. J. **I**, 1850—1853 (1960).

Noren, G.R., **P. Adams** u. **R.C. Anderson**: Zur Diagnose der Endocardfibrose durch den Mumpshauttest. Fortschr. Med. **83**, 54—56 (1965).

Rieder, R.Th.: Die Mumpsenzephalitis ohne Parotitis. Arch. Kinderheilk. **165**, 151—166 (1962).

Scheid, W.: Zur Klinik der Viruskrankheiten des Nervensystems. Dtsch. Z. Nervenheilk. **182**, 455—471 (1961. — **Schlüter, K.**: Mumpsorchitis im Kindesalter und Kortikoidtherapie. Kinderärztl. Prax. **29**, 485—488 (1961). — **Schwarz, G. A.**, **D. C. Yang**, and **E. L. Noone**: Meningoencephalomyelitis with epidemic parotitis: clinicopathologic report. Arch. Neurol. **11**, 453—462 (1964). — **Siegert, R.**, **E. Betz** u. **G. Schmidt**: Zur Problematik des Pyrogenbegriffs, dargestellt am Beispiel der Viruspyrogene. Sitzungsberichte der Gesellschaft zur Beförderung der gesamten Naturwissenschaften zu Marburg **83/84**, 255—276 (1961/62). — **Siegert, R.**, and **P. Braune**: The pyrogens of myxoviruses. I. Induction of hyperthermia and its tolerance. Virology **24**, 209—217 (1964). ~ II. Resistance of Influenza A pyrogens to heat, ultraviolet, and chemical treatment. Virology **24**, 218—224 (1964). — **Smorodintsev, A. A.**: New data on live vaccines against poliomyelitis, mumps and measles. Progr. med. Virol. **3**, 273—286 (1961). — **Stickl, H.**: Hämolysierende Faktoren bei Influenza A- und Mumps-Virus. Klin. Wschr. **41**, 967—968 (1963).

Taylor, F. B., and **W. E. Toreson**: Primary mumps meningo-encephalitis. Arch. intern. Med. **112**, 216—221 (1963). — **Traver, M. I.**, **R. L. Northrop**, and **D. L. Walker**: Site of intracellular antigen production by myxoviruses. Proc. Soc. exp. Biol. (N.Y.) **104**, 268—273 (1960).

Wagner, R. R.: Viral interference. Some considerations of basic mechanisms and their potential relationship to host resistance. Bact. Rev. **24**, 151—166 (1960).

Newcastle disease des Menschen

Von Rudolf Siegert, Marburg/Lahn

I. Definition

Mit Newcastle disease bezeichnet man eine in allen Erdteilen en- oder epizootisch auftretende akute Viruskrankheit des *Hausgeflügels*. Sie betrifft den Respirations- und Gastrointestinaltrakt sowie das Zentralnervensystem und erreicht in Europa eine Letalität bis zu 90 %.

Die Infektion wird gelegentlich auf den *Menschen* übertragen, der an einer Conjunctivitis erkrankt, jedoch werden auch fieberhafte, grippeartige Erscheinungen beobachtet. Der Krankheitsverlauf beim Menschen ist gutartig.

Folgende *Synonyma* sind in Gebrauch: Newcastle disease, Pseudogeflügelpest, Pneumoencephalitis der Hühner, atypische Geflügelpest und asiatische Hühnerpest.

Von der Newcastle disease muß trotz klinischer und pathologisch-anatomischer Ähnlichkeit grundsätzlich die klassische Geflügelpest unterschieden werden, deren Erreger zur Influenzagruppe gehört und nicht auf den Menschen übertragbar ist.

II. Geschichte

Die atypische Geflügelpest wurde zum erstenmal 1926 von Kraneveld bei Hühnern auf Java beschrieben. Doyle hat die Seuche dann 1927 in England beobachtet und sie nach der Stadt Newcastle-on-Tyne benannt, wo er das Virus zuerst isolierte. In Deutschland ist sie erstmals 1941 festgestellt worden und seitdem endemisch verbreitet (Fortner und Dinter, 1946). Die ersten menschlichen Erkrankungen wurden 1943 von Burnet bei Laboratoriumsinfektionen durch Erreger- und Antikörpernachweis gesichert.

III. Erreger

1. Eigenschaften

Die eingehendste Darstellung findet sich bei Hanson.

Das Newcastle-disease-Virus (Myxovirus multiforme avium) gehört der Gruppe der multiformen Myxoviren (Para-Myxoviren) an (s. S. 338). Die *Größenordnung* der annähernd kugelförmigen Elementarkörperchen liegt in einem Bereich von 125—180 mμ (Elford et al.). Ihrer *chemischen Zusammensetzung* nach besitzen sie neben der infektiösen Nukleinsäure vom Ribosetyp noch Protein, Lipide und Kohlenhydrate (Franklin et al.).

Bei der *Infektiosität* müssen wir grundsätzlich unterscheiden zwischen spontaner Empfänglichkeit der Hühnervögel sowie der experimentellen Übertragung auf zahlreiche weitere Vogelarten und auf Säugetiere (z. B. Mäuse, Goldhamster, Baumwollratten, Kaninchen, Meerschweinchen, Affen), die allerdings wenig empfänglich sind (s. Haagen).

Die einzelnen Stämme zeigen erhebliche *Virulenzunterschiede*. Die einen führen beim Huhn nur zu subklinischen Infektionen oder sehr milden Erkrankungen, während andere Stämme bis zu 90 % der erwachsenen Vögel töten. Die Virulenzgrade werden gekennzeichnet durch die Bezeichnungen „lentogen“, „mesogen“

und „velogen“. Es ist noch nicht bekannt, ob sich aus diesen Beobachtungen auch Folgerungen für die Menschenpathogenität der Stämme ergeben (DARDIRI et al.).

Hinsichtlich der *Hämagglutinin-* und *Neuraminidaseaktivität*, der *hämolysierenden Fähigkeit*, der *Pyrogen- und Interferenzwirkung* wird auf das Kapitel „Myxovirusinfektionen (virologische Übersicht)“ verwiesen. Es ist gelungen, eine nicht hämagglutinierende neuraminidasehaltige Komponente vom Virus abzuspalten (DRZENIEK und ROTT).

Manche Stämme besitzen eine neurotoxische Wirkung bei der Maus nach intracerebraler Injektion (UPTON). Eine *toxische Reaktion* wird auch bei der Injektion einer großen Virusdosis in die vordere Augenkammer des Kaninchens beobachtet, die in Corneatrübung mit mikroskopischer Veränderung des Corneaendothels besteht (OH und YANG).

Das Newcastle-disease-Virus besitzt eine beachtliche *Resistenz* gegenüber Temperatur-, Trocknungs- und Strahleneinwirkung sowie gegenüber Desinfizientien. Deshalb sollen Phenol und Formalin in etwas höheren Konzentrationen als sonst üblich angewendet werden.

2. Morphologie

Die *Form* der Elementarkörperchen ist abhängig vom Elektrolytgehalt des Suspensionsmittels. Bei niedriger Salzkonzentration liegen sie als sphärische Gebilde vor, während sie bei höherem Elektrolytgehalt eine gestreckte Gestalt annehmen (BANG, SCHÄFER et al.).

Ihre *Feinstruktur* — wie sie bei Negativfärbung zu erkennen ist — gleicht im Prinzip derjenigen der anderen Myxoviren (HORNE und WATERSON). Sie besteht aus einem dichten Innenkörperchen mit einer geknäuelten Fadenstruktur (Doppelspirale), umgeben von einer Membran mit stachelartigen Fortsätzen (SOKOL et al., ROTT).

3. Züchtung

Zur größten Virusausbeute führt die Züchtung in der Amnion- und Allantoishöhle 10—12tägiger *Bruteier*. Die Eier müssen allerdings von antikörperfreien Hennen stammen, weil sonst die Virusvermehrung beeinträchtigt wird. Der infizierte Embryo stirbt meist nach 72 Std ab. Erfolgt seine Beimpfung schon in den ersten 2—3 Tagen, so werden Mißbildungen beobachtet (BLATTNER, WILLIAMSON). Gleichzeitige Gabe von Immunglobulin verhindert den teratogenen Effekt.

Im Gegensatz zum klassischen Geflügelpestvirus zeigen sich recht charakteristische Veränderungen auf der Chorioallantoismembran (Proliferation und Nekrosen im Ektoderm, Hämorrhagien, Ödem und Leukocyteninfiltration im Mesoderm, cytoplasmatische Einschlüsse).

Zur Züchtung ist auch die *Exembryonierungsmethode* geeignet, bei welcher der gesamte Embryo mit Ausnahme der an der Schalenwand verbleibenden Allantoismembran entfernt wird (SIEGERT et al.).

Das Newcastle-disease-Virus wird in primären und permanenten *Zellkulturen* verschiedener Herkunft (z. B. Hühnerembryonalgewebe, Affen- und Schweinenieren, menschliches Amnion, HeLa- und Fl-Zellen) leicht vermehrt. Wenn die Zellkulturen auch etwas weniger empfindlich als der Hühnerembryo sind, so haben sie den Vorteil, daß sie wesentlich billigere und besser überschaubare Systeme darstellen.

4. Cytopathisches Verhalten

Die Virusvermehrung bewirkt einen *cytopathischen Effekt*, der mikroskopisch bereits nach 24 Std erkennbar ist. Die Zellen zeigen vermehrte Granulierung, kugeln sich ab und lösen sich aus dem Zellverband, der nach 2—4 Tagen vollständig zerstört ist. Zugabe von Antiserum verhindert die Zerstörung des Zellrasens. Innerhalb infizierter HeLa-Zellen werden nach Giemsa-Färbung basophile cytoplasmatische Einschlüsse sichtbar (DAS und GOLDBERG). Es sind auch persistierende Infektionen von Zellkulturen möglich (RODRIGUEZ und W. HENLE).

Die *Hämadsorptionsmethode* erleichtert die frühzeitige Erkennung der Infektionsherde. Sie ist von großem Vorteil bei der Isolierung und Identifizierung von Virusstämmen.

Mit zunehmender Zahl von Passagen in Bruteiern oder Zellkulturen verliert das Newcastle-disease-Virus häufig seine Hühnerpathogenität, ohne daß sein Immunisierungsvermögen beeinträchtigt wird.

Virussynthese: Die *frühen Phasen* der Wechselwirkung zwischen Virus und HeLa-Zelle wurden kürzlich elektronenmikroskopisch näher studiert (SILVERSTEIN und MARCUS). Bereits in den ersten 5 min spielt sich eine Reihe definierter morphologischer Vorgänge ab: Anheftung des Virions an die Zellwand, Aufnahme des intakten Virus durch Viropexis, Bildung einer Vacuolenmembran um das Virion, Schwellung und Zunahme der elektronischen Dichte und schließlich Verlust der morphologischen Integrität des intravacuolären Virus.

Die Latenzphase dauert im allgemeinen 3—4 Std. Die dann nachweisbaren Untereinheiten des Virus werden in getrennten *Syntheseprozessen* von der Wirtszelle gebildet und schließlich — wahrscheinlich bei der Ausschleusung durch die Zellwand — zu den reifen infektiösen Viria zusammengefügt. Die meisten Angaben sprechen dafür, daß das S-Antigen erst im Cytoplasma entsteht (REDA et al.); nur einmal war es wie bei den Influenzaviren in dem Kern lokalisiert worden (JOHNSON und SCOTT). Die Abgabe des Virus aus der Zelle zieht sich mehrere Tage hin. Die Angaben über die Dauer des Vermehrungszyklus schwanken je nach den methodischen Bedingungen. In den Eihautzellen entstehen maximal 100 Elementarkörperchen, von den Kulturzellen wurden zwischen 17—300 Partikel freigesetzt.

Bei der Vermehrung treten neben den *infektiösen Viruspartikeln* (Viria) noch weitere virusspezifische Einheiten auf, nämlich ein *lösliches Antigen* (Ribonucleoproteid), das dem NP-Antigen des Virion entspricht, und zwei Arten von nicht-infektiösen *Hämagglutininen* (zellgebundene und freie hämagglutinierende Teilchen). Die nicht-infektiösen *inkompletten Formen* erzeugen keine Interferenz, was wohl darauf beruht, daß sie keine Ribonucleinsäure enthalten (ROTT).

5. Antigene Eigenschaften

Die Infektion mit Newcastle-disease-Virus führt zur Bildung von *Antikörpern*, die im Neutralisationsverfahren, im Hämagglutinations-Hemmungstest sowie in der Komplementbindungsreaktion nachweisbar sind.

Durch Ätherspaltung verlieren die Viruspartikel ihre Infektiosität und werden in die hämagglutinierende Substanz und das Nucleoproteid-Antigen zerlegt. Das *Hämagglutinin* reagiert als Antigen mit den Antihämagglutininen und als *V-Antigen* in der Komplementbindungsreaktion. Das auch als G- oder *S-Antigen* bezeichnete Nucleoproteid-Antigen reagiert dagegen nur in der Komplementbindungsreaktion.

Es bestehen Antigengemeinschaften mit dem Mumps- und den Parainfluenzaviren (s. S. 340), die jedoch bei der großen Seltenheit der atypischen Geflügelpest beim Menschen nur geringe praktische Bedeutung besitzen.

IV. Pathologisch-anatomische Befunde

Vom Menschen liegen keine Sektionsbefunde vor. In abgeschabten Epithelzellen der Conjunctiva wurden nach Giemsafärbung cytoplasmatische Einschlußkörperchen beschrieben, deren Spezifität jedoch nicht bewiesen ist (KEENEY und HUNTER).

V. Pathogenese

Im Gegensatz zum Geflügel, wo die Infektion zu einer Systemerkrankung führt, beschränken sich beim Menschen die Symptome fast ausschließlich auf die Conjunctiva und die Luftwege. Die wichtigste *Eintrittspforte* dürfte die Augenbindehaut sein. Der Erreger macht seine erste Vermehrung in den Epithelzellen durch, gelangt dann durch den Ductus nasolacrimalis in die Nase und den Rachen, befällt den oberen Respirationstrakt und kann noch weiter absteigen. Sein gelegentlicher Nachweis im Blut und Urin deutet auf eine Allgemeininfektion hin. Sie kann, wie serologische Beobachtungen zeigen, auch klinisch inapparent verlaufen.

Die auftretenden Titer neutralisierender, komplementbindender und antihämagglutinierender Antikörper (HOWITT et al., BANG et al., BIELING und SIEGMANN) bleiben im allgemeinen recht niedrig. Die *Immunität* ist sehr kurzfristig, so daß *Reinfektionen* bereits nach 10—18 Monaten zu erneuten Erkrankungen führen können (DINTER und BAKOS), wie durch Virusisolierung gesichert wurde (JACOTOT et al., HJÄRRE, SCHÜRMANN).

VI. Epidemiologie

Unter natürlichen Bedingungen sind die *Hühnervögel* (Haus-, Trut-, Perlhuhn, Pfau) die eigentlichen *Wirte* des Erregers. Anderes Hausgeflügel (z. B. Enten, Gänse, Tauben) erkrankt meist nicht oder nur leicht. In freier Wildbahn scheint die Seuche selten zu sein. Das Wirtsspektrum ist allerdings sehr breit, wie Ausbrüche unter Zoovögeln zeigen (SCHOOP, SIEGERT et al.). Natürliche Infektionen bei Säugetieren, z. B. Rind (YATES et al.), Kalb und Katze, sind sicher seltene Ereignisse.

Die *Infektionsquelle* für den Menschen stellt nicht nur krankes oder verendetes, sondern auch inapparent infiziertes Geflügel dar. Das Virus wird in den Faeces sowie im Sekret des Respirationstrakts ausgeschieden. Im Hühnerflaum, im Stallstaub sowie in den Organen der Vogelkadaver kann sich der Erreger selbst bei sommerlichen Temperaturen wochenlang, in eingefrorenem Geflügel sogar für Monate — vielleicht auch Jahre — vermehrungsfähig erhalten. Auch können die Eier, die von Hennen eines verseuchten Bestandes im akuten Krankheitsstadium gelegt werden, Virus enthalten (DELAY, PRIER et al.).

Die *Übertragung* auf den Menschen kommt in erster Linie durch direkten Kontakt und Schmierinfektion zustande. Der Infektionsstoff wird mit verunreinigten Fingern in die Augenbindehaut eingerieben. Bei Laboratoriumsinfektionen ist daran zu denken, daß das infektiöse Material in die Augen spritzen oder auch indirekt durch verunreinigte Gegenstände oder auf aerogenem Weg durch Aufnahme infektiöser Tröpfchen oder Staubteilchen in den Körper gelangen kann. Eine Übertragung von Mensch zu Mensch ist bisher nicht bekanntgeworden. Er erkrankt anscheinend nur dann, wenn er das Virus direkt vom Tier bezieht. Die Infektkette endet nach bisheriger Erfahrung im Menschen (BANG und FOARD).

Entsprechend der gegebenen Exposition handelt es sich um eine *Berufserkrankung*, die Laboratoriumspersonal, Veterinäre, Landwirte, Personal von Geflügelschlachtereien, -farmen und -handlungen sowie Küchen- und Zoopersonal betrifft.

Ein Erkrankungsfall war auf die Anwendung eines kommerziellen Lebend-Impfstoffs (B_1-Stamm) zurückzuführen (DARDIRI et al.).

Die *Zoo-Anthroponose* tritt im allgemeinen nur sporadisch auf. Der gleichzeitige Befall mehrerer Personen ist selten. In gewerblichen Betrieben wurden jedoch auch *Gruppenerkrankungen* von 11—40 Personen beschrieben (YATOM et al., RADNOT und WALLNER, NELSON et al.). Bisher sind nicht mehr als 100 Erkrankungen beim Menschen laboratoriumsdiagnostisch gesichert worden. Sie dürften jedoch weit zahlreicher sein.

VII. Klinik

1. Symptomatologie

Die *Inkubationszeit* wird mit 1—4 Tagen angegeben; bei Laboratoriumsinfektionen hat man auch kürzere Zeiten beobachtet.

Die Erkrankung des Menschen verläuft gewöhnlich unter dem Bild einer einseitigen *Conjunctivitis*. Sie beginnt mit Brennen und Jucken, Fremdkörper- und Druckgefühl, Follikelschwellung, geringer Sekretion mit Verklebung der Lidränder sowie Lichtscheu. Die entzündliche Injektion der Bindehaut und das Lidödem beschränken sich häufig auf die untere Übergangsfalte. Nicht selten sieht man subconjunctivale Hämorrhagien. Die Augensymptome bilden sich meist schon nach 3—5 Tagen zurück, in schwereren Fällen bleiben sie 2—3 Wochen bestehen.

Bei etwa 50% der Kranken entwickelt sich eine druckschmerzhafte, präauriculäre *Lymphadenitis* auf der infizierten Seite; wesentlich seltener sind die submaxillären Lymphknoten beteiligt (okulo-glanduläres Syndrom). Einmal wurde auch eine Parotitis gesehen (DIVO und LUGO). Die regionären Drüsenschwellungen zeigen keine Neigung zu eitriger Einschmelzung und bleiben meist etwas länger bestehen als die Conjunctivitis.

Allgemeines Krankheitsgefühl mit Kopfschmerzen, Frösteln und erhöhten Temperaturen wird gelegentlich beobachtet. Die Blutsenkungsgeschwindigkeit ist nur selten leicht erhöht. Das Blutbild weist gelegentlich eine geringe Leukopenie mit relativer Lymphocytose auf.

Andere Manifestationen — mit und ohne Conjunctivitis — betreffen die Luftwege (MITCHELL und WALKER, QUINN et al.) unter einem *grippeartigen Bild* (NEGRI et al., SIEGERT et al.) mit Rhinitis, schleimiger Sekretion und Niesreiz, Pharyngitis und gelegentlichen Geschwürsbildungen an der Wangenschleimhaut. Schließlich kann es zur Bronchitis mit Hustenreiz und zähschleimigem Auswurf kommen.

Die Genesung tritt spontan ein und ist vollständig.

2. Komplikationen

Außerordentlich selten entwickelt sich, auch ohne Augenbeteiligung, eine atypische *Viruspneumonie*, die eine Dauer von etwa 5—6 Tagen aufweist (BAWELL et al., BONAMOUR).

Durch Virusisolierung aus dem Liquor gesichert sind *zentralnervöse Störungen*, die sehr mild verlaufen sollen (HOWITT et al., MITCHELL).

Schließlich sollen auch *hämolytische Anämien* mit Autohämagglutination auftreten (MOOLTEN und CLARK). Obwohl bei drei Fällen der Virusnachweis längere Zeit im Blut gelang, ist nicht sicher auszuschließen, daß es sich um sekundäre Verunreinigungen im Laboratorium gehandelt hat. In anderen Laboratorien wurden keine ätiologischen Beziehungen festgestellt.

Rückfälle sind nicht bekannt, jedoch *Zweiterkrankungen* an Conjunctivitis durch Reinfektion.

3. Diagnostische Hilfsmittel

Die ätiologische Diagnose kann nur im Viruslaboratorium gestellt werden. Sie beruht im akuten Stadium auf der Isolierung des Erregers, während der Rekonvaleszenz auf dem Antikörpernachweis.

Die *Virusisolierung* ist am aussichtsreichsten während der ersten Krankheitstage. Sie gelingt am sichersten aus Augensekret und -spülwasser, Speichel sowie Spülflüssigkeit aus Nase und Rachen, wenn dort Entzündungsprozesse vorliegen. Zu Krankheitsbeginn kann der Erreger ausnahmsweise auch im Blut nachgewiesen werden (HUNTER et al., SIEGERT et al.). Ferner wurde er aus dem Urin (QUINN et al.) und aus einem resezierten Lungenstück eines Patienten mit chronischer Lungenfibrose (BAWELL et al.) gezüchtet.

Die am besten eisgekühlt verschickten *Untersuchungsproben* werden in 10tägige Hühnerembryonen gespritzt und auf Zellkulturen gebracht (s. S. 337). Die Identifizierung der nach 1—2 Passagen isolierten Stämme erfolgt mit bekanntem Antiserum. Ferner kann hierzu auch der Infektionsversuch an Hühnern beitragen. Bisher sind durch Erregerisolierung nicht mehr als 40 Fälle mit oculo-glandulären und influenzaartigen Symptomen diagnostiziert worden.

Zur *Serodiagnose* benötigt man zwei Serumproben, von denen die eine aus dem akuten Stadium, die andere aus der Rekonvaleszenz stammen muß. Beweisend ist nur ein mindestens vierfacher Titeranstieg der Antikörper. Sie treten nicht immer auf und sinken innerhalb von wenigen Monaten wieder ab. Man bevorzugt die *Komplementbindungsreaktion* mit Virusantigen aus infizierten Bruteiern sowie den *Antihämagglutinintest*, weil der Nachweis neutralisierender Antikörper zu aufwendig und zeitraubend ist. Die S-Antikörper erreichen etwas früher als die V-Antikörper signifikante Titer (SIEGERT et al.). Einzelwerte sind nicht verwertbar, weil sich in vielen Normalseren unspezifische Hemmstoffe befinden (COLLIER). Man muß auch an die antigenen Beziehungen des Erregers zu den Parainfluenzaviren denken (s. S. 340).

Seren von Mononucleose- und Hepatitispatienten zeigen das noch ungeklärte Phänomen, daß sie Erythrocyten agglutinieren, die mit den atypischen Geflügelpestviren vorbehandelt wurden (FLORMAN).

4. Diagnose und Differentialdiagnose

Es müssen vor allem Adenoinfektionen und Influenza berücksichtigt werden. Bei „grippalen“ Infekten während einer atypischen Geflügelpest-Epizootie sollte man an diese ätiologische Möglichkeit denken.

5. Prognose

Die Prognose ist günstig, Todesfälle sind nicht bekannt, die Rekonvaleszenz beträgt nur wenige Tage.

6. Prophylaxe

Die wichtigste Maßnahme zur Verhütung menschlicher Infektionen besteht in der *Bekämpfung und Ausrottung der Geflügelseuche.* Die Möglichkeiten reichen von dem Abschlachten der befallenen Bestände mit sachgemäßer Kadaververnichtung, Quarantäne- und Desinfektionsmaßnahmen, Einfuhrverbot von lebendem und Schlachtgeflügel aus verseuchten Ländern bis zur aktiven Schutzimpfung.

Die *Expositionsprophylaxe* des Menschen besteht in peinlicher Sauberkeit, im Gebrauch von Schutzkleidung, Gummihandschuhen, festanliegender Schutzbrille sowie Nasen- und Mundschutz. Ferner wird die Ansteckungsmöglichkeit durch ausgiebigen Gebrauch von Desinfektionslösung und Aerosolen in Stallungen und Laboratoriumsräumen erheblich verringert.

Als *Desinfektionsmittel* kommen quarternäre Ammoniumsalze (z. B. Zephirol, Reseptin), Phenol (2%ig), Lysol (1%ig), Äthylalkohol (70%ig) oder Natrium-Permanganat (1:1000) in Betracht.

Eine *Impfprophylaxe* ist selbst bei „gefährdeten“ Berufsgruppen wegen der Gutartigkeit und Seltenheit der Erkrankung überflüssig.

7. Therapie

Der Virusinfekt ist chemotherapeutisch noch nicht beeinflußbar. Bakterielle Sekundärinfektionen der Augen und Luftwege können durch Antibiotica verhindert oder unterdrückt werden. Sonst ist die Behandlung rein symptomatisch.

Literatur

A) Übersichtsarbeiten

Haagen, E.: Viruskrankheiten des Menschen. Bd. I, S. 350—395. Darmstadt: Dr. Dietrich Steinkopff 1964. — **Hanson, R.P.**: Newcastle disease virus. An evolving pathogen. Madison and Milwaukee: The University of Wisconsin Press 1964. — **Rott, R.**: Untersuchungen über die Feinstruktur des infektiösen Partikels der Newcastle Disease und über die neben ihm auftretenden, nicht infektiösen, virusspezifischen Einheiten. Habilitationsschrift, Tübingen 1962.

B) Einzelarbeiten ab 1960

Bonamour, G. (1960, zit. nach Rasmussen): Avian myxoviruses and man, In: Hanson, 1964. S. 313—325. — **Dardiri, A.H., V.J. Yates,** and **T.D. Flanagan**: The reaction to infection with the B_1 strain of Newcastle disease virus in man. Amer. J. vet. Res. **23**, 918—920 (1962). — **Das, M.S.,** and **H.S. Goldberg**: Inclusion bodies from Newcastle disease virus in HeLa cells. J. Bact. **82**, 151—152 (1961). — **Drzeniek, R.,** u. **R. Rott**: Abspaltung einer Neuraminidase-haltigen Komponente aus Newcastle disease virus (NDV). Z. Naturforsch. **18b**, 1127—1128 (1963). — **Horne, R.W.,** and **A.P. Waterson**: A helical structure in mumps, Newcastle disease and Sendai viruses. J. molec. Biol. **2**, 75—77 (1960). — **Johnson, C.F.,** and **A.D. Scott**: Cytological studies of Newcastle disease virus (NDV) in HEp-2 cells. Proc. Soc. exp. Biol. (N.Y.) **115**, 281—286 (1964). — **Oh, J.O.,** and **Y.T. Yang**: Suppression of virus-induced corneal toxicity in rabbits by pretreatment with nitrogen mustard. Proc. Soc. exp. Biol. (N.Y.) **106**, 413—420 (1961). — **Reda, I.M., R. Rott,** and **W. Schäfer**: Fluorescent antibody studies with NDV-infected cell systems. Virology **22**, 422—425 (1964). — **Rodriguez, J.E.,** and **W. Henle**: Studies on persistent infections of tissue cultures. V. The initial stages of infection of L(MCN) cells by Newcastle disease virus. J. exp. Med. **119**, 895—922 (1964). — **Rott, R., A.P. Waterson,** and **I.M. Reda**: Characterization of "soluble" antigens derived from cells infected with Sendai and Newcastle disease viruses. Virology **21**, 663—665 (1963). — **Schürmann, E.**: Menschenpathogene Geflügelkrankheiten. Dtsch. tierärztl. Wschr. **68**, 375—381 (1961). — **Silverstein, S.C.,** and **P.I. Marcus**: Early stages of Newcastle disease virus — HeLa cell interaction: an electron microscopic study. Virology **23**, 370—380 (1964). — **Sokol, F., D. Blaškovič,** and **M. Rosenberg**: Subunits of Myxoviruses. I. Treatment of Newcastle disease, para-influenza I and mumps viruses by ether. Acta virol. **5**, 65—77 (1961). — **Sokol, F., D. Blaškovič,** and **O. Križanová**: Subunits of Myxoviruses. II. Properties of haemagglutinins of Newcastle disease, para-influenza I and mumps virus. Acta virol. **5**, 153—159 (1961).

Infektionen mit dem Virus der Lymphocytären Choriomeningitis

Von Werner Scheid, Köln

Mit 1 Abbildung

Vorbemerkungen: Entgegen früheren Erwartungen ist das Virus der Lymphocytären Choriomeningitis (LCM) nur verhältnismäßig selten für das von Arvid Wallgren (1925) umgrenzte Syndrom der Meningitis „aseptica" acuta, für eine akute abakterielle oder „lymphocytäre" Meningitis (s. S. 106) verantwortlich. Die Bezeichnung des Erregers darf auch nicht zu der irrigen Annahme verleiten, Infektionen mit dem Virus der LCM führten immer zu einer Meningitis. Vielmehr ist dem LCM-Virus ein breites klinisches Spektrum zuzuordnen, das keine für das pathogene Agens spezifischen Merkmale erkennen läßt.

I. Geschichte: Das Virus der Lymphocytären Choriomeningitis wurde im Jahre 1934 von C. Armstrong und R. D. Lillie im National Institute of Health, Washington, D.C., zufällig entdeckt, als die beiden Forscher sich bemühten, das Virus der St. Louis-Encephalitis aus den Organen einer Frau zu züchten, die während der Epidemie vom Jahre 1933 verstorben war. Ein der 6. Passage zugehöriger Affe bot ungewöhnliche klinische Erscheinungen. Aus dem Hirngewebe des Tieres ließ sich ein Erreger isolieren, der bei Mäusen und auch bei Affen eine vorwiegend lymphocytäre Meningitis mit unterschiedlich starker Beteiligung der Plexus chorioidei hervorrief. Diese morphologischen Befunde (C. Armstrong und R. D. Lillie, 1934; R. D. Lillie, 1936; R. D. Lillie und C. Armstrong, 1944, 1945) brachten dem pathogenen Agens die Bezeichnung Virus der „Lymphocytären Choriomeningitis" ein. Bald darauf wies E. Traub (1935) in Princeton, USA, den Erreger in einer Kolonie scheinbar gesunder *weißer Mäuse* nach. Die wichtige Beobachtung, die kurz danach von P. Lépine und V. Sautter (1936) im Institut Pasteur in Paris bestätigt werden konnte, regte zu umfangreichen experimentellen Arbeiten an. Diese zielten darauf ab, manche für das Verständnis der Virusinfektionen grundsätzlich wichtigen Fragen, so die nach den Erreger-Wirtsbeziehungen oder nach den immunbiologischen Reaktionen im Organismus und ihre Bedeutung für die Entstehung der klinischen Symptome, zu klären (E. Traub, 1936, 1938, 1939, 1960, 1961; W.P. Rowe, 1954; V.H. Haas, 1954, 1960; V.H. Haas u. Mitarb., 1957; J.E. Hotchin u. Mitarb., 1958, 1961, 1963; H. Weigand und J. Hotchin, 1961; J. Hotchin, 1962). Trotz inzwischen gewonnener reicher Erkenntnisse gibt das LCM-Virus immer noch schwer zu lösende Rätsel auf.

Im Jahre 1935 gelang es T. M. Rivers und T. F. McN. Scott, bei zwei *Kranken* mit den Erscheinungen einer flüchtigen lymphocytären Meningitis das LCM-Virus *aus dem Liquor zu isolieren.* Seitdem sind zahlreiche Berichte über Infektionen mit dem LCM-Virus erschienen. Leider fehlen in manchen Arbeiten — selbst aus jüngerer Zeit — die für diese Diagnose wesentlichen Grundlagen, nämlich hinlänglich tragfähige Laboratoriumsbefunde. Daher ist es schwierig, die Außengrenzen der klinischen Symptomatik zuverlässig zu bestimmen.

II. Erreger: Das LCM-Virus, dessen Partikelgröße zwischen 33 und 60 mμ liegt (T. F. McN. Scott und W. J. Elford, 1939; J. Casals-Ariet und L. T. Webster, 1940), ist bei Temperaturen von —70° bis —80° C und optimalen pH-Bedingungen von etwa 7,5 nahezu unbeschränkt haltbar. Für 37° C beträgt die Halbwertzeit nur etwa 3 Std. Bei üblichen Temperaturen eines gemäßigten Klimas bleibt virushaltiges Material mindestens während einiger Tage infektiös (F. Lehmann-Grube, 1959).

Zu den empfänglichen *Laboratoriumstieren* gehören die Maus, das Meerschweinchen, der Goldhamster, die Ratte und der Affe, nicht aber das Kaninchen. Allerdings bekunden die einzelnen LCM-Stämme im Laboratorium unterschiedliche pathogene Eigenschaften.

Nahezu regelmäßig kommt es bei der noch nicht immunisierten *weißen Maus* im Anschluß an die intracerebrale Injektion des LCM-Virus zu weitgehend typischen Krankheitserscheinungen und zum Tod des Tieres. Wenige Tage nach der Infektion wird das Fell struppig; die Tiere muten elend an, sie verlieren ihre Freßlust und ihre Regsamkeit. Der Rücken ist stark gekrümmt, meist entwickelt sich eine Conjunctivitis, oft auch ein feiner Tremor. Gegen Ende der ersten Woche nach der Inokulation oder etwas später treten häufig hirnorganische Anfälle nach Art tonischer Streckkrämpfe auf. Sie lassen sich provozieren, indem die Maus am Schwanz emporgehoben und mit herabhängendem Kopf um ihre Längsachse gedreht wird. Die Tiere verenden — nicht selten während eines Anfalls — zwischen dem 8. und 12. Tag. — Der intraperitonealen, subcutanen und intranasalen Inokulation folgt nicht mit gleicher Regelmäßigkeit eine tödliche Erkrankung. — Pränatal oder in den ersten 2—3 Tagen nach der Geburt infizierte Mäuse fallen höchstens durch ein verzögertes Wachstum auf; sie bleiben Virusträger und Dauerausscheider (E. Traub, 1936, 1938, 1939; V.H. Haas, 1941). Diese bemerkenswerte „persistierende tolerierte Infektion" (J. Hotchin u. Mitarb., 1961), Ausdruck einer immunologischen Toleranz im Sinne von F.M. Burnet (E. Traub, 1960, 1961) wird nicht von einer Antikörperbildung begleitet.

Manche Stämme des LCM-Virus, so der Stamm WE_3 (Rivers), zeichnen sich durch eine besondere Pathogenität für *Meerschweinchen* aus. Die subcutane Injektion des Virus führt dann zu einer hochfieberhaften Erkrankung, die mit einer Bronchopneumonie einhergeht, aber das Nervensystem verschont. Die Tiere verenden meistens zwischen dem 8. und 14. Tag nach einem beträchtlichen Gewichtssturz. Manche Stämme des LCM-Virus lösen beim Meerschweinchen keinerlei oder nur unbedeutende Krankheitserscheinungen aus.

Das LCM-Virus vermehrt sich auch im *bebrüteten Hühnerei* (I.A. Bengtson und J.G. Wooley, 1936; J.O'H. Tobin, 1954, u. a.), viel stärker in der *Gewebekultur*, so in Hühnerembryo- oder Mäuseembryozellen und in manchen anderen Gewebearten (F.O. Mac Callum und G.M. Findlay, 1940; L.M. Benson und J.E. Hotchin, 1960; R. Ackermann, 1960; R. Benda und J. Činátl, 1962 u. a.). Mit Hilfe der Plaque-Methode lassen sich Virusstämme titrieren und die neutralisierenden Eigenschaften von Seren ermitteln. Beim Arbeiten mit dem LCM-Virus ist aber das Plaque-Verfahren mit Unsicherheiten belastet. Nur ausnahmsweise sind bei mikroskopischer Betrachtung infizierter Gewebekulturen bescheidene virusbedingte Zellveränderungen zu erkennen.

Im Zusammenhang mit der LCM-Virusinfektion bilden sich beim Menschen nahezu immer komplementbindende *Antikörper* (B.F. Howitt, 1937; P. Lépine, P. Mollaret und V. Sautter, 1938; J.E. Smadel u. Mitarb., 1939, 1940, 1941, u. a.), etwas später regelmäßig neutralisierende Antikörper (C. Armstrong, 1936; J.G. Wooley, C. Armstrong und R.H. Onstott, 1937).

Die das Virus *neutralisierenden Immunkörper* werden am zuverlässigsten durch den Tierversuch, nämlich durch die intracerebrale Inokulation weißer Mäuse, quantitativ erfaßt. Um tragfähige Ergebnisse zu erhalten, bedarf es allerdings einer einwandfreien Methodik (F. Lehmann-Grube u. Mitarb., 1959; W. Scheid u. Mitarb., 1959; R. Ackermann u. Mitarb., 1962).

Manche Mitteilungen über angebliche LCM-Virusinfektionen wären unterblieben, wenn sich die Autoren eines *brauchbaren Neutralisationsverfahrens* bedient hätten. Grundsätzlich kommt es darauf an, die Wirkung des unverdünnten Serums auf eine gewöhnlich mit dem Faktor 10 angesetzte Virusverdünnungsreihe zu ermitteln. Stellt sich heraus, daß nach Serumzusatz eine höhere Viruskonzentration erforderlich wird als nach Injektion der in gleichen Stufen angesetzten serumfreien Suspension, um die Hälfte der Tiere zu töten, also die LD_{50} zu erreichen, so verfügt das zu prüfende Serum über neutralisierende Eigenschaften, deren Ausmaß sich durch den Neutralisationsindex angeben läßt. Die LD_{50} für das Virus-Serumgemisch und für die Virustitration wird im dekadischen logarithmischen System ausgedrückt. Dann kennzeichnet die Differenz der beiden Exponenten den Neutralisationsindex. Dieser entspricht also der Zahl der üblichen Verdünnungsstufen, um die der Serumzusatz die Virusaktivität, gemessen an der LD_{50}, herabgesetzt hat.

Bei der *Auswertung der Ergebnisse* ist zu berücksichtigen, daß auch Normalseren des Menschen die Wirkung des LCM-Virus abschwächen können. Nach eigenen Erfahrungen weist erst ein Neutralisationsindex von über 2,0 in einem nativen, also nicht inaktivierten Serum auf eine vorausgegangene Infektion hin (W. Scheid, R. Ackermann, K.-A. Jochheim und F. Lehmann-Grube, 1959).

Die *komplementbindenden Antikörper*, die ganz selten einmal ausbleiben, zeigen sich manchmal bereits in der ersten Krankheitswoche, meistens etwas später. Eindeutig hohe Titer werden im allgemeinen zwischen der 3. und 6. Woche verzeichnet. Manchmal lassen sich diese Immunkörper schon nach 5 Monaten nicht mehr erfassen. Häufiger bleibt jedoch die Komplementbindungsreaktion bis gegen Ende des 1. Jahres oder sogar noch länger positiv.

III. Pathologisch-anatomische Befunde: Da die Infektionen mit dem LCM-Virus kaum jemals tödlich enden, ist über die pathologisch-anatomischen Befunde, die beim Menschen unter der Wirkung des Virus auftreten, nur wenig bekannt. Die vereinzelten, virologisch hinreichend gesicherten Fälle unterrichten lediglich über die morphologischen Veränderungen bei den schwersten Verlaufsformen. Auf die Gewebsreaktionen, die etwa den meningitischen Syndromen zuzuordnen sind, läßt sich nur aus dem Tierversuch, etwa der LCM-Infektion des Affen (R.D. Lillie, 1936 u.a.), schließen. Bei Beobachtungen von M.E. Howard (1940), W. Scheid, K.-A. Jochheim und A. Stammler (1956) wurde eine hämorrhagisch-nekrotisierende Meningo-Encephalitis nachgewiesen. Diese bevorzugte einzelne Großhirngebiete und hier im allgemeinen die Rinde.

Die Veränderungen im Marklager mit perivasculären Infiltraten und Glia-Wucherungen waren bei dem von uns beschriebenen Fall weniger eindrucksvoll. In der Kleinhirnrinde, in den Brückenkernen sowie in den Hirnnervenkernen fanden wir zahlreiche kapilläre Blutungen, die nach ihrem Verteilungsmodus an die Fleckfieberencephalitis erinnern. — Einer der Fälle (7) M.E. Howards (1940) bot außer den Hämorrhagien und hämorrhagischen Nekrosen, die das Markweiß im Okzipitalgebiet und den Hirnstamm bevorzugten, auch Nekrosen im Rückenmark. — Sichere Kerneinschlußkörperchen, wie sie bei der oft ähnlichen Herpes-Encephalitis vorkommen, wurden bisher noch nicht nachgewiesen.

Nach den Erfahrungen von J.E. Smadel, R.H. Green, R.M. Paltauf und T.A. Gonzales (1942) können aber auch die morphologischen Kennzeichen einer Encephalitis fehlen und außer einer Bronchopneumonie allenfalls perivasculäre Infiltrate und multiple Hämorrhagien im Gehirn und seinen Häuten ebenso wie in der Leber und in anderen Organen angetroffen werden.

IV. Pathogenese: Die Eintrittspforte des LCM-Virus läßt sich nur selten sicher ermitteln, so etwa bei einer Erkrankung, die einem Mäusebiß folgt. Für die verhältnismäßig häufigen *Laboratoriumsinfektionen* (P. Lépine und V. Sautter, 1938; C. Armstrong und J.W. Hornibrook, 1941; G.S. Hayes und T.L. Hartman, 1943; W. Scheid, K.-A. Jochheim und W. Mohr, 1956 u. a.) ist oft das Verspritzen virushaltigen Materials auf die Mundschleimhaut oder die Conjunctiven, vielleicht auch auf Hautwunden verantwortlich. Ferner kann das frühe Öffnen des Zerkleinerungsgerätes, in dem infiziertes Organmaterial verarbeitet wurde, zu einem Einatmen virusbeladener Flüssigkeitspartikel führen. Unter *natürlichen Bedingungen* dürfte das Virus meistens auf dem Wege der Schmutz- und Schmierinfektion in den Verdauungstrakt oder mit Staubteilchen in die Luftwege gelangen und von dort in den Organismus eindringen. Auf die schnelle Virusvermehrung in der virämischen Phase sind die mehr oder weniger ausgeprägten Allgemeinerscheinungen der Infektionskrankheit zu beziehen. Der Bildung von Antikörpern und einer hierdurch ausgelösten Antigen-Antikörperreaktion in den vom Virus befallenen Organen werden die bis zum Gewebsuntergang reichenden Organveränderungen zugeschrieben (J. Hotchin, 1962).

Für diese Deutung sprechen vor allem die unterschiedlichen Folgen der LCM-Infektion bei der weißen Maus. Wenn die Fähigkeit zur Antikörperbildung noch nicht entwickelt ist (E. Traub, 1938, 1939, 1960, 1961; J.E. Hotchin und M. Cinits, 1958) oder — so bei einer Verarmung an Folsäure (V.H. Haas, G.M. Briggs und S.E. Stewart, 1957) oder durch eine Röntgenbestrahlung (W.P. Rowe, 1956; J. Hotchin u. Mitarb., 1961; D.N. Collins u. Mitarb., 1961) — eingeschränkt wird, kommt es zu einer „immunologischen Toleranz", nicht aber zu der meist tödlichen Erkrankung.

V. Epidemiologie: Das LCM-Virus ist offenbar *weltweit verbreitet.* Hierfür sprechen Berichte aus den USA, aus Brasilien (F.J. ALICE, 1945), aus China (H.-T. CHANG u. Mitarb., 1954) und Japan (S. KASAHARA u. Mitarb., 1937, u. a.) sowie aus verschiedenen europäischen Ländern wie England (G.M. FINDLAY, N.S. ALCOCK und R.O. STERN, 1936, u. a.), Frankreich (P. LÉPINE und V. SAUTTER, 1936, u. a.), Portugal (M.R. PINTO und C.F. FERREIRA, 1954), den Niederlanden (J.J.G. PRICK und J.D. VERLINDE, 1947, u. a.), Deutschland (W. SCHEID und K.-A. JOCHHEIM, 1956; R. ACKERMANN und L. JANSEN, 1958), Ungarn (S. KOCH, M. PINTÉR und G. Ivanovics, 1950, u. a.), Rumänien (I. MESROBEANU und G. BADENSKI, 1948), der Tschechoslowakei (T. MITTERMAYER u. Mitarb., 1958, u. a.) und Rußland (S.R. GAIDAMOVIC, 1958, u. a.). Zu den Ausnahmen scheint Schweden zu gehören, obwohl umfangreiche Untersuchungen auf den Nachweis des LCM-Virus abzielten (L. AFZELIUS-ALM, 1951). Auch in Australien (J.A.R. MILES, 1954) und Südafrika (P. BAYER und J. GEAR, 1955) wurden LCM-Virusinfektionen offenbar noch nicht ermittelt. In Nordafrika (G. BLANC u. Mitarb., 1960) und in Äthiopien (R.J. REISS-GUTFREUND u. Mitarb., 1961) hingegen soll der Erreger beheimatet sein.

Die *Hausmaus,* Mus musculus, ist das einzige wichtige *Reservoir für das LCM-Virus* und zugleich auch die natürliche Infektionsquelle für den Menschen. Übertragungen von Mensch zu Mensch sind hingegen nicht zu befürchten. Wie dies von den weißen Laboratoriumsmäusen gilt, scheiden auch die pränatal oder bald nach der Geburt infizierten Hausmäuse zeitlebens das Virus mit den Exkrementen, mit dem Speichel und dem Nasensekret aus. So kann es bei dem engen Kontakt der Hausmaus mit dem Menschen auf mannigfachen Wegen, meistens wohl über verschmutzte Nahrungsmittel, zu einer Infektion mit dem LCM-Virus kommen. Die übliche Übertragungsweise des Erregers erklärt manche epidemiologischen Besonderheiten: Die Infektionen treten vornehmlich in ländlichen Gebieten, selten nur in der Stadt auf. Niemals werden Epidemien beobachtet, sondern allenfalls Erkrankungen weniger Mitglieder einer Familie oder einer Wohngemeinschaft. Dank der Seßhaftigkeit der Hausmäuse und wegen der Virusübertragung von einer Generation der Tiere zur anderen ist damit zu rechnen, daß sich Infektionen des Menschen — vielleicht mit größeren Zeitabständen — in bestimmten Gehöften und Gebäudegruppen wiederholen. Eine besondere Gefährdung bringt die kühlere Jahreszeit, wenn die Hausmäuse sich in die Wohnstätten des Menschen zurückziehen.

Die Hausmäuse sind unterschiedlich stark durchseucht. Unter 303 Tieren aus Washington, D.C., fanden sich 64 Virusträger (C. ARMSTRONG, J.J. WALLACE und L. ROSS, 1940). Dies entspricht einem Anteil von über 20%. In der Stadt New York waren die zwischen September 1943 und Oktober 1944 gefangenen 290 Hausmäuse zu 4% infiziert (G. DALLDORF, C.W. JUNGEBLUT und M.D. UMPHLET, 1946). Nach Untersuchungen in unserem Laboratorium beherbergten von 1795 Hausmäusen aus 376 gleichmäßig über die Deutsche Bundesrepublik verteilten Fangbezirken 65 Tiere, also 3,6%, das LCM-Virus. Diese virustragenden Mäuse entstammten 44 Fangbezirken, die vor allem den nördlichen und westlichen Teilen der Deutschen Bundesrepublik zugehören (Abb. 1). In Hessen und Bayern wurden infizierte Hausmäuse vermißt. Unter den nächsten Verwandten der Hausmaus aus der Familie der Muridae sind selbst in Gebieten mit starkem Befall der Hausmäuse so gut wie niemals Träger des LCM-Virus zu ermitteln. — Vereinzelt wurde auf eine Durchseuchung scheinbar gesunder Affen (C. ARMSTRONG und J.G. WOOLEY, 1935; L.T. COGGESHALL, 1939) und Meerschweinchen (S. KASAHARA, R. HAMANO und R. YAMADA, 1939) geschlossen. Dies ist bei Arbeiten im Laboratorium zu berücksichtigen. Auch in den Organen von Hunden wurde das LCM-Virus ermittelt (G. DALLDORF und M. DOUGLASS, 1938).

Blutsaugende *Arthropoden* wie Mücken, Zecken, Läuse und Wanzen können unter bestimmten Versuchsbedingungen das LCM-Virus aufnehmen und über-

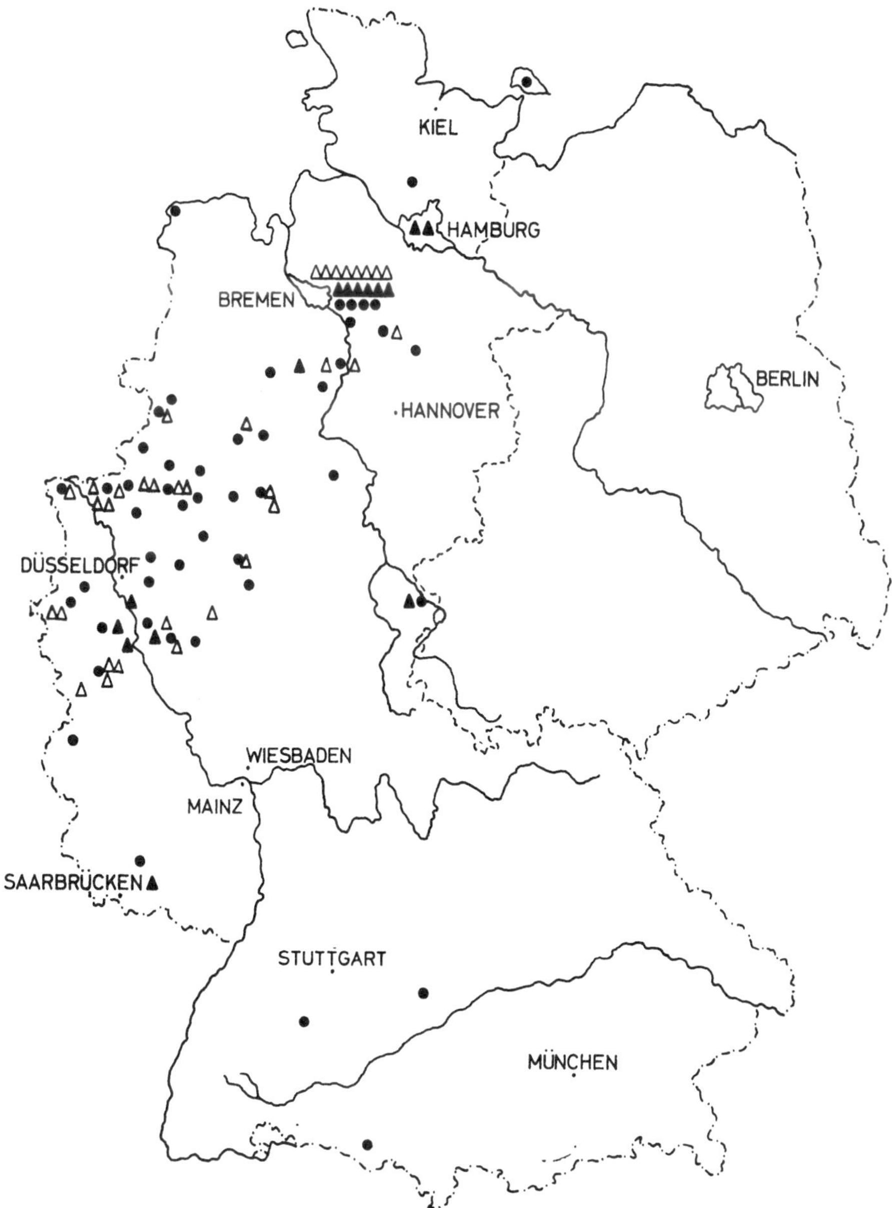

Abb. 1. Hinweise auf das Vorkommen des LCM-Virus in der Deutschen Bundesrepublik

▲ LCM-Viruserkrankungen des Menschen
△ Neutralisierende Antikörper beim Menschen
● Fangbezirke mit virusinfizierten Mäusen

tragen (L.T. Coggeshall, 1939; A. Milzer, 1942; H.J. Shaughnessy und A. Milzer, 1939). In der Epidemiologie der LCM-Virusinfektionen spielen solche Vektoren aber offenbar keine Rolle.

Wenn lediglich die virologisch und serologisch bestätigten Krankheitsfälle herangezogen werden, ergibt sich zweifellos ein falsches Bild von der *Häufigkeit* der oft nur unter leichten und vieldeutigen Symptomen verlaufenden LCM-Virusinfektion. Aber selbst bei Meningitiden und Encephalitiden unterbleiben noch meistens die erforderlichen Untersuchungen in einem Viruslaboratorium. Daher verwundert es nicht, wenn — abgesehen von den USA — in den meisten Ländern, so auch in der Deutschen Bundesrepublik (Abb. 1), bisher erst wenige LCM-Virusinfektionen sicher erfaßt wurden. Serologische Untersuchungen in den USA hatten hingegen zu der Ansicht geführt, daß bei nicht weniger als 11 % oder gar 18 % der Bevölkerung LCM-Virusinfektionen vorausgegangen seien (J.G. WOOLEY u. Mitarb., 1937, 1939). Diese älteren, mit einer noch unzureichenden Neutralisationsmethode gewonnenen Ergebnisse bedürfen offenbar der Kritik. In unausgelesenen Seren sind sicher nur ausnahmsweise spezifische neutralisierende Antikörper nachzuweisen. Ein völlig anderes Bild ergibt sich aber bei gezielten Untersuchungen einer ländlichen Bevölkerung aus Gebieten mit durchseuchten Mäusen (Abb. 1). Hier werden nach unseren Erfahrungen neutralisierende Antikörper in nahezu 5 % der Seren angetroffen. Noch höhere Werte von etwa 15 % sind zu erwarten, wenn die unmittelbare Umgebung Erkrankter untersucht wird (R. ACKERMANN, 1960; W. SCHEID, R. ACKERMANN, H. BLOEDHORN und B. KÜPPER, 1964). Solche Befunde lassen darauf schließen, daß die LCM-Virusinfektion in bestimmten Gebieten wesentlich häufiger vorkommt als bisher zu erwarten war.

VI. Klinik: Manchmal bleibt die Auseinandersetzung mit dem LCM-Virus unbemerkt. Manifeste Erkrankungen stellen sich nach einer *Inkubationszeit* von 6 bis 13 Tagen ein. Auf Grund der führenden *klinischen Symptome* unterscheiden wir 3 Formen:

1. die grippeähnliche Form,
2. die meningeale Form,
3. die meningo-encephalitische, encephalitische und encephalomyelitische Form.

Trotz der „proteusartigen Äußerungen der Krankheit“ (J.E. SMADEL, 1942) verspricht eine weitere Aufteilung der klinischen Bilder (B. KREIS, 1948) keinerlei Vorteil.

Bei der *grippeähnlichen Form* kommt es zu einem Temperaturanstieg, der oft von Abgeschlagenheit, Appetitlosigkeit, allgemeinen oder mehr umschriebenen Muskelschmerzen, von Mißempfindungen im Rücken und in den Gelenken, katarrhalischen Erscheinungen und einer Lymphknotenschwellung, seltener von Beschwerden nach Art eines Pleuraschmerzes — einer „Pleurodynie“ — begleitet wird. Manchmal sind die Conjunctiven deutlich injiziert oder geschwollen. Schon nach wenigen Tagen können alle Symptome geschwunden sein. Gelegentlich stellt sich aber nach einem kurzen Intervall erneut Fieber ein, das wieder von mehr oder weniger lästigen uncharakteristischen Beschwerden begleitet wird. Eine dritte febrile Phase mit durchweg leichten Symptomen kann sich anschließen. Selbst schnell abklingenden grippeähnlichen Erkrankungen folgt oft eine schleppende Rekonvaleszenz mit stärkeren vegetativen Regulationsstörungen. — Mitunter werden schwere Verläufe mit einer lange anhaltenden Kontinua beobachtet, die an einen Typhus denken läßt. Auch solche Erkrankungen ohne jeden Hinweis auf eine Beteiligung des Nervensystems können zum Tode führen (J.E. SMADEL, R.H. GREEN, R.M. PALTAUF und T.A. GONZALES, 1942). Als ungewöhnliche Symptome einer LCM-Virusinfektion wurden eine Parotitis und Orchitis (J.M. LEWIS und J.P. UTZ, 1961), bei einem Fall mit tödlichem Verlauf Veränderungen des Blutbildes nach Art einer Leukämie mit einer nekrotisierenden Pharyngitis sowie ausgedehnten Haut- und Schleimhautblutungen beobachtet (J.E. SMADEL u. Mitarb., 1942).

Die *meningitische Form* bildet die einheitlichste Gruppe. Gemeinsames Kennzeichen ist ein mehr oder weniger ausgeprägtes meningeales Syndrom, das sich schon mit dem Einsetzen des Fiebers oder nach mehrtägigen grippeähnlichen Erscheinungen, bei einem biphasischen Verlauf gewöhnlich erst mit dem zweiten Temperaturanstieg schnell entwickelt. Die Kranken klagen über Kopf- und Nakkenschmerzen, oft auch über einen Druck hinter den Augen, der bei Bulbusbewegungen zunimmt. Übelkeit, Erbrechen, Lichtscheu, eine Überempfindlichkeit gegen Geräusche sowie gegen Berührungen der Haut und gegenüber tiefem Druck werden häufiger verzeichnet. Die objektiven meningealen Symptome wie die Nackensteifigkeit und die Zeichen nach BRUDZINSKI und KERNIG sind allenfalls vorübergehend deutlicher ausgeprägt. Meist klingt die Meningitis mit ihren Begleiterscheinungen, die denen der grippeähnlichen Krankheitsform entsprechen können, in wenigen Tagen wieder ab. Mit einer protrahierten Rekonvaleszenz ist auch in diesen Fällen zu rechnen.

Zur *meningo-encephalitischen Form* gehören Fälle mit einer deutlichen Bewußtseinstrübung oder mit Hirnnervenlähmungen, die sich den meningitischen Zeichen beigesellen (R.D. BAIRD und T.M. RIVERS, 1938; J.J.G. PRICK und J.D. VERLINDE, 1947, u. a.). Manchmal werden auch Differenzen der Eigenreflexe und pathologische Reflexe wie das Babinskische Phänomen gefunden. Schon innerhalb weniger Tage können alle Symptome geschwunden sein. Schleppender verlaufen Fälle mit ausgeprägten encephalitischen Erscheinungen (M.E. HOWARD, 1940; W. SCHEID, K.-A. JOCHHEIM und A. STAMMLER, 1956; W. SCHEID, K.-A. JOCHHEIM und W. MOHR, 1956). Diese entwickeln sich mitunter schnell und mit einem Schüttelfrost, manchmal mehr langsam nach einem mehrtägigen uncharakteristischen febrilen Stadium. Die Kranken werden schläfrig-benommen oder bewußtlos. Das Bild entspricht mitunter dem des „Coma vigile“: der Kranke hält die Augen starr geöffnet, bietet aber keinerlei Anzeichen einer seelischen Regung. Gelegentlich kommt es zu einer deliranten Unruhe. Meist treten zerebrale Paresen oder Hyperkinesen nach Art der Myoklonien oder choreatischer Bewegungen auf. Nach einem über Wochen sich erstreckenden Verlauf mit beständig hohen Temperaturen oder einzelnen Fieberschüben kann der Tod eintreten oder aber eine günstige Wendung erfolgen. Dann besteht größte Aussicht auf eine völlige Restitution. — Bei den *encephalomyelitischen Krankheitsbildern* werden Symptome von seiten des Rückenmarks mit den cerebralen Erscheinungen beobachtet. Die wenigen bisher veröffentlichten Fälle dieser bunten Gruppe (G.M. FINDLAY, N.S. ALCOCK und R.O. STERN, 1936; R.D. BAIRD und T.M. RIVERS, 1938; J.P. COLMORE, 1952; W. SCHEID und K.-A. JOCHHEIM, 1956) boten Mißempfindungen in den Beinen und im Leib, Paresen der Extremitäten, einen Ausfall oder eine Steigerung der Eigenreflexe, Pyramidenbahnzeichen, weitgehend segmental begrenzte Sensibilitätsausfälle und Störungen der Blasen- und Darmfunktionen. Auch bulbäre Lähmungen können sich beigesellen. Selbst beunruhigende Ausfälle schwinden mitunter innerhalb einiger Monate. Bei manchen Beobachtungen des Schrifttums, die nach dem klinischen Bild in diese Gruppe gehören, bleibt die ätiologische Diagnose fraglich.

Unabhängig von den vorherrschenden Symptomen kommt es im Verlauf der LCM-Virusinfektionen häufig, aber nicht regelmäßig zu Veränderungen des *Blutbildes* nach Art einer *Leukopenie* mit einer relativen Lymphocytose (P. MOLLARET, P. LÉPINE und B. KREIS, 1939; C. ARMSTRONG und J.W. HORNIBROOK, 1941; A. MILZER und S.O. LEVINSON, 1942, u. a.). Wir sahen zu Beginn einer schweren LCM-Virusinfektion die weißen Blutzellen auf 2000 absinken (W. SCHEID, K.-A. JOCHHEIM und W. MOHR, 1956). Später kann sich vorübergehend eine Leukocytose einstellen (A. MILZER und S.O. LEVINSON, 1942, u. a.). — Die *Blutsenkung* ist, sofern Komplikationen wie eine Bronchopneumonie, eine Cystitits oder Cystopyelitis ausbleiben, normal oder allenfalls leicht beschleunigt.

Im *Liquor* auch der Fälle mit nur leichtesten meningealen Symptomen findet sich gewöhnlich eine *Pleocytose*, deren Ausmaß nicht von der Schwere der neurologischen Erscheinungen abhängt. Manchmal steigt die Zellzahl noch weiter an, während die klinischen Zeichen der Meningitis bereits abklingen. Meist werden maximale Werte von 200—1000 Zellen, seltener von 2000 Zellen und darüber erreicht. Segmentkernige Elemente können anfangs reichlich — nämlich etwa zu 50 % — vertreten sein; aber schon nach einigen Tagen sind im allgemeinen ausschließlich Rundzellen anzutreffen.

Auch hierin gibt es Ausnahmen; so sahen wir bei einer Kranken 2 Tage nach der Entfieberung den Anteil der segmentkernigen Zellen von 10 % auf 25 % ansteigen. Erst im weiteren Verlauf fand sich das Liquorbild der „lymphocytären" Meningitis.

Bis zum völligen Abklingen der Pleocytose vergehen auch bei leichten meningealen Erkrankungen manchmal mehrere Wochen. Mit den Zellen ist meistens auch das Eiweiß des Liquors vermehrt. Die Werte liegen durchweg zwischen 50 und 200 mg %. Gelegentlich bildet sich ein Spinngewebsgerinnsel (T.F. McN. Scott und T.M. Rivers, 1936; W. Scheid und K.-A. Jochheim, 1956, u. a.). Ein deutliches Absinken des Zuckergehaltes bis auf Werte von unter 30 mg % wurde wiederholt beobachtet (C. Armstrong und L.K. Sweet, 1939; W.R. Green, L.K. Sweet und R.W. Prichard, 1949, u. a.).

Diagnose und Differentialdiagnose: Die *Diagnose* einer Infektion mit dem LCM-Virus läßt sich niemals allein mit den klinischen Befunden und den Ergebnissen der üblichen Zusatzuntersuchungen begründen. Immer benötigen wir die Hilfe des Virus-Laboratoriums. Während des Krankheitsbeginns, seltener auch noch in späteren Stadien, gelingt es, den *Erreger* aus dem Blut oder aus dem Liquor zu isolieren. Wenn sich bei intracerebral inokulierten weißen Mäusen die Symptome einer Infektion einstellen, bedarf es umständlicher Verfahren, um das pathogene Agens zu identifizieren. Abgesehen von den seltenen Fällen mit tödlichem Verlauf sind trotz des Erregernachweises immer *serologische Untersuchungen* mit dem Blut des Kranken aus dem febrilen Stadium sowie aus der frühen und späten Rekonvaleszenz erforderlich, um die Diagnose abzustützen und eine anderweitige Herkunft des LCM-Virus — etwa eine Verseuchung der Laboratoriumstiere — auszuschließen. Vollständige serologische Befunde erübrigen den Nachweis des LCM-Virus. — Wenn sich komplementbindende Antikörper wenige Wochen nach dem Krankheitsbeginn bilden und später spezifische neutralisierende Antikörper mit ansteigendem Titer nachzuweisen sind, ist die Diagnose hinreichend gesichert.

Bei *akuten meningitischen, encephalitischen* und *myelitischen Erkrankungen* sollte immer auch die *Möglichkeit einer Infektion mit dem LCM-Virus* berücksichtigt und die serologische Diagnostik veranlaßt werden. Dies gilt vor allem, wenn es sich um Kranke ländlicher Herkunft handelt oder sogar ein Kontakt mit Hausmäusen erwiesen ist. Ein vorausgegangener Mäusebiß bedeutet immer einen wichtigen Hinweis auf die Virusinfektion. Allerdings kann auch eine *Leptospirose* auf diesem Weg übertragen werden. Leptospirosen gehen oft mit ähnlichen klinischen Erscheinungen einher wie die LCM-Virusinfektionen. Dies gilt zumal von Fällen mit mehrgipfeligem Verlauf und deutlicher meningealer Symptomatik. Bei den unbehandelten Leptospirosen ist aber die Blutsenkung stark beschleunigt. Auch ein Ikterus spricht gegen die LCM-Virusinfektion. — Vor allem die *Enteroviren* und das *Mumpsvirus* können zu den gleichen klinischen Erscheinungen führen wie Infektionen mit dem LCM-Virus. Ausgeprägte encephalitische Symptome sind allerdings den Enteroviren und dem Mumpsvirus nur ausnahmsweise zuzuschreiben. — Die *Herpes-Encephalitis* des Erwachsenen bietet ein ähnliches klinisches Bild, wie es bei den schwersten LCM-Virusinfektionen beobachtet wird. Ein besonders stürmischer Verlauf mit hirnorganischen Anfällen spricht eher für die Diagnose der Herpes-Encephalitis. — In manchen Gegenden, so auch in der Deutschen Bundesrepublik, ist die *Zentraleuropäische Encephalitis* in die differentialdiagnostischen Erwägungen einzuschließen, wenn es sich um ein meningitisches, meningo-encephalitisches oder myelitisches Syndrom handelt. Auch die Zentraleuropäische Encephalitis tritt vornehmlich in ländlichen Gebieten auf. Ein vorausgegangener Zeckenbiß weist auf diese Viruskrankheit hin. Die diagnostische Entscheidung ist nur von zuverlässigen serologischen Befunden zu erwarten. — LCM-Virusinfektionen mit den Symptomen eines *banalen Infektes* werden nur ausnahmsweise erfaßt, so vielleicht als Laboratoriumsinfektionen oder bei einem offenkundigen Zusammenhang mit einer schweren Erkrankung in der unmittelbaren Umgebung.

Prophylaxe und Therapie: Eine wirkungsvolle *Prophylaxe* gegenüber den unter natürlichen Bedingungen auftretenden LCM-Virusinfektionen ist von einer Vernichtung der Hausmäuse zu erwarten. Im Laboratorium sollte die Möglichkeit einer latenten Durchseuchung vor allem der weißen Mäuse beachtet werden. Schutzmaßnahmen gegenüber Mäusebissen und einer Infektion durch die Ausscheidungen oder die Organe der Versuchstiere sind selbst dort dringend geboten, wo nicht mit dem LCM-Virus gearbeitet wird.

Nur bei schweren LCM-Virusinfektionen wird die Frage einer gezielten *Therapie* auftauchen. Die Antibiotica haben sich als wirkungslos herausgestellt, sind aber manchmal angezeigt, um bakteriellen Komplikationen zu begegnen. Wie bei den meisten Virusinfektionen ist eine kausale Behandlung noch nicht möglich.

Literatur

Aus der Zeit vor dem Jahre 1957 wurden hier nur die besonders wichtigen Arbeiten aufgeführt. Im übrigen sei verwiesen auf **Scheid, W.:** Das Virus der lymphocytären Choriomeningitis und seine Bedeutung für die Neurologie. Fortschr. Neurol. Psychiat. **25**, 73 (1957).

Ackermann, R.: Serologische Untersuchungen auf latente Infektionen mit dem Virus der lymphocytären Choriomeningitis in einem Endemiegebiet Norddeutschlands. Zbl. Bakt. Abt. I. Orig. **179**, 298 (1960). ~ Über die Züchtung des Virus der lymphocytären Choriomeningitis in Mäuseembryo-Zellkulturen. Arch. Virusforsch. **10**, 183 (1960). — **Ackermann, R., H. Bloedhorn, B. Küpper, I. Winkens** u. **W. Scheid:** Über die Verbreitung des Virus der lymphocytären Choriomeningitis unter den Mäusen in Westdeutschland. I. Untersuchungen überwiegend an Hausmäusen (Mus musculus). Zbl. Bakt., Abt. I. Orig. **194**, 407 (1964). — **Ackermann, R.,** u. **L. Jansen:** Zur Epidemiologie der Infektion mit dem Virus der lymphocytären Choriomeningitis. Z. klin. Med. **155**, 277 (1958). — **Ackermann, R., W. Scheid** u. **K.-A. Jochheim:** Der Einfluß der Lagerung auf die neutralisierenden Fähigkeiten von Seren gegenüber dem Virus der Lymphocytären Choriomeningitis. Zbl. Bakt., Abt. I. Orig. **185**, 343 (1962). — **Afzelius-Alm, L.:** Aseptic (nonbacterial) encephalomeningitides in Gothenburg 1932—1950. Acta med. scand., Suppl. **263** (1951). — **Alice, F. J.:** Ocurrência em camondongos cinzentos "mus musculus" de um virus que se assemelha ao da coriomeningite linfocitária. Brasil.-méd. **59**, 224 (1945). — **Armstrong, C.:** Acute lymphocytic choriomeningitis. Experimental considerations. Arch. Neurol. Psychiat. (Chic.) **36**, 1395 (1936). ~ Studies on choriomeningitis and poliomyelitis. Bull. N.Y. Acad. Med. II. S. **17**, 295 (1941). ~ Some recent research in the field of neurotropic viruses with especial reference to lymphocytic choriomeningitis and herpes simplex. Milit. Surg. **91**, 129 (1942). — **Armstrong, C.,** and **J. W. Hornibrook:** Choriomeningitis virus infection without central nervous system manifestations. Publ. Hlth Rep. (Wash.) **56**, 907 (1941). — **Armstrong, C.,** and **R. D. Lillie:** Experimental lymphocytic choriomeningitis of monkeys and mice produced by a virus encountered in studies of the 1933 St. Louis encephalitis epidemic. Publ. Hlth Rep. (Wash.) **49**, 1019 (1934). — **Armstrong, C.,** and **L. K. Sweet:** Lymphocytic choriomeningitis. Report of two cases, with recovery of the virus from gray mice (mus musculus) trapped in the two infected households. Publ. Hlth Rep. (Wash.) **54**, 673 (1939). — **Armstrong, C., J. J. Wallace,** and **L. Ross:** Lymphocytic choriomeningitis. Gray mice, mus musculus, a reservoir for the infection. Publ. Hlth Rep. (Wash.) **55**, 1222 (1940). — **Armstrong, C.,** and **J. G. Wooley:** Studies on the origin of a newly discovered virus which causes lymphocytic choriomeningitis in experimental animals. Publ. Hlth Rep. (Wash.) **50**, 537 (1935).

Baird, R. D., and **T. M. Rivers**: Relation of lymphocytic choriomeningitis to acute aseptic meningitis (Wallgren). Amer. J. publ. Hlth **28**, 47 (1938). — **Bayer, P.**, and **J. Gear**: Virus meningo-encephalitis in South Africa. A study of the cases admitted to the Johannesburg fever hospital. S. Afr. J. Lab. clin. Med. **1**, 22 (1955). — **Benda, R.**, and **J. Činátl**: Multiplication of lymphocytic choriomeningitis virus in bottle cell cultures. Acta virol. **5**, 159 (1962). — **Bengtson, I. A.**, and **J. G. Wooley**: Cultivation of the virus of lymphocytic choriomeningitis in the developing chick embryo. Publ. Hlth Rep. (Wash.) **51**, 29 (1936). — **Benson, L. M.**, and **J. E. Hotchin**: Cytopathogenicity and plaque formation with lymphocytic choriomeningitis virus. Proc. Soc. exp. Biol. (N.Y.) **103**, 623 (1960). — **Blanc, G.**, **L. Ascione**, et **M. Mailloux**: Les petits mammifères sauvages peuvent-ils être porteurs du virus de la chorioméningite lymphocytaire? Enquête faite au Maroc. Bull. Acad. nat. Méd. (Paris) **144**, 645 (1960).

Casals-Ariet, J., and **L. T. Webster**: Characteristics of a strain of lymphocytic choriomeningitis virus encountered as a contaminant in tissue cultures of rabies virus. J. exp. Med. **71**, 147 (1940). — **Chang, H.-T.**, **F.-H. Ch'Iu**, and **H.-Ch. Wang**: Lymphocytic choriomeningitis. Report of a chronic case. Chin. med. J. **72**, 113 (1954). — **Coggeshall, L. T.**: The transmission of lymphocytic choriomeningitis by mosquitoes. Science **89 I**, 516 (1939). — **Collins, D. N.**, **H. Weigand**, and **J. Hotchin**: The effects of pretreatment with x-rays on the pathogenesis of lymphocytic choriomeningitis in mice. J. Immunol. **87**, 682 (1961). — **Colmore, J. P.**: Severe infections with the virus of lymphocytic choriomeningitis. J. Amer. med. Ass. **148**, 1199 (1952).

Dalldorf, G., and **M. Douglass**: Simultaneous distemper and lymphocytic choriomeningitis in dog spleen and the sparing effect on poliomyelitis. Proc. Soc. exp. Biol. (N.Y.) **39**, 294 (1938). — **Dalldorf, G.**, **C. W. Jungeblut** u. **M. Douglass-Umphlet**: Multiple Fälle von Choriomeningitis in einer Wohnung, in welcher infizierte Mäuse festgestellt wurden. Wien. med. Wschr. **1946**, 473.

East, J., **D. M. V. Parrott**, and **J. Seamer**: The ability of mice thymectomized at birth to survive infection with lymphocytic choriomeningitis virus. Virology **22**, 160 (1964).

Findlay, G. M., **N. S. Alcock**, and **R. O. Stern**: The virus aetiology of one form of lymphocytic meningitis. Lancet **I**, 650 (1936).

Gaidamovic, S. R.: Studies on infection of house rodents with neuroviruses. Report I. Infection of house mice with lymphocytic choriomeningitis virus. Vop. Virus. **3**, 171 (1958). — **Green, W. R.**, **L. K. Sweet**, and **R. W. Prichard**: Acute lymphocytic choriomeningitis. A study of 21 cases. J. Pediat. **35**, 688 (1949). — **Grešíková, M.**, and **J. Casals**: A simple method of preparing a complement-fixing antigen for lymphocytic choriomeningitis virus. Acta virol. **7**, 380 (1963).

Haas, V. H.: Studies on the natural history of the virus of lymphocytic choriomeningitis in mice. Publ. Hlth Rep. (Wash.) **56**, 285 (1941). ~ Some relationships between lymphocytic choriomeningitis (LCM) virus and mice. J. infect. Dis. **94**, 187 (1954). ~ Serial passage of a lymphocytic tumor and choriomeningitis virus in immune mice. J. nat. Cancer Inst. **25**, 75 (1960). — **Haas, V. H.**, **G. M. Briggs**, and **S. E. Stewart**: Inapparent lymphocytic choriomeningitis infection in folic acid-deficient mice. Science **126**, 405 (1957). — **Haas, V. H.**, **S. E. Stewart**, and **G. M. Briggs**: Folic acid deficiency and the sparing of mice infected with the virus of lymphocytic choriomeningitis. Virology **3**, 15 (1957). — **Hayes, G. S.**, and **T. L. Hartman**: Lymphocytic choriomeningitis. Report of a laboratory infection. Bull. Johns Hopk. Hosp. **73**, 275 (1943). — **Hotchin, J.**: The biology of lymphocytic choriomeningitis infection: virus-induced immune disease. Cold Spr. Harb. Symp. quant. Biol. **27**, 479 (1962). — **Hotchin, J.**, and **L. Benson**: The pathogenesis of lymphocytic choriomeningitis in mice: The effects of different inoculation routes and the footpad response. J. Immunol. **91**, 460 (1963). — **Hotchin, J. E.**, and **M. Cinits**: Lymphocytic choriomeningitis infection of mice as a model for the study of latent virus infection. Canad. J. Microbiol. **4**, 149 (1958). — **Hotchin, J.**, and **H. Weigand**: Studies of lymphocytic choriomeningitis in mice. I. The relationship between age of inoculation and outcome of infection. J. Immunol. **86**, 392 (1961). ~ The effects of pretreatment with x-rays on the pathogenesis of lymphocytic choriomeningitis in mice. I. Host survival, virus multiplication and leukocytosis. J. Immunol. **87**, 675 (1961). — **Howard, M. E.**: Infection with the virus of choriomeningitis in man. Yale J. Biol. Med. **13**, 161 (1940). — **Howitt, B. F.**: The complement fixation reaction in experimental equine encephalomyelitis, lymphocytic choriomeningitis and the St. Louis type of encephalitis. J. Immunol. **33**, 235 (1937).

Kasahara, S., **R. Hamano**, **R. Yamada**, **M. Kono**, and **S. Tsubaki**: Choriomeningitis virus isolated in the course of experimental studies on epidemic encephalitis. Trans. Soc. path. jap. **27**, 581 (1937). — **Kasahara, S.**, **R. Hamano**, and **R. Yamada**: Choriomeningitis virus isolated in the course of experimental studies on epidemic encephalitis. Kitasato Arch. exp. Med. **16**, 24 (1939). — **Koch, S.**, **M. Pintér** u. **G. Ivanovics**: Die ätiologische und epidemiologische Bedeutung des Virus der lymphozytären Choriomeningitis in Ungarn. Orv. Hetil. **91**, 865 (1950). — **Kreis, B.**: La maladie d'Armstrong (Chorio-Méningite lymphocytaire). Sem. Hôp. Paris **24**, 1018 (1948). — **Küpper, B.**, **H. Bloedhorn**, **R. Ackermann** u. **W. Scheid**: Über die Verbreitung des Virus der lymphozytären Choriomeningitis unter den Mäusen in Westdeutschland. II. Untersuchungen an Mäusen, ausgenommen Mus musculus. Zbl. Bakt., Abt. I. Orig. **195**, 1 (1964).

Lehmann-Grube, F.: Untersuchungen zur Wärmestabilität des Virus der lymphocytären Choriomeningitis. Arch. ges. Virusforsch. **9**, 56 (1959). ~ Lymphocytic choriomeningitis in the mouse. Arch. ges. Virusforsch. **14**, 344 u. 351 (1964). — **Lehmann-Grube, F., R. Ackermann, K.-A. Jochheim, G. Liedtke** u. **W. Scheid**: Über die Technik der Neutralisation des Virus der lymphocytären Choriomeningitis in der Maus. Arch. ges. Virusforsch. **9**, 64 (1959). — **Lépine, P., P. Mollaret**, et **V. Sautter**: Application de la déviation du complément à l'étude de la méningite lymphocytaire. Ann. Inst. Pasteur **61**, 868 (1938). ~ Déviation du complément dans l'infection par le virus de la chorioméningite lymphocytaire. C.R. Soc. Biol. (Paris) **129**, 925 (1938). — **Lépine, P.**, et **V. Sautter**: Existence en France du virus murin de la chorio-méningite lymphocytaire. C.R. Acad. Sci. (Paris) **202**, 1624 (1936). ~ Contamination de laboratoire avec le virus de la chorioméningite lymphocytaire. Ann. Inst. Pasteur **61**, 519 (1938). — **Lerner, E.M.**, and **V.H. Haas**: Histopathology of lymphocytic choriomeningitis in mice spared by amethopterin. Proc. Soc. exp. Biol. (N.Y.) **98**, 395 (1958). — **Levy, H.B.**, and **V.H. Haas**: Alteration of the course of lymphocytic choriomeningitis in mice by certain antimetabolites. Virology **5**, 401 (1958). — **Lewis, J.M.**, and **J.P. Utz**: Orchitis, parotitis and meningoencephalitis due to lymphocytic-choriomeningitis virus. New Engl. J. Med. **265**, 776 (1961). — **Lillie, R.D.**: Histopathologic reaction to the virus of lymphocytic choriomeningitis in the chick embryo. Publ. Hlth Rep. (Wash.) **51**, 41 (1936). ~ Pathologic histology of lymphocytic choriomeningitis in monkeys. Publ. Hlth Rep. (Wash.) **51**, 303 (1936). — **Lillie, R.D.**, and **C. Armstrong**: Pathologic reaction to the virus of lymphocytic choriomeningitis in guinea pigs. Publ. Hlth Rep. (Wash.) **59**, 1391 (1944). ~ Pathology of lymphocytic choriomeningitis in mice. Arch. Path. **40**, 141 (1945).

Mac Callum, F.O., and **G.M. Findlay**: Lymphocytic choriomeningitis. Isolation of the virus from the nasopharynx. Lancet **I**, 1370 (1939). ~ The cultivation of lymphocytic choriomeningitis in tissue culture. Brit. J. exp. Path. **21**, 110 (1940). — **Mesrobeanu, I.**, et **G. Badenski**: Contribution à l'étude expérimentale de deux souches de virus chorioméningite lymphocytaire isolées à Bucarest. Arch. roum. Path. exp. **15**, 253 (1948). — **Miles, J.A.R.**: Benign lymphocytic meningitis. Med. J. Aust. **1954**, 659. — **Milzer, A.**: Studies on the transmission of lymphocytic choriomeningitis virus by arthropods. J. infect. Dis. **70**, 152 (1942). — **Milzer, A.**, and **S.O. Levinson**: Laboratory infection with the virus of lymphocytic choriomeningitis. A two year study of antibody response. J. Amer. med. Ass. **120**, 27 (1942). — **Mittermayer, T., V. Poljak, V. Bardoš, A. Šimkova** u. **E. Čupkova**: Lymphozytäre Choriomeningitis in der Ostslowakei. Wien. klin. Wschr. **1958**, 649. — **Mollaret, P., P. Lépine**, et **B. Kreis**: Les modifications leucocytaires dans la chorio-méningite expérimentale. C.R. Soc. Biol. (Paris) **131**, 1003 (1939).

Nayak, K.K., S.O. Waller, and **G. Kuppuswamy**: Encephalitis syndrome of lymphocytic choriomeningitis virus infection. Brit. med. J. **I**, 162 (1964). — **Nikolitsch, M.**, u. **P. Fenje**: Viraemie und lymphocytäre Chorio-Meningitis. Arch. Hyg. (Berl.) **141**, 161 (1957).

Pinto, M.R., et **C.F. Ferreira**: Un cas de chorioméningite lymphocytaire isolé à Lisbonne. Med. contemp. **72**, 418 (1954). — **Prick, J.J.G.**, en **J.D. Verlinde**: Chorio-Meningitis in Nederland. Ned. T. Geneesk. **91 II**, 1146 (1947).

Reiss-Gutfreund, R.J., L. Andral, et **Ch. Sérié**: Étude d'un virus présentant les caractéristiques de la chorio-méningite lymphocytaire (C.M.L.) isolé en Éthiopie. Ann. Inst. Pasteur **102**, 36 (1962). ~ Étude de souches virales présentant les caractéristiques de chorioméningite lymphocytaire (C.M.L.) isolées en Éthiopie. Ann. Inst. Pasteur **101**, 427 (1961). — **Rivers, T. M.**, and **T.F. McN. Scott**: Meningitis in man caused by a filterable virus. Science N.S. **81**, 439 (1935). ~ Meningitis in man caused by a filterable virus. II. Identification of the etiological agent. J. exp. Med. **63**, 415 (1936). — **Rowe, W.P.**: Studies on pathogenesis and immunity in lymphocytic choriomeningitis infection of the mouse. Naval Med. Research Inst. **12**, 167 (1954). ~ Protective effect of pre-irradation on lymphocytic choriomeningitis infection in mice. Proc. Soc. exp. Biol. (N.Y.) **92**, 194 (1956). — **Rowe, W.P., P.H. Black**, and **R.H. Levey**: Protective effect of neonatal thymectomy on mouse LCM infection. Proc. Soc. exp. Biol. (N.Y.) **114**, 248 (1963).

Scheid, W., R. Ackermann, H. Bloedhorn u. **B. Küpper**: Über die Verbreitung des Virus der lymphozytären Choriomeningitis in Westdeutschland. Dtsch. med. Wschr. **I**, 325 (1964). — **Scheid, W., R. Ackermann** u. **K.-A. Jochheim**: Die Bedeutung der komplementbindenden und der neutralisierenden Antikörper für die Diagnose der Infektionen mit dem Virus der lymphozytären Choriomeningitis. Dtsch. med. Wschr. **II**, 1293 (1959). — **Scheid, W., R. Ackermann, K.-A. Jochheim** u. **F. Lehmann-Grube**: Die neutralisierenden Serumantikörper des Menschen nach Infektionen mit dem Virus der lymphozytären Choriomeningitis und das Verhalten von Normalseren im Neutralisationsversuch. Arch. ges. Virusforsch. **9**, 295 (1959). — **Scheid, W.**, u. **K.-A. Jochheim**: Akute Encephalomyelitis und Virus der lymphocytären Choriomeningitis. Nervenarzt **27**, 385 (1956). ~ Infektionen mit dem Virus der lymphozytären Choriomeningitis in Deutschland. Dtsch. med. Wschr. **I**, 700 (1956). — **Scheid, W., K.-A. Jochheim** u. **W. Mohr**: Laboratoriumsinfektionen mit dem Virus der lymphocytären Choriomeningitis. Dtsch. Arch. klin. Med. **203**, 88 (1956). — **Scheid, W., K.-A. Jochheim** u. **A. Stammler**: Tödlicher Verlauf einer Infektion mit dem Virus der lymphocytären Choriomeningitis. Dtsch. Z. Nervenheilk. **174**, 123 (1956). — **Scott, T.F. McN.**, and **W.J. Elford**: The size of the virus of lymphocytic choriomeningitis as determined by ultrafiltration and ultracentrifugation. Brit. J. exp. Path. **20**, 182 (1939). — **Scott, T.F.McN.**, and **T.M. Rivers**: Meningitis in man caused by a filterable virus. I. Two cases and the method of obtaining a virus from their spinal fluids. J. exp. Med. **63**, 397 (1936). — **Seamer, J., J.L. Barlow, A.W. Gledhill**, and **J. Hotchin**: Increased susceptibility of mice to lymphocytic choriomeningitis virus after peripheral inoculation. Virology **21**, 309 (1963). — **Shaughnessy, H.J.**, and **A. Milzer**: Experimental infection of Dermacentor Andersoni Stiles with the virus of lymphocytic choriomeningitis. Amer. J. publ. Hlth **29**, 1103 (1939). — **Smadel, J.E.**: Common neurotropic virus diseases of man. Their diagnosis and mode of spread. U.S. nav. med. Bull. **40**, 1020 (1942). — **Smadel, J.E., R.D. Baird**, and **M.J. Wall**: Complement-fixation in infections with the virus of lymphocytic choriomeningitis. Proc. Soc. exp. Biol. (N.Y.) **40**, 71 (1939). ~ A soluble antigen of lymphocytic choriomeningitis. I. Separation of soluble antigen from virus. J. exp. Med. **70**, 53 (1939). — **Smadel, J.E., R.H. Green, R.M. Paltauf**, and **T.A. Gonzales**: Lymphocytic choriomeningitis. Two human fatalities following an unusual febrile illness. Proc. Soc. exp. Biol. (N.Y.) **49**, 683 (1942). — **Smadel, J.E.**, and **M.J. Wall**: A soluble antigen of lymphocytic choriomeningitis. III. Independence of antisoluble substance antibodies and neutralizing antibodies, and the rôle of soluble antigen and inactive virus in immunity to infection. J. exp. Med. **72**, 389 (1940). ~ Identification of the virus of lymphocytic choriomeningitis. J. Bact. **41**, 421 (1941). ~ Lymphocytic choriomeningitis in the Syrian hamster. J. exp. Med. **75**, 581 (1942). — **Smadel, J.E., M.J. Wall**, and **R.D. Baird**: A soluble antigen of lymphocytic choriomeningitis. II. Characteristics of the antigen and its use in precipitin reactions. J. exp. Med. **71**, 43 (1940).

Tobin, J. O'H.: The growth of lymphocytic choriomeningitis virus in the developing chick embryo. Brit. J. exp. Path. **35**, 358 (1954). — **Traub, E.**: A filterable virus recovered from white mice. Science **81**, 298 (1935). ~ A filterable virus from white mice. J. Immunol. **29**, 69 (1935). ~ Persistence of lymphocytic choriomeningitis virus in immune animals and its relation to immunity. J. exp. Med. **63**, 847 (1936). ~ An epidemic in a mouse colony due to the virus of acute lymphocytic choriomeningitis. J. exp. Med. **63**, 533 (1936). ~ The epidemiology of lymphocytic choriomeningitis in white mice. J. exp. Med. **64**, 183 (1936). ~ Factors influencing the persistence of choriomeningitis virus in the blood of mice after clinical recovery. J. exp. Med. **68**, 229 (1938). ~ Epidemiology of lymphocytic choriomeningitis in a mouse stock observed for four years. J. exp. Med. **69**, 801 (1939). ~ Über die natürliche Übertragungsweise des Virus der lymphocytären Choriomeningitis (LCM) bei Mäusen und ihre Parallelen zum Übertragungsmodus gewisser muriner Krebsviren. Zbl. Bakt., Abt. I. Orig. **177**, 453 (1960). ~ Über die immunologische Toleranz bei der lymphocytären Choriomeningitis der Mäuse. Zbl. Bakt., Abt. I. Orig. **177**, 472 (1960). ~ Demonstration, properties and significance of neutralizing antibodies in mature mice immune to lymphocytic choriomeningitis (LCM). Arch. ges. Virusforsch. **10**, 289 (1961). ~ Observations on immunological tolerance and "immunity" in mice infected congenitally with the virus of lymphocytic choriomeningitis (LCM). Arch. ges. Virusforsch. **10**, 303 (1961). ~ Multiplication of LCM virus in lymph node and embryo cells from non-tolerant and tolerant mice. Arch. ges. Virusforsch. **11**, 473 (1962). ~ Studies on the mechanism of immunity in murine LCM. Arch. ges. Virusforsch. **14**, 65 (1963). — **Traub, E.**, u. **F. Kesting**: Experiments on heterologous and homologous interference in LCM-infected cultures of murine lymph node cells. Arch. ges. Virusforsch. **14**, 55 (1963).

Wallgren, A.: Une nouvelle maladie infectieuse du système nerveux central? (Méningite aseptique aiguë). Acta paediat. (Uppsala) **4**, 158 (1925). — **Weigand, H.**, and **J. Hotchin**: Studies of lymphocytic choriomeningitis in mice. II. A comparison of the immune status of newborn and adult mice surviving inoculation. J. Immunol. **86**, 401 (1961). — **Wooley, J.G., C. Armstrong**, and **R.H. Onstott**: The occurence in the sera of man and monkeys of protective antibodies against the virus of lymphocytic choriomeningitis as determined by the serum-virus protection test in mice. Publ. Hlth Rep. (Wash.) **52**, 1105 (1937). — **Wooley, J.G., F.D. Stimpert, J.F. Kessel**, and **C. Armstrong**: A study of human sera antibodies capable of neutralizing the virus of lymphocytic choriomeningitis. Publ. Hlth Rep. (Wash.) **54**, 938 (1939).

Masern (Morbilli)

Von Johann Baptist Mayer, Homburg/Saar

Mit 22 Abbildungen

Französisch: Rougeole, englisch: Measles, italienisch: Rosolia, spanisch: Sarampion.

I. Definition

Unter Masern verstehen wir eine akute, hochinfektiöse Viruskrankheit, die nach einer Inkubationszeit von 9—11 Tagen als erste Phase ein charakteristisches, 3—4 Tage dauerndes fieberhaftes, katarrhalisches Prodromalstadium aufweist und nach Abfall des ersten Fiebers mit erneutem Fieberanstieg in die zweite Phase, die Hauptkrankheit mit typischem großfleckigem Exanthem übergeht.

II. Geschichte des Krankheitsbildes

Zum ersten Mal in der Geschichte hören wir von Abu Bekr Muhammed ben Sakerija (860—925) — vom Abendland *Rhases*, von den Arabern *ar-Rasi* genannt — etwas über die Masern (arab. *Hashbah*). Obwohl Rhases in seinem Buch „über die Blattern und Masern“ eine Trennung zwischen Masern und Pocken versucht hat, ist die Krankheit weiterhin bis ins Mittelalter als eine Art Blattern betrachtet worden, daneben auch mit Scharlach, Flecktyphus usw. verwechselt worden. Erst Sydenham und Morton haben in der zweiten Hälfte des 17. Jahrhunderts die Masern, wie auch den Scharlach klinisch erfaßt und namentlich von den Blattern abgesondert. Trotzdem herrschte erst in der Mitte des 18. Jahrhunderts Klarheit, daß die Masern eine kontagiöse, wohlcharakterisierte und selbständige Infektionskrankheit seien.

III. Erreger und Geschichte des Erregers

a) Übertragung auf den Menschen

Die Kenntnisse über die *Infektiosität* der Masern dürften so alt sein wie die Kenntnisse von den Masern selbst. Die ersten grundlegenden Experimente, welche in der Lage waren, auf die Ätiologie der Masern einiges Licht zu werfen, stammen aus dem England des 18. Jahrhunderts, das unter dem Eindruck der Variolation gegen Pocken stand. Unter Vermeidung des natürlichen Infektionsweges (Nasenrachenraum) konnte man durch Einimpfung des Pockenvirus in die Haut empfänglicher Personen eine Krankheit erzeugen, welche früher nach der Inkubation begann, kürzer und milder verlief, trotzdem aber eine dauernde Immunität hinterließ. Richtige Pocken hatten damals eine Letalität von mehr als 30%.

Es war ganz natürlich, daß bei der Ähnlichkeit von Pocken und Masern die gleiche Methode bei Masern versucht wurde. Home berichtet 1758 als erster über derartige *Morbillisationsversuche* in Edinburgh.

Home vermutete den Masernerreger auf dem Höhepunkt der Masernerkrankung im Blut, machte deshalb auf dem Höhepunkt des Fiebers oberflächliche Inzisionen, fing das Blut mit Watte auf und übertrug dann diese blutgetränkte Watte auf Hautschnitte, die er bei den Impflingen angelegt hatte, und ließ sie 3 Tage auf den Wunden. Nach 6—9 Tagen, also früher als nach der natürlichen Infektion, erkrankten die Impflinge an milderen und kürzer dauernden Masern. Diese Möglichkeit zu einer künstlichen Infektion ist schon sehr früh ausgenutzt worden (Wachsel, Beginn des 19. Jahrhunderts; Speranza, 1822; Katona, 1842).

Die Ärzte des 18. Jahrhunderts kannten nicht nur eine Morbillisation gegen Masern und eine Variolation gegen Pocken, sondern auch einen Impfmodus, um die *Hornviehseuche* zu mildern. HUFELAND äußerte 1798: „So läßt es sich erklären, daß die meisten fieberhaften Miasmen, wenn sie durch Inokulation mitgeteilt werden, so ausgezeichnete Milderung erhalten. Von den Masern, von der Hornviehseuche hat man hierüber die glücklichsten Erfahrungen."

Einen entscheidenden Beitrag zur Auffindung des Erregers lieferte HECTOEN im Jahre 1905. Er entnahm 2 Masernkranken am 1. Tag des Exanthems 2,5—3 ml Blut, mischte es mit 50 ml Ascitesbouillon, bebrütete diese 24 Std bei 37° und injizierte davon 4—5 ml subcutan 2 ungemaserten Personen. In beiden Fällen folgte Fieber am 13. und 11. Tag, am 14. Tag nach der Impfung ein typisches Masernexanthem, im 1. Fall allerdings ohne katarrhalische Erscheinungen.

Interessante Beobachtungen machte BAUGUESS. Er gab 2, 3 und 6 Monate alten Säuglingen 60—75 ml Blut von ihren Müttern. Eine Mutter bekam 2 Tage nach der Transfusion ein Masernexanthem. Das ältere Kind dieser Mutter bekam am 13. Tag, das jüngere am 14. Tag nach der Transfusion ein Masernexanthem. HERRMAN hat 1915 vorgeschlagen, Säuglinge gegen Ende des 3. Lebensmonats, wenn die von der Mutter diaplacentar überkommene Immunität zu schwinden beginnt, mit originär infektiösem Nasenrachensekret Masernkranker zu infizieren. Dieser Vorschlag hat sich nicht durchgesetzt. Wir wissen heute, daß Säuglinge, deren Mütter keine Masern durchgemacht haben, keine Antikörper mit auf die Welt bringen und deshalb aufs schwerste erkranken können. Durch diese experimentellen Übertragungsversuche auf den Menschen bestätigte sich, was THOMAS schon 1878 angegeben hatte: Der Masernerreger findet sich im Blut, besonders in demjenigen der Masernflecken auf der Haut, in den Miliariabläschen, welche sich auf diesen Flecken entwickeln, im Konjunktival- und Nasensekret, vielleicht im Speichel und Sputum.

Nach diesen Morbillisationsversuchen hatte man schon relativ genaue Anhaltspunkte über die *Zeitdauer der Infektiosität* der masernkranken Menschen gewonnen. DEGKWITZ fand bei der Wiederholung der Versuche von HECTOEN, daß bei einigen Gelegenheiten der Masernerreger 24—30 Std nach Erscheinen des Ausschlages schon aus dem Blut verschwunden und bei anderen Gelegenheiten 12—48 Std vor dem Erscheinen des Ausschlages noch nicht im Blut enthalten war.

Nach der intradermalen Injektion von mehr oder weniger verdünntem infektiösem Masernblut sah DEGKWITZ Masern entstehen, die früher erschienen als natürliche Masern und früher als die der nasopharyngeal infizierten Kontrollen, und die außerdem viel kürzer und viel milder verliefen als bei den Kontrollen und bei natürlichen Masern. Auch mit der klaren Flüssigkeit aus Kantharidenblasen Masernkranker in den ersten zwei Exanthemtagen kann die Infektion auf ungemaserte weiter übertragen werden (LEINER).

HECTOEN fand virushaltiges Blut mit 3 bzw. 12 Teilen Ascites verdünnt nach einem Aufenthalt von 24 Std im Brutschrank noch infektiös, während nach DEGKWITZ infektiöses Plasma mit einer gepufferten Salzlösung vom Anionen-, Kationen- und pH-Gehalt des Blutserums im Verhältnis 1:7 bis 1:10 verdünnt im Brutschrank gelegentlich noch 7—8 Tage lang infektiös blieb.

DEGKWITZ beobachtete weiter, daß derartig verdünntes Blut bei 0° C aufgehoben, 4—5 Wochen außerhalb des menschlichen Körpers seine Infektiosität behielt. 1 ml eines solch infektiösen Materials subcutan injiziert, erwies sich als infektiös und produzierte typische Masern; 1 ml des gleichen Materials 1:5000 verdünnt, erwies sich als nicht mehr infektiös. GOEBEL zeigte, daß virushaltiges Blut im Eisschrank selbst bei Zusatz von 1% Yatren 72 Std infektionsfähig war.

MAYER hatte 1936—1941 sowohl Nasopharyngealsekret als auch Citrat- und Heparinblut bei 0° C aufbewahrt und beobachtet, nach welcher Zeit sie ihre Infektiosität verloren hatten. Nasopharyngealsekrete, die 43, 18, 9, schließlich 6 Tage auf Eis standen, waren nicht mehr infektiös; wurden sie nur 2 Tage auf Eis gehalten, so erwiesen sie sich als hochinfektiös; ähnlich verhielt sich Masernblut. Bei einer Aufbewahrungszeit von nur 6 Tagen erwies sich dasselbe als hochinfektiös, während bei 10tägiger und längerer Aufbewahrung keinerlei Reaktion mehr zu erzielen war. Masernblut, das auf einem Uhrglasschälchen im Exsikkator eingetrocknet wurde, erwies sich schon am nächsten Tag als nicht mehr infektiös. Diese Empfindlichkeit gegen Wasserverlust erklärte auch die alte Erfahrung, daß nämlich das an Gegenständen haftende Virus schon nach kurzer Zeit seine Infektiosität verliert.

Nach RUCKLE und ROGERS (1957) kann das *Virus* aus dem *Nasenrachensekret* und aus dem *Blut* 48 Std vor und 32 Std nach Auftreten des Exanthems gewonnen werden. Sie weisen darauf hin, daß eine Beziehung zwischen der Anwesenheit des

Virus im Nasenrachensekret und im Blut und der Abwesenheit von neutralisierenden Antikörpern im Serum bestehe. FRANKEL (1957) gelang es, das Virus bei vier Personen mit Masernencephalitis im *Liquor* nachzuweisen, obwohl im Nasenrachensekret und im Blut kein Virus mehr zu finden war.

H. TANIGUCHI (1959) war in der Lage, einen Stamm aus dem Blut und einen Stamm aus dem Liquor eines Patienten mit Masernencephalitis zu isolieren. Schon 1942 war es SHAFFER, RAKE und RHODES gelungen, in einem Fall von Masernencephalitis bei einem 7jährigen Jungen das Masernvirus aus dem Encephalitisgehirn auf Macacus mulata zu übertragen, und zwar noch 9 Tage nach Beginn des Ausschlages. Die Affen erwiesen sich auf erneute Infektion mit Masernvirus als immun.

Im Gegensatz zu RUCKLE und ROGERS konnte FRANKEL bei mehreren Patienten 4—5 Tage nach Auftreten des Exanthems das Masernvirus im *Stuhl* nachweisen. GRESSER und KATZ (1960) isolierten das Virus aus dem *Urin* bei unkomplizierten Masern innerhalb 48 Std nach Auftreten des Exanthems, gelegentlich auch noch 2 Tage nach Verschwinden des Virus aus dem Nasenrachenraum und dem Blut. Bei den Pocken wird das Virus noch lange nach Überstehen der Erkrankung im Urin ausgeschieden (NAKAMURA u. Mitarb., 1937); nach KIHOIN (1941) bei Geimpften 30, bei Nichtgeimpften 40 Tage lang nach Beginn der Erkrankung.

b) Übertragung auf Tiere

1. Affen. Im Jahre 1770 teilte PAULETT die folgenden Beobachtungen mit: Ein Affe lag längere Zeit im Bett eines masernkranken Kindes und erkrankte an Masern. Das Tier bekam Husten, Konvulsionen der Glieder, Unwohlsein, Erbrechen, Rötung der Augenlider, glänzende Augen und eine schwere Zunge. Am Abend des nächsten Tages Auftreten von Masernflecken im Gesicht und an der oberen Körperregion, welche nicht von Haaren bedeckt war. Interessanterweise konnte nach von GRÖER PILEVSKA aus seiner Klinik in einem Privathaus 1924 eine ganz ähnliche Beobachtung machen. Eine natürliche Übertragung auf Macacus cyanocephalus berichtete auch CHAVIGNY (1898). JOSIAS übertrug 1898 Nasenrachensekret aus dem frühen Eruptionsstadium der Masern auf die Nasenrachenschleimhaut von Kleinaffen (macacus rhesus und sajous). Andere Tiere injizierte er mit 0,5—1 ml Masernblut. Die Rhesusaffen blieben gesund, während sich bei 3 Sajous ein typisches Exanthem entwickelte. Die bedeutendste Arbeit über *experimentelle Masern bei Affen* ist diejenige von ANDERSON und GOLDBERGER (1911). Sie konnten bei verschiedenen niederen Affenarten (Macacus rhesus, cynomolgus, sinicus) durch intraperitoneale Injektion von 2,5—5 ml Masernblut experimentelle Masern erzeugen. Sie beobachteten Fieber, einen Ausschlag, am 3. Tag nach dem Fieberanstieg eine feine kleienförmige Schuppung, Schnupfen und Husten mit Pneumonie. Sie erhielten die besten Resultate, wenn sie Masernblut kurz vor oder 24 Std nach dem Erscheinen des Ausschlages verwendeten. Nach 72 Std hatte das Blut seine Infektionskraft fast vollständig verloren. Die experimentellen Masern hinterließen eine Immunität gegenüber späteren Übertragungsversuchen. HECTOEN und EGGERS (1911) wiesen bei den experimentellen Affenmasern im Blut dieselbe Leukopenie nach, wie sie für die menschlichen Masern charakteristisch ist. LUCAS und PRIZER beschrieben 1912 zuerst *Koplikscher Flecken* bei inoculierten Affen. BLAKE und TRASK impften Affen intratracheal mit Aufschwemmungen von Nasenrachenschleim von Masernkranken in Salzlösungen. Nach einer Inkubation von 6—10 Tagen traten Fieber, Unwohlsein, Anorexie, katarrhalische Konjunktivitis, Leukopenie und Koplikssche Flecken auf. 3—4 Tage später erschien der Ausschlag. Nach 6—10 Tagen vollständige Heilung unter Hinterlassung einer Immunität. Ähnliche positive Resultate erzielten auch NICOLLE und CONSEIL, TUNNICLIFF, JURGELUNAS, HLAVA, KAVAMURA und DEGKWITZ, so daß die Experimente gegenüber den negativen Angaben von SELLARD u. Mitarb. als gesichert gelten müssen.

Es kamen aber immer wieder Zweifel gegen die Richtigkeit der angeführten Experimente auf, da ein Teil der auf verschiedenste Art geimpften Affen nicht erkrankte (DEGKWITZ (1927), DEGKWITZ und MAYER (1937), KRAFT (1932), TANNIGUCHI et al., RAKE et al. (1939—1941), SHAFFER et al. (1941), HURST und COOKE (1941)); teilweise herrschte auch die Meinung, daß einige Affenarten weniger empfindlich seien. Erst als ARAKAWA (1951) bei den Affen, die resistent gegen die Infektion waren, neutralisierende Antikörper entdeckte, gelang eine Infektion mit einem an Mäuse adaptierten Virus regelmäßig (ARAKAWA et al. (1954), SATO (1959)), wenn Tiere ohne Antikörper verwandt wurden. Bei Affen, die während des Prodromalstadiums getötet wurden, fand man Enanthem und mononucleare Infiltrationen in der Submucosa. Riesenzellähnliche Granulome fanden sich in den sublingualen Lymphfollikeln, die den *Warthin-Finkeldey'schen* Riesenzellen entsprachen. PEEPLES et al. (1957) benützten Gewebekulturviren und konnten mit Hilfe der Komplementbindungsreaktion und der Bestimmung von neutralisierenden Antikörpern feststellen, daß alle Affen bei entsprechender Dosis empfindlich sind.

SERGIEV et al. experimentierten mit 14 11—17 Monate alten Papio hamadrias- und Papio hybrides-Affen. Sie infizierten 4 von ihnen mit Blut von Kindern, die sich im Prodromalstadium befanden, entnahmen 8—9 Tage nach der Infektion Blut, um den Virustiter und den Antikörpergehalt mit Hilfe der AVB-Technik (agglutination of virus absorbed on bakteria) zu bestimmen. Die übrigen 10 wurden zum Zwecke der histopathologischen Untersuchung 3—17 Tage nach der Infektion getötet. 8 von ihnen zeigten ein Exanthem zwischen dem 8. und 11. Tag nach der Impfung. Die erste Phase der Virämie tritt am 3. Tag nach der Infektion auf. Das Virus ist an das Retikuloendotheliale und das lymphoide Gewebe gebunden, wo es sich vermehrt. Vermehrung im Lymphdrüsengewebe erzeugt entzündliche Veränderungen mit spezifischen Riesenzellen und führt zu einem erneuten Anstieg des Virusspiegels im Blut. Vielkernige Retikulumzellen finden sich frühestens ab 3. Tag nach der Infektion und charakteristische Riesenzellen erscheinen im 2. Stadium der Virämie. Morphologische Veränderungen in der Haut und Schleimhaut treten am Ende der 2. Virämie auf. Mit Beginn des Exanthems nimmt das Virus im Blut ab oder verschwindet, während der Antikörpertiter zu steigen beginnt und die lymphatischen Riesenzellen abnehmen.

RUCKLE (1956, 1958) isolierte beim Cynomolgus-Affen ein dem menschlichen Masernvirus ähnliches Virus, das in biologischer, chemischer, immunbiologischer und epidemiologischer Richtung mit dem menschlichen Virus gleichartig sei. SABURI, OGIWARA et al. fanden, daß Affen, die frisch importiert werden, gänzlich frei von Antikörpern seien, während bei Tieren von zoologischen Gärten und Labors Antikörper zu finden seien. Sie glauben, daß die Tiere von den Menschen infiziert werden.

2. Mäuse. GAVRILOV (1939) war der erste, der histopathologische Veränderungen im Gehirn von Mäusen nach intracerebraler Injektion von Material von Masernpatienten nachwies.

Die Empfänglichkeit der Maus für das Masernvirus wurde 1942 von YAOI und ARAKAWA gezeigt.

ARAKAWA fand 1948, daß Masernvirus aus dem Serum während des Prodromalstadiums vor Auftreten der Koplikschen Flecke gewonnen, in Mäusegehirn gezüchtet und an das Mäusegehirn adaptiert werden könne. Das gleiche Serum auf bebrüteten Hühnereiern gezüchtet ist tödlich für Mäuse, wenn es intracerebral injiziert wird. Er beschreibt die immunbiologische und serologische Identifizierung ebenso wie die erfolgreiche Rückübertragung auf den Menschen (1954). Es kommt bei Menschen und Affen zu Fieber, Koplikschen Flecken und Exanthem.

YAMADA (1951) fand einen Anstieg der Antikörper mit Hilfe des Neutralisations- und Komplementbindungstestes bei gewöhnlichen Masern genau so wie nach Infektion mit dem mäuseadaptierten Virus. Seine Befunde wurden von WADA und OGAWA (1955) und von FUJITA (1955) bestätigt. OGAWA (1955) injizierte die von WADA und ARAKAWA isolierten Stämme Affen, Meerschweinchen und Mäusen und fand histopathologisch ähnliche Veränderungen wie bei an schweren Masern verstorbenen Kindern.

IMAGAWA und ADAMS (1958) und CARLSTRÖM gelang die Züchtung von Masernvirus im Gehirn von *Mäusesäuglingen*. SUZUKI et al. (1958) benützte ENDERS Technik und züchtete das mäuseadaptierte Virus in Affennierenzellen und identifizierte die Stämme serologisch. TANIGUCHI (1959) arbeitete zwischen 1952 und 1957 mit 61 Stämmen und war in der Lage, einen Stamm aus dem Blut, einen Stamm aus dem Liquor eines Patienten mit Masernencephalitis zu isolieren und seine serologische Identität mit ARAKAWAS Stamm aufzuzeigen. Es war möglich, dieses Virus in menschlichen fetalen Zellen, in menschlichen Nierenzellen, in Affennierenzellen und in fetalem Meerschweinchengewebe zu züchten. Vergleiche mit ENDERS „Edmonston"-Stamm ergaben, daß durch dieses virusähnliche, vielkernige Riesenzellen, Vacuolen, Einschlußkörperchen im Zellkern und im Plasma erzeugt wurden. Man konnte weiter feststellen, daß dieser mäuseadaptierte Stamm nach Züchtung in embryonalem Hühnchengewebe nach der 3. Passage viel von seiner Mäusepathogenität verloren hatte.

Schließlich konnte mit diesem mäuseadaptierten *Virusantigen* eine Antikörperentwicklung in 32% von 107 Fällen nach einem Monat und in 64% nach 2 Monaten mit einem Titermaximum von 1:64 erreicht werden. Mit dem Gewebekultur-Antigen kommt die Antwort nach

ENDERS und PEEPLES (1954) nach 7 Tagen, nach RUCKLE und ROGERS (1957) nach 24—69 Std und nach GIRARDI et al. nach 2—40 Tagen nach Auftreten des Exanthems in einer Titerhöhe von 1:512.

So hat ARAKAWA den prophylaktischen Schutz der *Mäusegehirnvaccine* (1955) und der vom bebrüteten Hühnerei gewonnenen Vaccine bewiesen. Ebenso ist das mit dem mäuseadaptierten Virusstamm gewonnene *Hyperimmunserum* therapeutisch wirksam. Der für die Masern typische cytopathische Effekt konnte demonstriert werden nach Verimpfung in menschliche Amnionzellen, nach 8 Passagen auf der Chorioallantois des befruchteten Hühnereies und nach 2 Passagen in lebendem Mäusegehirn.

3. Andere Tiere. Schon DEGKWITZ hatte gezeigt, daß es *nicht* gelingt, den Masernerreger *auf andere Laboratoriumstiere* — Ratte, Meerschweinchen, Kaninchen, Hund und Katze — als den Affen zu übertragen. MAYER hatte die Arbeiten japanischer (KAWAKUBO; UEDA, KASAHARA und UEDA; TANIGUCHI, HOSOKAWA, KUGA und TERADA) und anderer Autoren (MAROTTA; DUVAL und D'AUNOY), denen es angeblich mühelos gelang, das Masernvirus in Kaninchen- und Meerschweinchenhoden zu züchten, einer eingehenden Nachprüfung unterzogen.

Als Ausgangsmaterial wurde zweimal Zitratblut, zweimal Blut ohne Zugabe von Natriumcitrat, zweimal berkefeldiertes Nasopharyngealsekret und fünfmal Blasensekret, also im ganzen elfmal sicher virushaltiges Material verwendet. Zitratblut (auf 10 ml Blut 0,2 ml einer 5%igen Na-Zitr.-Lösung), Heparinblut (auf 10 ml Blut 0,3 ml einer 1% igen Heparinlösung) und Nasopharyngealsekret wurden bei beginnendem Exanthem im Gesicht gewonnen. Kantharidenpflaster wurde bei beginnendem Exanthem im Gesicht, auf einen Oberschenkel aufgelegt; wenn nach 8—12 Std das Exanthem das Pflaster distalwärts überschritten hatte, wurde der Blaseninhalt zu sofortiger kultureller Verarbeitung entnommen. Es wurden im allgemeinen 0,5 ml des Ausgangsmaterials sowohl Kaninchen wie Meerschweinchen in einen oder in beide Hoden injiziert, dann die Veränderungen an den Hoden wie am ganzen Tier beobachtet. Nach Ablauf von 8 Tagen wurden die Hoden steril entnommen, zerkleinert und in 2 ml Normosol, physiol. Kochsalzlösung oder Ringerlösung emulgiert. Wir haben jedes Ausgangsmaterial bis zur 6. Passage inklusiv beobachtet ohne die geringsten Veränderungen gesehen zu haben.

Verschiedentlich liefen den Kaninchen- und Meerschweinchenversuchen Züchtungsversuche auf der Hühnerallantois parallel. Während die Hühnerallantois den Veränderungen entsprechend als positiv bezeichnet werden mußte, zeigten sich an den Kaninchen- und Meerschweinchenhoden in keinem Fall Veränderungen. Wurde eine positive Allantoismembran emulgiert und davon 0,5 ml Kaninchen intratestikular verabreicht, so fanden wir ebenfalls keine sicheren Veränderungen.

Damit waren auch die Angaben von TORRES und DE TEIXEIRA, die das Material von infizierten Allantoiden in Kaninchenhoden injizierten und das Virus auf diese Weise gezüchtet haben wollen, widerlegt. Später waren derartige Übertragungsversuche noch häufiger wiederholt worden (VAN ROOYEN, 1951); sie verliefen *ergebnislos*. Kaninchen- und Meerschweinchen können jedoch zur Herstellung von Immunseren verwandt werden (NAGASHIMA, 1958; KATZ et al., 1958; ARAKAWA et al., 1959; WARREN et al., 1961; HILLEMAN et al., 1962). FRANKEL gelang es 1958 die Krankheit durch intrazerebrale Verimpfung auf Hamstersäuglinge zu übertragen.

c) Übertragung auf bebrütete Hühnereier

Die ersten Berichte über die Verimpfung von Material von Masernkranken auf bebrütete Hühnereier stammen von TORRES und DE TEIXEIRA (1935). Unabhängig von ihnen brachten die Beobachtungen von WOODRUFF und GOODPASTURE, daß die Pockenvaccine ausgezeichnet auf der Allantois befruchteter Hühnereier wüchse und die Möglichkeit der Züchtung des Maul- und Klauenseuchevirus durch HECKE; WALDMANN und TRAUTWEIN in Gewebekulturen DEGKWITZ und MAYER in den Jahren 1935—1941 dazu, diese Methoden auf die Züchtung des Masernvirus anzuwenden. Sie verwandten Citratblut, Heparinblut, Nasopharyngealsekret, das in Ringerlösung oder wenig Bouillon in einem pH von 7,4 aufgeschwemmt und teils durch ein V-Filter, teils durch ein N-Filter berkefeldiert wurde, und den sterilen Inhalt von Kantharidenblasen. Der Zeitpunkt der Entnahme des zu untersuchenden Materials war der gleiche wie beschrieben. DEGKWITZ und MAYER züchteten 1935 drei, 1936 elf, 1937 27 und in den Jahren 1938/39 weit über 100 Masernvirusstämme *auf* der *Hühnerallantois*.

Sowohl bei Blut, wie bei berkefeldiertem Nasopharyngealsekret als auch bei Blasensekret zeigten sich auf der *Allantois* die gleichen Veränderungen, die im allgemeinen nur quantitativ verschieden waren. Die lebende Allantois war entweder in ihrer Gesamtheit oder nur in einzelnen Teilen verdickt, zeigte grau-weißliche Trübung mit winzig kleinen, dann wieder stecknadelkopfgroßen bis linsengroßen, zarten, gelblich weißen, samtartigen Herden oder Knötchen, die immer in einem etwas verdickten ödematösen Gebiet, meistens in Gefäßnähe, saßen. Zahl, Form und Größe wechselten von Passage zu Passage, aber auch auf den Allantoiden derselben Passage. Die schönsten positiven Allantoiden gewannen wir bei der Verwendung des Blasensekretes, jedoch stehen die Herde, die sich bei Verwendung von Blut- oder Nasopharyngealsekret ergaben, kaum hinter den genannten zurück.

Vereinzelt fanden wir nekrotische, teils hämorrhagische Zentren und um diese herum kreisförmig angeordnete kleinere und größere Herde. Nach DEGKWITZ sind die Aussichten, das Virus zu erhalten dann am größten, wenn das Material im Stadium des Beginns des Exanthems im Gesicht entnommen wurde. Impfmaterial, das im Beginn des Prodromalstadiums oder nach der Ausbreitung des Exanthems über den ganzen Körper entnommen wurde, ergab nur selten positive Allantoiden. Diese Tatsache sprach auch für die Spezifität der Herde auf der Chorioallantois.

Die *histologischen Untersuchungen* der mit Masernvirus beimpften *Chorioallantois* führten zu folgenden Befunden: Das Oberflächenepithel, die *Ektodermschicht*, war im Gegensatz zu den Kontrollallantoiden unregelmäßig verdickt, oft mehrschichtig; an manchen Stellen waren alle Zellen von einzelnen großen, leer erscheinenden Blasen aufgetrieben, so daß das Plasma nur als schmaler Saum die Blase umgab und der Kern sichelförmig abgeplattet am Rande lag. Zellkernveränderungen waren nicht mit Sicherheit zu erkennen. Auf der Oberfläche fanden sich häufig baumartige Gebilde; ein anderes Mal zeigte die Oberfläche des Ektoderms zottenartige Anordnung. Das Mesoderm machte diese Unregelmäßigkeit der Oberfläche mit. Außerdem konnten wir Epithelstränge beobachten, die in die tieferen Schichten des Mesoderms wucherten.

Noch deutlicher als beim Ektoderm fielen die Veränderungen des *Mesoderms* auf. Die Mesodermzellen waren blasig-aufgetrieben, ödematös, wodurch die Mesodermschicht auf das Vielfache ihrer ursprünglichen Dicke verbreitert war. An der Basis des Mesoderms, gegen das Ektoderm zu, selten in der Grenzschicht gegen das Ektoderm, fanden wir häufig aber nicht regelmäßig runde, schalenartige Gebilde, die, wenn einmal vorhanden, meistens in größerer Zahl auftraten. Das Zentrum wurde von einer mehr oder weniger kern- und strukturlosen Zellmasse gebildet, um die sich längliche epitheloide Zellen, meistens in mehreren Schichten, kreisartig herumlegten. Sowohl die glasartigen ödematösen Mesodermzellen als auch die zwiebelschalenartigen Gebilde fanden sich niemals in Kontrollen mit unspezifischem Material.

Die Herde, die durch das Masernviruswachstum auf der Chorioallantois hervorgerufen wurden, entsprachen den Veränderungen, die BURNET; BIELING und ÖLRICHS u.a. bei Virusarten beobachteten, die sich schlecht an die Hühnerallantois gewöhnen lassen.

Eine oder mehrere gut bewachsene *Allantoiden* wurden in 2,5 ml physiol. Kochsalzlösung emulgiert; davon wurde $^1/_4$ ml intrakutan, $^1/_4$ ml subcutan und der Rest in Nase und Rachen eines Nichtgemaserten gegeben. Schon der erste *Impfversuch* war erfolgversprechend. 14 Tage nach der Verabreichung einer Allantois, die nach Verimpfen von Nasopharyngealsekret gewonnen war, bemerkte man einen roten Rachen, teils diffuses, teils grobfleckiges Enanthem, eine aufgelockerte Wangenschleimhaut, Husten, eine Conjunctivitis und Fieber bei 39,5°, aber keine Kopliks und kein Exanthem. Die Leukocytenzahlen bewegten sich trotz des hohen Fiebers nur zwischen 6000 und 8000. Es bestand ausgesprochenes Krankheitsgefühl, das sich in Appetitlosigkeit und schlechter Stimmung äußerte. Dieser Zustand dauerte nicht ganz 3 Tage. Ein zweites Mal zeigten sich wiederum zwischen dem 10. und 14. Tag nach der Impfung leichte Temperaturerhöhung, etwas Husten und Schnupfen mit geringgradig gestörtem Allgemeinbefinden.

Die nächsten Versuche erfolgten mit einem aus dem Inhalt von *Kantharidenblasen* gewonnenen Virus in ähnlicher Weise. Auch hier stellten sich einmal am 13. Tag nach der Injektion eine deutliche Rötung des Rachens, eine aufgelockerte Wangenschleimhaut, leichte Conjunctivitis, Temperatur um 38,3°, Husten, schlechter Appetit und schlechtes Allgemeinbefinden ein. Die Leukocytenzahl blieb normal. Nach 3 Tagen waren all diese Erscheinungen abgeklungen.

Als dritte Sorte von Impfstoffen fand das aus dem *Blut* von Masernkranken gewonnene und auf der Allantois gezüchtete Virus Verwendung. Fünfmal wurden eine oder mehrere schön positive Allantoiden, die von Citratblut gewonnen waren, in der üblichen Weise appliziert. Einmal wurden am 13. Tag nach der Impfung eindeutige katarrhalische Erscheinungen mit Fieber und Krankheitsgefühl in der schon beschriebenen Art beobachtet. Ein zweites Mal wurden zwar vom 10.—12. Tag nach der Impfung ähnliche Erscheinungen in milderer Form gesehen. Eindeutig waren diese Krankheitserscheinungen jedoch nicht.

Weitere Versuche, das Masernvirus auf der Chorioallantois zu züchten, machten WENKEBACH und KUNERT (1937), HEINZMANN (1939), RITOSSA und MULE (1943). ARAKAWA (1948) und ebenso RAKE und SHAFFER (1939, 1940) fanden ähnliche Veränderungen, hielten sie aber für nichtspezifisch. RAKE und SHAFFER übertrugen dann Hühnereikulturen auf Affen und waren in der Lage beim Affen und Menschen leichte Masern zu erzeugen. ARAKAWA (1949) und ARAKAWA et al. (1954) gelang die Übertragung des auf Hühnereiern gewachsenen Virus auf Mäuse; sie wurden krank und starben. Sie konnten schon 1956 über die prophylaktische Wirkung einer Vaccine berichten, die sie von Hühnereiern gewannen, die mit einem mäuseadaptierten Virus beimpft waren.

MILOVANOVIC et al. wiederholten die Züchtung eines Stammes im Amnion des Hühnereies, nachdem er vorher in menschlichem Amniongewebe gewachsen war. Nach OKUNO et al. (1960) können an Gewebekulturen adaptierte Stämme ebenfalls auf der Chorioallantois gezüchtet werden, obwohl sie nach zwei oder mehreren Passagen in menschlichem Amnion Fl-Zellen keinen cytopathischen Effekt zeigen. Außerdem konnten durch Inhalation des in der ersten Passage auf den Chorioallantoiden gezüchteten Virus, das vorher in Amnionzellen gezüchtet war, Masern beim Menschen erzeugt werden. OKUNO eröffnete eine aussichtsreiche Forschung durch Verwendung von auf Amnionzellen gezüchtetem Virus, das vorher über 2—3 Generationen auf der Hühnerallantois gezüchtet war. Obwohl der Stamm im Gewebe keinen cytopathischen Effekt ergab, erzeugte er milde Masern, die ganz ähnlich den Masern waren, die ENDERS mit seinem „attenuated virus" erzeugen konnte.

ARAKAWA u. Mitarb. verfügen über eine inaktivierte und eine Lebendvaccine aus Chorioallantoiskulturen des Edmonston-Stammes, die 8 Passagen auf der Chorioallantois, 2 Passagen in der Maus und mehrere Passagen in menschlichen Amnionzellen hinter sich haben. Diese Vaccine, subcutan injiziert, erzeugte Antikörper und gab einen absoluten Schutz gegen die natürliche Infektion ohne irgendwelche klinischen Symptome zu erzeugen.

d) Übertragung auf Gewebekulturen

1. Isolierung in Zellkulturen. DEGKWITZ hat als erster versucht das Masernvirus in Anwesenheit von lebenden Zellen nicht nur am Leben zu erhalten, sondern auch zur Vermehrung zu bringen.

Er züchtete das Virus im Brutschrank in Kulturmedien, die aus dem Plasma empfänglicher Menschen bestanden, das mit einer physiol. Kochsalzlösung vom gleichen Anionen-, Kationen- und pH-Gehalt wie das Blut im Verhältnis 1:7 verdünnt war. Als lebende Zellen wurden zuerst Linsen- und Cornealgewebe von menschlichen Feten, später langsam wachsende vergrünende Streptokokken (TUNNICLIFF), die man regelmäßig während der Masernerkrankung im Nasopharyngealraum findet, verwandt. Mit sterilen Filtraten solcher beimpfter Nährböden konnten bei Macacus rhesus-Affen und bei empfänglichen Menschen masernähnliche Reaktionen erzeugt werden, deren Spezifität dadurch erwiesen war, daß sich solche Individuen hohen Mengen originär infektiösen Materials gegenüber als immun erwiesen. Es wurden dann Affen (Mac. rhes.) durch die Injektion gezüchteter Masernerreger krank gemacht und die Spezifität dieser Erkrankung dadurch nachgewiesen, daß ihr Rekonvaleszentenserum nach dieser Erkrankung maserninfizierte Menschen vor dem Ausbruch der Erkrankung schützte, während normales Affenserum diese Eigenschaften nicht besaß. Die mit dieser Methode bei Affen erzeugten und von Tier zu Tier weitergeimpften Masern verliefen sehr schwer und z. T. tödlich.

In eigenen Versuchen wurden dann nach der damals üblichen Züchtungstechnik und -methodik von ALBERT FISCHER Cornea-, Milz-, Herzmuskel- und Lymphdrüsengewebe von menschlichen Embryonen, Cornea-, Herz- und Milzgewebe von 11—14 Tage alten Hühnerembryonen, Nierengewebe von neugeborenen Ratten und Hoden und Milzgewebe von ganz jungen Kaninchen gezüchtet und mit sicher masernvirushaltigem Material (Kantharidenblaseninhalt, berkefeldiertem Nasopharyngealsekret und Blutplasma) infiziert. Nach 2- bis 6tägiger Bebrütung im Brutschrank bei 39° wurden die schön und kräftig gewachsenen Gewebe geteilt, gewaschen und die einzelnen Stückchen in neues Nährmedium eingebettet. Kulturen, bei denen die zusammenhängende Zellschicht zerstört war, hatten wir damals nicht weiter verimpft, da wir sie als superinfiziert ansahen. Eine Überprüfung dieser Situation war nicht mehr möglich. Bei den mit Blasensekret gezüchteten Geweben, die schönes Wachstum zeigten, fiel auf, daß diese Gewebe ausnahmslos schnelleres und kräftigeres Wachstum zeigten als Gewebe, die in der üblichen Weise gezüchtet wurden. Obwohl wir 9—30 kräftig angewachsene Gewebestückchen in 3 ml Normosal emulgierten und davon 0,5 ml intrakutan, 0,5 ml subkutan injizierten und den Rest auf die Mund-, Nasen- und Rachenschleimhaut brachten, gelang die Erzeugung von echten Masern oder von Masernäquivalenten mit dem auf diese Art gezüchteten Virus ebenso wenig, wie mit dem auf den Hühnerallantois gezüchteten.

Bei diesem Stand der Forschung mußten die Versuche der Züchtung des Masernvirus in Gewebekulturen bei Ausbruch des 2. Weltkrieges 1939 ebenso abrupt abgebrochen werden, wie die Versuche der Züchtung des Masernvirus auf der Hühnerallantois.

Plotz brachte 1938 das Virus in zerkleinertem Embryonalgewebe zur Vermehrung und erzeugte damit Masern bei Affen. Rake machte ähnliche Beobachtungen. Enders und Peeples waren 1954 die ersten, denen mit Sicherheit die Isolierung des Masernvirus aus heparinisiertem Blut und Nasenrachensekret gelang, wenn das Material innerhalb von 24 Std nach Auftreten des Exanthems gewonnen wurde. Sie verwendeten Nierengewebe vom Menschen und von Rhesusaffen.

Die Anwesenheit des Virus in einschichtiger Zellkultur wurde durch die Bildung von herdförmiger Anhäufung von Syncytium oder von vielkernigen Riesenzellen, in welchen große und kleine Vacuolen über das ganze Cytoplasma verteilt waren, ebenso nachgewiesen wie durch die langsame Zerstörung des ganzen Zellgefüges. Bei Färbung fanden sich eosinophile Einschlußkörperchen in der Mehrzahl der Kerne in den syncytialen Massen, wie auch in Cytoplasma. Bei Verwendung einer derartigen Virussuspension als Antigen konnten sie den Komplementbindungs- und den Neutralisationstest ausführen.

Später wurde das Virus durch viele Autoren isoliert: Cohen u. a. (1957), Ruckle und Rogers (1957) in Kulturen von menschlichen Amnionzellen, dann in Nierengewebe vom Menschen und vom Affen, Wright (1957) in Affennieren, menschlichen Amnion- und Chorionzellen, Frankel (1957) in Nierenzellen von Affen und von Menschen, Bech und von Magnus (1958) in Affennieren und menschlichen Amnionzellen, Smorodintsev u. a. (1958) in menschlichen Nieren und anderen Zellen, Frankel und West (1958) in FL-Zellen und Mutai (1959) in menschlichen Nierenzellen; Toyoshima u. a. (1959), Yasui (1960) und Arakawa (1962) in FL-Zellen, Shingu und Nakagawa (1960) in HeLa-Zellen; schließlich Zhdanov (1961) in menschlichen Amnionzellen, dann in Affennierenzellen und in Fibroblasten vom Hühnchen (1958).

2. Der cytopathische Effekt bei Züchtung in verschiedenen Zellsystemen. Epithelzellenartige menschliche Krebszellen wurden als Zellkulturen in einschichtiger Zellschicht verwandt; sie zeigten als cytopathischen Effekt besonders Riesenzellbildung.

Dekking und McCarthy (1956), Black u.a. (1956) sahen den cytopathischen Effekt in KB-Krebszellen, in HeLa- und Hep-2-Zellen, Jordan (1956) in menschlichen Schleimhautzellen, Wright (1957) in Nierenzellen von Meerschweinchen, Hamstern und Mäusen; Westwood u.a. in Embryonalnierenzellen von Kaninchen, Girardi (1958) in menschlichen Herzzellen, Frankel und West (1958) in beständigen menschlichen Amnion FL-Zellen, Frankel u.a. (1958) in Hundenierenzellen, Toyoshima (1959) in menschlichen Leberzellen, dann Schwarz und Zirbel (1959) und Matumoto u.a. (1961) in Rindernierenzellen.

In den Berichten über den cytopathischen Effekt des Masernvirus werden nicht nur vielkernige Riesenzellbildung, sondern auch fibroblastenartige, spindel- oder sternförmige Veränderungen beschrieben, von Reissig u.a. (1956) in Hep-2-Zellen, von Milovanovic (1957) in menschlichen Amnionzellen.

Frankel und West berichten (1958), daß in FL-Zellen die Riesenzellbildung durch Hinzufügen von Glutaminsäure verhindert wird. Das Auftreten und die Umwandlung in Spindel- oder Sternzellen sei nicht absolut, wie Seligman und Rapp (1959) meinten. Die

Rückwandlung in Riesenzellen kann durch Änderung der Lösungsverhältnisse erzielt werden (RAPP, 1960, bei Hep-2-Zellstämmen; ODDO u.a., 1961, bei HeLa-Zellen). MITUS (1962) isolierte einen Masernstamm aus der Konjunktiva eines Patienten. KATZ u.a. züchteten einen Masernvirusstamm, der an Hühnchenamnionzellen gewöhnt wurde. In den ersten 4 Passagen kam es zu keinem cytopathischen Effekt, aber in der 5. Passage kam es zum Zusammenballen von Zellen und zur Bildung weniger vielkerniger Riesenzellen. Eosinophile intranucleäre und intraplasmatische Einschlußkörperchen wurden ebenfalls beobachtet.

ENDERS u. a. (1959) benutzten für die Produktion einer Vaccine einen an das Ei adaptierten Stamm, da er eine geringere Pathogenität gegen Affen und im Vergleich zu nicht an das Ei adaptierten Stämmen eine geringere antigene Wirkung besaß. Auf vielfältige Art wurde versucht, die Pathogenität des gezüchteten Stammes zu vermindern; er durfte aber nicht seine antigene Wirkung verlieren (BUYNAK u. a., 1962), MASON und TITTUS (1962), MUTAI (1962), SMORODINTSEV (1958), ZHDANOV (1951), TANIGUCHI (1959). ENDERS Stamm wurde von ARAKAWA (1962) über 8 Passagen auf Eiern und 2 Passagen in der Maus gezüchtet und zeigte charakteristische Zelldegenerationen sowohl in primären menschlichen Amnionzellen wie auch in FL-Zellen. Nach SCHWARZ zeigte ENDERS Edmonston-Stamm nach 77 Passagen in Hühnerembryonalzellen beim Menschen nur noch eine geringe oder keine Pathogenität. Dies entspricht dem Verlust der Pathogenität des Rinderpestvirus für Kühe nach wiederholter Züchtung auf Hühnereiern, wie NAKAMURA u. a. berichten (1953, 1954, 1957, 1958).

3. Bildung von Riesenzellen in den Zellkulturen. Nach ENDERS und PEEBLES (1954) ist die Bildung von Riesenzellen in einschichtigen Zellkulturen ein Kriterium für die Anwesenheit des Virus. Es besteht eine absolute Parallele zwischen der Riesenzellbildung in verschiedensten Organen bei Beginn der Masern (s. S. 465) und der Riesenzellbildung in der Zellkultur. AOYAMA (1959) hatte versucht, die Bildung von Riesenzellen in der Gewebekultur mit Hilfe des Phasenkontrastmikroskopes chronologisch zu ordnen. TOYOSHIMA u. a. (1960) beschrieben die Riesenzellbildung als Antwort auf ein mit ultraviolettem Licht inaktivierten Virus und SCHLUEDERBERG fand 1962 mit der Methode der Dichtigkeitsmessung, daß die nichtinfektiöse Fraktion mit hämolytischer Aktivität in der Lage sei Riesenzellen zu bilden.

4. Bildung von Einschlußkörperchen. BLACK u. a. (1959) sind der Meinung, daß Einschlußkörperchen nicht ein wesentliches Produkt der Virusvermehrung darstellen. So sieht man in menschlichen Herzzellen keine Einschlußkörperchen und der cytopathische Effekt beschränkt sich auf die Bildung von Spindelzellen vor deren endgültiger Zerstörung. COHEN u. a. (1955) fanden die Einschlußkörperchen mit Hilfe des Antikörpernachweises durch Fluoreszenz zuerst in der Umgebung des Kernes, später in den Kernen als formlose Masse. Der intranukleäre Einschluß ist Feulgen negativ (BLACK u. a., 1959), der cytoplasmatische Einschluß ist empfindlich gegen Ribonuclease (TOYOSHIMA, 1959). Im Elektronenmikroskop erwiesen sich die Einschlüsse als außerordentlich dichte Fäden (KALLMAN u. a. (1959), BAKER u. a. (1960), TAWARA u. a. (1961)).

e) Physikalische Eigenschaften des Erregers

Das Masernvirus gehört zusammen mit dem Virus der Hundestaupe und der Rinderpest zur *Gruppe der Myxoviren.*

(PINKERTON u.a. (1945); CARLSTRÖM (1957); ADAMS und IMAGAWA (1957); ADAMS u.a. (1958); CARLSTRÖM (1958); WARREN u.a. (1960); BECH (1960); GILLESPIE u.a. (1960); SUZUKI u.a. (1960); PALM und BLACK (1961); PLOWRIGHT u.a. (1957); POLDING und SIMPSON (1957); GORET u.a. (1959); POLDING u.a. (1959); IMAGAWA u.a. (1960); WARREN u.a. (1962); WATERSON u.a. (1961)). SCHWARZ u.a. (1960); HOEKEGNA u.a. (1960); CABASSO u.a. (1959, 1960) waren anderer Meinung.

1. Größe. BAKER u. a. (1960) beschrieben die Größe eines Viruspartikels auf der Oberfläche einer infizierten Zelle mit *1200 A°*. WATERSON u. Mitarb. (1961) konnten mit Hilfe der phosphotungsticsäure-negativen Kontrastmitteltechnik zeigen, daß die Struktur des Virus ähnlich der des Myxovirus ist. Der Durchmesser schwanke zwischen 1200 und 2500 A° (Abb. 1).

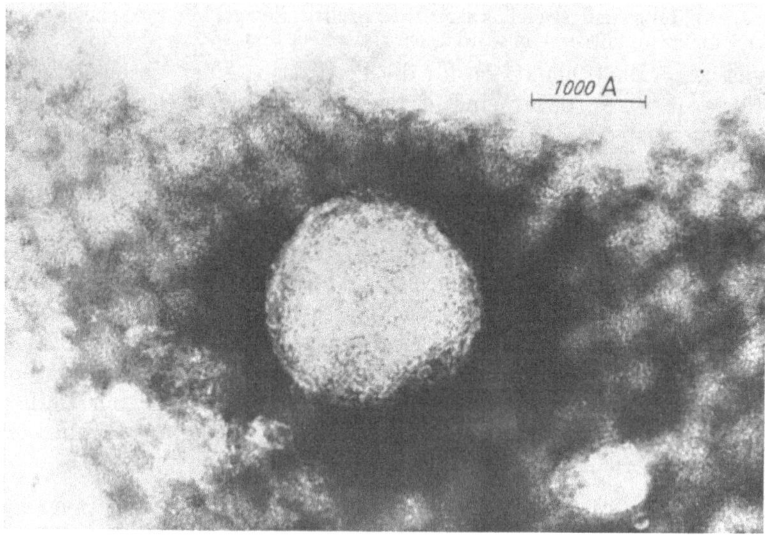

Abb. 1. Masernvirus (WATERSON u. Mitarb.)

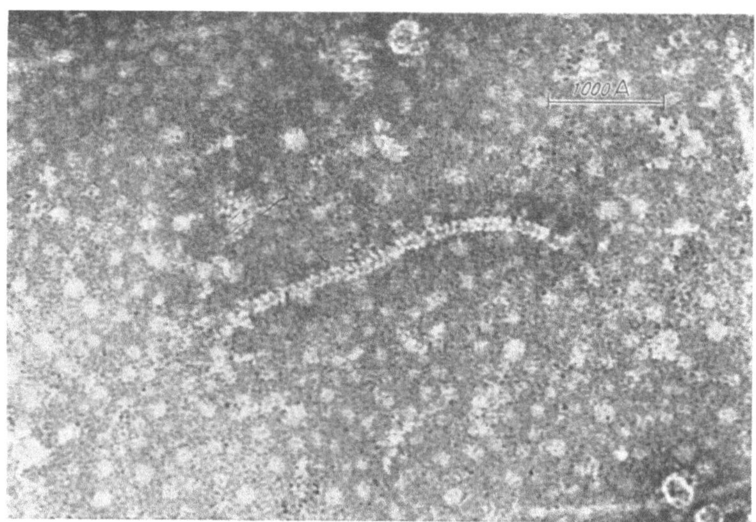

Abb. 2. (WATERSON u. Mitarb.)

Die Viruspartikelchen haben im Inneren ein schneckenförmiges Gebilde mit einem Durchmesser von 170—180 A°, in dem sich ein zentraler Hohlraum mit einem Durchmesser von etwa 50 A° befindet; dieser ist von der Umgebung durch ein Membran getrennt (Abb. 2).

2. Filtrierbarkeit Die Filtrierbarkeit des Virus wurde 1911 von ANDERSON und GOLDBERGER, von BLAKE und TRASK (1921), von DEGKWITZ (1927, 1927/28), DEGKWITZ und MAYER (1937), MAYER (1941) mittels Berkefeldfilter, von RAKE und SHAFFER (1939/40) und von ARAKAWA (1948) mittels Seitz-EK-Filter nachgewiesen. Durch ein Gradocol-Filter von 210 mμ ging es durch, durch ein solches von 190 mμ nicht mehr. BENYESH (1958) schätzte den Durchmesser auf 140 mμ. NAGASHIMA (1958) fand, daß das Virus schlecht durch ein Filter von 130 mμ durchzubringen ist, gelegentlich sogar durch ein Filter von 114 mμ, aber nicht mehr durch ein Filter von 98 mμ. Man muß also annehmen, daß das Virus eine Größe von *etwas weniger als 130 mμ* hat.

3. Stabilität GOLDBERGER und ANDERSON fanden, daß das Virus bei Erhitzen auf 55° länger als 15 min nicht mehr aktiv ist. Nach MAYER (1941) bleibt Nasopharyngealsekret bei 0—4° 2 Tage infektiös, Blut sogar 6 Tage; nach RAKE und SHAFFER bleibt es bei 0° einige Tage, bei —35° C 4 Wochen lang, nach MUSSER und UNDERWOOD bei —72° C 1 Jahr lang am Leben. Nach HURST und COOKE lebt es in lyophilisiertem Zustand mehrere Monate. Je nach Züchtung, Temperatur, pH, UV-Bestrahlung oder Gamma-Strahlung ist die Überlebenszeit völlig verschieden (s. ARAKAWA, 1964). DE MEIO berichtet, daß die hämolytische Aktivität bei einer Temperatur von 56 ° C, die länger als 30 min einwirkt, abnimmt, während die Hämagglutination erhalten bleibt.

NORRBY (1962/63) fand durch fraktioniertes Zentrifugieren *zwei Fraktionen* mit hämagglutinierender Aktivität, eine große und eine kleine. Das *große Agglutinin* enthielt die Infektiosität und eine hämolysierende Aktivität. Das *kleine Agglutinin* war meist ohne Infektiosität und ohne hämolytische Aktivität. Die Umwandlung des großen in das kleine Hämagglutinin war mittels Hitze, Äther oder Tween 80 möglich. WATERSON, ROTT und RUCKLE-ENDERS (1963) konnten diese Tatsache im Elektronenmikroskop belegen; sie fanden eine innere Komponente, die strukturmäßig dem Nukleoprotein des Newcastle disease-Virus ähnlich war und ein anderes Gebilde, das dem Hämagglutinin dieses Virus ähnlich war. Diese beiden Komponenten sind auch mittels des Caesiumchlorid Dichtigkeitsgradienten trennbar. Dieses Äther-Tween-Präparat konnte auch als Antigen für die Komplementbindungsreaktion wie auch im Hämagglutinationshemmtest mit Antisera gegen Rinderpest und Staupe Verwendung finden. FJELDE und HOLTERMANN fanden bei Züchtung des Masernvirus in Hep-2-Gewebekulturen bei einer Züchtungsdauer von 48—72 Std Chromosomenaberrationen wie Einschnürungen, Aussparungen, Brüche, Dezentrierungen, gelegentlich auch Translokationen. Nach 96—120 Std waren die Chromosomen gefleckt, verklumpt und aufgequollen, so daß eine genaue Analyse nicht mehr möglich war.

CASCARDO und KARZON (1963) entdeckten einen Riesenzellen bildenden Faktor des Masernvirus (*fusion factor* = *F. F.*).

Dieser Faktor löst innerhalb 1 Std die Zellgrenzen auf und läßt die Kerne zu Gruppen zusammentreten. Der FF zeigt seine optimale Wirkung zwischen 37 und 39° bei einem pH zwischen 8,0—8,6. Infektiosität und FF gehören zusammen. UV-Licht, das das Virus inaktiviert, vermindert auch die Wirksamkeit des FF. Masern-Antiseren neutralisieren spezifisch den FF. Als Einheit wird die Grenzverdünnung angesehen, die in 5 Std bei 37° und einem pH von 8,0 die Auflösung bewirkt. Die Induzierung zur Riesenzellbildung geht der Reduplikation des Virus voraus. Dieser Faktor wird als Virustoxin angesehen.

IV. Pathologisch-anatomische Befunde

Die ersten Berichte über pathologisch-anatomische Veränderungen bei Masern stammen aus dem Jahr 1911 von ALAGNA; während einer Masernepidemie in Palermo im Jahre 1908 fielen ihm *Riesenzellen* in den Lymphknoten der Tonsillen von Erkrankten auf. 1931 fanden unabhängig voneinander LATER; WARTHIN; FINKELDEY; FISCHER (1933) und SCHULZE vielkernige Riesenzellen in den Mandeln und der Pharynxschleimhaut im Prodromalstadium 24—96 Std vor Auftreten des Exanthems am Ende der Inkubation bzw. am Beginn des Prodromalstadiums. HERZBERG (1932), FINKELDEY (1931), WEGELIN (1937) und RAVINA (1937) fanden ähnliche Gebilde in den Lymphfollikeln der Appendix, HATHWAY (1935) in den

Milzfollikeln, WEGELIN in einer Mesenteriallymphdrüse, GRÄFF (1937) im Gebiet der Rosenmüller'schen Grube des Epipharynx, im Pharynx, in den Mandeln, dem Retropharynx und den Cervikallymphknoten. Er beschrieb diese Veränderungen als *Primärinfekt* und *Primärkomplex* der *Masern.*

MASUGI und MINAMI fanden 1938 bei der Autopsie eines Kindes, das am 4. Exanthemtag starb, keine Riesenzellen in den Gaumenmandeln, im Wurmfortsatz, in der Milz und in den Lymphknoten, dagegen massenhaft Riesenzellbildungen an der Schleimhaut der Atemwege bis in die kleinsten Bronchien sowie in den Schleimdrüsen, auch an der Rachen-, Zungen- und Ösophagusschleimhaut und an den sublingualen Speicheldrüsen. TOMPKINS und MACAULAY (1955), dann HANEKE (1957) fanden Riesenzellen im Nasenrachensekret während des Prodromalstadiums, TOMPKINS und MACAULAY außerdem in allen lymphatischen Organen, in den Lymphknoten, in den Tonsillen, in der Thymus, in den Peyer'schen Plaques, in der Appendix und in der Milz. Ähnliche Berichte stammen von SHERMAN und RUCKLE (1958), MOORE und GROSS (1930), HATHWAY (1935), STRYKER (1940), GORDON und KNIGHTON (1941), PINKERTON, SMILEY und ANDERSON (1945), CORBETT (1945), ROBERTS und BAIN (1958).

Wir finden also *zwei Formen von Riesenzellen*, einmal *epitheliale Riesenzellen im respiratorischen Epithel* und *retikuloendotheliale Riesenzellen im Lymphdrüsengewebe* als spezifische Zellveränderungen bei der Maserninfektion.

Seit den Arbeiten von ENDERS und PEEPLES (1954) gilt die Riesenzellbildung in der einschichtigen Zellkultur als Kriterium für die Anwesenheit des Virus. RUCKLE (1958) züchtete das Virus aus Milz, Lunge, Niere und Lymphknoten eines Patienten, der im Prodromalstadium von Masern starb, ohne daß eine Superinfektion vorgelegen hatte. Sie fand epitheliale und reticuloendotheliale Riesenzellen in diesen Organen und fand außerdem syncytiale Riesenzellen in der Schleimhaut der Harnblase bei einem von drei Patienten, die im Beginn des Exanthemstadiums verstarben.

SHERMAN und RUCKLE (1958) fanden ebenfalls Riesenzellen in der Harnblase bei einem Patienten, der am 7. Tag nach Auftreten des Exanthems starb; ähnliche Befunde erhob BOLANDE. GRESSER und KATZ (1960) fanden bei 8 von 11 Patienten das Masernvirus im Urin. In einem Fall war das Virus noch am 4. Tag nach Auftreten des Exanthems vorhanden. Nach ROBBINS vermehrt sich das Virus im Harntrakt ohne gröbere Veränderungen zu setzen.

Ähnlich wie die Mundschleimhaut zeigt auch die *Darmmucosa* eine fleckige Rötung.

Bei einem 22 Monate alten Kind, das an schweren Masernkonvulsionen starb, fand CORBETT bei der Autopsie im Ileum und Colon multiple Läsionen, welche sich als identisch mit Koplikschen Flecken erwiesen und von einer großen Zahl von Warthin- und Finkeldeyschen Riesenzellen in den Eingeweiden und anderen Organen begleitet waren.

SERGIEV u. a. (1960) fanden bei Affenmasern in 20—60% der Fälle im Röntgenbild *Lungeninfiltrate.*

Obwohl diese Lungenentzündungen immer wieder als Superinfektion angesehen wurden, konnten ENDERS, MCCARTHY, MITUS und CHEATHAM (1959), dann MITUS, ENDERS, CRAIG und HOLLOWAY (1959) beim Menschen zeigen, daß schwere und oft tödlich verlaufende Pneumonien ausschließlich durch das Masernvirus verursacht sind. Der charakteristische Befund dieses Pneumonietyps ist das Vorhandensein von Riesenzellen in den Lungen. SAUER und FEGLEY (1960) beschrieben auch Riesenzellpneumonien bei Affenmasern.

ENDERS u. a. (1959) züchteten das Virus von einem Kind, das an Riesenzellpneumonie starb und bewiesen so die ätiologische Verwandtschaft zwischen Masernvirus und HECHTS Riesenzellpneumonie (1910).

Die *Koplikschen Flecke* wurden durch zahlreiche Autoren pathologisch-histologisch untersucht (ROBERTS und BAIN (1958), EWING (1909), MALLORY und MEDLAR (1920), BLANK und RAKE (1955)). EWING beschrieb schon 1909 lokale Nekroseherde des Schleimhautepithels mit subepithelialer Ansammlung von Rundzellen. BLANK und RAKE machen auf den Austritt von Serum in submukös gelegene Drüsen mit örtlicher Nekrose des Basalepithels aufmerksam. Außerdem wird über zellige Infiltration der Schleimhaut und über Verdichtung von Chromatin an den Zellkernrändern berichtet.

Nach TORRES beginnen die histologischen *Veränderungen der Haut* bei Exanthembeginn mit hyalinen Nekrosen der Epidermiszellen; es kommt zur Exsudation von Serum um die oberflächlichen Gefäße des Coriums herum mit Proliferation der Endothelzellen. Die Epithelzellen werden nekrotisch; es bilden sich intranucleäre Einschlußkörperchen; dann kleine Bläschen, später folgt Austrocknung und Desquamation, man sieht Leukocyteninfiltrate im Corium und Anfüllung der Gefäße mit Lymphocyten. Mit Hilfe des Kantharidenpflasters ließ sich nach DEGKWITZ und MAYER und MAYER das Virus regelmäßig im Blaseninhalt nachweisen, wenn das Pflaster vor Auftreten des Exanthems aufgelegt und der Blaseninhalt gewonnen wurde, nachdem das Exanthem über das Pflaster hinweggeschritten war.

Das pathologisch-anatomische Bild der *Masernencephalitis* ist ebenso vielgestaltig wie das klinische Bild. Im wesentlichen handelt es sich wie bei allen parainfektiösen Encephalitiden (APPELBAUM, WEISSE, PETTE u. v. a.) um eine diffuse, perivenöse Herdencephalitis.

Es werden drei Stadien unterschieden: 1. ein Frühstadium (in den ersten 3 Tagen nach Ausbruch der Encephalitis) mit Kreislaufstörungen, entzündlichen, herdförmigen lymphocytären und plasmacellulären Infiltrationen in den Wänden der kleinen und mittleren Venen der weißen und grauen Substanz des Gehirns sowie rund um diese Gefäße. Die häufigsten Veränderungen sind Kongestionen und kleine Hämorrhagien um die Blutgefäße herum (WOHLWILL, B. WALTHARD und K. M. WALTHARD, MOORE und MCCORDOCK, FERRARO und SCHEFFER). Weiter findet man eine Degeneration der Ganglienzellen und Infiltrate in den Meningen. Es folgt streifenförmige Proliferation der Mikro- und Oligodendroglia und damit das 2. Stadium der Gliasaumbildung und Entmarkung mit Gliaknötchen und perivasculäre Demyelinisierung, das schließlich in das Endstadium der gliösen Narbenbildung übergeht, mit der die Encephalitis dann zum Stillstand kommt.

Das gleichzeitige Vorkommen zahlreicher Infiltrate und Gewebszerfall in der grauen und weißen Gehirnsubstanz kommt eindeutig bei den von LORENZ und KALOUD und HOLLER beschriebenen Masernencephalitiden zum Ausdruck. Am deutlichsten hat NILSBY darauf hingewiesen, daß verschiedene Viren gleichartige pathologische Bilder erzeugen können und daß bei parainfektiösen Encephalitiden Bilder gefunden werden, die teilweise von den sicheren Virusencephalitiden nicht zu unterscheiden sind.

V. Pathogenese

Die klassischen Untersuchungen von FENNER über die Pathogenese der Ektromelie der Maus galten für FENNER, GRIST, MCCARTHY, ROBBINS u. a. als Modell für die Pathogenese der Masern. Eingehende Studien mit den Masern bei Affen machten, wie schon beschrieben, SERGIEV, RYARANTSEVA und SHROIT. Sie infizierten Affen intranasal, in die Conjunctiva und subcutan mit infektiösem Blut von Masernkranken. Die Tiere wurden zu verschiedenen Zeiten getötet, die verschiedensten Gewebe mikroskopisch untersucht und auf Anwesenheit des Masernvirus getestet. Ähnlich wie FENNER bei der Ektromelie der Maus fanden sie am 3. Tag nach der Impfung mit dem Masernvirus eine Virämie, die in den nächsten 2—3 Tagen wieder zurückging; am 7. Tag kam es zu einer erneuten wesentlich stärkeren Virämie. Somit konnten sie bei den Masern ähnlich wie FENNER bei der Ektromelie *zwei Virämieperioden* demonstrieren. Am 6. Tag nach der Infektion fanden sie das Virus in der Schleimhaut und manchmal schon vom 3. Tag an in den Lymphdrüsen des ganzen Körpers. Außer einer Lymphdrüsenhyperplasie und dem Auftreten weniger vielkerniger Zellen in den retikulären Elementen zeigten sich keine Veränderungen.

Das Virus gelangt bei der natürlichen Maserninfektion in feinsten Tröpfchen auf die Epithelzellen der Schleimhäute des Respirationstraktes eines Nichtgemaserten (Panum; Babbott und Gordon). Papp ist der Ansicht, daß die Infektion ausschließlich über die Bindehaut des Auges erfolge.

Der *pathogenetische Ablauf* der Masern sieht nach Fenner, Grist, McCarthy, Robbins u. a. folgendermaßen aus:

0. Tag: 1. Eindringen in die Epithelzellen des Respirationstraktes und Vermehrung;
1. Tag: 2. Eindringen in die regionalen Lymphknoten;
2. Tag: 3. Erste Virämie; dies ist für Masern noch nicht überzeugend dargelegt;
3. Tag: 4. Vermehrung im Lymphgewebe und im respiratorischen Epithel mit Bildung von Riesenzellen. Infektion des Respirationstraktes wahrscheinlich über das Blut;
5. Tag: 5. Zweite Virämie;
7. Tag: 6. Niederlassung des Virus in der Haut (nicht sicher belegt!) und über das Blut im Gehirn;
11. Tag: 7. Beginn der Prodromi;
14. Tag: 8. Beginn des Exanthems;
15. Tag: 9. Auftreten der Antikörper, Absinken der Virusmenge im Blut und in den inneren Organen;
17. Tag: 10. Allgemeine Besserung, Abblassen des Exanthems.

Ob dieser schönen Versuche hatte man ganz vergessen, daß über das frühzeitige Auftreten einer Virämie beim Menschen genaue Beobachtungen schon seit 3 Jahrhunderten vorliegen.

Nach Debré und Joannon erzählt Fabricius Hlidanus (1646) die folgende Geschichte: „Eine Ratsherrenfrau der Republik von Bern bekam in der Mitte des 9. Monats einer Schwangerschaft die Masern. Am 4. Tag der Krankheit traten Wehen auf und es kam ein Kind zur Welt, dessen Körper mit Masernflecken bedeckt war. Mutter und Kind waren einige Tage schwerkrank, kamen aber zur Heilung.“ Die Infektion des Kindes mußte spätestens am 4. Tag der Maserninkubation der Mutter auf dem Blutweg erfolgt sein. Diese vor 300 Jahren beschriebene Tatsache können wir durch eine eigene Beobachtung bestätigen. Die Mutter des Kindes Christine K. erkrankte am 19. 8. 1964 mit klassischen Masernprodromi, am 21. 8. 64 mit typischem Exanthem und gebar am 23. 8. 64. Obwohl die kleine Christine sofort 0,4 ml Gammaglobulin kg/Körpergewicht bekam, erkrankte sie am 29. 8. 64, am 6. Lebenstag, mit klassischen aber leichten Masern. Die Mutter hatte also mit größter Wahrscheinlichkeit zwischen dem 17. und 19. 8. 64, also zwischen dem 4. und 6. Tag ihrer Maserninkubation, ihr Kind infiziert.

Über ähnliche Fälle berichten Malcolm, Campell und Debré. Die Mütter bekamen am 11.—12. Tag nach der Geburt, die Kinder am 18. Tag ein Masernexanthem. Jürgensen sowie v. Pirquet zitieren einen Fall von Koats, bei dem die Mutter 8 Tage vor, das Kind 5 Tage nach der Geburt erkrankte. Während einer Masernepidemie im Nordosten von Oklahoma während des Winters 1938/39 beobachtete Isadora Dyer bei 3 Neugeborenen voll entwickelte Masern, bei oder 3 Tage nach der Geburt. Von besonderem Interesse war der Fall einer Mutter, welche alle Zeichen von Masern, insbesondere Kopliks 2 Tage vor der Entbindung durch Kaiserschnitt zeigte. Bei der Operation wurde ein Kind zur Welt gebracht, welches Kopliksche Flecke und ein Masernexanthem darbot. Die Beobachtung, daß die Mutter ihr Kind bereits am 1. oder 2. Tag der Inkubation infizieren kann, ist einmalig. Gesichert durch Berichte von verschiedenen Autoren ist aber die Tatsache, daß die Mutter in der Lage ist, ihr Kind vom 3., spätestens vom 4. Inkubationstag an zu infizieren. Häufiger kommt es zu einer frühzeitigen Unterbrechung der Schwangerschaft, wobei das Frühgeborene ein typisches Masernexanthem zeigen kann.

Die *konnatalen Masern* dürften, da in dichtbevölkerten Gegenden die Mütter meist schon in der Kindheit die Masern durchgemacht haben, zu den größten *Seltenheiten* gehören. Es kann allerdings vorkommen, daß die Mütter anscheinend immun sind, gleichwohl aber die Masern auf den Fetus übertragen können (Steinschneider).

Die große Zahl von 245 Todesfällen an angeblichen konnatalen Masern in New York in den Jahren 1916—1920 erweckt nach Glanzmann Zweifel, ob hier nicht Verwechslung mit toxischen, septischen Exanthemen vorgelegen haben könnte. Die konnatalen Masern verlaufen mit so typischen Prodromalerscheinungen, Koplik, Fieber und Exanthem, daß ein Irrtum eigentlich ausgeschlossen werden kann.

Die Prognose der konnatalen Masern ist zweifelhaft. Entwickeln sich Masern mit deutlichen klinischen Zeichen, so sind sie in der Regel weniger schwer als bei denjenigen Formen, wo sich der Tod schnell oder langsam ohne typische Zeichen der Masern einstellt und nur die Erkrankung der Mutter die richtige Diagnose erlaubt.

Über das Auftreten von *Embryopathien* liegen verhältnismäßig wenig Beobachtungen vor (FLAMM).

Nach LUBAN in Grono, Graubünden (s. GLANZMANN) führte eine Masernepidemie im Calancatal in der Frühschwangerschaft meist zum Abort (keine genauen Angaben). In der Spätschwangerschaft bewirkten die Masern auf den Faröe-Inseln (1846) nach MANICUS gewöhnlich Frühgeburten. Nach MANSON u. Mitarb., die über 103 Mütter mit Masern während der Schwangerschaft berichten, zeigten nur 7% der geborenen Kinder Defekte, also Embryopathien im klassischen Sinn. Auffallend war hingegen die Zahl der Kinder, die im Verlauf der ersten zwei Lebensjahre starben, und zwar mehr als 6mal häufiger wie in der Kontrolle (78% Überlebende nach einem Jahr gegenüber 93% bei den Kontrollen). Über 3 weitere Fälle berichtet BHADURI.

Die Vorstellungen von v. PIRQUET, MORO, VON PFAUNDLER und auch von GLANZMANN über den Ablauf des Geschehens, die jahrzehntelang Lehrmeinung waren, bedürfen heute der Ergänzung.

Sie nahmen an, daß zellständige Antikörper, Agglutinine und Lysine in den Endothelien der Capillaren gebildet werden. Kommen nun die im Blut kreisenden Erreger mit diesen sessilen Antikörpern in den Capillaren der Schleimhäute in Berührung, so werden die Keime bei entsprechender Titerhöhe etwa vom 10. Tag an agglutiniert und aufgelöst. Dabei entstehen giftige Abbauprodukte, welche katarrhalische Erscheinungen in den Schleimhäuten, schließlich am 14. Tag das Exanthem auslösen. Das Exanthem beginne im Gesicht und am Hals, offenbar weil diese Gebiete früher als die anderen Hautregionen mit dem Masernerreger in Berührung kommen und früher sessile Antikörper bilden. Die Ausbreitung des Exanthems komme zum Stillstand, wenn alle sessilen Antikörper besetzt seien.

Entsprechend der Denkrichtung der genannten Autoren handelt es sich also bei den Masern um ein toxisch-allergisches Geschehen. Die beim Ablauf der Antigen-Antikörperreaktion frei werdenden oder sich bildenden giftigen Stoffe, die nie genauer präzisiert werden konnten, erzeugen das Masernexanthem.

Diese toxisch-allergische Version kann nach den heutigen Kenntnissen und Erfahrungen keine Gültigkeit mehr haben. Gehen wir vom Masernvirus selbst aus. In allen Primärkulturen aus epithelialem Gewebe von Mensch und Affe kommt es zur Riesenzellbildung mit intranucleären und cytoplasmatischen Einschlüssen. In den ersten Passagen in primären Zellkulturen aus Primatengewebe kann weder eine hämagglutinierende noch eine hämadsorbierende Aktivität der Masernstämme für Affenerythrocyten nachgewiesen werden (RUCKLE-ENDERS, 1962; CHANY, CH., 1962). Diese Fähigkeit tritt im Verlauf weiterer Passagen, und zwar erst nach der Entwicklung des sog. Spindelzelleffektes auf. Nachdem das Masernvirus an Zellkulturen adaptiert ist, kann es auch in Zellinien und Zellstämmen sowie auf Kulturen aus Hunde-, Kälber-, Nagerniere, im Brutei und auf Hühnerfibroblastenkulturen fortgezüchtet werden. In kontinuierlichen Zellkulturen (HeLa, FL-, Hep-2- und menschlichen Nierenzellen) gelang es ENDERS-RUCKLE cytopathogene Varianten, die entweder nur Riesenzell- oder Spindelzelldegeneration verursachen, durch Endverdünnungspassagen und Plaqueisierung zu trennen. Diese beiden Varianten sind unter bestimmten Bedingungen stabil und unterscheiden sich hinsichtlich ihrer hämagglutinierenden, hämadsorbierenden und hämolysierenden Fähigkeit. Die drei letzteren Eigenschaften können beim Riesenzelltyp nicht nachgewiesen werden. Bei Passagen von Masernstämmen in allen oben zitierten Zellkulturen treten die genannten cytopathogenen Effekte in unterschiedlicher Mischung auf. Dabei kommt es bei Herstellung von Hyperimmunseren in masernvirusempfänglichen und masernvirusresistenten Tierarten sowohl nach der Verimpfung der Riesenzellvariante ohne hämagglutinierende Eigenschaft als auch der hämagglutinierenden Spindelzellvariante zur Bildung hochtitriger neutralisierender, hämagglutinationshemmender und komplementbindender Antikörper. Es gelang WATERSON, ROTT und RUCKLE-ENDERS (1963) die nach der

Äther-Tweenspaltung entstehende rosettenartige Substruktur mit der hämagglutinierenden Aktivität und die fadenförmige Struktur der Innenkomponente mit der komplementbindenden Fähigkeit des Masernvirus zu assoziieren.

Ebenso wie in der lebenden Zellkultur kommt es in den ersten Zellpassagen beim masernempfindlichen Kind zur Riesenzellbildung. Nach Adaption des Virus an den Organismus, d. h. im weiteren Ablauf der Erkrankung kann die Virusvermehrung ohne Riesenzellbildung vor sich gehen. Wir dürfen uns also nicht wundern, wenn wir beim Kind nur im Prodromalstadium und im Beginn des Exanthemstadiums, wie das durch zahlreiche Autoren belegt ist, Riesenzellbildung beobachten. Das beim Zelluntergang anfallende Virus wird auf dem Blutweg weitergegeben. Wie beschrieben ist die Massivität der Virämie am Ende des Prodromalstadiums und am Beginn des Exanthemstadiums auf dem Höhepunkt. Wenn das Virus die Blutbahn verlassen will, muß es die Endothelien im Capillargebiet durchwandern. Damit ist die Möglichkeit für *Endothel- bzw. Gefäßwandschädigungen durch den cytopathischen Faktor des Masernvirus* während des Exanthemstadiums gegeben. Soweit Untersuchungen vorliegen, finden wir dies auch bestätigt (s. S. 467).

TORRES beobachtete zu diesem Zeitpunkt in der Haut eine Exsudation von Serum um die oberflächlichen Gefäße des Coriums herum mit Proliferation der Endothelzellen; die Epithelzellen werden nekrotisch; es finden sich intranucleäre Einschlußkörperchen, dann kleine Bläschen, schließlich Austrocknung und Desquamation; die Gefäße sind mit Lymphocyten angefüllt; im Corium finden sich Leukocyteninfiltrate.

Außerdem ist jedem erfahrenen Kliniker bekannt, daß es bei Masernkindern während der Blutabnahme bei Stauung durch den Gummischlauch kurz vor Auftreten des Exanthems und während der ersten Exanthemtage zu zahlreichen flohstichartigen Blutungen kommt. Das Ausmaß hängt von der Schwere der Erkrankung ab, z. B. bei hämorrhagischen Masern sind sie besonders ausgeprägt; das bedeutet, daß eine latente Gefäßschädigung unter Belastung manifest wird.

Einen weiteren Anhalt für die Beteiligung von Gefäßendothelien bei Virusinfektion liefern die Untersuchungen von TÖNDURY über die Entstehung der Virusembryopathien. Masernfälle stehen ihm aber nicht zur Verfügung. Überhaupt sind für die Masern pathologisch-anatomische Befunde beim Embryo noch nicht vorhanden. Bisher sind 106 Fälle von angeblicher Masernembryopathie beschrieben (MANSON u. Mitarb., BHADURI). Da das klinische Bild der Masernembryopathie den anderen Virusembryopathien entspricht, dürfte die Annahme, daß das pathogenetische Geschehen ähnlich abläuft, erlaubt sein. Die Riesenzellbildung erfolgt in einem Krankheitsstadium, wo noch keine Antikörper vorhanden sind. Eine Antigen-Antikörperreaktion dürfte also hier auszuschließen sein.

Das pathologisch-anatomische Bild, besonders des ersten der drei Stadien der Masernencephalitis paßt ebenfalls hierher. In den ersten 3 Tagen finden wir (s. S. 467) Kreislaufstörungen mit entzündlichen, herdförmigen lymphocytären und plasmacellulären Infiltrationen in den Wänden der kleinen und mittleren Venen der weißen und grauen Substanz sowie rund um diese Gefäße. Für die primäre Virusgenese über die Gefäßendothelien spricht, daß die Masernencephalitis als Inkubations- als parainfektiöse- und als postinfektiöse Encephalitis auftreten kann.

Diese sog. para- und postinfektiösen Enzephalitiden gelten seit GLANZMANN (1927), FERRARO (1940), PETTE (1942) und FANCONI (1945) als neuroallergische Erkrankungen. Intensiv haben sich mit diesem Problem auch KABAT, WOLF und BEZER (1947), dann WAKSMAN (1959) und zuletzt KOPROWSKI (1962) beschäftigt. Der Beweis für einen neuroallergischen Reaktionsablauf oder für eine Autoallergie ist aber nie gelungen. Auf die diesbezüglichen Diskussionen kann hier nicht eingegangen werden. Heute ist die Folgerung naheliegend, daß die Masern ein Krankheitsbild darstellen, das mit größter Wahrscheinlichkeit ausschließlich durch die cytotoxischen bzw. cytopathischen Eigenschaften des Masernvirus geformt wird. Die Vorstellungen über die allergische Genese der Masern sind heute nicht mehr aufrecht zu erhalten.

VI. Epidemiologie

a) Übertragung des Masernvirus

Die Übertragung des Masernvirus vom kranken Menschen erfolgt durch *Tröpfcheninfektion oder* durch *direkte Berührung.* Da die Kranken meist stark husten, erfolgt die Verteilung durch die bewegte Luft, so daß Ungemaserte in mehreren Metern Entfernung infiziert werden können. Bei geöffnetem Fenster und entsprechender Windrichtung können Masern in ein daneben liegendes Haus oder eine darüber liegende Krankenabteilung verschleppt werden. Dasselbe kann auch über ein schlecht abgedichtetes Treppenhaus erfolgen. Das Masernvirus gehört also zu den Agentien, die durch die Luft übertragen werden können. Darüber hat MORO schon berichtet. Beim Neubau von Kliniken muß dies bedacht werden. Die *Eintrittspforten für das Masernvirus bilden die Schleimhäute des Mundes, der Nase und des Rachens* und *der Augen.* PAPP berichtete 1956 darüber, daß Kinder experimentell nur infiziert werden könnten, wenn das Virus in den Conjunctivalsack gebracht würde; vom Rachen aus wäre dies nicht möglich. Wenn die Kinder bei Kontakt festsitzende Brillen trügen, würden sie nicht erkranken. Dieses Problem scheint noch nicht genügend abgeklärt.

Wenn Ärzte oder Schwestern nach Versorgung eines hochinfektiösen Masernkindes ohne sich die Hände zu desinfizieren sofort in einem Nachbarzimmer ein ungemasertes Kind betreuen, so können sie dieses infizieren. GRANCHER schreibt der direkten Berührung sogar die Hauptrolle zu. Bei der Empfindlichkeit des Masernvirus gegen Tageslicht reicht ein dreiminutiges Auslüften in freier Luft völlig aus, um die Infektiosität gleichsam abzuschütteln. Diese Methode hat sich uns hervorragend bewährt. Ein Arzt wird deshalb bei seinen Hausbesuchen Masern nicht übertragen können. Da das Masernvirus nicht im Raum haftet, kann eine geräumte Masernstation sofort wieder mit anderen Kindern belegt werden.

b) Ansteckungsfähigkeit

Der Erreger vermehrt sich im infizierten Menschen vom 1. Tag der Infektion an. Schon in den folgenden Tagen, spätestens am 4. Tag der Infektion können wir, wie wir gesehen haben, eine Virämie nachweisen. Trotzdem beginnt die Ansteckungsfähigkeit des betroffenen Individuums erst in dem Augenblick, in dem die ersten katarrhalischen Erscheinungen auftreten, d. h. *3—4*, ausnahmsweise *5 Tage vor der Eruption des Ausschlages.* Die Infektiosität bzw. Kontagiosität geht der Schwere des klinischen Bildes parallel, wobei Husten und Niesen eine wichtige Rolle spielen, und erreicht am Ende des Prodromal- bzw. am Beginn des Exanthemstadiums ihren Höhepunkt. Nach der Ausbreitung des Exanthems über den ganzen Körper nimmt die Infektiosität rasch ab, hört aber erst auf, wenn das Exanthem an den Unterschenkeln bzw. den Fußrücken verschwunden ist; das ist unter normalen Verhältnissen etwa am 9. Tag nach Exanthemausbruch der Fall.

Eine Ausnahme bilden Masern mit einem ungewöhnlichen Verlauf. Es kommt vor, daß bei schweren toxischen Masern im Anschluß an die Prodrome das Exanthem auf sich warten läßt; die Kinder haben hohes Fieber, sind somnolent oder benommen, meistens blass-cyanotisch und zeigen alle Zeichen des Kreislaufversagens. Manchmal kommt das Exanthem mit Hilfe von Herz- und Kreislaufmitteln um Tage verspätet doch noch durch. Sehr viel häufiger steckt eine primäre Masern-, d. h. Riesenzellpneumonie, eine Meningo-Encephalitis oder auch eine Superinfektion wie Empyeme, Otitis oder Lymphadenitis dahinter. Diese Kinder sind infektiös, solange die Erstauseinandersetzung des Organismus mit dem Virus noch Fieber verursacht, auch wenn das Exanthem schon seit Tagen verschwunden ist. Die *Verlängerung* der Infektiosität kann also *durch besonders schwere Masern* oder durch eine Superinfektion während der Auseinandersetzung mit dem Virus erfolgen. Weiter sind *mitigierte Masern* ohne Exanthem, wie sie GLANZMANN 1931 in Bern im Rahmen einer Epidemie gesehen hat, aber auch mitigierte Masern, deren Inkubationszeit durch ein Rekonvaleszentenserum oder Gamma-Globulingaben auf 21—23 Tage verlängert ist, infektiös.

c) Empfänglichkeit und Immunbiologie

Die *Empfänglichkeit* für Masern ist eine fast *absolute*, und zwar unbeeinflußt von der geographischen Lage, den hygienischen Lebensverhältnissen, dem Alter und der Rasse. In einer Bevölkerung, die noch nie mit Masern in Berührung kam, finden wir einen völligen Mangel an Antikörpern; bei einer Epidemie werden jung und alt gleichmäßig betroffen. So erkrankten nach CHRISTENSEN u. Mitarb. 1951 in Süd-Grönland 99,9%, nach PEART und NAGLER in der Kanadischen Arktis mehr als 99% der Einwohner. Eine sog. „natürliche Immunität" gegen Masern gibt es nicht. Im Gegensatz dazu berichtet PANUM über interessante epidemiologische Beobachtungen 1846 während einer Masernepidemie auf den Färöer-Inseln. Von 8000 Einwohnern wurden mehr als 6000 Erwachsene und Kinder befallen und nur jene alten Leute blieben verschont, die schon im Jahre 1781, also 65 Jahre vorher, die Masern überstanden hatten. Eine einmalige Erkrankung genügte also für die Erzielung einer lebenslänglichen Immunität. Nach GOTTSTEIN, KRUGMANN u. v. a. schwankt der *Kontagionsindex zwischen 85 und 95%*.

In einer Kindergemeinschaft beobachtet man eine Durchmaserung in 2—3 Schüben. Nach der ersten Masernerkrankung folgt die 2. Welle mit einer wesentlich größeren Zahl von Erkrankungen (etwa 60—70%); in einer 3. Welle werden weitere 20—25% betroffen. Eine kleine Schar von nichtgemaserten Kindern (etwa 10—15%) bleibt trotz dreimaliger Exposition frei.

Das *Lebensalter*, in dem sich die erste Auseinandersetzung mit dem Masernvirus abspielt, hängt von dem Grad der Exposition ab. So ist zu verstehen, warum unter weniger zivilisierten Lebensverhältnissen die meisten Masernfälle bereits zwischen dem ersten und dritten Lebensjahr auftreten (MORLEY) und deshalb mit einer höheren Letalität belastet sind. Entsprechend der höheren Exposition ist das durchschnittliche Erkrankungsalter in Großstädten mit größerer Wohndichte niedriger als in ländlichen Bezirken. Nach VON HARNACK hatten von 1300 Hamburger Großstadtkindern im Alter von 10—11 Jahren bereits 88,9% Masern. Das gleiche gilt auch für kinderreiche Familien gegenüber kleineren Familien (BLACK).

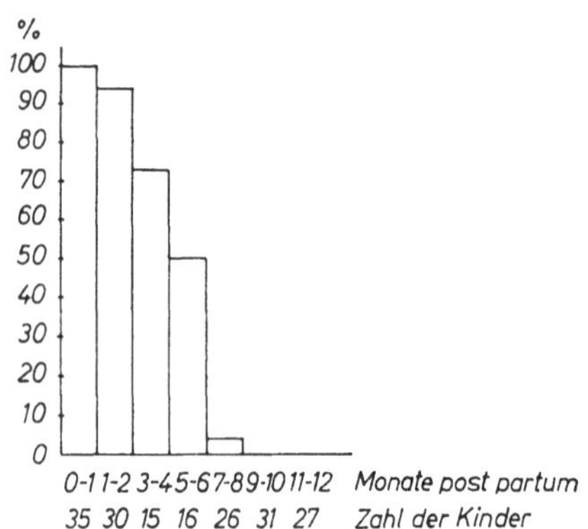

Abb. 3. Dauer der passiven Immunität des Neugeborenen

Da die Masern in der Bundesrepublik nicht meldepflichtig sind, ist ein Überblick über den Stand und den Ablauf des Krankheitsgeschehens bei den Masern bei uns relativ schwierig. Da aus diesem Grund auch Unterlagen für die Durchführung der Masernimpfung fehlen, haben ENDERS-RUCKLE und ENDERS-RUCKLE, SIEGERT und BAUM an 671 Serumproben aus verschiedenen Altersgruppen, sozialen Schichten und Gegenden der Bundesrepublik ermittelt, wie lange die mütterlichen Antikörper beim Kind nachweisbar sind, in welchem Lebensalter sich die Durchmaserung abspielt, wie hoch der Anteil der serologisch erfaßbaren Masernimmunen in den einzelnen Altersstufen ist und wie lange die aktiv erworbenen humoralen Antikörper persistieren. Derartige Untersuchungen sind unerläßlich zur Bestimmung des günstigsten Impfalters und stellen schließlich auch die Voraussetzungen für die spätere Beurteilung des Impferfolges dar. Ihre Ergebnisse sind in Abb. 3, Abb. 4 und Abb. 5 zusammengestellt:

Mit diesen Beobachtungen stimmt das Verhalten passiver Antikörper von 6 Neugeborenen überein, die sie 10 Monate lang serologisch kontrollieren konnten. Zum Vergleich ist die Entwicklung der aktiven Immunität bei 9 masernkranken Kindern im Alter von 3—8 Jahren gegenübergestellt. Im Gegensatz zu der langen Persistenz der aktiv erworbenen Antikörper sank der Durchschnittstiter der diaplacentar übertragenen Antikörper nach 32 Wochen unter die Grenze der Nachweisbarkeit.

Alle Kliniker sind sich seit Jahrhunderten darüber einig, daß die passive Immunität vom 4. Monat an erheblich abnimmt. Bei 5—10 Monate alten Kindern findet bei Masernexposition meist eine immunisierende Infektion statt, die je nach dem Grad der vorliegenden passiven Restimmunität subklinisch oder latent verläuft. Daher kommt es, daß 30—40% der Kinder ohne Masernanamnese spezifische Antikörper besitzen, deren Titer jedoch häufig nur ein Drittel des nach Masernerkrankung erreichten Wertes beträgt. ENDERS-RUCKLE u. Mitarb. weisen bei einigen Fällen darauf hin, daß solche Kinder meist aus Familien mit älteren Geschwistern stammen und schon als Säuglinge den manifest an Masern erkrankten Geschwistern exponiert waren.

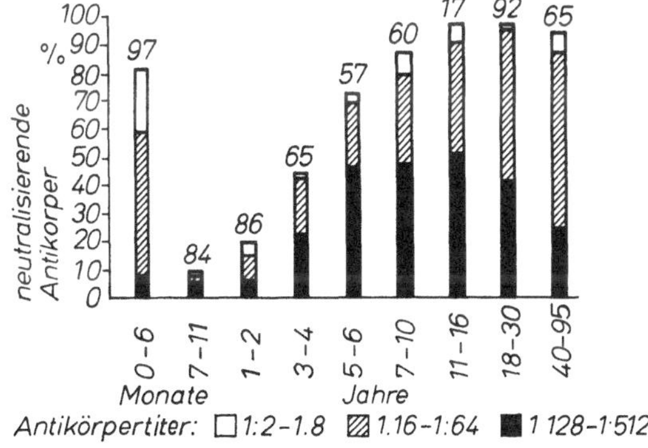

Abb. 4. Neutralisierende Masernantikörper in verschiedenen Altersgruppen (623 Serumproben)

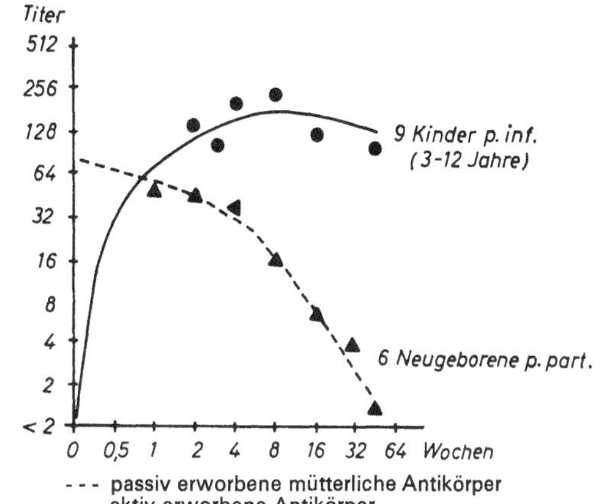

Abb. 5. Verhalten aktiv und passiv erworbener neutralisierender Masernantikörper

Wie sich bei Impfstudien mit Lebendvaccine herausstellte, war ein Teil der Säuglinge im Alter von 5—8 Monaten für die Infektion mit abgeschwächtem Masernvirus noch nicht empfindlich, d. h. klinische und serologische Reaktionen blieben aus (KATZ; HILLEMAN und STOKES). Aus diesen Beobachtungen ist zu entnehmen, daß man eine Masernschutzimpfung mit Lebendvaccine nicht vor dem 8. Lebensmonat beginnen sollte, weil vorher die passiven Antikörper das Haften des Impfvirus verhindern können.

KRUGMANN, GILES, FRIEDMAN und STONE (1965) konnten feststellen, daß sowohl nach natürlichen Masern wie auch nach der aktiven Schutzimpfung mit dem Edmonston-B-Stamm der Hämagglutinations-Hemmtest *Hämagglutination-Inhibition-Test* (HI) in der Regel am *12. Tag* nach der Infektion mit Schwankungen zwischen dem 11. und 14. Tag, der *Test für neutralisierende Antikörper* (NA) ebenfalls am *12. Tag* mit Schwankung zwischen dem 10. und 14. Tag und der *Test für die Komplementbindung* (KBR) am *15. Tag* mit Schwankungen zwischen dem 13. und 16. Tag *positiv* werden.

Zwischen dem HI-Test und dem NA-Test bestehen enge Beziehungen. Sie bleiben sehr viel länger positiv als die KBR. Ein negativer HI- und NA-Test sagen deshalb sehr viel mehr über die Empfänglichkeit für Masern aus wie eine negative KBR. Das wird auch von CUTCHINS, BLACK und vor allem ROSEN bestätigt. Der Einfachheit halber ist zur Überprüfung der Masernempfänglichkeit der HI-Test nach ROSEN die Methode der Wahl. Dieser Test konnte von NORRBY so empfindlich gemacht werden, daß er noch positive Ergebnisse bringt, wenn alle anderen Tests, auch der HI-Test von ROSEN, negativ sind. NORRBY erreichte im Rahmen von Masernimpfversuchen die Steigerung der Empfindlichkeit dieses Testes dadurch, daß er statt des üblichen Masernantigens das mit Tween und Äther behandelte Virus verwandte.

KRUGMANN u. Mitarb. untersuchten bei mehreren Kindergruppen die immunbiologischen Verhältnisse über 4 Jahre hinweg durch Bestimmung des HI-Antikörpers bei Kindern, die natürliche Masern überstanden oder die mit der Lebendvaccine geimpft wurden. In einer Gruppe von 60 Kindern wurden 14—16 Tage nach der Infektion, kurz nach Auftreten des Exanthems die ersten Antikörper gefunden. Der höchste Antikörperspiegel war etwa 1 Monat nach der Infektion erreicht und schwankte zwischen 1:16 und 1:1.024. Der durchschnittliche Titer fiel von 1:135 auf 1:50 innerhalb von 4 Jahren ab. Es ist von besonderem Interesse, daß eine kleine Zahl von Kindern zwischen dem 1. und 4. Jahr nach der Impfung keinerlei Antikörper mehr hatte. In einer Vergleichsstudie stellten sie fest, daß 5 % der Kinder 2 Jahre nach natürlichen Masern oder nach der Impfung mit Lebendvirus, gleichgültig ob mit oder ohne Gamma-Globulin, ebenfalls keine Antikörper hatten; wurden die Kinder mit einem stärker abgeschwächten Virus ohne Gamma-Globulin infiziert, dann hatten 20 % und bei Applikation eines stärker abgeschwächten Virus mit Gamma-Globulin 33 % keine Antikörper.

Ähnlich wie ENDERS-RUCKLE beobachteten KRUGMANN u. Mitarb. im Verlauf einer immunbiologischen Studie im 1. Lebensjahr bei 107 Kindern, daß im Alter von 1 Monat in 94 % der Fälle, von 4 Monaten in 47 %, von 6 Monaten in 26 % Masernantikörper gefunden wurden. Vom 7. Monat ab waren sie verschwunden. Von 8 Kindern mit geringem Masernantikörpertiter, die der Maserninfektion ausgesetzt waren, zeigten 6 mitigierte Masern und einen starken Booster-Effekt.

Kinder, die nach natürlichen Masern oder nach Impfung mit abgeschwächtem Masernvirus 1—4 Jahre später kaum mehr oder keine nachweisbaren Antikörper aufwiesen, wurden mit frischem Virus oder mit Vaccinevirus infiziert. Obwohl sie keinerlei klinische Symptome hatten, zeigten 70 % am 6. oder 7. Tag einen starken Anstieg der Antikörper, also einen Booster-Effekt; der höchste Spiegel war am 12. Tag erreicht. Bei Kindern mit hohem Antikörperspiegel wurde kein Booster-Effekt erreicht. Während also bei der Masernerstinfektion oder nach der Impfung mit Lebendvaccine die ersten Antikörper frühestens am 11. Tag nach der Infektion auftreten und nach 4 Wochen ihren Höhepunkt erreicht haben, führt eine 2. Infektion oder eine Revaccination, vorausgesetzt, daß der Antikörperspiegel eine kaum mehr oder nicht mehr meßbare Tiefe erreicht hat, schon am 7. Tag zu einem starken Anstieg des Antikörpertiters, der seinen Höhepunkt schon am 12. Tag erreicht.

Es liegen hier also andere Verhältnisse vor, wie wir (WIGAND, MAYER, ABABIO, BAUER, ADAM und SCHMIDT) sie bei der oralen Impfung junger Säuglinge mit dem Sabin Typ I der Poliomyelitis beobachten konnten. Die *passiv übertragenen Antikörper beeinflußten* den *Impferfolg nicht*. Unsere Kinder antworteten schon in den ersten Lebenswochen mit einem wirksamen Antikörperanstieg. Die physiologische Bifidumflora des Darmes scheint diesen Vorgang weder zu fördern noch zu hemmen. Hier wird die Verschiedenartigkeit der Reaktion des Organismus auf verschiedene Viren sichtbar. Der Reifegrad des wachsenden Organismus im Sinne einer altersspezifischen Funktion scheint erst in zweiter Linie eine Rolle zu spielen.

Zum Schutz vor Masern genügen offenbar schon sehr *niedrige Antikörperspiegel*. Bekanntlich können Kinder, die noch keine Masern durchgemacht haben, vor der

Erkrankung geschützt werden, wenn sie bis zum 4. Inkubationstag Gamma-Globulin (0,2 ml/kg) erhalten, obwohl die im Präparat enthaltenen Antikörper im Blut nicht nachweisbar werden. Wenn die Gammaglobulingabe erst am 6.—7. Tag nach Exposition erfolgt, werden die Masern zwar nicht mehr verhütet, aber sie verlaufen nach einer verlängerten Inkubationszeit in abgeschwächter Form. Dabei werden ebenfalls Antikörper gebildet, nur sind die Titer 2—3 Stufen niedriger als nach dem voll entwickelten Krankheitsbild. Auch diese so erworbenen Antikörper und der damit verbundene klinische *Schutz* sind *dauerhaft* (s. S. 502).

d) Ausbreitung der Masern

Die Ausbreitung der Masern über die ganze Welt dürfte heute zum Abschluß gekommen sein. Volksgruppen, die zum erstenmal mit ihnen in Berührung kamen, erkrankten fast 100 % und hatten schwerste Verluste. Auf den Sandwichinseln starben z. B. 1775 von 150000 Befallenen 40000, auf den Fidschiinseln 1874 von 6000 Befallenen (7782 Einwohner) 102, in Südgrönland 1951 von 4262 Befallenen (4267 Einwohner) 77. Wie unterschiedlich Mortalität und Letalität in einzelnen Ländern heute noch sind, zeigt folgende Tabelle (Tab. 1). Die *Mortalität* z. B. für 1960 schwankt von 0,1 in England bis ca. 100,0 in Nigeria, die *Letalität* im gleichen Jahr von 0,02 in England, 6,5 in Chile bis ca. 25 in Nigeria. Die USA hatten 1958 552 Maserntodesfälle, Indien 1959 allein unter den 0—5jährigen 84500. Es ließen sich noch viele ähnliche Beispiele anführen.

Bei uns sind die Masern *endemisch* und zeigen vorwiegend in den kälteren Jahreszeiten *epidemische Verdichtungswellen.* Im Sommer sinkt die Zahl der Masernfälle regelmäßig ab. Hat das Tageslicht oder die direkte Sonnenbestrahlung etwas damit zu tun? Wir wissen es nicht. Vor allem ist unklar, wo das Masernvirus zwischen der En- bzw. Epidemie bleibt. Ausgedehntere Masernepidemien treten in städtischen Bevölkerungen meist alle 3—5 Jahre auf, wenn die Zahl ungemaserter und damit empfänglicher Kinder etwa 40 % durch den Nachwuchs erreicht hat und verschwinden, wenn die Zahl der empfänglichen unter 20 % gesunken ist. Kindergärten und Schulen spielen bei der Verbreitung der Masern eine sehr große Rolle.

Die letzten Erhebungen über Masern- und Masernfolgen für Deutschland stammen von KLEINSCHMIDT aus dem Jahre 1939. Für die gegenwärtigen Verhältnisse dürften z. T. die Erfahrungen von RADL, ZISCHINSKY und HOOGENDORN gelten. Es gibt in der Bundesrepublik neben unserem eigenen epidemiologischen Bericht (ROSCHER) nur noch den von LANGE, SIMON und STRÖDER aus dem Jahre 1963, die über Mortalität, Letalität und über die Häufigkeit der Komplikationen bei den in die Klinik aufgenommenen Kindern Verbindliches aussagen. Sie können nichts über die Masernhäufigkeit in der Bevölkerung aussagen.

Die Häufigkeitsverteilung und die Letalität der Masern und der Masernkomplikationen gibt die Tab. 2 an. Der Würzburger Bericht umfaßt die Zeit von 1951 bis 1961, unser Bericht die Zeit von 1953—1964. Ein Vergleich zwischen den beiden Berichten ergibt folgende wichtige Tatsachen:

Tabelle 2

	Gesamtzahl	Letalität in %	Encephalitishäufigkeit in %	Letalität der Encephalitis in %	Pneumoniehäufigkeit in %	Letalität der Pneumonien in %
Würzburg	527	2,1	4,7	28	23,3	0,8
Homburg/Saar	485	3,3	5,4	27	25,8	5,6

Diese Zahlen sprechen für sich und weisen mit aller Deutlichkeit darauf hin, daß nach der Ausrottung der Diphtherie und der Spinalen Kinderlähmung bei uns die Masern die schwerste Infektionskrankheit sind. GLANZMANN vertrat diese Meinung allerdings schon 1952.

Tabelle 1. *Mortalität und Letalität von Masern in verschiedenen Ländern*

Land	Mortalität / 100000 der Bevölkerung													Letalität %				
	1901	1911	1921	1931	1941	1951	1956	1958	1959	1960	1961	1962	1963	1951	1953–57	1959	1960	1963
England	27,7	36,3	5,9	7,7	2,9	0,7	0,1	0,1	—	—	—	—	—	—	0,027	—	—	0,023
USA	—	ca.20,0	—	—	—	0,3	0,25	0,25	—	0,2	—	—	—	—	0,081	—	—	—
Brasilien	—	—	—	—	—	—	—	—	—	6	—	—	—	—	—	—	—	—
Stadt Sao Paulo	22,9	19,0	9,0	24,3	10,5	1,9	2,0	3,6	5,8	—	—	—	—	—	—	—	—	—
Staat Guanabara	—	—	23,6[1]	31,5	12,0	2,8	3,0	5,5	6,7	—	—	—	—	—	—	—	—	—
Chile																		
a) Norden[2]	—	—	—	—	—	—	—	—	—	13,1	—	—	—	—	—	—	—	—
b) Zentrale Z.	—	—	—	—	—	4,9	6,5	21,6	—	22,9	27,6	—	—	3,1	6,1	7,9	6,5	—
c) Süden	—	—	—	—	—	—	—	—	—	46,7	—	—	—	—	—	—	—	—
Frankreich	—	10,1	4,2	4,0	1,4	1,5	0,7	0,4	—	—	—	—	0,04[3]	—	1,178	—	0,17[4]	—
Belgien	30,2	22,3	10,4	4,2	1,7	0,6	0,6	0,2	—	—	—	—	—	—	—	—	—	—
Niederlande	52,5	20,8	9,5	5,1	2,0	1,9	0,3	0,3	—	—	—	—	—	—	—	—	—	—
Norwegen	4,6	8,3	2,8	1,9	1,2	0,5	0,3	0,3	—	—	—	—	—	—	—	—	—	—
Schweden	7,3	8,5	3,6	0,8	1,1	0,1	0,0	0,2	—	—	—	—	—	—	—	—	—	—
Grönland	—	—	—	—	—	—	—	—	—	—	—	—	—	1,8	—	0,3	—	—
Schweiz	24,8	9,1	4,0	2,1	0,4	0,6	0,2	0,1	—	ca. 0,2	—	—	—	—	—	—	—	—
Italien	17,1	24,7	11,9	8,2	4,5	0,8	0,6	0,4	—	—	—	—	—	—	—	—	—	—
Israel	—	—	—	—	—	—	—	—	—	—	—	—	—	—	0,061	—	—	—
Ägypten	—	—	—	—	—	—	—	—	—	—	—	—	—	—	19,525	—	—	—
Indien	—	—	—	—	—	—	—	—	ca.20,8	17	—	—	—	—	—	—	—	—
Nigeria	—	—	—	—	—	—	—	—	ca. 100		—	—	—	—	—	ca. 25[5]		—

[1] Durchschnitt 1919—1921. — [2] a) Trocken und warm (nur leichte Temperaturschwankungen im Laufe des Jahres; b) gemäßigt (Winter 3,3° C, kalt und feucht; Sommer 30° C warm und trocken); c) viel Regen, prolongierte Winter und niedrige Temperaturen. Erschwerte Lebensbedingungen durch ärmliche Behausungen. Am schwersten betroffen von Erdbeben 1960. — [3] Auf 1000 Lebendgeborene. — [4] 8656 Masernfälle in der Klinik von 1959—1963. — [5] Letalität von 1232 Masernfällen, die von 1959—1961 im Ilesha-Hospital behandelt wurden.

International Conference on Measles Immunization. Amer. J. Dis. Child. **103**, 211 (1962).
Lange, F. C., Ch. M. Simon u. J. Ströder: Münch. med. Wschr. **105**, 229 (1963).
Grob, P.: Schweiz. med. Wschr. **95**, 5 (1965).

VII. Klinisches Bild

Der Verlauf der Erkrankung ist ziemlich gesetzmäßig und läßt 4 Stadien unterscheiden: 1. das Inkubationsstadium, 2. das Prodromalstadium, 3. das Exanthemstadium, 4. das Stadium der Rekonvaleszenz.

1. Das Inkubationsstadium

Die Inkubationszeit beträgt bei den Masern recht konstant *9—11 Tage.* Wir verstehen darunter die Zeit vom Tage der Ansteckung an bis zum Ausbruch der ersten katarrhalischen Zeichen der Prodrome. Die jetzt folgenden Prodromalerscheinungen dauern 3—4 Tage, so daß die Gesamtinkubation vom Zeitpunkt der Infektion *bis zum Ausbruch des Exanthems 13—15 Tage* dauert. Störungen dieser Gesetzmäßigkeit treten auf bei besonders schweren Epidemien und bei Dazwischentreten anderer Infektionen (KLEINSCHMIDT, GLANZMANN, MAYER). Jeder sog. grippale, d. h. virale Infekt, aber auch jede andere Infektionskrankheit z. B. Scharlach, Keuchhusten, Diphtherie, Varizellen, Typhus usw., aber auch Pockenimpfung können das Auftreten des Ausschlages bis zum 18., 21. oder auch 25. Tag hinausschieben. Allgemein bekannt ist diese Situation bei jungen Säuglingen im 4.—8. Monat, die ein Antikörperdepot von der Mutter mitbekommen haben und bei frühzeitiger Abschwächung der Erkrankung durch Rekonvaleszentenserum oder durch Gammaglobulin.

THOMAS vermißt im Inkubationsstadium der Masern jegliche Krankheitssymptome. Ich bin mit GLANZMANN der Meinung, daß allgemeine *krankhafte Erscheinungen* in manchen Fällen während der ganzen Dauer des Inkubationsstadiums bestehen. Gewöhnlich aber klagen die Kranken nur zeitweise, besonders abends und mehr gegen das Prodromalstadium hin über eine gewisse Mattigkeit, Kopfschmerzen, Schläfrigkeit und Unwohlsein. Daneben besteht Appetitlosigkeit, manchmal schlechtes blasses Aussehen, vorübergehend etwas Husten, selten Durchfall oder Verstopfung. Beobachtet man die Kranken genauer, so findet man ab und zu einmal abends leichte Temperatursteigerung und erhöhte Pulsfrequenz. Mutter und Arzt sind sich einig, daß irgend etwas nicht stimmt.

2. Das Prodromalstadium

Gegen Ende des Inkubationsstadiums kommt es mit zunehmendem Krankheitsgefühl meist plötzlich zu einem steilen *Temperaturanstieg* bis 39° und darüber. Die Kinder klagen über Kopf-, Hals-, Brust- oder Bauchschmerzen. Ausnahmsweise können die Temperaturen auch langsam ansteigen. Gelegentlich stehen Erbrechen oder Krämpfe am Beginn dieses Stadiums. Es zeigen sich nun *katarrhalische Erscheinungen* von Seiten der *Nase und* besonders der *Augen.* Die Kinder beginnen häufig zu niesen; nicht selten kommt es zu Nasenbluten. Die Augen röten sich, die Kinder klagen über Lichtscheu und häufiges Tränen. Gleichzeitig stellt sich ein sehr hartnäckiger trockener, rauher, oft bellender *Reizhusten* ein. Die Kinder sind appetitlos. Der heftige Schnupfen ist zuerst schleimig serös, dann gewöhnlich eitrig. Die Nase wird verstopft. Gewöhnlich werden durch das Sekret die Nasenlöcher und die Oberlippe wund, oft verschwollen.

Conjunctivitis. Neben dem Schnupfen gehört die Conjunctivitis zu den charakteristischsten Symptomen. GOLDBERGER beobachtete auf der geschwollenen Caruncula lacrymalis und am Epicanthus internus des Auges Flecke, welche in Färbung und Erscheinung an kleine Kopliks erinnern. Sie sind bläulich-weiß und treten in 60% der Fälle 24—48 Std vor den Koplikschen Flecke auf der Wangen- und Lippenschleimhaut auf. Sie verschwinden nicht so rasch wie die Kopliks nach Ausbruch des Exanthems. Während der Eruption neigen sie dazu, zu einem bläulichweißen Fleck zusammenzufließen.

Bei stärkerer Conjunctivitis erscheint die Conjunctiva tarsi samtartig geschwollen; die Conjunctiva bulbi ist meist, aber nicht immer gerötet, es wird reichlich schleimig-eitriges Sekret abgesondert. Das Sekret trocknet während der Nacht zu Borken ein und verklebt die Lider. Die geschwollenen Lider werden tagsüber zugekniffen gehalten und wegen Lichtscheu nur blinzelnd geöffnet.

Dieses Verhalten der Augen zusammen mit der schleimig-eitrigen Rhinitis, der leichten bläulichen Schwellung des Gesichtes geben dem Masernkranken in diesem Stadium eine charakteristische Physiognomie.

Präenanthem. Untersucht man zu dieser Zeit die Mund- und Rachenhöhle, so findet man neben der Schleim-Eiterstraße an der hinteren Rachenwand die gesamte Schleimhaut des Mundes und Rachens aufgelockert und diffus gerötet. Häufig sieht man punktförmige oder streifenförmige, mitunter größere konfluierende Blutungen (Petenyi). Solche von Glanzmann als Präenanthem bezeichnete Veränderungen sind bei Masern zwar häufig, aber nicht absolut charakteristisch; denn man sieht sie in genau gleicher Weise auch bei Grippe und Röteln im Beginn der Erkrankung.

Enanthem. Am 2. Tag oder etwas später gewahrt man nun besonders am weichen Gaumen, an der Uvula, den Tonsillen und der hinteren Rachenwand eine stärkere Auflockerung der Schleimhaut. Bald zeigen sich zahlreiche, verstreute, hellrote bis rötlich-braune Flecke, zuerst von Stecknadelkopfgröße, die bald zu größeren, unregelmäßig begrenzten Flecken am weichen Gaumen und an der Uvula konfluieren. Gelegentlich sind auch kleinere Blutungen eingestreut. Selten fließen auch diese größeren Flecke zu einer einheitlichen hellrosafarbenen, samtartigen Röte zusammen.

Kopliks. Am 2.—3. Tag oder erst kurz vor Exanthembeginn finden wir gegenüber den ersten Backenzähnen eigentümlich bläulich-weiße Spritzfleckchen, welche von zarten roten Höfen umgeben sind (Abb. 6).

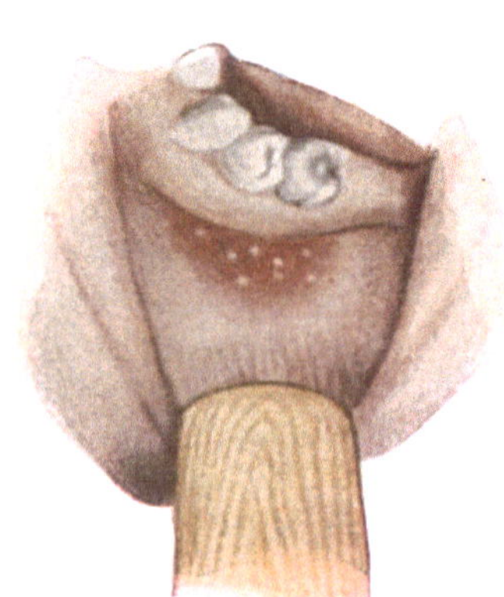

Abb. 6. Kopliksche Flecken (Nach Jochmann-Hegler: Lehrbuch der Infektionskrankheiten, 2. Aufl. Berlin: Springer 1924)

Sie sind gewöhnlich punktförmig und erreichen selten Stecknadelkopfgröße. Sie stehen einzeln oder zu größeren oder kleineren Gruppen zusammen. Durch das Zusammenfließen der roten Einzelhöfe erscheinen sie wie in einem roten Feld eingebettet. Sie kommen vereinzelt, oder auch in so großer Zahl vor, daß nicht nur die ganze Wangenschleimhaut von ihnen übersät erscheint, sondern auch das Zahnfleisch und die Innenseite der Lippen. Auch auf Nasen- und Vaginalschleimhaut werden Kopliks beobachtet. Sie haben eine hohe, diagnostische, zuerst von Koplik erkannte Bedeutung, da sie mit fast absoluter Sicherheit ein nachfolgendes Masernexanthem anzeigen. Diese Koplikschen Flecke kommen *zu 70—90% im Prodromalstadium* vor. Am 2. Tag des Exanthems sind sie gewöhnlich nicht mehr wahrzunehmen.

Auf der Höhe des Prodromalstadiums fanden Glanzmann und Biehler nicht selten *Miktionsbeschwerden*. Die Kinder weigern sich Urin zu entleeren, weil sie dabei Brennen und Schmerzen verspüren. Der Urinbefund ist dabei negativ oder es finden sich nur einige Leukocyten und Epithelien. Meist klingen diese Reizerscheinungen, die durch Enanthem der Blasenschleimhaut mit Riesenzellbildung bedingt sind, nach Ausbruch des Exanthems wieder ab.

Dieselben Veränderungen (Riesenzellen und Enanthem) finden wir auf der Schleimhaut des Respirationstraktes, also dem Kehlkopf, der Trachea und den Bronchien (ROLLY) bis in die Lungen hinein und des ganzen Magendarmkanales. So verstehen wir die mitunter sogar heftigen *Diarrhoen* schon im Prodromalstadium — VON GROER und GLANZMANN sahen sogar echte Appendicitiden —, den Lufthunger und die Cyanose mancher Kinder, die von v. GROER als *alveoläres Enanthem* gedeutet wurden. Es können sich spezifische, primäre morbillöse *Pneumonien* anschließen. Röntgenologisch sieht man eine Schwellung der Hilusdrüsen und eine radiär vom Hilus ausgehende besenreißerartige, feinfleckige Zeichnung (KOHN und KOIRANSKY). Die Pneumonie, die klinisch durch Auskultation und Perkussion verifizierbar ist, ist dann gelegentlich das erste Krankheitszeichen bösartiger Masern, die bereits zum Exitus führt, wenn gerade die ersten spärlichen Exanthemflecke auf der Haut erscheinen. Die Diagnose derartiger Fälle ist sehr schwierig. Bei Nichterkennen bilden sie für die umgebenden Kinder eine große Gefahr.

Während der Masernprodrome kommt es in einzelnen Epidemien fast regelmäßig zu einem *Vorexanthem*, einem *rash*. In Übereinstimmung mit JÜRGENSEN, von PIRQUET, KOCH und GLANZMANN handelt es sich um flüchtige, nicht scharf begrenzte, blaßrote, maculöse Efflorescenzen, nach COMBY und WIELAND um scarlatiniforme, nach KLEINSCHMIDT, KOCH und SOUCEK um mehr urtikarielle Formen. Meiner Meinung nach haben alle Autoren recht, denn die Eruptionen sind von Epidemie zu Epidemie und von Kind zu Kind verschieden.

Dieses Initialstadium mit dem steilen Fieberanstieg ist als Invasion des Virus in weitere nicht befallene und empfängliche Epithel- und Retikulumzellen anzusehen. Nach der Virämie fällt das Fieber wieder ab. Die rasche Vermehrung in den neu befallenen Zellen führt unter erneutem Fieberanstieg zur letzten und intensivsten Virämie, die wahrscheinlich durch Endothelschädigung in den Capillaren das Exanthem auslöst.

3. Exanthemstadium

Der mehr oder weniger plötzliche, mit oder ohne Frösteln einhergehende Fieberanstieg auf 39—40,5° führt zu rascher Zunahme aller Krankheitssymptome, vor allem der quälende Reizhusten steigert sich. Am 13., 14. oder 15. Tag nach der Infektion schießen nun *rote Flecke* im Gesicht auf, nachdem man am Vorabend schon einzelne Efflorescenzen hinter den Ohrmuscheln entdecken konnte. Die hellroten Flecke sind zuerst klein, stecknadelkopfgroß, allmählich vergrößern sie sich durch Wachstum und Konfluieren und nehmen bald eine gesättigte Rotfärbung an. Die Begrenzung der Flecke ist unregelmäßig, zackig, einzelne zeigen rundliche Formen. Während sie ganz im Anfang über das Hautniveau nicht herausragen, werden sie sehr bald mehr papulös, so daß wir es mit einem meist großfleckigen, unregelmäßig begrenzten, deutlich papulösen Exanthem zu tun haben. Zwischen den einzelnen Flecken ist normale blasse Haut vorhanden.

Stand die Diagnose vorher aus irgend einem Grund noch nicht ganz fest, so ist nunmehr durch das charakteristische Exanthem mit einem Schlage das Krankheitsbild geklärt (Abb. 7, 8).

Das Exanthem tritt zuerst im *Gesicht*, auf der behaarten Kopfhaut, noch früher gewöhnlich vor und hinter den Ohren in Erscheinung, breitet sich von da auf den Hals und Rumpf aus und greift gewöhnlich erst in einem zweiten Schub auf die Extremitäten über. Besonders an den *Extremitäten* ist der Beginn des Ausschlages deutlich follikulär, und man sieht in der Mitte der zuerst rundlichen Flecken einen entzündeten Haarbalg. Das Gesicht ist in der Regel sehr stark befallen, die einzelnen Flecke stehen dicht. Im Gegensatz zum Scharlach wird die

Gegend um den Mund nicht verschont. Auch der Rumpf wird häufig sehr stark gefleckt, während an den Extremitäten die maculo-papulösen Efflorescenzen häufig spärlicher sind und kaum so intensive rote Färbung annehmen. Selten ist, daß die Extremitäten einmal stärker von dem Exanthem befallen werden als der Rumpf oder das Gesicht.

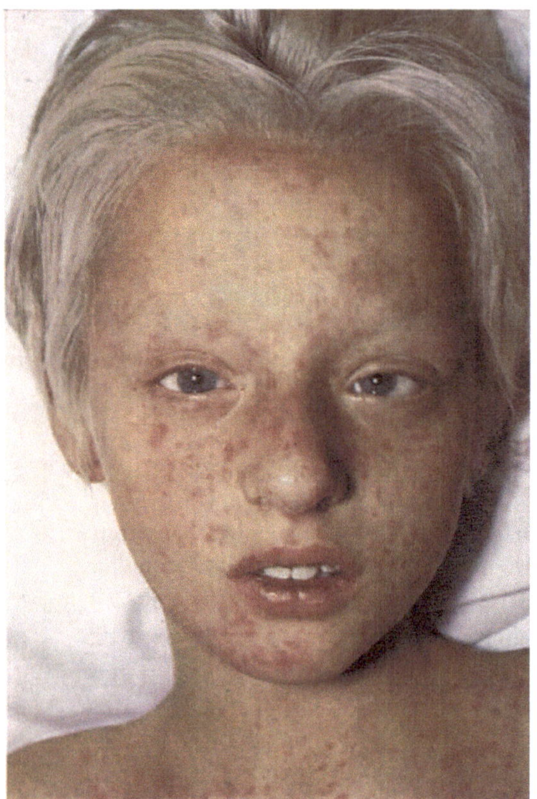

Abb. 7. Typisches Maserngesicht

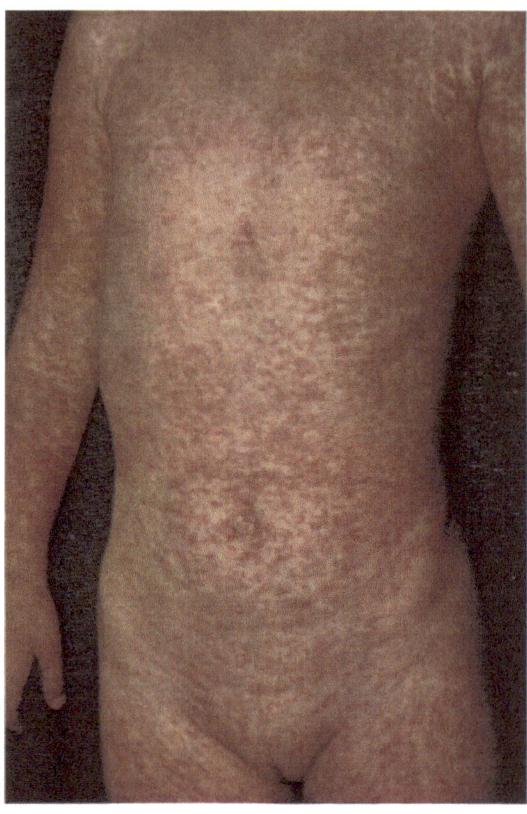

Abb. 8. Typisches großfleckiges Masernexanthem am Stamm

Bei manchen Patienten zeigen die einzelnen Papeln eine ausgesprochene *Neigung zu Konfluenz*, so daß an solchen Hautstellen die Haut diffus gerötet erscheint. Dies kann leicht zu Verwechslungen mit Scharlach Anlaß geben. Bei genauem Zusehen wird man aber an einzelnen Stellen immer noch weiße Aussparungen erkennen können; auch bewahren die Extremitäten den Charakter des normalen Masernausschlages, selbst wenn im Gesicht und am Rumpf starke Konfluenz aufgetreten ist.

Das Exanthem braucht zu seiner vollen Entwicklung meist ungefähr 2 Tage. Am 1. Tag beschränkt es sich auf Gesicht und Hals und beginnt gerade eben am Rumpf in Erscheinung zu treten. Manchmal dauert die Entwicklung und Ausbreitung über den ganzen Körper 4—5 Tage. Namentlich scheint manchmal die Ausbreitung auf die Extremitäten zunächst zu stocken, bis sie plötzlich ebenfalls befallen werden. Bei solchen Nachschüben kann das Exanthem an den Extremitäten deutlich hämorrhagischen Charakter annehmen. Besonders im späteren

Stadium des Exanthems können im Gesicht und am Rumpf die Masernflecken plötzlich über Nacht stärker hämorrhagisch werden, so daß man eine Purpura vor sich zu haben glaubt. Es handelt sich um *hämorrhagische Masern.* Bei Druck mit dem Glasspatel verschwindet die bläulich-schwärzliche Verfärbung nicht. Die zahlreichen capillären Blutaustritte verraten sich oft nur dadurch, daß nach dem Abblassen des Exanthems die Flecken nicht sofort verschwinden, sondern bräunliche Pigmentierungen hinterlassen. Die hämorrhagischen Masern ändern an der Prognose nichts.

Zuweilen erheben sich in der Mitte der einzelnen Papeln kleine hirsekorngroße, mit wasserhellem Inhalt gefüllte Bläschen, wodurch das Bild eines Friesels (*Miliaria*) hervorgerufen wird, was bekanntlich im Mittelalter zu der Verwechslung mit Pocken Anlaß gegeben hat. Es tritt diese Form des Ausschlages besonders bei gleichzeitig bestehenden starken profusen Schweißen auf. Wir sprechen von *Morbilli vesiculosi.*

Auf der Höhe der Erkrankung ist das Allgemeinbefinden stark verändert; die Kinder klagen über heftige *Kopfschmerzen*, besonders nachts Delirien oder andere Bewußtseinstrübungen, sind völlig *appetitlos*, zeigen Obstipation oder mitunter, besonders Säuglinge und Kleinkinder Durchfall und Erbrechen. Das *Fieber* steigt mitunter mit der Ausbildung des Exanthems am nächsten und übernächsten Tag noch an. Es zeigt dabei entweder eine mehr kontinuierliche oder auch einen deutlich intermittierenden Charakter. Breitet sich das Exanthem sehr rasch aus, so geht das Fieber auch schneller wieder herunter.

Die Frequenz von Puls und Atmung ist während dieser Zeit erhöht. Über den Lungen hört man während der Blüte des Exanthems giemen oder seltener feuchte diffuse Rasselgeräusche.

Mit dem Erscheinen des Exanthems nehmen auch die *katarrhalischen Erscheinungen*, die Conjunctivitis, Blepharitis, ebenso die Rhinitis, zunächst noch *zu*, bis der Hautausschlag völlig entwickelt ist. Die Zunge ist stark belegt und zeigt nur an den Rändern eine leichte Schwellung der Papillen. Das Enanthem beginnt jedoch bereits langsam zu schwinden und die Koplikschen Flecke werden alsbald undeutlich.

Lymphdrüsen und Milz. Die Lymphdrüsen, besonders die des Halses, aber auch des übrigen Körpers sind vergrößert und geschwollen. Die Milz verhält sich in den einzelnen Epidemien wechselnd. BLEYER (St. Louis) fand 1922, daß im Moment der Eruption die Milz plötzlich anschwoll und nach Verschwinden des Ausschlages wieder rasch zurückging. In fast der Hälfte der Fälle konnte die Milz 1—3 cm unter dem Rippenbogen auf der Höhe der Eruption gefühlt werden. In einer anderen Epidemie im Jahre 1927 fand dagegen FRIEDEMANN (Denver) nur in 12% eine Vergrößerung der Milz unabhängig vom Stadium der Eruption. Nach GLANZMANNS Beobachtungen gehört ein tastbarer Milztumor in der Regel nicht zum Masernexanthem, ausnahmsweise konnte er jedoch ebenfalls eine allerdings nur mäßige Vergrößerung der Milz feststellen.

Wie besonders HEUBNER betont, besteht bei den meisten Masernpatienten zur Zeit der Eruption eine bedeutende *Hyperplasie des gesamten lymphatischen Apparates:* Die Lymphdrüsen, das adenoide Gewebe, die Rachen- und Gaumenmandeln, die Peyerschen Plaques, die Sollitärfollikel befinden sich im Zustand einer markigen Schwellung, ähnlich wie beim Abdominaltyphus.

Blutbild. Das Blutbild ist oft und eingehend untersucht worden (HECKER; USBECK, REDLICH und MATERNOWSKA).

Etwa um den 6. Inkubationstag kommt es zu einer initialen Leukocytose von kurzer Dauer. Vom 8. Inkubationstag an beginnt die Gesamtzahl der weißen

Blutkörperchen treppenartig zu sinken, um bis zum 2. und 3. Exanthemtag das niedrigste Niveau, nämlich eine *Leukopenie* von 3—4000 zu erreichen. Vom 4.—5. Exanthemtag an nehmen die Leukocyten wieder zu und erreichen am 6.—7. Tag ein etwas höheres Niveau als im Prodromalstadium.

Die *Neutrophilen* zeigen bereits gegen das Ende der initialen Leukocytose eine starke prozentuale Vermehrung, welche zwei Maxima erreicht, das eine im Prodromalstadium, das andere, noch bedeutend höher, zur Zeit des Exanthemausbruches. Die Neutrophilie ist mit einer deutlichen Linksverschiebung verbunden mit 10—15% Stabkernigen, in weit geringerem Prozentsatz Jugendformen, vereinzelt auch Myelocyten.

Die *Lymphocyten* fallen spiegelbildlich treppenförmig ab und erreichen einen Tiefpunkt von etwa 20% zur Zeit der Eruption. Von da an beginnen sie zuerst langsam, dann rascher anzusteigen, wobei sich *in der Rekonvaleszenz* gewöhnlich ein sog. *buntes Blutbild* mit vielen pathologischen plasmazelligen Lymphocyten, Lymphoblasten und Plasmazellen entwickelt. Doch erreicht die postinfektiöse Lymphocytose in der Regel einen mäßigen Grad bis 50%.

Die *Monocyten* und *Eosinophilen* bewegen sich in der gleichen Richtung. Bei Kindern mit exsudativer Diathese oder Wurminfektion ist die Ausgangslage der Eosinophilie höher und deshalb das Absinken geringer, so daß differentialdiagnostische Schwierigkeiten gegenüber dem Scharlach bestehen können (von Groer). Abweichungen nach allen Richtungen können in jeder Phase der Erkrankung vorkommen. Treten Röteln, eine infektiöse Lymphocytose oder Scharlach hinzu, so kann die differentialdiagnostische Verwertung des Blutbildes sehr schwierig oder unmöglich werden. Usbeck fand in Übereinstimmung mit Glanzmann im Gegensatz zu Schiff und Matyas die *Blutplättchen* während des Exanthems etwas vermehrt oder in normaler Zahl. Glanzmann beobachtete eine akut einsetzende Thrombopenie in der Masernrekonvaleszenz unter den Erscheinungen des Morbus maculosus Werlhofii bei einem 15 Monate alten Kind aus einer thrombasthenischen Familie.

Gerinnungs- und Blutungszeit sind bei Masern in der Regel normal. Eine gewisse hämorrhagische Diathese, welche zur Zeit der Prodrome und des Exanthemausbruches angetroffen werden, führte schon Glanzmann auf eine toxische Schädigung der Capillarendothelien zurück. Ähnlich wie bei Scharlach ist deshalb auch das Rumpel-Leede-Phänomen bei Masern positiv. Fiandaco fand bei Masern eine geringgradige Erniedrigung des Plasmaprothrombins, in einem Fall fiel es auf 63% ab.

Blutsenkung. Die Senkungsgeschwindigkeit der roten Blutkörperchen wurde bei Masern von Büchler; Rohrböck und Redlich untersucht. Während der Inkubation zeigen sich unwesentliche Schwankungen, Beschleunigung im Prodromalstadium und ganz besonders zur Zeit des Exanthems. Noch erheblicher wurde sie bei Eintritt von Komplikationen, ähnlich wie bei anderen Infektionskrankheiten.

4. Das Stadium der Rekonvaleszenz

Mit dem Sinken der Temperatur beginnt das Exanthem abzublassen und zwar gewöhnlich in der Reihenfolge, in welcher es erschienen ist, so daß z. B. das Exanthem im Gesicht schon im Abblassen ist, während es an den Extremitäten noch in voller Blüte steht. Aber selbst, wenn das ganze Exanthem verschwunden ist, sieht man die Flecke noch längere Zeit, namentlich bei solchen Patienten, bei denen der Ausschlag hämorrhagisch war. Man kann dann beobachten, wie das in der Haut abgelagerte Hämoglobin mit der Zeit alle Farben von rotbraun, gelb, grün usw. durchläuft, ganz ähnlich wie bei der Purpura anderer Genese. Noch länger als bei gewöhnlichem Licht kann man die Flecke im UV-Licht sehen.

Charakteristisch in diesem Stadium ist die *kleieförmige Abschuppung der Haut*, welche sich an das Abblassen des Exanthems anschließt. Die Haut stößt sich dabei mehr oder weniger schnell in kleinsten Schüppchen im Verlauf von 3—7 Tagen ab. Handteller und Fußsohlen bleiben von der Schuppung frei.

Conjunctivitis und Rhinitis klingen rasch ab, die Zunge entledigt sich des Belages und die geschwollenen Papillen kommen zum Vorschein; sie sind aber nicht so rot wie beim Scharlach (*Masernzunge*).

Längere Zeit nimmt für gewöhnlich die Abheilung der katarrhalischen Entzündung der oberen Luftwege in Anspruch. Die Stimme kann bis zu 8 Tage noch leicht belegt oder heiser klingen. Der Husten hat gewöhnlich schon im Eruptionsstadium seinen harten bellenden Charakter verloren und ist lockerer geworden, dauert jedoch häufig noch einige Zeit an. Die auf den Lungen vorhandenen trokkenen Rasselgeräusche werden feucht und verschwinden allmählich. Mit dem kritischen Abfall der Temperatur zeigt das Allgemeinbefinden einen oft erstaunlich raschen Umschwung vom anscheinend schwersten Kranksein zur Genesung. Der Appetit kommt wieder. In anderen Fällen zieht sich jedoch das Stadium der Rekonvaleszenz in die Länge; auch ohne besondere Komplikation zeigen sich noch leichte abendliche Temperaturen, in der Regel unter 38°. Nach Abklingen des Exanthems bedarf der Rekonvaleszent noch einer Schonung von 10—14 Tagen.

5. Besondere Verlaufsformen

A) Abortive, abgeschwächte oder mitigierte Masern (Morbilloid)

a) *Neugeborene von Müttern*, die Masern überstanden haben, bringen einen Gehalt an Antikörpern in ihrem Serum mit (Enders-Ruckle; Enders-Ruckle, Siegert und Baum), der sie auf Grund der klinischen Erfahrungen bis etwa zum 3. Lebensmonat vor der Erkrankung schützt; von da ab wird der Schutz, der von der Geburt an abnimmt und etwa im 8. Monat verschwindet, geringer. Die Säuglinge zeigen ein sehr variationsreiches Bild: nur kurz Fieber oder nur etwas Schnupfen oder nur etwas Durchfall oder nur ein zartes flüchtiges Exanthem, manchmal alle Symptome zusammen und doch sind das noch keine richtigen Masern (s. S. 473).

Atrophische Säuglinge, also Säuglinge, die falsch oder ungenügend ernährt wurden oder durch aufeinanderfolgende Infektionskrankheiten oder durch rezidivierende Durchfallskrankheiten in diesen Zustand gekommen sind, zeigen mit Vorliebe diesen Reaktionsablauf. Die größere Bedeutung für diesen atypischen Verlauf dürfte in diesem Alter eher dem Rest an mütterlichen Antikörpern zukommen als der Dystrophie bzw. der Atrophie selbst.

b) In manchen Epidemien, wie sie von Feer und Hochsinger, Glanzmann und Köppe, Fischl und Zischinsky beschrieben wurden, erkranken Kinder und Erwachsene aus nicht ersichtlichem Grund an völlig atypischen Masern. Manche haben nur Husten oder Schnupfen und können dabei nachweisbar z. B. Geschwister anstecken. Auch Enanthem und Kopliks können fehlen. Es sind also „*Morbilli sine exanthemate*“. Solche Kinder bilden natürlich in der Schule eine besondere Gefahr.

c) Das gleiche Bild finden wir bei Kindern und Erwachsenen, die zwischen dem 4. und 7. Inkubationstag Rekonvaleszentenserum oder Gamma-Globulin erhalten haben (s. S. 502). Diabetiker z. B. zeigen das Überstehen solcher Masern dadurch an, daß sie sich etwas unwohl fühlen und 1 oder 2 Tage lang vermehrt Zucker im Urin ausscheiden.

In all diesen Fällen ist ohne Kenntnis der näheren Umstände vom Kliniker die Diagnose nicht zu stellen. Nicht selten sind deshalb solche Kinder der Ausgangspunkt einer Hausinfektion. Diese Krankheitsbilder hat es zu allen Zeiten gegeben. Eine echte Wandlung im Erscheinungsbild konnten wir im Gegensatz zum Scharlach in den letzten Jahren in unserer Gegend nicht beobachten.

Bei keiner anderen Krankheit können wir am *Fieberverlauf* die Atypien des Krankheitsablaufes so deutlich erkennen wie bei Masern. Die folgenden Abbildungen (aus Glanzmann: Masern. In Handbuch der Inneren Medizin. Infektionskrankheiten. 4. Auflage, Springer-Verlag, Berlin-Göttingen-Heidelberg, 1952) zeigen die Norm und einige Abweichungen von der Norm (Abb. 9, 10, 11, 12, 13, 14, 15).

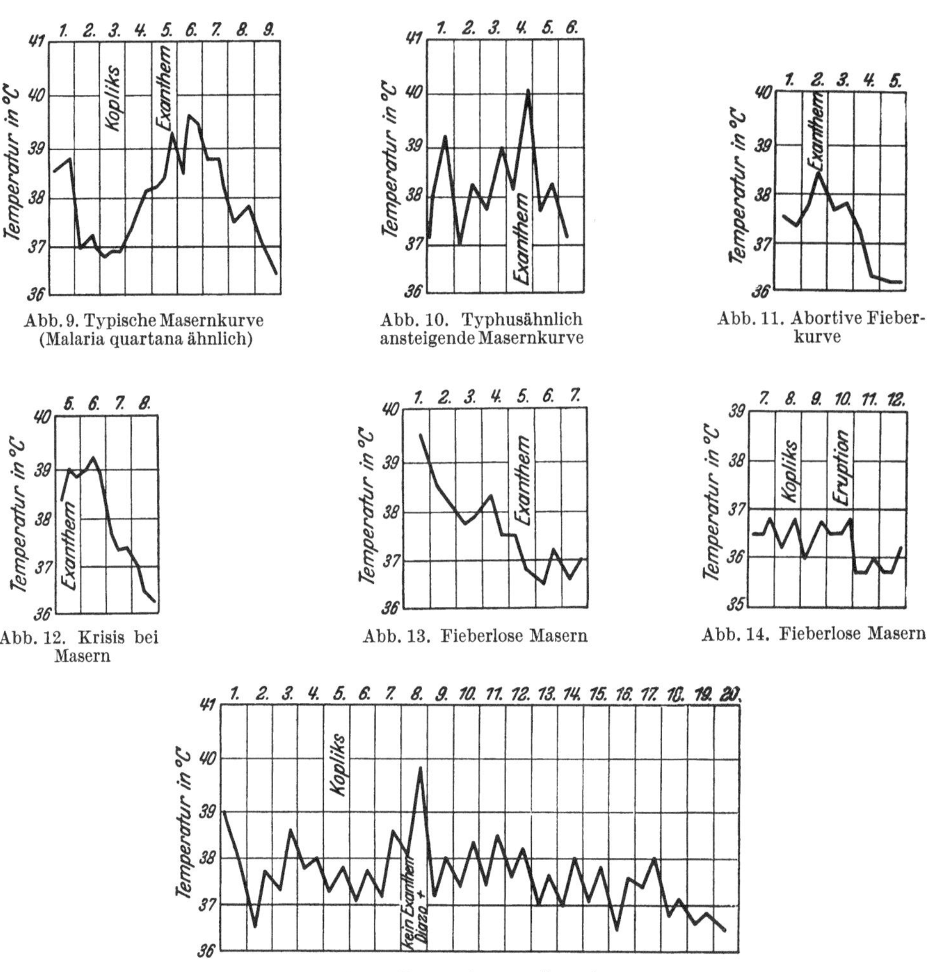

Abb. 9. Typische Masernkurve (Malaria quartana ähnlich)

Abb. 10. Typhusähnlich ansteigende Masernkurve

Abb. 11. Abortive Fieberkurve

Abb. 12. Krisis bei Masern

Abb. 13. Fieberlose Masern

Abb. 14. Fieberlose Masern

Abb. 15. Masern sine exanthemate

B) *Das Masernpemphigoid* (*Morbilli bullosi*)

Während einer Masernepidemie in Bern beobachteten Glanzmann und Abelin einen 4$^{1}/_{2}$jährigen Knaben, der am 28. 10. 1931 mit Conjunctivitis, Rhinitis und Rötung am weichen Gaumen erkrankte. An Stelle der Kopliks wasserhelle Bläschen an der Wangeninnenfläche, Temperatur 38,2°. Am 29. 10. starke Stomatitis mit weißer Membran an der Innenfläche der Wangen. Blasenbildung an den Lippen. Am 30. 10. abends etliche rote Flecken hinter den Ohren, an den Wangen und in der Umgebung des Mundes. Am 31. 10. Eruption eines generalisierten maculo-papulösen Exanthems, das wie Masern aussah, Schlafsucht, Fieber 39°. Hyperleukocytose von 17000. Augenlider geschlossen, durch Krusten verklebt. Lippen mit Blasen bedeckt. Auf den stark geröteten Wangen ausgedehnte *Blasen*, die sich bereits abzustoßen beginnen, so daß stellenweise das leicht blutende Corium freigelegt wurde. Morbilliformes, maculopapulöses Exanthem, viele rote Flecken im Zentrum bläulich verfärbt. Auf zahlreichen roten Flecken zeigten sich größere und kleinere, mit gelbem Serum gefüllte Blasen (Inhalt steril). Vereinzelt auch Blasen zwischen den roten Flecken. Selbst auf der Cornea traten beiderseits Pemphigusblasen auf. Sehr schweres Krankheitsbild mit hohem Fieber, Delirium, schwere Prostration. Noch viele Wochen nach Abblassen des morbilliformen Exanthems schosseu immer wieder Pemphigusblasen auf. Schließlich Ausgang in Heilung.

Solche Fälle wurden von STEINER; BAGINSKY; FÖRSTER; HEUBNER; SELBIGER, in jüngster Zeit besonders eindrucksvoll von LORENZ und LAZARINI und von KÖTTGEN und KORTING beobachtet. LORENZ und LAZARINI beobachteten ihre beiden Fälle im Rahmen einer überdurchschnittlich schweren Epidemie mit ungewöhnter Häufung von Masernrezidiven.

Das erste Kind starb auf dem Höhepunkt der Erkrankung, während das zweite nach sechswöchigem Aufenthalt gesund entlassen werden konnte. Echte Masernrezidive nach einem Masernpemphigoid sahen auch HECK, dann KÖTTGEN und KORTING. Kinder mit Masern, die zufällig an einem Staphylokokkenpemphigoid oder umgekehrt erkranken, gehören nicht hierher. Solche Fälle haben LEINER, LEO; HENOCH und HANSEN beschrieben.

Aus der großen Zahl der Veröffentlichungen über dieses eigenartige Krankheitsbild erkennen LORENZ und LAZARINI nur jene Fälle als *Masernpemphigoid* an, bei welchen im wesentlichen die folgenden Voraussetzungen erfüllt sind: 1. Epidemiologische Zusammenhänge mit sicheren Masernerkrankungen; 2. Auftreten der pemphigusartigen Blasen gleichzeitig mit dem Exanthem oder kurze Zeit später, jedenfalls noch vor seinem Abklingen; 3. Beschränkung der Blasenbildung vorwiegend auf die von Exanthem befallenen Hautpartien; 4. Aufhören der Blasenbildung mit Abblassen des Exanthems; 5. Die Blasen müssen eine gewisse Mindestgröße erreichen; 6. Ausschluß bakteriell bedingter Hauterkrankungen.

LORENZ und HINRICHS möchten das Krankheitsbild der Gruppe „ectodermose érosive pluriorificielle“ zuordnen. KÖTTGEN und KORTING grenzen das Syndrom deutlich vom *Lyell*-Syndrom der „toxic epidermal necrolysis“ mit seinem mehr septikämisch imponierenden Allgemeinsymptom und dem Erythema exsudativum multiforme ab. Sie weisen auch auf die vermutlich präparierende Wirkung von verschiedenen Medikamenten hin.

Wie das häufige *Zusammentreffen mit dem Masernrezidiv* anzeigt, dürfte eine Beeinträchtigung der Antikörperbildung, die eine schnelle Neuinfektion zuläßt, mit im Spiele sein, worauf auch KÖTTGEN und KORTING hinweisen.

C) Toxische oder maligne Masern

a) Masern mit raschem tödlichem Verlauf. Primär toxische Masern mit letalem Verlauf sind relativ selten. Entweder ist das Fieber schon vom Initialstadium an auffallend hoch, oder es steigt erst allmählich treppenförmig an. Die Krankheit beginnt zunächst wie gewöhnlich, aber mit besonders starken, schleimig-eitrigen, ätzenden Katarrhen, nicht selten auch mit profusen schleimigen Durchfällen. Von Anfang an unheimlich ist die auffallende Apathie dieser Kinder. Schon während des Invasionsstadiums liegen sie mit geschlossenen, oft stark verschwollenen und durch das eitrige Sekret verklebten Augen da, äußern weder Appetit noch Durst. Sie sind frühzeitig schon benommen, am 5.—6. Krankheitstag erscheinen im Gesicht und am Rumpf einige spärliche Masernflecke, trotzdem steigt das Fieber weiter an und kann kurz vor dem Exitus hyperpyretische Grade erreichen. Die Apathie wechselt mit nervöser Unruhe und Zittern der Extremitäten; es können Lähmungen oder schwere Konvulsionen auftreten, die zum Tode führen, oder aber das Leben erlischt ohne solche motorischen Entladungen.

Das gleiche Bild kann in seiner ganzen Dramatik schon in der Inkubation, meist gegen deren Ende ablaufen. Bei der Autopsie derartiger Fälle findet man oft nur Hirnödem, Hirnhyperämie und starke markige Schwellung im lymphatischen Apparat. Ähnliche uncharakteristische Bilder treffen wir auch bei der toxischen Ruhr oder beim toxischen Scharlach. Intra vitam ist dieser Krankheitsablauf gegen das foudroyante Geschehen bei der Masernenzephalitis nicht abzugrenzen.

b) Die primäre Masernpneumonie. (Die Capillarbronchitische Form Glanzmanns). Der Verlauf ist zunächst normal, dann kommt es schon frühzeitig zu einer auffallenden Dyspnoe, stöhnender Atmung, zu Einziehungen, oralem Rasseln; der

Kreislauf ist zunächst gut, es besteht aber eine deutliche Cyanose. Dieses Bild könnte man noch als alveoläres Enanthem deuten. Das Exanthem kann zunächst in normaler Stärke und Intensität am ersten Eruptionstag auftreten. Am 2. Eruptionstag ändert sich plötzlich das ganze Krankheitsbild. Das Exanthem wird undeutlich, ist an verschiedenen Körperstellen überhaupt nicht mehr sichtbar, an anderen sehen wir statt der frischen roten Farbe der Flecken eine livide blaßbläuliche Verfärbung. Die Kinder machen im Vergleich zum vorhergehenden Tag einen schweren, verfallenen, verwelkten (HEUBNER) Eindruck. Die Extremitäten werden kühl, cyanotisch. Wir sehen Beschleunigung der Atmung, Nasenflügelatmung, Einziehung im Jugulum, in der Supraclaviculargrube und im Epigastrium. Unter zunehmender Herzschwäche kommt es am 8.—10. Tag zum Exitus. Wenn der Laie hier von „nach innen geschlagenen" Masern spricht, so hat er gut beobachtet. Bei der Autopsie erweisen sich makroskopisch die Bronchioli in großer Ausdehnung mit einem zähen, schleimig eitrigen Sekret verstopft; man sieht atelektatische Veränderungen und beginnende Bronchopneumonien. Histologisch handelt es sich um die Anschoppung der Bronchiolen und Alveolen mit epithelialen und retikulären Riesenzellen, die das klinische Bild der primären Masernpneumonie ausmachen (s. S. 466). Das Zusammentreffen dieser Pneumonieform mit der Masernencephalitis ist über zufällig häufig.

c) Die abscedierende (nekrotisierende) Pneumonie (Heubner). Durch *Superinfektion* kann sich in jeder Phase der Masernentwicklung eine abscedierende Pneumonie einstellen. Sie entwickelt sich am häufigsten kurz nach dem Initialstadium an Stelle des Exanthems und führte in der vorantibiotischen Ära in 1—4 Wochen zum Tod. Meistens handelte es sich um Säuglinge im 2. Lebenshalbjahr und um Kleinkinder.

d) Das generalisierte Emphysem. Meist im Beginn der Pneumoniebildung am Ende des Initialstadiums kommt es durch Platzen einer überblähten Alveole plötzlich zum *Mediastinal-, Pleura- und Hautemphysem.* Der Hals, das Gesicht, Thorax und Abdomen sind dick, oft unförmig aufgetrieben; überall spürt und hört man Knistern. Die Kinder sind schwerst cyanotisch. Fast regelmäßig bildet sich ein Ventilpneumothorax. Die Hilfe durch Entlastung kommt nicht selten zu spät (WEBER). Dieses Bild kann aber auch während des ganzen Masernverlaufes plötzlich auftreten.

e) Steatose von Leber und Nieren. Ein Krankheitsbild, das GLANZMANN beobachtete.

Er sah vom Initialstadium an bei einem $4^1/_4$jährigen Jungen einen schweren Ikterus, unstillbares Erbrechen, Diarrhoe und stark druckhafte Leberschwellung, in den letzten Tagen Anurie. Exitus 14 Tage nach dem Beginn der Masern nach Bluterbrechen und schweren cerebralen Erscheinungen in tiefem Coma mit Erlöschen der Patellarreflexe und beiderseitigem positivem Babinski. Bei der Autopsie war die Leber sehr stark, die Milz kaum vergrößert. Histologisch fand sich nur eine grobtropfige Verfettung von Leber und Nieren. Ähnliche Steatosen der Leber und Nieren (WUNDERLICH) wurden bisher beschrieben bei Scharlach, Pocken, Diphtherie, Typhus, Tuberkulose und Syphilis, so daß man dieses Bild wohl nicht als masernspezifisch ansehen kann.

6. Die Masernanergie

Im Jahre 1908 hat v. PIRQUET, angeregt durch eine Mitteilung PREISICHS, den Nachweis erbringen können, daß tuberkulinpositive Kinder während eines Masernexanthems die Reaktionsfähigkeit auf Tuberkulin für etwa 8 Tage verlieren. Er erklärte dieses Phänomen mit einer Absorption der Ergine, jener Körper, welche die klinische Reaktion zwischen Tuberkulin und Zelle vermitteln. Faßt man nun diese Ergine als Antikörper auf, so erscheint es verständlich, daß ihre Ausschaltung die Resistenz des Organismus herabsetzen und im Sinne PIRQUETS zur Anergie führen muß.

Die derzeit noch offenen Fragen über das Wesen und die Bedeutung der Tuberkulinanergie bei den Masern und andererseits die unbestrittene, jedem Arzt geläufige Tatsache, daß die Masernerkrankung nicht nur die Tuberkulose, sondern auch eine Reihe anderer bakterieller und viraler Infektionen höchst ungünstig zu beeinflussen vermag, veranlaßte LORENZ und ROSSIPAL, mit Hilfe der Immunelektrophorese und zwar der Mikromethode von SCHEIDEGGER durch eine systematische Untersuchung des Serumeiweißbildes bei den Masern weitere Aufschlüsse über das Resistenzproblem zu gewinnen.

Bei 19 masernkranken Kindern zwischen 2 und 10 Jahren — 6 davon konnten im Prodromalstadium während und nach Abklingen des Exanthems beobachtet werden — kamen sie zu folgenden Ergebnissen: Schon vor Auftreten des Exanthems zeigte sich mit großer Regelmäßigkeit bei diesen 6 Kindern eine leichte Senkung des Serumeiweißspiegels, die durch eine Abnahme des Albumingehaltes im Serum bedingt war. Das Gamma-Globulin zeigte demgegenüber im Prodromalstadium keinerlei quantitative Veränderung. Mit dem Ausbruch des Exanthems kam es dagegen zu einem höchst signifikanten und raschen Abfall der Gammaglobulinwerte, die meist mit dem 3.—4. Exanthemtag ihren Tiefpunkt erreichten. Dieser lag jeweils bei der Hälfte bis zu zwei Drittel der Ausgangswerte. Am 6.—7. postexanthematischen Tag hatte der Globulingehalt im Blut im allgemeinen die während des Prodromalstadiums gewonnene Höhe wieder erreicht, stieg jedoch in den darauffolgenden Tagen noch weiter an. Interessant war das Verhalten der Immunantikörper Gamma 1A und Gamma 1M und des Faktors Gamma 2.

Es kam am 1., noch deutlicher aber am 2. und 3. Tag des Exanthems zu einem starken Abfall des Immunantikörpers Gamma 1A, der jeweils am 3. oder 4. Tag post exanthema den tiefsten Punkt erreichte. Im Gegensatz zu den übrigen Globulinfraktionen erreichten die Werte für das Gamma 1A manchmal erst nach dem 7. und zwar bis zum 8.—10. Tag nach Beginn des Exanthems ihre frühere Höhe.

Die Fraktion Gamma 2 verhielt sich während des exanthematischen Stadiums qualitativ dem Immunglobulin Gamma 1A weitgehend analog, wenn auch hier der Abfall nicht im gleichen Maße ausgeprägt war. Der Wiederanstieg zu den Ausgangswerten war insofern deutlich verschieden, als derselbe bei Gamma 2 in allen Fällen bereits am 6.—7. Tag vollendet war. Demgegenüber zeigte die Fraktion Gamma 1M weder während der Prodrome noch im exanthematischen und postexanthematischen Stadium der Masern nachweisbare Veränderungen, eine Feststellung, die ganz regelmäßig bei allen untersuchten Kindern gemacht werden konnte (Abb. 16).

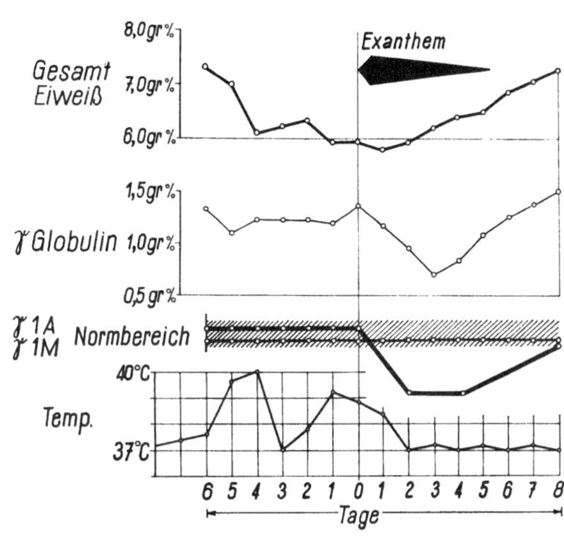

Abb. 16. Veränderungen im Bluteiweißbild bei Masern (LORENZ, E., u. E. ROSSIPAL: Zur Frage der Resistenzminderung bei Masern. Mschr. Kinderheilk. 113, 161, 1965)

Die Beobachtung v. PIRQUETS, daß die Anergie am 4. Exanthemtag auf dem tiefsten Punkt angekommen sei, stimmt mit den Befunden von LORENZ und ROSSIPAL auffallend gut überein. Befunde über Veränderungen der Gamma-Globuline liegen außerdem vor von NICOLA; PELLEGRINI und BIANCO; UMEHARA.

Diese Befunde stellen eine Beziehung zwischen dem Verhalten der Antikörper und der Infektanfälligkeit der Kinder bei Masern her und ebnen uns das Verständnis für das Auftreten von Komplikationen in dieser Phase.

7. Rezidive

In seltenen Fällen kann es nach einem wechselnden Intervall von 1—4 Wochen zu einer Wiederholung des ganzen Krankheitsbildes kommen, ähnlich wie bei Scharlach. Zwischen den beiden Attacken können gewisse Symptome wie hartnäckiger Husten oder allgemeines Unwohlsein ohne Fieber weiterbestehen, so daß eine kontinuierliche Reihe von Krankheitszeichen die erneute Attacke als einen Relaps erscheinen läßt. In anderen Fällen ist das Intervall symptomfrei. ROLLY beschreibt 3 Fälle am 11., 13. und 25. Tag nach dem Ausbruch des ersten Exanthems, GLANZMANN einen am 13., KER und CARBALLEIRA 2 Fälle am 7. und 10. Tag, GOLDBERGER 3 Fälle am 10., 17. und 25. Tag und LIEBIG 1 Fall am 30. Tag.

Verschiedentlich wird angegeben, daß das Rezidiv einen um so schwereren Verlauf nehme, je milder die erste Krankheit gewesen sei. Ich selber sah mit Sicherheit nur einmal ein solches Rezidiv am 21. Tag, das leicht verlief.

Zweite Masern: Die Masern hinterlassen eine so dauerhafte Immunität, daß alle Autoren die als zweimalige Masernerkrankungen in der Literatur mitgeteilten Fälle außerordentlich skeptisch beurteilen und strenge Anforderungen an eine zweimalige Erkrankung stellen (Kopliks, Exanthem, Beobachtung durch die gleiche Klinik usw.). Jedenfalls sind diese Fälle sehr viel seltener als z. B. die Mütter angeben. Verwechslungen mit den verschiedensten Exanthemen kommen vor. Einzelne Fälle haben nach GLANZMANN, RUHRÄ, BARTHEZ und SANNEE, FEER, KERLEY und LEWY, DE RUDDER und POLLAK beschrieben.

Seitdem man ähnliche Exantheme als den verschiedensten Viren zugehörig kennt, werden die Berichte seltener.

8. Komplikationen

Während bei den toxischen Masern die primären Frühschädigungen durch das Masernvirus und bei den besonderen Verlaufsformen primäre Atypie oder Abweichungen vom normalen Verlauf in den Vordergrund gestellt wurden, möchte ich unter Komplikation den gestörten Ablauf zunächst normal scheinender Masern verstehen. Die Komplikationen können wiederum *durch das Virus selber oder durch* das Hinzukommen von *Superinfektionen* bedingt sein, wobei der Masernanergie sicher eine mitbestimmende Rolle zukommt.

Ich bin mir im klaren, daß jeder Versuch biologische Prozesse dogmatisch zu ordnen, irreal ist. Eine klare Abgrenzung dürfte in vielen Fällen nicht möglich sein und wir werden vom Ineinandergreifen der gestörten Funktionskreise immer wieder überrascht, vor allem, wenn es sich um die verschiedensten Ausdrucksformen der Encephalitis handelt.

Haut. Die Haut des Masernkranken ist sehr anfällig gegen Staphylo- und Streptokokken; aus den Masernfrieseln entwickeln sich Pyodermien, woraus sich beim Säugling und Kleinkind ein Pemphigoid, beim größeren Kind eine Impetigo contagiosa, ein Absceß oder eine Phlegmone entwickeln können. Herpes facialis und Herpes zoster werden gelegentlich beobachtet. In der Gesäß- und Genitalgegend kommt es gelegentlich zu ekthymaartigen Geschwüren.

Augen. Conjunctivitis und Blepharitis können bei Kindern mit exsudativer Diathese schwer sein und längere Zeit bestehen bleiben. Selten kommt es zu einer profusen Blenorrhoe, Keratitis und Iritis, noch seltener im Zusammenhang mit Staphylokokken- oder Streptokokkensepsis zu Panophthalmie. Auf die Retinitis, Papillitis, retrobulbäre Neuritis, Meningoencephalitis und Encephalitis mit ihren vielfältigen Symptomen hat zuletzt MOLL 1957 hingewiesen. 1866 schilderte von GRAEFE den ersten Fall einer Erblindung nach Masern. Ein 8jähriges Mädchen wird nach überstandenen Masern ohne jede cerebrale Symptomatik innerhalb von 4 Tagen völlig blind. Im Augenspiegel zeigt sich das Bild einer Neuritis optici. Nach einer Woche beginnt der Lichtschein zurückzukehren, und innerhalb von weiteren 7 Wochen tritt objektiv und subjektiv vollständige Genesung ein. Leider ist diese komplette Heilung das seltenere Ereignis wie MOLL zeigen konnte. Die Überwachung der Augen muß deshalb bei den Masern ein strenges ärztliches Gebot bleiben.

Nase. Infolge stärkerer Eitersekretion kann es um die Nasenöffnung herum zu Rhagaden, rhinogener Impetigo, größeren Entzündungen, sogar zu Gangrän kommen. Geschwüre auf der Nasenschleimhaut sind selten.

Ohren. Schon im Inkubationsstadium kann es zu heftigen Ohrschmerzen mit Rötung der Trommelfelle kommen. Diese *Frühotitiden* hängen mit dem Enanthem der Paukenhöhle zusammen und sind gutartig; sie führen fast nie zur Perforation und verschwinden wieder mit dem Exanthem. *Während des Exanthemstadiums*, häufiger aber erst nach Fieberabfall im Rekonvaleszentenstadium zeigt sich eine *akute Otitis* durch plötzlichen Fieberanstieg und bei Kindern, die sprechen können, durch heftige Ohrschmerzen an; mitunter kommen schwere Allgemeinerscheinungen, Kopfschmerzen, Benommenheit oder Delirium hinzu. Das Trommelfell ist dann gerötet, vorgewölbt, stark gespannt und pulsierend, so daß eine Parazentese notwendig wird. Unter der rechtzeitigen Behandlung mit Antibiotica sind eine Mastoiditis, eine Sinusthrombose oder eine otogene Meningitis selten. Bei zu später und unzulänglicher Behandlung geht die akute Masernotitis in eine chronische mit langwieriger Eiterung mit mehr oder weniger großem Trommelfelldefekt über. Das dürfte heute bei rechtzeitiger Behandlung nicht mehr vorkommen.

Mundhöhle. Neben einer katarrhalischen Stomatitis beobachtet man nicht selten *Aphthen*, die zuerst an den Gaumenbögen und auf den Tonsillen auftreten. Aus den Aphthen können Ulcerationen werden, die sich vom Rachen auf Zunge, Zahnfleisch und Lippenschleimhaut ausdehnen können. Dagegen ist ein oft ausgedehnter *Soor* im Anschluß an die Stomatitis nicht nur bei Säuglingen, sondern auch noch bei älteren, durch die Masern und ihre Komplikationen geschwächten Kinder zu beobachten. Das Bild der *Noma* — ulceröse Prozesse größeren Ausmaßes, die auf der Wangenschleimhaut in die Tiefe dringen, sie durchbohren und mißfarben, brandig, schwarz aussehen und einen üblen Geruch verbreiten — sah ich noch gelegentlich am Ende des Krieges bei völlig ausgehungerten Kindern. Die meisten sind gestorben. Die Masern verliefen bei ihnen besonders schwer und atypisch.

Kehlkopf. Der primäre Maserncroup oder die Laryngitis acuta. Der virusbedingte *Croup* kann beim jungen Kind als erstes Krankheitszeichen im Initialstadium der Masern mit Heftigkeit einsetzen; bedrohlicher wird er, wenn er auf der Höhe des Exanthems oder kurz danach auftritt. Er beginnt mit tiefem, bellendem, trockenem Husten und mit Heiserkeit; zwischen den Hustenanfällen bleibt die stridoröse Atmung mit inspiratorischen Thoraxeinziehungen bestehen; es kommt zu lebensbedrohlichen Erstickungsanfällen, bei rachitischen Kindern in der tetanischen Phase zum Glottiskrampf und zu allgemeinen Krämpfen. Häufig ist dieser Krankheitszustand vom Croup mit Aphonie bei der Diphtherie nicht mehr zu unterscheiden, vor allem dann nicht, wenn sich auf der schwer entzündlich veränderten Schleimhaut des Kehlkopfes Ödeme (Epiglottis-, Subglottisödem), Geschwüre oder Membranen z. B. durch Streptokokken oder andere Keime bilden, die den Kehlkopf verlegen. Die viral bedingte primäre Croupform ist durch bakterielle Superinfektion in die sehr viel schwerere sekundäre Croupform übergegangen. Der Kehlkopf und der Tracheobronchialbaum sind dann mit Membranen ausgekleidet, die den diphtherischen absolut ähnlich sind und denen wir heute nach dem Aussterben der Diphtherie in zunehmendem Maße begegnen.

Der primäre Croup, das erste Stadium der viralen Entzündung des Kehlkopfes, löst sich rasch wieder, während der sekundäre Croup, gleichgültig ob es sich um das zweite Stadium der viralen Entzündung, die bakterielle Superinfektion, oder um eine Diphtherie handelt, immer eine schlechte Prognose trotz Tracheotomie und antibiotischer Behandlung hat (Abb. 17).

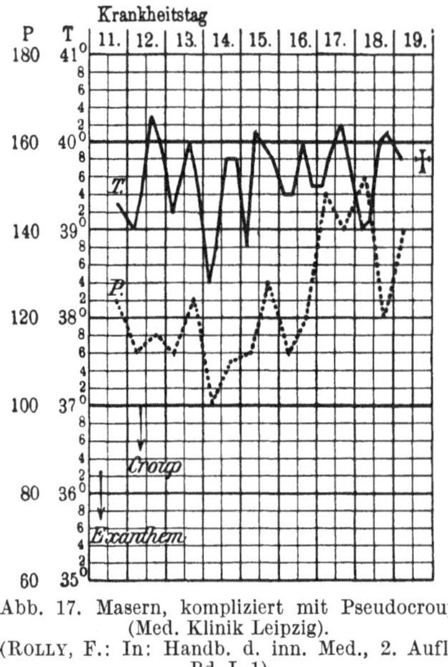

Abb. 17. Masern, kompliziert mit Pseudocroup (Med. Klinik Leipzig). (ROLLY, F.: In: Handb. d. inn. Med., 2. Aufl., Bd. I, 1)

Bronchitis capillaris oder Bronchiolitis. Zu dem einfachen Katarrh der größeren und mittleren Bronchien, welcher die Masern begleitet, gesellt sich durch Hinuntergleiten der Infektion in die feinsten Bronchien leicht eine Bronchitis capillaris, welche prognostisch ernst einzuschätzen ist. Sie entwickelt sich selten schon im Initialstadium, meist gegen Ende der Eruption oder auch erst später in der Rekonvaleszenz. Es zeigt sich eine außerordentlich starke, vorwiegend exspiratorische Dyspnoe, mit Stenoseerscheinungen, welche mit dem auskultatorischen und perkussorischen Befund in keinem rechten Verhältnis steht. Zuerst hört man an einzelnen Stellen nur feines Giemen, später über beiden Lungen feine trockene und feuchte Rasselgeräusche. Dämpfungen sind selten. Häufiger sind Zeichen einer außerordentlich starken Lungenblähung, mit Erweiterung der Lungengrenzen nach unten. Es kann auch hier zur Ruptur einzelner Alveolen mit dem schon beschriebenen Mediastinalemphysem kommen. In der Mehrzahl der Fälle gesellen sich zur capillären Bronchitis Atelektasen; ebenso häufig geht sie in eine Bronchopneumonie über, welche dann das Krankheitsbild beherrscht.

Bronchopneumonie. Die Hauptgefahr bei der Bronchitis und besonders der Capillarbronchitis bei Masern ist, daß sie sehr leicht zu gefürchteten, bösartigen Bronchopneumonien führt. Vorwiegend Säuglinge und Kleinkinder mit *Rachitis* werden durch diese Bronchopneumonie *sehr gefährdet.*

MÖLLER hat statistisch berechnet, daß die Wahrscheinlichkeit dieser Komplikation für den Rachitischen fast dreimal (nach VON PFAUNDLER viermal) so groß und die Wahrscheinlichkeit, daran zu sterben, doppelt (nach VON PFAUNDLER viermal) so groß ist als für den Nichtrachitischen. Unsere relativ hohe Masernpneumoniesterblichkeit (5,6%) dürfte mit dem noch relativ hohen Rachitisbefall unserer Säuglinge und Kleinkinder zusammenhängen. 32% der unserer Klinik überwiesenen Säuglinge haben eine Rachitis. Es konnte mit statistischer Signifikanz nachgewiesen werden, daß diese Situation eng mit der Sitte, dem jungen Säugling unsinnige Mengen Haferschleim zu füttern, zusammenhängt.

Wir haben bereits erwähnt, daß diese Bronchopneumonie ganz ausnahmsweise schon im Prodromalstadium einsetzen kann. In einem Drittel der Fälle sind schon während der Eruption Lungenverdichtungen vorhanden. Die Temperatur bleibt dann ungefähr auf derselben Höhe, welche mit Ausbruch des Exanthems erreicht war. *Am häufigsten* tritt die Bronchopneumonie wenige Tage nach der Eruption *im Anfang der Rekonvaleszenz* auf, nachdem das Fieber bereits abgefallen war. Die Temperatur beginnt dann staffelförmig wieder bis in die Höhe von 40—41° anzusteigen. Der re- und intermittierende Fiebertypus ist während der Bronchopneumonie viel häufiger als der kontinuierliche. Geht die Bronchopneumonie in Heilung aus, so erfolgt die Entfieberung lytisch. Tritt der Exitus ein, so erfolgt derselbe auffallend rasch, besonders bei heruntergekommenen schwächlichen Kindern.

Die Komplikation mit Bronchopneumonie ist zu verschiedenen Zeiten und bei den einzelnen Epidemien ganz verschieden häufig und verschieden schwer. Besonders zu fürchten sind sie zur Zeit gleichzeitiger Grippe- oder Keuchhustenepidemien. Dann kann die Bronchopneumonie eine ungeahnte Mortalität von 60—75 % erreichen (Abb. 18, 19).

Das *Röntgenbild* der Masernpneumonie kann durch sein eigentümlich marmoriertes Aussehen an Miliartuberkulose erinnern. Es handelt sich nach Fanconi und Willi um *miliare Pneumonien*, die jedoch keineswegs nur bei Masern vorkommen. Groß ist die Neigung zu miliaren Abscessen und zum Empyem. Autoptisch sind ferner charakteristisch für Masern bronchitische und peribronchitische Infiltrate mit wechselnd starker Beteiligung der Plasmazellen und die mehrfach beschriebene Riesenzellbildung in den Alveolen.

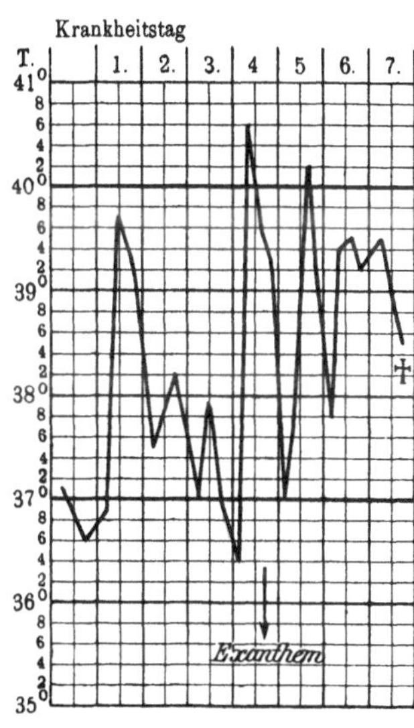

Abb. 18. Masern, kompliziert mit Bronchopneumonie (Med. Klinik Leipzig). (Rolly, F.: In: Handb. d. inn. Med., 2. Aufl., Bd. I, 1)

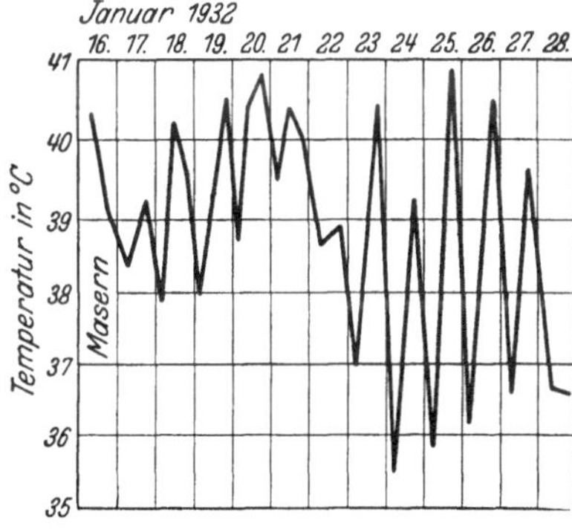

Abb. 19. Kurve bei Masernpneumonie. Sägetypus des Fiebers. Heilung

Unser eigenes Material demonstriert, daß die Pneumonie neben der Encephalitis die schwerste Komplikation der Masern darstellt (s. S. 475).

Verdauungsapparat. Infolge des Katarrhs der Darmschleimhaut und der Schwellung des lymphatischen Apparates (s. S. 466) kommt es bei manchen Masernfällen zu leichteren *Durchfällen*. Diese beginnen gewöhnlich im Prodromalstadium, dauern 3—4 Tage und sind im Rekonvaleszenzstadium schon wieder verschwunden. Mitunter treten jedoch in der Rekonvaleszenz schwerere *Colitiden* mit aufgetriebenem, schmerzhaftem Leib, Tenesmus, öfter Erbrechen und schleimig, eitrig-blutige, dysenteriforme Entleerungen auf. Sie können mit hohem Fieber einhergehen und das Allgemeinbefinden stark beeinträchtigen. Nach Glanzmann sind gangränöse *Appendicitiden* und eitrige Peritonitiden häufiger.

Die hämorrhagische *Nephritis*, die *Myokarditis* und die *Pankreasnekrose* (Radl) sind relativ seltene Komplikationen. In der Regel kommen sie in der Rekonvaleszenz vor.

9. Komplikationen des Zentralnervensystems

Die schwerste aller Masernkomplikationen ist die *Encephalitis*, die, wie bereits erwähnt, als Inkubations-, als parainfektiöse und als postinfektiöse Encephalitis auftreten kann. Entscheidend für den Ablauf sowohl in der Inkubations- wie der Generalisations- und Überwindungsphase sind der augenblickliche Zustand des Erregers (Virulenz, Wachstumsphase, Genuis epidemicus usw.) und der augenblickliche Zustand des Organismus (Konstitution, Alter, Disposition, Immunitätslage usw.). Unklar bleibt, warum wir in jeder dieser Phasen das eine Mal eine

Meningitis, das andere Mal eine *Encephalitis* oder *Meningoencephalitis*, dann wieder eine *Encephalomyelitis* oder eine *Meningoencephalomyelitis* vorfinden.

Von den verschiedenen Bezeichnungen scheint der Ausdruck „*parainfektiöse Encephalitis*" als Begleitencephalitis im Verlauf des Generalisationsstadiums noch am ehesten die Situation wiederzugeben. Der anglo-amerikanische Ausdruck „Premeasles Encephalitis" bedeutet eigentlich eine Encephalitis vor Beginn der Masern = vor der Infektion von Masern; gemeint ist natürlich eine Encephalitis im Prodromalstadium der Masern oder vor Exanthemausbruch. Ebenso wenig trifft der Ausdruck „postinfektiöse" Encephalitis" den Kern der Sache; damit kann man eine Encephalitis nach Abschluß der Infektion bezeichnen. Die sog. postinfektiöse Encephalitis ist aber mehr ein Teil der abklingenden Infektion. Der Ausdruck Inkubations-Encephalitis ist dagegen schärfer gefaßt. Trotzdem sind wir ebenso wie THALHAMMER der Auffassung, daß man besser statt von Inkubations-, para- und postinfektiöser Encephalitis von Masern-, Varicellen-, Mumps- und Vaccinationsencephalitis sprechen sollte, wie es LUKSCH vor 30 Jahren für die Vaccinationsencephalitis vorgeschlagen hat; denn das *klinische Erscheinungsbild* mit seinem Variationsreichtum *ist* in der *Inkubations-*, *Generalisations-* und *Überwindungs-Phase* bei den genannten Viruskrankheiten *das gleiche.*

Ich möchte die Inkubationsencephalitis etwas in den Vordergrund stellen, da sie bis jetzt nicht oder nur wenig berücksichtigt wurde. Eine Zusammenstellung der bisher beschriebenen 64 und 7 eigenen Fälle durch MAYER, RIEDER und DILLSCHNEIDER und MAYER u. ROSCHER bei Masern haben gezeigt, daß sie gar nicht so selten ist, daß aber die Diagnose sehr schwierig sein kann. Ein Fieberkrampf ist klinisch gesehen noch keine Encephalitis und doch kann das EEG und die spätere Entwicklung in körperlicher und geistiger Hinsicht zeigen, daß hier ein entzündliches Geschehen abgelaufen ist. Es gibt aber auch Encephalitiden, die klinisch kaum als solche erkennbar sind; nur in der laufenden Kontrolle des EEG und im späteren Verhalten werden sie erkennbar. GIBBS fand bei 680 Kindern mit klinisch unkomplizierten Masern in 51%, GMYREK, ECKOLDT und MÜLLER bei 70 Kindern in 63% EEG-Veränderungen, die qualitativ den bei klinisch manifesten Encephalitiden völlig entsprachen. Ähnliche Ergebnisse teilten auch BEAUSSART und WALBAUM mit. In den wenigsten beschriebenen Fällen lag ein genauer Befund über die körperliche und geistige Verfassung vor der Erkrankung vor. Wenn bei toxischen Masern nach Einsetzen des katarrhalischen Stadiums mit Kopliks, Fieber und typischem Blutbefund ein beginnendes Exanthem gleich wieder verschwindet oder sich erst gar nicht zeigt, weiß man bei der Schwere des Allgemeinzustandes nicht, ob das Kind an einer primären Masernpneumonie mit Kreislaufinsuffizienz oder an einer Encephalitis gestorben ist. Eine Sektion liegt meistens nicht vor oder sie wurde unvollkommen oder von nicht sachkundiger Hand durchgeführt. Ein histologischer Befund von an Maserninkubationsencephalitis verstorbenen Kindern liegt vor von VAN BOGAERT; SAWCHUK, LA BOCETTA, TORNAY und SWANSON und zeigt mit aller Deutlichkeit, daß die diffuse Encephalitis mit capillären und meningealen Hämorrhagien mit dem Befund bei der parainfektiösen Encephalitis identisch ist.

Von den 71 uns bekannten Inkubationsencephalitiden liegen nur von 36 genauere Angaben vor, von diesen sind 5 = 14% verstorben, während 18 = 50% eine Defektheilung zeigen. Das Ausmaß der Schwere der Masernencephalitis wird noch deutlicher, wenn man versucht, aus den bisherigen Mitteilungen über die Masernencephalitis das Ausmaß der Schädigung zu erfassen. MAYER und ROSCHER haben 1966 in der Zeit zwischen 1724 und 1964 2276 Fälle von Masernencephalitis erfaßt und die einzelnen Symptome aufgeschlüsselt. Die wichtigsten Ergebnisse sind in der Tab. 3 kurz zusammengefaßt und zeigen das kaum glaubhafte Ausmaß der Schädigungen des Zentralnervensystems durch das Masernvirus. Neben dem Durchseuchungsgrad einer Bevölkerung spielen die sozialen und klimatischen Verhältnisse eine entscheidende Rolle. Viel Regen, ein prolongierter Winter oder allgemein niedrige Temperaturen, ärmliche Lebensbedingungen, dürftige Wohnverhältnisse und Hunger sind exquisite Förderer der Masernencephalitis. Hinzu kommt der Genius epidemicus der betreffenden En- bzw. Epidemie.

Tabelle 3. *Zusammenfassung der Ergebnisse über die Schädigungen des Zentralnervensystems bei der Masernencephalitis*

	ohne eigene Fälle	mit eigenen Fällen	Minimum	Maximum	Gesamtzahl der Fälle		Zahl der Fälle ohne verwertbare Angaben
					ohne eigene Fälle	mit eigenen Fällen	
Letalität	14,4%	14,4%	0%	66,0%	286/1987	293/2013	263
Heilungen	38,4%	38,0%	6%	95,0%	514/1339	517/1365	911
Defektheilungen	35,2%	35,6%	5%	57,7%	468/1328	483/1354	922

Während die Letalität im Durchschnitt aller erfaßten Fälle 14,4% beträgt und Schwankungen zwischen 0 und 66% aufweist, beträgt sie bei den auswertbaren Inkubationsencephalitiden 14,0% und bei der Gesamtzahl der eigenen Encephalitisfälle 27%. Unsere 7 an Masernencephalititis verstorbenen Kinder hatten gleichzeitig eine Pneumonie. Sie starben 1—5 Tage nach Beginn der zentralnervösen Symptome. Krämpfe wurden nur bei einem 2jährigen Mädchen festgestellt. Alle Kinder zeigten Bewußtseinstrübungen (Benommenheit bis Koma). Bei einem 10 Monate alten Säugling (Geburtsgewicht 2000 g) fand sich klinisch eine erhebliche Opticusneuritis und Stauungspapille beiderseits bei gespannter Fontanelle, schwach auslösbaren Reflexen und pathologischem Liquorbefund (Pandy +, 272/3 Zellen). Der histologische Befund ergab eine typische parainfektiöse Meningo-Myelo-Encephalitis mit perivasculären Infiltraten in Großhirn, Rückenmark und Hirnhäuten. In 2 Fällen fand sich bei der Obduktion ein Hirnödem (keine histologische Untersuchung).

In jeder En- und Epidemie fällt auf, daß aus der großen Schar der Maserntkranken nur relativ wenige Kinder an der Encephalitis erkranken. Was sind das für Kinder? Wir sind dieser Frage eingehend nachgegangen und fanden, daß bei unseren 26 Fällen 5 mal (20%) ein manifester und 11 mal (42%) der Verdacht auf einen cerebralen Vorschaden vorlag, daß also 62% der Kinder einen cerebralen Vorschaden bzw. einen begründeten Verdacht auf einen solchen aufwiesen (ROSCHER).

Die Zahlen für die Defektheilungen lauten für den Durchschnitt 35,6% mit Schwankungen von 5—57,7%, bei der Inkubationsencephalitis 50% und liegen bei uns bei 57,7%.

Das *klinische Bild der Encephalitis* ist außerordentlich variationsreich. Meistens besteht hohes Fieber; es gibt aber auch Fälle mit nur leichter Temperatursteigerung. Die Dauer des Fiebers kann nur einen Tag betragen, in anderen Fällen mehrere Wochen. Von den Bewußtseinstrübungen beobachten wir neben Schläfrigkeit und Benommenheit wochenlang dauernde Bewußtlosigkeit mit vollkommener Lähmung, so daß die Kinder nur durch Sondenernährung am Leben erhalten werden können. Im Rahmen der Besserung lassen sie sich zunächst füttern, dann kehrt das Sprachverständnis zurück; das Sprechen selbst beginnt aber erst nach 14 Tagen bis 3 Wochen. Später berichten die Kinder, daß sie schon längst alles verstanden hätten, aber nicht hätten sprechen können. Neben diesen vollkommenen Lähmungen finden wir auch Hemiplegien oder auch rückbildungsfähige Hemiparesen mit oder ohne Aphasie. GLANZMANN beobachtete eine Meningoencephalitis mit eklamptischen Anfällen und nachfolgender bilateraler Athetose, also einer Erkrankung des extrapyramidalen Systems. Auch akute cerebrale Ataxien wurden beobachtet, mit vollständigem Verlust der statischen Funktionen (Astasie und Abasie) oder vorübergehende motorische Aphasien und nachfolgende Sprachstörungen (Skandieren ähnlich wie bei multipler Sklerose, psychische Veränderungen im Sinne einer Antriebsschwäche). In anderen Fällen herrschen Reizbarkeit, Ruhelosigkeit und alle Grade der Verwirrtheit vor, wobei Aufschreien und Delirien am häufigsten sind.

Die Encephalitis kann ganz plötzlich einsetzen mit tonischen oder klonischen generalisierten Krämpfen. Gelegentlich können sie auch jacksonartig in irgend einem Körperteil beginnen. Die Konvulsionen sind am häufigsten im Beginn der Encephalitis oder treten erst terminal auf; nur in rasch tödlich verlaufenden Fällen sind sie kontinuierlich. Neben völliger *Erblindung* kann es auch zu völliger *Ertaubung* kommen. Facialislähmungen und auch bulbäre Lähmungen kommen vor. Gelegentlich findet man eine meist kurz dauernde Blasenlähmung mit Inkontinenz oder eine Retention mit unwillkürlichem Harnabgang bei gefüllter Blase (Ischuria paradoxa).

Es sind auch einzelne *Fälle von ausschließlicher Myelitis* bei Masern beschrieben. GLANZMANN beobachtete einen solchen Fall bei einem 11jährigen Jungen, bei dem sie schleichend kam mit Schwierigkeiten im Gebrauch der Finger und Hände, positivem Romberg und breitbeinigem ataktischem Gang. PSR o.B. ASR erloschen; schließlich entwickelten sich Paresen in der Nacken- und Rückenmuskulatur, symmetrische Parese beider Arme und beider Beine. Der Liquor war völlig normal. Ähnliche Fälle stammen von SENSEMANN und POLLAK. GLANZMANN sah auch das klassische Guillain-Barré'sche Syndrom.

Bei den verschiedensten Verlaufsformen sind normale *Liquorverhältnisse* nichts ungewöhnliches. Auch der Liquorzucker ist nicht regelmäßig erhöht. Bei der meningealen Form kann die Zellzahl bis auf 1000/3, bei der Meningoencephalitis bis auf 3000/3 Zellen ansteigen; ihre Zahl kehrt etwa in der 3. Woche zur Norm zurück. In den ersten Tagen handelt es sich um mehr polynucleäre Zellen; sie machen erst dann einer Lymphocytose Platz. Die Eiweißwerte liegen in den beiden ersten Krankheitswochen bei Werten bis zu 80 mg% (WIDELL), um dann in der 3.—4. Krankheitswoche zur Norm abzusinken.

Im EEG zeigen sich diffuse und herdbetonte Allgemeinveränderungen, die sehr häufig die klinischen Erscheinungen überdauern (BICK u. Mitarb.). Es gibt wohl typische EEGs für ein encephalitisches Geschehen, aber nicht für die Masernencephalitis.

Hemiplegien fanden wir auf 2276 Masernencephalitiden 96mal. TYLER trennt die akute Hemiplegie von der Masernencephalitis ab, da Beginn, Verlauf, Prognose und Pathologie (z. B. Infarkt im Verteilungsgebiet der Arteria cerebri media) vollkommen verschieden seien. Diejenigen Hemiplegien, die man als Teil einer Masernencephalomyelitis ansehen könne, entwickeln sich meist allmählich nach einigen Tage vorausgehendem Stupor oder Coma. Außerdem seien noch andere Symptome vorhanden und die Hemiplegie oft nur relativ (nur Reflexdifferenzen) bzw. nur kurz dauernd.

TYLER berichtet von 10 Patienten, die im Verlauf der Masern — und zwar in 5 Fällen vor Exanthembeginn — plötzlich eine Hemiplegie entwickelten. Meist wurde die Hemiplegie von einem fokalen Krampf eingeleitet. Die Liquorbefunde waren normal, im Gegensatz zur Masernencephalomyelitisgruppe (42 Fälle). Das EEG zeigte eine deutliche fokale Akzentuation auf der zur Hemiplegie kontralateralen Seite. In allen Fällen blieb eine Residualhemiplegie zurück und meist auch ein pathologisches EEG. In 50% der Fälle traten später „postencephalitische" Krampfanfälle auf, im Gegensatz zu 10% bei den eigentlichen Masernencephalomyelitiden.

FORD fand unter 125 Fällen von zentralnervösen Komplikationen bei Masern 24 akute Hemiplegien und sah sie als Folge unspezifischer Gefäßprozesse an, die bei jeder fieberhaften Erkrankung auftreten können.

Die meisten Autoren führen die Hemiplegien im Verlauf der Masern auf vasculäre Prozesse zurück (Thrombose, Embolie, Blutung). Das Auftreten von Gefäßprozessen, besonders gehäuft bei den Frühencephalitiden, weist unübersehbar auf Beziehungen zwischen dem Masernvirus und den Gefäßendothelien hin.

Eine Nachuntersuchung von 1091 Fällen unserer Zusammenstellung — die während der Masern Komplikationen des Zentralnervensystems aufwiesen und überlebten — zeigte, daß 224 = 22,2 % Intelligenzdefekte bzw. Wesensveränderungen, 249 = 24,7 % motorische Lähmungen und 55 = 5,5 % eine Epilepsie aufwiesen. Die Summe dieser Zahlen gibt nur die Zahl der Symptome an, nicht die Zahl der Kinder, weil viele Kinder gleichzeitig mehrere Defektsymptome aufwiesen.

Differentialdiagnostisch muß man an zahlreiche andere virale Encephalitiden und Meningitiden (Varicellen, Mumps, Influenza, Mononucleose, Coxsackie, Echo, Polio u.a.), an eine tuberkulöse oder septische Meningitis (Meningokokken, Staphylokokken, Coli usw., Listeriose und Toxoplasmose), an cerebrale Embolien, Apoplexien, Abscesse, an das heute recht häufig auftretende Halbseitensyndrom (SCHEFFNER-DOOSE) oder an Tumoren denken.

10. Komplikation der Masern durch andere Krankheiten

1. Durch *Diphtherie:* Die Diphtherie, obwohl bei uns im Augenblick völlig verschwunden, ist in verschiedensten Gegenden nach wie vor die schwerste Komplikation der Masern und verbirgt sich am häufigsten hinter einem Maserncroup, nicht selten greift sie mit ihren Belägen auf die Trachea und die Bronchien über. Jeder Maserncroup ist deshalb auch heute noch zunächst wie eine schwere Diphtherie zu behandeln.

2. Durch *Scharlach:* Treten beide Infektionen gleichzeitig auf oder kurz hintereinander, so durchlaufen nach ROLLY die beiden Krankheiten unabhängig ihre verschiedenen Stadien und jede derselben zeigt ihre charakteristischen Komplikationen gerade so, als ob sie für sich allein bestände.

Liegt aber das Auftreten beider Exantheme einige Tage auseinander, so ergibt sich ein deutlicher Unterschied je nach der Reihenfolge von Masern und Scharlach. Haben wir zuerst Masern und tritt nach einigen Tagen noch Scharlach hinzu, so ist der Verlauf im allgemeinen günstig. Kommen jedoch Masern zum Scharlach auf der Höhe der Scharlachinfektion oder im Beginn der Rekonvaleszenz, so ist der Verlauf der Masern schwerer und die Mortalitätsziffer größer, aber auch der bereits abklingende Scharlach wird komplikationsreich.

3. Durch *Keuchhusten:* Das Zusammentreffen von Masern und Keuchhusten ist immer unerfreulich, da der Allgemeinzustand ungünstig beeinflußt wird. Es kommt gern zu komplikationsreichen Bronchopneumonien.

4. Mit *Varicellen:* Treten Masern und Varicellen gleichzeitig oder kurz hintereinander auf, so können die Varicellenbläschen schon am nächsten Tag eintrocknen und in ihrer Ausbreitung gehemmt werden. Nach Abklingen der Masern kann dann ein Nachschub des Varicellenexanthems nach Überwindung der anergischen Masernperiode erfolgen. Treten Varicellen in der frühen Masernrekonvaleszenz auf, so können die Varicellenbläschen wegen der herabgesetzten Widerstandskraft der Haut sich zu großen, eitergefüllten Pusteln entwickeln, die bei ihrem Zerfall scharfrandige, kleinere und auch größere, ekthymaartige Löcher in der Haut hinterlassen.

5. Mit *Typhus oder Paratyphus:* Das Zusammentreffen ist selten, kann aber große differentialdiagnostische Schwierigkeiten bereiten, da nach FISCHL der Vidal infolge der Masernanergie lange Zeit negativ bleiben kann. Dieses Phänomen konnten wir in der Nachkriegszeit oft bestätigen. Meiner Meinung nach hat die Hypoproteinämie durch den vorausgegangenen Hunger diese Reaktion sowieso ungünstig beeinflußt.

6. Mit *Tuberkulose:* Dieser Kombination kommt eine besonders große praktische Bedeutung zu. Es ist eine allgemein bekannte Tatsache, daß eine Tuberkuloseinfektion während des Überstehens von Masern bei Infektionsgelegenheiten leichter angeht — z. B. sieht man als Zeichen der angegangenen Infektion besonders häufig ein Erythema nodosum aufblühen — und daß tuberkulöse Prozesse, die schon zur Ruhe gekommen waren, während der Masern wieder aufflackern und eine Neigung zur Generalisation zeigen; es bilden sich neue Phlyktänen oder tuberkulöse Drüsen, neue Infiltrate, besonders in den Lungen oder in den Knochen; auch der Entwicklung einer Miliartuberkulose oder einer tuberkulösen Meningitis wird Vorschub geleistet. In verminderter Form können dies auch Keuchhusten und sog.

unspezifische virale Infekte. In der Nachkriegszeit, als der Hamburger Kinderklinik in Wintermoor eine 300 Betten zählende Tuberkuloseabteilung angegliedert war, konnten wir diese Dinge beobachten und bestätigen.

Während die Masernanergie mit dem Auslöschen der positiven Tuberkulinreaktion für einige Tage gut bekannt ist, ist das intensive Aufflammen einer längst abgeklungenen Tuberkulosereaktion im Prodromalstadium der Masern weniger geläufig. Dieses Phänomen wurde am eingehendsten von GOEBEL beschrieben, weshalb es von MÖBUS „*Goebel'sches Zeichen*" genannt wurde und als solches in der Literatur erscheint. Eine Erklärung konnte bisher nicht geliefert werden.

Es gibt noch eine Reihe weiterer eigenartiger biologischer Phänomene, die mit dem Überstehen von Masern zusammenhängen, für die wir ebenfalls keine ausreichende Erklärung liefern können. Wenn z.B. ein Kind mit einem frischen Ekzemschub an Masern erkrankt und diese überlebt, bleibt es nicht selten für etwa $^1/_2$ Jahr ekzemfrei; eine Nephrose kann durch das Hinzutreten von Masern ebenfalls für eine gewisse Zeit völlig verschwinden. In überzeugender Weise konnten LORENZ und ROSSIPAL nachweisen, daß am Ende der Inkubation und zu Beginn des Prodromalstadiums eine Erhöhung der 17-Hydroxycorticoidausscheidung im Urin um das $2^1/_2$- bis 5fache der Norm erfolgt. Der Anstieg setzte sich bis zum 2., ausnahmsweise auch noch bis zum 3. Exanthemtag fort. Alle untersuchten Kinder zeigten im weiteren postexanthematischen Stadium erniedrigte, z. T. nicht meßbare Werte im Harn. Eine Normalisierung der Ausscheidung trat erst wieder zwischen dem 4. und 8. Tag nach Exanthemausbruch ein. Wir selber behandelten ein 9jähriges Mädchen 8 Monate lang wegen einer Subsepsis allergica Wissler mit allen klassischen Symptomen und wechselnden Temperaturen meist zwischen 38 und 39° ohne wesentlichen Erfolg. Ein in das gleiche Zimmer neu hinzugekommenes Mädchen brütete am 8. Tag des Hierseins Masern aus; da das Kind mit einer Subsepsis allergica nach Angaben der Mutter Masern gehabt habe, erhielt es kein Gamma-Globulin. Die Angaben der Mutter stimmten jedoch nicht. Das Kind bekam normal kräftige Masern und war von da ab völlig fieberfrei und beschwerdefrei.

VON GROER hat 1931 schon über diese Probleme berichtet. Die Angaben, daß durch die Masern im Initialstadium sämtliche entzündliche Prozesse (Eiterungen, Ekzeme, Nephrose, exsudative Pleuritis) gehemmt würden und in den letzten Tagen des Exanthems und in der postexanthematischen Phase eine Resistenzverminderung auftrete, sind nur z. T. richtig. Auch mit der Stressfunktion der Masern und der damit bedingten Ausschüttung von Corticoiden scheint nicht alles erklärt zu sein. Unser Kind hatte in Verbindung mit Antibioticis und Pyramidon genügend Steroide erhalten, ohne darauf anzusprechen; erst die Masern brachten die Umstimmung.

11. Diagnose

Am ersten Tag des Prodromalstadiums beim ersten steilen Fieberanstieg stößt ebenso wie selbstverständlich im Inkubationsstadium die Diagnose auf unüberwindliche Schwierigkeiten, es sei denn, man weiß von vornherein, daß das Kind in der entsprechenden Zeit einer Maserninfektion ausgesetzt war. Conjunctivitis, Rhinitis, Tracheitis, Bronchitis sind an und für sich uncharakteristische Erscheinungen, die in gleicher Weise bei allen anderen viralen Erkrankungen der oberen Luftwege, auch bei Beginn des Keuchhustens oder der Tuberkulose vorkommen. Selbst das hämorrhagische Präenanthem (PETENYI) ist uncharakteristisch. Erst wenn man das Enanthem mit den meist unregelmäßig gestalteten, seltener rundlichen, intensiv roten und dadurch von der nur schwach geröteten übrigen Schleimhaut sich deutlich abhebenden Flecke am weichen Gaumen und an der Uvula sieht, wenn man dazu noch Koplik'sche Flecke an der Wangenschleimhaut, an den Lippen, seltener an den Tonsillen oder an der Carunkula lacrimalis nachweisen kann, so ist die Diagnose Masern gesichert und man kann das Erscheinen des Exanthems einige Tage voraussagen.

Da die Kopliks bei keiner anderen Krankheit vorkommen, sind sie für die Frühdiagnose von größter Bedeutung. Sie erscheinen im allgemeinen 2—4 Tage vor, manchmal sogar erst mit dem Exanthem. Sie sind gewöhnlich 36—48 Std, manchmal sogar 3 Tage lang sichtbar. An ihre Stelle treten bei älteren Menschen feine weiße Schüppchen.

Sie lassen sich bei einigermaßen genauer Betrachtung von Soor, Stomatitis aphthosa, Bißverletzungen der Schleimhaut, Speiseresten wie Griesbrei, Milch usw. leicht unterscheiden. Sie haften der Schleimhaut fest an und können nur unter leichter Blutung entfernt werden. Gelegentlich verwechselt man sie mit größeren, mehr körnigen gelben Flecken, die eine Hyperplasie von Schleimfollikeln auf der Wangenschleimhaut darstellen.

Man erkundige sich stets, ob der Patient schon einmal Masern überstanden hat, da zweite Masern äußerst selten sind. Leider sind diese anamnestischen Angaben sehr oft unzuverlässig, weil andere exanthematische Krankheiten, wie besonders Exanthema subitum oder Röteln als Masern angesehen worden waren.

Differentialdiagnose: Ist das Masernexanthem nach den typischen Prodromalerscheinungen voll entwickelt und ließ bei der Entstehung eine Ausbreitungstendenz von oben nach unten erkennen, so bereitet die Diagnose in der Regel keine Schwierigkeiten mehr. Differentialdiagnostisch kommen folgende Krankheiten in Betracht:

Röteln: Mitunter ist es recht schwierig Röteln von leichten Masern zu unterscheiden. Bei Röteln sind die Flecke mehr rund, treten am ganzen Körper gleichzeitig auf, sind nicht so sehr im Gesicht, konfluieren auch nicht. Das Masernexanthem hat eine weiche Schwellung aller Lymphdrüsen im Gefolge, bei den Röteln sind diese derb, bohnen- bis haselnußgroß, schmerzhaft, charakteristischerweise auf dem Warzenfortsatz und am hinteren Rand des Sternocleidomastoideus. Im Blutbild haben wir bei Masern eine Leukopenie mit Neutrophilie, bei Röteln eine Leukopenie mit Lymphocytose und Vermehrung der Plasmazellen. Die epidemiologischen Verhältnisse müssen zur Beurteilung mit herangezogen werden. Manchmal fällt auch dem Geübtesten die Diagnose sehr schwer, da Kopliks bei Masern fehlen können.

Scharlach: Die Differentialdiagnose zum Scharlach ist schon mit Rücksicht auf die Lokalisation und den Entwicklungsgang des Ausschlages verhältnismäßig leicht. Plötzlicher, prodromloser Beginn mit Erbrechen, Angina, hohem Fieber. Das Exanthem beginnt am Stamm, ist meist konfluierend und am deutlichsten in der Achsel- und Schenkelbeuge, wandert nicht von oben nach unten wie Masern. Masern verschonen die Gegend um den Mund und das Kinn nicht, während Scharlach die bekannte, auffallende Blässe um Mund und Kinn herum zeigt. Das Exanthem ist beim Scharlach kleinfleckig, viel dunkler, düsterrot, bei Masern großfleckig, hellrot. Masern haben Kopliks, Scharlach nicht. Atypisch verlaufende Masern von einem atypisch verlaufenden Scharlach zu unterscheiden ist meist nicht möglich. Auch die Kombination von Masern und Scharlach kann schwierig zu erkennen sein.

Lues: Leuchtende, maculopapulöse Syphilide bei konnatal luischen Säuglingen können, wenn sie mit Fieber auftreten, mit Masern verwechselt werden. Andere Zeichen der Lues wie die gelblich-braune Farbe, die Hartnäckigkeit des Exanthems, andere Hautveränderungen wie flächenhafte Syphilide, ein Pemphigus syphiliticus neonatorum, dann eine große Leber und Milz, ein positiver Wa bringen die Entscheidung.

Beim *Paratyphus abdominalis* (Schottmüller) kann der Roseolaausschlag so stark sein, daß er nicht nur den Stamm, sondern auch die Extremitäten bedeckt. Dieser Ausschlag kann dann sehr masernähnlich aussehen trotz der Beibehaltung der roseolenförmigen Kontur der Flecke.

Das *Erythema infectiosum* tritt ohne katarrhalisches Vorstadium auf und zeigt eigentümliche Schmetterlingsfiguren im Gesicht und grobe vielgestaltige girlandenartige Flecke am Rumpf, die wiederholt aufflammen und wieder abblassen.

Exanthema subitum, Dreitagefieber: Während bei den Masern die Eruption auf dem Höhepunkt des Fiebers und der Krankheitserscheinungen folgt, kommt das Exanthema subitum nach 3—4tägigem hohem Fieber in dem Moment zum Vorschein, wenn das Fieber bereits zur Norm abgesunken ist und sich das vorher mehr oder weniger gestörte Allgemeinbefinden entschieden gebessert hat. Für das Exanthema subitum spricht auch das sehr auffallende und außerordentlich konstante Blutbild mit Leukopenie und einer Lymphocytose von 80—90 % an Stelle der Masernneutrophilie.

Erythema exsudativum multiforme: Die Unterscheidung ist mitunter schwierig, wenn es unter Fieber, Conjunctivitis und mit Eruptionen auch in der Mundhöhle auftritt. Es hat mehr papulöse, polymorphe vesiculöse Beschaffenheit und sitzt vorwiegend an den Streckseiten der Extremitäten.

Schwer zu diagnostizieren sind generalisierte Exantheme bei *Pfeifferschem Drüsenfieber*, bei *Echo-*, *Coxsackie-*, *Grippe-* und *Poliomyelitis-Viruserkrankungen*. Von sog. toxischen Exanthemen sprechen wir, wenn wir für exanthemartige Erscheinungen auf der Haut bei schwerstkranken Zuständen keine richtige Erklärung haben. *Arzneimittelexantheme* haben kein katarrhalisches Vorstadium und können sehr polymorph sein. Auch sie können ein groß- oder kleinfleckiges Enanthem haben.

12. Prognose

Bei der Stellung der Prognose sind all diese Faktoren mitbestimmend, die auch das epidemiologische Geschehen (s. S. 475) entscheidend beeinflussen. Die Zahlen für Mortalität und Letalität gehen der Schwere der einzelnen Masernepidemien, die großen Schwankungen unterworfen sind, parallel. Man spricht direkt von leichten und schweren Masernepidemien. Gleichzeitige Grippe- und Keuchhustenepidemien verdüstern auch die Prognose der Masern.

Ein sehr wichtiger Faktor ist das *Alter* der Patienten. Von unseren 485 Kindern starben im 1. Lebensjahr von 76 Kindern 4 = 5,2 %, im 1.—6. Lebensjahr von 353 Kindern 11 = 3 % und im 7.—10. Lebensjahr von 51 Kindern 1 = 2 %; von den 11—14jährigen haben wir niemand mehr verloren. Zwischen dem 6. und 20. Lebensjahr ist die Letalität am geringsten. Jenseits des 50. Lebensjahres nimmt sie wieder zu.

Von großem Einfluß ist die *Soziale Lage*. Die Letalität betrug bei den besser Situierten in Wien 1891—1900 nur 0,55 %, während sie in der gleichen Zeitspanne im ärmsten Stadtteil fast 11 % erreichte (ROSENFELD).

Unterernährung und *Mangelernährung* sind zwei weitere wichtige Faktoren, die die Widerstandskraft vermindern. Mangel an Licht und Luft begünstigt die Entstehung der Rachitis, welche sich bei der Lungenkomplikation in verhängnisvoller Weise geltend (s. S. 490) macht. Große Wohndichte und Unsauberkeit vermitteln viele Sekundärinfektionen. REDER hat berichtet, daß während des letzten Krieges in einem hygienisch unzureichenden Sammellager von Flüchtlingen die Masern in schweren Epidemien bis zu 45 % Letalität aufgewiesen haben.

Die *Jahreszeiten* haben insofern einen Einfluß, als im Winter und Frühjahr durch zahlreiche virale Infekte die Entstehung der gefürchteten Komplikation, der Bronchopneumonie, deutlich gefördert wird.

All diese Faktoren, das Alter, die soziale Situation, die Ernährung, die Vitaminversorgung, kalte und warme Jahreszeiten, die in der Zone mit gemäßigtem Klima, deutlicher noch in der Subarktis zur Geltung kommen, beeinflussen den Ablauf der Masern, wobei Bronchopneumonie und Encephalitis als Komplikationen die größte Zahl an Todesopfern fordern.

13. Therapie

In leichten Fällen beschränkt sich die Therapie auf *Bettruhe* für 10—14 Tage, sorgfältige *Pflege* und zweckmäßige *Ernährung*. Mit Rücksicht auf die vorhandene Lichtscheu ist eine gewisse Dämpfung des Tageslichtes am Platz. Das Zimmer zu verdunkeln ist eine althergebrachte Unsitte. Der Patient liegt dauernd bei geöffnetem Fenster oder in einem großen Zimmer, das häufig gelüftet wird. Reichlich frische Luft hat einen günstigen Einfluß auf die katarrhalischen Symptome und auf den Allgemeinzustand. Die Frischluftbehandlung bedeutet eine Pneumonieprophylaxe. Bei rachitischen Säuglingen hat die sofortige Gabe von 15 mg Vitamin D3 eine oft lebensrettende Wirkung; aber auch bei der Pneumonie des nichtrachitischen Säuglings hat diese Gabe einen überraschend günstigen Effekt. Bei der Prüfung im 1:2-Versuch bei 1422 Säuglingen konnte mit dieser Methode in Hamburg und Homburg eine 50 %ige Senkung der Sterblichkeit der Säuglingspneumonie beobachtet werden (Mayer).

Die adäquate Ernährung hängt vom jeweiligen Krankheitszustand ab. Bei leicht verlaufenden Masern mit wenig Fieber sind kaum Einschränkungen nötig. Bei hochfieberhaften Zuständen von wenigen Tagen, erst recht bei Erkrankungen mit ununterbrochenem oder wechselndem Fieber über längere Zeit geht es vor allem darum, die nötige Flüssigkeitszufuhr sicherzustellen. Außerdem zwingt die oft starke Appetitlosigkeit zu ausschließlich flüssiger Ernährung. Je nachdem ob noch Erbrechen und Durchfälle hinzukommen, wird z. B. beim Säugling eine Nahrungspause mit Zufuhr von Tee und Reisschleim, bei größeren Kindern und Erwachsenen die Zufuhr von frischen Fruchtsäften wie Zitrone-, Orangen-, Himbeersaft und dergleichen oder geriebener Äpfel, zerquetschter Bananen, von Apfelmus oder sonstigem Kompott, Fruchtsuppen usw. notwendig. Der weitere Aufbau entspricht dann den jeweils gebotenen diätetischen Bedürfnissen, d. h. ob mehr der Durchfall oder die Obstipation beherrschend bleiben. Abführmittel werden wegen der Mitbeteiligung der Darmmucosa am Krankheitsprozeß besser vermieden. Wenn nötig kann ein Klysma mit Kamillentee oder Öl oder ein Glycerinzäpfchen die gewünschte Wirkung hervorbringen.

Antipyretische Maßnahmen sind nur bei Fieberzuständen mit besonders hohem Fieber angebracht, wenn das Fieber mit mehr oder weniger starken Allgemeinerscheinungen einhergeht, die zu Kopfschmerzen, Erregungszuständen, Schlaflosigkeit und Appetitlosigkeit führen. Meistens genügt etwas Pyramidon (Säuglinge und Kleinkinder 2—3mal täglich 0,1; größere Kinder und Erwachsene 2—3-mal täglich 0,15—0,3) in Wasser mit Sirup, auch als Supp.

Bei schwerer Hyperpyrexie bewährt sich der klassische *Laborit-Cocktail* trotz der Alkaloid-Komponente (außer bei Frühgeborenen) auch im Säuglingsalter. Man stellt den Cocktail frisch aus 50 mg Chlorpromazin (Megaphen), 50 mg Promethazin (Atosil), 100 mg Pethidin (Dolantin) her und verdünnt, um einfacher dosieren zu können, mit 5 %iger Glukose-Lösung auf 50 ml Gesamtmenge. Um eine Wirkungsminderung zu verhüten, muß der Cocktail dunkel im Eisschrank verwahrt werden. Man injiziert 0,2—0,3 ml/kg Körpergewicht in 20 min Abstand, bis der Temperaturabfall erfolgt. Dann werden die Injektionsabstände auf 3—4 Std vergrößert; man richtet sich am besten nach der Körpertemperatur, die zwischen 35 und 36° liegen soll.

Es ist kein Zweifel, daß wir mit dieser Methode Kinder durchbringen, die wir früher verloren hätten. Leider verbirgt sich hinter dieser Hyperpyrexie nicht selten eine Masernencephalitis. Die Kinder entfiebern dann wohl, das Bewußtsein kehrt aber oft erst nach Wochen zurück.

Bei quälendem *Reizhusten* ist die Kombination von Detigon und Somnifen oder von Somnifen und Megaphen (Largactil) oder von Somnifen und Dominal (bei Säuglingen jeweils 3×3—4 Tropfen, bei Kleinkindern jeweils 5—8 Tropfen, bei älteren Kindern und Erwachsenen jeweils 12—20 Tropfen) von großem Vorteil.

Wir sind in den letzten Jahren immer ohne Cardiazol-Dicodid ausgekommen. Man soll den Hustenreiz nicht ganz unterdrücken, da sich sonst der Schleim festsetzt; dadurch wird die Pneumoniegefahr erhöht.

Die *Augen* werden mehrmals täglich mit Kamillentee ausgewaschen und die Borken vom Lidrand entfernt, bei stärkerer Entzündung mehrmals täglich Tifomycin bzw. Leukomycin-Augentropfen und morgens und abends Tifomycin- oder Leukomycin-Augensalbe. Die Hornhaut ist täglich auf Glanz und Durchsichtigkeit zu prüfen.

Mund und *Rachen* sind peinlich zu pflegen. Bei kleinen Kindern gebe man reichlich warmen süßen Tee oder Fruchtsäfte zu trinken. Größere Kinder und Erwachsene spülen häufig Mund und Rachen mit Kamillen- oder Salbeitee, dem 1 Teelöffel Glycerin zugefügt ist, aus. Bei Soorbildung gebe man $3 \times 1/_2$ bis 3×1 Tabl. Moronal.

Bei zunehmendem *Crouphusten* werden im Kaltvernebler 10—25 mg Soludecortin-H in Aqua dest. aufgelöst, oder Hostacortin-H solubile, zusammen mit Tacholiquin und Leukomycin oder Tifomycine als Aerosol oder Spray mehrmals täglich, oder wenn nötig, dauernd angeboten.

Bessert sich der Zustand nicht sofort oder nehmen die Thoraxeinziehungen und auch die Cyanose zu — meistens entsteht in diesem Stadium eine *Pneumonie* sehr rasch — so wird ein i. v.-Dauertropf angelegt, durch den der Patient pro Tag 8—12 Millionen E Penicillin, 50—80 mg/kg Körpergewicht Tifomycine bzw. Leukomycin oder Binotal und dazu 1,5—2 g Stapenor erhält (Mayer). Diese Dreierkombination stellt unsere intensivste und optimalste antibiotische Behandlung — wir sprechen auch vom antibiotischen Cocktail—dar für abscedierende Pneumonien, eitrige Meningitiden und akute Osteomyelitiden. Mit Hilfe des intravenösen Dauertropfes können wir dem Kind, das nicht selten durch hohes Fieber, rasche Atmung, Erbrechen und Durchfälle stark ausgetrocknet ist, neben den Antibiotica Flüssigkeit, Plasma, dann vor allem Strophanthin und Novadral zuführen. Die Eindickung des Blutes bedeutet für das Herz eine schwere Belastung, für das Gehirn durch Verminderung der Umlaufgeschwindigkeit eine ungenügende Sauerstoffversorgung, so daß die *Infusionstherapie* eine ideale Entlastung für Herz- und Kreislauf und gleichzeitig eine Bekämpfung der Anoxie des Gehirns darstellt. Krämpfe können dadurch schlagartig aufhören. Wir behandeln so die primären, die abscedierenden und die sekundären Masernpneumonien. Bei der primären virogenen Masernpneumonie schirmen wir die Superinfektion ab, bei der abszedierenden und sekundären Pneumonie behandeln wir sie. Bei der eitrigen Pleuritis ist eine zusätzliche Drainage und Spülbehandlung meist nicht zu umgehen. Wichtig zu wissen ist, daß bei der primären Masernpneumonie und den toxischen Masern das Herz- und Kreislaufversagen im Vordergrund steht.

Will das Exanthem bei hochfieberhaften Prodromen nicht herauskommen, so genügen oft 3×8—10 Tropfen Effortil, um ihm zum Durchbruch zu verhelfen. Das Hervortreten des Exanthems ist ein recht günstiges prognostisches Zeichen.

Bei der *Encephalitis* geben wir $3 \times$ täglich 1 Tabl. Pyracortin und zusätzlich 1—$2 \times$ täglich 20—40 mg Soludecortin-H oder Hostacortin solubile intralumbal, gelegentlich mit überraschendem Erfolg. Solange Steroide gegeben werden, sind als antibiotischer Schutz 50 mg/kg Körpergewicht und Tag Achromycin, Rovamycin oder Aureomycin nötig. Trotz dieser intensiven Behandlung ist der Erfolg ein recht bescheidener, wie die hohe Sterblichkeit und die Quote der Defektheilungen bei unseren eigenen Encephalitiden zeigen. Die Kinder kamen allerdings durchweg in schwerstem Allgemeinzustand meist zu spät in unsere Hände.

14. Prophylaxe

Wir haben gehört, daß bei uns 3,3 % aller an Masern Erkrankten sterben, daß 5,2 % der Erkrankten eine Encephalitis bekommen, daß 27 % dieser Enzephalitiskranken sterben und daß aus der Gruppe der ursprünglich gesunden Kinder mindestens 21,9 % der die Encephalitis überlebenden mit Defektheilungen, also körperlich oder geistig behindert in die Gesellschaft eintreten müssen. Mit diesen Zahlen dürften all diejenigen, die noch nicht genau wissen, ob man nicht doch einmal im Leben Masern durchmachen müsse, zur Einsicht gebracht und zur Mitarbeit an der Ausschaltung der Masern gewonnen werden.

1. Allgemeine Prophylaxe: Solange die Masernschutzimpfung sich noch im Stadium der Prüfung befindet, wird man sich mit den bisher geübten Vorsichtsmaßnahmen wie Schließung der Schulen, Herausnahme der Erkrankten aus hygienisch ungünstigem Milieu und Isolierung auf einer Infektionsabteilung einer Klinik begnügen müssen. Wir wissen alle, daß durch Absonderung der Kranken die Ausbreitung nicht verhindert werden kann, da man zu spät kommt. Desinfektionsmaßnahmen sind gegenstandlos und überflüssig, da die Übertragung nur durch Tröpfcheninfektion erfolgt.

2. Spezifische Prophylaxe: *A) Die Erzeugung eines kurzfristigen Masernschutzes durch Übertragung spezifischer Antikörper auf den Nichtgemaserten (passive Prophylaxe).* Diese Methode beruht auf der Tatsache, daß in der Rekonvaleszenz der Masern Antikörper auftreten, welche imstande sind, bei frühzeitiger Injektion den Masernerreger in einem infizierten Organismus zu vernichten, so daß die Infektion überhaupt nicht angeht. Schon WEISBECKER (1896), dann CONSEIL und NICOLLE (1928) hatten die Vorstellung, daß auf Grund der lebenslänglichen Immunität im Blut von Menschen, die Masern durchgemacht hatten, Antikörper vorhanden sein müßten. CONSEIL und NICOLLE haben dann als erste vollständigen Masernschutz erreicht, wenn sie einem infizierten Kind in den ersten 5 Tagen der Inkubation *Masernrekonvaleszentenserum* injizierten. 1920 hat DEGKWITZ unabhängig von den französischen Autoren die gleiche Entdeckung gemacht. Ihm gebührt das große Verdienst, die Grundlagen für die praktische Verwirklichung des Masernschutzes durch Übertragung von Antikörpern auf den Nichtgemaserten erarbeitet zu haben. Ungefähr 8—10 Tage nach Abblassen des Exanthems hat das Serum seine höchste Schutzkraft erreicht, und dies ist daher der Zeitpunkt für die Blutentnahme.

Gewinnung des Serums: Patienten (nicht unter 3 Jahren), die noch nie eine Tuberkulose oder Hepatitis durchmachten, wird nach komplikationslosem Masernverlauf 50—150 ml Blut aus der Armvene entnommen, in Erlenmeyer-Kolben 36—48 Std im Kühlschrank aufbewahrt und zentrifugiert. Aus 100 ml Blut gewinnt man 40—45 ml Serum. Das Serum wird nach Zugabe von 2,5 ml 10%igem Phenolglycerin auf 100 ml Serum in sterilen Ampullen zu 4 ml abgefüllt. Vor Zugabe des Phenolglycerins erfolgt Untersuchung auf Sterilität und auf Lues (WA). Zweckmäßig ist es, die Sera mehrerer Rekonvaleszenten zu mischen, um einen durchschnittlichen Titer zu erhalten. Jede Ampulle ist durch Abschmelzen keimdicht zu verschließen und mit einer Beschriftung zu versehen, aus der Herstellungsstätte, Art des Serums und Spender ersichtlich sind. Erneute Prüfung einer Probe des fertiggestellten Serums auf Keimfreiheit und Phenolgehalt durch Einspritzung von 0,5 ml einer Maus von 15 g Körpergewicht ist nötig. Die Abfüllungen sind dunkel und kühl aufzubewahren.

Dosierung: Eine Schutzeinheit (4 ml) schützt ein gesundes Kind von 0 bis zu 4 Jahren bis zum 4. Inkubationstag einschließlich vor dem Ausbruch der Masern; für jedes folgende Lebensjahr nimmt man 1 ml mehr. Mehr als 15—20 ml braucht man nicht zu geben. Am 5. und 6. Inkubationstag sind zwei Schutzeinheiten erforderlich.

Nach dem 7. Inkubationstag ist ein Schutz durch Masernrekonvaleszentenserum nicht mehr möglich. Wird eine für den Infektionstermin etwas zu geringe Dosis gewählt, so entstehen abgeschwächte Masern (Morbilloide, s. S. 483), und zwar nach einer verlängerten Inkubationszeit von 18—21—25 Tagen.

Wird die Injektion am 1.—2. Tag nach der Infektion vorgenommen, so dauert die Schutzwirkung nur 2, 3 bis höchstens 4 Wochen, also etwa ebenso lange wie der passive Schutz durch Diphtherieserum. Wird die Injektion erst am 4.—5. Tag vorgenommen, so ist schon eine etwas längere, zwei bis mehrere Monate dauernde Schutzwirkung möglich, da der Organismus sich infolge der Infektion bereits etwas aktiv an der Immunisierung beteiligt.

Klinisches Bild der durch Serum mitigierten Masern (das Morbilloid). Die Inkubationszeit erscheint auf 12–18–25 Tage verlängert. Im gleichen Maße wie die Inkubationszeit verlängert wird, wird auch das klinische Bild milder und milder. Meistens fehlen katarrhalische Erscheinungen oder es tritt nur ein leichter Schnupfen, eine leichte Tracheitis oder Bronchitis auf. Conjunctivitis fehlt fast ganz. Kopliks können fehlen oder kaum angedeutet sein. Die Temperatur erreicht höchstens 38° im Prodromalstadium. In vielen Fällen fehlen Prodrome ganz und das Morbilloid beginnt gleich mit dem Exanthem. Dieses besteht häufig nur aus einzelnen sehr weit auseinanderstehenden zart roten Flecken am Rumpf und gelegentlich an den Armen. Im allgemeinen werden Gesicht und Extremitäten verschont. Auch das Enanthem ist sehr leicht. Leichte Katarrhe können erst zu dieser Zeit auftreten. Das Fieber erreicht nur 1—2 Tage 37,8—38°, oder 3—4 Tage 38,5°, oder es steigt am Abend eines einzigen Eruptionstages auf 39°, um nachher rasch wieder abzufallen. Das Allgemeinbefinden der Kinder ist dabei fast gar nicht gestört. Eine positive Tuberkulinreaktion bleibt während des Morbilloids entweder ganz unverändert, oder sie wird nur ganz leicht abgeschwächt. Es zeigt sich somit keine Anergie gegenüber Tuberkulin. Die Eruption kann außerordentlich flüchtig sein oder ganz fehlen, ebenso das Fieber, und nur einzelne Kopliks gestatten die Diagnose. Andererseits kann auch bei gleich milden klinischen Erscheinungen ein intensiveres, sogar hämorrhagisches Exanthem erscheinen, das aber rasch wieder abblaßt. Es handelt sich dabei nicht um das sonst so gefürchtete Nachinnenschlagen des Exanthems, denn der Allgemeinzustand bleibt ausgezeichnet. Komplikationen fehlen vollständig bei diesen mitigierten Masern, vorausgesetzt, daß das Kind nicht mit Diphtherie zufälligerweise infiziert wird. Das Morbilloid ist sehr wenig ansteckend. Diese Masern „en miniature" (DEBRÉ) hinterlassen trotz der leichten klinischen Erscheinungen eine starke, dauernde Immunität (s. S. 483).

Wird das Serum am 9.—10. Tag, wenn sich die ersten Prodrome zeigen, injiziert, dann hat es keine Wirkung mehr. Die Masern entwickeln sich, wie wenn nichts geschehen wäre, nur an Stelle der Seruminjektion zeigt sich das bekannte Aussparphänomen.

Das Masernrekonvaleszentenserum hat ferner keine oder eine sehr ungewisse kurative Wirkung. Es sei denn, man nehme eine wirkliche Transfusion von Rekonvaleszentenblut vor. In Ermangelung von Masernrekonvaleszentenserum kann auch ein Versuch mit Blut von gemaserten Erwachsenen gemacht werden. Dabei müßte man 25—50 ml Blut spritzen. Der Erfolg ist nicht sehr überzeugend. Der von DEGKWITZ gemachte Versuch, ein Masernserum vom Tier zu gewinnen, mißlang.

Ebenso wenig konnte sich die Applikation von Placentarextrakt (McKHANN) durchsetzen. Die Wirkung war unsicher, außerdem waren die Nebenreaktionen ganz erheblich.

Das Arbeiten mit dem Placentarextrakt hatte bereits ergeben, daß die Immunkörper gegen Masern an Globuline gebunden waren. Es zeigte sich nun, daß die *Gamma-Globuline*, welche aus der Fraktion 2 vom Sammelplasma konzentriert wurden, sichere und wirksame Stoffe zur Verhütung und Milderung der Masern enthielten (S. COHEN u. Mitarb., u.v.a.). Die Applikation von *0,2 ml Gamma-Globulin/kg Körpergewicht* stellt *heute* den *wirksamsten* und einfachst zu gebenden *Schutz gegen Masern* dar. Das für das Rekonvaleszentenserum Gesagte gilt ohne Einschränkung für das Gamma-Globulin.

Indikationen für die passive Prophylaxe: Mit der passiven Prophylaxe sollten vor den Masern geschützt werden 1. ausnahmslos alle nicht gegen Masern geimpfte Kinder, auch Säuglinge; die Mütter wissen oft nicht, ob sie Masern gehabt haben, so daß die Mitgabe einer passiven Immunität an den Säugling immer fraglich bleibt. Sind Gamma-Globulin oder Masernserum knapp, dann sollten vorwiegend geschwächte und kranke Kinder, besonders Patienten mit Tuberkulose, Mucoviscidosis, Asthma, Herzkrankheiten usw. geschützt werden. 2. schwangere, nicht gegen Masern geimpfte Frauen, insbesondere im 1. Trimester der Schwangerschaft.

B) Die Erzeugung eines Maserndauerschutzes durch Erzeugung spezifischer Antikörper mit Hilfe des abgetöteten bzw. abgeschwächten Masernvirus. Die Masernschutzimpfung (aktive Prophylaxe). Die Masernschutzimpfung kann man heute mit gutem Gewissen empfehlen, weil das Impfrisiko unverhältnismäßig kleiner ist als das Risiko der natürlichen Erkrankung und weil die Impfung einen ausgezeichneten Schutz verleiht. Da alle bisher isolierten Stämme des Masernvirus sich serologisch als einheitlich erwiesen, braucht man beim Masernimpfstoff — sei er nun inaktiviert oder lebend — nur einen Typ berücksichtigen.

In der Darstellung von BONIN (Abb. 20) kommt deutlich zum Ausdruck, daß die Entwicklung eines Masernimpfstoffes genau wie die Entwicklung der Poliomyelitis-Impfstoffe zweigleisig lief. Einzelne Arbeitsgruppen haben *inaktivierte Masernimpfstoffe* herausgebracht, während andere sich um die Entwicklung und Verbesserung eines *Lebendimpfstoffes* bemühten.

Bei den inaktivierten Masernimpfstoffen haben wir uns mit *zwei verschiedenen Impfstoffen* zu befassen, deren verschiedene Eigenschaften in der Abb. 20 einander gegenübergestellt sind. Auf der linken Hälfte der Abbildung findet sich eine grobe Charakterisierung des *Impfstoffes aus Vollvirus.*

Das angewandte Produktionsverfahren ist dem des Salk-Impfstoffes sehr ähnlich (WARREN und GALLIAN). Das Ausgangsvirus wird in geeigneten Gewebekulturen aus Affenniere, Hundeniere oder Hühnerembryonen gezüchtet. Die Inaktivierung erfolgt mit einem chemischen Verfahren. Es kommt zu einer Verhärtung der Virushülle und einer Strukturauflösung im Kern des Virus. Bei diesem Inaktivierungsvorgang wird der Antigengehalt der Virussuspension quantitativ vermindert; eine qualitative Änderung des Virusantigens ist aber nicht erwiesen. Wegen dieses Antigenverlustes bei der Inaktivierung müssen diese Impfstoffe oft noch konzentriert werden, um eine ausreichende Wirksamkeit zu erreichen.

Während ursprünglich für die Herstellung von Impfstoffen nur der von ENDERS gezüchtete Edmonston-Stamm zur Verfügung stand, hat ENDERS-RUCKLE in den Jahren 1960, 61, 62 und 63 in Deutschland den 1677-Marburg-Stamm herausgezüchtet. In eingehenden Untersuchungen konnte sie nachweisen, daß er dem Edmonston-Stamm absolut gleichwertig ist. Dieser Stamm, der im Masernimpfstoff der Behringwerke Verwendung finden soll, bildete auch das Ausgangsvirus für die Herstellung des *Spaltimpfstoffes* nach WATERSON, ROTT und ENDERS-RUCKLE, deren Prinzip auf der rechten Hälfte der Abb. 20 dargestellt ist. Die Spaltung mit Äther und Tween führt dazu, daß die Infektiosität vollkommen zerstört wird, während die hämagglutinierende Aktivität nicht nur erhalten, sondern um ein Vielfaches gesteigert wird.

Bei diesem Vorgang wird die Nucleinsäure des Virus zerstört und die Virushülle mit ihren Hämagglutininen in kleinere Bestandteile zerlegt. In Schweden führten GARD und NORRBY danach noch eine Reinigung durch, wobei die Nucleinsäure-Bruchstücke entfernt werden, so daß der fertige Impfstoff fast nur noch Virushämagglutinin und andere antigene Substanzen der Virushüllen enthält. Dieser Spaltimpfstoff hat also nur einen Teil der Antigene des Masernvirus, wenn auch sicher diejenigen, die für die Immunisierung am wesentlichsten sind. Mit dem Äther-Tween-Spaltprodukt wird die Empfindlichkeit auf den HI-Test wesentlich gesteigert. Ob es bezüglich seiner Schutzwirkung dem Impfstoff aus Vollvirus gleichwertig ist, muß noch erwiesen werden.

Ausgedehntere Unterlagen über die Immunisierung des Menschen liegen bisher nur für den formalin-inaktivierten Impfstoff aus Vollvirus vor. In zahlreichen Feldversuchen in den verschiedensten Ländern wurde erwiesen, daß man mit drei

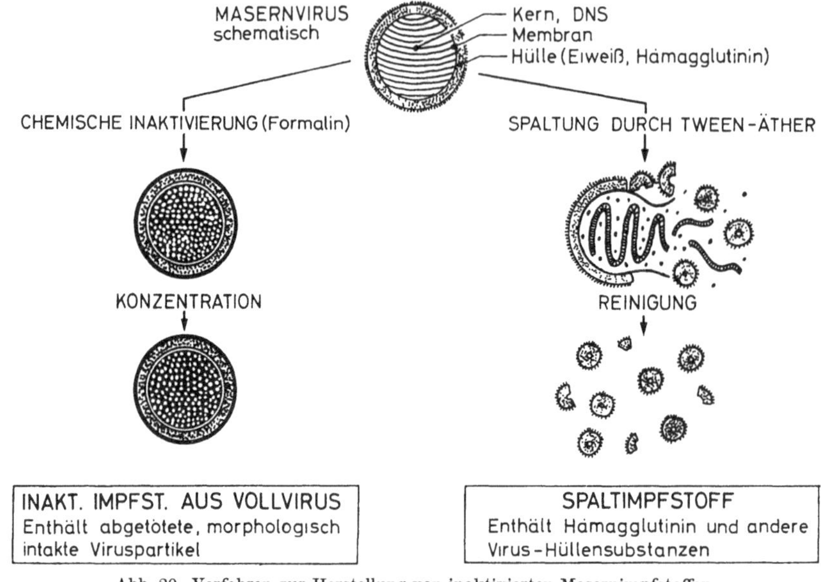

Abb. 20. Verfahren zur Herstellung von inaktivierten Masernimpfstoffen. (Aus BONIN, O.: Grundlagen der Masernschutzimpfung. Mschr. Kinderheilk. **113**, 150, 1965)

Injektionen von gut inaktivierten Impfstoffen bei mehr als 90 % aller seronegativen Impflinge neutralisierende und hämagglutinationshemmende Antikörper erzeugen kann (Adv. Comm. on measles Contr. 1963). Komplementbindende Antikörper wie nach der natürlichen Infektion oder der Lebendimpfung lassen sich nach Impfung mit inaktivierten Impfstoffen nicht nachweisen.

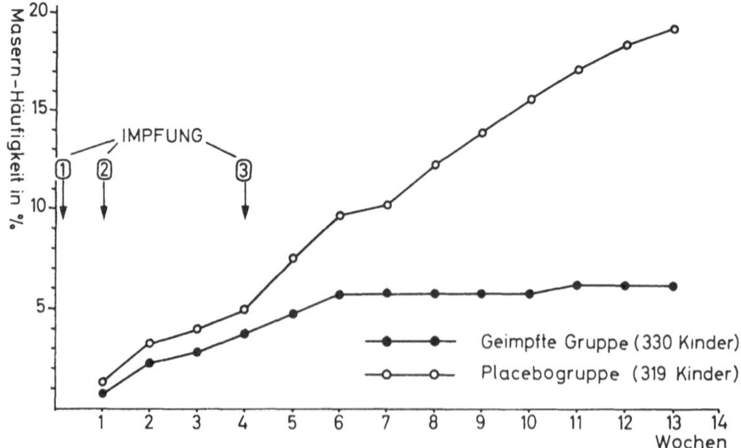

Abb. 21. Masern-Häufigkeit nach dreimaliger Impfung mit inaktiviertem Impfstoff und Placebo. Schutzwirkung des inaktivierten Masernimpfstoffes, nach KARZON et al.: Amer. J. Dis. Child. **103**, 425 (1962)

Mit dem Auftreten von Serumantikörpern erwirbt der Impfling einen Schutz gegen die klinische Manifestation der Krankheit oder auch gegen die Impfreaktion bei nachfolgenden Lebendimpfungen. Die Impfung mit inaktivierten Impfstoffen kann das Angehen einer späteren Infektion meist nicht verhindern; sie schützt aber gegen die klinische Erkrankung bzw. gegen einen schweren Krankheitsverlauf. In Abb. 21 (KARZON u. Mitarb.) sieht man während einer Masernepidemie deutlich den Unterschied der Ausbreitung unter Geimpften und Nichtgeimpften. Während die Erkrankungshäufigkeit bei der Kontrolle über die ganze Beobachtungszeit gleichmäßig zunimmt, traten bei den Geimpften ab der 2. Woche nach der letzten Impfung praktisch keine Neuerkrankungen mehr auf.

Nach den bisherigen Erfahrungen fallen die Antikörpertiter mit inaktivierten Impfstoffen sehr schnell wieder ab. Oft sind schon 6 Monate oder 1 Jahr nach der Impfung keine neutralisierenden Antikörper mehr nachweisbar. Dies braucht aber nicht zu bedeuten, daß der Impfling später keinen Schutz gegen die klinische Manifestation der Masern mehr habe (PECK).

Tabelle 4. *Attenuierung des Masern-Impfvirus nach* ENDERS. (Aus BONIN, O.: Grundlagen der Masernschutzimpfung. Mschr. Kinderheilk. **113**, 150, 1965)

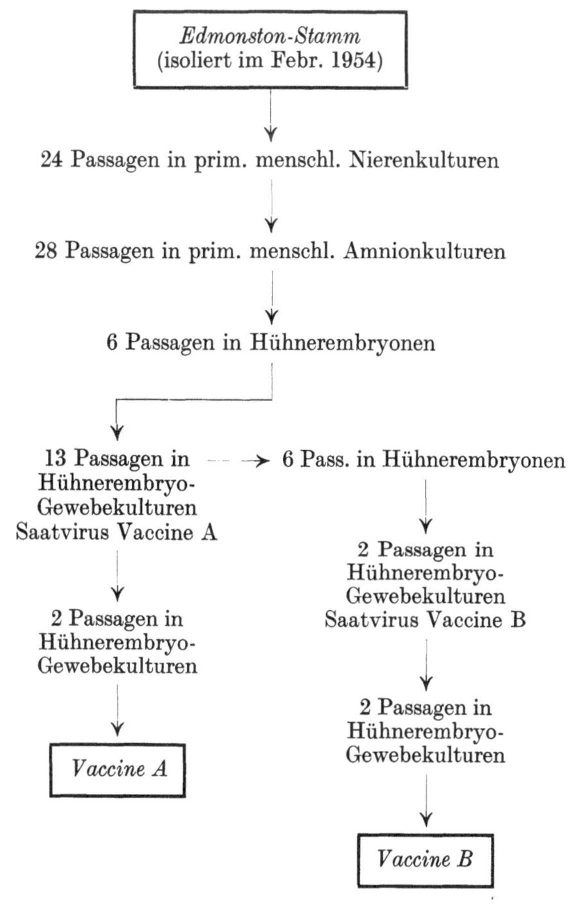

Auch die Tatsache, daß mit inaktivierten Impfstoffen geimpfte Kinder auf spätere Wiederholungsimpfungen mit einer immunologischen Zweitreaktion ansprechen, läßt vermuten, daß zumindest für längere Zeit ein Schutz besteht, der zur Mitigierung einer natürlichen Erkrankung ausreicht. Macht der Impfling während dieser Zeit eine inapparente oder mitigierte Maserninfektion durch, so erhält er damit eine lebenslängliche Immunität.

Die Verträglichkeit des inaktivierten Masernimpfstoffes ist gut. Kontraindikationen gibt es dementsprechend nicht. Man sollte lediglich in den seltenen Fällen von Allergie gegen Hühnereiweiß einen Impfstoff verwenden, der nicht auf Hühnerembryogewebekulturen gezüchtet ist (Adv. Comm. on measles Contr. 1963).

Die meisten heute gebräuchlichen *Masern-Lebendimpfstoffe* leiten sich vom Edmonston-Stamm des Masernvirus ab (Tab. 4). Der von ENDERS-RUCKLE gewonnene Stamm 1677-Marburg der Behringwerke ist in der gleichen Weise gezüchtet. Das Prinzip der Attenuierung des Masernvirus ist die Züchtung im artfremden Wirt. Die beiden Vaccinen A und B von ENDERS verhielten sich bei der klinischen Erprobung am Menschen gleich.

Während dieses Attenuierungsverfahrens hat das Masernvirus viele seiner Eigenschaften geändert. Bonin hat diese Unterschiede in den beiden Tab. 5 und 6 festgehalten.

Tabelle 5. *Unterschiede zwischen virulentem und attenuiertem Masernvirus; Verhalten im Gewebekulturversuch in verschiedenen Kulturarten. (Potentielle Gewebekultur-Merkmale).* (Aus Bonin, O.: Grundlagen der Masernschutzimpfung. Mschr. Kinderheilk. **113**, 150, 1965)

Merkmal	Virul. Virus	Atten. Virus
CPE in primären Hühnerembryonen-Kulturen . . .	fehlt	vorhanden
CPE in stabilen menschl. Amnionzellen (z.B.: FL-) .	fehlt od. schwach	deutlich
Vermehrung in primären menschl. Nierenkulturen .	schnell	langsam
Produktion von Interferon	unklar	vorhanden

CPE = Cytopathischer Effekt

Tabelle 6. *Unterschiede zwischen virulentem und attenuiertem Masernvirus; Erscheinungen bei Cynomolgusaffen nach intracerebraler oder intracisternaler Infektion.* (Aus Bonin, O.: Grundlagen der Masernschutzimpfung. Mschr. Kinderheilk. **113**, 150, 1965)

Erscheinung	Nach Infektion mit	
	Virul. Virus	Atten. Virus
Klinische Erkrankung	ja	nein
Exanthem.	ja	nein
Virämie.	regelmäßig	sehr selten
Leukopenie	mittelstark	leicht
Infektiosität des Nasensekrets	vorhanden	fehlt

Mit atten. Virus vorbehandelte Tiere sind immun gegen Reinfektion mit Wildvirus. (Keine klinische Erkrankung, keine Virämie, keine Virusausscheidung, schneller Antikörperanstieg.)

Beim Menschen erzeugt dieses attenuierte Virus nach subcutaner Injektion ein Krankheitsbild, das dem einer milden oder mitigierten Masernerkrankung sehr ähnlich ist, die sog. „Impfmasern" (Tab. 7 nach Bonin).

Tabelle 7. *Unterschiede zwischen virulentem und attenuiertem Masernvirus; Klinische Erscheinungen bei natürlicher Maserninfektion und bei Impfmasern des Menschen.* (Modifiziert nach: Katz, S.L., J.F. Enders u. A. Holloway: Amer. J. Dis. Child. **103**, 346, 1962)

Erscheinung	Natürliche Masern	Impfmasern
Infektiosität.	hoch	fehlt
Inkubationszeit	10—12 Tage	7 Tage
Fieber (> 39,5° C)	praktisch immer	30—40%
Exanthem	praktisch immer	30—60%
Katarrh.	stark	leicht
Allgemeinbeschwerden	stark	sehr leicht
Komplikationen, bakterielle	5—15%	fehlen (?)
Komplikationen am ZNS	0,1—0,25%	fehlen (?)
Dauer	7—11 Tage	5 Tage

Die Häufigkeit und Stärke dieser Impfreaktion scheint völlig unabhängig von der verabreichten Virusdosis zu sein. Mehrere Arbeitsgruppen haben Impfversuche mit verschiedenen Virusdosen durchgeführt, nach deren Ergebnissen die Masern-Lebendimpfung eine Art „Alles oder nichts Reaktion" auszulösen scheint (McCrumb u. Mitarb., Markham). Erhält der Impfling eine gewisse Mindestmenge Virus, so wird er geschützt. Eine tausendfach höhere Dosis erzeugt keine stärkere Reaktion und keinen stärkeren Schutz.

Diese Impfreaktion kann durch *gleichzeitige Verabreichung von Gamma-Globulin* erheblich vermindert werden. Gibt man den Impflingen gleichzeitig mit der Impfung Gamma-Globulin in einer Dosis von 0,02—0,04 ml/kg Körpergewicht, so zeigen nur noch etwa 15% Fieber über 39,5°. Die Fieberdauer ist außerdem gegenüber den unmodifizierten Impfmasern deutlich verkürzt. Auch das Exanthem wird bei der Impfung unter Gamma-Globulinschutz nur noch bei 12% aller Impflinge beobachtet. Man muß bei dieser Impfart allerdings das Gamma-Globulin mit getrennten Spritzen in eine andere Körperstelle injizieren. Wenn man Impfstoff und Gamma-Globulin in einer Spritze mischt, wird das Impfvirus neutralisiert und die Impfung geht nicht an. Eine Impfung ist aber nach FELDMANN wirkungslos, wenn innerhalb 6 Monaten vorher Gamma-Globulin verabreicht wurde.

Es hat nicht an Versuchen gefehlt, das Edmonston-Virus durch weitere Attenuierungspassagen zu modifizieren (DOLGIN u. Mitarb., HORNICK u. Mitarb.). Lediglich SCHWARZ war mit seinen Umzüchtungsversuchen erfolgreich. Er hat das Edmonston-Virus-A insgesamt 85mal unter erniedrigter Temperatur in Hühnerembryonenkulturen gezüchtet. Dabei ist offensichtlich eine Selektion weniger virulenter Partikel eingetreten. Dieser Impfstoff verursacht ohne Gamma-Globulin etwas weniger Reaktionen als der ursprüngliche Edmonston-Stamm unter Gamma-Globulinschutz (KRUGMAN u. Mitarb.).

Die Lebendimpfstoffe wurden auch bei Kindern mit verschiedenen Erkrankungen erprobt. Nach bisherigen Erfahrungen zählen die Leukämie (MITUS) neben anderen Erkrankungen des leukopoetischen Systems, Lymphome, generalisierte maligne Erkrankungen und die Behandlung mit Steroiden und cytostatischen Medikamenten (Adv. Comm. on measles Contr. **1963**) zu den Kontraindikationen. Selbstverständlich soll die Masern-Lebendimpfung während eines akuten fieberhaften Infektes oder bei Allergie gegen Hühnereiweiß ausgesetzt werden. Wenn auch bisher keine Mitteilungen über Fruchtschäden vorliegen, so raten die amerikanischen Behörden, auch mit der Lebendimpfung in der Schwangerschaft vorsichtig zu sein.

Mit den beiden Impfstoffgruppen — Lebendimpfstoff und Totimpfstoff — haben wir nunmehr vier Möglichkeiten eine Immunisierung gegen Masern zu erzielen (BONIN; Tab. 8 und 9).

Tabelle 8. *Besonderheiten der Masern-Schutzimpfung mit inaktiviertem Impfstoff und mit Lebendimpfstoff.*
(Aus BONIN, O.: Grundlagen der Masernschutzimpfung. Mschr. Kinderheilk. **113**, 150, 1965)

Besonderheit	Inakt. Impfstoff	Lebendimpfstoff
Schutzwirkung (Konversionsr.)	≈ 90%	95%
Eintritt des Schutzes	verzögert	schnell
Dauer des Schutzes	kurz	lang
Anzahl der Impfungen	4 (mindest. 3)	eine
Kombinierte Impfstoffe	möglich	nicht möglich
Impfreaktion	fehlt praktisch	stark
Kontraindikationen	keine	einige
Interferenz mit anderen Viren	fehlt	möglich

Nach den bisherigen Erfahrungen (ENDERS-RUCKLE, VIVELL u. Mitarb., HAAS u. Mitarb.) kann an Stelle des inaktivierten Impfstoffes der Tween-Äther-Spaltimpfstoff Verwendung finden. In den Abbildungen sind die jeweilige Verträglichkeit und Wirkung eingezeichnet. Will man mit inaktiviertem Impfstoff allein einen ausreichenden Schutz erreichen, so muß man 3 — besser aber 4 — Injektionen geben. Diese Impfmethode ist sehr gut verträglich, der Impfschutz hält aber nicht sehr lange an. Der Lebendimpfstoff allein in einer Dosis von etwa 1000 $TCID_{50}$ (Tissue culture infective Dosis) attenuierten Masernvirus im Volumen von 0,5 ml subcutan erfordert nur eine Injektion. Sein besserer Impfschutz muß aber mit einer schlechteren Verträglichkeit erkauft werden. Die Verträglichkeit der Lebendimpfung kann durch simultane Gabe von Gamma-Globulin verbessert werden. Bei diesem etwas umständlichen Verfahren erreichen wir den gleichen guten Impfschutz wie bei der Lebendimpfung allein; wir haben jedoch wesentlich geringere Impfreaktionen. Und schließlich lassen sich die beiden Impfstoffe in der Form koppeln, daß man die Immunisierung mit 1—2 Injektionen von inaktiviertem oder Tween-Äther-Spaltimpfstoff beginnt und später mit Lebendimpfstoff nachimpft. Letzteres Verfahren sieht nach dem Bericht der amerikanischen Gesundheitsbehörden (Advisory Committee on measles Control 1963) am günstigsten aus. Es kommt sehr darauf an, daß die nachfolgende Lebendimpfung zu einem optimalen Zeitpunkt erfolgt. Gibt man die Lebendimpfung zu früh, so besteht Gefahr, daß sie noch nicht angeht; wartet man mit der Lebendimpfung zu lange — über 12 Wochen nach der letzten Dosis des inaktivierten Impfstoffes — so können bei der Lebendimpfung in einzelnen Fällen schon wieder stärkere Reaktionen auftreten. Letzteres Impfverfahren empfiehlt KRUGMAN besonders für Kinder im ersten Lebensjahr.

Tabelle 9. *Möglichkeiten zur aktiven Masern-Immunisierung.* (Aus BONIN, O.: Grundlagen der Masernschutzimpfung. Mschr. Kinderheilk. **113**, 150, 1965)

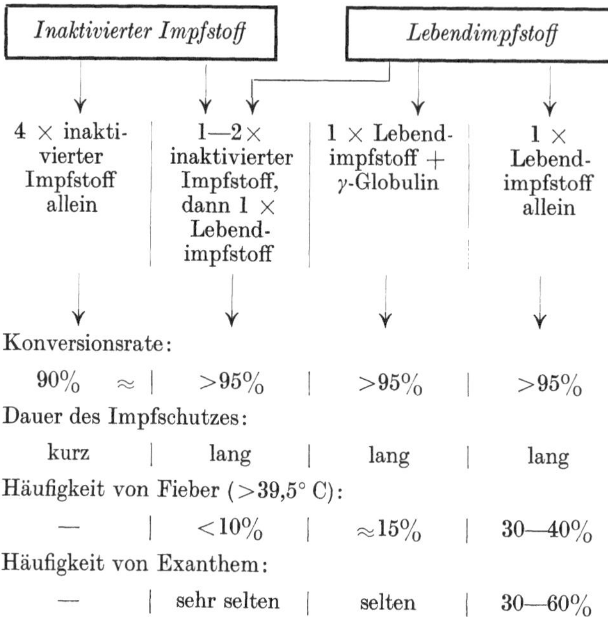

Inaktivierter Impfstoff		*Lebendimpfstoff*	
4 × inaktivierter Impfstoff allein	1—2× inaktivierter Impfstoff, dann 1 × Lebendimpfstoff	1 × Lebendimpfstoff + γ-Globulin	1 × Lebendimpfstoff allein
Konversionsrate:			
90% ≈	>95%	>95%	>95%
Dauer des Impfschutzes:			
kurz	lang	lang	lang
Häufigkeit von Fieber (>39,5° C):			
—	<10%	≈15%	30—40%
Häufigkeit von Exanthem:			
—	sehr selten	selten	30—60%

Ob man den Chromosomenbrüchen, über die NICHOLS u. Mitarb. und auch BAITSCH berichten — letzterer fand während des Ablaufs der Impfmasern etwa 25% Chromosomenbrüche, beim Kollektiv gesunder Personen dagegen nur 2,5% — eine Bedeutung beimessen muß, ist noch nicht klar. HAAS u. Mitarb. bzw. VIVELL u. Mitarb. konnten an 132 bzw. 151 Kindern die auswärts gemachten guten Erfahrungen mit der Masernimpfung bestätigen und neue eigene sammeln. In der beigefügten Abb. 22 haben sie die prozentuale Häufigkeit von Fieber und Exanthem bei natürlichen Masern und nach Impfungen nebeneinander gestellt. Über ähnlich gute Erfahrungen aus Japan berichten ARAI, NAKAMURA, AKAMATSU, KIMURA, KITAYAMA und KOIDE.

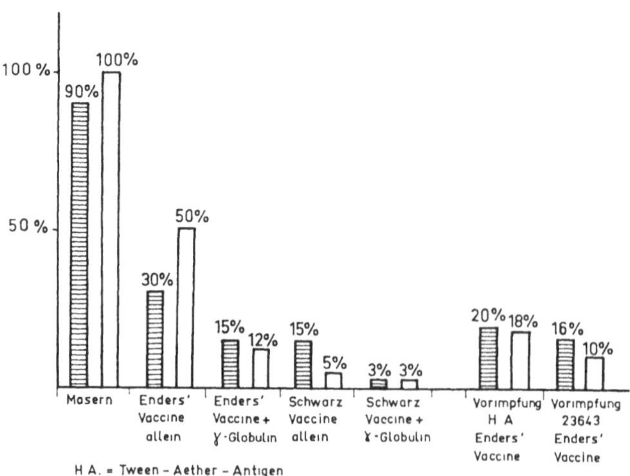

Abb. 22. Prozentuale Häufigkeit von Fieber und Exanthem bei natürlichen Masern und nach Impfung. (Aus VIVELL, O.: Klinische, virologische und serologische Untersuchungen bei Masern-Schutzimpfung. Mschr. Kinderheilk. **113**, 181, 1965)

Wenn der weiter attenuierte Impfstoff von SCHWARZ zur Verfügung steht, wird man die Indikation zur Lebendimpfung allein sicher wesentlich weniger vorsichtig stellen müssen.

Einer weiteren Gruppe japanischer Autoren (GAMO, KINOSHITA, KUKI, UEHARA, YONEDA, KURUMI, INADA, TOYOZAWA, MARUYAMA, TAKAHASHI u. TOYOSHIMA) ist es gelungen, einen wirksamen Masernschutz durch Inhalation eines in Hühnerei gezüchteten Masernvirus zu erzielen. Der Antikörperanstieg nach 4 Wochen war ähnlich wie nach Überstehen von Masern. Die klinischen Symptome der Impfmasern waren außerordentlich mild. Leukocytopenie und Lymphocytopenie waren weniger deutlich wie bei Masern. Als Zeichen der positiven Diazoreaktion waren im Urin Xanthureninsäure, 3 OH-Kynurenin und Thyrosin papierchromatographisch positiv; die Vitamin C-Ausscheidung im Urin war vermehrt.

Die Zukunft wird zeigen, ob damit die einfachste Formel für die Masernschutzimpfung gefunden ist. Mit der Fernhaltung von Masern von unseren Kindern mittels der Masernschutzimpfung erfüllen wir eine urärztliche Aufgabe im Sinne der präventiven Medizin. Wir bewahren die Kinder vor Tod oder körperlicher und geistiger Verbildung, so daß alles das zur Entfaltung kommen kann, was in ihnen steckt.

Literatur

A. Zusammenfassende Arbeiten

Arakawa, S.: Recent advances in measles virology, S. 1. In: Ergebnisse der Mikrobiologie, Immunitätsforschung und experimentellen Therapie, Bd. 38. Berlin-Heidelberg-New York: Springer 1964. — **Boenheim, C.**: Ergebn. inn. Med. **1925**, 38. — **Comby, J.**: Traité Grancher, Bd. 1. Paris 1897. — **Debré, R.**, et **H. Joannon**: La Rougeole. Paris: Masson & Co. 1926. — **Fanconi, G.**, u. **A. Wallgren**: Lehrbuch der Pädiatrie. 7. Aufl. Basel-Stuttgart: Schwabe & Co 1963. — **Feer, E.**, u. **H. Kleinschmidt**: Lehrbuch der Kinderheilkunde. 20. Aufl. Stuttgart: Fischer 1962. — **Glanzmann, E.**: Masern. In: Handbuch der Inneren Medizin, S. 100, Bd. 1, Infektionskrankheiten, 4. Aufl. Berlin-Heidelberg-New York: Springer 1952. — **Groer, F. von**: Die Masern. In: Handbuch der Kinderheilkunde, S. 195, Bd. 2, Infektionskrankheiten (Hgg. von Pfaundler, M. und A. Schlossmann). 4. Aufl. Leipzig: Vogel 1931. — **Heubner, W.**: Lehrbuch der Kinderheilkunde, 1911. — **Keller, W.**, u. **A. Wiskott**: Lehrbuch der Kinderheilkunde. Stuttgart: Georg Thieme 1961. — **Opitz, H.**, u. **B. de Rudder**: Pädiatrie. Berlin-Heidelberg-New York: Springer 1957. — **Rolly, F.**: Handbuch der inneren Medizin, 2. Aufl. 1925. — **Rominger, E.**: Lehrbuch der Kinderheilkunde, 4. u. 5. Aufl. Berlin-Heidelberg-NewYork: Springer 1950. — **Thomas, L.**: Ziemssens Handbuch, Bd. 2, S. 31 (1878). — **Zischinsky, H.**: Die Masern. In: Handbuch der Kinderheilkunde, S. 43, Bd. V, Infektionskrankheiten (Hgg. Opitz, H. und F. Schmid). Berlin-Heidelberg-New York: Springer 1963.

B. Einzelarbeiten

Adams, J.M., and **D.T. Imagawa**: Immunological relationship between measles and distemper virus. Proc. Soc. exp. Biol. (N.Y.) **96**, 240 (1957). — **Adams, J.M., D.T. Imagawa, D.L. Chadwick, E.H. Gotes**, and **R.A. Siem**: Relationship of measles and distemper. Amer. J. Dis. Child. **95**, 601 (1958). — **Adams, J.M., D.T. Imagawa, S.W. Wright**, and **G. Tarjan**: Measles immunization with live avian distemper virus. Virology **7**, 351 (1959). — **Advisory Committee on Measles Control**: Statement on the status of measles vaccines. U.S. Dep. of Health, Education and Welfare, Public Health Service, Communicable Disease Center, Atlanta, Georgia, March 21, 1963. — **Alagna, G.**: Histopathologische Veränderungen der Tonsillen und der Schleimhaut der ersten Luftwege bei Masern. Arch. Laryng. Rhin. (Berl.) **25**, 527 (1911). — **Allen, J.E.**, and **D.J. Frank**: The use of gamma-globulin in the treatment of measles encephalitis. Pediatrics **17**, 78 (1956). — **Anderson, J.F.**, and **J. Goldberger**: Experimental measles in the monkey: a preliminary note. Publ. Hlth. Rep. (Wash.) **26**, 847 (1911). — **Aoyama, Y.**: Changes of cultured cells infected with measles virus. Jap. J. exp. Med. **29**, 535 (1959). — **Appelbaum, E., V.B. Dolgopol**, and **J. Dolgin**: Measles encephalitis. Amer. J. Dis. Child. **77**, 25 (1949). — **Appelbaum, E.**, and **Ch. Abler**: Treatment of measles encephalitis with corticotropin. Amer. J. Dis. Child. **92**, 147 (1956). — **Appenzeller, K.**: Die Masernenzephalitis im Kinderhospital Zürich in den Jahren 1928—1952. Helv. paediat. Acta **10**, 301 (1955). — **Arai, M., M. Nakamura, T. Akamatsu, M. Kimura, T. Kitayama**, and **G. Koide**: Clinical and serological observation on the children given attenuated measles vaccine. Acta Paediat. Japon. **5**, 9 (1963). — **Arena, J.M.**: Sth. med. J. (Bgham, Ala.) **39**, 513 (1946). — **Asperger, H.**: Encephalitis im Kindesalter und Folgezustände. Wien. klin. Wschr. **10**, 64 (1952).

Babbott, F.L. jr., and **J.E. Gordon**: Modern measles. Amer. J. med. Sci. **228**, 334 (1954). — **Baginsky, A.**: Lehrbuch der Kinderkrankheiten, 1892. — **Baitsch, H.**: s. Vivell, O. — **Baker, R.F., I. Gordon**, and **F. Rapp**: Electron-dense crystallites in nuclei of human amnion cells infected with measles virus. Nature (Lond.) **185**, 790 (1960). — **Baker, R.F., F. Rapp, E. Grogan**, and **I. Gordon**: Visualization of measles virus in human cells. Bact. Proc. **57**, 76 (1957). — **Bardosova, G., F. Demant, K. Gasparova**, and **J. Virgala**: Neurological complications of morbilli. Čs. Pediat. **15**, 812 (1960). — **Barnes, G.A.E., J.C. Blake, J.C. Hogarth** and **M. Mitman**: Encephalitis in measles. Report of five cases with one death and one recovery after convalescent measles-encephalitis serum. Lancet 1, 687 (1937). — **Bastin, R., H.P. Cathala, et B. Damoiseau:** Les complications nerveuses de la rougeole. Rev. Prat. 5, 675 (1955). — **Bastin, R., F. Verliac, et J. Frottier:** La rougeole en milieu hospitalier est aujourd'hui un infection bénigne (les enseignements d'une récente statistique de l'hôpital Claude-Bernard). Presse méd., p. 1711, 13 juin 1964. — **Bauguess, H.:** Measles transmitted by blood transfusion (Report of a case). Amer. J. Dis. Child. **27**, 256 (1924). — **Bech, V.:** Studies on the development of complement fixing antibodies in measles patients (Observations during a measles epidemic in Greenland). J. Immunol. **83**, 267 (1959). ~ Relationship between complement fixing antibodies against measles virus and canine distemper virus. Acta path. microbiol. scand. **50**, 331 (1960). — **Bech, V., and P. v. Magnus:** Studies on measles virus in monkey kidney tissue cultures. I. Isolation of virus from 5 patients with measles. Acta path. microbiol. scand. **42**, 75 (1958). — **Bech, V.:** Measles Epidemics in Greenland. Amer. J. Dis. Child. **103**, 252 (1962). — **Benyesh, M., E.C. Pollard, E.M. Opton, F.L. Black, W.D. Bellamy, and J.L. Melnick:** Size and structure of ECHO, poliomyelitis, and measles virus determined by ionizing radiation and ultrafiltration. Virology **5**, 256 (1958). — **Bhaduri, M.B.:** Congenital ocular defects in infants following measles during pregnancy. Calcutta med. J. **57**, 269 (1960). — **Bick, G., J. Gelberding u. A. Stammler:** Zbl. ges. Kinderheilk. **75**, 307 (1954). — **Bieling, R., u. L. Ölrichs:** Behringwerk Mitteilungen **9**, 74 (1938). — **Bieling, R.:** Wien. med. Wschr. **102**, 106 (1952). — **Black, F.L.:** Relationship between virus particle size and filterability through gradocol membranes. Virology **5**, 391 (1958). ~ Measles antibodies in the population of New Haven, Connecticut. J. Immunol. **83**, 76 (1959). ~ Serological epidemiology in measles. Yale J. Biol. Med. **32**, 44 (1959). ~ Growth and stability of measles virus. Virology **7**, 184 (1959). — **Black, F.L., M. Reissig, and J.L. Melnick:** Propagation of measles virus in a strain of human epidermoid cancer cells. Proc. Soc. exp. Biol. (N.Y.) **93**, 107 (1956). ~ Measles virus. Advanc. Virus Res. **6**, 205 (1959). — **Black, F.L., and L. Rosen:** Patterns of measles antibodies in residents of Tahiti and their stability in the absence of re-exposure. J. Immunol. **88**, 725 (1962). — **Black, F.L., and H. Yannet:** Inapparent measles after gamma globulin administration. J. Amer. med. Ass. **173**, 1183 (1960). — **Blake, F.G., and J.D. Trask:** Studies on measles. I. Susceptibility of monkeys to the virus of measles. J. exp. Med. **32**, 385 (1921). — **Blank, H., and G. Rake:** Viral and rickettsial disease of the skin, eye and mucous membranes of man, Chap. VI., p. 124. Exanthematous diseases. Boston: Little, Brown & Co. 1955. — **Bleyer, A.:** s. Glanzmann, E. — **Boenheim, C.:** Über nervöse Komplikationen bei spez. kindl. Infektionskrankheiten. Ergebn. inn. Med. Kinderheilk. **28**, 598 (1925). — **Bogaert, L. van, P. Borremans, et L. Couvreur:** Réflexions sur 3 cas d'encéphalomyélite postmorbilleuse. Presse méd. **40**, 141 (1932). — **Bogaert, L. van:** Post-infectious encephalomyelitis and multiple sclerosis. J. Neuropath. exp. Neurol. **9**, 219 (1950). ~ Acute encephalitis in childhood. Brit. med. J. **1959**, 1199. — **Bolande, R.P.:** Significance and nature of inclusion-bearing cells in the urine of patients with measles. New Engl. J. Med. **265**, 919 (1961). — **Bonin, O.:** Grundlagen der Masernschutzimpfung. Mschr. Kinderheilk. **113**, 150 (1965). ~ Die Masernschutzimpfung. In: Herrlich, A.: Handbuch der Schutzimpfungen (im Druck). — **Brodtmann, J.:** Restbefunde und Spätschädigungen bei postinfektiöser und postvaccinaler Enzephalitis. Mschr. Kinderheilk. **78**, 162 (1939). — **Brogi, G., e D. Landucci:** Contributo allo studio delle encefaliti postmorbillose. Riv. Clin. pediat. **46**, 283 (1948). — **Büchler, L.:** Die Senkungsgeschwindigkeit der roten Blutkörperchen bei den akuten Infektionskrankheiten des Kindesalters. Z. Kinderheilk. **39**, 29 (1925). — **Burnstein, T., J. Frankel and J.H. Jensen** (zit. nach Vivell, 1960): Fed. Proc. **17**, 507 (1958). — **Buynak, E.B., H.M. Peck, A.A. Cramer, H. Goldner, and M.R. Hilleman:** Differentiation of virulent from avirulent measles strains. Amer. J. Dis. Child. **103**, 460 (1962).

Cabasso, V.J., J.E. Avanoato, K.H. Kiser, and M.R. Stebbins: Further evidence of immunologic dissimilarity of distemper (CD) and measles (M) viruses. Proc. Soc. exp. Biol. (N.Y.) **104**, 526 (1960). — **Cabasso, V.J., K.H. Kiser, and M.R. Stebbins:** Distemper and measles virus. I. Lack of immunogenic crossing in dogs and chickens. Proc. Soc. exp. Biol. (N.Y.) **101**, 227 (1959). — **Carlström, G.:** Neutralization of canine-distemper virus by serum of patients convalescent from measles. Lancet **II**, 344 (1957). ~ Comparative studies on measles and distemper viruses in suckling mice. Arch. ges. Virusforsch. **8**, 527 (1958). ~ Correlation between canine distemper and measles neutralizing capacities in human sera. Arch. ges. Virusforsch. **8**, 539 (1958). — **Cascardo, M.R., and D.T. Karzon:** Measles virus giant cell inducing fuctor (Fusion factor). Bact. Proc. **63**, 150 (1963). — **Chany, C., and M. Thomas:** Homeothermic cell culture in vitro. Amer. J. Dis. Child. **103**, 319 (1962). — **Chavigny, P.:** Un cas de rougeole chez un signe. Bull. méd. (Paris) **12**, 334 (1898). — **Christensen, P.E., H. Schmidt, O. Jensen, H.O. Bang, V. Anderson, and B. Jordal:** An epidemic of measles in Southern Greenland 1951 (Measles in Virgin Soil). I. Acta med. scand. **144**, 313 (1952). — **Clemens, H.W.:** Premeasles-encephalitis. J. Pediat. **22**, 731 (1943). — **Cohen, S.M., J. Gordon, F. Rapp, J.C. Macanlay, and S.M. Buckley:** Fluorescent antibody and complement-fixation test of agent isolated in tissue culture from measles patients. Proc. Soc. exp. Biol. (N.Y.) **90**, 118 (1955). — **Comby, J.:** s. Glanzmann, E. —

Conseil, E., et **Ch.-J. Nicolle**: Pouvoir préventive du serum d'un malade convalescent de rougeole. Bull. Soc. méd. Hôp. Paris **42**, 336 (1928). — **Corbett, E. U.**: The visceral lesion in measles, with a report of Kopliks spots in the colon. Amer. J. Path. **21**, 905 (1945). — **Cutchins, E. C.**: A comparison of the hemagglutination-inhibition, neutralization and complement fixation tests in the assay of antibody to measles. J. Immunol. **88**, 788 (1962). — **Cutchins, E. C.**, and **T. R. Deyhoff**: Photoinactivation of measles virus. Virology **17**, 420 (1962).

Davison, Ch., and **L. Friedfeld**: Acute encephalomyelitis following German measles. Amer. J. Dis. Child. **55**, 496 (1938). — **Debre, R.**, **H. Bonnet**, et **R. Broca**: Sur l'inhibition locale de l'éruption morbilleuse par l'injection préalable de serum de convalescent. C.R. Soc. Biol. (Paris) **89**, 70 (1923). — **Degkwitz, R.**: Zur Ätiologie der Masern. Zschr. Kinderheilk. **45**, 365 (1928). ~ Über Versuche mit Masernrekonvaleszentenserum. Zschr. Kinderheilk. **25**, 134 (1920). ~ Über Masernrekonvaleszentenserum. Zschr. Kinderheilk. **27**, 171 (1921). ~ Hdb. exper. Therapie, Serum u. Chemotherapie **1925**, 571. ~ Spezifisches Masernschutzserum vom Tier. Münch. med. Wschr. 181 u. 248 (1926). ~ The etiology of measles. J. infect. Dis. **41**, 307 (1927). ~ Züchtung des Masernerregers und Masernschutzimpfungen mit lebenden Erregern. Mschr. Kinderheilk. **22**, 186 (1922). — **Degkwitz, R.**, u. **J. B. Mayer**: Zur Züchtung des Masernvirus. Dtsch. med. Wschr. **62**, 1796 (1937). — **Dekking, F.**, and **K. McCarthy**: Propagation of measles virus in human carcinoma cells. Proc. Soc. exp. Biol. (N.Y.) **93**, 1 (1956). — **Dolgin, J.**, **S. Levine**, **F. S. Markham**, **V. Cabasso**, **M. Weichsel**, **I. M. Ruegsegger**, and **H. R. Cox**: Immunizing properties of live attenuated measles virus. J. Pediat. **57**, 36 (1960). — **Doutlik, S.**, and **M. Staninec**: Contribution to the problem of encephalopathy in measles. Acta Univ. Carol. Med. (Praha) **7**, 245 (1961). — **Duval, C. W.**, and **d'Aunoy**: Studies upon experimental measles (I). J. exp. Med. **35**, 257 (1922). ~ Studies upon experimental measles (II). J. exp. Med. **36**, 231 (1922). ~ Studies upon experimental measles (III). J. exp. Med. **36**, 239 (1922). — **Duval, C. W.**, and **R. J. Hibbard**: Further studies upon the etiology of measles. Zbl. Kinderheilk. **20**, 876 (1926). — **Dyer, J.**: s. Glanzmann, E.

Eckstein, A.: Encephalitis im Kindesalter. Ergebn. inn. Med. Kinderheilk. **36**, 494 (1929). — **Enders, J. F.**: Measles virus historical review, isolation and behaviour in various systems. Amer. J. Dis. Child. **103**, 282 (1962). — **Enders, J. F.**, **S. L. Katz**, and **D. N. Medearis jr.**: Recent advances in knowledge of the measles virus. Perspection in virology, p. 103, ed. by M. Pollard. New York: Jaohn Wiley & Sons 1959. — **Enders, J. F.**, **K. McCarthy**, **A. Mitus**, and **W. J. Cheatham**: Isolation of measles virus at autopsy in cases of giant-cell pneumonia without rash. New Engl. J. Med. **261**, 875 (1959). — **Enders, J. F.**, and **T. C. Peebles**: Propagation in tissue culture of cytopathogenic agents from patients with measles. Proc. Soc. exp. Biol. (N.Y.) **86**, 277 (1954). — **Enders, J. F.**, **T. C. Peebles**, **K. McCarthy**, **M. Milovanovic**, **A. Mitus**, and **A. Holloway**: Measles virus: a summary of experiments concerned with isolation, properties and behaviour. Amer. J. publ. Hlth. **47**, 275 (1957). — **Enders-Ruckle, G.**: Untersuchungen zum Mechanismus der Masernimmunität. Zbl. Bakt., I. Abt. Orig. **191**, 217 (1963). ~ Behringwerk-Mitteilungen **34**. ~ Diskussionsbemerkung zum Vortrag von Prof. O. Vivell. Mschr. Kinderheilk. **113**, 183 (1965). — **Enders-Ruckle, G.**, **R. Siegert** u. **U. Baum**: Die Maserndurchseuchung der westdeutschen Bevölkerung. Dtsch. med. Wschr. **90**, 285 (1965). — **Erdmann, G.**, u. **F. Thoenes**: Die Bedeutung der Allergie in der Pathologie des Kindesalters. Münch. med. Wschr. **102**, 75 (1960). — **Ewing, J.**: The epithelial cell changes in measles. J. infect. Dis. **6**, 1 (1909).

Fanconi, G.: Die abakteriellen Meningitiden. Ergebn. inn. Med. Kinderheilk. Alte Folge **57**, 399 (1939). — **Fenner, F.**: Pathogenesis of the viral exanthems as exemplified by mouse-pox (Infectious ectromelia of mice) in the pathogenesis and pathology of viral diseases, ed. by J. G. Kidd. New York: Columbia University Press, 1950. — **Ferraro, A.**, and **L. Roizin**: Hyperergic encephalomyelitides following exanthematic diseases, infectious diseases and vaccination. J. Neuropath. exp. Neurol. **16**, 423 (1957). — **Ferraro, A.**, and **J. H. Scheffer**: Encephalitis and encephalomyelitis in measles. Pathologic report of 6 cases. Arch. Neurol. Psychiat. (Chic.) **25**, 748 (1931). ~ Toxische Enzephalopathie bei Masern. Arch. Neurol. Psychiat. (Chic.) **27**, 1209 (1932). — **Feyrter, F.**: Über die Masernpneumonie. Virchows Arch. path. Anat. **255**, 753 (1925). ~ Die Histopathologie der Masern. Beiheft 2 der Wien. Z. inn. Med. (1947). — **Fiandaco, R.**: Plasmaprothrombin in measles. Pediatrica **54**, 420 (1946). — **Finkeldey, W.**: Über Riesenzellbefunde in den Gaumenmandeln, zugleich ein Beitrag zur Histopathologie der Mandelveränderungen im Maserninkubationsstadium. Virchows Arch. path. Anat. **281**, 323 (1931). — **Fischer, W.**: Über die Diagnose der Masern im Prodromalstadium. Ziegl. Beitr. **91**, 474 (1933). — **Fischl, R.**: Dtsch. med. Wschr. **1929**, 1540. — **Fjelde, A.**, and **O. H. Holtermann**: Chromosome studies in the hep 2 tissue culture cell line during infection with measles virus. Life Sciences **12**, 683 (1962). — **Flamm, H.**: Die pränatalen Infektionen des Menschen. Stuttgart: Georg Thieme 1959. — **Förster, A.**: Zur Pathologie der Masern. Jb. Kinderheilk. **48**, 86 (1898). — **Ford, F. R.**: The nervous complications of measles. Bull. Johns Hopk. Hosp. **43**, 140 (1928). — **Fox, M. J.**, **J. F. Kuzma**, and **J. D. Stuhler**: Measles encephalomyelitis. Amer. J. Dis. Child. **85**, 444 (1953). — **Frankel, J. W.**, **T. Burnstein**, **J. T. Deviney**, and **M. K. West**: Studies on isolates of measles virus. Bact. Proc. **57**, 76 (1957). — **Frankel, J. W.**,

T. **Burnstein**, and **K.M. West**: Propagation of measles virus in tissue cultures of dog kidney cells. Fed. Proc. **17**, 511 (1958). — **Frankel, J.W., H. Cooke, J.T. Deviney, M. Warner**, and **M.K. West**: Serological response of guinea pigs to inactivated measles virus. Bact. Proc. **58**, 58 (1958). — **Frankel, J.W.**, and **M.K. West**: Cultivation of measles virus in stable line of human amnion cells. Proc. Soc. exp. Biol. (N.Y.) **97**, 741 (1958). — **Frankel, J.W., E.A. Wilton, L. Potkonski**, and **W.P. Boger**: Measles vaccination (I). Serologic responses to vaccination with inactivated vaccine. Proc. Soc. exp. Biol. (N.Y.) **110**, 154 (1962). — **Friedemann, U.**: The spleen in measles. Amer. J. Dis. Child. **34**, 854 (1927). — **Fujita, M.**: Studies on animal experiments with measles virus. Virus (Osaka) **5**, 13 (1955) (in Japanese).

Gamo, I., Y. Kinoshita, N. Kuki, Y. Uehara, S. Yoneda, K. Kurumi, T. Inada, S. Toyozawa, G. Maruyama, M. Takahashi, and **K. Toyoshima**: Vaccination with egg passage measles virus by inhalation. Especially upon its clinical response and spread to the surroundings. Acta Paediat. Japon. **5**, 1 (1963). — **Gard, S.**: Vortrag auf dem Symposion über Standardisierung von Masernimpfstoffen. Lyon: Juni 1964. — **Gavrilov, W.**: Essai sur le virus de la rougeole. C.R. Soc. Biol. (Paris) **131**, 846 (1939). — **Ghosh, S.**, and **Dhatt, P.S.**: Complications of measles. Indian J. Child Hlth. **10**, 111 (1961). — **Gibbs, F.A., E.L. Gibbs, P.R. Carpenter**, and **H.W. Spies**: EEG-abnormality in "uncomplicated" childhood diseases. J. Amer. med. Ass. **171**, 1050 (1959). — **Gibbs, F.A.**, and **J.M. Rosenthal**: EEG in natural and attenuated measles. Amer. J. Dis. Child. **103**, 395 (1962). — **Gibbs, F.A., E.L. Gibbs, H.W. Spies**, and **P.R. Carpenter**: Common types of childhood encephalitis EEG and clinical relationships. Arch. Neurol. Psychiat. (Chic.) **10**, 1 (1964). — **Gillespie, J.H.**, and **D.T. Karzon**: A study of the relationship between canine distemper and measles in the dog. Proc. Soc. exp. Biol. (N.Y.) **105**, 547 (1960). — **Girardi, A.J.**: Virus susceptibility of serially cultivated human heart tissue cultures. Fed. Proc. **16**, 414 (1957). — **Girardi, A.J., J. Warren, C. Goldman**, and **B. Jeffris**: Growth and CF antigenicity of measles virus in cells deriving from human heart. Proc. Soc. exp. Biol. (N.Y.) **98**, 18 (1958). — **Goebel, F.**: Tuberkulöse Allergie und Masern. Z. Kinderheilk. **44**, 190 (1927). ~ Die Beeinflussung der Kindertuberkulose durch hinzutretende Infektionen. Ergebn. inn. Med. Kinderheilk. **36**, 126 (1929). — **Goldberger, J.**, and **J.F. Anderson**: An experimental demonstration of the presence of the virus of measles in the mixed buccal and nasal secretions. J. Amer. med. Ass. **57**, 476 (1911). ~ The nature of the virus of measles. J. Amer. med. Ass. **57**, 971 (1911). — **Goldberger, J.H.**: An early diagnostic sign in measles. Arch. Pediat. **41**, 427 (1924). — **Gordon, H.**, and **H.T. Knighton**: Experimental measles. The lymphoid tissues of animals inoculated with the virus of human measles. Amer. J. Path. **17**, 165 (1941). — **Goret, P., J. Fontaine, C. Mackoiveak**, et **C. Pilet**: Neutralisation du virus de la maladie de carré par le serum contre la peste bovine. C.R. Acad. Sci. (Paris) **248**, 2143 (1959). — **Gottstein, A.**: s. Glanzmann. — **Graefe, A. von**: Arch. Ophthal. **12**, II (1866). — **Gräff, S.**: Primärinfekt und Primärkomplex der Masern. Ein Beitrag zur „Allergie der pathologischen Anatomen". Dtsch. med. Wschr. **63**, 1357 (1937). — **Grancher, J. J.**: Bull. med. **1889**, 229. — **Greenberg, M., E. Appelbaum, O. Pellitteri**, and **D.T. Eisenstein**: Measles encephalitis. II. Treatment with Gammaglobulin. J. Pediat. **46**, 648 (1955). — **Greenfeld, J.G.**: Pathology of measles encephalomyelitis. Brain **52**, 171 (1929). — **Gresser, I.**, and **S.L. Katz**: Isolation of measles virus from urine. New Engl. J. Med. **263**, 452 (1960). — **Grist, N.R.**: The pathogenesis of measles. Review of the literature and discussion of the problems. Glasg. med. J. **31**, 431 (1950). — **Grob, P.**: Aktive Masernschutzimpfung. Schweiz. med. Wschr. **95**, 5 (1965).

Haas, R., O. Vivell, R. Gädecke, E. Signer, H. Schumacher u. **H. Berthold**: Virologische und klinische Beobachtungen nach aktiver Masernschutzimpfung. Dtsch. med. Wschr. **90**, 193 (1965). — **Hamilton, P.M.**, and **R.J. Hanna**: Encephalitis complicating measles. Amer. J. Dis. Child. **6**, 483 (1941). — **Haneke, K.**: Über Riesenzellen im Nasensekret während der Masern-Prodromi. Arch. Kinderheilk. **154**, 253 (1957). — **Hansen, K.**: Allergie, 3. Aufl. Stuttgart: Georg Thieme 1957. — **Hansen, P.**: Kombination von Masern und Pemphigoid. Arch. Kinderheilk. **165**, 72 (1962). — **Harnack, G.A. von**: Über die Durchseuchung von Großstadtkindern mit Infektionskrankheiten. Kinderärztl. Prax. **26**, 21 (1958). — **Hathway, B.M.**: Generalized dissemination of giant cells in lymphoid tissue in prodromal stage of measles. Arch. Path. **19**, 819 (1935). — **Hecht, V.**: Die Riesenzellenpneumonie im Kindesalter. Eine historisch-experimentelle Studie. Beitr. path. Anat. **48**, 263 (1910). — **Heck, W.**: Kinderärztl. Prax. **13**, 177 (1942). — **Hecke, F.**: Züchtungsversuche des Maul- und Klauenseuchevirus in Gewebekulturen. Zbl. Bakt., I. Abt. Orig. **116**, 386 (1930). — **Hecker, R.**: Cytologische und klinische Beobachtungen während der Maserninkubation. Z. Kinderheilk. **2**, 77 (1911). — **Hectoen, L.**: Experimental measles. J. infect. Dis. **2**, 238 (1905). — **Hectoen, L.**, and **H.E. Eggers**: Experimental measles in the monkey with special reference to the leukocytes. J. Amer. med. Ass. **57**, 1833 (1911). — **Heinzmann, K.**: Studien über die Züchtung des Masernvirus. Klin. Wschr. **18**, 629 (1939). — **Henoch, E.**: Vorlesungen über Kinderkrankheiten, Bd. 1, 9. Aufl. Berlin: A. Hirschwald 1897. — **Herrman, C.**: Immunization against measles. Arch. Pediat. **39**, 607 (1922). ~ Measles, incubation, infectivity, immunity, early manifestations. Med. Rec. (Am.) **87**, 752 (1915). — **Herzberg, M.**: Giantcells in the lymphoid tissue of the appendix in the prodromal stage of measles. J. Amer. med. Ass. **98**, 139 (1932). — **Hilleman, M. R.**, and **H. Goldner**: Perspectives for testing safety of live measles vaccine. Amer. J. Dis. Child. **103**, 484 (1962). — **Hilleman, M.R.**, **J. Stokes, jr.**, **E.B. Buynak**, **C.M. Reilly**, and **B. Hampil**: Immunogenic response to killed measles-virus vaccine. Amer. J. Dis. Child. **103**, 444 (1962). — **Hilleman, M.R.**, **J. Stokes, jr.**, **E.B. Buynak**, **R. Weibel**, **R. Holenda**, and **H. Goldner**: Studies of live attenuated measles virus vaccine in man. II. Appraisal of efficacy. Amer. J. publ. Hlth. **52**, No 2 Suppl. 44 (1962). — **Hlava, J.**: Transmissibility of measles. Zbl. Bakt. I, Referate **63**, 270 (1915). — **Hoekegna, M.T.**, **A.J.F. Schwarz**, **H.C. Palma**, and **P.A. Boyer**: Experimental vaccination against measles. II. Test of live measles and live distemper vaccine in human volunteers during a measles epidemic in Panama. J. Amer. med. Ass. **173**, 868 (1960). — **Holler, O.**: Ein Beitrag zum klinischen Verlauf der Masernenzephalitis. Arch. Kinderheilk. **170**, 153 (1964). — **Holliday, P.B.**: Pre-eruptive neurological complications of the commoncontagious diseases, rubella, rubeola and varicella. J. Pediat. **36**, 185 (1950). — **Home, F.**: Medical facts and experiments, vol. 8. London and Edinburgh: A. Miller 1759. — **Holmgren, E.B.**, et **E.G. Jacobsson**: Encephalomyelitis complicating measles. Ann. paediat. (Basel) **173**, 231 (1949). — **Hoogendoorn, D.**: Ned. T. Geneesk. **101**, 1074 (1957). — **Hornick, R.B.**, **A.E. Schluederberg**, and **F. McCrumb**: Vaccination with live attenuated measles vaccine. Amer. J. Dis. Child. **103**, 344 (1962). — **Hoyne, A.L.**, et **E.L. Slotkowski**: Frequency of encephalitis as a complication of measles. Amer. J. Dis. Child. **73**, 554 (1947). — **Hufeland, Ch. W.**: Bemerkungen über die natürlichen und geimpften Blattern, verschiedene Kinderkrankheiten und sowohl medizinische als diätetische Behandlung der Kinder. Berlin: 1798. — **Hunke, S.**: Der Arzt in der arabischen Kultur. In: Allahs Sonne über dem Abendland, Kap. 4. Stuttgart: Deutsche Verlagsanstalt 1964. — **Hurst, E.W.**, and **B. Cooke**: Experimental measles. Transmission of the disease to monkeys. Failure to transmit measles to rabbits. Cultivation of the virus on the chorio-allantoic membrane. Med. J. Aust. **1**, 323 (1941).

Imagawa, D.T., and **J.M. Adams**: Propagation of measles virus in suckling mice. Proc. Soc. exp. Biol. (N.Y.) **98**, 567 (1958). — **Imagawa, D.T.**, **P. Goret**, and **J.M. Adams**: Immunological relationships of measles, distemper and rinderpest virus. Proc. nat. Acad. Sci. (Wash.) **46**, 119 (1960). — **International Conference on Measles Immunization.** Amer. J. Dis. Child. **103**, 211 (1962).

Jacobsson, E.G., and **B. Holmgren**: Encephalomyelitis complicating measles. Ann. paediat. (Basel) **173**, 231 (1949). — **Janeway, C.A.**: Clinical use of human plasma fractionation. II. Gamma globulin in measles. J. Amer. med. Ass. **126**, 674 (1944). — **Jordan jr., W.S.**: Human nasal cells in continuous culture. II. Virus susceptibilities. Proc. Soc. exp. Biol. (N.Y.) **92**, 872 (1956). — **Josias, A.-H.**: Traitement des complications de la rougeole. Trib. méd. (Santiago) **30**, 211 (1898). — **Jürgensen, v. Pirquet, C. Koats**: s. Glanzmann. — **Jürgensen, v. Pirquet, C. Koch**: s. Glanzmann. — **Jurgelunas, A.**: Zur Frage der experimentellen Masern. Zbl. Bakt., I. Abt. Orig. **72**, 483 (1914).

Kallman, F., **J.M. Adams**, **R.C. Williams**, and **D.T. Imagawa**: Fine structure of cellular inclusions in measles virus infections. J. biophys. biochem. Cytol. **6**, 379 (1959). — **Karelitz, S.**, and **M. Eisenberg**: Measles encephalitis. Evaluation of treatment with adrenocorticotropin and adrenalcorticosteroids. Pediatrics **27**, 811 (1961). — **Karzon, O.T.**, **W. Winkelstein**, **P. Jenss**, **G.B. Gresham**, and **W.E. Nosker**: Field trial of inactivated measles vaccine. Amer. J. Dis. Child. **103**, 425 (1962). — **Kasahara, M.**, and **J. Ueda**: Experimental studies on measles. Jap. J. Path. **24**, 365 (1934). — **Katona, J.**: s. Mayer, J.B. — **Katz, S.L.**, **M.V. Miloranovic**, and **J.F. Enders**: Propagation of measles virus in cultures of chick embryo cells. Proc. Soc. exp. Biol. (N.Y.) **97**, 23 (1958). — **Katz, S.**, **J.F. Enders**, and **A. Holloway**: Use of Edmonston attenuated measles strain. A summary of three years experience. Amer. J. Dis. Child. **103**, 340 (1962). — **Kavamura, R.**: Studies on measles. Jap. med. World **2**, 31 (1922). — **Kawakubo, G.**: Experimental studies in virus of measles; transmission of virus through testicles of guinea pig. Kitasato Arch. exp. Med. **9**, 141 (1932). ~ Japan. J. Bacteriol. **443**, 149 (1932). — **Ker, C.B.**, and **J.C. Carballeira**: J. Amer. med. Ass. **77**, 377 (1921). — **Kersting, G.** u. **E. Pette**: Die experimentelle Polyneuritis. Dtsch. Z. Nervenheilk. **179**, 333 (1959). — **Kihoin, A.**: Smallpox epidemic in Mutankiang in Manchuria. Rep. 15th Ass. Microb., p. 144 (1941), zit. bei Arakawa, S.. — **Kleinschmidt, H.**: Die heutige Masernsterblichkeit in Deutschland. Kinderärztl. Prax. **10**, 128 (1939). — **Knauer, H.**, u. **Ph. H. Jaensch**: Nachweis einer einheitlichen Ätiologie bei den verschiedenen Formen der Encephalitis im Anschluß an Infektionskrankheiten im Kindesalter. Klin. Wschr. **11**, 2049 (1930). — **Koch, F.**: Masernprophylaxe mit Gamma-Globulin. Dtsch. med. Wschr. **79**, 1324 (1954). — **Köttgen, U.**, u. **G.W. Korting**: Zur Frage des Masernpemphigoids. Dtsch. med. Wschr. **89**, 2318 (1964). — **Kohn, A.**, and **D. Yassky**: Growth of measles virus in KB cells. Virology **17**, 157 (1962). — **Kohn, J.L.**, and **H. Koiransky**: Successive roentgenograms of the chest of children during measles. Amer. J. Dis. Child. **38**, 258 (1959). — **Koplik, H.**: Diseases of infancy and childhood. IIIrd Ed., New York and Philadelphia 1910. — **Koprowski, H.**: The role of hyperergy in measles-encephalitis. Amer. J. Dis. Child. **103**, 273 (1962). — **Kovacs, F.**, **P. Dudas** u. **K. Sarkozy**: Virusenzephalitiden im Kindesalter. Gyermekgyógyászat **12**, 257 (1961). — **Kraft, W.**: Zur Kritik der experimentellen Masernübertragung.

Z. ges. exp. Med. 81, 27 (1932). — **Krugman, S., J.P. Giles, A.M. Jacobs,** and **H. Friedman:** Studies with a further attenuated live measles-virus vaccine. Pediatrics **31**, 919 (1963). — **Krugman, S., J.P. Giles, H. Friedman,** and **S. Stone:** Studies on immunity to measles. J. Pediat. **66**, 471 (1965).

La Bocetta, A.C., and **A.S. Tornay:** Measles encephalitis. Amer. J. Dis. Child. **107**, 247 (1964). — **Lagoniero, F., V. Mormone** u. **M. Durante:** Klinisch-statistische Untersuchungen und therapeutische Erwägungen über eine Masernepidemie in der Real Casa Santa dell'Annunziata. Pediatria (Napoli) **68**, 1025 (1960). — **Lange, F.C., Ch. M. Simon** u. **J. Ströder:** Über Masern und Masernimpfung. Münch. med. Wschr. **105**, 229 (1963). — **Later:** s. Arakawa. — **Lato, M.:** Minerva pediat. **5**, 69 (1953). — **Leiner, C.:** Über einige Versuche einer intravitalen Züchtung von Bakterien in Kantharidenblasen und über die Konservierung von pathogenen Keimen in Blutegeln. Med. Klin. **23**, 1733 (1927). ~ Fortbildungskurse Wien. med. Fak. **1925**, 34. — **Leo, H.:** Jb. Kinderheilk., Berlin **47**, 70 (1898). — **Levy, L.,** and **E. Roseman:** EEG-studies of the encephalopathies (III. Serial studies in measles encephalitis). Amer. J. Dis. Child. **88**, 5 (1954). — **Liebig:** s. Glanzmann. — **Litvak, A.M., I.J. Sands,** and **H. Gibel:** Encephalitis complicating measles. Report of 56 cases with follow-up studies in 32. Amer. J. Dis. Child. **65**, 265 (1943). — **Lorenz, E.,** u. **H. Kaloud:** Klinische Beiträge zur Masernencephalomyelitis. Z. Kinderheilk. **76**, 175 (1955). — **Lorenz, E.,** u. **W. Lazarini:** Zur Pathogenese und Klinik des Masernpemphigoids. Arch. Kinderheilk. **163**, 48 (1960). — **Lorenz, E.,** u. **R. Hinrichs:** Neue öst. Z. Kinderheilk. **6**, 211 (1961). — **Lorenz, E.,** u. **E. Rossipal:** Glucocorticoidausscheidung bei kindlichen Masern. Arch. Kinderheilk. **172**, 251 (1965). ~ Zur Frage der Resistenzverminderung bei Masern. Mschr. Kinderheilk. **113**, 161 (1965). — **Lucas, W.P.,** and **E.L. Prizer:** J. med. Res. **26**, 181 (1912). — **Lust, F.:** Die paramorbillöse Enzephalitis und ihre Folgen. Mschr. Kinderheilk. **36**, 284 (1926). — **Lyell, A.:** Toxic epidermal necrolysis: eruption resembling scalding of skin. Brit. J. Derm. **68**, 355 (1956).

Malcolm, Campell, and **R. Debré:** s. Glanzmann. — **Mallory, F.B.,** and **E.M. Medlar:** The skin lesion in measles. J. med. Res. **41**, 327 (1920). — **Manicus:** s. Glanzmann. — **Manson, M., W.P.D. Logan,** and **R.M. Loy:** Rubella and other virusinfection during pregnancy. Ministry of Health Reports on Public Health and Medical Subjects, No. 101. London: H.M.S.O. 1960. — **Markham, F.S.:** Viral content and stability of live measles-vaccines. Amer. J. Dis. Child. **103**, 437 (1962). — **Marotta, G.:** Sull' etiologia del morbillo (contributo sperimentale). Reforma méd. **1939**, 1347. — **Mason, R.J.,** and **D.J. Tittus:** The cytopathology by virulent and attenuated strains of measles virus. Bact. Proc. **62**, 148 (1962). — **Masugi, M.,** u. **G. Minami:** Über einen Fall von Masern mit Riesenzellenbildung an Luftwegen, Mund und Rachenschleimhaut über die Einschlüsse an Masernriesenzellen. Beitr. path. Anat. **101**, 483 (1938). — **Matumoto, M., M. Mutai, H. Ogiwara,** et **M. Nakamura:** Proliferation du virus rougeoleux en culture de cellules renales bovines. C.R. Soc. Biol. (Paris) **155**, 1192 (1961). — **Mayer, J.B.:** Studien über das Masernvirus. Arch. Hyg. (Berl.) **126**, 285 (1941). ~ Klinik und moderne Therapie der akuten Lungenerkrankungen im Kindesalter. Saarl. Ärztebl. Nr. 6 (1956). — **Mayer, J.B., R. Rieder** u. **B. Dillschneider:** Die Inkubationsenzephalitis. Dtsch. med. Wschr. **86**, 1948 u. 2008 (1961). — **Mayer, J.B.:** Erfahrungen mit der konservativen Behandlung der Osteomyelitis aus der Sicht des Kinderarztes. Verhandlungen der deutschen Orthopädischen Gesellschaft 51. Kongreß Frankfurt/M.: Stuttgart: Ferdinand Enke 1965. — **Mayer, J.B.,** u. **S. Roscher:** Zur Pathogenese der Masernencephalitis (im Druck). — **McCarthy, K.:** Measles. Brit. med. Bull. **15**, 201 (1959). — **McCrumb, F.R. et al.:** Studies with live attenuated measles-virus vaccine. Amer. J. Dis. Child. **101**, 689 (1961). — **McCrumb, F.R., S. Kress,** and **M.J. Snyder:** Quantitative aspects of attenuated measles virus infection. Amer. J. Dis. Child. **103**, 443 (1962). — **McKhann, C.F.:** The prevention and modification of measles. J. Amer. med. Ass. **109**, 2034 (1937). — **McMath, W.F.T.:** Measles meningoencephalomyelitis. Brit. med. J. **2**, 789 (1954). — **Meio, J.L. de:** Measles virus hemolysin. Virology **16**, 342 (1962). — **Meyer, E.,** u. **R.K. Byers:** Masernenzephalitis. Eine katamnestische Studie an 16 Patienten. Amer. J. Dis. Child. **84**, 543 (1952). — **Miller, D. L.:** Frequency of complications of measles 1963. Brit. med. J. **2**, 75 (1964). — **Milovanovic, M.V., J.F. Enders,** and **A. Mitus:** Cultivation of measles virus in human amnion cells and in developing chick embryo. Proc. Soc. exp. Biol. (N.Y.) **95**, 120 (1957). — **Mitus, A.:** Discussion of papers on measles virus. Amer. J. Dis. Child. **103**, 331 (1962). — **Mitus, A., J.F. Enders, J.M. Craig,** and **A. Holloway:** Persistence of measles and depression of antibody formation in patients with giant-cell after measles. New Engl. J. Med. **261**, 892 (1962). — **Mitus, A., A. Holloway, A.E. Evans,** and **J.F. Enders:** Attenuated measles vaccine in children with acute leukaemia. Amer. J. Dis. Child. **103**, 413 (1962). — **Mocic, M.,** et **M. Petrovic:** Observations cliniques sur l'épidémie de la rougeole en 1957. Med. Glas. **13**, 209 (1959). — **Möbus, L.:** Aufflammen abgeklungener Tuberkulinreaktionen im Prodromalstadium der Masern. Kinderärztl. Prax. **25**, 120 (1957). — **Möller, W.:** Beiträge zur Statistik der Ma: sernepidemien mit besonderer Berücksichtigung der 1887er Münchener Masernepidemie. Dissertation, Würzburg 1896. — **Moll, H.:** Erblindung nach Masern. Arch. Kinderheilk. **155** 186 (1957). — **Morley, D.C.:** Measles in Nigeria. Amer. J. Dis. Child. **103**, 230 (1962). —

Moore, E., u. **H. A. McCordock**: Enzephalomyelitis und hämorrhagische Viruspneumonie bei Masern. Arch. Neurol. **32**, 560 (1932). — **Moore, R. A.**, and **P. Gross**: Giant cells in inflammations of the lung in children. Amer. J. Dis. Child. **40**, 247 (1930). — **Moro, E.**: Über einen bemerkenswerten Fall von Maserninfektion. Mschr. Kinderheilk. **14**, 4 (1918). — **Moro, E.**, u. **A. Keller**: Immunbiologische Masernstudien. Klin. Wschr. **4**, 1719 (1925). — **Mule, F.**: Su di un caso di encefalomielopatia durante la reazione vaccino-vaiolosa. Pediatria (Napoli) **60**, 330 (1952). — **Musser, S. J.**, and **G. E. Underwood**: Studies on measles virus. II. Physical properties and inactivation studies of measles virus. J. Immunol. **85**, 292 (1960). — **Mutai, M.**: Isolation and identification of measles virus. Jap. J. exp. Med. **29**, 283 (1959). ~ Personal communication (1963).

Nagashima, H.: Experimental studies on mouse-fixed measles virus. I. Mouse fixation test of the developing hen's egg passaged virus. (In Japanese). Japan. J. Bacteriol. **13**, 403 (1958). — **Nakamura, M.**: Variola virus in urine as the source of smallpox. Acta med. Hokkaido **15**, 1813 (1937). — **Nakamura, Y.**, and **M. Nakamura**: Carrier of smallpox agent. Tokyo med. J. **59**, 73 (1935). — **Neurath, A. R.**: Separation of a haemolysin from myxoviruses and its possible relationship to normal chorio-allantoic membrane cells. Acta virol. **8**, 154 (1964). — **Nichols, W. W.**, **A. Levan**, **B. Hall**, and **G. Östergren**: Measles Associated Chromosome Breakage. Hereditas (Lund) **48**, 367 (1962). — **Nichols, W. W.**, **A. Levan**, **R. Kato**, **S. Krugman**, and **J. P. Giles**: Measles-associated chromosome breakage during disease and under influence of live attenuated vaccine. J. Pediat. **63**, 742 (1963). — **Nicola, P.**: Ricerche sul comportamento del quadro proteico elettroforetico nel morbillo. Minerva pediat. **8**, 1312 (1956). — **Nicolle, C.**, and **E. Conseil**: Pouvoit préventif du serum d'un malade convalescent de rougeole. Bull. Soc. méd. Hôp. Pa ris **42**, 336 (1918). — **Nilsby, J.**: Non-bacterial meningo encephalitides in children with special reference to spontaneous postcatarrhal and varicella meningo-encephalitis. Acta paediat. (Uppsala) **43**, 99 Suppl. (1954). — **Norrby, E.**: Hemagglutination by measles virus. I. The production of hemagglutinin in tissue culture and influence of different conditions on the hemagglutinating system. Arch. ges. Virus-forsch. **12**, 153 (1962). ~ Hemagglutination by measles virus. II. Properties of the hemagglutination and of the receptors on the erythrocytes. Arch. ges. Virusforsch. **12**, 164 (1962). ~ Hemagglutination by measles virus. III. Identification of two different hemagglutinins. Virology **19**, 147 (1963). ~ Hemagglutination by measles virus. IV. A simple procedure for production of high potency antigen for hemagglutination-inhibion (HI) test. Proc. Soc. exp. Biol. (N.Y.) **111**, 814 (1962).

Oddo, F. G., **R. Flaccomio**, and **A. Sinatra**: "Giant-cell" and "strand-forming" cytopathic effect of measles virus lines conditioned by serial propagation with diluted or concentrated inoculum. Virology **13**, 550 (1961). — **Odessky, L.**, **A. von Bedo**, **K. G. Jennings**, and **I. C. Sands**: Therapeutic doses of gamma-globulin in the treatment of measles encephalitis and encephalomyelitis. J. Pediat. **43**, 536 (1953). — **Ogawa, Y.**: Study on measles. J. Kyoto prefect. Coll. Med. **58**, 805 (1955). — **Okuno, Y.**: Vaccination with egg passage measles virus by inhalation. Amer. J. Dis. Child. **103**, 381 (1962). — **Okuno, Y.**, **M. Takahashi**, **K. Toyoshima**, **T. Yamamura**, **T. Sugai**, **R. Nakamura**, and **N. Kunita**: Studies on the prophylaxis of measles with attenuated living virus. III. Inoculation tests in man and monkey with chick embryo passage measles virus. Biken's J. **3**, 115 (1960). — **Oldershausen, H. F. v.**, u. **W. Wudtke**: Zur Klinik und Cortisonbehandlung der Masernenzephalitis. Berlin. med. Z. **7**, 460 (1956).

Palm, C. R., and **F. L. Black**: A comparison of canine distemper and measles virus. Proc. Soc. exp. Biol. (N.Y.) **107**, 588 (1961). — **Pampiglione, G.**: Prodromal phase of measles. Brit. med. J. **1964**, 5420, 1296. — **Panum, P. L.**: Observations made during the epidemic of measles on the Faroe Islands in the year 1846. Med. Classics **3**, 829 (1939). — **Papp, K.**: Fixation du virus morbilleux aux leucocytes du sang dès la période d'incubation de la maladie. Bull. Acad. nat. Méd. (Paris) **117**, 46 (1937). ~ Expériences prouvant que la voie d'infection de la rougeole est la contamination de la muqueuse conjunctivale. Rev. Immunol. (Paris) **20**, 27 (1956). — **Paulett, J. D.**: s. Glanzmann. — **Peart, A. F. W.**, and **F. P. Nagler**: Measles in the Canadian Arctic, 1952. Canad. J. publ. Hlth. **45**, 146 (1954). — **Peck, F. B.**: Vortrag, Symposium über Standardisierung von Masernimpfstoffen und Röteln-Serologie, Lyon 18.—20. 6. 1964. — **Peebles, T. C.**, **K. McCarthy**, **J. F. Enders**, and **A. Holloway**: Behaviour of monkeys after inoculation of virus derived from patients with measles and propagated in tissue cultures together with observations on spontaneous infections of these animals by an agent exhibiting similar antigenic properties. J. Immunol. **78**, 63 (1957). — **Pellegrini, U.**, e **S. Lo Bianco**: Il comportamento del quadro elettroforetico del siero dell' aminoacidemia, dell' aminoaciduria e dell' U-totale urinaria nella poliomielite a. a. e. nel morbillo. G. Clin. med. **38**, 961 (1957). — **Peries, J. R.**, et **C. Chany**: Activité hémagglutinante et hémolytique du virus morbilleux. C.R. Acad. Sci. (Paris) **251**, 820 (1960). — **Petenyi, Ç.**: s. Glanzmann. — **Peterman, M. G.**, and **M. J. Fox**: Encephalitis als Masernkomplikation. Amer. J. Dis. Child. **46**, 512 (1933). ~ Post measles encephalitis. Amer. J. Dis. Child. **57**, 1253 (1939). — **Pette, E.**: Die akut entzündlichen Erkrankungen des Nervensystems. Leipzig 1942, S. 426. In: Handbuch der Neurologie von Bumke, O., u. O. Foerster, XIII. Bd. (1936). ~ Die abakteriellen Meningoencephalomyelitiden. Mschr. Kinderheilk. **100**, 155 (1952). ~ Die Virusmeningitis. Dtsch. Z. Nervenheilk. **171**, 261 (1954). — **Pette, E.**, u. **H.H. Bauer**: Zur Ätiologie und Pathogenese der multiplen Sklerose. Dtsch. med. Wschr. **84**, 2061 (1959) und **84**, 2115 (1959). — **Pette, E.**, u. **H. Kalm**: Die entzündlichen Erkrankungen des Gehirns und seiner Häute. In: Handbuch der Inneren Medizin, von Bergmann, G., W. Frey u. H. Schwiegk, V. Bd. Berlin-Göttingen-Heidelberg: Springer 1953. — **Pfaundler, von**: Zur Masernprophylaxe. Münch. med. Wschr. **1921**, 277. ~ Schutzimpfung und Heilserumbehandlung bei Masern. Mschr. Kinderheilk. **44**, 268 (1929). — **Pietsch, J.**, u. **I. Schindling**: Katamnestische Untersuchungen an kindlichen Encephalitispatienten. Z. Kinderheilk. **81**, 645 (1958). — **Pilevska**: s. Glanzmann. — **Pinkerton, H., W.L. Smiley**, and **W.A.D. Anderson**: Giant cell pneumonia with inclusions. A lesion common to Hecht's disease, distemper and measles. Amer. J. Path. **21**, 1 (1945). — **Pirquet, C. von**: Das Bild der Masern auf der äußeren Haut. Z. Kinderheilk. **6**, 1 (1913); Monographie, Berlin: Springer 1913. ~ Das Verhalten der kutanen Tuberkulinreaktion während der Masern. Dtsch. med. Wschr. **1908**, 1297. — **Plotz, H.**: Culture «in vitro» du virus de la rougeole. Bull. Acad. Méd. (Paris) **119**, 598 (1938). — **Plowright, W., J.G. Cruickshank**, and **A.P. Waterson**: The morphology of rinderpest virus. Virology **17**, 118 (1962). — **Plowright, W.**, and **R.D. Ferris**: Cyto-pathogenicity of rinderpest virus in tissue culture. Nature (Lond.) **179**, 316 (1957). ~ Studies with rinderpest virus in tissue culture. I. Growth and cytopathogenicity. J. comp. Path. **69**, 152 (1959). ~ II. Pathogenicity for cattle of culture-passaged virus. J. comp. Path. **69**, 173 (1959). — **Podding, G.**, u. **G. Ciaccheri**: Über einen Fall von akuter cerebellarer Ataxie im Prodromalstadium der Masern. Aggiorn. pediat. **12**, 181 (1961). — **Polding, J.B.**, and **R.M. Simpson**: A possible immunological relationship between canine distemper and rinderpest. Vet. Rec. **69**, 582 (1957). — **Pollak, O. J.**: s. Glanzmann. — **Preisich, H.**: Mitt. Budapester Ärzteverein, 1907.

Radermecker, J.: Systématique et électroencéphalographie des encéphalitis et encéphalopathie. Paris: Masson & Cie 1956. ~ Das Elektroencephalogramm bei den Encephalitiden. Encephalopathien des Kindesalters. Nervenarzt **31**, 529 (1960). — **Radl, H.**: Akut-hämorrhagische Pankreatitis bei Masern. Kinderärztl. Prax. **6**, 264 (1957). ~ Zerebrale Komplikationen bei Infektionskrankheiten. Münch. med. Wschr. **101**, 2163 (1959). — **Rake, G.**: Experimental investigation of measles. J. Pediat. **23**, 376 (1934). — **Rake, G.**, and **M.F. Shaffer**: Propagation of the agent of measles in the fertile hen's egg. Nature (Lond.) **144**, 672 (1939). ~ Resistance of measles virus to ether. J. Bact. **39**, 401 (1940). ~ Studies on measles. I. The use of the chorioallantois of the developing chicken embryo. J. Immunol. **38**, 177 (1940). — **Rake, G., M.F. Shaffer**, and **H.P. Jones**: Studies on measles. III. The use of tissue culture in propagation of measles virus. J. infect. Dis. **69**, 65 (1941). — **Rapp, F.**: Observation of measles virus infection of human cells. III. Correlation of properties of clones of Hep-2-cells with their susceptibility to infection. Virology **10**, 86 (1960). — **Ravina, A.**: Le diagnostic histologique de la rougeole; l'appendicite rubéolique. Presse méd. **I**, 821 (1937). — **Redlich, F.**, u. **Z. Maternowska**: Beitrag zur Hämatologie der Masern. Mschr. Kinderheilk. **1928**, 178. — **Reismann, H.A.**, and **A.S. Rosen**: Encephalitis complicating measles. Amer. J. Dis. Child. **66**, 597 (1943). — **Reissig, M.**: Electron microscopic study of the cytopathic changes induced by measles virus. Fed. Proc. **17**, 532 (1958). — **Reissig, M., F.L. Black**, and **J.L. Melnik**: Formation of multinucleated giant cells in measles virus infected cultures deprived of glutamine. Virology. **2**, 836 (1956). — **Rhases**: s. Hunke, S. — **Ribadeau-Dumas**: Bull. méd. Hôp. Paris **1918**, 147. — **Richet, C.**: Bull. Soc. Biol. **170** (1902). — **Rilliet** et **Barthez**: Traité des maladies des enfants. T. 3, 280, zit. nach Ford, F.R. (1928). — **Ristori, C.,H. Boccardo, I.M. Borgono**, and **R. Armijo**: Medical Importance of measles in Chile. Amer. J. Dis. Child. **103**, 236 (1962). — **Ritossa, P.**, u. **F. Mule**: Versuche zur Züchtung des Masernvirus auf der Chorioallantois des Hühnerembryos. Arch. ges. Virusforsch. **2**, 53 (1943). — **Robbins, F.D.**: Measles. Clinical features. Amer. J. Dis. Child. **103**, 266 (1962). — **Roberts, G.B.S.**, and **A.D. Bain**: The pathology of measles. J. Path. Bact. **76**, 111 (1958). — **Roeder-Kutsch, Th.**: Encephalitis nach Varizellen. Arch. Psychiat. Nervenkr. **177**, 514 (1944). — **Rohrböck**: s. Glanzmann. — **Roos, B.**: Komplikationen seitens des ZNS bei Morbilli. Acta paediat. **30**, 123 (1942). — **Rooyen, C.E. van**, and **A.J. Rhodes**: Virus diseases of man. The virus of measles, rabbits, guinea pigs (p. 227). New York: Thomas Nelson & Sons 1948. — **Roscher, S.**: Die Bedeutung der zerebralen Vorschädigung des Kindes für die Anfälligkeit gegen die Masernenzephalitis (Inauguraldissertation 1967). — **Rosenfeld, G.B.**: s. Glanzmann. — **Rosen, L.**: Hemagglutination and hemagglutination inhibition with measles virus. Virology **13**, 139 (1961). — **Rosanoff, E.I.**: Hemagglutination and hemadsorption of measles virus. Proc. Soc. exp. Biol. (N.Y.) **106**, 563 (1961). — **Ruckle, G.**: Measles in humans and in monkeys. Report of isolation from cynomolgus monkeys of an agent immunologically related to human measles virus. Fed. Proc. **15**, 610 (1956). ~ Studies with measles virus. I. Propagation in different tissue cultures systems. J. Immunol. **78**, 330 (1957). — **Ruckle, G.**, and **K.D. Rogers**: Studies with measles virus. II. Isolation of virus and immunologic studies in persons who have had the natural disease. J. Immunol. **78**, 341 (1957). ~ Studies with measles virus. III. Attempts at isolation from post mortem human tissue. J. Immunol. **79**, 361 (1957). ~ Studies with the monkey-intra-nuclear-inclusion-agent (MINIA) and formy-agent derived from spontaneously degenerating monkey kidney cultures. I. Isolation and tissue culture behavior of the agents and identification of MINIA as closely related to measles virus. Arch. ges. Virusforsch. **8**, 139 (1958). ~ Studies with the monkey-intra-nuclear-inclusion-agent (MINIA) and formy-agent. II. Immunologic and epidemiologic observations in monkeys in a laboratory colony. Arch. ges. Virusforsch. **8**, 167 (1958). — **Rudder, B. de**: Die akuten Zivilisationsseuchen. Leipzig: Georg Thieme 1934. — **Rühling, O.**: Über einen Fall von Masern-Frühenzephalitis. Ärztl. Wschr. **11**, 453 (1956).

Saburi, Y., H. Ogiwara, M. Mutai, S. Kodera, et **M. Matumoto**: Anticorps contre le virus rougeoleux dans le sang des singes au jardin zoologique et au laboratoire. C.R. Soc. Biol. (Paris) **155**, 1181 (1961). — **Saburi, Y., H. Ogiwara, M. Mutai**, et **M. Matumoto**: Anticorps contre le virus de la rougeole chez le singe, Macaca irus, importé au Japon. C.R. Soc. Biol. (Paris) **155**, 1178 (1961). — **Sacrez, R., J.E. Gruner, E. Herrade, A. Masson**, et **I. Lavillaureix**: Etude de 28 cas d'encéphalites aigues de l'enfant. Arch. franç. Pédiat. **785** (1964). — **Sato, T.**: Experimental studies on measles virus. Rep. II. Transmission test of mouse-adapted measles virus to monkeys. J. Jap. Assoc. inf. Dis. **33**, 379 (1959). — **Sauer, R.M.**, and **H.C. Fegley**: The roles of infectious and non-infectious diseases in monkey health. Ann. N.Y. Acad. Sci. **85**, 866 (1960). — **Sawchuk, S., A.C. La Bocetta, A. Tornay, A. Silverstein**, and **A.R. Peale**: Measles encephalitis studie of 50 cases. Amer. J. Dis. Child. **78**, 844 (1949). — **Scarabicchi, S.**: Ein seltener Fall von Masernenzephalopathie, aufgetreten im Prodromalstadium. Aggiorn. Mal. Infez. **3**, 127 (1957). — **Selbiger, G.**: Pemphigoide (bullöse) Masern und Pemphigus bei Masern. Z. Kinderheilk. **37**, 325 (1924). — **Seligman, S.J.**, and **F. Rapp**: A variant of measles virus in which giant cell formation appears to be genetically determind. Virology **9**, 143 (1959). — **Sellard, A.W.**, and **G.M. Bigelow**: Investigation of the virus of measles. J. med. Res. **42**, 241 (1921). — **Sensemann, L.A.**: Myelitis complicating measles. Arch. Neurol. **53**, 309 (1945). — **Sergiev, P.G., N.E. Ryarantseva**, and **I.G. Shroit**: The dynamics of pathological processes in experimental measles in monkeys. Acta virol. **4**, 265 (1960). — **Shaffer, M.F., G. Rake, J. Stokes jr.**, and **G.C. O'Neil**: Studies on measles. II. Experimental disease in man and monkey. J. Immunol. **41**, 241 (1941). — **Shaffer, M.F., G. Rake**, and **H.L. Rhodes**: Isolation of virus from patient with fatal encephalitis complicating measles. Amer. J. Dis. Child. **64**, 815 (1942). — **Sherman, F.E.**, and **G. Ruckle**: In vivo and in vitro cellular changes specific for measles. Arch. Path. **65**, 587 (1958). — **Shingu, M.**, and **Y. Nakagawa**: Studies on the measles virus, the isolation of measles virus on HeLa cells and immunological and morphological properties of the isolated agents. Kurume med. J. **7**, 82 (1960). — **Silhar, A.S.**, and **A.M. Maru**: Complications of measles. Indian J. Child Hlth. **7**, 448 (1958). — **Smorodintsev, A.A., L.M. Boichuk**, and **E.S. Shikina**: Isolation attempts and investigations on measles virus strain. Works of the Pasteur Institute Leningrad **17**, 61 (1958). — **Smorodintsev, A.A., L.M. Boichuk, T.B. Batanova, L.V. Bystryakova**, and **T.V. Peradge**: Clinical and immunological response to live tissue culture vaccine against measles. Acta virol. **4**, 201 (1960). ~ Immunity in children vaccinated with live measles vaccine (Vop.) Virus **1**, 59 (1961). — **Solomons, G., Ch. A. Markman**, and **E.C. West**: Measles encephalitis. Pediatrics **11**, 473 (1953). — **Soucek, A.**: Masernbeobachtungen, insbesondere über das Auftreten eines prodromalen Exanthems. Med. Klin. **1927**, 1689. — **Spatz, H.**: Enzephalitis. In: Handbuch der Geisteskrankheiten, von O. Bumke, XI. Bd., VII, 157. Berlin: Springer 1930. — **Speranza**: zit. nach Mayer, J.B. — **Spielmeyer, W.**: Vergleichende anatomische Betrachtungen über einige Enzephalitiden, insbesondere über den Typus der Impfenzephalitis. Z. Hyg. Infekt.-Kr. **113**, 170 (1929). ~ Die nichteitrige Encephalitis im Kindesalter. Mschr. Kinderheilk. **44**, 195 (1929). — **Suzuki, N., H. Taniguchi, T. Yasui**, and **K. Hayakawa**: Experimental studies on measles, especially on virus isolation by tissue cultures. Virus **9**, 60 (1958). — **Suzuki, N., T. Tanino, Y. Shigematsu, T. Yasui, I. Kiji, H. Takahashi, M. Yamaguchi, T. Taraki**, and **S. Okamura**: Studies on measles. Japan. J. Bacteriol. **15**, 1091 (1960). — **Swanson, B.E.**: Measles meningoencephalitis. A summary of 24 cases treated at Grasslands over a 10 year period. J. Dis. Child. **92**, 272 (1956). — **Sydenham, Th.**, u. **Morton**: s. Glanzmann. — **Scheffner, D.**, u. **H. Doose**: Zur Diagnose und Prognose der akuten Hemiplegie im Kindesalter. Mschr. Kinderheilk. **112**, 248 (1964). — **Scheidegger, J.J.**: Int. Arch. Allergy **7**, 103 (1955). — **Schluederberg, A.E.**: Separation of measles virus particles in density gradients. Amer. J. Dis. Child. **103**, 291 (1962). — **Schluederberg, A.E.**, and **B. Roizman**: Separation of multiple antigenic components of measles virus by equilibrium sedimentation in cesium chloride. Virology **16**, 80 (1962). — **Schreiter, G.**, u. **O. Luther**: Masernverlauf unter Prednisontherapie. Kinderärztl. Prax. **33**, 97 (1965). — **Schulze, E.**: Masern bei einem 4 Tage alten Brustkind. Dtsch. med. Wschr. **1921**, 271. — **Schwarz, A.J.F.**, and **L.W. Zirbel**: Propagation of measles virus in nonprimate tissue culture. I. Propagation in bovine kidney tissue culture. Proc. Soc. exp. Biol. (N.Y.) **102**, 711 (1959). — **Schwarz, A.J.F., P.A. Boyer, L.W. Zirbel**, and **C.J. York**: Experimental vaccination against measles. I. Tests of live measles vaccine and distemper vaccine in monkeys and 2 human volunteers under laboratory conditions. J. Amer. med. Ass. **173**, 861 (1960). — **Schwarz, A.J.F.**: Preliminary tests of a highly attenuated measles vaccine. Amer. J. Dis. Child. **103**, 386 (1962). ~ Immunization against measles. Development and evaluation of a highly attenuated live measles vaccine. Ann. paediat. (Basel) **202**, 241 (1964). — **Staalen**: zit nach Weisse, K. — **Steen, J.**: Morbilli-encefalitt. Nord. Med. **52**, 1468 (1954). — **Steiner, F.**: Jb. Kinderheilk. 346, Berlin 1874. — **Steinschneider, E.**: Masern bei einem 9 Tage alten Säugling. Dtsch. med. Wschr. **1914**, 441. — **Ströder, J.**: Klinische Gesichtspunkte zur aktiven Masernschutzimpfung. Arch. Kinderheilk. **171**, 106 (1964). — **Stryker, W. A.**: Disseminated giant cell reaction. A possible prodrome of measles. Amer. J. Dis. Child. **59**, 468 (1940).

Taneja, P. N.: Importance of measles to India. Amer. J. Dis. Child. **103**, 226 (1962). — **Taniguchi, H.**: Experimental studies on the measles virus. Rep. I. Isolation of virus and its serological identification. J. Kyoto prefect. Coll. Med. **65**, 195 (1959). ~ Experimental studies on the measles virus. Rep. II. Study on the tissue culture of measles virus. J. Kyoto prefect. Coll. Med. **65**, 235 (1959). — **Taniguchi, H., K. Nishikawa**, and **N. Mizutame**: Prophylactic and therapeutic effects on measles by refined gamma-globulin from horse plasma superimmunized with mouse brain adapted measles virus strain. J. Kyoto prefect. Coll. Med. **65**, 125 (1959). — **Taniguchi, T., J. Kamahora, S. Kato**, and **K. Hagiwara**: Pathology in monkeys experimentally infected with measles virus. Med. J. Osaka Univ. **5**, 367 (1954). — **Taniguchi, T., Y. Okuno, A. Aoyama**, and **K. Kusumoto**: Detection of measles virus in egg culture and studies on the prophylactic inoculation with living measles virus. Med. J. Osaka Univ. **6**, 1013 (1956). — **Taniguchi, T., H. Hosokawa, S. Kuga**, and **K. Terada**: Experimental study on virus of measles. Jap. J. exp. Med. **13**, 577 (1935). — **Tawara, J. T., J. R. Goodman, D. T. Imagawa**, and **J. M. Adams**: Fine structure of cellular inclusions in experimental measles. Virology **14**, 410 (1961). — **Terragna, A.**: Katamnestische Erhebungen bei Fällen von Encephalitis nach Masern, welche mit Cortison behandelt wurden. Minerva pediat. **11**, 751 (1959). — **Thalhammer, O.**: Die neuroallergische Theorie über die Genese der parainfektiösen Encephalitis. Neue öst. Z. Kinderheilk. **3**, 57 (1958). — **Tompkins, V.**, and **J. C. Macaulay**: A characteristic cell in nasal secretions during prodromal measles. J. Amer. med. Ass. **157**, 711 (1955). — **Töndury, G.**: Über die Wirkungsweise (Infektionsweg und Pathogenese) von Viren auf den menschlichen Keimling. Pathologie und Klinik in Einzeldarstellungen. Hgg. von Hegglin, R., F. Leuthardt, R. Schön, H. Schwiegk, H. U. Zollinger, Bd. 11. Berlin-Heidelberg-New York: Springer 1962. — **Torres, C. M.**, et **J. de C. Teixeira**: Alterations de l'epiderme dans la rougeole. C.R. Soc. Biol. (Paris) **109**, 138 (1932). ~ Lésions de l'allanto-chorion de l'embryon de poulet inoculé avec des produits provenant de rougeoleux. C.R. Soc. Biol. (Paris) **118**, 908 (1935). — **Torres, C. M.**: Alteracoes microscopicas na erupcao do sarampo. Mem. Inst. Osw. Cruz **50**, 1 (1952). — **Toyoshima, K., M. Takahashi, N. Kunita**, and **Y. Okuno**: Virological studies on measles virus. II. Growth of toyoshima strain in four established cell lines. Biken's J. **2**, 313 (1959). — **Toyoshima, K., S. Hata, T. Miki**, and **Y. Okuno**: Virological studies on measles virus. III. Morphological changes and virus growth in FL cultures. Biken's J. **3**, 241 (1960). — **Toyoshima, K., S. Hata**, and **T. Miki**: Virological studies on measles virus. IV. The effect of active and inactivated measles virus on cultured cells. Biken's J. **3**, 281 (1960). — **Tunnicliff, R.**: Further studies on a diplococcus in measles; a measles skin reaction. J. infect. Dis. **37**, 193 (1925). ~ Further studies on a diplococcus from measles. Prevention of measles by immune goat serum. J. infect. Dis. **38**, 48 (1926), ~ Dissociation of diplococcus from measles. J. infect. Dis. **45**, 235 (1929). ~ Colony formation of diplococcus rubeolae (measles) J. infect. Dis. **52**, 39 (1933). ~ Observation on the phagocytic activity of the leukocytes in measles. J. infect. Dis. **11**, 474 (1912). — **Tyler, H. R.**: Neurological complications of rubeola (measles). Medicine (Baltimore) **36**, 147 (1957).

Ueda, M.: Cultivation of measles virus. Kitasato Arch. exp. Med. **14**, 165 (1937). — **Ueda, M.**, and **S. Kasahara**: Experimental studies on measles; further experiments of transmission of virus; tissue culture of virus. Trans. Soc. path. jap. **25**, 129 (1935). — **Umehara, M.**: Paediat. jap. **1** (1958). — **Usbeck, G.**: Untersuchungen über das Masernblutbild. Z. Kinderheilk. **36**, 182 (1923).

Vivell, O., R. Haas, R. Gädeke, E. Signer, Th. Luthardt u. **H. Schumacher**: Klinische, virologische und serologische Untersuchungen bei Masern-Schutzimpfung. Mschr. Kinderheilk. **113**, 181 (1965).

Wachsel: s. Mayer, J. B. — **Wada, M.**: Studies on measles with special reference to immunological investigation. J. Kyoto prefect. Coll. Med. **62**, 483 (1957). — **Wada, M.**, and **Y. Ogawa**: Studies on isolation and fixation of measles virus. Virus **5**, 13 (1955). — **Waksman, B. H.**: Experimental allergic encephalomyelitis and the "Auto-Allergic" Diseases. Int. Arch. Allergy **14** (Suppl.) 1 (1959). — **Waldmann, O.**, u. **K. Trautwein**: Maul- und Klauenseuche. Handbuch der path. Mikroorganismen (Kolle-Wassermann), Bd. 9. — **Walthard, B.**, u. **K. M. Walthard**: Enzephalitis und Enzephalomyelitis post morbillosa. In: Handbuch der spez. path. Anatomie u. Histologie, Bd. XIII/2, S. 795. Berlin-Heidelberg-New York: Springer 1958. — **Warren, J.**: The relationships of the virus of measles, canine distemper, and rinderpest. Advanc. Virus Res. **5**, 27 (1960). — **Warren, J., J. G. Crawford**, and **M. Y. Gallian**: Potency measurement of inactivated measles vaccines. Amer. J. Dis. Child. **103**, 452 (1962). — **Warren, J.**, and **C. Cutchins**: Immunization of man against measles. Potential vaccines and problems. Amer. J. publ. Hlth. **52**, 80 (1962). — **Warren, J.**, and **T. Haute**: Simian cell cultures for the manufacture of measles vaccines. Amer. J. Dis. Child. **103**, 481 (1962). — **Warren, J., M. K. Nadel, E. Slater,** and **S. J. Millian**: The canine distemper-measles complex. I. Immune response of dogs to canine distemper and measles viruses. Amer. J. vet. Res. **21**, 111 (1960). — **Warren, J.**, and **N. J. Gallian**: Concentrated inactivated measles vaccine. Amer. J. Dis. Child. **103**, 418 (1962). — **Warthin, A. S.**: Occurence of numerous large giant cells in the tonsils and pharyngeal mucosa in the prodromal stage of measles. Arch. Path. **11**, 864 (1931). — **Waterson, A. P., J. G. Cruickshank, G. D. Laurence,** and **A. D. Kanarek**: The nature of measles virus. Virology **15**, 379 (1961). — **Waterson, A. P., K. E. Jensen, D. A. J. Tyrrel,** and **R. W. Horne**: The structure of parainfluenza 3 virus. Virology **14**, 374 (1961). — **Waterson, A. P., R. Rott,** and **G. Ruckle-Enders**: The components of measles virus and their relation to rinderpest and distemper. Z. Naturforsch. **18b**, 377 (1963). — **Weber, G.**, u. **J. Lange**: Zur Variationsbreite der „Inkubationszeiten" postvaccinaler zerebraler Erkrankungen. Dtsch. med. Wschr. **86**, 1461 (1961). — **Weber, J.**: Mediastinalemphysem als Komplikation im Verlauf von Masern. Arch. Kinderheilk. **158**, 72 (1958). — **Wegelin, C.**: Zur histologischen Diagnose der Masern. Schweiz. med. Wschr. **I**, 1 (1937). — **Weisbecker, F.**: Heilserum gegen Masern. Z. klin. Med. **30**, 312 (1896). — **Weisse, K., W. Krücke** u. **R. Siegert**: Klinisch-anatomische und virologisch-bakteriologische Befunde bei Encephalomyelitiden nach Pockenschutzimpfung. Z. Kinderheilk. **73**, 23 (1953). — **Weisse, K.**: Neuropathologie des Kindes. In: Pädiatrie, 1. Aufl., 870, von Opitz, H. u. B. de Rudder. Berlin-Heidelberg-New York: Springer 1957. — **Weisse, K.**, u. **W. Krücke**: Die Einschlußkörper-Enzephalitiden. Neue Enzephalitisformen. Dtsch. med. Wschr. **84**, 777 (1959). — **Wenkebach, G. K.**, u. **H. Kunert**: Die Züchtung des Masernvirus. Dtsch. med. Wschr. **63**, 1006 (1937). — **Westwood**: s. Arakawa, S. — **Widell, S.**: On the cerebrospinal fluid in normal children and in patients with acute abacterial meningo-encephalitis. Acta paediat. (Uppsala) **47**, 711 (1958). — **Wieland, E.**: Über fieberhaften scarlatiniformen Rash bei Masern. Mschr. Kinderheilk. **42**, 482 (1929). — **Wigand, R., J. B. Mayer, A. R. Ababio, H. Bauer, W. Adam** u. **W. A. K. Schmidt**: Untersuchungen über den Einfluß der Ernährung auf den Erfolg der oralen Poliomyelitis-Schutzimpfung bei Säuglingen. Arch. Kinderheilk. **173**, 7 (1965). — **Winter, M.**: Masern an 16- bezüglich 18 tägigen Säuglingen. Jb. Kinderheilk. **81**, 465 (1915). — **Wohlwill, F.**: Über Enzephalomyelitis bei Masern. Z. Neur. **112**, 20 (1928). — **Woodruff, A. M.**, and **E. W. Goodpasture**: Susceptibility of chorio-allantoic membrane of chick embryos to infection with fowl-pox virus. Amer. J. Path. **7**, 209 (1931). — **Wright, J.**: Cytopathic effect on primate and rodent tissue culture of agent isolated from measles patient. Lancet **I**, 669 (1957). — **Wunderlich, C.**: s. Glanzmann.

Yamada, S.: Studies on measles virus. Jap. Sci. Month. **5**, Suppl. No. 22, 106 (1951). — **Yaoi, H.**, and **S. Arakawa**: Experimental studies on measles virus. J. Jap. Ass. inf. Dis. **16**, 623 (1942). — **Yasui, T.**: Studies on measles virus in tissue culture. J. Kyoto prefect. Coll. Med. **68**, 1505 (1960).

Zapp, E.: Neue pädiatrische Urologie (Beiheft z. Archiv für Kinderheilkunde, 40. Heft). Stuttgart 1960. — **Zhdanov, V. M.**: Recent experience with antiviral vaccines. Ann. Rev. Microbiol. **15**, 297 (1961). — **Ziegra, S. R.**: Corticoid treatment for measles encephalitis. J. Pediat. **59**, 312 (1959). — **Zysk, W. O.**: Zentralnervöse Komplikationen bei Masern. Przegl. epidem. **13**, 247 (1959).

Nachtrag

Beaussart, M., et **R. Walbaum**: Altération EEG au cours des maladies infectieuses de l'enfant sans signes cliniques d'encéphalite. Rev. neurol. **103**, 250 (1960). — **Feldman, H. A.**: Measles immunisation. Bact. Rev. **28**, 440 (1964). — **Gmyrek, D., G. Eckoldt** u. **K. Müller**: Elektroencephalographische und Liquoruntersuchungen bei unkomplizierten Masern. Ein Beitrag zum Problem der subklinischen Masernencephalitis. Z. Kinderheilk. **93**, 197 (1965).

Röteln (Rubeolen)

Von O. Tönz und E. Rossi, Bern

Mit 2 Abbildungen

I. Synonyma

Lateinisch: Rubeola (im amerikanischen Schrifttum: Rubella); Englisch: German measles; Französisch: La rubéole; Italienisch: Rosolia.

Die Röteln sind eine akute virale Infektionskrankheit, welche im allgemeinen einen sehr milden Verlauf aufweist. Sie ist charakterisiert durch ein 2—3 Tage dauerndes Exanthem, generalisierte Lymphknotenschwellungen, Blutbildveränderungen im Sinne einer lymphatischen bzw. plasmazellulären Reaktion und diskreten katarrhalischen Erscheinungen. Die praktische und soziale Bedeutung dieser harmlosen Infektionskrankheit wäre demnach außerordentlich gering, wenn nicht seit 1941 bekannt geworden wäre, daß eine mütterliche Erkrankung im ersten Trimenon einer Gravidität zu schweren Mißbildungen beim Foeten führen kann. Mit dieser Erkenntnis sind die Robeolen zu einer sehr bedeutungsvollen und unter Umständen folgenschweren Krankheit geworden.

II. Geschichte

Obschon exakte Beschreibungen der Röteln aus dem 18. Jahrhundert vorliegen, wurden sie erst 1881 auf dem internationalen Kongreß in London offiziell als selbständige nosologische Einheit, nämlich als "German measles" von den "English measles" (Masern) abgetrennt. Noch Schoenlein hatte sie als hybride Verlaufsform von Masern oder Scharlach aufgefaßt, und auch später wurde noch häufig zwischen Rubeola scarlatinosa oder Rubeola morbiliformis unterschieden. 1938 gelang erstmals der Nachweis der Virusätiologie der Krankheit (Hiro und Tasaka).

III. Ätiologie

Über das *Röteln-Virus* ist erst in den letzten Jahren Näheres bekannt geworden. Hiro und Tasaka gelang 1938 eine Übertragung der Krankheit mit gefiltertem Naso-Pharyngealsekret frisch erkrankter Patienten auf Kinder.

Anderson bestätigte diesen Versuch 1949 und 1954, wobei das aus der Rachenspülflüssigkeit von Patienten gewonnene Virus auf Affennieren und menschlichem embryonalem Material gezüchtet werden konnte. Es wurden zytopathogene Veränderungen am Kulturmedium beobachtet, welche durch Rubeolen —, nicht aber durch Masernrekonvaleszentenserum verhindert werden konnten. Krugman zeigte 1953, daß das Virus 2 Tage vor dem Ausbruch der Krankheit und am 1. Tag des Exanthems aus dem Blut isoliert werden konnte. Neuere Untersuchungen bei experimentellen Rötelnübertragungen, die wir vor allem Green u. Mitarb. verdanken, zeigten jedoch, daß das Virus in vielen Fällen schon eine volle Woche vor Ausbruch des Exanthems aus dem Serum gezüchtet werden kann, daß aber mit dem Ausbruch der Krankheit die Möglichkeit der Virusisolierung sehr rasch zurückgeht. Im Rachenabstrich konnte der Erreger in den ersten 5 Tagen vor und nach Beginn des Röteln-Ausschlages mit ziemlicher Regelmäßigkeit, d. h. in über 80% der Fälle, nachgewiesen werden; in einzelnen Fällen gelang der Nachweis bis zu 14 Tagen nach Krankheitsbeginn (Abb. 1). Auch aus dem Stuhl war eine Virusisolierung einige Tage vor und nach dem Rash in vielen Fällen möglich. Die Größe des Rötelnvirus beläuft sich nach Krugman und Ward auf ungefähr

50 mμ. Das Virus kann durch Chloroform, Äther und Formaldehyd zerstört werden, jedoch nicht durch Mertiolat und Antibiotika. Das Virus wird durch eine Erwärmung auf 56° während 30 min inaktiviert, ebenso bei einem pH von 2,0. Hingegen ist es nach einer Lagerung bei —70° während 2 Jahren noch vermehrungsfähig (JAWETZ et al.). Unter dem Elektronenmikroskop erscheint es als dünnwandiges, sackförmiges Gebilde mit einer strangförmigen inneren Struktur.

IV. Epidemiologie

Der Infektionsmodus ist nicht restlos geklärt. Da das Virus aus dem Nasen-Rachenraum isoliert werden kann, wird im allgemeinen eine Tröpfchen-Infektion angenommen, wobei wiederum die Schleimhäute des oberen Respirationstraktes, eventuell auch die Konjunktiven als natürliche Eintrittspforte in Frage kommen. Eine Übertragung scheint nur durch mehr oder weniger engen Kontakt möglich zu sein. Übertragungen durch Gegenstände oder Drittpersonen sind fragwürdig. Als Überträger müssen aber selbstverständlich auch die nicht manifest Erkrankten in Betracht gezogen werden. Die Infektiosität dauert ca. 10 Tage; sie beginnt mit dem Prodromalstadium und dürfte wenige Tage nach dem Abblassen des Rötelnexanthems in der Regel zu Ende sein.

Die Krankheit ist in den dichter besiedelten Gebieten weitgehend *endemisch*, während andernorts sporadische Fälle eher selten gesehen werden. In unregelmäßigen Zeitintervallen, gelegentlich mit jahrzehntelangen Abständen, brechen größere Epidemien aus. Offenbar ist dafür ein virulenteres Virus verantwortlich. *Rötelnepidemien*, die im allgemeinen eine saisonale Bevorzugung der Frühjahrsmonate erkennen lassen, folgen gelegentlich nach Masernepidemien oder gehen solchen voraus. Von diesen größeren Epidemien abgesehen erlebt man aber immer wieder kleinere Heimepidemien in geschlossenen Anstalten, in Kinderheimen, Internaten etc.

Die Krankheit hinterläßt eine dauerhafte spezifische *Immunität*. Zweiterkrankungen scheinen nicht vorzukommen. Immune Mütter übertragen Antikörper diaplazentär, so daß der Säugling während der ersten 4—6 Monate vor Infektion geschützt ist. Die Immunität läßt sich auf Grund neutralisierender Antikörper nachweisen.

Die Inkubationszeit schwankt zwischen 14—21 Tagen, beträgt aber am häufigsten 16—18 Tage. Kürzere oder längere Inkubationszeiten werden nur selten beobachtet und sollen Anlaß zu kritischer Überprüfung der Diagnose sein.

Die Krankheitsanfälligkeit ist relativ gering, auch wenn man von den nichterkennbaren inapparenten Formen absieht. Meist erkranken Kinder und Jugendliche im Schulalter, doch kommen — viel häufiger als bei Masern — Erkrankungen auch bei jüngeren Erwachsenen vor. Säuglinge und Kleinkinder sind auffallend wenig anfällig. SEVER u. Mitarb. fanden bei Schuleintritt in 20% aller Kinder Rötelnantikörper, während bei Schulentlassenen (17jährig) ein Antikörpertiter in 80% ermittelt werden konnte. Die Frühdurchseuchung mit Röteln ist also sicher viel geringer als bei Masern, so daß bei Ausbruch einer Epidemie Personen aller Altersstufen erkranken. Die individuelle Infektionsanfälligkeit scheint von zahlreichen, noch unbekannten Faktoren, die eine temporäre Resistenz oder Disposition schaffen, abhängig zu sein.

V. Klinischer Verlauf

a) Prodromalstadium. Das Krankheitsbild kann durch ein kurzes Prodromalstadium von 1—2 Tagen eingeleitet werden; dieses fehlt aber besonders bei Kindern recht häufig. Die Symptome sind in der Regel völlig unspezifisch. Die Patienten fühlen sich unwohl, etwas müde, appetitlos, und klagen eventuell über Kopfschmerzen und Abgeschlagenheit. Dazu treten häufig leichtere katarrhalische Erscheinungen der oberen Luftwege und der Konjunktiven, leichte Halsschmerzen und Husten. Gelegentlich vermögen Patienten ihre Beschwerden in die Nackenregion zu lokalisieren, wo sich bereits eine Lymphadenopathie entwickelt. In vielen Fällen kann vor dem Auftreten des Exanthems oder am ersten Tag des Ausschlages ein *Enanthem* am weichen Gaumen beobachtet werden. Dieses Enanthem, von Forchheimer 1818 erstmals beschrieben, besteht in punktförmigen oder etwas größeren roten Flecken. Es unterscheidet sich kaum von dem etwas intensiveren Masernenanthem, noch von demjenigen des Scharlachs. Die sog. Forchheimer-Spots sind deshalb für Röteln nicht pathognomonisch und haben bei weitem nicht den gleichen diagnostischen Wert wie die Koplik-Flecken bei Masern.

Das ganze Prodromalstadium verläuft recht mild und diskret, und die genannten Beschwerden klingen mit dem Auftreten des Ausschlages meist ab. Fieber besteht dabei kaum. In sehr vielen Fällen werden die genannten Prodrome überhaupt nicht verspürt, die Krankheit beginnt hier abrupt und überraschend mit dem Ausbruch des Röteln-Ausschlages.

b) Exanthem. Das Exanthem beginnt — wie bei Masern — hinter den Ohren und im Gesicht und breitet sich innert Stunden auf Hals und Rumpf, und wenig später auch auf die Extremitäten aus. Am Ende der ersten 24 Std ist es — im Gegensatz zu Masern — meist schon über den ganzen Körper verteilt. Am 2. Tag blaßt es im Gesicht schon wieder etwas ab, während es sich an den Extremitäten noch verstärken kann, und am 3. Tag bildet es sich in der Regel bereits überall wieder langsam zurück. Gelegentlich wird auch ein etwas verzögerter, schubweiser Ausbreitungsmodus beobachtet. Dann ist das Gesicht bereits abgeblaßt, wenn der Rumpf befallen wird, und die Extremitäten, insbesondere die Nates, zeigen frischen Ausschlag, wenn der übrige Körper nurmehr Reste des Exanthems aufweist. Andererseits gibt es sehr flüchtige Formen, bei denen der Ausschlag nur 1 Tag lang dauert.

Das Exanthem besteht aus feinfleckigen, hellroten Makulopapeln, die häufig von einem blassen Hof umgeben sind. Die einzelnen Effloreszenzen sind feiner und in der Tönung heller als beim Masernexanthem, jedoch etwas größer, aber weniger dicht stehend als beim Scharlach. Im Gesicht sind die Flecken zuweilen etwas größer als am übrigen Körper. Sie sind in der Wangenregion meist am stärksten ausgeprägt und verschonen, im Gegensatz zu Scharlach, auch die Mundpartie nicht. Am Stamm neigt das Exanthem zum Konfluieren, so daß eine diffuse Rötung vorliegen kann. An den Extremitäten bleibt es jedoch diskret und konfluiert nicht.

Es kann heute kein Zweifel mehr darüber bestehen, daß in einer unbekannten Zahl von Fällen ein Exanthem gänzlich fehlt. Nach den Untersuchungen von Green u. Mitarb. dürften Rubeolen zu einem Drittel ohne Exanthem verlaufen: von 32 Kindern, die Rubeolen exponiert waren, zeigten 22 einen spezifischen Titeranstieg von neutralisierenden Antikörpern. Bei 8 dieser Kinder war dabei kein Rötelnexanthem zu beobachten.

c) Fieber. Gleichzeitig mit dem Ausbruch des Exanthems kommt es oft zu einem leichten Temperaturanstieg, der in der Regel nicht länger als 1—2 Tage dauert. Temperaturen über 39 ° sind selten, kommen aber durchaus vor. In mehr als der Hälfte der Fälle fehlt das Fieber jedoch vollständig.

d) Lymphknoten: Diagnostisch und nosologisch wohl wichtiger als das Exanthem ist die bei Röteln zu beobachtende Lymphknotenschwellung, die im Prinzip eine generalisierte *Polyadenie* darstellt. *Am stärksten* befallen sind davon die *retroaurikulären, occipitalen und nuchalen Drüsenstationen*, doch fühlt man auch vergrößerte Axillar-, Cubital- und Inguinalknoten. Die Schwellung der nuchalen und occipitalen Drüsen kann erhebliche Ausmaße annehmen, so daß auf Grund dieses eindrücklichen Palpationsbefundes die Diagnose Röteln „im Dunkeln" gestellt werden kann. Selbstverständlich kommen Drüsenschwellungen auch bei anderen Infektionskrankheiten vor, so daß die obige Formulierung einer gewissen didaktischen Übertreibung gleichkommt, die sich aber zweifellos in den allermeisten Fällen als brauchbares Axiom bewährt. Die Lymphknotenschwellung ist gleichzeitig *das erste, letzte und konstanteste Röteln-Symptom.* Sie tritt in der Regel vor Ausbruch des Exanthems, ja schon einige Tage vor den übrigen Prodromalerscheinungen auf, und normalisiert sich erst einige Wochen nach Abklingen der Krankheit. Die Untersuchungen von GREEN et al. zeigten nach Injektion von Rötelnserum schon vom 5. Tag der Inkubationszeit an die ersten Lymphknotenschwellungen, und am 8. Tag, also eine volle Woche vor Exanthemausbruch die höchste Frequenz ihres Auftretens.

e) **Blutbild:** Die Veränderungen des weißen Blutbildes sind ebenfalls recht charakteristisch. Während unmittelbar bei Ausbruch der Krankheit eine leichte Leukocytose vorliegen kann, so stellt sich nachher sehr bald eine mäßige *Leukopenie* mit Linksverschiebung und relativer Lymphocytose ein. Diese Lymphocyten sind weitgehend reaktiv verändert. Sie zeigen z. T. einen breiten, tief basophilen Protoplasmasaum und ihre Kerne lassen oft Radspeichenstruktur erkennen. Diese sog. *Plasmazellen* treten in der Größenordnung von 5—20 % auf (die in der alten Literatur anzutreffende Bezeichnung „Türk'sche Reizungsformen" entspricht unserer heutigen Auffassung wohl besser als der irreführende Begriff der Plasmazelle). Diese starke lymphatische Reaktion veranlaßte GLANZMANN 1932, das Krankheitsbild der Rubeolen zusammen mit dem Pfeiffer'schen Drüsenfieber zu den sog. „Lymphaemoiden Reaktionskrankheiten" zu zählen.

Komplikationen

Die Rubeolen gelten — weitgehend zu Recht — als eine praktisch komplikationslose und daher völlig harmlose Erkrankung. Gelegentlich können aber trotzdem gewisse Komplikationen beobachtet werden. Sie kommen vor allem im Rahmen von Epidemien vor, was mit einer gesteigerten Virulenz der betreffenden Viren im Zusammenhang stehen dürfte. Außer gelegentlichen Otitiden und Bronchitiden, eventuell Anginen, kommen vor allem folgende Komplikationen vor:

a) **Arthritis:** Synoviale Reizerscheinungen bzw. Gelenksschwellungen sind in einzelnen Epidemien als recht häufige Begleiterscheinung beschrieben worden. Sie stellen sich meist dann ein, wenn das Exanthem abzuklingen beginnt. Unter Umständen kann es dabei zu einem kurzen Wiederanstieg der Temperatur kommen. Dabei sind ein oder mehrere der großen und kleinen Gelenke betroffen, wobei Gelenksschmerzen ohne Schwellung oder beträchtliche Ergüsse in mehreren Gelenken gleichzeitig vorliegen können. Die Rubeolenarthritis kann sowohl einer Polyarthritis bei rheumatischem Fieber wie einer primär chronischen Polyarthritis mit Befall der Fingergelenke durchaus ähnlich sehen.

Über den Ausfall des Latex-Fixationstestes liegen allerdings auseinandergehende Befunde vor (KANTOR und TANNER; JOHNSON und HALL).

In der berühmt gewordenen australischen Epidemie vom Jahre 1940, auf Grund welcher GREGG die Embryopathia rubeolica erkennen konnte, scheinen sehr viele schwere Verlaufsformen mit Arthritis vorgekommen zu sein. FRY fand in einer Londoner-Epidemie 33 % Arthritiden bei weiblichen Personen, gegenüber 6 % bei Männern. Bei Kindern sind Arthritiden seltener und bestehen lediglich in einer leichten Synovialreizung.

b) Encephalitis: Die Röteln-Encephalitis ist außerordentlich *selten* und kommt bei weitem nicht so häufig vor wie diejenige nach Masern oder Varicellen. Selbst Kliniker mit großer Erfahrung wie beispielsweise GLANZMANN haben selber keine entsprechenden Fälle beobachtet. In den letzten Jahren sollen sie jedoch etwas häufiger geworden sein (ZISCHINSKY). Ihre Frequenz wird auf 1:6'000 Rötelnerkrankungen geschätzt. Die Krankheit setzt nach Angaben der Literatur mit oder knapp nach Ausbruch des Exanthems ein. Sie führt nach initialen, kurzdauernden Krampfanfällen zu einer meist völligen Bewußtlosigkeit, die sich nach wenigen Tagen rasch zurückbildet. Schwere Fälle können allerdings auch nach kurzer Zeit ad exitum kommen (PFEIFFER). MARGOLIS u. Mitarb. geben eine Letalität von 20 % an. Wie SHERMAN et al. zeigten, entsteht dabei — im Gegensatz zu anderen postinfektiösen Encephalitiden — keine Demyelinisierung, sondern es bestehen lediglich diffuse Veränderungen wie Hirnschwellung, neuronale Degeneration und Gefäßdilatbtion.

c) Thrombopenie: Eine post-infektiöse thrombocytopenische Purpura gilt ebenfalls als eine außerordentlich seltene Komplikation (STEEN und TORP). Nach unseren eigenen Erfahrungen ist sie aber eine der häufigsten (6 eigene Beobachtungen). Auch ACKROYD beobachtete mehrere Fälle von thrombocytopenischer Purpura nach Rubeolen. Das Krankheitsbild entspricht der akuten postinfektiösen Thrombopenie anderer Genese und heilt in der Regel innert einiger Wochen spontan oder nach Prednison-Medikation ab.

Diagnose

Die Diagnose der Rubeolen ist im allgemeinen leicht. Das typische Exanthem, die nuchalen und occipitalen Lymphknotenschwellungen sowie die charakteristi-

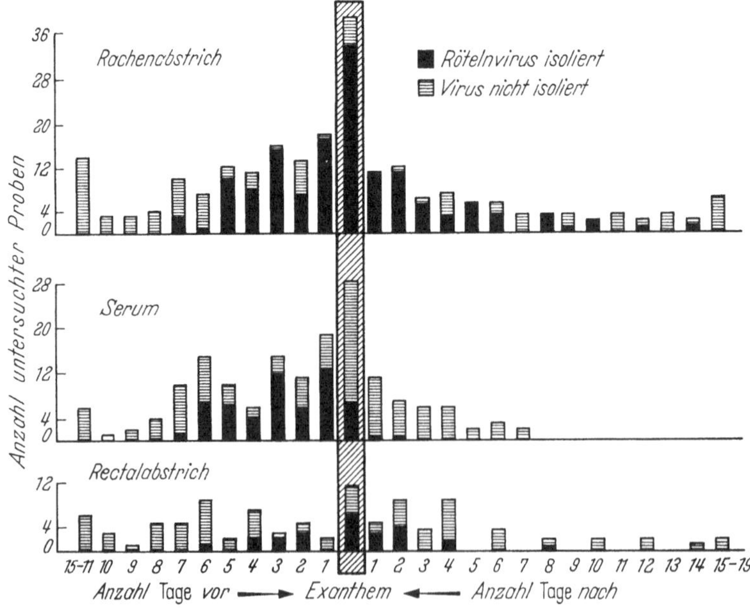

Abb. 1. Virusnachweis im Blut, Pharynx und Stuhl bei experimentell übertragenen Röteln. (Nach GREEN, R.H. et al.: Trans. Ass. Amer. Physicians **77**, 118, 1964)

schen Blutbildveränderungen stellen eine geradezu klassische Trias dar. Der Schwierigkeiten wird man sich aber trotzdem oft genug bewußt, wenn man bei einer sporadisch erkrankten schwangeren Frau die Diagnose mit letzter Sicherheit stellen sollte. In solchen Fällen kann die virologische und serologische Diagnostik eventuell sehr wertvolle Dienste leisten. Wo ein entsprechend eingerichtetes Viruslaboratorium zur Verfügung steht, ergibt der direkte *Virusnachweis* aus der Rachenspülflüssigkeit und dem Serum zum mindesten bei positivem Ausfall der Untersuchung eine sichere Klärung. Wie bereits oben ausgeführt, läßt sich nach Ausbruch des Exanthems das Virus im Blut jedoch nur noch sehr kurze Zeit, im Pharynx hingegen noch während mehrerer Tage nachweisen (Abb. 1).

Die *serologische Diagnostik* beruht auf einem Titeranstieg der neutralisierenden Antikörper. Röteln-Antikörper sind bereits am 3. Tag der Krankheit nachweisbar. Ihr Titer steigt im Verlaufe der weiteren Tage ziemlich rasch an. Die maximale Titerhöhe wird nach 2–5 Wochen erreicht (Abb. 2). Daraus ergibt sich für die Praxis die Notwendigkeit, den Ausgangswert so früh als möglich zu bestimmen, damit nach ca. 2—3 Wochen ein Titeranstieg nachweisbar wird. Bei schwangeren Frauen empfiehlt es sich, den Ausgangstiter wenn möglich sofort nach einer Röteln-Exposition, spätestens aber an den ersten zwei Krankheitstagen bestimmen zu lassen. Ein Anstieg der neutralisierenden Antikörper um mindestens zwei Titerstufen ist beweisend für eine frische Röteln-Erkrankung.

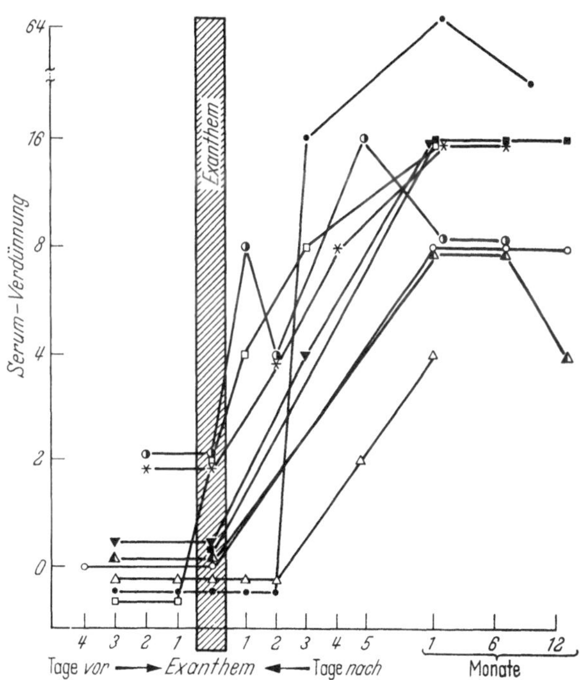

Abb. 2. Anstieg der neutralisierenden Antikörper bei experimentell übertragenen Rubeolen. (Nach GREEN, R. H., et al.)

Therapie

Eine Behandlung unkomplizierter Röteln erübrigt sich in den allermeisten Fällen. Bei fieberfreiem Verlauf — ganz besonders bei Kindern — ist nicht einmal Bettruhe erforderlich. Bei hohem Fieber mag gelegentlich die Verordnung eines Antipyretikums indiziert sein. Die Arthritiden sprechen in der Regel gut auf Salicylate an.

Die Behandlung der Rötelnencephalitis und der Rötelnthrombopenie deckt sich mit derjenigen entsprechender Leiden anderer Genese. Über den Wert der Steroidbehandlung bei Rubeolenencephalitis liegen keine eindeutigen Berichte vor. Trotzdem sollte bei so schweren Krankheitserscheinungen nichts unterlassen werden, was sich bei anderen, ähnlichen Krankheitsbildern doch weitgehend bewährt hat. Das Gleiche gilt von der Thrombopenie. Obwohl sich diese meist spontan zurückbildet, halten wir eine Steroidbehandlung in mittlerer bis hoher Dosierung (z. B. Prednison 50—100 mg/ die während 1 Woche) dennoch für angezeigt, da der zusätzlich gefäßdichtende Effekt von großem Wert ist.

Prophylaxe

Eine wirksame Prophylaxe ist im Hinblick auf die Embryopathia rubeolica dringend wünschbar. Eine strenge Isolierung erkrankter Patienten wird nur in Ausnahmefällen in Betracht kommen; auch eine *Expositionsprophylaxe* schwangerer Frauen, die selbstverständlich wenn immer möglich versucht werden soll, ist ein weitgehend utopisches Postulat. Da auch eine aktive Rötelnschutzimpfung gegenwärtig noch fehlt, ist eine bewußte Exposition junger Mädchen zum Zwecke der Erlangung einer dauernden Immunität vorläufig die einzig mögliche Form einer Prophylaxe. Allerdings ist auch hier Vorsicht geboten, da dieses Vorgehen die latente Gefahr der weiteren Infektion einer graviden Frau in sich birgt. Vor einer solchen freiwilligen Exposition muß deshalb zunächst die Gewißheit verschafft werden, daß weder die Mutter der betreffenden Mädchen noch andere in näherem Kontakt lebende Frauen gravid sind. Eine solche Maßnahme kann deshalb nur individuell oder in geschlossenen Anstalten durchgeführt werden, niemals aber an einem größeren, unkontrollierbaren Kollektiv. Außerdem kann auch dadurch kein absoluter Schutz garantiert werden, da in Einzelfällen auch Foeten immuner Mütter bei entsprechender Exposition eine Virusembryopathie erlitten.

Die *passive Übertragung der Immunität* ist schon früh nach dem Bekanntwerden der Rötelnembryopathie versucht worden. Als erster berichtete LANDON 1946 über günstige Resultate nach Injektion von 6 ml gepooltem Gammaglobulin bei 133 Rötelnexponierten Kindern, von denen dann nur 5 erkrankten, während bei der Kontrollgruppe deren 17 Rubeolen durchmachten. KAMERBEEK hingegen verwendete 75—100 ml Rekonvaleszentenserum bei 200 schwangeren Frauen, von denen gar keine erkrankte.

Schließlich verwendeten LUNDSTRÖM et al. *Rekonvaleszenten-Gammaglobulin* und sahen bei 251 schwangeren Frauen nur 6 Erkrankungen. Neben diesen überzeugenden Ergebnissen liegen auch weniger günstige Erfahrungen vor. So sahen GRAYSTON und WATTON nach Verabreichung von Rekonvaleszentengammaglobulin eine höhere Morbidität als bei den Plazeboversuchen. Obwohl sich die meisten Autoren eher positiv über den Ausfall ihrer Versuchsreihe äußern, so sind die Berichte trotzdem nicht unanfechtbar und ihre Resultate z. T. schwer zu interpretieren. Dies hängt damit zusammen, daß die Angaben über eine stattgefundene Rötelnexposition bei Schwangeren häufig unkontrollierbar sind. Niemand weiß, wieviele dieser Exponierten unbehandelt erkranken würden. Die Versuche von ANDERSON und MCLORINAN zeigen beispielsweise eine sehr günstige Wirkung bei Röteln-exponierten Schwangeren, hingegen ein völliges Versagen bei experimentell induzierten Rubeolen. Weitere Zweifel lassen auch die Untersuchungen von GREEN u. Mitarb. aufkommen: Von 22 absichtlich Röteln-exponierten Mädchen erhielten 11 Gammaglobulin. In beiden Gruppen kam es in gleicher Häufigkeit zu einem Anstieg der neutralisierenden Antikörper. Die Autoren glauben, daß das Gammaglobulin die Krankheit lediglich maskiere und einen exanthemlosen Verlauf begünstige, ohne die Virämie zu verhindern. Neuerdings berichteten BRODY et al. über Untersuchungen bei Studenten, aus welchen hervorgeht, daß Gammaglobulin (0,55 ml/kg) die klinische Erkrankung auf ca. ein Viertel reduziert und die virologische Conversion auf rund die Hälfte einschränkt. Ob mit dieser Mitigierung des Krankheitsbildes für die Verhütung der Embryopathie allerdings viel gewonnen ist, bleibt eine offene Frage.

Die Akten über dieses Problem sind somit noch nicht geschlossen. Immerhin liegen viele günstige Erfahrungen vor, so daß sich zumindest ein Versuch lohnt. Dabei scheint die protektive Wirksamkeit dosisabhängig zu sein. LUNDSTRÖM empfiehlt nach Überprüfung der einschlägigen Literatur 12 ml Rekonvaleszentengammaglobulin (12%ig) bzw. 10 ml 16%iges, oder 24 ml 12%iges gepooltes Gammaglobulin (20 ml 16%iges) so rasch wie möglich nach Rötelnexposition. Rekonvaleszentenserum sollte in einer Menge von 50 ml verabreicht werden.

Embryopathia Rubeolica

In der Hauptversammlung der ophthalmologischen Gesellschaft Australiens berichtete *1941* der Augenarzt Norman McAlister Gregg aus Sidney über eine Gruppe von 44 Kindern mit angeborenem Katarakt und Herzfehler und 34 Kindern mit Katarakten allein, deren Mütter in den ersten Schwangerschaftsmonaten im Rahmen einer Epidemie an Röteln erkrankt waren. Daraus ließ sich vermuten, daß in dieser Erkrankung der Schwangeren die Ursache der Schädigung zu suchen sei. Allerdings hegte er vorerst gewisse Zweifel, ob es sich bei dieser Epidemie tatsächlich um Rubeolen gehandelt habe, da die Erkrankungen besonders schwer verlaufen waren. Gregg erwog, ob es nicht eher Streptokokkeninfektionen der oberen Luftwege mit toxisch-allergischem Exanthem und teilweiser Gelenkbeteiligung gewesen seien.

Die weitere Überprüfung der Gregg'schen Hypothese durch eine Untersuchungskommission (Swan, Bostevin, Moore, Mavo und Black) bestätigte aber die Rötelnätiologie dieses Mißbildungssyndroms. In den folgenden Jahren häuften sich die Berichte aus allen Ländern der Welt. 1947 schlug Franceschetti gemeinsam mit Bamatter und Bourquin die Bezeichnung ,,*Rötelnembryopathie*" für das Syndrom der verschiedenen Mißbildungen vor. Nebst dieser Bezeichnung wird die Krankheit aber sehr häufig auch mit ,,Gregg'schem Syndrom" bezeichnet. Um die Erforschung der anatomischen Veränderungen und der Pathogenese dieser Virusembryopathie hat sich vor allem Töndury verdient gemacht, der einen zusammenfassenden Bericht über seine Untersuchungen 1962 vorlegte. Neuere, sehr eingehende Studien über ein großes amerikanisches Beobachtungsgut veröffentlichten Siegel und Greenberg, während Lundström eine umfangreiche Arbeit über die große schwedische Epidemie vom Jahre 1951 publizierte. Eine wertvolle Zusammenfassung der kaum mehr überblickbaren Literatur verdanken wir Flamm.

Die Fruchtschädigung

Der embryonale Organismus, in welchen bei Erkrankung der Mutter offensichtlich Viren eingeschwemmt werden, reagiert auf diese Infektion entweder mit Heilung ohne Defekt, Heilung mit Defekt oder mit dem Tod. Eine Heilung ohne Defekt können wir nicht feststellen. Einzig ein häufig beobachtetes tiefes Geburtsgewicht auch nicht mißgebildeter ,,Rötelnkinder" mag auf eine in der Schwangerschaft durchgemachte Erkrankung hindeuten. Bei einer Heilung mit Defekt werden wir ein mehr oder weniger stark geschädigtes Kind vorfinden, während ein noch schwerer Befall zum Absterben der Frucht führt. Glücklicherweise ist eine Heilung mit Defekt seltener als die beiden anderen Möglichkeiten.

a) Augen: Der häufigste Defekt betrifft die Augenlinse, welche meist beidseitig durch einen *subtotalen Katarakt* getrübt ist. Gregg selber beschreibt ihn als ,,dichte, weiße, oft perlartige zentrale Trübung, welche von einer schwächeren, wie rauchigen Zone umgeben ist". Nur die äußerste Linsenperipherie bleibt in der Regel klar. Bei unilateralen Katarakten fällt oft eine gewisse Mikrophthalmie auf. Veränderungen der Iris kommen nach Pillat relativ häufig vor. Dabei scheinen die Pupillen sehr träge und mangelhaft zu reagieren, was Töndury auf Verklebungen zwischen Irisrückfläche und Linsenkapsel zurückführt. An der Netzhaut sind in vielen Fällen choreoretinitische Herde mit Pigmentverschiebungen zu sehen, welche wegen der Ähnlichkeit mit der Retinitis pigmentosa von Franceschetti und Bourquin als Pseudoretinitis pigmentosa bezeichnet wurden. An Augen ohne Linsentrübung wird oft eine Buphthalmie beobachtet.

Die Katarakte kommen häufig isoliert vor oder in Kombination mit einem kongenitalen Herzvitium, während ein Zusammentreffen mit Schwerhörigkeit nur sehr selten beobachtet wird.

Relativ häufig wird auch über eine ein- oder doppelseitige Ptose der Augenlider berichtet.

b) Gehör: Zum Gregg'schen Syndrom gehört ferner die *kongenitale Taubheit*, ein Befund, der vor allem von Jackson und Fish sehr gründlich untersucht worden ist. Nach ihnen ist die Taubheit bzw. Schwerhörigkeit weitaus das häufigste Syndrom dieser Virusembryopathie. Sie fanden es bei 30 % der Kinder, deren Mütter während der ersten 16 Schwangerschaftswochen an Rubeolen erkrankten. Als Schwerhörigkeit bezeichnen sie allerdings schon Hörausfälle, die mindestens 20 db in zwei Frequenzen bzw. 30 db in einer Frequenz betragen, also auch Ausfälle, die sozial nicht störend sind und erst bei größeren Kindern audiometrisch erfaßt werden können. Andere Autoren, die nur grob wahrnehmbare Hörverluste bewerteten, welche erfahrungsgemäß im Säuglings- und Kleinkindesalter immer noch schwer genug erfaßbar sind, erhielten geringere Frequenzen. Die Gehörausfälle sind vom Typ der Innenohrschwerhörigkeit und sind nur selten absolut. Die Kinder erlernen deshalb in einem hohen Prozentsatz trotzdem das Sprechen. Das anatomische Substrat dieser Hörverluste hat wiederum Töndury eingehend untersucht. Er fand Veränderungen, d. h. pyknotischen Zerfall des Epithels im Bereich des Ductus cochlearis, sowie eine Atrophie der Stria vascularis, Impressionen der Reissner'schen Membran, verbunden mit einer Regression des Corti-schen Organs, die bis zu seinem vollständigen Schwund gehen kann.

c) Zähne: Weiterhin betroffen sind bei diesen Kindern die Zähne. Es handelt sich dabei vor allem um *Schmelzdefekte und Hypoplasien an Milchzähnen*, welche in einem kleineren Teil der betroffenen Kinder vorgefunden werden. Außerdem wird häufig ein verspäteter Zahndurchbruch festgestellt. Während in der klinischen Literatur nur relativ wenige Angaben über das Verhalten der Zähne vorliegen, so hat sich vor allem Evans um die Beschreibung dieser Anomalien verdient gemacht. Töndury konnte bei einem Foeten außer der mangelhaften Schmelzbildung das vollständige Fehlen der Anlage des bleibenden Gebisses feststellen.

d) Herz: Bereits im ersten Bericht von Gregg finden wir Angaben über *kongenitale Herzvitien* bei 44 der 78 von ihm untersuchten Kinder. Die Herzfehler sind

Tabelle 1. *Herzmißbildungstypen nach Embryopathia Rubeolica* (Aus Campbell, 1961)

	Allein	Mit offenem Ductus	Mit Ventrikel septum defekt	Mit Stenose der Valvula pulmonalis	Mit anderer Mißbildung	Total	%
Offener Ductus	74	—	9	4	2	89	58,1
Ventrikelseptumdefekt .	17	9	—	1	0	27	17,6
Vorhofseptumdefekt . .	9	0	0	0	1	10	6,6
Stenosis valvulae pulmon.	4	4	1	—	0	9	5,9
Fallot	10	0	0	0	1	11	7,2
Andere Formen	5	2	0	0	0	7	4,6
Total	119	15	10	5	4	153	100,0

in der Regel nicht cyanotisch. Nach Stuckey ist der persistierende Ductus Botalli die häufigste Form des Vitiums, gefolgt vom hohen Ventrikelseptumdefekt, Vorhofseptumdefekt, Aorten- und Pulmonalstenosen und Tetralogien von Fallot.

CAMPBELL kommt bei seinen Untersuchungen zu ähnlichen Schlüssen (s. Tab. 1). NICK und TÖNDURY konnten bei der histologischen Untersuchung nicht nur diese grob-anatomischen Defekte nachweisen, sondern überdies auch Zellnekrosen in Endokard und Myokard. Die Ausbildung der Herzsepten kann durch das Rötelnvirus primär unterdrückt werden, oder es kann sekundär wieder zur Zerstörung der Septen durch Myokardnekrosen kommen. Fälle mit schweren Myokardveränderungen überleben wahrscheinlich nicht, sondern sterben in utero ab.

e) Gehirn: Zu den klassischen Organmanifestationen der Rötelnembryopathie wird häufig auch die *Mikrocephalie* gerechnet, die nach KÜNTZEL in ca. 11 % aller geschädigten Kinder vorkommen soll. Andere Autoren finden ähnliche Prozentsätze. Von pädiatrischer Seite wurde vielfach eine *Retardierung der psychomotorischen Entwicklung* bemerkt. LUNDSTRÖM und AHNSJÖ haben festgestellt, daß dieser Entwicklungsrückstand vorwiegend die Kinder nach Röteln im 2. Foetalmonat betrifft. Von diesen waren 26 % mit 7 Jahren nicht schulreif, verglichen mit 13 % bei Kontrollpersonen. Die Unterschiede sind wesentlich geringer bei Kindern mit Infekten im 3. Monat, und überhaupt nicht nachweisbar für Rötelnkinder des 1., 4. oder 5. Monats. Bei Kindern mit dem klassischen Gregg'Syndrom scheint eine geistige Retardierung nach GILES et al. die Regel zu sein.

f) Syndrom der chronischen foetalen Rötelninfektion: 1964 wurde Nordamerika von der wohl größten Rötelnepidemie seiner Geschichte (KRUGMAN) heimgesucht. In dieser Epidemie fiel erstmals ein Symptomenkomplex auf, der bis anhin nicht beschrieben war: „the congenital Rubella syndrom". Sehr viele Kinder zeigten bei der Geburt neben den klassischen Mißbildungen (vor allem Augen und Herz betreffend) folgende Symptome: tiefes Geburtsgewicht, Hepatosplenomegalie mit Ikterus, interstitielle Pneumonie, thrombocytopenische Purpura und röntgenologische Knochenläsionen (KORONES et al.; PLOTKIN et al.; TARTAKOW). Außerdem bestand oft eine Leukopenie und Anämie von hämolytischem Charakter (COOPER et al.; ZINKHAM et al.). In den meisten Fällen konnte nach der Geburt das Virus im Rachenabstrich, Blut, Urin, Stuhl und evtl. Leberbiopsie nachgewiesen werden. Autoptisch gelang der Nachweis in fast allen Organen (HORSTMANN et al.; KORONES et al.).

Es handelt sich dabei offensichtlich um eine chronische Virusinfektion des Foeten, die — ähnlich einer Herpes- oder Cytomegalieinfektion — zu einer Hepatitis und Thrombocytopenie führt. Es macht den Anschein, daß es sich bei dieser Epidemie um eine besondere Manifestationsform des Rubeolenvirus gehandelt hat, da dieses Syndrom früher nicht beschrieben wurde. Teilweise mag aber, wie KRUGMAN betont, auch der einmalig große Umfang dieser Epidemie, die rasche Ausbreitung medizinischer Information und die bessere Möglichkeit der Virusisolierung an der Entdeckung dieser neuen pathognomonischen Entität mitverantwortlich sein.

g) Verschiedene Mißbildungen: Als weitere Mißbildungen, die zwar selten, aber doch signifikant häufiger sind als bei Vergleichskindern, nennt LUNDSTRÖM Myelomeningocelen, Spina bifida, Dacryostenosis, Hypospadie und Kryptorchismus. Andere Abnormitäten (Anencephalie, Hydrocephalie, Mißbildungen des Skeletes, des Urogenital- oder Verdauungstraktes) sind ebenfalls beschrieben worden; ihr Vorkommen ist aber so selten, daß man eher zur Annahme eines zufälligen Zusammentreffens neigen muß.

VI. Pathogenese

SWAN und TOSTEVIN vermuteten schon 1947, daß die Art des kongenitalen Defektes vom Zeitpunkt der mütterlichen Erkrankung abhängig sei.

BOURQUIN konnte 1948 einen „*horaire embryopathique*“ aufstellen: Danach liegt die kritische Zeit für die Entstehung von Linsentrübungen in der 5. Graviditätswoche, Läsion des Herzens in der 5.—7. Woche und Innenohrschäden in der 8.—9. Woche. Dieser letzte Punkt wurde von MURRAY insofern berichtigt, als dieser Autor je einen Häufigkeitsgipfel der Schwerhörigkeit in der 6. Schwangerschaftswoche und wiederum im 3. Monat fand.

Tabelle 2

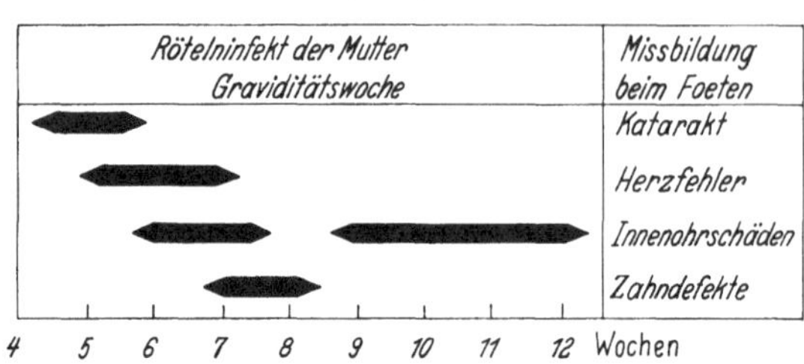

Keimschädigungen treten fast ausschließlich nach Infektionen *im ersten Trimester der Gravidität* ein. In den beiden ersten Monaten sind sowohl Mißbildungsrate wie Absterberate am höchsten, während im 3. Monat das Risiko von Mißbildungen schon kleiner ist. Im 4. Schwangerschaftsmonat treten nur noch ganz vereinzelte Keimschädigungen auf, und bei Mißbildungen nach Erkrankung in einem späteren Zeitpunkt wird der causale Zusammenhang fragwürdig.

Vereinzelt wurden auch Kinder mit Virusembryopathie ohne Erkrankung der Mutter beobachtet. So berichtet BERLINER von einem Kind mit Katarakt und angeborenem Herzfehler, dessen Geschwister an Rubeolen erkrankten in einem Zeitpunkt, da die Mutter im 2. Monat gravid war. Auch eine aktiv erworbene Immunitätslage der Mutter scheint nicht absolut vor Embryopathie zu schützen. Die Untersuchungen von LUNDSTRÖM haben gezeigt, daß auch Frauen, die früher bereits Rubeolen durchgemacht hatten, bei erneuter Rötelnexposition offenbar eine Virämie mit konsekutiver Embryopathie durchmachen können; solche Fälle sind aber selten.

Die formale Genese der Erkrankung hat TÖNDURY weitgehend abgeklärt.

Bei einer mütterlichen Virämie gelangen Viren oder Viruspartikel auf dem Blutwege an die Implantationsstelle und befallen das Chorionepithel und die Zottengefäße. Von dort gelangen sie, zusammen mit nekrotischen infizierten Gefäßwandpartikeln, in den embryonalen Kreislauf. Zunächst infizieren sie das Endokard, dessen Zellen die erwähnten nekrotischen Veränderungen erfahren. Abgestoßene Endo- und Myokardnekrosen werden von dort über die Arterienbahn in die übrigen Organe verschleppt. Sie verursachen dort immer wieder gleichartige Schädigungen, nämlich Blutungen und Zellnekrosen, auf welche der Foetus nur mit einer Riesenzellbildung reagieren kann. Trifft diese Noxe das Organ im empfindlichen Zeitpunkt seiner Entwicklung, so kommt es zu den besprochenen Folgen. Es mag mit der geringen Reaktionsfähigkeit des Foeten zusammenhängen, daß der Virusnachweis im foetalen Gewebe noch bis zu 18 Wochen nach stattgehabtem Infekt gelingt (GREEN). SEVER et al. erbrachten noch 11 Wochen nach der Erkrankung in 60% der Foeten einen positiven Virusnachweis.

ALFORD und WELLER isolierten sogar Viren aus Stuhl und Pharynx eines $2^1/_2$ Monate alten Kindes mit Rubeolenembryopathie. Möglicherweise kann es diesem Umstand zugeschrieben werden, daß TÖNDURY bei ausgetragenen Totgeburten Veränderungen an jenen Teilen des Innenohres gefunden hat, welche zur Zeit der Infektion noch gar nicht angelegt waren.

Frequenz der Keimschädigung

Mit der Besprechung des Risikos für das Kind bei einer Rubeolen-Erkrankung der Mutter in graviditata schneiden wir wohl das Kernproblem dieses Kapitels an, ein Problem von größter praktischer Tragweite. Leider kann darauf keine verbindliche Antwort gegeben werden, da die Ergebnisse der entsprechenden Untersuchungen stark divergieren. Dies mag mit einer verschiedenen Virulenz der Erreger zusammenhängen, so daß die Angaben, die hier gemacht werden können, nur für den großen Durchschnitt, niemals aber für Einzelfälle oder bestimmte Epidemien Geltung haben. Nach den aufsehenerregenden Mitteilungen von GREGG wurde die Frequenz der Embryopathie von verschiedenen Autoren stark überschätzt. Zahlen von 70—90 % Schädigungen gingen aus einer ganzen Reihe von Statistiken hervor (Webelhoeft, Swan, Collins, Wenner und Flammer). Es zeigte sich erst später, daß diesen Ergebnissen ein grober statistischer Fehler zugrunde lag, da bei den Untersuchungen von den erkrankten Kindern — also reprospektiv — ausgegangen wurde. Die hier anzuwendende *Untersuchungsmethode* mußte aber *prospektiv*, d. h. von der erkrankten Mutter ausgehen. Nur so war es möglich, die tatsächliche Schädigungsrate festzustellen. 1957 haben Greenberg et al. ihre Beobachtungen am großen Material von New York City publiziert. 28 normalen Kindern nach Rubeolen im ersten Trimester standen lediglich 3 mißgebildete Kinder gegenüber, außerdem 3 Totgeburten und 12 spontane Aborte. In ihrer Arbeit publizierten sie außerdem eine Zusammenstellung der Ergebnisse der ersten prospektiven Untersuchungen anderer Autoren, mit insgesamt 314 Beobachtungen, die sich folgendermaßen verteilen:

1. Trimester	125 :	15 Mißbildungen	—	9 Totgeburten
2. Trimester	130 :	5 Mißbildungen	—	6 Totgeburten
3. Trimester	59 :	0 Mißbildungen	—	1 Totgeburt
total	314 :	20 Mißbildungen	—	16 Totgeburten

Die Mißbildungsrate betrug für das erste Trimester somit 12 %, diejenige der Totgeburten 7,2 %. Später haben Siegel und Greenberg ein über 10 Jahre zusammengetragenes Beobachtungsmaterial verarbeitet und detailliert dargelegt: Aus Tab. 3 geht eine sehr große Absterberate bei Rubeolen in den ersten beiden

Tabelle 3. *Frequenz der Todesfälle unter den Foeten, gegliedert nach Schwangerschaftswochen bei Ausbruch der Röteln* (nach Siegel und Greenberg, 1960)

Schwangerschaftswoche bei Ausbruch der Röteln	Anzahl der Fälle	Anzahl der Lebendgeburten	Foetaler Tod	
			Zahl	%
1—4	10	5	5	50,0
5—8	41	20	21	51,2
9—13	53	42	11	20,8
14—26	133	129	4	3,0
27—40	57	56	1	1,8
Total	294	252	42	
Mittel				14,3

Tabelle 4

Vorkommen von Mißbildungen unter den Lebendgeborenen, bezogen auf die Schwangerschaftswoche bei Ausbruch der Rubeolen in Epidemie- und Nichtepidemiejahren (Siegel und Greenberg, 1960)

Schwangerschaftswoche bei Ausbruch der Rubeolen	Epidemiejahre*			Nichtepidemiejahre			Ganze Beobachtungsjahre		
	zusammen	normale Kinder	geschädigte Kinder	total	normale Kinder	geschädigte Kinder	total	normale Kinder	geschädigte Kinder
1—4	3	0	3	2	2	0	5	2	3
5—8	13	11	2	7	7	0	20	18	2
9—13	25	25	0	17	17	0	42	42	0
14—26	80	79	1	49	48	1	129	127	2
27—40	36	36	0	20	20	0	56	56	0
Total	157	151	6	95	94	1	252	245	7

* 1955 und 1958

Monaten der Gravidität von je rd. 50 % hervor. 44 % der Foeten starben weniger als 4 Wochen, 18 % 5—8 Wochen und 38 % mehr als 8 Wochen nach der mütterlichen Erkrankung ab. Betrachtet man das Vorkommen von Mißbildungen, so fällt vor allem ein eklatanter Unterschied zwischen Epidemie- und Nichtepidemiejahren auf (Tab. 4). Von 41 Frauen, die im ersten Trimester im Rahmen einer Epidemie erkrankten, hatten 5 mißgebildete Kinder (8 %), während von 26 Graviditäten in Nichtepidemiejahren im gleichen Zeitabschnitt überhaupt keine mißgebildeten Kinder hervorgingen.

Die umfangreichsten Untersuchungen verdanken wir LUNDSTRÖM, der die Rötelnepidemie von 1951 in Schweden mit 1146 mütterlichen Rubeolenerkrankungen während der Gravidität analysierte. Er fand eine Mißbildungsrate von je 11 % bei Röteln in den beiden ersten Schwangerschaftsmonaten, von 8 % im 3. Monat und von 1,4 % im 4. Monat der Gravidität.

Eine Zusammenstellung der seit 1960 erschienenen prospektiven Studien — alles Statistiken, die im Gegensatz zu früheren Untersuchungen über ein größeres Beobachtungsgut, nämlich über mindestens 50 Rubeolenfälle bei Schwangeren Aufschluß geben — ergibt folgende Verhältniszahlen (Tab. 5):

Tabelle 5. *Zahl der lebend geborenen Kinder mit und ohne Mißbildungen*

Autoren	Rubeolen der Mutter							
	mens I		mens II		mens III		mens IV	
	gesamt	Mißbildungen	gesamt	Mißbildungen	gesamt	Mißbildungen	gesamt	Mißbildungen
SIEGEL und GREENBERG 1960	5	3	20	2	42	0	—	—
MANSON et al. 1960	45	6	61	9	77	8	72	2
PITT 1961	5	3	12	5	33	5	37	1
LUNDSTRÖM 1962	117	13	157	18	189	15	209	3
TARTAKOW 1965	4	0	21	5	11	2	7	1
Total	176	25 14,2%	271	39 14,4%	352	30 8,5%	325	7 2,1%

Im 1. und 2. Monat der Gravidität beläuft sich die Mißbildungsrate auf je 14—15 %, im 3. auf 8 %. Für das ganze erste Trimester ergibt sich somit ein Risiko von rund 12 %, also wiederum gleich viel wie GREENBERG et al. aus ihren ersten Zusammenstellungen prospektiver Untersuchungen ermittelten. Andererseits sind einzelne Epidemien beobachtet worden, bei welchen die Mißbildungsrate größer war. So finden wir vor allem bei MULLINS et al. sowie bei LAMY und SERROR wesentlich höhere Prozentsätze; bei letzteren bis zu 80 % Mißbildungen nach Erkrankung in den ersten 2 Monaten! Zweifellos handelt es sich hier um eine besondere Virulenz des Erregers.

Wenn wir diese ungünstiger lautenden, durchwegs kleineren Statistiken in einer Zusammenstellung der uns zugänglichen 17 prospektiven Untersuchungen mitberücksichtigen, so ergibt sich schließlich folgendes Bild:

1. Monat: 208 Lebendgeborene: 42 Mißbildungen: 20,0 %
2. Monat: 341 Lebendgeborene: 64 Mißbildungen: 18,7 %
3. Monat: 418 Lebendgeborene: 35 Mißbildungen: 8,4 %
4. Monat: 358 Lebendgeborene: 10 Mißbildungen: 3,6 %

Diesen Zahlen sei nur noch die Bemerkung hinzugefügt, daß sie sich zum größten Teil aus den Auswertungen einzelner Epidemien zusammensetzen. Nach den Untersuchungen von SIEGEL und GREENBERG ist das Risiko bei sporadischen Fällen wesentlich geringer.

Prophylaxe der Embryopathie

Die Verhütung der Virusembryopathie kommt der Prophylaxe einer mütterlichen Erkrankung gleich. Da eine Impfung vorläufig nicht in Frage kommt, besteht lediglich die Möglichkeit, Mädchen vor dem gebärfähigen Alter eine aktive Immunität auf natürlichem Wege erwerben zu lassen. Im weiteren ist auf strengste Expositionsprophylaxe der schwangeren Frau zu achten. Dazu gehört Aufklärung in Laienkreisen und öffentliche Bekanntgabe von gehäuftem Auftreten von Rötelnfällen. Jeder Laie sollte wissen, daß während Epidemiezeiten eine Konzeption nach Möglichkeit zu verhüten ist. Nach sicherer Rötelnexposition empfiehlt sich die Verabreichung von Rekonvaleszentengammaglobulin, oder, wenn solches nicht erhältlich, von gepooltem Gammaglobulin oder Rekonvaleszentenserum (s. S. 526). Wenn eine Erkrankung bereits ausgebrochen ist, sind alle prophylaktischen Maßnahmen konservativer Art zum Zwecke der Verhütung einer Rubeolenembryopathie nutzlos. Insbesondere wurde das Versagen der Gammaglobulinprophylaxe bei bereits ausgebrochener Krankheit von LUNDSTRÖM u. Mitarb. dokumentiert. Die *Unterbrechung der Gravidität* bei diesen Frauen stellt deshalb die einzige Möglichkeit einer Verhütung von kindlichen Mißbildungen dar. Obwohl eine kindliche Erkrankung *keine rechtsgültige Indikationsstellung* zu einer Schwangerschaftsunterbrechung ergibt, so hat sich eine Interruptio mit Rücksicht auf die psychische Belastung der Mutter in vielen Ländern durchgesetzt. Dies mag angesichts der erschreckend hohen Mißbildungsraten, die die ersten Statistiken nannten, gerechtfertigt gewesen sein.

Heute drängt sich nach Revision dieser Zahlen eine neue *Überprüfung* dieser Berechtigung auf. Zunächst muß festgehalten werden, daß weder PITT noch LUNDSTRÖM, die beide auch das psychische Verhalten der Mütter während der Gravidität studiert haben, nur in 2 von 53 Fällen schwerere Angstzustände beobachten konnten, welche nach Aufklärung über das effektive Risiko jedoch weitgehend zerstreut werden konnten. Im weitern ist zu beachten, daß viele der genannten Gebrechen heutzutage gänzlich behoben werden können. So stellen die Herzvitien, unter denen beim Gregg'schen Syndrom der Ductus Botalli und der Vorhofseptumdefekt die häufigsten Formen sind, keine Indikation zu einer Schwangerschaftsunterbrechung mehr dar. Nach unserem heutigen Wissen muß das Risiko für eine *schwerwiegende* Schädigung bei den überlebenden Kindern nach LUNDSTRÖM etwa folgendermaßen eingeschätzt werden: Bilateraler Katarakt 2 %, Schwerhörigkeit 6 %, schwerwiegendes Herzvitium 1 %, Geistesschwäche 1,5 % (Vergleichswert der Geistesschwäche in der übrigen Bevölkerung 1 %!). Wenn man bedenkt, daß bei dieser Sachlage ca. 90 % aller therapeutischen Aborte einer Vernichtung gesunden Lebens gleichkommt, so wird man sich der *Fragwürdigkeit der heute weitgeübten Praxis* auch dann bewußt, wenn man von ethischen Bedenken prinzipieller Art absieht. Fast alle Autoren, die sich in letzter Zeit ernsthaft mit dem Problem der Rötelnembryopathie beschäftigt haben, sind der Ansicht, daß eine Interruptio nur in speziell gelagerten Fällen in Betracht gezogen werden kann, niemals aber als „offizielle" Lehrmeinung vertreten werden darf. PITT kommt nach dem Studium seines eigenen großen Krankengutes von 145 Fällen zum Schluß: "Medical opinion now emphasizes that it is the duty of the doctor to treat the Rubella-affected child, and not to terminate its life".

Anmerkung bei der Korrektur

Über die wohl größte Rötelnepidemie der neueren Zeit, die 1964 ganz Nordamerika heimsuchte, war z. Z. der Abfassung des Manuskripts noch nichts bekannt. Auch bei der Korrektur liegen noch keine endgültigen Resultate über die Mißbildungsfrequenz vor. Immerhin geht aus den Berichten des „Rubella-Symposium" der Society for Pediatric Research und der American Pediatric Society hervor, daß die Mißbildungsfrequenz erschreckend hoch ist. Die obigen Darstellungen mögen deshalb vielleicht etwas zu optimistisch erscheinen. Dies zeigt aber erneut, daß jede Epidemie ihr „eigenes Gesicht“ hat und daß es absolut unmöglich ist, das Risiko in einer verallgemeinerten Form abzuschätzen.

Literatur

Ackroyd, J.F.: Three cases of thrombocytic purpura occurring after rubella, with a review of purpura associated with infection. Quart. J. Med. **18**, 299 (1949). — **Anderson, S.G.**: Experimental rubella in human volunteers. J. Immunol. **62**, 29 (1949). — **Anderson, S.G.**, and **H. McLorinam**: Convalescent rubella gamma globulin as a possible prophylactic against rubella. Med. J. Aust. **1**, 182 (1953).

Berliner, B. (persönl. Mitteilung an Warkany): Advances in pediatrics. **2**, I (1947). — **Bourquin, J.B.**: Les malformations du nouveau-né causées par les viroses de la grossesse et plus particulièrement par la rubéole. Paris: Le François 1948. — **Brody, J.A., J.L. Sever**, and **G.M. Schiff**: Prevention of Rubella by Gamma Globulin during an epidemic in Barrow, Alaska 1964. New Engl. J. Med. **272**, 127 (1965).

Campbell, M.: Place of maternal rubella in the aetiology of congenital heart disease. Brit. med. J. **I**, 691 (1961). — **Collins, I.S.**: The incidence of congenital malformations following maternal rubella at various stages of pregnancy. Med. J. Aust. **II**, 456 (1953). — **Cooper, L.Z., R.H. Green, S. Krugman, J.P. Giles**, and **G.S. Mirick**: Thrombocytopenic purpura and other manifestations of rubella contracted in utero. J. Pediat. **67**, 983 (1965).

Evans, M.W.: Congenital dental defects in infants subsequent to maternal rubella during pregnancy. Med. J. Aust. **31**, 225 (1944). ~ Further observations on dental defects in infants subsequent to maternal rubella during pregnancy. Med. J. Aust. **34**, 780 (1947).

Flamm, H.: Die pränatalen Infektionen des Menschen. Stuttgart: Georg Thieme 1959. — **Forchheimer, F.**: Enanthem of German measles. Philad. Med. **2**, 15 (1898). — **Franceschetti, A., F. Bamatter**, and **J.J.B. Bourquin**: Embryopathie rubéoleuse. Helv. paediat. Acta **2**, 339 (1949). — **Franceschetti, A.**, and **J.J.B. Bourquin**: Rubéole pendant la grossesse et malformations congénitales de l'enfant. Ann. Oculist. (Paris) **179**, 623 (1946).

Giles, J.P., L.Z. Cooper, and **S. Krugman**: The rubella syndrome. J. Pediat. **66**, 434 (1965). — **Glanzmann, E.**: Röteln. In: Handbuch innere Med., Bd. 1. Berlin-Göttingen-Heidelberg: Springer 1952. ~ Zum Röteln-Drüsenfieber-Problem. Mschr. Kinderheilk. **54**, 366 (1932). — **Grayston, J.Th.**, and **R.H. Watten**: Epidemic rubella in Taiwan, 1957—1958. New Engl. J. Med. **261**, 1145 (1959). — **Green, R.H., M.R. Balsamo, J.P. Giles, S. Krugman**, and **G.S. Mirick**: Studies on the experimental transmission, clinical course, epidemiology and prevention of Rubella. Trans. Ass. Amer. Phycns. **77**, 118 (1964). — **Greenberg, M., O. Pelliteri**, and **J. Barton**: Frequency of defects in infants whose mothers had rubella during pregnancy. J. Amer. med. Ass. **165**, 675 (1957). — **Gregg, N. McAl.**: Congenital cataract following German measles in the mother. Trans. ophthal. Soc. Aust. **3**, 35 (1941).

Hiro, Y., u. **S. Tasaka**: Die Röteln sind eine Viruskrankheit. Mschr. Kinderheilk. **76**, 328 (1938). — **Horstmann, D.M., J.E. Banatvala, J.T. Riordan**, and **M.C. Payne**: Isolation of Rubella virus from fetal tissue and from newborn infants with the rubella syndrome and congenital thrombocytopenic purpura. J. Pediat. **67**, 984 (1965).

Jackson, A.D.M., and **L. Fish**: Deafness following maternal rubella. Results of a prospective investigation. Lancet **II**, 1241 (1958). — **Jawetz, E., J.L. Melnick** u. **E.A. Adelberg**: Medizinische Mikrobiologie. S. 478. Berlin-Göttingen-Heidelberg: Springer 1963. — **Johnson, R.E.**, and **A.P. Hall**: Rubella arthritis. Report of cases studied by later tests. New Engl. J. Med. **258**, 743 (1958).

Kamerbeek, E.H.M.: Het rubella-probleem in het licht van Nederlandse ervaringen. Verh. Inst. praev. Geneesk. **14**, 1 (1949). — **Kantor, T.G.**, and **M. Tanner**: Rubella arthritis and rheumatoid arthritis. Arthr. and Rheum. **5**, 378 (1962). — **Korones, S.B., L.E. Ainger, G.R.G. Monif, J. Roane, J.L. Sever**, and **F. Fuste**: Congenital rubella syndrome: New clinical aspects with recovery of virus from affected infants. J. Pediat. **67**, 166, (1965). — **Krugman, S.**: Rubella. New light on a old disease. J. Pediatr. **67**, 159 (1965). — **Krugman, S., R. Ward, K.G. Jacobs**, and **M. Lazar**: Studies on rubella immunization. I. Demonstration of rubella without rash. J. Amer. med. Ass. **151**, 285 (1953). — **Krugman, S.**, and **R. Ward**: Rubella. In: Infectious diseases of children. St. Louis: C.V. Mosby Company 1964. — **Kuentzel, J.**: Viruskrankheiten, insbesondere Röteln während der Schwangerschaft, als Ursache angeborener, erworbener Taubstummheit und anderer angeborener Defekte. HNO (Berl.) **3**, 225 (1952).

Lamy, M., et **M.E. Seror**: Résultats d'une enquête sur les embryopathies d'origine rubéolique. Rev. Hyg. Méd. soc. **7**, 88 (1959). — **Landon, J.F., M. Bess, H.B. Davidsson, F. Foote**, and **R. Muckenfuss**: The efficacy of gamma globulin in the prevention of German Measles. N.Y. med. J. **5**, 21 (1949). — **Lundstroem, R.**: Rubella during pregnancy. Its effects upon perinatal mortality, the incidence of congenital abnormalities and immaturity. A preliminary report. Acta paediat. **41**, 583 (1952). ~ Rubella during pregnancy. A follow-up study of children after an epidemic of rubella in Sweden 1951, with additional investigations on prophylaxis and treatment of maternal rubella. Acta paediat. **51**, 1 (1962). — **Lundstroem, R., C. Thoren,** and **B. Blomquist**: Gamma globulin against rubella in pregnancy. I. Prevention of maternal rubella by gamma globulin and convalescent gamma globulin (a follow-up study). Acta paediat. **50**, 444 (1961). — **Lundstroem, R.,** and **S. Ahnsjoe**: Mental development following maternal rubella. A follow-up study of children born in 1951—1952. Acta paediat. **132**, 1962.

Manson, M.M., W.P.D. Logan, and **R.M. Loy**: Rubella and other virus infections during pregnancy. Ministry of Health Reports on Public Health and Medical Subjects, No. 101. London: H.M.S.O. 1960. — **Margolis, F.J., J.L. Wilson,** and **F.H. Top**: Postrubella Encephalomyelitis. J. Pediat. **23**, 158 (1943). — **Michaels, R.H.,** and **G.W. Mellin**: Prospective experience with maternal rubella and the associated congenital malformations. Pediatrics **26**, 200 (1960). — **Mullins, J.H., J.A. Farris,** and **J.C. Atkinson**: Fetal damage from rubella during pregnancy. Obstet. and Gynec. **15**, 320 (1960). — **Murray, N.E.**: Deafness following maternal rubella. Med. J. Aust. **39**, 126 (1949).

Nick, J.: Über die Untersuchung von Herzen menschlicher Keimlinge mit den Zeichen einer Embryopathia rubeolica. Schweiz. Z. allg. Path. **16**, 653 (1953).

Pfeiffer, J.: Über eine in der grauen Substanz sich ausbreitende Encephalitis nach Rubeolen. Arch. Psychiat. Nervenkr. **193**, 337 (1955). — **Pillat, A.**: Die Auswirkungen der pränatalen Infektionen am Auge. Bibl. microbiol. (Basel) **1**, 163 (1960). — **Pitt, D.B.**: Congenital malformations and maternal rubella. Progress report. Med. J. Aust. **1**, 881 (1961). — **Plotkin, S.A., F.A. Oski, E.M. Hartnett, A.R. Hervada, S. Friedman,** and **J. Gowing**: Some recently recognized manifestations of the rubella syndrome. J. Pediat. **67**, 182 (1965).

Rubella Symposium. Joint Symposium on the rubella syndrome by the Society for Pediatric Research and the American Pediatric Society. J. Pediat. **67**, 983 (1965).

Sever, J.L., G.M. Schiff, J.A. Bell, and **R.J. Huebner**: Rubella. Frequency of antibody among children and adults and isolation of the virus from fetal tissues. J. Pediat. **65**, 1027 (1964). — **Sherman, F., R. Michaels,** and **F. Kenny**: A new look at rubella encephalopathy: not a demyelinating postinfectious encephalitis. J. Pediat. **67**, 984 (1965). — **Siegel, M.,** and **M. Greenberg**: Fetal death, malformation and prematurity after maternal rubella. Results of a prospective study, 1949—1958. New Engl. J. Med. **262**, 389 (1960). — **Steen, E.,** and **K.H. Torp**: Encephalitis and thrombocytopenic purpura after rubella. Arch. Dis. Childh. **31**, 470 (1956). — **Stuckey, D.**: Congenital heart defects following maternal rubella during pregnancy. Brit. Heart J. **18**, 519 (1956). — **Swan, B.**: Rubella in pregnancy as an aetiological factor in congenital malformation, stillbirth, miscarriage and abortion. J. Obstet. Gynaec. **56**, **341**, 591 (1949). — **Swan, C., A.L. Tostevin, B. Moore, H. Mayo,** and **G.H.B. Black**: Congenital defects in infants following infectious diseases during pregnancy. Med. J. Aust. **30**/2, 201 (1943).

Tartakow, I.J.: The teratogenecity of maternal rubella. J. Pediat. **66**, 380 (1965). — **Töndury, G.**: Zur Wirkung des Erregers der Rubeolen auf den menschlichen Keimling. Helv. paediat. Acta **7**, 105 (1952). ~ Zur Wirkungsweise verschiedener Viren auf den menschlichen Keimling. Bibl. microbiol. (Basel) **1**, 30 (1960). ~ Die kritischen Phasen in der Embryonalentwicklung und ihre Störung durch chemische Faktoren und Viren. Vjschr. naturforsch. Ges. Zürich **101**, 93 (1956). ~ Embryopathien. Berlin-Göttingen-Heidelberg: Springer **1962**.

Vest, M.: Rubeolenembryopathie als Ursache von Akrocephalosyndaktylie und Turmschädel. Ann. paediat. (Basel) **184**, 14 (1955).

Wenner, R., u. **I. Flammer**: Rubeolen und Schwangerschaft. Bull. schweiz. Akad. med. Wiss. **8**, 543 (1952). — **Wesselhaeft, C.**: Medical progress: Rubella (German measles) and congenital deformities. New Engl. J. Med. **240**, 258 (1949).

Zinkham, W.H., J.E. Osborn, and **D.N. Medearis**: Blood and bone marrow in congenital rubella. J. Pediat. **67**, 985 (1965). — **Zischinsky, H.**: Röteln. In: Handbuch der Kinderheilkunde, Bd. 5, S. 64. Berlin-Göttingen-Heidelberg: Springer 1963.

Die Tollwut

Von W. Mohr, Hamburg

Mit 4 Abbildungen

I. Definition

Die Tollwut (Wut, Rabies oder Lyssa; lateinisch: Lyssa hydrophobia, französisch: la rage, englisch: rabies, italienisch: rabbia, spanisch: rabia) ist eine meist durch Bißverletzungen infizierter Tiere — vorwiegend wild lebender Carnivoren oder Fledermäuse — übertragene Viruskrankheit. Sie ist vor allem unter den wildlebenden Carnivoren verbreitet und befällt von den Haustieren besonders Hunde und Katzen. Alle warmblütigen Wirbeltiere sind für sie empfänglich. Die Infektion führt beim Tier zu einer meist tödlich endenden Encephalomyelitis. — Auch der Mensch kann durch den Biß eines kranken Tieres infiziert werden. Wichtigste Infektionsquelle für den Menschen ist der Hund. Eine Übertragung von Mensch zu Mensch wurde bisher nicht beschrieben, obgleich sie theoretisch möglich erscheint.

II. Geschichte

Eine Schilderung tollwütiger Hunde gibt schon Demokritos im 5. Jahrhundert v. Chr. Die Erkrankung beim Menschen beschreibt als einer der ersten Aristoteles im 4. Jahrhundert v. Chr., und Cornelius Celsius teilte als Erster Beobachtungen über einen Zusammenhang zwischen der Tollwut bei Tieren und der Hydrophobie beim Menschen mit. Er verordnete das Ausbrennen oder Aussaugen der Bißwunde. Galenus forderte die Excision der Wunden, die von „wütigen Hunden" stammten. Agathias schildert eine Epidemie im Alemannenheer des Leutharis 553 n. Chr. in Oberitalien, bei der es sich um eine fast epidemieartige Häufung von Lyssa-Erkrankungen gehandelt zu haben scheint.

Erst 1804 stellte dann Zincke die Infektiosität des Speichels der kranken Tiere fest und konnte durch die experimentelle Übertragung von Speichel eines kranken Tieres in eine Wunde beim Hund oder Hasen die Krankheit übertragen. Diese Erkenntnis führte dann zu den Versuchen von Galltier 1879 Schafe durch intravenöse Einspritzung von Speichel zu immunisieren.

1880—1885 gelang Pasteur der Nachweis, daß die Tollwut eine ausgesprochene Infektionskrankheit mit Lokalisation im Nervensystem ist. Gleichzeitig arbeitete er ein Immunisierungsverfahren aus und konnte 1885 die ersten Behandlungen vornehmen. 1903 entdeckte Negri dann die nach ihm benannten „Negrischen Körperchen". Im gleichen Jahr stellte Remlinger die Filtrierbarkeit des Tollwuterregers fest.

In den folgenden Jahren wurde intensiv an der Verbesserung der Pasteurschen Schutzimpfung gegen Tollwut gearbeitet und verschiedene Impfmethoden erprobt. — Einen Fortschritt in der Bekämpfung dieser Virusinfektion stellte die Massenimmunisierung der Hunde dar, die sogar wirksamer zu sein scheint als die Massenvernichtung nicht nur gebissener, sondern auch eines Bisses verdächtiger Tiere. Hatten Pasteur, Roux, Chamberland und Thullier mit ihren Forschungen die ersten Kenntnisse der Viruskrankheiten überhaupt vermittelt, so vertieften die Untersuchungen der letzten Jahre die Kenntnisse über den Erreger und die Methoden seiner Bekämpfung.

III. Erreger

Der Erreger ist ein filtrierbares Virus, das eine besondere Affinität zum Nervengewebe hat. Das Virus steht der Gruppe der Myxoviren nahe. Die Größe des Toll-wut-Virus liegt zwischen 100—150 mμ (Gallowayu und Elford). Nach anderen Untersuchern wird eine Größe bis zu 260 mμ (Almeida, Howatson u. a.) angegeben. TIERKEL gibt als Durchschnitt 125 mμ ∅ an. Dies neurotrope Virus ruft in den Ganglienzellen typische Veränderungen hervor. Diese intraplasmatischen Einschüsse werden als Negrische Körperchen bezeichnet.

Das Virus ist sehr empfindlich gegen Sonnenlicht und Hitze. Die Infektiosität verliert sich unter natürlichen Umgebungsbedingungen von Licht, Wärme und Luft. Bei 45° C verliert es seine Virulenz und bei 52—58° C geht es innerhalb einer halben Stunde zu Grunde, bei 80° C sogar schon in 2 min. Auch durch ultraviolette Strahlen wird es rasch vernichtet. Setzt man es Formalin, Sublimat-Chlorwasser und Permanganatlösung aus, so wird es rasch vernichtet; durch wäßrige Karbolsäure tritt die Abtötung langsamer ein. Gegen Phenol scheint das Virus zwar nicht absolut resistent zu sein, jedoch erfolgt die Abtötung sehr langsam. Formaldehyd 0,93% inaktiviert es bei 4°C und einem pH von 7,0 in 30 min.

Gegen Fäulnis ist das Virus resistenter. Da Fäulnis nur sehr langsam auf das Virus einwirkt, kann es unter Anwendung entsprechender Maßnahmen auch noch in wochenlang vergrabenen Kadavern nachgewiesen werden. Kälte scheint es zu konservieren. Bei Zimmertemperatur behält das Virus 1—2 Wochen seine Infektiosität, im Kühlschrank hält es sich wesentlich länger infektionstüchtig und im gefrorenen Zustand sogar 1 Jahr und mehr. Werden virushaltige Gewebstückchen in neutralem, unverdünntem Glycerin gelagert, so behält das Virus seine Aktivität bei Zimmertemperatur mehrere Wochen, im Kühlschrank sogar mehrere Monate (JOHNSON). In einer 20%igen Gehirngewebs-Suspension in Aqua dest. mit 10% Kaninchenserum-Zusatz hält sich das Virus in der zugeschmolzenen Glasampulle bei Temperaturen um minus 70°C jahrelang ohne Titerverlust. Auf Gegenständen büßt es im allgemeinen seine Virulenz bald ein, deshalb hält TIERKEL auch eine Raumdesinfektion oder die Desinfektion von Möbeln oder anderen Gegenständen, die möglicherweise mit dem Speichel eines tollwutkranken Tieres in Berührung gekommen sind, nicht für erforderlich.

Das Virus findet sich besonders reichlich im *Zentralnervensystem* und im *Speichel* (REMLINGER und BAILLY). Doch ist es auch in gleicher Weise in den Speicheldrüsen, sodann auch aber in wesentlich niedrigerer Konzentration in den Tränendrüsen, dem Pankreas und auch anderen Organen nachzuweisen. Der Virusgehalt dieser Organe ist aber so gering, daß er praktisch nicht zur Infektion führen kann. BÉQUIGNON, LAMY und BUSSARD führten Studien über den Einfluß der Hyaluronidase auf das Virus durch. Sie gewannen aufgrund dieser Untersuchung die Auffassung, daß der Gehalt an Hyaluronidase im Speichel dem Virus das Eindringen in die Gewebe erleichtere und es befähige, rascher die Nervenendigungen zu erreichen. Nach den letzten von SCHINDLER durchgeführten Untersuchungen über diesen Fragenkomplex hat die Speichelhyaluronidase aber keine Wirkung auf die Infektion, da sie auf den sauren pH-Bereich beschränkt ist. Die Infektiosität des Speichels ist zu Beginn der Krankheit am größten. Vielfach wird angenommen, daß der Speichel schon in den letzten Tagen der Inkubationszeit infektiös wird. Einige Autoren glauben, schon 15 Tage vor Ausbruch der Erkrankung eine solche Infektiosität des Speichels festgestellt zu haben.

Die *Züchtung* des Virus gelingt auf bebrüteten Hühner- oder Enteneiern. Die ersten Versuche dieser Art wurden von KLIGLER und BERNKOPF (1938) auf der Chorionallantoismembran durchgeführt und später von DAWSON (1941) durch intracerebrale Überimpfung auf den Embryo. KOPROWSKI und COX (1948) nahmen Serienpassage des Virus durch Beimpfung des Dottersackes des Hühnerembryos vor. Die gleiche Technik der Dottersackbeimpfung übten POWELL und CULBERTSON (1950) beim Entenembryo aus und konnten das Virus an diesen Nährboden adaptieren. Gewebskulturen wurden in der Folgezeit besonders mit dem Flurystamm durchgeführt und zwar auf Hamsternierenzellen, Hühnerfibroblasten und Zellen aus dem ZNS. Nur auf letzteren kam es zu einem cytopathogenen Effekt. Auf den anderen Nährmedien ereignete sich zwar eine Vermehrung, jedoch blieb der cytopathogene Effekt aus. (WEBSTER, CLOW, KISSLING, FENJES sowie FERNANDES und POMERAT.)

Elektronenmikroskopische Untersuchungen am Hirn von infizierten Mäusen führte MATSUMOTO durch; dabei fand er im Cytoplasma der Nervenzellen stäbchenförmige Partikel mit einem Durchmesser von 120—130 mμ. In den Negrischen Körperchen wurden von ihm diese Gebilde nicht gesehen. Andere Untersucher bestätigten die elektronenoptischen Beobachtungen und beschreiben diese Gebilde als längliche, z. T. aber auch kugelige Strukturen, letztere hatten eine Größe von 60—80 mμ, die Breite der stäbchenförmigen Gebilde betrug 65—90 mμ.

Untersuchungen von KISSLING wiesen nach, daß das Rabies-Virus in die Gruppe der Viren des *Ribonucleinsäuretyps* gehört. Zusammen mit GOLDWASSER führte er auch fluorescenz-mikroskopische Untersuchungen durch. Dabei ließ sich Virus mittels fluorescierender Antikörper in den Speicheldrüsen der von Rabies befallenen Tiere feststellen. Durch geeignete Maßnahmen läßt sich vom Viruspartikel ein nicht infektiöses, lösliches Antigen von 12 mμ abtrennen.

Die *Antigenstruktur* des Virus ist einheitlich. Es besteht kein Unterschied zwischen den von Hunden, Füchsen oder Fledermäusen isolierten Stämmen. Doch zeigen die einzelnen Virusstämme erhebliche Unterschiede hinsichtlich ihrer Infektiosität und Pathogenität.

Das von natürlich angesteckten Tieren isolierte Virus hat PASTEUR als sog. „*Straßenvirus*" bezeichnet. Bringt man dieses Straßenvirus auf intracerebrale Passagen, so entsteht daraus eine neurotrope Variante, auch als „*Virus fixe*" bezeichnet. Die Inkubationszeit dieses Virus fixe ist kürzer, es hat eine sehr hohe Virulenz bei intracerebraler und eine geringe Infektiosität bei subcutaner oder intramuskulärer Gabe. Das Virus fixe hat weitgehend die Fähigkeit zur Einschlußkörperchenbildung verloren. Die Natur dieser Einschlußkörperchen scheint weitgehend geklärt. Sicher enthalten die Negrischen Körperchen das Antigen des Tollwutvirus, denn sie reagieren mit spezifischem Serum bei der Färbung nach *Coons* (GOLDWASSER und KISSLING). Neben dem löslichen Antigen findet sich in ihnen auch inkompletes Virus. Sie sind ein Reaktionsprodukt von Zellen, die die Infektion überwunden haben. Deshalb findet man die Negri-Körperchen auch nur in sonst intakten Zellen. In degenerierten Zellen werden sie nicht gesehen. Allerdings hatten HOTTEL u. Mitarb. in früheren elektronenoptischen Untersuchungen noch keinen sicheren Hinweis dafür gefunden, ob die Negrischen Körperchen aus Viruspartikelchen aufgebaut seien.

Als *Versuchstier* der Wahl bei Untersuchungen auf Tollwut hat sich die Maus erwiesen. Allerdings hat man auch Meerschweinchen, Hamster, Kaninchen und Hunde häufig herangezogen. Bei der Maus kommt es im Anschluß an die Infektion nach Ablauf einer kurzen Inkubationszeit stets zu konstanten und ganz typischen Symptomen und immer zur Bildung von Negrischen Körperchen bei den infizierten Tieren (WEBSTER und DAWSON, 1935).

Man impft zu diesem Test 0,03 mml einer 10—20%igen Suspension des verdächtigen Gewebes auf 5 Mäuse und untersucht dann bei der Sektion Hippocampus, Hirnrinde, Kleinhirn, Pons- und Medulla-Gegend auf Negri-Körperchen. Es ist wichtig, beide Seiten des Gehirns zu untersuchen, da sich oft eine Verschiedenheit in der Verteilung des Virus findet. Der injizierten, zu testenden Suspension werden vorher 500—1000 Einheiten Penicillin und 2 mg Streptomycin pro mml Gewebssuspension zugesetzt, die vor der Inokulation für 30 min bei Zimmertemperatur auf diese eingewirkt haben.

Die natürliche oder künstliche Infektion eines Tieres mit Rabies-Virus führt zur *Bildung spezifischer Antikörper*. Diese lassen sich durch einen *Komplementbindungstest* oder einem *Serumneutralisationstest* nachweisen. Dies komplementbindende Antigen des Virus kann frei, aber auch an das Viruspartikel gebunden sein. Allerdings erlebt das Tier bei natürlicher Infektion das positivwerden der Komplementbindungsreaktion nicht. Für die Diagnose am toten Tier macht man eine umgekehrte Komplementbindungsreaktion zum Nachweis von Virus im Gehirn oder den Speicheldrüsen. Dies ist die einzige Anwendungsmöglichkeit der Komplementbindungsreaktion, sie wurde allerdings auch schon zum Antikörpernachweis nach Schutzimpfung verwendet. Da es sehr schwierig ist, ein stabiles und gutes Standard-Antigen von infiziertem Gewebe zu bekommen und die Komplementbindenden Antikörper nicht sehr lange persistieren, wird im allgemeinen dem Serum-Neutralisationstest der Vorzug gegeben. Die neutralisierenden Antikörper halten sich für eine sehr viel längere Zeit. Dieser Test ist deshalb für die Bestimmung des Antikörperspiegels bei Mensch und Tier von großer Bedeutung. Er ist auch ein Indicator, um die Stärke der antigenen Antwort des Organismus auf Vaccine zu prüfen. Untersuchungen über die Entwicklung der Antikörper durch die Schutzimpfung wurde von verschiedenen Autoren auch beim Menschen vorgenommen (Schindler und Mohr, siehe auch unter Schutzimpfung).

Im Elektronenmikroskopischen Bild hat das sog. *Virion* ein morphologisch ähnliches Aussehen wie das Virus der Stomatitis vesicularis des Schweines und das Virus der Hämorrhagischen Septicämie der Forelle.

Die Vervielfältigung des Virus hat man in Kulturen in vitro studieren können. Das erste Stadium der Absorption des Virus in den Zellen dauert etwa 3 Std. Nur 15 Std vergehen nach der Infektion, bis die Nucleoproteine des Virus in der Perinucleären Zone erscheinen. In den folgenden Stunden beobachtet man die Bildung des Virions in den äußeren Bezirken der Cellularmembran und ihre Befreiung von der Zelle durch einen Prozeß der Sprossung. Dies spielt sich etwa bis 24 Std nach der Infektion ab. In vitro und wahrscheinlich auch in vivo breitet sich die Infektion aus durch die direkte Übertragung des infektiösen Agens von Zelle zu Zelle.

Die *Negrischen Körperchen* findet man auch in den infizierten Zellen in vitro; sie erscheinen etwa 92 Std nach der Infektion und vergrößern sich sehr langsam. Sie enthalten vorwiegend Muco-polysaccharide und besitzen an ihrer Oberfläche für das Rabies-Virus spezifische Proteine. Es sind dies wahrscheinlich die Proteine, die für dieses Virus charakteristisch sind. In vitro ruft das Rabies-Virus nicht den Zelltod hervor. Die Zellen können das Virus während 10 Tagen ausscheiden und können trotz der Infektion fortfahren sich zu teilen; nur wenn die Einschlüsse sich sehr stark entwickelt haben, kommt es zu einem Stocken der normalen Mitose. Die in vitro mit Rabies-Virus infizierten Zellen werden völlig resistent gegenüber anderen Rabies-Infektionen und auch gegen Infektionen wie z. B. Poliomyelitis und Stomatitis vesicularis. Die Erwerbung dieser Resistenz ist das Phänomen der Interferenz.

IV. Pathologische Anatomie

Die Virusinfektion läuft als *Polyencephalitis* mit fleckförmigen Herden ab (Peters). Die Histo-Pathologischen Veränderungen des Zentralnervensystems sind entzündlicher Natur und nicht sehr unterschiedlich von denen durch andere Infektionen hervorgerufenen. Man findet sie besonders im Bereich der Pons, Medulla oblongata, Hirnstamm und Thalamus. Wahrscheinlich hängt es damit zusammen, daß das Virus hier in der größten Konzentration auftritt.

Im *Tierversuch* ließen sich die ersten Veränderungen im Gehirn tollwutinfizierter Kaninchen schon 4 Tage nach der Infektion finden. Zu diesem Zeitpunkt bestand eine allgemeine vasculäre Dilatation. Aber erst vom 8. Tag an gelang eine Virusübertragung, wenn sich neben den zelligen Infiltraten schon erste Herde mit Neuronophagie im Ammonshorn und im Gebiet der Opticuskerne nachweisen ließen. Vom 10. Tag ab kann die Diagnose meist eindeutig gestellt werden. Vom 12. Tag ab sind dann Negrische Körperchen nachweisbar. Aber erst wenn auch die klinischen Symptome wie Hyperthermie, Dilatation der Pupillen und Meningoencephalitische Symptome stärker in Erscheinung getreten sind, finden sich die ganz typischen Veränderungen.

Im *histologischen Bild* muß man unterscheiden zwischen den Veränderungen an den peripheren Nerven und dem Prozeß im Zentralnervensystem. An den *peripheren Nerven* spielt sich eine interstitielle Neuritis ab. Sie ist am ausgeprägtesten in den der Verletzung entsprechenden Nervenbezirken. Hier werden schwere akute Zellnekrosen der zugehörigen Spinal-Ganglien gefunden. Über diese letzteren und die Sympathikusganglien dringt das Virus in den Boden des 4. Ventrikels und in das Mittel- und Zwischenhirn ein. Im *Zentralnervensystem* kommt es zu degenerativen Prozessen der Kerne und des Cytoplasmas, zu Neuronophagie und diffuser Gliose. Oft kann man stärkere Hämorrhagien in den Wandungen der Blutgefäße sehen. Die Erweichungsherde und Nekrosen, die man im Rückenmark findet, betreffen sowohl die graue als auch die weiße Substanz und müssen als Folge einer akuten Myelitis aufgefaßt werden. BABES beschrieb als spezifisch und diagnostisch besonders bedeutungsvoll sog. *Tollwutknötchen (Babessche Knötchen)*,

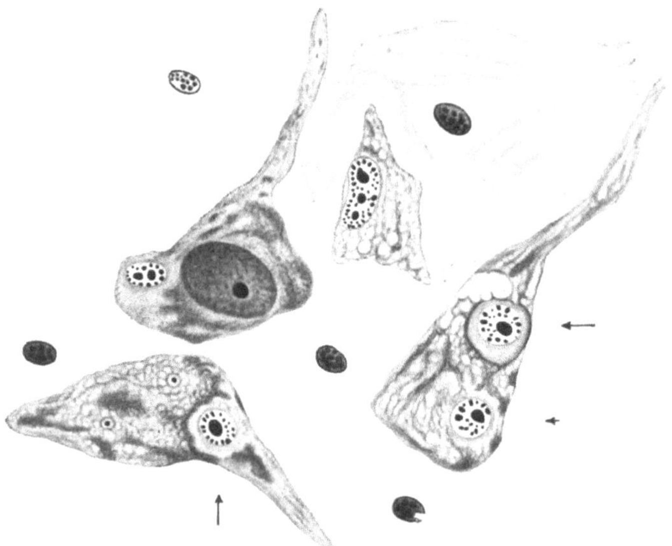

Abb. 1. Negrische Körperchen (←) in den Ganglienzellen (nach HEGLER). Schnittpräparat aus dem Ammonshorn

die „durch Ansammlung kleiner pericellulärer Herde um die Nervenzellen zustande kommen". Diese Nervenzellen weisen dabei Degenerations-Zeichen auf, wie Schwund der chromatischen Elemente und Vakuolenbildung. GOLGIE stellte Atrophien an den Zellfortsätzen fest. NELIES und VAN GEHUCHTEN beobachteten gewisse von ihnen für spezifisch gehaltene Veränderungen der cerebrospinalen und sympathischen Ganglienzellen, bei denen ein Teil der Zellen zugrunde geht und durch eine Vielzahl kleinerer Zellen ersetzt wird. So entsteht im fortgeschrittenen Stadium das Bild einer *kleinzelligen Infiltration*. Die Ganglienzelle zieht sich von der Epithelkapsel zurück und wuchernde Endothelzellen oder einwandernde Leukocyten füllen den Raum. Dieser Vorgang ist konstant und als spezifisch zu bezeichnen. Bei der histologischen Untersuchung ist aber der *Nachweis der Negrischen Körperchen* von besonderer Bedeutung. Diese erstmalig 1903 von A. NEGRI in sonst unveränderten Ganglienzellen gefundenen Körperchen sind von verschiedener Größe, rundlich bis oval, manchmal birnförmig oder auch elliptisch; sie sind eosinophil und haben einen Durchmesser von 2—10 mμ. Im Inneren zeigen sie eine deutliche Vacuole oder ein Zentralkörperchen. Die Innenstruktur wird von basophilen Granula gebildet, die Innenkörperchen haben einen Durchmesser von 0,2—0,5 mμ. Große Einschlußkörperchen haben ein zentrales Innenkörperchen und eine oder mehrere Lagen von Innenkörperchen. Der Hauptfundort der Negrischen Körperchen liegt im *Ammonshorn*. Sie kommen aber häufig auch in den Pyramidenzellen der Hirnrinde, den Purkinjezellen des Kleinhirns, den großen Nervenzellen der Basalganglien sowie den Hirnnervenkernen vor. Weniger oft sind sie in den Nervenzellen anderer Hirnabschnitte zu finden.

Die beste Methode zur Darstellung dieser Negrischen Körperchen scheint immer noch die nach LENZ zu sein. Nach Fixierung des Materials in Carnoyscher Flüssigkeit mit anschließender Führung durch die Alkoholreihe und Xylol, wird schließlich die Einbettung in Paraffin vorgenommen.

In etwa 10—20% der Fälle kommt es nicht zum Auftreten der Negrischen Körperchen. Von anders gearteten Einschlußkörperchen, insbesondere den Staupekörperchen, die sich bei der Staupeinfektion des Hundes im ZNS nachweisen lassen, sind sie deutlich zu unterscheiden. Die letzteren stellen strukturlose Chromatinbröckel dar und werden weit weniger regelmäßig im Verlauf der Staupe gefunden und nicht nur in Ganglienzellen wie die Negrischen Körperchen bei Tollwut.

DU PESSIS glaubt aufgrund seiner Studien herausgefunden zu haben, daß für die einzelnen Tiere ein gewisser Unterschied in der Lokalisation der Negrischen Körperchen bestehe. So fand er beim Hund als Hauptlokalisation, und damit die beste Stelle zum Nachweis, den Hypocampus und das Kleinhirn. Bei der Katze den Hypocampus, bei Rindern die medulla oblongata und Hypocampus. Er wies ebenfalls nochmals darauf hin, daß die Gegenwart oder das Fehlen von Negrischen Körperchen nur beweisend sei, wenn die Tiere an der Krankheit gestorben sind, nicht aber wenn sie schon nach wenigen Krankheitstagen getötet wurden.

Zur Klärung der Frage nach der Bedeutung der Negrischen Körperchen wurden auch elektronen-optische Studien herangezogen. HOTTEL u. a. glaubten noch bei ihren Untersuchungen, 1951, daß es sich bei den Einschlußkörperchen nicht um Viren handele. Im gleichen Jahr deuteten LEPINE und CROISSAN die Negrischen Körperchen als zelluläre Reaktion um Viruspartikel. Die cyto-chemischen Studien von WOLMAN und BEHAR (1952) machten es wahrscheinlich, daß die Einschlußkörperchen virusbedingt seien, und aufgrund ihrer fluorescenz-mikroskopischen Technik glauben GOLDWASSER und KISSLING (1958) den Virusursprung der Negrischen Körperchen bewiesen zu haben. So faßt man heute die Negrischen Körperchen, wie schon erwähnt, als Reaktionsprodukt der Zelle auf, das inkompletes Virus oder/und lösliches Antigen enthält. Man findet sie nur in intakten Zellen.

Im Bereich der peripheren Nerven beobachteten und beschrieben NICOLAU u. a. entzündliche Veränderungen, von ihnen als Septineuritis bezeichnet, die aber nicht nur bei der Tollwut, sondern auch bei Encephalitiden durch andere Infektionen auftreten können.

Von den *anderen Organen* sind als charakteristisch nur noch die durch den Befall der Speicheldrüsen ausgelösten Veränderungen zu bezeichnen. Sowohl in der Submaxillaris- als auch in der Sublingualdrüse werden beim Menschen und beim Hund sehr ausgeprägte Rundzelleninfiltrate im interstitiellen Bindegewebe, namentlich um die nervösen Ganglienzellen herum festgestellt. Außerdem treten Trübungen und Kernvermehrung, sowie Kernvergrößerungen an den Epithelzellen auf (ELSENBERG).

V. Pathogenese

Der Erreger ist ein ausgesprochen neurotropes Virus. Die Frage, ob das Vordringen des Virus zum Gehirn hin entlang der peripheren Nerven vor sich ginge oder auf dem Blutwege, war umstritten. DEAN hält an der zentripetalen Viruswanderung fest.

Beweise für die Annahme, daß die *Viruswanderung entlang der peripheren Nerven zum ZNS* hin das bedeutungsvollste Ereignis für den Ablauf der Erkrankung ist, sind:

1. Die Tatsache, daß die Inkubationszeit kürzer ist, wenn die Eintrittspforte des Virus in den Organismus näher dem ZNS liegt.
2. Daß der Virusnachweis im Rückenmark eher möglich ist als im Gehirn, wenn die Infektion an einer hinteren Extremität beim Tier erfolgt ist.
3. Daß das Virus in peripheren Nerven nachzuweisen ist.
4. Daß durch Unterbrechung der Nervenbahnen das Fortschreiten der Infektion verzögert werden kann.
5. Daß eine Virämie nur kurze Zeit nach Einsetzen der ersten klinischen Erscheinungen zu beobachten ist.

Das *Zustandekommen der Infektion* ist nach allen Beobachtungen, die heute vorliegen, nur möglich durch das Eindringen virushaltigen Speichels in eine durch einen Biß eines tollwütigen Tieres verursachte *Wunde*. Es ist natürlich auch möglich, daß eine Infektion dann sich ereignet, wenn virushaltiger Speichel in unmittelbaren Kontakt mit einer schon vorher bestehenden frischen Wunde kommt. Eine solche Gefahr kann z. B. gegeben sein, wenn Tierärzte oder Landwirte bei noch nicht gestellter Diagnose aufgrund gewisser klinischer Erscheinungen im Maul des kranken Tieres hantieren und dabei nicht eine offene Wunde an ihren Händen beachtet haben. Eine *indirekte Übertragung* über Gegenstände ist so *selten*, daß sie praktisch vernachlässigt werden kann.

Mitteilungen im medizinischen Schrifttum über Infektionen durch den Magendarmtrakt liegen nicht vor. Eine solche Möglichkeit wäre höchstens theoretisch denkbar bei offenen Geschwüren in der Magendarmschleimhaut. Versuche Laboratoriumstiere zu infizieren durch Verfüttern einer Rabieshaltigen Suspension fielen negativ aus. Auch beim Fressen Rabies-infizierter, weißer Mäuse kam es weder bei Hunden noch bei Füchsen zu einer Infektion.

Man hat zwar gefunden, daß die Milch tollwutkranker Kühe gelegentlich Rabies-Virus enthalten kann, doch liegt kein Bericht darüber vor, daß das Trinken der Milch tollwutkranker Tiere als Infektionsmodus in Betracht gezogen werden müßte.

Da keine längere Virämie vorkommt, spielen die *Arthropoden* bei der Übertragung der Rabies *keine Rolle*, weder in der Natur noch für die experimentelle Übertragung (Bell et al., 1957 und Kissling, 1957).

Bei den an Rabies verendeten Tieren hat man in 54—90% der Fälle in den *Speicheldrüsen* Virus gefunden. Die Tatsache, daß nicht alle rabieskranken Tiere Speicheldrüseninfektionen aufweisen, ist vom epidemiologischen Standpunkt aus, wichtig. Der aus diesem Zweck eingeführte Mäuseinoculationstest mit dem Speichel der Submaxillardrüse des beissenden Tieres ist deshalb wichtig, um zu entscheiden, ob der Biß gefährlich war oder nicht. Da bei den Hunden die Ausscheidung des Virus im Speichel oft erst nach dem Beginn der klinischen Erkrankung eintritt, auf der anderen Seite die Prodromal-Erscheinungen oft schwer zu erkennen sein können, ist es ratsam, ein beißendes Tier, welches tollwutverdächtig ist, mindestens für eine Periode von 10 Tagen unter Quarantäne zu halten.

Für den Verlauf der Tollwutinfektionen in der *Schwangerschaft* erscheinen die von Nicolitsch sowie Berislav Beric und Zdravkojelesic mitgeteilten Beobachtungen von erheblicher Bedeutung. Sie berichten über fünf eigene Beobachtungen. Im allgemeinen wird mitgeteilt, daß ausgetragene Früchte sehr oft vor oder unmittelbar nach der Geburt sterben, doch sind auch Fälle beschrieben, in denen die Mütter das Kind lebendig zur Welt brachten und unmittelbar nach der Geburt an Tollwut starben, die Kinder aber am Leben blieben.

Bei drei von den fünf beobachteten Fällen brach die Tollwut 3 bzw. 4 Tage bzw. 11 Monate nach der Geburt aus. In einem Fall trat die Tollwut im 8. Monat auf; hier kam es zum Absterben der Frucht im Uterus. In einem weiteren Fall starb die Frau 14 Std nach der Geburt. Das lebend geborene Kind wurde sofort geimpft, verstarb aber 7 Monate später an einer intercurrenten Infektion. Auch das zweite Kind, dessen Mutter 6 Tage nach der Geburt an Tollwut starb, hat das erste Lebensjahr nicht erreicht, sondern starb an Masern und Lungenentzündung. Zwei Kinder blieben am Leben. In einem Fall trat die Erkrankung der Mutter 11 Monate nach der Geburt auf noch während der Stillzeit. Broz beschreibt einen Todesfall bei einer 27 Jahre alten Schwangeren im 8. Monat, die 60 Tage vorher von einem kleinen Hund ins rechte Bein gebissen worden war. Es bestanden keine Krämpfe, keine deutliche Lähmung. Erst durch den Tierversuch wurde die Diagnose geklärt und durch den Nachweis von Negrischen Körperchen. Der Hund hatte insgesamt 10 Personen gebissen, von denen die Patientin und noch eine weitere Person starben. 22 Tage nach dem ersten zum Tode führenden Biß und 19 Tage nach dem zweiten tödlichen Biß wurde der Hund getötet.

Auf Grund dieser Beobachtungen wurden von den Autoren folgende Richtlinien vorgeschlagen:

1. Erfolgt eine Infektion während der Schwangerschaft, so ist auf jeden Fall die Schwangere einer kombinierten Serum- und Immunisierungsbehandlung zu unterwerfen.
2. Eine Unterbrechung der Schwangerschaft sollte nicht eingeleitet werden.
3. Eine Impfung des Neugeborenen, wenn die Mutter geimpft wurde und nicht erkrankte, erscheint nicht notwendig.
4. Das Stillen braucht in solchen Fällen nicht verboten zu werden, weil die Gefahr der Infektionsübertragung durch die Muttermilch zwar möglich, aber außerordentlich gering ist.
5. Werden Frauen in gebärfähigem Alter von tollwütigen Tieren gebissen und sind einer regelrechten Schutzimpfung unterzogen worden, dann erübrigen sich contrazeptive Maßnahmen.

Die *Häufigkeit* des Ausbruches der Rabies *nach einem Biß* durch ein tollwütiges Tier, wird in den verschiedenen Teilen der Welt variierend zwischen 3—50% angegeben. Als Durchschnitt kann man im allgemeinen sagen, daß die Rabies-Todesquote unter den von einem tollwutkranken Tier gebissenen unbehandelten Personen bei 15% liegt (Tierkel). Böcker sprach noch von 20%. Der einmal Erkrankte ist bei den heute bestehenden Möglichkeiten nicht mehr zu retten. Für das Angehen der Infektion sind sicher Virulenz und Quantität des Virus im Speichel des beissenden Tieres von Bedeutung sowie Ausdehnung der Bißverletzung. Bisse in der Kopf- und Nackengegend, sowie im Gesicht sind am gefährlichsten, nächst ihnen die an den oberen Extremitäten, sodann an den Füßen und Beinen. An letzter Stelle stehen die Verletzungen am Stamm. Die Dauer der *Inkubation* hängt ab von der Körperpartie, in die der infizierende Biß erfolgt ist. Kurze Inkubationszeiten findet man eigentlich nur bei schweren Bißverletzungen in der Kopfgegend.

Eine Altersgebundenheit der Erkrankung besteht nicht. Daß in der 10-Jahresperiode von 1944—1954 mehr als *die Hälfte* der menschlichen Tollwuttodesfälle *Kinder* unter 15 Jahren betrafen, dürfte damit zusammenhängen, daß Kinder näufiger aufgrund größerer Gefährdung gebissen werden als im allgemeinen Erwachsene.

VI. Epidemiologie

a) Tollwut bei Tieren: Für das Tollwutvirus sind sämtliche Säugetiere empfänglich, in geringerem Grade auch die Vögel. Für die Verbreitung der Tollwut kommen aber vornehmlich nur solche Tierarten in Frage, die von Natur als aggressiv bissig gelten. Lange Zeit hat deshalb für die Übertragung auf den Menschen, der von ihm *als Haustier gehaltene Hund*, vor allem Hirten- und Jagdhundrassen, die größte Rolle gespielt. Diese Situation trifft auch heute noch für viele Gebiete der Erde zu. In manchen aber hat sich die Lage doch etwas verschoben. So ist heute als *Virus-reservoir* für die Tollwut in Europa und auch in den USA der *Wildcarnivorenbestand* von größerer Bedeutung für die Tollwutausbreitung als die Hundetollwut. In *Europa* ist als wichtigstes Tier im Wildbereich der *Fuchs* zu nennen, ferner aber auch der *Dachs* und die *Marderarten*. Bei stärkerer Verseuchung eines Gebietes kann die Epizootie auch auf die *kleinen Nagetiere* übergehen, so daß in solchen Gebieten auch einmal Ratten, Mäuse und Erdhörnchen als Überträger der Tollwut gefunden werden. Berichte über solche Zusammenhänge liegen in der letzten Zeit aus der Türkei, Spanien und Rumänien vor. In *Ost-Europa* ist es vorwiegend der *Wolf* und der *Fuchs*, die als Träger der Infektion und Virusreservoir gelten müssen. In *arktischen Gebieten* kommt dem Polarfuchs diese Rolle zu, *in warmen Ländern* den *Hyänen*, Hyänenhunden, Schakalen, Schleichkatzen, aber auch in diesen Gebieten können einmal die kleinen Nager befallen sein. In ausgedehnteren Gebieten *Südamerikas*, auf einigen West-Indischen Inseln und auch nach letzten Berichten im Süden der USA spielen *Fledermäuse* als Verbreiter der Infektion eine Rolle.

Die *Tollwut beim Hund* beginnt nach einer Inkubationszeit von 3—8 Wochen. Doch wurden auch kürzere Inkubationszeiten von 10 Tagen und längere bis 6 Monate festgestellt. Selten ist sie kürzer als 2 Wochen oder länger als 4 Monate. Das Krankheitsbild verläuft in drei Phasen, Prodromalstadium, Erregungsstadium und Lähmungsstadium. Der Ausdruck „*rasende Wut*" ist für die Form geprägt, bei der der Erregungszustand überwiegt. Mit dem Ausdruck „*stille Wut*" werden die Fälle bezeichnet, bei denen die Erregungsphase sehr kurz ist oder fehlt und bei denen es sehr rasch zur Entwicklung der Lähmungserscheinungen kommt.

Das *Prodromalstadium* geht über 2—3 Tage. Die Tiere sind leichter erregt, sie schnappen nach ihrem Herrn, die Pupillen sind weit, der Corneal-Reflex herabgesetzt. Leichter Temperaturanstieg kann bestehen. Das *Erregungsstadium*, das sich daran anschließt dauert 3—7 Tage. Jetzt werden die Tiere nervös, sehr unruhig, sehr reizbar, reagieren schon auf kleinste Licht- oder Geräuschreize. Eine Photophobie und Hyperästesie tritt auf. Das Tier schnappt nach Insekten und unsichtbaren Objekten, frißt Gras, Steine und Holz, beginnt ruhelos in der Stadt und auf dem Land herum zu streunen und wird gefährlich, weil es jetzt die Tendenz hat, alles zu beißen, was ihm entgegenkommt, sei es Mensch, Tier oder Gegenstände. Die gewohnte Nahrung wird verweigert, die Tiere kratzen und beißen sich selber an den Bißstellen, oft bis zur Selbstverstümmelung. Blutige Durchfälle können sich einstellen, der Geschlechtstrieb ist gesteigert. Jetzt stellen sich schon die ersten Schwierigkeiten beim Schlucken ein, hervorgerufen durch Spasmen und Lähmung der Schluckmuskeln. Der Speichel tropft dem Tier aus dem Maul, die Respiration ist erschwert, konvulsive Zuckungen und unkoordinierte Muskelbewegungen treten auf. Es beginnt das *3. paralytische Stadium*, das mit zunehmenden Muskellähmungen schließlich in Koma und in den Tod übergeht. Die Krankheit dauert beim Tier meist 10, selten länger als 12 Tage.

In einzelnen Fällen fehlen die Erscheinungen der rasenden Wut, aber auch bei diesen Fällen mit stiller Wut, die nur Lähmungserscheinungen oder atypische Symptome zeigen, ist der Speichel der Tiere in gleicher Weise ansteckend. Bei massiven Infektionen sind rasante Krankheitsverläufe mit wenig ausgeprägten Symptomen, ja auch Fehlen der Lähmungen möglich. Diese Tiere gehen dann meist an plötzlichen Konvulsionen ein.

Das Krankheitsbild bei der *Katze* ist im ganzen ähnlich, jedoch ist dieses Tier während des Erregungsstadiums außerordentlich aggressiv, faucht, kratzt am Boden, springt plötzlich Tiere und Menschen an. Die Bisse bei den Katzen können gefährlicher sein, weil sie oft das Gesicht betreffen. Auch die Katzen sträunen umher, verweigern die Nahrung und verhalten sich anormal.

Bei *Kühen* tritt die Erkrankung mit Unruhe, Nervosität, starkem Pruritus am Beginn in Erscheinung. Dann werden die Tiere aggressiv, gehen unter Umständen heftig auf andere Tiere oder Objekte los, können den Speichel nicht halten, zeigen Tenesmen, selten allerdings beißen sie. Als erstes Symptom der paralytischen Phase kommt es zu einer Lähmung der hinteren Extremitäten. An eine Phase kompletter Lähmung schließt der Tod an.

Bei *Pferden* und *Eseln* ist auch ein charakteristisches Erregungsstadium mit Ruhelosigkeit, Schreckhaftigkeit, aber auch Angriffslust zu verzeichnen. Nach anderen Tieren oder bewegten Objekten wird geschnappt und gebissen, die Ohren sind hochgestellt, Speichel läuft aus dem Maul. Es besteht ausgesprochene Freßunlust. Die Lähmung beginnt vom Kopf über die Muskeln der Nackenregion absteigend.

Schweine und *Schafe* zeigen praktisch ähnliche Bilder wie die letzt beschriebenen Tierarten. Unruhe, Nervosität, Übererregbarkeit, Spasmen einzelner Muskelgruppen, gefolgt von Lähmung und Tod kennzeichnen den Verlauf.

Bei *weißen Mäusen*, die von Remlinger und Bailly eingehend studiert wurden, verläuft die Tollwut in verschiedenen Formen:

1. als rasende Wut mit starkem Prurigo und selbstverstümmelndem Verhalten, 2. als paralytische Form, 3. als hemiplegische Form, 4. als spastisch tetanische Form (Streckkrämpfe), 5. als „forme fruste".

Ratten, die ebenso wie Meerschweinchen häufig Conjunctividen zeigen, sind weniger geeignet als Testtiere als Kaninchen.

Füchse und Dachse zeigen schon in ihrem Verhalten, daß sie nicht in Ordnung sind; sie gehen in freiem Gelände auf Tiere und Menschen los, suchen die Nähe menschlicher Anwesen auf, lassen sich kaum vertreiben und zeigen sich recht angriffslustig.

Von den *Fledermäusen* spielen besonders die Vampir-Fledermausarten in *Südamerika* eine wichtige Überträgerrolle. Es ist vor allem Desmodus rotundus Morinos Wagner, die als Tollwut-Virusträger von Bedeutung ist. Die erkrankten Tiere fallen meist Kühe an und greifen nur wenn keine anderen Objekte in der Nähe sind, den Menschen im Schlaf an. So wurden in der Zeit von 1929—1935 89 Personen in *Trinidad* von Fledermäusen gebissen und starben an der paralytischen Form der Rabies. Die Untersuchungen der letzten Zeit haben dann gezeigt, daß nicht nur die blutsaugenden Fledermäuse mit dem Tollwut-Virus infiziert sein können, sondern daß auch unter den früchtefressenden und den insektenfressenden Arten Ausbrüche von Tollwut gefunden wurden. So wies man in den *USA* das Virus bei Dasypteros floridanus nach, die ein Kind gebissen hatte. Bei der anschließenden Untersuchung von weiteren 500 Fledermäusen stellte man bei 30 von diesen Rabies-Virus fest. Auch aus *Kanada* (Provinz Britisch-Columbia), *Jugoslawien* und *Türkei* hat man bei 4 Species der auf Bäumen lebenden Fledermäusen und bei 20 Spezies der in Höhlen siedelnden, alles insektenfressende Arten, Tollwut-Virus isolieren können. Bei diesen Tieren scheint die Krankheit oft asymptomatisch zu verlaufen. Bei systematischen Untersuchungen in den Süd-Staaten der USA hat man Rabies-Virus in 0,5% der Fälle von 2478 normalen Fledermäusen isoliert, und in 14,6% von 199 untersuchten Fledermäusen, welche im Flug gefangen wurden. Das Tollwut-Virus wurde in den Speicheldrüsen, aber nicht im Zentral-Nervensystem bei 5 der 13 tollwütigen Fledermäusen der ersten Untersuchungsreihe gefunden und in 14 der 29 tollwütigen Fledermäuse der zweiten Untersuchungsreihe. Die große Schwierigkeit für die Diagnostik war, daß die Tiere klinisch normal erschienen, sie wurden nur getötet zu dem Testzweck.

Bei den *erkrankten Fledermäusen* findet man ähnlich wie bei anderen Tieren Konvulsionen, spastische Kontraktionen der Bauchmuskeln, Angriffslustigkeit; sie beißen andere Fledermäuse, meist allerdings zeigen sie Lähmungserscheinungen. Monatliche Proben von Fledermaus-Serum wurde auf neutralisierende Antikörper getestet, dabei fand sich ein deutlicher Antikörper-Titer im Mittel in 21,3% von 1588 Fledermäusen mit einer Schwankung zwischen 14—40%.

b) Die Epidemiologie der Tollwut des Menschen ist in erster Linie eine *Frage der Epizootie* dieser Infektionskrankheit *bei Hunden und Katzen, bzw. bei Wildtieren.* Die Tollwut kann sich unter allen klimatischen und geographischen Bedingungen ausbreiten. Sie fehlt nur in den Gebieten, in denen die natürlichen Grenzen ein Eindringen virusausscheidender Tiere verhindern. So fehlt sie z. B. auf den meisten Inseln Ozeaniens und in Australien. Sie findet sich sowohl im tropischen Klima Afrikas, Süd- und Mittelamerikas, ferner Asiens als auch in den Polarkreisregionen Kanadas und Alaskas, sowie in den gemäßigten Breiten Europas, Asiens und Nordamerikas.

Für die Weiterverbreitung des Tollwut-Virus sind dabei nur solche Tierarten von Bedeutung, bei denen das Virus von einem Tier der Art zum anderen übertragen wird. Zwar sind die pflanzenfressenden Wiederkäuer sehr empfindlich gegen das Virus, aber sie geben die Infektion im allgemeinen nicht weiter. Die Tierarten, die als Überträger die Hauptrolle spielen in den einzelnen Gegenden, prägen meist auch die einzelnen Seuchenzüge. So ist die Gefahr der Verbreitung über weitere Strecken, bei den in Rudeln lebenden Wölfen und Schakalen größer als bei den Füchsen, die außerhalb der Paarungszeit meist einzeln leben. Deshalb breitet sich die Fuchstollwut verhältnismäßig langsam aus, zumal die Füchse nicht umherschweifen, sondern standortgebundener sind. Bei Epizootien unter den Wildtieren finden wir Katzen häufiger befallen als Hunde, weil sie meist größere Bewegungsfreiheit haben als die Hunde und schwerer zu überwachen sind.

Im europäischen Raum war *Ost- und Südost-Europa von jeher* mit Tollwut *verseucht.* Von hier aus schleppten tollwütige Tiere, die in die mitteleuropäischen

Nachbargebiete überliefen die Seuche ein. Besonders in Kriegszeiten und in Zeiten politischer Unordnung und Unsicherheit, wenn die Überwachungsmaßnahmen vernachlässigt wurden, konnte man ein Ansteigen der Seuche beobachten. Noch bis zum 2. Weltkrieg galten für Mitteleuropa Hunde und Katzen als die den Menschen am meisten gefährdenden Hauptträger des Virus. Aber auch schon zu diesem Zeitpunkt haben Wölfe und Füchse als Virusreservoir eine wichtige Rolle gespielt.

Die Situation in Osteuropäischen Ländern, wie z. B. *Polen*, beleuchten dabei Zahlen wie die Folgenden aus dem Jahre 1919—1936: Es wurden jährlich 3350 Menschen gebissen und mit Schutzimpfung behandelt. Es starben jährlich etwa 30 Personen an der Tollwut. Seit der Einführung einer obligaten Schutzimpfung für Hunde, ist ein ganz erheblicher Rückgang der Verbreitung der Tollwut zu verzeichnen. Ähnliches teilt auch M. NICOLITSCH aus *Jugoslawien* mit.

Die Tollwutsituation in Jugoslawien hat sich auch im Laufe der letzten Jahre erheblich gebessert. Die nachfolgende Übersicht zeigt das deutlich.

1946 erkrankten und starben 71 Personen
1947 erkrankten und starben 52 Personen
1948 erkrankten und starben 52 Personen
1949 erkrankten und starben 36 Personen
1950 erkrankten und starben 14 Personen
1951 erkrankten und starben 18 Personen
1952 erkrankten und starben 18 Personen
1953 erkrankten und starben 17 Personen
1954 erkrankten und starben 23 Personen
1955 erkrankten und starben 15 Personen
1956 erkrankten und starben 2 Personen
1957 erkrankten und starben 2 Personen
1958 erkrankten und starben 5 Personen
1959 erkrankten und starben 4 Personen
1960 erkrankten und starben 3 Personen
1961 erkrankten und starben 1 Person

In den Jahren von 1926—1961 waren insgesamt im Jugoslawischen Raum 703 Krankheitsfälle an Tollwut gemeldet. Alle erkrankten Personen starben.

Für die Übermittlung dieser Angaben danke ich den Herrn Dr. NIKOLITSCH, Novi-Saad, Direktor des Pasteur-Instituts und Dr. SIMIC, Beograd.

In *Deutschland* ist die Tollwut als Kriegs- oder Nachkriegsseuche immer wieder aufgetreten. So wurde sie nach den napoleonischen Kriegen längere Zeit beobachtet, und noch 1833 wird von tollwütigen Wölfen in Hessen berichtet. Nach dem 1. und 2. Weltkrieg kam es zu neuerlichem Anstieg der Seuche, nur mit dem Unterschied, daß es nach dem 1. Weltkrieg vor allem Katzen und Hunde waren, die betroffen wurden, während es nach diesem 2. Weltkrieg hauptsächlich Füchse, Dachse und Marder sind, die erkranken und erst sekundär von ihnen ausgehend Hunde, Katzen und Vieh. Die Zahl der erkrankten Haustiere im westdeutschen Raum beträgt nur noch 21 %, während 59 % der befallenen Tiere Füchse sind.

In den Jahren 1920—1930 handelte es sich bei 80 % der befallenen Tiere um Hunde. Alle in diesem Zeitraum mit Tollwut infizierten und verstorbenen 120 Menschen hatten sich an Hunden infiziert.

1947 wird das erneut von Tollwuterkrankungen beim Menschen in Ostdeutschland berichtet. Auf drei großen Einschleppungswegen sind aus dem Osten Deutschlands die *Seucheneinbrüche nach Westen* erfolgt. Einmal bei Lauenburg in Richtung Schleswig-Holstein 1950, zum anderen in der Gegend von Helmstedt in Richtung Mittel-Rhein und zum dritten von Hof in Richtung Fichtelgebirge. Gebirge und größere Waldgebiete mit gutem Wildbestand sind vielfach Herde ständiger Verseuchung. Die Wasserläufe hemmen dabei die Ausbreitung bei den Wildtieren nur wenig.

Die Gesamtzahl der in *Ostdeutschland* an Tollwut erkrankten und verstorbenen Fälle betrug in den Jahren 1947—1964 = 33, von diesen waren 22 durch Hundebiß infiziert worden, 5 durch Füchse, 3 durch eine Katze und 1 durch einen Bullen, zweimal blieb die Infektionsquelle nicht geklärt. In den letzten Berichtsjahren seit 1960 wurden keine Todesfälle durch Tollwut mehr beobachtet.

Über die epidemiologische Situation im ostdeutschen Raum von 1947—1964 geben die einzelnen Berichte von Sartorius Starke und Seidel, sowie Sartorius, Eichwald und Winkler guten Aufschluß (s. Tab.). Auch in den letzten Jahren stehen als Infektionsquelle

Tabelle 1. *Tollwut in Deutschland*

Jahr	Todesfälle		davon nicht geimpft		davon unvollständig oder zu spät geimpft		Richtig geimpft	
	DDR	BRD	DDR	BRD	DDR	BRD	DDR	BRD
1947 bis 1950	} 23							
1951		1		1		0		0
1952		0		0		0		0
1953	2	1	1	1	0	0	1	0
1954	0	0	0	0	0	0	0	0
1955	2	0	2	0	0	0	0	0
1956	4	0	2	0	2	0	0	0
1957	1	0	1	0	0	0	0	0
1958	0	0	0	0	0	0	0	0
1959	1	0	1	0	0	0	0	0
1960	0	0	0	0	0	0	0	0
1961	0	0	0	0	0	0	0	0
1962	0	0	0	0	0	0	0	0
1963	0	0	0	0	0	0	0	0
1964	0	0	0	0	0	0	0	0
1965	*	1	0	1	0	0	0	0
Gesamtzahl	33	3	7	3	2	0	1	0

* Zahlen noch nicht bekannt!

für den Menschen Füchse und Hunde an erster Stelle. Die übrigen Wildtiere spielen eine untergeordnetere Rolle. Die Verletzungen der Menschen fanden sich in 39,4% an den Händen und Fingern, in 27,3% an den Beinen, in 16,7% an den Armen, in 6,8% an Kopf und Hals, in 5,6% am Rumpf und nur in 4,2% an den Füßen. Diese Prozentzahlen von 1962—1964 entsprechen mit kleinen Schwankungen, denen von 1959—1961 und weichen auch nicht sehr erheblich von denen der Jahre 1956—1958 ab.

In der *Bundesrepublik* betrug die Zahl der nach dem Eindringen der Wildtier-Tollwut beobachteten Todesfälle von 1950 bis einschließlich 1965 drei. Bei den zwei in der Bundesrepublik 1951 und 1953 Verstorbenen konnten die näheren Umstände nicht ermittelt werden. Bei dem 1965 verstorbenen Mann handelte es sich um einen Katzenbiß, der von den Gebissenen als so geringfügig veranschlagt wurde, daß er, obwohl die Verletzung im Gesicht saß, keinen Arzt aufsuchte bis die akuten Krankheitserscheinungen der Tollwut auftraten. Von der Tierverseuchung ist z. Z. in Westdeutschland nur das Saarland frei. Die Statistik des Bundesgesundheitsamtes meldet von 1949—1965 einen Rückgang der Tollwut unter den Hunden. Nach den letzten Berichten entfallen etwa 65,6% auf Füchse. Über Tollwutbefall in Schweinebeständen wurde 1965 aus umgrenzten Gebieten der Bundesrepublik berichtet.

In den USA ist es ähnlich wie in Deutschland zu einer Verschiebung gekommen; dort allerdings erst seit man die Hundetollwut durch strenge Überwachungsmaßnahmen und Impfungen hat erheblich einschränken können. Doch muß man mindestens 70 % aller Hunde zur Immunisierung erfassen, wenn man Einfluß auf die Seuchenlage gewinnen will. In den USA hatte sich die Tollwut besonders in den Jahren nach dem 2. Weltkrieg sehr stark verbreitet. Während in der Zeit von 1903—1947 in den USA insgesamt 3000 Menschen an Tollwut starben, wurden in den Jahren 1945 und folgenden jährlich zwischen 22 und 56 Todesfälle beobachtet (VERGE, 1948). Die dann einsetzenden Massenschutzimpfungen der Hunde führte zu einer Verschiebung der Seuche auch dort auf die Wildtiere, von denen *Füchse und Skunks* heute die wichtigsten Träger sind. Neben dem Skunk hat auch noch der *Waschbär* für Nordamerika als Infektionsquelle eine gewisse Bedeutung. Es sind in den letzten Jahren in den USA unter den menschlichen Rabies-Fällen 20 % durch Fuchsbiß oder Skunksbiß infiziert worden (TIERKEL).

DAVIS und WOOD, sowie SCHINDLER weisen darauf hin, daß sowohl in Nordamerika als auch in Deutschland, also in den landwirtschaftlich besonders kultivierten Gebieten, die Fuchspopulation sehr stark hat zunehmen können. Die Zunahme der Fuchspopulation ist durch die besonders günstigen Lebensbedingungen zu erklären und das Fehlen natürlicher Feinde. Immer dann tritt ein Tollwut-Seuchenzug auf, wenn unter solchen Umständen die Zahl der Carnivoren zu groß wird. Die Seuche wirkt dann wie ein Regulativ, das das Gleichgewicht zwischen Fleisch- und Pflanzenfressern wieder herstellt. Hieraus ergibt sich auch die Richtlinie für die Bekämpfungsmaßnahmen. Sie hat in der Verminderung der Zahl der Einzelindividuen zu bestehen, um keine Infektionsketten zustande kommen zu lassen.

Im Südamerikanischen Raum spielen, worauf schon hingewiesen wurde, die *Vampire* eine wesentliche Rolle. Sie sind vor allem für das Rindviehsterben in Brasilien und Venezuela verantwortlich zu machen. Man hat feststellen können, daß sie selbst gegen das Virus verhältnismäßig widerstandsfähig sind und es verhältnismäßig lange ausscheiden. Die Zahl der durch Fledermäuse infizierten Menschen, die beim Schlafen draußen oder in ungeschützten Räumen in dem enzootischen Gebiet infiziert wurden, war immerhin mit 117 Todesfällen in Trinidad, Mexiko und Britisch-Guayana so erheblich, daß man ein Bekämpfungsprogramm gegen die Vampire mit Sprengung und Vergasung der Höhlen durchführen mußte.

Auch der wirtschaftliche Schaden, der durch die Fledermaus-Tollwut unter den Viehbeständen angerichtet wurde, war z. B. 1956 auf 1 Million Tiere geschätzt, entsprechend einem Wert von 80 Millionen Dollar. Ein offenes Problem stellt noch die Frage dar, wie es zur Übertragung der Tollwut von insekten- und früchtefressenden Fledermäusen auf den Menschen kommt.

Zwei menschliche Infektionsfälle mit tödlichem Ausgang gaben Anlaß, diesen Fragen nachzugehen. Der erste Fall betraf einen Wissenschaftler, der über das *Fledermaus-Tollwut-Problem arbeitete*, und im Zusammenhang damit von Fledermäusen besiedelte Höhlen überprüfte, der zweite war ein Ingenieur, der *Höhlen* für eine Fledermaus-Guano-Mining-Compagnie untersuchte. In beiden Fällen war es *nicht zum Biß* gekommen. Man hat deshalb die Versuche gemacht, wildlebende Carnivoren (graue Füchse, Silberfüchse und Coyotes) in insektensicheren Käfigen für einen Monat in diese von Fledermäusen besiedelten Höhlen zu bringen. Diese Tiere erkrankten nach einem Monat Aufenthalt in diesen Höhlen an Tollwut. Es muß also die Möglichkeit eines Übertragungsmechanismus durch die Luft unter den in den Höhlen gegebenen Bedingungen existieren. Man hat auch die Möglichkeit diskutiert, ob die nicht beißenden Fledermäuse evtl. durch Belecken offener Wunden das Virus übertragen könnten.

In Europa hat erstmalig NICOLITSCH in Jugoslawien bei Fledermäusen Tollwut-Virus nachweisen können. Auch dort handelt es sich um insektivore Arten der Fledermäuse. In Deutschland existieren 20 Fledermausarten, die aber alle nur insektenfressend sind, so daß diese Arten für Menschen und Tiere ungefährlich sein dürften. Allerdings wurde 1954 in Hamburg bei einer verendeten Fledermaus auch Tollwut-Virus festgestellt.

Die Frage, ob kleine Nager, wie *Mäuse und Ratten*, in der Tollwut-Epidemiologie eine Rolle spielen könnten, ist wiederholt diskutiert worden. WACHENDÖRFER (1962), weist darauf hin, daß Stichproben bei 395 Mäusen in endemischen Gebieten in Hessen keine latente Infektion unter den Mäusen gezeigt hätten. In Kuba hat es dadurch eine Zunahme der Tollwut gegeben, daß man zur Bekämpfung der Ratten Frettchen eingeführt hatte. Von diesen ging die Infektion auf Hunde und andere Tiere über (CALVAO, VON SÉCHA).

Welche Bedeutung für die Epidemiologie bei geographisch günstigen Bedingungen Quarantäne-Maßnahmen haben können, hat in positivem Sinn *England* gezeigt, das praktisch seit 1921 von Tollwut frei ist. 1918—1920 war es dort zu einer vorübergehenden Epizootie gekommen, die sehr energisch bekämpft wurde. Sie war ausgelöst worden durch einen im Inkubationsstadium eingeführten Hund; seither bestehen strenge Einfuhrbestimmungen für Hunde und Katzen mit der Anordnung einer sechsmonatigen Quarantäne. Das negative Beispiel ist *Puerto Rico,* wo es infolge der Einführung eines kranken Tieres in der Inkubationszeit zu einer Epizootie unter den Affen gekommen ist, die auch verantwortlich sind für die immer wieder auftretenden Fälle bei Hunden u. a. Haustieren. Seither ist Puerto Rico, das vorher tollwutfrei war, mit Tollwut verseucht und hat die Affen-Tollwut als ein ernstes sozial-medizinisches Problem.

Die *Gesamt-Epidemiologische Lage* für die Tollwut nach den Mitteilungen der *WHO 1959, 1960 und 1961* zeigen folgendes:

Jahr	unbehandelt verstorben	während und nach Behandlung verstorben
1959	897	72
1960	611	70
1961	301	54

Die Verstorbenen befanden sich im Alter zwischen 3 und 90 Jahren. 48 von ihnen waren Frauen. Die meisten Bisse waren Hundebisse, sodann Wolfsbisse, Schakal- und Fuchsbisse. Die zur Infektion führenden Wunden saßen an der oberen Körperhälfte, außer bei 6, die allerdings tiefe Beinwunden hatten. Die meisten Patienten zeigten die ersten klinischen Symptome zwischen dem 17. und 45. Tag. Der Tod trat meist nach 1—3 Krankheitstagen ein. Ein Patient verstarb schon nach 12 Std, 5 überlebten für eine Zeit von 5—31 Tagen, erlagen dann aber doch der Infektion.

Aus der Rundfrage nach der Tollwutverbreitung 1962, die die WHO durchführte, ergab sich, daß 26 Länder frei von Rabies waren. Von den 62 befragten Ländern hatten allerdings 20 nicht geantwortet. In den Niederlanden, die zunächst zu den tollwutfreien Ländern gemeldet waren, traten dann 1962 noch 4 menschliche Todesfälle auf und 8 Fälle bei Tieren (5 Hunde, 2 Katzen und 1 Ziege).

VII. Klinisches Bild

Die *Inkubationszeit* schwankt zwischen 10 Tagen und 8 Monaten. Im Durchschnitt liegt sie zwischen 30 und 60—90 Tagen. Die kürzeste in der Literatur beschriebene Inkubationszeit wird mit 6 Tagen angegeben (SORIANO, Columbien). Im älteren Schrifttum werden noch Inkubationszeiten von einem bis mehreren Jahren genannt, doch stehen die jüngeren Autoren den Behauptungen, daß noch nach einem und mehr Jahren Tollwut ausbrechen könne, sehr skeptisch gegenüber. Für die Dauer der Inkubationszeit spielen Menge und Virulenz des aufgenommenen Virus sowie Lage, Ausdehnung und Tiefe der Bißverletzungen, schließlich auch Alter und Allgemeinzustand des Gebissenen eine wesentliche Rolle. Die Inkubationszeit wird um so länger dauern, je kleiner die Virusmenge ist, je geringer die Virulenz des Virus, je unbedeutender die Verletzung und je resistenter die betreffende gebissene Person ist.

Bei gleicher Virusmenge und gleicher Virulenz haben die Wunden am Kopf und Nacken die kürzesten Inkubationszeiten. So berichtet GREMLITZA bei Kopf- und Nackenbissen durch Wölfe von Inkubationszeiten zwischen 24—27 Tagen;

als kürzeste Inkubationszeiten beobachteten VISANI und ANDREOMI in Italien 13 Tage bei Verletzungen im Kopfbereich. Im allgemeinen gilt die Feststellung von REMLINGER und BAILLY, daß nach Wolfsbissen die kürzesten Inkubationszeiten beobachtet werden, meist wohl deshalb, weil sie doch sehr oft zu ausgedehnten, schweren Gewebszerstörungen führen. Außer den Bißverletzungen ist es auch möglich, daß Kratzwunden durch Tiere mit dem infektiösen Speichel in Kontakt gekommen sind. Eine Übertragung durch unbelebte Gegenstände — wie Maulkorb, Zaumzeug, Freßnapf, Kuhkette, splittriges Holz an der Hundehütte oder Freßkrippe — wird nur in den seltensten Fällen möglich sein, nämlich nur dann, wenn Personen sich an diesen Gegenständen kurze Zeit nachdem sie von den kranken Tieren begeifert wurden, verletzen. — Schließlich besteht auch noch ein Weg für die Infektion dann, wenn Tierarzt oder Tierhalter beim Eingeben von Arzneien oder Futter sich von kranken Tieren die Hände lecken lassen, an denen sich Schrunden oder Hautrisse befanden. Eine Infektionsmöglichkeit besteht auch dann, wenn der Betreffende seine Hände mit dem Speichel kranker Tiere verunreinigt hat und sich mit diesen Händen die Augen reibt.

Als seltener Infektionsweg wird auch das Verspritzen von infektiösem Speichel in die Augenbindehaut erwähnt, wie es bei unruhigem Verhalten der Rinder, die den Kopf hin- und herwerfen, möglich ist. TUNCMAN erwähnt den Fall eines Schlachters, der beim Zerlegen eines Kalbes sich Verletzungen an der rechten Hand zuzog und an Tollwut starb. Daß das Tier tollwütig gewesen war, wurde erst später festgestellt. Eine Ansteckung von Mensch zu Mensch kommt praktisch nicht vor, jedoch muß darauf hingewiesen werden, daß der menschliche Speichel ebenfalls infektiös ist, so daß eine gewisse Infektionsgefahr für das Pflegepersonal nicht ganz abzulehnen ist. Ob das Virus durch wirklich völlig intakte Schleimhäute eindringen kann, ist noch nicht sicher erwiesen.

Aus der Heilungstendenz der Bißverletzungen durch tollwütige Tiere kann kein Schluß über den Ablauf der Erkrankung gezogen werden. Oft heilen die mit Virus infizierten *Wunden* genau so gut und rasch wie die nichtinfizierten. Einige Autoren glauben, daß eine glatte und rasche Wundheilung infektionsgefährdender sei als eine langsam heilende, lange eiternde Wunde. Ob die Auffassung von KÖHLE richtig ist, daß eine primäre schlechte Wundversorgung, wie er sie bei zwei von ihm beobachteten Tollwut-Todesfällen feststellen mußte, wegbereitend für die Tollwut ist, muß zur Diskussion gestellt werden. Möglicherweise zieht eine primär schlecht chirurgisch versorgte Wunde eine kürzere Inkubationszeit nach sich.

Wichtige Wegbereiter für das Angehen einer Tollwut-Erkrankung sind nach der Auffassung von M. NICOLITSCH auch körperliche und psychische Traumen, denn die durch ein Trauma veränderte Molekularstruktur der Nervenzellen macht diese empfindlicher. In entsprechenden Tierversuchen am Kaninchen glaubte er, dieses bewiesen zu haben. Kaninchen wurden mit kleinsten Mengen Straßenvirus geimpft, vorher war ein Teil dieser Tiere einem Insulin-Schock ausgesetzt worden; während die Kontrolltiere nicht erkrankten, zeigten die mit einem Insulin-Schock vorbehandelten Tiere nach kurzer Zeit das typische Bild der Tollwut.

Die *Prodromalerscheinungen* können sich über Tage, seltener über Wochen, hinziehen. Im allgemeinen, aber nicht immer, treten sie 2—4 Tage vor dem Ausbruch der eigentlichen Erkrankung auf. Traurige Verstimmtheit, Kopfschmerzen, meistens in der Hinterhaupt- und Scheitelregion, Nervosität und vor allem allgemeine Überempfindlichkeit werden als erstes beobachtet. Hinzu kommen dann oft Appetitlosigkeit, Übelkeit, ein wundes, rauhes Gefühl in Mund und Kehle, oft auch nur eine leichte allgemeine Unpäßlichkeit. Die Körpertemperatur ist meist noch normal, selten leicht erhöht.

Das wichtigste *Frühsymptom* der beginnenden Tollwut-Erkrankung ist eine *zunehmende abnorme Empfindlichkeit der Bißstelle und der ganzen vom Biß betroffenen Körperseite.* Dieses Symptom findet sich in 80 % der Fälle und ist unter Umständen das erste Verdachtsmoment für die Diagnose „Tollwut“. Hier sei auch auf einige der von SARTORIUS, EICHWALD und WINKLER mitgeteilten Fälle verwiesen, die das bestätigen. Die Sensibilitätssteigerungen beginnen im Bereich der Wunde oder in dem zum Wundbereich gehörigen Nervengebiet. Sie äußern sich in Kribbeln, Ameisenlaufen und Brennen oder Kältegefühl, ziehenden Schmerzen in der Wunde oder auch ziehenden Schmerzen von der Wunde nach distalwärts. Manche Kranke geben auch ausstrahlende Schmerzen in den Nacken, die Brust oder den Bauch der vom Biß betroffenen Seite an. Urticariaartige oder angioneurotische Hauterscheinungen sind gelegentlich beschrieben worden. Gleichzeitig mit diesen Symptomen — oder auch etwas später — befällt den Kranken eine *Ängstlichkeit, Niedergeschlagenheit und erhöhte Reizbarkeit.* Der Schlaf ist gestört, das Interesse für die Umwelt nimmt ab, eine motorische Unruhe bemächtigt sich des Kranken. Im weiteren Verlauf steigert sich die allgemeine Schmerzempfindlichkeit, eine Überempfindlichkeit gegen Gesichts- und Gehöreindrücke stellt sich ein. Ein heller Lichtstrahl, ein lautes Geräusch, die leise Berührung mit einer Feder lösen schon reflektorisch fast direkte Schmerzen aus. An objektiven Zeichen weist der Erkrankte zu diesem Zeitpunkt eine Steigerung der Muskelreflexe, Zunahme des gesamten Muskeltonus, Pulsbeschleunigung und eine langsam einsetzende Temperaturerhöhung auf. Speichelfluß und Schweißsekretion beginnen sich erheblich zu steigern, unmotivierte Tränenausbrüche wechseln unter Umständen mit ebenso unmotivierten Heiterkeitsausbrüchen, denen dann wieder melancholische Stimmungsphasen, die sich bis zum Suicid steigern können, folgen. Selbstverständlich spielt die Furcht des Kranken vor der Erkrankung eine sehr wesentliche Rolle bei der psychischen Haltung.

An die Prodromalerscheinungen und die Frühsymptome schließt sich meist die *Erregungsphase* — seltener die paralytische — an. Diese Erregungsphase entwikkelt sich allmählich innerhalb von 2—8 Tagen aus dem Vorstadium. Die Nervosität nimmt zu, der Kranke springt vom Lager auf, läuft ruhelos umher, unternimmt weite, planlose Wege, redet unzusammenhängende Sätze. Seine Stimmung ist ängstlich, oft verzweifelt, von Todesahnung überschattet. Es stellt sich als ein besonders eindrucksvolles Symptom die schmerzhaft-spastische Kontraktion der Schluckmuskulatur bei jedem Versuch zu schlucken oder zu trinken ein. Das kann sich so steigern, daß schon der Anblick von Flüssigkeit, das Geräusch fließenden Wassers oder der Gedanke an Trinken überhaupt einen Schluckkrampf auslöst. So entsteht die starke *Hydrophobie* (Wasserscheu). Diese führt im weiteren Verlauf zu einer fortschreitenden Wasserverarmung im Gewebe. In dieser Phase verändert sich die Atmung, wird unregelmäßig. Der Atemrhythmus wird gequält und keuchend. Spasmen der Atemmuskulatur treten auf und lösen Schluckkrämpfe aus. Diesen Schluckkrämpfen können wiederum Spasmen der Atem-Muskulatur folgen, Cyanose bewirken und erneute Schluckkrämpfe verursachen. Die Muskulatur zeigt *fibrilläre Zuckungen* und *Konvulsionen*, die bis zum Opisthotonus führen. Ein *Tremor* stellt sich ein. Plötzliche Geräusche, unerwartete Berührung, überhelles blendendes Licht, Zugluft im Zimmer, selbst leises Anblasen des Kranken können die *Krämpfe* auslösen, die schließlich die gesamte Körpermuskulatur in tonisch-klonischer Form befallen. Der Kranke wird jetzt erregt, tobt, schreit, spuckt, kratzt, wirft mit Gegenständen, kann auch um sich schlagen und sogar beißen — kurz, er wird für seine Umgebung jetzt gefährlich. Es macht sich eine Neigung zum Entweichen aus der Klinik, unter Umständen auch nur leicht bekleidet, bemerkbar. Perioden starker Erregung werden von solchen mit guter Orientierung, vernünftigen Antworten und relativer Ruhe unterbrochen. In den Augenblicken klaren Bewußtseins steigern sich die Todesahnungen zu sicherem Todesgefühl; vorübergehend können solche Phasen von ausgesprochenen Verwirrtheitszuständen abgelöst werden. Am 3. oder 4. Tag, meistens während einer Erregungsphase, tritt der Tod ein. Überlebt der Kranke die Erregungsphase, was selten vorkommt, kann plötzlich eine stundenlange Remission eintreten, die Wasserscheu schwindet, die Stimmungslage bessert sich, dann aber stellt sich ebenso rasch und unerwartet das Lähmungsstadium ein. Die Lähmungen haben aufsteigenden Charakter und schreiten schnell fort. Gelegentlich ähneln sie der Landryschen Paralyse mit Blasen- und Mastdarmstörungen.

Die *paralytische oder Lähmungsphase* entsteht durch den degenerativen Prozeß in den Nerven. Ihr Erscheinungsbild ist wenig dramatisch; Schwindel, Übelkeit und Nystagmus kündigen sie meist an. Wenn der paralytischen Phase keine Erregungsphase vorausgegangen ist, dann wird als erstes Zeichen des fortschreitenden Krankheitsprozesses eine Schwäche der Muskelgruppen der Körperseite

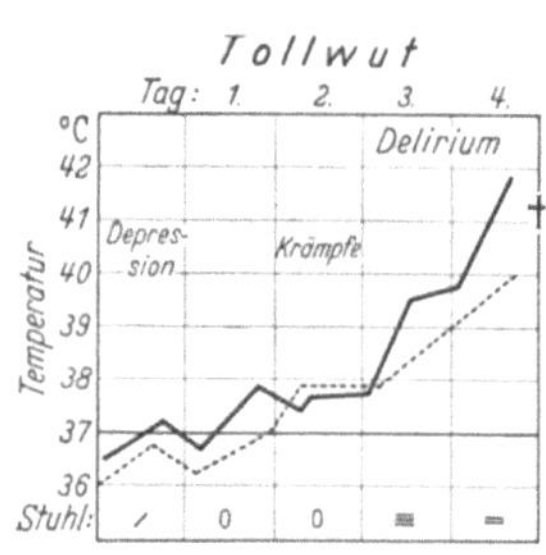

Abb. 2. Fieberkurve eines in der Erregungsphase Verstorbenen (nach HEGLER)

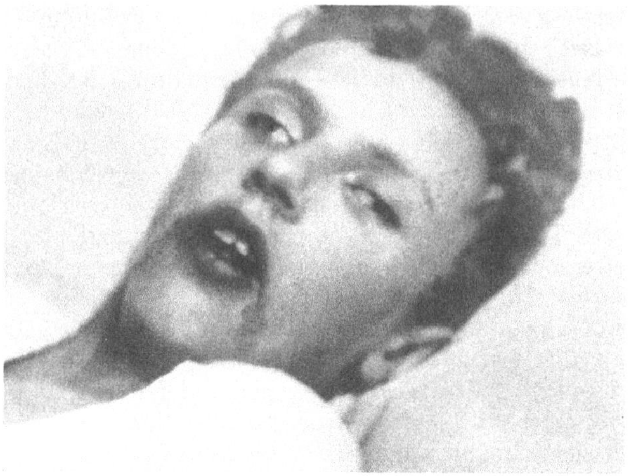

→

Abb. 3. Tollwutkranker im Beginn der paralytischen Phase, Lähmung der Augenmuskeln, Speichelfluß (nach WAGENER, Tierärztliche Hochschule, Hannover)

beobachtet, an der der Biß erfolgt ist. Sehr frühzeitig machen sich Lähmungen der Augenmuskeln bemerkbar, dadurch kommt es zum Schielen. Lähmungen im Gesichtsmuskelbereich und der Zunge führen zu unwillkürlichem Speichelfluß. Da auch die Kehlkopfmuskulatur sehr bald befallen werden kann, kommt es zur Heiserkeit bis zum Verlust der Stimme. Nystagmus und Doppelsehen treten auf,

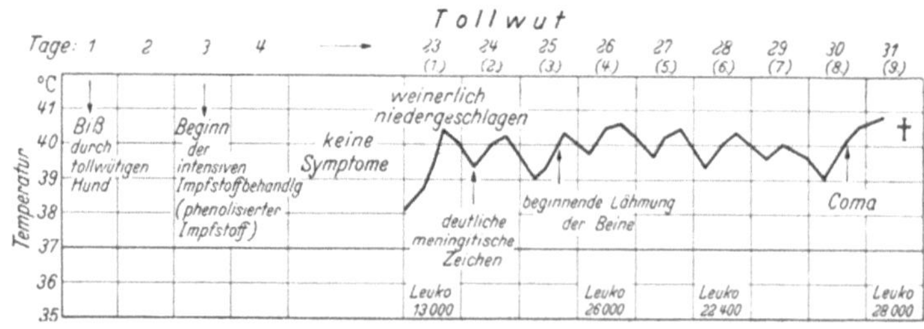

Abb. 4. Fieberkurve einer paralytischen Krankheitsform (nach UNGARI) mit meningitischen Zeichen, Leukocytose, Übergang in Lähmung und Coma. Tod am 9. Krankheitstag

bei manchen Kranken beobachtet man auch Symptome einer Hemi- oder Paraplegie, der Cornealreflex wird zunehmend schwächer und verschwindet schließlich ganz. Die Cornea wird eigenartig trocken und stumpf.

Die Herzaktion ist, auch wenn die Temperatur nicht erhöht ist, beschleunigt, aber regelmäßig. Sie kann aber plötzlich in eine Bradykardie umschlagen. Die Herztöne sind rein, im Elektrokardiogramm ist kein schwerwiegender Befund zu erheben. Der Blutdruck zeigt normale, eher etwas hypotone Werte. — Das Atmen kann zu dieser Zeit noch normal sein, manchmal beginnt es aber schon erschwert zu werden. Die Lähmung der Schluckmuskulatur begünstigt die Aspiration von Speichel und unter Umständen die Entstehung einer Schluckpneumonie, die an sich aber nicht unbedingt zu dem Bild gehört.

Jetzt stellen sich meningitische Zeichen ein, wie Nackensteifigkeit, positiver Kernig und Brudzinski. Die Schwäche in der Muskulatur nimmt zu, die Sehnenreflexe fallen aus, eine völlige schlaffe Lähmung tritt ein. Zwischen dem 3. und 5. Krankheitstag kommt es bei völlig erhaltenem Bewußtsein zur Atemlähmung.

Hat sich die paralytische Form von Anfang an entwickelt, so ist der Verlauf im ganzen etwas protrahierter. Die Angst kann fehlen, eine gewisse Empfindungslosigkeit in der Umgebung der Bißwunde wird beobachtet, sowie ein Gefühl der Schwere, das sich von dem Glied, an dem die Bißverletzung sitzt, immer mehr über den ganzen Körper ausbreitet. Fibrilläre Muskelzuckungen, Zittern und Gefühllosigkeit beherrschen vor dem Einsetzen der Lähmung das Bild. Immer weitere Muskelgruppen werden allmählich von der Lähmung befallen, doch auch in diesen Fällen tritt meist der Tod durch Atem- oder Herzlähmung auf.

Die *Leukocytenzahlen* sind immer stark erhöht zwischen 20000 und 30000. Meist findet sich eine ausgesprochene Verschiebung zur Seite der Segmentkernigen und der mononucleären Zellen.

Der *Liquor* ist klar, die Zellzahl ist selten über 100 Drittel Zellen erhöht, vorwiegend sind es Monocyten. Die Eiweißvermehrung ist nur gering.

Im *Urin* findet sich eine leichte Albuminurie mit leichter Cylindurie, sowie öfter eine positive Zucker- und Aceton-Probe. Systematische Untersuchungen über Blut-Chemie sind unseres Wissens bisher nicht gemacht worden. Die Einzeluntersuchungen, die mitgeteilt wurden, ergeben keine weiteren Gesichtspunkte.

Von einzelnen Autoren werden sog. „*abortive*“ *Verlaufsformen* der Lyssa beschrieben, nur handelt es sich dabei immer um *Personen, die geimpft* worden waren, so daß sich die Frage erhebt, ob es sich hier nicht um Impffolgen gehandelt hat.

Einen solchen Fall teilt FISCHEL mit: Ein 6jähriger Junge wurde nach dem Biß durch eine sicher tollwütige Katze sofort einer regelrechten Wutschutzbehandlung unterzogen. 6 Wochen später trat ein Laryngospasmus auf, der sich durch den Anblick von Wasser verstärkte und eine äußerst lebhafte Salivation auslöste. Die Symptome hielten nur 2 Tage an, dann bildeten sie sich zurück und der Junge genas. In diesem Fall müßte man auch an die Möglichkeit einer psychogenen Reaktion denken.

Prognose

Aufgrund früherer Statistiken kam man zu der Auffassung, daß die Tollwut auch ohne Wutschutzbehandlung nur bei etwa 15—20% der von erkrankten Tieren Gebissenen zum Ausbruch kommt (BÖCKER u. a.). TIERKEL glaubt, aufgrund seiner Erfahrungen von etwa 15% sprechen zu können. Verletzte mit großen, tiefen Wunden sind — wie schon erwähnt — besonders gefährdet. Personen mit Wunden am Kopf und Nacken erkranken eher als solche mit Verletzungen am Stamm oder an den Extremitäten (GREMLITZA u. a.). Diese Tatsache darf aber nicht dazu verleiten, leichte, kleine, geringfügig anmutende Wunden als ungefährlich anzusehen und zu vernachlässigen. Gerade der letzte Fall von menschlicher Tollwut-Erkrankung in der Bundesrepublik hat gezeigt, welch tragische Folgen solche Unachtsamkeit haben kann.

Die einmal *ausgebrochene Tollwut* verläuft beim Menschen *stets tödlich*. Spontanheilungen, die bei Tieren in seltenen Fällen gesehen wurden, sind beim Menschen bisher nicht mitgeteilt. Vereinzelt finden sich im Schrifttum Beobachtungen, daß nach der Pasteurschen Schutzimpfung es zum vorübergehenden Auftreten einzelner Wutsymptome gekommen sei, die sich dann aber wieder vollständig zurückgebildet hätten. Es handelt sich dabei also um ähnliche Fälle, wie den von Fischel oben schon zitierten Fall. Man muß hier immer wieder die Frage stellen, ob es sich dann nicht doch um Impffolgen gehandelt hat, oder ob hier wirklich Initialsymptome der Rabies vorlagen. Vielleicht läßt sich das in Zukunft mit Hilfe serologischer Methoden oder anderer Versuche einmal abklären. Bei den bisher beschriebenen Fällen bleibt uns nur, das Faktum zu registrieren, ohne es sicher deuten zu können.

Diagnose

Eine Lyssa-Infektion vor dem Ausbruch sicher festzustellen, ist z. Z. leider noch nicht möglich. Als Frühsymptome sind die Sensibilitätsstörungen im Bereich der Verletzungsstelle besonders wichtig. Aber selbst die Diagnose der schon ausgebrochenen Erkrankung kann, wenn die Hydrophobie nicht sehr ausgeprägt ist und die Krampfanfälle nicht so sehr im Vordergrund stehen, die Anamnese mit dem Tierbiß verschwiegen wird oder als unerheblich nicht erwähnt wurde, große Schwierigkeiten bereiten, besonders wenn dann die paralytischen Erscheinungen das Bild beherrschen. So wird sie vereinzelt erst bei der Sektion gestellt (siehe auch Fall 1965 in Franken!).

Die Schlingkrämpfe bei der Tollwut können Ähnlichkeit haben mit Bildern beim traumatischen *Tetanus*, nur daß bei der Lyssa niemals ein Trismus auftritt und der Opisthotonus auch selten ist.

Gegenüber den Erregungszuständen beim *Delirium tremens* lassen sich die Erregungszustände bei der Tollwut durch das Auftreten der Schling- und Atemkrämpfe abgrenzen, die beim Delirium tremens niemals zu beobachten sind. Schwierigkeiten kann auch die Abgrenzung der paralytischen Form gegenüber einer Poliomyelitis bereiten. Vor allem die Vorgeschichte, wenn sie sorgfältig erhoben wurde, gibt mit der Bißverletzung durch ein tollwutverdächtiges oder sich auffallend benehmendes Tier einen eindeutigen und wichtigen Hinweis.

Da die Behandlung der einmal ausgebrochenen Tollwut nicht mehr möglich ist, kommt der vorbeugenden Therapie das Hauptgewicht zu. Es ist deshalb sehr wesentlich, so *früh* als irgend möglich *festzustellen, ob das beißende Tier wirklich wutkrank* war. Das *Verhalten des Tieres* ist deshalb genauestens zu beobachten. Zwar kann ein Hund mit Staupe-Encephalitis auch ähnliche Veränderungen im Benehmen zeigen wie ein rabieskrankes Tier, auch treten Lähmungen, Speichelfluß und Fieberkrämpfe bei anderen Gehirn- und Rückenmarkserkrankungen des Hundes auf, doch führen diese Erkrankungen nicht immer zum Tode wie bei der Tollwut, der der Hund meist in wenigen Tagen erliegt. Da der Nachweis der Negrischen Körperchen im Gehirn des Hundes, der an Tollwut verendet ist, weit sicherer zu führen ist als bei einem Tier, das unmittelbar nach dem Biß — also unter Umständen noch nicht auf der Höhe der Krankheit — getötet wurde, ist es wesentlich, das Tier bis zum natürlichen Tode zu beobachten, da sich die Negrischen Körperchen erst im Spätstadium der Krankheit entwickeln. Nur wenn die Möglichkeit einer fluorescenz-serologischen Untersuchung besteht, kann man den Hund sofort töten. Bei der Sektion des Tieres sind hochgradige Abmagerung sowie das Vorhandensein von Fremdkörpern im Magen Verdachtsmomente für das Vorliegen einer Tollwut. Die Sicherung der Diagnose aber ist allein durch den *Nachweis der Negrischen Körperchen im Ammonshorn oder* durch den *Tierversuch* möglich.

Zu diesen diagnostischen Untersuchungen muß der Kopf oder das Gehirn des tollwutverdächtigen Tieres an die zuständige Staatl. Veterinär-Untersuchungsstelle oder andere Institute, die vom Staat mit dieser Aufgabe betraut sind, eingesandt werden. Ist ein längerer Transport des Materials notwendig, sollte für den Tierversuch ein Stück Gehirn oder Medulla oblongata in Glycerin eingelegt werden. Die histologische Untersuchung des Ammonshornes kann bei Schnelleinbettung und Anwendung der Mann-Lentzschen Färbung innerhalb weniger Stunden erfolgen. Sind keine Negrischen Körperchen nachweisbar und besteht der begründete Verdacht auf Tollwut bei dem verendeten oder getöteten Tier fort, so muß ein Tierversuch mit Kaninchen, nach jüngsten Erfahrungen besser mit Mäusen, angesetzt werden.

Das zu untersuchende *Gehirnmaterial des verdächtigen Tieres* wird zu einer Emulsion aufgearbeitet, die dann subdural oder intramusculär auf das Kaninchen verimpft wird. Auch eine intracerebrale oder intraoculäre Übertragung ist möglich. Im letzteren Fall wird die Gehirnemulsion in den Augenbindesack eingeträufelt. Es ist auch möglich, diese Emulsion in die Nase einträufeln zu lassen. Subcutane Infektionen gehen meist nicht an. REMLINGER und BAILLY empfehlen als beste Methode eine geringe Menge Hirnaufschwemmung subdural den Kaninchen zu injizieren. In der Regel erkranken die Tiere nach 1—3 Wochen an einer paralytischen Form der Tollwut. In zunehmendem Maße hat sich in den letzten Jahren die intracerebrale Verimpfung des zu untersuchenden Materials auf Mäuse als sehr rasch reagierende Versuchstiere eingeführt.

TIERKEL empfiehlt für eine rasche Orientierung die sog. *Technik nach* SELLERS (1954). Durch diese Technik ist es möglich, die Negrischen Körperchen besonders gut färberisch in ganz kurzer Zeit zur Darstellung zu bringen, alle Teile der Nervenzelle färben sich blau, das interstitielle Gewebe rosa. Die Erythrocyten zeigen eine Kupferfärbung bzw. orange bis leicht rot; die Negrischen Körperchen können mit ihrer rötlichen „magenta“ gut von den Erythrocyten unterschieden werden.

Als weitere Technik, um diagnostisch rasch zu einer Klärung zu kommen, wurde von GOLDWASSER und KISSLING die „*Coons-Technik*“ zum Nachweis des Virus-Antigen ausgearbeitet und empfohlen. Diese Methode arbeitet sehr schnell und mit großer Sicherheit. Doch ist die Beurteilung der Präparate schwierig und nur durch einen Geübten möglich. Diese Coons-Technik ermöglicht auch den Ausschluß der Infektion.

Die serologische Untersuchung durch die umgekehrte Komplementbindungsreaktion mit dem Nachweis von Antigen aus dem Hirngewebe des erkrankten Tieres ist zwar schnell durchführbar, aber letztlich nur in positivem Fall beweisend.

Der histologische, evtl. kombiniert mit dem bakteriologischen Nachweis einer nicht eitrigen Encephalitis mit besonderer Lokalisation der Veränderungen im Ammonshorn und der Medulla oblongata läßt bei Fehlen der Negrischen Körperchen nur die Verdachtsdiagnose zu, nicht aber eine sichere Diagnose.

Der *fluorescenz-mikroskopische Nachweis des Virus im Gehirn* infizierter Tiere ermöglicht früher als bisher eine Diagnostik; darauf wiesen KISSLING und GOLDWASSER später MCQUEEN, LEWIS und SCHNEIDER hin. Sie erhielten mit dieser Methode keine unrichtigen positiven Resultate und konnten eine Übereinstimmung des Antikörpernachweises mit dem Mäuseversuch feststellen.

Auch NOBEL und NEUMANN, die in Israel die Diagnose der Tollwut durch den histologischen Nachweis der Negrischen Körperchen und durch den Tierversuch an der Maus vornahmen, weisen darauf hin, daß sie seit 1959 durch die Einschaltung der fluorescenz-mikroskopischen Untersuchungsmethode bei den mit verdächtigem Material geimpften Mäusen in erheblich kürzerer Zeit die Diagnose stellen könnten.

BARBUSIER und RAMPON führten Paralleluntersuchungen durch um histologische Untersuchungsmethode und Tierversuch zu vergleichen. Bei ihren Versuchsreihen in Algier konnten sie zwar gewisse Abweichungen feststellen, doch war im großen und ganzen eine gute Übereinstimmung der Resultate mit beiden Untersuchungsmethoden zu erzielen. Sie sahen, daß in einigen Fällen noch keine Negrischen Körperchen gebildet waren, weil das Tier vorzeitig getötet worden war oder weil es bei diesem Virusstamm nicht zur Negrischen Körperchen-Bildung kam. Der biologische Test fiel einmal negativ aus, wenn es zu Verlust an Virulenz des infizierten Gehirnmaterials während des Transportes unter ungünstigen klimatischen Bedingungen gekommen war. Auch bei der histologischen Untersuchung ist die richtige Entnahme des Materials und seine Präparation wichtig.

Bei der Entnahme des Materials ist Vorsicht geboten wegen der Infektionsgefahr! Das zu untersuchende Gehirnmaterial sollte z. T. in Formalin eingelegt werden, z. T. in Glycerin; letzteres vor allem dann, wenn es darum geht, das Virus zu identifizieren.

VIII. Prophylaxe

a) Schutzimpfung des Menschen

Da ein Kranker, bei dem einmal die Tollwut ausgebrochen ist, mit den heute zur Verfügung stehenden Mitteln nicht zu retten ist, kommt den vorbeugenden Maßnahmen eine besondere Bedeutung zu. Um den Wert einer sorgfältigen Frühbehandlung wußten schon die alten Ärzte — so GALEN, der das Ausbrennen der durch tollwütige Hunde verursachten Bißwunden empfiehlt. Ausbluten lassen, Ausbrennen und Ausglühen oder Ausschneiden der Wunde waren die alten Methoden. Der Wunddesinfektion kommt auch heute noch eine große Bedeutung zu. Spülen mit 20 %iger Seifenlauge oder 1 %iger Zephirollösung wird empfohlen. In neuerer Zeit kommen hinzu Spülungen mit Immunserum oder Aufbringen von pulverisiertem Immunserum oder Umspritzen der Wunde mit Immunserum.

Genauso wichtig wie die Lokalbehandlung ist aber die Schutzimpfung. Sie kann in Form der aktiven Immunisierung durchgeführt werden oder auch als passive Immunisierung. Letztere sollte aber niemals alleine angewandt werden, sondern stets in Verbindung mit der aktiven Immunisierung.

Die *aktive Schutzimpfung* geht auf die Entdeckung PASTEURS zurück, daß durch abgeschwächtes Virus (Virus fixe) Hunde gegen nachfolgende Tollwut-Infektion immun gemacht werden können. PASTEUR schwächte das Virus durch Trocknen über Ätzkali ab. Dieser Vorgang führt aber zum Absterben eines erheblichen Teiles der Viren. Zunächst glaubte man, daß der hohe Eiweißgehalt des Pasteurschen Impfstoffes, die im Anschluß an die Impfungen auftretenden schweren Lähmungen im Sinne der Landryschen Paralyse verursache. Nach heutiger Auffassung ist vermutlich das Myelin der eigentliche hierfür verantwortliche Faktor. Diese damalige Auffassung veranlaßte HÖGYES, den Impfstoff zu verdünnen. Auch andere Methoden, das Virus abzuschwächen, sowohl physikalisch (Erhitzen, Bestrahlungen mit ultraviolettem Licht) als auch chemisch durch den Zusatz von Phenol, Glycerin, Chloroform, Formalin u. a., wurden empfohlen. Bei dieser *neueren Art der Impfstoffherstellung* konnte die *Behandlungsdauer*, die bei der Pasteurschen Impfung 20—26 Tage betrug, auf 14 Tage (SEMPLE, 1919) oder auf 6 Tage (HEMPT, 1925) *verkürzt* werden.

Technik der Impfstoffherstellung bei dem Verfahren nach SEMPLE: Vom sog. Passagegehirn wird eine 1—5 %ige Emulsion hergestellt. Das Virus dieses Passagegehirns ist durch 24stündiges Einwirken von 1 %igem Phenol bei 37° abgetötet. Der Phenolgehalt des fertigen Impfstoffes beträgt 0,5 %. Die Behandlungsdauer erstreckt sich über 14 Tage. In dieser Zeit werden relativ große Mengen von abgetötetem Virus verabfolgt. Das Verfahren wurde im Wutschutz-Institut von Kasauli (Indien) erprobt und auch von BÖCKER eine Zeitlang am Robert-Koch-Institut in Berlin angewandt. Auch das Wiener Institut hat nach der Sempleschen Methode geimpft.

PIRINGER berichtete 1944 über 1735 Personen, die nach dieser Methode geimpft wurden. Von diesen starb nur einer am 23. Tag nach dem Biß, also vor Einsetzen des Impfschutzes. An Impfzwischenfällen wurde nur eine postvaccinale Paralyse beobachtet, die aber nicht tödlich endete. PIRINGER stellt allerdings dahin, ob diese guten Resultate wirklich nur auf die Impfung zurückzuführen seien oder auf eine verminderte Virulenz des Straßenvirus.

Impfverfahren nach HEMPT: Die mit Virus fixe infizierten Kaninchen werden am 7. Tag — also noch vor der Agonie — getötet und ihr steril entnommenes Gehirn in Äther eingelegt und für 4 Tage im Eisschrank aufbewahrt. Nach der das Virus beeinträchtigenden Ätherbehandlung bildet sich ein Bodensatz aus Blut- und Gehirnlipoiden, der bei der Herausnahme des Gehirns nicht aufgewirbelt werden darf, da er nicht mit in den Impfstoff gelangen soll. Die Gehirnsubstanz wird dann unter der Saugglocke in einem Vakuum vom Äther befreit und für mindestens 40 Tage in 50 %igem Glycerin mit 1 % Phenol eingelegt. Anschließend wird die Gehirnsubstanz durch Spülen mit Kochsalzlösung vom Glycerin befreit, nochmals unter der Saugglocke evapoiert und dann in eine Kugelmühle übertragen (Porzellantopf mit starkem, hermetisch abschließendem Deckel, der bis zu einem Drittel mit Porzellankügelchen von 2 cm ⌀ gefüllt ist). Etwa 200 g Hirnsubstanz werden in diesen Gefäßen bei 80 Umdrehungen in der Minute binnen 1 Std zu einem feinen Brei zermahlen. Nach diesem Prozeß wird der Gehirnbrei aufgesaugt und mit 1%iger Phenol-Kochsalzlösung versetzt (etwa 1 g Gehirn auf 13 ml Lösungsmittel). Durch die Äther- und Phenoleinwirkung ist das Virus fixe in diesem Impfstoff völlig abgetötet. So kann man Dosen von 5 ml pro Injektion täglich in die Bauchhaut einspritzen. Die Wutschutzbehandlung verkürzt sich so auf 5—6 Tage; bei besonders gefährdeten Fällen soll eine Nachimpfung nach 30 Tagen subcutan mit 5 ml erfolgen. Der Impfschutz tritt auch bei dieser Impfung 2—3 Wochen nach beendeter Impfung ein. Der Impfstoff hat eine 2jährige Verwendungsfrist und ist deshalb auch gut zur Versendung mit der Post geeignet.

Gegenüber dem lang dauernden und nicht ungefährlichen Verfahren von Pasteur stellt diese von Hempt ausgearbeitete Methode, die im Pasteur-Institut in Novi Sad von Nikolitsch fortgeführt wurde, eine wesentliche Verbesserung dar. Die *postvaccinalen Neuro-Komplikationen* wurden mit dieser Methode — worauf Hempt 1943 bei Rückschau auf eine 20jährige Erfahrung mit dieser Methode hinweist — sehr *viel seltener*. Nikolitsch, der sein Werk fortführte, konnte diese Beobachtungen bestätigen. In den letzten Jahren hat er den Impfstoff nach seiner Idee variiert und glaubt, dadurch die Komplikationen noch weiter einschränken zu können.

Bei dieser *variierten Vaccine* handelt es sich um eine Äther-Phenol (0,5%) -Vaccine, zubereitet aus dem Gehirn junger Lämmer, die mit einem Virus fixe-Stamm (Novi-Sad) infiziert wurden.

Nach der Äther-Extrahierung werden die Gehirne mit 0,2%igem Formalin behandelt, das später wieder ausgewaschen wird. Hierdurch ist das Virus fixe vollkommen inaktiviert. Die Vaccine enthält 9% Nervensubstanz. Sie ist für den Transport geeignet und hat eine Verwendungsdauer bis zu 2 Jahren. Die Dosierung beträgt 10 ml an 3 aufeinanderfolgenden Tagen, subcutan appliziert, oder bei sehr schweren Verletzungen innerhalb 24 Std 3×10 ml, d. h. also mit Abstand von 12 Std jeweils 10 ml. Bei nichtblutigen Verletzungen genügt eine einmalige Injektion von 10 ml. Kinder unter 5 Jahren erhalten die Hälfte der Erwachsenendosis. Mit dieser Methode wurden bisher 6753 Personen geimpft, *ohne* daß es bei einer der lege artis durchgeimpften Personen zum Ausbruch der Tollwut gekommen wäre oder daß Impfkomplikationen, insbesondere Lähmungserscheinungen, aufgetreten wären.

In den USA haben Sellers (1923) und — vorher schon — Harris und Shackell (1911) eine Methode ausgearbeitet, bei der je nach Schwere des Bisses die Anzahl der Injektionen variiert wurde. Der Impfstoff wurde einmal täglich verabfolgt, je nachdem an 7—21 Tagen.

In den letzten Jahren hat man auch eine *Entenembryo-Vaccine* ausgearbeitet. Das Virus fixe wird auf Entenembryonen verimpft. Die Inaktivierung des Virus fixe erfolgt durch Zugabe von Beta-Propiolactone. Peck et al. (1955, 1966) erzielten mit dieser Vaccine, ebenso wie Greenberg und Childress (1960) eine gute Reaktion im Sinne einer reichlichen Produktion neutralisierender Antikörper. Aufgrund dieser Erfahrungen wurden diese Vaccine auch beim Menschen angewandt.

Schindler fand in einem Fall, der wegen Überempfindlichkeitsreaktionen nicht mit dem Hemptschen Impfstoff weitergeimpft werden konnte, ebenfalls eine recht gute Bildung von Antikörpern, vor allem zeigte der Patient auch eine gute Verträglichkeit gegenüber diesem Impfstoff. Aus dieser Beobachtung ergibt sich die Empfehlung in Fällen, in denen es bei Anwendung des Hemptschen Impfstoffes zu Überempfindlichkeitsreaktionen kommt, diese Entenembryo-Vaccine zur Fortführung der Schutzimpfung einzusetzen.

Dean u. Mitarb. arbeiteten mit verschiedenen Konzentrationen der Entenembryo-Vaccine. Sie fanden, daß eine Verdoppelung der Gewebskonzentration den Schutz deutlich steigert. Es ergab sich dabei die Schwierigkeit der Wertung der Wirksamkeit einer Vaccine. Die Verfasser zogen den sog. „*Habel-Test*" dazu heran. Dieser Test wurde von Habel zunächst zur Standardisierung der Semple-Vaccine an der Maus ausgearbeitet.

Greenberg und Childress führten *Vergleichsuntersuchungen zwischen Entenembryo-Vaccine und Semple-Vaccine* durch. In den ersten 2 Monaten nach der Vaccine-Injektion lag die Immunitätsrate für beide Impfstoffe gleich. Im 6.—9. Monat trat ein meßbarer Antikörper-

Abfall ein. Die Lokalreaktionen waren bei beiden Vaccine-Arten gleich. In der Gruppe, die nach SEMPLE geimpft wurde, traten 2 Encephalomyelitiden auf. In diesem Zusammenhang wurden auch Untersuchungen über die *Stimulierung der* durch frühere Tollwut-Schutzimpfungen hervorgerufenen *Immunität* vorgenommen. 63 Personen, die vor 7 Monaten eine erste Impfserie bekommen hatten, erhielten eine einmalige Dosis der früher gegebenen Vaccine. Alle diese Personen zeigten einen deutlichen Antikörper-Anstieg auf einen Wert, der höher lag als der nach der ersten Injektionsserie. Interessanterweise zeigten auch Personen, deren Impfung mit Semple-Vaccine 2—17 Jahre zurücklag, *vor* der Wiederimpfung noch einen Antikörper-Titer von 1:4 bis 1:40. Vier Personen dieser letzteren Gruppe wurden mit einer Entenembryo-Vaccine-Kur behandelt, zwei mit einer Semple-Kur. Alle 6 Personen zeigten einen verstärkten Antikörper-Anstieg, unabhängig vom Vaccine-Typ. — Auch 6 Tierärzte, die mit Semple-Vaccine vorher geimpft waren, zeigten auf eine einzige Injektion mit Entenembryonen-Vaccine oder Semple-Vaccine einen verstärkten Anstieg des Titers. Besonders interessant ist ein Fall, der vor 19 Jahren mit 3—4 Semple-Vaccine-Injektionen behandelt worden war, bei dem eine Einzeldosis einen Titeranstieg auf 1:550 brachten.

Mit der Frage der besseren Haltbarkeit der Vaccine beschäftigten sich SUREAU und BRYGOU. Sie fanden, daß eine *lyophilisierte Phenol-Vaccine* eine größere Resistenz gegenüber Umgebungseinflüssen habe als die sog. Fermi-Vaccine und ihre immunogenetischen Eigenschaften länger behalte.

Bei der Suche nach anderen Methoden der Inaktivierung verwendet man auch ultraviolette Strahlen. Mit dieser Methode arbeiteten zuletzt PISKAREVA u. Mitarb. Es zeigte sich, daß diese an weißen Mäusen getestete, *ultraviolett bestrahlte Vaccine* in der Lage war, alle mit ihr behandelten Tiere zu schützen, während die Kontrolltiere eingingen. Die Wirkung der Vaccine ließ sich auch durch den Anstieg neutralisierender Antikörper im Blut nachweisen. Die so vorbehandelte Vaccine zeigte auch eine gute Haltbarkeit.

Flurystammvaccine: Auf der Suche nach einem Lebend-Impfstoff kamen KOPROWSKI und COX (1948) darauf, einen Stamm auf Hühnerembryonen weiterzuzüchten. Dieser *Flury-Stamm* — er wurde von einer Patientin namens FLURY, die in Georgia/USA an Tollwut starb, isoliert — wurde durch viele Passagen in ein apathogenes Stadium für Laboratoriumstiere und Hunde nach der 40.—50. Eipassage überführt, wenn er peripher eingeimpft wurde. Durch diese Adaptation an das Hühnerei änderte der Stamm so sehr seinen Charakter, daß er praktisch pantrop für den Hühnerembryo wurde. Die Untersuchungen von TIERKEL et al. (1949), sowie von KOPROWSKI und BLACK (1950—1952) mit der Flury-Stamm-Vaccine zeigten die Entwicklung eines hohen Immunitätsspiegels am Hund. Spätere Untersuchungen ergaben, daß die *Flury-Stamm-Vaccine* den früheren Vaccinen — aus abgetötetem Virus hergestellt — überlegen war.

TIERKEL et al. wiesen 1953 nach, daß über $3^1/_4$ Jahre ein wirksamer Schutz gegen experimentelle Tollwut-Infektionen mit dieser Vaccination zu erzielen ist. Dies wurde 1958 von KEBERLE auch bestätigt. Bei dem Flury-Impfstoff unterscheidet man *zwei verschiedene Fraktionen:*

1. den nur über 40 Eipassagen gegangenen LEP (= Low Eggs Passage), der vor allem für Tier-Vaccinationen herangezogen wurde, und
2. den über 180—190 Passagen geführten Impfstoff HEP (= High Eggs Passage), der für die menschliche Vaccination herangezogen wird.

KOPROWSKI, ROSSY u. a. überimpften den Flury-LEP-Stamm auf Gewebskulturen und konnten somit den Ausgangspunkt für eine Vaccine gewinnen, die frei von Hirngewebssubstanz war und weniger leicht allergische Reaktionen hervorrief wie die früheren Vaccinen nach SEMPLE und HEMPT.

Daß der *Schutzimpfung* ein *hoher Wert* zukommt, geht aus den verschiedensten Mitteilungen hervor. So konnte das Pasteur-Institut in Conoor (Indien) nachweisen, daß unter 84 von sicher tollwütigen Tieren gebissenen Personen nur 8 (= 9,5 %) an Tollwut verstarben; während von 62 nicht oder nur unvollständig behandelten Personen 28 (= 45,2 %) der Krankheit erlagen. — Zu einer ähnlichen Feststellung kommen auch APPELBAUM, GREENBERG und NELSON bei einem Überblick über die Erfahrungen mit Tollwut-Vaccination in New York: 707 Personen erlitten Bisse durch tollwütige Tiere. Von diesen wurden 699 geimpft, nur 2 der Geimpften verstarben an Tollwut. Von den 8 Nichtgeimpften verstarben 4 an akuter Tollwut. Verhältnismäßig harmlos verlaufene Impfkomplikationen wurden von diesen Autoren in 41 Fällen gesehen. Sie berechnen das Impfrisiko mit 0,3 % gegenüber dem Tollwut-Erkrankungsrisiko beim Unbehandelten mit 5—15 %. Sie betonen, daß die einmal ausgebrochene Tollwut in jedem Fall tödlich verläuft, während dem gegenüber die neurologischen Komplikationen bei der Impfung nur mit 20 % Letalität belastet sind.

Unsere *eigenen Erfahrungen mit dem Hemptschen Impfstoff* wurden in den Jahren 1950—1965 gesammelt und erstrecken sich auf über 2000 Personen, die in typischer Weise nach der Hemptschen Methode geimpft wurden.

Wir hielten uns bei der Durchführung der Impfung an die Richtlinien, die die Behring-Werke, Marburg, dem von ihnen hergestellten Impfstoff mitgeben, d. h. wir verabfolgten an 5 aufeinanderfolgenden Tagen täglich 4 ml des Impfstoffes subcutan in die Bauchhaut und gaben 4 Wochen später eine 6. Injektion. Bei diesem Vorgehen haben wir eine Reihe von leichten und mittelschweren allergischen Reaktionen beobachtet, in keinem Falle aber bleibende Schädigungen. Fast stets haben wir auch trotz der allergischen Reaktionen die Impfung zu Ende durchführen können, allerdings unter Einschaltung einer antiallergischen Behandlung (Antistin, Avil, Calcium-Sandosten und in schwereren Fällen auch Decortin oder Urbason).

Daß es bei dieser Art des Vorgehens zur *Ausbildung von Antikörpern* kommt, konnte durch die Untersuchungen nachgewiesen werden, die wir gemeinsam mit SCHINDLER an einer Zahl von 34 Personen durchführen konnten. Diese Personen wurden auf Antikörper im Serum vor der Impfung, nach 14 Tagen, sowie nach 30, 60 und 80—90 Tagen untersucht. Dabei ließ sich nachweisen, daß die höchsten Antikörpertiter etwa um den 60. Tag nachzuweisen waren. Zwischen dem 80. und 90. Tag war schon wieder ein Absinken der Titerhöhe festzustellen. Nun geht der Nachweis neutralisierender Antikörper sicher nicht ganz konform mit den die Immunität bewirkenden Antikörpern, aber er gibt doch einen ungefähren Anhalt. Nur in einem Fall waren keine neutralisierenden Antikörper nachweisbar. Weitere Untersuchungen in dieser Richtung — auch über die Persistenz der Titer für neutralisierende Antikörper — müßten nochmals vorgenommen werden. Auf die weiter oben schon zitierten Untersuchungen von TIERKEL u. a. sei in diesem Zusammenhang auch nochmals verwiesen.

Bei den *Nebenerscheinungen* ist zu unterscheiden zwischen

1. Lokalreaktionen und
2. Allgemeinerscheinungen.

Die *Lokalreaktionen* traten meist 24 oder 48 Std nach der ersten Impfung auf und bestanden in Rötung, Schwellung und Schmerzhaftigkeit an der Injektionsstelle, sowie häufig auch einem Juckreiz. Absceßbildungen, wie sie von einigen anderen Autoren beschrieben wurden, haben wir niemals gesehen außer in einem Fall, bei dem die Vaccine-Injektion außerhalb unserer Klinik fehlerhaft, d. h. intramuskulär tief in die Bauchmuskulatur, gegeben worden war. Die Lokalreaktionen klangen meist nach 2—6 Tagen ab. Sie haben nie die Weiterführung der Impfung behindert.

Als *Allgemeinreaktion* kam es meist nach der 2. oder 3. Vaccine-Gabe zu Fieberanstieg, öfter mit Schüttelfrost, begleitet von Kopfschmerzen und Übelkeit. Der Brechreiz steigerte sich selten nur zum Erbrechen. In einigen Fällen kam es zu Durchfall. Vereinzelt traten urticarielle Erscheinungen mit generalisiertem Juckreiz auf. Doch auch das Auftreten dieser Nebenerscheinungen gefährdete nicht die Durchführung der Impfaktion bei gleichzeitiger Vornahme von Schutzmaßnahmen. So haben wir verschiedentlich in diesen Fällen die Impfung, die wir sonst in den letzten Jahren ambulant vornahmen, stationär im Krankenhaus zu Ende geführt.

1950, als der Tollwut-Einbruch aus Mecklenburg nach Schleswig-Holstein und Hamburg sich ereignete, führten wir 186 Impfungen durch. Da die Impfkartei dieses Jahres leider z. T. verloren ging, haben wir keine verwertbaren Zahlen über Impfkomplikationen in diesem Zeitraum. — Über die Tollwut-Impfungen in den Jahren 1951—1958 in unserer Klinik hat SANNE berichtet. Bei den insgesamt 960 Patienten errechnete sie rund 8% mittelschwere Komplikationen und 15% leichte Komplikationen. — Für die folgenden Jahre ergaben sich die nachfolgenden Zahlen:

1959	121 Impfungen	0 Komplikationen
1960	101 Impfungen	3 allergische Reaktionen
1961	169 Impfungen	3 allergische Reaktionen
1962	89 Impfungen	2 allergische Reaktionen
1963	132 Impfungen	4 allergische Reaktionen
1964	123 Impfungen	2 allergische Reaktionen
1965	125 Impfungen	1 allergische Reaktionen
insg.	860 Impfungen	15 allergische Reaktionen

Wenn SANNE von *0,2% Neuro-Komplikationen* für die Jahre 1951—1958 spricht, so gibt diese Zahl keinen ganz exakten Überblick. Nur bei einem der von uns geimpften Patienten trat eine Neuro-Komplikation mit Lähmungserscheinungen auf, die sich im Laufe von Monaten zurückbildete. — Der zweite Fall betraf einen Tierarzt, der an anderer Stelle geimpft worden war und mit den entwickelten Neuro-Komplikationen zur klinischen Einweisung kam. Auch diese Störungen bildeten sich, wenn auch langsam, wieder zurück. In beiden Fällen waren die Erscheinungen nach der 5. Injektion — in einem Fall 6 Tage später, in dem anderen, auswärts geimpften Fall 18 Tage nach der Impfung — aufgetreten.

Die *Inkubationszeit für Impfschäden* liegt zwischen 4 und 13 Tagen nach Beginn der Impfung. Im allgemeinen kommt es zwischen dem 10. und 15. Tag nach der Verabfolgung der ersten Impfinjektion zu Störungen; selten schon am 2. oder erst am 35. Tag. Die *postvaccinale Erkrankung* beginnt mit Kopfschmerzen und Nackenschmerzen, Rücken- und Muskelschmerzen sowie allgemeinem Krankheitsgefühl. Es kann sich dann eine hohe Fiebercontinua mit starken Kopfschmerzen anschließen, unter Umständen sogar mit Erregungszuständen und Krämpfen. In anderen Fällen werden Lähmungen und Muskelspasmen, Muskelzittern, Erbrechen, Appetitlosigkeit und Doppelsehen beobachtet. Über einen Zustand von Benommenheit kann es sogar zum Tode im Koma kommen. Bei den postvaccinalen Erkrankungen handelt es sich um entzündliche Entmarkungskrankheiten, denen immuno-chemische Vorgänge — wie bei der experimentellen Encephalomyelitis — zugrunde liegen. Mit der Anzahl der erfolgten Injektionen nimmt die Häufigkeit der Impfkomplikationen zu.

So berichten APPELBAUM, GREENBERG und NELSON, die in den Jahren 1928—1951 46 Fälle von Neuro-Komplikationen nach der Impfung mit Semple-Impfstoff in der Stadt New York sahen, daß die postvaccinalen Lähmungen bei Patienten, denen 14 Semple-Vaccine-Injektionen gegeben worden waren, fünfmal häufiger beobachtet wurden als bei solchen, die nur 7 oder weniger Impfstoffgaben erhalten hatten. 37mal handelte es sich dabei um Encephalitiden mit plötzlichem, fieberhaftem Beginn, fünfmal um dorsolumbale Myelitiden und viermal um Neuritiden. Keiner der Fälle endete tödlich.

Wiederholte Schutzimpfungen gegen Tollwut erhöhen die Gefahr neurologischer Komplikationen.

JUROWSKI u. Mitarb. glauben, daß der Gehalt an Hirnsubstanz in der Vaccine die Ursache für die neuro-paralytischen Komplikationen bei der Impfung sei und nicht das Virus fixe. Ähnlich ist auch die Auffassung von FINGER, der die Ursache für die geringere Quote der Komplikationen bei der Hempt-Impfung darin sieht, daß dieser Impfstoff nur in geringer Menge Hirnlipide enthält und deshalb keine so starken allergischen Reaktionen auslöst. — KORACK konnte bei seinen Patienten mit postvaccinalen Lähmungen fast stets allergische Belastungen in der Familienvorgeschichte oder in der eigenen Vorgeschichte feststellen. Er wies auch darauf hin, daß häufig ausgeprägte allergische Reaktionen an der Impfstelle den Lähmungserscheinungen vorausgingen. Die Auffassung der *allergischen Genese der Neuro-Komplikationen* wurde auch von SHINA und JIDA, sowie vor allem von PETTE vertreten und durch die experimentellen Untersuchungen von FINGER an Kaninchen und Meerschweinchen bestätigt.

Daß die Gehirnsubstanz bzw. der Gehalt an Nervensubstanz der Vaccine die Ursache der Neuro-Komplikationen in erster Linie ist, dafür sprechen auch amerikanische Untersuchungen, die feststellen konnten, daß nach Impfung mit Gehirnsubstanz allein *ohne* Virusgehalt noch nach Monaten EEG-Veränderungen nachweisbar sind.

Man kann *4 Formen der neurologischen Komplikationen* unterscheiden:

1. Landry-Paralyse
2. Myelitische Form (dorso-lumbale Myelitis)
3. Neuritische Form (Mono- oder Polyneuritis)
4. Meningo-encephalo-myelitische Form.

Die häufigste Komplikation ist wohl die dorso-lumbale Myelitis. Nach den Mitteilungen der internationalen Tollwut-Konferenz 1927 wurde sie in 50 % der Fälle gefunden, die neuritische Form in 23,8 % und die Landry-Paralyse in 16 %. Die Impfkomplikationen treten überwiegend im mittleren Lebensalter auf, obwohl im ganzen mehr Kinder und Jugendliche als Erwachsene geimpft werden. So weisen FADZEAN und CHOA daraufhin, daß von 14119 Geimpften 56 % jünger als 20 Jahre waren, daß aber nur 2 von den 17 mit neurologischen Komplikationen Befallenen unter 20 Jahre waren. — Wiederholt ist die Frage, ob Rassenunterschiede bei den neurologischen Komplikationen eine Rolle spielen würden, diskutiert worden. So glaubt NIKOLITSCH, daß Europäer mehr zu Impfschädigungen neigen würden als Asiaten. Diese Auffassung ist allerdings nicht unwidersprochen geblieben.

Daß allergische Faktoren bei den Impfkomplikationen eine wichtige Rolle spielen, geht auch aus den Untersuchungen von LOPEZ FERNANDEZ, PÉREZ SORA und AROCHA MACHADO hervor. Sie sahen stets im Beginn stärkere örtliche, entzündlich-allergische Reaktionen bei ihren 9 Fällen, von denen 8 Encephalo-Myelitiden oder Myelitiden waren, darunter 1 Todesfall und 1 Fall von sog. Guilan-Barréschem Syndrom. Dieser letztere wies auch eine Facialis-Parese auf und sprach trotz seiner Schwere sehr gut auf *Cortison-Behandlung* an.

Über ähnlich *günstige Wirkung von Cortison* berichtet auch GARRISON. GARRIDO-LECCA und GTOLA sahen rasche Besserungen durch ACTH bei den Impfkomplikationen. Allerdings ist die Cortison-Therapie mit einer gewissen Vorsicht einzusetzen, da im Tierversuch beobachtet wurde (SOAVE, JOHNSON und NAKAMURA), daß eine latente Tollwut-Infektion durch eine Cortison-Behandlung aktiviert werden kann. Außer der Therapie der einmal ausgebrochenen Impfkomplikation mit Cortison-Präparaten oder ACTH sowie Antihistaminica besteht noch die Möglichkeit andere Impfstoffe zu verwenden, wie schon angedeutet, oder *Desensibilisierungsmaßnahmen* mit kleinsten Impfstoffdosen der eigentlichen Impfung vorauszuschicken. So haben CHRIST und SCHINDLER mit gutem Erfolg bei einem Allergiker, der den Hemptschen Impfstoff nicht vertrug, die dringend notwendige Impfung mit der Entenembryo-Vaccine zu Ende geführt und später im Neutralisationstest das reichliche Vorhandensein von Antikörpern nachweisen können.

In jedem Fall ist es wichtig, *vor* jeder Impfung eine genaue Anamnese zu erheben und die *Impfindikation wirklich ganz streng zu stellen.* Bei Personen mit Hühnereiweiß-Allergie oder Enteneiweiß-Allergie sind solche Impfstoffe selbstverständlich zu vermeiden. Die von manchen Autoren geforderten intracutanen Vorproben mit 0,2 ml des Impfstoffes sind bisher nur vereinzelt durchgeführt worden. Sie geben nicht immer sichere Anhaltspunkte, zumal sich gezeigt hat, daß manche, die eine positive Vorprobe geben, nachher die eigentliche Impfung ohne Komplikationen vertrugen. Wichtig ist, daß der Patient z. Z. der Vaccine-Behandlung keiner unnötig schweren körperlichen Belastung durch Arbeit oder Sport ausgesetzt wird. Zu vermeiden sind selbstverständlich auch Excesse in Baccho et venere sowie übermäßiger Zigarettenkonsum.

Die Möglichkeit von Impfkomplikationen mahnt dazu, die *Indikation zur Tollwut-Schutzimpfung* nicht leichtfertig, sondern exakt und streng zu stellen. *Die Tollwut-Kommission der Welt-Gesundheitsorganisation* (WHO Techn. Rap. Ser. Nr.

201) hat deshalb gewisse *Richtlinien* herausgegeben, die im folgenden in ihren wesentlichen Punkten wiedergegeben werden:

1. Eine Impfung ist nicht erforderlich, wenn eine Person nur indirekten Kontakt mit einem tollwutkranken Tier hatte und keinerlei Verletzungen erfolgt sind.

2. Eine Impfung ist auch nicht erforderlich, wenn Lecken durch ein tollwutkrankes Tier bei unverletzter Haut stattgefunden hat.

3. Eine Tollwut-Schutzimpfung ist vorzunehmen, wenn die Person Hautläsionen hatte, die von einem bekannten, sich tollwutverdächtig benehmenden Tier beleckt wurden.

Ist das beleckende Tier bekannt und z. Z. des Beleckens tollwutverdächtig, dann soll sofort mit einer Impfung begonnen werden, die aber unterbrochen werden kann, wenn sich nach 5 Tagen herausstellt, daß das Tier gesund geblieben ist.

Hat ein beleckendes Tier, das zum Zeitpunkt des Beleckens noch gesund erschien, in den darauf folgenden 10 Beobachtungstagen Anzeichen von Tollwut geboten, dann sollte auch die von dem Tier beleckte Person geimpft werden.

Ist das beleckende Tier nicht bekannt und benahm es sich sonst eigenartig, dann sollte bei Tollwut-Verbreitung in dem Gebiet geimpft werden.

4. Bei den Bißverletzungen muß zwischen leichten und schweren Verletzungen unterschieden werden. Eine Tollwut-Schutzimpfung kommt bei solchen Bißverletzungen erst in dem Augenblick in Frage, wenn sich bei dem z. Z. des Bisses noch gesund erscheinenden Tier in den dem Biß folgenden 10 Tagen Anzeichen für Tollwut bemerkbar machen.

Hat sich das beißende Tier z. Z. des Bisses tollwutverdächtig benommen, so soll mit der Impfung sofort begonnen werden. Erweist sich aber, daß das beißende Tier am 5. Tag der Beobachtung noch gesund ist, dann kann die begonnene Impfung abgebrochen werden.

Eine Impfung muß auf jeden Fall durchgeführt werden, wenn der Biß durch einen unbekannten Hund erfolgt ist oder durch ein Wildtier, das entkam. Im letzteren Fall wird außerdem noch Serumgabe angeraten.

5. Bei schweren Verletzungen sollte sofort Tollwut-Antiserum gegeben werden, auch wenn das Tier noch gesund erscheint. Mit einer Vaccination ist aber erst zu beginnen, wenn das Tier klinische Anzeichen einer Tollwut bietet oder eine positive Laboratoriumsdiagnose vorliegt. Bestätigt sich der Tollwut-Verdacht nicht, so kann die Vaccine-Behandlung abgebrochen werden, wenn das Tier 5 Tage nach dem Beißen noch gesund ist. — Impfungen müssen aber sofort ausgeführt werden und zwar kombiniert mit Serumgaben, wenn es sich um unbekannte, nicht feststellbare Tiere oder getötete Tiere handelte oder um Wildtiere, wie Fuchs, Dachs, Wolf, Schakal, Fledermaus, usw.

Selbstverständlich sind die Maßnahmen zur Klärung der Diagnose beim Tier, wenn man seiner habhaft werden kann, in jedem verdächtigen Fall einzuleiten. Da eine Sofort-Diagnose oft nicht zu stellen ist, und das Ergebnis der Laboratoriumsdiagnose sich oft länger hinauszögert, ist es nicht sinnvoll, darauf zu warten, sondern es gilt im Zweifelsfalle zu handeln, d. h. zu impfen nach den oben gegebenen Richtlinien.

Die *Dauer des Impfschutzes* nach einmal vorgenommener Schutzimpfung ist unterschiedlich lang. Nach der Schutzimpfung nach Hempt ist der Impfschutz *für 3 Monate sicher*. Erfolgt ein neuerlicher Biß in dem Zeitraum zwischen 3—6 Monaten nach Durchführung der ersten Impfserie, so ist eine *Wiederholungsimpfung* mit 1 Injektion (Nikolitsch) erforderlich; andere Autoren empfehlen 2 Wiederholungsinjektionen im Abstand von 1 Woche. Kommt es später als 6 Monate nach der ersten Impfbehandlung zu einer neuerlichen Infektion, so ist die volle Impfbehandlung nochmals durchzuführen.

Die Impfung vermindert den Prozentsatz der Todesfälle nach VEERARAGHAVAN auf ein Drittel, sie kann in ihrer bisherigen Form die Gefahr aber noch nicht ganz bannen.

So berichtet ERLEGOVAC über 66415 geimpfte Personen, die nach einem Tierbiß gegen Tollwut geimpft wurden. Von diesen starben 227 an Tollwut. Bei 90% war in den ersten 4 Tagen nach dem Biß mit der Impfung begonnen worden, in 10% wurde die Impfung zu spät begonnen. Bei 96% der an Tollwut Verstorbenen war der Biß an einer exponierten freien Körperstelle erfolgt. Nur bei 4% der Todesfälle hatte es sich um einen Biß durch die Kleidung hindurch gehandelt. Diese Beobachtung spricht dafür, daß sicher in manchen Fällen beim Biß durch die Kleidung die in den Organismus gelangende Virusmenge geringer ist, da ein Teil des virushaltigen Speichels sicher von der Kleidung aufgesaugt wird.

b) Prophylaxe bei Tieren

Der wirksamste Schutz des Menschen bei der Tollwut ist die *Bekämpfung der Seuche bei den Tieren*. Deshalb besteht bei Tollwut-Verdacht schon eine gesetzlich geregelte *Anzeigepflicht*. Alle unter Tollwutverdacht erkrankten oder verendeten Tiere müssen sichergestellt und dürfen nicht ohne Untersuchung beseitigt werden. Alle an Tollwut erkrankten *Tiere* sind sofort zu *töten, ausgenommen diejenigen, die einen Menschen gebissen haben!*

Diese letzteren müssen sofort eingesperrt werden und sind zu beobachten bis sie eines natürlichen Todes sterben. Diese Maßnahme ergibt sich aus den oben beschriebenen pathologisch-anatomischen Befunden. Wird nämlich ein Tier sofort, nachdem es einen Menschen gebissen hat, getötet, so kann die Untersuchung auf Negrische Körperchen — auch wenn das Tier infiziert ist, — negativ ausfallen; denn die Negrischen Körperchen entwickeln sich im wesentlichen erst im Endstadium der Erkrankung. Wird das den Biß verursachende Tier in *Quarantäne* genommen, so ist bereits nach wenigen Tagen zu entscheiden, ob das Tier tollwutkrank ist oder nicht. Die Tollwut-Kommission der WHO fordert für Tiere, die Bißverletzungen verursacht haben, eine Quarantäne-Dauer von 10 Tagen. Andere Autoren halten diese Zeit nicht für ausreichend, sondern schlagen 15—18 Tage vor, da sie noch nach diesem Zeitraum eine Rabies beim Hund ausbrechen sahen.

Das Schlachten wutkranker oder tollwutverdächtiger Tiere, der Verbrauch oder Verkauf des Fleisches, der Haut oder sonstiger Erzeugnisse solcher Tiere, ist verboten! Auch die Milch tollwutverdächtiger Kühe darf nicht verwendet werden.

Ist in einer Gegend Tollwut unter den Hunden oder Wildtieren festgestellt worden, wird sofort eine *Hundesperre* angeordnet, d. h. alle Hunde in diesem Bezirk müssen eingesperrt oder angekettet werden, oder sind mit einem Maulkorb versehen an der Leine zu führen. Förster und Polizei haben die Befugnis, in solchen Gegenden frei herumlaufende Hunde sofort zu töten.

Die Lösung des Rabies-Problems hängt von der Kontrolle oder Ausrottung der Krankheit in den Tierbeständen ab. Drei Gesichtspunkte sind hier ausschlaggebend:

1. Setzen einer Übertragungsbarriere durch Tierimpfung;
2. Ausmerzen aller streunenden Hunde;
3. Reduzierung der großen Zahl der wild lebenden Carnivoren, die als Virusreservoir eine Rolle spielen.

Daß mit der *Durchimpfung der Hunde* eine wirksame Herabsetzung der Seuche unter diesen möglich ist, konnte in verschiedenen Ländern gezeigt werden. In Deutschland ist die Impfung der Hunde z. Z. verboten. Für die erfolgreiche Durchführung dieser Impfaktionen bei den Hunden ist es wichtig, daß sie für die in Frage stehenden Gebiete in kürzester Zeit durchgeführt wird. Die dramatische Wirkung dieser Impfung konnte WELLS (1954) in Malaya beobachten, sowie KAPLAN et al. im gleichen Jahr in Israel. Daß solche Massenimpfungen von Hunden möglich sind, zeigten TIERKEL (1948) in Memphis/USA und HUSTON (1954), der in einer Woche 45000 Hunde mit seinem Mitarbeiterstab impfte.

Mit der Hundeimpfung hatten sich zuerst UMENO und DOI beschäftigt. Sie verwendeten 1921 eine phenolisierte Kaninchenhirn-Vaccine. Später wurde dann eine Vaccine vom Semple-Typ, 20%ig, die ein hitzeinaktiviertes und phenolbehandeltes Virus fixe in Hirnemulsion vom Pferd oder Ziege enthielt, angewandt. Man gab Einzeldosen von 0,5 ml. JOHNSON von der Rockefeller-Foundation stellte 1945 Untersuchungen über die Dauer der Immunität nach dieser Impfung an und fand, daß nach einer Einzeldosis Hunde für 1 Jahr gut geschützt sind. Weitere Untersuchungen und Feldversuche bestätigten, daß diese Methode mit einer Einzeldosis ein wichtiger Teil in dem Tollwut-Bekämpfungsprogramm sein könne.

In den folgenden Jahren haben dann KOPROWSKI und COX, TIERKEL et al. sowie KOPROWSKI und BLACK den *Flury-Stamm zur Tierimmunisierung* herangezogen. Sie fanden, daß die Lebendvaccine vom Flury-Stamm den Immunisierungsversuchen mit der früher angewendeten Totvaccine überlegen war. So konnten TIERKEL et al. (1953), bestätigt durch KEBERLE (1958), nachweisen, daß Hunde über $3^1/_4$ Jahre durch eine einmalige Injektion geschützt werden konnten.

Aufgrund dieser Untersuchungen wies die WHO daraufhin, daß mittels einer Injektion der LEP (Flury-Stamm)-Hunde-Vaccine, hergestellt als 33%ige Emulsion aus dem ganzen Hühnerembryo, in der Dosis von 3 ml für ein Tier, einmal intramuskulär gegeben, als Schutz für 3 Jahre ausreicht. — KISSLING und EDISON empfahlen 1955, Hunde mit 3 Monaten und 1 Jahr zu impfen und ihnen dann alle 3—4 Jahre eine Booster-Vaccination zu geben.

Zu ähnlich günstigen Beurteilungen der Tierimpfung kam KEMRON in Israel, der den sog. Keler-Stamm (Stamm aus einem natürlich infizierten Hund) zur Vaccine verarbeitete.

Von besonderer Bedeutung ist auch die Beobachtung von NIKOLITSCH, daß sich auch Tollwut-Virus im Zentralnervensystem völlig gesund erscheinender Tiere im vermehrungsfähigen Zustand finden kann. Er konnte im Gehirn infizierter Tiere das Straßenvirus in größerer Menge nachweisen, *ohne* daß die Tiere irgend welche Krankheitserscheinungen gezeigt hatten. Hierzu machten ANDRAL und SCRIE die Beobachtung, daß von einem offensichtlich gesunden Hund Tollwut-Virus aus dem Speichel zu isolieren war. Sie beobachteten, daß dieser positive Ausfall der Speicheluntersuchung über längere Zeit anhielt. Wie dieser Befund epidemiologisch zu deuten ist, ist problematisch; ebenso wie die Frage, ob es Spontanheilungen nach Tollwut-Infektion bei verschiedenen Tieren gibt, evtl. mit zeitweiliger Virusausscheidung im Speichel. Von einigen Autoren wird darauf hingewiesen, daß Infektionen beobachtet wurden mit dem Auftreten einiger klinischer Krankheitszeichen, die sich dann aber wieder zurückbildeten (Autosterilisation des Gehirns und anderer Organe ?).

Auch für die *Impfung der Katzen* arbeitete man Vaccinen aus; einmal phenolisierte Nervengewebsvaccine, zum anderen Hühnerembryo-Vaccine (Flury-Stamm), beide geben einen guten Schutz, doch scheint die phenolisierte Vaccine besser zu wirken als die anderen. Eine Durchimpfung von Katzen erscheint nur im Endemiegebiet empfehlenswert.

Große Bedeutung hat die *Vaccination des Rindviehs* in Südamerika zum Schutz gegen die von blutsaugenden Fledermäusen (Vampiren) übertragene Tollwut. GOMEZ et al. machte 1955 Versuche mit einer 33%igen Chloroform-inaktivierten Hirngewebsvaccine, die das Rindvieh für 1 Jahr bei Anwendung einer Dosis von 30 ml schützte. Eine Dosis von 15 ml reichte nicht aus. Aufgrund weiterer Untersuchungen, insbesondere von KOPROWSKI, empfiehlt die WHO zum Schutz des Rindviehs die Anwendung einer HEP-Vaccine. Diese wird in einer ersten Dosis gegeben und 30 Tage später eine zweite als Boostereffekt.

Die Vaccination vor dem Ausgesetztsein einer Infektion ist die Methode der Wahl, um die Viehherden in diesen Gebieten, die der Lähmungsrabies durch tollwutkranke Fledermäuse ausgesetzt sind, zu schützen. Auch in den USA haben einige Herdenbesitzer in stark rabiesverseuchten Waldgebieten ihre Herden geimpft (DEAN).

Die *Impfung von Hunden nach dem Biß* durch tollwütige Wildtiere ist in Deutschland verboten. Sie hat auch wenig praktischen Wert, da sehr oft der genaue Zeitpunkt des Bisses nicht bekannt ist. Amerikanische Autoren raten zur Gabe von Hyperimmunantiserum, wenn man den Hund nicht töten will, und anschließend noch zur Gabe von 3 Dosen Flury-Vaccine. Sind die Hunde vor der Exposition durchgeimpft, dann besteht keine Notwendigkeit sie nach einem Biß durch ein tollwütiges Tier zu immunisieren oder zu töten. Es genügt dann — nach TIERKEL — solch einem vorgeimpften Hund nach dem Biß durch ein tollwütiges Tier eine Booster-Impfung zu geben um seinen Schutz zu gewährleisten.

Auf die Wichtigkeit des *Abschuß-, Vergiftungs- oder Vergasungsprogramms für Wildtiere* ist immer wieder hingewiesen worden; gerade in den landwirtschaftlich hochkultivierten Ländern, wie Deutschland und den USA, kann sich die Fuchs-Population infolge des Fehlens natürlicher Feinde sehr gut entwickeln (SCHINDLER). Eine zu dichte Fuchs-Population bedeutet aber gleichzeitig ein sehr großes Gefahrenmoment für die Verbreitung der Tollwut. Bei den Tierepidemien unter den Füchsen und Skunken der USA fand man die Speicheldrüsen stets mit Tollwutviren infiziert. Von Bedeutung ist, daß die Skunks, nicht so ausgeprägt Füchse, lange Krankheitsperioden durchmachen; das konnte auch experimentell bestätigt werden, und daß sie während dieser ganzen Zeit im Speichel virus-positiv sind.

Bei Auftreten neuer Tollwutfälle in einem bestimmten Bezirk, ist die *Zusammenarbeit aller Stellen* unter Einsatz aller technischen Hilfsmittel und Aufklärung der Bevölkerung wichtig! Es sind sofort alle Kontakttiere zu vernichten. Eine solche Vernichtung der Kontakttiere ist nur dann *nicht* ratsam, wenn Menschen gebissen worden sind und eine Fluorescenzserologie nicht verfügbar ist. Wird die Tötung der Tiere abgelehnt, müssen nicht-geimpfte Tiere für 6 Monate im Isolierkäfig gehalten werden. War das gebissene Tier vorher geimpft — etwa innerhalb eines Jahres mit Hirnemulsion-Vaccine oder vor 3 Jahren mit Hühnerembryo-Vaccine (Flury-Stamm) — so ist zu revaccinieren und das Tier für 30 Tage in Quarantäne zu nehmen. Ein solcher Tatbestand wird sich in Deutschland bei den augenblicklich gültigen gesetzlichen Bestimmungen kaum ereignen.

Die *Tollwut-Schutzimpfung der Hunde in den stark verseuchten Ländern* hat sich — wie erwähnt — bewährt. Die Impfung muß in bestimmten zeitlichen Abständen wiederholt werden. Außer mit dem Flury-Impfstoff wurde auch mit der Sempel-Vaccine gearbeitet: einmalige Gabe von 5 ml subcutan, in anderen Gebieten dreimalige Gabe von dieser Dosis in wöchentlichen Abständen. Die Befürchtung, durch diese Schutzimpfung Virusträger zu schaffen, hat sich bisher nicht bestätigt.

In der *Bundesrepublik* wurde die Schutzimpfung für Hunde *bisher abgelehnt*, da der Prozentsatz der tollwutkranken Hunde unter den tollwutkranken Tieren seit Jahren nur 5% beträgt. Deshalb ist für die Bundesrepublik die Bekämpfung der Tollwut unter den Wildtieren der wichtigste Punkt.

Bei der Bekämpfung der Tollwut, die auch in allen Staaten der Erde gesetzlich geregelt ist, müßten mehr noch als bisher die einzelnen Landesregierungen zusammenarbeiten, um das Übergreifen von den Nachbarstaaten her zu verhindern. Die Maßnahmen der rabiesfreien Länder, die Einfuhr von Hunden und Katzen von einer 6monatigen Quarantäne der Tiere am Ort des Eintritts abhängig zu machen, hat sich außerordentlich bewährt. Nur dadurch sind Australien, Neuseeland, Hawaii, die Panamá-Kanalzone und England seit Jahren rabies frei geblieben.

IX. Therapie

Da die einmal ausgebrochene Tollwut bis heute noch nicht geheilt werden kann und alle früher hierfür angewandten Methoden sich nicht bewährt haben, muß besonderer Wert auf zwei Punkte gelegt werden:

1. Die richtige und intensive Lokal-Behandlung;

2. Bei jedem Verdachtsfall auch schon eine Impfprophylaxe.

Zu 1. Die Forderung nach einer sorgfältigen Wundbehandlung wird schon im Altertum erhoben. Damals riet man zum Aussaugen und Ausbrennen der Wunde. Auch heute noch wird ein ähnliches Vorgehen empfohlen. Die durch ein tollwutverdächtiges Tier verursachte Bißwunde sollte mit einer 20 %igen Seifenlösung und besser noch mit einer 1—2 %igen Alkyldimenthylbenzylammoniumchlorid-(Zephirol-)Lösung ausgespült und ausgetupft werden. Schon frühzeitig hat man Lokalanwendung von Antiserum empfohlen.

Im Experiment war die Zephirol-Lösung der örtlichen Serumbehandlung gleichwertig, bzw. überlegen. Sie erzeugt aber schwere, lokale Gewebsreaktionen. Nach der Auffassung von Dean, Bear und Thompson hat die Zephirol-Behandlung nicht nur eine virulizide Wirkung, sondern blockiert auch den Weitertransport des Virus aus dem Wundgebiet. Dean ging bei seinen Versuchen auch davon aus, die Wanderung des Virus aufzuhalten. Hierfür scheint die lokale Anwendung des Tollwutserums wirksamer zu sein als eine intramuskuläre. Er fand auch, daß die Wirkung des Zephirans, besser Zephirol vorwiegend in der Blockierung der Wanderung das Virus im Nervengewebe besteht, daß darüber hinaus das Virus an Ort und Stelle in seiner spezifischen Form zerstört wird.

Nach einer sorgfältigen Sterilisation der die Wunde umgebenden Haut empfahlen Kaplan u. Mitarb. zunächst aufgrund ihrer tierexperimentellen Erfahrung ein Austupfen oder Ausspülen der Wunde mit 20 %iger Seifenlösung. In letzter Zeit fügten sie diesem Vorgehen dann die Infiltration der Umgebung der Wunde mit Antitollwut-Gammahyperimmunserum und die anschließende intramuskuläre Applikation von Hyperimmunserum hinzu. Eine Lokal-Behandlung allein ist nach Auffassung dieser Autoren ohne die beiden letzten Maßnahmen nicht voll wirksam. Diese Gesamtbehandlung soll auch mindestens innerhalb der ersten 1—3 Std nach dem Biß vorgenommen werden, da später durchgeführte lokale Behandlungsmaßnahmen zu keinem Erfolg mehr führen.

Mit *Antitollwut-Gammaglobulinen* aus hyperimmunisiertem Pferdeserum hat Kobrinskii in den letzten Jahren gearbeitet. Zunächst hat man das *Gammaglobulin in Pulverform zur lokalen Behandlung der Wunde* angewendet. Diese Lokalapplikation, wenn sie früh genug erfolgte, zeigte einen sehr deutlichen Schutzeffekt und verhinderte die Entwicklung der Tollwut in ungefähr 70 % der Fälle.

Bei den Tieren, bei denen eine Erkrankung nicht verhindert werden konnte, kam es aber zu einer Verlängerung der Inkubationszeit. Aufgrund dieser tierexperimentellen Untersuchungen glaubt der Verfasser, daß bei einer sofort nach dem Biß einsetzenden Wundbehandlung mit Gammaglobulin-Puder sowie gleichzeitiger Vaccination alle Tiere vor dem Ausbruch der Tollwut geschützt werden können. Die lokale Gammaglobulingabe zögert die Inkubationszeit hinaus. Dadurch erhöht sich die Wirksamkeit der nachfolgenden Schutzimpfung. Die Injektionsbehandlung mit Gammaglobulinen allein, d. h. also ohne die lokale Anwendung der Gammaglobuline führt zu keiner so deutlichen Wirkung. Nur 28 % der so behandelten Tiere überlebten, während bei der Lokalanwendung und sonst gleicher Behandlung 72 % der Tiere überlebten, die Kontrolltiere aber alle eingingen.

In einer weiteren Versuchsserie zusammen mit Soloviev wandte Kobrinskii abermals getrocknetes Antitollwutgammaglobulin an. Das Serum war gewonnen worden von einem vorher mit Virus fixe vorbehandelten hyperimmunisierten Pferd. Die lokale Anwendung zeigte eine spezifische Wirkung auf das Tollwutvirus. Die Applikation war schmerzhaft, aber was wichtig erscheint, nicht gewebszerstörend. Aus den einzelnen Versuchsanordnungen ging dann besonders klar hervor, daß das Puderpräparat innerhalb der ersten 30 min nach dem Biß an Ort und Stelle eingesetzt werden muß. Je längere Zeit zwischen der Verletzung und dem Einsatz des Präparats verstreicht, um so geringer ist der Erfolg der lokalen Applikation.

Bei der einmal ausgebrochenen Tollwut haben weder die Versuche mit Antibiotica noch mit Sulfonamiden zu einem Erfolg geführt.

Zwar glaubten Berkeu und Cilesz, in der Türkei mit Aureomycin im Tierversuch eine gewisse Wirkung gesehen zu haben u. a. Autoren beschreiben eine Einwirkung von Terramycin, aber die von Das und Roy vorgenommenen Behandlungsversuche bei ausgesprochener Tollwut mit Terramycin in 5 Fällen hatten keinerlei Erfolg, noch nicht einmal eine Verlängerung der Überlebenszeit wurde erreicht. Auch die tierexperimentellen Studien von Hasseb brachten keine anderen Ergebnisse. Alle infizierten Mäuse erkrankten und starben unter Lähmungserscheinungen trotz hoher Terramycindosen. Ebenso unwirksam zeigten sich Oxytetracycline (SEATON) und Aureomycin (FAGAN).

Von anderen Behandlungsversuchen ist noch der von TUNCMAN mit der *Methode der Hibernation* zu erwähnen. Diesem Versuch lag der Gedanke zugrunde, den Patienten durch den Winterschlaf über die kritische Phase seiner Krankheit hinweg zu bringen in ein Stadium, in dem er von sich aus zu einer Autosterilisation des Nervensystems fähig wäre. Ihm gelang es zwar, in einzelnen Fällen den Krankheitsverlauf hinauszuzögern, aber nicht, das tödliche Ende zu verhindern.

In einer anderen Arbeit teilt TUNCMAN seine bisherigen Behandlungsversuche in 3 Phasen ein:

1. Periode von 1932—1948: Behandlung wurde mit Serum und Vaccination nach der Methode von Auguste Marie durchgeführt. Die Mortalität betrug 0,2%.

2. Periode von 1949—1952: Eine Kombination von Serum und Vaccine wurde in der Form angewandt, daß er zuerst Serum gab und erst nach der Serumgabe die Vaccination folgen ließ. Die Mortalität bei dieser Art des Vorgehens betrug 0,09%.

3. Behandlungsperiode von 1953—1959: Ein besonders konzentriertes Serum wurde bei sonst gleichem Vorgehen wie in der 2. Periode verwendet; er konnte damit die Gesamtmortalität auf 0,06% drücken. Er rät deshalb zu dieser letztgenannten Kombination.

Die Tierversuche von THIERY, durch einen starken *Elektroschock* bis zu Krämpfen Rabies-Virus aus den Nervenzellen zu lösen und es damit für die im Blut kreisenden neutralisierenden Antikörper angreifbarer zu machen, haben *keine befriedigenden Resultate* erbracht.

Auch THIODET u. Mitarb., die ebenfalls eine Elektroschockbehandlung anwendeten, diese aber mit Sero-Therapie kombinierten, gelang nur eine Verlängerung der Überlebenszeit um 15—21 Tage, aber keine Heilung. Daß hier ein Weg liegen könnte, dafür sprechen auch die Tierversuche von CONSTANTINESCO u. Mitarb., die nachweisen konnten, daß es zur Immunitätsentwicklung im Tierversuch bei der Tollwut kommt. Es gilt nur zu erreichen, daß die Krankheit so langsam verläuft, daß der Körper auch Zeit hat, die entsprechende Immunität zu entwickeln. Setzt die Serumbehandlung frühzeitig ein, etwa gleichzeitig mit der Infektion, wie KOPROWSKI es im Tierversuch beim Hamster durchführte, so kann sie die Tiere schützen. Bei einmal ausgebrochener Tollwut beim Menschen allerdings vermag sie auch nichts mehr auszurichten.

Vergleichsreihen über die *Wirkung der kombinierten Serum- und Immunisierungsbehandlung und der alleinigen Immunisierungsbehandlung* hat bisher nur BALTHAZARD angestellt. Er führte diese Untersuchungen bei Patienten durch, die gefährliche Wunden erhalten hatten und bei denen für die beißenden Tiere der Nachweis der Tollwut sicher erbracht worden war. Dabei fand er, daß die alleinige Immunisierungsbehandlung der kombinierten Behandlung (Serum und Immunisierung) unterlegen war. Es ergibt sich aber auch noch ein wichtiger Gesichtspunkt: Wird die Serumbehandlung mit der aktiven Immunisierung kombiniert, so dürfen nicht mehr als 40 internationale Einheiten Serum pro kg Körpergewicht gegeben werden, da bei einer höheren Dosierung Gefahr besteht, daß die Ausbildung der aktiven Immunität gehemmt oder doch zumindestens beeinträchtigt wird. Bei der Kombination der Serumbehandlung und der aktiven Immunisierung ist eine ausreichende Immunität sicher gestellt, wenn wenigstens 14 Injektionen gegeben werden. Etwa 10—20 Tage nach der 14. Vaccine-Injektion soll eine weitere Vaccine-Injektion nach Möglichkeit mit einer Vaccine, die nicht Nervengewebssubstanz enthält, vorgenommen werden. Auch SELIMOV u. Mitarb. empfehlen eine kombinierte Behandlung, aber nicht mit Serum, sondern mit Immungammaglobulinen und Vaccine, vor allem dann, wenn die Verletzungen im Kopfbereich liegen.

Für die *Therapie der* einmal *ausgebrochenen Tollwuterkrankung* sind folgende *Richtlinien* zu beachten:

1. Der Kranke soll bei größtmöglicher Ruhe im Einzelkrankenzimmer gehalten werden. Jedes unnötige und vor allem laute Geräusch ist zu vermeiden, das Auftreten von Zugluft zu verhindern.

2. Ist es zur Hydrophobie gekommen, sollte ihm das Geräusch fließenden Wassers erspart werden, da dieses Geräusch die Hydrophobie steigern kann.

3. Auch starke Lichtreize sind vom Kranken fernzuhalten.

4. Bei der Neigung zu Schluckkrämpfen wird man eine Ernährung per Klysma versuchen oder durch einen intravenösen Dauertropf, letzterer ist auch für die Flüssigkeitszufuhr der einzige Weg.

5. Da die Kranken Medikamente meist nicht schlucken können, sollten alle Anwendungen subcutan, intramuskulär oder intravenös erfolgen.

6. Von Morphium und Morphinderivaten, sowie Barbituraten sollte reichlich Gebrauch gemacht werden, um den Kranken ihre schwere Situation zu erleichtern. In manchen Fällen ist auch ein Chloralhydrateinlauf von günstiger Wirkung.

7. In geeigneten Fällen kann man den von TUNCMAN gemachten Vorschlag der Hibernation aufgreifen.

8. Ähnlich dem Vorgehen bei paralytischer Poliomyelitis käme, wenn möglich, ein Versuch mit dem Einsetzen einer künstlichen Lunge in Betracht. Die Ruhigstellung des Patienten könnte mit Curare erfolgen (THIODET). SCHINDLER glaubt aufgrund seiner Erfahrungen im Tierversuch, daß sich hier eine Möglichkeit anbietet, die unbedingt versucht werden sollte.

Das Pflegepersonal eines Tollwutkranken sollte prophylaktisch einer Schutzimpfung unterworfen werden, zumal man nie sicher sein kann, ob nicht Schrunden oder Risse an den Händen dieser Personen bestehen. Da der menschliche Speichel auch meist als infektiös anzusehen ist, besteht natürlich für solche Pflegepersonen die Möglichkeit des Kontaktes mit dem infektiösen Speichel des Kranken, so beim Betten oder bei Handreichungen für den im Bett liegenden Kranken.

Vorbeugende Impfung für sehr stark exponierte Personen (Tierärzte, Laboratoriumsarbeiter, Hundewärter, u. a.) empfiehlt TIERKEL und in bestimmten Intervallen für diesen so geimpften Personenkreis Boosterimpfungen.

Literatur

Aksel, I.S.: On different forms of paralytic Accidents which occur in the Course of antirabid Vaccination. Rabies **1962 II**, 77. — **Almeida, J.D., A.F. Howatson, et al.**: Election microscope observations on rabies virus by negative staining. Virology **18**, 147 (1962). — **Anders, W.**: Über die Verbreitung der Tollwut beim Menschen. Bundesgesundheitsbl. **1**, 349 (1958). — **Andrieu, G.**: Antirabies vaccinations at the „Centre Hospitalier Regional" of Toulouse in 1959. Ann. Inst. Pasteur **99**, 177 (1960). ~ Antirabies vaccinations at the University Hospital Center of Toulouse in 1962. Ann. Inst. Pasteur **105**, 413 (1963). — **Appelbaum, E., M. Greenberg, u. J. Nelson**: Neurologische Komplikationen im Gefolge der Tollwut-Schutzimpfung. J. Amer. med. Ass. **151**, 3, 188. — **Assis, Jl. de, and G. Duchene**: Neurological complications of antirabies vaccination. Arch. Neuro-psiquiat. (S. Paulo) **17**, 235 (1959). — **Atanasui, P., D. Cannon, et al.**: Rabies neutralizing antibody response to different schedules of serum and vaccine inoculations in non-exposed persons. 3. Bull. Wld Hlth Org. **25**, 103 (1961).

Balthazard, M., et M. Bahmanyar: Essai pratique du sérum antirabique chez les mordus par loups enragés. Bull. Wld Hlth Org. **13**, 747 (1955). — **Banic, C.**: Bedeutung des sekundären Stimulus bei der Tollwut-Schutzimpfung. Z. Immun.-Forsch. **110**, 240 (1953). — **Barbesier, J., and R. Rampon**: Remarks on the laboratory diagnosis of rabies. Arch. Inst. Pasteur Algér. **40**, 186 (1962). — **Bednara, M.**: Neuere Erkenntnisse über die Tollwut und ihre Bekämpfung. Ther. d. Gegenw. **1952**, 130. — **Bequignon, R., et Ch. Vialat**: Les vaccinations antirabique à l'Institut Pasteur en 1959. Ann. Inst. Pasteur **99**, 173 (1960). ~ Les vaccinations antirabique à l'Institut Pasteur en 1961. Ann. Inst. Pasteur **103**, 327 (1962). — **Beric, B., u. Z. Jelesič**: Schwangerschaft und Tollwut. Arch. Gynäk. **198**, 209. — **Bindrich, H., E. Kawert, u. Ch. Becker**: Zur Frage der latenten Tollwut-Infektion bei Wildtieren. Arch. exp. Vet.-Med. **13**, 579 (1960). — **Blatt, N.H., u. M.H. Lepper** (zus. m. H.N. Bundesen): Reaktionen nach Tollwut-Schutzimpfung; Bericht über 16 Patienten. Amer. J. Dis. Child. **86**, 395 (1953). — **Blattner, R.J.**: Rabies infection transmitted by insectivorous bats: human case with virus isolation from spinal fluid during life. J. Pediat. **58**, 433 (1961). — **Boecker, E.**: Tollwut. In: Gildemeister, Handbuch der Viruskrankheiten, Haagen u. Waldmann eds. Jena 1939. ~

Tollwut in Mitteleuropa 1947—1953. Weltseuchenatlas II, 1956. — **Boerge, K.**: Problems of protection against rabies. Germ. med. Mth. **6**, 119 (1961). — **Boiron, H.**, et **R. Camain**: Quelques considérations sur un cas de rage humaine observé à Dakar. Bull. Soc. Path. exot. **46**, 176 (1953). — **Brandenburg, H.**: Zum diagnostischen Tierversuch bei Tollwut. Zbl. f. Bakt., I. Abt. Ref. **159**, 23 (1952). — **Briceno Rossi, A.L.**: The rabies virus in tissue culture (a possible viral source of antirabic vaccine). Rev. Venez. Sanid. **26**, 80 (1961). — **Brion, A.**: La rage chez les animaux Medecine et Hygiene **24**, 307 (1966). — **Broz, O.**, et **Phan-Trinh**: Contribution au problème du chien „porteur sain" de virus rabique. J. Hyg. Epidem. (Praha) **5**, 403 (1961).

Christ, P., **K. Harnoncourt**, **W. Simrock**, u. **G. Wachendoerfer**: Erfahrungen mit der Tollwut-Prophylaxe. Dtsch. med. Wschr. **86**, 803 (1961). — **Clausing, D.**: Problems of Rabies control. Mh. Vet.-Med. **18**, 29 (1963). — **Constantine, D.G.**: Rabies transmission by non bite route. Publ. Hlth Rep. (Wash.) **77**, 287 (1962). — **Constantinesco, N.**, **N. Cajal**, **N. Birzu**, **I. Micu**, **O. Zavate**, et **F. Vasoiu**: Development de l'immunite au cours de l'evolution clinique de la rage lethale chez l'homme et chez les animaux. Rabies **1**, 55 (1961). — **Creutzburg, H.**: Erfahrungen mit der Tollwutvakzination. Dtsch. Gesundh.-Wes. **18**, 1104 (1963).

Darzins, E., u. **J. Bismanis**: Erfahrungen mit der antirabischen Vaccination in den beiden Weltkriegen. Z. Hyg. u. Infekt.-Kr. **134**, 117 (1952). — **Das, A.**, u. **S.K. Roy**: Terramycin bei Rabies. Calcutta med. J. **49**, 112 (1952). — **Dean, D.J.**: Pathogenesis and prophylaxis of rabies in man. N.Y. med. J. **63**, 3507 (1963). — **Dean, D.J.**, **et al.**: Pathogenesis of rabies. Bull. Org. mond. Santé **29**, 803 (1963). — **Dean, D.J.**, and **J. Sherman**: Potency of commercial rabies vaccine used in man. Publ. Hlth Rep. (Wash.) **77**, 705 (1962). — **Dean, D.J.**, **G.M. Baer**, and **W.R. Thompson**: Studies on the local treatment of rabies-infected wounds. Bull. Wld Hlth Org. **28**, 477 (1963). — **Dorolle, P.**: Epidemiologie de la rage dans le monde. Méd. et Hyg. (Genève) **24**, 306 (1966). ~ La rage humaine. Méd. et Hyg. (Genève) **24**, 310 (1966).

Eichwald, C.: Studien mittels der Komplementbindungsreaktion an tollwutschutzgeimpften Personen. J. Hyg. Epidem. (Praha) **5**, 298 (1961). ~ Betrachtungen über die gegenwärtige Tollwutlage in der DDR. Dtsch. Gesundh.-Wes. **16**, 615 (1961). — **Eissner, G.**, u. **H. Boehm**: Zur Wirksamkeitsprüfung von Tollwutschutzimpfstoffen. Mh. Tierheilk. **14**, 24 (1962). — **Erlegovac, P.**: An explanation of failures of vaccination against rabies after infection. Bull. Off. int. epizoot. **60**, 213 (1962). — Expert Committee on Rabies. Fourth Report. W.H.O. Tech. Rep. Ser. **201**, 1 (1960).

Fagan, R.: Ineffectiveness of Aureomycin and Terramycin against rabies-street virus in mice. Proc. Soc. exp. Biol. (N.Y.) **81**, 213 (1952). — Fatal Reaction to Antirabies Vaccine. - Discussion. Amer. J. Med. **11**, 229 (1951). — **Finger, H.**: Experimentelle Untersuchungen zur Frage der Encephalitisgefahr bei der Schutzimpfung gegen Tollwut nach Hempt. Z. Immun.-Forsch. **121**, 291 (1961). ~ Zur Problematik der antirabischen Schutzimpfung. Mh. Tierheilk. **13**, 191 (1961). ~ Möglichkeiten der Unterdrückung paralytischer Komplikationen nach antirabischer Schutzimpfung. Arb. a. d. Paul-Ehrlich-Institut, Fft./M. **57**, 63 (1961). — Fledermaus und Tollwut. - Allgemeine Mitteilungen. Bundesges. Bl. **1**, 222 (1958). — **Fourrier, A.**, **J. Massonnat**, et **J. Janoune**: La rage humaine. Lille méd. **8**, 234 (1963).

Garrido-Lecca, G., and **A. Tola**: Complications of Rabies Vaccine Therapy treated with Corticotropin (ACTH). Arch. Neurol. Psychiat. (Chic.) **68**, 605 (1952). — **Garrison, S.C.**: Encephalomyelitis complicating Antirabies Vaccination treated with Cortisone. Amer. J. Med. **12**, 135 (1952). **Gayot, G.**, **L.P.E. Choquette**, et **J. Poul**: Essai de traitement de la rage à virus-fixe par l'Auréomycine (échec). Arch. Inst. Pasteur Algér. **29**, 298 (1951). — **Giuttari, G.**: Una Malattia da non dimenticare: la Rabbia. Ann. Sanità publ. **24**, 301 (1963). — **Goldwasser, R.A.**, and **R.E. Kissling**: Fluorescent antibody staining of street and fixed rabies virus antigens. Proc. Soc. exp. Biol. (N.Y.) **98**, 219 (1958). — **Goldwasser, R.A.**, **R.E. Kissling**, **T.R. Carski**, and **T.S. Hosty**: Fluorescent antibody staining of rabies virus antigens in the salivary glands of rabid animals. Bull. Wld Hlth Org. **20**, 579 (1959). — **Greenberg, M.**, and **J. Childress**: Vaccination against rabies with duck-embryo and Semple vaccines. J. Amer. med. Ass. **173**, 333 (1960). — **Gremliza, L.**: Kasuistik zum Lyssa-Problem. Z. Tropenmed. Parasit. **4**, 382 (1953).

Hasseb, M.A.: Terramycin in the Treatment of experimental Rabies in Mice. Nature (Lond.) **170**, 983 (1952). — **Held, J.R.**, **E.S. Tierkel**, e **P. Arnstein**: Análisis epidemiológico de la Rabia humana y animal en los Estados Unidos. Bol. Ofic. sanit. panamer. **49**, 456 (1960). — **Horn, W.**, u. **H. Pitschke**: Infektionsquellen der Tollwut. Z. ges. Hyg. **3**, 358 (1957).

Iurkovskii, A.M., **L.I. Ravkina**, and **A.A. Zhukova**: On the problem of the allergic nature of paralysis appearing after the administration of rabies vaccine. Zh. Nevropat. Psikiat. **61**, 374 (1961). — **Johnson, H.N.**: In: Viral and Rickettsial Infections of Man. Philadelphia/Montreal: J.B. Lippincott 1959.

Kaplan, M.M., **D. Cohen**, **H. Koprowski**, **D. Dean**, and **L. Ferrigan**: Studies on the local treatment of wounds for the prevention of rabies. Bull. Wld Hlth Org. **26**, 765 (1962). —

Kaplan, M.M., and **M.F. Paccaud**: Effectiveness of locally inoculated antirabies serum and gamma-globulin in rabies infection of mice. Bull. Wld Hlth Org. **28**, 495 (1963). — **Kauker, E.**, u. **K. Zettl**: Der Verlauf der Tollwut in der Bundesrepublik im Jahre 1959. Berl. Münch. tierärztl. Wschr. **73**, 166 (1960). — **Kauker, E.**, u. **K. Zettl**: Die neueste epidemiologische Situation der Tollwut in Deutschland. Mh. Tierheilk. **14**, 107 (1962). — **Kissling, R.E.**, and **D.R. Reese**: Antirabies Vaccine of Tissue Culture Origin. J. Immunol. **1963**, 362. — **Kobrinskii, G.D.**: Study of the Properties of Anti-Rabies Gamma-Globulin for Treatment of Wounds infected with Street Rabies Virus. Probl. Virol. (N.Y.) **1960**, 716.

Laplane, R., **D. Graveleau**, and **Pham-Gia-Can**: Paralytic accidents of antirabies vaccination. Sem. ther. **36**, 807 (1960). — **Lassen, H.C.A.**: Paralytic human rabies in Greenland. Lancet **1962 I**, 247. — **Legeżyński, S.**: Die Tollwut. In: Handb. d. Kinderheilkd. 5. Bd., S. 266 (Opitz u. Schmid edit.) Berlin-Göttingen-Heidelberg: Springer 1963. ~ Wscieklizna (rabies). Ostre choroby zakazne (Wszelaki). Warszawa 1954. — **Lenette, E.H.**, **O.A. Soave**, **K. Nakamura**, and **G.H. Kellog jr.**: A fatal human case of rabies following the bite of a rabid bat. J. Lab. clin. Med. **55**, 89 (1960). — **López Fernández, F.**, **E. Pérez Sorá**, e **A. Arocha Machado**: Complicaciones neurológicas de la vacunación antirábica. Arch. Hosp. Univ. (Havana) **3**, 685 (1951).

Madureira Pará: An outbreak of post-vaccinal rabies in Fortaleza, Brasil, in 1960. Bull. Wld Hlth Org. 33, 177 (1965). — **Martin, L.A.**: Infection rabique et rage curable. Maroc. méd. **1963**, 457, 467. — **Matsumoto, S.**: Electron microscope studies of rabies virus in mouse brain. J. Cell. Biol. **19**, 565 (1963). — **McQueen, J.**, **A.L. Lewis**, and **N.J. Schneider**: Rabies diagnosis by fluorescent antibody. I. Its evaluation in a Public Health Laboratory. Amer. J. publ. Hlth **50**, 1743 (1960). — **Mead, T.H.**: I. Purification of rabies soluble antigens. II. The characterization of rabies soluble antigens. J. gen. Microbiol. **27**, 397 u. 415 (1962). — **Mohr, W.**: Tollwut (Lyssa oder Rabies). In: Handb. d. inn. Med., 4. Aufl. Bd. I/1, S. 567. Berlin-Göttingen-Heidelberg: Springer 1952. ~ Diagnostik und Prophylaxe der Tollwut. Landarzt **30**, H. 12 (1954). — **Münsterer, H.O.**: Probleme der Lyssabehandlung vor Pasteur. Medizinische **41**, 1450 (1955).

Nikolau, S.S., **N. Drăgănescu**, **N.I. Ionescu**, **V. Bocru**, and **Cien Tĭn Huai**: Experimental investigations on the antirabies vaccine prepared under the action of copper ions. Contributions concerning the mechanism of transformation of the pathogenic virus into an immunogenic virus under the action of copper. Acta biol. med. germ. **8**, 219 (1962). — **Nikolitsch, M.**: Beiträge zur Frage des Infektionsmechanismus bei den neurotropen Virusarten. Arch. Hyg. (Berl.) **136**, 561 (1952). ~ Zweiter Beitrag zur Frage des Infektionsmechanismus bei den neurotropen Viren. Arch. Hyg. (Berl.) **137**, 11 (1953). ~ Préparation et contrôle du vaccin antirabique. Off. Internat. Epizooties **1957**, No. 461. ~ Viruskonzentration und Inkubationslänge. Arch. Hyg. (Berl.) **141**, 361 (1957). ~ La rage avant Pasteur et de nos jours. Off. Internat. Epizooties **49**, 629 (1958). ~ Über die Vermehrung des Tollwutvirus im menschlichen Organismus. Arch. Hyg. (Berl.) **143**, 305 (1959). ~ Der Weg des neurotropen Virus, dargestellt in Modellversuchen an Tollwut und lymphozytärer Choriomeningitis. Zbl. Bakt., I. Abt. Orig. **175**, 1 (1959). ~ Kann die Impfung des Menschen gegen die Tollwut als eine immunologische Ausnahme betrachtet werden? Rabies 1, 1 (1961). ~ Die Tollwut: Ihre neuesten Forschungsergebnisse. Stuttgart: G. Fischer 1961. ~ Einige Probleme der Tollwutkrankheit. J. neurol. Sci. **1**, 421 (1964). — **Nikolitsch, M.**, u. **Z. Jelesitsch**: Über die Interferenz des Immunserums und der Vakzine bei der antirabischen Behandlung. Arch. Hyg. (Berl.) **142**, 99 (1958). — **Nikolitsch, M.**, **H. Gildemeister**, u. **Z. Jelesitsch**: Die Vermehrung des Tollwutvirus in einem für die Tollwut nicht empfänglichen Tierorganismus. Arch. Hyg. (Bakt.) **143**, 357 (1959). — **Nobel, T.A.**, and **F. Neumann**: Laboratory diagnosis of rabies in Israel 1949—1961. Refuah vet. **19**, 122 (1962).

Ordman, D.: Das Vorkommen und die Kontrolle der Tollwut in Südafrika. Publ. Hlth. Rep. (Wash.) **17**, 383.

Paccaud, M.F.: Le virus rabique Méd. et Hyg. (Genève) **24**, 304 (1966). — **Palmer, A.W.**: Rabies: With particular reference to the laboratory diagnosis. J. Med. Lab. Technol. **16**, 210 (1959). — **Pampus, I.**, u. **H. Wahle**: Über die neurologischen Komplikationen nach Tollwutschutzimpfung. Fortschr. Neurol. Psychiat. **32**, 165 (1964). — **Pellegrini, D.**: La Rabbia (Review on recent research). Ann. Sanità pubbl. **25**, 517 (1964). — **Piskareva, N.A.**, **N.P. Ivanov**, and **N.A. Pisareva**: I. The development of a method of inactivation of rabies vaccine by ultraviolet light. II. Immunogenic and antigenic properties of antirabies vaccine, inactivated by ultraviolet light. Probl. Virol. (N.Y.) **1959**, 119.

Remlinger, M.P.: Facialislähmung „a frigore" während antirabischer Behandlung. Ann. Inst. Pasteur **82**, 756 (1952). ~ La rage peut-elle se manifester de novo? Bull. Acad. nat. Méd. (Paris) **146**, 526 (1962). — **Remlinger, M.P.**, e **J. Bailly**: La rabia y el tratamiento antirrábico en Tánger en 1952. Med. colon. **21**, 354 (1953). — **Roots, E.**, u. **I.M. Schultze**: Neuere elektronenmikroskopische Befunde an Gehirnen nach Infektion mit Tollwutvirus. Zbl. Bakt., I. Abt. Orig. **188**, 159 (1963). — **Ross, H. D.**: The submission of appropriate tissue for the postmortem laboratory diagnosis of suspected human rabies. Cent. Afr. J. Med. **6**, 408 (1960).

Sanne, M.: (ohne Titel). Therapiewoche **11**, 14, 814 (1961). — **Sartorius, F., C. Eichwald**, u. **Chr. Winkler**: Dreijahresbericht des Staatlichen Institutes für Tollwutschutzimpfung Potsdam von 1962—1964. Berlin, VEB Verl. Volk u. Gesundheit 1965. — **Schedifka, R.**: Zum Krankheitsbild der postvaccinalen Encephalomyelitis nach Lyssaschutzimpfung. Arch. Hyg. (Berl.) **148**, 229 (1964). — **Scheiffarth, F.**: Die Schutzimpfung beim Allergiker. Med. Welt (Berl.) **45**, 2386 (1962). — **Schindler, R.**: Untersuchungen über die Bedeutung eines bei Karnivoren vorkommenden Speichelfaktors mit Hyaluronidaseähnlicher Wirkung für die Übertragung der Tollwutinfektion. Teil I. Z. Tropenmed. Parasit. **10**, 450 (1959. ~ Probleme der Tollwut. Münch. med. Wschr. **101**, 969 (1959). ~ Untersuchungen über die Pathogenese der Tollwut. XVI. Congreso Mundial de Veterinaria. Madrid 1959. ~ Untersuchungen über die Bedeutung eines bei Karnivoren vorkommenden Speichelfaktors mit Hyaluronidaseähnlicher Wirkung für die Übertragung der Tollwutinfektion. Teil II. Z. Tropenmed. Parasit. **11**, 71 (1960). ~ Die Pathogenese der Rabies. W.H.O. Chron. **15**, 266 (1961). ~ Studies on the pathogenesis of rabies. Bull. Wld Hlth Org. **25**, 119 (1961). ~ Untersuchungen über das Komplementbindungsantigen des Tollwutvirus. Zbl. Bakt., I. Abt. Orig. **186**, 139 (1962). ~ Protective effect of antirabies serum after intracerebral or intramuscular administration. Rabies **1962 IL**, 46. ~ Untersuchungen über die Grundlagen der aktiven Immunität gegen Tollwut. Zbl. Bakt., I. Abt. Orig. **188**, 311 (1963). ~ Beobachtungen über die Funktion der Bluthirnschranke. Zbl. Bakt., I. Abt. Orig. **188**, 393 (1963). ~ Tollwut. In: Virus- und Rickettsieninfektionen des Menschen, S. 609 (Haas u. Vivell eds.). München: J.F. Lehmann 1965. **Schindler, R.**, u. **H. K. Dennig**: Untersuchungen über die Bedeutung der Fledermäuse für den gegenwärtigen Tollwutseuchenzug in Deutschland. Mh. Tierheilk. **10**, 169 (1958). — **Schneider, R., A. Kchouk**, and **M. P. Durand**: Electrophoretic studies of the sera in human antirabies vaccination and in fixed experimental rabies. Tunis. méd. **39**, 742 (1961). — **Schneider, R.**: Diagnostic de la rage sur frottis. I. Intérêt de la destruction des hématies. Arch. Inst. Pasteur Tunis **38**, 135 (1961). — **Schoop, G.**: Die Epidemiologie der wichtigsten Zoonosen. Münch. med. Wschr. **101**, 1337 (1959). — **Seaton, S. P.**: Rabies treated unsuccessfully with Oxytetracycline. Sth. med. J. (Bgham., Ala.) **46**, 1120 (1953). — **Selimov, M. A., L. G. Boltutsii, E. V. Semenova**, and **L. D. Ponyatovskaya**: A lyophilized Phenol Rabies Vaccine for use of medical practice. J. Microbiol. Epidem. Immunobiol. **32**, 835 (1961). — **Selimov, M. A., L. G. Boltutii, E. V. Semenova, G. Kobrinskii** u. **L. Zmusko**: Anwendung des Antirabies-Gammaglobulins bei Menschen, die von tollwütigen Wölfen oder anderen Tieren schwer gebissen wurden. J. Hyg. Epidem. (Praha) **3**, 168 (1959). — **Shiina, T.**, and **T. Jida**: Experimental studies on paralysis after antirabies vaccination. – I. Histological studies on acute demyelinating encephalomyelitis in guinea pigs. Jap. J. Microbiol. **2**, 187 (1958). — **Siegriat, J. J.**: Prévention antirabique en Suisse. Méd. et Hyg. (Genève) **24**, 313 (1966). — **Soave, O. A.**: Reactivation of rabies virus in a guinea pig with adrenocortico-tropic hormone. J. infect. Dis. **110**, 129 (1962). — **Soave, O. A., H. N. Johnson**, and **K. Nakamura**: Reactivation of rabies virus infection with adrenocorticotropic hormones. Science **133**, 1360 (1961). — **Sokolov, N. N.**, and **K. A. Vanag**: The nature of intranuclear inclusions in experimental rabies. Acta virol. **6**, 452 (1962). — **Soloviev, V. D.**, and **G. D. Kobrinski**: Local application of antirabies Gamma-Globulin in dried form for the prevention of rabies. Bull. Wld Hlth Org. **26**, 777 (1962). — **Steer, A., K. F. Burns**, and **W. G. Olin jr.**: A case report of human rabies. Amer. J. clin. Path. **21**, 961 (1951). — **Stryszak, A.**: Zur Tollwutlage in Polen nach 6 Jahren Schutzimpfungen der Hunde. Vet. Med. **13**, 258 (1958). **Sulkin, S. E.**: Bat rabies: Experimental demonstration of the reservoiring mechanism. Amer. J. publ. Hlth **52**, 489 (1962). — **Sureau, P.**, et **E. R. Brygoo**: Préparation d'un vaccin antirabique phénigué lyophilisé. Ann. Inst. Pasteur (Paris) **102**, 123 (1962). — **Svet-Moldavskij, G. J., et al.**: An allergen-free antirabies vaccine. Bull. Wld Hlth Org. **32**, 47 (1965).

Tempel, E.: Verlauf der Tollwut im früheren Lande Sachsen von 1947—1961. Mh. Vet.-Med. **17**, 382 (1962). — **Thiéry, G.**: Considérations théoriques et pratiques sur un traitment curatif de la rage déclarée. C. R. Acad. Sci. Paris **252**, 4219 (1960). — **Thiodet, J.**: Rabies – its treatment after the bite. Algérie med. **63**, 643 (1959). — **Thiodet, J., et al.**: Observations on 25 cases of notified human rabies treated in 5 years. Therapeutic attempts. Algérie méd. **64**, 919 (1960). — **Thiodet, J., A. Fourrier**, and **Syregiol**: Therapeutic trials in diagnosed rabies in man, using the combined methods of respiratory resuscitation, electroshock and intensive serotherapy. Survivals of 15 and 21 days. Presse med. **71**, 172 (1963). — **Thomas, A. K.**: Studies on rabies. Observations on the paralytogenic factor in ravies vaccine. Indian J. Med. Res. **40**, 121 (1952). — **Tierkel, E. S.**: Pre-exposure immunoprophylactic protection of laboratory personnel against rabies. Proc. 65th Ann. Meet. U.S. Livestock Sanit. Ass. Minneapol. **3**, 269 (1961). — **Tierkel, Ernest S.**: Rabies in Zoonoses. Herausgeg. J. van der Hoeden Amsterdam-London-New York: Elsevier Publ. Comp. 1964. — Tollwut beim Tier in der Bundesrepublik Deutschland. Medizinalstatist. Mitteilungen. Bundesgesundh. bl. **2**, 302 (1959). — Tollwutschutzimpfung von Hunden. Öffentl. Gesundheitswesen. Bundesgesundh. bl. **6**, 241 (1963). — **Topleninova, K.A.**: The application of the indirect fluorescent antibody method to detect rabies virus. Probl. Virol. (N.Y.) **6**, 190 (1961). — **Turnauer, E.F.**: Neurological complications following antirabies vaccination. Arch. Pediat. **70**, 45 (1953).

Uchimura, Y., H. Shiraki, u. Ch. Haruhara: Klinik der postvaccinalen Encephalitis nach Tollwutimpfung und ihres Folgezustandes. Nervenarzt **29**, 303 (1958).

Veeraraghavan, N.: Phenolized vaccine treatment of people exposed to rabies in southern India. Bull. Wld Hlth Org. **10**, 789 (1954). — **Veeraraghavan, N., and T.P. Subrahmanyan**: Value of antirabies vaccine with and without serum against severe challenges. Bull. Wld Hlth Org. **22**, 381 (1960). ~ The value of duck-embryo vaccine and high-egg-passage flury vaccine in experimental rabies infection in guinea-pigs. Bull. Wld Hlth Org. **29**, 323 (1963). — **Visani, A., e G. Andreoni**: Osservazioni cliniche su 23 casi di rabbia umana e considerazioni sulla profilassi. Ann. Sanità publ. **12**, 2167 (1951). — **Vries, E. de, u. W.M. van Wermeskerken**: Ein Fall von Tollwut bei einem aus Indonesien repatriierten Soldaten. Ned. T. Geneesk. **96**, 374 (1952).

Wachendörfer, G.: Die Katze als epizootologischer Faktor und als Gefahr für den Menschen im augenblicklichen Tollwutseuchenzug. Dtsch. tierärztl. Wschr. **69**, 555 (1962). — **Waterman, J.**: Acute ascending rabic myelitis. Rabies - transmitted by bats to human beings and animals. Carib. med. J. **21**, 46 (1959). — **Weinstein, L., and M. Goldfield**: Reactions to rabies vaccine; with a report of two cases of encephalomyelitis. Boston med. Quart. **4**, 7 (1953). — **Wilson, R.**: Rabies prophylaxis in man. Canad. J. publ. Hlth **54**, 117 (1963). — **Wilsnack, R.E.**: The fluorescent antibody diagnosis of rabies. J. Amer. vet. med. Ass. **137**, 319 (1960). — World Rabies Situation, 1960—61. Wld. Hlth. Org. Chronicle **17**, 107 (1963).

Yaoi, H.: Recent advances in the preparation of antirabies vaccines: Inactivation of the viruses by Merzonin and heat. Yokohama med. Bull. **4**, 97 (1953).

Zum Problem der Tollwut-Prophylaxe. — Mitteilungen a. d. Bundesgesundheitsamt. Bundesgesundh. Bl. **7**, 345 (1964). — **Zunker, M.**: Über den Stand des gegenwärtigen Tollwutseuchenzuges in der Bundesrepublik Deutschland. Bundesgesundh. Bl. **1**, 229 (1958).

Die Aujeszkysche Krankheit

(Pseudorabies)

Von W. Mohr, Hamburg

I. Definition

Die Aujeszkysche Krankheit ist eine akut verlaufende Virusinfektion, die bei Haustieren, wie Rindvieh, Schweinen, Hunden und Katzen, sowie bei einigen Wildtieren auftritt. Sie wird nur selten auf den Menschen übertragen.

Synonyma: Pseudowut, Pseudorabies, infektiöse Bulbärparalyse, Aujeszky Disease, mad itch.

II. Geschichte

Als erster hat der ungarische Arzt und Veterinärmediziner Aujeszky 1902 diese Krankheit als eigenes Krankheitsbild beschrieben und sie gegenüber der Tollwut abgegrenzt, mit der sie früher oft verwechselt wurde. Wahrscheinlich ist sie als Krankheit schon länger bekannt und hatte eine weltweite Verbreitung. Nach der Auffassung von Nikolitsch gab es unter den germanischen Kriegern im Jahre 553 die erste größere Epidemie, die der byzantinische Historiker Agathias ausführlich beschrieben hat. Andere Autoren hielten diese Epidemie für eine echte Tollwut-Epidemie. Eine weitgehend ähnliche Epidemie wurde von Hanson Anfang des 19. Jahrhunderts in den Vereinigten Staaten von Nordamerika beschrieben. Der Virusnachweis gelang zum erstenmal 1910 Schmiedhofer. Eingehendere Untersuchungen über diese Krankheit wurden erst nach dem 1. Weltkrieg durchgeführt.

Im großen und ganzen aber ist die Empfänglichkeit des Menschen für diese Virusinfektion sehr gering. So weit die Literatur zu überblicken ist, gibt es *im ganzen 4* beschriebene *Fälle menschlicher Erkrankungen.* Die ersten 2 wurden von Ratz berichtet, 2 weitere beschrieb Tuncman aus Istanbul. Beide Male handelte es sich um *Laboratoriumsinfektionen* mit dem Pseudo-Rabies-Virus.

III. Erreger

Das Pseudo-Rabies-Virus ist 90—100 mμ im Durchmesser, es läßt sich elektronenmikroskopisch darstellen und hat sphärische Gestalt. Im Organfiltrat bleibt es bei 0 Grad bis über 2 Jahre infektionsfähig, in 50% Glycerin noch länger, in eingetrocknetem Zustand je nach Art des Eintrocknungsvorganges einige Tage bis zu einigen Monaten. Traub studierte das Wachstum in Gewebekulturen von Hodenzellen des Kaninchens und Meerschweinchens. Ihm glückte auch die Kultur auf Hühnerembryonen.

Das Virus ist sicher in der Umgebung des Ansteckungsherdes vorhanden. Im Blut kann es zu Beginn der Erkrankung nachgewiesen werden, später auch im Zentralnervensystem, in Leber, Milz, Niere, Lunge und Knochenmark; nicht regelmäßig in Harn und Speichel, niemals im Gallensekret oder im Kot. Jonnescu glaubt, neben der neurotropen auch eine dermatotrope Eigenschaft des Virus festgestellt zu haben. So lange das Virus im Blut kreist, scheint es sich vorwiegend im Plasma aufzuhalten (Lamont: Infektionsversuche mit Blutplasma), aber auch die Erythrocyten scheinen z. T. mit eingedrungenem Virus behaftet zu sein.

Affen sind bei intracerebraler Infektion für das Virus empfänglich. Bei intradermalem oder rektalem Infektionsweg zeigen sie nur leichte nervöse Erscheinungen, vor allem Hautjucken. Impft man Gehirn von diesen so infizierten Affen auf Kaninchen, so zeigen diese keinerlei Krankheitserscheinungen.

IV. Pathologische Anatomie

Bei der Sektion der an dieser Krankheit verendeten Tiere zeigt sich das Bild einer *Encephalomyelitis* mit einer Hyperämie des Gehirns und der Meningen. Besondere Lokalisationsstellen bestehen für diese Erkrankung ähnlich wie bei Rabies. So findet man meistens im Ammonshorn, der Vierhügelgegend und der grauen Substanz des Rückenmarks die pathologischen Prozesse.

Die histo-pathologischen Veränderungen betreffen vor allem die Capillaren; hier entstehen mehr oder minder starke Hämorrhagien und Blutextravasate in die perivasculären Lymphspalten der Venen. Diese Hämorrhagien verursachen Zerstörung von Nervengewebe. Die perivasculären Zellinfiltrationen, die dabei auftreten, werden meist nicht von polymorphkernigen Leukocyten, sondern vorwiegend von Plasmazellen gebildet. Im Gegensatz zur Rabies finden sich *keine* Negrischen Körperchen in den Ganglienzellen des Ammonshorns. Dieser Befund ist pathologisch-anatomisch einer der wichtigsten zur Abgrenzung der Krankheit von der Lyssa neben dem klinischen Verlauf.

V. Pathogenese

Die Übertragungsweise der Infektion unter den Tieren ist noch nicht restlos geklärt; man vermutet, daß der *Speichel* bei der Übertragung eine Rolle spielen kann, aber bei verschiedenen Untersuchungen hat man ihn frei vom Virus gefunden, es sei denn, daß er gemischt mit Lungenödemflüssigkeit war.

Als möglicher Infektionsweg bei der Übertragung kommen auch *Hautschrunden* in Frage. Man hat festgestellt, daß Ratten die Infektion in Schweineherden einschleppen können, besonders dann, wenn die Schweine kranke Ratten fressen. So kann die Aujeszkysche Krankheit auch durch Schweine übertragen werden, die selber infiziert sein können, ohne daß sie Krankheitssymptome zeigen.

Kern hat das Virus auf Hautparasiten übertragen können, aber es war bisher noch nicht sicher möglich, durch weitere Untersuchungen zu bestätigen, daß dieser Übertragungsweg wirklich unter natürlichen Gegebenheiten in Frage kommt.

Gesichert scheint der *orale Übertragungsweg*, und zwar durch Fleisch oder Eingeweide der erkrankten Tiere, die von anderen Tieren gefressen werden, oder auch die Übertragung durch das Trinken von Wasser, das durch Blut oder Urin erkrankter Tiere verunreinigt wurde.

Soweit die Kenntnis des Infektionsganges heute festliegt, vermehrt sich das Virus im subcutanen oder submucösen Gewebe rund um den ersten Eintrittsherd der Infektion. Von hier aus kommt es zum Einbruch in die Blutbahn und damit zu einer sehr schnellen Vermehrung. Die Virämie führt dann zu einer Ausbreitung der Infektion und zur Verschleppung der Keime in das Zentralnervensystem.

Für die experimentelle Infektion sind Schakale, Nagetiere, Igel, sowie Kaninchen, Meerschweinchen, Mäuse und Ratten empfänglich. Durch Verfüttern von Organen von an dieser Virus-Infektion verendeten Tieren läßt sich die Infektion leicht übertragen.

Erkrankung bei den Tieren

Nach einer Inkubationszeit von 3—6 Tagen treten die ersten Symptome auf. Diese variieren etwas nach der Tierart.

Hunde und *Katzen* verweigern die Nahrung, bekommen einen scheuen, furchtsamen Ausdruck. Die erkrankten Tiere ändern oft ihre Gewohnheiten. Ein heftiger *Juckreiz* tritt als besonders charakteristisches Zeichen auf, so daß es zu Hautverletzungen und sogar zur Zerstörung von Unterhautgewebe kommt. Hunde können sich oft ähnlich verhalten wie bei Rabies, aber sie greifen mehr andere Hunde an als daß sie Menschen anfallen. Sehr bald stellt sich eine *Schluckunfähigkeit* ein, bedingt durch die Lähmung des Nervus glossopharyngeus, mit einem daraus resultierenden unwillkürlichen Speichelfluß. Gelegentlich kommt es zu einem leichten Temperaturanstieg. Der Tod tritt bei den Hunden und Katzen innerhalb von 24—36 Std ein.

Beim *Rind* beginnt die Erkrankung ebenfalls mit Juckreiz und spastischen Kontraktionen der Kaumuskulatur. Die Tiere neigen dazu, sich die Haut des Maules oder andere Teile des Kopfes aufzureißen. Infolge des starken Juckreizes scheuern sie sich auch die Haut an beiden Seiten des Thorax auf, so daß das Haar völlig entfernt wird und es zur Entwicklung einer geröteten, nässenden, oft blutenden Hautpartie kommt. Schwitzen, Zähneknirschen, Blähungen und Lähmung des Pharynx sind weitere Symptome, die sich im Verlauf der Krankheit einstellen, die meist innerhalb von 48 Std zum Tode führt.

Beim *Schaf* ist das klinische Bild etwas anders, aber auch hier findet sich der Juckreiz als Hauptsymptom, der zu Aufreißen der Lippen führt, zum Kauen an der Wolle. Mit langsam zunehmender allgemeiner Schwäche kommt es sehr bald zu einer Lähmung des Pharynx und damit zum unwillkürlichen Speichelfluß. Der Charakter des Speichels erklärt sich wohl aus der Mischung mit Lungenödemflüssigkeit. Der Tod tritt meist innerhalb von 24 Std ein.

Beim *Pferd* beginnt die Erkrankung mit Fieber, Erregungszuständen und Mangel an Appetit. Der Juckreiz führt zu Hautverletzungen infolge des intensiven Kratzens, besonders im Kopfbereich. Es kommt zu Muskelzittern, klonischem Spasmus und Lähmungserscheinungen. LOURENS weist darauf hin, daß die Pferde innerhalb von 3 Tagen sterben, doch beobachtet man bei ihnen häufiger als bei Karnivoren und Rindern einen Ausgang der Erkrankung in Heilung.

Beim *Schwein* ist das klinische Bild sehr verschieden, worauf AKKERMANS (1963) besonders hinwies. Die Krankheit kann sich sehr rasch unter diesen Tieren ausbreiten und in 6—8 Tagen eine ganze Herde befallen. Bei leichtem Krankheitsbild kommt es zu niedrigem Fieber, Unruhe und manchmal Erbrechen. Der Verlauf kann so milde sein, daß die Erkrankung gar nicht bemerkt wird, wenn die Schweine nicht sorgfältig überwacht werden. Es kann aber auch zu schweren Infektionen kommen mit akuter Encephalomyelitis. Dieser schwere Typ der Erkrankung tritt vorwiegend bei Ferkeln auf. Gelegentlich werden schokoladenfarbige Durchfälle beobachtet, die immer ein Zeichen schlechter Prognose sind. Bei diesen schweren Verläufen gehen die Tiere nach 4—6 Tagen ein.

VI. Epidemiologie

Die Krankheit — zuerst in Ungarn beobachtet — ist im Laufe der Jahre in den meisten europäischen Ländern festgestellt worden. Eine größere Anzahl von Fällen wurde allerdings bisher nur in Ungarn ermittelt. Sie findet sich ferner in Nordafrika, Sibirien, in Südamerika und auch in weiten Gebieten des Mittelwestens der USA. Die Tatsache, daß sie auch unter Wildtieren auftritt, ähnlich wie die Rabies, führt zu gewissen Schwierigkeiten bei ihrer Bekämpfung.

VII. Klinisches Bild

Von den wenigen menschlichen Fällen, die beschrieben worden sind, halten bisher nur die zwei, die TUNCMAN mitteilte, einer strengen Kritik stand. Bei dem einen Fall handelte es sich um einen Laboratoriums-Arbeiter, der sich beim Sezieren eines Kaninchens in den Finger geschnitten hatte, das an Pseudorabies eingegangen war. 2—3 Std später fühlte der Mann einen sehr heftigen Juckreiz in dem verletzten Finger. Dann breitete sich der *Juckreiz* auf den Arm und über den ganzen Körper aus. Nach 6 Std klangen diese Erscheinungen ab und er erholte sich sehr rasch.

Der zweite Fall betraf eine Frau, die ebenfalls mit den Organen eines an Pseudorabies eingegangenen Tieres in Berührung gekommen war. 18 Std später trat bei ihr ein Juckreiz in der Hand, dann in Arm, Schulter und Rücken auf. Unter der Behandlung verschwanden diese Erscheinungen, sie litt aber noch eine Zeitlang an Kopfschmerzen, Schwäche, einem urticariellen „rash“ an den Füßen, aphthösen Veränderungen an der Gaumenschleimhaut sowie Schmerzen in den Kniegelenken.

Bei keinem der im Schrifttum erwähnten *4 Fälle* wurde Blut zu serologischen Untersuchungen auf neutralisierende Antikörper entnommen oder ein Virusnachweis versucht. Auffallend bei diesen menschlichen Erkrankungen ist die bei den Tieren niemals beobachtete sehr kurze Inkubationszeit. Bei kritischer Bewertung der Fälle erhebt sich die Frage, ob es sich hier wirklich um menschliche Fälle der Aujeszkyschen Krankheit gehandelt haben kann. Eine gewisse Wahrscheinlichkeit besteht, aber ein *sicherer Beweis* wurde *nicht erbracht.*

Diagnose

Die Diagnose ist wohl nur in Zusammenhang mit tierischen Infektionen sicher zu stellen. Auf der Höhe der Erscheinungen ist beim Tier der Nachweis des Virus im Blut möglich. Ob es auch beim Menschen zu solcher Virämie kommt, ist bisher nicht erwiesen, aber doch wohl anzunehmen. Neutralisierende Antikörper lassen sich beim Tier nachweisen, bei menschlichen Infektionen sind sie bisher nicht untersucht worden.

Die *Prognose* scheint bei dem für den Menschen wenig pathogenen Virus sehr günstig zu sein, soweit sich das bisher sagen läßt.

Therapie

Eine spezifische Therapie für die erkrankten Tiere gibt es bis heute nicht. Nach den bisher in der Literatur geschilderten Fällen wird man beim Menschen Antihistaminica zur Bekämpfung des Juckreizes einsetzen. Ob Cortison oder Cortison-Derivate angebracht sind, müßte erst durch tierexperimentelle Untersuchungen geklärt werden. Nach den Erfahrungen bei Rabies erscheint diesen Präparaten gegenüber eine gewisse Zurückhaltung am Platze.

Eine *Kreuzimmunität* haben die Viren von Tollwut und Aujeszkischer Krankheit nicht.

Prophylaxe

Wahrscheinlich sind das Hauptvirus-Reservoir die Ratten. Von ihnen aus kann die Infektion unter Schweinebeständen rasch um sich greifen und können sich auch Hunde und Katzen beim Fangen von Ratten infizieren. Verschiedentlich hat man beobachtet, daß auf Gehöften zunächst eine Erkrankung von Hunden auftrat, ehe dann Rinder, Schafe und Schweine erkrankten. Zur Vorbeugung ist deshalb eine *Bekämpfung der Rattenplage* die erste und wichtigste Maßnahme. Gleichzeitig damit muß aber eine Behandlung sämtlicher Stallungen mit Kontaktinsektiziden vorgenommen werden, da möglicherweise Ektoparasiten der Ratten für die Übertragung eine Rolle spielen. Erkrankte Haustiere sind streng abzusondern. Nach ihrem Verenden ist ihr Standort mit heißer 1%iger Natronlauge zu entseuchen.

Literatur

Akkermans, J.P.W.M.: Vet. doct. Thesis, 128 pp. Utrecht 1963. — **Aujeszky, A.**: Über eine neue Infektionskrankheit bei Haustieren. Zbl. Bakt., I. Abt. Orig. **32**, 353 (1902). — **Burggraaf, A.**, et **L.D.E. Lourens**: Infectieuse Bulbair-Paralyse. T. Diergeneesk. **59**, 981 (1932). — **Frenkel, H.S.**: T. Diergeneesk. **59**, 1429 (1932). ~ Aujeszky's disease. In: Zoonoses, p. 346 (J. van der Hoeden, edit.). Amsterdam: Elsevier 1964. — **Galloway, I.J.**: Aujeszky's disease.

Vet. Rec. **50**, 745 (1938). — **Hanson, R.P.**: The history of pseudorabies in the United States. J. Amer. vet. med. Ass. **124**, 259 (1954). — **Mohr, W.**: Die Aujeszkysche Krankheit. In: Handbuch der Inneren Medizin, Bd. I, 1 Infektionskrankheiten, S. 591. Berlin-Göttingen-Heidelberg: Springer 1952 (siehe dort auch weiteres älteres Schrifttum). — **Nikolitsch, M.**: Eine Epidemie von Aujeszkyscher Krankheit (Pseudowut) im frühen Mittelalter. Arch. Hyg. (Berl.) **140**, 241 (1956). — **Reagan, R.L., M.P. Harmon, W. Day,** and **A.L. Brueckner**: Studies of pseudorabies virus (Aujeszky strain) in the rhesus monkey. Amer. J. vet. Res. **13**, 581 (1952). — **Remlinger, P.,** et **J. Bailly**: La maladie d'Aujeszky. Paris 1938. — **Shahan, M.S., R.L. Knudson, H.R. Seibold,** and **C.N. Dale**: N. Amer. Vet. **28**, 440 (1947). — **Tuncman, Z.M.**: La maladie d'Aujeszky observée chez l'homme. Ann. Inst. Pasteur **60**, 95 (1938).

Die Herpes-Virus-Krankheit A und die Herpes-Virus-Krankheit B

Von Karla Weisse, Frankfurt am Main

Mit 8 Abbildungen

A. Die Herpes-simplex-Virus-Krankheiten (Herpes-A-Virus)

I. Definition

Unter einer „Herpes-simplex-Infektion" versteht man den spontanen wie experimentellen Befall eines Wirtsorganismus mit dem spezifischen, wohldefinierten „Herpes-simplex-Virus". Die Folgen davon sind *latente** oder *manifeste** Krankheitsformen mit ganz unterschiedlichen klinischen Bildern, deren ätiologische Zusammengehörigkeit erst in den letzten Jahrzehnten erkannt wurde.

Das Herpes-Virus gehört (nach Gottron und Schönfeld, 1958) gemeinsam mit Varicellen und Zoster in die sog. *Herpes-Gruppe* und auf Grund ihrer Fähigkeit, intranucleäre Einschlüsse zu bilden, zu den *karyotropen* Virosen. Diese karyotrope Herpes-Gruppe besitzt untereinander enge klinische, immunbiologische, pathogenetische und morphologische Beziehungen.

* Die Tatsache der *latenten Infektion* führte zu einer Fülle von Problemen, die bis heute noch nicht geklärt sind, wie zum Beispiel: Ursache und Dauer der Latenzperiode, Verbleib des Virus, Aktivierungsfaktoren u. a. m.

** Die manifesten Krankheitsformen sind vielfältig, hängen von konstitutionellen und dispositionellen Faktoren ab und können entweder inapparent oder mit primären oder sekundären Erscheinungen verlaufen.

II. Geschichte

Die Bezeichnung „Herpes" stammt aus dem Griechischen und bedeutet „kriechen". Mit diesem Namen wurden in der alten Medizin nosologisch uneinheitliche, zahlreiche Krankheitsbilder bezeichnet. Gute historische Zusammenfassungen finden sich bei Hebra (1874), Kaposi (1893), Friedenwald (1923) und Schönfeld (1928).

Die Herpesforschung der letzten 100 Jahre läßt deutlich drei Perioden erkennen, die in Abhängigkeit von der Entwicklung naturwissenschaftlicher Arbeitsmethoden stehen:

1. Der Anfang liegt in einer rein *klinischen Orientierung*. Die Diskussionen befassen sich zunächst mit der Deutung der Blaseneruptionen und fragen nach: Infektiosität, idiopathischem oder symptomatischem Auftreten und Zusammengehörigkeit oder Selbständigkeit verschiedener Lokalisationsformen. Sie beginnen bei Griesinger (1857), der im Herpes simplex als erster eine selbständige Infektionskrankheit sieht und sie als die „leichteste und unentwickeltste Form des Typhus" auffaßt und enden bei Schottmüller (1913), der dafür einsteht, den umkämpften Begriff des Krankheitsbildes „Febris herpetica" wieder fallen zu lassen. Eine damals viel besprochene Frage nach den Beziehungen zwischen Herpes-simplex und Herpes-zoster führte zur Entwicklung einer Unitäts- und Dualitätshypothese (Schönfeld, 1928; Lauda und Luger, 1926).

2. *Die experimentelle, virologische Herpesforschung* begann mit der Entdeckung, daß im Blaseninhalt von Herpeseruptionen ein infektiöser Stoff enthalten ist, der sich von der Kaninchenhornhaut unbegrenzt von Tier zu Tier übertragen läßt (Grüter, 1912—1920; Kraupa, 1920, 1921, 1924; Löwenstein, 1919, 1920). Den ersten Fortschritt dieser experimentellen Grundlagen brachten die Arbeiten von Doerr und Vöchting (1920) und Blanc (1921) mit der Feststellung, daß die corneale Herpesinfektion beim Kaninchen zur fieberhaften Allgemeinreaktion mit Encephalitis führt. Begünstigt durch das pandemische Auftreten der Encephalitis lethargica erreichte die virologische Herpesforschung einen Höhepunkt mit rascher Zunahme der Kenntnisse, die in ausgezeichneten Zusammenfassungen von Doerr (1925, 1930, 1938, 1939 und 1944), Doerr und Berger (1930), Levaditi (1926 und 1945) dargestellt sind.

3. Der dritte Abschnitt umfaßt — als zwangsläufige Folge der virologischen Tierexperimente — die *Aufklärung immunbiologischer Phänomene* und brachte für die Humanpathologie folgende entscheidende Ergebnisse:

I. *Die Herpes-simplex-Infektion führt* beim Menschen — in Abhängigkeit vom sozialen Milieu — *schon bis zum Pubertätsalter zu einer hohen, fast allgemeinen Durchseuchung*, die vorwiegend über den Weg der stillen Feiung (v. PFAUNDLER, 1928) erworben wird.

II *Die klinischen Erscheinungen* treten in zwei Gruppen auf:

a) *Krankheitsbilder bei noch fehlenden Antikörpern* mit oft schweren Allgemeinerscheinungen bei meist septischem Grundvorgang, wie *Herpessepsis des Neugeborenen, Gingivo-Stomatitis, Einschlußkörperchen-Encephalitis, Eczema herpeticum, primäre Vulvo-Vaginitis.*

b) *Krankheitsbilder bei vorhandenen Antikörpern* mit meist leichten lokalisierten Erscheinungen, wie Auftreten von *Blaseneruptionen an Haut und Schleimhäuten* mit der Neigung zu Rezidiven, ausgelöst vorwiegend durch unspezifische Reize.

III. Der Erreger

Der Erreger der Herpes-simplex-Virus-Krankheiten ist das Herpes-simplex-Virus. Da auf zahlreiche virologische Einzelheiten an dieser Stelle nicht eingegangen werden kann, sei verwiesen auf die zusammenfassenden Darstellungen von RHODES und VAN ROOYEN (1958) und NASEMANN (1965).

1. Eigenschaften

Die Größe des Herpes-simplex-Virus ist variabel und abhängig von seiner Herkunft, von der Art der Wirtszelle und vom Virusalter. Sie wird im Durchschnitt mit 0,1—0,2 mμ angegeben (BURNET und ANDREWES, 1935). Moderne elektronenoptische Untersuchungen haben im allgemeinen diese Größenangaben bestätigt (MUNK und ACKERMANN, 1953) (Abb. 1).

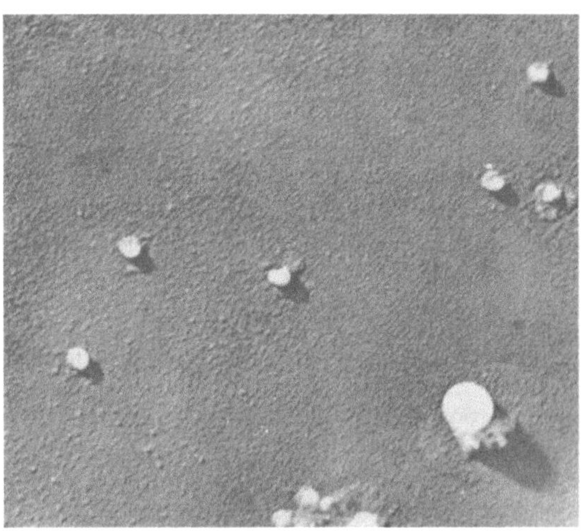

Abb. 1. Elektronenoptische Darstellung des Herpes-Virus (116 mμ) bei 60000facher Vergrößerung im Vergleich mit einem Latexkügelchen (250 mμ) in der unteren Bildecke. (Aus: MUNK und ACKERMANN, 1953)

Das Herpes-Virus passiert Berkefeld-V- und Chamberland-Ultrafilter (LUGER und LAUDA, 1921; PERDRAU, 1925; WARD und TANG, 1929 u. a.). Seine Durchgängigkeit durch Collodiummembrane prüften LEVADITI u. NICOLAU (1925) und BEDSON (1927).

Die allgemeinen physikalischen und chemischen Eigenschaften des Erregers finden sich zusammengestellt bei WEISSE (1960) und NASEMANN (1965). Die Arbeiten der jüngsten Zeit befassen sich fast ausschließlich mit biochemischen Eigenschaften des Virus, wie Produktion bestimmter Stoffwechselprodukte und deren Einfluß auf die Vermehrung (ROSAN, NAHMIAS, KIBRICK und KERRIGAN, 1964; DE GARILHE und DE RUDDER, 1964; KOHLHAGE und FALKE, 1964; ROANE und ROIZMAN, 1964; CHITWOOD und BRACKEN, 1964; TAKEMOTO und FABISCH, 1964; BORMAN und ROIZMAN, 1965). Die biologische Aktivität und die Fähigkeit des Zellbefalls prüften VAHERI, IKKALA, SAXÉN und PENTTINEN (1964), WATKINS (1964) und HUANG und WAGNER (1964). Die Heparinbildung untersuchten VAHERI (1964) und ZUCKER, NAHMIAS und KIBRICK (1965). In der vorbehandelten Haut der Maus konnten TANAKA und SOUTHAM (1965) bei zusätzlicher Infektion mit dem Herpes-Virus Carcinome erzeugen.

2. Morphologie

Bei den Herpes-simplex-Infektionen können *im Bereich der entzündlichen Veränderungen* — neben dem Erreger — immer *acidophile intranucleäre Kerneinschlüsse vom Typ A nach* COWDRY *nachgewiesen werden*, die erstmalig bereits 1903 von KOPYTOWSKI beim Herpes progenitalis und später von LIPSCHÜTZ (1921) beim Herpes verschiedener Lokalisationen nachgewiesen werden konnten. Nach GOODPASTURE und TEAGUE (1923) befällt das *pantrope Herpes-simplex-Virus Zellabkömmlinge aller drei Keimblätter* und bildet darin die genannten Kerneinschlüsse (GOODPASTURE, 1925).

Strukturunterschiede dieser „Herpeskörperchen" waren schon LIPSCHÜTZ (1921), RECTOR und RECTOR (1933), NICOLAU (1937) und anderen aufgefallen und von ihnen als Folge von Entwicklungsvorgängen gedeutet worden. Moderne Arbeiten mit Beobachtungen in der infizierten Zell- und Gewebekultur klärten diese Strukturunterschiede auf und brachten die sichere Erkenntnis, daß nicht nur der Typ A der Einschlußkörperchenbildung vorkommt, sondern daß

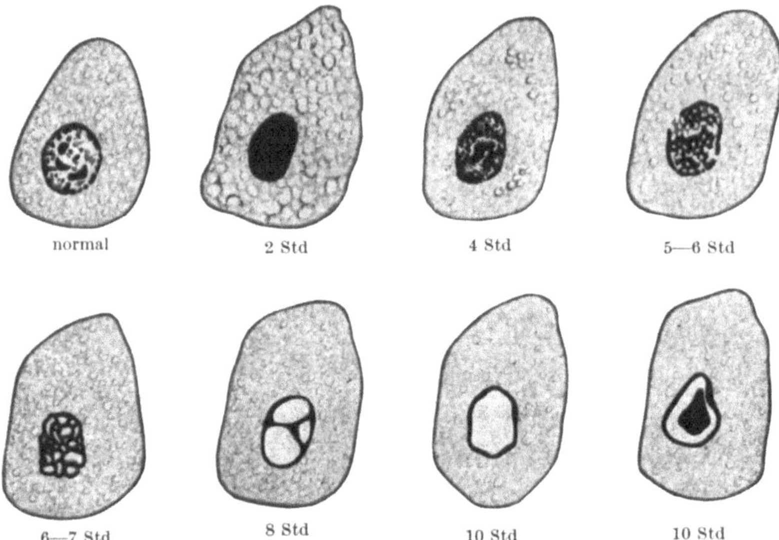

Abb. 2. Schematische Darstellung der Entwicklung von Kerneinschlußkörperchen in der mit Herpes-simplex infizierten Gewebekultur. (Aus: CROUSE, CORIELL, BLANK und SCOTT, 1960)

die Vielzahl verschiedener Formen mit wechselvollem, histochemischem Verhalten der Ausdruck eines rasch ablaufenden Entwicklungsprozesses ist, wobei der Typ A nur ein Endstadium darstellt (SCOTT, 1959). Der morphologisch sichtbare Entwicklungsvorgang ist in der Abb. 2 schematisch dargestellt. Die ersten elektronenoptischen Bilder des Herpes-Virus und den darin ebenfalls erkennbaren Entwicklungsablauf brachten MORGAN, ELLISON, ROSE und MOORE (1954).

WILDI, RUSSELL und HORNE (1960), WILDI, SMITH, NEWTON und DENDY (1961) konnten elektronenoptisch 3 Typen von Teilchen des Herpes-simplex-Virus differenzieren: a) *Partikel mit Hüllenmembran*, b) *Partikel mit Innenstrukturen und* c) *leere Kapside.*

Die Bedeutung der intranucleären Einschlüsse ist beim Herpes-simplex-Virus viel diskutiert, wobei folgende drei Fragen im Mittelpunkt standen: Sind es Elementarkörperchen eines Virus? Sind es Viruskolonien? Sind es Degenerations- oder Regenerationsprodukte? Da sich Einschlußkörperchen immer da fanden, wenn auch das Herpes-Virus nachgewiesen wurde, wird seit GOODPASTURE und TEAGUE (1925) eine enge Beziehung zwischen beiden angenommen. Bei der Deutung der Virusentwicklung und ihrer Beziehung zur Einschlußkörperbildung bestehen bei den widerspruchsvollen Befunden auch heute noch zahlreiche offene Fragen. Die modernen Untersuchungsergebnisse lassen sich wie folgt zusammenfassen:

1. Das Herpes-Virus läßt sich im Kern und Plasma in der infizierten Zelle nachweisen. 2. Der Entwicklungsvorgang bei der Einschlußkörperbildung läßt sich morphologisch und histochemisch verfolgen. Ein starres Einteilungsschema der intranucleären Einschlüsse entspricht nicht den dynamischen biologischen Abläufen. 3. Es wird vermutet, daß die Größen-

und Strukturunterschiede in Kern und Plasma infizierter Zellen mit Reifungsvorgängen in Zusammenhang stehen.

3. Kultur

Das Herpes-simplex-Virus kann in verschiedenen Tierarten, in Gewebekulturen und im bebrüteten Hühnerei gezüchtet werden. Die Folgen der experimentellen Infektion richten sich 1. nach dem Infektionsmodus (corneal, intracutan, intralumbal, intracerebral, intraperitoneal, intratesticulär), 2. nach der Tierart und 3. nach den Eigenschaften des Virusstammes und umfassen entzündliche Prozesse an den Eintrittspforten und Allgemeinerkrankungen. Die typischen experimentellen Erkrankungen sind: *die Kerato-Conjunctivitis, der Haut-Herpes, die Meningitis und die Meningo-Encephalitis.* Methodenangaben und Ergebnisse der Herpeszüchtungen finden sich bei SCOTT, BURGOON, CORIELL und BLANK (1954), BLANK und RAKE (1955), NASEMANN (1965) u. a.

4. Wachstumscharakter

Die Wuchsformen des Herpes-simplex-Virus sind charakterisiert durch das Auftreten der *intranucleären Einschlüsse,* deren typischer Bildungsvorgang heute meist elektronenoptisch verfolgt werden kann. Einzelheiten dazu bei SIEGERT (1960), NASEMANN (1962), HOLMES und WATSON (1963), HASEGAWA (1963) und MCNAIR SCOTT und TOKUMARU (1964).

5. Antigene Eigenschaften

Das Herpesvirus hat *keine einheitliche Antigenstruktur,* sondern zeigt mehrere Varianten (KOHLHAGE, 1964; ASHE und SHERP, 1965).

Bei spontanen, wie experimentellen Infektionen entstehen neutralisierende und komplementbindende Antikörper. Es entwickelt sich cellulär und humural ganz allmählich eine allgemeine Immunität (DOERR und VÖCHTING, 1920), die immer partiell beginnt.

Die lokale Gewebsimmunität wird schon wenige Tage nach der Infektion nachweisbar (BURNET und LUSH, 1930) und kann nach Monaten wieder einer Empfänglichkeit weichen (DOERR und SCHNABEL, 1930). Sie ist zeitlich vom Eintreffen des Virus und räumlich von dessen Ausbreitung abhängig (HALLAUER, 1932). Gerade diese Tatsache, daß die Entwicklung der lokalen Immunität an die räumliche Ausbreitung des Erregers gebunden ist, daß also ein Gewebsbezirk immun, ein anderer — im gleichen Wirt — empfänglich bleibt, ist zum Verständnis der Pathogenese der Herpesencephalitis von Bedeutung (DOERR und BERGER, 1930; hier Methodenangaben und ausführliche Literatur).

Diese so wichtigen Tatsachen der räumlich und zeitlich begrenzten lokalen Immunität haben enge Beziehungen zu folgenden Phänomenen:

a) *der Autosterilisation,* die nach MAGRASSI (1936) als Neutralisationsvorgang aufgefaßt wird.

b) „*der Immunität gegen Superinfektion*", oder „*das Phänomen* von MAGRASSI" oder „*das Konkurrenzphänomen von* DOERR", das heißt die Auslöschung einer peripheren Infektion durch eine nachfolgende zentrale, innerhalb eines befristeten Zeitraumes, wobei neutralisierende Antikörper als Ursache ausgeschlossen werden konnten (MAGRASSI, 1936; DOERR und SEIDENBERG, 1937; DOERR und KON, 1937, u. a.).

c) *die latente Infektion* mit Virusnachweis ohne jegliche klinische Symptomatik. Durch Provokation können latente Infektionen noch nach Monaten manifest werden (DOERR und SCHNABEL, 1921; LEVADITI, HARVIER und NICOLAU, 1922; HALLAUER, 1937; BURNET und LUSH, 1939; GOOD und CAMPELL, 1948).

Die ganz spezifische Wirkung des Herpesantigens kann durch den Nachweis fluorescierender Antikörper im Gewebe dargestellt werden (COONS, LEDUC und KAPLAN, 1951; WELLER und COONS, 1954; LEBRUN, 1956; KAUFMANN, 1960; WITMER, 1961), die erst im Plasma, später im Kern auftreten.

Die humurale Immunität mit Nachweis der spezifischen Antikörper wurde schon früh erkannt und zunächst — wie der Virusnachweis — zur Klärung der Encephalitis lethargica angewandt (ZINSSER und TANG, 1929; ANDREWES und CARMICHAEL, 1930, u. a.).

Die weltweite Verbreitung und die wechselvollen klinischen Manifestationen der Herpes-simplex-Infektionen sind erst durch umfassende Antikörperuntersuchungen aufgedeckt worden. Diese gaben — bei Untersuchungen auslesefreier Gruppen — Einblick in die tatsächlichen Durchseuchungsverhältnisse und wurden damit zur spezifischen Diagnostik im Einzelfall mehr und mehr fragwürdig.

IV. Pathologisch-anatomische Befunde und V. Pathogenese

Histopathologische Untersuchungsbefunde bei den Herpes-simples-Infektionen des Menschen sind nur bei einzelnen Krankheitsbildern gut bekannt, während eine Fülle von Ergebnissen bei *Versuchstieren* seit DOERR und VÖCHTING (1920) vorliegen. Die experimentell erzeugten Veränderungen sind mit den Befunden bei Spontanerkrankungen des Menschen vergleichbar.

Die pantropen Eigenschaften des Herpes-Virus kommen bei den morphologischen Untersuchungen am besten zur Darstellung. Nach Infektion über die verschiedensten Eintrittspforten erfolgt eine hämatogene Metastasierung des Erregers mit Befall des Nervensystems und der visceralen Organe. Die entzündlichen Veränderungen sind durch nekrotisierende Prozesse und das Auftreten acidophiler Kerneinschlüsse charakterisiert.

Bei der *experimentellen Herpes-Sepsis* war die erhöhte Empfänglichkeit junger Tiere gegenüber älteren aufgefallen (ANDERVOUT, 1929). COOKE, HURST und SWAN (1941) fanden bei intravenöser Infektion von Kaninchen, daß das Herpesvirus *immer zuerst nekrotisierte Entzündungen der visceralen Organe verursacht, dann über den Weg der Spinalganglien und des Rückenmarkes das Gehirn erreicht.* Dieser Ablauf der Infektion vollzieht sich bei jungen Kaninchen rascher als bei erwachsenen. SLAVIN und BERRY (1943) fanden nach intranasaler Infektion bei 14 Tage alten Säugemäusen 24—90 Std später folgende Generalisation: 1. *In den Lungen* kam es als Folge der Aspiration zu einer interstitiellen Pneumonie, bei welcher bereits nach 48 Std intranucleäre Einschlußkörperchen in den Epithelzellen der Bronchien und Bronchiolen nachweisbar waren. 2. *In der Leber* traten die ersten Kerneinschlüsse nach 24 Std in den Kupfferschen Zellen und im Endothel der Portalvenen auf, später folgten mononucleäre und leukocytäre Entzündungen mit Nekrosen und Blutungen. Die prinzipiell gleichartigen Veränderungen fanden sich in der Milz, den Nebennieren, den Nieren, den Lymphknoten und im Epithel des Oesophagus. Herz, Thymus, Schilddrüse und Hypophyse waren frei von Entzündungen.

Die einzelnen Herpesstämme zeigen untereinander in bezug auf ihre *neurotropen Eigenschaften ein sehr unterschiedliches Verhalten* und zwar sowohl primär, als auch nach Passagen und Wirtswechsel (DOERR und SCHNABEL, 1921a, b; LEVADITI, HARVIER und NICOLAU, 1922; DA FANO, 1923).

Encephalitiden können über die verschiedensten Infektionswege bei den verschiedensten Tierarten erzeugt werden. — Auch hier zeigten sich junge Tiere anfälliger als ältere (GOODPASTURE, 1925; BERRY und SLAVIN, 1943).

Über die histopathologischen Veränderungen bei der experimentellen Herpes-Encephalitis liegen eine Reihe von Beobachtungen vor, deren Kenntnis wegen der Ähnlichkeit mit den spontanen menschlichen Encephalitiden von Bedeutung ist. *Fast immer handelt es sich um eine Meningo-Encephalitis* (LAUDA, 1924). Die Prädilektionsstelle für die Meningitis ist die Hirnbasis. Nach VEGNI (1924; dort ausführliche Angaben und Literatur) ist bevorzugt betroffen die Regio temperosphenoidalis, die Vierhügel, die Protuberantio anularis, die Gegend der Sylvischen Furche, nach LAUDA (1924) außerdem die Großhirnrinde, die Rinden-Mark-Grenze und der Gyrus hippocampi. Der Prozeß kann auf Pons und Medulla beschränkt bleiben oder sich diffus über das gesamte Zentralnervensystem ausbreiten. *Auffallend selten beteiligt sich das Kleinhirn an dem krankhaften Prozeß*, man findet höchstens einzelne entzündliche Herde in den Markstrahlen (PETTE, 1931).

ZDANSKY (1923) teilte die Erkrankung histopathologisch in drei Stadien ein:

1. *Initialstadium:* Starke Hyperämie der Meningen und der „Nervensubstanz", besonders in der Gehirnrinde und im Grau des Rückenmarkes mit capillären Blu-

tungen, ferner beginnende Zellproliferation und akut regressive Veränderungen an den Ganglienzellen.

2. *Das exsudative Stadium:* Auf dem Höhepunkt der stürmischen Krankheitserscheinungen mit massenhafter Exsudation polymorphkerniger Leukocyten, Auflockerung, Zerfall und Untergang von Ganglienzellen.

3. *Das proliferative Stadium:* Auftreten am häufigsten nach cornealer Impfung bereits am 3. Tage nach der Erkrankung und durch reaktive Wucherung der Glia.

Einige Prozesse zeigen einen ausgesprochen hämorrhagischen Charakter, besonders in Medulla und Hirnrinde. Wird dieses Stadium überlebt, dann kommt es zur Gliareaktion und man findet „in vielen Fällen Regeneration neben fortschreitender Exsudation und Einschmelzung" (ZDANSKY, 1923). Gerade dieses letzte Phänomen ist für diese Encephalitisformen besonders charakteristisch und wurde von KRÜCKE (1957) auch bei menschlichen Fällen von Einschlußkörperchenencephalitis mit subakuten und chronischen Verlaufsformen beobachtet. Dazu auch DA FANO (1923) und PERDRAU (1927).

Intranucleäre Einschlußkörperchen finden sich bei der Herpes-Encephalitis in Kernen der Nerven- und Oligodendrogliozellen.

Die Frage um die Pathogenese der herpetischen Encephalitis ist intensiv bearbeitet worden und zahlreiche Untersuchungen mit verschiedenen Ergebnissen und Deutungen zeigen, daß der pathogenetische Entstehungsmechanismus noch nicht einmal unter den kontrollierbaren und reproduzierbaren experimentellen Bedingungen, viel weniger aber bei den komplexen Verhältnissen beim Menschen geklärt werden konnte.

Virologische und histopathologische Beobachtungen am Tierexperiment haben ergeben, daß das Herpes-Virus das Gehirn über zwei prinzipiell verschiedene Wege erreichen kann: *1. über eine hämatogene Metastasierung* und *2. über eine zentripetale Neuroprobasie.* Inwieweit beide Möglichkeiten kombiniert vorkommen, ist schwer zu entscheiden.

Für beide Wege gibt es zahlreiche experimentelle Beispiele, siehe WEISSE (1960).

Wichtig ist die Tatsache, daß das Virus sich von Zelle zu Zelle kontinuierlich ausbreitet, wie es KRÜCKE (1960) auch beim Menschen beobachten konnte:

„Überraschende Ergebnisse über den Weg der kontinuierlichen Ausbreitung brachte die Beobachtung einer von der Cornea ausgehenden Herpes-Encephalitis beim Neugeborenen, dessen Schädel wir auf Serienschnitten untersuchten und die Wegspuren vom Ort der Infektion bis zum Eintreffen in das Zentralorgan verfolgen konnten. Sie verliefen nur zum Teil entlang präformierten Bahnen und auch nicht geradlinig, sondern auf Umwegen über neue Herde in der Nase über eine Periarteriitis herpetica und Perineuritis herpetica und vor allem über eine Osteomyelitis der Schädelknochen bis zur Dura an der Schädelbasis. In der Nachbarschaft des Carotiskanals fand sich eine lokale Pachy- und Leptomeningitis mit einer herdförmigen Einbruchstelle in die Cisterna basalis.

Bei der Ausbreitung des Virus in die Haut sieht man Riesenzellbildung in der Wurzelscheide der Haare und in der Meibomschen Drüse. In der Subcutis finden sich zahlreiche zellige Infiltrate, die Lymphgefäße sind prall gefüllt.

Über den Ductus naso-lacrimalis erreicht die Infektion die Nasenschleimhaut. Man erkennt die herpetische Rhinitis und die nekrotisierende Osteomyelitis im Stirnbein und Orbitaldach. Nervus opticus und Ganglion ciliare, zeigen keinerlei Veränderungen. Der Nervus supraorbitalis ist auf eine längere Strecke von einem perineuralen Infiltrat eingescheidet, das sowohl proximal wie distal plötzlich aufhört. Das Ganglion spheno-palatinum ist von zelligen Infiltraten umgeben, ebenso wie die dort liegenden Äste der Arteria maxillaris. Auf einem Schnitt durch das Keilbein fällt die Osteomyelitis besonders in den Randzonen des Keilbeines auf. Die Entzündung greift von hier aus auf den im Carotiskanal verlaufenden Sympathicus über. Der Nervus opticus bleibt frei von entzündlichen Veränderungen. Dagegen kommt es vom Processus clinoideus anterior zu einem Übergreifen der Infektion auf die Dura, die Arteria carotis interna und den Subarachnoidalraum.

Nach dem Einbruch in die Liquorräume vermehrt sich das Virus auch in den Zellen des Subarachnoidalgewebes, in denen sich zahlreiche Einschlußkörperchen finden. Von hier aus dringt es über den Liquor cerebrospinalis nicht nur in das Großhirn ein, sondern breitet sich im Liquor auf der Einbruchseite deutlich stärker über die Cisterna ambiens und pontis in die Liquorräume der hinteren Schädelgrube und die spinalen Liquorräume aus" (KRÜCKE, 1960).

Die *Herpes-Encephalitis* gehört (nach KRÜCKE, 1957) — gemeinsam mit der „akuten hämorrhagischen Encephalitis" (HURST, 1941), der *subakuten„ nekrotisierenden Encephalitis*' (VAN BOGAERT, RADERMECKER, DEVOS, 1955), der „*Einschlußkörperchen-Encephalitis*" (DAWSON, 1933), der „*einheimischen Panencephalitis*" (PETTE, DÖRING, 1939) und der „*subakuten, sklerosierenden Leukoencephalitis*" (VAN BOGAERT, 1945) in eine einheitliche Gruppe mit gleichem Verteilungsmuster der Prädilektionsstellen und Einschlußkörperbildung (Abb. 3).

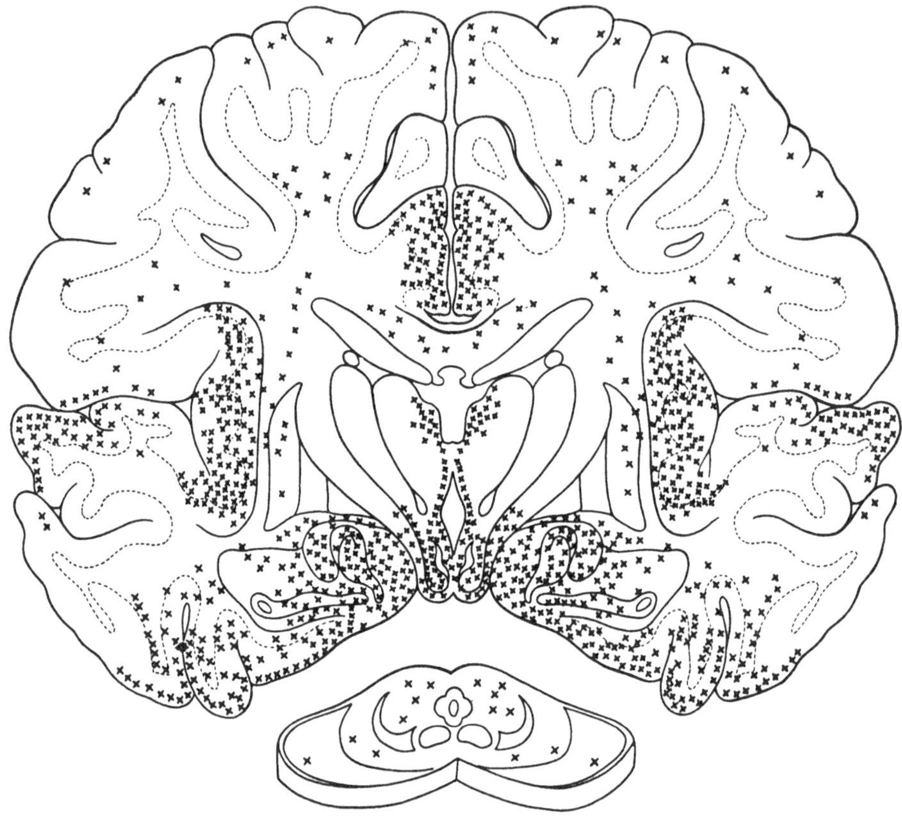

Abb. 3. Lokalisationsschema der akuten nekrotisierenden Encephalitis. (Aus: RADERMECKER, 1956)

Über die möglichen Zusammenhänge dieser — besonders in ihrem zeitlichen Ablauf unterschiedlichen — Krankheitsbilder wird viel diskutiert, ohne daß die Problematik bis heute abgeschlossen wäre. Dazu KRÜCKE (1957, 1960a, b).

Die Histopathologie der Blaseneruptionen wird ausführlich von NASEMANN (1965) beschrieben und in „4 histopathologische Hauptkriterien" zusammengefaßt: a) das intradermal gelegene Bläschen („Virusblase" im Sinne von LEVER), b) ballonierende Degeneration (UNNA), c) epitheliale multinucleäre Riesenzellbildung und d) eosinophile Kerneinschlüsse.

Zusammenfassend läßt sich ganz kurz sagen, daß Pathologie und Pathogenese der primären Herpesinfektionen durch einen septischen Grundvorgang mit Auftreten entzündlicher Prozesse mit Nekrosen und Kerneinschlüssen und das kontinuierliche Fortschreiten des Virus von Zelle zu Zelle charakterisiert sind.

VI. Epidemiologie

Die Herpes-simplex-Infektion ist eine der häufigsten Viruskrankheiten des Menschen mit fast allgemeiner Durchseuchung (BURNET und LUSH, 1939), *wobei der Mensch als alleiniges Virusreservoir angenommen wird* (DOERR, 1925). Antikörper beim Menschen entwickeln sich — unabhängig von den klinischen Erscheinungen — 5—10 Tage nach der Primärinfektion. Sie bleiben lebenslänglich bestehen, sind aber kein alleiniger Maßstab für die Immunitätslage. Die Gamma-Globuline des Erwachsenen enthalten Antikörper in einer Menge von ungefähr 1:500 (RHODES und VAN ROOYEN, 1958).

Die Durchseuchungsverhältnisse sind in erster Linie vom Lebensalter abhängig und erreichen nach dem Pubertätsalter 80—90 % (Abb. 4) (SCOTT, 1948, 1959; HOLZEL, FELDMAN, TOBIN, HARPER, 1953, u. a.). Weiter spielt das soziale Milieu

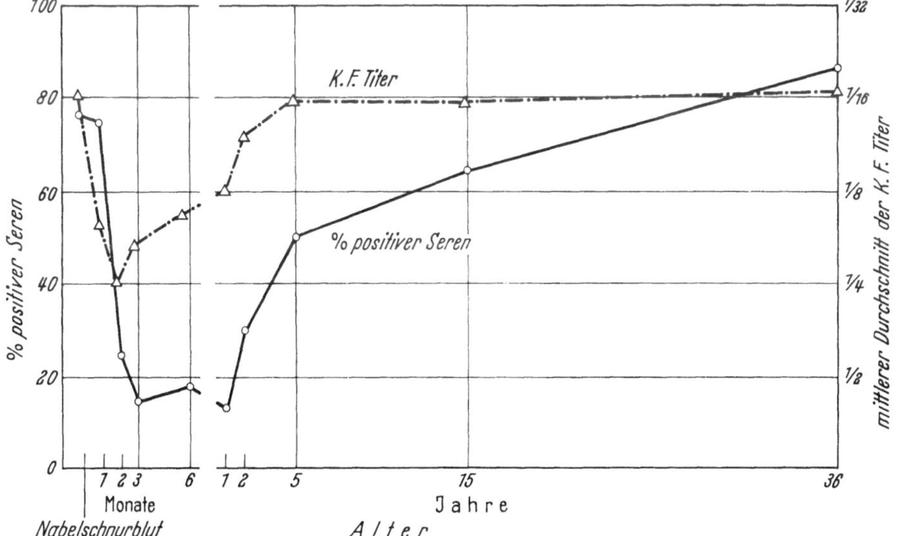

Abb. 4. Verhalten der Antikörper und der Höhe des Titers der Komplementfixation in den einzelnen Lebensaltern. (Aus: HOLZEL, FELDMAN, TOBIN und HARPER, 1953)

eine entscheidende Rolle, wobei in ungünstigen sozialen Verhältnissen früher eine hohe Durchseuchung erreicht wird, als in günstigen (BURNET und WILLIAMS, 1939; BUDDINGH, SCHRUM, LANIER und GUIDRY, 1953).

Der Übertragungsmodus und die Infektionswege sind noch weitgehend unbekannt. Infektketten wurden — in bezug auf die Häufigkeit dieser Infektionskrankheit — nur selten beobachtet.

Übertragungen durch Tröpfcheninfektion sind möglich, da das Herpes-simplex-Virus wiederholt im Speichel Gesunder nachgewiesen wurde (LEVADITI, HARVIER und NICOLAU, 1921; DOERR und SCHNABEL, 1921; DOERR und BERGER, 1930; RHODES und VAN ROOYEN, 1958, u. a.). Die Isolierung des Virus aus dem Speichel aller Altersstufen von BUDDINGH, SCHRUM, LANIER und GUIDRY (1953) erbrachte eine interessante Abhängigkeit von Lebensalter und Erregerbefall (Abb. 5).

Die meisten Virusträger fanden sich in der Altersgruppe von 6—24 Monaten, also in dem Altersabschnitt des geringsten Antikörpernachweises. Insgesamt fand sich bei 7 % aller Untersuchten das Herpes-Virus im Speichel (Abb. 5).

Die gleichen Autoren konnten bei der Herpes-Stomatitis in Stuhl und Speichel den Erreger nachweisen, was von SCOTT (1957), RHODES und VAN ROOYEN (1958) bestätigt wurde.

Übertragungen durch direkte Kontakte und Schmutz- und Schmierinfektionen sind möglich, gefährden aber nur Personen ohne Antikörper (größte Vorsicht bei Exposition von Säuglingen und Kleinkindern!).

Eine intrauterine Übertragung ist beim Menschen bisher nicht bekannt, gelingt aber experimentell (BIEGELEISEN, 1957), BIEGELEISEN und SCOTT, 1958). Dabei konnten BIEGELEISEN, SCOTT und JOEL (1962) Mißbildungen und Aborte beim Kaninchen beobachten. In den fetalen Geweben ließen sich fluorescierende Antikörper nachweisen. *Chromosomenaberrationen* fanden ROIZMAN (1961), HAMPAR und ELLISON (1961) und TANZER, THOMAS, STOITCHKOV, BOIRON und BERNARD (1964).

Die Inkubationszeit ist bisher erst in wenigen Fällen ermittelt worden und schwankt zwischen 1—12, liegt im Mittel zwischen 3 und 6 Tagen (ESSER, 1941; SCOTT, 1957; JURETIC, 1960).

Bei der Herpes-simplex-Infektion des Menschen sind bisher nur kleine Epidemien beobachtet. Diese Tatsache erklärt sich aus der geringen Pathogenität mit nur 1% klinischer Manifestationen bei hoher Infektiosität. Endemisches Auftreten der

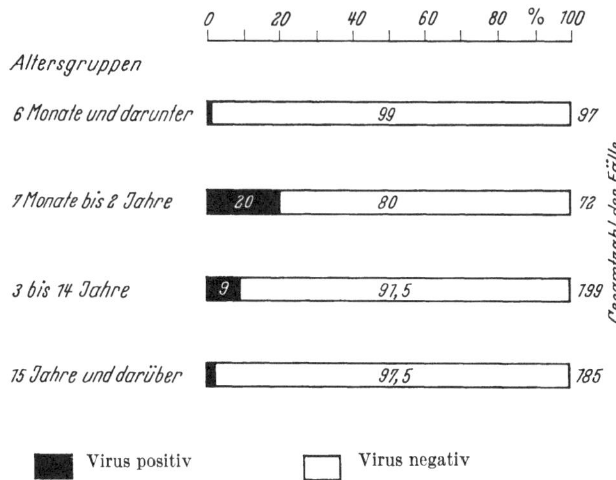

Abb. 5. Virusnachweis im Speichel in den verschiedenen Altersgruppen. (Aus: BUDDINGH, SCHRUM, LANIER und GUIDRY, 1953)

Primärinfektionen wurden mitgeteilt bei der Gingivo-Stomatitis von DODD, JOHNSTON und BUDDINGH (1938), SCOTT und STEIGMAN (1941), WOODBURNE (1941), BLACK (1942), ZISKIN und HOLDEN (1943), BLANK, BURGOON, CORIELL und SCOTT (1950). — Bei dem Eczema Kaposi von: ESSER (1941), LYNCH, EVANS, BOLLIN und STEVES (1945), PUGH, DUDGEON und BODIAN (1955) u. a.

Zusammenfassende Berichte über die Epidemiologie der primären Herpes-simplex-Infektionen liegen vor von ANDERSON und HAMILTON (1945), BLANK und RAKE (1955) sowie SCOTT (1957).

VII. Die klinischen Bilder

Virologische und serologische Untersuchungsergebnisse klärten den Zusammenhang zwischen verschiedensten Krankheitsbildern als Folge einer Herpes-simplex-Infektion auf. Ein Übersichtsschema wurde von BLANK und RAKE (1955) entwickelt (Abb. 6). Je nach der Grundimmunität wird zwischen primären und sekundären Manifestationsformen unterschieden, wobei es Übergangsformen gibt, die sich klinisch nicht ohne weiteres einordnen lassen.

I. *Die primären Erkrankungen* treten bei allen Personen *ohne Antikörper auf.* Zu diesen schweren, meist fieberhaften Allgemeinerkrankungen mit oft ungünstiger Prognose gehören:

1. *Die Herpes-simplex-Sepsis des Neugeborenen und jungen Kindes,*
2. *Die Meningo-Encephalitis,*
3. *Die Gingivo-Stomatitis,*
4. *Das Eczema Kaposi,*
5. *Die primäre Vulvo-Vaginitis,*
6. *Die Kerato-Conjunctivitis.*

Diese Primärkrankheiten* treten bei der allgemeinen hohen Durchseuchung nach BLANK und RAKE (1955) nur in etwa 1% der Fälle auf, scheinen aber auf Grund eigener Beobachtungen doch häufiger vorzukommen. Sie befallen alle Altersstufen,

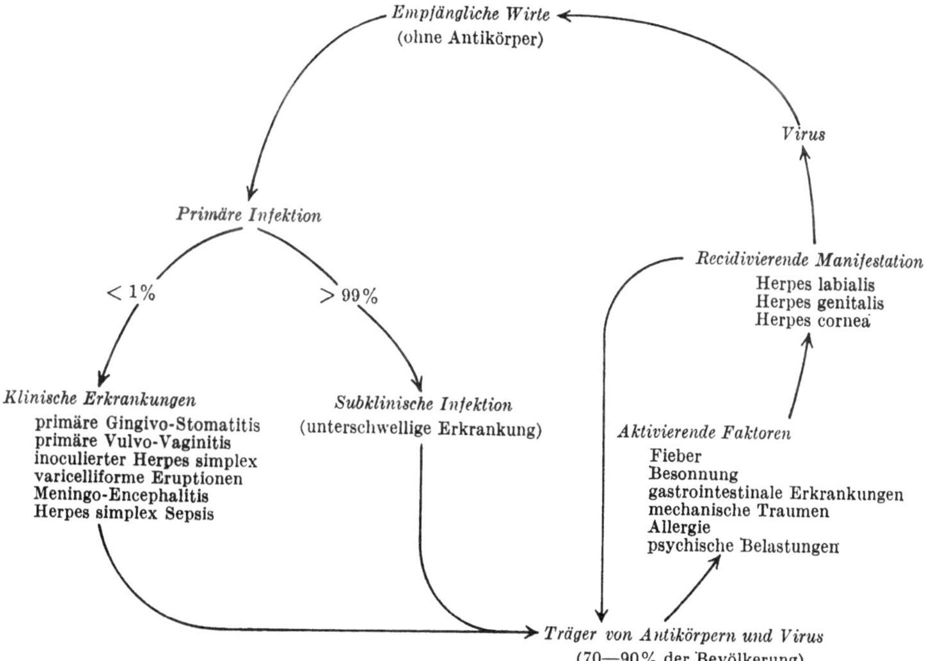

Abb. 6. Die Beziehungen zwischen Wirt, Erreger und entsprechenden Krankheitsbildern bei der Herpes simplex-Infektion des Menschen. (Aus: BLANK und RAKE, 1955)

haben aber im Kindesalter eine deutliche Häufung, wobei die herpetische Gingivo-Stomatitis die häufigste Primärinfektion darstellt und als erste in ihrer Zugehörigkeit zu dieser Gruppe erkannt wurde.

* Alle im Tierexperiment erzeugten Krankheitsbilder gehören in die Gruppe der Primärmanifestationen. Früh war schon die Diskrepanz zwischen den schweren septischen Allgemeinerkrankungen beim Versuchstier und den leichten lokalisierten Blaseneruptionen beim Menschen aufgefallen. Zu einer Zeit, als die Primärmanifestationen beim Menschen noch unbekannt waren, versuchte DOERR (1922) mit einer glänzenden Arbeitshypothese dieses Phänomen durch immunbiologische Vorgänge zu klären. Jahrzehnte später, als durch serologische Untersuchungen die Zusammenhänge erkannt waren, erwies sich diese Hypothese als richtig.

Seit der ersten Veröffentlichung von HASS (1936) über eine Herpes-Sepsis bei einem 1500 g schweren Frühgeborenen — allerdings noch ohne Erregernachweis, aber mit Einschlußkörperchen — sind zahlreiche Fälle mitgeteilt worden: QUILLIGAN und WILSON (1952), FLORMAN und MINDLIN (1952), ZÜLZER und STUHLBERG (1952), FRANCE und WILMERS (1953), EPSTEIN und CROUCH (1954), PUGH, NEWUS und DUDGEON (1954), WILLIAMS und JACK (1955), COLEBATCH (1955), ARJE, AUSTIN und SANCHEZ (1955), LE TAN VINH, ALISON und LELONG (1955), MCDOUGAL, BEAMER und HELLERSTEIN (1955), BIRD und GARDNER (1959), FELDER, MÜHLETHALER und KRECH (1960), LAMY, JAMMET, GRANJOU, VESLOT, DANIEL, NEZELOF und COTTIN (1960), TUCKER und SCOFIELD (1961), MÜHLETHALER (1961), WHEELER und HUFFINES (1965) u. a.

Die Diagnose wird gesichert durch: 1. *den Erregernachweis* im Tierversuch oder in der Gewebekultur. 2. *durch den Nachweis ansteigender Antikörper* im Serum oder das Positivwerden einer anfänglich negativen Cutanreaktion und schließlich 3. durch den *Nachweis von intranucleären Einschlußkörperchen* im Bereich echter Entzündungen, entweder in histopathologischen Präparaten oder in gefärbten Abstrichen von Haut- und Schleimhauteruptionen.

Keine herpetische Primärinfektion ist eine einheitliche Krankheit, bei allen handelt es sich um Syndrome, die polyätiologisch ausgelöst werden können. Bei keiner ist rein klinisch eine exakte Diagnose zu stellen, sondern diese bleibt unter Ausnutzung aller klinischer Möglichkeiten oft nur zu vermuten.

1. Die Herpes-Sepsis des Neugeborenen und jungen Kindes

Synonyma: Intranuclear inclusions in visceral disease, intranuclear inclusions in infancy, inclusion disease of infancy. (Diese Namen werden auch bei der Cytomegalie angewandt.) Hepato-adrenal necrosis with intranuclear inclusion bodies, Herpes-simplex hepatitis, Hepatic necrosis in disseminated herpes-simplex und die Bezeichnung „*Herpes-simplex-Sepsis*".

Die klinischen Erscheinungen sind bei den spärlichen Reaktionsmöglichkeiten des jungen Kindes im allgemeinen uncharakteristisch und ermöglichen kaum eine sichere Diagnose, abgesehen, wenn Blaseneruptionen auftreten. Es handelt sich bei den primären Krankheiten immer um disseminierte, einzelstehende, an Varicellen erinnernde Blasen, im Gegensatz zu den sekundären Manifestationen mit dem Aufschießen von gruppenweise angeordneten Bläschen.

Das klinische Bild richtet sich nach den pathologisch-anatomisch stärkst befallenen Organen und es entstehen Syndrome, bei welchen die Erkrankung des Gehirns, der Lunge oder der Leber im Vordergrund der Erscheinungen stehen, begleitet von Fieber, allgemeinem Verfall, einem Blutungsübel und einer meist akuten Ernährungsstörung.

Die Krankheit beginnt selten vor dem 3. Lebenstag, verläuft meist akut und führt nach 2—14 Tagen zum Tode unter stürmischen Erscheinungen, wie Krämpfen, Benommenheit, Cyanose, profusem Blutungsübel, Inanition und unbeeinflußbarem Herz- und Kreislaufversagen. Daneben sind chronisch verlaufende Fälle und Defektheilungen mit Cerebralschäden und Lebercirrhosen beobachtet.

Die differentialdiagnostische Abgrenzung ist schwer und umfaßt alle septischen Prozesse dieser Altersstufe, wie: allgemeine Sepsis mit den üblichen Eitererregern, aber auch die Lues connata, die Cytomegalie, die Toxoplasmose. Daneben muß sich die Differentialdiagnose mit der Abgrenzung einer Encephalitis anderer Ursache, eines intracraniellen Geburtstraumas, mit Atelektase der Lunge, mit hyalinen Membranen, mit dem Erythroblastosekomplex und der Hepato-Splenomegalie befassen.

Die Diagnose ist intravitam in den meisten Fällen nicht zu stellen, wenn es nicht gelingt aus Blaseninhalt den Erreger zu züchten, wobei allerdings Blaseneruptionen an der Haut selten auftreten. Serologische Untersuchungen lassen in dieser Altersgruppe keine diagnostischen Rückschlüsse zu, da eine diaplacentare Leihimmunität besteht, die allerdings nicht ausreicht, um das Auftreten schwerer Erkrankungen zu verhindern, wenn sie auch nach den Beobachtungen von WITZLEBEN und DRISCOLL (1965) in einzelnen Fällen Ursache für leichte Erkrankungen sein soll.

Die Übertragung der Infektion auf das Neugeborene erfolgt oft über einen mütterlichen Herpes genitalis oder gestationes, was häufig beobachtet wurde. Ferner geben WITZLEBEN und DRISCOLL (1965) eine transplacentare Übertragung an. Schließlich kann jeder sekundäre Herpes in Umgebung eines Neugeborenen zur Infektionsquelle werden und *erfordert strengste Prophylaxe*, denn diese heute noch unheilvolle Infektion Neugeborener gehört — mindestens zum Teil — in die Gruppe vermeidbarer Erkrankungen.

Auch bei älteren Kindern wurde infolge primärer Herpesinfektionen eine Virusgeneralisation beobachtet. So bei der *Stomatitis* in der zweiten Gruppe der Fälle von ZÜLZER und STUHLBERG (1952) und bei dem *Eczema Kaposi* von PUGH, DUDGEON und BODIAN (1955). Die letztgenannten Autoren konnten den herpetischen Vorgang in klassischer Weise histopathologisch und virologisch nachweisen. Ferner beobachtete MCKENZIE, HANSEN und BECKER (1959), MCKENZIE (1961) und HANSEN (1961), daß eine primäre Herpes-Sepsis bei elenden vorgeschädigten Kindern, insbesondere solchen mit Marasmus und Kwashiorkor gar nicht ganz selten auftreten kann und deletäre Folgen hat.

Die klinischen Bilder und die histopathologischen Befunde gleichen sich bei der Herpes-simplex-Sepsis in allen Altersstufen und es erscheint fraglich, ob eine Unterteilung der Verlaufsformen nach dem Lebensalter — wie sie MICHELS (1963) angibt — heute schon gerechtfertigt ist.

Prophylaxe und Therapie s. S. 595.

2. Die Meningo-Encephalitis herpetica

Synonyma: Herpesencephalomyelitis, Herpes-simplex-Encephalitis, Encéphalite herpétique, herpetic meningo-encephalitis, herpes-simplex meningo-encephalomyelitis.

Die herpetische Meningo-Encephalitis stellt mit ihren experimentellen und spontanen Formen ein zentrales Forschungsproblem sowohl für die viralen Studien, als auch für die Erforschung vieler noch offener Fragen bei den Encephalitiden dar. *Sie gehört, wie die Herpes-Sepsis des Neugeborenen, zu den Primärmanifestationen mit ungünstiger Prognose.* Dies läßt sich — allerdings vorläufig — bei den wenigen bisher bekannten Fällen nur mit Vorbehalt äußern, da weder die Häufigkeit, noch die verschiedenen Möglichkeiten der Verlaufsarten heute schon beurteilt werden können.

Der erste Fall einer gesicherten Herpes-Encephalitis wurde von SMITH, LENNETTE und REAMES (1941) mitgeteilt, in der Folgezeit haben sich die Beobachtungen rasch gehäuft und es ist unmöglich, alle Mitteilungen aufzuführen. Zusammenstellungen finden sich bei WEISSE (1960) und NASEMANN (1965). Dazu kommen weiterhin: FINGERLAND (1949 und 1960), MCCALLUM (1959), KERENYI, FAULKNER und PETITE (1959), SMEENK (1960), ETIENNE, TOURNIER, BRICOUT und LAPLANE (1960), BOOTH, OKAZAKI und GAULIN (1961), ROSS und STEVENSON (1961), PEJME (1961), MONNET, SOHIER, TOMMARSI und FLEURETTE (1961), DRACHMAN und ADAMS (1962), BLOEDHORN, STAMMLER, ACKERMANN und SCHEID (1962), JELLINGER, POETSCH und SEITELBERGER (1964), MARTINS, KEMPE und HAYES (1964) und COGAN, KUWABARA, YOUNG und KNOX (1964) u. a.

Das klinische Erscheinungsbild dieser Encephalitisform ist weniger von der Art der histopathologischen Veränderungen abhängig, sondern wird von der Prozeßlokalisation bestimmt, und es ist um so charakteristischer, je länger die Erkrankung dauert. *Die akuten Erscheinungen* beginnen *stürmisch mit Fieber, encephalitischen Allgemeinsymptomen und Benommenheit.* Dabei wird bei jungen Kindern das klinische Bild von schweren Allgemeinerscheinungen, wie Krämpfen, Coma, Unruhe, Aufschreien und vegetativen Störungen beherrscht, während sich bei älteren Patienten in wenigen Tagen Herdsymptome manifestieren, die vorwiegend *in motorischen Phänomenen und Halluzinationen bestehen.* Die Eigenart des Krankheitsbildes deutet sich selbst bei den akuten Verlaufsformen mit dem Auftreten von multiformen Hyperkinesen, generalisierten und lokalisierten Krämpfen, orale Bewegungsautomatismen und motorische und sensible Halbseitensymptomen. Ganz im Gegensatz zu den Beobachtungen bei der Encephalitis lethargica, stehen bei dieser Form *Unruhen und motorische Reizerscheinungen im Mittelpunkt des klinischen*

Bildes. Aus diesem bunten Wechsel motorischer Phänomene kann bereits klinisch die Vermutungsdiagnose gestellt werden, wie es in einem eigenen später gesicherten Fall gelang (WEISSE und KRÜCKE, 1959; HERZBERG, 1959).

Der Tod tritt meist im Coma bei völliger Erschöpfung nach wenigen Tagen ein. Werden bei milderem Verlauf diese akuten Phasen überlebt, können sie langsam in subakute und chronisch-rezidivierende Formen übergehen. Die chronische Herpesencephalitis ist im Tierexperiment sehr wohl bekannt, in wieweit aber beim Menschen ätiologische Zusammenhänge zwischen den subakuten bis chronischen Einschlußkörperchenencephalitiden und den primären Herpes-Infektionen bestehen, ist bis heute nicht genügend geklärt. *Die Existenz einer herpetischen Meningitis,* als leichteste Form der Encephalitis, mit Neigung zu Rezidiven, wird anhand von Einzelbeobachtungen häufiger mitgeteilt. Eine Zusammenstellung der älteren Kasuistik findet sich bei LAUDA und LUGER (1926). Neuere Beobachtungen werden berichtet von PETTE (1929 und 1942), ferner JANBON, CHAPTAL und LABRAQUE-BORDENAVE (1942, dort ausführliche Literatur) und zusammengefaßt von CAMBIER (1955) u. a.

Zur Klärung der Frage über den latenten Verbleib des Herpes-Virus bei „Herpetikern" zur Zeit der rezidivierenden Blaseneruptionen und im Intervall und bei gesunden Erwachsenen wurde in zahlreichen Untersuchungen der Versuch unternommen, das Virus im Liquor nachzuweisen. Während BASTAI und BUSACCA (1924a, b, c) in 68% ihrer untersuchten Fälle Herpes-simplex-Virus fanden, wurden diese Befunde von FISCHER (1927), ZURUKZOGLU (1937) und DOERR und BERGER (1930, dort Angabe der Literatur und kritische Stellungnahme) nicht bestätigt. Die eingangs gestellte Frage wurde durch viele Untersuchungen dieser Art bis heute nicht geklärt. Zusammenfassende Besprechungen finden sich bei GAY und HOLDEN (1929, 1932 und 1933), DOERR und BERGER (1930), DOERR (1938).

Eine echt entzündliche Polyneuritis infolge Herpes-simplex-Infektion ist tierexperimentell lange bekannt und konnte von KRÜCKE (1959 und 1960) auch beim Menschen eindeutig nachgewiesen werden.

Die klinische Diagnose einer herpetischen Meningitis, Encephalitis oder Polyneuritis ist kaum zu stellen sondern nur zu vermuten. Im Liquor kann sich eine völlig unspezifische lymphocytäre Pleocytose finden. Man sollte immer versuchen, den Erreger zu isolieren. Ein wichtiges diagnostisches Hilfsmittel ist der Nachweis *ansteigender Antikörpertiter im Serum. Differentialdiagnostisch* müssen seröse Meningitiden, andere Encephalitiden, Tumoren und Polyneuritiden abgegrenzt werden.

Prophylaxe und Therapie s. S. 595.

Zusammenfassend läßt sich sagen, das Vorkommen einer echten Herpes-Meningo-Encephalitis und Polyneuritis ist beim Menschen eindeutig bewiesen. Das klinische Bild ist aber mit allen Verlaufsmöglichkeiten noch keineswegs ausreichend bekannt und welche Bedeutung den Herpes-Encephalitiden im Rahmen der Einschlußkörperchen-Encephalitiden zukommt, läßt sich heute noch nicht absehen. Die Fragen nach der Häufigkeit, nach der Prognose, dem Ausmaß der Heilung mit und ohne Defekt, die Fragen nach der Altersverteilung und nach der Pathogenese dieser Erkrankung sind noch offen und nicht zu beantworten.

Zusammenfassende Arbeiten über Klinik und pathologische Anatomien der Herpes-Encephalitis finden sich bei WOLF (1950), LÖFFLER und LÜTHI (1952), GREENFIELD (1958), v. BOGAERT (1958) und PETTE (1958), NASEMANN (1965).

3. Das Eczema herpeticum Kaposi

Synonyma: Eczema herpetiformis Kaposi, Eczema oder Pustulosis vacciniformis, Eczema oder pustulosis varioliformis, Eczema oder Pustulosis varicelliformis, Kaposis's varicelliform eruptionis, Dermatitis vaccinia, Eczema vaccinatum.

Das Krankheitsbild wurde erstmalig in klassischer Weise von KAPOSI (1887) beschrieben. Eine weitere frühe Mitteilung stammt von JULIUSBERG (1898) aus der Frankfurter Hautklinik unter der Leitung von HERXHEIMER, der erstmalig den allgemeinen Charakter der Krankheit erkannte. Nach zahlreichen Einzelbeobachtungen erfolgte von KOBRAK (1908) eine kurze Zusammenfassung anhand von 21 eigenen Fällen, von denen 7 starben. Ausführliche Besprechungen des Krankheitsbildes mit wiederum der Auffassung, daß es sich um eine Allgemeinerkrankung handelt, liegen vor von FREUND (1931 und 1932), PLATOU (1934), CORSON und LUDY (1935), KOOIJ (1937), RONCHESE (1943), SCASSELLATI, SFORZOLINI und MALOSSI (1950), KUMER (1952) und Zusammenfassung von LAUSECKER (1953, mit ausführlicher klinischer und histopathologischer Beschreibung der Erscheinungen), und GOTTRON und SCHÖNFELD (1958).

Während früher im allgemeinen das Eczema Kaposi sehr selten beobachtet wurde, wird in jüngster Zeit von KUMER (1952), STREITMANN (1952), WOLFRAM (1952) und STEIGLEDER (1957) von einer deutlichen Zunahme berichtet.

Bei dem Eczema Kaposi handelt es sich in den weitaus meisten Fällen um eine herpetische Superinfektion auf einer primär chronisch veränderten Haut, und zwar verändert vorwiegend durch Ekzeme und Neurodermatiden, aber auch durch Urticaria, Verbrennungen u. a. Diese Superinfektion eines Hautleidens mit Herpes-simplex-Virus führt zu schweren primären herpetischen Allgemeinerkrankung mit Generalisation des Erregers, wie dies von KIPPING und DOWNIE (1948), DUDGEON (1950) und PUGH, DUDGEON und BODIAN (1955) ermittelt werden konnte. Diese an sich seltene Erkrankung *befällt zu 75% Säuglinge und Kleinkinder* (GOTTRON und SCHÖNFELD, 1958) und nur ausnahmsweise Erwachsene und alte Leute (MCLACHLAN, 1934; FRÜHWALD, 1934; GOECKERMANN und WILHELM, 1935; BENDRE, 1935; STREITMANN, 1939; CONNOR und GONCE, 1943, Bericht über eine 72 Jahre alte Frau mit Eczema Kaposi; BARKER und HALLINGER, 1947; BORTON und BRUNSTING, 1944; FELDMAN und NEWMAN, 1955).

a

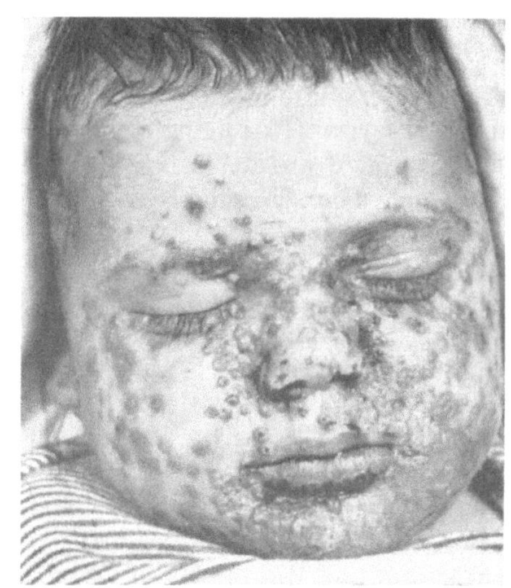

b

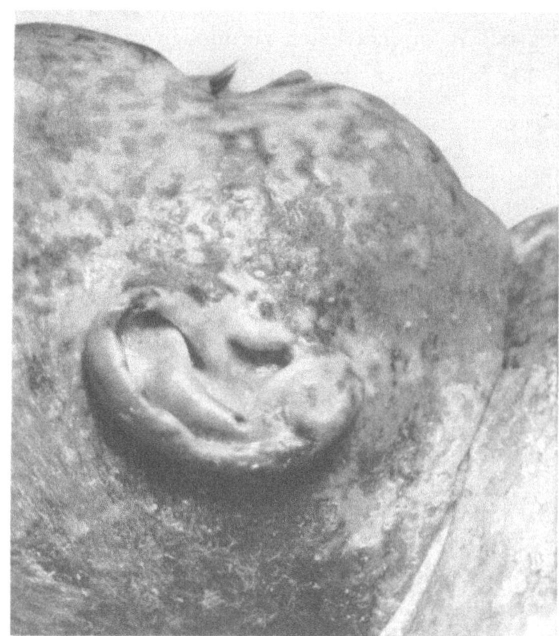

Abb. 7. KAPOSIS varicelliforme Eruptionen. *a* gedellte Bläschen; *b* mit narbiger Abheilung. (Aus: LAUSECKER, 1953)

Die Krankheit beginnt meist akut mit hohen Temperaturen und schweren Allgemeinerscheinungen. Dann entwickeln sich auf der vorgeschädigten Haut, besonders im Gesicht, Kopf und Nacken einkammerige gedellte Blasen, die über 2—8 Wochen schubweise auftreten (Abb. 7).

Das Eczema herpeticum — als schwere Allgemeinerkrankung — ist mit einer Gesamtletalität von 10 % belastet, die im Säuglingsalter aber noch höher liegt, so daß daran nach GOTTRON und SCHOENFELD (1958) „etwa jedes 6. Kind unter einem Jahr stirbt", und BARKER und HALLINGER (1947) eine Sterblichkeit von 25 % für das Kindesalter angeben. (Die Arbeit enthält eine gute Literaturübersicht.)

Zu schweren Manifestationen kann der Verlauf durch Komplikationen ungünstig beeinflußt werden. ESSER (1941) beobachtete eine *Encephalitis*, BORTON und BRUNSTING (1944) eine *Kerato-Conjunctivitis*, BARKER und HALLINGER (1947) sahen unter 67 aus der Literatur zusammengestellten Fällen und in eigenen Beobachtungen bei schweren Erkrankungen nicht selten Nackensteifigkeit, Stuhl- und Urininkontinenz. WENNER (1944) beobachtete bei einem 5 Monate alten Kind schwere Krämpfe. Ein 20 Monate altes Kind erkrankte als Komplikation unter dem Bilde einer Akrodynie. SCASSELLATI, SFORZOLINI und MALOSSI (1950) beobachteten bei einem 8 Monate alten Kind mit Eczema Kaposi gleichzeitig eine Gingivostomatitis, eine Kerato-Conjunctivitis und eine Encephalitis. Schließlich können Komplikationen durch *Superinfektion* mit Diphtherie, Streptokokken und Staphylokokken den Krankheitsablauf erschweren.

Die Ansteckungsquellen sind meist Herpes-simplex-Erkrankungen in der Umgebung hautkranker Kinder. Über Epidemien berichten ESSER (1941), LYNCH, EVANS, BOLLIN und STEVENS (1945), KIMMIG (1950), KRIEGK und KIKUTH (1950), NASEMANN und BANDMANN (1956) u. a. — Diese eindeutigen Beobachtungen zeigen, daß weit mehr als bisher, bei der Pflege von Säuglingen und Ekzemkindern auf Herpes-simplex-Manifestationen in Umgebung der Kinder geachtet werden sollte, um rechtzeitig prophylaktische Maßnahmen durchzuführen, damit schwerwiegende Komplikationen vermieden werden können.

Die *Diagnose* ist durch den Erregernachweis aus dem Blaseninhalt zu sichern. Einen Schnelltest geben BEALE und HAIR (1956) an. Dazu auch NASEMANN (1965). Die *Differentialdiagnose* ist besonders schwierig gegenüber Varicellen, der generalisierten Vaccine und problematisch gegenüber den verschiedenen Erscheinungen beim Erythema exsudativum multiforme.

Prophylaxe und Therapie s. S. 595.

4. Die Gingivo-Stomatitis herpetica

Synonyma: Mundfäule, Stomatitis aphthosa, Stomatitis maculo-fibrinosa, akute infektiöse Gingivo-Stomatitis, infektiöse Aphthen, herpetic stomatitis, aphthous stomatitis, Dermatitis fibrinosa faciei.

Die *herpetische Gingivo-Stomatitis* scheint nach den bisherigen Angaben in der Literatur zu den *häufigsten der primären Herpesmanifestationen* zu gehören. Ihre Spezifität wurde zuerst an Einzelfällen erkannt, nachdem schon LÖWENSTEIN (1919), GOODPASTURE und TEAGUE (1923) und GANS (1924) im Herpesvirus die Ursache dieser Krankheit vermuteten.

Die ersten umfassenden Untersuchungen an 88 Fällen wurden von DODD, JOHNSTON und BUDDINGH (1938) durchgeführt. Sie erkannten, daß die Stomatitis ein einheitliches Krankheitsbild sei und die weitaus häufigste Initialinfektion mit dem Herpes-simplex-Virus im Kindesalter darstellt. Ihnen gelang die Virusisolierung in 100 % ihrer untersuchten Fälle. Die Herpes-Stomatitis ist für gewöhnlich eine Stomatitis aphthosa, an welcher die meisten Kinder zwischen 6 Monaten und

5 Jahren erkranken. Die ersten serologischen Untersuchungen machte BURNET und WILLIAMS (1939). Nach ROGERS, CORRIELL, BLANK und SCOTT (1945) werden in 70 % der Fälle Kleinstkinder betroffen, bei einer Sterblichkeit von 1 %. Als Infektionsquelle ermittelten SCOTT, STEIGMANN und CONVEY in 50 % herpeskranke Erwachsene.

Die klinischen Erscheinungen beginnen — wie bei vielen Primärerkrankungen — akut mit schwerem Krankheitsgefühl. Dann folgt eine Schwellung an Zahnfleisch, Zunge, Gaumen und das typische, schubweise Auftreten kleiner Blasen, die

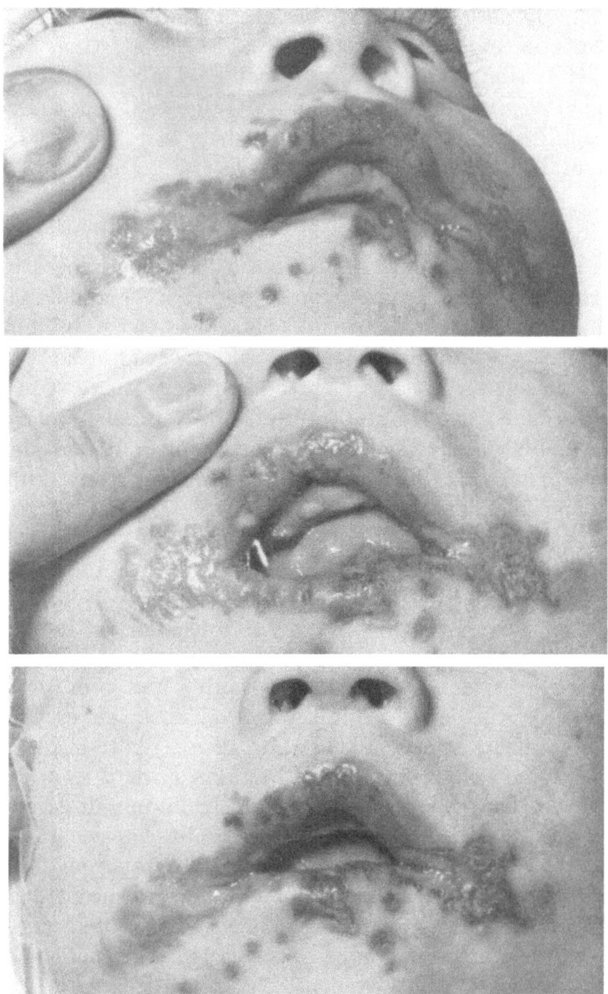

Abb. 8. 9 Monate alter Junge (R. H. IV.c.1.39) mit schwerer hochfieberhafter Gingivo-Stomatitis mit Übergreifen der Efflorescenzen auf die Lippen und die Umgebung des Mundes. Aus dem Blaseninhalt konnte im Tierversuch das Herpes-simplex-Virus nachgewiesen werden. (Prof. Dr. HERZBERG, Universitäts-Institut für Hygiene, Frankfurt a. M.)

bald erodieren. Es bilden sich aphthöse Efflorescenzen von 2—4 mm Größe, oft von rotem Saum umgeben (Abb. 8). Dieser schmerzhafte, qualvolle Zustand führt zu Speichelfluß, Unmöglichkeit der Nahrungsaufnahme, Lymphknotenschwellungen,

Durchfällen und Katarrhen der oberen Luftwege. Auch Lippen, Nase und Umgebung des Mundes können mitbefallen sein. Superinfektionen stellen ernste Komplikationen dar, begleitende Exantheme und Rezidive sind nicht selten (SCOTT und STEIGMANN, 1941).

Eine schwerst verlaufende Sonderform ist das *Aphthoid Pospischill-Feyrter*, welches bei besonders elenden Kindern auftritt.

Bei schweren Krankheitsverläufen entwickeln sich dickwandige Blasen auf entzündlichem Grund, die randwärts auswachsen, zentral Beläge bilden und geschwürig zerfallen. Außer auf der Mundschleimhaut finden sich die gleichen Herde im Pharynx, Larynx, Oesophagus, Nase, Gesicht, Finger, Lippen, Kinn und Vulva, die regionären Lymphknoten können dabei schmerzhaft anschwellen. Todesfälle kommen vor (GOTTRON und SCHÖNFELD, 1958).

Die *Diagnose* ist aus dem typischen klinischen Bild mit steigendem Antikörpertiter zu stellen. *Differentialdiagnostisch* sind Metallvergiftungen, Diphtherie und Gonorrhoe auszuschließen.

Prophylaxe und Therapie s. S. 595.

5. Die herpetische Kerato-Conjunctivitis

Synonyma: Keratitis dendritica, Herpes corneae, herpetic keratitis.

Die gesamte Herpesforschung nahm von diesem Krankheitsbild ihren Ausgang. Das Krankheitsbild ist seither in Lehr- und Handbüchern so oft und ausführlich beschrieben worden, daß es an dieser Stelle nur kurz erwähnt zu werden braucht.

Die primäre spontane herpetische Kerato-Conjunctivitis des Menschen gehört zu den leichten Formen der Primärerkrankungen, die meist über den Weg der Tröpfcheninfektion entstehen, ausgenommen bei Neugeborenen von Müttern mit Herpes genitalis (BATIGNANI, 1934). Sie ist keine seltene Erkrankung und macht etwa 1—1,5 % aller Augenkrankheiten aus (GRÜTER, 1925; BUSACCA, 1925), und zwar in allen Altersstufen.

Die lokalen Entzündungen auf der Hornhaut und den Conjunctiven sind von einem allgemeinen Krankheitsgefühl, Fieber und regionalen Lymphknotenschwellungen begleitet. Der Prozeß kann mit Blaseneruptionen auf die Umgebung des Auges übergreifen (ANDERVOUT und FRIEDENWALD, 1928). Die Erkrankung kann ein- und doppelseitig auftreten, in Schüben verlaufen und vom 6.—9. Tage an zu Antikörperbildung führen, die in der initialen Phase, soweit es bis heute untersucht wurde, fehlen (GRANSTRÖM, 1937; GALLARDO, 1943; MAUMENEE, HAYES und HARTMANN, 1945; ANDERSON, MARGRUDER und KILBOURNE, 1961; HOWARD und KAUFMAN, 1962). Die Diagnose wird durch Isolierung des Erregers aus dem Conjunctivalsack und durch steigenden Antikörpertiter gesichert. Eine ausführliche Besprechung der wichtigsten Differentialdiagnose zwischen der epidemischen Kerato-Conjunctivitis mit Einschlußkörperchen und der herpetischen Keratitis findet sich bei MAUMANEE, HAYES und HARTMANN (1945), und eine kritische Zusammenfassung des Gesamtproblems bei SCOTT (1948 und 1954) und BLANK und RAKE (1955).

6. Die primäre herpetische Vulvo-Vaginitis

Über die herpetische Vulvo-Vaginitis als Initialinfektion und Allgemeinerkrankung liegen bisher erst wenige virologisch und serologisch gesicherte Fälle vor. LAZAR (1944) berichtet über drei Beobachtungen bei 4, 22 und 23 Jahre alten Mädchen, weitere Fälle wurden von SLAVIN und GAVETT (1946) und von KRUGMAN (1952) beschrieben.

Die klinischen Erscheinungen gehen mit Fieber, allgemeinem Krankheitsgefühl und Beschwerden beim Wasserlassen einher. An der Vulva entwickeln sich schmerzhafte Blasen, die rasch erodieren und meist nach 3 Wochen eintrocknen und abheilen. Begleitet wird der Prozeß von Entzündungserscheinungen und oft erheblichen lokalen Ödemen.

Die wenigen gesicherten Beobachtungen erlauben noch keine abschließende Beurteilung. Literatur bei BLANK und RAKE (1955), NASEMANN (1965).

Zusammenfassend läßt sich sagen, daß — wenn es bei der herpetischen Primärinfektion zu Krankheitserscheinungen kommt — diese meist schwer mit ungünstiger Prognose bei allgemein septischem Krankheitsbilde ablaufen. Nach der initialen Infektion wird das klinische Bild durch die besprochene Prozeßlokalisation bestimmt, die sich vielfältig — entsprechend dem septischen Grundvorgang — kombinieren und die ihre ernste Prognose durch die mehr oder weniger stark ausgeprägte Beteiligung des Zentralorgans erhalten.

Eine kausale *Therapie* steht heute — mit Ausnahme der Anwendung von *Gamma-Globulinen* — nicht zur Verfügung. Alle Bemühungen beschränken sich auf *symptomatische Maßnahmen.* Dabei ist Ruhe für den Patienten eine der wichtigsten Forderungen, um Exacerbationen zu vermeiden. Corticoide sollten nicht angewandt werden, da sie experimentell wie klinisch sich ungünstig auswirken (REMKY und AMANN, 1961; GREENBERG und STEWART, 1961; ALBERT, 1961; KAUFMAN und MALONEY, 1961; KIMURA, DIAZ-BONNET, OKUMATO und HOGAN, 1961; McCOY und LEOPOLD, 1960; SCHMIDT, 1961; WHEELER, HARVIC und CAUBY, 1961; JAWETZ, OKUMOTO und SONNE, 1959; JONES, 1959).

Für eine *Vaccine-Therapie* sprechen: CHAPIN, WONG und REAPSOME (1962), DEGOS und TOURAINE (1964).

Physikalische Maßnahmen empfehlen: PLECHL und PLECHL (1964) und ŠAKIČ (1961).

Zur *Chemotherapie* raten: ROUHER, CANTAT, CLUZEL und TROUCHER (1960), BROWN, HOLLAND und ALLEN (1962), KAUFMAN (1962), CHUNG und WONG (1962), CORRIGAN, GILKES und ROBERTS (1962), COUPE (1965) u. a.

Die sekundären rezidivierenden Erkrankungen* — der „Herpes-simplex“ im alten engen Sinn des Wortes — treten bei Personen mit vorhandenen Antikörpern auf und können durch verschiedene Herpes-Virus-Stämme bedingt sein. Das klinische Bild ist bei

7. Herpes simplex, die rezidivierenden Herpes-simplex-Blasen

Synonyma: Herpes febrilis, Febris herpetica, Fever clisters, Cold sore, Febricula, Febris ephemera.

Der Herpes-simplex — im Säuglingsalter äußerst selten — kann meist nach dem 5. Lebensjahr auftreten und hinterläßt keine Immunität der Haut, im Gegenteil sogar bei einzelnen Personen eine ausgesprochene *Neigung zu Rezidiven,* ohne daß exogene Infektionen bei diesen Sekundärformen erkennbar oder nachzuweisen wären. In den meisten Fällen führen *unspezifische Reize,* wie Traumen, psychische Erregungen, fieberhafte Erkrankungen, Sonneneinwirkung, Menses und andere zu den wiederholten Manifestierungen. Die auslösbaren Momente repräsentieren eine bunte Mannigfaltigkeit (DOERR, 1938). „Auf welche Weise aber das in der Zelle haftende Virus durch diese Anlässe so wieder aufflammt, daß die bis dahin anzunehmende reaktionslose Symbiose zwischen Zelle und Virus gestört und die Schädigung der Zelle zum Ausbruch der Herpesbläschen führt, ist noch ungeklärt“ (SCHÖNFELD, 1959).

Die klinischen Erscheinungen äußern sich in lokalen Mißempfindungen mit Aufschießen gruppenweise angeordneten Blasen auf entzündlichem Grunde.

---

* Tierexperimentell lassen sich diese sekundären Erscheinungen nicht reproduzieren, wohl aber bei verschiedenen Versuchsanordnungen experimentell am Menschen selber erzeugen.

Die Erscheinungen zeigen an Haut und Schleimhäuten sehr wechselvolle Lokalisationen und treten idiopathisch, symptomatisch oder nach Provokation auf (ausführliche Besprechung bei NASEMANN, 1965). Der Inhalt der Blasen und der sich später entwickelnden Krusten ist infektiös.

Es besteht kein Zweifel, daß gerade bei diesen sekundären Manifestierungen die Vorgänge durch die ausschließliche Infektiosität nicht gedeutet werden können. Hier spielen dispositionelle und konstitutionelle Faktoren eine wichtigere Rolle. Dafür sprechen einmal: *familiäres Auftreten mit festgelegten typischen oder atypischen Lokalisationen* (REZEK, 1926; LAUDA und LUGER, 1926; NAEGELI, 1933, 1935 und 1936; LEHNDORFF, 1933), dann die *„Ortgebundenheit" der Erscheinungen und ihre Seßhaftigkeit auch bei Rezidiven* (HRUSZEK, 1933 und 1934; NAEGELI, 1936), und *ferner der Antagonismus gegenüber anderen Infektionskrankheiten* mit unterschiedlichem Verlauf bei „Herpetikern" und „Nichtherpetikern" (DRACHE, 1859; BERG, 1890; KLEMPERER, 1893; HABEL, 1896; GRUBER und KERSCHENSTEINER, 1917; GYÖRGY, 1925; STEINER, 1925; FEILCHENFELD, 1933; ZISCHINSKY, 1934; NAEGELI, 1936; MONTGOMERY, 1939; BOAK, CARPENTER und WARREN, 1934; WARREN, CARPENTER und BOAK, 1940, u. a.).

Wenn auch die letzten Jahrzehnte entscheidende Kenntnisse über die Bedeutung der Herpes-Virus-Infektionen für die Humanpathologie erbracht haben, so stehen doch noch viele Fragen für Klinik und Forschung offen.

B. Die Herpes-simiae-Virus-Krankheiten (Herpes-B-Virus)

Das erstmalig 1934 von SABIN isolierte Herpes-B-Virus ist nach BURNET und LUSH (1939) und BURNET und WILLIAMS (1938) eng mit dem Herpes-simplex-Virus der Aujeszkyschen Krankheit verwandt. Nach den genannten Autoren soll es sich bei diesen Erregern um Varianten eines ursprünglich einheitlichen Virus handeln, die sich durch Zusammenleben mit ihren jeweiligen Wirten (dem Menschen, dem Affen, dem Schwein) bestens an diese adaptiert haben.

Das natürliche Reservoir für das Herpes-B-Virus sind Maccacus-Rhesus-Arten, bei welchen BURNET, LUSH und JACKSON (1939) ähnliche Durchseuchungsverhältnisse, wie beim Menschen mit Herpes-simplex-Virus, fand. Es sind außerdem langdauernde, latente Infektionen bekannt, die eine allgemeine biologische Problematik darstellen. Ferner bildet das B-Virus intranucleäre Einschlüsse, wie das Herpes-simplex-Virus.

Eine sehr gute Darstellung der virologischen und serologischen Erregereigenschaften findet sich bei NASEMANN (1965).

Die erste Erkrankung beim Menschen mit schwerster aufsteigender Myelo-Encephalitis wurde von SABIN (1934) und SABIN und WRIGHT (1934) mitgeteilt. Die Infektion eines Laboranten erfolgte durch einen Affenbiß in zwei Finger der rechten Hand. 3 Tage später entwickelten sich lokale Entzündungserscheinungen mit Blasen und Lymphadenitis, 9 Tage danach Fieber, Allgemeinerscheinungen, schlaffe Lähmungen und Sensibilitätsstörungen, am 18. Tage erfolgte der Exitus letalis im Coma mit Krämpfen. Den ersten Fall in Deutschland teilten KRÜCKE (1959) und SIEGERT (1959) mit. Danach erfolgten noch einige weitere Beobachtungen, die zeigen, daß das Herpes-B-Virus für den Menschen hoch pathogen sein kann.

Die *Diagnose* ist zu stellen: Vorliegen einer möglichen Infektionsquelle (Kontakt mit infektiösem Material, wie: Rhesus-Affen, Gewebekulturen von Affen), Isolierung des Erregers, Nachweis an steigenden Antikörpertitern und typische histopathologische Veränderungen (KRÜCKE, 1959) an der Eintrittsstelle, im Nerven, Rückenmark und Gehirn.

Literatur

Albert, B.: Weitere Erfahrungen mit meinem „incisio-cornea"-Verfahren zur Behandlung der Keratitis herpetica. Dtsch. Ophthal. Ges. Berlin **63**, 231—234 (1960/61). — **Anderson, S. G.**, and **J. Hamilton**: The Epidemiology of Primary Herpes Simplex Infection. Med. J. Aust. **1**, 308—311 (1949). — **Anderson, W.**, **B. Margruder**, and **E. D. Kilbourne**: Induced reactivation of Herpes simplex virus in healed rabbit corneal lesions. Proc. Soc. exp. Biol. (N.Y.) **107**, 628—632 (1961). — **Andervout, H. B.**: Activity of herpetic virus in mice. J. infect. Dis. **44**, 383—393 (1929). — **Andervout, H. B.**, and **J. S. Friedenwald**: A case of vacciniform blepharitis due to an atypical herpes virus. Bull. Johns Hopk. Hosp. **42**, 1—7 (1928). — **Andrews, C. H.**, and **E. A. Carmichael**: A note on the presence of antibodies to herpes virus in post-encephalitic and other human sera. Lancet **1930 I**, 857—858. — **Ashe, W. K.**, and **N. W. Sherp**: Antigenic variations in herpes simplex virus isolants from successive recurrences of herpes labialis. J. Immunol. **94**, 385—394 (1965).

Barker, L. P., and **E. S. Hallinger**: "Systematic Herpes simplex". J. Amer. med. Ass. **135**, 149—153 (1947). — **Bastai, P.**, u. **A. Busacca**: Über die Anwesenheit des Herpesvirus im Blut der Herpeskranken während der Eruptionszeit und im latenten Zustand während der Zwischenperioden. Klin. Wschr. **3**, 442—444 (1924). — **Batignani, A.**: Conginutivite da virus erpetico in neonato. Boll. Oculist. **13**, 1217—1220 (1934). — **Beale, A. J.**, and **H. C. Hair**: Rapid diagnosis of the herpetic rariety of Kaposi's varicelliform eruption by tissue culture methods. Canad. med. Ass. J. **74**, 443—448 (1956). — **Bedson, S. P.**: Some observations bearing in the size of herpes virus particles. Brit. J. exp. Path. **8**, 470—479 (1927). — **Bendre, V.**: Über das Krankheitsbild der varioliformen Pyodermie (Pustulosis varioliformis acuta). Dermatol. Wschr. **100**, 305—312 (1935). — **Berg, R.**: Über Herpes menstrualis. Mh. prakt. Derm. **10**, 1—16 (1890). — **Berry, G. P.**, and **H. B. Slavin**: Studies in herpetic infection in mice. III. The visceral lesions in sukling mice. J. exp. Med. **78**, 321—326 (1943). — **Biegeleisen, G. Z.**, and **L. V. Scott**: Transplacental infection of fetuses of rabbits with Herpes-simplex virus. Proc. Soc. exp. Biol. (N.Y.) **97**, 411—412 (1958). — **Biegeleisen, G. Z.**, **L. V. Scott**, and **W. Joel**: Further evidence of fetal infection with herpes simplex virus. Amer. J. clin. Path. **37**, 289—293 (1962). — **Bird, T.**, and **P. S. Gardner**: Disseminated herpes simplex in the newborn. Brit. med. J. **1959 II**, 993—996. — **Black, W. C.**: The etiology of acute infectious gingivostomatitis (Vincent's stomatitis). J. Pediat. **20**, 145—160 (1942). — **Blanc, G.**: Recherches expérimentales sur le virus de l'herpés. C.R. Acad. Sci. (Paris) **172**, 725—727 (1921). — **Blank, H.**, **C. F. Burgoon**, **L. L. Coriell**, and **McNair Scott**: Recurrent aphthous ulcers. J. Amer. med. Ass. **142**, 125—126 (1950). — **Blank, H.**, and **G. Rake**: Herpes simplex. In: Viral and Rickettsial Diseases of the Skin, Eye and Mucous Membranes of Man. London: J. and A. Churchill Ltd. 1955. — **Bloedhorn, H.**, **A. Stammler**, **R. Ackermann**, u. **W. Scheid**: Herpes-simplex-Encephalitis des Erwachsenen mit tödlichem Ausgang. Dtsch. med. Wschr. **87**, 1247—1249 (1962). — **Boak, R. A.**, **C. M. Carpenter**, and **S. L. Warren**: Symptomatic herpetic manifestations following artifically induced fevers. J. Bact. **27**, 83 (1934). — **Bogaert, L. v.**: Une leuco-encéphalite sclérosante subaigue. J. Neurol. Neurosurg. Psychiat. **8**, 101—120 (1945). — **Bogaert, L. v.**, **J. Radermecker**, et **J. Devos**: Sur une observation mortelle d'encéphalite aigue nécrosante. (La situation vis-a-vis du groupe des encéphalites transmises par arthropodes et de l'encéphalite herpétique.) Rev. neurol. **92**, 329—356 (1955). — **Booth, C. B.**, **H. Okazaki**, and **J. C. Gaulin**: Acute inclusion encephalitis of herpes simplex type. Neurology (Minneap.) **11**, 619—629 (1961). — **Borman, G. S.**, and **B. Roizman**: The inhibition of herpes simplex virus multiplication by nucleosides. Biochim. biophys. Acta **103**, 50—59 (1965). — **Borton, R. L.**, and **L. A. Brunsting**: Kaposi's varicelliform eruption. Review of the literature and report of two cases of its occurence in adult. Arch. Derm. Syph. (Chic.) **50**, 99—104 (1944). — **Buddingh, G. J.**, **D. J. Schrum**, **I. C. Lanier**, and **D. J. Guidry**: Studies of the natural history of herpes simplex infections. Pediatrics **11**, 595—610 (1953). — **Burnet, F. M.**, u. **C. H. Andrewes**: Über die Natur der filtrierbaren Viren. Zbl. Bakt., I. Abt. Orig. **130**, 161—183 (1933). — **Burnet, F. M.**, and **D. Lush**: Herpes simplex. Studies on the antibody content of human sera. Lancet **1939 I**, 629—631. — **Burnet, F. M.**, and **St. W. Williams**: Herpes-simplex. A new point of view. Med. J. Aust. **1**, 637—642 (1939). — **Busacca, A.**: Latenter Aufenthalt von Herpesvirus im Konjunktivalsack und posttraumatischer Herpes corneae. Arch. Augenheilk. **95**, 253—260 (1925).

Cambier, J.: Encéphalites et méningites herpétiques humaines. Presse méd. **63**, 286—288 (1955). — **Chapin, H. B.**, **S. C. Wong**, and **J. Reapsome**: The value of lissue culture vaccine in the prophylaxis of recurrent attacks of herpetic keratitis. Amer. J. Ophthal. **54**, 255—265 (1962). — **Chitwood, L. A.**, and **E. C. Bracken**: Replication of Herpes-simplex Virus in a metabolically imbalanced System. Virology **24**, 116—120 (1964). — **Chung, St. M. K.**, and **A. S. Wong**: Proteolytic enzyme treatment of Herpes simplex Lesions of the rabbit cornea. Amer. J. Opthal. **53**, 75—79 (1962). — **Cogan, D. G.**, **T. Kuwabara**, **G. J. Young**, and **D. L. Knox**: Herpes-simplex retinopathy in an Infant. Arch. Ophthal. **76**, 641—645 (1964). — **Colebatch, J. W.**: Clinical picture of severe generalized viral infection in the newborn. Med. J. Aust. **1**, 377—382 (1955). —

Connor, A., and **J.E. Gonce**: The treatment of Kaposi's varicelliform eruption with sulfonamide drugs. J. Pediat. **23**, 335—336 (1943). — **Cooke, B.T., E.W. Hurst**, and **Ch. Swan**: Routes of entry into the nervous system of viruses introduced into the bloodstream. Austral. J. exp. Biol. med. Sci. **19/20**, 129—138 (1941). — **Coons, A.H., E.H. Leduc**, and **M.H. Kaplan**: Lokalization of antigen in tissue cells. VI. The fate of injected foreign proteins in the mouse. J. exp. Med. **93**, 173—187 (1951). — **Corrigan, M.J., M.J. Gilkes**, and **D.St.C. Roberts**: Treatment of dentritic corneal ulceration. Brit. med. J. **5300**, 304—305 (1962). — **Corson, E.F.**, and **J.B. Ludy**: Kaposi's Varicelliform Eruption. Report of three Cases. Amer. J. Dis. Child. **50**, 1476 to 1481 (1935). — **Coupe, R.S.**: Herpes Gestationes. Arch. Derm. **91**, 633—636 (1965).

Dawson, J.R.: Cellular inclusions in cerebral lesions of lethargic encephalitis. Amer. J. Path. **9**, 7—15 (1933). — **Degos, R.**, et **R. Touraine**: Traitement de l'herpès récidivant par un vaccin spécifique. Bull. Soc. franç. Derm. Syph. **71**, 161—166 (1964). — **Dodd, K., L.M. Johnston**, and **G.J. Buddingh**: Herpetic stomatitis. J. Pediat. **12**, 95—102 (1938). — **Doerr, R.**: Ätiologie der nichteitrigen Encephalitiden im Kindesalter. (Verhandl. Dtsch. Ges. f. Kinderheilk. Wiesbaden 1929.) Mschr. Kinderheilk. **44**, 149—170 (1929). ~ Ergebnisse der neueren experimentellen Forschungen über die Ätiologie des Herpes simplex und des Zoster. Zbl. Haut- u. Geschl.-Krkh. **16**, 481—517 (1925). — **Doerr, R.**, u. **W. Berger**: Die Beziehungen der Encephalitis epidemica zum Herpes febrilis und zur Influenza. Schweiz. med. Wschr. **52**, 862—866 (1922). — **Doerr, R.**, u. **M. Kon**: Schieneninfektion, Schienenimmunisierung und Konkurrenz der Infektionen im ZNS bei Herpesvirus. Z. ges. Hyg. **119**, 679—705 (1937). — **Doerr, R.**, u. **A. Schnabel**: Das Virus des Herpes febrilis und seine Beziehungen zum Virus der Encephalitis epidemica (lethargica). Zschr. Hyg. Infekt.-Kr. **94**, 29—81 (1921). — **Doerr, R.**, u. **S. Seidenberg**: Die Konkurrenz von Virusinfektionen im Zentralnervensystem (Phänomen von Magrassi). Zschr. Hyg. Infekt.-Kr. **119**, 135—165 (1937). — **Doerr, R.**, et **K. Vöchting**: Etudes sur le virus de l'herpès fébrile. Rev. gén. Ophtal. (Paris) **34**, 409—421 (1920). — **Dougal, Mc, Beamer**, and **Hellerstein**: Amer. J. clin. Path. **8**, 292 (1955). — **Drachman, D.A.**, and **R.D. Adams**: Herpes simplex and acute inclusion-body encephalitis. Arch. Neurol. Psychiat. (Chic.) **7**, 45—63 (1962). — **Dudgeon, J.A.**: A Complement Fixation Test for Herpes Simplex Infections. J. clin. Path. **3**, 239—247 (1950).

Epstein, H.C., and **W.L. Crouch**: Herpes simplex of the newborn infant. Pediatrics **13**, 553—555 (1954). — **Esser, M.**: Über eine kleine Epidemie von Pustulosis varioliformis acuta. Ann. paediat. (Basel) **157**, 196—261 (1941). — **Etienne, M., P. Tournier, F. Bricout**, et **R. Laplane**: Primo-invasion herpétique à forme méningée. Arch. franç. Pédiat. **17**, 1223—1226 (1960).

Fanco, C. da: Herpetic meningo-encephalitis in rabbits. J. Path. Bact. **26**, 85—114 (1923). — **Felder, J., J.-P. Mühlethaler** u. **N. Krech**: Herpes simplex generalisatus. Eigener Fall und kasuistischer Überblick. Helvet. paediat. Acta **15**, 451—470 (1960). — **Feldman, F.F.**, and **B.A. Newman**: Ekzema herpeticum (Kaposi's varicelliform eruption). Arch. Derm. Syph. (Chic.) **71**, 399—461 (1955). — **Fingerland, A.**: Encephalitis herpetica. Zoláštni otisk z Časopisu lékařu českych **89**, 18 (1949). ~ Herpetetická encefalitis (rozpoznaná spezifickou protilátkou). Lék. Zpr. lék. Fak. Karl. Univ. **5**, 26—31 (1960). — **Fischer, M.**: Die Beziehungen des Herpesvirus zum Blut und zum Liquor cerebrospinalis. Z. Hyg. Infekt.-Kr. **107**, 102—125 (1927). — **Florman, A.L.**, and **R.L. Mindlin**: Generalized herpes simplex in an eleven-day-old premature infant. Amer. J. Dis. Child. **83**, 481—486 (1952). — **France, N.E.**, and **M.J. Wilmers**: Herpes-simplex hepatitis and encephalitis in newborn twins. Lancet **1953 I**, 1181—1183. — **Freund, P.**: Ein Fall von Pustulosis vacciniformis acuta. Wien. med. Wschr. **81**, 1157 (1931). — **Friedenwald, J.S.**: Studies in the virus of herpes simplex. Arch. Ophthal. **52**, 105—131 (1923). — **Frühwald, R.**: Pustulosis vacciniformis acuta beim Erwachsenen. Derm. Wschr. **99**, 922—927 (1934).

Gans, O.: Zur Ätiologie der Stomatitis aphthosa. Klin. Wschr. **3**, 447 (1924). — **Garilhe, M.P. de**, et **J. de Rudder**: Effet de deux nucléosides de l'arabinose sur la multiplication des virus de l'herpès et de la vaccine en culture cellulaire. C.R. Acad. Sci. (Paris) **259**, 2725—2728 (1964). — **Gay, F.P.**, and **M. Holden**: Isolation of a herpes virus from several cases of epidemic encephalitis. Proc. Soc. exp. Biol. (N.Y.) **30**, 1051—1053 (1933). — **Goeckermann, W.H.**, and **L.F. Wilhelm**: Kaposi's Varicelliform Eruption. Report of a case. Arch. Derm. Syph. (Chic.) **32**, 59—61 (1935). — **Good, R.A.**, and **B. Campbell**: Potentiating effect of anaphylactic and histamine shock upon herpes simplex virus infection in rabbits. Proc. Soc. exp. Biol. (N.Y.) **58**, 305—306 (1945). — **Goodpasture, E.W.**: Intranuclear inclusions in experimental herpetic lesions of rabbits. Amer. J. Path. **1**, 1—9 (1925). — **Goodpasture, E.W.**, and **O. Teague**: Experimental production of herpetic lesions in Organs and Tissues of the rabbit. J. med. Res. **44**, 121—138 (1923). ~ Transmission of the virus of herpes febrilis along nerves in experimentally infected rabbits. J. med. Res. **44**, 139—184 (1923). — **Gottron, H.A.**, u. **W. Schönfeld**: Herpes simplex. In: Dermatologie und Venerologie, Bd. II, Teil 2, S. 1333—1338. Stuttgart: Georg Thieme 1958. — **Granström, K.O.**: A contribution to the knowledge of the importance of herpes infectious in corneal and conjunctival affections, especially in membranous conjunctivitis. Acta ophthal. (Kbh.) **15**, 361—369 (1937). — **Greenberg, A.D.**, and **R.B. Stewart**: Effect of hydrocortisone on Herpes-simplex-Virus infected Hela-Cells. Proc. Soc. exp. Biol. (N.Y.) **106**, 666—668 (1961). — **Greenfield, J.G.**: Herpes simplex encephalitis. In: Neuropathology, pp. 194—195 (J.G. Greenfield, edit.). London: Edward Arnold (Publishers) Ltd. 1958. — **Griesinger, W.**: Febricula. In: Handbuch der speziellen Pathologie und Therapie, Bd. II, 2. Abt., S. 99—101. Hrsg. von R. Virchow. Erlangen: Ferdinand Enke 1857. — **Gruber, G.B.**, u. **F. Kerschensteiner**: Die Meningokokken-Meningitis. Ergebn. inn. Med. Kinderheilk. **15**, 413—541 (1917). — **Grüter, W.**: Experimentelle und klinische Untersuchungen über den sog. Herpes corneae. Ber. dtsch. ophthal. Ges. **42**, 162—166 (1921). — **György, F.**: Herpes bei Meningokokkenmeningitis. Klin. Wschr. **4**, 916—917 (1925).

Habel, A.: Die Bedeutung des Herpes labialis bei der Differentialdiagnose zwischen eitriger und tuberkulöser Meningitis. Dtsch. med. Wschr. **22**, 674—675 (1896). — **Hallauer, C.**: Über die Immunisierung des Zentralnervensystems mit einem nicht-encephalitogenen Herpesstamm. Zschr. Hyg. Infekt.-Kr. **119**, 213—224 (1937). — **Hampar, B.**, and **S.A. Ellison**: Chromosomal aberrations induced by an animal virus. Nature (Lond.) **192**, 145—147 (1961). — **Hansen, J.D.L.**: Herpes simplex stomatitis in children : Its clinical picture and complications as seen in Cape Town. S. Afr. med. J. **35**, 133—135 (1961). — **Hasegawa, T.**: Electron microscopic observations of HeLa cells infected with herpes simplex virus. Acta derm. (Kyoto) **58**, 109—131 (1963). — **Hass, G.M.**: Hepato-adrenal necrosis with intranuclear inclusion bodies. Amer. J. Path. **11**, 127—141 (1935). — **Hebra, F.**, u. **M. Kaposi**: Lehrbuch der Hautkrankheiten. In: Virchows Handbuch der spez. Pathologie u. Therapie. Bd. III, 1. Abt., 2. Aufl. Erlangen: Ferdinand Enke 1874. — **Herzberg, K.**: Herpesvirusnachweis im Gyrus cinguli einer Einschlußkörperchen-Encephalitis. Zbl. Bakt., I. Abt. Orig. **174**, 38—43 (1959). — **Holmes, J.H.**, and **D.H. Watson**: An electron microscope study of the attachment and penetration of herpes virus in BHK 21 cells. Virology **21**, 112—123 (1963). — **Holzel, A., G.V. Feldman, J. O'H. Tobin**, and **J. Harper**: Herpes simplex. A study of complement-fixing antibodies. A. different ages. Acta paediat. (Uppsala) **42**, 206—214 (1953). — **Howard, G.M.**, and **H.E. Kaufman**: Herpes simplex Keratitis. Arch. Ophthal. **67**, 373—387 (1962). — **Hruszek, H.**: Der Impfherpes. Z. ges. exp. Med. **93**, 195—211 (1934). — **Huang, A.**, and **R.R. Wagner**: Penetration of Herpes simplex Virus into Human epidermoid cells. Proc. Soc. exp. Biol. (N.Y.) **116**, 863—869 (1964).

Janbon, M., J. Chaptal, et **M. Labraque-Bordenave**: Le problême de la méningite herpétique. Presse méd. **50**, 145—148 (1942). — **Jawetz, E., M. Okumoto**, and **M. Sonne**: Studies on herpes simplex. The effect of corticosteroids on herpetic Keratitis in the rabbit. J. Immunol. **83**, 486—490 (1959). — **Jellinger, K., F. Poetsch**, u. **F. Seitelberger**: Akute nekrotisierende Einschlußkörperchen-Encephalitis. Acta neuropath. (Berl.) **3**, 278—283 (1964). — **Jones, B.**: The management of ocular herpes. Trans. ophthal. Soc. U.K. **79**, 425—437 (1959). — **Juliusberg, F.**: Über Pustulosis acuta varioliformis. Arch. Derm. Syph. (Berl.) **46**, 21—28 (1898). — **Juretic, M.**: Incubation period of primary herpetic infection. Helv. paediat. Acta **15**, 102—107 (1960).

Kaposi, M.: Herpes. In: Pathologie und Therapie der Hautkrankheiten, 4. Aufl., S. 336 bis 367. Wien u. Leipzig: Urban u. Schwarzenberg 1893. — **Kaufman, H.E.**: The diagnosis of corneal herpes simplex infection by fluorescent antibody staining. Arch. Ophthal. **64**, 382—384 (1960). ~ Clinical cure of herpes-simplex keratitis by 5-Jodo-2'Deoxyuridine. Proc. Soc. exp. Biol. (N.Y.) **109**, 251—252 (1962). — **Kaufman, H.E.**, and **E.D. Maloney**: Experimental herpes simplex Keratitis. Arch. Ophthal. **66**, 99—102 (1961). — **Kerenyi, N., R. Faulkner**, and **E. Petite**: Herpes simplex encephalitis. A fatal case. Canad. med. Ass. J. **81**, 1011—1014 (1959). — **Kimmig, J.**: Beitrag zur Ursache und Behandlung des Ekzema herpeticum. Hausarzt **1**, 518 (1950). — **Kimuva, S.J., V. Diaz-Bonnet, M. Okumoto**, and **M.J. Hogan**: The effect of corticosteroid Hormones on experimental Herpes simplex keratitis. A clinical, histopathologic and histochemical study. Amer. J. Ophthal. **51**, 945—948 (1961). — **Klemperer, F.**: Zur Bedeutung des Herpes labialis bei der Cerebrospinalmeningitis. Berl. klin. Wschr. **30**, 693—696 (1893). — **Kobrak, E.**: Infektion eines Kindes mit generalisierter Vakzine; übertragen von den normalen Impfpusteln des Bruders. Med. Klin. **4**, 1540 (1908). — **Kohlhage, H.**: Differenzierung von Plaquevarianten des Herpes-simplex-Virus durch Gradiometerzentrifugation und Säulenchromatographie. Arch. Virusforsch. (Wien) **14**, 358—365 (1964). — **Kolhage, H.**, u. **D. Falke**: Vermehrungshemmung des Herpes-simplex-Virus durch Ribonukleinsäure. Arch. Virusforsch. (Wien) **14**, 404—409 (1964). — **Kooij, R.**: Acute Varioliform pustulosis. Ned. T. Geneesk. **81**, 571—575 (1937). — **Kopytowski, W.**: Zur pathologischen Anatomie des Herpes progenitalis. Arch. Derm. Syph. (Berl.) **68**, 55—80 u. 387—401 (1903). — **Kraupa**: Zu Grüters ätiologischen Untersuchungen über den fieberhaften Herpes. Münch. med. Wschr. **67**, 1236 (1920). — **Krücke, W.**: Herpes-simplex-Virus und Nervensystem. Jahrbuch 1960 der Max-Planck-Gesellschaft zur Förderung der Wissenschaften e.V. ~ Erkrankungen der peripheren Nerven. Hdb. spez. path. Anat. u. Hist. **XIII/5**, 1—248. Berlin-Göttingen-Heidelberg: Springer 1955. ~ Histopathologie der Polyneuritis und Polyneuropathie. Dtsch. Z. Nervenheilk. **180**, 1—39

(1959). ~ Über Virus-Encephalitiden mit Kerneinschlußkörperchen beim Menschen und die Neuropathologie der experimentellen B-Virus-Infektion. Wien. Z. Nervenheilk. **18**, 127—158 (1960). ~ Über eine besondere Form der spontanen Encephalitis Nervenarzt **7**, 289—301 (1957). — **Krugman, S.**: Primary Herpetic Vulvovaginitis. Report of case: Isolation and Identification of Herpes Simplex Virus. Pediatrics **9**, 585—588 (1952). — **Kumer**: Pustulosis varioliformis acuta Kaposi. Wien. klin. Wschr. **64**, 810 (1952).

McLachlan, A.D.: Kaposi's varicelliform eruption. Brit. J. Derm. **46**, 8—11 (1934). — **Lamy, M., M.L. Jammet, A. Granjou, Y. Veslot, P. Daniel, C. Nezelof,** et **S. Cottin**: L'herpìs du nouveau-né. Arch. franç. Pédiat. **17**, 425—436 (1960). — **Lausecker, H.**: Kaposis varicelliforme Eruption, Ekzema herpetiforme. Arch. Derm. Syph. (Berl.) **196**, 183—222 (1953). — **Lazar, P.**: Primary herpetic. Vulvovaginitis. Arch. Derm. Syph. (Chic.) **72**, 272—274 (1955). — **Lebrun, J.**: Cellular Localization of herpes simplex virus by means of fluoresant antibody. Virology **2**, 496—510 (1956). — **Levaditi, C.**: L'herpès et Zona. «Ectodermoses neurotropes». Paris: Masson et Cie. 1926. — **Levaditi, C., P. Harvier,** et **S. Nicolau**: Sur la présence, dans la salive des sujets sains, d'un virus produisant la lévato-conjunctivite et l'encéphalite chez le lapin. C.R. Soc. Biol. (Paris) **73**, 817 (1921). — **Levaditi, C.,** et **S. Nicolau**: Filtration des ultravirus à travers les membranes en collodion. C.R. Acad. Sci. (Paris) **176**, 712—720 (1925). — **Lipschütz, B.**: Die Ätiologie des Herpes genitalis. Derm. Wschr. **72**, 798—806 (1921). — **Löffler, W.,** u. **E. Lüthi**: Encephalitis (selbständige Formen). Kapitel: Die Herpes-simplex-Encephalitis. In: Handbuch der Inneren Medizin, Bd. I, Teil 1. Berlin-Göttingen-Heidelberg: Springer 1952. — **Löwenstein, A.**: Das Virus des fieberhaften Herpes. Wien. klin. Wschr. **32**, 952 (1919). ~ Übertragungsversuche mit dem Virus des fieberhaften Herpes. Klin. Mbl. Augenheilk. **64**, 15—31 (1920). — **Luger, A.,** u. **E. Lauda**: Über Kernveränderungen an Glia- und Ganglienzellen bei der herpetischen Encephalitis des Kaninchens. Mitt. Ges. inn. Med. (Wien) **21**, 218 (1922). ~ Ungelöste Probleme und aktuelle Fragen auf dem Gebiete der Pathologie des Herpes. Wien. klin. Wschr. **38**, 33—37 (1925). ~ Das Problem des Herpes simplex. Seuchenbekpf. (Wien) **1**, 116—130 (1924). ~ Zur Ätiologie des Herpes febrilis. Wien. klin. Wschr. **34**, 251 (1921). ~ Zur Frage der sog. Kerneinschlüsse bei der herpetischen Infektion. Zbl. Bakt., I. Abt. Orig. **97**, 135—139 (1926). — **Lynch, F.W., C.A. Evans, V.S. Bollin,** and **R.J. Steves**: Kaposi's varicelliform eruption. Extensive herpes simplex as a complication of eczema. Arch. Derm. Syph. (Chic.) **51**, 129—137 (1945).

McCallum, F.O.: Generalized Herpes simplex in the pernatal period. Acta virol. (3rd. Suppl.) **1959**, 17—21. — **McCoy, G.A.,** and **J.H. Leopold**: Steroid treatment of Herpes-simplex infections of the cornea. Amer. J. Ophthal. **49**, 1355—1356 (1960). — **McKenzie, D.**: Disseminated herpes simplex infection. S.Afr. med. J. **35**, 133–135 (1961). — **McKenzie, J.D., L. Hansen,** and **W. Becker**: Herpes simplex virus infection. Dissemination in association with malnutrion. Arch. Dis. Childh. **34**, 250—256 (1959). — **McNair Scott, T.F.**: Diseases caused by the virus of herpes simplex. In: Viral and rickettsial Infections of Man, pp. 382—391 (Th.M. Rivers, edit.). Philadelphia-London-Montreal: J.B. Lippicott 1948. ~ Infection with virus of herpes simplex. New Engl. J. Med. **250**, 183—188 (1954). ~ Epidemiology of herpetic infections. Amer. J. Ophthal. **43**, 134—147 (1957). ~ Diagnosis procedures of virus and rickettsial diseases. Amer. J. publ. Hlth **1948**, 243. — **McNair Scott, Th.F., C.F. Burgoon, L.L. Coriell,** and **H. Blank**: The growth curve of the virus of herpes simplex in rabbit corneal cells grown in tissue culture with parallel observations on the development of the intranuclear inclusion body. J. Immunol **71**, 385—396 (1954). — **McNair Scott, T.F., A.J. Steigman,** and **J. Convey**: Acute infectious gingivostomatitis. Etiology, epidermiology, and clinical picture of a common disorder caused by the virus of herpes simplex. J. Amer. med. Ass. **117**, 999—1005 (1941). — **McNair Scott, T.F.,** and **T. Tokumaru**: Herpesvirus hominis (virus of herpes simplex). Bact. Rev. **28**, 458—471 (1964). — **Magrassi, F.**: Studii sull'infezione e sull'immunita da virus erpetico (Nota II). Z. Hyg. Infekt.-Kr. **117**, 501—528 (1936). — **Martins, A.N., L.G. Kempe,** and **G.J. Hayes**: Acute haemorrhagic lenco encephalitis (Hurst) with a concurrent primary Herpes simplex infection. J. Neurol. Neurosurg. Psychiat. **27**, 493—501 (1964). — **Maumenee, A.E., G.S. Hayes,** and **T.L. Hartman**: Isolation and identification of the causative agent in epidemic keratoconjunctivitis (superficial punctate keratitis) and herpetic keratoconjunctivitis. Amer. J. Ophthal. **28**, 823—839 (1945). — **Michels, G.P.**: Die tierexperimentellen Beiträge zur Kenntnis der Herpessepsis des Menschen. Diss. München 1963. — **Monnet, P., R. Sohier, M. Tommarsi,** et **J. Fleurette**: Meningo-encéphalite herpétique chez un nouveau-né. Lyon méd. **205**, 209—215 (1961). — **Morgan, C., S.A. Ellison, H.M. Rose,** and **D.H. Moore**: Structure and development of viruses as observed in the electron microscope. J. exp. Med. **100**, 195—202 (1954). — **Mühlethaler, J.P.**: Ausschnitte aus der Pathologie des Neugeborenen. Path. et Microbiol. (Basel) **24**, 255—257 (1961). — **Munk, E.,** u. **W. Ackermann**: Some properties of herpes simplex virus. J. Immunol. **71**, 426—430 (1953).

Naegeli, O.: Zur Biologie des Herpes simplex. Münch. med. Wschr. **83**, 339—344 (1936). — **Nasemann, Th.**: Möglichkeiten und Grenzen der Mikromorphologie bei der Klärung der Ätiologie von Hautkrankheiten. III. Mitt.: Ultraschnittanalysen von Herpes-simplex-Virusinfizierten HeLa-Zellkulturen. Hautarzt **13**, 443—449 (1962). ~ Die Infektionen durch das Herpes simplex-Virus, Bd. 2. Jena: VEB Gustav Fischer 1965. — **Nasemann, Th.**, u. **H.J. Bandmann**: Zur Differentialdiagnose der varioliformen Pyodermien. Hautarzt 7, 137—139 (1956). — **Nicolau, S.**: Le mécanisme de la formation des inclusions dans le system nerveux des lapins infectés expérimentalement avec le virus herpétique. C.R. Soc. Biol. (Paris) **126**, 326—330 (1937).

Pejme, J.: Herpes simplex encefalit. Svensky lärkartidu. (Stockh.) **58**, 2233—2236 (1961). — **Perdrau, J.R.**: The virus of herpes: its immune reactions and its relation to that of encephalitis letargic. Brit. J. exp. Path. **6**, 41—52 (1925). — **Pette, H.**: Herpesencephalomyelitis. In: Handbuch der speziellen pathologischen Anatomie und Histologie, Bd. 13, Teil II/A, S. 494—512. Berlin-Göttingen-Heidelberg: Springer 1958. — **Pette, H.**, u. **G. Döring**: Über einheimische Panencephalomyelitis vom Charakter der Encephalitis japonica. Dtsch. Z. Nervenheilk. **149**, 7—44 (1939). — **Pfaundler, v. M.**: Über stille Feiung. Münch. med. Wschr. **1928**, 45—49. — **Platou, E.S.**: Eczema vaccinatum. Amer. J. Dis. Child. **48**, 333—334 (1934). — **Plechl, S.-Ch.**, u. **H. Plechl**: Therapeutische Versuche bei rezidivierendem Herpes labialis und Herpes traumaticus. Münch. med. Wschr. **27**, 1938—1940 (1964). — **Pugh, R.C.B.**, **J.A. Dudgeon**, and **M. Bodian**: Kaposi's varicelliform eruption (eczema herpeticum) with typical and atypical visceral necrosis. J. Path. Bact. **69**, 67—80 (1955). — **Pugh, R.C.B.**, **G.H. Newus**, and **J.A. Dudgeon**: Hepatic necrosis in disseminated herpes simplex. Arch. Dis. Childh. **29**, 60—65 (1954).

Quilligan, J.G., and **J.L. Wilson**: Fatal herpes simplex infection in a newborn infant. J. Lab. clin. Med. **38**, 742—746 (1951).

Rector, L.E., and **E.J. Rector**: The microincineration of herpetic intranuclear inclusions. Amer. J. Path. **9**, 587—592 (1933). — **Remky, H.**, u. **L. Amann**: Auslösungs-, Begünstigungs- und Lokalisationsfaktoren bei Keratitis disciformis. Klin. Mbl. Augenheilk. **138**, 527—534 (1961). — **Rezek, B.**: Herpesstudien an Hand einer Eigenbeobachtung. Festschrift Ortner. Med. Klin. **22**, 95—98 (1926). — **Rhodes, A.J.**, and **C.E. van Rooyen**: Herpes simplex (febrilis). In: Textbook of Virology, pp. 140—148. Baltimore: The Williams and Wilkins Company 1958. — **Roane, Ph.R.**, and **B. Roizman**: Requirement for continuous protein synthesis for the development of resistance to ultraviolet light in HEp-2 cells infected with Herpes-simplex-virus. Biochim. biophys. Acta (Amst.) **91**, 168—170 (1964). — **Rogers, A.M.**, **L.L. Coriell**, **H. Blank**, and **Th. F. McNair Scott**: Acute herpetic gingivostomatitis in the adult. New Engl. J. Med. **241**, 330—333 (1949). — **Roizman, B.**: Virus infection of cells in mitosis. Virology **13**, 387—401 (1961). — **Ronchese, F.**: Dermatitis Vaccinia (Kaposi's Varicelliform Eruption). Arch. Derm. Syph. (Chic.) **47**, 613—619 (1943). — **Rosan, R.C.**, **A.J. Nahmias**, **S. Kibrick**, and **J.A. Kerrigan**: Studies in glycoprotein production. Infection of primary cultures of human amnion with herpes simplex virus. Exp. Cell Res. **36**, 611—624 (1964). — **Ross, C.**, and **J. Stevenson**: Herpes-simplex meningoencephalitis. **1961 II**, 682—685. — **Rouher, F.**, **M.A. Cantat**, **R. Cluzel**, et **P. Troucher**: Herpès cornéen et acide para-aminobenzoique. Bull. Soc. franç. ophtal. **73**, 412—424 (1960).

Šakič, D.: Zur Therapie der Herpes-Erkrankungen der Hornhaut. Dtsch. Ophthal. Ges. Heidelberg **64**, 225—230 (1961). — **Scassellati, R.**, **G. Sforzolini**, e **M. Malossi**: Le manifestazione oculari dell'eruzione varicelliforme Kaposi. (Erpete semplice cutaneo disseminato.) Riv. oto-neuro-oftal. **30**, 520—555 (1950). — **Siegert, R.**: Elektronenoptische Untersuchungen über die Kernveränderungen herpesinfizierter Zellen. Wien. Z. Nervenheilk. **18**, 159 (1960). ~ Herpes-B-Virus. Wien. Z. Nervenheilk. **18**, 159—178 (1960). — **Slavin, H.B.**, and **E. Gavett**: Primary herpetic Vulvovaginitis. Proc. Soc. exp. Biol. (N.Y.) **63**, 343—345 (1946). — **Smeenk, C.**: Een geval van encephalitis, waarschijnlijk verorzaakt door Herpes-simplex-virus. Ned. T. Geneesk. **104**, 1242—1243 (1960). — **Smith, M.**, **E.H. Lennette**, et **H.R. Reames**: Isolation of the virus of herpes simplex and the demonstration of intranuclear inclusions in a case of acute encephalitis. Amer. J. Path. **17**, 55—68 (1941). — **Schmidt, H.**: Isolation of Herpes-simplex virus from Blisters of a patient with Stevens-Johnson's Syndrom. Acta derm.-venereol. (Stockh.) **41**, 53—55 (1961). — **Schönfeld, W.**: Herpes simplex. In: Lehrbuch der Haut- u. Geschlechtskrankheiten, 8. Aufl., S. 221—223. Stuttgart: Georg Thieme 1959. — **Schottmüller**: Über Febris herpetica. Beitr. z. Klin. d. Infektionskrankh. u. z. Immunitätsforsch. **1**, 41—49 (1913). — **Steiner, G.**: Experimenteller Beitrag zu vorstehendem Aufsatz von P. György und zur Frage der Herpesencephalitis überhaupt. Klin. Wschr. **4**, 917—919 (1925). — **Streitmann, B.**: Über varioliforme Pyodermien. Arch. Derm. Syph. (Berl.) **178**, 99—105 (1938).

Takemoto, K.K., and **P. Fabisch**: Inhibition of herpes virus by natural and synthetic acid polysaccharides. Proc. Soc. exp. Biol. (N.Y.) **116**, 140—144 (1964). — **Tanaka, S.**, and **Ch.M. Southam**: Joint action of Herpes-simplex-virus and 3-methylcholanthrene in production of papillomas in mice. J. nat. Cancer Inst. **34**, 441—449 (1965). — **Tanzer, J.**, **M. Thomas**, **Y. Stoitchkov**, **M. Boiron**, et **J. Bernard**: Altérations chromosomiques observées dans des cellules de rein de singe infectées in vitro par le virus de l'herpès. Ann. Inst. Pasteur **107**, 366—372 (1964). — **Tucker, E.S.**, and **G.F. Scofield**: Hepato adrenal necrosis. Arch. Path. **71**, 538—547 (1961).

Vaheri, A.: Heparin and related pulyomic substances as virus inhibitors. Acta path. microbiol. scand. **171** (Suppl.) 1—98 (1964). — **Vaheri, A.**, **E. Ikkala**, **E. Saxén**, and **K. Penttinen**:

Biological action of poly anions. Acta path. microbiol. scand. **62**, 340—348 (1964). — **Vegni, R.**: Ein experimenteller Beitrag zur Herpesinfektion. Z. ges. exp. Med. **43**, 9—30 (1924).

Warren, St. L., Ch. M. Carpenter, and **R. A. Boak**: Symptomatic herpes, a sequela of artificially inclused fever. J. exp. Med. **71**, 155—167 (1940). — **Watkins, J. F.**: Adsorption of sensitized sheep erythrocytes to HeLa cells infected with Herpes-simplex-virus. Nature (Lond.) **202**, 1364—1365 (1964). — **Weisse, K.**: Die Herpes-simplex-Virus-Infektionen. Ergebn. inn. Med. Kinderheilk. **14**, 391—481 (1960). — **Weisse, K.**, u. **W. Krücke**: Die Einschlußkörper-Encephalitiden. Neue Encephalitisformen. Dtsch. med. Wschr. **16**, 777—793 (1959). — **Weller, Th.**, and **A. H. Coons**: Fluorescent antibody studies with agents of varicella and herpes zoster propagated in vitro. Proc. Soc. exp. Biol. (N.Y.) **86**, 789—794 (1954). — **Wenner, H. A.**: Complications of infantile eczema caused by the virus of herpes simplex. Amer. J. Dis. Child. **67**, 247—264 (1944). — **Wheeler, C. E., E. J. Harvic**, and **Ch. M. Cauby**: The effect of hydrocortisone on the production of herpes simplex virus in tissue culture. J. invest. Derm. **36**, 89—97 (1961). — **Wheeler, C. E.**, and **W. D. Huffines**: Primary Disseminated Herpes simplex of the Newborn. J. Amer. med. Ass. **191**, 455—460 (1965). — **Wildi, P., W. C. Russel**, and **R. W. Horne**: The Morphology of Herpes virus. Virology **12**, 204—222 (1960). — **Wildy, P., C. Smith, A. A. Newton**, and **P. Dendy**: Quantitative cytological studies on HeLa cells infected with herpes virus. Virology **15**, 486—500 (1961). — **Williams, A.**, and **S. Jack**: Hepatic necrosis in neonatal herpes simplex infection. Med. J. Aust. **42**, 392—394 (1955). — **Witmer, R.**: Fluoreszierende Antikörper in der Diagnose herpetischer Erkrankungen. Ophthalmologica (Basel) **141**, 278—282 (1961). — **Witzleben, C. L.**, and **Sh. G. Driscoll**: Possible transplacental transmission of Herpes-simplex infection. Pediatrics **36**, 192—199 (1965). — **Wolf, A.**: The pathology of some viral encephalitis. In: The Pathogenesis and Pathology of viral Diseases, pp. 194—213 (J.G. Kidd, edit.). New York: Columbia Univ. Press 1950. — **Woodburne, A. R.**: Herpetic stomatitis (Aphthousstomatitis). Arch. Derm. Syph. (Chic.) **43**, 543—547 (1941).

Zdansky, E.: Zur pathologischen Anatomie der durch das Herpes-Encephalitis-Virus erzeugten Kaninchen-Encephalitis. Frankfurt. Z. Path. **29**, 207—227 (1923). — **Zinsser, H.**, and **Fei-Fang Tang**: Further experiments on the agent of herpes. J. Immunol. **17**, 343—355 (1929). — **Zischinsky, H.**: Über Stomatitis. Jb. Kinderheilk. **137**, 30—46 (1932). — **Ziskin, D. E.**, and **M. Holden**: Acute herpetic gingivostomatitis. Report of fifteen cases. J. Amer. dent. Ass. **30**, 1697—1705 (1943). — **Zucker, B. B., A. J. Nahmias**, and **S. Kibrick**: Evaluation of Heparin in experimental Herpetic Keratitis. Amer. J. Ophthal. **59**, 473—476 (1965). — **Zülzer, W. W.**, and **C. S. Stuhlberg**: Herpes simplex virus as the cause of (fulminating?) visceral disease and hepatitis in infancy. Amer. J. Dis. Child. **83**, 421—439 (1952). — **Zurokzoglu, St.**: Über das Vorkommen von Herpesvirus im Liquor cerebrospinalis. Zbl. Bakt., I. Abt. Orig. **139**, 86—90 (1937).

Varicellen

Von JOHANNES OEHME, Braunschweig, und RUDOLF SIEGERT, Marburg/Lahn

Mit 3 Abbildungen

I. Definition

Bei den *Varicellen* handelt es sich um eine akute hochkontagiöse, fieberhafte Viruskrankheit, die vollempfängliche Menschen betrifft. Sie tritt häufig epidemisch auf und bleibt fast ausschließlich auf das Kindesalter beschränkt. Die Erkrankung beginnt gewöhnlich mit milden Allgemeinerscheinungen, denen rasch ein charakteristisches, juckendes Exanthem folgt. Es entwickelt sich aus roten Flecken (maculae) und wandelt sich innerhalb von Stunden in Papeln (papulae) und Bläschen (vesiculae) um, die schließlich unter Krustenbildung eintrocknen. Sofern keine Sekundärinfektion eintritt, heilen die Windpocken ohne Narbenbildung ab. Die Infektion — ob klinisch apparent oder inapparent — hinterläßt eine dauerhafte Immunität.

Demgegenüber stellt der *Zoster* die Folge einer Reinfektion mit dem gleichen Erreger oder seiner Reaktivierung bei teilimmunen Personen — meist Erwachsenen — dar (s. S. 620ff).

Synonyma: Varicellen, Wind-, Wasser- oder Spitzpocken, Schafblattern. Englisch: chicken pox; französisch: petite vérole; italienisch: Ravaglioni, Cristall.

II. Geschichte

Die Windpocken scheinen den Ärzten bereits in vorchristlicher Zeit bekannt gewesen zu sein. Bis in die Gegenwart wurden sie jedoch immer wieder mit den Pocken verwechselt. Die wohl von VOGEL (1765) zuerst verwendete Bezeichnung „Varicellen“ (varicula = Knötchen, Diminuitiv von Variola) weist auf die klinische Ähnlichkeit hin. Erst HEBERDEN (1767) grenzte die Windpocken als selbständige Krankheit (chicken pox) von der Variola (small pox) ab. Der Nachweis, daß es sich um eine Infektionskrankheit handelt, ist STEINER (1875) durch experimentelle Übertragung von Bläschenflüssigkeit auf Kinder gelungen. TYZZER (1906) beschrieb Kerneinschlüsse in den infizierten Zellen. Die erste Darstellung der Elementarkörperchen im Bläscheninhalt stammt von PASCHEN (1917). RIVERS (1926) induzierte Kerneinschlüsse in Affenhoden durch Einspritzung von menschlichem Bläschenmaterial, die durch Rekonvaleszentenserum verhindert wurden. Den ätiologischen Zusammenhang zwischen Varicellen und Zoster erkannte KUNDRATITZ (1925), der mit dem Inhalt von Zosterbläschen bei Kindern experimentell Windpocken erzeugte. Die Züchtung des Varicellenvirus in Zellkulturen und der endgültige Beweis seiner Identität mit dem bei Zoster isolierten Agens sind WELLER und seinem Arbeitskreis (1952, 1953, 1954, 1958) zu verdanken.

III. Erreger

Das Varicellen-Zostervirus gehört in die *Herpesgruppe* wegen seiner morphologischen Ähnlichkeit und den intranucleären Einschlüssen während seiner Synthese (ANDREWES). Es entwickelt sich jedoch wesentlich langsamer, vermehrt sich nicht im Brutei und in HeLa-Zellen und ist außerhalb der Wirtszellen nicht so resistent. Es scheinen geringe antigene Beziehungen zu bestehen, da ein Teil von Herpespatienten eine serologische Antwort auch mit Varicellenantigen anzeigt (KAPSENBERG).

1. Eigenschaften

Das Varicellenvirus ist durch Löfflerbeize-Karbolfuchsinfärbung (Paschen) oder durch die Viktoriablaufärbung nach Vorbehandlung mit gesättigter Weinsäurelösung (Herzberg) lichtmikroskopisch noch darstellbar. Bei elektronenmikroskopischer Betrachtung erkennt man ovale bis ziegelsteinförmige Elementarkörperchen in einer *Größenordnung* von 130—250 mμ (Ruska, Nagler und Rake).

Die *Resistenz* des Varicellenvirus ist gegenüber chemisch-physikalischen Einwirkungen verschiedenster Art recht gering. Eine Erwärmung auf 37° C führt innerhalb von 24 Std zu einer 90%igen Inaktivierung von Virussuspensionen. Ebenso bewirkt wiederholtes Einfrieren und Auftauen einen erheblichen Verlust an Infektiosität. Der Infektionstiter von Bläschenflüssigkeit bleibt aber bei —70° C mehrere Jahre konstant (Weller et al.); bei Lagerung infizierter Zellen bei —40 bis —50° C soll dagegen eine Konstanz nur für wenige Monate gewährleistet sein. Die Stabilität des Varicellen-Zostervirus kann durch Zugabe von 5% Glycerin erhöht werden (Rosanoff und Hegarty).

2. Morphologie

Die *Feinstruktur* der Elementarkörperchen, wie sie sich durch Negativfärbung nach Kontrastierung mit Phosphorwolframsäure darstellen läßt, weist eindeutige Unterschiede zur Pockengruppe, aber weitgehende Übereinstimmung mit dem Herpes-simplex-Virus auf (Almeida et al., Herzberg et al.). Das pepsinresistente Innenkörperchen enthält Desoxyribonucleinsäure (Nasemann). Das Capsid setzt sich aus 162 Capsomeren zusammen und ist von einer Hülle umgeben.

3. Züchtung

Der einzige natürliche *Wirt* des Varicellenvirus ist der Mensch. Experimentelle Infektionen scheinen nur beim Affen als einziger Tierart zu haften, wenn auch die beim Menschen charakteristischen Hautveränderungen vermißt werden (Rivers, Hottinger). Die enge Wirtsspezifität erlaubt eine *Züchtung* des Varicellenvirus nur in Zellen menschlicher Provenienz oder vom Affen (Weller et al.). Es wurden Rollkulturen von embryonalen menschlichen Haut-Muskel-Zellen, von der Vorhaut von Kindern (Alter 3 Monate bis 3 Jahre), ferner menschliche Amnionzellen, embryonale Lungenfibroblasten sowie Affennieren- oder -Hoden-Zellkulturen benutzt. Geeigneter als primäre fetale Haut-Muskel-Zellen vom Menschen oder menschliches Amnion, die erst nach 7—20 Tagen zur Viruszüchtung benutzt werden können, sollen diploide Zellstämme sein, die bereits in 4—5 Tagen auswachsen (Schmidt et al.).

Da sich die Infektion in den meisten Zellkulturen radiär von Zelle zu Zelle ausbreitet und nur sehr wenig Virus freigesetzt wird, müssen bei *Passagen* neben dem Nährmedium auch noch Fragmente der mechanisch aufgeschlossenen Kulturzellen übertragen werden (Downie). Geeigneter sind menschliche Schilddrüsen-Zellkulturen, bei denen sehr viel mehr freies Virus in der Kulturflüssigkeit erscheint (Caunt und Taylor-Robinson). Kürzlich wurde auch ein Plaque-Verfahren entwickelt (Rapp und Benyesh-Melnick).

4. Cytopathisches Verhalten

Die *cytopathischen Veränderungen*, die erst nach 6—10 Tagen allmählich eintreten und im Verlauf von mehreren Wochen nur langsam fortschreiten, äußern sich in begrenzten herdförmigen Läsionen, die aber nicht alle Kulturzellen erfassen. Die von der Infektion betroffenen Zellen zeigen eosinophile Kerneinschlüsse, kugeln sich ab und zerfallen schließlich. Daneben werden auch vielkernige Riesenzellbildungen beobachtet (Weller, Gold und Robbins, Cheatham), die wohl nicht durch unvollständige Zellteilungen, sondern durch Zellverschmelzungen entstehen. Erst nach 30—55 Tagen ist mit einer fast vollständigen Zerstörung des Zellrasens zu rechnen. Bei Adaptation kommt es zu einer rascheren kompletten Zelldegeneration. Cytopathische Varianten wie beim Herpesvirus wurden bisher nicht beobachtet.

Die intracelluläre *Synthese* des Varicellenvirus ist noch wenig erforscht. Bisher hat man elektronenmikroskopisch nur beobachtet, daß die Reifung der Elementarkörperchen im Kern erfolgt (Tournier et al.). Man sieht zu Beginn der Vermehrung kontrastreiche Granula, aus denen sich Zentralkörperchen entwickeln. Hieraus entstehen von einer Membran umschlossene Gebilde (Durchmesser 70 bis 100 mμ), bei denen es sich wohl um inkomplette Viruspartikel handelt. Sie reifen zu kompletten Elementarkörperchen durch Bildung einer zweiten Hülle noch vor der Ausschleusung aus dem Kern. Mit Hilfe der Immunfluorescenz wurde Varicellenantigen zuerst am Kernrand und schließlich konzentriert im Zellplasma gefunden. Die Fluorescenz ist nicht vor der 72. Std vorhanden (Slotnick und Rosanoff). Die Plasmabrücken dürften eine Rolle bei der Virusausbreitung von Zelle zu Zelle spielen.

In frühen Stadien der Zellinfektion kommt es zu Chromosomenbrüchen und -aberrationen, deren Interpretierung noch Schwierigkeiten macht (Benyesh-Melnick et al.).

5. Antigene Eigenschaften

Hinsichtlich der Größenordnung, Feinstruktur und den biologischen Eigenschaften bestehen zwischen den bei Varicellen und Zoster isolierten Agentien ebensowenig irgendwelche Differenzen wie hinsichtlich ihrer *Antigenität*. Gerade diese Übereinstimmung stellt den überzeugendsten Hinweis auf ihre Identität dar. Sie ist bereits bei Verwendung von Blasenflüssigkeit und Krusten als Antigen im Agglutinations-, Neutralisations- und Komplementbindungsversuch erkannt (Paschen, Amies) und später mit Antigenen aus Zellkulturen (Weller et al., Taylor-Robinson et al., Downie) sowie mit fluorescierenden Antikörpern (Weller und Coons) und dem Geldiffusionstest nach Ouchterlony (Taylor-Robinson und Rondle) bestätigt worden. In der Blasenflüssigkeit kommt neben dem Virus auch ein Komplementbindungsantigen in löslicher Form vor. Für die Antigenproduktion am geeignetsten erwiesen sich diploide Zellstämme (Schmidt et al.), Schilddrüsen-Zellkulturen (Caunt und Taylor-Robinson) sowie menschliche Amnion-Zellen (Caunt et al.). Zum Neutralisationstest wird freies Virus benötigt, das man am besten aus den bereits erwähnten Schilddrüsen-Zellen erhält (Caunt).

IV. Pathologisch-anatomische Befunde

Es liegen nur wenige autoptische Untersuchungen von an Varicellen verstorbenen Kindern, vornehmlich Säuglingen, und Erwachsenen vor (Johnson, Cheatham et al.). Die *Haut- und Schleimhautläsionen* beginnen mit Schwellung von Epithelzellen und ballonierender Degeneration, die zu meist einkammerigen, intraepidermalen Bläschen führt. Sie sind angefüllt mit seröser Flüssigkeit, Viruspartikeln, degenerierten Epithelien, Leukocyten und Riesenzellen. In Zellen der Blasendecken und vom Blasengrund beobachtet man pyknotische Kerne mit acidophilen Einschlüssen. Daneben finden sich Zellsyncytien mit 20 und mehr Kernen, die frühzeitig der Nekrose verfallen. Das Corium bleibt, abgesehen von Zellinfiltrationen um die kleinen Gefäße, im allgemeinen unbeteiligt.

An den *visceralen Organen* beobachtet man in unterschiedlicher Ausprägung und Zahl Nekrosen und Blutungsherde, insbesondere an der Schleimhaut des Atmungs-, Gastrointestinal- und Harntrakts, in den Ovarien und der Vagina. Als Ausdruck des Virusbefalls findet man in der Peripherie der Nekroseherde Kerneinschlüsse und vielkernige Riesenzellen.

Die gelegentlich auftretende *Meningo-Encephalitis* wird nach Spatz in die Gruppe der diffusen perivenösen Herdencephalitiden eingeordnet, die durch perivasculäre, lymphocytäre Zellinfiltrate, Proliferation der Mikroglia, partielle Entmarkung sowie Zellinfiltration der Meningen charakterisiert ist.

V. Pathogenese

Die Windpocken sind die Folge der *generalisierten Primärinfektion* mit dem Varicellenvirus bei antikörperfreien, vollempfänglichen Menschen. Etwa 30 % der Infizierten setzen sich aber klinisch inapparent mit dem Erreger auseinander (stille Feiung). Der Infektionsweg ist nicht näher bekannt. Die natürliche *Eintrittspforte* dürfte in erster Linie an den Schleimhäuten des oberen Respirationstrakts zu suchen sein, es kommen aber auch die Conjunctiven (Rusti) sowie möglicherweise der Intestinaltrakt (Cheatham) infrage. Von der ersten Ansiedlungsstelle aus gelangen die Erreger in die Blutbahn und verbreiten sich auf diesem Weg im Organismus. Es dürfte kaum bezweifelt werden, daß das *Exanthem* die Folge der Virusgeneralisation und -aussaat in das Hautgewebe ist. Auf welche Weise die *Meningo-Encephalitis* als wichtigste Komplikation zustandekommt, ist immer noch umstritten, obwohl man inzwischen das Varicellenvirus wiederholt im Liquor angetroffen hat. Der Virustheorie, welche eine direkte Erregerwirkung annimmt, stehen die Neuroallergielehre sowie die Aktivierungshypothese gegenüber, welche ein latent schon vorhandenes hypothetisches Virus verantwortlich macht. Auch wird immer wieder die Vorstellung geäußert, daß die Meningo-Encephalitis nur die Folge eines zufälligen Zusammentreffens mit einer Infektion anderer Ätiologie sei.

Das Varicellen-Zoster-Virus wird von der ersten Ansiedlungsstelle in *Blutzellen* in die Haut und andere Organe transportiert, wie man dem Auftreten von Einschlußkörperchen entnehmen kann (Cheatham). Bei Windpockenkranken wurden in Leukocyten — wie in Zellkulturen — Chromosomenbrüche gefunden (Aula). Dies erklärt vielleicht den schweren Infektionsverlauf bei Leukämie-Patienten.

Die Erstinfektion hinterläßt, gleichgültig, ob sie klinisch manifest oder unterschwellig verläuft, eine dauerhafte *Immunität*, so daß Zweiterkrankungen kaum 1 % ausmachen (Rolly). Das Varicellenvirus wird nicht in jedem Fall von dem Immunmechanismus eliminiert, sondern es kann sich wahrscheinlich in Nervenzellen latent und reaktivierbar erhalten. So erklärt man den *Zoster* als Folge einer Reaktivierung einer früheren Windpockeninfektion oder einer Reinfektion bei solchen Personen, die im Laufe der Zeit einen Teil ihrer Immunität wieder eingebüßt haben (s. S. 621).

Trotz sicherer Anhaltspunkte, daß das Varicellenvirus die Placenta passiert und leicht auf den Foet in utero übertragen wird, liegen nur *wenige* Berichte über *Mißbildungen* vor (Hill et al.). Die Gefahr ist wohl deshalb so gering, weil sich die allermeisten Frauen bereits in ihrer Jugend mit dem Erreger auseinandergesetzt haben und noch eine Immunität besitzen. Etwas häufiger wird über *Varicellen bei Neugeborenen* berichtet, deren Mütter gegen Ende der Schwangerschaft erkrankt waren. Die Kinder kamen mit den typischen Läsionen zur Welt oder erkrankten bald nach der Geburt (Neustadt, Blattner und Heys) was auch bei Zwillingen beobachtet wurde (Middelkamp, Waddington). Bei einigen Erkrankungen in der Neugeborenenperiode entwickelten sich generalisierte tödliche Varicellen (EHRLICH et al.). Erkrankungen sind auch bei Neugeborenen immuner Mütter möglich, wenn sie keine Leihimmunität erhalten haben (READETT und McGIBBON).

VI. Epidemiologie

Die weltweit verbreiteten Windpocken sind vor allem in Großstädten endemisch. Es kommen ständig sporadische Erkrankungen vor, aus denen sich — unabhängig von Rasse, Geschlecht und Klima — kleine oder größere *Epidemien*, bevorzugt im Winter und Frühjahr, entwickeln können.

Das Zustandekommen von Epidemien hängt u.a. — wie bei anderen Infektionskrankheiten — von dem Angebot an empfänglichen Individuen in der Gesamtpopulation ab. Epidemische Ausbrüche sind in ländlichen Gegenden etwas seltener als bei der Stadtbevölkerung, wofür die unterschiedliche Exposition verantwortlich sein dürfte. Nach Verlust der natürlichen passiven Immunität im Verlauf der ersten 2—4 Lebensmonate ist die Empfänglichkeit ebenso groß wie für Masern.

Da die Varicellen nicht meldepflichtig sind, und repräsentative virologische Studien an Stichproben aus verschiedenen Lebensaltern noch fehlen, kennen wir den Verlauf der Durchseuchung unserer Population nur aus klinischen Beobachtungen.

Bei Haushaltskontakten beträgt das *Erkrankungsrisiko* empfänglicher Personen etwa 60 % (SIMPSON), bei Schulkindern in Klassenräumen 16—40 %. Über 90 % der Varicellen betreffen Personen vor dem 20. Lebensjahr bei einem Erkrankungsgipfel zwischen dem 2.—6. Jahr. Es handelt sich also als Folge der hohen Exposition, Empfänglichkeit und kräftigen Immunität um eine ausgesprochene *Kinderkrankheit.* Allerdings können Erwachsene mit Teilimmunität bei Reinfektion an Zoster erkranken.

Als *Infektionsquelle* kommt nur der kranke Mensch infrage. Virusausscheidungen von symptomlos infizierten Kontaktpersonen sind bisher nicht beobachtet worden, jedoch bedarf diese epidemiologisch wichtige Frage noch eingehenderer Untersuchungen. Man muß daran denken, daß Varicellen bei empfänglichen Kindern auch von Erwachsenen ausgehen können, die an Zoster erkrankt sind (KRÖGER, MURTHY). Dieser Vorgang soll siebenmal häufiger sein als das umgekehrte Ereignis (HEGLER).

Die *Ausscheidung* des Erregers im Nasen-Rachensekret und damit die *Ansteckungsfähigkeit* der Kranken beginnt wahrscheinlich schon am Ende der Inkubation, sicher aber im Prodromalstadium 1—2 Tage vor Ausbruch des Exanthems. Die Ausscheidungsdauer ist unbekannt. Die Haut soll so lange ansteckungsfähig sein, bis die Borken abgefallen sind, was nach etwa 2 Wochen der Fall ist. Wahrscheinlich erlischt die Infektiosität aber schon vorher beim Eintrocknen der Bläschen. So konnte GREENTHAL Kinder zwar mit Blasenflüssigkeit, nicht aber mit einem Krustenextrakt cutan infizieren.

Im Vordergrund steht der *aerogene Übertragungsweg* durch beim Sprechen, Husten und Niesen ausgestreute Sekrettröpfchen. Auf diese Weise gelangt der Erreger in die Eintrittspforten des Respirationstrakts, der Conjunctiven und auch des Intestinaltrakts. Eine Übertragung auf weite Entfernungen mit dem Luftstrom wie bei Pocken („Wind"-Pocken), z. B. durch offene Fenster oder Luftschächte, wird immer wieder behauptet. Es muß auch an eine Ansteckung durch *direkten Kontakt* gedacht werden, z. B. durch mit Blasenflüssigkeit oder Nasen-Rachensekret infizierte Finger, mit denen am Auge gerieben wird. Dagegen scheinen *indirekte Übertragungen* durch gesunde Zwischenträger (Pflegepersonen,

Geschwister) oder infizierte Gegenstände (Spielzeug, Eßgeschirr) nur eine untergeordnete Rolle zu spielen, wenn sie auch — wenigstens auf kurze Distanz — möglich sein sollen. Das Virus bleibt an Gegenständen allerdings nur etwa 1—2 Std infektiös.

Da die Resistenz des Varicellenvirus gegenüber Umwelteinflüssen (Wärme, Austrocknung, Bestrahlung) recht gering ist, setzt die Übertragung einen relativ *engen Kontakt* voraus, wie er besonders in der kühleren Jahreszeit in Lebens- und Wohngemeinschaften, überfüllten Räumen und Verkehrsmitteln gegeben ist. Die *Häufung der Erkrankungen im Winter* dürfte nicht nur auf diesen epidemiologischen Voraussetzungen beruhen, sondern auch darauf, daß der Erreger in der Umwelt während der kalten Jahreszeit stabiler ist.

VII. Klinisches Bild

1. Symptomatologie

Die *Inkubationszeit* beträgt im allgemeinen 11—15 Tage, jedoch kann sie bis zu 3 Wochen, ausnahmsweise auch bis zu 4 Wochen, verlängert sein. Bei künstlicher Inoculation dauert sie 6—10 Tage.

Meist treten Windpocken ohne *Vorboten* über Nacht auf. Erwachsene klagen nicht selten schon 1—2 Tage zuvor über Kopf-, Glieder- und Kreuzschmerzen. Gelegentlich werden auch bei Kindern unbestimmte Prodromi wie Spielunlust, Appetitlosigkeit, Übelkeit und Mattigkeit sowie Nasenbluten und Temperaturerhöhungen um 38° C, selten mit Fieberkrämpfen, beobachtet. Manchmal zeigt sich auch kurz vor der Bläscheneruption ein flüchtiges scarlatiniformes, noch seltener ein morbilliformes oder urticarielles Vorexanthem (rash), das diagnostisch irreführen kann.

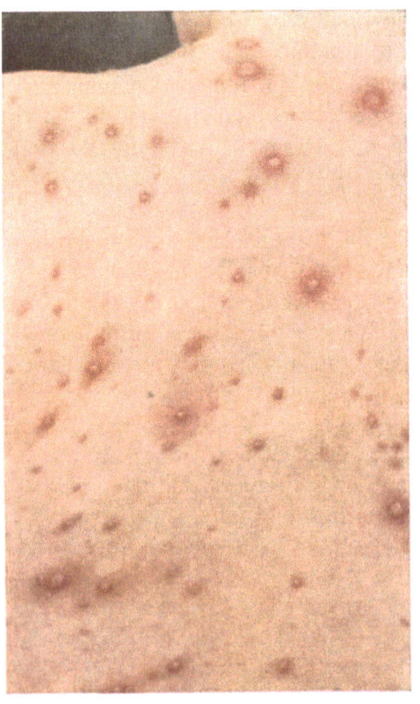

Abb. 1. Varicellen-Exanthem in verschiedenen Entwicklungsstadien (nach WINDORFER)

Der charakteristische *Ausschlag* tritt bei etwa $^1/_3$ aller Kranken plötzlich unter mäßigem Fieber auf, das oft nur 2—3 Tage dauert. Schüttelfröste sind selten. Das meist juckende Exanthem beginnt am Rumpf, geht rasch auf das Gesicht oder auf die behaarte Kopfhaut über und breitet sich noch am gleichen Tag auf Arme und Beine aus; Hände und Füße bleiben jedoch fast immer frei. Äußere Reize haben einen großen Einfluß auf die Lokalisation und den Verlauf des Exanthems. Die Efflorescenzen bestehen anfangs aus vielen, regellos verteilten, stecknadelkopf- bis linsengroßen, roseolaartigen Flecken, die sich — im Gegensatz zu Pocken — in *Stunden* über Papeln zu erbsengroßen Bläschen mit wäßrigem Inhalt verwandeln. Perivesical findet sich meist ein geröteter Hof (Abb. 1). Die in Spaltrichtung der Haut sitzenden, vorwiegend einkammrigen Bläschen sind zunächst mit klarer Flüssigkeit gefüllt und meist nicht „genabelt“. Durch Einwanderung von Leukocyten kann sich in 24 Std der Blaseninhalt trüben, so daß kleine Pusteln entstehen.

Auch reißen die dünnwandigen Blasen leicht ein. Die Zahl der Efflorescenzen ist sehr verschieden; manchmal sind es nur wenige, manchmal einige hundert. Innerhalb von 3—4 Tagen stellen sich *mehrere neue Exanthemschübe* ein, während die zuerst entstandenen Bläschen bereits eintrocknen. Die Entwicklung erfolgt zeitlich unterschiedlich, so daß — im Gegensatz zu den Pocken — *alle Stadien gleichzeitig nebeneinander* vorliegen können („Sternkarte" nach HEUBNER). Bis zum Abfall der gelblich-bräunlichen Krusten vergehen 1—2 Wochen; Narbenbildungen kommen nur bei bakteriell infizierten Pusteln zustande. Der Ausschlag wird nicht selten von regionären Lymphknotenschwellungen, bevorzugt am Hals und Nacken, begleitet.

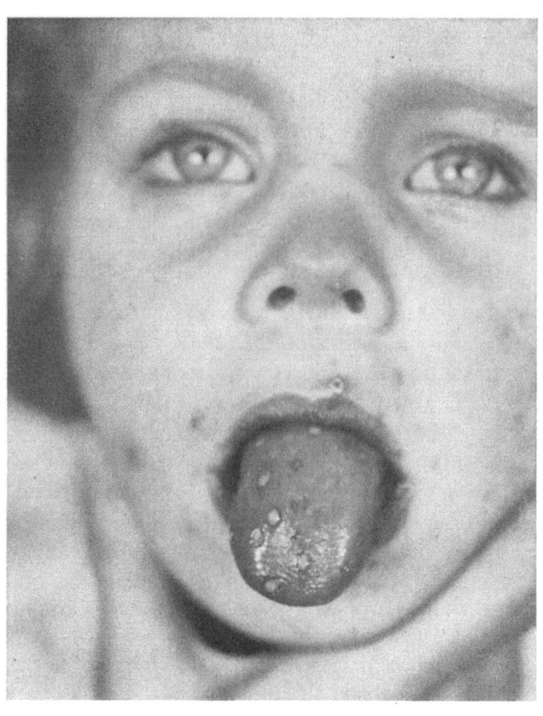

Abb. 2. Varicellen-Bläschen auf der Zunge (nach BRUGSCH)

Vereinzelte Efflorescenzen können etwa gleichzeitig auch an den Schleimhäuten — z. B. als Enanthem des Mundes (Abb. 2), ferner des Nasen-Rachen-Raumes und Kehlkopfes, sowie an den Augen und Genitalien — nachweisbar sein. Manchmal zeigen sie sich dort erst bei Nachschüben, die febril oder afebril verlaufen. Die Bläschen auf den Schleimhäuten macerieren schnell und entwickeln sich zu oberflächlichen Aphthen. Besonders schmerzhaft sind sie im Kehlkopf und am Genitale. Die Zahl und Zeitpunkte der Nachschübe sind unterschiedlich; gewöhnlich erfolgen 3—4, wobei nach spätestens 8 Tagen der letzte Schub eintritt.

Im *Blutbild* besteht bei Auftreten des Exanthems eine Leukopenie mit relativer Lympho-Monocytose und Eosinopenie; später steigt die Zahl der Leukocyten an. Auch die übrigen Laboratoriumsbefunde (z. B. BSG, Urin, EKG) sind uncharakteristisch.

2. Komplikationen

Bei den Komplikationen, mit denen bei etwa 5% der Fälle zu rechnen ist (CLAUDY), handelt es sich im wesentlichen um *bakterielle Sekundärinfektionen*, sei es in Form von pustulösen Varicellen oder um Krankheitserscheinungen wie Impetigo, Furunkel, Phlegmone, Lymphadenitis, Erysipel, Sepsis, Bronchopneumonie, Glomerulonephritis oder Otitis media und externa. Mitunter sind die Bläschen besonders groß (bullöse Varicellen); selten sieht man bei dysergischen Personen eine Neigung zu Hautgangrän (gangränöse Varicellen) mit Ecthymabildung. Die bakteriell bedingten Komplikationen sind aber durch rechtzeitige Gabe von Sulfonamiden oder Antibiotica wesentlich seltener geworden.

Bei *hämorrhagischen Varicellen* kommt es zu Blutungen in und zwischen den Blasen. Sie können die Folge einer allgemeinen hämorrhagischen Diathese sein und deuten auf ätiologisch nicht einheitliche, schwere Verlaufsformen hin. Nicht selten findet man gleichzeitig eine parainfektiöse oder eine — prognostisch günstigere — postinfektiöse *Thrombocytopenie* vor, die nach einer Latenzzeit von etwa 10 Tagen auftritt. Treten zur Purpura noch Störungen der Blutgerinnung hinzu, so kann die ungünstige Purpura fulminans entstehen. Dann ist es gerechtfertigt, hämorrhagische Varicellen als maligne (THOENES) zu bezeichnen.

Weitere Komplikationen beruhen auf der besonderen Lokalisation des Krankheitsprozesses. Besonders bemerkenswert ist, daß Erwachsene, obwohl sie viel seltener als Kinder erkranken, zu schwereren Komplikationen neigen.

Eine primäre *Varicellen-Pneumonie* kann bei Säuglingen, häufiger aber bei Erwachsenen, 2—5 Tage nach Erscheinen der Hauteruptionen auftreten (WARING, EISENBUD, KRUGMAN et al., NAKAO, KRAUS u.a.). Schwere Prostration, Fieber, hartnäckiger Husten, Tachypnoe, eventuell auch Cyanose und Hämoptoe, weisen auf den Ernst dieser Komplikation hin. Im Gegensatz zum geringen physikalischen Lungenbefund findet man röntgenologisch meist beiderseitig grobmiliare, diffuse, knötchenförmige Fleckschatten, denen eine interstitielle Gewebsreaktion zugrundeliegt. Der Anteil der Pneumonien an den Windpocken soll ca. 0,8% betragen. Ihr Verlauf kann mild, andererseits aber auch für 7—10 Tage sehr schwer sein. Als Komplikationen wurden abakterielle exsudative Pleuritis, Lungenödem und Hautemphysem beobachtet (KRUGMAN et al.). Bei Resistenzminderung, z. B. unter längerer Steroidbehandlung oder in der Schwangerschaft (FISH), können diese Pneumonien tödlich verlaufen.

Augenbeteiligungen sind bei Varicellen keineswegs selten. Wenn auch die mit starkem Lidödem einhergehenden Läsionen der Bindehaut leichter Natur sind und überwiegen, so wurden jedoch vereinzelt auch ernste Komplikationen wie Keratitis, Iridocyclitis oder retrobulbäre Neuritis beschrieben.

Nur selten sitzen Varicellenbläschen an der Kehlkopfschleimhaut. Es kann dann ein Glottisödem mit stenosierender Laryngitis (*Varicellen-Krupp*) die Folge sein. Eine Verwechslungsmöglichkeit mit dem diphtherischen Krupp besteht nur, wenn der Varicellen-Krupp *vor* der Hauteruption auftritt.

Selten treten *Myositis* (EISENOFF et al.), *Myo- und Perikarditis* (HACKEL, MANDELBAUM et al.) sowie die gutartige, seröse *Poly- oder Monarthritis* auf. Auf die hämorrhagische *Nephritis* wies bereits HENNOCH (1884) hin; ihr Verlauf ähnelt der Scharlachnephritis (BULLOWA et al.). Alle diese Komplikationen werden meist 1—2 Wochen nach Krankheitsbeginn beobachtet.

Von praktischer Bedeutung ist die zur Atrophie führende *Entzündung des Hodens* (WESSELHOEFT et al.), weil eine Sterilität die Folge sein kann. Andere Drüsen — mit Ausnahme der Parotis, vielleicht auch des Pankreas (SCHÖNENBERG) — scheinen nicht betroffen zu werden.

In letzter Zeit werden — anscheinend häufiger als früher — *neurologische Komplikationen* im Verlauf der Windpocken beobachtet. Dabei können wie beim Mumps (s. S. 428) meningo-encephalitische Syndrome entstehen. Mäßige Pleocytosen im Liquor kommen auch ohne zentralnervöse Symptome vor. Die para- oder postinfektiöse *Meningo-Encephalitis* varicellosa tritt zwischen dem 2. und 15. (— 20.) Tag nach dem Exanthembeginn, gelegentlich gleichzeitig, selten 3 Tage vorher (Inkubationsencephalitis) auf. Hohes Fieber und starke Unruhe sind die Vorboten dieser Komplikationen. Bevorzugt scheinen nach Varicellen atakstische Störungen (akuter cerebraler Tremor, cerebrale Ataxie) vorzukommen.

Man kann vorwiegend 2 Typen dieser cerebralen Komplikationen unterscheiden, wobei das Elektroencephalogramm wichtige Hinweise liefert (SCHULTE). Die typische *Varicellen-Encephalitis* mit relativ günstiger Prognose bevorzugt das Stammhirn und Cerebellum. Hier stehen Ataxie, Tremor, Muskelhypotonie und

Bewußtseinstrübung im Vordergrund. Bei dem anderen Typ herrschen *vasculäre* Allgemeinaffektionen des Zentralnervensystems vor, die zu wesentlich schwereren Symptomen mit Kopfschmerzen, Erbrechen, Krämpfen und Bewußtseinsstörung führen. Neuritiden von Kopfnerven oder Extremitätenlähmungen (Varicellen-Myelopathie) und Sprachstörungen sind selten. Am Augenhintergrund kann eine Opticus-Neuritis mit temporaler Abblassung nachweisbar sein. Schließlich ist das Auftreten von Mononeuritis und *Polyradiculoneuritis* (GUILLAIN-BARRÉ-Syndrom) im Anschluß an Varicellen beschrieben worden.

Windpocken sollen unter *Corticoidbehandlung*, die wegen einer anderen Grundkrankheit (Leukämie, rheumatoide Arthritis, Nephrose u.a.) gleichzeitig durchgeführt wird, häufiger bösartig verlaufen. Bei dieser Therapie werden auch Rückfälle, Zweiterkrankungen und hämorrhagische Verlaufsformen gesehen (JOCHIMS). OEHME beobachtete in zwei Fällen im Anschluß an Varicellen tödliche

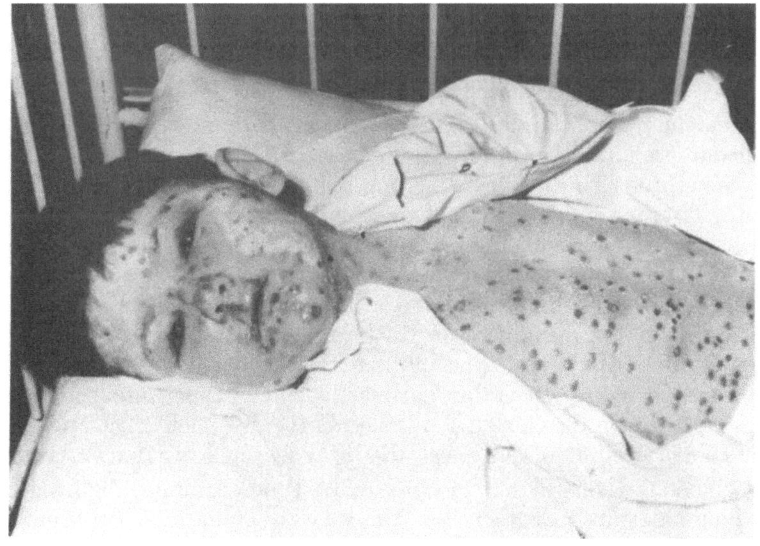

Abb. 3. Schwere variolaähnliche Varicellen bei Leukämie; Heilung erst durch Cortison (nach RAI und POUW

Schübe der Leukämie. Dabei vereiterten die großblasigen Varicellen und hielten länger als gewöhnlich an. Im Gegensatz dazu weisen BODEY et al. in einer Analyse derartiger Fälle darauf hin, daß das Risiko für Leukämie-Patienten während einer Remission zu vernachlässigen sei. Während der Rezidivphase verlaufen Windpocken zwar schwer, aber nicht immer tödlich. Die ursprüngliche Empfehlung, die Corticoide abzusetzen, wenn derartige Patienten an Varicellen erkranken, wurde wieder fallengelassen, da offenbar eine Nebennierenrindeninsuffizienz durch den plötzlichen Hormonentzug provoziert und dadurch die Abwehrlage der Patienten noch weiter verschlechtert wird. RAI und POUW beschreiben einen 10jährigen Jungen mit Leukämie und schweren Varicellen (Abb. 3), dessen Efflorescenzen erst nach erneuter Corticoidgabe eintrockneten; auch der Allgemeinzustand besserte sich erst unter Prednison-Behandlung. So ist es nicht verwunderlich, daß manche Autoren empfehlen, die Corticoidtherapie nicht abzusetzen, sondern hochdosiert weiterzuführen (HENNEMANNE, DIETEL und MACHNIK). Eine allgemein anerkannte Empfehlung, die eine Verschlechterung mit Sicherheit vermeidet, kann vorerst nicht gegeben werden.

Ungewöhnliche Verlaufsformen der Varicellen kommen auch bei anderen Störungen der *Immunmechanismen* vor, z. B. durch disseminierte Tumoren, die bestrahlt oder mit Antimetaboliten behandelt werden, oder noch häufiger durch die Gabe von Steroidhormonen vor und während der Krankheit. Man beobachtet dann wiederholte, manchmal hämorrhagische Exantheme, oder es tritt der Tod durch Encephalitis oder Kreislaufkollaps ein (HAGGERTHY und ELEY, CHEATHAM et al.).

Doppelinfektionen von Windpocken mit anderen Infektionskrankheiten kommen nicht selten, vor allem bei Hausepidemien, vor. Meist wird die Grundkrankheit (Diphtherie, Scharlach, Keuchhusten) ungünstig beeinflußt; dies gilt auch für eine bestehende Tuberkulose, die durch Varicellen zur Generalisation neigt. In anderen Fällen dagegen, z. B. Poliomyelitis, soll die Grundkrankheit keinen ungünstigen Verlauf nehmen. Bei Kindern mit Hepatitis epidemica verlaufen Varicellen angeblich auffallend leicht. Scharlachkranke sind für Windpocken besonders empfänglich (Varicellen-Wundscharlach); dabei beeinflussen sich beide Krankheiten gegenseitig ungünstig.

3. Diagnostische Hilfsmittel

Im allgemeinen bereitet die klinische Diagnose keine besonderen Schwierigkeiten, so daß sich die *Laboratoriumsdiagnose* auf unklare Verlaufsformen beschränkt. Sie stützt sich auf die Isolierung des Erregers sowie auf den Nachweis signifikanter Titerbewegungen komplementbindender oder neutralisierender Antikörper. Da aber der Virusnachweis und die Antigenherstellung für die Serodiagnose mit mancherlei methodischen Schwierigkeiten verbunden sind, ist es nicht verwunderlich, daß es kaum ein Laboratorium gibt, in dem die Varicellen-Zoster-Diagnose routinemäßig durchgeführt wird. Man gibt sich im allgemeinen damit zufrieden, die differentialdiagnostisch infragekommende Anwesenheit des Herpes-simplex-Virus oder eines Virus der Variola-Vacciniagruppe auszuschließen. Dies gelingt am einfachsten durch den Paulschen Cornealversuch am Kaninchen, dem Brutei- und intracerebralen Mäusetest, die bei Varicellen negativ verlaufen.

Am geeignetsten für den *Virusnachweis* ist der Inhalt möglichst frischer *Bläschen*, den man durch Anstechen mit einer Glascapillare oder mit einer feinen Nadel und Spritze gewinnt. Die mit der Pinzette abgehobenen Blasendecken und Borken sind dagegen viel weniger geeignet. Bei Vorliegen eines Enanthems kann auch *Mundspülflüssigkeit*, bei einer zentralnervösen Komplikation steril entnommener *Liquor* eingeschickt werden (EVANS und MELNICK, GOLD und ROBBINS, EHRLICH et al.). Gelegentlich gelang der Nachweis auch aus dem Nasen-Rachenschleim, Bronchialsekret und Lungengewebe. Blutentnahmen zum Virämienachweis erfolgen meist zu spät. Blutproben sind also nur geeignet, wenn sie frühzeitig genug untersucht werden können (WELLER, CHEATHAM). Kann die Verimpfung der Proben nicht innerhalb weniger Stunden erfolgen, so sollten sie möglichst eisgekühlt verschickt und gelagert werden.

Der *direkte Nachweis von Elementarkörperchen* im Elektronenmikroskop oder nach Färbung im Lichtmikroskop spielt in der Routinediagnostik keine Rolle. Auch die Cytodiagnostik (Kerneinschlüsse, Riesenzellen) im Geschabsel von der Basis und den Deckzellen frischer Bläschen ermöglicht keine eindeutige Diagnose, da man die gleichen Zellreaktionen auch bei Herpes-simplex-Bläschen findet. Bei der Pockengruppe sieht man hingegen intracytoplasmatische Einschlüsse (Guarnierische Körperchen).

Zum *Virusnachweis* stehen keine empfänglichen Versuchstiere zur Verfügung. Die Viruszüchtung ist auf *Zellkulturen* vom Menschen und Affen beschränkt

(s. S. 604). Die isolierten Agentien werden am besten im Neutralisationstest mit einem bekannten Immunserum identifiziert.

Zur *Serodiagnose* mit der Komplementbindungsreaktion oder mit dem Neutralisationstest werden je eine Serumprobe aus der akuten Krankheitsphase und der Rekonvaleszenz benötigt, weil nur ein Titeranstieg um mindestens das Vierfache als serologisch beweisend gilt. Die Antikörper werden 4—7 Tage nach Ausbruch des Exanthems nachweisbar und erreichen etwa 3 Wochen nach Krankheitsbeginn ihr Maximum. Ihre Persistenz ist unterschiedlich. Während die neutralisierenden Antikörper jahrelang nachweisbar bleiben, verschwinden die komplementbindenden schon nach 3—4 Monaten (Taylor-Robinson). Für die Komplementbindung sollen Antigene aus infizierten Zellkulturen weniger geeignet sein als frische Blasenflüssigkeit (Taylor-Robinson et al.). Neuerdings wurde die Antigenpräparation auf fetalen, diploiden Haut- und Muskelzellstämmen (Schmidt et al.) oder menschlichem Amnion (Caunt und Taylor-Robinson) empfohlen.

4. Diagnose und Differentialdiagnose

Der Rash, kurz vor Ausbruch des Exanthems, verleitet zur Fehldiagnose *Scharlach;* es fehlen jedoch Enanthem und Angina. Die übliche differentialdiagnostische Schwierigkeit besteht gegenüber dem *Strophulus;* hierbei bleiben jedoch die Schleimhäute und die behaarte Kopfhaut, meist auch das Gesicht, frei. Ferner sind beim Strophulus die einzelnen Knötchen mehr in Gruppen angeordnet und bevorzugen die Streckseiten. Klinisch unmöglich ist die Differenzierung zwischen dem *Zoster generalisatus* und den Varicellen.

Besonders wichtig ist die Unterscheidung von Varicellen und den *Pocken* (Variola vera, Variolois, Alastrim). Bei letzteren geht dem Ausschlag 3—4 Tage zuvor hohes Fieber voraus; die Patienten sind schwer krank. Auch die Lokalisation und Beschaffenheit der Bläschen sind unterschiedlich. Das Variola-Exanthem beginnt im Gesicht und verbreitet sich schnell über die Extremitäten und den Rumpf, der am wenigsten befallen ist (zentrifugale Ausbreitung). Das Exanthem ist am dichtesten an den unbedeckten Körperstellen. Die Windpocken dagegen zeigen besonders am Stamm eine starke Lokalisation und verschonen in der Regel — im Gegensatz zu den Pocken — die Handflächen und Fußsohlen (zentripetale Anordnung). Die Pockenbläschen liegen tiefer, sind gekammert, genabelt und hinterlassen Narben, während die Windpockenbläschen dünnwandig, meist einkammerig sind und beim Anstechen zusammenfallen. Ferner befindet sich das Pocken-Exanthem stets im gleichen Entwicklungsstadium, während die Windpocken ganz frische Bläschen neben eingetrockneten zeigen („Sternkarte"). Schließlich ist bei Pocken in typischer Ausprägung die Suppurations- und Nekroseneigung stärker als bei Windpocken.

Die größten Schwierigkeiten liegen in der klinischen Abgrenzung der bei Geimpften auftretenden milden Pockenformen, der oft varicellenähnlichen *Variolois*, die als echte Pockeninfektion für die Weiterverbreitung der Variola besonders bedeutungsvoll ist. Das Variolois-Exanthem kann morphologisch von den Varicellen nicht unterscheidbar sein; ferner kann es dem Bild der Variola discreta entsprechen oder ähnlich einer Miliaria cristallina an den distalen Extremitäten auftreten. Entscheidend für die richtige Diagnose ist die Berücksichtigung der Anamnese. In unklaren Fällen, insbesondere, wenn es sich um Erwachsene oder um Patienten handelt, die aus noch pockenverseuchten Gebieten der Erde kommen bzw. mit solchen Personen Kontakt hatten, ist die sofortige Quarantäne angezeigt. Die Diagnose wird laboratoriumstechnisch (s. S. 612) sowie durch die Verlaufsbeobachtung gesichert.

Differentialdiagnostische Schwierigkeiten kann auch ein Zusammentreffen von Varicellen und *Vaccinia generalisata* machen. So beobachtete Siegert eine an Lymphogranulomatose erkrankte Frau, die vor einer Auslandsreise eine Pockenschutzimpfung erhielt, kurz vorher aber Kontakt mit einem varicellenkranken Kind hatte. Es entwickelten sich eine nekrotisierende Erstimpfungspustel und zur gleichen Zeit ein hämorrhagischer, nekrotisierender Bläschenausschlag, der von erfahrenen Klinikern als Windpocken gedeutet wurde. Virologisch konnte in dem von fünf frischen Bläschen getrennt entnommenen Inhalt das Vacciniavirus isoliert werden. Gleichzeitig kam es zu einem signifikanten Titeranstieg neutralisierender Antikörper nicht nur gegen das Impfvirus, sondern auch gegen das Varicellen-Zoster-Virus.

Selten ergeben sich Schwierigkeiten bei der Abtrennung der *Acne vulgaris, Impetigo contagiosa, Skabies,* mitigierten *Masern* oder des *Ekzema herpeticum Kaposi,* von *Typhus- oder Fleckfieberroseolen;* auch an luische, tuberkulöse oder *toxisch-allergische Bläschenexantheme* muß gedacht werden (Oehme).

Die *Rickettsialpox* (Rickettsienpocken), die in USA als fieberhafte Erkrankung mit varicellenähnlichem Ausschlag beobachtet wurden, sind hierzulande noch nicht beschrieben worden.

5. Prophylaxe

Windpockenkranke sollten, soweit wie möglich, isoliert werden, um die Exposition empfänglicher Personen zu verringern. Da man aber mit einer Kontagiosität bereits vor Ausbruch des Exanthems rechnen muß, darf man den Erfolg derartiger Maßnahmen nicht überschätzen. Besondere Sorgfalt ist auf die *Isolierung* hospitalisierter Varicellenkranker zu verwenden, um Infektionen anderer, häufig resistenzgeschwächter Kranker zu vermeiden. Eine Quarantänedauer von etwa 1 Woche nach Erscheinen der letzten Efflorescenzen, d. h. solange, bis die Blasen eintrocknen, dürfte ausreichend sein. Es erscheint nicht erforderlich, 2—3 Wochen zu warten, bis die Krusten abgefallen sind.

Eine Verringerung der Exposition kann wahrscheinlich auch durch Reduktion der Erregerzahl in der *Raumluft,* z. B. durch Gebrauch von UV-Strahlen oder Aërosolen, erzielt werden. Allgemeinmaßnahmen wie Schulschließungen kommen sicherlich zu spät, um den Verlauf einer Epidemie zu beeinflussen.

Für eine *Individualprophylaxe* steht die passive Immunisierung mit Rekonvaleszentenserum oder Gammaglobulin zur Verfügung. Beide Verfahren schützen jedoch, selbst wenn sie schon kurz nach der Exposition gegeben werden, nicht sicher vor einer Erkrankung (Spiess, Gross et al.). Andere Autoren berichten über eine günstige Wirkung (Rodarte et al., Trimble). Rusti empfiehlt eine Instillation von Rekonvaleszentenserum in die Augen als Schutz vor einer Infektion.

Eine zwingende Notwendigkeit zu einer *Massenprophylaxe* durch aktive Schutzimpfungsmaßnahmen besteht *nicht.* Die intra- oder subcutane Varicellation mit dem Bläscheninhalt Windpockenkranker — nach dem Vorbild der Pockenschutzimpfung — hat sich nicht bewährt (Hegler). Über die Anwendung eines aus infizierten Zellkulturen gewonnenen Impfstoffes ist nichts bekannt.

6. Prognose

Die Prognose ist fast immer günstig. Am relativ meisten gefährdet sind resistenzgeschwächte Säuglinge und Kleinkinder durch *bakterielle Superinfektion.* Ihre Letalität betrug vor der antibiotischen Ära etwa 0,4%. Bedrohlich können für Säuglinge und alte Leute *hämorrhagisch-gangränöse Varicellen* und *Pneumonien* sein. Die respiratorische Lungenfunktion bleibt noch lange nach klinischer und röntgenologischer Rückbildung der Befunde eingeschränkt (Bocles et al.). Bei der Varicellen-*Meningo-Encephalitis* bilden sich die klinischen Befunde meist schneller als die Dysrhythmien und Irregularitäten im EEG zurück (Doutlik et al.). Es ist mit 10 % Defektheilungen und Residuen in Form von Verhaltens- und Entwicklungsstörungen zu rechnen (Rhodes und van Rooyen). Über tödliche Varicellen-Encephalitis berichteten Gibel et al. Letale Ausgänge sind ferner bei Kindern, die wegen anderer Grundkrankheiten (z. B. Leukämie, Gelenkrheuma) lange Zeit mit *Corticoiden* behandelt wurden, beobachtet worden. Tatter et al. beschrieben bei einem 3jährigen Mädchen mit Varicellen-*Pancarditis* einen tödlichen Verlauf, Krajewska sah zwei Todesfälle infolge *Nebennierenblutungen*. Die *Gesamtletalität* der Varicellen dürfte 0,01—0,05 % betragen (Tezner, Hottinger).

7. Therapie

Eine spezifische Therapie existiert nicht; die Gabe von Gammaglobulinen ist ohne Einfluß auf den Krankheitsverlauf. In leichten Fällen genügt Bettruhe. *Symptomatische Behandlung* mit Puder, der den Juckreiz nimmt (z. B. Menthol- oder Ingelan(R)-Puder) oder antibakteriell wirkt (z. B. Sterosan(R)-Puder), ist zweckmäßig. Ferner werden juckreizstillende, schmerzlindernde Salben oder Betupfen der Blasen mit 1 %igem Mentholspiritus empfohlen. Zur Vermeidung von Sekundärinfektionen ist das Kratzen möglichst zu verhindern. Bei bakteriellen Infektionen oder zu ihrer Prophylaxe sind Antibiotica oder Sulfonamide indiziert. Bäder sind nicht zu empfehlen, dagegen häufiger Wäschewechsel. Salicylate sollten wegen ihrer blutzuckersenkenden Wirkung zur Fieberdämpfung bei Varicellen nicht verordnet werden (Mortimer und Lepow). Die Behandlung der seltenen Varicellen-Keratitis mit Joddesoxyuridin bedarf noch weiterer Erfahrungen (Cairns, Rawls et al.). Eine Corticosteroidtherapie der Varicellen-Encephalitis, vielfach auch der schweren Varicellen-Pneumonie, der Orchitis und Epididymitis wird unter antibiotischem Schutz durchgeführt.

Literatur

A) Übersichtsarbeiten

Brugsch, H.: Windpocken. In: Handbuch der Kinderheilkunde, Bd. V, S. 79—91 (Infektionskrankheiten). Berlin-Göttingen-Heidelberg: Springer 1963. — **Glanzmann, E.**: Windpocken (spitze Blattern, Varicellen). In: Handbuch Inn. Medizin, 4. Aufl., Bd. I, Teil 1, S. 269 bis 286. Berlin-Göttingen-Heidelberg: Springer 1952. — **Nasemann, Th.**: Die Viruskrankheiten der Haut. In: Handbuch der Haut- und Geschlechtskrankheiten (Ergänzungswerk), IV/2, S. 225—274. Berlin-Göttingen-Heidelberg: Springer 1961. — **Rhodes, A. J.**, and **C. E. van Rooyen**: Chickenpox (Varicella). In: Textbook of Virology, 4th ed., p. 146—150. Baltimore: The Williams & Wilkins Comp. 1962. — **Siegert, R.**: Varizellen-Zoster. In: Virus- und Rickettsienerkrankungen, S. 705—720 (hrsg. von Haas. R., u. O. Vivell). München: Lehmann 1965. — **Stokes, J.**: Varicella-herpes zoster group. In: Viral and rickettsial infections of man, 3rd ed., p. 773—779 (ed. Rivers, Th. M., and F. L. Horsfall). Philadelphia-Montreal: J. B. Lippincott Comp. 1959. — **Wenner, H. A.**, and **T. Y. Lou**: Virus diseases associated with cutaneous eruptions. Varicella and herpes zoster. Progr. med. Virol. **5**, 245—250 (1963). — **Windorfer, A.**: Die Viruskrankheiten. Varicellen. In: Pädiatrie, S. 520—522 (hrsg. von Opitz, H., u. B. de Rudder). Berlin-Göttingen-Heidelberg: Springer 1957.

B) Einzelarbeiten ab 1960

Almeida, J. D., A. F. Howatson, and **M. G. Williams**: Morphology of varicella (chicken pox) virus. Virology **16**, 353—355 (1962). — **Aula, P.**: Chromosome breaks in leucocytes of chickenpox patients. Hereditas (Lund) **49**, 451—453 (1963).

Benyesh-Melnick, M., H. F. Stich, F. Rapp, and **T. C. Hsu**: Viruses and mammalian chromosomes. III. Effect of herpes zoster virus on human embryonal lung cultures. Proc. Soc. exp. Biol. (N.Y.) **117**, 546—549 (1964). — **Blattner, R. J.**, and **F. M. Heys**: Role of viruses in the etiology of congenital malformations. Progr. med. Virol. **3**, 326—328 (1961). — **Bocles, J. S., N. J. Ehrenkranz**, and **A. Marks**: Abnormalities of respiratory function in varicella pneumonia. Ann. intern. Med. **60**, 183—195 (1964). — **Bodey, G., E. McKelvey**, and **M. Karon**: Chickenpox in leucemic patients — factors in prognosis. Pediatrics **34**, 562—564 (1964).

Cairns, J.E.: Varicella of the cornea treated with 5-iodo-2'-deoxyuridine. Brit. J. Ophthal. **48**, 288—289 (1964). — **Caunt, A.E.**: Growth of varicella-zoster virus in human thyroid tissue cultures. Lancet **II**, 982—983 (1963). — **Caunt, A.E., C.J.M. Rondle,** and **A.W. Downie**: The soluble antigens of varicella-zoster virus produced in tissue culture. J. Hyg. (Lond.) **59**, 249 to 258 (1961). — **Caunt, A.E.,** and **D. Taylor-Robinson**: Cell-free varicella-zoster virus in tissue culture. J. Hyg. (Lond.) **62**, 413—424 (1964).

Doutlik, S., V. Janda, A. Lysa, and **B. Kovarova**: Clinical and EEG study of varicella encephalitis. Čs. Neurol. **23**, 444—450 (1960). ~ Referat: Zbl. ges. Kinderheilk. **80**, 130 (1961).

Fish, S.A.: Maternal death due to disseminated varicella. J. Amer. med. Ass. **173**, 978—981 (1960).

Gibel, H., B. Kramer, and **A.F. Naji**: Encephalitis complicating chicken pox. Amer. J. Dis. Child. **99**, 669—679 (1960).

Hennemanne, G.: Varicelle et cortisone. Quelle doit être notre attitude thérapeutique? Arch. franç. Pédiat. **17**, 38—67 (1960). — **Herzberg, K., A.K. Kleinschmidt, D. Lang, K. Reuss** u. **R. Dahn**: Vergleichende Virusdarstellung mit Phosphorwolframsäure (Variola-Vaccine, Kanarienpocken, Varicellen und Zoster). Zbl. Bakt., I. Abt. Orig. **188**, 440—448 (1963). ~ Über die Struktur des Zoster-Virus und eine weitere Darstellungsmöglichkeit seiner Capsomeren. Zbl. Bakt., I. Abt. Orig. **189**, 1—13 (1963).

Jochims, J.: Bösartiger Verlauf der Varicellen infolge einer Corticosteroidbehandlung. Med. Klin. **55**, 1208—1210 (1960).

Kapsenberg, J.G.: Possible antigenic relationship between varicella/zoster virus and herpes simplex virus. Arch. ges. Virusforsch. **XV**, 67—73 (1964). — **Krajewska, B.**: Two cases of hemorrhages into the suprarenals during the course of chicken pox. Pedjatr. polska **35**, 683—685 (1960); Ref. Zbl. Kinderheilk. **77**, 277 (1961). — **Kraus, O.**: Seltenere Komplikationen bei Varizellen. Wien. klin. Wschr. **75**, 83—84 (1963).

Mortimer, E.A., and **M.L. Lepow**: Varicella with hypoglycemia possibly due to salicylates. Amer. J. Dis. Child. **103**, 583—590 (1962).

Nakao, T.: Primary varicella pneumonia. Tohoku J. exp. Med. **72**, 249—252 (1960). — **Neustadt, A.**: Congenital varicella. Amer. J. Dis. Child. **106**, 96 (1963).

Rai, K., u. **I.H. Pouw**: Beitrag zum Cortison-Varizellen-Problem. Z. Kinderheilk. **89**, 67—81 (1964). — **Rapp, F.,** and **M. Benyesh-Melnick**: Plaque assay for measurement of cells infected with zoster virus. Science **141**, 433—434 (1963). — **Rawls, W.E., R.A. Cohen,** and **E.C. Herrmann**: Inhibition of varicella virus by 5-iodo-2'-deoxyuridine. Proc. Soc. exp. Biol. (N.Y.) **115**, 123—127 (1964). — **Readett, M.D.,** and **C. McGibbon**: Neonatal varicella. Lancet **I**, 644—645 (1961). — **Rosanoff, E.I.,** and **C.P. Hegarty**: Preservation of tissue cultured varicella virus n the frozen state. Virology **22**, 284 (1964).

Schmidt, N.J., E.H. Lennette, C.W. Shon, and **T.T. Shinomoto**: A complement-fixing antigen for varicella-zoster derived from infected cultures of human fetal diploid cells. Proc. Soc. exp. Biol. (N.Y.) **116**, 144—149 (1964). — **Schönenberg, H.**: Varicellen-Virus als Ursache der Pankreatitis im Kindesalter? Mschr. Kinderheilk. **109**, 236—238 (1961). — **Schulte, F.J.**: Über die zerebralen Komplikationen bei Varizellen. Dtsch. med. Wschr. **88**, 1836—1844 (1963). — **Siegert, R.**: 1963, unveröffentlicht. — **Slotnick, V.B.,** and **E.I. Rosanoff**: Localization of varicella virus in tissue culture. Virology **19**, 589—592 (1963).

Tatter, D., P.W. Gerard, A.H. Silverman, Ch.I. Wang, and **H.E. Pearson**: Fatal varicella pancarditis in a child. Amer. J. Dis. Child. **108**, 88—93 (1964).

Herpes zoster

(Synonyma: Gürtelrose, Zona, Shringles)

Von Hans Erhard Bock, Tübingen, und Rudolf Siegert, Marburg/Lahn

Mit 15 Abbildungen

I. Definition

Herpes zoster (ἕρπω = ich krieche, ζοστήρ = Gürtel) ist eine sporadisch auftretende, durch das Varicellen-Zoster-Virus hervorgerufene neuro- und dermotrope, metamer gebundene Infektionskrankheit von nur geringer Kontagiosität. Sie beginnt akut mit selektiver Entzündung der Spinalganglien eines oder mehrerer benachbarter Spinalnerven bzw. entsprechender Kopfganglien eines oder mehrerer Hirnnerven und führt segmental (meist halbseitig, manchmal auch multipel, sogar alternierend) oder selten generalisiert an der Haut zu einem schubweise auftretenden Ausschlag gruppierter Bläschen auf gerötetem Grund. Aberrierende Bläschen sind häufig zu finden. Die Mittellinie wird gelegentlich ein wenig überschritten. Da 75 % der Fälle am Rumpf „aufblühen" und als schmerzhaft gerötetes Band wahrgenommen werden, ist der Name „*Gürtelrose*" für den (halb-)gürtelartigen Erkrankungsprozeß verständlich. 15—20 % der Erkrankungen spielen sich am Kopf ab: „*Zoster cephalicus*" meist im Gebiet des Ganglion Gasseri — bei Befall des Trigeminus I „*Zoster ophthalmicus*" genannt — oder als „*Zoster oticus*" im Ohrbereich, vom Ganglion geniculi gesteuert. Nach der Abheilung des Hautzoster bleiben meist einige gruppierte, oft depigmentierte Narben zurück. Manchmal überdauern — besonders bei Greisen — segmentale prä- oder intrazosterische, neuritische Reizerscheinungen das akute Krankheitsbild um Monate (*Neuritis postzosterica*).

Obwohl *durch die gleiche Virusart wie die Varicellen verursacht*, besitzt der Herpes zoster jedoch eine abweichende klinische Symptomatik. Es handelt sich bei beiden Krankheiten um verschiedene Ausdrucksformen des gleichen Erregers, die auf der *unterschiedlichen Immunitätslage* und der davon abhängigen verschiedenartigen Aktivität des Infektionsprozesses beruhen. Die Varicellen stellen die Manifestation der Erstinfektion bei vollempfänglichen Personen dar (daher hauptsächlich bei Kindern, meist epidemisch auftretend). Der Zoster ist das Bild der wiederholten Auseinandersetzung mit dem gleichen Virus bei herabgesetzter Immunität (deshalb fast ausschließlich bei Erwachsenen, sporadisch auftretend). Es handelt sich meist um eine Reaktivierung von abgelagertem Varicellenvirus, das vorher — immunologisch in Schach gehalten — wohl in spinalen oder ihnen vergleichbaren Ganglien oder in deren Verbreitungsgebiet verweilte. Exogene Neuinfektionen scheinen wesentlich seltener in Betracht zu kommen.

Die Bezeichnung „Herpes" wird gewöhnlich für Herpes simplex gebraucht. Um Irrtumsmöglichkeiten vorzubeugen, sollte man demgegenüber bei der Gürtelrose vom „Zoster" sprechen.

II. Geschichte

Die Gürtelrose war schon im Altertum bekannt. Bei Plinius findet sich die Bezeichnung „Zoster". Fast gleichzeitig erwähnt sie Scribonius Largus unter dem Namen „Zona", „quam Graeci ἑρπῆτα dixerunt" (nach v. Bärensprung, 1861). Bright (1831) stellte die segmentale Verteilung der Bläschen fest und vermutete bereits ihren Zusammenhang mit nervalen Schädigungen. Diese Vorstellung wurde von v. BÄRENSPRUNG (1861, 1862) durch eingehende klinische Beobachtungen unterstützt und auf Entzündungsprozesse am sensorischen Nerven und Ganglion zurückgeführt. Die Infektionstheorie des *Herpes zoster* geht auf LANDOUZY (1883) und ERB (1885) zurück. Von HEAD und CAMPBELL (1900) stammt die klassische Beschreibung der neuropathologischen Veränderungen und der jedem Ganglion zugehörigen sensorischen Zonen. Die Virusgenese wurde schon von RIST (1904) vermutet.

Die engen *Beziehungen zwischen Zoster und Windpocken* erkannte v. BÓKAY (1909) aufgrund epidemiologischer Beobachtungen. PASCHEN (1919) beschrieb Viruspartikel im gefärbten Ausstrichpräparat des Bläscheninhalts. LIPSCHÜTZ (1920) fand in Schnitten von Varicellen- und Zosterbläschen die gleichen intranukleären, mit Giemsa oder Hämalaun-Eosin anfärbbaren Einschlußkörperchen des Typ A. Die Infektiosität und ätiologische Verwandtschaft beider Krankheitsformen wurden von KUNDRATITZ (1925) sowie LIPSCHÜTZ und KUNDRATITZ (1925) durch kutane Übertragung der Blasenflüssigkeit frischer Zosterbläschen auf Säuglinge und Kleinkinder bewiesen, die an Varicellen erkrankten und sich später gegenüber einer experimentellen Windpockeninfektion immun zeigten. PASCHEN (1933) und AMIES (1934) erkannten die antigene Verwandtschaft der „Elementarkörperchen" in Varicellen- und Zosterbläschen durch Kreuz-Agglutinationsreaktionen mit Rekonvaleszentenseren. RUSKA (1943) hat das Virus erstmalig elektronenmikroskopisch dargestellt und gezeigt, daß es morphologisch mit den bei Varicellen gefundenen Viruspartikeln identisch ist. ABRAMSON (1944) konnte mit dem Plasma von zwei Zoster-Rekonvaleszenten varicellenexponierte Kinder vor der Erkrankung schützen, während einige der unbehandelten Kontakte erkrankten. Die Züchtung des Varicellen-Zoster-Virus in der Zellkultur ist erstmalig WELLER und STODDARD (1952) gelungen. Damit war die methodische Voraussetzung zur Klärung diagnostischer, epidemiologischer und pathogenetischer Fragen geschaffen. Die vorher schon vermutete Identität der Erreger von Zoster und Varicellen wurde von WELLER et al. (1958) erhärtet, so daß sich der lange umstrittene unitaristische Standpunkt durchgesetzt hat.

III. Erreger

Das bei Zoster isolierte ätiologische Agens stimmt mit dem bei Varicellen gefundenen Virus in Größe und Struktur, in seiner chemisch-physikalischen Resistenz, in seinen Kultivierungsbedingungen, im cytopathischen Verhalten und Wirtsspektrum sowie in der Antigenität überein. Auch die klinisch-epidemiologischen Beziehungen sind derart eng, daß an der Identität der Erreger heute nicht mehr zu zweifeln ist. Wir sprechen deshalb von dem *Varicellen-Zoster-Virus.* Stammdifferenzen sind bisher nicht bekannt geworden.

Das Varicellen-Zoster-Virus gehört zur *Herpes-Gruppe* (ANDREWES, 1954). Diese Viren stimmen darin überein, daß sie im Innern DNS enthalten, die von einer Proteinkapsel (Capsid) aus 162 Untereinheiten (Capsomeren) umgeben ist. Das Nucleocapsid besitzt ikosaedrale Symmetrie und einen Durchmesser von 110 mμ. Es wird umschlossen von einer Hülle, die essentielle Lipoide enthält und deshalb ätherempfindlich ist. Aus der Hülle ragen Stacheln (spikes) von 8 mμ hervor. Das reife Virion hat einen Durchmesser von durchschnittlich etwa 200 mμ. Die Gemeinsamkeiten der Viren der Herpesgruppe beziehen sich aber nicht nur auf die Größenordnung, den Feinbau und ihre Ätherempfindlichkeit, sondern zeigen sich auch darin, daß ihre Synthese im Zellkern erfolgt und zur Bildung von Kern-Einschlußkörperchen führt. Schließlich weisen ihr Tropismus zu Geweben ektodermalen Ursprungs und das Vorkommen latenter Infektionen auf einen näheren Verwandtschaftsgrad hin.

Menschenpathogen sind aus der Herpesgruppe neben dem Varicellen-Zoster-Virus nur das Herpesvirus hominis (Herpes-simplex-Virus) und das Cytomegalievirus. Gelegentlich kann als Zoo-Anthroponose auch eine Infektion mit dem Herpesvirus simiae (B-Virus) eine Rolle spielen.

Noch zahlreicher sind die ausschließlich *tierpathogenen Vertreter* dieser Virusgruppe: das Marmoset Virus von Affen der Neuen Welt, das Pseudorabiesvirus, das Virus III der Kaninchen, die Erreger der bovinen Rhinotracheitis und der equinen Rhinopneumonitis sowie das Virus der infektiösen Laryngotracheitis der Hühner.

Neuerdings wurden antigene Beziehungen zwischen Varicellen-Zoster- sowie dem Herpes-simplex-Virus aufgedeckt (KAPSENBERG, 1965; SVEDMYR,1965; ROSS et al., 1965), die auf einen noch engeren Verwandtschaftsgrad schließen lassen, als man bisher angenommen hat. Die Antigengemeinschaft wurde durch Kreuzreaktionen bei Patientensera sowohl mit der Komplementbindungsreaktion als auch im Neutralisationstest bewiesen.

Nähere Angaben über die Eigenschaften des Varicellen-Zoster-Virus finden sich auf S. 603ff.

IV. Pathologisch-anatomische Befunde

Die *Efflorescenzen in Haut und Schleimhaut*, die man bei den (dermotropen) Varicellen und dem (neuro- und dermotropen) Zoster beobachtet, stimmen cytologisch und histologisch völlig überein.

Die Zellveränderungen werden verständlich, wenn man das *intracelluläre Verhalten* des Varicellen-Zoster-Virus berücksichtigt. Hierüber geben elektronenmikroskopische Untersuchungen Aufschluß, die LUTZNER (1963) an Ultradünnschnitten von Zosterbläschen durchgeführt hat. Das Virus wird in Zellen des Stratum spinosum angetroffen, wo im Kern „nackte" Nucleocapside erscheinen, die dort zu Partikeln mit Doppelmembranen heranreifen. Die „reifen" Viruspartikel füllen nicht selten den ganzen Kern aus. Durch Zerreißen der Kernmembran gelangen sie in das Cytoplasma, wo sie frei herumliegen. Schließlich werden sie mit Hilfe eines Knospungsprozesses durch die Cytoplasmamembran aus der Zelle geschleust. Die infizierten epidermalen Zellen zeigen Einschlußkörperchen im Kern, verlieren ihre Desmosomen und können lysieren. Durch Verschmelzungsprozesse entstehen einzelne vielkernige Riesenzellen. Entsprechende Beobachtungen wurden früher schon an Varicellenbläschen gemacht (TOURNIER et al. 1957).

Das einzelne flüssigkeitsgefüllte *Bläschen* ist meist einkammerig; die Blasenwand zeigt ballonierte Epithelzellen, eosinophile Kerneinschlüsse und vielkernige Riesenzellen. Der Bläscheninhalt trübt sich eitrig in 3—4 Tagen, es entsteht eine Pustel mit zahlreichen Leukocyten und Neigung zur Hämorrhagie. Der Zoster neigt zu Nekrotisierung und Konfluenz, auch zu bullöser Blasenbildung. Man findet — wohl als Folge der stärkeren Entzündungstendenz — mehr Detritus als bei Varicellen (HERZBERG, 1949).

Das *Corium* weist nur geringfügige Veränderungen auf, z. B. Hyperämie, Ödem des Papillarkörpers und z. T. perivasculäre Zellinfiltrate. Nur selten bilden sich Nekrosen. EBERT (1949) fand im Corium eine Degeneration und Nekrose der peripheren sensorischen Nerven. Eine gründliche Untersuchung der Hautnerven stammt von BILJOHN (1958). CHEATHAM (1953) wies intranukleäre Einschlußkörperchen in sympathischen und Spinalganglienzellen nach.

Der Befall des Metamers scheint stets mit einer ausgedehnten Gefäßalteration verbunden zu sein, die — gegenüber den Varicellen — den Untergrund und die Reaktionsformen verändert. Die regionären Lymphknoten sind meist mitbetroffen, ohne daß ihre histologische Architektur wesentlich verändert wird.

Der Zoster ist eine *Dermo(mucoso)-neuro-ganglio-radiculo-myelitis*. WOHLWILL (1936) hat gezeigt, daß die sehr oft vorhandene Ganglionitis des Spinalganglions keineswegs obligatorisch ist, obwohl man sie früher ausschließlich als krankheitsbestimmend angesehen hat. Das Übergreifen der Entzündung auf das Vorderhorn und den Querschnitt auch anderer Höhen erklärt die gelegentlich vorkommenden muskulären Ausfälle (BARONTINI, 1957), die am häufigsten beim Kopfzoster sind. Sektionserfahrungen über *Lähmungsfälle* sind *selten*. Ein Fall von SCHUBACK (1930) von Zoster und Landryscher Paralyse macht eine Ausnahme. HAYMANN (1922, 1934) hat den Zoster des Ganglion geniculi bearbeitet; bei der gerade hier herrschenden Tendenz zum Übergreifen auf andere Hirnnerven wären pathologisch-anatomische Serienuntersuchungen besonders erwünscht.

Meningeale Reizung gehört fast zum typischen Bild (SCHELLER, 1953); meningeale Prozesse mit Übergreifen auf die Hirnrinde sind dagegen relativ seltene Ereignisse und werden besonders beim Zoster faciei gefunden. *Encephalitische*

Bilder, wie sie bei Varicelleninfektion relativ häufig auftreten, kommen, besonders bei Kindern, extrem *selten* vor (GERMER, 1963). Die Veränderungen entsprechen gewöhnlich einer disseminierten Encephalomyelitis. Die Läsionen bestehen aus perivasculären lymphocytären Infiltraten, Proliferation der Mikroglia, Neuronophagie und Zonen partieller Entmarkung. An den Meningen bestehen Zellinfiltrate. Für die histologische Diagnose stellen die Kerneinschlüsse in den betroffenen Nervenzellen wichtige Hinweise dar (Übersicht bei APPELBAUM et al., 1962; ROSE et al., 1964). MEYER (1957) trennt eine parazosterische (= Früh-) von einer metazosterischen (= Spät-) Encephalitis ab. Es dürfte für Art und Zeitpunkt ihres Auftretens nicht unwichtig sein, ob eine lokalisierte oder eine generalisierte Zostereruption oder bei völligem Immunitätsverlust ein Zoster varicelliformis ohne jede primäre Zonalbindung zugrunde liegt.

V. Pathogenese

Der Zoster ist stets an die Anwesenheit des Varicellen-Zoster-Virus gebunden. Es gibt also keinen „idiopathischen", „reflektorischen" oder „symptomatischen" Zoster ohne Virus.

Die Pathogenese des Zoster entzieht sich dem experimentellen Studium, weil das natürliche Wirtsspektrum des Erregers auf den Menschen beschränkt ist. Ihre Deutung beruht allein auf klinisch-epidemiologischen Erfahrungen, virologischen Untersuchungen am Patienten und autoptischen Befunden.

Das pathogenetische Geschehen (Tab. 1) beginnt mit der *Primärinfektion*, die wohl vorzugsweise über den Respirations- und Intestinaltrakt erfolgt. Die erste Auseinandersetzung mit dem Varicellen-Zoster-Virus führt bei etwa 70 % der

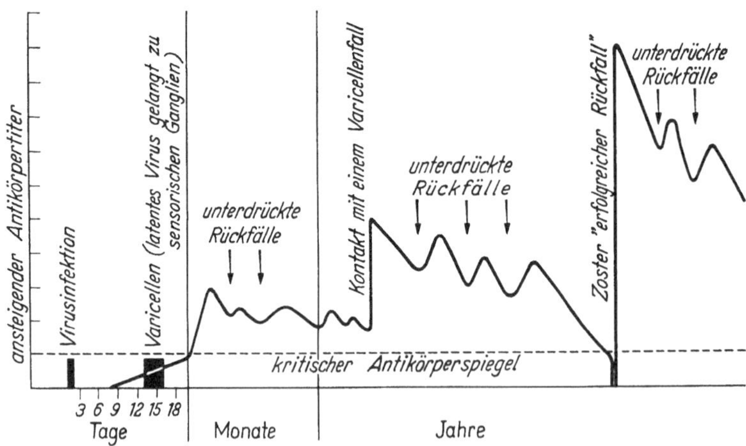

Abb. 1. Diagramm der vermuteten Genese des Zoster (nach HOPE-SIMPSON, 1965)

vollempfänglichen Individuen zu generalisierten Varicellen, bei den restlichen 30 % verläuft sie klinisch stumm. Das Ergebnis ist eine dauerhafte Immunität, so daß Zweiterkrankungen weniger als 1 % betragen.

Der Zoster stellt, wie die allgemein anerkannte „Latenztheorie" besagt, die Folge einer *wiederholten Auseinandersetzung* mit dem gleichen Erreger dar. Sie kann klinisch allerdings nur dann in Erscheinung treten, wenn die bei der Erstinfektion aktiv erworbene Immunitätslage inzwischen wieder unter einen kritischen Schwellenwert (Abb. 1) abgesunken ist (DOWNIE, 1959). Da in den meisten Fällen eine exogene Reinfektion infolge fehlender Exposition unwahrscheinlich ist, bleibt nur die Erklärung übrig, daß das originäre Varicellen-Zoster-Virus nach der

Erstinfektion in latentem Zustand im Körper verbleiben und später reaktiviert werden kann. Es liegen nicht die geringsten Beweise dafür vor, daß das bei Zoster gefundene Virus über stärkere neurotrope Potenzen verfügt als der bei Varicellen angetroffene Erreger.

Tabelle 1. *Virus-Wirtsbeziehung bei Zoster.*

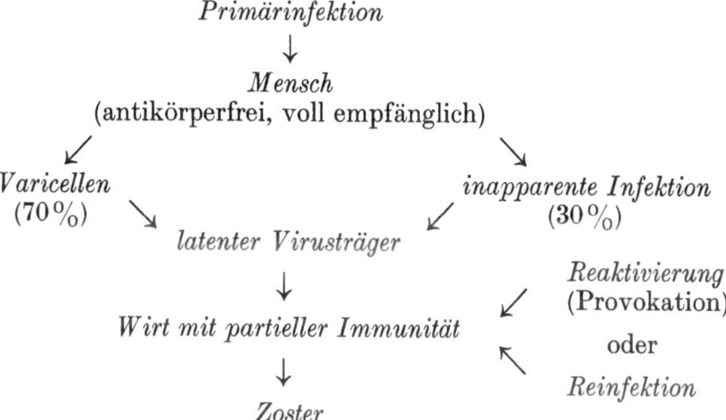

Die Vorstellung, daß der Zoster das Ergebnis einer erneuten Auseinandersetzung zwischen Erreger und Organismus darstellt und als eine *immunologisch modifizierte Form der Varicellen* angesehen werden muß, dürfte ausreichend begründet sein. Hierfür sprechen der Virusnachweis und die bei den meisten Zosterfällen bekannte Varicellen-Vorgeschichte, jedoch können auch subklinische

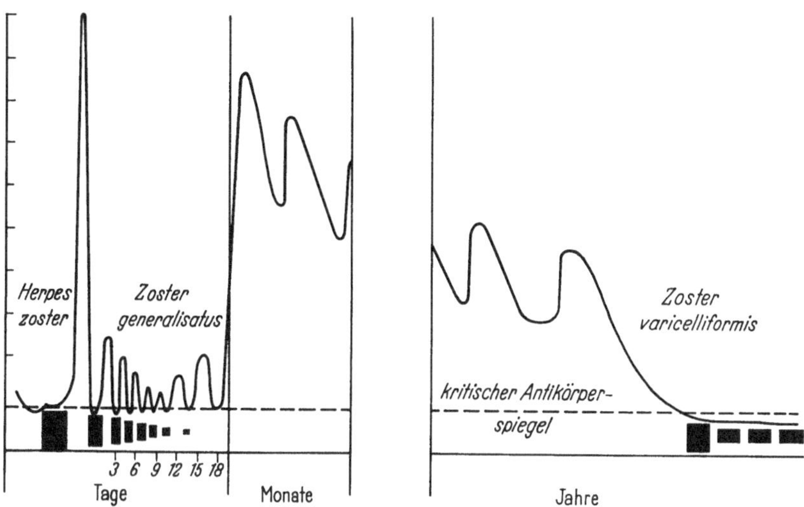

Abb. 2. Herpes zoster generalisatus und varicelliformis. Erweiterung des Diagramms von HOPE-SIMPSON (1965) durch Verfasser

Attacken vorausgehen. Das Verhalten der Antikörper läßt sich nur als Auffrischungseffekt (Boosterung) auf erneuten Antigenreiz erklären, weil sie früher nachweisbar sind, rascher ansteigen, höhere Spiegel erreichen und länger persistieren als bei Varicellen (s. S. 643).

Eine der Voraussetzungen für das Auftreten des Zoster besteht im *Absinken* der sonst dauerhaften *Immunität* (s. S. 626). Dafür spricht die Zunahme der Erkrankungshäufigkeit mit steigendem Lebensalter und Abstand von der Primärinfektion (Varicellen). Im allgemeinen bleibt der Krankheitsprozeß lokalisiert, weil die noch vorhandene Restimmunität die generalisierte Ausbreitung des

Erregers hemmt. Ist die *Abwehrkraft* jedoch *stärker geschwächt*, so kann der Prozeß mit oder nach dem Dermatombefall auch in Schüben generalisieren *(Zoster generalisatus)* und dabei konfluierend, bullös, hämorrhagisch, nekrotisierend oder gangräneszierend werden, wobei die Schübe von Mal zu Mal schwächer zu ver-

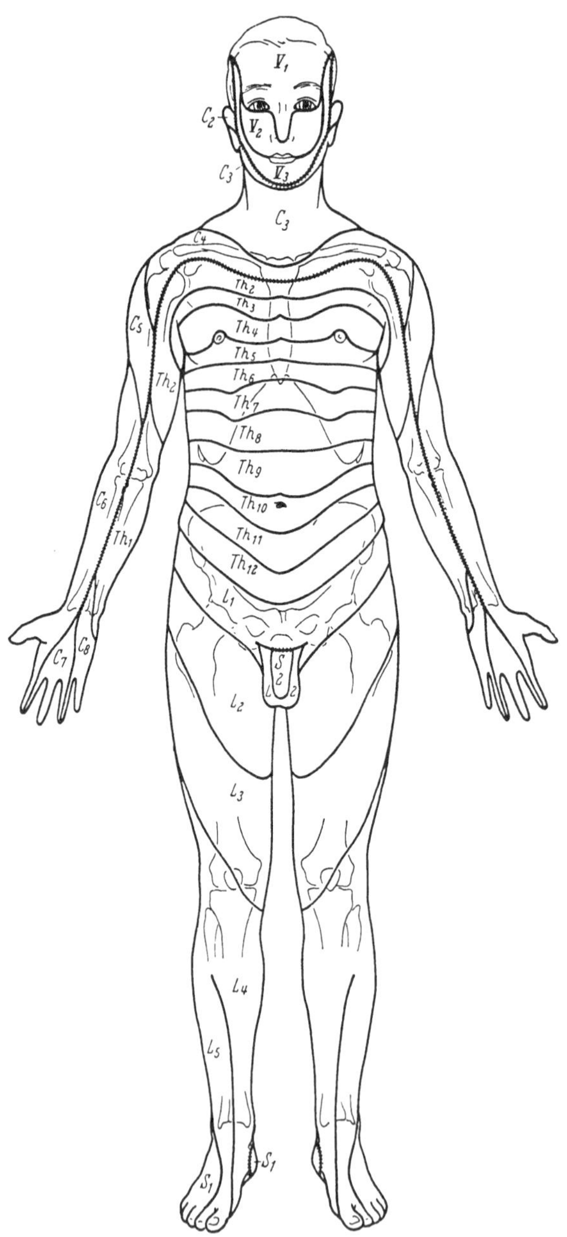

Abb. 3. Dermatom-Schema von ventral. ——— Grenzen innerhalb kontinuierlicher Segmentfolgen; ++++++ Hiatuslinien = Axiallinien, an denen entferntere Dermatome (z. B. C_4/Th_2, L_3/S_3) aneinandergrenzen (Aus „Segmentale Innervation" von K. HANSEN, H. SCHLIACK, Thieme 1962)

laufen pflegen. Bei völligem Darniederliegen der Immunitätslage, wie man sie bei schweren Grundleiden beobachtet (s. S. 630), kommt es zum *Zoster varicelliformis* ohne jede metamere Bindung (Abb. 2).

Generalisierte Ausschläge von „Herpesbläschen“ ohne segmentale Verteilung legen den Verdacht nahe, daß es sich um einen generalisierten Herpes simplex handelt, dessen Rezidivneigung besonders groß ist (virologische Differentialdiagnose s. S. 641).

Andererseits ist zu verstehen, daß nach erfolgter Auffrischung der Immunität *Zosterrezidive* eine große Seltenheit darstellen und sich durch leichteren Krank-

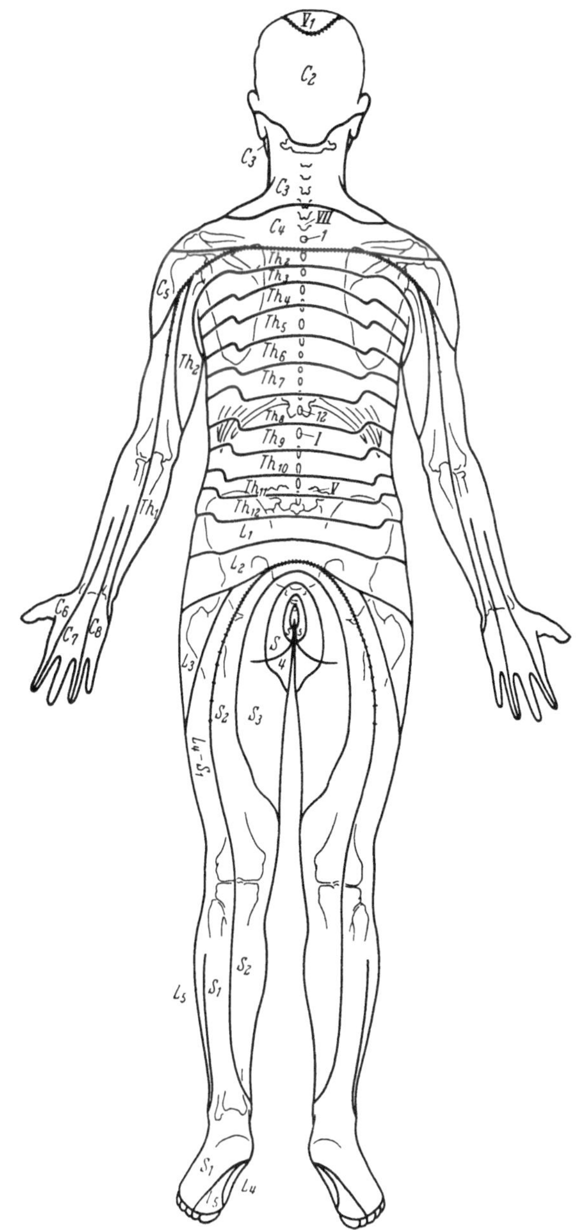

Abb. 4. Dermatom-Schema von dorsal (Aus „Segmentale Innervation“ von K. HANSEN, H. SCHLIACK, Thieme 1962)

heitsverlauf auszeichnen (LAUSECKER, 1952). HOPE-SIMPSON (1965) sah unter 192 Zosterfällen nur 8 Zweit- und 1 Drittrezidiv.

Die *Mechanismen der Pathogenese* sind noch weitgehend unbekannt. So weiß man nicht, ob das Varicellen-Zoster-Virus auf dem Blutweg ein oder mehrere

Spinalganglien erreicht oder ob es von den Haut-Schleimhautläsionen aus direkt in die nächsten sensorischen Nervenendigungen eindringt, an den Fasern aufsteigt und sich schließlich als latente Infektion in den regionalen Spinalganglien niederläßt. Ferner wird der Weg über den Truncus sympathicus (DAHL, 1949, 1952; CHEATHAM, 1953) oder über den Nasopharynx diskutiert. HEILBORN (1950) äußert auf Grund der häufigen Liquorveränderungen sowie histologischer Studien die Überzeugung, daß das Virus auch über den Liquor zu den Spinalganglien gelangen kann. So wurde es bisher nicht im Blut, aber dreimal im Liquor nachgewiesen (s. S. 641).

Es ist nicht einmal sicher, ob jede Varicelleninfektion den *Erreger in latenter Form* hinterläßt, auch nicht ob er nur in Ganglienzellen persistiert; es kommen grundsätzlich auch noch Haut-Schleimhautzellen und Lymphknoten in Frage. Nach vorherrschender Meinung erhält sich das Virus *jahrelang in „maskierter" Form in den Ganglienzellen*, wandert nach seiner Reaktivierung weiter auf dem Nervenweg, wobei es Neuralgie und Neuritis erzeugt, zu dem zugehörigen Hautsegment und ruft dort die typischen Zosterefflorescenzen hervor (HOPE-SIMPSON, 1965). Der nervale Ausbreitungsweg könnte mitverantwortlich sein für die geringe Kontagiosität der Zoster-Patienten. Ob es auch eine obligate Virämie gibt, bleibt zweifelhaft und bedarf der virologischen Untersuchung.

WOHLWILL (1936) lehnt eine „Zostersepsis" selbst bei den generalisierten Fällen ab und verweist auf die Sektionsbefunde von v. ZUMBUSCH (1913) und NICOLESCO (1924). Er führt für seine Vorstellung an, daß beim Zoster ein Teil der Wegstrecke des Virus histologisch durch entzündliche Veränderungen deutlich bezeichnet werde, und zwar vom Spinalganglion über die hintere Wurzel zur gleichseitigen Rückenmarkshälfte, von wo aus eine ziemlich starke Verstreuung über das Mark in der Breite und Höhe erfolge. Der Weg bis zum Spinalganglion sei allerdings auf der Strecke der peripheren oder sympathischen Nerven weniger beweisbar. WOHLWILL (1936) leugnet aber nicht, daß das Virus auch in die Blutbahn gelangen kann, wie die seltenen Fälle von angeborenem, also intrauterin erworbenem Zoster (TAUSCH, 1932) zeigen.

Diese ausschließlich *neurotrope Deutung* der Pathogenese hat eine Wandlung erfahren. Nach FEYRTER (1954, 1956) erfolgt der zosterische Befall stets *hämatogen*. Er stützt sich dabei auf cytologische und histologische Befunde in der Niere und anderen Organen, die er als Beweis für die lokale Anwesenheit des Virus und seine Einschleusung auf dem Blutweg ansieht. Die Schübe des generalisierten Zoster lassen sich am zwanglosesten auf virämischer Basis erklären, vor allem bei multiplem visceralen Organbefall, der aber nicht obligatorisch ist. Er folgert daraus, daß das Ganglion vom Krankheitsgeschehen mitbetroffen wird und nicht als dessen Ursache angesehen werden darf. Auch MATRAS (1954) betont, daß die bisherige neurotrope Deutung der Pathogenese durch die vasculäre Genese verdrängt wurde.

Die *Verteilung des Ausschlags* folgt in großen Zügen den Projektionsfeldern der Wurzelmetamere auf der Haut, wie sie HEAD und CAMPBELL (1900), FOERSTER (1926), KIBLER (1950), VOEGT (1959) sowie HANSEN und SCHLIACK (1962) erforscht haben (Abb. 3 und 4). Worauf dieses Lokalisationsprinzip beruht, das durch den Antikörper-Restgehalt gewährleistet zu sein scheint (HELLE, 1966), ist ebenfalls noch nicht eindeutig geklärt.

Nach HAUSER (1965, 1966) bestimmt ein bisher kaum beachtetes segmental-vasomotorisches Lokalisationsprinzip die Anordnung des Zoster. Er tritt seiner Vorstellung nach in solchen Segmenten oder Nervenausbreitungsgebieten auf, die durch eine meist chronische Affektion an einem den betroffenen Segmenten zugeordneten Visceralorgan vasomotorisch irritiert werden. Die hierbei eintretende Vasokonstriktion führe zu einer Strömungsverlangsamung, welche die Absiedlung des Zostervirus begünstige. So hält man es für möglich, daß ein erkranktes viscerales Organ zentripetal eine Irritation und Aktivierung des im Organismus ruhenden Erregers bewirken und den Zosterausbruch in Gang bringen könne (PETTE und KÖRNYEY, 1930; HANSEN und SCHLIACK, 1962; BODECHTEL, 1963; HAUSER, 1963).

Wie die *reflektorische Irritation* des wohl meist ganglionär gelagerten, latenten Virus von einem erkrankten visceralen Organ des Metamers aus im einzelnen vor sich gehen soll, weiß man nicht. Zweifellos häufiger scheint eine lokale direkte *Aktivierung* einzutreten durch toxische Einwirkungen, durch primäre oder metastatische Zellproliferation bei Neoplasien, Granulomatosen und Systemerkrankungen, ferner durch schwere Infekte, Kachexie, Kältereiz oder Traumen (s. S. 629) (Abb. 5). Manchmal hat man allerdings den Eindruck, daß weniger die Grundkrankheit als vielmehr ihre Behandlung (Cytostatika, Röntgenstrahlen, Corticosteroide) — oder beide Faktoren — eine provozierende Rolle spielen können. Für die Aktivierung der latenten Infektion sind sicherlich verschiedene resistenzmindernde Faktoren zu beachten. So treten nach HALLGREN (1950) 80 % der Fälle von Zoster generalisatus bei Kranken mit lymphatischer Leukämie und

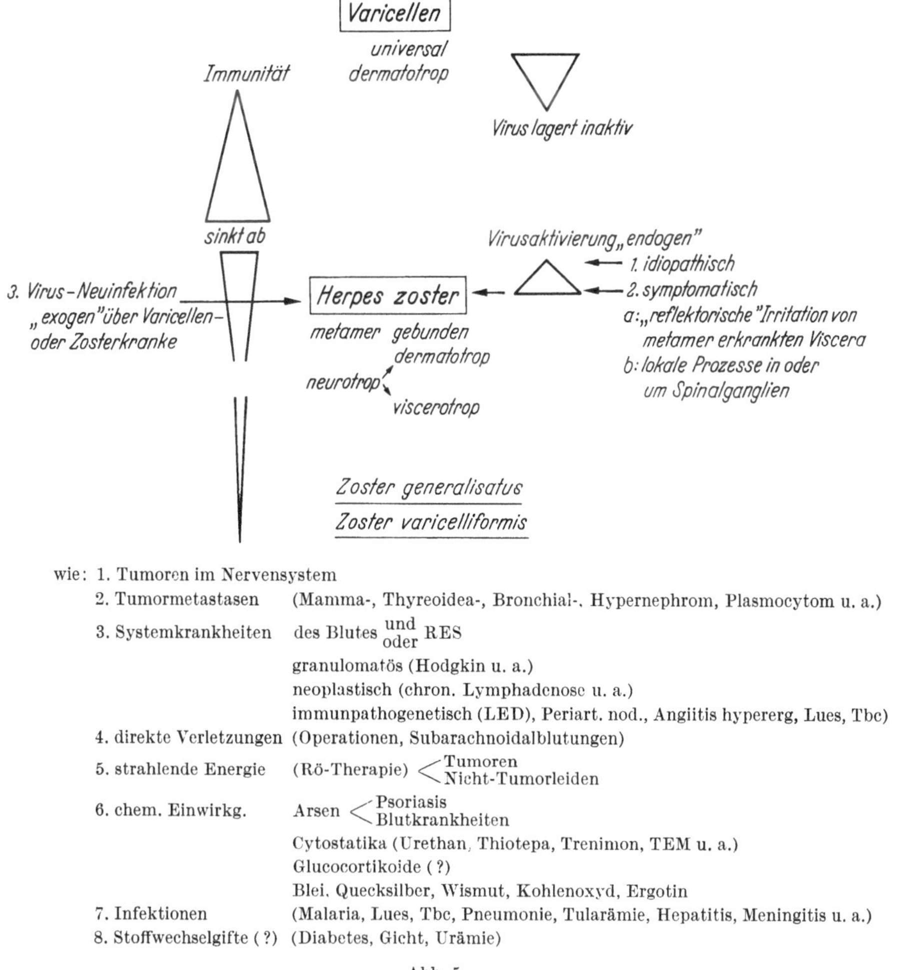

Abb. 5

anderen Grundkrankheiten, aber nur wenige primär auf. Uns scheint der *Schwund immunkompetenter Lymphocyten* entscheidender zu sein als das Fehlen von Gammaglobulinen. Vielleicht bedeutet der herabgesetzte Properdinspiegel (NEWCOMER et al., 1958) eine weitere Voraussetzung für die Reaktivierung.

Wir wissen nicht, was wir unter einem „*latenten*" *Virus* zu verstehen haben, wie es sich der Einwirkung neutralisierender Antikörper entzieht und durch welche Impulse es in die infektiöse Form überführt werden kann. Wahrscheinlich liegt es in einer nichtinfektiösen Vorstufe der Synthese vor, in der es nicht neutralisiert werden kann. Vielleicht ermöglicht ein Enthemmungsmechanismus, daß die unterbrochene Virussynthese wieder aufgenommen wird und zur Entwicklung infektiöser Viruspartikel führt. Der Zoster dürfte als endogenes Rezidiv weitgehend den Rezidiven von Herpes simplex und der Brillschen Krankheit entsprechen.

Auch über die Entstehung der seltenen *Zoster-Encephalitis* besteht keine Klarheit. Sie könnte durchaus das Resultat der Virusausbreitung im Nervensystem sein. Der Virusnachweis ist zwar im Liquor, jedoch nicht im Nervengewebe gelungen. Der Entzündungsprozeß könnte aber auch die allergische Antwort des Zentralnervensystems darstellen. Die Vorstellung, daß der Zoster ein anderes, dort „schlafendes" Virus aktiviert, hat die wenigsten Anhänger gefunden.

Wollte man das Verhalten des Varicellen-Zoster-Virus in der Zellkultur auf seine Aktivität im menschlichen Organismus übertragen, so böte sich ein weites Feld zur Spekulation über die Pathogenese des Zoster. Hierzu gehört insbesondere die Frage, ob die Virusinfektion im Menschen wie in der Zellkultur nur von Zelle zu Zelle fortschreitet und ihre Ausbreitung deshalb vom Antiserum nicht gehemmt wird (Rapp und Vanderslice, 1964).

Die *Immunität* nach Primärinfektion ist sehr stabil, obwohl die Antikörper nur wenige Monate persistieren und bereits nach einem Jahr bei der überwiegenden Mehrzahl der Patienten unter die Grenze der Nachweisbarkeit absinken (s. S. 644). Man glaubt, die lange Dauer der Immunität auf wiederholte Auseinandersetzungen mit dem Erreger, die klinisch unterschwellig verlaufen, zurückführen zu dürfen. Bei reexponierten Personen finden sich für diese Vorstellung jedoch keinerlei serologische Anhaltspunkte (Gold und Godek, 1965). Das Verschwinden der humoralen Antikörper wird nicht von einer Veränderung der Empfänglichkeit begleitet. Es genügen demnach Antikörperspiegel, die unterhalb der Empfindlichkeitsgrenze unserer serologischen Methoden liegen, um vor einer Erkrankung zu schützen.

Bei massiven exogenen Reinfektionen ist die Inkubationszeit — gegenüber der Primärinfektion — auf 3—7 Tage verkürzt. Man sieht hierin eine beschleunigte Reaktion bei einem vorsensibilisierten teilimmunen Organismus.

Die Anwesenheit von *Antikörpern* im Serum von Zosterpatienten während der ersten Tage nach Auftreten der Bläscheneruption (s. S. 643) wirft die Frage auf, ob sich die Krankheit in Gegenwart von Antikörpern, die noch von der Erstinfektion stammen, entwickelt, oder ob die Titer erst gleichlaufend mit den Hauterscheinungen auftreten. Für die Möglichkeit der letzteren Vorstellung liegen einige Anhaltspunkte vor. Bei den meisten Zosterfällen beträgt der Abstand von den Varicellen nicht nur Monate, sondern Jahre oder Jahrzehnte. Die Antikörper verschwinden aber im allgemeinen schon innerhalb von Monaten. Ihre erneute Anwesenheit schon wenige Tage nach Ausbruch der Bläschen und ihr schneller Anstieg zu hohen Titern sprechen für eine Auffrischungsreaktion.

Eine zusätzliche Erklärungsmöglichkeit besteht darin, daß die Krankheit nicht erst mit dem Auftreten des Exanthems, sondern schon etwas früher mit den Allgemeinerscheinungen beginnt. Hierauf weisen frühzeitige Parästhesien und Gefühlssensationen in den später betroffenen Zonen hin, die nicht selten dem Exanthem vorausgehen.

VI. Epidemiologie

Der Zoster ist *universell verbreitet* und tritt im allgemeinen ohne saisonale Häufung *sporadisch in allen Jahreszeiten* auf. Eine Bevorzugung der Frühjahrs- oder Herbstmonate findet sich nur sehr selten. Häufungen in Wohngemeinschaften, wie z. B. in Familien, Altersheimen, Krankenhäusern oder Schiffsbesatzungen, sind beschrieben worden, spielen aber keine größere Rolle. Schließlich wurden von Head und Campbell (1900), später von v. Domarus (1943), Haberland (1935) und auch von Böhm (1950) epidemische Zosterausbrüche mitgeteilt. McGregor (1957) und Hope-Simpson (1965) ziehen sie in Frage bzw. messen ihnen keine besondere Bedeutung bei.

Unter den Bedingungen der Allgemeinpraxis beträgt der Anteil der Zosterfälle 3,4—4,8/1000 Personen (McGregor, 1957; Hope-Simpson, 1965), unabhängig von Varicellenausbrüchen. Obgleich kein *Lebensalter* davon verschont bleibt, nehmen Häufigkeit und Schweregrad des Zoster *mit dem Alter zu* (Burgoon et al., 1957). Nach Downie (1959) gehören weniger als 10% der Fälle der Altersgruppe unter 15 Jahren an, mehr als die Hälfte ist über 45 Jahre alt. Unter dem Beobachtungsmaterial von Hope-Simpson (1965) waren 80-Jährige mehr als 14mal so häufig wie Kinder unter 10 Jahren betroffen. Über 90% der Zosterkranken gehören dem Erwachsenenalter jenseits des 20. Jahres an. Das *Maximum der Morbidität* liegt *im 7. Lebensjahrzehnt*. In den letzten 5 Jahren scheint ein Häufigkeitsanstieg eingetreten zu sein, der mit zunehmender Überalterung der Bevölkerung und mit einer Änderung der sozialen Einstellung zur Krankenhauseinweisung erklärt wird (Helle, 1966). In den meisten Berichten ist die Verteilung in Bezug auf Geschlecht unauffällig, in anderen Mitteilungen überwiegt das männliche Geschlecht, was man seltsamerweise auf eine häufigere Exposition gegenüber extremen klimatischen Bedingungen zurückführt.

Zoster ist bei *Kindern* — besonders jenseits des 2. Lebensjahres — gar nicht so selten, wie oft behauptet wird. Er bleibt häufig unerkannt, weil er milder verläuft als beim Erwachsenen. Mit Ausnahme der postzosterischen Neuralgie kommen bei Kindern alle Komplikationen vor, die man bei Erwachsenen beobachtet. Sowohl die Erkrankungen als auch deren Komplikationen sind in dieser Altersgruppe relativ leicht und kurz. So berichtete Comby (1922) über 84 Fälle, von denen 20 unter 5 Jahre alt waren. Winkelmann und Perry (1959) beschrieben 7 Zosterfälle unter Kindern im Alter von 7 Monaten bis 5 Jahren, die alle mit Ausnahme des Säuglings Windpocken durchgemacht hatten, ebenso wie die 6 Zosterfälle bei Kindern unter 10 Jahren, die Hope-Simpson (1965) beobachtete. Frischknecht (1965) sah in seiner kinderärztlichen Praxis 11 Kinder im Alter von 7 Monaten bis $10^1/_2$ Jahren mit Zoster. Bei 6 davon betrug das Intervall von den Varicellen 5 Monate bis 7 Jahre. Ein Zosterrezidiv im gleichen Dermatom ereignete sich schon nach 22 Monaten.

Wenn ein Kind unter 2 Jahren einen Zoster bekommt, sollte die Anamnese auf die mütterliche Schwangerschaft ausgedehnt werden. Lomer (1889) hat eine Erkrankung bei einem 4 Tage alten Kind gesehen. Feldman (1952) konnte einen eigenen neonatalen Fall zu 9 in der Literatur bekannten hinzufügen, dessen Mutter in der Frühschwangerschaft einen Zoster durchgemacht hatte. Poulsen (1955) beschreibt einen Zoster ophthalmicus bei einem 15 Monate alten Kind, dessen drei Geschwister etwa 3 Monate vor seiner Geburt Varicellen durchgemacht hatten. Man findet in diesen Fällen fast immer eine pränatale Vorgeschichte von mütterlichem Kontakt mit Varicellen oder einem Zoster der Mutter.

Von Zostererkrankungen (sowohl von Erwachsenen als auch von Kindern) gehen häufiger Kinder- als Erwachsenen-*Varicellen* aus. Kindervaricellen induzieren bei Erwachsenen auch mehr Zosterfälle als bei exponierten Kindern. Wohlwill (1936) schreibt mit Recht, daß Fälle, in denen Zoster und Varicellen gleichzeitig bestanden haben sollen (Hoffmann, 1926; Mühlhoff, 1926), kaum mit Sicherheit von einem Zoster generalisatus unterschieden werden können. Die Aufeinanderfolge Zoster — Varicellen soll siebenmal häufiger sein als das umgekehrte Verhalten (Hegler, 1946).

Die *Inkubation* zwischen Kontakt mit dem Zosterkranken und Ausbruch der Windpocken beträgt meist 7—21 Tage und entspricht den Inkubationsfristen bei Varicellenexposition. Sie kann aber auch, wie das später geschilderte Beispiel (s. S. 630) zeigt, 26 Tage dauern. Schon Tezner (1931) hat die stärkere Streuung der Inkubationszeit in Fällen mit schubweisem Bläschenausbruch betont. Wohlwill (1936) gibt interessante *Infektketten* an, z. B. Varicellen → Varicellen und Zoster, oder Zoster → Varicellen und Zoster. Mommsen (1931) beobachtete Zoster → Varicellen → Zoster → Varicellen → Varicellen + Zoster → Varicellen. Bei Fecury (1954) erkrankte der Vater an Zoster, nach 8 Tagen die Mutter ebenfalls an Zoster; nach deren Rekonvaleszenz bekam erst der jüngere dreijährige Sohn Varicellen, dann etwas später der fünfjährige Sohn einen Ausschlag mit vereinzelten „Pusteln“. Auch SIVORI (1951) beobachtete bemerkenswerte Infektketten. In wenigen Fällen, in denen Erwachsene nach Varicellenkontakt Zoster entwickelten, war die Inkubationszeit auf 3—7 Tage verkürzt. Der in Abb. 6 dargestellte Plasmocytomkranke bekam seinen Zosterausschlag 17 Tage nach dem Besuch seiner tagsdarauf an Varicellen erkrankenden Tochter.

So hoch der *Kontagionsindex* bei Varicellen unter Kindern ist (60 %), so gering ist andererseits die Gefahr eines Ausbruchs von *Zoster nach Varicellen*: HOPE-SIMPSON (1965) beobachtete unter 1287 Kontaktpersonen von Varicellenkranken

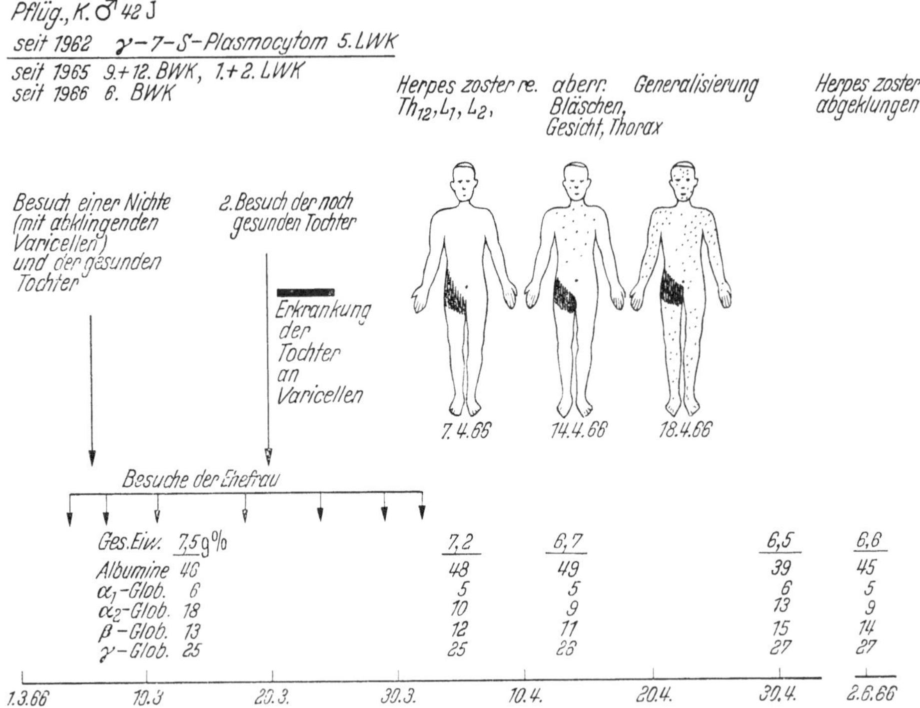

Abb. 6. Zosterausbruch bei einem Gamma 7 S-Plasmocytomkranken, 17 Tage nach Besuch seiner Tochter, die tags darauf selbst manifest an Varicellen erkrankte

keine einzige Zostereruption im Haushalt und formuliert, daß die Übertragung Zoster → Varicellen auf einer Einbahnstraße erfolge. Auf den Christmas Islands sind nach Angabe von CANTOR (1921) seit 21 Jahren keine Windpocken, wohl aber häufig Zosterfälle vorgekommen.

Der *Ansteckungsweg* ist nicht sicher bekannt; man weiß nicht, ob die Infektion durch Tröpfchen, durch direkten Kontakt oder auch indirekte Übertragung mit verunreinigten Gegenständen zustandekommt. Die geringe Infektiosität beruht möglicherweise darauf, daß Läsionen im Bereich der Mundhöhle seltener als bei Varicellen sind. Man hat das Varicellen-Zoster-Virus konstant nur in der Bläschenflüssigkeit, nicht aber im Rachensekret angetroffen. Da von Zosterfällen Varicellenausbrüche unter Kindern ausgehen, und nur der Mensch als interepidemisches Virusreservoir in Frage kommt, muß der Erreger verstreut werden. Möglicherweise sind unsere Nachweismethoden nicht empfindlich genug.

Viel häufiger als durch „exogenen“ Varicellenimport treten Zosterfälle auf durch „*endogene*“ *Rezidive*, wenn latent lagerndes Virus durch lokale Prozesse oder allgemeine Schwächung der Abwehrlage wieder zur krankmachenden Wirkung aktiviert wird (s. S. 624ff).

Als Zoster auslösende *Gifte* sind bekannt: Arsen, Salvarsan, Jodkali, Kohlenoxyd, Quecksilber, Ergotin, Morphin, aber auch Wismuth, Stickstofflost, Kolchizin, Myleran, Leukeran, Urethan, Trenimon, Triäthylenmelamin (TEM), Endoxan und andere Cytostatika. Als begünstigende *Stoffwechselkrankheiten* sind Urämie, Eklampsie, Diabetes und Gicht zu nennen. — PETER (1928) hebt die Häufigkeit des Extremitätenzoster bei *Malaria* hervor, COMBY (1922) weist auf *Tuberkulose* hin. DUBOIS und TUFFANELLI (1964) machen *Lupus erythematodes generalisatus* verantwortlich. WOHLWILL (1936) nennt daneben auch *Lues* und *Lepra*. Grippe-, Typhus- sowie *Pockenschutzimpfungen* (LYON, 1964) sind ebenfalls beschuldigt worden. Bei Tuberkulose ist zweifellos auch die lokale Wirkung einer Wirbelcaries oder eines Senkungsabscesses auf die Spinalganglien zu berücksichtigen.

Traumen wird man keine wesentliche Rolle zumessen können, wenn sie nicht zu direkten Traumatisierungen der Spinalganglien (z. B. durch operative oder sonstige lokale Schädigungen) führen. Jedenfalls sieht man nach Manipulationen am Ganglion Gasseri häufig Zosterausbrüche. Es ist jedoch oft nur schwer zu entscheiden, ob es sich nicht etwa um einen außergewöhnlichen Herpes simplex handelt.

Auch *Tumoren*, gleichgültig, ob sie vom Zentralnervensystem oder von den peripheren Nerven (WOHLWILL, 1923) ausgehen, ob sie Metastasen von epithelialen oder sarkomatösen Neoplasien, Melanoblastome oder Plasmocytome darstellen, können Zostereruptionen auslösen.

TRÖMNER und WOHLWILL (1927) haben zuerst die Häufigkeit *leukämischer Infiltrate* in den Nervenwurzeln, den Ganglien sowie im Rückenmark und seinen Häuten bei Zoster nachgewiesen. Im Gegensatz zum hochspezialisierten erythromyelo-thrombocytopoetischen Gewebe ist das lymphoreticuläre System ubiquitär und bei Bluterkrankungen zu ausgedehnteren und früheren Wucherungsvorgängen, auch an außergewöhnlichen Orten, fähig. So kommt es wohl, daß man Zostereruptionen häufiger bei chronischen *lymphatischen Leukämien* und *Lymphogranulomatosen* findet als bei chronischen Myelosen. WRIGHT und WINER (1961) beobachteten

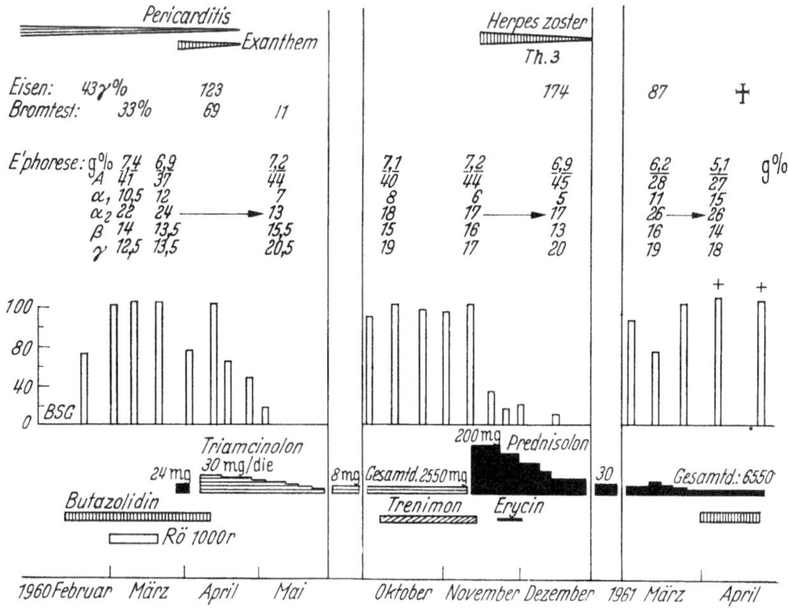

Abb. 7. Ul., Wilfr. ♂ (28 J.) Herpes zoster Th 3 wird von einem Hodgkin-Sarkom-Kranken unter Prednisolongaben mühelos überstanden, obwohl der Organismus durch Cytostatikatherapie stark mitgenommen war. Überraschend schneller Rückgang der Blutsenkungsgeschwindigkeit durch Prednisolon

an einem Krankengut von fast 4000 Patienten mit bösartigen Tumoren 0,85% Zostererkrankungen gegenüber 0,22% bei tumorfreien Kranken (ausgedienten Soldaten); bei Leukämien kamen 14× und bei HODGKIN 41× soviel Zostererkrankungen vor. Bei chronisch-lymphatischer Leukämie trat in 3 von 5 Fällen der Zoster vor Feststellung der Leukämie auf, was den Signalcharakter eines Zoster beleuchtet. MILLER und HAAR (1960) sahen in 7,9% einen Zoster bei 303 Patienten mit chronisch-lymphatischer Leukämie, Lymphomen und Myelomen; 10 von den 24 Erkrankungsfällen hatten eine Lymphogranulomatose; eine Begünstigung des Auftretens durch *Röntgenbestrahlung*, *Cytostatika* und *Corticosteroide* wird angenommen. — KLIMA und GÖTT (1964) sahen Zoster in 6%, DAMESHEK und GUNZ (1964) in 10%, bei lymphatischen Leukämien. Bei Lymphogranulomatosen kann man mit 10% und mehr rechnen (s. a. PANCOAST und PENDERGRASS, 1924).

Es ist bekannt, daß sich in Zostereffloreszenzen oder auch Narben metastatisch die zugrundeliegenden Tumoren oder reticulohistiocytären bzw. lymphoreticulären Erkrankungsprozesse ansiedeln können. Man hat auch beobachtet, daß sich die leukämischen Prozesse während der Gürtelrose auffallend verschlechtern. Das muß aber nicht kausal und so verstanden werden, daß die zelligen Infiltrate den Zoster ausgelöst haben, sondern es kann auch daran liegen, daß die Verschlechterung des leukotischen oder lymphogranulomatösen Grundprozesses die Abwehrlage geschwächt hat. Wir sehen jedenfalls oft, daß der Zoster phasenhaft, beiläufig und ohne richtunggebende Verschlimmerung, lange vor dem Ableben an der Blutkrankheit, aufkommt und abheilt. Das kann sogar bei *Zoster necroticans* et hämorrhagicus et generalisatus vorkommen. Gemeinsam mit GROSS (1960) beobachtete einer von uns einen solchen Zoster (ophthalmicus) bei chronischer Lymphadenose am 7. Tag nach Thiotepa-Behandlung, der sehr schwer war und doch auf den Grundprozeß keinen Einfluß nahm. — *Zoster generalisatus* kommt vor allem bei lymphatischen Leukämien vor. DAMM (1931) berichtet von 22, FREUND (1928) von 9 solcher Fälle (= 50% seiner bis 1929 bekannten generalisierten Zosterfälle). — Interessant ist, daß bei der jetzt zu beobachtenden Hirn-, Meningeal- und Neuralwärtsentwicklung akuter Leukosen Ausbrüche von generalisiertem Zoster oder Zoster varicelliformis nicht gehäuft beschrieben wurden.

Eine unserer Lymphogranulomatose-Patientinnen machte im Zusammenhang mit ihrer das Duralgewebe und den Knochen infiltrierenden Lymphogranulomatose zweimal einen lokalisierten thorakalen Zoster durch, ohne daß sich beim ersten Mal der bereits therapeutisch stark attackierte und gebesserte Prozeß des Morb. HODGKIN wieder verschlechtert hätte. — Sogar unter einer Corticosteroidbehandlung sahen wir einen Zoster wenige Monate vor dem Tode bei Retothelsarkomatose ohne Besonderheiten oder Verschlechterung des Grundleidens (Abb. 7). — Das muß nicht immer so sein. Traurig ist das folgende Beispiel: eine 32jährige Patientin mit einer seit April 1956 bekannten mediastinalen Lymphogranulomatose (Blutsenkung 23/49, Hämoglobingehalt 75%, Gammaglobulingehalt 29 rel. %) erkrankte im November 1958 während einer Endoxan-Therapie an einem rechtsseitigen Zoster. — 26 Tage nach dem Erstausbruch des Bläschenausschlags bekam die im Nachbarbett liegende 39jährige Patientin (nach verkäsender Hilusdrüsentuberkulose seit 3 Jahren an Lymphogranulomatose mediastinal und retroperitoneal erkrankt und seither bei einem Gammaglobulingehalt von 29,8 bzw. 21,8 rel. % erfolgreich mit Endoxan, Röntgenbestrahlungen, Prednisolon und Leukeran, schließlich wieder Endoxan behandelt) unter Leukopenie einen hämorrhagischen, in mehreren Schüben verlaufenden Zoster varicelliformis (ohne Dermatombindung), wird trotz 30 mg Prednisolon weiter leukopenisch (900) und stirbt an einer frischen (Varicellen ?-) Pneumonie.

VII. Klinisches Bild

1. Symptomatologie

Die *Inkubationszeit* des Zoster ist bei Reaktivierung des Erregers im allgemeinen nicht bestimmbar. Bei Auslösung durch operative Traumen werden 3—30 Tage angegeben, bei Reinfektion durch massive Exposition 3—7 Tage. Es treten *Allgemeinerscheinungen*, vor allen Dingen im Leib, oft Fieber und Krankheitsgefühl, namentlich aber heftige Schmerzen in einer metamerbestimmten Hautzone auf, die nach etwa 3—4 Tagen gerötet oder gefleckt erscheint und auch leichte Papelbildung erkennen läßt; sehr schnell entstehen dann zunächst klare, später getrübte, oft sogar eitrige gruppierte *Bläschen*. Im Laufe einer Woche trocknen sie ein und verschorfen; in manchen Fällen werden sie aber auch hämorrhagisch oder nekrotisch. Selten konfluieren die Bläschen zu großen Blasen (Zoster bullosus) (Abb. 8). Das Aufschießen der Bläschen erfolgt nicht genau gleichzeitig (Abb. 9), meist treten zuerst die Gruppen neben der Wirbelsäule, dann neben der vorderen Mittellinie auf, während über anderen Abschnitten, z. B. im Axillarbereich, zunächst nur Schmerzhaftigkeit beim Aufheben einer Hautfalte oder Rötung und Parästhesie vorhanden sind (Tab. 1). Die Abheilung der Bläschen erfolgt oft mit Narbenbildung; das Dermatom kann hyperpigmentiert werden; es kommt auch lokaler Haarausfall vor. Im Narbenbereich ist wiederholt die Ansiedlung der Grundkrankheit (Lymphosarkomatose, Lymphogranulomatose oder Carcinom) gesehen worden. Abb. 10, 11 geben interessante Einzelheiten wieder.

Ob ein *Zoster hämorrhagicus, necroticans* oder *gangränescens* eintritt, hängt weitgehend von der allgemeinen Abwehrlage, der örtlichen Disposition und von der Grundkrankheit sowie von der möglichen Sekundärinfektion ab. Bei Zoster hämorrhagicus und vor allem bei Zoster gangränescens kommt es mitunter nicht zu richtiger Blasenbildung, sondern gleich zu großen schmierigen, geschwürigen Flächen.

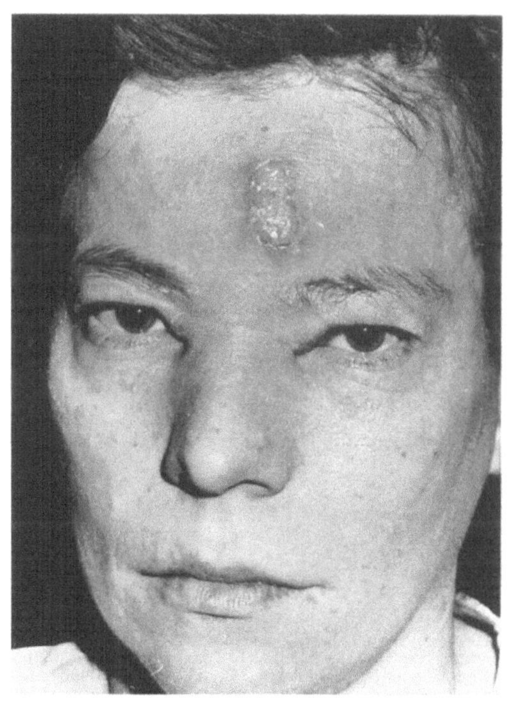

Abb. 8. Leb., Johanna, 37 J. alt. Lupus erythematodes diss. mit Herpes zoster multiplex. Trigeminus I (II) links, bullosus. (Stirnödem reicht bis in beide Oberlider). Th 11, 12, L 1 rechts, non bullosus

Eine Rechts-Links-Seitenbevorzugung des Zoster ist kaum festzustellen. 75 % der Fälle betreffen den Rumpf von Th 2 bis L 2, 15 % den Kopf im Trigeminusbereich. Wenn mehrere Dermatome, die durchaus nicht benachbart zu sein brauchen, befallen sind, spricht man von *Zoster multiplex*, er ist dreimal häufiger asymmetrisch als symmetrisch: *Zoster alternans* (Abb. 8). Fast stets finden sich einige aberrierende Bläschen, schubweise kann es aber auch zu *Zoster generalisatus* kommen. *Zoster varicelliformis* nennt man einen primär generalisierten Zoster, bei dem keine primäre Bindung an ein Dermatom erkennbar ist. Bei schubweiser Generalisierung pflegen die späteren Schübe milder zu verlaufen (Abb. 12). Im Gegensatz zu den Pocken mit ihrem in Bezug auf die Glieder

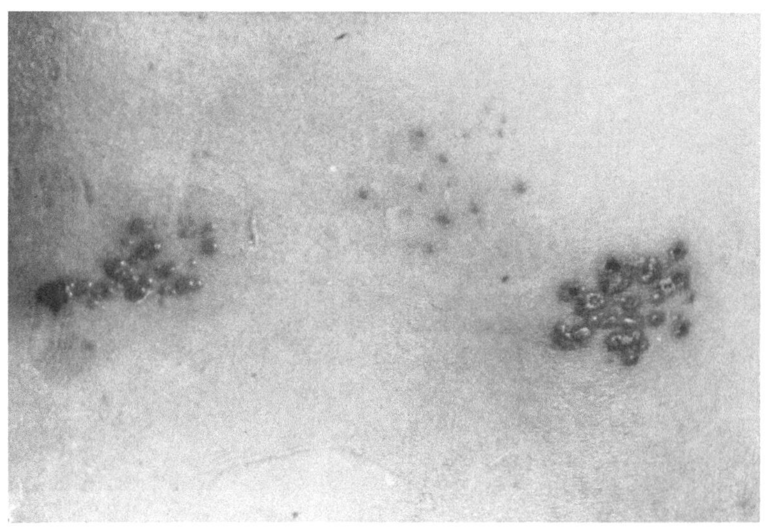

Abb. 9. Unterschiedliche Größe und Anordnung der Bläschengruppen im gleichen Segment. Im Metamer ist die Abhängigkeit sowohl vom Zeitpunkt des Aufschießens wie vom Untergrund gegeben

zentrifugalen Ausbreitungstyp ist beim Zoster und seinen Bläschen im allgemeinen eine zentripetale Exanthemtendenz festzustellen.

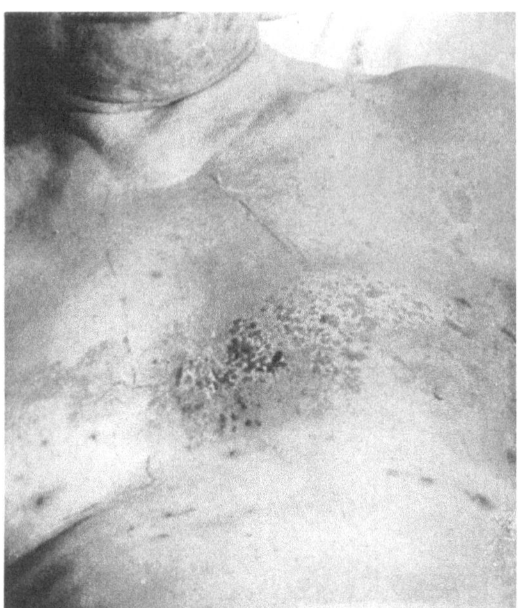

Abb. 10. Zoster Th 4 links mit zahlreichen aberrierenden Bläschen bzw. geringfügiger Generalisation. Auffallend ist der das Sternum und den mediastinalen Dämpfungsbereich weit überschreitende gerötete bandartige Bezirk auf der gesunden rechten Seite. Geringe pectangina-artige Beschwerden, sicher aber auch abhängig von Periarthritis humero-scapularis

Es gibt andererseits auch einen *Zoster sine exanthemate*, der jedoch virologisch noch nicht bestätigt wurde. Seine Diagnose ist, auch bei Miterkrankung eines im Metamer gelegenen Organs, zweifelhaft, wenn nicht wenigstens im Dermatom sensible oder neurozirkulatorische Abweichungen bestehen.

Wie bei den Varicellen kann auch bei Zoster die *Schleimhaut* befallen sein. Nahezu obligat ist das der Fall beim Hunt-Syndrom, dem Zoster oticus, bei dem sich oft der Befall des Ganglion geniculi noch mit einer Ausbreitung auf benachbarte Nervenabschnitte kombiniert.

Dem Ausbruch des gruppierten Bläschenausschlags geht oft für 1—2 Wochen (oder mehr) eine präzosterische *neuritische Schmerzhaftigkeit* voraus. Es kommen aber auch intrazosterische und — vor allem bei Greisen — postzosterische Schmer-

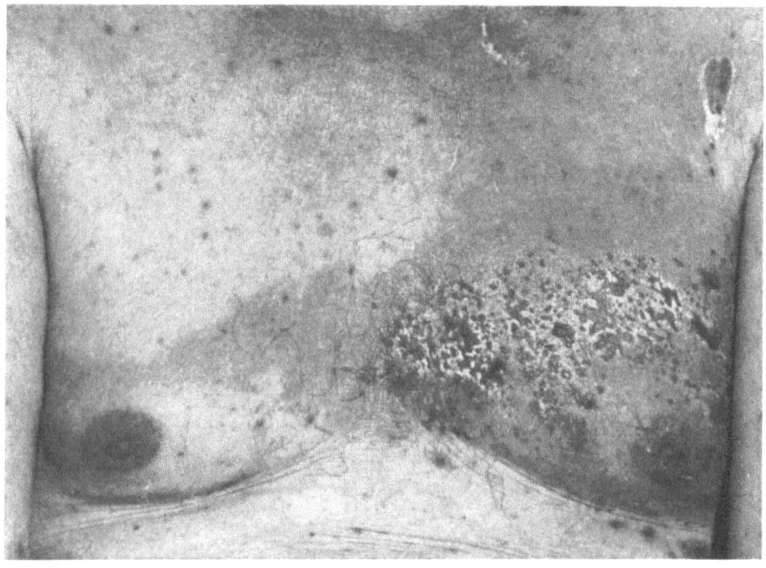

Abb. 11. Ho., 70 J. alt, Zoster Th 4 links, nicht sehr ausgiebige Generalisation, — 2 Tage später — die eigenartige Rötungszone auf der gesunden Seite hebt sich noch deutlicher ab. Generalisation ausgedehnter, im ganzen aber gering; Größe der neuen Efflorescenzen von Schub zu Schub kleiner. — In der Erythemzone der gesunden Seite keine Hyperästhesie, keine Bläschengruppen. Aberrierende Bläschen daselbst nicht gehäuft

zen vor, die jeder Behandlung trotzen können. Am Material der Mayo-Klinik (316 Fälle) verliefen bei den Patienten unter 20 Jahren 83 % ohne Schmerzen, bei den 160 Fällen in der Gruppe der Siebzigjährigen aber 91 % mit Schmerzen.

Muskelparesen sind nicht so selten, wie man meist annimmt. Sie fallen am Rumpf und bei unisegmentaler Affektion nicht sehr deutlich auf. Als Kennmuskel für C 4 ist das Zwerchfell, für C 7 der Daumenballen, für C 8 der Kleinfingerballen,

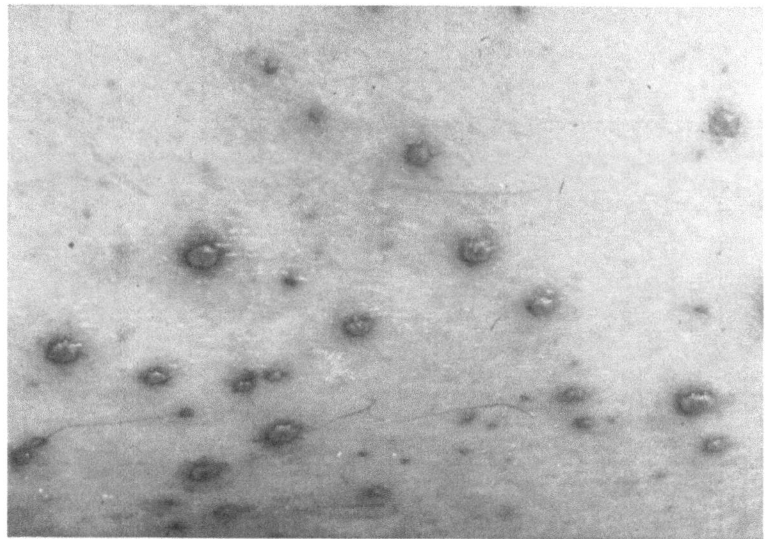

Abb. 12. Zoster generalisatus. Abschwächung der am 2., 4. bzw. 6. Tag aufkommenden Effloreszenzen. Die ersten Bläschen sind am größten; schließlich bilden sich keine erkennbaren Vesicae mehr, sondern nur noch schnell blutig verschorfende Papeln

für L 3 oder 4 der Quadriceps femoris besonders beachtenswert. Beim Zoster oticus sind oft doppelseitige Facialisparesen vorhanden und, ebenso wie bei trigeminalem Zoster, auch Muskelparesen im Bereich der 4., 6. und 9. Hirnnerven.

Harnblasenbeteiligung kommt vor; Gibbon (1956) sah 14 Fälle, sogar mit oberflächlichen Ulcerationen der Schleimhaut. Bei Blasenstörungen muß man aber eher daran denken, daß es sich nur um funktionelle Beschwerden (wie bei L 1- und 2-Zoster im Falle von Dales und Wilson, 1956) bzw. um Tonusveränderungen (Sphinkterspasmus oder Detrusorschwäche bei Zoster sacralis 3 (Jeanneret und Delacretaz, 1957)) handelt.

Bei jedem Zoster ist es besonders wichtig, nach dem *auslösenden Mechanismus* zu fragen, d. h. ob ein lokaler Prozeß in der Nähe des Spinalganglions schuld ist, oder ob viscerale Organe des Myotoms und Angiotoms — im Sinne der zentripetalen Auslösung oder der zentrifugalen Folgeerscheinung — erkrankt sind. Dabei hat man sich an die von Hansen und Staa (1938) sowie Hansen und Schliack (1962) aufgestellte und von Hauser (1963) mit Krankheitsfällen belegte Lokalisations- und Seitenregel zu halten.

Bei C 3 und 4 ist an Lunge, Pleura, Herz und Aorta, bei Th 1—8 an Herz und Aorta, bei Th 1—11 an Lunge und Pleura, bei Th 1—9 an Oesophagus, bei Th 6—9 an den Magen (Korpus und Fundus links, Pylorus rechts), bei Th 8—10 an die Milz, bei Th 9 an die Leber- und Gallenwege, bei Th 10—12 und L 1—2 an Nieren und Ureter und schließlich bei L 2 und 3 sowie S 4 und 5 an die weiblichen Genitalien zu denken.

Hope-Simpson (1965) hat die spezifische Bereitschaft der Segmente, an Zoster zu erkranken, aus einem 548 — davon 154 eigene — Fälle umfassenden Krankengut errechnet und dabei die höchste Befallsrate beim Ganglion Gasseri, die zweithöchste beim 5. Thorakalsegment gefunden (Abb. 13 u. Tab. 2).

Tabelle 2. *Häufigkeit von Herpes zoster pro Ganglion-Paar*

rechts Ganglion links	Segment	Cirencester Fälle			Head & Campbell (1900)			Kombiniert		
.... V .... VII .		Zahl d. Fälle	× 30	÷ 154	Zahl d. Fälle	× 30	÷ 394	Zahl d. Fälle	× 30	÷ 548
C. 1	C. 1	—	—	—	—	—	—	—	—	—
. 2	2	5	150	0·97	1	30	0·08	6	180	0·33
... 3	3	7	210	1·36	15	450	1·1	22	660	1·20
.. 4 ..	4	4	120	0·78	21	630	1·6	25	750	1·37
.. 5 .	5	4	120	0·78	2	60	0·15	6	180	0·33
.. 6	6	2	60	0·39	3	90	0·23	5	150	0·27
. 7 ...	7	4	120	0·78	5	150	0·4	9	270	0·49
. 8	8	1	30	0·19	—	—	—	1	30	0·05
. D. 1 .	D. 1	2	60	0·39	5	150	0·4	7	210	0·39
.. 2 .	2	3	90	0·58	9	270	0·7	12	360	0·66
.... 3	3	8	240	1·56	34	1020	2·6	42	1260	2·30
.... 4 .	4	5	150	0·97	38	1140	2·8	43	1290	2·35
.... 5	5	16	480	3·12	38	1140	2·8	54	1620	2·96
..... 6	6	12	360	2·34	20	600	1·5	32	960	1·75
.... 7	7	9	270	1·75	19	570	1·4	28	840	1·53
.. 8	8	10	300	1·98	36	1080	2·7	46	1380	2·52
.... 9	9	12	360	2·34	19	570	1·4	31	930	1·70
..... 10	10	11	330	2·16	26	780	2·0	37	1110	2·03
. 11	11	1	30	0·19	22	660	1·7	23	690	1·26
... 12	12	7	210	1·36	18	540	1·4	25	750	1·37
.... L. 1	L. 1	8	240	1·56	27	810	2·0	35	1050	1·92
..... 2	2	9	360	2·34	22	660	1·7	31	1020	1·89
.. 3 ..	3	4	120	0·78	5	150	0·4	9	270	0·49
4	4	—	—	—	1	30	0·08	1	30	0·05
. 5 ..	5	3	90	0·59	2	60	0·15	5	150	0·27
. S. 1 .	S. 1	2	60	0·39	—	—	—	2	60	0·11
. 2 .	2	2	60	0·39	1	30	0·08	3	90	0·16
3 ...	3	2	60	0·39	5	150	0·4	7	210	0·39
4	4	—	—	—	—	—	—	—	—	—
5	5	1	30	0·19	—	—	—	1	30	0·05

Nach: R. E. Hope-Simpson MRCS. Proc. roy. Soc. Med. **58**, 9—20 (1965).

Die Innervationsstörungen und Nekrosen der Kapillaren, die nicht nur im Dermatom, sondern auch im Myotom und Enterotom vorkommen, können Teerstühle (HANSEN und SCHLIACK, 1962) und nekrotisierende *Darmprozesse* (SCHIRDUAN und DIETZE, 1952) zur Folge haben. DOBY und TÓTH (1958) beschrieben 2 Fälle, die bei Zoster der unteren Dorsalsegmente gleichzeitig Motilitätsstörungen hatten, und 2 weitere Patienten, bei denen ein Ulcus ventriculi bzw. duodeni aufgetreten waren.

Leberbeteiligung wurde von SIEDE (1956) bei Zoster beschrieben; meist liegt aber wohl eine davon unabhängige Hepatitis vor (MARKOFF, 1963).

Die bei Varicellen charakteristische *Varicellenpneumonie* scheint ebenso wie die Varicellenencephalitis bei Zoster relativ selten zu sein (s. S. 637).

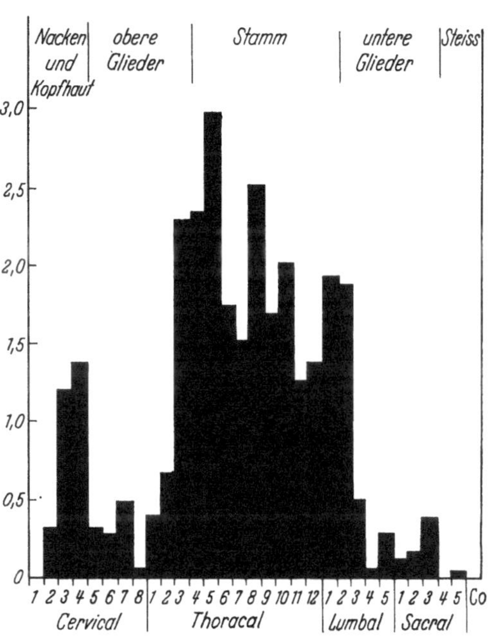

Abb. 13. Spezifischer Befall von Zoster in den sensorischen Ganglien des Stammes und der Glieder. Nach R.E. HOPE-SIMPSON MRCS Proc. roy. Soc. Med. **58**, 9—20 (1965)

Zoster ophthalmicus ist der Zosterausschlag im Bereich des Nervus ophthalmicus, bei dem sehr oft (wenn der Nervus nasociliaris mitbefallen ist) nach dem sog. Hutchinsonschen Gesetz Augenkomplikationen an der Hornhaut (Keratitis) und am Tractus uvealis (unspezifische Iridocyclitis mit oder ohne Hypopyon oder eigentlicher Zoster iridis = Z. uveae), Neigung zu Blutungen, Nekrose, Eiterung und Narbenbildung vorkommen. WOHLWILL (1936) beschreibt, daß die Netzhaut seltener als der Sehnerv (mit Ausgang in Atrophie!) ergriffen sei, wobei zu fragen ist, ob nicht das Übergreifen einer basalen Meningitis den Dauerschaden verursacht.

In der Literatur wird oft nicht genügend scharf zwischen dem Herpes simplex der Hornhaut und dem Zoster ophthalmicus mit Hornhautbeteiligung unterschieden. Basale Encephalomyelitis des letzteren ist zu trennen von der nekrotisierenden symmetrischen basalen Encephalitis, die man dem Herpes-simplex-Virus zuschreibt (PEIFFER, 1965).

Zoster ophthalmicus kann durch eine Keratitis eingeleitet werden, es soll aber auch ophthalmischen Zoster ohne jede Eruption geben.

Der Zoster ophthalmicus geht häufiger als andere Zosterformen mit motorischen Paresen einher. KLIMA und GÖTT (1964) berichten von einem Fall mit totaler ophthalmoplegischer Lähmung und Opticusatrophie bei basaler Meningoencephalitis. Zoster ophthalmicus wird auch in Verbindung mit Landryscher aufsteigender Paralyse beobachtet. Augenbulbusperforation sah die Mayo-Klinik zweimal unter 69 Zoster-ophthalmicus-Fällen.

Kindlicher Zoster ophthalmicus verläuft meist milder. Nur TUCKER (1958) beschrieb einen sehr ungünstigen kindlichen Fall:

Nach 4 Tagen mit Leib- und Kopfschmerzen sowie Photophobie 3 Tage lang leichtes Fieber mit Andauern der abdominellen Beschwerden und Erbrechen. Am 8. Krankheitstag milde Conjunctivitis; schließlich Ausbruch eines klassischen Zoster V, 1 links mit Iritis und Pupillenlähmung. Das Kind verlor das Haar im V, 1-Bereich, behielt links eine exzentrische Pupille, und hatte auch nach einem Jahr noch nicht wieder die volle Sehschärfe.

Der Liquor ist bei Zoster ophthalmicus möglichst stets zu untersuchen; wenn er mehr als eine milde Lymphocytose von 300—500/3 Zellen zeigt, ist Gefahr im Verzuge.

Zoster oticus hat seinen Sitz im Ganglion geniculi.

Es handelt sich um eine Erkrankung des Nervus intermedius wrisbergii, der nach HUNT (1908) als ein dem VII. Nervenpaar zugehörendes System betrachtet werden muß. Sein Kern befindet sich in der Medulla oblongata in nächster Nachbarschaft des Glossopharyngicus-Kernes. Der Nervus intermedius ist ein Analogon der Hinterwurzel; das Ganglion ist den Spinalganglien gleichzustellen. — Ganz wie die Hinter- mit der Vorderwurzel verbindet sich der Intermedius im Fallopio-Kanal mit dem Gesichtsnerven, um ihn als Chorda tympani zu verlassen und sich dann mit dem N. auriculo-temporalis an der sensiblen Versorgung der Schleimhaut, der vorderen $^2/_3$ der Zunge, der Haut des äußeren Gehörgangs und des Trommelfells zu beteiligen. Er enthält auch vasomotorische, sekretorische und wahrscheinlich auch Geschmacksfasern (KROLL, 1929).

Zoster oticus betrifft die Huntsche Zone. Das Huntsche Syndrom stellt etwa einen Kegel dar, dessen Basis die Ohrmuschel und dessen Spitze das Trommelfell bildet. Es können mitbetroffen sein: Concha, Ohrläppchen, Tragus, Helix, Anthelix, bisweilen auch ein Teil des Warzenfortsatzes, vor allem aber der äußere Gehörgang und das Trommelfell, in anderen Fällen auch Zonen des Ganglion Gasseri und der obersten Halsganglien.

Die Besonderheiten des Zoster oticus sind: 1. häufig doppelseitiger Befall (7 %), 2. häufiger Schleimhautbefall, auch der Zunge, der Wange, des harten und weichen Gaumens (selten auch des Kehlkopfes) mit Ödem- und Ulcusbildung, 3. motorische Lähmung des Facialis (gelegentlich erst am 3. oder 5. Tag), seltener des Abduzens und des Vagus (Pulsunregelmäßigkeiten! Rekurrenslähmung!), 4. Vestibulariserscheinungen, die nach WOHLWILL (1936) im Gegensatz zu den Cochlearissymptomen sehr schleichend einsetzen können und vom leichtesten Schwindel bis zum schwersten Drehschwindel und Gleichgewichtsstörungen reichen, meist ohne Nystagmus, 5. Verhältnismäßig leichter Verlauf; Verwechslungsmöglichkeit mit Erysipel des Gehörgangs.

Die Bezeichnung Polyneuritis cerebralis mènièriformis, die von FRANKL-HOCHWART geprägt wurde, stellt nach WOHLWILL (1936) nur eine Kombination von Nervus VII- und VIII-Affektion mit Zoster dar, also eine ungeeignete Bezeichnung für eine mit dem Huntschen Syndrom ohne Zosterbläschenausschlag identische Erkrankung. Ob es wirklich Zoster oticus ohne Exanthem gibt, wird verschieden beantwortet und kann nur serologisch geklärt werden (AITKEN und BRAIN, 1933).

Wir verdanken HAYMANN (1922) besonders sorgfältige Untersuchungen auf diesem Gebiet, doch meint WOHLWILL (1936), daß noch erhebliche Lücken bestehen und jeder Fall von Zoster oticus einer genauen Durchuntersuchung zugeführt werden sollte. BETHLEM (1962) hat über eine solche berichtet.

Zosterbefall anderer Ganglien, so im Ganglion sphenopalatinum, petrosum und jugulare, kommt im Rahmen von Zostererkrankungen vor, wobei hauptsächlich der hintere Trommelfellabschnitt, die hintere Gehörgangswand und ein Streifen an der Hinterfläche der Ohrmuschel sowie die angrenzende Haut über dem Warzenfortsatz betroffen sind. Charakteristisch ist auch hier das Übergreifen auf die Umgebung und die Möglichkeit von Paresen.

Mitbeteiligung des *Ganglion mesentericum* craniale beschrieben SCHIRDUAN und DIETZE (1952) bei einem 50-jährigen Mann mit Zoster multiplex hämorrhagicus necroticans et generalisatus.

Der Patient litt seit 23 Jahren an Magen- und Zwölffingerdarmgeschwüren. Die Krankheit verlief über 8 Wochen in mehreren Schüben und führte in 7 Ausbreitungsgebieten zu ausgedehnten, z. T. auch nekrotisierenden Hautveränderungen bei völligem Darniederliegen der Abwehrkräfte. Streng halbseitig waren die Dermatome V 1 und 2 rechts, Th 1, 2, 3 rechts, C 5 und 6 links, Th 9 rechts, C 2 rechts befallen, und daneben vereinzelte aberrierende Bläschen im ganzen Körperbereich zu finden. Ein erneuter Bläschenschub der 8. Woche befiel das schon früher befallene Segment C 6 links. Ante finem kam es zu einer schweren Zostermyelitis und zu einem Hirnödem.

Bei Sektion: Grenzstrangganglien kaum befallen; destruierende Myelitis des Hinterhorns; starkentzündlich verändertes Ganglion mesentericum craniale.

Der Zusammenhang zwischen dem Befall der Segmente Th 9—10 einerseits und dem entzündlich veränderten Ganglion mesentericum craniale andererseits mit der eigenartigen segmentartig nekrotisierenden Enteritis ist wohl anzunehmen. Die Gefäße des erkrankten Eingeweideteils waren frei von eosinophilen Infiltraten und von fibrinoiden Gefäßwandverquellungen; auch sonst fanden sich keine Zeichen einer Allergie.

2. Komplikationen

Aberrierende Bläschen stellen, auch wenn sie weitab von dem geschlossen erkrankten Dermatom vorkommen, keine Komplikation dar. Dagegen kann man die *Generalisierung* eines Zoster, die bei 2% der Jüngeren und bei etwa 6% der Älteren vorkommt, eine Komplikation nennen. Die Schübe können sich über 10—14 Tage, selten länger, hinziehen und sich danach wieder völlig zurückbilden. Eine Generalisierung ohne segmentale Zone läßt sich von Varicellen phänomenologisch nicht unterscheiden und wird *Zoster variceliformis* genannt; er ist vermutlich immunbiologisch ungünstiger zu bewerten als der Zoster generalisatus. Bei einer Zusammenstellung von 17 Patienten mit disseminiertem Zoster bestand bei 11 eine maligne Erkrankung des hämatopoetischen Systems, 9 waren mit Corticosteroiden und Röntgenbestrahlung vor der Aussaat behandelt worden (Merselis et al., 1964).

Der Liquor cerebrospinalis zeigt sehr oft eine leichte Eiweiß- und Zellvermehrung (um 100—500/3 Zellen). Erheblichere *meningitische Symptome* sind selten; noch seltener ist eine echte *Meningoencephalitis*. Meyer (1957) stellte 17 Encephalitisfälle bei Zoster (davon 2 eigene) zusammen, bei denen meist ein Zoster im Trigeminusbereich vorlag. Die encephalitische Komplikation tritt am häufigsten bei älteren Personen auf, jedoch wurde sie auch bei Kindern beobachtet (McCormick, 1947; Nachman, 1951). Sie entwickelt sich meist nach dem Ausbruch der Bläscheneruption, der Abstand beträgt 4 Tage bis 6 Wochen (Rose et al., 1964). In diesen Fällen spielen sich die Hauterscheinungen häufig im Bereich der Kopfnerven ab. Eine eingehende klinische Beschreibung findet sich bei Appelbaum et al. (1962) — 14 Fälle — sowie Rose et al. (1964).

Nicht jede cerebrale Komplikation bei Zoster ist als Encephalitis anzusehen. Meyer (1957) beschreibt einen in der 4. Woche tödlich ausgehenden ophthalmischen Zosterbefall, bei dem nicht die erwartete Encephalitis, sondern lediglich ein Hirnödem gefunden wurde. Ein direktes Übergreifen des meningitischen Prozesses scheint das Häufigste zu sein.

Halbseitenlähmungen kommen vor, auch aufsteigende Lähmungen vom Landry-Typ (Schuback, 1930).

Muskelparesen sind nichts Außergewöhnliches, man muß aber nach ihnen suchen. Über bleibende Phrenicusparese als Folge von Zoster im Halsmarkbereich berichteten Halpern und Covner (1949). Meyer (1957) beschrieb eine Spätlähmung der Bauchwandmuskulatur 33 Tage nach Zoster im Bereich von Th 10—12. Elektromyographische Studien können oft näheren Aufschluß bringen.

Siding (1909) schildert den außergewöhnlichen Fall einer 61-Jährigen (8 para) mit Tabes dorsalis (die übrigens seit dem 9. postklimakterischen Jahr — nunmehr schon 10 Jahre lang — laktierte), die drei Zosterschübe hatte. Der erste am 6. 4. (Th 6—9) und der dritte am 12. 7. (Th 10—12) entstanden — nach Schmerzen — doppelseitig, und zwar papulös ohne Bläschenbildung, zunächst auch nur am Rücken ausgeprägt, mit aberrierenden, ebenfalls papulösen Effloreszenzen an Arm und Bein. Dabei Blutabgänge aus dem Rektum, später auch aus dem Magen. Der zweite Zosterschub am 28. 4. war ein typischer Halbgürtel-Bläschenausschlag im 11. Intercostalraum links. Die beim 1. und 3. Schub aufgetretenen kleinlinsengroßen Papeln sollen eine seit Vörner (1904) unter dem Namen Herpes zoster papulosus bekannte Zostermanifestation sein.

Als Komplikation ist auch die *postzosterische Neuritis* bzw. Neuralgie aufzufassen. Sie betrifft in z. T. unerträglicher Form vor allem Greise. Vielleicht spielt neben dem Lebensalter auch das Grundleiden eine Rolle. So beobachten wir als Internisten bei mehr als 50% unserer Zosterfälle Neuralgien (vor, während oder nach dem Zoster), Hautkliniker (BURCKHARDT und v. SZECHY, 1954) dagegen nur bei 8%.

Im Gegensatz zu den Varicellen (und auch Zoster varicelliformis?) ist der *Lungenbefall* durch das Virus bei Zoster (KAIN et al., 1962) selten. Meist dürfte es sich um sekundäre bronchopneumonische Infiltrate durch Kokken oder Pilze handeln. PEK und GIKAS (1965) beobachteten bei einem Hodgkinkranken mit

Tabelle 3. *Vergleich der Labordaten vor und während des Zoster. Am 3. 9. 1964 präzosterische Neuritis, am 16. 9. 1964 Zosterausschlag Th 8. Bis zum 3. 10. 1964 Generalisation des Zoster. Ab 6. 10. 1964 absolute Arrhythmie, ab 10. 10. 1964 Entfieberung und Abheilungszeichen der Efflorescenzen. Am 14. 10. 1964 plötzlich überraschender Herztod*

	28.7.64	3.8.	15.8.	19.8.	24.8.	1.10.64	7.10.	12.10	14.10.
γ-Globulin	12%	8%				6%	5%		9%
α_2-Globulin	17%	15%				17%	18%		17%
Gesamt-Eiweiß	5,2g%	5,4g%				5,9g%	5,7g%		6g%
Leukocyten	120000	165000	127000	160000	136000	110000	291000	360000	320000
			Uratsteine li.				6.10. abs. Arrhythmie seit 10.10. fieberfrei		† 18.10.
			4.8.—20.8.:14 Rö /200r				Dilat. bd. Herzk.		
Blutsenkung	42/78		20/45			32/61	27/63	40/78	
Kreatinin ...	1,3mg%				1,4	1,4	1,1	1,2	
Harnsäure ...	5,5mg%		7,9		6,2				3,9
LDH	144 E			230		195	156	175	
SGOT				13 E		17	6	10	
SGPT				5 E		6	4	4	
Kalium						4,4mval/l	3,9	3,7	

vor Zosterausbruch; am 3.9. Neuritis, am 16.9. Zoster Th 8; bis 3.10. Generalisierung

Zoster im Bereich des 1. Trigeminusastes eine interstitielle Pneumonie. Im Lungenparenchym fanden sich Kerneinschlüsse. Sie schätzen die Häufigkeit der *Pneumonien* bei Zoster auf weniger als 3% gegenüber 38% bei Erwachsenen mit Varicellen. MERSELIS et al. (1964) beobachteten unter 17 Fällen mit disseminiertem Herpes zoster 4, die an Pneumonie starben; 3 davon hatten die typischen Veränderungen der Varicellenpneumonie.

Nierenbefall ist auch beim Zoster generalisatus nicht die Regel. Die wichtigen Befunde von FEYRTER (1954) zwingen aber dazu, jeden Fall unter diesem Gesichtspunkt zu betrachten. Wir sahen, daß selbst eine vorgeschädigte Niere durch einen schweren generalisierten Zoster, sogar bei Antikörpermangelsyndrom, nicht beeinflußt wurde (s. Tabelle 3 und Abb. 14 u. 15).

Auf *Gefäßbefall* aller Art ist sicher nicht nur in der Niere, sondern auch in anderen Organen sehr zu achten. GRAUDAL (1959) sah Vasodilatation und Konstriktion an der gleichen Hand sowie Sensibilitätsstörungen des von Gefäßkrämpfen geplagten rechten Daumens bei Zoster C 5 und 6, anschließend reflektorische Dystrophie der rechten Hand. BLUMBERG (1956) beschrieb einen peripheren arteriellen Gefäßspasmus am linken Bein, 3 Tage vor Ausbruch eines Zoster. Sudecksche Atrophie im zosterbefallenen Extremitätengebiet kommt vor.

EKG-Veränderungen bei Zoster sahen PUJOL (1960) sowie APPELBAUM et al. (1962). Einer unserer Fälle, der — statt der erwarteten Zoster-Myokarditis — leukämische Infiltrate zeigte, belehrte uns, daß man mehr an das Grundleiden als an den Zoster denken sollte, wenn ungewöhnlicher Organbefall festzustellen ist (s. Abb. 14 u. 15 und Tabelle 3).

Lymphknotenschwellungen können bei Zoster auch außerhalb des regionären Gebietes, sogar generalisiert, auftreten, selbst wenn eine Sekundärinfektion des Zostergebietes fehlt. Sie sind histologisch sogar mit Lymphogranulomatosen verwechselt worden (FRÜHLING et al., 1959).

Als Komplikation sind auch *Infektketten* (s. S. 627) im Klinikbereich zu betrachten, wie sie z. B. BRODKIN (1963) sowie NORDÉN und SWAHN (1961) beschrieben. MARTINI (mündliche Mitteilung 1963) sah eine Weitergabe der Infektion von einer chronischen Myelose auf einen bestrahlten Hodgkin-Fall.

WYBURN-MASON (1955) sprach die Vermutung aus, daß sich auf dem Boden eines Zoster in den befallenen Arealen *maligne Neubildungen* entwickeln könnten. McGREGOR (1957) fand in seinem großen Krankengut jedoch keine Hinweise für derartige Beziehungen.

In der Frühgravidität kann — ähnlich anderen Virusinfektionen — eine *Embryopathie* u. U. auch durch Zoster verursacht werden. So beschreibt DUEHR (1955) kongenitale Kataraktbildungen bei zwei Kindern, deren Mütter Zoster in der Frühschwangerschaft durchgemacht hatten; beide Kinder waren auch geistig zurückgeblieben und zeigten einen Mikrophthalmus und Klumpfuß.

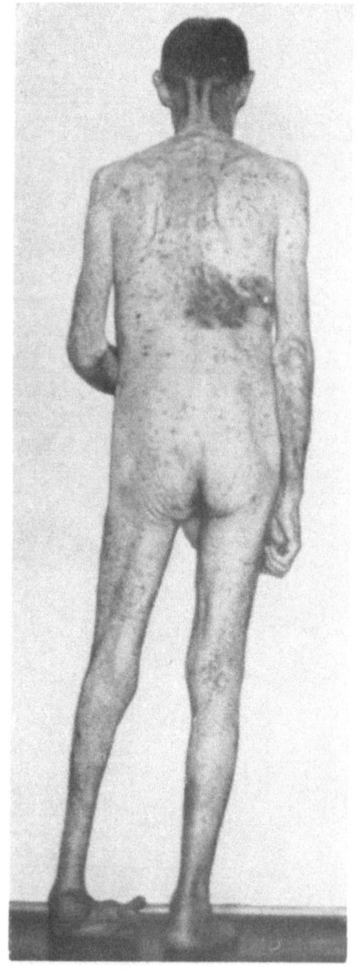

Abb. 14. Gr. P., männl., 62 J. alt. Herpes zoster hämorrhagicus (Th 8 rechts) mit Generalisation. Pes varus sinister „seit frühester Jugend“

3. Diagnostische Hilfsmittel

Neben der sorgfältigen Anamnese ist die Führung von Fieberkurve und Medikamentenliste wichtig. Besondere Bedeutung kommt der neurologischen Sensibilitätsprüfung zu: in einer sensibilitätsgestörten umschriebenen Zone können sich zwar auch andere zirkulatorische, exsudative und infiltrative Prozesse abspielen, keiner wird aber im Bereich eines Dermatoms hinten, vorn und seitlich in Form gruppierter Bläschen auf gerötetem Grund auftreten.

Ein wichtiges Hilfsmittel in allen unklaren Fällen ist die *Liquoruntersuchung*, die bei Zoster oft leichte Eiweiß- und Zellvermehrung ergibt. Nach GRUNER (1954) wird sogar die Mehrzahl der Erkrankungen von Zellzahlerhöhungen begleitet, besonders wenn der Zoster im Bereich der Hirnnerven oder der benachbarten Halssegmente lokalisiert ist. CARTER (1951) fand bei 44 Zosterfällen 14mal

Pleocytosen und Proteinvermehrung, die sich nach 3 Wochen wieder zurückbildeten.

Das *Blutbild* spiegelt die Aktivierung des reticuloendothelialen Systems wider und zeigt ein charakteristisches Auftauchen atypischer lymphoreticulärer Elemente im Blut, wie sie außer bei Varicellen und Zoster vor allem bei infektiöser Mononukleose, Rubeolen, Hepatitis, Roseola infantum, Viruspneumonie u. a. vorkommen. LITWINS und LEIBOWITZ (1951) haben solche Zellen auch bei Herpes simplex gesehen. SCHLEICHER (1949) beschrieb Reticuloendothelialzellgranulome

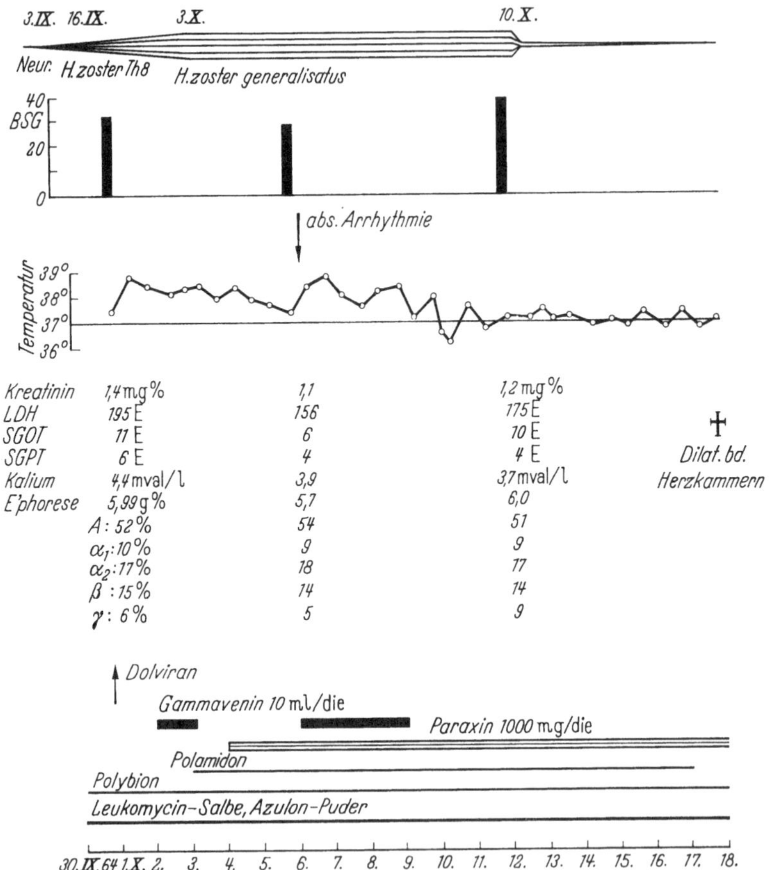

Abb. 15. Gr., P., ♂ 62 J., chron. leuk. Lymphadenose (1963) Antikörpermangelsyndrom. Herpes zoster Th_8re. → Herpes zoster gen. Plötzlicher Herztod. Histologisch: Leukämische Infiltrate

im Knochenmark bei Zoster. Das lymphocytäre Blutbild gilt für Zoster im Frühstadium. Sonst bestimmen das Grundleiden, das Zosterstadium sowie die Komplikationen das Differentialbild. Nach WINTROBE (1961) hat Zoster eine neutrophile Leukocytose über 10000. WHITBY und BRITTON (1957) finden leichte Leukopenie (mit Neutro- und Thrombocytopenie), während sie bei Varicellen Leukocytose mit reichlichen, auch jungen lymphatischen plasmocellulären Elementen hervorheben. Das Blutbild kann sogar — allerdings selten — mit infektiöser Mononukleose verwechselt werden, so daß auf die Durchführung entsprechender Seroreaktionen nicht verzichtet werden sollte.

Die *Senkungsgeschwindigkeit* der Erythrocyten pflegt meist beschleunigt zu sein, doch bewirkt die Grundkrankheit auch andere Ausfälle. Bei Verdacht auf

Meningoencephalitis sollte man die *Elektroencephalographie* nicht vergessen (APPELBAUM et al., 1962).

BARANDUN (1964) fand, daß Patienten mit der erworbenen Form des Antikörpermangelsyndroms eine gewisse Neigung zum Zoster zeigen und auch mehrmals daran erkranken können. Deshalb sollte immer eine *Elektrophorese* vorgenommen werden, um im entsprechenden Falle Gammaglobulin spritzen zu können. Allerdings bedeuten — abgesehen von der Rezidivneigung einzelner Fälle — weder Hypogammaglobulinämie noch Proteinämie immer eine schlechte Prognose.

Hierfür sprechen auch folgende eigene Beobachtungen:

1. *Zoster* thoracicus links beim *Lupus erythematodes* generalisatus, der unter — 3 Jahre laufender — Glucocorticoidtherapie entstand und ohne Nekrotisierung oder Generalisierung überstanden wurde; 31 bzw. 37% Gammaglobuline im Serum.

2. *Zoster* lumbalis 4 und 5 bei integumentalem *Lupus erythematodes* mit vermehrtem Gamma-1-M-Globulin, der sich 2 Monate nach Beginn der Corticosteroidbehandlung einstellte und ohne weiteres überstanden wurde. Gammaglobuline 24% im Serum.

3. Unser 62-jähriger Patient P. G. (Abb. 14, 15, Tab. 3) entwickelte ein *Antikörpermangelsyndrom* bei einer *chronischen Lymphadenose.* Nach heftigen präzosterischen Schmerzen bekam er einen *Zoster* des 8. rechten Thorakalsegments, der nach 10 Tagen generalisierte und ein schweres Krankheitsbild bot. Unter Gammaveningaben klang das Fieber am 10. Krankenhaustag ab. Die Bläschen verschorften und heilten aus. Er verstarb überraschend an einer Dilatation beider Herzkammern. Obwohl seine Nieren durch ein chronisches Nierensteinleiden und Pyelonephritis vorgeschädigt waren, trat keine Exazerbation der Nierensymptome auf. Überhaupt war die biochemische Beeinflussung des Milieu intérieur erstaunlich gering: nichts von einer Störung der Serumenzyme (LDH, SGOT, SGPT), nichts von Retention harnpflichtiger Substanzen, nichts von einer wesentlichen Verschlechterung des Sedimentbefundes, keine Proteinurie, genügende Konzentrationsleistung.

Das Auftreten einer Tachyarrhythmia absoluta mit 150 Pulsen ließ uns eine Virusmyocarditis oder Coronariitis vermuten; es stellte sich aber heraus, daß nur frische lymphocytäre Infiltrate im Herzen diese Tachyarrhythmie verursacht hatten. Histologischer Befund: Schlanke Herzmuskelfasern, im interstitiellen Bindegewebe streifenförmige lymphatische Infiltrate in beiden Ventrikelwänden. Kein Anhalt für Myocarditis.

Die Frage, ob der Zoster eine Verschlechterung der lymphatischen Leukämie oder umgekehrt die Lymphadenose mit ihrer schubweisen Ausbreitung den Zoster bewirkt hat, ist hier in letzterem Sinne zu bejahen. Der mikroskopische Befund lautete: Innerhalb des Spinalganglion achtzellige Infiltrate aus Lymphocyten und Histiocyten. Degeneration zahlreicher Ganglienzellen. Im angrenzenden Fettbindegewebe um das Spinalganglion dichte leukämische Infiltrate.

Die klinische Diagnose des Zoster läßt sich relativ einfach stellen, so daß zeitraubende und kostspielige *virologisch-serologische Untersuchungen* im allgemeinen überflüssig sind. Sie bleiben den recht seltenen unklaren Verlaufsformen oder schweren Fällen mit generalisierten Läsionen vorbehalten. Da die virologische Laboratoriumsdiagnose mit einigen methodischen Schwierigkeiten verbunden ist und deshalb nur in wenigen Laboratorien routinemäßig betrieben wird, beschränkt man sich im allgemeinen auf den *Ausschluß von Herpes-simplex-, Variola- und Vacciniavirus.*

Als *Untersuchungsmaterial* zum Virusnachweis kommt in erster Linie die seröse *Flüssigkeit frischer Bläschen* in Frage. Während man bei Varicellen das Virus nur in den drei ersten Tagen des Ausschlags findet, kann man es bei Zoster noch einige Tage später nachweisen (GOLD, 1966). Die Blasenflüssigkeit gewinnt man am besten durch Anstechen mit einer *Glaskapillare* oder Spritze. Das Aufsaugen an einen Wattetupfer ist viel weniger geeignet, weil das Virus rasch eintrocknet. Dies kann man dadurch verhindern, daß man ihn vorher etwas anfeuchtet und in das Versandröhrchen 1 ml physiol. Kochsalzlösung einbringt. Die Proben sollten wegen der geringen Wärmeresistenz des Erregers möglichst eisgekühlt — jedoch nicht eingefroren — verschickt werden. Die Blasendecken, Krusten und Hautgeschabsel besitzen kaum vermehrungsfähiges Virus und kommen für die Isolierung nicht in Betracht.

Bei einem Enanthem in der Mundhöhle kann man zusätzlich den Nachweis in der *Spülflüssigkeit* (wenige ml Kochsalzlösung) versuchen. Dreimal ist der Virusnachweis auch im steril entnommenen Liquor bei Pleocytose gelungen (GOLD und ROBBINS, 1958; GOLD, 1966).

Im Gegensatz zu den Varicellen kommen Nasen-Rachenschleim, Bronchialsekret und Blut zum Virusnachweis nicht in Betracht, weil bisher bei Zoster weder eine Virämie noch eine Erregerausscheidung im Sekret der Luftwege erfaßt werden konnten.

Die *cytologische Untersuchung* von Blaseninhalt und Geschabsel vom Blasengrund ermöglicht keine spezifische Diagnose, da man Riesenzellen, eosinophile Kerneinschlüsse und ballonierende Degeneration auch bei Herpes-simplex-Bläschen, jedoch nicht bei Variola-Vacciniaviren beobachtet, die zu intracytoplasmatischen Einschlußkörperchen führen (BLANK et al., 1951).

Der *direkte* lichtmikroskopische *Nachweis* des Varicellen-Zoster-Virus in der Blasenflüssigkeit ist zu *unsicher* (HERZBERG, 1949). EVANS und MELNICK (1949) fanden elektronenmikroskopisch bei einem Patienten gleichzeitig Viruspartikel in Blasenflüssigkeit und Liquor. Heute kann man durch Negativkontrastierung mit Phosphorwolframsäure die unterschiedliche Feinstruktur der Viren der Herpes- und Pockengruppe darstellen. Eine derartige morphologische Differenzierung ist gelegentlich einmal für die Frühdiagnose der Variola bedeutungsvoll (HERZBERG et al., 1963).

Zur *Isolierung* des Erregers, dessen Wirtsspektrum auf den Menschen beschränkt ist, stehen keine empfänglichen Versuchstiere zur Verfügung. Eine Viruskultivierung ist auch nicht auf Hühnerembryonen möglich, obwohl bei Übertragung menschlicher Hautstückchen auf die Chorioallantoismembran Einschlußkörperchen im Kern beschrieben worden sind (GOODPASTURE und ANDERSON, 1944; BLANK et al., 1948). Trotzdem wird man das Untersuchungsmaterial auf die skarifizierte Kaninchenkornea und die Eihaut verimpfen, um Herpesvirus hominis und Variola-Vacciniavirus auszuschließen, die hier typische Läsionen erzeugen, deren Spezifität durch Neutralisation mit entsprechenden Immunseren bewiesen werden kann. Ferner wird auch die intracerebrale Infektion junger Mäuse zur Unterscheidung herangezogen.

Virusisolierungen aus Blasenflüssigkeit sind in Zellkultursystemen verschiedenster Provenienz (menschlicher embryonaler Hautmuskel, Vorhautgewebe, Fibroblasten, Amnion, Thyreoidea, Affenniere, HeLa-Zellen, embryonale Meerschweinchenzellen) gelungen (WELLER, 1953; WELLER et al., 1958; TAYLOR-ROBINSON, 1959; CAUNT, 1963; SÖLTZ-SZÖTS, 1964; SVEDMYR, 1965). Für die Viruszüchtung vorteilhafter als Primärkulturen sollen fetale diploide Zellstämme sein, vor allem, weil sie schneller auswachsen (SCHMIDT et al., 1964; KAPSENBERG, 1965). Der für die Diagnostik bevorzugte Zelltyp sind menschliche Amnionzellen (GOLD, 1965, 1966), weil sie für die Infektion gleichmäßig empfänglich sind und mehrere Wochen ohne Spontandegeneration gehalten werden können. Andere Zellarten entarten oft schneller als der cytopathische Effekt eintritt. Die isolierten Agentien müssen dann serologisch mit bekannten Immunseren identifiziert werden. Hierzu eignen sich auch fluorescenzmarkierte Antikörper (WELLER und COONS, 1954), jedoch verfügen nur wenige Routinelaboratorien über entsprechende Erfahrungen.

Bei Beimpfung menschlicher Amnionzellen mit Blasenflüssigkeit entwickelt sich der cytopathische Effekt nach 3—21 Tagen (WELLER, 1953; GOLD und ROBBINS, 1958; TAYLOR-ROBINSON und DOWNIE, 1959). Die erste Zellveränderung besteht in einer Verdichtung des Chromatin an der Kernperipherie. Es entwickeln sich Kerneinschlußkörperchen des Typ A. Das Cytoplasma wird basophil, die Zellen nehmen bizarre Gestalt mit schwanzähnlichen Ausstülpungen an. Ferner entstehen häufig durch Zellverschmelzung vielkernige Riesenzellen. Die Herde breiten sich nur langsam aus und erfassen meist nicht den ganzen Zellrasen. Mit seiner Zerstörung ist erst nach 30—55 Tagen zu rechnen. Die Reaktionen der verschiedenen Zellarten gleichen sich im Prinzip, cytopathische Varianten sind nicht bekannt.

Die Infektion breitet sich von Zelle zu Zelle über die intercellulären Plasmabrücken aus (RAPP und VANDERSLICE, 1964). Man findet nur wenig freies Virus in der Kulturflüssigkeit. So wird es verständlich, warum der Neutralisationseffekt von Antikörpern, die man der Kultur zusetzt, kein vollständiger ist. Kulturpassagen lassen sich bei den meisten Zellarten nicht durch Übertragung des zellfreien Nährmediums, sondern nur dann durchführen, wenn noch intakte infizierte Zellen mit übertragen werden (WELLER et al., 1958; TAYLOR-ROBINSON, 1959; SVEDMYR, 1965). Lediglich bei Thyreoid- und embryonalen Meerschweinchenzellen sind Passagen mit zellfreier Kulturflüssigkeit gelungen (CAUNT, 1963; SÖLTZ-SZÖTS, 1964).

Die *Serodiagnose* setzt immer zwei Blutproben (einige ml steriles Vollblut ohne Zusatz) voraus, von denen die erste möglichst bald in der akuten Krankheitsphase, die zweite in der Rekonvaleszenz entnommen werden muß, um einen Titeranstieg der Antikörper feststellen zu können. Am gebräuchlichsten ist die *Komplementbindungsreaktion*. Der *Neutralisationstest* verläuft weniger befriedigend, weil der Viruseffekt der Zellkultur im allgemeinen nicht vollständig unterdrückt, sondern nur verzögert und teilweise reduziert wird. Er eignet sich deshalb nicht zur quantitativen Bestimmung von Antikörpern (GOLD und GODEK, 1965). Da keine antigenen Differenzen zwischen den bisher isolierten Varicellen-Zoster-Stämmen bestehen, kann man die Seroreaktionen mit einem Stamm (Antigen) durchführen.

Als *Antigen* für die *Komplementbindungsreaktion* standen zunächst nur Blasenflüssigkeit und Krustenextrakte zur Verfügung (NETTER und URBAIN, 1926; BRAIN, 1933; HÁSSKO et al., 1938). Die Ergebnisse schwankten besonders bei Verwendung von Krustenmaterial, das als weiteren Nachteil eine hohe antikomplementäre Wirkung besitzt. Frische Blasenflüssigkeit ist besonders geeignet, weil sie freies Virus in relativ hoher Konzentration enthält, das bemerkenswert stabil ist (TAYLOR-ROBINSON, 1959; TAYLOR-ROBINSON und DOWNIE, 1959). Allerdings macht es Schwierigkeiten, die für Seroreaktionen erforderliche Menge Blasenflüssigkeit zu gewinnen. Aus diesem Grund ist man auf Zellkultur-Antigene angewiesen, die aber von schwankender Wirksamkeit, häufig antikomplementär und bei den üblichen Lagerungsbedingungen weniger haltbar sind. Die von SCHMIDT et al. (1964) sowie BRUNELL und CASEY (1964) beschriebenen Präparationstechniken aus der Zellphase von menschlichen fetalen Fibroblasten scheinen erfolgreicher zu sein als die früheren Methoden, bei denen man die wenig Virus enthaltende Kulturflüssigkeit konzentrieren mußte (WELLER und WITTON, 1958; TAYLOR-ROBINSON und DOWNIE, 1959; CAUNT et al., 1961).

Zum *Neutralisationstest* dürften die Thyreoidkultur (CAUNT und TAYLOR-ROBINSON, 1964) und embryonale Meerschweinchenzellen (SÖLTZ-SZÖTS, 1964) am brauchbarsten sein, weil sie im Gegensatz zu den anderen Zellkulturen extracelluläres Virus in der Kulturflüssigkeit besitzen, das besser neutralisiert werden kann.

Serologisch beweisend für einen Zoster ist nur ein Titeranstieg der Antikörper um mindestens das Vierfache. Während bei Varicellen ein Titersprung immer erfaßt werden kann, ist diese Forderung bei Zoster nicht immer zu erfüllen. Beide Blutproben aus den zwei Krankheitsphasen müssen unter gleichen Bedingungen in einem Arbeitsgang untersucht werden, um sie vergleichen zu können. Eine einmalige Blutuntersuchung ist niemals beweisend, weil es sich um den Resttiter nach Erstinfektion oder um eine Kreuzreaktion mit Antikörpern gegen Herpesvirus hominis handeln kann, die länger persistieren. Sie stellt ein diagnostisches Problem dar, besonders bei atypischen Manifestationen, wie z. B. Encephalitis. Man sollte deshalb gleichzeitig Seroreaktionen mit Herpesvirus-Antigen vornehmen. Der homologe Titeranstieg ist immer deutlich höher als der heterologe (ROSS et al., 1965). Man muß aber auch damit rechnen, daß Antikörper bei Zosterpatienten mit Leukämie oder Lymphom vermißt werden (BRUNELL und CASEY, 1964).

Die *Antikörper* werden bei Zoster im allgemeinen etwas früher nachweisbar, steigen rascher an, erreichen höhere Spiegel und persistieren etwas länger als nach der Primärinfektion (Varicellen). SÖLTZ-SZÖTS (1964) fand komplementbindende Antikörper am 8. Krankheitstag. Das Maximum wurde zwischen dem 16.—30. Tag erreicht. Nach 3—4 Monaten ließen sie sich mit dieser Methode jedoch nicht mehr erfassen. Bei GOLD und GODEK (1965) hatte bereits die Hälfte der Zosterpatienten am 4. Tag nach Bläscheneruption deutliche Antikörperspiegel, alle Patienten entwickelten im Verlauf der ersten Woche hohe Titer.

Obwohl der Neutralisationstest aus schon genannten Gründen im allgemeinen wenig befriedigt, fand TAYLOR-ROBINSON (1959) damit bereits am 2. Tag entsprechende Antikörper,

SÖLTZ-SZÖTS (1964) erst am 8. Tag. Vielleicht läßt sich die Methode als „Plaque-Reduction-Test“ etwas empfindlicher gestalten, nachdem ein Plaque-Verfahren zur Verfügung steht (RAPP und BENYESH-MELNICK, 1963).

Die komplementbindenden Antikörper fallen schneller ab und verschwinden rascher als die neutralisierenden. Die ersteren fanden sich nach einem Jahr nur noch bei 25% der Patienten (GOLD und GODEK, 1965). Im allgemeinen lassen sich die komplementbindenden Antikörper nach Varicellen etwa 70 Tage, nach Zoster 90 Tage lang nachweisen.

4. Differentialdiagnose

Die Allgemeinerscheinungen und Schmerzen geben Anlaß zu vielfachen Verwechslungen. Solange der typische Bläschenausschlag noch nicht vorhanden ist, kommt jede Form der *Neuralgie* und *Neuritis*, *Myositis*, aber auch jede Headsche Zonenprojektion innerer Organerkrankungen in Frage.

Wir selbst erlebten einen Jungen, der unnötigerweise appendektomiert worden war und bei dem nach der Operation der Zoster ausbrach. Ferner sahen wir einen Fall als beginnende Thrombophlebitis femoralis (Phlegmasia alba dolens) an, bei dem 3 Tage später der Zosterausschlag herauskam.

Sobald die Hauterscheinungen als Rötung, dann als Flecken- und Papelbildung auftreten, ist eine Fehldeutung als *Arzneimittelausschlag* oder *Erysipel* (besonders bei Zoster oticus) möglich. In dieser Phase kann eine genaue Sensibilitätsbestimmung (Dermographismus, Quaddelbildung und -verweildauer, Schmerzhaftigkeit bei Anheben einer Hautfalte usw.) schon den segmentalen Charakter erkennen lassen und auf den Zoster hinweisen. Natürlich ist man nicht vor *Spinaltumoren* oder vor anderen lokalisierten Prozessen sicher. Die Allgemeinerscheinungen, das leichte Fieber und das lymphocytäre Blutbild sprechen jedoch mehr für Zoster. Sehr schwierig kann vor allem, wenn aberrierende Bläschen vorhanden sind, die Differentialdiagnose gegenüber dem *Herpes simplex* sein, der in Form gruppierter Bläschen auch einmal in einem irritierten Dermatom auftreten und generalisiert verlaufen kann. Hier ist eine virologische Untersuchung angebracht (s. S. 641).

NASEMANN und SCHIRREN (1963) haben drei differentialdiagnostisch interessante Fälle beschrieben:

1. Zoster duplex im Nackenbereich, 2. multizentrischer Herpes simplex (glutaealis und genitalis) und 3. Ekzema vaccinatum mit sekundärer Pyodermie.

Der negative Ausfall der Überimpfung auf die Kaninchenkornea sprach im 1. Fall für Zoster, der positive im 2. Fall für Herpes simplex, während im 3. Fall der Nachweis des Vacciniavirus durch Übertragung auf die Kaninchenzunge gelang, wo ein der Glossitis papulosa acuta des Menschen sehr ähnliches Krankheitsbild erzeugt werden konnte.

In allen unklaren Fällen darf auf die Liquoruntersuchung nicht verzichtet werden.

Sehr häufig wird eine *Nephrolithiasis* mit einem beginnenden Zoster verwechselt, zumal bei letzterem auch eine Mikroerythrocyturie vorkommen kann.

Wie bei allen Leibschmerzen sollte man stets, namentlich bei Vorhandensein von Lichtsensibilität und Polyneuritis, an *Porphyrinurie* (Koproporphyrinurie oder Protoporphyrinurie) denken und nach auslösenden Medikamenten fahnden.

Selten dürfte ohne neuralgisch empfundene Phase erst eine *Muskelparese* (z. B. Zwerchfell- oder Supra- oder Infraspinatus-Parese) auf einen Zoster aufmerksam machen.

Als *Unfallfolge* kommt der Zoster — wie das Massenexperiment beider Weltkriege zeigt — nur selten in Betracht, auch wenn er vom Patienten oft so aufgefaßt wird. Die Zusammenhangsfrage läßt sich auch dann nur schwer beantworten, wenn Unfälle Spinalganglien- oder Hinterwurzelverletzungen verursacht haben. Man wird dann in Analogie zu den Erfahrungen der Hirnchirurgen immer fragen müssen, ob nicht ein Herpes-simplex-Ausbruch vorliegt und unbedingt Überimpfungsversuche mit dem Bläscheninhalt durchführen.

Auf die besonderen differentialdiagnostischen Schwierigkeiten bei Zoster cephalicus, ophthalmicus und oticus wurde bereits hingewiesen. Bei Zoster ophthalmicus ist im allgemeinen die Hornhaut anästhetisch, bei Herpes simplex jedoch sehr schmerzhaft. Fachärztliche Beratung ist nötig.

Unter dermatologischem Gesichtswinkel hat NASEMANN (1961) den Zoster in JADASSONs Handbuch der Haut- und Geschlechtskrankheiten gründlich bearbeitet.

KEYENBURG (1953) sah einen lokalisierten Zoster bei einem 75jährigen Mann, bei dem Blutuntersuchungen eine myeloblastische Leukämie ergaben. Der Zoster blieb lokalisiert, zeigte aber nach seiner Abheilung leukämische Infiltrate in den Narbengebieten.

Differentialdiagnostisch ist zu beachten, daß Kombinationen von *zosterischer Lähmung* des Nervus facialis und acusticus mit Befall des Ganglion Gasseri, ja sogar des 2. und 3. Cervicalganglions vorkommen können (WOHLWILL, 1936). LEIDER und CONTRERAS (1957) beobachteten bei einem Zoster generalisatus Beteiligung des Trigeminus, des Facialis und des Stato-acusticus.

Die klinische Differentialdiagnose des Zoster gegenüber dem *Herpes simplex* kann meist anhand der Sensibilität gestellt werden. Die reißenden segmentalen Schmerzen, einseitige Anordnung, starke Ödeme, Hämorrhagien, Nekrosen und Lymphknotenschwellungen sprechen für Zoster.

Stomatitis aphthosa kann schwierig abgrenzbar sein. Mundschleimhautbefall besteht vor allem bei Zostererkrankungen des 2. und 3. Trigeminusastes, aber auch beim Zoster oticus und schließlich beim Zoster generalisatus.

Die schnell aufeinander folgenden Bläschengruppen, die untereinander verschieden, aber in sich gleichwertig sind, durchlaufen nach SCHUERMANN (1958) folgende Stadien: düsterrote, leichterhabene Flecken, gruppierte klare, bald eitrig getrübte Bläschen, geplatzte Bläschen und Erosionen. Es kommen auch konfluierende, größere Blasenbildungen und bogig begrenzte Erosionen vor, die von einem schmalbandigen düsterroten Erythem umsäumt werden. Dazu bestehen regionäre schmerzhafte Lymphknotenschwellungen.

5. Prophylaxe

Allgemeine Bekämpfungsmaßnahmen erübrigen sich, weil der Zoster in der Regel nur sporadisch auftritt. Für die Individualprophylaxe kommt eine passive Immunisierung mit Gammaglobulin in Betracht, deren Wert allerdings umstritten ist.

Von vielen Ärzten wird immer wieder vergessen, daß der Zoster *kontagiös* ist. Man muß also andere Personen, besonders noch nicht varicellenexponierte resistenzgeschwächte Kinder (KRÖGER, 1955; MURTHY, 1958) oder Menschen mit schwerer konsumierender Allgemeinerkrankung oder Corticosteroidbehandlung, deren humorale Abwehrkraft reduziert ist, vor einer Ansteckung schützen. Gerade bei den corticosteroidbehandelten Patienten geht die Infektion leichter an und pflegt schwerer zu verlaufen (NICHOLS, 1957). Deshalb sollten Zosterpatienten unbedingt *isoliert* werden (WILSON, 1962; BRODKIN, 1963). Eine Quarantäne von 7 Tagen genügt, bis die Blasen eintrocknen. Jedoch sollte man bei alten und geschwächten Personen auch einen Varicellenkontakt vermeiden. Allerdings darf man sich von Quarantänemaßnahmen nicht zuviel versprechen, weil sie häufig zu spät erfolgen.

6. Prognose

Im allgemeinen ist die Prognose des *Zosterausschlags* gut. Wenn eine Sekundärinfektion hinzukommt, heilen die Bläschen mit Narbenbildung aus, die zentral pigmentfrei, am Rande pigmentreich zu sein pflegt; Infiltrate des Grundleidens können sich ansiedeln. Wenn Kleidungsstücke stark reiben, kommen auch größere Hyperpigmentationsfelder und häßlichere Narben vor.

Zoster generalisatus, vor allem in der Form des Zoster gangränescens oder necroticans, ist immer von ernsterer Bedeutung als ein unisegmentaler typischer Bläschenzoster, weil Phlegmonen oder Bakteriämien drohen. Mangel an vollwertigen Leukocyten oder Lymphocyten, Hypogammaglobulinämie (Antikörpermangelsyndrom), Makroglobulinämie und schwere Paraproteinämie trüben die Prognose. Wir sahen aber selbst bei Hypogammaglobulinämie einen Zoster gut abheilen. Kenntnis des Blut- und Eiweißbildes ist erforderlich, um rechtzeitig mit Gammaglobulin und Bluttransfusionen substituieren zu können.

Zoster varicelliformis ist ernster zu bewerten als ein generalisatus, der mit einer deutlichen Zone beginnt, und dessen Schübe von Mal zu Mal milder zu werden pflegen. Bei umgekehrtem Verhalten, wie nicht selten beim Zoster varicelliformis, ist die Prognose schlecht. Ernst zu bewerten sind auch Pneumonien, vor allem bei Zoster varicelliformis.

Ein *Gefäßbefall* von dem Ausmaß, das Feyrter (1954) beschrieben hat, von Periarteriitis nodosa-ähnlichem Charakter, ist natürlich prognostisch sehr ungünstig, doch scheint er nur selten vorzukommen. Matras (1954) setzt sich mit der Feyrterschen Arbeitshypothese an Hand von zwei klinischen Beobachtungen (Zoster gangränosus mit varicelliformem Exanthem bei chronisch-lymphatischer Leukämie) auseinander.

Klinisch deutliche *Meningitis*, vor allem auch Meningoencephalitis, wie sie den Zoster cephalicus begleitet, trübt die Prognose beträchtlich; andererseits muß man darauf hinweisen, daß sich die Folgeerscheinungen auch im Laufe von mehr als einem Jahr noch zurückbilden können.

Zosterrezidive kommen in etwa 2% vor. Hope-Simpson (1965) sah sogar dreimal das gleiche Segment befallen. Prognostisch bedeuten sie nichts Ungünstiges.

Zoster ophthalmicus mit Keratitis und mit Zoster uveae ist von dubiöser Prognose quoad Hornhaut und Sehfähigkeit; fachärztliche Beratung ist erforderlich. 2 von 69 Fällen der Mayo-Klinik hatten bei Zoster ophthalmicus eine Augenbulbusperforation. Nach Stokes (1959) sollen 50% der Zoster-cephalicus-Fälle motorische Ausfälle haben. Die Prognose der *Zoster-Paresen* ist im allgemeinen günstig, ihre Rückbildung meist vollständig (Kendall, 1957).

Im allgemeinen gilt die *prognostische Faustregel*, daß ein Zoster, dessen Eruptionen innerhalb 24 Std aufschießen, in 10—14 Tagen geheilt sein kann, während bei sehr protrahierten, über 2, 3 und 4 Wochen gehenden Eruptionen 5 und mehr Wochen Krankheitsdauer vergehen können. Einer unserer Fälle (Plasmocytomatose und Zoster generalisatus) zog sich 8 Wochen hin, bis die Bläschen vernarbten, und etwa 12 Wochen, bis die postzosterischen neuritischen Schmerzen verschwunden waren.

Todesfälle als primäre Folge der Virusinfektion — z. B. im Anschluß an einen Zoster generalisatus bei alten kachektischen Menschen — sind äußerst selten. Es handelt sich im allgemeinen um das Ergebnis der Grundkrankheit, für die der Zoster eine zusätzliche Belastung darstellt.

7. Therapie

Eine kausale Therapie des Zoster steckt noch in den Anfängen. Die Lokalbehandlung der Keratitis (Cairns, 1964) oder der Zosterbläschen (McCallum, 1963) mit 5-Jod-2-desoxyuridin oder auch mit Cytosinarabinosid erscheint problematisch, weil nach Erfahrungen in Zellkulturen hierdurch zwar die Ausbreitung des Virus von Zelle zu Zelle gehemmt, jedoch nicht die Infektion beseitigt wird (Rapp und Vanderslice, 1964). Vergleichende Untersuchungen zeigen keine überzeugende Verkürzung der Krankheitsdauer durch eine der heute üblichen Behandlungsmethoden (Nasemann, 1965).

Zosterbläschen bedürfen im allgemeinen keiner besonderen medikamentösen Behandlung. Sie trocknen ein, verschorfen und vernarben, auch wenn sie sekundär infiziert sind. Man kann Zinkpaste, antibiotische Salbenverbände, antiseptische entzündungshemmende Wundsprühmittel oder Puder auftragen.

Sekundärinfektionen lassen sich am besten mit Chloramphenicol oder Tetrazyklinen (4—6 mal tgl. 250 mg per os) bekämpfen. Ferner sind Ampizillin, Ceflin und bei überwiegendem Befall mit resistenten penizillinasebildenden Staphylokokken Dicloxazillin empfehlenswert. Man beachte aber auch, daß oft Pilzwuchs, vor allem Soor, auf den Wunden vorhanden ist, der sich mit Pyoctanin-Pinselungen oder Nystatin (Moronal) gut beseitigen läßt. Die Antibiotica haben jedoch keinen Einfluß auf den Virusprozeß, so daß man weder eine Verkürzung der Krankheitsdauer noch eine Beeinflussung der Schmerzen erwarten darf (Kass et al., 1952; Moeschlin, 1965).

Falls der Zosterausbruch an eine *Herabminderung der Immunitätslage* geknüpft ist, bietet sich Gammaglobulin als Therapeuticum an. Man erwartet davon eine schnellere Abheilung der vorhandenen und Verhinderung von neuen Schüben. Cirincione (1957) glaubt, daß die Immunglobuline auch schmerzlindernd und den gewöhnlichen Analgetica überlegen sind, obwohl er selbst einen völligen Versager erlebte. Ferner hat sich Gros (1952) sehr positiv über Humanglobulin ausgesprochen, selbst aber auch einen Mißerfolg bei Lymphogranulomatose mit ausgedehntem Zoster gesehen. Gammaglobulin hat eigentlich nur bei prophylaktischer Gabe einen Sinn. Allerdings ist der Beweis, daß dadurch die Generalisation eines Zoster verhütet werden kann, schwer zu erbringen. Bei nachgewiesenem Gammaglobulinmangel gilt selbstverständlich die Antikörpersubstitution als Therapie der Wahl.

Ansfield und Rens (1956) haben sich begeistert über Autohämotherapie, Griswold und Bowen (1953) positiv über Influenzavirus-Vaccinebehandlung geäußert. Auch sind parenterale Eiweißgaben, Schlangengift und Eigenblut gepriesen worden. Luzes (1952) glaubte, in 45 Zosterfällen durch Ultraschall eine Entzündungshemmung und Analgesierung, ja sogar eine spezifisch-inaktivierende Wirkung erreicht zu haben.

Die *Schmerzbekämpfung* kann zum größten therapeutischen Problem des Zoster werden. Von den leichtesten bis zu den schwersten *Analgetika* fehlt keines in der Reihe der empfohlenen Medikamente. Der präzosterische Schmerz läßt sich mit Pyramidon, Novalgin, Salicylaten, Butazolidin oder Irgapyrin einigermaßen beheben. Der intrazosterische Schmerz kann sich — soweit er durch Sekundärinfektion und Entzündung des Blasengrundes verstärkt wird — manchmal unter Aureomycin oder Chloramphenicol überraschend bessern. Hält der Schmerz aber noch länger an, so wird die Behandlungsmöglichkeit von Tag zu Tag geringer. Namentlich bei älteren Patienten, wo die Schmerzen kausalgischen Charakter annehmen können, läßt sich eine Besserung trotz *Röntgenbestrahlung*, *Ganglienblockierungen* (mit Banthin oder Prokain), *Chlorpromacin oder Phenothiacine* wie Psyquil (das Sigwald et al., 1957, wochenlang in sehr hoher Dosierung gegeben haben) manchmal ebensowenig erzielen wie durch alle Arten von Strahlenwirkungen oder Morphinpräparate. Letztere sollte man soweit wie möglich vermeiden; lediglich bei Greisen, vor allen Dingen nach Zoster cephalicus, sind sie mitunter nicht zu umgehen. Viegas und Veigas (1957) haben *Emetin* empfohlen: 20—60 mg subkutan an fünf aufeinanderfolgenden Tagen. Bei der postzosterischen Neuralgie soll die Röntgentherapie mit der Bestrahlung auf das zugehörige Segment in 3—7tägigen Intervallen (drei- bis viermal 150—200 r) unter Bedingungen der Tiefentherapie Gutes leisten. In gleicher Weise kann auch die Grenzstrangbestrahlung erfolgen. Allerdings kommen immer wieder völlig unbeeinflußbare Fälle vor (Nasemann, 1965).

Aus der röntgenologischen Arbeit von Bürgel und Oleck (1964) kann man ebenso wie aus der Abhandlung von Hoffmeister (1950) ablesen, daß der Erfolg auf die Schmerzen weitgehend vom Zeitpunkt abhängt, in dem man mit der Medikation beginnt: in der frühen

Behandlungs- und Krankheitsphase hat zunächst einmal jedes empfohlene Verfahren seine Erfolge, dann häufen sich die Versager, je länger die Schmerzen bereits gedauert haben.

Es ist schwer verständlich, warum *Ergotaminderivate* so oft versagen, selbst wenn man die von MOESCHLIN (1965) empfohlene Dosis Hydergin Sandoz 3×20 Tropfen täglich (bei Coronarsklerose wegen der Gefahr des Herzinfarktes kontraindiziert!) gibt.

Auch Neostigmin, Vitamin B_{12} in den verschiedensten Abwandlungen und Kombinationen, Medivitan, Neohepatex, Leberextrakte und -hydrolysate sowie Histamingemische erweisen sich bei hartnäckigem postzosterischem Schmerz meist als völlig wirkungslos. Überraschend kann manchmal, wenigstens kurzfristig, Ingelan-Puder helfen.

Man hat sogar die Durchschneidung des Hinterwurzelnerven sowie eine Abhebung und Entnervung von Hautlappen empfohlen. Wenn eine Anästhesia dolorosa entstanden ist, versagen selbst *operative Maßnahmen* wie die Resektion des Ganglion stellatum. Neben Traktotomie nach SJÖQUVIST (1937) sowie nach JANZEN und DIECKMANN (1966) kommt nur noch die gezielte Thalamotomie bzw. Leukotomie in Frage. In Fällen mit schwerem Tic douloureux ist die Hinterwurzeldurchtrennung im Bereich der hinteren Schädelgrube die bevorzugte Methode, während bei vornehmlich im Ohrbereich lokalisierten Neuralgien die rostralen Wurzeln des Nervus vagus zu durchschneiden sind.

Obwohl man bei allen Virusinfekten mit Cortisonpräparaten äußerst vorsichtig sein soll, weil bei Generalisierung des Prozesses kein Antivirusmittel zur Verfügung steht, wundert es nicht, daß immer wieder *Versuche mit ACTH oder Cortison* bzw. Prednisolon gemacht worden sind.

An Warnungen fehlt es auch heute nicht. GOOD et al. (1957) sahen zwei Fälle von ungewöhnlich schwerem Zoster bei Kindern unter Cortisontherapie. FRY (1963) beobachtete einen äußerst schweren und langdauernden Zosterverlauf bei einer 54jährigen Frau, die zunächst mit 10 mg Prednisolon täglich, später mit 0,5 mg Betametason täglich behandelt wurde. ASK-UPMARK (1963) meinte, daß man unbedingt auf Corticosteroide beim Zoster verzichten müsse. Wir glauben allerdings, daß diese bei Varicellen richtige Anweisung bei Zoster wegen der noch bestehenden Grundimmunität nicht so streng genommen zu werden braucht.

In der Frühphase sind Cortison und ACTH jedenfalls als sehr schmerzlindernd gepriesen worden. WAHREN (1963) aus der Schaltenbrandtschen Klinik empfiehlt sie zur Überwindung therapeutischer Stillstände. In der ersten Woche hat man fast stets, in der zweiten Woche in der Hälfte der Fälle und später kaum je einen wirklich überzeugenden schmerzlindernden Erfolg gesehen. In schwersten Fällen kann man bei Tagesgaben von 1 bis maximal 3×25 mg intravenös oder 60 E Cortrophine C als intravenöser Dauertropf, evtl. auch als Depot intramuskulär, kurzfristige Erfolge sehen. Natürlich soll man mit Antibiotica abschirmen, wenn man ausnahmsweise in schweren Fällen und frühen Stadien Steroide glaubt anwenden zu müssen. ACTH und Prednisolon (40 mg täglich absteigend um 5 mg bis auf 0) haben sich auch bei postzosterischer Neuralgie, bei der die Gefahr der bakteriellen Superinfektion ohnedies nicht mehr erheblich ist, bewährt.

ELLIOTT (1964) berichtet über die erfolgreiche Frühbehandlung von 16 schweren Fällen mit hohen Prednison-Dosen in den ersten 10 Krankheitstagen. Er gab in der 1. Woche 60 mg, in der 2. Woche 30 mg und in der 3. Woche 15 mg täglich. Die Schmerzdauer betrug $3^1/_2$ Tage, bei der unbehandelten Vergleichsgruppe dagegen $3^1/_2$ Wochen. Je früher der Behandlungsbeginn, umso besser war auch hier der Erfolg.

Einer besonderen Aufmerksamkeit bedürfen jene *Gesichtszoster*, die den Trigeminus I betreffen, vor allem, wenn die Hornhaut oder der Tractus uvealis mitbefallen sind. Sie gehören in sorgfältigste fachärztliche Behandlung. Hier sollten ACTH und Prednisolon auch nur auf spezielle Anordnung eines Ophthalmologen angewendet werden. GOLDMANN (1963) gibt in solchen Fällen Emetin 30 mg subkutan täglich 1—5 Tage lang, Prednisolon-Salbe und Bazitrazin-Neomyzin-Salbe als Superinfektionsschutz. — Bei jeder Zosterbehandlung ist daran zu denken, daß auch Sekundärinfektionen durch Candida vorkommen können, die übrigens sehr oft zugleich als Stomatitis angularis störend werden.

Aus großer Erfahrung hat sich GERMER (1963) kritisch mit der Zostertherapie auseinandergesetzt. Nach seiner Meinung wird viel zu oft vergessen, daß der Zoster in der Regel begrenzt ist und spontan ausheilt. Lokal empfiehlt er bei Parästhesien oder mäßigen Schmerzen die Anwendung einer anästhesierenden Salbe, bei verzweifelt erscheinenden Einzelfällen rät er, sich folgender Methoden versuchsweise zu bedienen: 1. tägliche i. v.-Gabe von 500 ml einer 0,1 %igen Procainhydrochlorid-Lösung in physiologischer Kochsalzlösung etwa 3—4 Tage lang, 2. sympathicolytische Medikamente, z. B. Pendiomid in steigender Dosis von 40—100 mg i.m. täglich, oder Dihydroergotamin (0,5—1 mg subkutan evtl. gleichzeitig mit 3×1 Tablette täglich), 3. Blockade der dem Zostersegment benachbarten Grenzstrangabschnitte mit 15—30 ml Novocain ohne Suprarenin, 4. Alkoholinfiltration der Zosterganglien, 5. gezielte paravertebrale Injektion von 1 ml 6 %iger NaCl-Lösung, 6. Röntgenbestrahlung der Spinalganglien und der hinteren Wurzeln, 7. Rhizotomie.

Wir empfehlen als Standardbehandlung in der ersten Phase Butazolidin (3×0,2 g per os) oder Tanderil in gleicher Dosierung sowie Aureomyzin (4×täglich 250 mg per os). Bei magengefährdeten und ödembereiten Menschen nimmt man statt Butazolidin 5×20 Tropfen Novalgin. Nur unter besonders schweren Umständen sind an den ersten 3 Tagen initial 1×25 mg Prednisolon i. v. und 30 mg Prednisolon per os erlaubt, jedoch muß man dann möglichst bald täglich um 2,5 mg (= $^1/_2$ Tablette Prednisolon) reduzieren. — Später Wahl eines Antibiotikums je nach dem Antibiogramm oder dem Aussehen der Wunde. In der Nachphase, soweit sie schmerzhaft ist, kann eine Kombination von Phenothiazin-Präparaten mit Novalgin oder Irgapyrin, bei Greisen u. U. für Wochen, nötig sein. Morphin sollte man möglichst vermeiden. Gesichts- und Ohrzoster bedürfen dringend einer fachärztlichen Behandlung.

Literatur

Abramson, A.W.: Varicella and herpes zoster: An experiment. Brit. med. J. **1944 I**, 812—813. — **Aitken, R.S.**, and **R.T. Brain**: Facial Palsy and Infection with Zoster-Virus. Lancet **1933 I**, 19. — **Amies, C.R.**: The elementary bodies of zoster and their serological relationship to those of varicella. Brit. J. exp. Path. **15**, 314—320 (1934). — **Andrewes, C.H.**: Report of the subcommittee on viruses. Int. Bull. Bact. Nomencl. **4**, 109 (1954); zit. nach Nasemann (1961). — **Ansfield, F.J.**, and **J.L. Rens**: An Effective Treatment for Herpes Zoster. Wis. med. J. **55**, 1319—1320 (1956); zit. in J. Amer. med. Ass. **163**, 887 (1957). — **Appelbaum, E.**, **S.I. Kreps**, and **A. Sunshine**: Herpes zoster encephalitis. Amer. J. Med. **XXXII**, 25—31 (1962). — **Arnstein, A.**: Herpes zoster und innere Erkrankungen. Wien. Arch. inn. Krankh. **4**, 441 (1922). — **Ask-Upmark**: Herpes zoster and steroid therapy. Brit. med. J. **1963 II**, 116.

Barandun, S.: Die Gammaglobulin-Therapie: chemische, immunologische und klinische Grundlagen. Bibl. Haematologica, Fasc. 17. Basel u. New York: S. Karger 1964. — **v. Bärensprung, F.**: Die Gürtelkrankheit. Ann. Charité-Krankenhaus, Berlin **9**, H. 2, 40—128 (1861). ∼ Fernere Beiträge zur Kenntnis des Zosters. Ann. Charité-Krankenhaus, Berlin **10**, 37—54 (1862). ∼ Beiträge zur Kenntnis des Zosters. Ann. Charité-Krankenhaus, Berlin **11**, 96 (1863). — **Barontini, F.**: Sulle alterazioni istopatologiche del sistema nervoso nell'herpes zoster. Riv. Pat. nerv. ment. **78**, 304 (1957); zit. nach Nasemann (1961). — **Bethlem, J.**: Acta Neuropath. **2**, 97 (1962). — **Biljohn, P.J. van**: Cutaneous nerves in herpes zoster. S. Afr. med. J. **32**, 166 (1958); zit. nach Nasemann (1961). — **Blank, H.**, **C.F. Burgoon**, **G.D. Baldridge**, **P.L. McCarthy**, and **F. Urbach**: Cytologic Smears in Diagnosis of Herpes Simplex, Herpes Zoster, and Varicella. J. Amer. med. Ass. **146**, 1410—1412 (1951). — **Blank, H.**, and **G. Rake**: Viral and Rickettsial Diseases of the Skin, Eye and Mucous Membranes of Man. J. Amer. med. Ass. **162**, 137 (1956). — **Blank, H.**, **L.L. Coriell**, and **T.F.M. Scott**: Human skin grafted upon the chorioallantois of the chick embryo for virus cultivation. Proc. Soc. exp. Biol. (N.Y.) **69**, 341—345 (1948). — **Blumberg, L.**, and **A. Behrend**: Peripheral vascular spasm as a prodrome of herpes zoster. Circulation **14**, 379 (1956). — **Bodechtel, G.**: Differentialdiagnose neurologischer Krankheitsbilder, 2. Aufl. Stuttgart: Georg Thieme 1963. ~ Die Erkrankungen des Rückenmarks und die Neurofibromatose Recklinghausen. Handb d. Inn. Med., Bd. V/2, S. 300. Berlin-Göttingen-Heidelberg: Springer 1955. ~ Die parainfektiösen Encephalomyelitiden. In: Handbuch der Inneren Medizin, 4. Aufl., Bd. V/2, S. 300 (Neurologie). Hrsg. von Bergmann-Frey-Schwiegk. Berlin-Göttingen-Heidelberg: Springer 1953. — **Böhm, H.**: Atypische Herpes-zoster-Epidemie. Z. Haut- u. Geschl.-Kr. **8**, 184 (1950). — **v. Bókay, J.**: Ueber den ätiologischen Zusammenhang der Varizellen mit gewissen Fällen von Herpes zoster. Wien. klin. Wschr. **XXII** 1323—1326 (1909). — **Brain, R. T.**: The Relationship between the Viruses of Zoster and Varicella as Demonstrated by the Complement-Fixation Reaction. Brit. J. exp. Path. **14**, 67—73 (1933). — **Bright, R.**: (1831); zit. nach Hope-Simpson (1965). — **Brodkin, R. H.**: Zoster Causing Varicella. Current Dangers of Contagion without Isolation. Arch. Derm. (Chic.) **88**, 322—324 (1963). — **Brückel, K.**: Zosteraffektion und Rheumatismus. Dtsch. med. Wschr. **73**, 198 (1948). — **Brunell, P. A.**, and **H. L. Casey**: Crude tissue culture antigen for determination of varicella-zoster complement fixing antibody. Publ. Hlth Rep. (Wash.) **79**, 839—842 (1964). — **Bruusgaard, E.**: The mutual relation between zoster and varicella. Brit. J. Derm. **44**, 1 (1932). — **Buchbinder, W.**, u. **H. E. Schreiner**: Behandlung von generalisiertem Zoster bei Leukämie. Z. Haut- u. Geschl.-Kr. **30**, 111—114 (1961). — **Burckhardt, W.**, u. **H. v. Szèchy**: Beobachtungen über den Verlauf und Bemerkungen über die Therapie des Herpes zoster. Dermatologica (Basel) **108**, 295—299 (1954). — **Bürgel, E.**, u. **H. G. Oleck**: Zur Strahlentherapie des Zoster ophthalmicus. Berl. Med. **7**, 179—182 (1964). — **Burgoon, C. F.**, **J. S. Burgoon**, and **C. D. Baldridge**: The natural history of herpes zoster. J. Amer. med. Ass. **164**, 265—269 (1957).

Cairns, J. E.: Varicella of the cornea treated with 5-iodo-2'-deoxyuridine. Brit. J. Ophthal. **48**, 288—289 (1964). — **Cantor, S. J.**: Herpes and Varicella. Brit. med. J. **1921 II**, 508. — **Carter, A. B.**: Investigations into the effects of aureomycin and chloramphenicol in herpes zoster. Brit. med. J. **1951 I**, 987—991 zit. nach Nasemann (1961). — **Caunt, A. E.**: Growth of varicella-zoster virus in human thyroid tissue cultures. Lancet **1963 II**, 982—983. — **Caunt, A. E.**, **C. J. M. Rondle**, and **A. W. Downie**: The soluble antigens of varicella-zoster virus produced in tissue culture. J. Hyg. (Camb.) **LIX**, 249—258 (1961). — **Caunt, A. E.**, and **D. Taylor-Robinson**: Cell-free varicella-zoster virus in tissue cultures. J. Hyg. (Camb.) **LXII**, 413—424 (1964). — **Cheatham, W. J.**: The Relation of Heretofore Unreported Lesions to Pathogenesis of Herpes Zoster. Amer. J. Path. **29**, 401—411 (1953). — **Chevallier, P.**: Sur la pathogénie du zona. C.R. Soc. Biol. (Paris) **97**, 1138 (1922). — **Cirincione, V. J.**: Herpes Zoster treated with Immune Globulin. J. med. Ass. Ga **46**, 210 (1957), and in J. Amer. med. Ass. **164**, 1986 (1957). — **Comby, J.**: Herpes zoster in children. (1922); zit. nach Winkelmann u. Perry (1959). — **Craver, L. F.**, and **C. Haagensen**: A Note on the Occurrence of Herpes Zoster in Hodgkin's Disease, Lymphosarcoma, and the Leukemias. Amer. J. Cancer **16**, 502 (1932). — **Curschmann, H.**, u. **C. Eisenlohr**: Zur Pathologie und pathologischen Anatomie der Neuritis und des Herpes zoster. Arch. klin. Med. **34**, 409 (1884).

Dahl, S.: Herpes zoster speziell im Hinblick auf mögliche Ansteckungswege. Schweiz. med. Wschr. **79**, 436—438 (1949). ~ Zoster generalisatus, Zoster idiopaticus, Zoster symptomaticus. Bibl. Laeger **144**, 217—221 (1952). — **Dales, M.**, and **G. Wilson**: Bladder Involvement in a Case of Herpes Zoster. Brit. J. Urol. **28**, 198—200 (1956). — **Dameshek, W.**, and **F. Gunz**: Leukämie, 2nd edit. New York-London: Grune & Stratton 1964. — **Damm, P.**: Über den ätiologischen Zusammenhang zwischen generalisiertem Zoster, Leukämie und Windpocken. Zbl. Neurol. **63**, 536 (1931). — **Doby, T.**, u. **J. Tóth**: Herpes zoster im Magen-Darm-Trakt. Wien. Z. inn. Med. **39**, 293—299 (1958). — **v. Domarus, A.**: Grundriß der inneren Medizin, 18. Aufl., S. 684. Berlin: Springer 1943. — **Downie, A. W.**: Chickenpox and zoster. Brit. med. Bull. **15**, 197—200 (1959). — **Dubois, E. L.**, and **D. L. Tuffanelli**: Clinical Manifestations of Systemic Lupus Erythematosus. J. Amer. med. Ass. **190** ,104 (1964). — **Duehr, P. A.**: Herpes Zoster as a Case of Congenital Cataract. Amer. J. Ophthal. **39**, 157—161 (1955).

Ebert, M. H.: Histologic changes in sensory nerves of the skin in herpes zoster. Arch. Derm. Syph. (Chic.) **60**, 641—648 (1949). — **Elliott, F. A.**: Treatment of herpes zoster with high doses of prednisone. Lancet **1964 II**, 610—611. — **Erb, W.**: Zit. nach Lipschütz (1921). — **Evans, A. S.**, and **J. L. Melnick**: Electron microscope studies of vesicle and spinal fluids from a case of herpes zoster. Proc. Soc. exp. Biol. (N.Y.) **71**, 283—286 (1949).

Feldman, G. V.: Herpes zoster neonatorum. Arch. Dis. Childh. **27**, 126—127 (1952). — **Fecury, J.**: Mein Zoster und Varizellen in der Familie. Rev. bras. Med. **11**, 834 (1954). — **Feyrter, F.**: Über die Periarteriitis nodosa zosterica. Dtsch. Ges. inn. Med. **60**, 694 (1954). ~ Über den Zoster. Hautarzt **5**, 391 (1954). ~ Über das Problem des Zoster. Zbl. Path. **91**, 279 (1954). ~ Über die Anfälligkeit für örtliche Kreislaufstörung und entzündliches Geschehen bei der Leukämie. Wien. med. Wschr. **106**, 3—6 (1956). — **Foerster, O.**: Methode der Dermatosenbestimmung beim Menschen. Arch. Psychiat. Nervenkr. **77**, 652 (1926). — **Frankl-Hochwart**: Zit. nach Wohlwill (1936). — **Freund, H.**: Zoster und Leukämie. Arch. Derm. **154**, 476 (1928). — **Frischknecht, W.**: Zur Pathogenese des Herpes zoster. Helv. paediat. Acta **20**,

222—226 (1965). — **Frühling, L., R. Sacrez, Y. LeGal, P. Porte,** et **M. Dorner:** Etude anatomo-clinique de deux cas d'adénite zosteremie. Ann. Anat. path. N. S. 4 **1959,** 574—586. — **Fry, A.:** Herpes zoster and steroid therapy. Brit. med. J. **1963 I,** 1605.

Gelfand, M.: Herpes Zoster with a Varicelliform Eruption and Parotitis. J. Amer. med. Ass. **145,** 560 (1951). ~ Treatment of Herpes Zoster with Cortison. J. Amer. med. Ass. **154,** 911 (1954). — **Germer, W. D.:** Herpes Zoster. Klinik d. Gegenwart, Bd. VI, 685 (1963). — **Gibbon, N.:** A Case of Herpes Zoster with Involvement of the Urinary Bladder. Brit. J. Urol. **28,** 417 (1956). — **Gold, E.:** Characteristics of herpes zoster and varicella viruses propagated in vitro. J. Immunol. **95,** 683—691 (1965). ~ Serologic and virus-isolation studies of patients with varicella or herpes-zoster infection. New Engl. J. Med. **274,** 181—185 (1966). — **Gold, E.,** and **F. C. Robbins:** Isolation of herpes zoster virus from spinal fluid of a patient. Virology **6,** 293—295 (1958). — **Gold, E.,** and **G. Godek:** Complement fixation studies with a varicella-zoster antigen. J. Immunol. **95,** 692—295 (1965). — **Good, R. A., R. L. Vernier,** and **R. T. Smith:** Serious untoward reactions to therapy with cortisone and adrenocorticotropin in pediatric practice. Pediatrics **19,** 272—284 (1957). — **Goodpasture, E. W.,** and **K. Anderson:** Infection of human skin, grafted on chorioallantois of chick embryos with the virus of herpes zoster. Amer. J. Path. **XX,** 447—453 (1944). — **Gordon, J. L.:** Chickenpox. An Epidemiologic Review. Amer. J. med. Sci. **244,** 362 (1962). — **Graudal, H.:** Shoulder-Hand Syndrome and Herpes Zoster. Acta rheum. scand. **5,** 157—163 (1959). — **Griswold, C. M.,** and **S. S. Bowen:** Inactivated Influenca Virus Vaccine in Therapy of Herpes Zoster. J. Amer. med. Ass. **153,** 1404 (1953) (Referat). — **Gros, H.:** Die Behandlung des Herpes Zoster mit Humanglobulin. Dtsch. med. Wschr. **77,** 1074—1076 (1952). — **Gross, R.,** u. **H. E. Bock:** Erkrankungen der Leukopoese und des RES. Klin. d. Gegenw., Bd. **X,** 567 (1960). — **Gruner, K.:** Besteht eine Abhängigkeit der Zosterschmerzen von den bei Zoster auftretenden Liquorveränderungen ? Diss. Frankfurt/Main 1954; zit. nach Nasemann (1961).

Haberland, H. O. F.: Die Differentialdiagnose chirurgischer Erkrankungen, S. 243. Berlin u. Leipzig: Walter de Gruyter & Co 1935. — **Hall, P.:** Korsakov's Syndrome. Following Herpes Zoster Encephalitis. Lancet **1963 I,** 7284, 752. — **Hallgren, B. E.:** zit. nach Nasemann (1961): Die Viruskrankheiten der Haut. — **Halpern, S. L.,** and **A. H. Covner:** Motor Manifestations of Herpes Zoster. Report of a Case of associated permanent Paralysis of the Phrenic Nerve. Arch. intern. Med. **84,** 907—916 (1949). — **Hansen, K.,** u. **H. Schliack:** Segmentale Innervation. Stuttgart: Georg Thieme 1962. — **Hansen, K.,** u. **H. V. Staa:** Reflektorische und algetische Krankheitszeichen der inneren Organe, 1. Aufl. Leipzig: Georg Thieme 1938. — **Hasskó, A., L. Vámos** u. **M. Thoroczkay:** Ueber die Komplementbindung der Sera von Herpes und von Varizellen. Z. Immun.-Forsch. **93,** 80—86 (1938). — **Hauser, W.:** Zum Problem der Lokalisation des Herpes zoster. 89. Tagg. Vereinigung Südwestdeutscher Dermatologen 19./20. X. 1963. ~ Primär generalisierter Herpes zoster als Todesursache bei chronischer Lymphogranulomatose. Med. Klin. **47,** 1053 (1952). ~ Zum Problem der Lokalisation des Herpes zoster. Arch. klin. exp. Derm. **222,** 149—170 (1965). ~ Zur Klinik, Pathogenese und Therapie des Herpes zoster, insbesondere zur Häufigkeit des Zoster duplex unilateralis. Dtsch. med. Wschr. **91,** 998 (1966). — **Haymann, L.:** Über Zostererkrankungen im Ohrgebiet. Z. Hals-, Nas.- u. Ohrenheilk. **1,** 396 (1922). ~ Über Herpes zoster und herpetische Erkrankungen im Ohrgebiet. Münch. med. Wschr. **1934 I,** 137 u. 164. — **Head, H.,** and **A. W. Campbell:** The pathology of herpes zoster and its bearing on sensory localisation. Brain **XXIII,** 353—523 (1900). — **Hegler, C.:** Praktikum der wichtigsten Infektionskrankheiten. Wiesbaden: Georg Thieme 1946. — **Heilborn, F.:** Morphologische Studien zur Pathogenese des Zoster. Acta anat. (Basel) **X,** 363—376 (1950). — **Helle, S.:** Zur Klinik, Pathogenese und Therapie des Herpes zoster, insbesondere zur Häufigkeit des Zoster duplex unilateralis. Dtsch. med. Wschr. **91,** 263—267 (1966). — **Herzberg, K.:** Die Ätiologie der Gürtelrose. Klin. Wschr. **1934 II,** 1254. ~ Über Viruskrankheiten in der Dermatologie. Arch. Derm. Syph. (Berl.) **188,** 526—549 (1949). — **Herzberg, K., A. K. Kleinschmidt, D. Lang, K. Reuss** u. **R. Dahn:** Vergleichende Virusdarstellung mit Phosphorwolframsäure (Variola-Vaccine, Kanarienpocken, Varicellen und Zoster). Zbl. Bakt., I. Orig. **188,** 440—448 (1963). ~ Über die Struktur des Zoster-Virus und eine weitere Darstellungsmöglichkeit seiner Capsomeren. Zbl. Bakt., I. Orig. **189,** 1—13 (1963). — **Hess, L.,** u. **I. Faltischek:** Über Störungen der Funktion des Magens bei Herpes zoster. Klin. Wschr. **1931 I,** 883. — **Höring, F. O.:** Lokalrezidive bei bestehender Immunität zum Pathomechanismus von Zoster, Lippenherpes und anderen Krankheiten. Med. Klin. **58,** 699—701 (1963). — **Hoffmann, E.:** Zur Frage der Identität des Zoster- und Varizellenvirus und über gleichzeitiges Vorkommen beider Erkrankungen bei demselben Kranken. Dtsch. med. Wschr. **1926 I,** 864. — **Hoffmeister, W.:** Herpes zoster Behandlung, zugleich eine Beobachtung der Aureomycin-Wirkung. Ärztl. Wschr. **34,** 657 (1950). — **Hope-Simpson, R. E.:** The Nature of Herpes Zoster: A Long-Term Study and a New Hypothesis. Proc. roy. Soc. Med. **58,** 9—20 (1965). — **Howard, W.:** Further Observation on the Relation of Lesions of the Gasserian and Post. Root Ganglia to Herpes etc. Amer. J. med. Sci. **130,** 1012 (1905). — **Hultsch, E. G.:** Die cerebralen Komplikationen des Zoster. Dtsch. Z. Nervenheilk. **177,** 180 (1957). ~ Die Behandlung neurologischer

Erkrankungen mit Cortisonen. Nervenarzt **32**, 497 (1961). — **Hunt, J.R.**: On Herpetic Inflammations of the Geniculate Ganglion etc. J. nerv. ment. Dis. **34**, 73 (1907). ~ A Further Contribution to the Herpetic Inflammations of the Geniculate Ganglion. Amer. J. med. Sci. **136**, 226 (1908). ~ The Paralytic Complications of Herpes Zoster. J. Amer. med. Ass. **53**, 1456 (1909).

Jadassohn, J.: Handbuch der Haut- und Geschlechtskrankheiten, IV, 2. Berlin-Göttingen-Heidelberg: Springer 1961. — **Janzen, R.**, u. **H. Dieckmann**: Differentialdiagnose des Kopf- und Gesichtsschmerzes. Klin. d. Gegenw. **IX**, 273 (1959), Neufassung 1966. — **Jeanneret, J.P.**, et **J. Delacretaz**: Une complication rare du zona: La rétention urinaire aiguë. Praxis (Bern) **1957**, 281—284.

Kain, H.K., C.A. Feldman, and **L.H. Cohn**: Herpes Zoster Generalisatus Pneumonia. Arch. intern. Med. **110**, 96—101 (1962). — **Kapsenberg, J.G.**: Possible antigenic relationship between varicella/zoster virus and herpes simplex virus. Arch. ges. Virusforsch. **XV**, 67—73 (1965). — **Kass, G.H., R.R. Aycock**, and **M. Finland**: Clinical evaluation of aureomycin and Chloramphenicol in herpes zoster. New Engl. J. Med. **246**, 167—172 (1952). — **Kendall, D.**: Motor complications of herpes zoster. Brit. med. J. **1957 II**, 616—618. — **Keyenburg, G.W.**: Zoster und Leukämie. Z. Haut- u. Geschl.-Kr. **14**, 1993 (1953). — **Kibler, M.**: Segment-Therapie bei Gelenkerkrankungen und inneren Krankheiten. Stuttgart: Hippokrates 1950. — **Klima, R.**, u. **E. Gött**: Lymphogranulomatose. In: Handbuch der gesamten Hämatologie, Bd. V, 11, 138. Hrsg. von L. Heilmeyer u. A. Hittmair (1964). — **Köhler, J.**: Herpes zoster nach Röntgenbestrahlung. Strahlentherapie **112**, 587—594 (1960). — **Környey, St.**: Die praktisch wichtigen Syndrome in der Neurologie. Klin. d. Gegenw. **IX**, 477—527 (1959). — **Kreibich, C.**: Die angioneurotische Entzündung Perles Wien. Arch. Derm. Syph. (Berl.) **1909**, 15. — **Kröger, U.**: Zur Frage „Herpes zoster und Varizellen". Kinderärztl. Prax. **23**, 107—109 (1955). — **Kroll, M.**: Die neuropathologischen Syndrome, S. 146. Berlin: Springer 1929. — **Kundratitz, K.**: In: B. Lipschütz. Wien. klin. Wschr. **38**, 502 (1925). ~ Experimentelle Übertragung von Herpes zoster auf den Menschen und die Beziehungen von Herpes zoster zu Varicellen. Mschr. Kinderheilk. **XXIX**, 516—523 (1925).

Lambers, Kl.: Herpes zoster generalisatus bei cytostatisch behandelter chronischer Lymphadenose. Ärztl. Wschr. **12**, H. 44/45 (1957). — **Landouzy**: Fièvre zoster et exanthèmes zosteriformes. Sem. méd. (Paris) **3**, 245—248 (1883). — **Lausecker, H.**: Über seltene Zoster-Formen. Med. Klin. **47**, 149 (1952). ~ Zoster und Trauma. Med. Klin. **1953**, 106—108. — **Leider, M.**, and **M.A. Contreras**: Herpes Zoster. Arch. Derm. **75**, 397—400 (1957). — **Leuenburger, A.**: Zur Klinik und Therapie des Herpes zoster ophthalmicus. Schweiz. med. Wschr. **33**, 974 (1961). — **Lickint, F.**: Herpes zoster migrans (ascendens). Dtsch. Gesundh.-Wes. **4**, 496—497 (1949). — **Lipschütz, B.**, u. **K. Kundratitz**: Ueber die Aetiologie des Zosters und über seine Beziehungen zu Varizellen. Wien. klin. Wschr. **38**, 499—503 (1925). — **Lipschütz, B.**: Zur Frage der Wertung der Herpes- und Zosterkörperchen. Med. Klin. **1926 II**, 1456. ~ Ueber das Vorkommen von Zelleinschlüssen beim idiopathischen Herpes zoster. Wien. klin. Wschr. **XXXIII**, 836—838 (1920). ~ Untersuchungen über die Ätiologie der Krankheiten der Herpesgruppe (Herpes zoster, Herpes genitalis, Herpes febrilis). Arch. Derm. Syph. (Berl.) **136**, 428—482 (1921). — **Litwins, J.**, and **S. Leibowitz**: Abnormal lymphocytes („Virocytes") in virus diseases other than infectious mononucleosis. Acta haemat. (Basel) **5**, 223—231 (1951). — **Lomer**: Herpes zoster bei einem 4 Tage alten Kind. Zbl. Gynäk. **13**, 778—779 (1889). — **Lutzner, M.A.**: Molluscum contagiosum, verucca and zoster viruses. Electron microscopic studies in the skin. Arch. Derm. **87**, 436—444 (1963). — **Luzes, F.F.**: Contribution au traitement de L'herpes zoster par les ultrasons. Acta physiother. rheum. belg. **7**, 354 (1952). — **Lyon, E.**: Zusammenhänge zwischen Pockenschutzimpfung und Herpes zoster. Med. Klin. **59**, 328—330 (1964).

Markoff, N.: Neuere Beobachtungen über die Klinik der Virushepatitis (Hepatitis und Herpes zoster). Dtsch. med. Wschr. **88**, 353—358 (1963). — **Matras, A.**: Zoster generalisatus bei chronischer lymphatischer Leukämie. Wien. klin. Wschr. **66**, 733—735 (1954). — **McCallum, D.I.**: Herpes Zoster Treated with I.D.U. Brit. med. J. **1963 I**, 5340, 1288. — **McCallum, F.**: Herpes Simplex and Varicellae-Zoster. Practitioner **183**, 587 (1959). — **McCornick, R.R.**: Herpes Zoster with Varicella. J. Amer. med. Ass. **96**, 766 (1931). — **McCormick, G.W.**: Encephalitis associated with herpes zoster. J. Pediat. **30**, 473—474 (1947). — **McGregor, R.M.**: Herpes zoster, chicken-pox, and cancer in general practice. Brit. med. J. **1957 I**, 84—87. — **Meller, I.**: Zur Klinik und pathologischen Anatomie des Herpes zoster uvea. Z. Augenheilk. **43**, 450 (1920). — **Merselis, J.G., D. Kaye**, and **E.W. Hook**: Disseminated herpes zoster. Arch. intern. Med. **113**, 679—686 (1964). — **Meyer, R.**: Encephalitis bei Zoster. Z. f. Haut- u. Geschl.-Kr. **XXII**, 230 (1957). — **Moeschlin, S.**: Therapie-Fibel, 2. Aufl. Stuttgart: Georg Thieme 1965. — **Moltke, E.**: Zoster und Trauma. Nord. Med. **48**, 1591 (1952). — **Mommsen, H.**: Zum Zoster-Varizellen-Problem. Mschr. Kinderheilk. **22**, 11 (1931). — **Mühlhoff**: Zit. in E. Hoffmann. Dtsch. med. Wschr. **52**, 864 (1926I). — **v. Müller**: Ultraschall und Herpes zoster, bzw. Zosterneuritis. Ein klinischer Beitrag zum Wirkungsmechanismus der Ultraschallwellen bei Neuritiden. Kongreßbericht Erlanger Ultraschall-Tag. (1949), 338—341. Kongr.-Zbl. ges. inn. Med. **127**, 20—21 (1950). — **Murthy, V.N.K.**: Zoster. Indian J. Derm. **24**, 103 (1958); zit. nach Nasemann (1961).

Nachman, A.R.: Neurologic complications of herpes zoster. Pediatrics **7**, 200—204 (1951). — **Nasemann, T.**: Die Viruskrankheiten der Haut. In: Handbuch der Haut- und Geschlechtskrankheiten, Hrsg. von J. Jadassohn. Ergänzungswerk, Bd. IV, Teil 2. Berlin-Göttingen-Heidelberg: Springer 1961. ~ Der Zoster (Virologie und Klinik). Internist **6**, 342—354 (1965). — **Nasemann, T.**, u. **C.G. Schirren**: Elektronenmikroskopie und Gewebekultur als Hilfsmittel zur Diagnose und Differentialdiagnose von Virusdermatosen. Hautarzt **14**, 10, 447—451 (1963). — **Netter, A.**, et **A. Urbain**: Les relations du zona et de la varicelle. Étude sérologique de 100 cas de zona. C.R. Soc. Biol. (Paris) **94**, 98—102 (1926). — **Newcomer, V.D., E.G. McNall, C. Halde, E.T. Wright**, and **T.H. Sternberg**: Evaluation of the level of properdin in normal adult humans and in certain disease states. J. invest. Derm. **30**, 233—236 (1958). — **Nichols, W.W.**: Experiences with chickenpox in patients with hematologic disease receiving cortisone. Amer. J. Dis. Child. **94**, 219—223 (1957). — **Nicolesco, Mm.**: Contribution à l'étude des syndromes douloureuses par atteinte des relais cellulaires de la sensibilité. Thèse de Paris 1924; zit. nach Wohlwill 1936. — **Nielsen, L.**: Über das Auftreten von Herpes zoster während Arsen-Behandlung. Mh. Derm. **11**, 302 (1890). — **Nordén, A.**, and **B. Swahn**: Herpes-zoster-Varicellae in Cases of Leukemia. Acta med. scand. **170**, 339—349 (1961).

Pancoast, H.K., and **E.P. Pendergrass**: The Occurrence of Herpes Zoster in Hodgkin's Disease. Amer. J. med. Sci. **168**, 326 (1924). — **Paschen, E.**: (1919); zit. nach Downie (1959). ~ Chlamydozooenbefunde bei Herpes zoster etc. Arch. Schiffs- u. Tropenhyg. **25**, 150 (1921). ~ Elementarkörperchen im Bläscheninhalt bei Herpes zoster und Varizellen. Zbl. Bakt., I. Orig. **130**, 190—193 (1933). — **Peiffer, J.**: Mündliche Mitteilung 1965. — **Pek, S.**, and **P.W. Gikas**: Pneumonia due to herpes zoster. Ann. intern. Med. **62**, 350—358 (1965). — **Pendergrass, E.P.**, and **D. Kirsh**: Role of irridation in management of carcinoma of breast. Radiology **51**, 767 (1948). — **Peter, F.**: Zur Frage Malaria — Herpes zoster. Z. neurol. **112**, 79 (1928). — **Pette, H.**, u. **St. Környey**: Zur Histologie und Pathogenese der akut entzündlichen Formen der Landryschen Paralyse. Z. neurol. **128**, 390 (1930). — **Poulsen, P.A.**: Zoster ophthalmicus. Acta med. scand. **151**, 131 (1955). — **Pujol, J.**: Alteraciones Electrocardiográficas en el Herpes. Rev. cuba. Cardiol. **21**, 57—74 (1960).

Raab, W.: Eine besondere klinische Verlaufsform des Morbus Hodgkin bei Herpes zoster. Z. Haut- u. Geschl.-Kr. **33**, 77—84 (1962). — **Rapp, F.**, and **M. Benyesh-Melnick**: Plaque assay for measurement of cells infected with zoster virus. Science **141**, 433—434 (1963). — **Rapp, F.**, and **D. Vanderslice**: Spread of zoster virus in human embryonic lung cells and the inhibitory effect of iododeoxyuridine. Virology **22**, 321—330 (1964). — **Regelsberger, H.**: Das Elektrodermatogramm und seine Messung. Med. Klin. **44**, 817 (1949). — **Rist**: (1904); zit. nach B. Lipschütz (1921). — **Rose, F.C., E.M. Brett**, and **J. Burston**: Zoster Encephalomyelitis. Arch. Neurol. **11**, 155—172 (1964). — **Ross, C.A.C., J.H. Subak Sharpe**, and **P. Ferry**: Antigenic relationship of varicella-zoster and herpes simplex. Lancet **1965 II**, 708—711. — **Ruska, H.**: Über das Virus der Varicellen und des Zoster. Klin. Wschr. **22**, 703—704 (1943).

Sauer, G.C.: Herpes zoster: Treatment of Postherpetic Neuralgia with Cortisone, Corticotropin and Placebos. A.M.A. Arch. Dermatol. **71**, 488—491 (1955). — **Seelentag, W.**: Herpes Zoster and Röntgen Irradiation: A Contribution to the Etiology of Herpes Zoster. Strahlentherapie **98**, 582—606 (1955). — **Siede, W.**: Herpes zoster und Leberschädigung. Dtsch. med. Wschr. **81**, 1401—1402 (1956). — **Siding, A.**: Tabes dorsalis mit Haematemesis und Herpes zoster atypicus während des Verlaufes und Milchsekretion bei einer 62jährigen Frau. Wien. klin. Wschr. **8**, 269—306 (1909). — **Sigwald, J., H. Herbert**, et **A. Quetin**: Traitement du zona et des algies zostériennes. Sem. Hôp. Paris **1957**, 1137—1139. — **Sivori, A.J.**: Acerca de la identidad etiológica de la varicela y del zona. J. Med. (Buenos Aires) **1951**, 626—629. — **Sjöquist, O.**: Eine neue Operationsmethode bei Trigeminusneuralgie: Durchschneidung des Tractus spinalis trigemini. Zbl. Neurochir. **2**, 274—281 (1937). — **Söltz-Szöts, J.**: Virologische und serologische Untersuchungen beim Herpes zoster. Arch. klin. exp. Derm. **220**, 105—128 (1964). — **Svedmyr, A.**: Varicella virus in HeLa cells. Arch. ges. Virusforsch. **XVII**, 495—503 (1965). — **Scheller, H.**: Die Erkrankungen der peripheren Nerven. In: Handbuch der Inneren Medizin, Hrsg. von Bergmann-Frey-Schwiegk. 4. Aufl., Bd. 5/2, S. 224 (Neurologie). Berlin-Göttingen-Heidelberg: Springer 1953. — **Schirduan, M.**, u. **H.H. Dietze**: Über einen klinisch und pathologisch-anatomisch ungewöhnlichen Herpes zoster multiplex mit eigenartiger Ileitis. Arch. Z. Dermat. **194**, 366—375 (1952). — **Schirren, C.G.**: In: Handbuch der Haut- u. Geschlechtskrankheiten, Ergänzungswerk V, 2, S. 639. Hrsg. von J. Jadassohn. Berlin-Göttingen-Heidelberg: Springer 1959. — **Schleicher, E.M.**: Reticulo-Epithelioid Cell Granulomas in Bone Marrow in Herpes Zoster. Amer. J. clin. Path. **19**, 981—984 (1949). — **Schmidt, N.J., E.H. Lennette, C.W. Shon**, and **T.T. Shinomoto**: A complement-fixing antigen for varicella-zoster derived from infected cultures of human fetal diploid cells. Proc. Soc. exp. Biol. (N.Y.) **116**, 144—149 (1964). —

Schmitt, H. G., u. **F. Thierfelder**: Herpes zoster nach Röntgenbestrahlung. Strahlentherapie **93**, 417—425 (1954). — **Schönfeld, W.**: Zoster und Herpes simplex. In: Handbuch der Haut- u. Geschlechtskrankheiten, Bd. VII/1. Hrsg. von J. Jadassohn. Berlin: Springer 1928. — **Schuback, A.**: Herpes zoster und Landrysche Paralyse. Z. Neurol. **123**, 424 (1930). — **Schuermann, H.**: Krankheiten der Mundschleimhaut und der Lippen. München: Urban & Schwarzenberg 1958. — **Schulte, F. J.**: Über die zerebralen Komplikationen bei Varizellen. Dtsch. med. Wschr. **88**, 1836—1844 (1963). — **Schuppli, R.**: Lehrbuch der Hautkrankheiten. — **Schwarczmann, P.**: Die visceralen Erscheinungsformen des Herpes zoster. Münch. med. Wschr. **106**, 1033 (1964). — **Stokes, J. jun.**: In: Viral and Rickettsial Diseases, 3rd ed., pp. 773 (Rivers, edit.). Philadelphia-London-Montreal: Lippincott 1959. — **Strübing, P.**: Herpes zoster und Lähmungen motorischer Nerven. Dtsch. Arch. klin. Med. **37**, 513 (1885).

Tausch, M.: Beitrag zum Vorkommen eines mit auf die Welt gebrachten Herpes zoster. Zbl. Gynäk. **1932**, 1629. — **Taylor-Robinson, D.**: Chickenpox and herpes zoster. III. Tissue culture studies. Brit. J. exp. Path. **40**, 521—532 (1959). — **Taylor-Robinson, D.**, and **A. W. Downie**: Chickenpox and herpes zoster. I. Complement fixation studies. Brit. J. exp. Path. **40**, 398—409 (1959). — **Tezner, O.**: Varizellen. Ergebn. inn. Med. Kinderheilk. **41**, 363 (1931). — **Tournier, P.**, **F. Cathala**, et **W. Bernhard**: Ultrastructure et développement intracellulaire du virus de la varicelle observé au microscope électronique. Presse méd. **65**, 1229—1234 (1957). — **Trömner, E.**, u. **Fr. Wohlwill**: Über Erkrankungen des Nervensystems, insbesondere der Hirnnerven bei Leukämie. Dtsch. Z. Nervenheilk. **100**, 233 (1927). — **Tucker, S. M.**: Herpes zoster ophthalmicus in children. Arch. Dis. childh. **33**, 437—439 (1958). — **Tyzzer, E. E.**: The Histology of the Skin Lesions in Varicella. J. med. Res. **14**, 361—392 (1905—1906). — **Tzanck, A.**: Le cytodiagnostic immédiat en dermatologie. Ann. Derm. Syphil. (Paris) **8**, 205—218 (1948).

Viegas, B., and **C. Veigas**: Herpes Zoster; zit. nach J. Amer. med. Ass. **164**, 1840 (1957). — **Voegt, H.**: Reflektorische Krankheitszeichen. Klin. d. Gegenw. **IX**, 341—356 (1959). — **Vörner, H.**: Über wieder auftretenden Herpes zoster. Münch. med. Wschr. **1904, 1734.**

Wahren, W.: Über Cortisonbehandlung bei einigen Erregerkrankheiten des Nervensystems. Dtsch. Z. Nervenheilk. **185**, 183—190 (1963). — **Weller, T. H.**: Serial propagation in vitro of agents producing inclusion bodies derived from varicella and herpes zoster. Proc. Soc. exp. Biol. (N.Y.) **83**, 340—346 (1953). — **Weller, T. H.**, and **A. H. Coons**: Fluorescent antibody studies with agents of varicella and herpes zoster propagated in vitro. Proc. Soc. Exp. Biol. (N.Y.) **86**, 789—794 (1954). — **Weller, T. H.**, and **M. B. Stoddard**: Intranuclear inclusion bodies in cultures of human tissue inoculated with varicella vesicle fluid. J. Immunol. **68**, 311—319 (1952). — **Weller, T. H.**, **H. M. Witton**, and **E. J. Bell**: The etiologic agents of varicella and herpes zoster. Isolation, propagation and cultural characteristics in vitro. J. exp. Med. **108**, 843—868 (1958). — **Weller, T. H.**, and **H. M. Witton**: The etiologic agents of varicella and herpes zoster. Serologic studies with the viruses as propagated in vitro. J. exp. Med. **108**, 869—889 (1958). — **Wenner, T. H.**, and **T. Y. Lou**: Virus Diseases Associated with Cutaneous Eruptions. Progr. med. Virol. **5**, 219—294 (1963). — **Wheatley**: Zit. nach Fr. Wohlwill: Herpes zoster. In: Handbuch der Neurologie, Bd. XIII, S. 42. Hrsg. von O. Bumke u. O. Foerster 1936. — **Whitby, L. E. H.**, and **C. J. C. Britton**: Disorders of the Blood. London: J. and A. Churchill 1957. — **Wilson, J. B.**: Herpes zoster as an infectious disease. The Practitioner **188**, 396—397 (1962). — **Winkelmann, R. K.**, and **H. O. Perry**: Herpes zoster in children. J. Amer. med. Ass. **171**, 876—880 (1959). — **Wintrobe, M. M.**: Clinical Hematology, 5. Aufl. Philadelphia: Lea & Febiger 1961. — **Wodak, E.**: Herpes zoster der Kieferhöhle. Mschr. Ohrenheilk. **94**, 79 (1960). — **Wohlwill, Fr.**: Herpes zoster bei Carcinose der Intercostalnerven. Derm. Wschr. **64 I**, 569—580 (1917). ~ Über Herpes zoster. Derm. Wschr. **1923 I**, 249—252. ~ Zur pathologischen Anatomie des Nervensystems bei Herpes zoster. Z. Neur. **89**, 171 (1924). ~ Pathologisch anatomische Beiträge zur Frage Varizellen und Nervensystem. Marinesco-Festschrift **1933**, 683. ~ Herpes zoster. In: Handbuch der Neurologie, Bd. XIII, S. 1—63. Hrsg. von O. Bumke u. O. Foerster 1936. — **Wyburn-Mason, R.**: Malignant change arising in tissues affected by herpes. Brit. med. J. **1955 II**, 1106—1109 (1955).

Zumbusch, L. v.: Über Herpes zoster generalisatus mit Rückenmarksveränderungen. Arch. Derm. Syph. (Berl.) **118**, 823 (1913).

Pox-Virus-Krankheiten

Von GÜNTER STÜTTGEN, Frankfurt a. M.

Unter Mitarbeit von N. HOFMANN, Düsseldorf

Mit 20 Abbildungen

Die Krankheiten der Pox-Virus-Gruppe zeichnen sich nicht nur durch Gemeinsamkeiten in der Erreger-Struktur (RUSKA, H., 1941), sondern auch durch verbindende klinische Merkmale aus. Eine gewisse Ausnahme stellt das Molluscum contagiosum dar, welches offenbar rein epidermotop ist, während die übrigen menschenpathogenen Erkrankungen der Pockengruppe Allgemeinerkrankungen

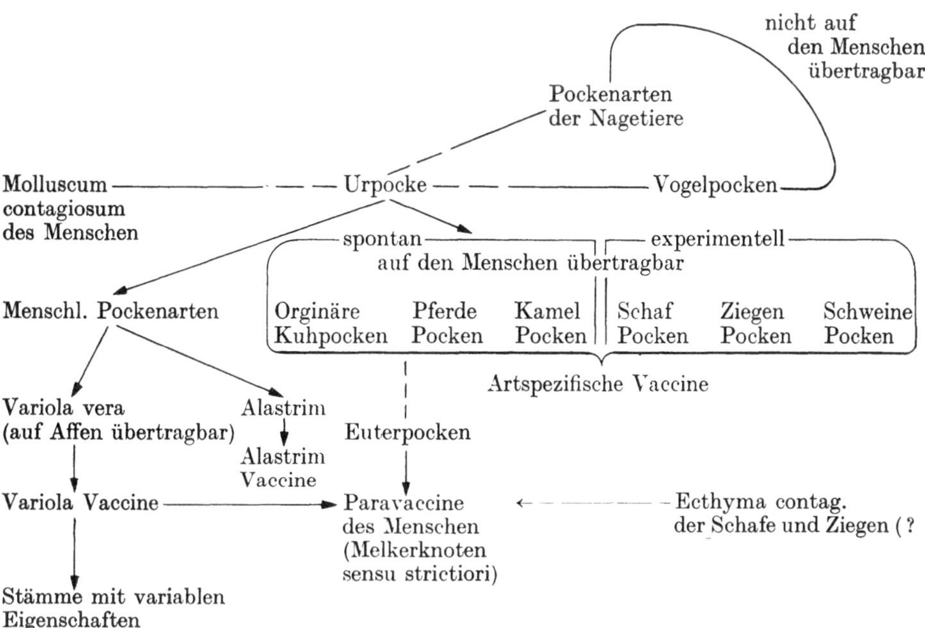

Abb. 1. Die Beziehungen zwischen den Pockenvirusarten, modifiziert nach NASEMANN (1961)

mit einer Absiedelung der Viren darstellen. Immunbiologische Ähnlichkeiten und die Streuung der Variationsbreite der Erreger im Zuge einer wechselnden Passage lassen die Diskussion zu, ob die Krankheiten der Pox-Gruppe sich auf eine Urpocke (Unitarier-Theorie) zurückführen lassen.

Die Entwicklung der verschiedenartigen Krankheitsbilder der hier besprochenen Krankheitsgruppe beruht auf der aktiven Reaktion und passiven Transformation der befallenen Gewebe; offenbar ist die epidermale Zelle ein besonders geeigneter Boden für die Auseinandersetzung mit dem Organismus und ein biologischer Indicator für die Verzahnung humoraler und cellulärer Faktoren.

A. Variola vera

I. Definition

Die Variola vera ist eine fieberhafte, cyclische Allgemeininfektion, welche in zeitlich normierten Stadien abläuft und sich durch eine Dermatropie auszeichnet (HÖRING). Der deutsche Name *Pocken* stammt aus dem Niederdeutschen und dieser Begriff für Beutel, Sack oder Tasche wurde aus der Form der Hautveränderungen abgeleitet. Der historische Name *Blattern* stammt aus dem Mittelalter und deutet auf blasenförmige Veränderungen hin. Das Charakteristikum der relativ kleinen Blasen bei der Variola vera führte im Englischen zu dem Begriff „*smallpox*" und im Französischen zu „*petites véroles*" im Gegensatz zu den „großes véroles", unter denen im Mittelalter der „blatternförmige" Ausschlag der Syphilis verstanden wurde. Im Italienischen nennt man die Pocken „vajuolo" und schließlich im Spanischen „viruela".

II. Geschichte

In der griechischen und lateinischen Sprache existiert kein besonderes Wort für die Pocken und auch eine Krankengeschichte, die in charakteristischer Weise den Verlauf der Pocken wiedergeben würde ist, außer Hinweisen auf *Galen* (*Rhazes*) nicht bekannt. Aus diesen Gründen nimmt man an, daß im Altertum im Lebensraum der Griechen oder Römer die Pocken nicht bekannt waren. Die erste sorgfältige Beschreibung der Pockenerkrankung wurde aus den von Europa aus zugänglichen Lebensräumen von *Rhazes* aus Bagdad gegeben, der um 920 starb. Aus der arabischen Sprache wurde der Ausdruck für Pocken ins Griechische übersetzt und als „loimic" wiedergegeben. Die Übersetzung ins Lateinische verwandte das Wort „pestes", ein Ausdruck, der in verschiedenem Sinne gebraucht wurde. Das Wort „variola", welches sich heute eingebürgert hat, wurde zuerst bei *Marius* 569 geprägt, da jedoch keine klinisch sorgfältige Beschreibung dieses Krankheitsbegriffs erfolgte, ist es heute schwer zu entscheiden, ob damit die Pocken im eigentlichen Sinne verstanden wurden. *Constantinus Africanus*, der die arabische Medizin um 1000 in die lateinische Sprache übersetzte, brauchte den Ausdruck „variola" nur für die Erkrankung, die *Rhazes* beschrieben hatte. Damit ist ein Hinweis gegeben, daß die Erkrankung aus dem östlichen Raume Europa bzw. den vorderen Orient erreichte. In der alten chinesischen Literatur finden wir auch bereits Erkrankungen, die auf eine Pockenepidemie in unserem heutigen Sinne hinweisen. Nach SCHÖNFELD findet sich die erste Beschreibung der Pocken bei KO HUNG, einem taotistischen Gelehrten, der von 361 bis 281 vor Christus lebte. Im Chinesischen wurden die Pocken später als „Himmelsblumen" bezeichnet. Im alten Indien kannte man Göttinnen, die als Herrscherinnen über die Pocken verehrt wurden.

Bevor die Pockenerkrankung in klassischer Weise beschrieben wurde, ist die *Variolation* als die Inoculation infektiösen Materials in die Haut bereits in der chinesischen Sung-Dynastie 590 vor Christus erwähnt worden. Ebenfalls sind im *Sanskrit* Abschnitte („Sacteya" Dhanwantari) bekannt, die darauf hinweisen, daß die Pockenerkrankung einige hundert Jahre v. Chr. auf diesem Subkontinent von Asien bekannt war. In der brahmanischen Mythologie wurde der Gott Kakurani dieser Krankheit zugeordnet. Eigenartiger Weise ist im Alten und Neuen Testament die Pockenerkrankung nicht erwähnt worden. Doch ist das Fehlen einer solchen Krankheitsbeschreibung kein Hinweis dafür, daß es diese Erkrankung nicht gab, da Seuchen unter allgemeinplätzigen Namen wie Blattern oder dergleichen angeführt sein können. DIXON führt an, daß eine solche klassische Erkrankung wie die Pocken Hippokrates nie entgangen sei und leitet aus dieser Tatsache ab, daß es die Pocken zu dieser Zeit nicht gab.

In der *europäischen Medizingeschichte* wird GREGORIUS VON TOURS (581) öfters zitiert und als Erstbeschreiber dieser Erkrankung benannt. WILLON, der Begründer der klassischen descriptiven Dermatologie, gibt 1821 die Symptomatologie der Pocken in folgender Weise wieder: „Eine Person, nachdem sie ein heftiges Fieber gehabt hat, wurde über den ganzen Körper mit Bläschen und Pusteln bedeckt. Die Bläschen waren hart, weiß und sehr schmerzhaft. Wenn der Patient überlebte, brachen die Pusteln nach ihrer Reifung auf, entleerten sich und das Verkleben der Pusteln an den Kleidern führte zu starken Schmerzen, wenn diese Kleider abgezogen wurden. Die Herzogin Eborin, die an einer solchen Erkrankung litt, war mit Bläschen bedeckt und zwar in solcher Form, daß weder ihre Hände noch Füße oder irgendein anderer Körperteil verschont geblieben war, sogar ihre Augen waren verschwollen und geschlossen."

Nach *Amerika* wurden die Pocken um 1507 übertragen, und sie erreichten Mexiko um diese Zeit mit den spanischen Truppen; etwa $3^1/_2$ Millionen Eingeborene starben in einer kurzen

Zeit. Um 1563 wurde auch Brasilien heimgesucht. Aus all' dem, was sich nun herauslesen läßt, darf man annehmen, daß die Pocken auf der Seidenstraße, also von Mittelasien, China nach Europa eingeschleppt wurden. In Turkestan teilten sich diese Wege. Ein Teil der Handelskarawane zog in früheren Zeiten nach den Plätzen des vorderen Orients. Diese Erklärung klingt plausibler als die Annahme, die sog. Elefantenkriege um 572 nach Christus hätten den Arabern über die Abessinier die Pocken beschert. Die spätere Überflutung Europas mit Pocken ist zweifellos aber von Arabien ausgegangen.

Der letzte Erdteil, der die Pocken kennenlernte, war *Australien* im Jahre 1838. Die Einschleppung nach Europa geschah auf dem Seewege, und der erste Lufttransport der Variola aus Indien erfolgte 1946.

Die *Einführung der Vaccination* durch den genialen JENNER in England im Jahre 1796 — sporadische Vorläufer einer solchen Vaccination kannte auch die Volksmedizin in Deutschland — beendete die großen Seuchenzüge, die aber immerhin in Preußen 1870/71 noch während des deutsch-französischen Krieges ausbrachen. Etwa 100000 Personen starben zu dieser Zeit an der Seuche. Nach Einführung des deutschen Impfgesetzes im Jahre 1874 kamen die Pocken in Deutschland im wesentlichen zum Verschwinden. Die Wirkung der Pockenschutzimpfung in Deutschland ist besonders durch das hochinteressante Buch „Krankheit wider den Tod" von GINS in historisch exakter Weise anhand authentischer Berichte wiedergegeben. Zum Schluß sei ein Hinweis auf das Alter der Pocken in der Menschheitsgeschichte gestattet; das Buch von DIXON über die Pocken beginnt mit einer Photographie der Mumie von RAMSES, der 1160 vor Christus starb. Das Gesicht ist mit Veränderungen gekennzeichnet, die zweifelsohne an Pocken denken lassen.

Literatur: DIXON, SCHÖNFELD, GINS.

III. Erreger

Die Pocken gehören, wie bereits anfänglich hervorgehoben, zu der recht einheitlichen Gruppe der Pox-Viren.

Morphologie

Der Erreger der Variola zeichnet sich durch eine besondere Größe aus. Das Virus besteht nach PETERS strukturell mindestens aus vier Anteilen: 1. einer umhüllenden, relativ resistenten Membran, über deren Chemie nicht viel bekannt ist; 2. einer peripheren Eiweißschicht; 3. einem im Innern gelegenen, ringartigen Desoxyribonucleinsäurehaltigen Äquivalent und 4. einem Doppelkörper, der ebenfalls ein Protein enthält, das sich aber von dem peripheren Eiweiß unterscheidet (Abb. 2).

Die Differenzierung der Viren kann 1. mikroskopisch, 2. elektronenmikroskopisch, 3. auf biologischem Wege durchgeführt werden.

Die in der Lichtmikroskopie verwendete Viktoria-Blaufärbung zur Differenzierung der Pockenviren, geht auf HERZBERG, Frankfurt, zurück. Die biologische Differenzierung (MURTI und SHRIVASTAV, 1957) ist einmal auf dem bebrüteten Hühnerei (BOHLS und IRONS, 1942; BUDDING, 1938, 1943; HERRLICH) möglich und kann auch durch die Impfung kleiner Versuchstiere durchgeführt werden.

Literatur: BLANK und RAKE, BLAXALL, BURNET, 1945; FENNER, 1957; PETERS, ANDRES und NIELSEN, 1958; SARKAR et al., 1959.

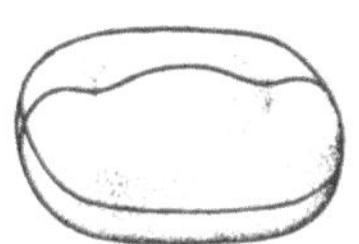

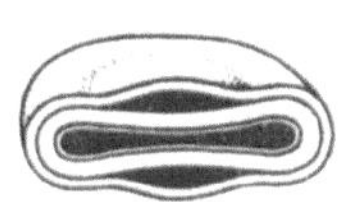

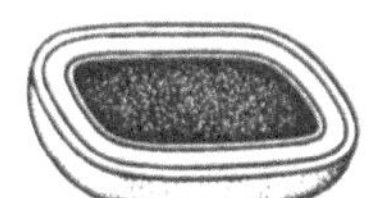

Abb. 2. Vaccinia-Virus, schematische Darstellung (PETERS, 1956)

Eigenschaften

Chemisch-physikalische Daten belegen die Infektiosität dieser Viren. In getrockneten Krusten erhält sich das Variola-Virus über Jahre. Variola-Borken, die 14 Tage post infectionem abgenommen wurden, blieben bei Zimmertemperatur 417 Tage infektiös, ganz unabhängig davon, ob diese im Licht oder im Dunkeln eines Raumes lagern (MacCallum und McDonald, 1957). Herrlich fertigte Pustelabstriche auf Objektträgern an, die 8 Wochen nach einer Lagerung bei tropischen Temperaturen von über 30° C infektiös blieben. Gegenüber chemischen Einflüssen verhält sich das Variola-Virus entsprechend dem Vaccine-Virus. Es ist glycerin- und ätherresistent, aber offenbar sehr chloroformempfindlich. Nach einer Impfung auf das Hühnerei verliert das Variola-Virus seine spezifischen biologischen Eigenschaften nicht und ist von dem Vaccine-Virus gut abzutrennen (Downie und Dumbell, 1947; North, 1944).

Schwierigkeiten gibt es nur bei der Differential-Diagnose mit der Herpes Virus-Gruppe, die aber elektronenmikroskopisch gut abzugrenzen ist, weil bekanntlich das Pockenvirus zur Quader-Virengruppe gehört. Aus Merkmalen der kulturellen

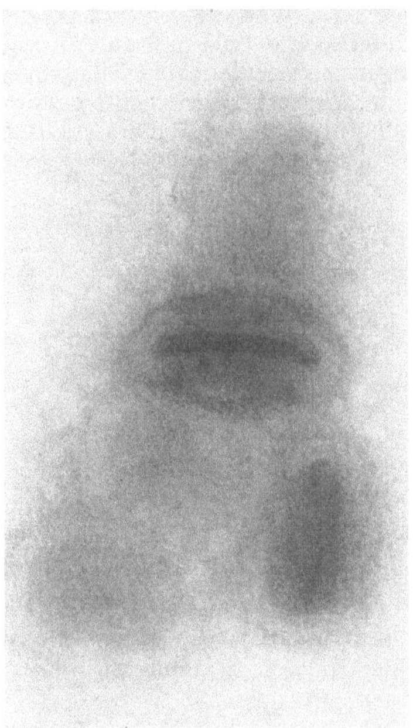

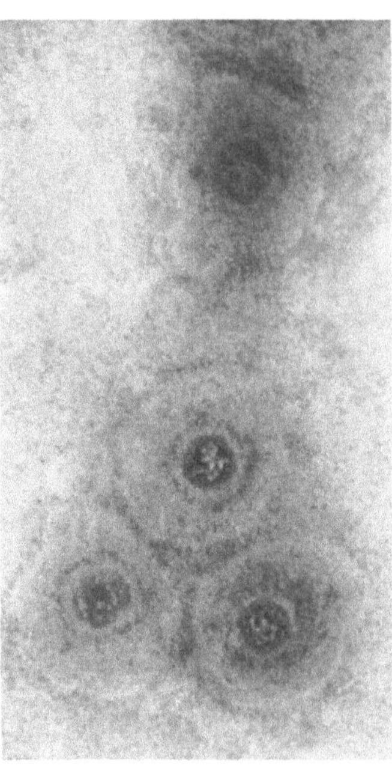

Abb. 3. Differentialdiagnostische Gegenüberstellung von Variola- (links) und Varizellen-Virus (rechts) aus Tupfpräparaten von der Haut. Vergrößerung 90000mal (Peters u. Mitarb., 1962/64)

Züchtung des Variola Virus ist hervorzuheben, daß der cytopathogene Effekt in der Hela-Kultur recht spezifisch ist (Mahnel und Munz, 1960; Mahnel und Herrlich, 1961; Mayr und Herrlich, 1961).

Der Wachstumscharakter

Die Variola-Einheiten liegen einzeln oder diffus verstreut. Demgegenüber sind die Vaccinekörperchen in Ketten und Konglomeraten angeordnet. Wie das Vaccinevirus bildet auch das Variola-Virus typische, intraplasmatische Einschlußkörperchen.

Im Cytoplasma entsteht zunächst nach einer Infektion eine feingranulierte Zone, die als Matrix oder Viroplasmazone bezeichnet wird. In dieser Region treten Partikel von der Größe der Pockenviren auf. Bei allen Pockenerkrankungen werden sog. *Einschlußkörperchen* gebildet, die acidophil sind und intraplasmatisch liegen; bei der Variola können auch acidophile Kerneinschlüsse beobachtet werden. Diese Formationen sind identisch mit der obengenannten Viroplasmazone, in der die frühen Entwicklungsformen des Virus entstehen oder bereits mit einer Anhäufung von reifen Virus-Elementarkörperchen identisch sind. Während am Orte der Virusvermehrung charakteristische proliferative und degenerative Prozesse im Gewebe sich abspielen (HAHON, 1958), breiten sich bereits Pockenviren im Körper über den Blutstrom aus (DOWNIE et al., 1953). Die analytischen Schwierigkeiten auf dem Gebiete der Pox-Virusdiagnostik leiten sich ans der Tatsache ab, daß die Pockenviren sich auf fremden Wirten und Geweben anpassen können und unter dieser Adaption eine Umwandlung erfahren, die mehr klinisch zum Ausdruck

Tabelle 1. *Wichtigste Unterscheidungsmerkmale zwischen Variola und Vaccinia* (HERRLICH in: Die Pocken, Stuttgart, 1960)

		Variola	Vaccinia
Züchtung im Affen		+	+
Züchtung im	*Paul*scher Versuch	+	+
	Anzüchtung	+ bis —	+
Kaninchen	Passagen	—	+
Züchtung im bebrüteten Hühnerei		Kleine, proliferative *Knötchen* ohne zentrale Nekrose, schwache Generalisation, nicht immer Tod der Embryonen	Breite, flächige *Herde mit* zentraler Nekrose, starke Generalisation, Tod der Embryonen
Intranucleäre Einschlußkörperchen bei Material vom Menschen		+	—
Elementarkörperchen im Elektronenmikroskop (Pustelabklatsch)		Einzeln gelegen, diffus verstreut	In Ketten und größeren Paketen gelagert
Serologische Kreuzteste		Homolog: höhere Titer	Homolog: höhere Titer
Antikörperbild		Hohe HAH-Titer, meist komplementbindende und präzipitierende Antikörper mit relativ hohen Titern im Serum	Niedrige HAH-Titer, bei normalem Verlauf der Erstinfektion in der Regel keine komplementbindenden und präzipitierenden Antikörper im Serum
Wirtsspektrum		Läßt sich in Passagen in keinem kleinen Labortier züchten, mit Ausnahme der infantilen Maus	Läßt sich in allen Labortieren regelmäßig in Passagen züchten

kommt. Der Begriff *Elementarkörperchen* ist mit den Viren identisch. Diese Untersuchungen sind durch Darstellung der Viren (lichtmikroskopisch durch HERZBERG u. Mitarb., Frankfurt 1960; KÜHN, 1957) im Phasen-Kontrastmikroskop, in elektronenmikroskopischen Untersuchungen und schließlich auch bei Dunkelfeld-Untersuchungen durchgeführt worden. Nach der Infektion entwickelt sich die erste Vermehrungsphase in der Darstellung nach DOWNIE und MACDONALD wahrscheinlich im lymphatischen Gewebe am Orte der Invasion, besonders im Respirationstrakt. Auf dem Blutwege erfolgt nun eine Infektion der RES-Zellen, in denen sich das Virus vermehrt. Danach entwickelt sich die zweite Virämie, die nun zu den ersten klinischen Symptomen mit einem Nachweis der Viren in der Haut und Schleimhaut führt.

Toxische und antigene Eigenschaften

Aus der Aufstellung von PETERS ist abzulesen, daß einige Bestandteile des Virus lösbar sind, wie z. B. die als Antigen wirksamen Stoffe. Die Reaktionskinetik der Bindung des Hämagglutinins mit dem Zellrezeptor gestattet eine Differenzierung gegenüber anderen hämagglutinierenden Virusarten (DOWNIE und MCDONALD, 1950; DOWNIE und MCCARTHY, 1953). Einige Viren der Pockengruppe besitzen gleiche Antigene und gleiche immunogene Komponenten. Im Verlaufe der Pockenerkrankungen erscheinen, je nach der vorliegenden Pockenform, neutralisierende, komplementbindende, präzipitierende und hämagglutinationshemmende Antikörper in verschiedenem Ausmaße.

IV. Pathologisch-anatomische Befunde

Zunächst ist die Pustelentwicklung in der menschlichen Haut hervorzuheben, weil die Art und Weise der virusbedingten Gewebsschädigung an einem solchen Untersuchungsmaterial gut zu demonstrieren ist (BENDA, in: LENZ und GINS, Handbuch der Pockenbekämpfung; BRAS, 1952).

Die Excision der Frühveränderung, der *Papel*, zeigt bereits, daß am 2. Tage des eigentlichen Eruptionsstadiums eine Hyperämie der Gefäße im oberen Corium und eine Schwellung des Stratum malpighi der Epidermis vorkommt. Nach der

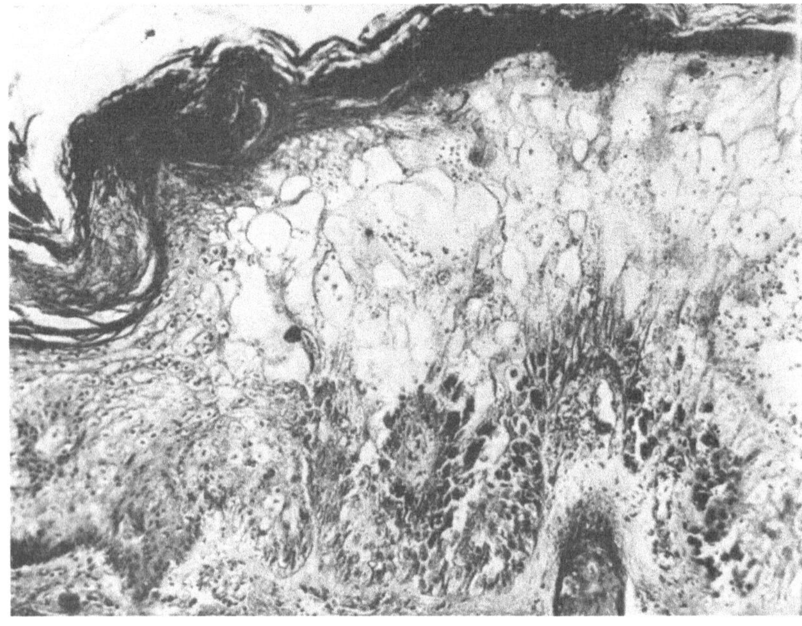

Abb. 4. Schnitt durch eine Pockenpustel. Hohlraumbildung als Folge einer retikulären Degeneration in den mittleren Epidermisschichten (BRAS, Documenta geograph. et trop., 1952)

Transformation dieser Papel zu einem *Bläschen* besteht der Pockengrund entweder aus von Epidermis entblößten verlängerten Cutis-Papillen oder aus einem lückenhaften Stratum basale, welches colliquative Veränderungen aufweist. Das Pockenbläschen ist durch einen umgrenzenden Ringwall gegen die gesunde Umgebung abgesetzt. Dieser Ringwall bildet die Peripherie des Bläschens und wird in eine steil gegen normale Nachbarepidermis abfallende Außenwange und eine sanft abgestufte Innenwange unterschieden. Die Pockendecke besteht zentral nur aus der Hornschicht, der bisweilen noch abgeflachte Schichten des Stratum granulosum anliegen. Die gekammerte Pockenhöhle reicht im zentralen Abschnitt am tiefsten gegen die Cutis hin und erstreckt sich von der Pockendecke bis zum Grund mit von Fibrinfäden und Leukocyten durchsetzten Kammerungen. Je jünger das Cavum der Pocke ist, um so ausgeprägter stellt sich eine solche Kammerung dar. So ist die Bläschenbildung auf eine intra- und extracelluläre Flüssigkeitsansammlung zurückzuführen.

Bereits 1874 stellte WEIGERT fest, daß in den zentralen Abschnitten der Pustel die Bläschenveränderungen mit einer Epithel-Alteration bis auf den Grund der Epidermisschichten, also bis zum Stratum basale, reichen und offenbar auch von ihr ausgehen. Zwei Formen der epidermalen Zellveränderungen stehen im Vordergrund, einmal die Form der ballonierenden und zum anderen die der reticulären Degeneration. Unter den von der *ballonierenden Degeneration* betroffenen Zellen sind solche zu bezeichnen, die primär nekrotisch sind. Dies äußert sich in einer Schwellung und Abrundung des Zell-Leibes. Diese Zellen verlieren die sie verbindenden Intercellularbrücken und trennen sich teils einzeln, teils in Gruppen. Das Protoplasma ist ebenfalls verändert und so spricht UNNA von einer ballonierenden Colliquation und COUNCILMAN (1904) im englischen Schrifttum von einer „hyalin fibrinoid degeneration".

Die Flüssigkeit in den Bläschen gerinnt durch die im Zuge der Fixation verwendeten Härtungsmittel. Die intracellulären Einschlußkörperchen sind desoxyribonucleinhaltig und färben sich nach Feulgen an. Doch sind bei der Variola nicht nur im Cytoplasma sondern auch intranucleäre acidophile Einschlüsse nachzuweisen und schon seit LIPSCHÜTZ und COUNCILMAN, MAGRATH und BRINCKERHOFF, 1904, bekannt. Offenbar bestehen enge Beziehungen zwischen der Bildung dieser Einschlußkörper und dem Zellstoffwechsel auf Grund einer Degeneration bzw. einer Reaktion auf den Virusbefall der Epithelzelle. Für die Diagnose der Variola spielt der Nachweis dieser sog. *Guarnierischen Körperchen* eine untergeordnete Rolle.

Die *reticuläre Degeneration* von *Unna*, die Alteration cavitaire, betrifft die mittleren und oberflächlichen Zellen des Rete malpighi und erstreckt sich peripher über den Bereich der ballonierenden Degeneration hinaus.

Während des frühen Bläschenstadiums, welches der reifen Pustel vorausgeht, ist die Erweiterung des zur Pocke gehörigen Gefäßkegels verhältnismäßig gering und die Emigration der Leukocyten zunächst auffallend spärlich. Dagegen zeigt eine Protoplasma-Färbung bereits in den adventiellen Schichten der Blutgefäße intensive Veränderungen, die mit einer dichten Anhäufung von Plasmazellen einhergehen. In den Präparaten des späteren Bläschenstadiums findet sich eine Erweiterung, eine stärkere Blutfüllung und eine Endothelschwellung der kleinen Cutisgefäße in der Peripherie der Efflorescenz.

Mit der Weiterentwicklung der Bläschen zur *Pustel* zeigt die bereits im Bläschenstadium sich abzeichnende Einwanderung von Leukocyten ihren Höhepunkt und gewinnt für die Morphe an überwiegender Bedeutung.

Die Epithellage der Innenseite des Ringwalls wird nun von Leukocyten durchsetzt und in ihrem Zusammenhang vielfach unterbrochen. Die epithelialen Verbindungsstränge zwischen Decke und Grund zerfallen, und nur Haarbälge, die die *Pockenhöhle* durchsetzt haben, bleiben erhalten, obwohl sie ebenfalls von Leukocyten aufgelockert werden können. Hierdurch und gleichfalls durch die Vermehrung des Flüssigkeitsgehaltes des Cavums der Pocke hebt sich deren Decke und die Nabelung verschwindet.

Die Verschorfung und Vernarbung beginnt unter allmählichem Nachlassen der Exsudation und der Leukocyten-Einwanderung. Es kommt dann zu einer Gerinnung des Pustelinhaltes und zu einer Eintrocknung mit entsprechender Borkenbildung. Im allgemeinen wird eine tiefe *Narbenbildung* erst dann eintreten, wenn eine sekundäre Infektion der Pusteln erfolgt. Zur Narbenbildung neigen besonders die Gesichtspartien mit den zahlreichen großen Talgdrüsen. Wird die gesamte

Talgdrüse zerstört, so ist eine tief eingezogene Narbe die Folge und bietet schließlich den typischen Endzustand der Pockenerkrankung dar.

Die *Variola haemorrhagica* ist die sekundär hämorrhagische Imbibierung der Pustel. Sie ist von der Purpura variolosa zu unterscheiden, die sich bereits klinisch von dem üblichen Verlauf der Pocken abhebt und ihren Schwerpunkt, bzw. ihren letalen Ausgang bereits im Initialstadium oder am 1. Tag des Eruptionsstadiums zeigt, ohne daß es zu einer Pustelbildung gekommen ist.

Bei der *Purpura variolosa* steht die primäre Veränderung des Gefäßnetzes der Haut mit einer Zerstörung der Gefäßwände und einer flächenhaften Erythrocyten-Diapedese im Vordergrund. Es kommt nicht zu einer Entwicklung des typischen Pockenexanthems. Der Sitz dieser Veränderung ist die Lederhaut, in der massive Blutungen sich entwickeln. Die tieferen Coriumgefäße sind ebenfalls verändert und strotzend mit Blut gefüllt und man sieht, insbesondere im Bereiche der Endgefäße, eine Schwellung der Endothelzellen. BENDA versteht unter der Purpura variolosa eine diffuse Form einer Dermatitis haemorrhagica variolosa. Bei einigen Zwischenformen sind Epitheldegenerationen in der Epidermis und periarterielle Veränderungen, einschließlich Thrombosen im Bereiche der venösen Anteile, festzustellen.

Man findet bei der Purpura variolosa auch hämorrhagische Nekroseherde in der Muskulatur unter dem Endocard. Blutungen in der Kapsel der Niere und im Nierenbecken sind ebenfalls beschrieben worden. Des weiteren wurde eine toxische Nekrose im Hoden beobachtet sowie auch Dünn- und Dickdarmekchymosen beschrieben, während die Leber weniger beteiligt ist. In der Nebennierenrinde entstehen im Bereiche walnußgroßer Areale intensive Blutungen, die allerdings nicht regelmäßig beobachtet werden. COUNCILMAN fand immerhin bei 19 untersuchten Fällen nur fünfmal die Nebennierenrinde normal.

Die pathologisch-anatomischen Befunde bei *Organveränderungen* sind recht variabel und stehen bei Berichten über Pockenfälle nicht im Vordergrund.

Das mag wohl daran liegen, daß in der heutigen Zeit Sektionen der an Pocken verstorbenen Patienten nicht so häufig durchgeführt werden, da die Bestimmungen der Quarantäne, bzw. der Gesundheitsämter ein sofortiges Verbrennen der Leiche oder ein Einsargen unter entsprechenden Desinfektionsmaßnahmen erfordern. Eine Übersicht über 177 selbst durchgeführte Sektionen gelegentlich einer Epidemie in Djakarta 1950 findet sich bei BRAS.

Parenchymatöse und fettige Entartung der Muskulatur sind vielfältig beschrieben worden sowie endocarditische Prozesse (MARCOLONGO und CARCASSI), die septischen Komplikationen ähneln. Alle Viren der Pockengruppe haben eine schädigende Wirkung auf die *Gefäße*. Das Ausmaß dieser Gefäßschädigung kann für den Verlauf der Pocken von besonderer Bedeutung sein. Die Viren vermehren sich nach Einschleusung über den Respirationstrakt bereits in der *Lunge*. Doch ist eine Pneumonie durch Viren nicht immer üblich. Solche Pneumonien sind mehr Folgen einer Sekundärinfektion, da im Zuge einer Viruserkrankung die Resistenz gegen bakterielle Infektionen abnimmt. Die *Leber* zeigt meistens nur eine leichte Schwellung und ist auch bei hämorrhagischen Verlaufsformen nicht unbedingt mit eingeschlossen. Fälle mit einer Leberdegeneration sind vereinzelt beschrieben worden. Die *Milz* ist meist vergrößert, aber nicht so ausgeprägt wie bei manchen anderen Infektionskrankheiten. In der *Niere* werden herdförmige interstitielle Entzündungen aufgefunden. Die Befunde am weiblichen *Genitalapparat* sind nicht auffällig und des weiteren sind auch Veränderungen an den Lymphdrüsen recht selten. Demgegenüber werden Veränderungen in den *Testes* recht regelmäßig gefunden.

Die Schädigung des zentralen Nervensystems entspricht der, die bei einer primären Virusencephalitis beobachtet wird.

V. Pathogenese

Für die Entwicklung des klinischen Bildes der Variola vera ist die Aufnahme des Erregers über die Atemwege und seine Verteilung auf dem Blutwege die Regel. Somit kommen den initialen Vorgängen im Respirationstrakt eine entscheidende Bedeutung zu. Jeder andere Infektionsweg, z.B. die Aufnahme des Erregers über das Hautorgan bei der Variolation (siehe dort) variiert den Krankheitsablauf (MEIKLEJOHN, KEMPE, DOWNIE, BERGE, VINCENT und RAO, 1960). Die Übertragung von Mensch zu Mensch erfolgt bei der Variola zu 90 % durch eine *Tröpfcheninfektion.* Zur Zeit des Schleimhautbefalls, insbesondere bei der Pustelentwicklung, werden mit jedem Hustenstoß die Erreger ausgeschleudert und können von Personen der Umgebung in einem Abstand bis zu 3 m eingeatmet werden. Es gibt aber Sonderfälle, bei denen eine gesicherte Übertragung auf dem Luftwege über 20 m erfolgte, wie in geschlossenen Räumen und bei gleichzeitigen besonderen Bedingungen der Luftbewegung. Eine Übertragung des Erregers durch Staub ist ebenfalls möglich.

Aus dem vorher Gesagten ergibt sich, daß das *Variola-Virus* eine erhebliche physikalische und chemische *Resistenz* besitzt. So hält sich das Virus auf der Wäsche oder auf Kleidungsstücken sehr lange und ist somit in der Lage, die Erkrankung weiter zu verbreiten. Der Pusteleiter und die abgefallenen Krusten sind kontagiös und zwar über Monate, ein Faktor, der besonders bei der Reinigung von Krankenzimmern und bei der Desinfektion der Kleidungsstücke zu beachten ist. Die Schleimhautaffektionen bei der Variola vera bestehen nur kurze Zeit und daher ist die Übertragungsmöglichkeit lediglich in den ersten Tagen von Wichtigkeit. Die Schleimhäute sind erst dann infektiös, wenn das Initialstadium vorüber ist und nun sich das eigentliche Eruptionsstadium entwickelt.

Nach einer Infektion tritt eine Virus-Vermehrung in den Zellen der Eintrittspforte auf. HERRLICH unterstellt noch, daß von der Eintrittspforte aus die Erreger sofort wieder ausgehustet werden können, und somit die kurzfristig infizierte Person über eine Tröpfcheninfektion die gerade inhalierten Viren wieder weitergeben kann. Die Untersuchungen, die besonders von DOWNIE durchgeführt wurden zeigen aber, daß diesem Moment wohl weniger Bedeutung zuzumessen ist. Nach der heute herrschenden Ansicht ist der Patient während der *Inkubationszeit nicht infektiös.* In der Phase der ersten Virämie gelangt das Virus in die Zellen des reticulo-endothelialen Systems, vermehrt sich dort und scheint am Ende der Inkubationszeit nach Zerstörung dieser Zelle sich in einem zweiten virämischen Schub zu verteilen (ALIVISATOS und VIOLAKI-PARASKEVA, 1959; DOWNIE, MCCARTHY und MACDONALD, 1950; HERRLICH, 1960). Mit dem Blut gelangt so das Virus in alle Organe und wird dort nachweisbar. Die bioptischen Untersuchungen von HERRLICH belegen das Auftreten von Viren in der Leber und auch in der Lunge. Die zerstörende Wirkung auf Zellsysteme in den inneren Organen folgt den Veränderungen an Haut und Schleimhaut. In der initialen Phase der Krankheit entscheidet sich das Schicksal des Patienten auf Grund der immunbiologischen Situation (HERRLICH, HÖRING).

Immunbiologie der Variola vera

Die Studien des Immunitätsmechanismus bei der Variola beruhen vornehmlich auf der Untersuchung der verschiedenen Krankheitsstadien, des Erfolges der Vaccination, der Inoculation von Variola-Viren und schließlich der Zweiterkrankung nach früher durchgemachten Pocken (BENENSON, KEMPE, WHEELER, 1952).

Der Besonderheit des Krankheitsverlaufes der Variola vera nach einer Vaccination bzw. nach einer früher durchgemachten Variola vera wurde durch die Krankheitsbezeichnung *Variolois* Rechnung getragen. Diese Variolois zeichnet sich durch mildere Verlaufsformen aus und kann gegebenenfalls das Krankheitsbild so variieren (nur einige nicht voll ausgereifte Pusteln), daß die Diagnose ohne Kenntnis anamnestischer und epidemiologischer Daten äußerst erschwert ist. Der Mechanismus der *Immunität*, der *durch die Vaccination* einschließlich der Variolation hervorgerufen wird, kann unterschieden werden in 1. die Antiinvasions-Immunität, 2. die Antidisseminations-Immunität und schließlich 3. die lokale Haut-Immunität.

Die *Antiinvasions-Immunität* bestimmt, ob das Virus in die Schleimhäute eintritt und sich dort vermehren kann. Dadurch wird entschieden, ob eine Infektion überhaupt entsteht. Der Begriff der cellulären Immunität spielt bei diesen Betrachtungen eine besondere Rolle.

Unter einer cellulären Immunität würde man Vorgänge verstehen, die nur der Zelle eigen sind und unabhängig von humoralen Vorgängen ablaufen. Nach Höring ist der Erwerb einer Immunität stets mit einem langfristigen intracellulären Keimaufenthalt (Virus oder auch Bacterium) verbunden und umgekehrt kommt es ohne intracellulären Keimaufenthalt nicht zu einer Immunität.

Vergleicht man die verschiedenen Möglichkeiten der Provokation einer Antiinvasions-Immunität, so ist bereits festzustellen, daß die *Variolation*, also die Inoculation des Variola-Virus in die Haut, eine *Mittelstellung* einnimmt. Es wird durch einen solchen Prozeß eine schwächere Immunität hervorgerufen, als bei der eigentlichen, durch eine Infektion des Respirationstrakts hervorgerufenen Variola, aber immerhin eine längere Immunität erzielt, als bei der Vaccination. Betrachtet man die Virämie im Hinblick auf die verschiedenen Typen der Variola, so ist zunächst festzustellen, daß die Virenzahl im Blut keinen Aufschluß darüber gibt, welche Form der Variola sicht entwickelt. Eine Ausnahme ist allerdings die Purpura variolosa, die durch eine intensive Virämie gekennzeichnet ist. Aber bereits bei dem malignen Semikonfluenz-Typ ist festzustellen, daß keine diffuse Vermehrung des Virus vorliegt.

Der *Antidisseminationsfaktor* führt im wesentlichen zu einer Neutralisation des Virus. Er entsteht vornehmlich durch Vaccination und kann im Extremfall über 50—60 Jahre lang vorhanden sein.

Die *Haut-Immunität* scheint gering zu sein im Hinblick auf die doch leichte Möglichkeit der Impfung oder Variolation und der etwa 100 %igen Infektion, bei der vorher der Variola nicht ausgesetzten Bevölkerung.

Zusammenfassend kann man über die Immunitätsfaktoren nach Dixon folgendes sagen: Der Antiinvasionsfaktor bestimmt, ob eine Infektion sich entwickelt. Er kann von Natur aus vorhanden sein, ohne daß eine Vaccination stattgefunden hat. Der Antidisseminationsfaktor ist ebenfalls natürlich oder durch eine Vaccination vorhanden. Der Antidisseminationsfaktor geht langsamer verloren als der Antiinvasionsfaktor, aber er vergeht schneller als die erworbene Hautimmunität.

Die Vaccination ist dafür verantwortlich, daß die Veränderungen an der Haut mehr oberflächlich auftreten, schneller reifen oder bereits im papulösen Stadium zurückgehen können (Variolois).

Die komplementfixierenden Antikörper und die Anti-Hämagglutinine sind laboratoriumstechnische Indicatoren, die nicht ohne weiteres mit den biologischen Schutzfaktoren identifiziert werden können. Von besonderem biologischen Wert ist der Mechanismus der Virus-Neutralisation, der auf der Eihaut die Virenzahl limitiert. Die Problematik der Bewertung der neutralisierenden Antikörper im Blut für die Voraussage eines Infektionsschutzes wird von Downie (1951) dadurch unterstrichen, daß er einen Fall publiziert, und zwar einen allerdings milden Variola-Fall einer Krankenschwester, die 2 Jahre vorher geimpft war und bei der ein erheblicher neutralisierender Antikörper im Blut vor der Infektions festzustellen war.

Eine absolute Immunität gegen eine Infektion gibt es nicht, sie ist immer relativ. Diese Immunität ist spezifisch innerhalb der Variola-Gruppe. Sie zeigt sich dementsprechend auch gegenüber der Vaccine, den originären Kuhpocken und auch dem Alastrim-Virus. Betrachten wir den klinischen Verlauf der Variola unter den beschriebenen immunbiologischen Gedankengängen, so ist der Zeitpunkt, zu dem das Variola-Virus in größeren Mengen in der Blutbahn erscheint, mit den ersten Krankheitszeichen identisch und damit abhängig von der Antidisseminationsimmunität. Das Initialstadium ist die erste sichtbare Auseinandersetzung zwischen Erreger und Organismus. Mit der Generalisierung am Ende der Inkubationszeit gelangt das Variola-Virus auf dem Blutwege in alle Organe. Wird das Virus in die Haut abgesiedelt, so schließt sich dort eine örtliche Vermehrung an. Die eben sichtbare Makula enthält eine größere Virenmenge. Diese enorme Vermehrung läßt sich gut in der *Herzberg*-Färbung mit Viktoria-Blau nachweisen. Man darf wohl annehmen, daß einer ungehemmten weiteren Vermehrung des Erregers durch Autointerferrenz der ausgelösten Entzündungsvorgänge eine Grenze gesetzt wird. Es ist allerdings auch anzunehmen, daß von den Pusteln aus eine Virusausschüttung in die Blutbahn stattfindet, in gleicher Weise, wie das bei einer Vaccine-Pustel oder einer Inoculation der Variola der Fall ist.

Von pathogenetischer Wichtigkeit sind auch die *Lokalisationsfaktoren* der Variola. Es ist bekannt, daß durch eine starke Wärmeeinwirkung oder durch eine mechanische Vorbehandlung im Bereiche dieser physikalischen Insulte der Haut die Pockenaussaat intensiver verläuft als in den benachbarten, nicht irritierten Regionen. Auch soll in den lichtexponierten Stellen eine Bevorzugung der Pockeneruptionen vorkommen. Es fragt sich allerdings, ob nicht die Spannung der Haut über den Gesichtsknochen auch von Bedeutung ist, wie es HERRLICH hervorhebt.

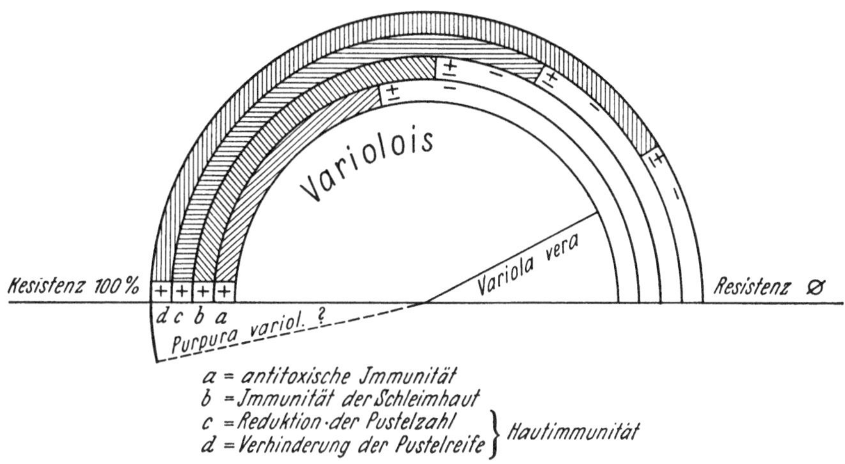

Abb. 5. Spektrum der Abwehr bei Variolois und Variola (HERRLICH, 1960)

Alter und Geschlecht haben auf die Infektion keinen großen Einfluß. Lediglich bei Schwangeren und Wöchnerinnen verursacht die veränderte Abwehrlage nach erfolgter Infektion öfters einen schwereren Verlauf. Insbesondere wird eine hämorrhagische Verlaufsform bei Schwangeren beobachtet.

Ordnen wir die Immunitätsfaktoren in die *humoralen und geweblichen Faktoren* ein, so dürften die humoralen Immunitätsfaktoren die Dissemination der Viren bestimmen. Sie verhindern somit die Ausbreitung des Virus auf dem Blutwege. Zur humoralen Immunität rechnen wir auch einen *antitoxischen Faktor*; er verhindert die „toxischen" Erscheinungen während einer Generalisierung und ist von relativ kurzer Dauer.

Allerdings muß dabei beachtet werden, daß die Toxine des Variola-Virus einer verschiedenartigen Beurteilung unterliegen, weil derartige Toxine noch nicht aufgefunden sind, sondern lediglich toxische Zwischenprodukte im Zuge der Entzündung, ausgelöst durch das Virus, beobachtet wurden. HÖRING definiert (1963) den toxischen Effekt von Viren auf die Wirtszelle als fremdinduzierte Fehlinformation der Zellaktivität mit anfänglicher Stimulierung des Zellstoffwechsels.

Die im Verlauf der Variola erfaßten *Antikörper* weisen darauf hin, daß die Antigene des Variola-Virus dem Vaccine-Virus ähnlich sein müssen (DOWNIE, 1953, 1961). Beide Viren bilden ein *lösliches* (*S-Antigen*) und ein *Hämagglutinin*. Der virusgebundene Antigenkomplex enthält das infektiöse Prinzip, welches mit dem immunisierenden Antigen einem komplementbindenden und präzipitierenden

Tabelle 2. *Überblick über die Antikörperbildung bei den verschiedenen Verlaufsformen der Variola.* (*Die Purpura variolosa paßt nicht in dieses Schema, da die Patienten in den ersten Krankheitstagen sterben*) (HERRLICH in: Die Pocken, Stuttgart, 1960)

Verlaufsart	Nach dem 10. Krankheitstag waren von den untersuchten Seren positiv in der			
	HAH	PR	KBR	
			V	S
Variola discreta	96%	75%	52%	33%
Variola confluens	100%	65%	52%	24%
Sek. hämorrhag. Variola	100%	80%	80%	40%
Variolois	100%	100%	92%	30%

HAH = Hämagglutinations-Hemmtiter
PR = Präzipitierende Antikörper
KBR, V = Komplementbindungsreaktion mit V-Antigen
KBR, S = Komplementbindungsreaktion mit S-Antigen

(*V-Antigen*) entspricht. Im Verlaufe einer Variola-Erkrankung werden neutralisierende, präzipitierende, komplementbindende und hämagglutinationshemmende Antikörper ausgebildet. Am längsten bleiben die neutralisierenden und hämagglutinationshemmenden Antikörper im Serum erhalten. Sie sind aus diesem Grunde für die retrospektive Erfassung einer stattgefundenen Infektionskette von Wichtigkeit, wenn nicht eine interferrierende Vaccination dieses Bild verwischt. Da die Virusneutralisierenden Antikörper einen recht geringen Titer besitzen — ein Charakteristikum für alle Infektionen der Pox-Gruppe — hat sich für den praktischen Gebrauch in der Routine-Diagnostik die *hämagglutinationshemmende*, die *komplementbindende und die präzipitierende Antikörperbestimmung* in den Vordergrund geschoben. Am frühesten treten die hämagglutinationshemmenden Antikörper auf, vereinzelt schon zwischen dem 4. und 6. Krankheitstag. Der Titer kann bis 1:5000 ansteigen und hat damit einen pathognomonischen Wert, wenn nicht eine schwere Vaccinationsreaktion aus der Anamnese zu eruieren ist. HERRLICH konnte darlegen, daß in den ersten Tagen der Erkrankung bereits im Serum Antikörper mit signifikanten Titern vorliegen und nimmt an, daß allergische Vorgänge bei der Erkrankung besonders eingeschaltet sind. Aus diesen Betrachtungen ergibt sich, daß die geweblichen Immunitätsfaktoren für die Frage einer Infektion oder eines völligen Infektionsschutzes von größerer Bedeutung sind als die humoralen Antikörper, die erst Folge einer Invasion der Viren sind. Die Erfahrungen und theoretischen Überlegungen rechtfertigen die Auffassung, daß es bei den Pocken zwar gesunde Virusträger nicht gibt, aber in der Praxis der erscheinungsarme Varioloiskranke in dieselbe Rubrik einzuordnen ist. Die verkürzte Inkubationszeit bei der Purpura variolosa dürfte mit immunbiologischen Faktoren zusammenhängen, ohne daß die verkürzte Inkubationszeit bei der Inoculation der Variola-Viren in die Haut damit zu vergleichen wäre.

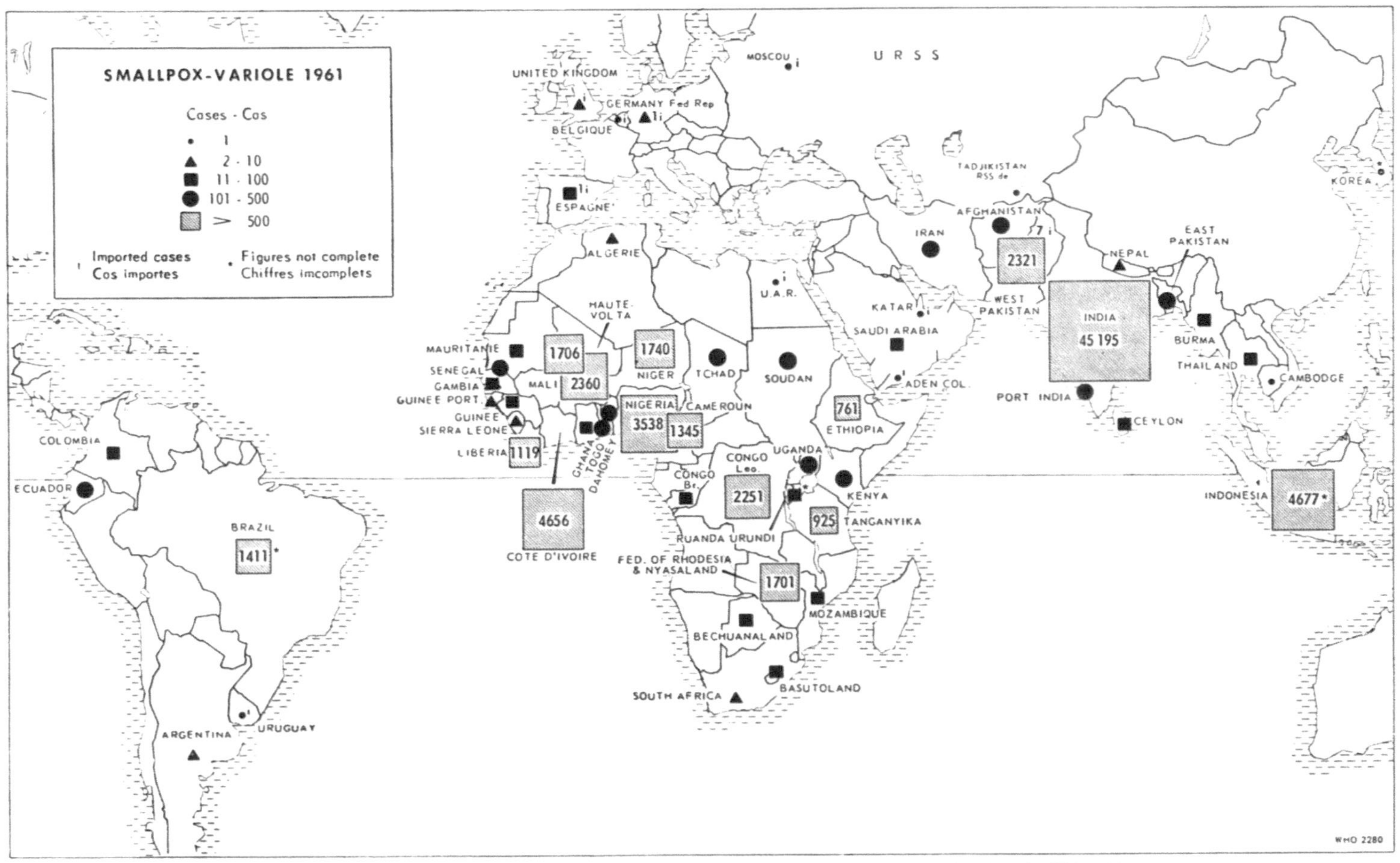

Abb. 6a. Erkrankungen an Pocken in den der Weltgesundheitsorganisation berichtenden Ländern der Welt, 1961

Es lohnt sich, an dieser Stelle kurz auf die besonderen Verhältnisse der *Variolation*, die schon seit dem Mittelalter geübt wird (WOODVILLE, 1796) und vielfach auch schon in früherer Zeit in Asien bekannt war, einzugehen. Im übrigen ist aus dem Buche von GINS zu entnehmen, daß 1833 in Preußen noch die Inoculation der Variola partiell gepflegt wurde. Wir dürfen an dieser Stelle GOETHE in Dichtung und Wahrheit zitieren, der schreibt: „Die Einimpfung der Pocken wird bei uns noch immer für sehr problematisch angesehen und ob sie gleich populäre Schriftsteller schon fachlich und eindringlich empfohlen, so zauderten doch die deutschen Ärzte mit einer Operation, welche der Natur vorzugreifen schien." FRIEDRICH DER GROSSE sagte: „Schwierigkeiten müssen, um ein für die Menschheit so heilsames Werk zu beschleunigen, den Mut eher anfeuern, als abschwächen. Kann man sie nicht überwinden, so fordert doch die Menschenliebe, daß man es versuche." Nach den Aussagen holländischer Ärzte wird seit undenklichen Zeiten in Persien und Belutschistan die Inoculation geübt und zwar in der Form, daß die Kinder der Hirten bei Handverletzungen pockenkranke Kühe melken. Vielfach konnte eruiert werden, daß vor JENNER bereits die Schutzkraft der Vaccine erkannt wurde, doch erst Jenners systematische Untersuchungen und logische Konsequenz führte schließlich zu dem weltweiten Erfolg, nachdem er die Vaccination bei dem 8jährigen Knaben Phipps und anschließend bei mehreren anderen Kontrollen vorgenommen hatte.

VI. Epidemiologie

Ein Überblick über die Pockenerkrankungshäufigkeit (s. Abb. 6a, Tab. 3a, b, c) hebt hervor, daß der *indische Sub-Kontinent*, einige Gebiete in *Südamerika* und schließlich das *tropische Afrika* als *Pockenreservoire* gelten können. Von diesen

Tabelle 3a. *Pockenfälle der Nachkriegszeit in Europa und ihre Einschleppart*

Jahr	Epidemie Land und Ort	Zahl der Fälle	Eingeschleppt aus	Transportmittel
1946	Frankreich: Arras	8	Marokko	Flugzeug
1947	Frankreich: Paris	33	unbekannt	unbekannt
1947	Frankreich: Calais	14	Algerien	Schiff
1950	England: Glasgow	18	Indien	Schiff
1951	Holland: Utrecht	52		
1952	Frankreich: Marseille	36	Vietnam	Schiff
1952	Frankreich: Brunehamel	31	Kambodscha	Flugzeug
1954	Frankreich: Vannes	75	Indochina	Flugzeug
1957	Deutschland: Hamburg	1	Indien—Pakistan	Flugzeug
1958	Deutschland: Heidelberg	18	Indien	Flugzeug
1958	England: Liverpool		Bombay	Schiff
1959	Deutschland: Berlin	1	Indien	Flugzeug
1961	Deutschland: Ansbach	4	Indien	Flugzeug
1961/62	England: London, Wales, Essex, Warwick, Yorkshire Staffordsh.	71	Pakistan	Flugzeug
1961	Spanien: Madrid	17	Indien	Flugzeug
1961	Rußland: Moskau	1	Indien	Flugzeug
1961	Belgien: Brüssel	1	Afrika	Flugzeug
1961/62	Deutschland: Düsseldorf	5	Afrika	Flugzeug
1962	Deutschland: Kreis Monschau	33	Indien	Flugzeug
1962	Danzig	37	Indien	Schiff
1962	England: London	3	Indien	Schiff
1962	Italien: Brindisi	1	Afrika	Schiff
1963	Schweden: Stockholm	24	Indonesien	Flugzeug
1963	Polen: Breslau	95	Indien	Flugzeug
1965	Deutschland: Kulmbach	1	Afrika	Flugzeug

Gebieten aus werden die Pocken in andere geographische Lagen eingeschleppt und verursachen dort Pockenausbrüche, die bis etwa zum Jahre 1930 zeitweise explosiven Charakter hatten (Rußland 1925 18000 Fälle, 1927 14000 Fälle). Daneben bestanden bis in die Dreißigerjahre in europäischen und den europäischen Ländern angrenzenden Gebieten *endemische Herde*, wie z. B. in Portugal. In Afrika ist ein ständiges Fluktuieren des Pockenhauptbefallgebietes in den äquatorischen Ländern zu erkennen, so daß man hier im Sinne von Anders mehr von Gebieten mit endemischem Pockenvorkommen, als von Reservoiren sprechen sollte.

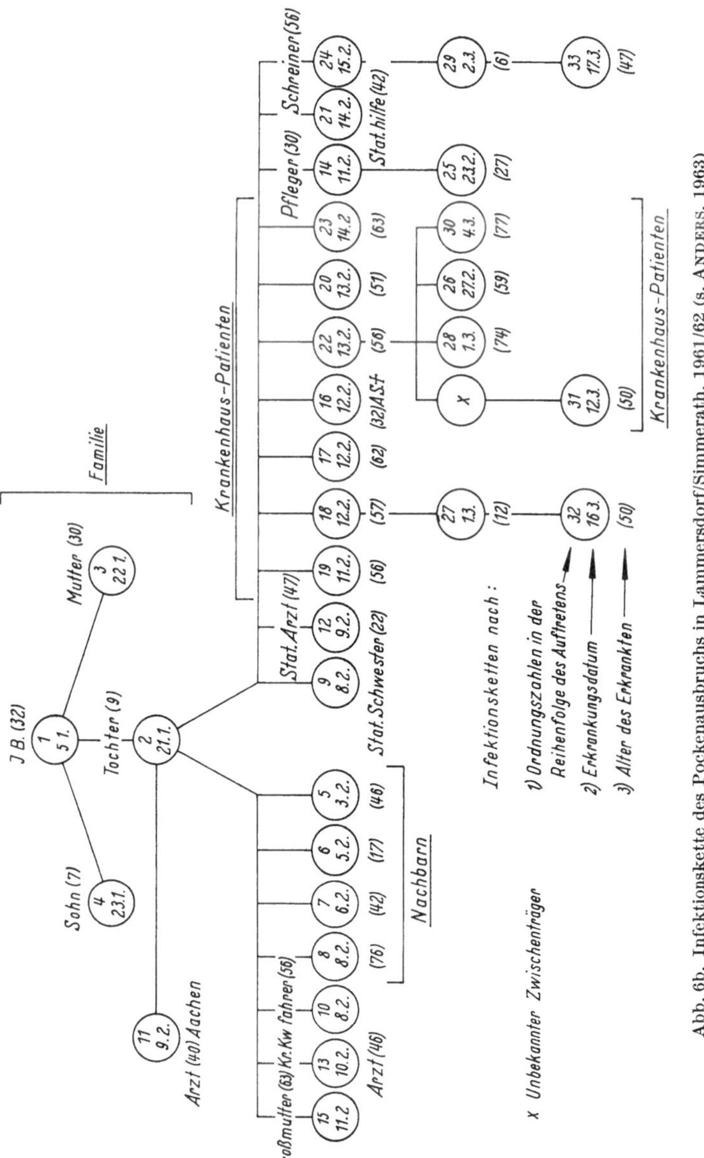

Abb. 6b. Infektionskette des Pockenausbruchs in Lammersdorf/Simmerath, 1961/62 (s. Anders, 1963)

Aus dieser Zusammenfassung ergibt sich, daß — in Abhängigkeit vom Impfschutz — Länder außerhalb der Pockenreservoire und endemischer Herde als *pockenempfängliche Gebiete* angesehen werden müssen. Die Pockeneinschleppung wird durch den Luftweg erleichtert, wie die Erfahrungen der letzten Jahre gezeigt haben. Gewöhnlich handelt es sich beim Einschleppen der Pocken nicht um einen Patienten, der ein ausgeprägtes Krankheitsbild besitzt, sondern eine Variolois wird in larvierter Form eingeschleppt, und nunmehr nimmt bei Personen ohne Immunitätsschutz die Infektionskette bei fehlender frühzeitiger Erkennung der Erkrankung ihren Lauf (Abb. 6b).

Trotz der Resistenz der Pockenviren spielt die mittelbare Infektion durch Post- und Handelsgüter eine untergeordnete Rolle.

Tabelle 3b. *Pocken in der Welt*

	1955	1956	1957	1958	1959	1960	1961	1962	1963	1964
Afrika . .	22815	17365	14785	33843	14187	15448	24040	24228	16735	12078
Amerika .	7577	3832	5778	2746	4896	4757	1939	3080	6431	2230
Asien . . .	51831	62466	111566	223708	58147	36977	53551	50232	76270	33584
Europa . .	85	—	12	14	13	2	24	137	129	—
Oceanien .	—	—	—	—	—	1	—	—	—	—
Gesamt:	82308	83663	132141	260311	77143	57185	79554	77677	99565	47892

Tabelle 3c. *Pocken in Europa (ohne UdSSR)*
(nach WHO, in: Epidemiological and Vital Statistics Report)

	1951	1952	1953	1954	1955	1956	1957	1958	1959	1960	1961	1962	1963
Belgien	—	—	—	—	3	—	—	—	—	—	1/1	—	—
Frankreich	—	75/5	—	85/18	—	—	—	—	—	—	—	—	—
Ost-Dtld.	—	—	—	—	—	—	—	—	1	—	—	—	—
West-Dtld.	—	—	—	—	—	—	—	6/2	13/1	—	4/1	37/3	—
Ungarn	—	—	—	—	—	—	—	—	—	—	—	—	1
Italien	—	—	—	—	—	—	8	—	—	—	—	—	—
Holland	52/2	—	—	40	—	—	—	—	—	—	—	—	—
Polen	—	—	—	—	—	—	—	—	—	—	—	32	96
Portugal	78/3	36/1	9/1	—	—	—	—	—	—	—	—	—	—
Spanien	3	1	1	2	—	—	—	—	—	—	17/2	—	—
Schweden	—	—	—	—	—	—	—	—	—	—	—	—	25/4
Schweiz	—	—	—	—	—	—	—	—	—	—	—	1	1
Großbrit.	27/10	135/1	30/8	—	—	—	4/2	6/1	1	1	1/1	66/26	—
Insgesamt	160/15	247/7	40/9	57	88/18	—	12/2	12/3	15/1	1	22/4	137/30	123/4

Anmerkung: erste Zahl: Erkrankungen, zweite Zahl: Tote

VII. Klinisches Bild

Symptomatologie

Das Initialstadium

Eine Infektion mit Variola-Viren durch Tröpfchen oder Schmutzinfektion führt nach einer *Inkubationszeit* von 8—18 Tagen, mit einer statistischen Häufung am 12. Tage, zu dem sog. *Initialstadium* als Zeichen einer ersten faßbaren Auseinandersetzung des Organismus mit dem Erreger. Dieses 4tägige Initialstadium ist zunächst durch einen steilen Fieberanstieg, katarrhalische Veränderungen und durch Kreuz-, Kopf-, Glieder- auch Hodenschmerzen gekennzeichnet. Um den 2. Krankheitstag nach dem Fieberanstieg, können sich Exantheme entwickeln, die kurzfristig und episodenhaft scarlatiniforme und morbilliforme Erytheme aufweisen, die gegebenenfalls kontinuierlich in die Phase des eigentlichen Eruptionsstadiums des primären maculösen Exanthems einmünden können. Dieses sog. *Prodromalexanthem* im Initialstadium, kann lokalisiert oder generalisiert auftreten, gegebenenfalls Petechien miteinschließen, die einzeln oder gruppiert, besonders häufig in der Achselhöhle oder im Bereiche der Leiste sich entwickeln. Charakteristisch für das Initialstadium ist die Rötung des Gesichts und die Injektion der Conjunctiven. Die Haut fühlt sich heiß und trocken an und ist selten von Schweiß bedeckt als Zeichen für eine „sympatikotone" Reaktionslage des Organismus. Den Kranken quält Übelkeit, die sich gelegentlich bis zum Erbrechen steigern kann. Charakteristisch sind neben heftigen Kopfschmerzen Zeichen der Unruhe und Schlaflosigkeit, die sich mit einer mehr oder weniger starken Benommenheit als Zeichen einer frühen Beteiligung des zentralen Nervensystems ausbilden können. Bei Kindern kann es unter Fieber zu Initialkrämpfen kommen. Oft beschrieben werden verfrühte Menses, die sich mit Petechien kombinieren. Eine petechiale Aussaaat läßt erkennen, daß das Capillarsystem ein besonderer Angriffspunkt der Toxine des Virus ist. Beim gehäuften Auftreten von Petechien im jüngeren oder mittleren Alter, ist ein Hinweis für eine toxische Verlaufsform gegeben, wenn auch die Intensität der Prodromi keine sichere Voraussage für die Schwere der Erkrankung zuläßt, aber doch bereits einen Individualfaktor bei der Erkrankung betont.

Höring faßt die Prodromi als Merkmale einer individuellen Allergisierbarkeit auf, deren stärkste Entwicklung die Purpura variolosa sein soll. Wir werden später auf diese Erkrankung noch eingehen und auch diskutieren, ob diese primär hämorrhagische Verlaufsform dem Schwartzmann-Sanarelli-Phänomen nahestehen kann.

Alles das sind, summarisch gesehen, keine sehr spezifischen Zeichen. Alle Kenner der Variola sind sich darin einig, daß die Intensität dieser sog. Prodromi keine sichere Voraussage für die Schwere der Erkrankung zuläßt. *Auch bei der Variolois* ist ein Initialstadium wohl immer zu beobachten.

Eruptionsstadium

Im Anschluß an das Initialstadium treten unter *Fieberabfall* entweder unabhängig von dessen exanthematischen Veränderungen oder auch im Bereiche der noch sichtbaren frühen Erytheme *kleinpapulöse Veränderungen* auf. Diese Papeln sind von verschiedener Konfiguration und können linsengroß und breitbasig oder hanfkornähnlich und spitzkegelig sein. Beide Formen können in Schüben nebeneinander auftreten, ohne daß zunächst eine vesiculöse bzw. pustulöse Transformation dieser Papeln erkennbar ist. Charakteristisch sind hirsekorngroße Effloreszenzen mit einem Durchmesser von 2—3 mm, die Ähnlichkeit mit Schrotkörnern besitzen. Sie heben sich aus der Haut wie die Spitze eines Eisberges mit geröteter Randzone heraus. Der Vergleich mit einem Eisberg ist insofern zutreffend (Herrlich), als die Masse der Veränderungen unter dem Niveau der Haut liegt. Die primäre Efflorescenz, die sich später zur Pustel entwickelt, ist eine *feste Papel*, die aber bereits am 1., deutlicher am 2., sicher aber am 3. Tage *auf ihrer Kuppe* eine *Bläschenbildung* erkennen läßt, die sich durch einen milchig trüben Inhalt auszeichnet. Zu diesem Zeitpunkt kann man mit einem Skalpel oder einer Impflancette die Blasendecke abheben und einen Sekrettropfen gewinnen und zur Sicherung der Diagnose elektronenmikroskopisch oder kulturell untersuchen.

Die sich entwickelnden Bläschen und nachfolgenden *Pusteln* zeichnen sich durch eine prall-elastische Festigkeit aus, die etwa bis zum Zeitpunkt der Suppuration, also bis zum Einschießen der Leukocyten in die Bläschen, besteht. Das exanthematische Bild in den ersten Tagen des Eruptionsstadiums kann auf Grund der verschiedenen Entwicklungsstadien der Efflorescenzen polymorph bunt erscheinen. Durch die schnellere Transformation der zuletzt aufgeschossenen papulo-vesiculösen Veränderungen zu mit einem gelblichen Farbton durchschimmernden Pusteln ist eine *Uniformität der Efflorescenzen am 5.—6. Tage* erreicht. Lediglich die Größe der einzelnen Pustelgruppen divergiert und die Erytheme zeigen eine verschieden stark entwickelte Intensität. Eine *Nabelung der*

Bläschen ist zu Beginn keineswegs obligat, stellt sich aber später ein, um sich unter Entwicklung der Suppuration aus dem bereits in dem pathologisch-anatomischen

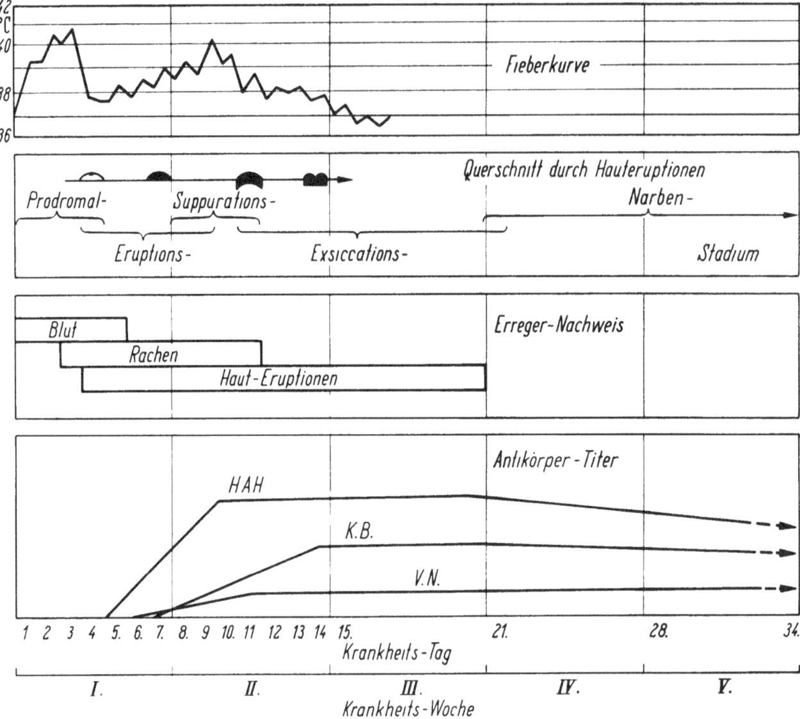

Abb. 7. Verlauf der Pockenerkrankung, Erregernachweis und Antikörper-Titer (PÖHN, in: Praxis der Pockenbekämpfung, 1963)

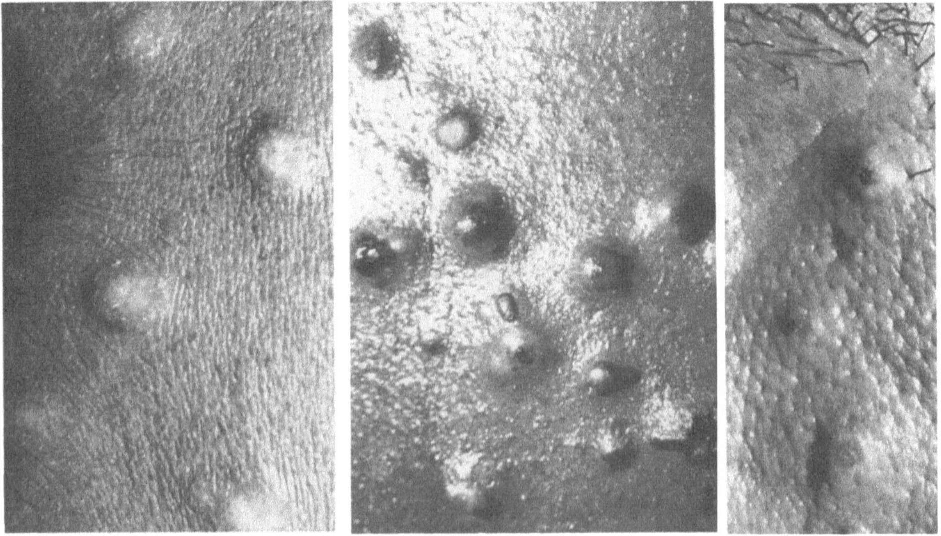

Abb. 8. Frühes Pustel-Eruptionsstadium verschiedener Patienten (Photomontage, Karachi u. Bombay, 1965)

Kapitel beschriebenen Gegenbenheiten wieder zu verlieren. Die Nabelung hat ihre Ursache in strangartigen Verbindungen zwischen dem zentralen Blasendach und dem Blasengrund durch fibröse Züge, durch Schweißdrüsen oder schließlich durch Haarfollikel. Im Zuge einer weiteren Auftreibung der Pustel bleibt dann das Zentrum mit dem Blasengrund verankert. Durch die Suppuration und den lösenden Einfluß der Leukocyten auf diese Stränge wird dieser Zug aufgehoben und die Nabelung verschwindet. Erst mit beginnender Eintrocknung sinkt das Blasendach wieder ein. Sticht man nun eine bereits deutliche Vesikel oder noch nicht voll ausgereifte Pustel mit einem Skalpel oder Impflancette an, so verhindert die typische Kammerung der Blase und der Pustel einen Kollaps des mit Flüssigkeit gefüllten Raumes. Mit dem Einstich werden lediglich einige Kammern eröffnet. Erst während der Suppuration, sobald also durch die leukocytäre Verdauung die verschiedenen fibrösen Stränge die fächerartig eine Kammer bilden, abgebaut sind, ist eine derartige Kammerung, die differentialdiagnostisch verwandt werden kann, verschwunden.

Unter dem *Suppurationsstadium* versteht man die Aussaat reifer Pusteln mit einem dünnen Blasendach, welches die mit einem milchig trüben Inhalt und die mit Leukocyten gefüllten Blasenhohlräume (maximal Erbsgröße) überzieht. Zunächst einzeln stehende Pusteln können miteinander konfluieren und besonders im Gesicht recht flächenhafte Erscheinungen aufweisen, die über den Malignitätsgrad

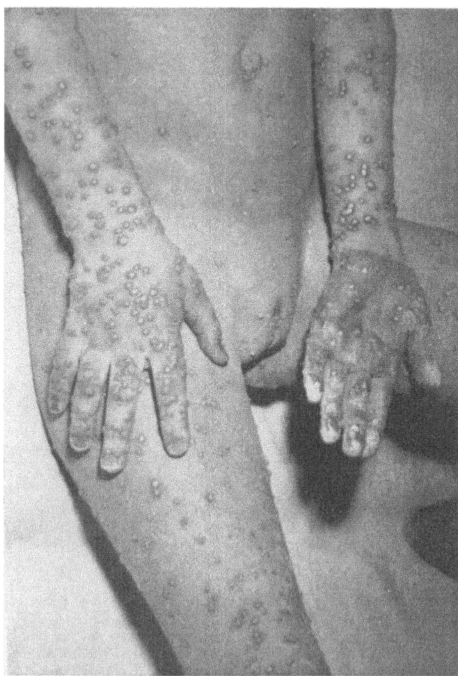

a

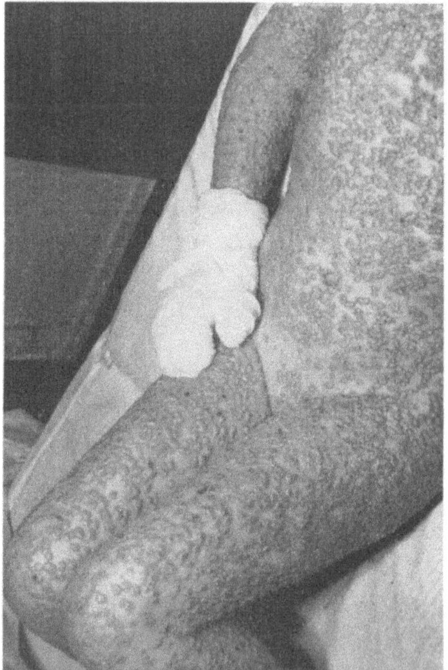

b

Abb. 9. Voll entwickeltes Pustelstadium (Kr. Monschau, 1962, Photo: FASSL, RICHTER, STÜTTGEN); a) bei einem 6jährigen Mädchen (im Alter von einem Jahr ohne Erfolg geimpft); b) dichte, partiell konfluierende Aussaat mit sekundärer Hämorrhagie an den Unterschenkeln bei einem 7jährigen, ungeimpften Mädchen

der Variola allerdings wenig aussagen. Mit dem Eintrocknen der Pustel verändert sich der Farbton ins Bräunliche. Bei der Variolois beginnt die Abschuppung recht früh und kann bereits am 14.—15. Tage nach Auftreten der ersten Eruptionen, also am 20. Krankheitstage, abgeschlossen sein, während beim klassischen Variola-Fall des Ungeimpften bis zum 38. Tage die bräunlichen Schuppen der Haut anhaften und dann, noch virushaltig, sich lösen können. Unter einer antibiotischen Therapie wird eine *Sekundärinfektion* der geplatzten Pusteln im Suppurationsstadium verhindert und die Einzelefflorescenz bleibt in ihrer typischen Struktur besser sichtbar. Im allgemeinen wird eine tiefe *Narbenbildung* erst

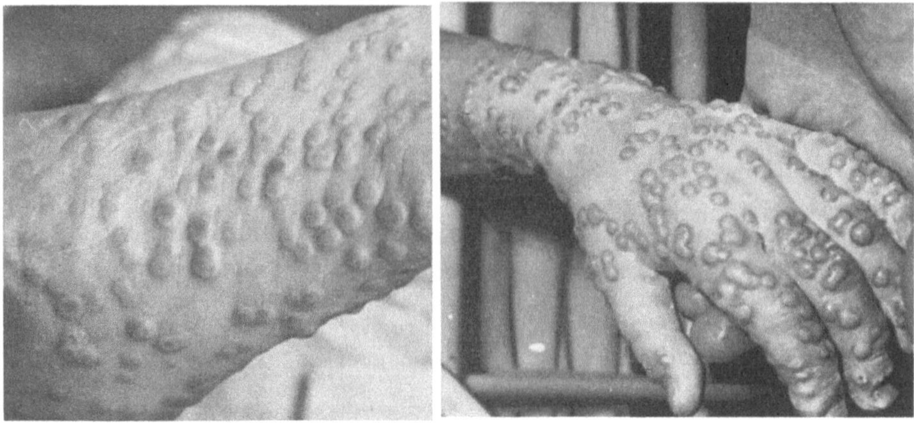

Abb. 10. Pralle Pustelbildung bei a); keine Nabelung, sondern Durchschimmern des Pustelgrundes in zart-rötlicher bis dunkel-rötlicher Farbe b) (RICHTER, Krs. Monschau, 1962)

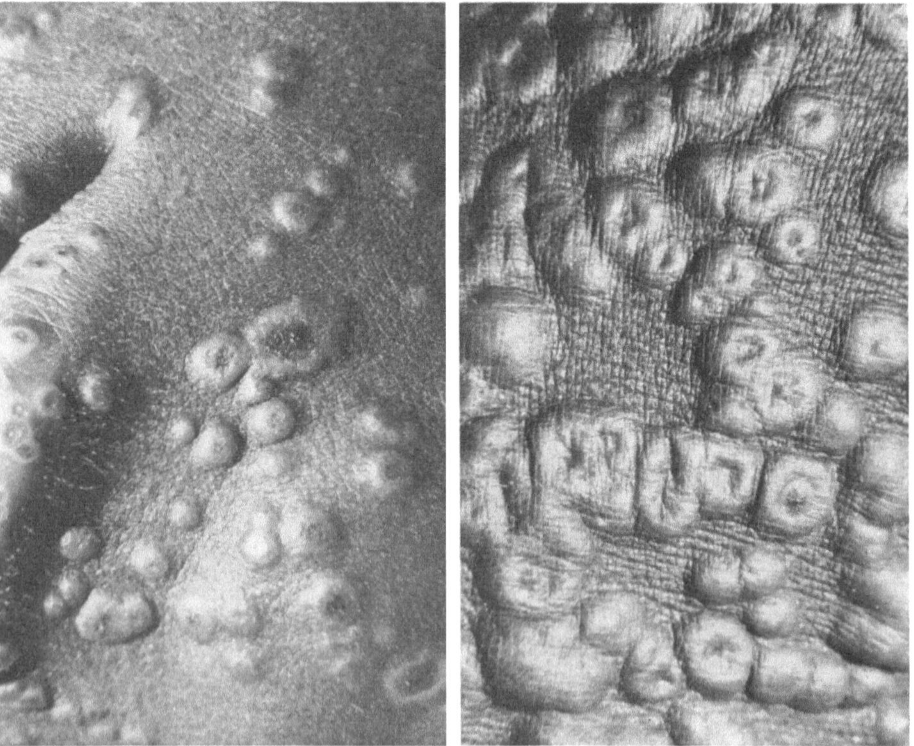

Abb. 11. Ausgereifte, z.T. sich rückbildende Pusteln (Karachi, 1965)

dann eintreten, wenn eine sekundäre Infektion der Pusteln erfolgt. Zur Narbenbildung neigen besonders die Gesichtspartien mit den zahlreichen großen Talgdrüsen. Wird die gesamte Talgdrüse zerstört, so ist eine tief eingezogene Narbe die Folge und bietet schließlich den typischen Endzustand der Pockenerkrankung dar.

Herrlich hat bereits hervorgehoben, daß das Schicksal des Variola-Kranken sich zu Beginn des Eruptionsstadiums entscheidet. Und entsprechend der verschiedenen Verlaufsformen hat es nicht an Versuchen gefehlt, aus der Morphologie

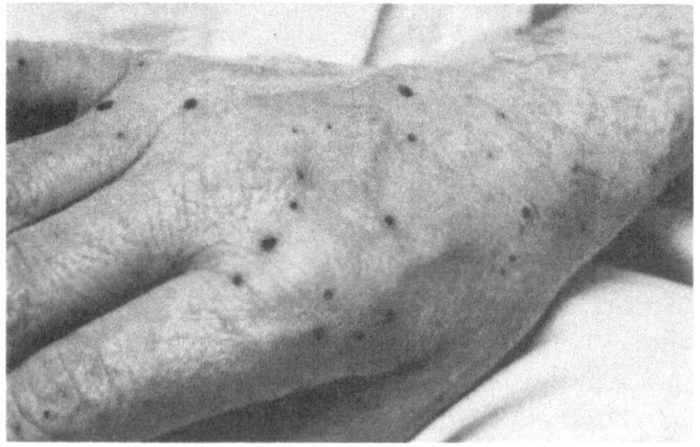
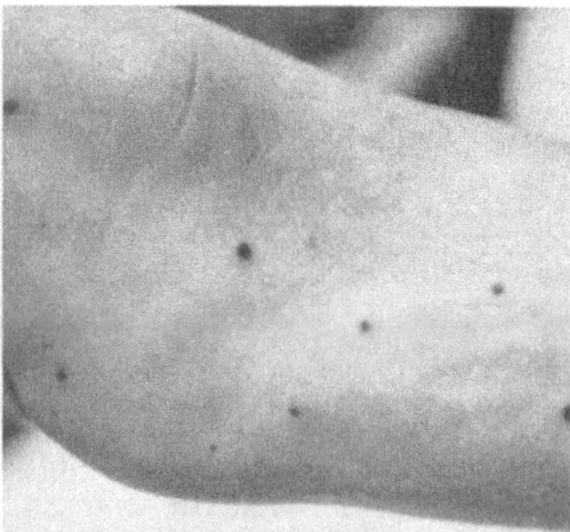

Abb. 12. Exsiccierte, bräunliche Pustelreste bei Variolois (Monschau, 1962)

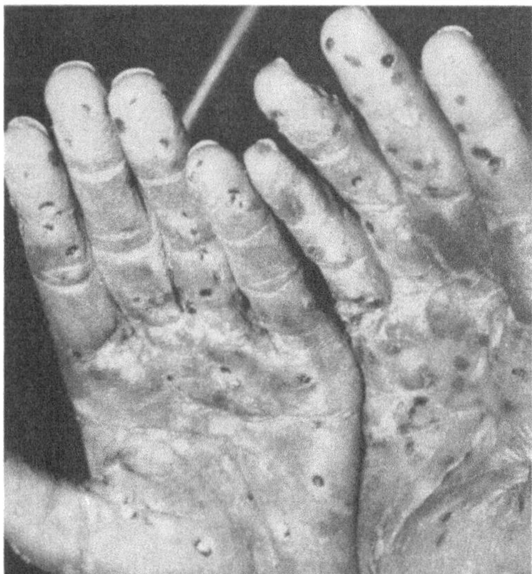
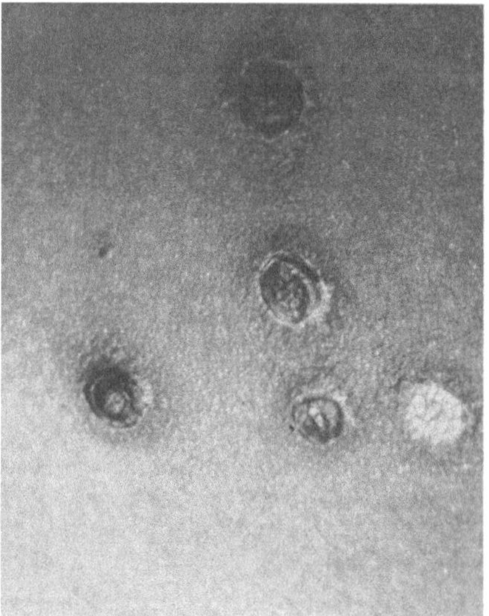

a Abb. 13. a) Sich lösender Schorf, b) Beginn der Ablösung b

der Hautveränderungen die verschiedenartigen Verlaufsformen zu charakterisieren, die einen Hinweis auf die verschiedenen Immunitätslagen geben. Eine sorgfältige Betrachtung der einzelnen Efflorescenz ist zur Diagnose im Frühstadium unbedingt notwendig. Es können papulo-vesiculöse Veränderungen, Bläschen und Pusteln auftreten, die weder an lokalisatorisch bevorzugten Hautgegenden sich entwickeln, noch als für die Variola klassische Efflorescenzen (Nabelung fehlt, usw.) anzusprechen sind. Derartige *verschleierte „Pockenexantheme"* findet man besonders bei noch vorhandenem Impfschutz unter dem eine Pustelreife, also eine Entwicklung des Exanthems bis zur typischen Pockenpustel, nicht eintritt. Wir würden diese Aussage nicht wagen, wenn derartige Veränderungen nicht in Form von Einzelherden, z. B. einer einzigen Pustel am Ringfinger, elektronenmikroskopisch und kulturell als Variola-Viren-haltig entlarvt worden wären.

Die Lokalisation der Efflorescenzen im Eruptionsstadium

Vom statistischen Gesichtspunkt lassen sich Faustregeln aufstellen, die auf die überwiegende Mehrzahl der Variola-Fälle im europäischen und asiatischen Raum übertragbar sind und immer wieder zutreffen, wenn es sich um eine Variola bei Ungeimpften handelt. So liegen die *ersten Eruptionen im Gesicht*, und zwar nach HERRLICH vornehmlich in Hautarealen, die die Gesichtsknochen überspannen. Man darf aber nicht überrascht sein, wenn bei einer Variolois, also bei einer Variola-Infektion unter dem Schutze einer Vaccinationsfolge am 3.—4. Tage nach Beginn der Eruption der Eindruck einer Sycosis, also einer bakteriellen Infektion der Haarbälge, besteht und Pusteln ohne Nabelung sich vornehmlich in der Bartregion und im Bereiche des Halses lokalisieren. Da die Variola-Pustel nicht follikulär gebunden ist, sind lediglich bei oberflächlicher Betrachtung Verwechslungsmöglichkeiten gegeben. Immerhin ist der Begriff „*varioloforme Pyodermie*" eine Bezeichnung für eine derartige Morphogenese einer bakteriellen Hautinfektion bestimmter Lokalisation, ohne daß eine Variola vorliegt. Im Anschluß an das Gesicht werden zunächst *Hände und Arme* und *schließlich* nach Befall des Schultergürtels und der Brust die *unteren Extremitäten* ergriffen. Immer wieder kann man feststellen, daß bei Beschreibungen des Pockenverlaufes dieser Verteilungsmodus in zeitlicher Hinsicht nicht genügend berücksichtigt wird. Eine Häufung von Eruptionen findet man im Gesicht und an den distalen Partien der Arme und schließlich im Bereiche der Füße. Ein Befall der Handinnenflächen und Fußsohlen ist lediglich als Hinweis für eine Variola-Erkrankung zu werten, da auch bei Varizellen und Arzneimittelexanthemen einschließlich des Erythema exsudativum multiforme Bläschenbildungen an diesen Stellen auftreten. Die gegenüber dem Licht exponierten Hautpartien werden bevorzugt frühzeitig und intensiv von den Variola-Eruptionen befallen, und das trifft besonders auch für die Glatze zu. Im Bereiche einer Druckeinwirkung, also bei Frauen im Bereiche von Corsettagen oder bei Männern im Bereiche der Gürtellinie, tritt eine Minderung der Eruptionen auf.

Die verschiedenen Verlaufsformen der Variola

In Abhängigkeit von den verschiedenen Schulen (englische, amerikanische oder die in Deutschland übliche Einteilung nach HERRLICH) liegen verschiedenartige Versuche vor, die Verlaufsformen der Variola in bestimmte prägnante Formen einzuordnen (MURPHY, 1954; RAO, 1960; DIXON, 1962). Prinzipiell sind Variationen der typischen Verlaufsformen: 1. die sekundär hämorrhagische Variola, 2. die Variola ohne Exanthem und schließlich die Purpura variolosa als primär hämorrhagische Variola. Derartige Formen sind allerdings Krankheitsbilder, die sich deutlich von dem durchschnittlichen Krankheitsverlauf entfernt haben und dazwischen gibt es eine Zahl von *Übergangsstadien*, die durch die variationsreiche Morphologie der Hautveränderungen eine weitere Aufschlüsselung der verschiedenen Formen erlauben, ohne damit jedoch den Boden für eine gültige Klassifikation geben zu können. Betrachten wir uns in diesem Sinne die Klassifikation der Variola vera von DIXON, so möchten wir die Variola fulminans, bzw. Purpura variolosa, zunächst ausschließen und einer späteren Betrachtung überlassen. DIXON hat die verschiedenen *Verlaufsformen nach dem Malignitätsgrade* geordnet und beginnt mit der

Variola maligna confluens

Nach dem üblichen Initialstadium entwickelt sich ein Exanthem, welches nicht eine typische Pustel bzw. Bläschenentwicklung zeigt, sondern bei dem auf einem geröteten Untergrund die Haut sich diffus konfluierend abhebt, ohne daß eine prall elastische Blase oder Pustel sich darbietet. Diese *flächigen* von *hämorr-*

Tabelle 4. *Die klinischen Charakteristika der verschiedenen Variola-Typen nach der Klassifikation von* Dixon

Typ	Bezeichnung	Initial-Fieber	Zweiter Fieber-schub	Larynx-Ver-änderungen	Cerebrale Symptome	Hämorrhagien	Exanthem	Typische Pustelbildung	Charakteristika d. Pustel-bildung bzw. der schlaff-blasigen Veränderungen	Mort. %
1	Purpura variolosa, (fulminans)	±	—	±	Unruhe +++	primär früher Schleim-hautbefall	matt-rötlich	—	—	100
2	Variola maligna confluens	++	+++	++	++	im Verlauf sec.	matt-rötlich, zart-blasige Abhebung	—	Confluierend im Gesicht und an den Armen	70
3	— maligna semi-confluens	++	++	++	++	im Verlauf sec.	matt-rötlich, zarte blasige Abhebung	—	Confluierend im Gesicht und an den Armen	25
4	— benigna confluens	+++	+	±	—	—	hart, perlartig normales Erup-tionsstadium	mäßige Ausbildung	Confluierend im Gesicht und an den Armen	20
5	— benigna semi-confluens	+++	+	—	—	—	siehe 4	Ausbildung ausgeprägt	Confluierend nur im Gesicht	10
6	— discreta	+++	±	—	±	gelegentlich in Vesikeln	hart perlförmig	mäßig	keine Confluenz, über 100 Pusteln	2
7	— mitis	+++	—	—	—	—	hart, perlförmig	leicht	20 bis 100 Pusteln	0
8	— abortiva	+++	—	—	—	—	nur Maculae und Papeln	fehlt	weniger als 20	0
9	Variola sine eruptione	+++	—	—	—	—	kein Eruptions-stadium	fehlt	fehlt	0

{ = Raffung der Typen möglich (siehe Herrlich).

hagischen Erscheinungen durchsetzten *Veränderungen* stehen im Vordergrund. Gegen die noch gesunde Haut lockern sich die flächigen, schlaffblasigen Veränderungen auf und lassen das bizarr geformte Bild konfluierender, exsudativer Veränderungen erkennen. Eine vesiculöse Transformation scheinen die Veränderungen erst spät aufzuweisen, aber trotzdem bleiben die sich nun andeutenden Bläschen schlaff. Die Blutungszeit ist verlängert, uterine Blutungen sind häufig. Thrombocyten sind wesentlich vermindert; es besteht eine relative Lymphocytose. Die Hautveränderungen gehen auch auf die Conjunctiven über und führen zu einer *seropurulenten Conjunctivitis.* Auch ist eine Keratitis häufig festzustellen. Die Pflege des Patienten ist sehr schwierig. Seine Vitalität ist eingeschränkt; er vermag weder zu essen noch zu trinken, da die Schleimhaut schwere Destruktionen aufweist. Der Muskeltonus ist herabgesetzt und der *Tod* tritt unter den Zeichen einer Allgemein-Toxämie ein. Die therapeutischen Maßnahmen in späten Stadien sind meistens erfolglos; die Ursache des Todes zum Zeitpunkt des 10. oder auch des 12. Tages liegt in einer gesteigerten Toxizität der Erkrankung unter Einschluß hämorrhagischer Veränderungen (s. Tab. 4).

Die Variola maligna semi-confluens

Diese Verlaufsform unterscheidet sich nicht wesentlich von der vorher beschriebenen, doch ist sie im ganzen geringer ausgeprägt. Es kommt mehr zur Bildung regelrechter *Pusteln,* wenn auch nicht aller Efflorescenzen, die zu Beginn bestanden. Und dementsprechend ist auch der Verlauf günstiger. Das gemeinsame Kennzeichen mit der malignen konfluierenden Form ist die *Neigung zu Blutungen,* die besonders im Gesicht und an den oberen Extremitäten auftreten.

Variola benigna confluens

Bei dieser Verlaufsform tritt nach dem Fieberabfall eine papulöse Aussaat auf, die sich zunächst vesiculös und später pustulös transformiert. Am 5. Tage herrscht ein einheitliches Bild vor, die Haut kann völlig von Pusteln bedeckt sein; trotzdem weisen die nicht hämorrhagischen Veränderungen darauf hin, daß es sich um eine mehr benigne Form handelt, wenn auch die konfluierenden Blasen am Stamm erkennen lassen, daß es sich um eine schwere Verlaufsform handelt. Trotz der intensiven Hautveränderungen ist die Letalität bei dieser Form mit etwa 20% zu beziffern; sekundäre hämorrhagische Veränderungen bestehen öfters an den Unterschenkeln (orthostatische Belastung). Als weiterer Typ der Variola ist der Typ der

Variola discreta

zu nennen, die ihren Namen deswegen erhalten halt, weil die *Veränderungen isoliert* stehen und nicht miteinander konfluieren. Die Schleimhautveränderungen sind weniger stark ausgeprägt und bereits am 5. Tage des Eruptionsstadiums, also am 9. Tage der Erkrankung, ist eine wesentliche Besserung mit Fieberabfall festzustellen. Aber auch bei dieser diskreten Form können nach Dixon gelegentlich subconjunctivale Hämorrhagien vorkommen, die allerdings bei den schweren Verlaufsformen und insbesondere bei der Purpura variolosa obligat sind.

Die *Variola mitis* ist als noch günstigere Verlaufsform zu bezeichnen, die trotz der im wesentlichen unveränderten Initialstadien sich durch eine geringere Aussaat von perlharten Papeln auszeichnet, die sich später zu Pusteln umwandeln. Die Mortalität liegt unter 1% und der Tod tritt lediglich bei Säuglingen oder bei Komplikationen durch eine Superinfektion ein. Diese blande Verlaufsform ist meistens den *vaccinierten Erkrankten* (*Variolois*) vorbehalten. Eine solche Form kann aber auch ohne Impfung und auch nach einer sog. nicht erfolgreichen Impfung auftreten, wenn also die Impfung nicht von einer nachfolgenden Pustulation im Inoculationsbereich begleitet ist.

Die *abortive Verlaufsform* der Variola ist als weiterer Typ herauszustellen, die bei nicht vaccinierten Patienten ungewöhnlich ist. Die differentialdiagnostischen Schwierigkeiten sind beträchtlich und lediglich der klassische Verlauf mit seinen typischen Inkubationszeiten, das Auftreten der Exantheme im Initialstadium und nun auch das Aufschießen vereinzelter eruptiver Veränderungen gibt den Hinweis, daß es sich um eine Variola handelt.

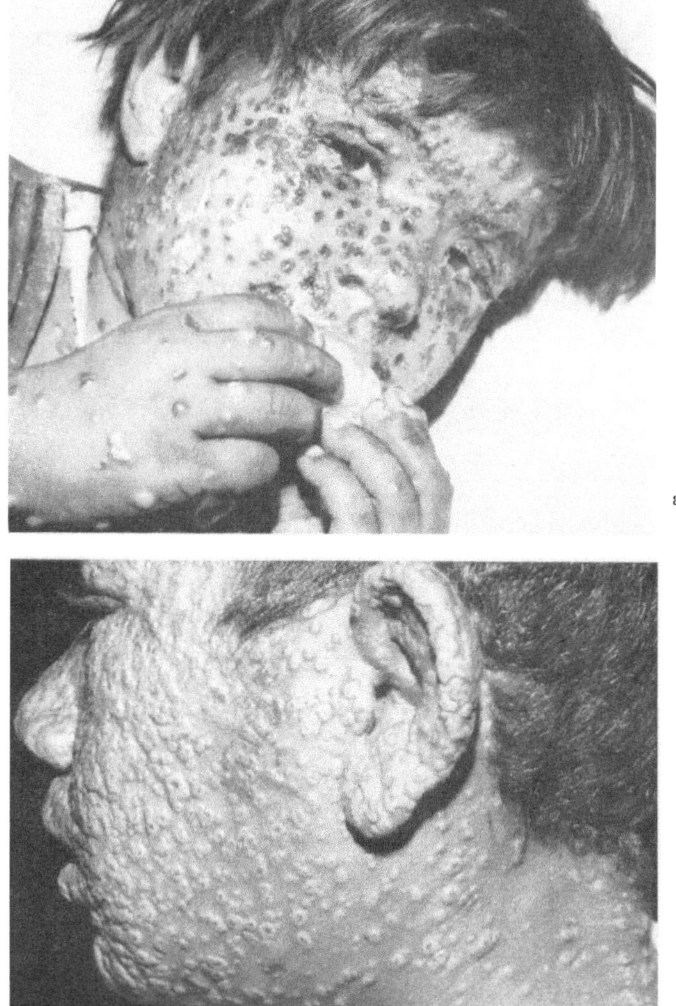

Abb. 14. a) Variola benigna confluens; b) Variola discreta (Karachi 1965)

Die *Variola sine eruptione* ist der letzte Typ, bei der lediglich das Initialstadium darauf hinweist, daß eine Auseinandersetzung des Virus mit dem Organismus stattgefunden hat, ohne daß es aber zu einer Exanthemeruption kommt. Derartige Fälle sind als Variola schwer zu verifizieren, doch kann mit Hilfe serologischer

Methoden die Wahrscheinlichkeit erhärtet werden, daß diese Patienten eine solche Erkrankung durchgemacht haben. Die Antikörpertiter sowohl des neutralisierenden als auch des hämagglutinationshemmenden Antikörpers sind bei dieser Krankheitsform hoch, daß damit ein wichtiger Hinweis für eine Variola gegeben werden

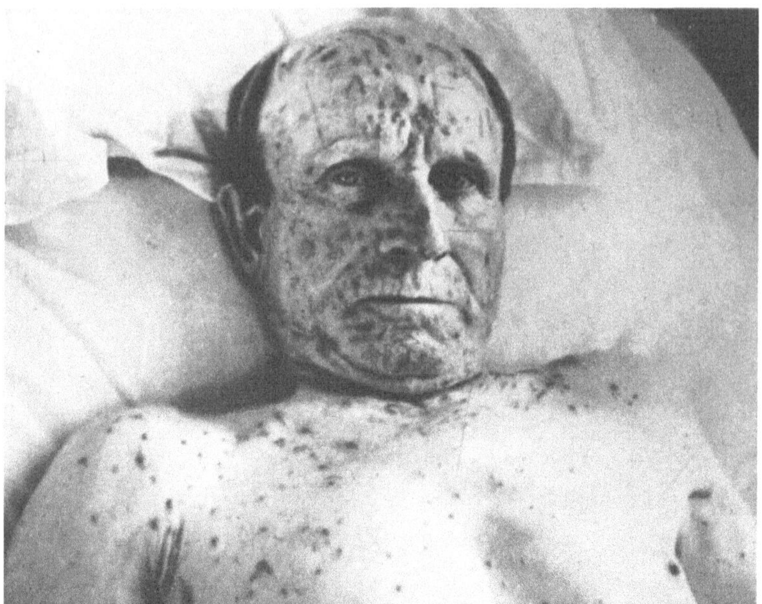

Abb. 15. Variolois bei einem bisher 3mal geimpften (zuletzt 1940) Patienten (Simmerath 1962, FASSL, RICHTER, STÜTTGEN)

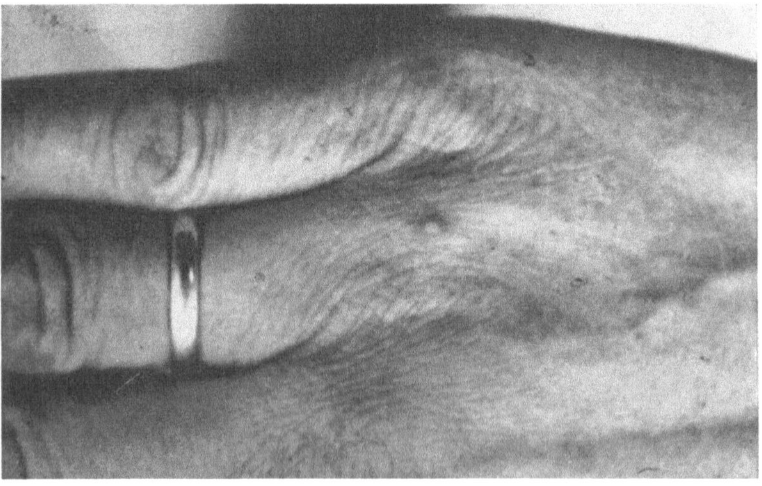

Abb. 16. Nach typischem Initialstadium Entwicklung einer einzigen Pustel (elektronenmikroskopisch und kulturell gesichert). Simmerath 1962

kann; es sei denn eine Vaccination liegt erst kurz zurück und wäre dann Grund der Antikörpertiter. Eine solche Variola sine exanthema ist lediglich *bei geimpften Patienten* festzustellen. Es wurde immer wieder diskutiert, ob eine solche Variola sine eruptione an einem anderen Organ als der Haut sich manifestiert und es hat nicht an Versuchen gefehlt, eine parallel laufende Pneumonie als eine variolaspezifische Pneumonie zu erklären.

Es sind nun noch verschiedene Verlaufsformen hinzuzufügen, die einen besonderen Namen erhalten haben, und die sich lediglich aus dem dermatologisch-makroskopischen Bild ableiten, wie z.B. die *Variola corymbosa*, bei der die pustulösen Veränderungen sich gruppenförmig über den Körper verteilen, z.T. miteinander konfluieren. Es werden größere Veränderungen hierbei von einer Zahl kleiner Efflorescenzen umsäumt.

Aus dem bisher Dargelegten darf man schließen, daß durch die Vaccination das exanthematische Bild modifiziert wird, und zwar in einer Weise, die von angedeuteten unterdrückten Exanthemen bis zu einzeln dastehenden, vollentwickelten Pusteln reicht. Dixon zeigt in seinem Buch auch durch Vaccine modifizierte Exantheme, die einen urtikariellen Typ mit umgebendem Erythem darstellen.

Bevor wir nun auf die schwerste Verlaufsform, die Purpura variolosa eingehen, sei auch noch die *Variola inoculata* berührt. Diese Infektion geschieht durch Einimpfung, gewollt oder ungewollt, der Variola-Viren in die Haut des betroffenen Patienten. Das Virus wird also nicht, wie üblich, auf dem Respirationswege, sondern durch die Haut in den Organismus gebracht. Eine solche Verlaufsform scheint gutartiger zu sein und zeichnet sich durch eine schnellere Entwicklung des Eruptionsstadiums aus. Es hat schon in früheren Jahrhunderten nicht an Versuchen gefehlt (siehe historische Betrachtungen sowie Immunbiologie) und es ist heute noch in manchen Gegenden üblich, die Variola inoculata als Schutz vor einer auf natürlichem Wege übertragenen Variola, in ihrem Verlauf zu modifizieren. Beim Geimpften führt eine solche Inoculation in die Haut zu einer Einzelpustel, die über längere Zeit bestehen bleibt und von keiner weiteren Komplikation gefolgt wird.

Die Variola fulminans, bzw. Purpura variolosa

Nach einer üblichen Inkubationszeit von 11—12 Tagen fühlt sich der Patient schwer krank; es treten Kopfschmerzen und Rückenschmerzen auf. Ihn überfällt eine rastlose Unruhe und Unsicherheit. Es kommt im Initialstadium zur Ausbildung eines Erythems, welches sich mit einem Ödem vornehmlich im Bereiche des Gesichtes und der Extremitäten kombiniert. Das wesentliche Kennzeichen der Purpura variolosa ist, daß nun *innerhalb dieses Initialstadiums* der Patient unter schwersten hämorrhagischen Veränderungen *ad exitum* kommt. Es tritt keine Entwicklung von hämorrhagischen Papeln oder Pusteln auf, sondern *petechiale Veränderungen und Suggulationen* im Unterhautfettgewebe sind vorherrschend. *Schleimhautblutungen* schwersten Grades treten auf und fast immer ist eine subconjunctivale Blutung eines der ersten Zeichen dieser Verlaufsform. Im Blutbild zeigt sich eine Vermehrung der Lymphocyten und im ganzen gesehen erinnert das Bild an eine Purpura fulminans als Ausdruck einer besonderen Verlaufsform einer hämorrhagischen Sepsis. Der Schwerpunkt der hämorrhagischen Veränderungen liegt meistens im Bereiche der Leiste und der Oberschenkel und des Unterbauches. An eigenen Fällen konnte beobachtet werden, daß bis zu den letzten Stunden eine völlige Klarheit der Patienten über den eigenen Zustand besteht.

Die Purpura variolosa ist noch von keinem Patienten überlebt worden, trotz aller therapeutischen Maßnahmen von Hormonen bis zu Infusionen und schließlich den verschiedensten Formen einer Chemotherapie.

Die präzise Formulierung, daß die Purpura variolosa im Bereiche des Initialstadiums auftritt und zu Ende kommt, wird besonders von Höring vertreten, während Herrlich auch die Fälle noch zur Purpura variolosa rechnet, die eine partielle oder angedeutete Eruptionsphase zeigen. Doch hebt auch Herrlich hervor, daß die 2. Krankheitswoche noch kein Kranker mit einer Purpura variolosa erlebt hat.

Diese Purpura variolosa ist auch in früheren Zeiten, z. B. bei den großen Wiener Epidemien bereits von Kaposi sehr sorgfältig beschrieben worden (1879). Auf etwa 5000 Fälle kam damals ein Fall dieser primär hämorrhagischen Verlaufsform. Im indischen Raum ist die Purpura variolosa auch heute noch ungleich häufiger. Es verdient aber auch festgehalten zu werden, daß bei den 42 Patienten aus Ansbach, Düsseldorf und der Eifel doch drei Fälle des primär hämorrhagischen Typs beschrieben werden konnten. Allerdings sind diese drei Patienten nicht im Initialstadium ad exitum gekommen, sondern wiesen Zeichen einer papulo-vesiculösen Eruption auf, ohne daß auf Grund der übrigen, typischen Zeichen an einer primär hämorrhagischen Verlaufsform gezweifelt werden konnte. Daß eine bestimmte Form einer Immunitätslage vorlag, konnte bei 2 Fällen einer Purpura variolosa beobachtet werden, wo bereits im Stadium der initialen Erythembildung eine *düsterrote Verfärbung aller Impfnarben* beobachtet werden konnte. Dies darf als Hinweis dafür gelten, daß infektionsallergische Phänomene sich auch bei dieser *foudroyanten Virämie* entwickeln.

Eine Purpura variolosa wird sowohl bei Geimpften als auch bei Ungeimpften beobachtet. Diese Tatsache wurde in früherer Zeit in den Vordergrund gestellt, während heute mehr die Tendenz dazu besteht, der Impfung keine besondere Wichtigkeit im Hinblick auf die Möglichkeit der Entstehung einer Purpura variolosa zu geben.

2 Fälle einer Purpura variolosa konnten von uns bei Patienten beobachtet werden, die zur gleichen Zeit mit der Infektion auch vacciniert wurden. Diese Vaccination ging an, konnte aber den Verlauf und die Entwicklung einer Purpura variolosa nicht mehr aufhalten. Es erscheint mir noch zu hypothetisch, pathogenetisch durch die gleichzeitige Vaccination einen Verbrauch an Antikörper-Proteinen anzunehmen und zwar dergestalt, daß die immunbiologischen Phänomene der Vaccination diese Systeme konsumieren, während für die Entwicklung der Variola kein Schutz in solcher Form sich entwickelt und eine foudroyante Virämie nun die Folge ist. Immerhin müssen aber die Möglichkeiten einer zweiten Infektion über eine Vaccination hinaus bei der pathogenetischen Deutung dieser Variola-Form im Auge behalten werden. (Shwartzman-Sanarelli-Phänomen ?)

Die sekundär hämorrhagische Variola

Die sekundär hämorrhagische Variola ist dadurch gekennzeichnet, daß die hämorrhagische Imbibierung der pustulösen und auch der zunächst vesikulösen Veränderungen zu einem späteren Zeitpunkt eintritt, sich also im Zuge der Exanthementwicklung sekundär einstellt. Diese hämorrhagische Purpura ist ein Zeichen dafür, daß mit der Zeit ein immunbiologisches System zusammenbricht, oder sich zusätzlich ein toxischer Faktor entwickelt, der zu dieser besonders schweren Form führt. Die *Variola broncé* (Herrlich) dürfte in diese Verlaufsform mit einzuordnen sein. Der *Exitus* tritt bei dieser Erkrankung etwa um den 12.—14. Tag ein und kombiniert sich mit den allgemeinen Zeichen einer schweren Toxämie. Die Entwicklung der hämorrhagischen Veränderungen ist ein Gradmesser der Zellschädigung, insbesondere im Bereiche der Gefäße. Derartige Schädigungen sind nicht allein auf die Haut beschränkt, sondern betreffen auch die Gefäße der inneren Organe.

Literatur: Wolman, 1953; Höring, 1951; Haviland, 1952; Herrlich, 1963.

Die Variola beim Neugeborenen

Im allgemeinen führt die Infektion einer Schwangeren zum Tode der Frucht und zum Abort. Wenn die *Infektion im 9. Monat* eintritt und das Kind lebend ausgetragen wird, kann der Säugling alle Zeichen einer Variola-Erkrankung aufweisen (Naraya und Rao, 1954; Jeliffe, 1952), entsprechend einem ausgeprägten Exanthem, welches sich bereits intrauterin entwickelt hat.

Wird ein Kind von einer Mutter geboren, die während der Gravidität eine Variola durchgemacht hat, so kann unter Umständen lediglich das Nichtangehen einer späteren Vaccination darauf hinweisen, daß das Kind sich bereits mit einer Variola auseinandergesetzt hat und somit geschützt ist. Es ist die Kombination möglich, daß die Immunitätsfaktoren der Mutter auf das Kind übertragen werden, und nun im foetalen Leben die Infektion mit Variola-Viren nicht zum Tragen kommt und das Kind nicht die Zeichen einer Variola aufweisen braucht (Collier, Lynch, 1932; Collier, 1950).

Wie bei den venerischen Infektionskrankheiten (Lues und Gonorrhoe) kann sich das Neugeborene *auch während des Geburtsaktes infizieren* und die weitere Krankheitsentwicklung hängt von der Stärke der Immunität ab, die das Kind vom mütterlichen Organismus mitbekommen hat. Es kann eine gesunde Mutter ein Kind zur Welt bringen, welches nach dem Geburtsakt infiziert wurde und trotz der nun vorliegenden mütterlichen Antikörper eine Variola sich entwickelt als Zeichen für einen ungenügenden Titer der mütterlichen Antikörper.

Ich konnte einen Fall beobachten, wo eine gesunde Mutter ein variola-krankes Kind geboren hatte, welches offenbar kurzfristig — Stunden nach der Geburt — infiziert wurde. Das Kind wurde weiter von der Mutter versorgt, steckte aber die Mutter nicht an und kam am 3. Tage ad exitum. Die Mutter war früher geimpft. Es muß also angenommen werden, daß die Mutter einen immunbiologischen Schutz besaß, der nicht im ganzen Ausmaß auf das Kind übertragen worden war, bzw. der Infektionsschutz realisierte sich nicht im Kinde. Es kann weiterhin der Fall eintreten, daß die Mutter an einer schweren hämorrhagischen Variola stirbt, das Kind aber an einer milderen Form erkrankt und überlebt.

Zu unterscheiden ist die kongenitale Variola, bei der das Kind mit einem Exanthem geboren wird und eine mütterliche Erkrankung vorausgeht, von der Infektion auf dem Geburtswege, bei der das Kind ohne irgendwelche Veränderungen geboren wird und wo sich nach 9—12 Tagen eine Pockenerkrankung einstellt. Diese Infektion braucht nun nicht unbedingt von der Mutter ausgegangen zu sein.

Die Variola als Allgemeinerkrankung

Da die Variola eine Allgemeininfektion ist, nimmt es nicht Wunder, daß im Zuge der Erkrankung ein relatives Absinken der Albumine, eine Vermehrung der Alpha-Globuline und ein geringes Ansteigen der Gamma-Globuline sich einstellt (Fiorillo, 1961). Auch die *Blutsenkungsgeschwindigkeit* ordnet sich in den Rahmen der Variola als einer akuten Entzündung ein, ohne daß sie einen besonderen diagnostischen Hinweis gibt.

Recht frühzeitig entwickelt sich eine *Leukocytose* (Mastiukova, 1964), die sich durch eine Vermehrung der Lymphocyten (Kämmerer, 1955), der Plasmazellen, sowie der Monocyten auszeichnet. Die Entwicklung eines Blutbildes, mit einer absoluten Vermehrung der Granulocyten, weist auf die Möglichkeit einer bakteriellen Superinfektion hin. Toxische Granulationen der Leukocyten bei einer schweren Variola sind häufig.

Nach dem akuten Fieberabfall gegen Ende des Initialstadiums bzw. zu Beginn des Eruptionsstadiums entwickelt sich bei malignen Verlaufsformen aber auch bei dichten Pustelaussaaten der benignen Formen ein *zweiter Fieberschub*, der am 9. Tag sein Maximum zeigt. Später sich nach 20 Tagen entwickelnde Fieberschübe deuten auf eine sekundäre Infektion hin.

Eine Verminderung der zirkulierenden Blutmenge, also ein Anstieg des Hämatokrit-Wertes, ist ein Ausdruck der Serumdiffusion ins Gewebe auf Grund einer infektions-toxischen Schädigung der Blutgefäße. Ein Ödem wird vornehmlich in den ersten Tagen des Eruptionsstadiums beobachtet. Eine entsprechende Verschiebung der Mineralwerte im Blut geht dem zur Seite.

Die Organveränderungen (mit Ausnahme der Haut)

Die *Augenveränderungen* sind vornehmlich im Bereich der Lider zunächst lokalisiert. Diese können so stark geschwollen sein, daß die Augen nicht mehr zu öffnen sind. Auf der Cornea kommen Pocken kaum vor, obwohl in Einzelfällen Pockeneruptionen auf einer Cornea, die allerdings durch eine vorausgegangene Erkrankung geschädigt sein muß, bekannt sind. Eine andere Form der Keratitis ist die opalescierende Trübung der Hornhaut, die etwa 2 Wochen nach

Beginn der Erkrankung auftreten kann. Derartige Erscheinungen sind aber im allgemeinen nur bei schweren, malignen Formen festzustellen. Offenbar sind die Veränderungen, die nun beim Überlebenden zu einer Trübung der Hornhaut führen nicht direkte Folgen einer Virusinfektion, sondern Folgen einer Superinfektion.

Schleimhautveränderungen können in der Mundhöhle, im Larynx, und sogar im Magen-Darmtrakt auftreten (PESCATORE, 1963).

Die Schleimhaut der Mundhöhle, des Larynx und der Trachea werden von einem *Variola-Enanthem* befallen und auf Grund ulceröser Veränderungen können später sich narbige Kontrakturen entwickeln. Hervorgehoben sei auch die Möglichkeit einer *variola-bedingten Gastritis*. Ein Sonderfall ist das persistierende, virushaltige Schleimhautulcus. Die Veränderungen des Respirationstraktes können zu Beginn der Variola geringer als bei Varicellen sein, obwohl die Schleimhaut des Respirationstraktes der Ort der Vermehrung der Viren und Ausgangspunkt der späteren Blutaussaat ist. Der Schleimhautbefall steht in Abhängigkeit von der Schwere der Erkrankung.

Bronchopneumonien werden besonders bei Kindern beobachtet. Dieser Zwischenfall ist jedoch weitgehend von den Umgebungsbedingungen abhängig.

Das *Zentralnervensystem* kann bei einer Variola durch eine Encephalitis oder auch eine akute Psychose in Mitleidenschaft gezogen werden. Die *Encephalitis* ist Folge einer Virusausbreitung und erinnert an die postvaccinale Encephalitis. Sie tritt in der Spätperiode der exanthematischen Veränderungen auf und die klinischen Symptome beginnen mit Somnolenz und gehen in Stupor über. Die cerebralen Veränderungen, die das psychische Verhalten betreffen, sind augenfällig. Der Verlust der Sprache ist ein bekanntes Phänomen, Veränderungen der Persönlichkeit sind während der Krankheitsdauer öfters beschrieben worden. Akute, toxische *Psychosen* sind vornehmlich in den ersten 10 Tagen der Erkrankung festzustellen und sind bei chronischen Alkoholikern besonders ausgeprägt. Die Folge kann gelegentlich eine Hospitalflucht sein. Wir haben bereits darauf hingewiesen, daß besonders bei einer Purpura variolosa psychische Veränderungen mit einer hochgradigen Unruhe auftreten.

Skeletveränderungen bestehen in einer suppurativen Arthritis oder Osteomyelitis und sind wohl mehr als eine sekundäre Folge zu bezeichnen (MIKHAIL, 1963). BRAS lehnt eine Osteomyelitis variolosa ab.

Bei Vorliegen einer *Schwangerschaft* ist die Variola eine ernst zu nehmende Komplikation (PARANJOTHY, 1960; RAO et al., 1963). Tritt die Infektion in den ersten 3 Monaten der Schwangerschaft auf, so können hämorrhagische Veränderungen bevorzugt beobachtet werden. Die Inkubationsperiode beim Föten ist offenbar kürzer als die bei einer üblichen Infektion durch Inhalation (Tröpfcheninfektion). Damit zeichnet sich eine Variola inoculata beim Föten ab. Die Infektion erfolgt sofort durch den Blutkreislauf. Der Föt kann an der mütterlichen Antikörper-Produktion teilhaben und dadurch wird, wie bereits öfters besprochen, der Verlauf der Variola durch die verschiedenen, von der Mutter mitgegebenen Immunisationsfaktoren, variiert (EREMIAN, 1961, 1962).

Die Differentialdiagnose der Variola

Die Diagnose der Variola fußt auf: 1. der Infektionsmöglichkeit; 2. den allgemeinen Veränderungen im Initialstadium; 3. dem exanthematischen Bild; 4. dem Virusnachweis, der elektronenmikroskopisch oder kulturell vorgenommen werden kann und 5. dem Nachweis humoraler Antikörper.

Darüber hinaus gibt es eine Menge von Symptomen, die differentialdiagnostisch nicht so wichtig, mindestens aber in der Lage sind, die Veränderungen des recht unspezifischen Initialstadiums abzurunden. Somit sind die diagnostischen Abklärungen im allgemeinen Initialstadium besonders wichtig, da diese ausnahmslos dem Eruptionsstadium vorausgehen und im Zuge des Aufschießens von papulösen Veränderungen der charakteristische Fieberabfall folgt.

Die differentialdiagnostischen Schwierigkeiten im Initialstadium sind besonders groß, weil zu dieser Zeit, ohne Kenntnis der Anamnese, ohne Hinweis auf eine Infektionsmöglichkeit, kein Anhalt für eine sich entwickelnde Variola-Erkrankung gegeben ist; es sei denn, daß die Petechienaussaat im Bereiche der Achselhöhle den Verdacht wachruft. Der grippeartige Beginn verleitet mit der aus der Anamnese meistens zu erhebenden Medikation oft dazu, ein Arzneimittelexanthem anzunehmen. Eine solche Verwechslung wird durch den diskret hämorrhagischen Einschlag vieler *Arzneimittelexantheme* erleichtert. Wichtige Hinweise für eine Variola sind die Kreuz- und Gelenkschmerzen. Auch zu Beginn des eruptiven Stadiums, also nach dem typischen Fieberabfall, und nunmehriger Entwicklung exanthematischer Veränderungen, die sich später zur Pustel entwickeln, treten Schwierigkeiten auf, wenn die übrigen Möglichkeiten zur Festigung der Variola-Diagnose fehlen. Je weiter das Exanthem der Variola fortgeschritten ist, um so weniger treten die differentialdiagnostischen Schwierigkeiten in den Vordergrund, es sei denn, daß bei malignen Verlaufsformen die stetige Entwicklung über die Papel zur Vesikel und schließlich zur Pustel fehlt.

Immer wieder zeigt es sich, daß bei Auftreten von Pockenverdachtsfällen oder bestätigten Pockenfällen, *Varicellen* andernorts ebenfalls beobachtet werden. Für Varicellen ist die schnelle Entwicklung, das schnelle Aufschießen des Bläschens typisch. Eine langsame Transformierung der Papel zu einem gekammerten Bläschen ist nicht charakteristisch für die Varicellen. Insbesondere ist die Efflorescenz der Variola durch bestimmte Veränderungen gekennzeichnet. Eine einzeln dastehende Pustel bei der Variolois braucht sich nicht von einem einzeln dastehenden Bläschen bei Vorliegen von Varicellen zu unterscheiden. *Kennzeichnend ist aber immer der Verteilungsmodus des Variolaexanthems.* Ein wichtiges Kennzeichen ist auch die relative Abnahme der Dichte des Variolaexanthems im Bereiche der Axillen und auch im Schenkeldreieck, auf das HERRLICH besonders hinweist. Eine besondere differentialdiagnostische Bedeutung besitzt die polymorphe Aussaat durch verschiedene exanthematische Schübe bei den Varicellen im Verhältnis zur Variola nicht, da besonders bei der Variolois auch eine polymorphe Aussaat zu Beginn die Regel ist.

Es darf hier daran erinnert werden, daß im vorigen Jahrhundert die Varicellen als eine benigne Form der Variola betrachtet wurden (KAPOSI). EHRENGUT weist darauf hin, daß nach einer Impfung offenbar die Neigung zur Varicelleninfektion besonders groß ist, und immer wieder neben einem Variola-Verdacht oder Variola-Fällen bei einer Pockenerkrankung Varicellen zur gleichen Zeit beobachtet werden können.

Schwierigkeiten könnten bei der Differentialdiagnose die *Dermato-Stomatitis Bader* oder die *Ektodermosis pluriorificialis*, die von PROPPE unter dem Fuchsschen Syndrom zusammengefaßt wurde, verursachen. Diese Veränderungen treten im Gesicht, an den Handtellern und Fußsohlen auf, sind dort intensiviert und zeigen zu Beginn etwa linsengroße Bläschen. Während sich aber bei den Pocken die Efflorescenzen zur Bläschenbildung bzw. Pustelentwicklung konzentrieren, fließen bei der Dermato-Stomatitis die Hautveränderungen auseinander und zeigen eine periphere Progredienz mit Neigung zu flächiger Confluenz. Der Krankheitsverlauf kann ebenfalls schwer sein. Die Hautveränderungen treten aber im Fieberschub auf.

Der *Herpes zoster* macht dann differentialdiagnostische Erwägungen notwendig, wenn es sich um einen generalisierten Herpes zoster, z. B. bei einem Tumor oder bei einer Leukämie handelt, während beim *Pemphigus vulgaris* die flächenhafte

Abhebung der Epidermis (intraepidermale Blasenbildung) leicht von einer Variola zu unterscheiden ist. Demgegenüber kann die *Parapsorias lichenoides varioliformis acuta* (MUCHA-HABERMANN) zu differentialdiagnostischen Schwierigkeiten führen, wie es von HARTUNG besonders hervorgehoben wurde. Die *Parapsoriasis lichenoides* gehört in die Gruppe der Vasculitiden und zeichnet sich durch ein hämorrhagisches Exanthem in recht bunter Form, unter Einschluß hämorrhagischer Bläschenbildung, aus. Eine Grippe ist häufig in der Anamnese kurz vor der Pityriasis lichenoides varioliformis festzustellen.

Hämorrhagische Bläschenschübe bei einer Septicämie unter dem Bilde eines *hämorrhagischen Microbids* können das Bild einer Variola bzw. Variolois nachahmen. Daneben können bei solchen Erkrankungen recht große Pusteln im Bereiche des Halses und der Ohrregion auftreten, die sicherlich nicht dazu beitragen, die Differentialdiagnose zu erleichtern. Das *Eczema herpeticatum* mit der Entwicklung varioliformer und herpetiformer Bläschenschübe auf dem Boden eines Ekzems als Ausdruck einer Infektion der Haut mit dem Herpes-Virus hat bei oberflächlicher Betrachtung Ähnlichkeit mit der Variola.

Schwierigkeiten bereitet ohne Zweifel die *generalisierte Vaccine.* Diese Komplikation der Impfung ist selten, und lediglich in der Kindheit bei der Erstimpfung oder beim späten Erstimpfling sowie bei völligem Verlust der Resistenz gegen die Vaccine im Erwachsenenalter bei der Revaccination zu verzeichnen. Im Zuge einer solchen Impfung kann etwa 12—14 Tage nach der Impfung eine generalisierte Vaccine auftreten, und man kann dann vor die vom Exanthematischen her fast unlösbare Frage gestellt werden, ob es sich bei dem vorliegenden Exanthem in Form spärlicher Vesikeln und Pusteln mit recht typischer Nabelung um eine Variola oder um eine generalisierte Vaccine handelt. Nach einer *Vaccination* tritt eine Resistenzminderung gegenüber bakteriellen Infektionen ein, die zur Exacerbation bisher latenter bakterieller Erkrankungen wie Cystitis, Cystopyelitis, Bronchitis und auch schließlich zur Verschlimmerung pyogener Hauterkrankungen führen können. *Follikuläre Pyodermien*, einschließlich der Akne vulgaris, können unter einer Impfung zum Erblühen kommen. Ein Pockenverdachtsfall in Deutschland betraf z. B. einen Schiffskoch, der an der westafrikanischen Küste bei Vorliegen einer *generalisierten Pyodermie* (*roter Hund*) geimpft wurde. *Moskitostiche* an den Extremitäten und im Gesicht werden nach der Rückkehr aus entsprechenden tropischen Ländern mit der Möglichkeit einer Variola-Infektion zur differentialdiagnostischen Abklärung vorgestellt. Verdachtsmomente ergeben sich, wenn die Hautreaktionen 1 oder 2 Wochen nach der Rückkehr aus diesen tropischen Ländern sich entwickeln.

Vom exanthematischen Gesichtspunkt aus stehen sowohl in Mitteleuropa als auch in den endemischen Pockengebieten die Varicellen und generalisierte Vaccine im Vordergrund der differentialdiagnostischen Abgrenzung. Beachtenswert ist, daß gleichzeitig mit einer bestehenden Variola, auch eine generalisierte Vaccine von RABELLO 1962 beschrieben werden konnte.

Die diagnostischen Hilfsmittel

Während das Variola-Virus mit dem Aufschießen des Exanthems im Eruptionsstadium in den Hautveränderungen nachweisbar wird — unter Umständen im Initialstadium schon im Rachenspülwasser (BINGEL und KRUSE, 1959) — ist ein Ansteigen des Antikörper-Titers erst etwa am 6. Tage des Eruptionsstadiums zu erwarten. Ab dem 10. Tage ist dieser Antikörper-Titer dann diagnostisch verwertbar. Dieser Titer erreicht ein Maximum erst gegen Ende der 3. Woche nach Krankheitsbeginn (hämagglutinationshemmender Antikörper). Vorauszustellen ist, daß ein serologischer Befund unter Abwägung der klinischen und epidemiologischen Situation des jeweiligen Einzelfalles für die Diagnose Beweiskraft erhält (ANDERSON et al., 1951; PÖHN, 1963).

Die Entnahme von Untersuchungsmaterial zur *elektronenmikroskopischen bzw. kulturellen Untersuchung* auf Variola-Viren steht zunächst als relativ schnell durchzuführende Methode im Vordergrund. Man gewinnt den Pustelinhalt durch Aufstechen der bläschenförmigen Veränderungen mit einer Impflancette oder einem

Tabelle 5. *Laboratoriumsdiagnose der Variola vera*
(modifiziert nach BLANK und RAKE 1955) aus NASEMANN, 1961

Krankheitstage	Klinischer Befund (Morphe)	Untersuchungsmaterial	Lichtmikroskopischer Elementarkörper-Nachweis in Ausstrichen	Elektronenmikroskopischer Elementarkörper-Nachweis in Tupfpräparaten	Elementarkörpernachweis in Ultraschnitten mit Hilfe des Elektronenmikroskopes	Paulscher Cornealversuch am Kaninchen	Kultur auf der Chorionallantoismembran	Schnelldiagnose mit der Allergieprobe von TIECHE und KAISER	Komplementbindungsreaktion und Neutralisationstest	Hämagglutinations-Hemmungstest (nach HIRST)
									Antikörpernachweis im Blutserum	
1—2	Prodrome (Fieber, Schüttelfrost)	Blut	Ø	Ø	Ø	Ø	(±)	Ø	Ø	Ø
3—4	Maculae, Papulae	Hautgeschabsel	+	Ø	+	Ø	+	Ø	Ø	Ø
4—6	Vesiculae	Bläschenflüssigkeit	++	+	+	(±)?	++	+	Ø	Ø
6—9	Pustulae	Pustelinhalt (Blut)	(+)	Ø	+	(±)?	+	+	+	+
10—20	Krusten, Schorfe	Krusten, Schorfe Blut	Ø	Ø	Ø	Ø	(+)	Ø	++	++
Später	Rekonvaleszenz	Blut	Ø	Ø	Ø	Ø	Ø	Ø	++	++
Das Ergebnis liegt vor in: Zeit bis zum Endresultat			30 min	2 Std	24 Std	3 Tg	2 Tg	2—4 Std	6—8 Std	2—3 Std

Skalpell. Die Bläschendecke wird abgehoben und das freiwerdende Blasensekret auf die Mitte von zwei Objektträgern auf einer Fläche von etwa 1 qcm ausgestrichen. Die Präparate werden luftgetrocknet unter Verschmutzungsschutz als infektionsfähiges Material verschickt.

Die elektronenoptische Untersuchung kann eine Aussage darüber gestatten, ob das Virus zur Quadergruppe gehört (MCCALLUM, 1950, 1952, 1954). Mit der Züchtung des Virus auf der Eihaut ist eine höhere Differenzierung zu erzielen. Es vergehen aber einige Tage bis das Ei geöffnet werden kann und nun die Veränderungen auf der Chorion-Allantois-Membran eine nähere Charakterisierung erlauben.

Antikörper (siehe Immunbiologie) können beim Geimpften und beim Pockenkranken nachgewiesen werden (SARKAR, 1963). Zu unterscheiden sind:

1. hämagglutinationshemmende Antikörper (HAH-Test) (COLLIER, SMIT, VAN HEERDE, 1956); 2. neutralisierende Antikörper; 3. komplementbindende (CRAIGIE, 1936; DOWNIE, 1950) und 4. präzipitierende Antikörper (GISPEN, 1955; PANIKER, 1962) (Agar-Gel).

Der *HAH-Test* ist ohne Zweifel der für die Diagnose wertvollste, da man mit ihm auch retrospektiv die Epidemiologie einer Infektionskette aufrollen kann, wenn nicht eine intensive Vaccinationsfolge mit der Entwicklung des HAH-Titers nach einer Pockenerkrankung interferiert.

Tabelle 6. *Erregernachweis* (siehe HERRLICH)

I. Lichtmikroskopisch mit gefärbten Präparaten.
   a) Versilberung nach FONTANA-TRIBONDEAU-MOROSOW: Viren (Elementarkörperchen) stellen sich dunkelbraun bis schwarz dar.
   b) Verlängerte Giemsa-Färbung: rote Anfärbung der Viren.
   c) Viktoriablau-Färbung nach HERZBERG (1960): Viren kräftig und gleichmäßig gefärbt, Doppelformen, Haufen- und Sternbildlagerung.

II. Phasenkonstrastverfahren.
   Ausstriche auf Objektträgern mit dünner Agarschicht überzogen und mit Deckglas versehen.

III. Fluorescenzmikroskopie (HAGEMANN).
   a) mit Fluorochromen angefärbt, nach HAGEMANN, phenolhaltiges, wässriges Primulin 1:1000; durch UV-Bestrahlung im Mikroskop fluorescenzoptisch sichtbar.
   b) Kopplung der Viren an fluorescierende Antikörper. Der Ort der Fluorescenz entspricht der Virenlokalisation.

IV. Dunkelfeldmikroskopie.
   Aufleuchten der Viren ohne besondere Differenzierungsmöglichkeit.

V. Elektronenmikroskopie.
   a) Elementarkörperchen in Ultraschnitten (PETERS, ANDRES und NIELSEN, 1958). Bedampfung der Schnitte mit Osmiumoxyd, Kontrastierung mit Uranoxyd. (Schnellmethode in 24 Std).
   b) Elementarkörperchennachweis in Tupfpräparaten (PETERS, ANDRES und NIELSEN, 1958). (Schnellmethode innerhalb von 2 Std mit ausreichender Sicherheit).

Tabelle 7. *Virusnachweis im Blut von 39 Patienten mit Variola major* (HERRLICH in: Die Pocken, Stuttgart, 1960)

Diagnose	Zahl der Pat.	Krankheitstag														
		1.	2.	3.	4.	5.	6.	7.	8.	9.	10.	11.	12.	13.	14.	24.
Variola discreta	5				0 0 0	0			0							
Variola confluenz	12		+		+ 0 0	0 0 0	+ 0	0 0					0			
Sekundär hämorrh. Variola	2													+		+
Primär hämorrh. Variola	13		+	++ +++	+++ + ++ +++ 0	++ ++	++ ++				+					
Variolois	7				+	0	0		0 0		+ 0					

Virusgehalt in 0,1 ccm: + = bis 10 infektiöse Einheiten (Ei—ID 50)
++ = 10— 100 infektiöse Einheiten (Ei—ID 50)
+++ = 100—1000 infektiöse Einheiten (Ei—ID 50)

Nachweis des Pockenerregers im Ausstrich mittels fluorescierender Antikörper (KIRSH, 1963; MURRAY, 1963)

Bei dieser Technik werden die Antikörper infizierter Versuchstiere mit fluorescierenden Substanzen gekoppelt. Wird auf einem Objektträger pockenverdächtiges Material ausgestrichen und mit fluoreszierenden Antikörpern überschichtet, so bindet das Pockenvirus die Antikörper so, daß sich der Fluorescenz-Farbstoff nicht mehr auswaschen läßt. Das Pocken- oder Vaccine-Virus ist dann im Fluorescenz-Mikroskop zu erkennen. Diese Methode eignet sich zur Ergänzung der Viktoria-Blaufärbung nach HERZBERG, mit der die Elementarkörperchen im Lichtmikroskop bei entsprechender Erfahrung erkannt werden können.

Die kulturelle Züchtung der Variola-Viren

1. Die Beimpfung der Chorion-Allantois-Membran des 10—11 Tage alten Hühnerembryos

Nach 48—72 Std sind auf der Membran typische Herde zu erkennen, die virushaltig sind. Bei einer Variolainfektion finden sich kleine knötchenförmige weiße Herde, die keine zentrale Nekrose aufweisen und auch keine Hämorrhagien erkennen lassen. Demgegenüber sind die größeren, flachen Herde der Vaccinia-Viren durch eine zentrale Nekrose gekennzeichnet. Auch soll eine Differenzierung zwischen dem Erreger der Variola major und der Variola minor (Alastrim) mit dieser Methode möglich sein.

2. Beimpfung von Zellkulturen

Es ist möglich, Zellen menschlicher oder tierischer Herkunft in Kulturen zu züchten und mit Viren zu beimpfen. Für die Zellkulturen sind menschliche Amnionzellen oder tierisches Material, wie Affennierenzellen oder Hühnerembryonen verwendbar. Nach Infektion einer

Tabelle 8. *Serologische Untersuchungsmethoden*

I. *Hämagglutination* (HA).
Agglutination von Hühnererythrocyten bei Vaccinevirus. Endtitter der HA 1:160.

II. *Hämagglutinationshemmtest* (HAH).
Antikörper, welche die Hämagglutination durch das Virus zu hemmen vermögen, werden titriert. Dabei wird Patientenserum in fallender Konzentration einem Virus-Erythrocytengemisch zugesetzt.
Positiver Test ab 5. Tag, höchster Titer in der 2.—3. Woche: 1:256–512. Interferiert mit Vaccination in einer Titerhöhe bis 1:64. Variationen in Einzelfällen möglich.

III. *Komplementbindungsreaktion* (KBR).
Technik entsprechend der WAR. Gewinnung des Antigens von der Viruskultur. Positiver Test mit dem 7. Tag. Höchster Titer in der 2.—4. Woche. Vergleich der Titerhöhen im Verlauf der Erkrankung. Vierfacher Titeranstieg ist beweisend.

IV. *Neutralisationstest.*
Neutralisation der Virusaktivität durch Einwirkung des homologen antikörperhaltigen Serums. Die Testung geschieht auf aktives, d. h. nicht neutralisiertes Virus in der Kultur. (Im Umkehrverfahren zur Virusdefinition brauchbar). Titeranstieg in der 1.—2. Woche.

V. *Präcipitationstest.*
Agar-Gel-Diffusionspräcipitation (GIPSEN, 1955).
In eine Säule aus Agar-Gel diffundieren Antigen und Antiserum, dabei Ausbildung einer oder mehrerer Präcipitationszonen.

solchen Zellkultur kommt es bereits nach 4—5 Tagen über einen cytopathischen Effekt zu einer charakteristischen Veränderung der Zellen. In der Zellkultur entwickeln sich die Vaccinia-Viren schneller, als die der Variola (Plaques-Test).

3. Der Paulsche Versuch

Dieses, von PAUL bereits 1915 beschriebene Verfahren, war früher die klassische Methode der Pockendiagnose.

Die anästhesierte Hornhaut eines Kaninchenauges wird mit einer feinpräparierten Nadel fein geritzt; anschließend wird das zu untersuchende Material eingerieben. Nach 36—48 Std kann auf der Cornea des herauspräparierten und in Sublimat-Alkohol fixierten Auges mit der Lupe die Entwicklung kleiner weißer Herdnekrosen im positiven Falle mit klarem oder nur wenig trübem Untergrund wahrgenommen werden. Auch können sich histologisch in den Zellen der Cornea Einschlußkörperchen nachweisen lassen. Bei einer Infektion mit Vaccinia-Viren sind die zu beobachtenden Herde größer.

An spezifischen Antikörper-Testen ist hervorzuheben:

der Virus-Neutralisationstest

Hierzu wird das Patientenserum mit dem Virus zusammengebracht und das Gemisch nach einer Einwirkungszeit auf Bruteiern oder in Zellkulturen auf aktives, d.h. nicht neutralisiertes Virus getestet. Patientenseren mit neutralisierenden Antikörpern verhindern auch noch in Verdünnung die Vermehrung des Virus.

Der Hämagglutinations-Hemmtest

beruht darauf, daß das Variola-Virus in der Lage ist, Hühner-Erythrocyten zu agglutinieren. Durch Zusatz von Patientenserum zu einer Virusaufschwemmung wird diese Agglutination verhindert; dieser HAH ist also eine Sonderform einer Virusneutralisation.

Der Hauttest nach TIÈCHE (HOOKER, 1929; W. JADASOHN, 1932; M. KAISER, 1950)

Dieser Test beruht auf der Vaccine-Allergie bei wiederholt geimpften Patienten.

Das zuvor auf 60° erhitzte Material wird wie bei der üblichen Vaccination in die Haut wiederholt geimpfter Personen eingebracht. Bereits nach 4—6 Std kommt es, falls das Material Pockenerreger enthält, zu einer beginnenden Rötung, die weiterhin die Zeichen einer Sofortreaktion aufweist. Dieser Reaktionsausfall ist auf Grund wechselnder immunbiologischer Verhältnisse aber etwas unsicher.

Die Leukocytolyse-Reaktion nach STICKL

Prinzip: Entsteht nach mehrfachem Kontakt mit einem Antigen eine cellulär-gewebliche Reaktionsbereitschaft (Gewebeallergie, Reaktion vom verzögerten Typ), dann kommt es bei erneutem Kontakt des korrespondierenden Antigens mit lymphatischen Zellen und Geweben (lymphoreticuläres Gewebe, Lymphzellen, Monocyten) zu einer Reaktion, die sich zuerst in cytopathischen Zellveränderungen, sodann in einer kompletten Lyse der sensibilisierten Zellen und Gewebe ausdrückt. Humorale Antikörper spielen bei dieser Reaktion offenbar keine Rolle.

Mit dieser Methode läßt sich an isolierten Leukocyten die vaccinale spezifische Reaktionsfähigkeit in vitro bestimmen (STICKL und ENGELHARDT).

Methode: Das Blut wird durch Punktion der Fingerbeere gewonnen; infolge Capillarattraktion zieht es sich in U-förmig gebogenen Capillarröhrchen mit 1—2 mm Durchmesser und mit einer Länge von ca. 8 cm des Schenkels auf. In den U-Röhrchen ist zuvor eine ca. $^1/_5$ des Capillarvolumens einnehmende Menge Heparin vorgelegt. Die Durchmischung des Blutes mit Heparin erfolgt durch leichtes Schwenken der Capillare. Die offenen Enden der Capillarröhrchen werden mit geschmolzenem harten Paraffin verschlossen und das heparinisierte und somit ungerinnbare Blut wird 5 min lang bei 300—400 g zentrifugiert. Nach der Zentrifugation sind in den U-Röhrchen in beiden Schenkeln drei Schichten zu erkennen: zuunterst die Erythrocyten, dann ein schmaler Saum von Leukocyten und zuoberst das Blutplasma-Heparingemisch. Zur Gewinnung der Leukocyten werden die an den Enden verschlossenen Capillaren an der Grenze der Erythrocyten- zur Leukocytenschicht durchgesägt. Das Leukocyten-Plasmagemisch aus beiden Schenkeln der U-Capillarröhrchen wird in Hohlschliffobjektträger mit zwei Vertiefungen eingebracht. Dem Leukocyten-Plasmagemisch in der einen Vertiefung wird physiologische Kochsalzlösung zugesetzt (Kontrolle), dem Leukocyten-Plasmagemisch in der anderen Vertiefung dagegen die Vaccinevirussuspension in gleicher Menge. Inkubation in der feuchten Kammer über 4 Std bei 37° C, Auszählung der Zellen im Mikroskop bei heruntergeschraubtem Kondensor.

Für die mikroskopische Auswertung der Reaktion kann eine offizielle Vaccinevirussuspension mit Glycerin verwendet werden. Soll die Cytolyse an Hand der freiwerdenden intracellulären Abbau- und Spaltprodukte nachgewiesen werden, dann ist eine Virussuspension ohne Glycerin (bzw. 12stündiges Dialysieren in Kälte) zu verwenden.

Der Nachweis der bei der Cytolyse freiwerdenden intracellulären Spaltprodukte erfolgt mit 2,3,5-Triphenyltetrazoliumchlorid in 0,5%iger Lösung in gepufferter physiologischer Kochsalzlösung. Dieses Reagens wird nach 4stündiger Inkubationszeit in die Hohlschliffobjektträger eingegeben (0,05 ml), und der Ansatz wird vorsichtig über der Flamme erwärmt. Dort wo Cytolyse eingetreten ist, wird das Tetrazoliumchlorid zu rotem Formazan reduziert.

Prophylaktische Maßnahmen gegen eine Pockeninfektion

Eine entsprechende Exposition des nicht geschützten Patienten führt zu einem fast 100%igen Angehen der Infektion. Unter prophylaktischen Maßnahmen ist einmal die Entwicklung der Immunität durch eine Vaccination oder eine Verhin-

Tabelle 9. *Desinfektion von Pocken-Viren* (nach BINGEL und HERMAN, 1966)

Chemische Desinfektionsmittel	Physikalische Desinfektionsmittel
Säuren unter pH 5,4 Basen über pH 8,0: so Kalkmilch pH 12, Sodalösung 2%ig pH 11	Heizluft 180° — 5 min Heizluft beim Bügeln (200 bis 350°)
Seifenhaltiges 1,5%iges Chlormetakresol (Einwirkungsdauer 180 min) Alkalysol, Baktolan, Parmetol, Gevisol 1% (pH 10, 30 min), Ivisol (pH 10,5) und Havisol als Händedesinfektionsmittel (pH 2,8), Sagrotan 0,9% (2 min)	UV-Strahlung, Optimum bei relativer Luftfeuchte unter 55% (durch UV-Bestrahlung nur Luftdesinfektion, keine Desinfektion der bestrahlten Flächen).
Äthanol 80%ig und n-Propanol 60%ig in 4 min Formalin 0,4%ig — 30 min, Formaldehydwasserdampf — 30 min Formalin 1—2%, 120 min, 3%, 5 min	Sonnenlichteinwirkung
Chloramin 0,5 bis 1%ig 180 min Chloramin 0,05%ig in 2 min, Virusinaktivierung	

Tabelle 10. *Die Tröpfcheninfektion und die Maßnahmen zu ihrer Verhütung*

Staubmaske mit Filter a) Mikrosorbanfilter b
b) Ralix-Filter
c) Kollix-Filter

Mullplatten sind symbolisch (wenn nicht mindestens 8 Mullagen)

Die Staubinfektion und die Maßnahmen zu ihrer Verhütung

Schutzkleidung des Pflegepersonals (Kopfschutz, Mantel, Hose, besonderes Schuhzeug, ggf. Staubmaske).
Händedesinfektion Äthanol 80%ig, bzw. Propylalkohol 70%ig, — 4 min
Gummihandschuhe Dampfsterilisation
Wäschedesinfektion Formalin 3%ig für 10 min oder Kochen mit Sodalösung 0,5%ig eine halbe Stunde, dabei soll das Flottenverhältnis (Wäsche zu Flüssigkeitsvolumen) mindestens 1:6 sein.
Scheuerdesinfektion Chloraminlösung 3%ig 4 Std

Desinfektion der Ausscheidungen, von Gurgelwasser und Erbrochenem

Chloramin 5%ig für 4 Std
Zur Stuhldesinfektion Kalkmilch für 6 Std
Wasch- und Badewasser: Kalk- oder Chlorkalkmilch 2 Std

Schlußdesinfektion

Formalinverdampfungsverfahren

derung des Virenkontaktes zu verstehen. Statistische Erhebungen haben den hohen Wert der *Vaccination* (s. S. 697) im Hinblick auf einen Schutz gegen eine Variola-Infektion besonders hervorgehoben. Eine Vaccination ist kein absolut sicherer Schutzfaktor gegen das Angehen einer Pockeninfektion. Zweifelsohne besteht eine Korrelation zwischen der Entwicklung eines immunbiologischen Schutzes und der Stärke der Impfreaktion bei einer Erstimpfung, bzw. bei einer späteren Nachimpfung. Bei regelmäßigen Nachimpfungen ist die Entwicklung einer Pustelreaktion mit beschleunigtem Verlauf nicht mehr zu erwarten, da diese auf Grund der immunbiologischen Situation sich nicht entwickelt.

Zur Pockenprophylaxe gehört auch die Desinfektion der Viren, und über die üblichen chemischen Desinfektionsmittel gibt die beiliegende Tabelle Auskunft. Aus naheliegenden Gründen konnten im europäischen Raume wenig Untersuchungen über diese Fragestellung durchgeführt werden. Eingehender wurde das gefahrlos zu handhabende Vaccine-Virus und sein Verhalten gegen chemische und physikalische Desinfektionsmittel untersucht. Virucid wirkende Mittel sind in den verschiedensten chemischen Stoffklassen zu finden.

Therapie

Für die Variola gilt z. Z. noch, daß Vorbeugen besser als Heilen ist, und sowohl vom Standpunkt der Volksgesundheit, als auch vom Gesichtspunkt des Einzelfalles aus ist die altersgerechte Impfung und bei entsprechender Gefährdungsmöglichkeit die Wiederimpfung zu empfehlen. Solange noch keine sichere Chemotherapie der Variola entwickelt ist, steht die immunbiologische Therapie und schließlich die Verhinderung sekundärer Begleitinfektionen allein im Vordergrund.

Gaben von *Rekonvaleszentenserum* sowohl von Variola-Erkrankungen als auch von Probanden nach einer Vaccination mit hohem Antikörpertiter sollten bei einer ausgebrochenen Variolainfektion durchgeführt werden, um den Körper vom Immunbiologischen her zu unterstützen. Man sollte auf derartige Seren im Verein mit Gamma-Globulin nicht verzichten, wenn der Verlauf einer schweren Variola mit Zeichen hämorrhagischer Veränderungen sich darbietet. Werden solche Seren noch vor Ausbruch der Erkrankung verabreicht, so darf eine begrenzt mitigierende Wirkung auf die Erkrankung eher erwartet werden.

Es ist weiter bekannt, daß man beim Geimpften mit Hilfe von *Vaccine-Antigen* (formalininaktivierte Vaccineviren nach HERRLICH) einen verhältnismäßig schnellen Booster-Effekt erreicht. Daher kann beim Geimpften bis etwa 3 Tage vor dem zu erwartenden Ausbruch der Erkrankung mit Gaben von Vaccineantigenen begonnen werden.

Ein wichtiger Faktor ist die Verhütung einer bakteriellen Begleitinfektion, da nach Angehen einer Virusinfektion eine Minderung der Resistenz und ein Angehen einer streptogenen und staphylogenen Erkrankung zu erwarten ist. Aus diesem Grund ist eine *Therapie mit den üblichen Antibiotica* zu empfehlen.

Die Kontraindikation von Cortison bzw. seinen Derivaten ist keine prinzipielle; im späteren Verlauf einer Variola, insbesondere wenn sich schwere toxische Zeichen hinzugesellen, darf wohl der Versuch mit *Cortison* gemacht werden, ohne daß wir aber damit eine Zurückhaltung gegenüber dieser Medikamentengruppe aufgeben. Auch im Spätstadium der Purpura variolosa haben wir keinen Erfolg durch Cortison gesehen.

Die Behandlung der Variola ist im wesentlichen bei der ausgebrochenen Erkrankung rein *symptomatisch*; doch ist diese Therapie im Vergleich mit einer sorgfältigen Pflege entscheidend für die Frage, ob der Patient einer sekundären Infektion erliegt. Somit ist auch die lokale Therapie nicht unwesentlich. Eine lokale Chemotherapie tritt in den Hintergrund, die Anwendung antiseptischer Lösungen wie Chlorina usw. ist ausreichend, da ja für eine antibiotische orale Medikation Sorge getragen wird. Bor-Glycerin und Bor-Vaseline sind für die Augen bzw. Lippen zu empfehlen, eine großflächige Anwendung ist auf Grund der doch erheblichen Resorption bei lädierter Hautoberfläche nicht ratsam. Im Stadium der Borkenbildung genügt eine Salicyl-Vaseline. Auch Puder haben sich zur Linderung des Juckreizes bewährt.

Über den derzeitigen Stand der *Chemotherapie* gibt Tab. 11 einen Überblick. Aus dieser Übersicht der viruciden Medikamente geht hervor, daß abgesehen von den N-Methylisatin-β-Thiosemicarbazon (Marboran) und in Stichproben mit einigen anderen Präparaten noch keine systematischen Untersuchungen an Pockenkranken durchgeführt worden sind.

Tabelle 11. *Überblick über die Versuche einer spezifischen Variola bzw. Vaccinia-Therapie*

	Medikament	Krankheit
Chemotherapie mit viruciden Medikamenten		
Hamre, Brownlee, 1951	Thiosemicarbazon	Vaccinia
Thompson, Price, 1951	Phenoxythiouracil	Vaccinia, Mäuse
Tamm und Overmann, 1957	Benzimidazol	Vaccinia
Bauer u. Mitarb., 1955	Thiosemicarbazon Phenoxypyrimidin	
Cocchi, 1961	4-aminopteroylglutaminsäure	Gewebekultur
Cheville, Marshall, Janssen und Gerone, 1962	6-mercaptopurin	
Lindemann u. Gifford, 1963 Lowell und Habel, 1962	Interferon (lösl. Substanz aus Influenzainfizierten Zellen)	Vaccinia in vitro und in vivo
Bauer und Sadler, 1960	N-Methylisatin-β-Thiosemicarbazon s.c.	Alastrim (Mäuse)
Bauer, Vincent, Kempe und Downie, 1963	N-Methylisatin-β-Thiosemicarbazon (oral)	Variola-Prophylaxe möglich
Smejkal, 1962	6-azouracilribosid	Kaninchen
Kaufman und Nesburn, 1962	5-iodo-2-desoxyuridin	Vaccinia
Easterbrook, 1963	5-bromo-desoxyuridin	Vaccinia
Rada u. Mitarb., 1963	2-carboxymethylmercapto-4-amino-5-(p-chlorphenyl)-pyrimidin	Vaccinia
Hansson u. Vahlquist, 1963		
Herrlich, Stickl und Munz, 1965	N-Methylisatin-Thiosemicarbazon	Vaccinia gangränosa (kein Erfolg)
Chemotherapie mit Antibiotika		
Marsden, 1951		
Breen, 1951	Aureomycin, Chloramphenicol	Variola
Stolte und Sas, 1951		
Therapie mit Vaccine-Gammaglobulin		
Kempe, 1956, 1961		Variola und insbesondere Vaccinia gangränosa (Hypogammaglob.)
Peirce, Melville, Downie und Duckworth, 1958 (Titrierung des Globulin an Hand des Virus-neutralisierenden Antikörpers)		
Hobday, 1962		Variola (England)
Marennikova, 1961		
Nanning, 1962		
Desai, Richter und Stüttgen, 1965	Lyophilisiertes menschl. Vacc.-γ Glob.	hämorrh. Variola (Indien)

Ergebnis: Antibiotica haben keine direkte Wirkung auf die Variola humana, lediglich Verhinderung der Sekundärinfektion.

Virucide Mittel haben vielleicht einen prophylaktischen Wert, wenn sie in der Inkubationszeit gegeben werden.

Vaccine-Gammaglobulin, gewonnen von Probanden mit kräftiger primärer Impfreaktion, ist bei hohem Gehalt an entsprechenden Antikörpern, insbesondere bei Hypo-Gammaglobulinämien von Wert.

Eigene Überprüfungen mit den genannten Medikamenten zeigten, daß die Fallzahlen mit entsprechender Charakterisierung der vorliegenden Variola-Typen nicht ausreichen, einen chemotherapeutischen Erfolg bei ausgebrochener Variola zu belegen (RICHTER und STÜTTGEN, 1965).

Im Einzelfall ist man geneigt, bei günstigem Ausgang einem Medikament den Erfolg zuzuschreiben, dies gilt nicht nur allein für eine Chemotherapie, sondern auch für eine immunbiologische Therapie mit Gamma-Globulinen.

Bisher sind die Versuche mit dem Chemotherapeuticum Marboran am weitesten gediehen. Das Medikament wurde Pockenkontaktpersonen prophylaktisch gegeben, und es zeichnete sich eine gewisse Wirkung gegenüber einem Kontrollkollektiv ab. Entsprechende Eindrücke wurden auch mit anderen Virustatica gewonnen.

Es dürfte keinem Zweifel unterliegen, daß in Kulturversuchen wirksame Chemotherapeutica gegen Variola- und Vaccine-Viren aufgefunden wurden, ohne daß über die therapeutische Bedeutung der bisherigen Ergebnisse endgültige Wertungen möglich sind.

B. Variola minor (Alastrim)

I. Definition

Es herrscht heute allgemein die Auffassung vor, daß es sich bei *Alastrim*, Variola minor, milkpox oder schließlich Kaffernpocken bzw. weiße Pocken um eine selbständige Infektionskrankheit handelt (DINGER, 1955, 1956).

Die verwandtschaftlichen Beziehungen des Alastrim-Virus zum Variola-Virus sind so eng, daß eine sichere Differentialdiagnose im Labor, also die Abgrenzung gegen die übrigen Pockengruppen, sehr schwierig ist. Zur sicheren Diagnose gehört somit das klinische Bild und die Epidemiologie (HERRLICH).

II. Geschichte

Der Ausdruck Variola minor wurde erstmals in dem jährlichen Report des Gesundheitsministeriums in England 1929 verwandt. Milde Formen der Variola major, die offenbar noch im 18. Jh. mit den Varicellen verwechselt wurden, wurden von WAGSTAFFE (1722) beschrieben und dieser Autor fügte schon hinzu, daß es sich um eine äußerst gutartige Form handelte. Auch KAPOSI unterschied z. B. bei der Wiener Epidemie 1879 noch nicht sicher Varicellen und Variola major. Er warf Varicellen als eine besonders gutartige Form der Variola in den Topf der Pockengruppe und es besteht der Verdacht, daß verschiedene gutartige Epidemien zu dieser Zeit in Europa der Alastrim zugeordnet werden können. Auch JENNER beschrieb eine Krankheit, die er als Schweinepocken beim Menschen bezeichnete, und mit deren Pustelmaterial er seinen Sohn und auch andere Angehörige impfte, die nach der Beschreibung und aus dem Verlaufstyp ohne weiteres der Variola minor zugeordnet werden könnten. Diese milden Verlaufstypen sind im letzten Jahrhundert oft beschrieben worden. Aber man darf dabei nicht vergessen, daß es auch gutartige Verlaufsformen bei der Variola major gibt, die klinisch den Verdacht in sich bergen, ohne Wissen um den epidemiologischen Zusammenhang, zur Alastrim-Gruppe zu gehören.

III. Epidemiologie

Die Schwerpunkte der Variola minor liegen vom geographischen Gesichtspunkt aus zweifelsohne auf dem südamerikanischen und afrikanischen Kontinent. 1923 trat eine Epidemie auf den Azoren auf. Es erkrankten 15000 Menschen, jedoch wurden dabei nur 10 Todesfälle registriert. Auch in den zwanziger Jahren war eine große Epidemie in der Schweiz (1922/23) zu verzeichnen mit etwa 3000 Erkrankungsfällen und es ereigneten sich lediglich 2 Todesfälle, die nicht sicher auf die Viruserkrankung bezogen werden konnten. Epidemien unter den Kaffern in Südafrika, die sich durch eine besondere Gutartigkeit auszeichneten, ließen sich epidemiologisch als Alastrim-Erkrankung einordnen. Der Name *Alastrim* wurde

1910 in Brasilien dieser Krankheit gegeben, da dort das Hauptkontingent der Variola-minor-Kranken auch heute noch besteht (Downie und Dumbill, Ayroza und Zatz, 1963; Malamos, 1949; McCallum und Moody, 1921). Mit dem Ausdruck *Paravariola* von Beaurepaire-Arageao wurde die enge Beziehung zu der Variola major näher unterstrichen (1911). Größere Erkrankungswellen von Alastrim wurden auch in den Vereinigen Staaten gesehen, wie 1920 und 1921 etwa 100000 Fälle jährlich. Bis 1931 waren es dann 30000 jährlich, und nun fiel die Infektionsrate allmählich ab. 1934 waren es 5000, 1938 wiederum 14000 und schließlich 1950 nur noch 42 Fälle ohne letalen Ausgang. Die meisten dieser Fälle waren Einzelfälle und Schwierigkeiten in der Abgrenzung gegen Varicellen waren immer vorhanden. Kleinere Ausbrüche wurden in Seattle 1946 und schließlich in New York 1947 festgestellt. 1953 traten Alastrim-Fälle in Holland auf (Rochdale District 1951/1952, siehe Innes, 1953; den Haag, 1953/54, siehe de Yong, 1956).

IV. Erreger

Die Morphologie der Elementarkörperchen des Variola-minor-Virus entspricht völlig derjenigen des Pocken- und Vaccine-Virus. Serologisch konnten bis heute keine wesentlichen Unterschiede zwischen den Antigenen der Variola vera, des Vaccine- und des Alastrim-Virus gefunden werden. Es besteht eine Kreuzimmunität zwischen Variola, Vaccine und Alastrim-Infektion (McCarthy und Downie, 1953).

Der Impfschutz kann durch eine massive Exposition durchbrochen werden und umgekehrt können an Variola minor Erkrankte schon wenige Monate danach auf eine Vaccination hin wiederum positive Hautreaktionen zeigen. Der wohl bedeutsamste Unterschied zwischen Variola minor- und Variola major-Virus liegt in der unterschiedlichen Virulenz, die sich auch im Tierversuch und in der Kultur äußert (Rossi und Tosi, 1947; Helbert, 1957; Mahnel und Herrlich, 1961).

Die geringere Virulenz des Variola minor-Virus äußert sich nicht nur in der niedrigeren Letalität, sondern kann auch experimentell nachgewiesen werden. Torres und Teixeira glaubten (1932, 1935, 1936) Unterschiede in den internuclearen Einschlußkörperchen zwischen Variola major- und Variola minor-Virus aufgefunden zu haben. Diese Befunde wurden jedoch nicht bestätigt. Nach Guilherme und Lacorte sind die guarnerischen Körperchen bei Variola- und Vaccine-Viren eosinophil, bei Variola minor-Virus dagegen basophil.

V. Pathologisch-anatomische Befunde

In den Epithelien der Epidermis treten bei der Variola minor acidophile Kern- und Plasmaeinschlußkörperchen auf, die denen der Variola major entsprechen. Bei der Variola minor sieht man aber vorwiegend solitäre Einschlußkörper, die größer sind als die bei der Variola vera. Diese plasmatischen Einschlußkörper sitzen dem Nucleus wie eine Kappe auf und färben sich mit Hämatoxylin-Safranin blau an. Wegen der geringen Letalität der Erkrankung liegen nur wenige Sektionsberichte von Alastrim-Fällen der Literatur vor.

Die Neigung zu hämorrhagischen Veränderungen ist sehr gering und es darf hervorgehoben werden, daß der zweite Fieberschub, der bei der Variola vera Ausdruck der Suppuration ist, bei der Variola minor fehlt. Immerhin sind doch Todesfälle direkter oder indirekter Natur bei der Variola minor beobachtet worden.

Die feingeweblichen Veränderungen beginnen mit einer Epidermisverdickung (Akanthose). Ausgeprägte, perivasculäre Lymphocyteninfiltrate entwickeln sich und werden von einer retikulären Degeneration im Stratum spinosum mit Ausbildung einer mehr einkammerigen Vesikel gefolgt (Polano, 1957). Es bilden sich

Vacuolen im Cytoplasma und weiterhin tritt eine Karyorrhexis auf. Im Blaseninhalt und in den Schichten der Epidermis sind reichlich Leukocyten und Lymphocyten enthalten. Histologisch findet sich kein großer Unterschied zwischen den Pusteln der Variola major und der Variola minor, wenn man die fächerartige Mehrkammerigkeit der Variola vera-Pustel nicht besonders hervorheben will. Die ballonierende Degeneration die bei der Variola vera hervorgehoben wurde, tritt nur selten auf, und es zeichnet sich allein eine retikuläre Kolliquation ab (TORRES).

VI. Klinisches Bild

Die Betrachtung des klinischen Verlaufes wird am besten auf Epidemien bezogen, die nach 1924 auftraten, da nur retrospektiv seit dieser Zeit angenommen werden darf, daß diese Verlaufsformen als eigenes Krankheitsbild erkannt wurden und nicht im Bild der benignen Variola vera aufgegangen sind. Die Todesrate liegt etwas unter 1%.

Im Einzelfall ist es kaum möglich eine klinische Diagnose zu stellen, die auf virologischen und epidemiologischen Füßen steht (DOWNIE, MCCARTHY und MCDONALD, 1952; DUMBELL, BEDSON und ROSSIER, 1961; NIZAMUDDIN und DUMBELL, 1961; ANGULO, 1964; BLOMHERT, 1955, 1956).

Die Inkubationszeit liegt etwas länger als bei der Variola vera, nämlich um 14—15 Tage. In der Initialphase ist ein plötzlicher Anstieg der Temperatur mit den auch bei der Variola major bekannten Symptomen wie Kopf- und Kreuzschmerzen typisch, braucht aber nicht immer vorhanden zu sein.

Schwere toxische Krankheitsbilder sind nicht für die Variola minor kennzeichnend. Abdominelle Beschwerden führen oft zu der Verdachtsdiagnose Appendicitis, die häufiger gestellt wird, als bei der Variola major. MARSDEN führte 1936 an, daß etwa 8% seiner Variola minor-Fälle keine Initialstadien erkennen ließen und damit dürfte ein wesentlicher Unterschied zu der Variola major gegeben sein. Auch INNES gab 1953 bekannt, daß von 120 Fällen lediglich 21 ein deutliches Initialstadium besaßen.

Das Eruptionsstadium beginnt zwischen dem 2. und 5. Krankheitstag. Der Verteilungsmodus der exanthematischen Veränderungen entspricht in etwa dem der Variola major. Morphologisch gesehen, sitzt die Variola minor-Pustel der Haut mehr auf und ist nicht wie die der echten Variola „eisbergartig“ in die Haut versenkt. Die Alastrim-Pustel ist somit oberflächlicher und besitzt eine gerötete Randzone ohne ödematöse Veränderungen darzubieten, wie sie bei der Variola major gehäuft auftreten (MOODY, 1924; DUBOIS, 1947; DE JONG, 1956). Ein primärer Pockennabel ist bei dem Bläschen selbst nicht zu beobachten, da die Vielkammerigkeit und damit die strangartige Verbindung zwischen Blasengrund und Blasendach fehlt. Das Stadium der Abtrocknung setzt rascher ein und am Ende der 2. Woche ist die Rekonvaleszenz schon weit fortgeschritten. Die Variola minor stellt sich lediglich in der Masse der Fälle als ein besonderer Formenkreis heraus, die Abgrenzung des Einzelfalles ist schwierig. Lediglich eine schwere Verlaufsform spricht gegen eine Variola minor. Unter den von MARSDEN (1952) beobachteten 13000 Fällen sind einige herauszuheben, die der Purpura fulminans (MORAN und KOLM, 1960) ähnlich ad exitum gekommen sind. Auch konfluierende Veränderungen, besonders im Gesicht, sind von MARSDEN beschrieben worden. Betrachtet man nun die Abbildungen der Variola minor (DIXON), so sind diese schwerlich von den Krankheitsbildern zu trennen, die im europäischen Raume bei der Variola major vaccinierter Patienten beobachtet werden konnten.

Immunologisch ist hervorzuheben, daß man den Eindruck hat, daß die Zeitdauer der Immunoresistenz gegenüber der Variola minor nach einer Vaccination länger ist, als gegenüber der Variola major. Es ist somit selten, daß eine schwere Variola minor bei einem Patienten auftritt, der in der Kindheit geimpft wurde. Wie bei der Variola major gibt es auch eine Variola minor ohne Exanthem. Doch ist selbstverständlich eine solche Erkrankung schwierig herauszulesen, da das Initialstadium im Gegensatz zur Variola major nicht besonders ausgeprägt ist. Eine diaplazentare Infektion auf den Föt ist wie bei der Variola vera möglich (GARCIA, 1963).

Die diagnostischen Hilfsmittel entsprechen weitgehend denen, die bei der Variola vera besprochen wurden und die Differentialdiagnose bereitet dieselben Problemstellungen wie bei der Abgrenzung der Variola vera mit mildem Verlauf. Hinsichtlich der Prophylaxe gelten die gleichen Gesichtspunkte und über die Therapie ist keine Besonderheit, soweit es sich um eine spezifische Therapie handelt, zu berichten.

C. Vaccinia

I. Definition

Die Vaccinia leitet sich von einer Infektion mit einem Virus ab, welches von JENNER von dem Kuheuter entnommen wurde und als Pockenschutz-Impfstoff verwandt wurde. Im Laufe der Zeit hat das Virus, wohl durch Übertragung von Mensch zu Mensch oder von Mensch zu Tier oder von Tier zu Tier eine Umformung erfahren, so daß es nun serologisch und virologisch deutlich von den Kuhpocken, und zwar von den originären Kuhpocken und von anderen Pockenformen, abzutrennen ist (DOWNIE, 1939; HERRLICH und MAYR, 1954; HERRLICH, MAYR, MAHNEL und MUNZ, 1963; K. HERZBERG, 1955).

II. Geschichte

Es ist hervorzuheben, daß nach NASEMANN bei keinem der Vaccine-Virus-Stämme, die seit vielen Jahrzehnten zu Impfzwecken dienen, eine genaue Geschichte über deren Ursprung bekannt ist. Demgegenüber ist die Geburtsstunde der Kuhpockenimpfung als systematische Methode zur Bekämpfung der Pocken auf EDVARD JENNER zurückzuführen, obwohl in der Volksmedizin die vor Pocken schützende Fähigkeit der Kuhpockenerkrankung im Altertum und auch vor JENNER in Europa offenbar sporadisch bekannt war. Im Frühjahr 1798 impfte JENNER den Knaben Summers mit originärem Kuhpockenstoff (1. Generation). Mit dem Bläscheninhalt dieses Kindes wird der Knabe Pead vacciniert (2. Generation). Dieser lieferte den Impfstoff für mehrere Kinder und Erwachsene. Eines der geimpften Kinder wird zur Weiterführung des Impfstoffes auf 4 andere Kinder verwandt (4. Generation). Als letztes Kind dieser Reihe impfte JENNER ein Mädchen und führte somit aus der 5. Pockengeneration die Vaccination durch. Er brach dann den Versuch ab, und hat die Vermehrungsfähigkeit des Impfstoffes als praktisch möglich erwiesen. Über das Schicksal der Pockenschutzimpfung gibt das Buch von H.A. GINS (1963), soweit es den deutschen, insbesondere den Berliner Raum betrifft, eine hervorragende und hochinteressante Übersicht.

III. Erreger

Die Variabilität der Vaccine-Stämme ist außergewöhnlich groß und wohl das einzige Charakteristikum, welches diese Stämme — Dermovaccine, Neurovaccine, Gewebekulturstamm usw. — untereinander verbindet, ist die Tatsache, daß sie eine gemeinsame Antigenstruktur haben (FENNER, 1958). Dieser Befund wird durch die Virusneutralisation und Komplementfixation belegt. Weitere Charakteristika sind die morphologischen Eigenheiten des Elementarkörperchens und der Befund, daß alle Stämme der Vaccinia relativ großfleckige Veränderungen auf der Chorion-Allantois-Membran hervorrufen (PARKER und RIVERS, 1936). Durch verschiedene Daten der Hitzeresistenz und der Intensität der Produktion von Hämagglutinin können Vaccine-Stämme weiter von einander unterschieden werden.

Der Vaccine-Erreger ist gegen Austrocknen relativ resistent, jedoch gegenüber Wärme sehr empfindlich und zeichnet sich durch eine höhere Stabilität als die übrigen Viren aus.

Gegen Kälte ist das Virus außerordentlich widerstandsfähig und auch ein Druck von etwa 300—400 Atmosphären schadet diesem Elementarkörperchen nicht. Tageslicht beeinträchtigt allmählich die Virulenz und es besteht eine Empfindlichkeit gegen Ultraviolett-Licht (COLLIER, McCLEAN, VALLET, 1955). Eine Empfindlichkeit gegen schnelle Elektronen-, Röntgen- und Gammastrahlen wurde von verschiedenen Autoren belegt (McCREA, PREISS, O'LAUGHLIN, 1960; KAPLAN, 1960; LEA und SALAMAN, 1942; PALACIOS, CONTRERAS et al., 1963; DE WILSON, 1961). Eine chemische Empfindlichkeit des Virus besteht gegen 1%iges Hypermangansaures Kali und weiterhin auf 3%iges Sublimat, Antiformin in einer Verdünnung von 1:2000, Arsenik in einer Konzentration von 1:600, und schließlich Saponin 1:200. Das Optimum der pH-Resistenz liegt etwa zwischen 5 und 9; im alkalischen Bereich geht das Virus schneller zugrunde

Morphologie

Das Vaccine-Virus zeigt eine Achsenlänge von etwa 262 mμ; die kurze Achse zeigt durchschnittlich eine Länge von 209 mμ und die Dicke des Virus wird etwa mit 57 mμ angegeben. In der Ultrazentrifuge sedimentieren die Virusteilchen mit einer diffusen Bande, für die sich eine Sedimentationskonstante von 4,910 S errechnen läßt. Das spezifische Volumen beträgt Vo = 0,793. Vom Eindringen des Virus in die Zelle bis zum Auftreten neuer infektiöser Viruspartikelchen vergeht eine Zeitspanne, die man Latenzzeit nennt. Diese ist beim Vaccine-Virus relativ lang und beträgt bei der Beimpfung der Chorion-Allantois-Membran des Hühnerembryos etwa 8 Std. Demgegenüber läßt sich nach Infektion der HeLa-Zellkulturen erstmals nach 14 Std ein infektiöses Virus auffinden. Die Zelle ist während der Entwicklungsphase des Virus in ihrem Stoffwechsel aktiviert und während der Vermehrung des Vaccine-Virus treten im Gewebe toxische Substanzen auf. Ein toxischer Faktor sedimentiert mit dem Virus, ist jedoch nicht mit dem S-Antigen vergesellschaftet. Im Verlaufe der Infektion kommt es zur Bildung von neutralisierenden *Antikörpern.* Diese lassen sich in die komplementbindenden Antikörper vom Typ S und V und in die hämagglutinationshemmenden Antikörper trennen (CHU, 1948; BRIODY, 1951; PATORIA, 1963; JOPPICH, 1963). Durch die Präzipitationsreaktion werden besondere Antikörper erfaßt (MASTINKOWA, 1961). Virusneutralisierende Antikörper werden allerdings nicht in großer Menge gebildet.

Als Versuchstiere werden Kaninchen durch eine intracutane oder cutane Impfung, durch intracerebrale, intravenöse und cysternale Infektion infiziert; weiterhin ist eine corneale Infektion und eine Weiterzüchtung auf einer Gewebekultur möglich. Neben Kaninchen werden Meerschweinchen, Affen, Mäuse und Ratten als Versuchstiere verwendet.

Vom impftechnischen Standpunkt aus wird die Vaccine durch Vergleich mit einer Standardvaccine geprüft und zwar gilt das Ausmaß der Hautveränderung beim Kaninchen als ein Vergleichstest. Eine Standardisierung der Vaccine ist auch durch Auszählen der Veränderungen auf der Chorion-Allantois-Membran möglich (McKEE, 1955). Für die Vaccination beim Menschen wird eine Konzentration gefordert, die mindestens 10^8 I.U./ml aufweist (MARQUARDT, GEISTER, PETERS, 1963; OVERMANN und TAMM, 1956; JOAL, 1956).

IV. Klinisches Bild

Nach einer *Vaccination* beim Menschen tritt nach 7 Tagen eine Pustelentwicklung auf, die eine charakteristische Erythementwicklung mit einschließt, eintrocknet und unter Hinterlassung einer Narbe abheilt. Manchmal tritt 24 Std nach der Impfung eine Rötung der Haut und Juckreiz auf und es entwickelt sich eine Papel, die schließlich am 3. oder 4. Tag verschwindet. Dies darf als allergische Reaktion gegenüber der Lymphe angesehen werden und wird dementsprechend häufiger bei einer Re-Vaccination beobachtet (BROOM, 1947). Darüber hinaus kann diese Reaktion auch als eine echte Überempfindlichkeit gegen das Vaccine-Virus gedeutet werden. Im allgemeinen dürfen jedoch Begleitstoffe vom Protein-Typ für derartige Reaktionen verantwortlich gemacht werden. Die Entwicklung einer Impfpustel oder einer Impfreaktion ist abhängig von dem Immunitätsgrad (MEGAY, 1950; SCHEIFFARTH, 1962; PINCUS, FLICK, 1963). Bei Nachimpfungen kann sich ein solcher Immunitätsgrad entwickelt haben, daß nun eine Pustelbildung nicht mehr auftritt, die erst dann wieder zu provozieren ist, wenn der Impfschutz vermindert ist, und nunmehr wieder die geforderte Pustelreaktion mit beschleunigtem Verlauf auftritt.

Die Komplikationen der Vaccination

Eine einfache Komplikation ist eine *Superinfektion* mit Bakterien. Es kann dann zu einer kräftigen Lymphangitis kommen. Es ist auch möglich, daß bei einer Impfung nicht nur eine im Bereiche der Ritzung der Haut gebundene Impfpustel sich entwickelt, sondern die Vaccine in die Umgebung auf dem Lymphwege übertragen wird und sich dementsprechend Nebenpusteln entwickeln.

Überempfindlichkeitsreaktionen ohne Schock-Symptome sind allerdings nicht selten und treten etwa bei jedem 10000sten Impfling auf. Derartige allergische Reaktionen können verschiedenartige *Exantheme* sein, die morbilliformen Charakter haben oder auch zu Lippenschwellungen und Schwellungen der Augenlieder führen können. Allergische Reaktionen am Orte der Vaccination und auch die entsprechenden Fernreaktionen sind unter dem Bilde des *Vaccinalerythems* oft beschrieben worden. Auch eine Überempfindlichkeit vom Typ der Serumkrankheit ist bekannt und derartige allergische Reaktionen entwickeln sich um den 11. Tag nach der Impfung, sobald sich also Antikörper gebildet haben, die mit der noch im Körper verbleibenden Lymphe reagieren.

Ein anaphylaktischer Schock, also eine allergische Frühreaktion, ist bei der Vaccination unbekannt. Und damit unterscheidet sich die Vaccination wesentlich von einer parenteralen Zuführung körperfremden Eiweißes. Bei einem Probanten, der extrem überempfindlich gegenüber Kalbfleisch, Schaffleisch oder fremden Eiweiß ist, kann eine Sofortreaktion am Orte der Scarification auftreten, aber die Vaccination und insbesondere der Vaccinationserfolg stellt sich normal dar.

Besonderes Interesse besitzen *hämorrhagische Veränderungen*, die nach einer Vaccination auftreten. Damit bieten sich Vergleichsuntersuchungen zu der Entwicklung hämorrhagischer Variolaformen an, und es darf auf die Arbeiten von KANELLOPULOS (1962), KOZLOWSKA (1962), LEBEDEV (1963) und MEINDERSMA (1961) verwiesen werden. Eine solche Hämorrhagie kann sich unter einer begleitenden Thrombocytopenie entwickeln oder an eine Überempfindlichkeitsreaktion an den Gefäßwänden gekoppelt sein.

Die autogene Vaccination

Es ist möglich, daß nach einer Vaccination die Viren durch eine Schmierinfektion auf dem Geimpften weiterverteilt werden, der sich nun selber an anderen Orten mit der Lymphe infiziert und nun accidentelle Vaccinationen, z.B. im Bereiche des Gesichts und der übrigen Berührungsorte mit der Lymphe, auftreten können. Eine solche accidentelle Vaccination führt, ganz abgesehen von der Gefahr einer Superinfektion, zu schweren Allgemeinerscheinungen bis schließlich unter der sich nun entwickelnden Immunität die Erkrankung zum Erlöschen kommt.

Die lokale accidentelle heterogene Vaccination

Unter diesem Begriff versteht man eine Übertragung der Vaccine auf andere Personen. EPSTEIN und MOROZOW beschrieben 1936 eine Übertragung durch Wanzen von einer Person auf die andere. Sind solche Empfänger der Vaccine nicht geimpft, so kann es zu einer primären Reaktion kommen und gegebenenfalls zu einer generalisierten Vaccine. Besonders gefährlich ist die Übertragung der Vaccine auf ekzematöse Herde, wo sich nun das schwere Krankheitsbild, das Eczema vaccinatum, entwickeln kann. Unterschieden werden muß das Eczema vaccinatum von dem Eczema herpeticatum, das zu der von KAPOSI beschriebenen varicelliformen Eruption führt, die auf das Herpes zoster-Virus und auf das Herpes simplex-Virus zurückgeführt werden muß.

Die generalisierte Vaccinia

In Abhängigkeit vom Immunitätsgrad kann es zu einer generalisierten Vaccinia (HALL, 1953) kommen, und diese Veränderungen beruhen auf einer hämatogenen Verbreitung der Viren mit einem generalisierten Ausbruch der Vaccineerkrankung in Form von Bläschen an den Prädilektionsstellen der exanthematischen Eruptionen. Eine Änderung der Immunitätslage kann sich unter Infektionskrankheiten entwickeln, oder Folge einer Antikörper-Bildungsstörung sein, wie beim Gamma-Globulinmangel (KEIDAN et al., 1953; KOZIUN et al., 1955; LEWIS, 1957; WHITE, 1963). Unter einer Alastrim-Erkrankung ist ein Schwund der Vaccine-Immunität (MARSDEN, 1964) festzustellen und auch bei einer Lepra wurde von BROWNE (1962) und WEBSTER (1959, 1964) eine Verringerung des Immunitätsschutzes gegen Vaccine festgestellt. Analog der Generalisierung eines Zoster bei Leukämien wurde auch eine generalisierte Vaccinia bei diesen Erkrankungen gesehen (VLADIMIRSKAJA, 1961); schließlich ist eine Lymphopenie von ROSEN (1964), auch als ein Hinweis für eine Verringerung des Immunitätsgrades gegen Vaccine, beschrieben worden.

Eine generalisierte Vaccine zeigt eine Lokalisation, die in etwa einer Variola major oder einer Variola minor entspricht. Einen schweren Verlauf nimmt die generalisierte Vaccine beim Kleinkind, aber auch beim Erwachsenen, wenn dieser ein Ekzematiker ist, und nun im Bereiche der Ekzemlokalisation sich ein starker Ausbruch der Bläscheneruptionen, als Folge einer Virämie mit exanthematischer eruptiver Veränderung im Bereiche einer Hautschädigung, entwickelt.

Derartige generalisierte Vaccine sind beim Ungeimpften häufiger und bei einer Zweitimpfung im höheren Alter öfters beobachtet worden, wenn der Schutz von der gesetzlichen Impfung in der Jugend her, verschwunden war. Der Verlauf der generalisierten Vaccine im Erwachsenenalter nach früherer Impfung ist meistens gutartiger als die generalisierte Vaccine im Kindesalter bei Erstimpfung.

Die progressive Vaccinia (Vaccinia gangraenosa)

Im seltenen Fall tritt keine autogene Hemmung des Vaccine-Virus in der Haut auf, sondern auf Grund einer fehlenden Bildung von Antikörpern hält sich das Virus über mehrere Wochen und führt zu einer generalisierten Nekrotisierung der Haut, die von der primären Vaccination ausgeht. Derartige Komplikationen können zum Tode führen.

Die Untersuchung der Serum-Eiweiße zeigt, daß bei solchen Patienten vornehmlich eine Erniedrigung der Gamma-Globuline festzustellen ist. Aber auch wenn die Gamma-Globuline sich in der elektrophoretischen Analyse als normal zeigen, kann serologisch belegt werden, daß neutralisierende Antikörper gegen die Vaccine nicht vorhanden sind (CONNEL, 1964; FLEWETT, 1963).

Die Vacciniaembryopathie

Bei einer intrauterinen Vaccinevirusinfektion sind verschiedene Infektionswege möglich, einmal können Viren diaplacentar, weiter durch das Fruchtwasser oder schließlich durch eine artifizielle Aborteinleitung übertragen werden

(McDonald und McArthur, 1953). Im Hinblick auf die Vaccination von schwangeren Frauen gelten die gleichen Gesichtspunkte wie bei der Embryopathia rubeolosa. Es sollten schwangere Frauen vor dem 5. Graviditätsmonat nur dann gegen Pocken geimpft werden, wenn dies während einer Pockenepidemie unbedingt zu ihrem Schutze notwendig ist.

Aus einer Studie von McArthur (1952) ist herauszulesen, daß etwa bei 47% der in der Zeit zwischen der 4. und 5. Graviditätswoche geimpfte Frauen die Schwangerschaft gestört war und auch Aborte als Vaccinationsfolge aufzufassen sind. Bei insgesamt 67 Frauen zeigten 18 eine Störung der Gravidität, wenn die Vaccination im ersten Triminon erfolgte. Die Rate der Fruchtschädigung in den späteren Schwangerschaftsmonaten belief sich auf die zu erwartende, nicht von der Norm abweichende, übliche Embryopathie-Rate.

Offenbar dürfte für die Fruchtschädigung die diaplacentare Diffusion von Antikörpern, die von der Mutter gebildet werden, von Bedeutung sein. Erst vom 5. Graviditätsmonat ab besitzt die Placenta eine allerdings noch fragliche Permeationsfähigkeit für großmolekulare Antikörper (19 S), und bei entsprechender Virämie könnte erst nach dieser Zeit die Mutter ihren Impfschutz dem Föten diaplacentar mitgeben. Antikörper mit einem Mol.-Gewicht um 160000 (7 S) passieren allerdings die Placenta ab 3. Monat.

Allgemeine Komplikationen der Vaccinia

Unter fehlender Entwicklung einer immunbiologischen Begrenzung der Vacciniainfektion soll es auch zu einer vaccinalen Osteomyelitis kommen.

Die *postvaccinalen cerebralen Erkrankungen* werden in die vaccinale Encephalopathie (Störung der Blut-Hirnschranke) und postvaccinale Encephalomyelitis (diffuse, perivenöse Herdencephalitis) unterschieden. Über die Häufigkeit der *Impf-Encephalitis* gibt die Statistik von Herrlich Auskunft. Es darf davon ausgegangen werden, daß etwa auf 8000 Erstimpflinge bis zu 4 Jahren eine cerebrale Impfkomplikation erfolgt. Diese Verhältniszahl entspricht auch den Berichten anderer Untersucher, wie Seelemann (1960) und Nameche (1963), während Berger (Wien) auf 30000 Erstimpflinge eine cerebrale Komplikation zu verzeichnen hatte. Bei Wiederimpflingen ist eine postvaccinale Encephalitis äußerst selten, und es dürfte etwa auf 1 Million Wiederimpflinge ein solcher Zwischenfall kommen. Die Neigung zur Impfkomplikation steigt mit dem höheren Alter der Erstimpflinge bis 1:1000 an. Im Erwachsenenalter fällt offenbar bei späten Erstimpflingen die Neigung zur postvaccinalen Encephalitis nicht in dem Maße ab (Herrlich), wie das aus älteren Statistiken hervorgeht.

Die *Inkubationszeit postvaccinaler Hirnschäden* wird einerseits durch den Tag der Impfung (1. Inkubationstag) und zum anderen durch den Tag begrenzt, an dem eindeutige neurologische Symptome auftreten. Die Dauer dieser Inkubationszeit beträgt *4—18 Tage.* Neurologische Symptome, die außerhalb dieser Zeitspanne auftreten, können mit der Pockenschutzimpfung nicht in einen ursächlichen Zusammenhang gebracht werden. Diese Angaben von Weber und Lange haben somit eine besondere Bedeutung für die Frage einer Entschädigungspflicht. Die angegebene Dauer der Inkubationszeit gilt sowohl für die vaccinale Encephalopathie als auch für die Encephalomyelitis postvaccinalis. Während die Encephalomyelitis postvaccinalis. Während die Encephalomyelitis postvaccinalis vornehmlich Kinder über 2 Jahre und Erwachsene befällt, wird die vaccinale Encephalopathie fast ausschließlich bei Kindern in den beiden ersten Lebensjahren beobachtet. Die Inkubationszeit dieser vaccinalen Encephalopathie ist geringer (8, 6 $\pm$ 2, 3 Tage) als die der postvaccinalen Encephalomyelitis mit 12, 3 $\pm$ 2, 1 Tage.

Die *postvaccinale Encephalitis* ist die gefürchtetste Vaccinationskomplikation. Diese Encephalitis ist kein spezifisches Encephalitis-Syndrom nach einer Vaccination, sondern kann dem Formenkreis der para- und postinfektiösen Encephalitis-Syndrome, die z. B. nach Masern oder Varicellen und schließlich als Pertussis-Encephalopathie auftreten (BACHMANN), zugeordnet werden. Die Sterblichkeit ist mit 33 % bei der postvaccinalen Encephalitis aber fünfmal höher als bei der Encephalitis nach Masern oder Varicellen.

Nach der Inkubationszeit tritt plötzlich hohes Fieber ein und das *Krankheitsbild* äußert sich entweder mit der encephalitischen, meningitischen oder myelitischen Symptomatik. Vom psychischen her besteht ein schweres Durchgangs-Syndrom in der Formulierung nach K. SCHNEIDER. Das klinische Bild kann weiter durch Bewußtseinstörungen aller Stärkegrade, metabolische Fehlregulationen, motorische Entladungs-, Lähmungs- und Reizphänomene und schließlich durch vegetative-nervöse Alterationen bestimmt werden (BACHMANN).

Die Untersuchung des Liquors zeigt eine erhöhte Zellzahl, die Normomastix-Reaktion weist eine Meningitis-Zacke auf und die Eiweiß-Reaktionen können positiv ausfallen. Der Liquor-Zuckergehalt ist dagegen normal.

Das klinische Bild und auch der *Verlauf* ist variationsreich. Eine Paralyse kann für einige Wochen bestehen, bevor sie sich langsam wieder zurückbildet. Bei einer spastischen Paralyse muß in etwa 70 % der Fälle mit Restsymptomen gerechnet werden, die als spastische Lähmungen oder als organisches Anfallsleiden bestehen bleiben.

Es gibt mehrere *Theorien* über die Entstehung der postvaccinalen Encephalitis.

BLAXALL glaubte, daß das Virus selbst auf Grund seiner toxischen Eigenschaften diese Encephalitis auslöst. Vaccine-Viren aus dem Liquor konnten auch isoliert werden. Aber schließlich kann das Virus auch aus anderen Organen gewonnen werden, ohne daß es dort zu Krankheitsveränderungen geführt hat.

Die zweite Theorie ist, daß eine Aktivierung eines anderen Virus durch die Impfung erfolgt (KOSENOW und HAUSSMANN). Der Fieberanfall durch die vaccinale Infektion aktiviert ein latentes Virus, welches nun eine Encephalitis hervorruft. Diese Theorie ist die Basis für das Encephalitis-Syndrom bei den verschiedenartigsten Infektionskrankheiten.

Die dritte Theorie, die in den letzten Jahren an Interesse zugenommen hat, ist die Deutung der Encephalitis als ein allergisches Phänomen (PETTE). Diese Theorie wird durch einige experimentelle Untersuchungen gestützt, aber nicht durch die epidemiologischen Gegebenheiten belegt. Somit befriedigt keine der genannten Theorien völlig die Erklärung des Krankheitsbildes.

Die Möglichkeit einer Verhinderung der postvaccinalen Encephalitis durch die *Vorimpfung nach* HERRLICH, mit abgetöteten Vaccine-Viren, gibt einen Hinweis auf einen allergischen Mechanismus, der zu einer Encephalitis führt. Nach einer Vorimpfung trifft die Vaccination einen vorimmunisierten Organismus, und durch diese Koppelung zweier aktiver Impfungen wird eigentlich der Impfvorgang einer Re-Vaccination nachgeahmt, bei der eine Encephalitis nicht vorkommen kann. HERRLICH hat etwa 40000 Erstimpflinge, und zwar Spätimpflinge nach dem 12. Lebensjahr, unter dem Schutze der Vorvaccination geimpft und eine Encephalitis mit letalem Ausgang nicht beobachtet, wohl einige mitigierte Formen beschrieben.

Weitere Komplikationen der Vaccination sind Gelenkschwellungen und Gliederschwäche, die sich mit einer schon vorher genannten Osteomyelitis, die offenbar von dem epiphysalen Knorpel ausgeht, kombinieren kann (ELLIOTT, 1959). Eine Iritis und Retinopathien als Komplikationen der Vaccination wurden von ROSEN (1949), eine Nephrose von ROHWEDDER (1963) und von SCHÄFER (1963) belegt. Selten wird nach Impfung eine akute Perikarditis oder Myokarditis (FINLAY-JONES, MACADAMS, 1962) beschrieben. Interessant ist die Mitteilung von MARMELZAT (1964), daß er sechs Fälle beobachten konnte, in denen sich maligne Melanome in Impfnarben entwickelten.

Aus den allgemeinen Erfahrungen bei Massenimpfungen, insbesondere wenn bei drohender Pockengefahr eine Risikoabwägung nicht in dem Maße durchgeführt wird, wie in „ruhigen Zeiten", zeichnet sich ab, daß die Aktivierung bakterieller Erkrankungen unter einer Vaccination eine nicht seltene Nebenwirkung ist. Das Auftreten einer Pyelitis, einer Cystitis, die Verschlimmerung einer Bronchopneumonie oder die Impetiginisierung latenter akneiformer Hauterkrankungen sprechen in diesem Sinne.

Ungeachtet dieser möglichen Nebenwirkungen kann auf die Vaccination, als z. Z. einzig wirksamer Prophylaxe der Variola, nicht verzichtet werden.

Impftechnik und Impfvorschriften

Zur Impfung mittels Scarification intra- und subcutaner Vaccination stehen neben der Dermovaccine weiter Gewebekulturenvaccine und Pockenschutztrockenimpfstoffe zur Verfügung.

Es darf vorausgeschickt werden, daß in heutiger Sicht die Anwendungsmöglichkeiten eines subcutanen Impfstoffes eingeschränkt sind, und daß heute diese Impftechnik nach Herrlich u. Mitarb. nur bei besonders gelagerten Fällen zur Pockenprophylaxe verwandt wird. Impfvorschriften über intra- und subcutane Impfungen liegen nicht vor. Ein Arzt, der diese Impfung durchführen will, muß sich mit einer Impfanstalt in Verbindung setzen und einen entsprechend eingestellten Impfstoff bestellen.

Der subcutan applizierte Impfstoff besitzt gegenüber der cutan applizierten Vaccine einen wesentlich geringeren Virusgehalt. Die Injektionsdosis beträgt allgemein 0,1 ml, dem entsprechen etwa 100 aktive Viruseinheiten.

Im Vordergrund steht heute nach wie vor die *cutane Schnittimpfung*. Die Wahl der Impfstelle hat der Gesetzgeber dem Impfarzt freigestellt. Es bietet sich der Ansatz des Musc. Deltoideus am Oberarm an. Es ist üblich, daß die erste Impfung am rechten, die Wiederimpfung am linken Oberarm durchgeführt wird. Als Impfinstrument empfehlen sich die ausglühbaren Platin-Iridium-Messer nach Lindenborn. Die Epidermis muß beim Schnitt durchtrennt werden, es darf aber keine stärkere Blutung auftreten.

Die Zahl und Länge der Impfschnitte sollte nach der gegebenen Situation variiert werden. Zu unterscheiden ist die altersgerechte Impfung und die Impfung bei besonderer Gefährdung bei Auftreten von Pockenerkrankungen. Im letzteren sind bis zu vier Schnitte von 3—10 mm Länge in etwa 20 mm Abstand zu empfehlen.

Zur Vergrößerung der Aussichten auf Impferfolge im Zuge von Pockenerkrankungen ist es angezeigt, bei Kontaktbesonderheiten, also auch bei Ärzten und dem Pflegepersonal, von zunächst nicht erkannten Pockenkranken die Erst- und Wiederimpfung mit bis zu vier soliden Schnitten durchzuführen. Zweckmäßig ist es dabei, eine in den Infektionseinheiten höher eingestellte Lymphe zu verwenden. Die Nachschau ist unter den bezeichneten Voraussetzungen am vierten, nötigenfalls schon am dritten Tage vorzunehmen, um eine erforderliche Nachimpfung zu einem rechtzeitigen Zeitpunkt vorzunehmen (Richter).

Zu erwähnen ist noch die multiple Punktierungsmethode, bei der durch einen Tropfen Lymphe 10—30 Stiche in die Haut vorgenommen werden. Diese Methode entspricht der cutanen Schnittimpfung bzw. Scarification. Auch mit dem Pirquet-Bohrer können solche Impfungen durchgeführt werden.

Hinsichtlich der gesetzlichen Grundlagen sei für Deutschland auf die Abhandlung des Bundesgesundheitsamtes, Heft 2, Gutachten des Bundesgesundheitsamtes über die Durchführung des Impfgesetzes (Springer Verlag 1959) verwiesen.

Über die Besonderheiten der Pockenschutzimpfung bei Auftreten von Pockenerkrankungen (s. Richter und Posch) siehe Bundesgesundheitsblatt 1963, Nr. 13, S. 197.

Weiterhin Handbuch der Schutzimpfungen von Herrlich (1965).

Prophylaxe der Vaccinationsfolgen

Beim späten Erstimpfling empfiehlt sich die Anwendung inaktivierter Lymphe als *Vorimpfstoff*. Diese Impftechnik wurde aus der Erfahrung gewonnen, daß bei Wiederimpflingen neurale Impfschäden extrem selten auftreten, und Herrlich versuchte mit einem inaktiviertem Virus eine Grundimmunität des Organismus hervorzurufen, um später durch Nachimpfen mit aktivem Virus die Immunität auf den gewünschten Titer zu bringen.

Formalinaktivierte Pockenimpfstoffe, *Vaccineantigen* (HERRLICH 1959). 1—2 ml Vaccine-Antigene werden tief subcutan appliziert. Die Hauptimpfung erfolgt frühestens 1 Woche nach der Vorimpfung. Überschreitet der Abstand mehrere Monate, muß nochmals mit Vaccine-Antigenen nachgeimpft werden.

Impfung unter Gamma-Globulinschutz

2—5 ml Gamma-Globuline (entsprechend der Größe und des Alters des Impflings) werden intramusculär appliziert. In der gleichen Sitzung wird dann mit zwei Schnitten von 3 mm Länge im Abstand von 2 cm die Pockenschutzimpfung durchgeführt. Ebenso ist zu verfahren, wenn Vaccine-Hyperimmun-Gamma-Globuline zur Verfügung steht.

Im übrigen sei auf das Handbuch der Schutzimpfungen von HERRLICH (1965) verwiesen.

D. Tierpocken

Einleitung

In ähnlicher Weise, wie der menschliche Organismus von den Pocken befallen werden kann, sind Pocken als Erkrankungen der Tierwelt bekannt. Wichtig sind dabei die Pockenerkrankungen der Huftiere, wie die originären *Kuhpocken*, die *Pferdepocken* (LAN, CHING, CHENG, 1962), die *Schaf- und Ziegenpocken*, sowie die *Schweinepocken*. Weiterhin müssen die Pockenerkrankungen der Vögel genannt werden, so die *Geflügelpocken* und die *Taubenpocken*, einschließlich der *Kanarienpocken* (KIKUTH und GOLLUP, 1932). Durch Quaderviren lassen sich ebenfalls *Infektionen der Nagetiere* auslösen. Das klinische Erscheinungsbild dieser Erkrankungen ist verschieden. Entweder liegt eine Allgemeinerkrankung vor, die ähnlich der Humanpockenerkrankung verläuft, oder es handelt sich um eine lokal begrenzte Erkrankung. Die Verhältnisse werden dadurch kompliziert, daß die Erkrankung einmal durch das originäre Tiervirus hervorgerufen werden kann, wie etwa durch die originären Kuhpocken-, Schafpocken- und Schweinepocken-Viren, die ein begrenztes Wirtsspektrum haben (HERRLICH). Auf der anderen Seite gibt es aber quaderförmige Virusarten mit einem breiten Wirtsspektrum. Hierbei muß das zur menschlichen Pockenschutzimpfung verwendete Vaccine-Virus gezählt werden. Kuhpocken, als klinisches Bild, können also auf der einen Seite durch das originäre Kuhpocken-Virus, auf der anderen Seite jedoch auch durch das Vaccine-Virus hervorgerufen werden. In gleicher Weise gilt das für die Schweinepocken, die durch das Schweinepocken-Virus und durch das Vaccine-Virus hervorgerufen werden. Menschenpathogen sind neben dem Variola-Vaccine-Virus das Kuhpocken- und das Paravaccine-Virus. Fakultativ pathogen sind, einschließlich experimenteller Übertragung, das Pferde-, Kamel-, Schaf-, Ziegen- und Schweine-Virus, während die Quaderviren der Nager und Vögel für den Menschen sicher apathogen sind. Die Zuordnung des Ecthyma contag. steht zur Diskussion.

Kuhpocken

I. Definition

Es müssen unterschieden werden:

1. originären Kuhpocken;

2. die durch das Vaccine-Virus hervorgerufenen Kuhpocken, die von geimpften Melkern auf die Kühe übertragen werden können;

Tabelle 12. *Einige Merkmale zur Differenzierung von Variola vera-, Alastrim-, Kuhpocken- und Vaccine-Virus im Laboratorium* (modifiziert nach BLANK und RAKE, 1955) in NASEMANN, 1961

Virus-krankheit	Makroskopische Morphologie der Läsionen auf der Chorioallantoismembran	Paulscher Cornealversuch am Kaninchen		Ausprägung der Läsionen auf der Kaninchenhaut		Morphologie der experimentell hervorgerufenen Veränderungen der Kaninchenhaut		Morphologie der Einschlußkörper in der menschlichen Epidermis (Ergebnis der Biopsie)
		Intensität der Infektion	Morphologie der Einschlußkörper im Corneaepithel	nach Scarifikation	nach intradermaler Inoculation	Makroskopischer Befund	Mikroskopischer Befund	
Variola vera	Kleine, kompakte grauweiße Herde, nicht so stark nekrotisch wie Vaccine	(+) ?	Eosinophile, meist kleinere, z.T. granulierte cytoplasmatische Einschlußkörper und unspezifische Einschlüsse in den Zellkernen	(+) ?	(+)	Vesicopustulös, nekrotisch	Umschriebene Zellnekrosen, Infiltrat von Entzündungszellen	Kleinere und größere, unregelmäßig begrenzte, granulierte Einschlußkörper in den Zellen des Stratum spinosum. Gelegentlich Kerneinschlüsse
Alastrim	Kleine kompakte weißliche Herde	(+) ?	Wie Variola vera	(Ø)	(+)	Vesicopustulös, nicht so stark nekrotisch	Wie bei Variola vera. Nekrotische Komponente weniger stark ausgeprägt	Wie bei Variola vera
Originäre Kuhpocken	Große hämorrhagische Herde mit grauweißer Hofbildung (Area)	++	Große ovale bis runde, scharf begrenzte, homogene, eosinophile, cytoplasmatische Einschlußkörper. Keine Einschlüsse im Nucleus	++	++	Hämorrhagisch-nekrotische, ödematöse Veränderungen	Nicht ausgesprochen umschriebene Zellnekrosen, auch nicht so gut abgegrenzte Infiltrate von Entzündungszellen wie bei Variola vera	Große rundliche, scharf begrenzte, homogene Einschlußkörper im Stratum spinosum, gelegentlich auch im Corium
Vaccine (Impfpocken)	große, grauweißliche, nicht sehr scharf begrenzte Herde, die schnell nekrotisch werden	+++	Nicht sehr scharf begrenzte, mehr unregelmäßig geformte, granulierte, eosinophile, cytoplasmatische Einschlußkörper, nicht so groß wie die Einschlußkörper bei Kuhpocken. Keine Einschlußkörper in den Zellkernen	++	++	Vesicopustulös, nekrotisch	Wie bei Variola vera	Wie bei Variola vera, nur keine Kerneinschlüsse

3. die sog. falschen Pocken, d.h. Pocken, die durch das Paravaccine-Virus hervorgerufen werden. Nach Übertragung dieser Paravaccine-Viren auf Menschen entstehen die sog. Melkerknoten, die in Abhängigkeit von dem Virus und der Übertragungsart eine differente Symptomatologie besitzen (s. S. 708).

II. Erreger

Im Vordergrund steht die Differenzierung von Kuhpocken-Viren und Vaccine-Viren (Hester, Boley und Graham, 1941; Herrlich und Mayr, 1954, 1955; Peters, 1954, 1958; Dawson und McFarlane, 1948; Fenner, 1958). Es läßt sich nachweisen, daß die durchlaufenen Passagen von Viren der genannten Pox-Gruppe zu einer Änderung der biologischen Eigenschaften führen (Dosch und Moritsch, 1956; Downie und Haddock, van Dongeren, 1952). In diesem Zusammenhang ist die verschiedenartige Morphologie der cytoplasmatischen Einschlußkörperchen anzuführen. Diese Untersuchungen gehen auf Downie und Gispen zurück. Beide Autoren führen an, daß nach Infektion mit Kuhpocken-Viren

1. große, kompakt gebaute Einschlußkörperchen entstehen (Takashi, Kameyama, Kamahora, 1959), die mitunter zu einer Deformierung des Zellkernes führen, während nach Vaccine-Virus-Infektionen kleinere und größere granulierte Einschlußkörper gefunden werden. Kerneinschlüsse sind dabei nicht vorhanden.
2. serologische Unterschiede bestehen (Downie, 1939; Dosch und Moritsch, 1956; Gispen, 1955; Mayer, 1956), die sich in Komplementbindungsreaktion und Neutralisationsversuchen der Viren (Mayr, Herrlich und Mahnel, 1955) belegen lassen.
3. sich makroskopische Unterschiede auf der Chorion-Allantois-Membran zeigen, wobei die hämorrhagische Ausprägung als signifikantes Merkmal der Kuhpocken-Infektion aufgefaßt wird (s. Tab. 12).
4. sich in der Tierpathogenität (Moritsch, 1956, 1957) wie z.B. bei den weißen Mäusen, Unterschiede insofern feststellen lassen, daß eine Kuhpockeninfektion deutlich stärker pathogen ist als eine Vaccineinfektion.
5. Schließlich Berger 1956 und 1958 eine Differenzierungsmethode hinsichtlich der Infektion der Kaninchen-Cornea durch beide Viren angegeben hat.

Die Infektionskette des Kuhpocken-Virus geht gewöhnlich von Rind zu Rind, kann jedoch vom Rind auf den Menschen und auch von Mensch zu Mensch weitergehen. Darüber hinaus besteht eine Infektionsmöglichkeit auf andere Haus- und Laboratoriumstiere.

III. Pathologisch-anatomische Befunde

Die feingeweblichen Veränderungen in der menschlichen Haut zeigen bei den Kuhpocken im wesentlichen entsprechende Veränderungen wie bei der Variola vera und Vaccinia, aber es muß doch hervorgehoben werden, daß das Kuhpocken-Virus zu einer besonderen epidermalen Verdickung führt und daß eine weniger schnelle Nekrose der epidermalen Zellen eintritt, die mit charakteristischen hämorrhagischen Veränderungen (Downie, 1939; Darking, 1950) einhergeht. Van Tonge (1952) hebt aber hervor, daß es Varianten der Kuhpocken gibt, bei denen hämorrhagische Veränderungen nicht auftreten.

IV. Epidemiologie

Da Kuhpocken eine allgemeine Krankheitsbezeichnung darstellen, die jeder vesiculösen oder halbvesiculösen Eruption auf dem Kuheuter zukommt, und die weiter auf den Menschen übertragbar sind, besteht eine Konfusion in der virologischen Abklärung. Obwohl die Kuhpocken und der Melkerknoten in einem Atemzug häufig genannt und miteinander verwechselt werden, ist schon jetzt darauf hinzuweisen, daß durch die Arbeiten von NASEMANN die Melkerknoten als eine allein durch das Paravaccine-Virus hervorgerufene Hauterkrankung klar abgegrenzt werden konnten. Es wird in der Literatur von Melkerknoten gesprochen, damit aber die Kuhpocken gemeint. DANBOLT berichtet über etwa 10000 Fälle jährlich in Norwegen; die Melkerknoten, von denen NOMLAND und MCKEE 1952 berichten, gehen auf die natürlichen (Vaccine) und genuinen (originären) Kuhpocken zurück. 1956 stellte DARKIN in Holland fest, daß in 8 von 36 Epidemien das Vaccine-Virus für diese Erkrankungswellen verantwortlich war, während DOWNIE und DAMMEL in England 1956 lediglich das originäre Kuhpocken-Virus bei diesen Epidemien nachweisen konnten. Wenn auch eine Übertragung der Infektion durch Melker eindeutig im Vordergrund steht, so tritt in einer Darstellung von CORRY (1898, zit. nach DIXON) auch die Erkrankung bei Rindern und Stieren auf, wenn eine außergewöhnliche Durchseuchung der Herden vorliegt.

Es muß auch eine Übertragung der originären Kuhpocken-Viren durch Vögel oder Fliegen diskutiert werden, ohne daß diese Überträger Krankheitssymptome aufweisen. REECE stellt eine Epidemie 1921—1922 folgendermaßen dar: Von 410 Kühen einer Herde wurden 52% mit Kuhpocken infiziert. Von 44 Personen, die als Melker beschäftigt waren, zeigten 22 eine Infektion, die von den kranken Herdentieren herrührte. In einer Farm wurden 40 von 43 Kühen befallen und ebenfalls 5 von 6 Pferden, weiterhin ein Pony. 6 von 7 Melkern und der Junge, der das Pony pflegte, wurden ebenfalls krank.

V. Klinisches Bild

Naturgemäß infizieren sich in erster Linie *Landwirte*, besonders *Melker*, mit dem originären Kuhpocken-Virus. Die Infektion ist auf den Kontaktort begrenzt. Es finden sich an den Händen und Armen, durch Inoculation auch im Gesicht, livid-schwärzliche Knoten, die zentral ulcerieren können. Dabei ist die Umgebung oft ödematos aufgetrieben und es besteht eine Anschwellung der regionären Lymphknoten (HALBROHR, 1959; WITTELS, 1957, 1958; VIAZHEVICH, 1961). All diese Veränderungen entstehen vornehmlich dort, wo kleinere Traumen vorgelegen haben. Es besteht kein Anhalt dafür, daß das Virus die unbeschädigte Haut durchdringt. DIXON hebt hervor, daß zunächst eine Papel entsteht, die am 4.—5. Tage vesiculös wird. Bis zum 7. Tage vergrößert sich diese Vesikel und wird nun sekundär durch die tägliche Arbeit infiziert. Es entsteht ein kräftiges Erythem, und diese Veränderung erinnert manchmal an den Schweine- oder Milzbrand. Die meisten Kuhpockenveränderungen, sowohl von dem Vaccine-Typ als auch von dem originären Kuhpocken-Typ, imponieren als schwerere Erkrankungen, zumindestens schwerer als die der Vaccination. Offenbar wird gegenüber der ärztlichen Vaccination das Virus bei dem Auslösen der Kuhpocken auf eine größere Fläche verteilt und es darf vielleicht angenommen werden, daß die stärkeren Hautreaktionen im Bereiche der Hände auf Grund der verstärkten Vascularisierung in dieser Hautgegend hervorgerufen werden. Während der Erkrankung steigt das Fieber an; der Patient fühlt sich recht krank und zeigt Zeichen einer Toxämie. JÖRNBERG u. Mitarb. beschreiben 1956, daß 21 Tage nach der Infektion mit Kuhpocken eine zweite Eruption auftreten kann, die Ähnlichkeiten mit einer allergischen Reaktion zeigt. Die Kuhpocken sind gewöhnlich eine benigne Infektionskrankheit, gelegentlich sind aber auch Encephalitiden beschrieben worden, wie auch tödliche Verlaufe bei Sekundärinfektionen, vornehmlich bei Kindern. Kuhpockenveränderungen können auch in der Mundhöhle und auf der Zunge auftreten und kombinieren sich dann mit einer beträchtlichen Toxämie und einem kräftigen Erythem.

Diagnostische Hilfsmittel

Abgesehen von der Frage, welches Virus — originäres Kuhpocken-Virus oder Vaccine-Virus — für die vorliegende Erkrankung in Frage kommt, ist auch die

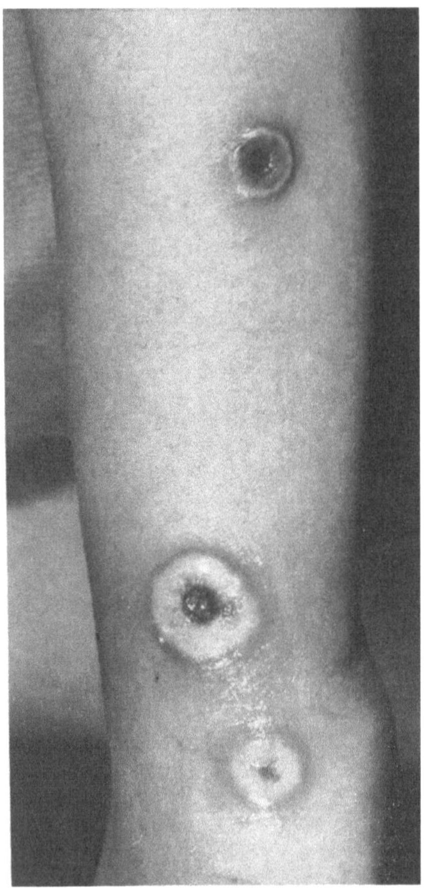

Abb. 17. Kuhpocken bei einem 18jährigen Mädchen (hochfieberhafter Verlauf, Impfnarben der Erstimpfung im Alter von einem Jahr erkennbar)

Abklärung der Erregerfrage bei der klinischen Differentialdiagnose, z.B. bei der Möglichkeit einer Infektion mit Milzbrand, von Bedeutung. Dieser Virennachweis läßt sich licht- und elektronenmikroskopisch erbringen. Weiter kann zur Differenzierung das Verhalten der Viren auf der Chorion-Allantois-Membran herangezogen werden. Das originäre Kuhpocken-Virus verursacht hämorrhagische Veränderungen auf der Membran (Herrlich und Mayr, 1955; Erichsen, 1963). Auch der Paul'sche Versuch an der Kaninchencornea ist geeignet, eine Unterscheidung zwischen den verschiedenen Viren durchzuführen. Es bilden sich in der Cornea bei Vorliegen des originären Kuhpocken-Virus große kompakte eosinophile Einschlußkörperchen, die mit einer Deformierung der Zellkerne einhergehen.

An serologischen Untersuchungen stehen die Komplement-Bindungs-Reaktion, der Virus-Neutralisations-Test und der HAH-Test zur Verfügung. In neuerer Zeit hat sich auch die Differenzierung durch die Doppel-Diffusions-Methode nach Gispen als günstig erwiesen. Es handelt sich bei dieser Methode um die Darstellung von Präcipitationszonen bei der Diffusion des Antigens in ein Gel mit entsprechenden Antikörpern.

Melkerknoten

I. Definition

Es handelt sich bei dem Melkerknoten um nodöse Veränderungen an Fingern und Händen von Melkern, die sich durch eine Virusinfektion vom Euter der Kühe oder auch von denen der Schafe und Ziegen infiziert haben. Die Ätiologie dieser Veränderungen war längere Zeit nicht eindeutig.

Heute dürfte feststehen, daß es sich dabei *zunächst* um sog. *Vaccinia-Knoten* handelt, d.h. knotige Veränderungen, die *durch das Vaccine-Virus* hervorgerufen werden. Der Infektionsweg nimmt seinen Ausgang von vaccinierten Melkern, die ihrerseits eine auf die Euter lokalisierte Vaccinia inoculata der Kühe hervorrufen. An diesen Euterpocken können sich nur nicht-vaccinierte Melker infizieren und an der Kontaktstelle das Bild vaccinaler Knoten bieten. Dies ist aber eine Darstellung, die den heutigen Kenntnissen nicht mehr genügt. Die hier beschriebenen Melkerknoten zeigen *keine* unterschiedlichen Krankheitssymptome zu den Kuhpocken und zwar zu den Vaccine-Kuhpocken.

Bei den *Melkerknoten* aber, in der Definition nach NASEMANN, handelt es sich um Hautveränderungen, die *durch das Paravaccine-Virus* (VON PIRQUET, LIPSCHÜTZ) bedingt sind. Man kann also vom Paravaccine-Knoten sprechen. BOSSE hatte 1957 eine Aufschlüsselung der in der Literatur beschriebenen Melkerknoten Fälle vorgenommen. Dabei fand er in den weitaus meisten Fällen diese Veränderungen durch Paravaccine bedingt, während die durch originäre Kuhpocken oder Vaccine bedingten Veränderungen gegenüber der Paravaccine eindeutig in den Hintergrund treten. Wir möchten uns damit der Ansicht von NASEMANN und MARCHIONINI anschließen und unter Melkerknoten nur diejenigen Hautveränderungen verstehen, die durch Infektion mit dem Paravaccine-Virus auftreten. Auch die Ansicht, daß Melkerknoten sog. unechte Kuhpocken sind und über eine stark abgeschwächte Kuhpocken-Vaccine übertragen werden, kann nach den Untersuchungen von BERGER nicht mehr gehalten werden, da sich keinerlei immunologische Kreuzreaktionen darstellen lassen. Den Ausdruck unechte Kuhpocken, bzw. echte Melkerknoten — identisch mit der Paravaccine in heutiger Sicht — prägte schon JENNER, der damit alle vom Rind auf den Menschen übergehende pockenähnliche Infektionen und Prozesse, die nicht gegen Pocken immunisierten, bezeichnete. Weitere Literatur siehe PIRQUET, 1915; STARK u. Mitarb., 1934; TAPPEINER, 1938; DOLGOV und MOROSOW, 1931; LAURANCE, 1955; HESTER, 1941; DANBOLT, 1949; BERGER, 1955; WAGNER, 1958; PUNTIGAM, 1951; GRÜNEBERG und HEINIG, 1957; MAHNKE, 1959).

II. Erreger

Die Melkerknoten sind mäßig kontagiös, aber sehr dermatotrop. Die Veränderungen sind oberflächlich und wenig destruktiv. Das Paravaccine-Virus ist nicht übertragbar auf die üblichen Versuchstiere und läßt auch ein Angehen auf der Chorion-Allantois-Membran vermissen. NASEMANN, sowie MARCHIONINI und NASEMANN halten es auf Grund ihrer zweimaligen Untersuchungen für wahrscheinlich, daß der Erreger des echten Melkerknotens das *Paravaccine-Virus* ist, und damit ist die Basis zu der heutigen Ansicht gelegt. NASEMANN und DEUBNER reihen das Virus auf Grund ihrer morphologischen Untersuchungen in die Gruppe der Pockenviren ein. Es besteht allerdings die Möglichkeit, daß der Erreger des Melkerknotens mit einer anderen ordinären Pockenart (Schaf-, Ziegen-, Schweinepocken, Pusteldermatitis der Schafe und Ziegen) identisch ist. All diese Viren können melkerknotenähnliche Hautprozesse auf der menschlichen Haut auslösen und es ist fraglich, ob die Melkerknoten nosologisch eine klinische Einheit bilden. Die wesentlichen Charakteristika der Vaccine, bzw. Paravaccine sind in der beiliegenden Tabelle (Tab. 13) wiedergegeben (KATZENELLENBOGEN, 1935, 1952; KUSKE und SOLTERMANN, 1958). Übertragung von Mensch zu Mensch ist möglich.

Der licht- und elektronenmikroskopische Nachweis wird in der üblichen, mehrfach beschriebenen Art und Weise, durchgeführt. Dabei zeichnen sich

1. morphologische Verschiedenheiten ab. Das originäre Kuhpocken-Virus und das Vaccine-Virus zeigen die typische Quaderform, während das Paravaccine-Virus mehr ovoid gestaltet ist und einen schlanken und langgestreckten Eindruck hinterläßt.

In der weiteren Differenzierung kommt

2. der Corneaversuch am Kaninchen nach PAUL in Frage. Hierbei zeigen Kuhpocken-Infektionen die oben beschriebenen großen, kompakten Einschlußkörperchen, die häufig zu einer Deformierung der Kerne führen und weiter sind Effekte von Viren nachweisbar, die in der Größe unterschiedliche, meist jedoch kleinere, granulierte und unregelmäßig gestaltete Einschlußkörperchen bilden. Der In-

Tabelle 13. *Diagnostik der beiden Melkerknotenformen* (NASEMANN, 1961)

	1. Form: Vaccine-Knoten	2. Form: Paravaccine-Knoten
Ätiologie	Originäres Kuhpockenvirus und Vaccinevirus	Paravaccinevirus v. Pirquet und mit diesem verwandte Virusarten
Krankheitsbild beim Tier	originäre Kuhpocken (schweres Krankheitsbild) oder auf das Euter von menschlichen Impfreaktionen aus übertragene Vaccinepusteln	Euterpocken, falsche oder Pseudo-Kuhpocken (leichte Erkrankungen ohne allgemeine Symptome)
Krankheitsbild beim Menschen	vaccinale Panaritien, knotige Veränderungen oder Pusteln, Lymphbahnentzündungen, Schmerzen, Fieber, Krankheitsgefühl	Melkerknoten sensu strictiori, subakut bis chronisch verlaufende livide Knoten, die kaum Schmerzen verursachen. Keine Allgemeinerscheinungen
Experimentelle Übertragungen von Mensch zu Mensch	möglich (Vaccinepustel) Nicht möglich bei Vaccine-Immunität	möglich Knoten nach Übertragung kleiner als die ursprünglichen: Veränderungen wie bei Vaccine rouge. Inoculation gelingt auch bei Vaccine-Immunität
Übertragung von Mensch auf Rind	möglich (Vaccinepustel)	möglich (Euterpocken)
Übertragung von Rind auf Mensch (natürliche Infektion)	möglich Vaccinia inoculata oder Kuhpocken-Panaritium	Melkerknoten sensu strictiori (Paravaccinia)
Cornealversuch am Kaninchen nach PAUL	*Kuhpocken*, große ovale oder runde, homogene Einschlüsse *Vaccinia:* unregelmäßig geformte, granulierte, meist kleinere Einschlußkörper	Ø
Eikultur (Beimpfung der Chorionallantoismembran betrüteter Hühnereier)	+ *Kuhpockenherde:* mit hämorrhagischer „roter" Note. *Vaccineherde: gelblich-weißlich*	Ø
Elementarkörperchen-Nachweis im gefärbten Ausstrichpräparat mit Knotenmaterial	+	+ Elementarkörperchen imponieren eindrucksmäßig oft etwas zarter
Elektronenoptischer Elementarkörperchen-Nachweis mit Knotenmaterial	+ typische Quaderform des Virus	+ mehr ovoid als quaderformig, schlanker und mehr langgestreckt als Vaccinevirus
Elementarkörperchen-Durchmesser: Länge	240—380 mμ	200—360 mμ
Breite	170—270 mμ	165—230 mμ
Histologie der Knoten	Pustel. Vorwiegend leukocytäres Infiltrat im Corium. Ballonierende Degeneration des Epithels. Eosinophile cytoplasmatische, Feulgen-positive Einschlußkörper, granuliert, unregelmäßig geformt, nicht allzu reichlich	Papel mit stark ausgeprägter Acanthose, mitunter zentrales Bläschen bzw. Pustel. Starke Hyperkeratose und Parakeratose. Vacuolige Degeneration der Retezellen. „Angiomatöse" Coriumveränderungen und leuko-lymphocytäres Infiltrat. In den degenerierten Retezellen ovale bis runde, mehr homogene, eosinophile, Feulgen-positive, oft reichlich vorhandene Einschlüsse im Cytoplasma. Selten auch Kerneinschlüsse.

Tabelle 13 (Fortsetzung)

	1. Form: Vaccine-Knoten	2. Form: Paravaccine-Knoten
Serologie: Nachweis von Antikörpern gegen Vaccine- und gegen Kuhpocken-Antigen	+ Komplementbindungsreaktion: + Neutralisationstest: + Hämagglutinations-Hemmtest: + Beweisende Titeranstiege	Ø (anamnestische Titerwerte) Ø
Nach Abheilung der Knoten durchgeführte Vaccination (Pockenschutzimpfung)	geht nicht an, oder Ausbildung einer Immunitätsreaktion	Bei *Ungeimpften:* wie Erstimpfung (ebenfalls bei Personen, bei denen die letzte Impfung sehr lange zurückliegt), sonst: wie Revaccination
Allergieprobe nach TIÈCHE und KAISER	+	Ø
Abheilung	mit Narbe	Nur passagerer Fleck, Narben lediglich im Falle von Sekundärinfektion oder vorgenommener Incision

okulationsversuch mit der Paravaccine an der Kaninchencornea gelingt jedoch nicht.

3. In dritter Linie kommt die Beimpfung der Chorion-Allantois-Membran von Hühnereiern zur Differentialdiagnose in Frage. Wie oben bereits ausgeführt, zeigen Kuhpockenherde eine hämorrhagische Gestaltung der Kultur, während Vaccine-Herde weißlich-gelblich geformt sind. Eine Überimpfung des Paravaccine-Virus auf die Chorion-Allantois-Membran ist bisher noch nicht gelungen. Ebenfalls mißlang der Versuch, das Paravaccine-Virus in HeLa-Zellkulturen zur Vermehrung zu bringen.

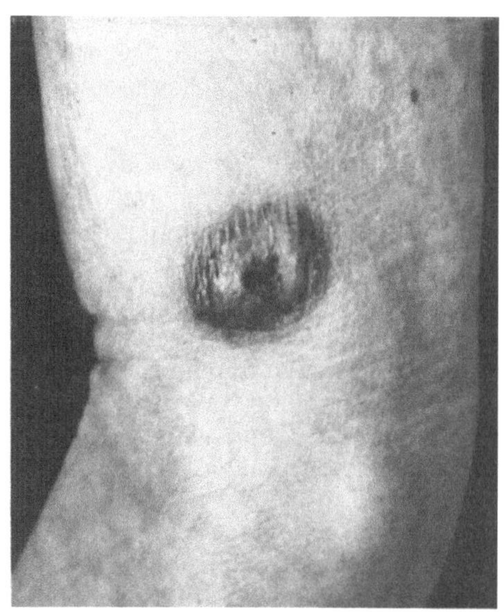

Abb. 18. Melkerknoten (Para-Vaccine-Virus, J.J. HERZBERG, Hamburg)

Einen weiteren Beitrag zur Differenzierung kann

4. die Serologie leisten. Der Vaccineknoten zeigt bei serologischen Untersuchungen eine positive Komplement-Bindungs-Reaktion und einen entsprechenden Neutralisations- und Hämagglutinationshemm-Test auf. Es ist bisher bei einer Infektion durch das Paravaccine-Virus noch nicht gelungen, derartige serologische Resultate zu erhalten.

Die oben beschriebenen Allergieproben nach TIÈCHE und KAISER (1933) sind bei einer Vaccine-Infektion positiv, während sie bei der Paravaccine-Infektion negativ verlaufen.

III. Pathologisch-anatomische Befunde

Das charakteristische Merkmal dieses Paravaccine-Knotens ist nach GANS und STEIGLEDER eine Papel mit ausgeprägter Akanthose und einer Hyperkerathose parakeratotischen Typs. Es tritt innerhalb der so veränderten Epidermis eine vakuolige Degeneration auf. In diesem Bereich finden sich Einschlüsse im Zytoplasma. Bemerkenswert ist die ödematöse Auflockerung des Coriums und die Vermehrung blutgefüllter, z.T. neugebildeter Kapillaren. Morphologisch zeigt sich zunächst ein zartroter Fleck, aus dem sich bald ein derbes Knötchen bildet. In der Folge kommt es gewöhnlich zu einer nabelförmigen Einsenkung des Zentrums. Der Knoten weist jetzt eine Kokardenstruktur auf. Entzündliche Erscheinungen in der Umgebung sind nur geringgradig ausgeprägt. Die Abheilung verläuft unter einer bräunlich-schwärzlichen Krustenbildung. Zu einer Narbe kommt es, wenn keine besondere Komplikation eingetreten ist (Superinfektion), nicht (Mahnke, 1959).

IV. Pathogenese

Die Übertragung des Paravaccine-Virus geschieht durch kleinste epitheliale Defekte an Fingern und Händen von Melkern, wobei als Ausgangsherd der Kuheuter, aber auch der von Ziegen und Schafen in Frage kommt (Gottron, 1930; Zumbusch, 1926).

V. Epidemiologie

Das Infektionsreservoir stellen in erster Linie *Kühe*, aber auch *Schafe* und *Ziegen* dar. Diese Tiere leiden an den sog. Euterpocken, die eine lokale, rezidivierende Erkrankung darstellen. Aus dem Sachverhalt ergibt sich, daß Erkrankungen an Paravaccine-Knoten in vorwiegend landwirtschaftlichen Gebieten vorkommen. Entsprechend der Virus-Ätiologie können Melkerknoten auch von Mensch zu Mensch übertragen werden. Es muß dabei hervorgehoben werden, daß Melkerknoten auch bei vaccinierten Personen auftreten können. Eine sichere Immunität nach Überstehen einer Melkerknoten-Erkrankung besteht nicht.

VI. Klinisches Bild

Der recht derbe Melkerknoten kann bis erbs- oder kirschgroß werden und weist eine livide Verfärbung auf. Die Umgebung ist meist unauffällig, zuweilen gering gerötet. Im weiteren Verlauf kommt es zu einer zentralen Nabelung und dann unter einer bräunlichen-schwärzlichen Krustenbildung zum Abheilen. Der Melkerknoten kann solitär oder gruppiert angeordnet sein, an den Fingern, Händen und Unterarmen auftreten und durch Inoculation an andere Körperstellen verschleppt werden. Innerhalb von 6—8 Wochen ist der gesamte Krankheitsverlauf abgeschlossen. Die Knoten sind kaum schmerzhaft. Allgemeinerscheinungen werden, soweit es sich um auf die primären Knoten zu beziehende Veränderungen handelt, nicht beobachtet. Erst bei Auftreten einer Sekundärinfektion kann sich das Bild ändern und es kommt dann zu Schmerzen im lokalen Erkrankungsbereich, zu denen sich nun Allgemeinerscheinungen gesellen können.

Aus dieser klinischen Beschreibung ergibt sich die *Differentialdiagnose*. In erster Linie müssen knotige Hautveränderungen abgegrenzt werden, die sich entweder von den originären Kuhpocken oder vom Vaccine-Virus herleiten. Beide Erkrankungen gehen mit Allgemeinerscheinungen einher, wobei die originären Kuhpockeninfektionen schwerer verlaufen. Die so Infizierten (Kuhpocken) fühlen sich krank, abgeschlagen, matt und es tritt Fieber auf, das bis 39° C betragen kann. Vor allem ist aber der lokale Prozeß schmerzhafter. Während bei dem Melkerknoten sich im späteren Abheilungsverlauf eine schwärzliche Krustenbildung zeigt, sind die originären Kuhpocken bereits frühzeitig violette bis schwärzliche Knoten, die von kleinen Pusteln umgeben sind. Aus diesen Knoten entleert sich dann mitunter ein hämorrhagisches Sekret, und im Verein mit einer Schwellung der Umgebung ist die differentialdiagnostische Abgrenzung gegenüber einem Anthrax immer notwendig.

Bei den Vaccine-Infektionen an den Händen imponiert die groß-pustelige Vaccinia inoculata. Auch hier sind im Gegensatz zu dem Melkerknoten stärkere Allgemeinerscheinungen, aber schwächere als bei der originären Kuhpocken-Infektion vorhanden. Die Lokalerscheinungen weisen auch hier ein begleitendes entzündliches Ödem auf Grund der Irritation des regionären Lymphabflusses auf. Diese Veränderungen heilen unter Hinterlassung von Narben, was beim Paravaccine-Knoten nicht beobachtet wird. Es kann aber eine Pigmentation an dieser Stelle eintreten.

Therapie

Nageli hat 1941/42 bei den Melkerknoten Sulfonamide empfohlen. Antibiotika sind zur Verhinderung der Sekundärinfektion von Wert. Eine spezifische Therapie über ein Virostatikum ist bei dem Melkerknoten noch nicht bekannt.

(Beck, 1940; Becker, 1940; Berger, 1955; Bonnevie, 1935, 1937; Brants, 1938; Cartreaud, 1955; Cawley, Withmore and Wheeler, 1953; Duncan, 1957; Epstein, 1958; Faquelle u. Mitarb., 1951; Friebös, 1936; Garrison et al., 1953; Gay-Prieto et al., 1935; Greither, 1957; Herzberg, 1949; Horacek, 1961; W. Jadassohn, 1961; Kaiser und Cherardini, 1933; Liedberg, 1942, 1943; Ludwig, 1935; Lutz, 1955; Nomland und McKee, 1952; Ormea und Argano, 1961; Pierini, 1953; Richter und Kressmann, 1950; Richter und Jat, 1954; Riehl, 1952; Salkan, 1933; Schultze und von Grundherr, Sonck, 1951, 1954; Wallace, 1947; Wendelberger, 1933; Wheeler und Cawley, 1956, 1957; Woringer, 1934).

E. Molluscum contagiosum

I. Definition

Das Molluscum contagiosum ist ein rein epidermaler Tumor von Stecknadelkopf- bis Erbs- bzw. Walnußgröße und beruht auf einer spezifischen, übertragbaren Virusinfektion des Menschen. Gemeinsam mit den Warzen wird das Molluscum contagiosum zu den infektiösen Epitheliosen gerechnet.

Synonyma: epithelioma molluscum (Virchow, 1868), epithelioma contagiosum (Neisser, 1888).

II. Geschichte

1817 beschrieb Bateman in seinem Buch: „Atlas et Practical Synopsis of Cutaneus Diseases" zum ersten Mal dieses Krankheitsbild und prägte auch den Begriff Molluscum contagiosum. W. Henderson und R. Paterson vermuteten bereits 1841, daß die Zelleinschlußkörper Grund der Erkrankung sein müßten. Vor dem Nachweis der virusbedingten Übertragbarkeit der Molluscen gelangen in der Zeit um 1880/90 Retzius, Vidal und Haab, 1888; F.J. Pick, 1891; Juliusberg u. a. Übertragungsversuche von Mensch zu Mensch. Während zunächst an eine infektiöse Neubildung durch Protozon (Coccidientheorie) geglaubt wurde und anschließend die Molluscumkörperchen als Degeneration der Epithelzellen ohne mikrobielle Einwirkung gedeutet wurden (von Hansemann, Unna, Kromayer, Tommasoli), postulierten Juliusberg, Lipschütz und Morell (1905/1907) die Virusätiologie. Juliusberg gelang als erstem 1905 der Nachweis der Passierbarkeit des Erregers durch bakteriendichte Filter. Lipschütz gelang 1906/1907 der lichtmikroskopische Nachweis von Elementarkörperchen, die er Strongyloplasma hominis nannte. In der Folge wurde die von Lipschütz postulierte Virusätiologie bestätigt. Elektronenmikroskopisch wurde die typische Quaderform der Elementarkörper des Molluscum contagiosum 1943 von Ruska und Kausche, 1943 und 1953 von Nasemann u. Mitarb. erkannt. Die Epidermotropie des Virus wurde zunächst auf dessen Besonderheiten zurückgeführt, doch es zeichnet sich ab, daß die Begrenzung der Virusabsiedlung auf die Haut offenbar von antigenen Eigenschaften des Virus und Entwicklung von Antikörper abhängig ist (L. Epstein, 1963).

III. Erreger

Eigenschaften, Morphologie

Das Molluscum contagiosum-Virus gehört zur Gruppe der Pocken-Viren und wird somit trotz der Ähnlichkeiten des klinischen Bildes zu Warzen und Papillomen in der Pockengruppe besprochen. PETERS und STOECKENIUS fanden 1954 für die Länge der Elementarkörper einen Wert von 316 mμ + 17 % und für dessen Breite 247 mμ + 18 %. Die Größenvarians der Länge und Breite war geringer als beim Vaccine-Virus. Die Molluscum contagiosum-Viren sind nicht auf Laboratoriumstiere übertragbar und können nicht in Bruteiern gezüchtet werden, lediglich DOURMASHKIN und FEBVRE gelang es 1958 offenbar, das Molluscum-Virus in HeLa-Zellkulturen zu züchten. Die biologischen Eigenschaften dieses Virus und auch die Art und Weise seiner Vermehrung muß somit am Menschen studiert werden, und unterstützt wurde die Möglichkeit solcher Studien durch die gute lichtoptische Färbung der Elementarkörperchen (HERZBERG, LIPSCHÜTZ, HOFMANN). NASEMANN und BANDMANN gelang es, die Elementarkörperchen des Molluscum contagiosum-Virus im Phasenkontrast-Verfahren darzustellen. Der Brechungsindex der Molluscum-Elementarkörper lag bei n = 1,567.

a

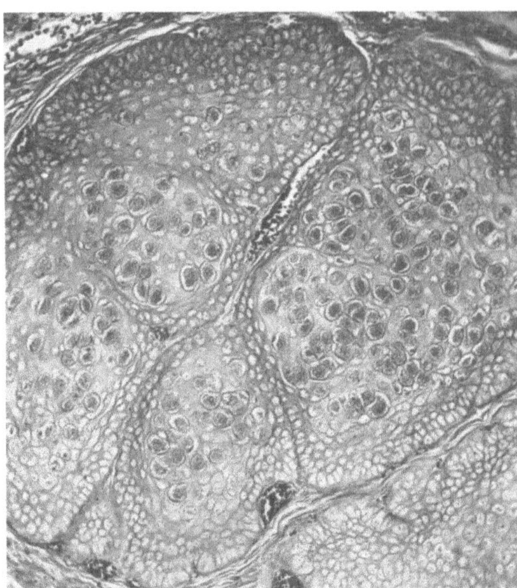

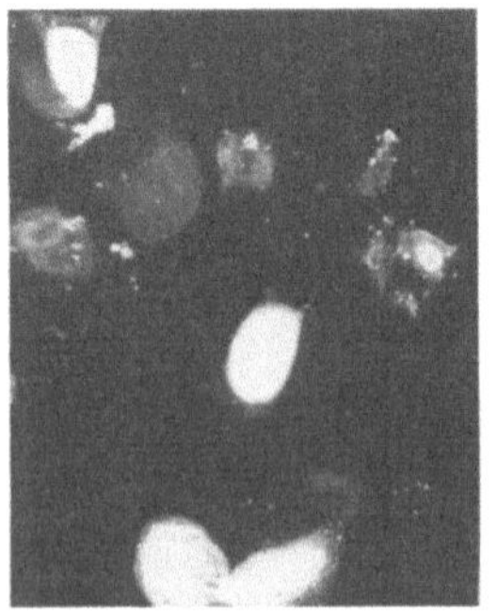

b

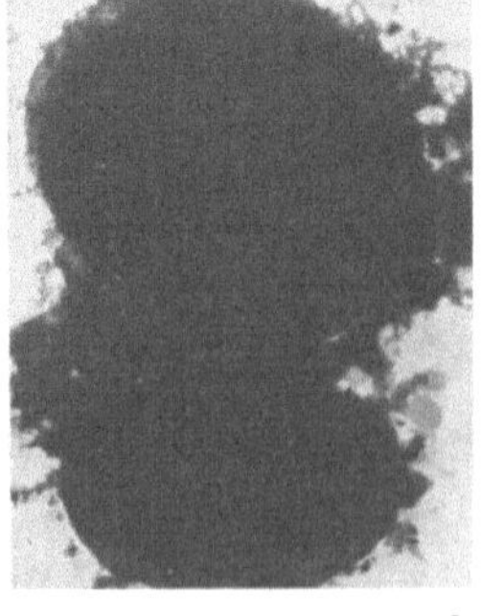

c

Abb. 19a—c. a) Molluscum contagiosum Schnittpräparat. HE-granulierte, eosinophile Einschlußkörperchen im Cytoplasma der Retezellen; b) Ausstrich von Molluscum-Preßbrei (Gramfärbung), Ölimmersion, Bild umkopiert; c) Corps ronds, Vergrößerung 3200mal, Tupfpräparat, elektronen-mikroskopisch (NASEMANN, 1961)

Wachstumscharakter

Die histologische Untersuchung von Molluscum-Knötchen zeigt, daß das Stratum basale intakt bleibt, aber reichlich Mitosen aufweist und zudem sind die Basalzellen größer als in der normalen Epidermis. Im Stratum spinosum ist ebenfalls eine Schwellung der Zellen festzustellen und es zeigte sich eine Vermehrung von Ribonucleinsäure Granula. Die Vermehrung der Molluscen-Viren beginnt in den Stachelzellen. Dort bildet sich zunächst das Viroplasma, eine amorphe Grundsubstanz. In den Kernen der befallenen Zellen sind dichte Körperchen festzustellen, die offenbar Beziehungen zum Vermehrungsvorgang haben. Neben den Kernen zeigen auch die Mitochondrien intensive Veränderungen, sie werden bläschenartig aufgetrieben und fallen in sich zusammen. Die nächste Stufe der Virenmultiplikation ist durch Ausbildung von Doppelmembranen charakterisiert, und es liegt schließlich ein fertiger Elementarkörper vor, der Innenkörper (Nucleoide) besitzt und in Abhängigkeit von seiner Lage in den jeweiligen epidermalen Schichten Veränderungen aufweisen kann (siehe Schema von DOURMASHKIN und BERNHARD, 1959).

Aus histopathologischen und elektronenmikroskopischen Untersuchungen stellten nun NASEMANN u. Mitarb. drei verschiedene *cytologische Entwicklungsreihen* bei der Bildung des Molluscum contagiosum auf.

In einer zunächst intakten Basalzelle bilden sich eosinophile Einschlußkörper, deren Dichte und Größe zunimmt, dabei wird der Kern an den Zellrand gepreßt und im späteren Stadium entwickeln sich basophile Corps ronds und unter Verschwinden der restlichen Kernstrukturen nehmen im Endstadium diese Corps ronds die ganze ehemalige Zelle ein und lassen nun auch keine eosinophilen Massen in der Zelle mehr erkennen. Damit wäre ein lichtmikroskopisch und elektronenmikroskopisch darstellbarer Partikel des Molluscum contagiosum erklärt.

2. Daneben schreitet die übliche Differenzierung der Zellen der unteren Lagen der Epidermis zu Hornlamellen unverändert fort, wenn in den Zellen sich keine eosinophile Einschlußkörperchen entwickelt haben.

3. Es ist aber auch möglich, daß es nicht zur Entwicklung von basophilen Corps ronds als besonderen Keratinisierungsformen im Zuge einer Infektion der Zelle mit Elementarkörperchen des Molluscum contagiosum-Virus kommt, sondern es erfolgt eine völlige Ausfüllung der Zelle mit Elementarkörperchen, die durch Platzen der Zellmembran austreten und nun Reste der Zellmembran bzw. Membranbruchstücke und leere Zellmembranen, an denen noch Elementarkörperchen des Molluscum contagiosum-Virus haften können, mikroskopisch nachweisbar sind (s. NASEMANN).

Das Virus vermehrt sich auf Kosten der Kernsubstanz. Die Darstellung des Desoxyribonukleinsäuregehaltes der Einschlußkörperchen, in denen sich die Masse der Elementarkörperchen befindet, mit der Feulgen-Reaktion wird durch Pepsin wesentlich deutlicher. Offenbar zerstört Pepsin eine eiweißhaltige Membran, die den Einschlußkörper umgibt und durch eine nachfolgende Färbung intensiver die Desoxyribonucleinsäure der Viren zur Darstellung gebracht werden kann. Die Elementarkörper liegen in dichten Aggregaten in Form desoxyribonucleinsäurehaltiger Inseln bei der Einschlußbildung und Entwicklung zu Corps ronds.

Die antigenen Eigenschaften

Die Suche nach Antigenen sowohl bei den Molluscum contagiosum-Körperchen als auch bei den Warzen war bislang ohne Erfolg gewesen. Lediglich MITCHELL beobachtete komplementverbrauchende Antikörper, die er allerdings in einem geringen Titer bei drei Patienten nachwies. EPSTEIN u. Mitarb. untersuchten nun mit der Geldiffusion von OUCHTERLONY und mit Hilfe fluorescierender Antikörper (Methode von COONS) die Antigeneigenschaften des Molluscum contagiosum-Virus an Hand der Entwicklung von Antikörpern.

Methodisch wurde dabei so vorgegangen, daß zunächst konzentriertes Antigen, welches durch Lyophilisation gesammelter molluscum-contagioser Veränderungen gewonnen wurde, auf Präcipitationsbanden mit dem Serum infizierter Patienten und eines Kontrollkollektivs verglichen wurde. Die nachgewiesenen Präcipitationsbande waren in 38% der Fälle bei den Patienten mit Molluscum contagiosum sichtbar, während das Kontrollkollektiv 12% positiver Präcipitationsbanden enthielt.

Um nun die antigene Wirksamkeit der lyophilisierten Molluscum contagiosum-Fraktion zu untersuchen, wurde dieses Material mit Freund'schen Adjuvans versetzt und Kaninchen intramuskulär injiziert. Das nach 1 Monat entnommene unverdünnte Kaninchenantimolluscum-Serum wurde in das Zentrum der Ouchterlonyplatte gegeben und gegen Molluscum-Antigen, gegen lyophilisierte Warzen, gegen lyophilisierte menschliche Epidermis und gegen Keratin geprüft. Es zeigte sich, daß eine äußere Präcipitationsbande nur gegen Molluscum-Antigen zustande kam. Die Untersuchung von Gefrierschnitten nach der Coon'schen Sandwich-Methode, also Überschichtung der vier dicken Schnitte mit fluorescierendem Kaninchen-Anti-

Mensch- oder Schaf-Antikaninchenglobulin zeigte, daß eine Absorption der fluorescierenden Antigammaglobuline im Bereiche der mit Patientenserum überschichteten Schnitte eine Fixation des fluorescierenden Antigammaglobulins stattfand, d. h., daß das Antigen der Viren im Schnitt der Molluscum contagiosum-Körperchen bei einer Überschichtung mit dem entsprechenden Patientenserum Gammaglobuline als Antikörper bindet und diese Antikörper nun durch Antigammaglobuline, welche fluoresciert sind, fluorescenzmikroskopisch dargestellt werden können.

Mit diesen Ergebnissen eröffnet sich die interessante Frage, ob die Dermatropie des Molluscum contagiosum-Körperchen allein eine Eigenschaft und Besonderheit der Vermehrungsart des Virus ist oder ob eine Antikörperproduktion der Patienten die Ausbreitung des Virus limitiert.

IV. Pathologisch-anatomische Befunde

Das ganze Molluscum contagiosum-Körperchen erscheint bei schwacher Vergrößerung als eine in die Cutis eingestülpte *gelappte Epidermisproliferation.* Diese Lappen haben eine Birnenform und sind so in ihrem tief gelegenen Anteil breiter. Solche aus Epidermis bestehenden birnenförmigen Proliferationen drücken die Papillen zu schmalen Septen zusammen. Dadurch entsteht das Bild einer baumartigen Verästelung. Gegen die Oberfläche hin hat sich eine nabelartige, zentrale Einsenkung entwickelt. Diese schüsselförmig angeordneten plumpen Gebilde hat bereits VIRCHOW als Epidermoidalgeschwülste beschrieben. Der Zellaufbau zeigt gegenüber der normalen Epidermisstruktur erhebliche Umwandlungen. Das Stratum basale ist noch relativ unverändert und in den höherliegenden Lagen verschwinden nun die Intercellularbrücken des Stratum spinosum, die Zellen quellen wabig auf und zeigen die bereits beschriebenen, verschiedenartigen Einschlüsse. Der in der Regel schon makroskopisch erkennbaren zentralen Eindellung entspricht mikroskopisch einer Einbuchtung (Nabelung), die fast immer von unterschiedlich stark ausgeprägten Hornlamellen und dyskeratotisch verhornten Epithelzellen ausgefüllt wird. Die Aufteilung der Läppchen wird von radiär angeordneten bindegewebigen Septen bewirkt. Eine mehrschichtige, lockere Bindengewebshülle grenzt das Molluscumknötchen vom Corium ab.

V. Pathogenese

Das Molluscum contagiosum-Virus dringt offenbar durch Rhagaden oder Abschürfungen der Oberhaut in die Epidermis ein. Wird experimentell Molluscum contagiosum-Material in die Haut eingerieben, so ist eine Variation der Inkubationszeit offenbar in Abhängigkeit von der Implantationstiefe der Erreger festzustellen. Eine Selbstinfektion (EBERL-ROTHE und KAISER) war erst nach Monaten erfolgreich. Eine bestimmte Inkubationszeit bei der Molluscum contagiosum-Infektion ist nicht bekannt. Die Angaben in der Literatur schwanken zwischen 17 und 20 Tagen. Eine Virämie und eine Verbreitung auf dem Blutwege in die Haut ist bisher noch nicht nachgewiesen worden. Auch kann von einer allgemeinen Immunität nicht gesprochen werden.

VI. Epidemiologie

Das Molluscum contagiosum ist eine auf der ganzen Welt verbreitete Erkrankung und wird meistens bei Kindern bzw. jüngeren Individuen beobachtet. Die Entwicklung kleinerer Endemien in Kinderheimen oder Waisenhäusern, offenbar durch den Gebrauch von Handtüchern, Waschlappen oder direkten Kontakt, ist möglich. NEISSER beschrieb 1888 z. B. ein Molluscum an der Brust einer Amme und im Gesicht des von ihr gestillten Säuglings (zit. nach NASEMANN). Die häufige Lokalisation des Molluscum contagiosum im Bereiche der Genitalorgane läßt die

Diskussion zu, ob durch den Geschlechtsverkehr eine Infektionsmöglichkeit besteht (SNELL, GUDGEL), wenn einer der Partner ein Molluscum contagiosum aufweist. Hinweise für eine dementsprechende Verbreitung des Molluscum contagiosum sind besonders in der amerikanischen Literatur zu finden.

VII. Klinisches Bild

Mollusca contagiosa sind stecknadelkopf- bis erbsengroße, hautfarbene, oft wachsartig glänzende, solide, sich prall-elastisch anfühlende, *halbkugelige Geschwülste*, die oft eine zentrale Einsenkung mit einem Hornpfropf aufweisen, aber auch gelegentlich diese zentrale Einsenkung vermissen lassen. *Mollusca contagiosa gigantea* können eine Walnußgröße erreichen und dann als solche nicht immer sofort erkannt werden, und es ist notwendig, diese gegen Geschwülste anderer Art, wie z. B. das Keratoakanthom abzugrenzen. Auf leichten Druck, auf ein Quetschen

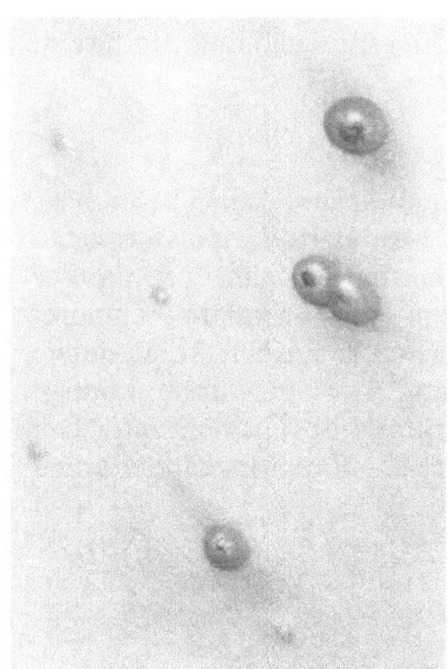

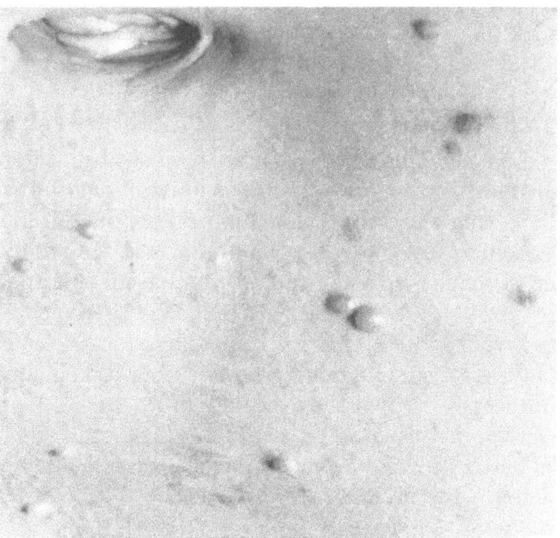

Abb. 20. Mollusca contagiosa in verschiedener Ausbildung auf der Bauchhaut (Photomontage: Aufnahme Prof. F. HERRMANN, Hautklinik Frankfurt)

mit einer Pinzette hin läßt sich aus dem Zentrum des Tumors eine krümelig-weiße Masse auspressen, die bei lichtmikroskopischer Untersuchung — gefärbt oder ungefärbt — die charakteristischen *Einschlußkörperchen* bzw. Corps ronds erkennen läßt. Es sollte nicht vergessen werden, bei Auftreten einzelner Knötchen sich die Haut des ganzen Körpers anzusehen. Der häufigste Lokalisationsort ist der Penis und die Elimination aller Molluscumkörperchen ist vom therapeutischen Gesichtspunkt aus notwendig, um ein Weiterbestehen der Erkrankung zu verhindern. Vornehmlich sind die Veränderungen im Bereiche einer weichen, zarten Haut, wie z. B. im Bereiche des Auges (MATHUR, ONILL), des Halses, der Claviculargrube und am Schenkeldreieck aufzufinden.

Im großen und ganzen kommt es bei einem Befall mit Molluscum contagiosum nicht zu Komplikationen, es sei denn, daß durch eine unsachgemäße Behandlung eine Reizerscheinung auftritt. Sitzen die Molluscum-Knötchen im Bereiche des Lidrandes, so finden sich öfters Begleitreaktionen im Bereiche der Conjunctiven, und es sind sogar solche Veränderungen auf der Cornea beschrieben worden. Mollusca auf der Schleimhaut sind offenbar sehr selten.

Das Molluscum contagiosum wird im *Kindes- und Jugendalter* besonders häufig aufgefunden. Das mag damit zusammenhängen, daß die Haut im Kindesalter vielleicht vom anatomischen her eine besonders günstige Ansiedlungsfähigkeit für das Virus gibt, andererseits muß auch damit gerechnet werden, daß doch eine bestimmte Form einer Immunität gegen solche Viren vorliegt. Das weibliche Geschlecht ist häufiger als das männliche befallen.

NASEMANN hat mit Recht hervorgehoben, daß die Literaturhinweise für Molluscum contagiosum sehr häufig sind. Das mag psychologische Gründe haben, da die Molluscumkörperchen in ihrer Entstehungsweise, in ihrem Aussehen und in ihrem Verbreitungsmodus interessante Fragestellungen in sich bergen, aber auch, weil vom Ästhetischen heraus das Molluscumkörperchen in seiner bizarren Konfiguration eine außergewöhnliche Gewebsalteration darstellt.

Wir haben bisher auf die gewöhnliche Form des Molluscum contagiosum hingewiesen; am Rande sei vermerkt, daß neben dem schon genannten Molluscum contagiosum giganteum das Gegenstück, das *Molluscum contagiosum miliare*, als kleinste Form dieser Erkrankung vorliegt. Es ist auch möglich, daß die Verhornung im Vordergrund steht und dementsprechend die Bezeichnung Molluscum contagiosum corneum diesem Zustand Rechnung trägt.

Differentialdiagnose

Für den Dermatologen bietet das Molluscum contagiosum keine besonderen Schwierigkeiten, es sei denn, es handelt sich um eine besondere Verlaufsform. Das Übersehen des gutartigen Charakters des Molluscum contagiosum und die Verwechslung mit malignen Tumoren, wie Melanoblastom oder retikulären Tumoren der gleichen Größenordnung, können zu therapeutischen Eingriffen Anlaß geben, die dann zu iatrogenem Schaden (Röntgenverbrennung oder dgl.) führen können. Im Zweifelsfalle wird die Histologie oder ein Quetschpräparat (mit lichtoptischem Nachweis) schnell genug Klarheit über die Natur eines Tumors bringen, der an ein Molluscum contagiosum denken läßt.

Eine *Prophylaxe* ist nicht möglich, und auch über eine Vaccination des zur Pockengruppe gehörenden Vaccinevirus ist keine Immunität gegenüber einer Infektion zu erzielen.

Therapie

Ausquetschen des Molluscum und Ätzung des nun leeren Bindegewebsbettes mit 10%iger Argentum-nitricum-Lösung oder Chlorzinklösung. Auch die Entfernung mit dem Diathermieknopf ist zu empfehlen. Wichtig ist, eine sekundäre Infektion zu verhindern. Eine Empfehlung von Chemotherapeutica erübrigt sich und die Frage, ob das Molluscum contagiosum-Virus durch Antibiotica oder Sulfonamide hemmbar ist, ist mehr eine wissenschaftliche Fragestellung und hat mit einer praktischen Therapie lediglich bei bakteriellen Superinfektionen seine Berechtigung. Röntgenstrahlen werden zwar oft empfohlen, aber dürften in ihrem praktischen Erfolg einer wirksamen Lokalbehandlung, wie oben beschrieben, unterlegen sein (CRAPS, FINNEY, FUNT, HÖVELBORN, RAHITO, JANISSA).

Literatur

Variola. Übersichten

Anders, W., u. **P. V. Lundt**: Praxis der Pockenbekämpfung. Berlin-Heidelberg-New York: Springer 1963. — **Dixon, C. W.**: Smallpox. London: J. u. A. Churchill 1962. — **Ehrengut, W.**: Pocken. In: Handbuch der Kinderheilkunde. Berlin-Heidelberg-New York: Springer 1963. — **Germer, W. D.**: Neuere Erkenntnisse auf dem Gebiete der Pocken. Dtsch. med. Wschr. **76**, 1011 (1951). ~ Die Viruserkrankungen des Menschen. Stuttgart: Georg Thieme 1954. —

Herrlich, A.: Die Pocken. Stuttgart: Georg Thieme 1960. ~ Handbuch der Schutzimpfungen. Berlin-Heidelberg-New York: Springer 1965. — **Höring, F.O.**: Pocken (Blattern, Variola). In: Handbuch der inneren Medizin, 4. Aufl., Bd. I/1. Berlin-Heidelberg-New York: Springer 1951. — **Ker, Fl.**: Smallpox. Practitioner **187**, 283—288 (1961). — **Lipschütz, B.**: Abschnitt „Vaccine-Variola" im Kapitel „Die Einschlußkrankheiten der Haut", S. 21—163. In: Handbuch der Haut- u. Geschlechtskrankheiten, hgg. v. J. Jadassohn, Bd. 2, S. 87—93. Berlin: Springer 1932. — **Marchionini, A.**, u. **Th. Nasemann**: Die Viruskrankheiten der Haut. In: Handbuch der Haut- u. Geschlechtskrankheiten, Ergänzungsband IV/2. Berlin-Heidelberg-New York: Springer 1961. — **Morawetz, G.**: Akute Exantheme. In: Handbuch der Haut- u. Geschlechtskrankheiten, hgg. v. J. Jadassohn, Bd. XIV, Teil 1, S. 419—458. Berlin: Springer 1930. — **Nauck, E.G.**: Die Pocken. In: Die Infektionskrankheiten des Menschen und ihre Erreger, Bd. II, S. 1263 (hgg. v. A. Grumbach u. W. Kikuth). Stuttgart: Georg Thieme 1958. — **Paschen, E.**: Die Pocken. In: Lehrbuch der Infektionskrankheiten, Bd. 2, S. 843—899 (hgg. v. G. Jochmann, bearb. v. C. Hegler). Berlin: Springer 1924. — **Schönfeld, W.**: Kurze Geschichte der Dermatologie und Venerologie und ihre kulturgeschichtliche Spiegelung. In: Geschichte der Pocken, S. 25/26. Hannover-Kirchrode: Th. Oppermann 1954. — **Smadel, J.E.**: Smallpox and vaccinia. In: Viral and Rickettsial Infections of Man, ed. 2, pp. 414—439. Philadelphia: Lippincott 1952. — **Weber, G.**: Die Pocken und die Pockenschutzimpfung. In: Handbuch der Kinderheilkunde, 4. Aufl., Erg., Bd. I, S. 459. Berlin: Springer 1942.

Variola. Erreger

Blank, H., and **G. Rake**: Viral and rickettsial diseases of the skin, eye and mucous membranes of man. Boston and Toronto: Little, Brown & Comp. 1955. — **Blaxall, F.R.**: Smallpox. In: A System of Bacteriology in Relation to Medicine, vol. 7, pp. 84—132. London: His Majesty's Stat. Off. 1930. — **Bohls, S.W.**, and **J.V. Irons**: Chorio-allantoic membrane infection as a diagnostic test for smallpox. Amer. J. publ. Hlth. **32**, 300—306 (1942). — **Buddingh, G.J.**: Infection of the chorio-allantois of the chick embryo as a diagnostic test for variola. Amer. J. Hyg. **28**, 130—137 (1938). ~ The pathogenic and antigenic properties of dermal vaccine virus propagated in the chorio-allantois of chick embryos. Amer. J. Hyg. **38**, 310—322 (1943). — **Burnet, F.M.**: Virus as organism: Evolutionary and ecological aspects of some human virus diseases. Cambridge: Harvard University Press 1945. — **Downie, A.W.**, and **K.R. Dumbell**: The isolation and cultivation of variola virus on the chorio-allantois of chick embryos. J. Path. Bact. **59**, 189—198 (1947). ~ Pox viruses. Ann. Rev. Microbiol. **10**, 237—252 (1956). — **Fenner, F.**, and **F.M. Burnet**: A short description of the pox-virus group (vaccina and related viruses). Virology **4**, 305 (1957). — **Hahon, N.**: Cytopathogenicity and propagation of variola virus in tissue culture. J. Immunol. **81**, 426 (1958). — **MacCallum, F.O.**, and **J.R. McDonald**: Survival of variola virus in raw cotton. Bull. Org. mond. Santé **16**, 247 (1957). ~ Effect of temperatures of up to 45° C on survival of variola virus in human material in relation to laboratory diagnosis. Bull. Wld Hlth Org. **16**, 441 (1957). — **Mahnel, H.**, and **A. Herrlich**: On the cultivation of variola and alastrim virus in the incubated chicken egg. Zbl. Bakt., I. Abt. Orig. **181**, 137—149 (1961). — **Mahnel, H.**, u. **E. Munz**: Differenzierung von Variola- und Vakzinevirus in HeLa- und Fl-Zellkulturen. Zbl. Bakt., I. Abt. Orig. **178**, 149 (1960). — **Mayr, A.**, u. **A. Herrlich**: Züchtung des Variolavirus in der infantilen Maus. Arch. Virusforsch. **10**, 226 (1961). — **Murti, B.R.**, and **J.B. Shrivastav**: A study of biological behaviour of variola virus. Indian J. med. Sci. **11**, 580 (1957). — **Nelson, J.B.**: Behaviour of pox viruses in respiratory tract: response of mice to nasal instillation of variola virus. J. exp. Med. **70**, 107—116 (1939). ~ The stability of variola virus propagated in embryonated eggs. J. exp. Med. **78**, 231—239 (1943). — **North, E.A.**: A study of the immunological reactions of the variola and vaccinia viruses grown in the developing egg. Aust. J. exp. Biol. med. Sci. **22**, 105—109 (1944). — **Peters, D.**, **K.H. Andres** u. **G. Nielsen**: Virologische Untersuchungen. Dtsch. med. Wschr. **83**, 12 (1958). — **Sarkar, J.K.**, **K.N. Neogy**, **H.P. Chowdhuri**, and **D.C. Lahiri**: Studies of the techniques applicable for characterisation of variola virus. J. Indian med. Ass. **32**, 429 (1959). — **Schramm, G.**: Chemie der Viren. Klin. Wschr. **31**, 198 (1953). — **Stoeckenius, W.**, u. **D. Peters**: Untersuchungen am Virus der Variola-Vaccine. Z. Naturforsch. **10b**, 77 (1955).

Variola. Pathologie und Anatomie

Bras, G.: The morbid anatomy of smallpox. Docum. Med. geogr. trop. (Amst.) **4**, 303 (1952). — **Councilman, W.T.**, **G.B. Magrath**, and **W.R. Brinckerhoff**: The pathological anatomy and histology of variola. J. med. Res. **11**, 12—135 (1904). — **Curschmann, H.**: In Handbuch der speciellen Pathologie und Therapie von H. v. Ziemssen, Bd. 2, Theil 2. Leipzig: F.C.W. Vogel 1874. — **Kaminura, T.**: Pathologisch-anatomische und histologische Studien über Pocken. J. orient. Med. **27**, 137 (1937). — **Uttley, K.H.**: Smallpox mortality in the Negro population of Antigua, West Indiens; a historical note. West Indian Med. J. **9**, 169—171 (1960). — **Weigert, C.**: Anatomische Beiträge zur Lehre von den Pocken. Breslau: M. Cohn & Weigert 1874. — **WHO**: Die Pockenstatistik 1960 der WHO. Ärztl. Mitt. (Köln) **1961**, 1068.

Variola. Pathogenese

Alivisatos, G.P., u. **M. Violaki-Paraskeva**: Die Virämiedauer nach Vakzination und Variolaerkrankung. Z. Immun.-Forsch. **177**, 230 (1959). — **Benenson, A.S., C.H. Kempe**, and **R.E. Wheeler**: Problems in maintaining immunity to smallpox. Amer. J. Pub. Health **42**, 535—541 (1952). — **Collier, W.A.**: Hämagglutination durch Pockenvirus. 10. Über Pockenimmunität bei Neugeborenen. Leeuwenhoek med. T. **16**, 85 (1950). — **Dixon, C.W.**: Immunization against smallpox. Brit. J. clin. Pract. **17**, 641—648 (1963). — **Downie, A.W., K. McCarthy**, and **A. MacDonald**: Viraemia in small-pox. Lancet **1950 II**, 513. — **Downie, A.W., T.L. Hobday, St. L. Vincent**, and **Ch. Kempe**: Studies of smallpox antibody levels of sera from samples of the vaccinated adult population of Madras. Bull. Wld Hlth Org. **25**, 55—61 (1961). — **Hooker, S.B.**: A skin test for susceptibility to smallpox; human endermal reactions to killed vaccine virus. J. infect. Dis. **45**, 255—262 (1929). — **Jadassohn, W.**: Abschnitt „Variola u. Vaccine“ im Kapitel „Immunbiologie der Haut“, S. 353—478. In: Handbuch der Haut- u. Geschlechtskrankheiten, hgg. von J. Jadassohn, Bd. 2, S. 386—390. Berlin: Springer 1932. — **Jenner, E.**: An inquiry into the causes and effects of the variolae vaccinae, a disease discovered in some of the western counties of England, particularly Gloucestershire, and known by the name of the cow pox (1798). Reprinted by Cassell & Company, Ltd., 1896. Available in Pamphlet Vol. 4232, Army Medical Library, Washington, D.C. — **Kämmerer, H.**: Über die Lymphotropie der Viruskrankheit Variola. Dtsch. med. Wschr. **80**, 655 (1955). — **Mastiukova, I.N.**, et al.: On the mechanism of anti-smallpox immunity. 2. On the role of the leukocytes in anti-smallpox immunity. Analysis of homogenates of the organs of infected animals [russian]. Vop. Virus. **9**, 90—95 (1964). — **Meiklejohn, G., C.H. Kempe, A.W. Downie, T.O. Berge, L.S. Vincent**, and **A.R. Rao**: Air sampling to recover variola virus in the environment of a smallpox hospital. Bull. Wld Hlth Org. **25**, 63 (1961). — **Paniker, C.K.**, and **S.L. Kalra**: Agar gel diffusion precipitin test in the diagnosis of haemorrhagic smallpox. Indian J. med. Res. **50**, 686—689 (1962). — **Sarkar, J.K.**: Immunity and smallpox. J. Indian med. Ass. **40**, 324—326 (1963). — **Stickl, H.**: Klinische Beobachtungen und experimentelle Untersuchungen zur Pockenimmunität. Arzneimittel-Forschung „Drug Research“ **15**, 950 (1965). — **Waldo, H.H.**: Smallpox among “vaccinated” troops. U.S. armed Forces med. J. **6**, 799—806 (1955). — **Woodville, W.**: The History of the Inoculation of the Smallpox in Great Britain, vol. 1, sect. 4, pp. 153—228. London: James Phillips 1796.

Variola. Epidemiologie

Aarsvold, C.M.: Die Pockenepidemie in der Bretagne. T. norske Laegeforen **75**, 161 (1955). — **Anders, W.**: Epidemiologische Besonderheiten der Pockenausbrüche im Nachkriegsdeutschland. Bundesgesundheitsblatt **4**, 181 (1961). — **Andres, K.H., H. Lieske, H. Lippelt, E. Mannweiler, G. Nielsen, D. Peters** u. **K. Seelemann**: Variola. Klinik, Epidemiologie und Laboratoriumsdiagnostik eines auf dem Luftwege eingeschleppten Falles von Variolois. Dtsch. med. Wschr. **83**, 12 (1958). — **Barolan, O.V.**, and **A.F. Serenko**: Contemporary data on the distribution of smallpox in various countries of the world [russian]. Vop. Virus. **5**, 387—396 (1960). ~ An outbreak of smallpox in Moscow during 1959—1960 [russian]. Zh. Mikrobiol. **32**, 72—79 (1961). — **Bedson, H.S.**, et al.: Variola in Tanganyika. Lancet **1963 II**, 1085—1088. — **Benenson, A.S.**: The continuing threat of smallpox. Arch. environm. Hlth **7**, 96—100 (1963). — **Bradley, W.H., A.R. Culley, E.C. Benn, H.S. Banks**, and **J.C. Westwood**: Smallpox in England and Wales 1962. Proc. roy. Soc. Med. **56**, 335—346 (1963). — **Brit. med. J.** (Editorial): Smallpox from Karachi. Brit. med. J. **5273**, 241—242 (1962). — **Cramb, R.**: Smallpox outbreak in Brighton, 1950—1951. Publ. Hlth (Lond.) **64**, 123—128 (1951). — **Creighton, C.**: A History of Epidemics in Britain, vol. 2, pp. 434—631. London: Cambridge Univ. Press 1894. — **Crosnier, R.**: La variole métropolitaine. Enseignements épidémiologiques récents. Sem. Hôp. Paris. **1956**, 2198. — **Daniels, E.**: On a legal decision on pox diseases in Heidelberg. Öff. Gesundh.-Dienst **25**, 106—107 (1963). — **Delas, A.**, and **J. Roguet**: Apropos of an epidemic of smallpox in the Northern Cameroons (1961—1962). Méd. Trop. **23**, 112—124 (1963). — **Dekking, F.**: Smallpox in Stockholm. Ned. T. Geneesk. **107**, 1571—1573 (1963). — **Dixon, C.W.**: Smallpox in Tripolitania, 1946. An epidemiological and clinical study of 500 cases including trials of penicillin treatment. J. Hyg. **46**, 351—377 (1948). — **Easton, J.H.L.**: An outbreak of smallpox in the Middle East. Publ. Hlth. (Lond.) **58**, 110—114 (1945). — **Dumjahn, G.**: Epidemiological considerations on smallpox hazards in Europe. Dtsch. Gesundh. Wes. **15**, 2435—2443 (1960). — **Epstein, G.V., M.A. Morozow** u. **E.V. Exemplarskaya**: Wanzen als Überträger von Variolavaccine. G.Batt.Immun. **17**, 475 (1936); l. c. **Höring**. — **Fabre, J.**: Smallpox prevalence throughout the World during and after the Second World War. Epidem. vital Statist. Rep. **1**, 268—289 (1948). — **Falisevac, J.**: Certain considerations and observations on the outbreak of the smallpox epidemic in Ceylon in 1958. Liječn. Vjesn. **82**, 839—850 (1960). — **Flahault, D.**, et al.: Various epidemiological and clinical aspects of the smallpox epidemic at Leopoldville (September 1961 to May 1962). Bull. Wld Hlth Org. **29**, 117—125 (1963). — **Gear, H.S.**, and **Z. Deutschman**: Disease Control and International Travel. A review of the International Sanitary Regulations. Smallpox, pp.

27—31. Geneva: Wld Hlth Org. 1956. — **Graul, E.**: Über das Vorkommen von Blattern in schutzgeimpften Ländern. Öff. Gesundh.-Dienst **12**, 204 (1950). — **Herrlich, A.**: Pocken und postvakzinale Enzephalitis. Münch. med. Wschr. **94**, 2371, 2433 (1952). ~ Probleme der Pocken und Pockenschutzimpfung. Münch. med. Wschr. **96**, 529—533 (1954). ~ Bericht über die Pockenepidemie in Frankreich. Münch. med. Wschr. **1955**, 303. ~ Epidemiologie der Pocken. Münch. med. Wschr. **98**, 1165 (1956). ~ Variola. Eindrücke von einer Epidemie in Bombay im Jahre 1958. Dtsch. med. Wschr. **83**, 1426, 1436 (1958). ~ Pocken. Klinisches Bild und Erreger. Schriftenreihe aus dem Gebiete des öffentlichen Gesundheitswesens, Heft 11. Stuttgart: Georg Thieme 1960. — **Herrlich, A., H. J. Diesfeld** u. **H. Schmidt**: Die Pockenerkrankungen in Ansbach 1961. Dtsch. med. Wschr. **86**, 1413 (1961). — **Herrlich, C.**, et al.: Smallpox epidemic in Nordrhein-Westfalen in January 1962. Öff. Gesundh.-Dienst **25**, 305—312 (1963). — **Illingworth, R. S.**, and **W. A. Oliver**: Smallpox in the Middle East; lessons from 100 cases. Lancet **1944 II**, 681—685. — **J. Amer. med. Ass.** (Editorial): Smallpox at bay. J. Amer. med. Ass. **183**, 54—55 (1963). — **Ko Ko, U.**: An outbreak of small pox in Kaba Aye area, Insein District, Burma. Burma med. J. **8**, 144—149 (1960). — **Laidlaw, S. I. A.**, and **W. A. Horne**: Smallpox outbreak in Glasgow, 1950. M. Officer **83**, 187—192 (1950). — **Leroux, Amphoux, Billaud, Bouillaud, G. Cadoret, Delord, Duhamel, Lobrichon, Baldrich** et **Audouy**: Epidemie de variola à vannes de décembre 1954 — mars 1955. Presse méd. **1955**, 639. — **McLean, D. M., J. R. Brown**, and **J. S. Bell**: Smallpox in Toronto, 1962. Canad. med. Ass. J. **87**, 772—773 (1962.) — **Med. J. Aust.** (Editorial): Smallpox in England and Wales, 1961—1962. Med. J. Aust. **1**, 566—567 (1964). — **Millard, C. K.**: Smallpox in India. A suggestion. Indian med. Gaz. **86**, 209 (1951). — **Murray, L. H.**: A World review of smallpox incidence. Epidem. vital Statist. Rep. **4**, 398—420 (1951). — **Nauck, E. G.**: Die Bedeutung der Pocken im internationalen Reiseverkehr. Bundesgesundheitsblatt **1958 III**, 37. — *Report:* Smallpox in Europe during the ten last years. Epidem. vital Statist. Rep. **10**, 147 (1957). — **Rodrigues-da-Silva, G., S. I. Rabello**, and **J. J. Angulo**: Epidemic of variola minor in a suburb of Sao Paulo. **78**, 165—171 (1963). — **Seymour-Price, M., C. Cachia**, and **N. R. Fendall**: Smallpox in Kenya. E. Afr. med. J. **37**, 360—365 (1960). — **Sivertson, S. E.**, and **J. B. Hyman**: Smallpox. Twenty-one cases in United Nations personnel in Korea. U.S. armed Forces med. J. **3**, 1777 (1952). — **Sword, J. M.**: Smallpox in Central Province, Nyassaland. Brit. med. J. **5245**, 165—166 (1961). — **Stallybrass, C. O.**: The Principles of Epidemiology and the Process of Infection, pp. 329, 338. London: Routledge 1931. — **Studt, H.**: Lehren aus Pockeninfektionen in Nordrhein-Westfalen. Öff. Gesundh.-Dienst **24**, 351—370 (1962). — **Vincent, L. S., G. Meiklejohn, N. R.. Ratnakannan, A. R. Rao, G. N. V. Krishnan**, and **C. H. Kempe**: Studies on the virus content of mouth washings in the acute phase of smallpox. Bull. Wld Hlth Org. **25**, 49 (1961). — **WHO Chron.**: Smallpox in 1960. WHO Chron. **15**, 271—273 (1961). ~ Smallpox in 1961. WHO Chron. **16**, 419—420 (1962). ~ Recent studies in smallpox. WHO Chron. **16**, 13—15 (1962). — **WHO Expert Committee on Smallpox.** First report. WHO Techn. Rep. Ser. **283**, 1—37 (1964).

Variola. Klinisches Bild

Baccaredda, A.: Mitigierte Pocken und varioliforme Varicellen in bezug auf eine Gruppe von Fällen, die sich in Genua ereigneten und auf das Zusammentreffen von Syphilis und Pocken. Arch. ital. Derm. **20**, 92 (1947). — **Eremian, A. V.**: Clinical aspects and differential diagnosis of smallpox. On data on an outbreak of transmitted smallpox in Moscow in January, 1960 [russian]. Sovetsk. Med. **25**, 40—51 (1961). — **Eremian, A. V., A. A. Avakian**, and **A. P. Romanova**: A case of smallpox with a typical course, not diagnosed intravitally [russian]. Vop. Virus. **7**, 597—601 (1962). — **Esposito, M. J.**, and **R. C. Ziss**: Smallpox. U.S. armed Forces med. J. **3**, 677 (1952). — **Gray, J. R.**: Fever without rash after contact with smallpox. Lancet **1949 I**, 749. — **Greenberg, M.**: Combined staff clinics-Smallpox. Amer. J. Med., **3** 355 (1947). — **Hammer, B.**: Smallpox. Vjschr. Schweiz. Sanitätsoffiz. **40**, 111—120 (1963). — **Haviland, J. W.**: Purpura variolosa. Its manifestations in skin and blood. Yale J. Biol. Med. **24**, 518 (1952). — **Herrlich, A.**: Guiding clinical symptoms in smallpox. A short summary of its most important signs. Arch. Hyg. Bakt. **147**, 305—306 (1963). — **Jeliffe, D. B.**: Congenital cataract and maternal smallpox. J. trop. Med. Hyg. **55**, 99 (1952). — **Keevill, A. J.**: A little-known complication of smallpox in Tanganyika. E. Afr. Med. J. **37**, 692 (1960). — **Lynch, F. W.**: Dermatologic conditions of the foetus with particular reference to variola and vaccinia. Arch. Derm. Syph. (Chic.) **26**, 997—1019 (1932). — **Marcolongo, F.**, u. **U. Carcassi**: Pocken- und Herz-Kreislaufsystem. Zbl. ges. Kinderheilk. **69**, 161 (1959). — **Mikhail, I. K.**: Late deformities due to destructive osteoarticular lesions in small-pox. J. Med. Liban. **16**, 3—16 (1963). — **Murphy, E. F.**: Variola major: a clinical review of seventeen cases. Med. Offr. **91**, 139 (1954). — **Narayana Rao, Y. S., N. R. Ratnakannan, K. S. Balasubramaniam**, and **K. N. Scri-Gopolan**: Smallpox in a child aged 3 days. Brit. med. J. **1954**, 1459. — **Paranjothy, D.**, and **I. Samuel**: Pregnancy associated with haemorrhagic smallpox. J. Obstet. Gynaec. Brit. Emp. **67**, 309—313 (1960). — **Pescatore, S.**: On varioliform gastritis. Rass. int. Clin. Ter. **43**, 1221—1229 (1963). — **Rabello, S. I., J. J. Angulo**, and **J. Sesso**: Simultaneous vaccinia and variola in an eczematous infant.

Arch. Derm. Syph. (Chic.) **85**, 405—406 (1962). — **Ramachandra, Rao A., I. Prahlad,** and **M. Swaminathan**: A study of 1,000 cases of smallpox. J. Indian med. Ass. **35**, 296—307 (1960). — **Rao, A.R., I. Prahlad, M. Swaminathan,** and **A. Lakshmi**: Pregnancy and smallpox. J. Indian med. Ass. **40**, 353—363 (1963). — **Sweitzer, S.E.,** and **K. Ikeda**: Variola; a clinical study of the Minneapolis epidemic of 1924—1925. Arch. Derm. Syph. (Chic.) **15**, 19—29 (1927). — **Stüttgen, G.**: Zur Klinik der Pocken. Internist (Berl.) **4**, 429—435 (1963). — **Thanawala, J.K.**: Smallpox in children. Indian J. Pediat. **23**, 153 (1956). — **Wolman, M.**: Pathologie findings in hemorrhagic smallpox (Purpura variolosa). Report of a case, with special reference to Feulgen's reaction in tissue. Amer. J. clin. Path. **21**, 1127 (1951).

Variola. Diagnose

Anderson, T., M.A. Foulis, N.R. Grist, and **J.B. Landsman**: Clinical and laboratory observations in a smallpox outbreak. Lancet **1951 I**, 1248. — **Bingel, K.F.,** u. **F. Kruse**: Methoden und Ergebnisse der virologischen und serologischen Untersuchungen bei den Pockenerkrankungen in Heidelberg. Medizinische **1959**, Nr. 20, 961. — **Blawat, F.,** et al.: Laboratory diagnosis of smallpox at the Institute of Marine Medicine in Gdańsk during the 1963 epidemic. Bull. Inst. mar. trop. med. Gdańsk **15**, 23—28 (1964). — **Collier, W.A., A.M. Smit,** and **A.F. van Heerde**: Der Nachweis von Antihämagglutininen bei Variolapatienten als diagnostisches Hilfsmittel. Z. Hyg. Infekt.-Kr. **131**, 555—567 (1950). — **Craigie, J.,** and **F.O. Wishart**: The complement-fixation reaction in variola. Canad. J. publ. Hlth **27**, 371—379 (1936a). ~ Studies on the soluble precipitable substances of vaccinia. II. The soluble precipitable substances of dermal filtrate. J. exp. Med. **64**, 819—830 (1936b). — **Deodhar, N.S.**: The status of the microscopic diagnosis in the epidemiology of smallpox. Indian J. med. Sci. **15**, 517—528 (1961). ~ The status of the microscopic diagnosis in the epidemiology of smallpox. Indian J. med. Sci. **15**, 517 (1961). — **Deodhar, N.S.,** and **P.M. Dongre**: Smallpox within nine months of primary vaccination. Indian med. J. (1960). — **Downie, A.W.,** and **A. MacDonald**: A study of the pox viruses by complementfixation and inhibition of complement fixation methods. J. Path. Bact. **62**, 389—401 (1950). ~ Smallpox and related virus infections of man. Brit. med. Bull. **9**, 191 to 195 (1953). — **Downie, A.W., K. McCarthy, A. MacDonald, F.O. McCallum,** and **A.D. Macrae**: Virus and virus antigen in the blood of smallpox patients. Their significance in early diagnosis and prognosis. Lancet **1953 II**, 164—166. — **Fiorillo, A.M.,** and **C.L. Campana**: Electrophoretic pattern of the serum proteins and C-reactive protein in smallpox. Rev. Inst. Med. trop. S. Paulo **3**, 85—90 (1961). — **Herzberg, K., D. Lang, R. Dahn** u. **K. Reuss**: Über die Präparation von virushaltigem Untersuchungsmaterial für diagnostische, speziell elektronenmikroskopische Untersuchungen. Zbl. Bakt., I. Abt. Orig. **194**, 3 19—331 (1964). — **Kaiser, M.**: Die Pockenschnelldiagnose nach Tièche. Leuwenhoek ned. T. **16**, 97 (1950). ~ Eine Schnelldiagnose der Pocken. Z. Tropenmed. Parasit. **3**, 230 (1951). ~ Bemerkungen zum vorstehenden Aufsatz von Prof. Yaol. Klin. Med. **11**, 65 (1956). — **Kirsh, D.**: The use of immunofluorescence in the rapid presumptive diagnosis of variola. Bull. Wld Hlth Org. **29**, 126—128 (1963). — **Kompanejez, A., S. Dmitrieff** u. **S. Nikolskaja**: Die Agglutinationsreaktion bei Pocken. Z. Mikrobiol. **14**, 159 (1935). — **Kühn, O.**: Erleichterungen beim Nachweis des Pockenvirus im mikroskopischen Präparat. Zbl. Bakt., I. Abt. Orig. **168**, 480 (1957). — **Lépine, P.,** et **O. Croissant**: Application de la microscopie électrique au diagnostic de la variole. Presse méd. **1952**, 1427. — **MacCallum, F.O.**: Early diagnosis of smallpox. In: The Dynamics of Virus and Rickettsial Infections, pp. 324—333. New York: Blakiston, 1954. — **MacCallum, F.O., C.A. McPherson,** and **D.F. Johnstone**: Laboratory investigation of smallpox patients with particular reference to infectivity in the early stages. Lancet **1950 II**, 514—517. — **Murray, H.G.**: The diagnosis of smallpox by immunofluorescence. Lancet **1963 I**, 847—848. — **Nagler, F.P.O.,** and **G. Rake**: The use of the electron microscope in diagnosis of variola, vaccinia and varicella. J. Bact. **55**, 45 (1948). — **Peters, D., G. Nielsen,** and **M.E. Bayer**: Variola. Reliability of the rapid electron-microscopic diagnosis. Dtsch. med. Wschr. **87**, 2240—2246 (1962). — **Pöhn, H.P.**: Mikrobiologie und Epidemiologie der Variola. Internist (Berl.) **4**, 435—441 (1963). — **Ricketts, T.F.,** and **J.B. Byles**: The Diagnosis of Smallpox. 154 pp. London: Cassell 1908. — **Rooyen, C.E. van,** and **R.S. Illingworth**: A laboratory test for diagnosis of smallpox. Brit. med. J. **2**, 526—529 (1944). — **Rooyen, C.E. van,** and **G.D. Scott**: Smallpox diagnosis with special reference to electron microscopy. Canad. J. publ. Hlth. **39**, 467 (1948). — **Salchow, U.A.**: Über diagnostische Möglichkeiten bei Infektionen mit einem Virus aus der Variola-Vaccina-Gruppe. Arch. Hyg. (Berl.) **139**, 608 (1955). — **Tièche, M.**: Über die mit der cutanen Allergiemethode gewonnenen diagnostischen Resultate während der Pockenepidemie 1921 bis 1923. Schweiz. med. Wschr. **1924**, 361.

Variola. Therapie

Cheville, N.F., R.G. Marshall, R.J. Janssen, and **P.J. Gerone**: The effect of 6-mercaptopurine on variola infections in rhesus monkeys. II. Hematological studies. J. infect. Dis. **111**, 163—166 (1962). — **Dally, A.**: New drug for smallpox tried out in Madras. Indian med. J. **58**,

56 (1964). — **Bauer, D.J., K.R. Dumbell, P. Fox-Hulme,** and **P.W. Sadler:** The chemotherapy of variola major infection. Bull. Wld Hlth Org. **26,** 727—732 (1962). — **Bauer, D.J.,** et al.: Prophylactic treatment of smallpox contacts with N-Methylisatin Beta-Thiosemicarbazone (compound 33T57, Marboran). Lancet **1963 II,** 494—496. — **Bauer, D.J., P.W. Sadler:** New antiviral chemotherapeutic agent active against smallpox infection. Lancet **1960 I,** 1110—1111. — **Berke, Z.:** Pockenbekämpfung in Afghanistan. Zbl. Bakt., I. Abt. Orig. **165,** 301 (1956). — **Breen, G.E.:** Antibiotics in smallpox. Lancet **1951 II,** 713. — **Hobday, T.L.:** Antivaccinial gamma-globulin in the control of smallpox. Lancet **1962 I,** 907—908. — **Horsfall, F.L.,** and **I. Tamm:** Chemotherapy of viral and rickettsial diseases. Ann. Rev. Microbiol. **11,** 339—370 (1957). — **Kempe, C.H., T.O. Berge,** and **B. England:** Hyperimmune vaccinal gamma globulin. Source, evaluation and use in prophylaxis and therapy. Pediatrics **18,** 177—188 (1956). — **Kempe, C.H., C. Bowles, G. Meiklejohn, T.O. Berge, L. St. Vincent, B.V. Babu, S. Govindarajan, N.R. Ratnakannan, A.W. Downie,** and **V.R. Murthy:** The use of vaccinia hyperimmune gamma-globulin in the prophylaxis of smallpox. Bull. Wld Hlth Org. **25,** 41—48 (1961). — **Marsden, J.P.,** and **W.J. Coughlan:** Antibiotics in smallpox. Lancet **1951 II,** 711. — **Marennikova, S.S.:** The use of hyperimmune antivaccinia gamma-globulin for the prevention and treatment of smallpox. Bull. Wld Hlth Org. **27,** 325—330 (1962). — **Muraoka, M., A. Takada,** and **T. Ueda:** Antiviral effect of alkylpyrimidine derivatives. Keio J. Med. **11,** 95—103 (1962). — **Peirce, E.R., F.S. Melville, A.W. Downie,** and **M.J. Duckworth:** Antivaccinial gamma-globulin in smallpox prophylaxis. Lancet **1958 II,** 635. — **Peterson, O.P.,** et al.: Antiviral effect of interferon [russian]. Vop. Virus. **8,** 719—724 (1963). — **Shapma, R.:** Osteomyelitis variolosa during corticosteroid therapy. J. Indian med. Ass. **41,** 202—204 (1963). — **Santosh, K. de:** Serumtreatment of smalpox. J. Indian med. Ass. **5,** 670 (1936). — **Stickl, H.:** Zur Therapie der Pocken. Dtsch. med. Wschr. **1966,** 455—457. — **Stolte, J.B.,** and **G.J. Sas:** Chloramphenicol and ACTH in smallpox. Lancet **1951 II,** 715.

Alastrim

Angulo, J.J.: Variola minor in a primary school. Publ. Hlth. Rep. (Wash.) **79,** 355—365 (1964). — **Blomhert, G.;** Klinische ervaringen van alastrim te's Gravenhage. Ned. T. Geneesk. **99,** 681 (1955). ~ Clinical experiences with alastrim. Docum. Med. geogr. trop. (Amst.) **8,** 197 (1956). — **Breuseghem, L. van:** Transmission au lapin et à la souris blanche d'un virus isolé à Stanleyville au cours d'une épidémie d'alastrim. Ann. Soc. belge Méd. trop. **20,** 383 (1940). — **Briceno Rossi, A.L.:** The differences in alastrim virus. Bol. Ofic. sanit. panamer. **54,** 419—423 (1963). — **Copeman, S.M.:** The relationship of small-pox and alastrim. Ann. Rep. Minist. Hlth. London for 1919—1920. App. II. 1920. — **Dinger, J.E.:** The concept of "Alastrim". Docum. Med. geogr. trop. (Amst.) **7,** 108 (1955); **8,** 202 (1956). ~ Difference in persistence of smallpox and alastrim virus on the chorio-allantois. Docum. Med. geog. trop. Amst. **8,** 202—206 (1956). — **Downie, A.W., K.R. Dumbell, P.A. Ayroza Galvao,** and **I. Zatz:** Alastrim in Brazil. Acta leidensia **32,** 75—79 (1963). — **Downie, A.W.,** and **A. MacDonald:** Smallpox and related virus infections in man. Brit. med. Bull. **9,** 191 (1953). — **Downie, A.W., K. McCarthy,** and **A. MacDonald:** Laboratory methods in the diagnosis of alastrim. Mth. Bull. Minist. Hlth Lab. Serv. **1952 II,** 227. — **Dubois, A.:** Variola et Alastrim. Rev. méd. Liège **2,** 281 (1947). — **Dumbell, K.R., H.S. Bedson,** and **E. Rossier:** The laboratory differentiation between variola major and variola minor. Bull. Wld Hlth Org. **25,** 73 (1961). — **Garcia, A.G.:** Fetal infection in chickenpox and alastrim, with histopathologic study of the placenta. Pediatrics **32,** 895—901 (1963). — **Helbert, D.:** Smallpox and alastrim. Use of the chick embryo to distinguish between the viruses of variola major and variola minor. Lancet **1957,** 1012. — **Innes, J.:** Variola minor in Rochdale and district, 1951—1952. Publ. Hlth. (Lond.) **66,** 136 (1953). — **de Jong, M.:** Alastrim, een ziekte sui generis. Acta leidensia **25,** 145 (1955). ~ The alastrim epidemic in The Hague 1953—1954. Docum. Med. geog. trop. (Amst.) **8,** 207—235 (1956). — **Kröber, F.:** Beobachtung einer Epidemie von Alastrim. Dtsch. med. Wschr. **1934,** 793. — **MacCallum, W.G.,** and **L.M. Moody:** Alastrim in Jamaica. Amer. J. Hyg. **1,** 388 (1921). — **McCarthy, K.,** and **A.W. Downie:** The serum antibody response in alastrim. Lancet **1953 I,** 257 to 260. — **Marsden, J.P.:** Loss of immunity against vaccinia after attack of variola minor. Brit. 793. — **Mahnel, H.,** u. **A. Herrlich:** Zur Züchtung des Variola- und Alastrimvirus im bebrüteten Hühnerei. Zbl. Bakt., I. Abt. Orig. **181,** 137 (1961). — **Malamos, B.:** Tropical diseases in Brazil. Trans. roy. Soc. trop. Med. Hyg. **43,** 11 (1949). — **Marsden, J.P.:** Loss of immunity against vaccinia after attack of variola minor. Brit. Med. J. **1964,** 5410, 676. ~ Variola minor. A personal analysis of 13,686 cases. Bull. Hyg. (Lond.) **23,** 735—746 (1948). — **Marsden, J.P.,** and **W.J. Coughlan:** Variola minor. Mth. Bull. Minist. Hlth. Lab. Serv. **11,** 74 (1952). — **Moody, L.M.:** Some notes on alastrim. Proc. Int. Congr. on Health Problems in Tropical America. Kingston, B.W.I., p. 760. Boston: United Fruit Co. 1924. — **Moran, L.M.,** and **D. Kolm:** Schoenlein-Henoch purpura and alastrim. Día méd. **32,** 2517—2521 (1960). — **Nizamuddin, M.D.,** and **K.R. Dumbell:** A simple laboratory test to distinguish the virus of smallpox from that of alastrim. Lancet **1961 I,** 68. — **Polano, M.K.:** Over de histologie van de alastrim blaar in vergelijking met andere bij Virusziekten voorkomende blaren. Arch. belges Derm. **13**, 321 (1957). — **Rossi, C.M.**, e **H.C. Tosi**: Cultivo del virus del alastrim. Arch. urug. Med. **30**, 91 (1947). — **Scaffidi jr., V.**, e **A. Silvano**: Sulla indificatione con l'alastrim di una malattia erutiva riscontrata tragli indigeni dell'Eritrea. Arch. ital. Sci. med. colon. **18**, 351 (1937). — **Tiller, R.**: Zur Ätiologie, Epidemiologie, Klinik und Diagnostik der Alastrim. Diss. München 1960. — **Torres, C.M.**: Further studies on the pathology of alastrim and their significance in the variola-alastrim problem. Proc. roy. Soc. Med. **29**, 1525—1539 (1935—1936). — **Torres, C.M.**, et **J. de C. Teixeira**: Altérations de l'épidemie dans la rougeole. Inclusions intranucléaires dans les cellules du «stratum granulosum» et des couches superficielles du corps muqueux de Malpighi. C.R. Soc. Biol. (Paris) **109**, 138 (1932). ~ Estudo comparativo das inclusoes do alastrim e da variola vera. Mem. Inst. Osw. Cruz **30**, 183 (1935).

Kuhpocken

Berger, K.: Infektionsversuche mit dem Virus des Melkerknotens. Zbl. Bakt., I. Abt. **162**, 363—372 (1955). ~ Kuhpockenvirus und Vaccine virus. Z. Hyg. Infekt.-Kr. **143**, 151—158 (1956). — **Berger, K.**, u. **F. Puntigam**: Experimentelle Kuhpockeninfektion beim Rind. Zbl. Bakt., I. Abt. Orig. **172**, 363 (1958). — **Boulter, E.A.**, **J.C.N. Westwood**, and **H.B. Maber**: Value of serotherapy in a virus disease (rabbit pox). Lancet **1961 II**, 7210, 1012. — **Burnet, F.M.**, and **J.D. Stone**: The haemagglutinins of vaccinia and ectromelia viruses. Australian J. exp. med. Sci. **24**, 1—8 (1946). — **Datt, N.S.**: Comparative studies of pigpox and vaccinia viruses. I. Host range pathogenicity. J. comp. Path. **74**, 62—69 (1964). ~ Comparative studies of pigpox and vaccinia viruses. II. Serological relationship. J. comp. Path. **74**, 70—80 (1964). — **Dawson, I.M.**, and **A.S. McFarlane**: Structure of an animal virus. Nature (Lond.) **161**, 464—466 (1948). — **Dekking, F.**: Koepokken en vaccinia. T. Diergueneesk. **75**, 248—250 (1950). ~ Personal communication, 1955. — **Dosch, F.**, u. **H. Moritsch**: Virologische Untersuchungen im Zusammenhang mit einer Laboratoriumsinfektion durch Kuhpockenvirus. Zbl. Bakt., I. Abt. Orig. **166**, 517 (1956). — **Downie, A.W.**: A study of the lesions produced experimentally by cowpox virus. J. Path. Bact. **48**, 361—379 (1939a). ~ The immunological relationship of the virus of spontaneous cowpox to vaccinia virus. Brit. J. exp. Path. **20**, 158—176 (1939b). — **Downie, A.W.**, and **K. McCarthy**: The viruses of variola, vaccinia, cowpox and ectromelia. Neutralization tests on the chorio-allantois with unabsorbed and absorbed immune sera. Brit. J. exp. Path. **31**, 789—796 (1950). — **Downie, A.W.**, and **D.W. Haddock**: A variant of cow-pox virus. Lancet **1952**, 1049. — **Dumbell, K.R.**, **A.W. Downie**, and **R.C. Valentine**: The ratio of the number of virus particles to infective titer of cowpox and vaccinia virus suspension. Virology **4**, 467—482 (1957). — **Erichsen, S.**: The inhibition of the proliferation of cowpox virus in embryonated hens' eggs by cortisone. I. Study by measurement of the thickness of the proliferated ectoderm in infected chorioallantoic membranes. Acta endocr. (Kbh.) **43**, 439—446 (1963). ~ The inhibition of the proliferation of cowpox virus in embryonated hens' eggs by cortisone. II. Titration of pock forming units in infected chorioallantoic membranes. Acta endocr. (Kbh.) **43**, 447—457 (1963). — **Fenner, F.**: The biological characters of several strains of vaccinia, cowpox and rabbitpox viruses. Virology **5**, 502 (1958). — **Gipsen, R.**: Analysis of pox-virus-antigens by means of double diffusion. A method for direct serological differentiation of cow-pox. J. Immunol. **74**, 134 (1955). — **Hagan, W.A.**, and **D.W. Bruner**: Infections diseases of domestic animals, p. 726. London: Baillière, Tindall & Cox 1957. — **Halbrohr, J.G.**: Observations on 5 human cases of infection by bovine pox virus (cowpox). Arch. venez. Pat. trop. **3**, 136—158 (1959). — **Herrlich, A.**, u. **A. Mayr**: Vergleichende experimentelle Arbeiten über die „Vaccine-Kuhpocken-Viren". Arch. Hyg. (Berl.) **138**, 479 (1954). ~ Die Differenzierung der Tierpockenviren im bebrüteten Hühnerei. Arch. Hyg. (Berl.) **139**, 444 (1955). — **Hester, H.R.**, **L.E. Boley**, and **R. Graham**: Studies on cowpox. 1. An outbreak of natural cowpox and its relation to vaccinia. Cornell Vet. **31**, 360—378 (1941). — **J. Amer. med. Ass.** (Editorial): Cowpox and smallpox. J. Amer. med. Ass. **177**, 446—447 (1961). — **Kato, S.**: Diagnosis of smallpox and cowpox by the fluorescent antibody technic. Clin. All Round (Osaka) **13**, 1239—1247 (1964). — **Lan, H.J.**, **S.M. Cheng**, and **W.E. Ching**: A case report of horsepox. Zhong Waike Z. **10**, 51 (1962). — **Leroy, D.**, **J. Bizais**, **M.E. Richier-Chevrel**, et **J.L. Richier**: Une épidémie humain de cowpox en Bretagne. Sem. Hôp. Paris **1953**, 1182. — **Mayr, A.**: Experimentelle Arbeiten über das hämagglutinierende Prinzip bei den Tierpockenviren. Arch. ges. Virusforsch. **6**, 439 (1956). — **Mayr, A.**, **A. Herrlich** u. **H. Mahnel**: Experimentelle Untersuchungen über das S-Antigen bei den Tierpockenviren. Arch. Hyg. (Berl.) **139**, 580 (1955). — **Maqsood, M.**: Generalised Buffalo-pox. Vet. Rec. **70**, 321 (1958). — **Moritsch, H.**: Experimentelle Untersuchungen über die Vermehrung des Vaccinia- und des Kuhpockenvirus in der Maus. Zbl. Bakt., I. Abt. Orig. **166**, 427 (1956). ~ Virulenz und Pathogenität des Kuhpockenvirus. Z. Tropenmed. Parasit. **8**, 333 (1957). ~ Experimentelle Untersuchungen über Anreicherungsversuche des Kuhpockenvirus im Gehirn der Maus. Zbl. Bakt., I. Abt. Orig. **168**, 165 (1957). — **Peters, D.**: Morphologie und Biochemie tierpathogener Virusarten. Verh. dtsch. path. Ges. 38. Tagg., S. **14**, 1954. ~ Struktur und Entwicklung der Pockenviren: 4. Int. Kongr. Elektronenmikroskopie, S.

552. Berlin-Heidelberg-New York: Springer 1958. — **Takahashi, M., S. Kameyama,** and **J. Kamahora:** A study on the morphological and cytoimmunological relationship between the inclusions of variola, cowpox, rabbitpox, vaccinia (variola origin) and vaccinia IHD and a consideration of the term "Guarnieri body". Biken's J. **2**, 353 (1959). — **Tongeren, H.A.E. van:** Spontaneous mutation of cowpox virus by means of eggpassage. Arch. ges. Virusforsch. **5**, 35 (1952). — **Verlinde, J.D.:** Koepokken bij de meus. T. Diergeneesk. **76**, 334 (1951). — **Viazhevich, V.K.:** On certain characteristics of human and bovine smallpox. Zh. Mikrobiol. (Mosk.) **32**, 149 (1961). ~ Some features of cowpox in man. Zh. Mikrobiol. (Mosk.) **32**, 770—771 (1961). — **Wirth, D.,** u. **K. Diernhofer:** Lehrbuch der inneren Krankheiten der Haustiere. Stuttgart: Ferdinand Enke 1950. — **Wittels, S.W.:** Kuhpockeninfektion. Falldemonstration: Österr. Derm. Ges. 7. III. 1957. Hautarzt **9**, 277 (1958); Derm. Wschr. **137**, 265 (1958).

Melkerknoten

Beck, J.R.: Milker's nodules: A clinical note. Delaware med. J. **12**, 180 (1940). — **Becker, F.T.:** Milker's nodules. J. Amer. med. Ass. **115**, 2140 (1940). — **Berger, K.:** Infektionsversuche mit dem Virus des Melkerknotens. Zbl. Bakt., I. Abt. Orig. **162**, 363 (1955). — **Bonnevie, P.:** Melkerknoten. Ugeskr. Laeg. **1935**, 143 ~ Ref. Zbl. Haut- u. Geschl.-Kr. **50**, 689 (1935). ~ Milker's warts: infection from "false cowpox" with a paravaccinia virus. Brit. J. Derm. **49**, 164 (1937). — **Bosse, K.:** Untersuchungen über Paravaccine bei Mensch und Haustieren. Diss. München 1957. — **Brants, J.:** Über einen Fall von Melkerknoten. Arch. Derm. Syph. (Berl.) **178**, 87 (1938). — **Campanella, P.:** Su un caso di noduli dei mungitori. Minerva derm. **32**, 61 (1957). — **Carteaud, A.:** Dermatoses professionelles des campagnes. Rev. Prat. **5**, 455 (1955). — **Cawley, E.P., C.W. Withmore,** and **C.E. Wheeler:** Milker's nodules. Sth. med. J. (Bgham, Ala.) **46**, 21 (1953). — **Christen, P.:** Vaccinationsversuche gegen die Euterpocken des Rindes und ein Beitrag zu deren Diagnostik. Schweiz. Arch. Tierheilk. **81**, 53 (1939). — **Danbolt, N.:** „Melkerknoten", eine paravaccinale Übertragung von „Kuhpocken" auf Menschen. T. norske Laegeforen. **69**, 177 (1949); Ref. Zbl. Haut- u. Geschl.-Kr. **73**, 326 (1949). — **Dolgov, A.,** u. **M. Morosow:** Zur Frage der Ätiologie der Melkerknoten. Sovetsk. Vestn. Derm. **9**, 338 (1931). ~ Ätiologie des Melkerknotens. Gig. i. Epidem. **10**, 71 (1931); Ref. Zbl. ges. Hyg. **27**, 443 (1931). — **Duncan, A.G.:** Milker's nodules. Canad. med. Ass. J. **77**, 339 (1957). — **Epstein, St.:** Milker's nodules of the noses resembling granuloma pyogenicum. Arch. Derm. Syph. (Chic.) **78**, 391 (1958). — **Falchi, G.:** Rilievi clinici e ricerche sperimentali sui noduli vaccinali. G. ital. Derm. Sif. **77**, 181 (1936). — **Faquelle, R., P. de Graciansky, S. Boulle, J. Dalion,** et **P. Agasse:** Tubercule (ou nodule) des trayeurs. Bull. Soc. franç. Derm. Syph. **58**, 481 (1951). — **Findlay, G.H.,** and **D.A. Haig:** Milker's nodules. Growth of the virus in developing hen eggs. Brit. J. Derm. **64**, 451 (1952). — **Frieboes, V.:** Über Melkerknoten. Verh. 9. intern. Kongr. Derm. **2**, 435 (1936). — **Gans, O.:** Histologie der Hautkrankheiten, Bd. 2, S. 35. Berlin: Springer 1928. — **Garrison jr., S.C.,** and **C.E. Adams:** Milker's nodules. J. Tenn. med. Ass. **46**, 420 (1953). — **Gay-Prieto, J., J. Cazorla** u. **M. Rodriguez:** Über Melkerknoten bei Ziegenmelkern. Act. dermo-sifiliogr. (Madr.) **27**, 631 (1935); Ref. Zbl. Haut- u. Geschl.-Kr. **50**, 575 (1935). — **Gottron, H.:** Beitrag zur Ätiologie der Melkerknoten. Derm. Z. **58**, 207 (1930). — **Green, M.T.:** Milker's nodules. New Orleans med. surg. J. **97**, 13 (1944). — **Greither, A.,** u. **H. Tritsch:** Die Geschwülste der Haut. Stuttgart: Georg Thieme 1957. — **Groth, A.:** Zur Ätiologie der Melkerknoten. Münch. med. Wschr. **1929**, 2128. — **Grüneberg, Th.,** u. **A. Heinig:** „Melkerknoten" nach Infektion mit dem Virus der Stomatitis papulosa der Rinder. Arch. klin. exp. Derm. **205**, 144 (1957). — **Henry, A.,** et **L. Bory:** Les vaccinoides ou nodosités dites des trayeurs (à propos un cas observé chez un vétérinaire). Bull. Soc. franç. Derm. Syph. **41**, 1884 (1934). — **Herzberg, K.:** Über Viruskrankheiten in der Dermatologie. Arch. Derm. Syph. (Berl.) **188**, 526 (1949). — **Horacek, J.:** On so-called paronychia in milk maids (Peiser's disease). Pracov. Lék. **13**, 421—423 (1961). — **Hudelo, L.,** et **R. Rabut:** Les tubercules des trayeurs. Paris méd. **1931**, 55. — **Jadassohn, W.,** and **R. Paillard:** Microbids caused by paravaccine. Dermatologica (Basel) **122**, 52—54 (1961). — **Joppe, I.:** „Melkerknoten" ? Ned. T. Geneesk. **78**, 2767 (1934). — **Kaiser, M.:** Vaccina und Paravaccina. Wien. klin. Wschr. **1949**, 783. ~ Der Ablauf der Pockenschutzimpfung, seine Abweichungen und Komplikationen. In: Theorie und Praxis der Pockenschutzimpfung, Sonderbd. 5 der Sammlung „Immunität, Allergie u. Infektionskrankheiten", S. 109—113. München: Verlag der Ärztl. Rundschau, Otto Gmelin 1949. ~ Die Melkerknoten als Problem. Wien. klin. Wschr. **1952**, 669. — **Kaiser, M.,** u. **M. Cherardini:** Studien über Melkerknoten. Arch. Derm. Syph. (Berl.) **169**, 77 (1933). — **Kaiser, M.,** u. **F. Winfurther:** Kuhpocken und vaccinale Melkererkrankung. Z. Hyg. Infekt.-Kr. **113**, 192 (1931). — **Katzenellenbogen, I.:** Beitrag zur Ätiologie der Melkerknoten. Acta derm.-venereol. (Stockh.) **16**, 316 (1935). ~ Studies on milker's nodules. Dermatologica (Basel) **105**, 69 (1952). — **Kuske, H.,** u. **W. Soltermann:** Melkerknoten auf Versuchspersonen mit positivem Resultat überimpft. Dermatologica (Basel) **116**, 385 (1958). — **Laurance, B.:** Cowpox in man and its relationship with milker's nodules. Lancet **1955**, 764. — **Lehmann, E.:** Zum Krankheitsbild der Melkerknoten. Zbl. Chir. **57**, 1529 (1930). — **Liedberg, N.:** Spezifische Fingerinfektion des Menschen: Melkerknoten.

Nord. Med. **1942**, 549; Ref. Zbl. Haut- u. Geschl.-Kr. **70**, 182 (1943). — **Lipschütz, B.**: Untersuchungen über die Ätiologie der Paravakzine. Zbl. Bakt., I. Abt. Orig. **81**, 105 (1918). ~ Untersuchungen über Paravaccine. Arch. Derm. Syph. (Berl.) **127**, 193 (1919). ~ Über sekundäre Paravaccine. Derm. Wschr. **1921**, 879. ~ Paravaccine. In: Handbuch der Haut- u. Geschlechtskrankheiten, hgg. von J. Jadassohn, Bd. 2, S. 80—84. Berlin: Springer 1932. — **Ludwig, A.**: Über Melkerknoten am Oberlid. Arch. Augenheilk. **109**, 346 (1935). — **Lutz, W.**: Melkerpocken. Dermatologica (Basel) **110**, 370 (1955). — **Mahnke, P.F.**: Zur Pathologie und Ätiologie der Melkerknoten. Zbl. allg. Path. Anat. **100**, 128 (1959). — **Maire, G., Fr. Woringer,** et **J. Houot**: Éruption vaccinale professionelle des mains consécutive a une inoculation de cow-pox (tubercule vaccinal du trayeur). Bull. Soc. franç. Derm. Syph. **39**, 892 (1932). — **Marchionini, A.**, u. **Th. Nasemann**: Zur Diagnostik der durch Viren der Pockengruppe hervorgerufenen Erkrankungen des Menschen. Arch. klin. exp. Derm. **202**, 69 (1955). — **Martinotti, L.**: Considerazioni sui noduli dei mungitori. Dermosifilografo **25**, Suppl., 145 (1951). — **May, J.**: Zum Studium der durch Melken erworbenen Krankheiten. Rev. argent. Dermatosif. **21**, 329 (1937). — **Nageli, H.**: Über das Vorkommen von Melkerknoten und ihre günstige Beeinflussung durch Sulfonamidverbindungen. Dtsch. Mil.-Arzt **6**, 428 (1941); Ref. Zbl. Haut- u. Geschl.-Kr. **68**, 72 (1942). — **Nasemann, Th.**: Biologie, Morphologie und andere Eigenschaften des Paravaccinevirus. Vortrag: 6. Tagg. der Österr. Ges. für Mikrobiol. u. Hyg. 24.—27. II. 1958. Ref. Zbl. Bakt., I. Abt. Ref. **169**, 352 (1958). ~ Bemerkungen zu der Arbeit von K. zum Winkel: Beobachtungen an Melkerknoten. Derm. Wschr. **1959**, 188. — **Nasemann, Th.**, u. **E. Bauer**: Elektronenoptische Untersuchungen am Paravaccinevirus (v. Pirquet). Klin. Wschr. **35**, 62 (1957). — **Nasemann, Th.**, u. **B. Deubner**: Beitrag zur Virusätiologie des Melkerknotens. Hautarzt **4**, 210 (1953). — **Nomland, R.**, and **A.P. McKee**: Milker's nodules. Report of ten cases. Arch. Derm. Syph. (Chic.) **65**, 663 (1952). — **Nusshag, W.**: Vaccine-Infektion bei einem Melker. Tierärztl. Umsch. **1936**, 187. — **Ormea, F.**, and **W. Argano**: Milker's nodule with staphylococcal superinfection. Minerva derm. **36**, 183—184 (1961). — **Petracek, E.**: Beitrag zur Ätiologie der Melkerknoten. Derm. Z. **71**, 71 (1935). — **Petrin, S.**: Über Melkerknoten. Med. Klin. **1941**, 351. — **Pierini, L.E., D. Grinspan**, y **D. Ugazio**: Nodulos de los ordenadores. Arch. argent. Derm. **2**, 111 (1952); Ref. Zbl. Haut- u. Geschl.-Kr. **84**, 48 (1953). — **Pirquet, Cl. v.**: Die Paravaccine. Z. Kinderheilk. **13**, 309 (1915). — **Platt, H.**: The significance for man of some dermotropic virus infections of animals. Med. Press **1958**, 1195. — **Pomuss, B.J.**: Über Melkerknoten. Derm. Wschr. **1934**, 134. — **Puntigam, F.**, u. **E. Orth**: Ein Beitrag zur Ätiologie der Melkerknoten. Wien. klin. Wschr. **1951**, 540. — **Reczko, E.**: Elektronenmikroskopische Untersuchungen am Virus der Stomatitis papulosa. Zbl. Bakt., I. Abt. Orig. **169**, 425 (1957). — **Richter, R.**, u. **M. Kressmann**: Beobachtungen über das Vorkommen und die Symptomatologie der Melkerknoten. Arch. Derm. Syph. (Berl.) **192**, 245 (1950). — **Richter, R.**, u. **L. Tat**: „Melkerknoten" als Schafpockenerkrankung in der Türkei. Derm. Wschr. **1954**, 370. — **Riehl, G.**: Melkerknoten. Zbl. Haut- u. Geschl.-Kr. **81**, 116 (1952). — **Ruska, H.**, u. **G.A. Kausch**: Über Form, Größenverteilung und Struktur einiger Viruselementarkörper. Zbl. Bakt., I. Abt. Orig. **150**, 311 (1943). — **Salkan, P.M.**: Zur Klinik der Epidemiologie und Ätiologie der Melkerknoten. Acta derm.-venereol. (Stockh.) **14**, 342 (1933). — **Schultze, W.**, u. **Fr. v. Grundherr**: Über Melkerknoten mit toxischem Exanthem. Arch. Derm. Syph. (Berl.) **158**, 1 (1929). — **Schultze, W., O. Seifried** u. **J. Schaaf**: Die Melkerknoten und ihre Ätiologie. Z. Infekt.-Kr. Haustiere **31**, 295 (1927). — **Sedlacek, V.**, u. **J. Kunz**: Melkerknoten. Prakt. Lék. (Praha) **35**, 303 (1955); Ref. Excerpta med. (Amst.), Sect. XIII **10**, 287 (1956). — **Senin, A.**: Beitrag zur Kenntnis der sog. Melkerknoten. Derm. Wschr. **1932**, 605. — **Shdanow, W.M.**: Viren bei Mensch und Tier. Evolution, Systematik und Bestimmung, S. 56, 160 u. 164. Jena: Gustav Fischer 1957. — **Sonck, C.E.**: Milker's nodules with allergic secondary eruptions. Acta allerg. (Kbh.) **4**, 241 (1951). — **Sonck, C.E.**, and **K. Penttinen**: Milker's nodules transmission from man to man. Acta derm.-venereol. (Stockh.) **34**, 420 (1954). — **Stark, A.M., M.M. Tiesenhausen, N.M. Goschanskaja, E.W. Skrotzky, D.S. Schtschastny** u. **W.A. Zuk**: Über die Pockenätiologie der sog. Melkerknoten. Arch. Derm. Syph. (Berl.) **170**, 38 (1934). — **Tappeiner, J.**: Zur Frage der vaccinalen Ätiologie der Melkerknoten. Wien. klin. Wschr. **1938**, 1061. — **Truffi, G.**: Melkerknoten. Arch. 9. intern. Kongr. Derm. **1**, 361 (1935). — **Varca, C.**: Über die Melkerknoten. Dermosifilografo **11**, 192 (1936); Ref. Zbl. Haut- u. Geschl.-Kr. **54**, 528 (1937). — **Wagner, V., A. Tomsikova, V. Vilim** u. **J. Zdaril**: Anteil der Torulastämme an der Ätiologie der Melkerknoten. Zbl. Bakt., I. Abt. Orig. **173**, 260 (1958). — **Wallace, H.J.**: A note on milker's nodes. Brit. J. Derm. **59**, 379 (1947). — **Wendelberger, J.**: Über zwei Fälle von Melkerknoten. Derm. Wschr. **1933**, 1199. — **Wheeler, C.E.**, and **E.P. Cawley**: Milker's nodules. Sth. med. J. (Bgham, Ala.) **49**, 973 (1956). ~ The etiology of milker's nodules. A.M.A. Arch. Derm. **75**, 249 (1957). — **Winkel, K. zum**: Beobachtungen an Melkerknoten. Derm. Wschr. **1958**, 293. — **Winternitz, R.**: Knotenbildungen bei Melkerinnen. Arch. Derm. Syph. (Berl.) **49**, 195 (1899). — **Woringer, Fr.**: Deux nouveaux cas de tubercules du trayeur. Bull. Soc. franç. Derm. Syph. **41**, 197 (1934). — **Zeitlin, I.**: Über die Ätiologie der Melkerinnenknötchen. Sovet. Vestn. Vener. i. Derm. **3**, 602 (1934); Ref. Zbl. Haut- u. Geschl.-Kr. **49**, 693 (1935). — **Zumbusch, L. v.**: Über Melkerknoten. Arch. Derm.

Syph. (Berl.) **150**, 311 (1926). — **Zurukzoglu, St.**, u. **E. Kuske**: Beitrag zum Problem der Ätiologie der Melkerknoten. Acta derm.-venereol. (Stockh.) **19**, 569 (1938).

Vaccinia

Almeida Ganzalves, J.C.: Malignant Change in Smallpox Vaccination Scars. Arch. Derm. **93**, 229 (1966). — **Bachmann, K.D.**: Über das parainfektiöse Enzephalitis-Syndrom im Kindesalter. Fortschr. Med. **81**, 354 (1963). — **Baldridge, G.D.**, and **A.M. Kligman**: The relationship between hypersensitivity and immunity to vaccinia. J. invest. Derm. **18**, 205 (1952). — **Bauer, D.J.**: The antiviral and synergic actions of Isatin Thiosemicarbazone and certain Phenoxypyrimidines in vaccinia infection in mice. Brit. J. exp. Path. **36**, 105—114 (1955). — **Berger, K.**: Todesfälle nach Pockenschutzimpfung. Wien. med. Wschr. **144**, 249 (1964). — **Bigler, J.A.**, and **E.L. Slotkowski**: Smallpox vaccination with prolonged vaccinia. Pediatrics **7**, 24—33 (1951). — **Briody, B.A.**: A unitarian view of vaccinia hemagglutinin. Yale J. Biol. Med. **24**, 1—4 (1951). — **Broom, J.C.**: Revaccination in adults. Lancet **1947 I**, 364—366. — **Bugbee, L.M.**, **A.A. Like**, and **R.B. Stewart**: The effects of cortisone on intradermally induced vaccinia infection in rabbits. J. înfect. Dis. **106**, 166—173 (1960). — **Browne, S.G.**, and **E.M. Davis**: Reaction in leprosy precipitated by smallpox vaccination. Leprosy Rev. **33**, 252—254 (1962). — **Chu, C.M.**: Studies on vaccinia haemagglutinin. I. Some physiochemical properties. J. Hyg. **46**, 42—48 (1948). — **Cocchi, P.**: Antiviral activity of 4-aminopteroylglutamic acid on vaccinia virus in tissue cultures. Antibiot. and Chemother. **11**, 79—88 (1961). — **Cochran, W.**, and **J.H. Connolly**: Bone involvement after vaccination against smallpox. Brit. med. J. **1963**, 5352, 285—287. — **Collier, L.H.**: The development of a stable smallpox vaccine. J. Hyg. **53**, 76—101 (1955). — **Collier, L.H.**, **D. McClean**, and **L. Vallet**: The antigenicity of ultraviolet irradiated vaccinia virus. J. Hyg. **53**, 513—534 (1955). — **O'Connell, C.J.**, et al.: Progressive vaccinia with normal antibodies. A case possibly due to deficient cellular immunity. Ann. intern. Med. **60**, 282—289 (1964). — **Cook, E.B.M.**, **B. Bell**, **P. Forsyth**, **J.V. Irons**, and **G.W. Cox**: Use of chorio-allantoic membrane culture smallpox vaccine in Texas. Tex. Rep. Biol. Med. **11**, 522—529 (1953). — **Craigie, J.**: The nature of the vaccinia flocculation reaction, and observations on the elementary bodies of vaccinia. Brit. J. exp. Path. **13**, 259—268 (1932). — **Craigie, J.**, and **F.O. Wishart**: Skin sensitivity to the elementary bodies of vaccinia. Canad. J. publ. Hlth. **24**, 72 (1933). — **Downie, A.W.**: The immunological relationship of the virus of spontaneous cow-pox to vaccinia virus. Brit. J. exp. Path. **20**, 158 (1939). — **Easterbrook, K.B.**, and **C.I. Davern**: The effect of 5-bromodeoxyuridine on the multiplication of vaccinia virus. Virology **19**, 509—520 (1963). — **Elford, W.J.**, and **C.H. Andrewes**: Filtration of vaccinia virus through gradocol membranes. Brit. J. exp. Path. **13**, 36—42 (1932). — **Finlay-Jones, L.R.**: Fatal Myocarditis after vaccination against smallpox. Report of a case. New Engl. J. Med. **270**, 41—42 (1964). — **Flewett, T.H.**, and **F.L. Ker**: A case of vaccinia necrosum (or progressive vaccinia), with severe hypogammaglobulinaemia, treated with n-methyl isatin beta-thiosemicarbazone (33T57). J. clin. Path. **16**, 271—277 (1963). — **Gillen, A.L.**, **M.M. Burr**, and **F.P. Nagler**: Recovery of two distinct hemagglutinins of vaccinia virus. J. Immunol. **65**, 701—706 (1950). — **Goetzeler, A.**: Tödlicher Ausgang eines Falles von Ekzemevaccination. Münch. med. Wschr. **102**, 1419—1422 (1960). — **Greenberg, M.**: Complications of vaccination against smallpox. Amer. J. Dis. Child. **76**, 492—502 (1948). — **Hall, G.F.M.**, **A.C. Cunliffe**, and **J.A. Dudgeon**: Prolonged generalized vaccinia. J. Path. Bact. **66**, 25—38 (1953). — **Hamre, D.**, **K.A. Brownlee**, and **R. Donovick**: Studies on the chemotherapy of vaccinia virus. II. The activity of some thiosemicarbazones. J. Immunol. **67**, 305—312 (1951). — **Herrlich, A.**: Welchen Nutzen hat die Prophylaxe der postvakzinalen Enzephalitis. Eine vergleichende Bewertung der heutigen Methoden. Dtsch. med. Wschr. **89**, 968—974 (1964). — **Herrlich, A.**, u. **A. Mayr**: Vergleichende experimentelle Arbeiten über die „Vaccine-Kuhpocken-Viren". Arch. Hyg. (Berl.) **138**, 479 (1954). — **Herrlich, A.**, **A. Mayr**, **H. Mahnel** u. **E. Munz**: Experimentelle Studien über die Transformation des Variola- in das Vaccine-Virus. Arch. ges. Virusforsch. **12**, 579—599 (1963). — **Herrlich, A.**, **H. Stickl** u. **E. Munz**: Kann man den Ablauf der Pockenschutzimpfung medikamentös beeinflussen. Dtsch. med. Wschr. **90**, 69 (1965). — **Herrlich, A.**, **H. Aldinger** u. **H. Möbest**: Morphologische und serologische Bewertung der Reaktion auf die Wiederimpfung gegen Pocken unter besonderer Berücksichtigung der virusneutralisierenden Antikörper. Dtsch. med. Wschr. **90**, 2225—2229 (1965). — **Herzberg, K.**: Vergleichende Vaccinevirusuntersuchungen. Zbl. Bakt., I. Abt. Orig. **162**, 408—430 (1955). ~ Die Technik der Färbung von Elementarkörpern des Variola- und Vaccinia-Virus mit Victoria-Blau. Zbl. Bakt., I. Abt. Orig. **177**, 145—148 (1960). — **Holden, M.**, and **L.B. Adams**: The influence of hydrocortisone on vaccinia virus grown in L cells. J. infect. Dis. **110**, 268—277 (1962). — **Hood, C.K.**, and **G.E. McKinnon**: Prenatal vaccinia. Amer. J. Obstet. Gynec. **85**, 238—240 (1963). — **Hyatt, H.W., sr.**: Unusual responses to smallpox vaccinations in two children. 1. Lymphatic transfer of smallpox vaccine from deltoid area, with resultant primary takes in two new sites (wrist and finger), in a 23-week-old male infant. 2. Abundant hair growth, around periphery of recently healed smallpox scar, in a one-year-old female infant. Pediatrics **32**, 288—290 (1963).

— **Joppich, I.**: Verhalten und klinische Signifikanz der Vaccine-Hämagglutinations-Hemmkörper im 1. Lebensmonat. Mschr. Kinderheilk. **111**, 138—140 (1963). — **Kanellopulos, N.P., K. Ioannu** u. **I. Antoniadis**: Ein Fall einer thrombopenischen Purpura nach Pockenimpfung. Med. Klin. **57**, 1816—1817 (1962). — **Kaplan, C.**: The antigenicity of γ-irradiated vaccinia virus. J. Hyg. (Lond.) **58**, 391—398 (1960). — **Kaufman, H.E., A.B. Nesburn**, and **E.D. Maloney**: Cure of vaccinia infection by 5-iodo-2'-deoxyuridine. Virology **18**, 567—569 (1962). — **Keidan, S.E., K. McCarthy**, and **J.C. Haworth**: Fatal generalized vaccinia with failure of antibody production and absence of serum gamma globulin. Arch. Dis. Childh. **28**, 110—116 (1953). — **Killpack, W.S.**: Prenatal vaccinia. Lancet **1963 I**, 388. — **Kozinn, P.J., M.M. Sigel**, and **R. Gorrie**: Progressive vaccinia associated with agammaglobulinemia and defects in immune mechanism. Pediatrics **16**, 600 (1955). — **Kozlowska, J.**, and **L. Sztymela**: Generalized haemorrhagic vaccinia during remission of acute leukaemia. Arch. Dis. Childh. **37**, 442—443 (1962). — **Landsman, J.B.**, et al.: Controlled trial of marboran on group vaccinated against smallpox. Lancet **1964 I**, 330. — **Lea, D.E.**, and **M.H. Salaman**: The inactivation of vaccinia virus by radiations. Brit. J. exp. Path. **23**, 27—37 (1942). — **Lebedev, V.N.**: A case of hemorrhagic vasculitis following smallpox vaccination. Klin. Med. (Mosk.) **41**, 142—143 (1963). — **Lindenmann, J.**, and **G.E. Gifford**: Studies on vaccinia virus plaque formation and its inhibition by interferon. I. Dynamics of plaque formation by vaccinia virus. Virology **19**, 283—293 (1963). ~ Studies on vaccinia virus plaque formation and its inhibition by interferon. III. A simplified plaque inhibition assay of interferon. Virology **19**, 302—309 (1963). — **Lewis, H.M.**, and **F.C. Johnson**: Fatal agammaglobulinemic progressive vaccinia. Report of a case with a classification of human cutaneous vaccinia. A.M.A. Arch. Dermat. **75**, 837—844 (1957). — **Lyon, E.**: Pockenimpfung und Cortisonbehandlung. Dtsch. med. Wschr. **10**, 401—403 (1959). — **Macadam, D.B.**, and **W. Whitaker**: Cardiac complications after vaccination for smallpox. Brit. med. J. **1962**, 5312, 1099—1100. — **Marquardt, J., R. Geister** u. **D. Peters**: Präparation und Eigenschaften hoch gereinigter Vaccine-Virus-Suspensionen. Arch. ges. Virusforsch. **12**, 561—578 (1963). — **Mastiukova, N.Iu.**, and **N.V. Iaroslavskaia**: On antismallpox antibodies [russian]. Vop. Virus. **7**, 67—72 (1961). — **Marmelzat, W.L.**, et al.: Malignant melanomas in smallpox vaccination scars. Report of six cases. Arch. Derm. (Chic.) **89**, 823—826 (1964). — **McCrea, J.F., J.W. Preiss**, and **J. O'Loughlin**: Physical studies on pox viruses. I. Inactivation of vaccinia virus infectivity with low-energy electrons. Biophys. J. **1**, 43—53 (1960). — **Meindersma, T.E.**: Thrombocytopenia after vaccination against smallpox. Ned. milit. geneesk. T. **14**, 199—205 (1961). — **Megay, K.**: Cutan-allergische Reaktionen mit Antigenen aus der Vaccine-Variola-Gruppe. Wien. klin. Wschr. **1950**, 404. — **Nagler, F.P.O.**: Application of Hirst's phenomenon to the titration of vaccinia virus and vaccinia immune serum. Med. J. Aust. **1**, 281—283 (1942). — **Naidoo, P.**, and **H. Hirsch**: Prenatal vaccinia. Lancet **1963 I**, 196—197. — **Nanning, W.**: Prophylactic effect of antivaccinia gamma-globulin against postvaccinal encephalitis. Bull. Wld Hlth Org. **27**, 317—324 (1962). — **Overman, J.R.**, and **I. Tamm**: Equivalence between vaccinia particles counted by electron microscopy and infectious units of the virus. Proc. Soc. exp. Biol. Med. **92**, 806—810 (1956). ~ Multiplication of vaccinia virus in the chorio-allantoic membrane in vitro. Virology **3**, 173—184 (1957). — **Palacios, R., G. Contreras, R. Espejo, R. Jimenez, A. Ohlbaum**, and **A. Toha**: Compound survival curve of vaccinia-virus after gamma radiation. Biochim. biophys. Acta (Amst.) **68**, 149—151 (1963). — **Parker, R.F.**, and **T.M. Rivers**: Immunological and chemical investigations of vaccine virus. IV. Statistical studies of elementary bodies in relation to infection and agglutination. J. exp. Med. **64**, 439—452 (1936a). ~ Immunological and chemical investigations of vaccina virus. III. Response of rabbits to inactive elementary bodies of vaccinia and to virus-free extracts of vaccine virus. J. exp. Med. **63**, 69—94 (1936b). — **Paschen, E.**: Vaccine und Vaccineausschläge. In: Handbuch der Haut- u. Geschlechtskrankheiten, hgg. von J. Jadassohn, Bd. II, S. 251—258. Berlin: Springer 1932. — **Patoria, N.K.**: Hemagglutination studies of variola and vaccinia viruses. Indian J. med. Sci. **17**, 871—875 (1963). — **Peters, D.**, and **W. Stoeckenius**: Untersuchungen am Virus der Variola-Vaccine. III. Mitt.: Enzymatischer Abbau des Innenkörpers. Z. Naturforsch. **9b**, 524—529 (1954). — **Pincus, W.B.**, and **J.A. Flick**: The role of hypersensitivity in the pathogenesis of vaccinia virus infection in humans. J. Pediat. **62**, 57—62 (1963). — **Rada, B., Z. Budesinsky**, and **Z. Perina**: Inhibition of vaccinia virus multiplication by 2-carboxymethylmercapto-4-amino-5-(p-chlorphenyl)-pyrimidine. Experientia (Basel) **19**, 196—197 (1963). — **Raettig, H.**: Aktive Immunisierung heute und morgen. Wien. med. Wschr. **113**, 366—370 (1963). — **Rohwedder, H. J.**, et al.: Nephrotisches Syndrom nach Pockenimpfung. Arch. Kinderheilk. **168**, 53—60 (1963). — **Rooyen, C.E. van**, and **A.J. Rhodes**: The variola-vaccinia virus: animal experiments. In: Virus Diseases of Man, pp. 308—333. New York: Nelson 1948. — **Rosen, F.S.**, et al.: Dangers of vaccination in lymphopenic infants. Pediatrics **33**, 310—311 (1964). — **Salaman, M.H.**: The combining properties of vaccinia virus with the antibodies demonstrable in anti-vaccinial serum. Brit. J. exp. Path. **18**, 245—258 (1937). — **Schafer, K.H.**: Nierenerkrankung nach Pockenimpfung. Mschr. Kinderheilk. **111**, 361—368 (1963). — **Scheiffarth, F.**: Vaccination von Allergikern. Med. Welt (Berl.) **45**, 2386 bis 2391 (1962). — **Siegert, R.**, u. **W. Schulz**: Über den Beginn und die Dauer der Virämie nach Pockenschutzimpfung. Z. Hyg. Infekt.-Kr. **137**, 81 (1953). — **Smadel, J.E.**, **T.M. Rivers**, and **C.L. Hoagland**: Nucleoprotein antigen of vaccine virus. I. A new antigen obtained from elementary bodies of vaccinia. Arch. Path. **34**, 275—285 (1942). — **Smadel, J.E.**, **T.M. Rivers**, and **E.G. Pickels**: Estimation of the purity of preparations of elementary bodies of vaccinia. J. exp. Med. **70**, 379—385 (1939). — **Smejkal, F.**, and **F. Sorm**: The effect of 6-azauracil riboside against vaccinia virus in rabbits. Acta virol. **6**, 282 (1962). — **Spillane, J.D.**, et al.: The neurology of jennerian vaccination. A clinical account of the neurological complications which occurred during the smallpox epidemic in South Wales in 1962. Brain **87**, 1—44 (1963). — **Stickl, H.**, u. **J. Engelhardt**: Die Gewebeimmunität nach der Pockenschutzimpfung und ihr Nachweis mit Hilfe der Immuncytolyse: Ausarbeitung eines Mikrotestes für die Praxis. Münch. med. Wschr. **106**, 2302 (1964). ~ Die Leukocytolyse als Zeichen der spezifischen Reaktionsfähigkeit der Gewebe auf Vaccinevirus nach der Pockenschutzimpfung. Klinische, experimentelle und elektronenmikroskopische Untersuchungen. Z. ges. Hyg. 1965 (im Druck). — **Stoeckenius, W.**, and **D. Peters**: Untersuchungen am Virus der Variola-Vaccine. IV. Mitt.: Die Morphologie des „Innenkörpers". Z. Naturforsch. **10b**, 77—80 (1955). — **Stuart, G.**: Memorandum on post-vaccinal encephalitis. Bull. Wld Hlth Org. **1**, 36—53 (1947—1948). — **Tamm, I.**, and **J.R. Overman**: Relationship between structure of benzimidazole derivatives and inhibitory activity on vaccinia virus multiplication. Virology **3**, 185—196 (1957). — **Thompson, E.L.**, **M. Price**, **S.A. Minton jr.**, **E.A. Falco**, and **G.H. Hitchings**: Protection of mice against the vaccinia virus by the administration of phenoxythiouracils. J. Immunol. **67**, 483—491 (1951). — **Türk, E.**: Klinik und Praxis der subkutanen Pockenschutzimpfung. Wien. med. Wschr. **101**, 774 (1951). ~ Pockenschutzimpfung — kutan oder subkutan? Öst. Z. Kinderheilk. **10**, 322 (1954). — **Vignes, P.**: Is smallpox vaccination of pregnant women harmful for the embryo and the fetus? Maternité **12**, 186—196 (1963). — **Vladimirskaia, E.B.**: Complications in leukemic patients vaccinated against smallpox. Sovetsk. Med. **25**, 118—120 (1961). — **Weber, G.**, u. **J. Lange**: Zur Variationsbreite der „Inkubationszeiten" postvakzinaler zerebraler Erkrankungen. Dtsch. med. Wschr. **31**, 1461 (1961). — **Webster, I.M.**: The response of leprosy patients to smallpox vaccine. W. Afr. med. J. **8**, 322 to 324 (1959). — **White, C.M.**: Vaccinia gangrenosa due to hypogammaglobulinaemia. Lancet **1963 I**, 969—971. — **Wilson, D.E.**: Radiation inactivation of vaccinia virus. Radiat. Res. **14**, 796—802 (1961). — **Wohlrab, R.**: Die Pockenschutzimpfung. In: Schutzimpfungen, hgg. von H. Spieß, S. 172—204. Stuttgart: Georg Thieme 1958. — **Yaol, H.**: Über die subkutane Pockenschutzimpfung. Steht die subkutane Schutzimpfung in ihrem Erfolg der kutanen wesentlich nach? Klin. Med. **11**, 49 (1956).

Molluscum contagiosum

Appelmans, M., **J. Michiels**, and **L. Jamotton**: Pseudochalazion durch Molluscum contagiosum. Bull. soc. belge Ophthal. **125**, 1018—1028 (1960). — **Banfield, W.G.**: Dense granule in the elementary body of molluscum contagiosum. J. biophys. biochem. Cytol. **5**, 513 (1959). — **Banfield, W.G.**, and **D.C. Brindley**: An electron microscopic study of the epidermal lesion of molluscum contagiosum. Ann. N.Y. Acad. Sci. **81**, 145—163 (1959). — **Baran, L.R.**: Évolution paradoxale d'une éruption profuse de Molluscum contagiosum traitée par érythromycine puis par terramycine. Bull. Soc. franç. Derm. Syph. **65**, **343** (1958). — **Blank, H.**: Virus induced tumors of human skin (warts, molluscum contagiosum). Ann. N.Y. Acad. Sci. **54**, 1226 (1952). — **Blank, H.**, and **G. Rake**: Viral and rickettsial diseases of the skin, eqe and mucous membranes of man. Boston and Toronto: Little, Brwon & Comp. 1955. — **Carteaud, A.J.P.**: L'inoculabilité à l'homme du «Molluscum contagiosum» et des verrues. Auto-observations. Bull. Soc. franç. Derm. Syph. **65**, 260 (1958). — **Cassazza, R.**: Eine noch nicht beschriebene Abart des Molluscum contagiosum (Molluscum contagiosum cornoides). Derm. Wschr. **1934**, 260. — **Chang, T.W.**, and **L. Weinstein**: Cytopathic agents isolated from lesions of molluscum contagiosum. J. invest. Derm. **37**, 433—439 (1961). — **Craps, M.**: Eruption profuse de molluscum contagiosum traitée par sulfanilinamidothiazol et podophylline. Arch. belges Derm. **7**, 162 (1951). — **Curtin, B.J.**, and **F.H. Theodore**: Ocular molluscum contagiosum. Amer. J. Ophthal. **39**, 302 (1955). — **Dougherty, J.**: Aureomycin therapy in dermatoses of viral etiology. N.Y. St. J. Med. **51**, 1932 (1951). — **Dourmashkin, R.**, and **W. Bernhard**: A study with the electron microscope of the skin tumour of molluscum contagiosum. J. Ultrastruct. Res. **3**, 11 (1959). — **Dourmashkin, R.**, et **B. Duperrat**: Observation au microscope électronique du virus du «Molluscum contagiosum». C.R. Acad. Sci. (Paris) **246**, 3133 (1958). — **Dourmashkin, R.**, et **H.L. Fevre**: Culture in vitro sur des cellules de la souche HeLa et identification au microscope électronique du virus du Molluscum contagiosum. C.R. Acad. Sci. (Paris) **246**, 2308 (1958). — **Eberl-Rothe, G.**, u. **M. Kaiser**: Über die histologischen und mikrobiellen Komponenten des Molluscum contagiosum. Arch. klin. exp. Derm. **204**, 309 (1957). — **Ebert, M.H.**, and **M. Otsuka**: Virus diseases of the skin, with special reference to elementary and inclusion bodies. Variola-vaccinia and molluscum contagiosum. Arch. Derm. Syph. (Chic.) **48**, 635 (1943).

— **Epstein, W. L., M. A. Conant,** and **H. Krasnobrod:** Molluscum contagiosum: Normal and Virus infected Epidermal Cell Kinetics. J. invest. Derm. **46**, 91—103 (1966). — **Epstein, W. L., I. Senecal, H. Krasnobrod,** and **A. M. Massing:** Viral antigens in human epidermal tumors: localization of an antigen to molluscum contagiosum. J. invest. Derm. **40**, 51—59 (1963). — **Ferreira-Marques, J.,** and **A. Tanissa:** Epidemic of molluscum contagiosum in an orphanage. Gaz. méd. port. **7**, 731 (1954); Ref. Excerpta med. (Amst.), Sect. XIII **10**, 23 (1956). — **Finney, R.:** The treatment of the mollusca contagiosa. Lancet **1954**, 862. — **Funt, T. R.:** Cantharidin treatment of molluscum contagiosum. Arch. Derm. (Chic.) **83**, 504—505 (1961). — **Gans, O.:** Histologie der Hautkrankheiten, Bd. 2. Berlin: Springer 1928. — **Gay-Prieto, J., A. P. Rodriguez,** and **G. Jaqueti:** Contribution to the morphogenetic and histochemical knowledge on the "molluscum contagiosum". Acta derm.-venereol. (Stockh.). **37**, 231 (1957). — **Glazunov, M. F.:** Changes simulating molluscum contagiosum in the epidermis of keratoacanthoma and of some papillary neoplasms of the lower lip and skin. Vop. Onkol. **8 (6)**, 48—55 (1962). — **Goodpasture, E. W.,** and **H. King:** A cytologic study of molluscum contagiosum. Amer. J. Path. **3**, 385 (1927). — **Goodpasture, E. W.,** and **C. E. Woodruff:** A comparison of the inclusion bodies of fowl pox and molluscum contagiosum. Amer. J. Path. **7**, 1 (1931). — **Gudgel, E. F.:** Can molluscum contagiosum be a venereal disease? U.S. armed Forces med. J. **5**, 1207 (1954). — **Guy, W. H., F. M. Jacob,** and **W. B. Guy:** Aureomycin in molluscum contagiosum. Arch. Derm. Syph. (Chic.) **60**, 629 (1949). — **Hauss, H.:** Molluscum contagiosum. Z. Haut- u. Geschl.-Kr. **32**, I—IV (1962). — **Hill, W. R.,** and **J. G. Downing:** Molluscum contagiosum cúred with Sulfapyridine. Arch. Derm. Syph. (Chic.) **46**, 139 (1942). — **Hill, W. R.,** and **S. J. Messina:** Molluscum contagiosum of the capilitium. Report of two cases. Arch. Derm. Syph. (Chic.) **60**, 633 (1949). — **Hövelborn, K.:** Mollusca contagiosa, geheilt mit Grenzstrahlen. Zbl. Haut- u. Geschl.-Kr. **52**, 199 (1936). — **Hofmann, H.:** Die Viruserkrankungen der Bindehaut und Hornhaut und ihre Behandlung. Wien. klin. Wschr. **1958**, 1020. — **Hung, T.,** and **N. Draganescu:** Experimental studies on molluscum contagiosum. Stud. Cercet. Inframicrobiol. **11**, 293—299 (1960). — **Imai, R.:** Molluscum contagiosum and conjunctivitis. Chuo-Ganka-Iho **26**, 1 (1934); Ref. Zbl. Haut- u. Geschl.-Kr. **49**, 353 (1935). — **Julianelle, L. A.,** and **W. M. James:** Molluscum contagiosum of the eye, its clinical course and transmissibility and the cultivating of the virus. Amer. J. Ophthal. **26**, 565 (1943). — **Lehmann, F.:** Endemisches Auftreten von Mollusca contagiosa. Z. Haut- u. Geschl.-Kr. **15**, 224 (1953). — **Lipschütz, B.:** Weitere Beiträge zur Kenntnis des Molluscum contagiosum. Arch. Derm. Syph. (Berl.) **107**, 387 (1911). ~ Molluscum contagiosum. In: Handbuch der Haut- u. Geschl.-Kr., hgg. von J. Jadassohn, Bd. XII, Teil 3, S. 1—32. Berlin: Springer 1933. — **Marchionini, A.,** u. **Th. Nasemann:** Zur Diagnostik der durch Viren der Pockengruppe hervorgerufenen Erkrankungen des Menschen. Arch. klin. exp. Derm. **202**, 69 (1955). — **Maruoka, T.:** Statistische Beobachtungen am Molluscum contagiosum. Jap. J. Derm. **39**, 91 (1936); Ref. Zbl. Haut- u. Geschl.-Kr. **55**, 465 (1937). — **Mathur, S. P.:** Ocular complications in molluscum contagiosum. Brit. J. Ophthal. **44**, 572—573 (1960). — **Mehregan, A. H.:** Molluscum contagiosum. A clinicopathologic study. Arch. Derm. **84**, 123—127 (1961). — **Melnick, J. L., H. Bunting, W. G. Banfield, M. J. Strauss,** and **W. H. Gaylord jr.:** Electron microscopy of viruses of human papilloma, molluscum contagiosum, and vaccinia, including observations on the formation of virus within the cell. Ann. N.Y. Acad. Sci. **54**, 1214 (1952). — **Mescon, H., M. Gray,** and **G. Moretti:** Molluscum contagiosum: A histochemical study. J. invest. Derm. **23**, 293 (1954). — **Mitchell, J. C.:** Observations on the virus of molluscum contagiosum. Brit. J. exp. Path. **34**, 44 (1953). — **Münsterer, H. O.:** Virusforschung und Dermatologie. Zbl. Haut- u. Geschl.-Kr. **68**, 193 (1942). — **Nasemann, Th.:** Licht- und elektronenoptische Untersuchungen zur Morphologie des Molluscum contagiosum-Virus und dessen Einschlußbildungen sowie Beiträge zur Klinik, Serologie, Histopathologie u. Pathogenese des Molluscum contagiosum. I. Geschichte u. Klinik. Hautarzt **8**, 301 (1957a). ~ II. Virusätiologie, Übertragungsversuche und Epidemiologie. Hautarzt **8**, 352 (1957b). ~ III. Serologie, Immunitätsverhältnisse und Histologie. Hautarzt **8**, 397 (1957c). ~ IV. Histochemie, Ultrahistologie, pathogenetische Untersuchungen u. Morphologie des Molluscum contagiosum-Virus. Hautarzt **8**, 443 (1957d). ~ V. Mikromorphologie der Elementarkörper und der Corps ronds des Molluscum contagiosum. Hautarzt **9**, 29 (1958a). ~ VI. Enzymatisch-morphologische Analyse des Molluscum contagiosum-Virus sowie dessen Stellung im System der Mikroorganismen. Hautarzt **9**, 113 (1958b). — **Nasemann, Th., B. Deubner** u. **O. Huber:** Molluscum contagiosum. Effloreszenzen, licht- und elektronenoptische Abbildungen des Molluscum contagiosum-Virus. Hautarzt **4**, 341 (1953). — **Nasemann, Th.,** u. **O. Huber:** Elektronenoptische Untersuchungen über die Verteilung der Elementarkörpertypen nach peptischem Abbau von Molluscum contagiosum-Virus aus Effloreszenzen unterschiedlichen Alters. Z. Tropenmed. Parasit. **6**, 374 (1955). — **Nasemann, Th.,** u. **P. Stanka:** Darstellung der Einschlußkörper des Molluscum contagiosum durch Pepsin-Hydrolyse und anschließende Feulgen-Reaktion. Derm. Wschr. **1959**, 747. — **Nobl, G.:** Experimenteller Beitrag zur Inokulationsfähigkeit des Molluscum contagiosum. Arch. Derm. Syph. (Berl.) **31**, 231 (1895). — **Papoleczy, F. v.:** Über Molluscum-Conjunctivitis. Klin. Mbl. Augenheilk. **91**, 519 (1933). — **Payenneville,**

H., et **A. J. P. Carteaud**: A propos de l'évolution d'une éruption profuse de «Molluscum contagiosum» après traitment par la terramycine. Bull. Soc. franç. Derm. Syph. **64**, 289 (1957). — **Peters, D.**, u. **W. Stoeckenius**: Elektronenoptische Untersuchungen über die Elementarkörperstruktur des Molluscum contagiosum-Virus. Z. Tropenmed. Parasit. **5**, 329 (1954). — **Pinetti, P.**: Tentativi di cultura del virus del mollusco contagioso sulla membrana corio-allantoidea dell'embrione di pollo. Boll. Ist. sieroter. milan. **21**, 305 (1942). — **Pinkus, H.**, and **D. Frisch**: Inflammatory reactions to molluscum contagiosum, possibly of immunologic nature. J. invest. Derm. **13**, 289 (1949). — **Quill, T. H.**: Molluscum contagiosum of eyelid and cornea. Proc. Mayo Clin. **15**, 139 (1940). — **Rabito, C.**: Über signifikante Erfolge mit der antibiotischen Behandlung insbesondere mit Aureomycin, beim Molluscum contagiosum. Minerva derm. **29**, 94 (1954); Ref. Zbl. Haut- u. Geschl.-Kr. **88**, 254 (1954). — **Rake, G.**, and **H. Blank**: The relationship of host and virus in molluscum contagiosum. J. invest. Derm. **15**, 81 (1950). — **Raskin, J.**: Molluscum contagiosum. Tissue culture and serologic study. Arch. Derm. **87**, 552—559 (1963). — **Riggio, T.**: Über die klinischen Anomalien des Mooluscum contagiosum gelegentlich eines am Nabel lokalisierten „neoplastiformen" Falles. Arch. ital. Derm. **25**, 423 (1953); Ref. Zbl. Haut- u. Geschl.-Kr. **88**, 254 (1954). — **Schiff, B. L.**: Molluscum contagiosum of the buccal mucosa. A.M.A. Arch. Derm. **78**, 90 (1958). — **Sklawunos, Th. G.**: Ein Beitrag zur Histologie des Molluscum contagiosum. (Über ein solitäres exulceriertes Molluscum contagiosum der Oberlippe, ein Lippencarcinom vortäuschend.) Virchows Arch. path. Anat. **270**, 70 (1928). — **Snell, E.**, and **J. G. Fox**: Molluscum contagiosum venereum. Canad. med. Ass. J. **85**, 1152—1154 (1961). — **Spielmann, A.**, **C. Gerard**, and **R. Colson**: Apropos of 2 cases of molluscum contagiosum. Bull. Soc. Ophthal. (Paris) **1**, 49—50 (1961). — **Tanissa, A.**: Molluscum contagiosum der behaarten Kopfhaut. Gaz. méd. port. **3**, 394 (1950); Ref. Zbl. Haut- u. Geschl.-Kr. **78**, 55 (1952). ~ 62 Fälle von Molluscum contagiosum in einem Internat. Therapieversuch mit Sulfonamiden, Podophyllin und Aureomycin. Gaz. méd. port. **4**, 77 (1951); Ref. Zbl. Haut- u. Geschl.-Kr. **79**, 246 (1952). — **Torfs, M.**: Considerations on Molluscum contagiosum in tropical milieu. Ann. Soc. belge Méd. trop. **39**, 703—709 (1959). — **Tzanck, A.**, **E. Sidi**, et **G. R. Melki**: Trois cas de molluscum contagiosum unique, avec réaction ganglionnaire importante. Bull. Soc. franç. Derm. Syph. **56**, 342 (1949). — **Virchow, R.**: Über Molluscum contagiosum. Virchows Arch. path. Anat. **33**, 144 (1865). — **Wada, S.**: Electron microscopie studies on the molluscum contagiosum virus. J. Virol. (Kyoto) **7**, 169 (1957).

Cytomegalie (Speicheldrüsen-Viruskrankheit)

Von G. Seifert, Hamburg, und J. Oehme, Braunschweig

Mit 7 Abbildungen

I. Definition

Die Viruskrankheit *Cytomegalie* beruht auf einer Infektion durch das menschliche Cytomegalie-Virus (Speicheldrüsen-Virus). Synonyma sind Speicheldrüsen-Viruskrankheiten (*Salivary gland virus disease*) und cytomegale Einschlußkörper-Krankheit (*cytomegalic inclusion body disease*).

Die fakultative Pathogenität des Cytomegalie-Virus kommt darin zum Ausdruck, daß schwere generalisierte Formen der Infektion vorwiegend in der frühen Säuglingsperiode auftreten. Bei diaplacentarer Infektion sind Fetopathien häufiger als Embryopathien.

Die Diagnose beruht auf dem Nachweis typischer Riesenzellen mit Kern- und Cytoplasma-Einschlußkörpern in zahlreichen Organen, der Virusisolierung nach Inoculation menschlicher Zellkulturen und dem Titeranstieg komplementbindender und neutralisierender Antikörper.

II. Geschichte

Die Erstbeschreibung typischer Riesenzellen stammt von dem Bonner Pathologen Ribbert, der 1881 auf einer Sitzung der Niederrheinischen Gesellschaft für Natur- und Heilkunde in Bonn über seine Befunde an der Niere eines totgeborenen Kindes berichtete und diese zusammen mit zwei weiteren Beobachtungen in der Parotis 1904 unter dem Titel „Über protozoenartige Zellen in der Niere eines syphilitischen Neugeborenen und in der Parotis von Kindern" veröffentlichte. Im gleichen Jahr erschien die Arbeit von Jesionek und Kiolemenoglou „Über einen Befund von protozoenartigen Gebilden in den Organen eines hereditär luetischen Foetus", 1905 die Mitteilung von Tietze über einen „Protozoenbefund in einer erkrankten Parotis".

Die Bezeichnung „Cytomegalia infantum" wurde 1921 von Goodpasture und Talbot geprägt. Jackson beschrieb 1920 die gleichen Riesenzellen in den Speicheldrüsen von Meerschweinchen und verglich die nucleären Einschlußkörper mit den cellulären Veränderungen bei Varicellen. Von Glahn und Pappenheimer (1925) diskutierten als erste die Möglichkeit einer Virusätiologie bei einer Beobachtung von Erwachsenen-Cytomegalie. 1926 gelang es Cole und Kuttner, die Krankheit in zahlreichen Tierpassagen bei Meerschweinchen zu übertragen.

Farber und Wolbach (1932) führten den Terminus "Salivary gland virus disease" in die Nomenklatur ein und fanden bei einer systematischen Durchsicht von 183 kindlichen Sektionsfällen in 12% eine Cytomegalie der Speicheldrüsen. Wyatt u. Mitarb. (1950) gelang erstmals der cytologische Nachweis der Riesenzellen in vivo im Urinsediment eines an Cytomegalie erkrankten Säuglings. Die Bezeichnung "Inclusion body disease" stammt von Cappel und McFarlane (1947). Die endgültige Bestätigung für die Virusätiologie der menschlichen Cytomegalie wurde gleichzeitig und unabhängig voneinander von Smith (1956), Rowe u. Mitarb. (1956) sowie von Weller u. Mitarb. (1957) durch die Züchtung des menschlichen Cytomegalie-Virus in menschlichen Zellkulturen erbracht.

III. Erreger

1. Eigenschaften

Näher untersucht sind die *Cytomegalie-Viren des Menschen, der Maus und des Meerschweinchens* (Hartley, 1957; McAllister 1966). Die Viren sind nicht von einer Species auf die andere übertragbar und nach Serotypen klassifizierbar. Die gemeinsamen Eigenschaften der Cytomegalie-Viren bestehen in

a) Empfindlichkeit gegenüber Äthereinwirkung mit Verlust der Infektiosität,
b) Inaktivierung nach 10—20 min durch Erhitzen auf 56° C,
c) Stabilität bei pH-Werten von 9—5 sowie Inaktivierung bei pH 4,
d) Konservierbarkeit des Virus in 50 %iger Glycerin-Salzlösung,
e) Unfähigkeit zur Agglutination von Hühnererythrocyten,
f) antigenen Eigenschaften zur Auslösung komplementbindender und neutralisierender Antikörper,
g) Cytopathogenität in der Zellkultur mit Bildung von nucleären und cytoplasmatischen Einschlußkörpern.

2. Morphologie

Die elektronenoptische Beschreibung des *menschlichen Cytomegalie-Virus* basiert auf Befunderhebungen an Autopsiematerial (Minder, 1953; Kramer u. Mitarb., 1962; Timmel, 1964; Seifert und Gieseking, 1965) und an menschlichen Fibroblastenkulturen, die mit Gewebsextrakten von erkrankten Säuglingen beimpft worden waren (Luse und Smith, 1958; Smith, 1959; Lelong u. Mitarb., 1960; Stern und Friedmann, 1960; Smith und Rasmussen, 1963).

Das Cytomegalie-Virus ist auf Grund morphologischer Kriterien (Negativ-Kontrastierung im Elektronenmikroskop) in die *Herpes-Gruppe eingeordnet* worden. Diese Viren bestehen aus einem *Kapsid in Ikosaederform.* Zentral befindet sich ein Binnenkörperchen oder Nucleoid, das die genetische Information in Form von DNS enthält. Die Cytomegalie-Viruspartikel (Virionen) haben einen mittleren Durchmesser von 100 mμ, ein DNS-Nucleoid von 40 mμ Größe, ein 20—30 mμ breites Kapsid und eine etwa 30 Å dicke Außenmembran (Abb. 1; Seifert und Gieseking, 1965). Ob die Zahl der Kapsomeren — d. h. der symmetrisch angeordneten, morphologischen Untereinheiten des Kapsid — beim Cytomegalie-Virus der des Kapsids beim Herpes-Virus (162 Kapsomeren, davon 12 pentagonale und 150 hexagonale) entspricht, ist noch nicht endgültig geklärt. In Ultradünnschnitten haben die Viruspartikel eine schießscheibenförmige Gestalt, bei dichterer Zusammenlagerung auch eine polyedrische Konfiguration. Das Kapsid ist sowohl von der Außenmembran als auch vom Nucleoid durch einen optisch helleren Spalt getrennt. Im Cytoplasma der infizierten Zellen sind die Viruspartikel mitunter etwas größer (bis 180 mμ) und zeigen eine stärkere Mannigfaltigkeit in der Form.

Das *Speicheldrüsenvirus der Maus* wurde nach intraperitonealer Inokulation in der Milz, Leber und Speicheldrüsen elektronenoptisch untersucht (Luse und Smith, 1958; Ruebner u. Mitarb., 1964). Die Viruspartikel im Kern-Einschlußkörper zeigen in den Retikulumzellen der Milz, den Leberepithelien und den Epithelien der Speicheldrüsen eine formale und größenmäßige Übereinstimmung mit dem menschlichen Cytomegalie-Virus. Im Cytoplasma besteht dagegen eine größere Variation der Viruspartikel hinsichtlich Form, Größe und Anordnung. Die bis 180 mμ großen Viruspartikel haben vielfach eine Doppelmembran und liegen als Konglomerate innerhalb von membranbegrenzten, im Durchmesser bis 2 μ großen Säcken. In Kernnähe der Leberzellen treten mitunter Eiweißkristallgitter auf, deren Untereinheiten kleiner als Virusnucleoide sind. In den Retikulumzellen der Milz kommen auch sphärische Viruspartikel mit einem Durchmesser bis zu 400 mμ vor.

3. Zellkultur

Infolge der Artspezifität des Cytomegalie-Virus gelingt eine Züchtung nur *in Zellen der gleichen Species*, dagegen nicht bei Übertragung auf Hühnchen-, HeLa- oder L-Zellen. Das *menschliche Cytomegalie-Virus* vermehrt sich am besten in Fibroblastenkulturen aus embryonalem Haut- oder Muskelgewebe (Smith, 1956; Weller u. Mitarb., 1957; Lelong u. Mitarb., 1960; Stern und Friedmann, 1960; McAllister u. Mitarb., 1963). Rowe u. Mitarb. (1956) züchteten das Virus in

Fibroblastenkulturen aus Rachenmandelgewebe. Die Isolierung des Cytomegalie-Virus in der Zellkultur ist sowohl nach Inoculation durch Biopsie- oder Autopsie-

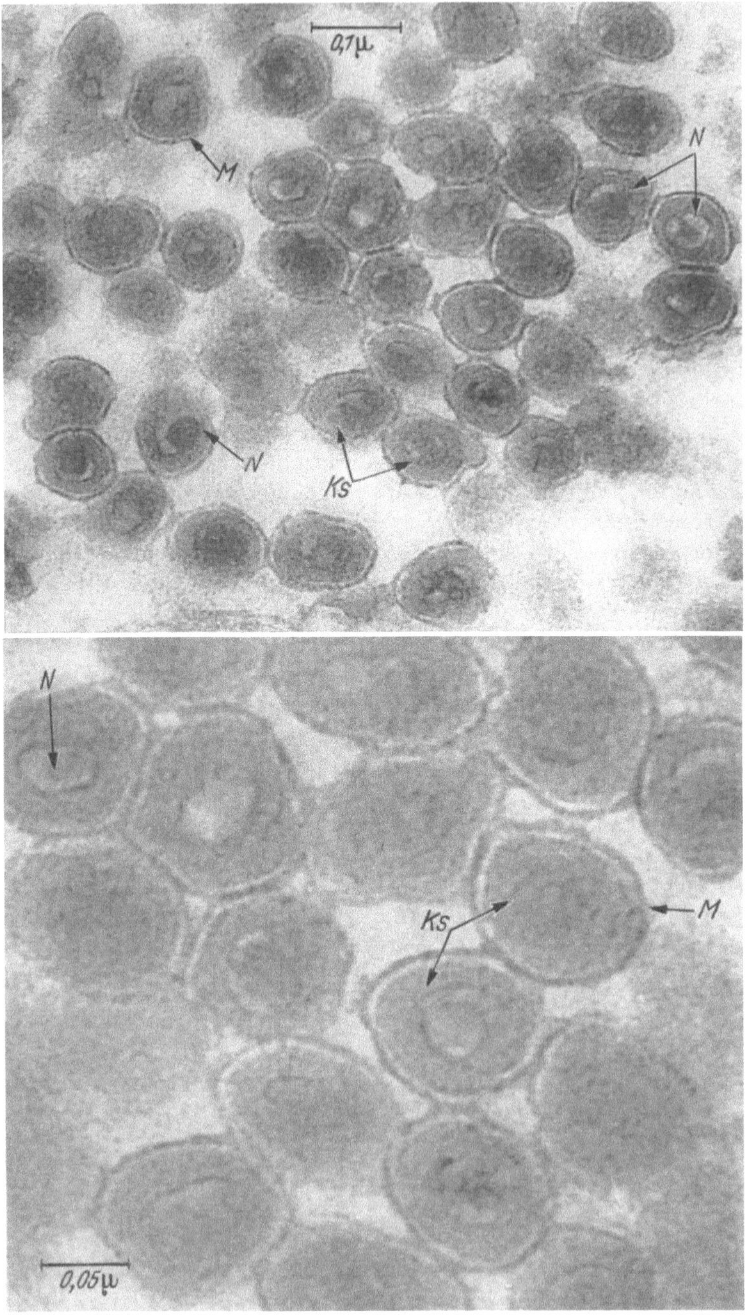

Abb. 1. Cytomegalie-Viren aus dem Cytoplasma einer Riesenzelle der Lunge bei generalisierter Cytomegalie (3 Monate alter männlicher Säugling; S.-Nr. 465/64, Path. Inst. Univ. Münster/W.): zahlreiche polygonale Viruspartikel mit Nucleoid (N), Kapsid (Ks) und Außenmembran (M). Vergrößerung 1:118000 (oben) bzw. 1:236000 (unten). Aus SEIFERT und GIESEKING (1965)

material (Leber, Niere, Speicheldrüse) als auch nach Inoculation von Sekreten oder Exkreten (Speichel, Urin) gelungen (HANSHAW und WELLER, 1961; SMITH und RASMUSSEN, 1963, u.a.). STERN u. Mitarb. (1963) isolierten das Cytomegalie-Virus bei einem Kind aus einem Angiosarkom, HANSHAW und WELLER (1961) aus dem Urin bei Kindern mit Leukämie oder Lymphogranulomatose. In vitro erfolgt bei weiteren Passagen eine allmähliche Adaptation des Cytomegalie-Virus.

HENSON und PINKERTON (1963) entwickelten zur Züchtung des *Cytomegalie-Virus der Maus* in embryonalen Mäuse-Fibroblastenkulturen eine Plaque-Methode. Zwischen der Plaque-Größe und der Viruskonzentration besteht eine direkte Korrelation. Die ersten Plaques sind makroskopisch ab 4. Inoculationstag in einer Größe von 0,2—0,8 mm sichtbar und zeigen bis zum 12. Inoculationstag eine Größenzunahme auf 2,5 mm. Histologisch lassen sich Plaques bereits 36—48 Std nach der Inoculation beobachten. Die Plaques bestehen aus drei Zonen: zentrale Cytolysezone, angrenzende retikulierte Zellzone und äußere Zellzone mit Einschlußkörpern.

4. Vermehrung

Die Vermehrung des menschlichen Cytomegalie-Virus läuft in der Zellkultur in verschiedenen Phasen ab (McALLISTER u. Mitarb., 1963; GOODHEART und JAROSS, 1963; McGAVRAN und SMITH, 1965; RUEBNER u. Mitarb., 1965). In der *1. Phase* (18—24 Std nach der Inoculation) sind noch keine reifen Viren nachweisbar. Die infizierten Zellen zeigen lediglich eine Abrundung und eine juxtanucleäre Cytoplasmazone, die Mucopolysaccharide sowie Lipide enthält und von einem Hof von RNS umgeben ist. In der *2. Phase* (24—48 Std nach der Inokulation) entwickelt sich ein intranucleärer Einschlußkörper, in dem sich reichlich DNS und Virus-Antigene nachweisen lassen. Die juxtanucleäre Cytoplasmazone ist weitgehend unverändert bis auf das Vorkommen einzelner Virus-Antigene am Ende der 2. Phase. In der *3. Phase* (48—72 Std nach der Inoculation) findet eine Reifung der Kern-Einschlußkörper mit Abgrenzung von der Zellmembran durch einen hellen Hof statt. Die juxtanucleäre Cytoplasmazone enthält jetzt ebenfalls reichlich Virus-Antigene und DNS anstelle von RNS. Mitunter erfolgt auch eine Teilung des Kern-Einschlußkörpers in 2—3 separate Einschlußkörper im Zentrum des Zellkernes. In der *4. Phase* (ab 72 Std nach der Inoculation) treten im Kern-Einschlußkörper Vacuolen auf. Virus-Antigene sind jetzt nicht nur intracellulär, sondern auch im Kulturmedium nachweisbar. Allerdings enthält die Flüssigkeit der Zellkulturen stets weitaus weniger Viruspartikel als die cellulären Bestandteile (WELLER u. Mitarb., 1957). Innerhalb der Foci besitzen nach 72 Std etwa 60 % der infizierten Zellen Einschlußkörper im Kern und Cytoplasma, 20 % nur Kern-Einschlußkörper und 25 % nur Cytoplasma-Einschlußkörper. Die Focusgröße nimmt in den folgenden Tagen weiter zu, wobei es zu einer weiteren Schwellung der infizierten Zellen mit Vergrößerung der Zellkerne, Nucleoli und des Cytoplasmas kommt.

Die *Neubildung infektiöser Virionen* erfolgt im Zellkern (STERN und FRIEDMANN, 1960). Nach GOODHEART u. Mitarb. (1964) wird anfangs H^3-Thymidin nur in das Kern-Einschlußkörperchen eingebaut. Dieses Material wandert mit zunehmendem Reifegrad der Virionen vollständig in die Einschlüsse im Cytoplasma. Der Durchtritt der Viruspartikel aus dem Zellkern ins Cytoplasma ist auf zwei Wegen möglich: a) Durchtritt einzelner, von einer Membran umgebener Viruspartikel, d.h. von Kapsiden durch die Kernmembran unter Anlagerung der Außenmembran (envelope) aus Teilen der Kernmembran (wie beim Herpes-Virus), b) Durchtritt zahlreicher, von einer Membran umgebener inkompletter Viruspartikel ins Cytoplasma durch Ruptur der Kernmembran (Kontinuität von Vacuolen- und Kernmembran nach Invagination der Kernmembran) oder durch Ausstoßung des gesamten Bläschens ins Cytoplasma.

5. Toxische und antigene Eigenschaften

Analog den cytopathischen Effekten in der Zellkultur mit Bildung von Einschlußkörpern und Cytolyse besitzt das Cytomegalie-Virus *cyto- und histotoxische Eigenschaften* gegenüber zahlreichen Geweben, vor allem dem Hirngewebe, der

Leber, den Nebennieren und dem hämatopoetischen System. Hierzu rechnen Nekrosen der Hirnsubstanz, der Leberzellen, der Nebennierenrinden- und -markzellen sowie eine Schädigung der Blutbildung mit Thrombocytopenie, Anämie, Erythroblastämie und hämorrhagischer Diathese.

Für das menschliche Speicheldrüsen-Virus wurden verschiedene *Serotypen* mit unterschiedlichen antigenen Eigenschaften nachgewiesen (WELLER u. Mitarb., 1960): *Serotyp 1* (Stamm Davis), *Serotyp 2* (Stamm AD 169; ROWE u. Mitarb., 1956) und *Serotyp 3* (Stamm Esp, Stamm Kerr). Die Virusstämme werden aus Zellkulturen gezüchtet, die mit Gewebsextrakten von cytomegaliekranken Säuglingen inoculiert worden waren. Serologisch treten neutralisierende und komplementbindende Antikörper auf. Durch homologes Serum wird beim Neutralisationstest das jeweilige Virus-Antigen in einem höheren Titer neutralisiert als durch heterologes Serum. Aus tierexperimentellen Befunden (MANNINI und MEDEARIS, 1961) ergibt sich, daß mütterliche Antikörper passiv diaplacentar oder durch die Muttermilch auf das Kind übertragen werden. Etwa 70% aller menschlichen Neugeborenen haben nach ROWE u. Mitarb. (1958) diaplacentar-passiv erworbene Antikörper. Mit zunehmendem Lebensalter lassen sich spezifische Antikörper im Serum in einem hohen Prozentsatz (jenseits des 30. Lebensjahres in über 70%) nachweisen (vgl. Abb. 7).

6. Vergleichende Pathologie der Cytomegalie im Tierreich

Das Cytomegalie-Virus ist im Tierreich besonders bei *Nagetieren* weit verbreitet. Die meisten Beobachtungen über das Vorkommen der Cytomegalie wurden bei Meerschweinchen (JACKSON, 1920; KUTTNER, 1927; ANDREWES, 1930; KUTTNER und T'UNG, 1935; JÄRVI, 1938; MARKHAM, 1938; ROSENBUSCH und LUCAS, 1939; PAPPENHEIMER und SLANETZ, 1942; SMITH und VELLIOS, 1950; HARTLEY u. Mitarb., 1957; COOK, 1958) und Mäusen (KUTTNER und WANG, 1934; MCCORDOCK und SMITH, 1936; SMITH, 1954; BRODSKY und ROWE, 1958) gesammelt. Daneben wurde eine Cytomegalie bei Ratten (KUTTNER und WANG, 1934; KUTTNER und T'UNG, 1935), Hamstern (KUTTNER und WANG, 1934), Maulwürfen (RECTOR und RECTOR, 1934), Hunden (JACKSON, 1921), Schimpansen (VOGEL und PINKERTON, 1955), der Affenspecies Cebus fatuellus (COWDRY und SCOTT, 1935), Silberfüchsen, Nerzen und anderen Species nachgewiesen.

Die *Kern-Einschlußkörper* waren *in den Speicheldrüsen* der einzelnen Species unterschiedlich lokalisiert: bei Mäusen, Hamstern und Schimpansen in den Acinusepithelien; bei Meerschweinchen und Cebus fatuellus in den Gangepithelien; bei Ratten sowohl in den Epithelien der Gänge als auch Acini. Außerhalb der Speicheldrüsen waren die Einschlußkörper vor allem *in der Niere* nachweisbar (bei Meerschweinchen in 8% der untersuchten Tiere; MARKHAM, 1938), daneben *im Darm* (Meerschweinchen; SMITH und VELLIOS, 1950), *Nebennieren und Myokard* (Schimpansen; VOGEL und PINKERTON, 1955). Dagegen sind die in den Tränendrüsen von Ratten beobachteten, irrtümlich als cytomegale Einschlußkörperkrankheit bezeichneten Spontanveränderungen (LYON u. Mitarb., 1959; MEIER, 1960) weder cytologisch noch virologisch mit den Befunden bei Cytomegalie identisch.

Serienpassagen des Cytomegalie-Virus sind nur bei der gleichen Species möglich und bei Meerschweinchen, Ratten, Hamstern sowie Mäusen beschrieben (KUTTNER, 1927; KUTTNER und WANG, 1934; KUTTNER und T'UNG, 1935; SMITH, 1954; HARTLEY u. Mitarb., 1957; BRODSKY und ROWE, 1958; GRAND, 1958; MANNINI und MEDEARIS, 1961; HENSON und PINKERTON, 1963; RUEBNER u. Mitarb., 1964). Am besten eignet sich Speicheldrüsenmaterial zur Inoculation, wobei die Schwere der Infektion von der Virusdosis abhängig ist. Die Mortalitätsrate liegt um so höher, je größer die Virusdosis und je geringer das Alter der infizierten Tiere ist. Eine Virämie ist vor allem am 3.—7. Tag nach der Virusapplikation nachweisbar (MANNINI und MEDEARIS, 1961).

Neugeborene *Saugmäuse* immunisierter Mütter sind am 1. Lebenstag infolge der passiven Übertragung von Antikörpern durch die Placenta bzw. durch das Colostrum noch resistent gegenüber einer Infektion. Nach Inoculation von Speicheldrüsenmaterial in das Gehirn wurde bei Meerschweinchen eine letale *Meningitis* mit Einschlußkörpern in den Exsudatzellen beschrieben (COLE und KUTTNER, 1926; HUDSON und MARKHAM, 1932), bei Hamstern, Mäusen oder Ratten eine nichtletale Meningitis (KUTTNER und WANG, 1934). Beim Meerschweinchen wurde auch Hirnmaterial intracerebral inoculiert (HUDSON und MARKHAM, 1932). Bei intratrachealer Verabfolgung von Speicheldrüsenmaterial entwickelt sich bei Meerschweinchen und Ratten eine interstitielle *Pneumonie* mit Einschlußkörpern (KUTTNER und T'UNG, 1935).

Fetale Gewebe sind gegenüber einer Infektion durch das Cytomegalie-Virus besonders empfänglich. Bei fetalen Meerschweinchen entstehen nach intracerebraler Inoculation ausgedehnte *viscerale Läsionen* mit Einschlußkörpern, bei intraplacentarer Inoculation auch Riesenzellen in der Placenta selbst (HUDSON und MARKHAM, 1932). Bei jungen Mäusen kommt es nach intraperitonealer oder intracerebraler Inoculation innerhalb der ersten Woche zu Veränderungen in Leber, Milz und Nebennieren (Zellnekrosen, Einschlußkörper), daneben auch in Lunge, Niere, Pankreas und Dünndarm (MCCORDOCK und SMITH, 1936). Die Virusvermehrung erfolgt vor allem in den Speicheldrüsen, die Virusausscheidung über die Nieren. In der Gewebekultur tritt eine Adaptation des Cytomegalie-Virus besonders bei Meerschweinchen — ähnlich wie beim Menschen — auf, weniger bei Mäusen. Die Bildung komplementbindender Antikörper wurde bei Meerschweinchen untersucht (HARTLEY u. Mitarb., 1957). Bei jungen Tieren finden sich kaum Antikörper und wenig Einschlußkörper, ab 5. Monat reichlich Einschlußkörper und ein Anstieg des Antikörpertiters.

Die *chronische subklinische Infektion* bei *Mäusen* (BRODSKY und ROWE, 1958) stellt ein Modell für das Studium bestimmter Verlaufsformen der Cytomegalie beim Menschen dar. Bei 3 Wochen alten Mäusen kommt es 8 Tage nach der Inoculation zur Virusausscheidung im Mundspeichel und zur Einschlußkörperbildung in der Submandibularis. Am 12. Inoculationstag ist das Titermaximum erreicht und das Virus im Urin nachweisbar. Einschlußkörper können bis zum 120. Inoculationstag beobachtet werden, danach nicht mehr. Das Virus ist allerdings noch 1 Jahr nach der Infektion im Speichel und Submandibularisgewebe nachweisbar.

Bei der Transplantation von Methylcholanthren-induzierten Speicheldrüsentumoren der Maus auf andere Mäuse und gleichzeitiger Inoculation des Mäuse-Cytomegalie-Virus ergab sich, daß zwar cytomegale Einschlußkörper in den Speicheldrüsen, Nebennieren, der Milz und Leber auftraten, dagegen nicht innerhalb der transplantierten Speicheldrüsentumoren (BAUER und GRAND, 1954).

IV. Pathologisch-anatomische Befunde

1. Cytomegalieformen und makroskopische Befunde

Die Cytomegalie zeigt in den einzelnen Altersperioden verschiedene Verlaufsformen mit differenten makroskopischen Befunden.

Die *cytomegale Feto- oder Embryopathie* führt teils zum Fruchttod, teils auch zu schweren cerebralen Veränderungen, zu denen Mikro- und Polygyrien, Mikroencephalie, Hydrocephalus, intracranielle Verkalkungen, Mikrophthalmie oder Mikrocephalie rechnen (Lit.: SEIFERT und OEHME, 1957; MÉGEVAND, 1963).

Die *generalisierte Cytomegalie der Neugeborenen und jungen Säuglinge* zeigt bei den schweren, meist letal verlaufenden Krankheitsfällen eine Reihe charakteristischer Befunde: Icterus, hämorrhagische Diathese mit multiplen Haut- und Schleimhautblutungen, Hepato- und Splenomegalie, allgemeine Anämie, Chorioretinitis und in einem Teil der Fälle cerebrale Veränderungen (Encephalitis mit Hirnnekrosen, Verkalkungen und Hydrocephalus u.a.). Einschlußkörper sind vor allem in der Parotis, Niere, Lunge, Leber, Bauchspeicheldrüse, Schilddrüse, Nebenniere sowie dem Darmtrakt und Gehirn nachweisbar (Lit.: SEIFERT und OEHME, 1957; LE TAN VINH, 1957; MCELFRESH und AREY, 1957; MEDEARIS, 1957; SEIFERT, 1961; OEHME, 1963; u.a.).

Die *generalisierte Cytomegalie der Erwachsenen* (Lit.: HAMPERL, 1956; GEILER, 1957; SYMMERS, 1960; CHIARI, 1960; WONG und WARNER, 1962) geht ohne charakteristische makroskopische Befunde einher, abgesehen von der Syntropie mit Blutkrankheiten (Leukämie, Lymphogranulomatose), atypischen Pneumonien und Pneumocystispneumonien sowie ulcerösen Prozessen im Magendarmtrakt (Colitis, Magen- und Darmulcera usw.). Die Einschlußkörper finden sich vorwiegend in Lunge (Abb. 2), Nebenniere, Leber, Magendarmtrakt und Milz.

Die *lokalisierten, chronischen (subklinischen) Formen* der Cytomegalie finden sich vorwiegend im Säuglingsalter und sind makroskopisch uncharakteristisch. Einschlußkörper treten bevorzugt in der Parotis auf. Bemerkenswert ist lediglich

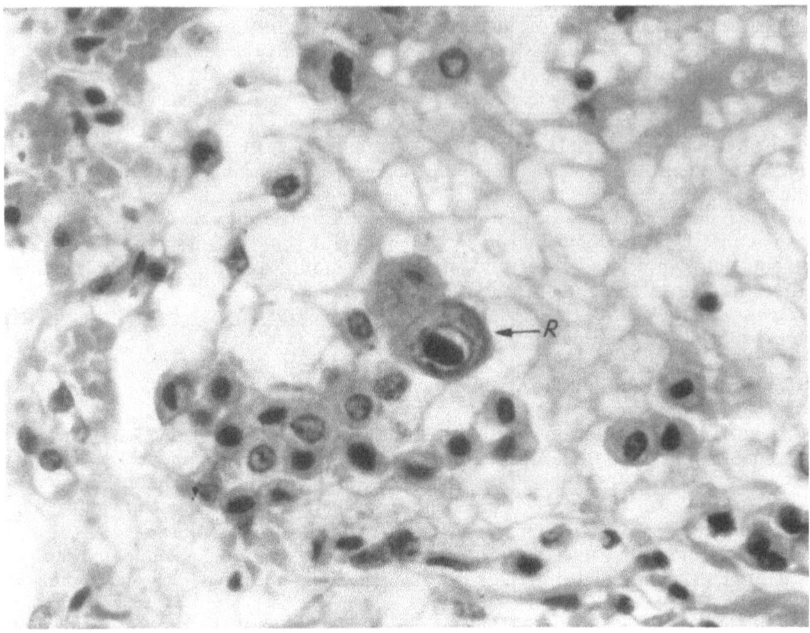

Abb. 2. Erwachsenen-Cytomegalie (62 Jahre alte Frau mit chronischer Myelose; S.-Nr. 431/58, Path. Inst. Univ. Leipzig): Lungenalveole mit monocytärer Alveolitis unter Einschluß einer typischen Riesenzelle (R) mit Kern-Einschlußkörper. H.-E. Vergrößerung 1:576

eine Syntropie mit Dystrophie, interstitieller Pneumonie (Seifert, 1954), plötzlichem Kindstod, Impfungen und einer Reihe anderer Erkrankungen (Seifert und Oehme, 1957; Mahnke, 1960 und 1963; Müller und Hesse, 1960, u. a.).

2. Pathohistologische Veränderungen

Die Cytomegalie ist pathohistologisch durch das Vorkommen von *Riesenzellen mit Kern- und Cytoplasma-Einkörpern* in zahlreichen Organen gekennzeichnet (s. S. 737). Die Riesenzellen gehen meist von den Epithelien drüsiger Organe aus (Speicheldrüsen, Niere, Lunge, Leber, Pankreas, Schilddrüse, Nebenniere, Darm, Hypophyse), daneben auch von Mesenchymzellen (Glia, Herzmuskel, Milz, Lymphknoten, Gefäßendothelien u. a.). Die Riesenzellen (Abb. 3) besitzen einen mittleren Durchmesser von 30 μ und einen exzentrisch zur Zellmembran verschobenen Zellkern von etwa 15 μ. Der „eulenaugenartige“ Zellkern enthält einen 10 μ großen Kern-Einschlußkörper von feingranulärer Struktur, der von der Kernmembran durch einen optisch hellen Hof abgegrenzt ist. Teile des Kernchromatins und der Nucleolus liegen der inneren Kernmembran an. Im Cytoplasma finden sich feingranulierte, unterschiedlich große (0,5—3μ) Einschlüsse, die zuweilen von feinen Vacuolen umgeben sind.

Außer den Riesenzellen finden sich *interstitielle zellige Reaktionen, Gewebsnekrosen* und mitunter auch erhebliche *Organumgestaltungen.* In der Parotis liegen die Riesenzellen vor allem im Gangsystem (Abb. 3), in der *Niere* in den proximalen Tubulusabschnitten. Der cytologische Nachweis im Speichel oder Urinsediment beruht auf der Desquamation und dem Weitertransport der Riesenzellen mit dem

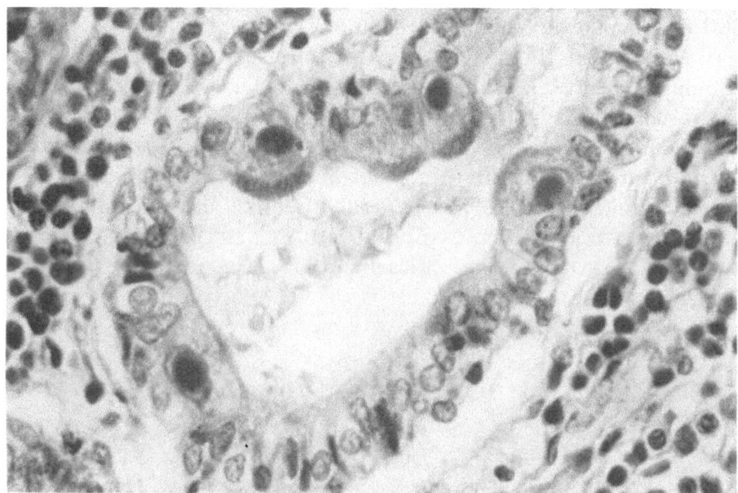

Abb. 3. Parotis-Cytomegalie (5 Monate alter weiblicher Säugling mit Herzfehler; S.-Nr. 523/55, Path. Inst. Univ. Leipzig): Ausführungsgang mit mehreren Riesenzellen (große Kern-Einschlußkörper mit hellem Hof, kleine Cytoplasma-Einschlüsse zur Ganglichtung), umgeben von interstitiellen Infiltraten aus Lymphocyten und Plasmazellen. H.-E. Vergrößerung 1:640

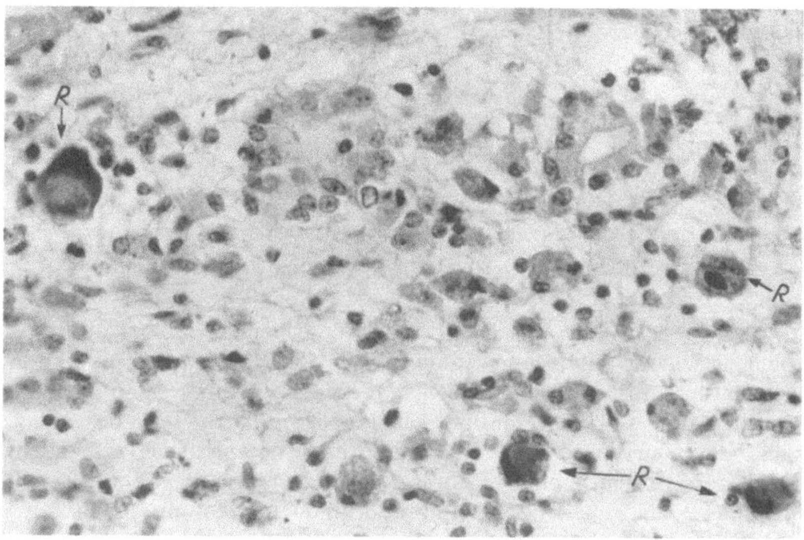

Abb. 4. Generalisierte Cytomegalie mit cerebralen Veränderungen (2 Tage alter männlicher Säugling; S.-Nr. 118/54 Path. Inst. Univ. Leipzig; s. a. BORN, 1955): paraventriculäre encephalitische Herde mit Einschluß von Riesenzellen (R). H.-E. Vergrößerung 1:384

Speichelsekret oder Urin. In der *Lunge* können die Riesenzellen sowohl aus den Epithelien der Bronchien, Alveolen und sero-mucösen Drüsen als auch aus Kapillarendothelien und Mesenchymzellen hervorgehen. Daneben ist die Lungen-Cytomegalie durch eine mononucleäre Alveolitis und interstitielle Zellinfiltrate gekennzeichnet.

In der *Leber* entwickeln sich die Riesenzellen teils aus den Epithelien der kleinen Gallengänge, teils auch aus Leberzellen oder Sternzellen. In schweren Verlaufsformen findet sich eine cytomegale Hepatitis mit Einzel- und Gruppennekrosen von Leberzellen, Gallenzylindern in den Gallekanälchen, Sternzellproliferation und interstitiellen Infiltraten, die teils aus Lymphocyten, teils auch aus extramedullären Blutbildungsherden mit zahlreichen Erythroblasten (wie beim Morbus hämolyticus neonatorum) bestehen. Bei fortschreitendem Parenchymuntergang und intralobulärer Fibrose kann sich eine infantile Lebercirrhose entwickeln (TURPIN u. Mitarb., 1959; DE GROODT, 1961; u.a.).

Die *Hirnveränderungen* sind abhängig vom Zeitpunkt der Infektion. Eine cytomegale Infektion in der Embryonalperiode führt zu Determinationsstörungen der Hirnrinde mit Mikro- und Polygyrien, außerdem zu Mikrencephalie, intracerebralen Verkalkungen und Opticusatrophie (DIEZEL, 1954; BORN, 1955; SEIFERT und OEHME, 1957; DAURELLE u. Mitarb., 1958; CROME und FRANCE, 1959;

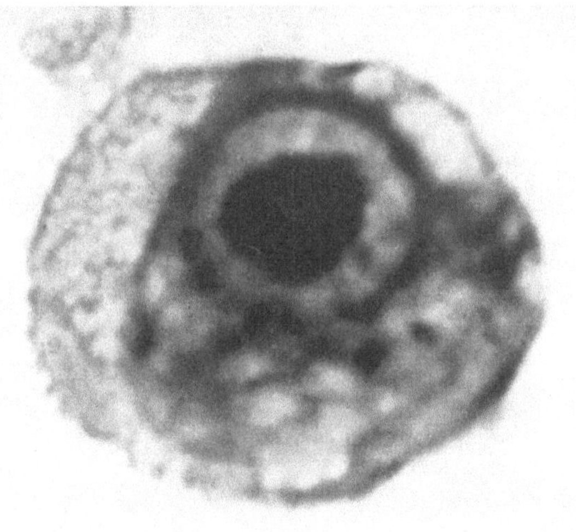

Abb. 5. Typische cytomegale Zelle im Urinsediment (3 Monate alte männliche Zwillings-Frühgeburt; Kinderklin. Univ. Gent): dunkler Kern-Einschlußkörper mit hellem Hof, hyperchromatische Kernmembran. Vergrößerung 1:1500. Präparat von Prof. DE GROODT, Gent (Beitr. path. Anat. 1961)

FRÜHLING u. Mitarb., 1960; ESSBACH, 1961; ELLIOTT und ELLIOTT, 1962; MÉGEVAND, 1963; u.a.). Bei Infektionen in der Fetal- oder Perinatalperiode findet sich eine Encephalitis mit subependymalen Nekrosen, granulierender Ependymitis, Gliazellproliferation und Einschlußkörperbildung in Astrocyten, Mikrogliazellen, Ependym- oder Ganglienzellen (Abb. 4). Stammesgeschichtlich alte Hirnareale wie Mittel- oder Kleinhirn bleiben oft weitgehend verschont, während die Großhirnhemisphären vielfach zerstört sind und die Ventrikel nur noch von einer dünnen Membran nach außen begrenzt werden. Differentialdiagnostisch muß vor allem die Toxoplasmose von diesen Veränderungen abgegrenzt werden.

Im *Herzmuskel* kann es zu einer cytomegalen Myokarditis (SEIFERT, 1965) mit Einschlußkörpern in einkernigen Herzmuskelfasern, fleckförmigen Myolysen und interstitiellen Fibrosen kommen, in der *Nebenniere* zu ausgedehnten Nekrosen mit Riesenzellen im Randgebiet der Nekrosen, im *Auge* zu einer Chorioretinitis (GUYTON u. Mitarb., 1957) mit typischen Riesenzellen (ESSBACH, 1961), in der *Placenta* zu einer plasmacellulären Infiltration perivasculär und im Zottenstroma mit Einschlußkörperbildung (LEPAGE und SCHRAMM, 1958; LELONG u. Mitarb.,

1960; ESSBACH, 1961; COCHARD u. Mitarb., 1963). In der *Milz* können perifollikuläre Nekrosen und retikuläre Riesenzellen mit Einschlußkörpern auftreten.

Die Diagnose einer Cytomegalie läßt sich nicht nur pathohistologisch am Biopsie- oder Autopsiematerial stellen, sondern auch *cytologisch* (Abb. 5) durch die Untersuchung von Sekreten oder Exkreten (DE GROODT, 1961; WEZEL, 1964). Hierzu rechnen vor allem die wiederholte cytologische Analyse von Speichelsekreten und Urinsedimenten. Vereinzelt wurde eine Cytomegalie auch aus dem Vorkommen von Riesenzellen im Liquor (AREY, 1954) oder Magensaft (BLANC, 1957; DE GROODT, 1961) diagnostiziert.

3. Histochemische und elektronenoptische Befunde

Der cytomegale Kern-Einschlußkörper enthält DNS und andere Substanzen. Dies ergibt sich aus dem Ausfall zahlreicher *histochemischer Reaktionen* (SEIFERT, 1956; HESS, 1957; SANDRITTER u. Mitarb., 1960; FRÜHLING u. Mitarb., 1960;

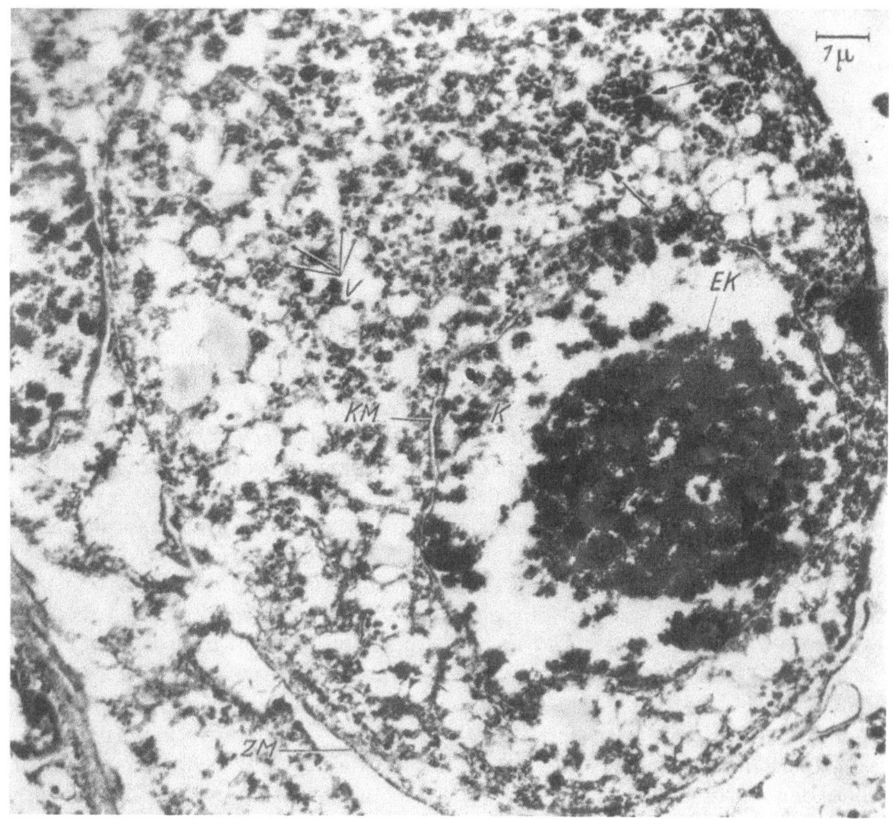

Abb. 6. Übersichtsaufnahme einer Riesenzelle aus der Lunge bei generalisierter Cytomegalie (3 Monate alter männlicher Säugling; S.-Nr. 465/64 Path. Inst. Univ. Münster/W.): großer, granulär strukturierter Einschlußkörper (EK) im Zellkern (K) und zahlreiche Viruspartikel (V) im Cytoplasma (zum Teil in Gruppen gelagert). KM = Kernmembran, ZM = Zellmembran. Vergrößerung 1:6500

ROSCHLAU, 1963; MCALLISTER u. Mitarb., 1963), so aus der positiven Feulgen- und Methylgrün-Reaktion auch nach Einwirkung von Ribonuclease und der grüngelben Fluorescenz mit Akridinorange. Der Kern-Einschlußkörper enthält keine

Histone, sondern Virus-Antigene. Der Nucleinsäuregehalt des Einschlußkörpers ist 4mal höher als der normaler Kerne. Der Kern-Einschlußkörper ist reich an aromatischen Aminosäuren (Tyrosin, Tryptophan). Im Cytoplasma enthalten die kleinen Einschlußkörper ebenfalls DNS, während die größeren Cytoplasmaeinschlüsse aus sauren oder neutralen Mucopolysachhariden (positive PAS- und Hale-Reaktion, Metachromasie mit Toluidinblau) zusammengesetzt sind, saure Phosphatasen (Lysosomenaggregate; McGavran und Smith, 1965) enthalten und auch sudanpositive Fettsubstanzen einschließen. Der RNS-Gehalt infizierter Zellen liegt im Cytoplasma 9mal höher als in normalen Zellen des gleichen Gewebes.

Elektronenoptisch (Abb. 6) besteht der feingranuläre Kern-Einschlußkörper aus Chromatinbröckeln und Viruspartikeln, deren Struktur im vorigen Kapitel (s. S. 733) beschrieben wurde. Auch in dem optisch hellen Hof sowie im Cytoplasma finden sich Viruspartikel oder Virusaggregate, die teilweise innerhalb von membranbegrenzten großen Vacuolen liegen. Außerdem treten osmiophile Cytoplasmaeinschlüsse auf, die teils ein feingranuläres Material, teils auch Viruspartikel und feine Vacuolen enthalten. Viruspartikel finden sich auch innerhalb von Lysosomenaggregaten (McGavran und Smith, 1965; Ruebner u. Mitarb., 1965).

V. Pathogenese

Das Cytomegalie-Virus besitzt eine fakultative Pathogenität. Die Schwere der Infektion ist von zahlreichen Faktoren abhängig, zu denen der Zeitpunkt der Infektion (intrauterin, perinatal, Säuglings- und Kindesalter, Erwachsenenalter), die infektiöse Virusdosis, der Infektionsweg und zusätzliche disponierende Faktoren gehören. Weitere Einblicke in die Pathogenese ergeben sich auch aus tierexperimentellen Befunden (s. S. 736).

Intrauterine Infektionen sind im Anschluß an eine Cytomegalie-Virusinfektion der Mutter möglich, wobei die mütterliche Infektion asymptomatisch oder unter dem Bild eines uncharakteristischen leichten Infektes verläuft. Die mütterliche Virämie führt zu einer diaplacentaren Übertragung der Virus-Antigene auf den kindlichen Organismus. Beim Fehlen mütterlicher Antikörper kann bei frühzeitiger Infektion eine cytomegale Embryopathie oder ein intrauteriner Fruchttod resultieren, wobei in einer Reihe von Fällen in den mazerierten Organen cytomegale Veränderungen nachgewiesen worden sind (Giordano, 1937; Belter und Camilo, 1959; Essbach, 1961 u. a.). Die bei intrauterinen Verlaufsformen der Cytomegalie nachgewiesenen Mißbildungen (Herzfehler, Gaumenspalten, Skoliose u. a.) sind nicht erregerspezifisch, sondern nur phasenspezifisch. Ein weiterer Beweis für die intrauterine Entstehung der Cytomegalie und die Placentarpassage der Viren ergibt sich aus der Erkrankung eineiiger Zwillinge (Bellamy, 1954; Kind, 1961; De Groodt, 1961; McAllister u. Mitarb., 1964) und den Placentarveränderungen mit Einschlußkörpern in den Zotten (s. S. 740). Bei intrauteriner Infektion in der Fetalperiode resultieren cytomegale Fetopathien und neonatale generalisierte Formen der Cytomegalie. Bei ausreichender Immunisierung der Mutter ist es jedoch möglich, daß Feten und Neugeborene durch passiv erworbene Antikörper gegenüber einer cytomegalen Infektion weitgehend resistent sind.

Postnatal kann eine Cytomegalie durch Tröpfchen- oder Schmierinfektionen übertragen werden, da Virurien und Virusausscheidungen im Speichel bei Kindern über Monate nachgewiesen worden sind (Lelong u. Mitarb., 1960; Kluge u. Mitarb., 1960; Weller u. Mitarb., 1962). Daneben sind auch bei latenter Cytomegalie Virusübertragungen durch Bluttransfusionen möglich, worauf Beobachtungen von

Erwachsenen-Cytomegalie nach gehäuften Transfusionen und bei Blutkrankheiten hinweisen (WYATT u. Mitarb., 1951; WONG und WARNER, 1962).

Nicht jede Infektion mit dem Cytomegalie-Virus erzeugt eine manifeste Erkrankung. Bei ausreichender Resistenz unterbleibt die Infektion oder es kommt zu einer *subklinischen Infektion*, bei der das Virus über Speichel oder Urin ausgeschieden wird und zuweilen Einschlußkörper isoliert in der Parotis nachweisbar sind. Eine Aktivierung dieser inapparenten Formen der Cytomegalie kann durch zusätzliche Faktoren erfolgen. Hierzu gehören Resistenzminderungen bei Blutkrankheiten, malignen Tumoren mit Kachexie, Stoffwechselkrankheiten (Diabetes) und Infektionen (Toxoplasmose, Tuberkulose, Wegenersche Granulomatose u. a.). Bei der Erwachsenen-Cytomegalie finden sich anamnestisch oft langdauernde Applikationen von Antibiotica, Steroiden oder Cytostatica (DIAMOND u. Mitarb., 1960; WONG und WARNER, 1962). Desgleichen liegen vereinzelt Beobachtungen über Doppel-Virusinfektionen vor, so über das gleichzeitige Vorkommen von Adeno-Viren (HANSHAW und WELLER, 1961), Herpes-Virus (DELVAUX, 1957; RIGANTI und BHAMARAPRAVATI, 1961) oder Masern-Virus (BOCCATO, 1962). Als Besonderheit beschreiben SHERMAN u. Mitarb. (1958) cytomegale Riesenzellen mit Einschlußkörpern in einem Nebennieren-Carcinom.

Die *pathogenetischen Faktoren* für das Zusammentreffen einer Cytomegalie mit anderen Grundkrankheiten sind nicht einheitlich. In einem Teil der Fälle muß die Cytomegalie als terminales accidentelles Ereignis angesehen werden, insbesondere bei der Erwachsenen-Cytomegalie. In anderen Fällen ist es möglich, daß eine latente Cytomegalie als Basiskrankheit vorliegt und den Ablauf banaler Infektionen oder Schutzimpfungen ungünstig beeinflußt (MÜLLER und HESSE, 1960; MAHNKE, 1960 und 1963). Bemerkenswert ist auch die regionär unterschiedliche

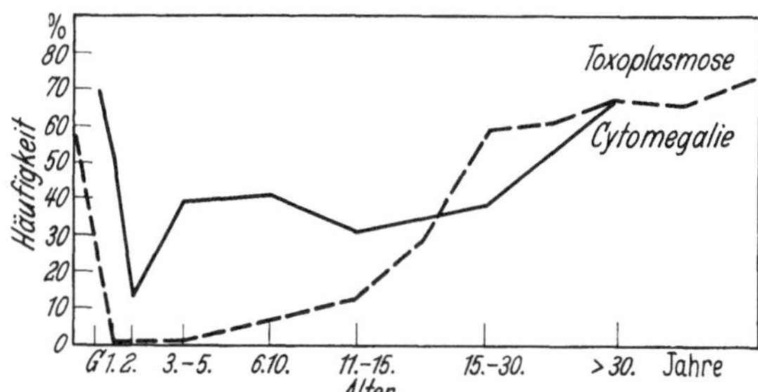

Abb. 7. Durchseuchung mit Speicheldrüsenvirus und mit Toxoplasma gondii in Wien (nach THALHAMMER und ROWE, 1960). Aus OEHME, 1963

Koinzidenz von *Cytomegalie* und *Pneumocystispneumonie* bei Kindern und Erwachsenen (SEIFERT, 1954; HAMPERL, 1956; SEIFERT und OEHME, 1957; WÖCKEL, 1959; MIKLOS, 1960; SYMMERS, 1960; WILLIAMS u. Mitarb., 1960; KRAMER u. Mitarb., 1962; WONG und WARNER, 1962; WEZEL, 1964; u. a.).

Die *fakultative Pathogenität* des Cytomegalie-Virus ergibt sich weiterhin daraus, daß eine virologisch, cytologisch oder bioptisch nachgewiesene Cytomegalie nicht letal verlaufen muß, sondern ausheilen kann. In einem Teil der Fälle resultieren Defektzustände oder morphologische Veränderungen ohne cytomegale Einschlußkörper (Hirnverkalkung, Lebercirrhose), bei weniger schweren Infektionen (Forme fruste) komplette Heilungen. Diagnostisch entscheidend ist der passagere Nachweis von typischen Riesenzellen oder die Virusisolierung im Krankheitsablauf (MCELFRESH und AREY, 1957; DAURELLE u. Mitarb., 1958; KEUTH, 1958;

Hooft u. Mitarb., 1959; Thalhammer und Rowe, 1960; Thalhammer und Zweymüller, 1961; De Groodt, 1961; Wezel, 1964, u. a.).

VI. Epidemiologie

Das Speicheldrüsenvirus ist außerordentlich verbreitet (Carlström, 1965). Geographische Faktoren scheinen für die Erkrankung keine Rolle zu spielen; alle Rassen können von der Cytomegalie betroffen werden. Das Speicheldrüsenvirus ist art-spezifisch. Der Durchseuchungsgrad entspricht etwa dem der Toxoplasmose (Thalhammer und Rowe, 1960), allerdings erfolgt die Erstinfektion mit Cytomegalie häufig früher (vgl. Abb. 7). Auf Grund von Sektionsstatistiken befinden sich unter 100000 Neugeborenen 300 Säuglinge mit lokalisierter und drei mit generalisierter Cytomegalie (Seifert, 1959).

VII. Klinisches Bild

Wegen der meist inapparenten Infektion ist die *Inkubationszeit* nicht sicher bekannt. Bisher ist die *klinische Diagnose* einer Cytomegalie nur selten gestellt worden (Lit.: Seifert und Oehme, 1957 und 1961). Dies beruht auf der Vielgestaltigkeit der Symptome, die allerdings in den verschiedenen Lebensaltern gewisse Gesetzmäßigkeiten zeigen.

1. Symptomatologie

a) Cytomegalie bei Neugeborenen

Die klinische Symptomatologie der *generalisierten Cytomegalie* Neugeborener erinnert am ehesten an einen *Morbus hämolyticus* neonatorum, ohne daß eine Blutfaktoren-Inkompatibilität besteht. Die Kinder werden häufig zu früh oder untergewichtig (intrauterine Dystrophie) geboren. Charakteristisch sind die verfrühte und verstärkte *Hyperbilirubinämie* sowie die *Anämie* mit Erythroblastämie. Außerdem findet man in über der Hälfte der Fälle eine *Thrombocytopenie.* Petechiale sowie flächenhafte Blutungen sind daher häufig nachweisbar. Die Leukocyten sind oft vermehrt; im Differentialblutbild fällt eine Neutrophilie auf. In mehr als $^2/_3$ aller Fälle findet sich eine *Hepatosplenomegalie.* In einem hohen Prozentsatz wird das Hirn mitbefallen. Der Liquor kann xanthochrom sein und enthält reichlich Eiweiß. Als Folge einer chronischen Encephalitis findet man röntgenologisch *intrakranielle Verkalkungen,* die im Gegensatz zur Toxoplasmose meist periventrikulär liegen. Wie bei anderen Fruchtschäden (vgl. Tab. 1) sind pränatal entstandene *Skeletveränderungen* nachweisbar (Oehme, 1956). Dabei werden Doppelkonturierung der Fußwurzelknochen sowie Linien und Zonen veränderter Dichte in den Metaphysen beobachtet. Diesen Befunden kommt kein spezifischer Wert zu; sie sind aber ein Hinweis auf abgelaufene intrauterine Schädigungen.

b) Verlaufsform beim Säugling und Kleinkind (infantile Form)

Cerebrale Form: Während der Neugeborenenzeit wie auch später kann die Cytomegalie unter cerebralen Symptomen verlaufen (Diezel, 1954; Born, 1955; Weisse, 1955; Oehme, 1957). Die Mitbeteiligung des Zentralnervensystems ist von größter Bedeutung für die spätere Entwicklung des Kindes. Klinisch werden diese Kinder wegen Krämpfen, Mikrocephalie oder postencephalitischer Störungen auffällig. Häufig ist gleichzeitig ein Hydrocephalus internus nachweisbar; ferner kommen Fehlbildungen des Hirns vor. Die EEG-Befunde sind uncharakteristisch. Am Auge findet man gelegentlich eine Mikrophthalmie, am Augenhintergrund häufig eine Chorioretinitis. Die geistige und statische Entwicklung dieser Kinder bleibt retardiert, wenn bei zu weit fortgeschrittener Hirnschädigung Defektheilungen resultieren. Dann können Krampfanfälle und Blindheit die Folge sein (WELLER u. Mitarb., 1962).

Hepatosplenomegale Form: Eine Hepatosplenomegalie kommt bei Cytomegalie junger Säuglinge in 85 % der Fälle vor. Ein begleitender Ikterus mit Erhöhung des konjugierten Serumbilirubins weist auf die Leberzellschädigung hin. Enzymologisch besteht schon am 1. Lebenstag eine deutliche Erhöhung der Transaminasen (GOT), ein Befund, wie er bisher bei keiner anderen ikterischen Erkrankung des Neugeborenen beobachtet wurde (HUNGERLAND, 1962). Im weiteren Verlauf kann die Erkrankung zur chronischen Hepatitis und zur Lebercirrhose führen.

Renale Form: Obwohl die Niere häufig befallen wird, ist der Urinbefund meist nur geringfügig. Allerdings sind die im Urin-Sediment nachweisbaren Riesenzellen für die Diagnose „Cytomegalie“ von entscheidender Bedeutung (vgl. Diagnostische Hilfsmittel).

Pulmonale Form: Die pulmonale Verlaufsform kann bei Frühgeborenen und Säuglingen, deren Abwehr durch eine schwere Grundkrankheit geschädigt ist, in Verbindung mit einer interstitiellen Pneumonie auftreten. Diese positive Syntropie zur plasmacellulären Pneumonie (s. S. 743) kann vorerst nicht erklärt werden. Eine hohe Syntropie besteht ferner zwischen Keuchhusten und Cytomegalie.

Gastrointestinale Form: Diese äußert sich vor allem in Form einer Dystrophie; auch die Kombination mit cystischer Pankreasfibrose wurde beobachtet.

Mit zunehmendem Lebensalter werden die klinischen Hinweissymptome auf eine bestehende Cytomegalie immer *uncharakteristischer*. Oft handelt es sich bei der Diagnosestellung um einen Zufallsbefund, dessen Deutung schwierig ist, zumal das Virus wie andere DNS-Viren jahrelang intracellulär liegen bleiben kann. Mitunter finden sich Syntropien der Cytomegalie junger Säuglinge mit anderen Krankheiten des Säuglingsalters. So wurde auf Beziehungen der Cytomegalie zur interstitiellen plasmazellulären Pneumonie, zum Keuchhusten, zum unklaren plötzlichen Tod junger Kinder (MÜLLER und HESSE, 1960) sowie auf gehäufte Komplikationen nach Schutzimpfungen (MAHNKE, 1963) in letzter Zeit hingewiesen.

c) Verlaufsformen bei Schulkindern und Erwachsenen (adulte Form)

Der Nachweis einer Cytomegalie bei der Sektion stellt oft einen Zufallsbefund dar, weil klinisch das Krankheitsbild nicht in Erscheinung getreten war. Im Gegensatz zur infantilen Form fehlt bei Erwachsenen die Beteiligung der Kopfspeicheldrüsen. Auffällig sind in diesem Alter der bevorzugte Befall von Lungen und Magendarmkanal, sowie die Syntropie mit Erkrankung des RES. Maligne Erkrankungen wie Lymphogranulomatose, Lymphome sowie refraktäre Anämie wurden in Kombination mit einer Cytomegalie mehrfach beschrieben. Die Syntropie mit der Pneumocystispneumonie (s. o.) wurde bei Kindern und Erwachsenen in gleicher Weise gesehen. Hier ist daran zu denken, daß das Cytomegalievirus durch die Pneumocysten aktiviert wird. Bei Lokalisation im Magen-Darmkanal wurden gleichzeitig Magengeschwüre sowie das Auftreten von ulceröser Colitis beschrieben.

d) Latente Verlaufsformen

Da das Virus jahrelang intracellulär liegen bleiben kann, stellt die Cytomegalie, vor allem der isolierte Befall der Speicheldrüse, oft einen Zufallsbefund bei der Sektion dar.

2. Komplikationen

Die Cytomegalie kann in Verbindung mit anderen Virus-Infektionen (insbesondere Herpes-Virus und APC-Viren) und bakteriellen Infektionen (z. B. Pertussis, Staphylokokken-Pneumonie), vor allem aber in Kombination mit der Pneumocystis-Pneumonie bei Säuglingen und Erwachsenen auftreten. Eine Lebercirrhose als Folge einer cytomegalen Hepatitis wurde schon erwähnt. Auch wurde auf die Ependymititis mit Aquäduktverschluß und zunehmenden Hydrocephalus internus nach der Geburt hingewiesen. SEIFERT (1965) beobachtete eine cytomegale Myocarditis mit cardialer Dekompensation. Die Bedeutung der Cytomegalie für das Auftreten von Komplikationen nach Schutzimpfungen wurde besonders von MAHNKE betont (1963). Der gleichzeitige Befall innersekretorischer Drüsen kann Ausfallserscheinungen hervorrufen. So wurden durch Nekrosen der Nebennieren Kollapserscheinungen und beim Befall der Nebenschilddrüse ein Hypoparathyreoidismus (CURTIS u. Mitarb., 1962) beobachtet.

3. Diagnostische Hilfsmittel

Als diagnostische Hilfsmittel stehen der Nachweis von Riesenzellen (im Urin und Speichel, selten im Liquor und bioptischen Material) und Viren (in der Gewebekultur) sowie der Antikörperanstieg im Serum zur Verfügung. Die röntgenologischen Veränderungen am Skelett sind unspezifisch; die periventrikulären Hirnverkalkungen (SACKETT und FORD, 1956) kommen nur bei der generalisierten Verlaufsform vor.

a) Nachweis von Riesenzellen

Urin: Werden zahlreiche Riesenzellen, die von Makrophagen und degenerierten Nierenzellen abgetrennt werden müssen, ausgeschieden, so gelingt es, diese auch im ungefärbten Sediment nachzuweisen. Dazu genügt es meist, das nach Zentrifugierung gewonnene Urinsediment auf dem Objektträger auszustreichen. Die „Eulenaugenzellen“ sind sechsmal größer als Erythrocyten. In Zweifelsfällen empfiehlt sich folgendes Vorgehen (DE GROODT, 1961):

Frischer Urin wird mit 3000 U/min zentrifugiert; der Überstand wird vom Sediment abgegossen und durch ein 96%iges Alkohol-Äther-Gemisch ersetzt. Nach erneutem Zentrifugieren von etwa 10 min wird das Sediment auf einen vorher mit Eiweiß-Glycerin bedeckten Objektträger ausgestrichen und nach Verdampfung der Fixierflüssigkeit mit Eisenhämatoxylin gefärbt.

Empfohlen wird auch die mit einer Eosinfärbung kombinierte Methode nach HEIDENHAIN. Danach wird das Präparat etwa 10 Std lang in eine 3%ige wässerige Eisenalaunlösung gelegt. Nach Abwaschen mit destilliertem Wasser kommt das Präparat 4—5 Std lang in eine 1%ige Hämatoxylinlösung. Danach erneutes Abwaschen mit destilliertem Wasser und Differenzierung in 5%iger Eisenalaunlösung. Nach dem Abwaschen unter fließendem Wasser wird der Ausstrich mit Eosin nachgefärbt und in Canadabalsam eingeschlossen.

Speichel: Die Speichelsekretion des Kindes wird dadurch angeregt, daß es an einem mit sterilem Fingerling geschützten Finger saugt; dann wird der Speichel aus der Umgebung des Parotisganges aufgefangen. Nach der Übertragung des Speichels in 80%igen Alkohol wird dieses Speichel-Alkohol-Gemisch in der gleichen Weise, wie oben für den Urin beschrieben, weiterbehandelt.

Liquor und Magenspülwasser: Selten gelingt der Nachweis der Riesenzellen mit intracytoplasmatischen und intranucleären Einschlußkörperchen im Liquor oder Magenspülwasser.

Gewebe: Aus bioptischem Material vor allem der Leber, seltener aus der Parotis kann die Diagnose in vivo ebenfalls gesichert werden.

b) Nachweis von Viren in der Zellkultur

Die Züchtung des Virus aus Urin oder Speichel erfolgt auf Kulturen aus menschlichen Fibroblasten (Haut und Muskel). Dabei kommt es innerhalb eines Zeitraumes von 3—24 Tagen nach der Infektion der Kultur zu cytopathologischen Effekten. Diese sind durch große basophile bis amphophile intranucleäre und kleine cytoplasmatische Einschlüsse charakterisiert.

c) Nachweis von Antikörpern im Serum

Immunologisch lassen sich drei verschiedene Antigen-verwandte, aber nicht identische Subtypen unterscheiden (Weller u. Mitarb., 1960). Dem Nachweis spezifischer Antikörper im Serum kommt eine geringe Bedeutung zu, da diese weit verbreitet sind — Personen über 35 Jahre haben nach Rowe u. Mitarb. (1958) in 80 % Antikörper — und leicht diaplazentar übertreten. Nur ein Titeranstieg, der nach einer Infektion allerdings sehr spät — etwa im 5. Lebensmonat — erfolgt, ist im Zusammenhang mit einer Isolierung des Virus für eine frische Infektion beweisend. Erneuter Titeranstieg und Virusisolierung sprechen für eine Re-Infektion. Es können sowohl komplementbindende wie auch neutralisierende Immunkörper nachgewiesen werden; letztere sind typisch für Erwachsene.

4. Diagnose und Differentialdiagnose

Für die *Diagnose* sprechen klinische Verdachtszeichen (s.o.). Gesichert wird die Diagnose durch den cytologischen Nachweis der typischen Riesenzellen im Urin, Liquor (McElfresh und Arey, 1957), Magenspülwasser (Blanc, 1957) und

Tabelle 1. *Differentialdiagnose der Fruchtschäden* (aus: Oehme, 1963)
(Nicht ausgefüllte Sparten bedeuten seltenes Vorkommen des Symptoms)

Symptome	Cytomegalie[1]	Toxoplasmose[2]	Lues connata[3]	Listeriose[4]	Morbus hämol. neonatorum[5]
Neigung zu Frühgeburt	++	+	+	++	
Hautblutungen (Thrombopenie)	++				+
Ikterus	+	+			++
Erythroblastämie	+	+			++
Anämie	+		+		++
Liquorveränderungen	+	++	+	+	—
Geistige Retardierung	+	++			—
Chorioretinitis	+	++	+		—
Intrakranielle Verkalkung	+	++	—	—	—
Exanthem	—		+	+	—
Hepatosplenomegalie	+	+	+	+	+
Interstitielle Pneumonie	+				—
Skeletveränderungen im Röntgenbild	+	+	++		

Laborbefunde:
[1] Virusnachweis: Cytodiagnostik (Urin, Speichel).
[2] Erregernachweis: Sabin-Feldman-Test, KBR.
[3] Erregernachweis: Sero-Reaktion (Meinicke!).
[4] Erregernachweis: Agglutination, KBR.
[5] Antikörpernachweis: Coombs-Test.

Mundspeichel (Keuth, 1958; De Groodt, 1961; Wezel, 1964), intra vitam auch aus bioptischem Material von Leber und Parotis (Medearis, 1957). Die Untersuchung des Serums hat keine entscheidende Bedeutung, da nach einer Infektion der serologisch nachweisbare Titeranstieg erst sehr spät eintritt. Die Züchtung des Virus aus Urin und Speichel weist eine Virusinfektion, aber noch keine Cytomegaliekrankheit nach. Trotz der Anwesenheit neutralisierender Antikörper können erkrankte Personen das Virus über Monate ausscheiden.

Die *Differentialdiagnose* hat bei Säuglingen vor allem die Toxoplasmose (Versé, 1962), Lues connata, Listeriose und während der Neugeborenenzeit besonders den Morbus hämolyticus neonatorum zu berücksichtigen. Einzelheiten gehen aus der Tabelle der Differentialdiagnose von Fruchtschäden hervor (Tab. 1).

Ferner muß bei Säuglingen die Cytomegalie von der Hepatitis und der Herpes-Simplex-Infektion abgetrennt werden. Die genaue Anamnese erleichtert die Diagnose, zumal, wenn die Mutter an einer Hepatitis infectiosa oder herpetischen Vaginitis erkrankt war. Daß die heute immer seltener werdende Sepsis der Neugeborenen, Geburtstrauma, Galaktosämie und Blutkrankheiten (Blutungsübel, hämolytischer Ikterus) ausgeschlossen werden müssen, sei nur ergänzend erwähnt.

Bei Erwachsenen wird die Cytomegalie in Verbindung mit anderen Krankheiten, insbesondere ulcerösen Schleimhautveränderungen des Magens und Malignome (Lymphogranulomatose, Myelose, Lymphome u. a.) beobachtet.

Histologisch ist eine Einschlußkörperbildung im Zellkern und Cytoplasma nur noch bei Masern, Hundestaupe, Riftal-Fieber und bei der infektiösen Darmentzündung der Katze festzustellen.

5. Prophylaxe

Eine Prophylaxe ist nicht bekannt. Wegen der subklinischen Erkrankung der Mutter ist eine Infektion der Frucht pränatal nicht zu erfassen. Das ist wegen der damit verbundenen Gefahren (Aborte, Frühgeburten, Fruchtschäden) sehr bedauerlich.

6. Therapie

Die Therapie ist noch im Stadium der Erprobung. Ein Versuch mit Corticoiden unter antibiotischem Schutz, eventuell auch Gammaglobulin, erscheint gerechtfertigt (van Gelderen und De Man, 1959; Lelong u. Mitarb., 1960). Bei Hyperbilirubinämie Neugeborener über 20 mg % ist eine Austauschtransfusion zur Vermeidung der Folgen einer Bilirubin-Encephalopathie durchzuführen.

Literatur

Monographien und zusammenfassende Literatur

Seifert, G., u. **J. Oehme**: Pathologie und Klinik der Cytomegalie. Leipzig: Georg Thieme 1957.

Smith, M. G.: The salivary gland viruses of man and animals (Cytomegalic inclusions disease). Progr. med. Virol. **2**, 171—202. Basel-New York: Karger 1959.

Weitere Literatur

Andrewes, C. H.: Immunity to the salivary virus of guinea pigs studied in living animals and in tissue cultures. Brit. J. exp. Path. **11**, 23—34 (1930). — **Arey, J. B.**: Cytomegalic inclusion disease in infancy. Amer. J. Dis. Child. **88**, 525—526 (1954).

Bauer, W. H., and **N. G. Grand**: Interaction of a salivary gland virus and experimentally produced carcinomas of the mouse salivary gland. Cancer Res. **14**, 768—774 (1954). — **Bellamy, J.**: Cytomegalic inclusion-body disease occurring in twins. Amer. J. clin. Path. **24**, 1040—1043 (1954). — **Belter, L. F.**, and **M. Camilo**: Demonstration of cytomegalic inclusions in autolyzed fetal tissue. Amer. J. Obst. Gynec. **78**, 1243—1246 (1959). — **Blanc, W. A.**: Cytologic diagnosis of cytomegalic inclusion disease in gastric washings. Amer. J. clin. Path. **28**, 46—49 (1957). — **Boccato, P.**: Studi sulla citomegalia. V. Associazione di polmonite a cellule giganti di Hecht e malattia citomegalica. In sogetto con pseudoipocorticalismo surrenalico. Riv. Anat. pat. **22**,

659—690 (1962). — **Born, E.**: Über frühkindliche Hirnschädigung bei der Cytomegalie und ihre Abgrenzung gegenüber der Toxoplasmose. Arch. Psychiat. Nervenkr. **193**, 557—568 (1955). — **Brodsky, I.**, and **W. P. Rowe**: Chronic subclinical infection with mouse salivary gland virus. Proc. Soc. exp. Biol. (N.Y.) **99**, 654—655 (1958).

Cappel, D. F., and **M. N. McFarlane**: Inclusion bodies (protozoan-like cells) in the organs of infants. J. Path. Bact. **9**, 385—398 (1947). — **Carlström, G.**: Virologic studies on cytomegalic inclusion disease. Acta paediat. scand. **54**, 17—23 (1965). — **Curtis, J. C.**, **W. F. Dodge**, and **C. M. Daescher**: Cytomegalic inclusion disease associated with hypoparathyroidism. Pediatrics **29**, 52—60 (1962). — **Chiari, H.**: Zur Kenntnis der Zytomegalie beim Erwachsenen. Wien. klin. Wschr. **72**, 382—386 (1960). — **Cochard, A.-M.**, **Le Tan Vinh**, et **M. Lelong**: Le plàcenta dans la cytomégalie congénitale. Etude anatomo-clinique de 3 observations personelles. Arch. franç. Pédiat. **20**, 35—46 (1963). — **Cole, R.**, and **A. G. Kuttner**: A filtrable virus present in the submaxillary glands of guinea pigs. J. exp. Med. **44**, 855—873 (1926). — **Cook, J. E.**: Salivary-gland virus disease of guinea pigs. J. nat. Cancer Inst. **20**, 905—909 (1958). — **Cowdry, E. V.**, and **G. H. Scott**: Nuclear inclusions suggestive of virus action in the salivary gland of the monkey. Amer. J. Path. **11**, 647—658 (1935). — **Crome, L.**, and **N. E. France**: Microgyria and cytomegalic inclusion disease in infancy. J. clin. Path. **12**, 427—434 (1959).

Daurelle, G., **G. F. Smith**, and **W. Riemer**: Periventricular calcification and cytomegalic inclusion disease in newborn infant. J. Amer. med. Ass. **167**, 989—991 (1958). — **Delvaux, Th. C. jr.**: Viral lesions complicating lymphoma in an adult. Localized cytomegalic inclusion disease and a second viral infection. Amer. J. clin. Path. **28**, 286—292 (1957). — **Diamond, J.**, **M. M. Anderson**, and **S. T. McCreadie**: Transplacenral transmission of busulfan (myleran) in a mother with leukemia. Production of fetal malformation and cytomegaly. Pediatrics **25**, 85—90 (1960). — **Diezel, P. B.**: Mikrogyrie infolge cerebraler Speicheldrüsen-Virusinfektion im Rahmen einer generalisierten Cytomegalie bei einem Säugling. Virchows Arch. path. Anat. **30**, 109—130 (1954).

Elliott, G. B., and **K. A. Elliott**: Observations on cerebral cytomegalic inclusion disease of the foetus and newborn. Arch. Dis. Childh. **37**, 34—39 (1962). — **Essbach, H.**: Paidopathologie. Leipzig: Georg Thieme 1961.

Farber, S., and **S. B. Wolbach**: Intranuclear and cytoplasmic inclusions ("protozoan-like bodies") in the salivary glands and other organs of infants. Amer. J. Path. **8**, 123—126 (1932). — **Frühling, L.**, **R. Korn**, **A. Porte**, et **C. Francfort**: La maladie a inclusions cytomégaliques. Morphologie et histochimie (à propos de quatre cas personels). Ann. Anat. path., N. S., **5**, 153—186 (1960).

Geiler, G.: Über die Erwachsenenform der Cytomegalie. Frankf. Z. Path. **68**, 507—518 (1957). — **Gelderen, H. H. Van**, en **J. C. H. de Man**: Cytomegalia infantum. Ned. T. Geneesk. **103**, 211—216 (1959). — **Giordano, A.**: Il problema delle cosidette "cellule protozoosimili" negli organi di feti e d'infanti. Boll. Soc. med.-chir. Pavia **15**, 3—48 (1937). — **Glahn, W. C. von**, and **A. M. Pappenheimer**: Intranuclear inclusions in visceral disease. Amer. J. Path. **1**, 445—466 (1925). — **Goodheart, C. R.**, and **L. B. Jaross**: Human cytomegalovirus. Assay by counting infected cells. Virology **19**, 532—535 (1963). — **Goodheart, C. R.**, **M. McAllister**, and **J. E. Filbert**: Human cytomegalovirus. DNA synthesis and migration in infected cells studied autoradiographically. Virology **23**, 603—608 (1964). — **Goodpasture, E. W.**, and **F. B. Talbot**: Concerning the nature of "protozoan-like" cells in certain lesions in infancy. Amer. J. Dis. Child. **21**, 415—421 (1921). — **Grand, N. G.**: Production of salivary gland virus inclusions in cultures of mouse salivary gland. Amer. J. Path. **34**, 775—787 (1958). — **Groodt, M. de**: Zytodiagnostik der Zytomegalie. Beitr. path. Anat. **125**, 77—95 (1961). — **Guyton, T. B.**, **T. Ehrlich**, **W. A. Blanc**, and **M. H. Becker**: New observations in generalized cytomegalic-inclusion disease of the newborn. New Engl. J. Med. **257**, 803—807 (1957).

Hamperl, H.: Pneumocystis infection and cytomegaly of the lungs in the new-born and adult. Amer. J. Path. **32**, 1—13 (1956). — **Hanshaw, J. B.**, and **Th. H. Weller**: Urinary excreation of cytomegaloviruses by children with generalized neoplastic disease. Correlation with clinical and histopathologic observations. J. Pediat. **58**, 305—311 (1961). — **Hartley, J. W.**: Comparative studies of the human, mouse and guinea pig salivary gland disease viruses. Diss. Washington Univ., Washington 1957. — **Hartley, J. W.**, **W. P. Rowe**, and **R. J. Huebner**: Serial propagation of the guinea pig salivary gland virus in tissue culture. Proc. Soc. exp. Biol. (N.Y.) **96**, 281—285 (1957). — **Henson, D.**, and **H. Pinkerton**: Characteristics of a plaque method for the murine salivary gland virus. Proc. Soc. exp. Biol. (N.Y.) **114**, 130—133 (1963). — **Hess, R.**: Histochemische Befunde bei Inklusionscytomegalie. Schweiz. Z. Path. Bact. **20**, 703—710 (1957). — **Hooft, C.**, **M. de Groodt**, **R. Maertens**, et **M. J. Delbeke**: Forme fruste de la maladie des inclusions cytomegaliques chez un nouveau-né. Acta paediat. belg. **13**, 156—166 (1959). — **Hudson, N. P.**, and **F. S. Markham**: Brain to brain transmission of the submaxillary gland virus in young guinea pigs. J. exp. Med. **55**, 405—415 (1932). — **Hungerland, H.**: Leberkrankheiten im Kindesalter. Wien. klin. Wschr. **74**, 489—492 (1962).

Jackson, L.: An intracellular protozoan parasite of the ducts of the salivary glands of the guinea pig. J. infect. Dis. **26**, 347—350 (1920). ~ A protozoan parasite in the salivary gland of a dog. J. infect. Dis. **29**, 302—305 (1921). — **Järvi, O.**: Über die Einwirkung verschiedener Vitamin-Mangelzustände auf die Speicheldrüsen des Meerschweinchens und der Ratte und auf die Glandula orbitalis externa der Ratte sowie Beobachtungen über den normalen Bau dieser Drüsen. Ann. Acad. Sci. fenn. A **49**, Nr. 3, 1—84 (1938). — **Jesionek**, u. **Kiolemenoglou**: Über einen Befund von protozoenartigen Gebilden in den Organen eines Feten. Münch. med. Wschr. **51**, 1905—1907 (1904).

Keuth, U.: Zur Intra-vitam-Diagnose der generalisierten Cytomegalie. Mschr. Kinderheilk. **106**, 272—274 (1958). — **Kind, C.**: Generalisierte Cytomegalie bei eineiigen Zwillingen. Schweiz. med. Wschr. **91**, 15—20 (1961). — **Kluge, R.C., R.S. Wicksman**, and **Th.A. Weller**: Cytomegalic inclusion disease of the newborn. Report of case with persistent viruria. Pediatrics **25**, 35—39 (1960). — **Kramer, R.I., V.C. Cirone**, and **H. Moore**: Interstitial pneumonia due to pneumocystis carinii, cytomegalic inclusion disease and hypogammaglobulinemia occurring simultaneously in an infant. A case report with necropsy findings. Pediatrics **29**, 816—827 (1962). — **Kuttner, A.G.**: Further studies concerning the filtrable virus present in the submaxillary glands of guinea pigs. J. exp. Med. **56**, 935—956 (1927). — **Kuttner, A.G.**, and **J. T'ung**: Further studies on the submaxillary gland viruses of rats and guinea pigs. J. exp. Med. **62**, 805—822 (1935). — **Kuttner, A.G.**, and **S.H. Wang**: The problem of the significance of the inclusion bodies found in the salivary glands of infants, and the occurrence of inclusion bodies in the submaxillary glands of hamsters, white mice and wild rats (Peiping). J. exp. Med. **60**, 773—792 (1934).

Lelong, M., F. Lepage, Le Tan Vinh, P. Tournier, et **C. Chany**: Le virus de la maladie des inclusions cytomegaliques. Arch. franç. pediat. **17**, 436—450 (1960). — **Lepage, F.**, et **B. Schramm**: Aspects histologiques dú placenta et des membranes dans la maladie des inclusions cytomégaliques. Gynéc. et Obstét. **57**, 273—279 (1958). — **Le Tan Vinh**: La maladie des inclusions cytomégaliques (M.I.C.). Sem. Hôp., Ann. pediat. **33**, 514—523 (1957). — **Luse, S.A.**, and **M.G. Smith**: Electron microscopy of salivary gland viruses. J. exp. Med. **107**, 623—632 (1958). — **Lyon, H.W., J.J. Christian**, and **C.W. Miller**: Cytomegalic inclusion disease of lacrimal glands in male laboratory rats. Proc. Soc. exp. Biol. (N.Y.) **101**, 164—166 (1959).

Mahnke, P.-F.: Cytomegalie und plötzlicher Tod im Kindesalter. Frankf. Z. Path. **70**, 621—629 (1960). ~ Latente Zytomegalie-Infektion und Vakzination. Dtsch. med. Wschr. **88**, 1633—1635 (1963). — **Mannini, A.**, and **D.N. Medearis jr.**: Mouse salivary gland virus infections. Amer. J. Hyg. **73**, 329—343 (1961). — **Markham, F.S.**: A study of the submaxillary gland virus of the guinea pig. Amer. J. Path. **14**, 311—322 (1938). — **McAllister, R.M.**: Cytomegalic inclusion disease. Ergebn. Mikrobiol. **39**, 1—13 (1966). — **McAllister, R.M., R.M. Straw, J.E. Filbert**, and **C.R. Goodheart**: Human cytomegalovirus. Cytochemical observations of intracellular lesion development correlated with viral synthesis and release. Virology **19**, 521—531 (1963). — **McAllister, R.M., H.T. Wright jr.**, and **W.M. Tasem**: Cytomegalic inclusion disease in newborn twins. J. Pediatr. **64**, 278—281 (1964). — **McCordock, H.A.**, and **M.G. Smith**: The visceral lesions produced in mice by the salivary gland virus of mice. J. exp. Med. **63**, 303—310 (1936). — **McElfresh, A.E.**, and **J.B. Arey**: Generalized cytomegalic inclusion disease. J. Pediat. **51**, 146—156 (1957). — **McGavran, M.H.**, and **M.G. Smith**: Ultrastructural, cytochemical and microchemical observations on cytomegalovirus (salivary gland virus) infection of human cells in tissue culture. Exper. molecul. Path. **4**, 1—10 (1965). — **Medearis, D.N. jr.**: Cytomegalic inclusion disease. An analysis of the clinical features based on the literatur and six additional cases. Pediatrics **19**, 467—482 (1957). — **Mégevand, P.A.**: Embryopathie cérébrale dans un cas de maladie généralisée des inclusions cytomégaliques. Ann. paediat. (Basel) **201**, 410—442 (1963). — **Meier, H.**: Spontaneous cytomegalic inclusion body disease involving lacrimal glands of caesarian-derived (so-called) pathogen-free rats. Nature **188**, 506—507 (1960). — **Miklós, G.**: Cytomegalie (von Speicheldrüsenvirus verursachte Einschlußkörperkrankheit) und ihr gemeinsames Vorkommen mit der interstitiellen plasmazellulären Pneumonie des Neugeborenen. Zbl. allg. Path. **101**, 496—502 (1960). — **Minder, W.H.**: Die Ätiologie der Cytomegalie infantium. Schweiz. med. Wschr. **83**, 1180—1182 (1953). — **Müller, G.**, u. **R. Hesse**: Cytomegalie und plötzlicher Kindstod. Frankf. Z. Path. **70**, 409—416 (1960).

Oehme, J.: Praenatale Skelettschäden. Fortschr. Gebiete Röntgenstrahlen Nuklearmed. **85**, 671—674 (1956). ~ Cerebrale Verlaufsformen der Cytomegalie. Mschr. Kinderheilk. **105**, 366—367 (1957). ~ Klinik und Bedeutung der Cytomegalie. Münch. med. Wschr. **103**, 143—147 (1961). ~ Cytomegalie. In: Handbuch der Kinderheilkunde, hgg. von Opitz, H. u. F. Schmid, Bd. 5, S. 282 bis 286. Berlin-Heidelberg-New York: Springer 1963. ~ Speicheldrüsenviruskrankheit (Zytomegalie). In: Menschliche Virus- und Rickettsienerkrankungen. München: J. F. Lehmann 1965.

Pappenheimer, A.M., and **C.A. Slanetz**: A generalized visceral disease of guinea pigs associated with intranuclear inclusions. J. exp. Med. **76**, 299—306 (1942).

Rector, E.J., and **L.E. Rector**: Intranuclear inclusions in the salivary glands of moles. Amer. J. Path. **10**, 629—636 (1934). — **Ribbert, H.**: Über protozoenartige Zellen in der Niere eines syphilitischen Neugeborenen und in der Parotis von Kindern. Zbl. allg. Path. **15**, 945 bis 948 (1904). — **Riganti, M.**, and **N. Bhamarapravati**: Double viral infection in an adult. Report of a case of disseminated herpes simplex infection and cytomegalic inclusion disease. J. clin. Path. **35**, 441—446 (1961). — **Roschlau, G.**: Fluoreszenzmikroskopische Befunde bei der Cytomegalie. Acta histochem. (Jena) **15**, 234—240 (1963). — **Rosenbusch, C.T.**, and **A.M. Lucas**: Studies on the pathogenicity and cytologic reactions of the submaxillary gland virus of the guinea pig. Amer. J. Path. **15**, 303—340 (1939). — **Rowe, W.P.**, **J.W. Hartley**, **S. Watermann**, **H.C. Turner**, and **R.J. Huebner**: Cytopathogenic agent resembling human salivary gland virus recovered from tissue cultures of human adenoids. Proc. Soc. exp. Biol. (N.Y.) **92**, 418—424 (1956). — **Rowe, W.P.**, **J.W. Hartley**, **H.G. Cramblett**, and **F.M. Mastrota**: Detection of human salivary gland virus in the mouth and urine of children. Amer. J. Hyg. **67**, 57—65 (1958). — **Ruebner, B.H.**, **T. Hirano**, **R.J. Slusser**, and **D.N. Medearis jr.**: Human cytomegalovirus infection. Electron microscopic and histochemical changes in cultures of human fibroplasts. Amer. J. Path. **46**, 477—496 (1965). — **Ruebner, B.H.**, **K. Miyai**, **R.J. Slusser**, **Ph. Wedemeyer**, and **D.N. Medearis jr.**: Mouse cytomegalovirus infection. An electron microscopic study on hepatic parenchymal cells. Amer. J. Path. **44**, 799—821 (1964).

Sackett, G.I., and **M.M. Ford**: Cytomegalic inclusion disease with calcification outlining the cerebral ventricles. Amer. J. Roentgenol. **76**, 512—515 (1956). — **Sandritter, W.**, **D. Müller**, u. **O. Mantz**: Zur Histochemie der Cytomegalie. Frankf. Z. Path. **70**, 589—597 (1960). — **Seifert, G.**: Weitere Untersuchungen zur Frage der Syntropie von interstitieller Pneumonie und Cytomegalie. Zbl. allg. Path. **91**, 445—450 (1954). ~ Zur Pathologie der Cytomegalie (Einschlußkörperkrankheit, Speicheldrüsenvirus-Erkrankung). Virchows Arch. path. Anat. **325**, 596—623 (1954). ~ Die Cytomegalie. Verh. Dtsch. Ges. Path. **40**, 123—141 (1956). ~ Die Speicheldrüsen-Viruskrankheit Cytomegalie. Med. Klin. **54**, 1734—1741 (1959). ~ Die morphologische Diagnose der Cytomegalie (Pathohistologie, Zytologie, Gewebekultur, Elektronenmikroskopie). Münch. med. Wschr. **103**, 139—143 (1961). ~ Die cytomegale Virus-Myokarditis. Dtsch. med. Wschr. **90**, 149—152 (1965). — **Seifert, G.**, u. **R. Gieseking**: Zur Ultrastruktur des Speicheldrüsen-Virus bei generalisierter Cytomegalie. Klin. Wschr. **43**, 950—954 (1965). — **Sherman, F.E.**, **L.W. Bass**, and **G.H. Fetterman**: Congenital metastasizing adrenal cortical carcinoma associated with cytomegaly of the fetal adrenal cortex. Amer. J. clin. Path. **30**, 439—446 (1958). — **Smith, M.G.**: Propagation of the salivary gland virus of the mouse in tissue cultures. Proc. Soc. exp. Biol. (N.Y.) **86**, 435—440 (1954). ~ Propagation in tissue cultures of a cytopathogenic virus from human salivary gland virus (SGV) disease. Proc. Soc. exp. Biol. (N.Y.) **92**, 424—430 (1956). — **Smith, M.G.**, and **F. Vellios**: Inclusion disease or generalized salivary gland virus infection. Arch. Path. **50**, 862—884 (1950). — **Smith, K.O.**, and **L. Rasmussen**: Morphology of cytomegalovirus (salivary gland virus). J. Bact. **85**, 1319—1325 (1963). — **Stern, H.**, and **J. Friedmann**: Intranuclear formation of cytomegalic inclusion disease virus. Nature **188**, 768—770 (1960). — **Stern, H.**, **H.P. Lambert**, and **W.G. Shakespeare**: Isolation of cytomegalovirus in an infant with an angiosarcoma. Arch. Dis. Childh. **38**, 626—631 (1963). — **Symmers, W.St.C.**: Generalized cytomegalic inclusion-body disease assoziated with pneumocystis pneumonia in adults. J. clin. Path. **13**, 1—21 (1960).

Thalhammer, O., u. **W.P. Rowe**: Gibt es im Raum von Wien Cytomegalie? Wien. klin. Wschr. **72**, 621—624 (1960). — **Thalhammer, O.**, u. **E. Zweymüller**: Angeborene Zytomegalie; nach embryonaler Infektion im Stadium des inaktiven Schadens geboren. Wien. klin. Wschr. **73**, 762—764 (1961). — **Tietze, A.**: Ein Protozoenbefund in einer erkrankten Parotis. Mitt. Grenzgeb. Med. Chir. **14**, 303—310 (1905). — **Timmel, H.**: Elektronenoptische Untersuchungen des cytomegalen Kern-Einschlusses. Frankf. Z. Path. **73**, 514—519 (1964). — **Turpin, F.**, **J. Lafourcade**, et **L. Bócquet**: Un cas de maladie á inclusions cytomégaliques avec cirrhose. Sem. Hôp. Paris **35**, 3420—3427 (1959).

Versé, H.: Zur Differentialdiagnose zwischen konnataler Toxoplasmose und generalisierter Cytomegalie. Mschr. Kinderheilk. **110**, 51—56 (1962). — **Vogel, F.S.**, and **H. Pinkerton**: Spontaneous salivary gland virus disease in chimpanzees. Arch. Path. **60**, 281—288 (1955).

Weisse, K.: Generalisierte Cytomegalie und lokalisierte Pneumocystose bei einem Fall von interstitieller plasmazellulärer frühinfantiler Pneumonie. Z. Kinderheilk. **76**, 27—32 (1955). — **Weller, T.H.**, **J.E. McCauley**, **J.M. Craig**, and **P. Wirth**: Isolation of intranuclear inclusion producing agents from infants with illnesses resembling cytomegalic inclusion disease. Proc. Soc.

exp. Biol. (N.Y.) **94**, 4—12 (1957). — **Weller, T.H., J.B. Hanshaw**, and **E. Scott d'Maris**: Serologic differentiation of viruses responsible for cytomegalic inclusion disease. Virology **12**, 130—132 (1960). ~ Virologic and clinical observations on cytomegalic inclusion disease. New Engl. J. Med. **266**, 1233—1244 (1962). — **Wezel, E.**: Zur Intra-vitam-Diagnose der generalisierten Cytomegalie beim Neugeborenen und jungen Säugling. Kinderärztl. Prax. **32**, 145—158 (1964). — **Williams, G., T.B. Stretton**, and **J.C. Lenard**: Cytomegalic inclusion disease and pneumocystis carinii infection in an adult. Lancet **II**, 951—955 (1960). — **Wöckel, W.**: Die Nierenveränderungen bei der interstitiellen plasmacellulären Säuglingspneumonie. Frankf. Z. Path. **70**, 36—58 (1959). — **Wong, T.-W.**, and **N.E. Warner**: Cytomegalic inclusion disease in adults. Arch. Path. **74**, 403—422 (1962). — **Wyatt, J.P., J. Saxton, R.S. Lee**, and **H. Pinkerton**: Generalized cytomegalic inclusion disease. J. Pediat. **36**, 271—294 (1950).

Joh. Roth sel. Ww., Graphische Kunstanstalt, München